NEONATOLOGY: MANAGEMENT, PROCEDURES,
ON-CALL PROBLEMS, DISEASES,
AND DRUGS (7th edition)

新生儿医师手册
管理、操作、值班问题、疾病和药物

主 编

Tricia Lacy Gomella［美］

主 译

曹 云 周文浩 王来栓 张 蓉

上海科学技术出版社

图书在版编目（ＣＩＰ）数据

新生儿医师手册 / （美）特里西娅·莱西·戈梅拉
(Tricia Lacy Gomella) 主编 ; 曹云等主译. -- 上海 ：
上海科学技术出版社，2020.1(2022.10重印)
ISBN 978-7-5478-4732-9

Ⅰ. ①新… Ⅱ. ①特… ②曹… Ⅲ. ①新生儿疾病－
诊疗－手册 Ⅳ. ①R722.1-62

中国版本图书馆CIP数据核字(2019)第278202号

新生儿医师手册

主编　Tricia Lacy Gomella
主译　曹　云　周文浩　王来栓　张　蓉

上海世纪出版（集团）有限公司
上海科学技术出版社　出版、发行
（上海市闵行区号景路 159 弄 A 座 9F-10F）
邮政编码201101　www.sstp.cn
上海盛通时代印刷有限公司印刷
开本 889×1194　1/32　印张 38.25
字数 1200千字
2020年1月第1版　2022年10月第4次印刷
ISBN 978-7-5478-4732-9 / R·1985
定价：198.00元

本书如有缺页、错装或坏损等严重质量问题，请向工厂联系调换

内容提要

　　本书由国际知名的新生儿专业医师团队撰写，基于常见及重要的临床问题，围绕产前、出生时、出生后新生儿疾病的管理及出院后随访，从基础知识到临床实践，涵盖了新生儿专科临床问题及疾病的初级和高级管理、操作、药物使用等常用知识，并跟踪国际研究前沿，补充了有循证依据的临床实践。全书内容突出科学性、实用性及先进性，对指导临床第一线医师的实践具有重要作用。

英文版阅读提示

医学是一门不断变化的科学。新研究和新临床经验会拓宽我们的知识面，治疗和药物选择也需要改变。本书的作者和出版商核对了可靠的资料来源，认为本书所提供的信息完整，总体符合出版时的标准。然而，鉴于可能存在人为错误，以及医学科学会发生变化，因此，无论是作者、出版商还是参与本书编写或出版的任何其他人员，均无法保证本书所包含的信息在各方面均准确无误或完整，并且均不对任何错误、遗漏或因使用本书所包含信息而产生的结果承担任何责任。我们鼓励读者通过其他渠道确认本书包含的信息，例如，尤其建议读者检查计划使用的每一种药品的包装、阅读其内的产品说明书，以确保本著作中包含的信息准确无误、推荐剂量或用药禁忌证无更改。本建议对于新药或不常用的药物特别重要。

谨以此书

献给我的双胞胎儿子——Leonard 和 Patrick，

以及 Andrew 和 Michael。

译者名单

主　译　曹　云　周文浩　王来栓　张　蓉

参译人员（以姓氏笔画为序）

王　瑾　邓英平　闫钢风　李志华　沈　淳
张　澜　周建国　胡　兰　胡晓静　胡黎园
徐保干　殷　荣　蒋思远　程国强　戴　仪

编者名单

主 编

TRICIA LACY GOMELLA, MD
Part-Time Assistant Professor of Pediatrics
Johns Hopkins University School of Medicine
Baltimore, Maryland

副 主 编

M. DOUGLAS CUNNINGHAM, MD
Professor of Pediatrics/Neonatology
Interim Chief of the Division of Neonatology, Department of Pediatrics
College of Medicine
University of Kentucky
Lexington, Kentucky
Clinical Professor of Pediatrics/Neonatology
Department of Pediatrics, School of Medicine
University of California, Irvine
Irvine, California

FABIEN G. EYAL, MD
Professor of Pediatrics
Chief and Louise Lenoir Locke Professor of Neonatology
Medical Director, Intensive Care Nurseries
University of South Alabama Children's and Women's Hospital
Mobile, Alabama

顾 问

DEBORAH J. TUTTLE, MD
Assistant Professor of Pediatrics
Jefferson Medical College
Thomas Jefferson University
Philadelphia, Pennsylvania
Director, Performance Improvement
Christiana Care Health System
Director, Milk Bank
Attending Neonatologist
Christiana Care Health System
Newark, Delaware

编 写 者

Irfan Ahmad, MD
Assistant Clinical Professor of Pediatrics
University of California, Irvine
Neonatologist
Children's Hospital of Orange County
Orange, California
Necrotizing Enterocolitis; Spontaneous Intestinal Perforation

Marilee C. Allen, MD
Professor of Pediatrics
Department of Pediatrics, Division of Neonatology
Johns Hopkins University School of Medicine
Co-Director of the NICU Developmental Clinic,
Kennedy-Kreiger Institute
Baltimore, Maryland
Follow-Up of High-Risk Infants; Counseling Parents Before High-Risk Delivery

Gad Alpan, MD, MBA
Professor of Clinical Pediatrics
Department of Pediatrics, Division of Newborn Medicine
New York Medical College
Maria Fareri Children's Hospital
Westchester Medical Center
Valhalla, New York
Infant of a Substance-Abusing Mother; Patent Ductus Arteriosus; Persistent Pulmonary Hypertension of the Newborn

Hubert O. Ballard, MD, FAAP
Associate Professor of Pediatrics
Medical Director of ECMO
Department of Pediatrics, Division of Neonatology
Kentucky Children's Hospital
University of Kentucky
Lexington, Kentucky
Newborn Screening

Fayez Bany-Mohammed, MBBS, FAAP
Clinical Professor of Pediatrics
Director, Neonatal Perinatal Medicine Fellowship Program
Department of Pediatrics
University of California, Irvine
Irvine, California
Chlamydial Infection; Cytomegalovirus; Gonorrhea; Hepatitis; Herpes Simplex Viruses; Human Immunodeficiency Virus; Meningitis; Methicillin-Resistant Staphylococcus aureus Infections; Parvovirus B19 Infection; Respiratory Syncytial

Virus; Rubella; Sepsis; Syphilis; TORCH Infections; Toxoplasmosis; Ureaplasma *Infections; Varicella-Zoster Infections*

Daniel A. Beals, MD, FACS, FAAP
Associate Professor of Surgery and Pediatrics
Chief, Division of Pediatric Surgery
University of South Alabama
Mobile, Alabama
Neonatal Bioethics

Vincenzo Berghella, MD
Professor of Obstetrics and Gynecology
Director of Maternal Fetal Medicine
Department of Obstetrics and Gynecology
Thomas Jefferson University
Philadelphia, Pennsylvania
Fetal Assessment

Dilip R. Bhatt, MD, FAAP, FACC, FACMQ
Clinical Assistant Professor of Pediatrics
Loma Linda University
Loma Linda, California
Neonatologist and Pediatric Cardiologist
Kaiser Permanente
Fontana, California
Isolation Guidelines

Michael B. Bober, MD, PhD
Associate Professor
Department of Pediatrics
Jefferson Medical College
Thomas Jefferson University
Philadelphia, Pennsylvania
Co-Director, Skeletal Dysplasia Program
Division of Medical Genetics
Nemours/Alfred I. duPont Hospital for Children
Wilmington, Delaware
Common Multiple Congenital Anomaly Syndromes

Gary E. Carnahan, MD, PhD
Director of Transfusion Medicine, Coagulation, and
 Clinical Chemistry
Department of Pathology
College of Medicine

University of South Alabama
Director of Pathology and Clinical Laboratories
University of South Alabama Children's and Women's
 Hospital
Mobile, Alabama
Blood Component Therapy

Daniel Casella, MD
Resident in Urology
Department of Urology
University of Pittsburgh
Pittsburgh, Pennsylvania
*Surgical Diseases of the Newborn: Urologic Disorders;
 Urinary Tract Infection*

Leslie Castelo-Soccio, MD, PhD
Assistant Professor of Pediatrics and Dermatology
Department of Pediatrics, Division of Dermatology
The Children's Hospital of Philadelphia
Philadelphia, Pennsylvania
Rash and Dermatologic Problems, Images

Pik-Kwan Chow, MSN, NNP-BC
Neonatal Nurse Practitioner
Department of Pediatrics, Division of Neonatology
Christiana Care Health System
Newark, Delaware
Laryngeal Mask Airway

Carol M. Cottrill, MD
Professor Emerita
Department of Pediatrics
Post-Retirement Director, Division of Community
 Cardiology
University of Kentucky College of Medicine
Lexington, Kentucky
*Defibrillation and Cardioversion; Arrhythmia; Congenital
 Heart Disease*

M. Douglas Cunningham, MD
Professor of Pediatrics/Neonatology
Interim Chief of the Division of Neonatology, Department
 of Pediatrics
College of Medicine
University of Kentucky

Lexington, Kentucky
Clinical Professor of Pediatrics/Neonatology
Department of Pediatrics, School of Medicine
University of California, Irvine
Irvine, California
Fluid and Electrolytes

Jennifer L. Das, MD
Pediatrics Resident
Department of Pediatrics
The University of Toronto
Toronto, Ontario, Canada
Myasthenia Gravis (Transient Neonatal)

Nirmala S. Desai, MBBS FAAP
Professor of Pediatrics
Department of Pediatrics, Division of Neonatology
Kentucky Children's Hospital
University of Kentucky Medical Center
Lexington, Kentucky
Pain in the Neonate; Ostomy Care

Steven G. Docimo, MD
Professor of Surgery
Department of Urology
Children's Hospital of Pittsburgh of UPMC
University of Pittsburgh School of Medicine
Pittsburgh, Pennsylvania
Surgical Diseases of the Newborn: Urologic Disorders; Urinary Tract Infection

John M. Draus Jr., MD
Assistant Professor of Surgery and Pediatrics
Department of Surgery, Division of Pediatric Surgery
Kentucky Children's Hospital
University of Kentucky
Lexington, Kentucky
Surgical Diseases of the Newborn: Abdominal Masses; Surgical Diseases of the Newborn: Abdominal Wall Defects; Surgical Diseases of the Newborn: Alimentary Tract Obstruction; Surgical Diseases of the Newborn: Diseases of the Airway, Tracheobronchial Tree, and Lungs; Surgical Diseases of the Newborn: Retroperitoneal Tumors

Kevin Dysart, MD
Associate Medical Director, Newborn/Infant Intensive Care Unit
Children's Hospital of Philadelphia
Clinical Associate, Perelman School of Medicine
University of Pennsylvania
Philadelphia, Pennsylvania
Infant of a Diabetic Mother

Omar Elkhateeb, MBChB
Fellow in Neonatology
Section of Neonatology
University of Manitoba
Winnipeg, Manitoba, Canada
Intracranial Hemorrhage

Fabien G. Eyal, MD
Professor of Pediatrics
Chief and Louise Lenoir Locke Professor of Neonatology
Medical Director, Intensive Care Nurseries
University of South Alabama Children's and Women's Hospital
Mobile, Alabama
Temperature Regulation; Blood Component Therapy; Sedation and Analgesia; Anemia; Coagulation Disorders

Catherine A. Finnegan, MS, NNP-BC
Neonatal Nurse Practitioner
Department of Neonatology
Johns Hopkins Bayview Medical Center
Baltimore, Maryland
Venous Access: Percutaneous Central Venous Catheterization

Maria A. Giraldo-Isaza, MD
Maternal Fetal Medicine Fellow
Department of Obstetrics and Gynecology
Jefferson Medical College of Thomas Jefferson University
Philadelphia, Pennsylvania
Fetal Assessment

Andrew Gomella, BS
Intramural Research Training Associate

Pip Hidestrand, MD
Fellow in Pediatric Cardiology
Instructor in Pediatrics
Department of Pediatrics, Division of Pediatric
    Cardiology
Children's Hospital of Wisconsin/Medical College of
    Wisconsin
Milwaukee, Wisconsin
Defibrillation and Cardioversion

H. Jane Huffnagle, DO, FAOCA
Clinical Professor of Anesthesiology
Director of Obstetric Anesthesia
Department of Anesthesiology
Thomas Jefferson University Hospital
Philadelphia, Pennsylvania
Obstetric Anesthesia and the Neonate

Musaddaq Inayat, MD, FAAP
Consultant Neonatologist
Shifa International Hospital
Assistant Professor
Shifa College of Medicine
Shifa Tameer-e-Millat University
Islamabad, Pakistan
Calcium Disorders (Hypocalcemia, Hypercalcemia);
    Magnesium Disorders (Hypomagnesemia,
    Hypermagnesmia)

Joseph A. Iocono, MD
Associate Professor of Surgery and Pediatrics
Division Chief, Pediatric Surgery
Department of Surgery
Kentucky Children's Hospital
University of Kentucky
Lexington, Kentucky
Surgical Diseases of the Newborn: Abdominal
    Masses; Surgical Diseases of the Newborn:
    Abdominal Wall Defects; Surgical Diseases of
    the Newborn: Alimentary Tract Obstruction;
    Surgical Diseases of the Newborn: Diseases
    of the Airway, Tracheobronchial Tree, and
    Lungs; Surgical Diseases of the Newborn:
    Retroperitoneal Tumors

Kathy B. Isaacs, MSN, RNC-NIC
Patient Care Manager, Neonatal Intensive Care Unit
Department of Pediatrics, Division of Neonatology
Kentucky Children's Hospital University of Kentucky
Lexington, Kentucky
Pain in the Neonate

Shamin Jivabhai, MD
Fellow
Department of Pediatrics, Division of Neonatology
University of California, Irvine
Orange, California
Enteroviruses and Parechoviruses; Lyme Disease

Jamieson E. Jones, MD
Neonatologist
Department of Neonatology
Desert Regional Medical Center
Palm Springs, California
Complementary and Alternative Medical Therapies
    in Neonatology

Genine Jordan, APRN, NNP-BC
Neonatal Nurse Practitioner
Department of Pediatrics, Division of Neonatology
University of Kentucky
Kentucky Children's Hospital
Lexington, Kentucky
Management of the Extremely Low Birthweight
    Infant During the First Week of Life

David E. Kanter, MD
Neonatologist
Division of Newborn Medicine
Herman and Walter Samuelson Children's Hospital
    at Sinai
Sinai Hospital of Baltimore
Baltimore, Maryland
Is the Infant Ready for Discharge?

Kathy Keen, MSN, NNP-BC
Neonatal Nurse Practitioner
Christiana Care Health System
Neonatal Nurse Practitioner Service
Newark, Delaware

Peripheral IV Extravasation and Infiltration: Initial Management

Christoph U. Lehmann, MD, FAAP, FACMI
Professor, Pediatrics and Biomedical Informatics
Vanderbilt University
Nashville, Tennessee
Studies for Neurologic Evaluation

William G. Mackenzie, MD
Chairman of Orthopedic Surgery
Department of Orthopedic Surgery
Nemours/Alfred I. duPont Hospital for Children
Wilmington, Delaware
Orthopedic and Musculoskeletal Problems

Barbara McKinney, PharmD
Neonatal Clinical Pharmacist
Christiana Hospital
Newark, Delaware
Medications Used in the Neonatal Intensive Care Unit; Effects of Drugs and Substances on Lactation and Infants

Prasanthi Koduru Mishra, MD
Fellow in Neonatology
Department of Pediatrics, Division of Neonatology
University of California, Irvine
Orange, California
Perinatal Asphyxia; Pertussis; Tuberculosis

Solomonia Nino, MD
Fellow in Neonatology
Department of Pediatrics, Division of Neonatology
University of Kentucky
Lexington, Kentucky
Air Leak Syndromes; Hydrocephalus and Ventriculomegaly

Paul H. Noh, MD, FACS, FAAP
Director, Minimally Invasive Surgery
Assistant Professor of Surgery
Division of Pediatric Urology
Cincinnati Children's Hospital Medical Center
Cincinnati, Ohio
Hematuria; Renal Failure, Acute (Acute Kidney Injury)

Murali Mohan Reddy Palla, MD
Fellow in Neonatology
Department of Pediatrics, Division of Neonatology
University of Kentucky
Lexington, Kentucky
Exchange Transfusion; Apnea; Thyroid Disorders

Ambadas Pathak, MD
Assistant Professor Emeritus
Department of Pediatrics
John Hopkins University School of Medicine
Clinical Associate Professor
Department of Pediatrics
University of Maryland School of Medicine
Baltimore, Maryland
Seizures

David A. Paul, MD
Professor of Pediatrics
Department of Pediatrics
Jefferson Medical College
Philadelphia, Pennsylvania
Associate Director
Division of Neonatology
Director, Neonatal Research
Christiana Care Health System
Newark, Delaware
Multiple Gestation

Stephen A. Pearlman, MD, MSHQS
Clinical Professor of Pediatrics
Department of Pediatrics
Fellowship Director in Neonatology
Jefferson Medical College
Philadelphia, Pennsylvania
Attending Neonatologist
Christiana Care Health System
Newark, Delaware
Management of the Late Preterm Infant

Keith J. Peevy, JD, MD
Professor of Pediatrics and Neonatal Medicine
Department of Pediatrics, Division of Neonatology

University of South Alabama College of Medicine
Mobile, Alabama
Polycythemia and Hyperviscosity

Valerie D. Phebus, PA-C
Neonatal Physician Assistant
Department of Pediatrics, Division of Neonatology
University of Kentucky
Lexington, Kentucky
Management of the Extremely Low Birthweight Infant During the First Week of Life

Judith Polak, DNP, NNP-BC
Clinical Assistant Professor
School of Nursing
West Virginia University
Morgantown, West Virginia
Eye Disorders of the Newborn

Rakesh Rao, MD
Assistant Professor of Pediatrics
Department of Pediatrics, Division of Newborn
    Medicine
Washington University in St. Louis
St. Louis, Missouri
Nutritional Management; Intrauterine Growth Restriction (Small for Gestational Age); Osteopenia of Prematurity

Katie Victory Shreve, RN, BSN, MA
Assistant Patient Care Manager
Neonatal Intensive Care Unit
Kentucky Children's Hospital
Lexington, Kentucky
Pain in the Neonate

Jack Sills, MD
Clinical Professor of Pediatrics
Department of Pediatrics
University of California, Irvine
Orange, California
Pediatric Subspecialty Faculty
Children's Hospital of Orange County
Orange, California
Perinatal Asphyxia

Kendra Smith, MD
Clinical Associate Professor of Pediatrics
Department of Pediatrics, Division of Neonatology
University of Washington and Seattle Children's
    Hospital
Seattle, Washington
Extracorporeal Life Support in the Neonate

Ganesh Srinivasan, MD, DM, FAAP
Assistant Professor of Pediatrics and Child Health
Department of Pediatrics, Division of Neonatology
Director Neonatal-Perinatal Medicine Fellowship
    Program
University of Manitoba
Winnipeg, Manitoba, Canada
Thyroid Disorders

Theodora A. Stavroudis, MD
Assistant Professor of Pediatrics
Department of Pediatrics
University of Southern California Keck School of
    Medicine
Children's Hospital of Los Angeles
Los Angeles, California
Studies for Neurologic Evaluation

Thomas P. Strandjord, MD
Associate Professor of Pediatrics
Department of Pediatrics, Division of Neonatology
University of Washington
Seattle, Washington
Resuscitation of the Newborn

Wendy J. Sturtz, MD
Director, Neonatal Transport
Medical Director, IMPACT
Attending Neonatologist
Christiana Care Health System
Newark, Delaware
Infant Transport

Outi Tammela, MD
Adjunct Professor in Neonatology
Pediatric Research Center
Tampere University Hospital

Tampere, Finland
Respiratory Distress Syndrome

Arjan te Pas, MD PhD
Associate Professor of Pediatrics
Division of Neonatology
Leiden University Medical Center
Leiden, The Netherlands
Transient Tachypnea of the Newborn

Ahmed M. Thabet, MD
Former Fellow, Department of Orthopedics
Nemours/Alfred I. duPont Hospital for Children
Wilmington, Delaware
Lecturer of Orthopedics
Department of Orthopedics
Banha University Medical School
Banha, Egypt
Orthopedic and Musculoskeletal Problems

Christiane Theda, MD, PhD, MBA
Neonatologist and Medical Geneticist
Royal Women's Hospital
University of Melbourne
Murdoch Children's Research Institute
Newborn Emergency Transport Service
Royal Children's Hospital
Melbourne, Australia
Disorders of Sex Development; Inborn Errors of Metabolism with Acute Neonatal Onset; Neural Tube Defects

Christopher Tomlinson, MBChB, BSc, PhD
Assistant Professor of Pediatrics
Department of Pediatrics
University of Toronto
Staff Physician
Neonatal Intensive Care Unit
Hospital for Sick Children
Toronto, Ontario, Canada
Myasthenia Gravis (Transient Neonatal)

Deborah J. Tuttle, MD
Assistant Professor of Pediatrics
Jefferson Medical College
Thomas Jefferson University
Philadelphia, Pennsylvania
Director, Performance Improvement
Christiana Care Health System
Director, Milk Bank
Attending Neonatologist
Christiana Care Health System
Newark, Delaware
Immunization Tables

Cherry Uy, MD
Clinical Professor
Department of Pediatrics, Division of Neonatology
University of California, Irvine
Orange, California
Therapeutic Hypothermia; Hyperbilirubinemia, Direct (Conjugated Hyperbilirubinemia); Hyperbilirubinemia, Indirect (Unconjugated Hyperbilirubinemia)

Richard M. Whitehurst Jr., MD
Associate Professor of Pediatrics
Department of Pediatrics, Division of Neonatology
Assistant Professor of Pharmacology
Department of Pharmacology
University of South Alabama
Mobile, Alabama
ABO Incompatiblity; Rh Incompatiblity

Tiffany N. Wright, MD
General Surgery Resident
Department of Surgery
University of Kentucky Medical Center
Lexington, Kentucky
Surgical Diseases of the Newborn: Abdominal Masses; Surgical Diseases of the Newborn: Abdominal Wall Defects; Surgical Diseases of the Newborn: Alimentary Tract Obstruction; Surgical Diseases of the Newborn: Diseases of the Airway, Tracheobronchial Tree, and Lungs; Surgical Diseases of the Newborn: Retroperitoneal Tumors

Michael Zayek, MD
Professor of Pediatrics

Department of Pediatrics, Division of Neonatology
University of South Alabama
Mobile, Alabama

Bronchopulmonary Dysplasia/Chronic Lung Disease;
Thrombocytopenia and Platelet Dysfunction

国际编委会

Marek Jaszczak, MD
Neonatologist
Department of Neonatology
UJASTEK Hospital of Obstetrics and Gynecology
Kraków, Poland

Neelima Kharidehal, MD (Peds),
  MRCPCH (UK)
Senior Consultant, NICU
Suraksha Children's Hospital
Hyderabad, AP
India

Makiko Ohyama, MD, PhD, IBCLC
Japan Pediatric Society
Japan Society of Perinatal-Neonatal Medicine
Japan Society of Premature and Newborn Medicine
Japan Placenta Association
Japanese Society of Clinical Cytology
Japanese Association of Lactation Consultants
International Lactation Consultant Association
Academy of Breastfeeding Medicine
Department of Neonatology
Kanagawa Children's Medical Center
Minamiku, Yokohama-City, Japan

Arjan te Pas, MD PhD
Associate Professor of Pediatrics
Department of Pediatrics
Division of Neonatology
Leiden University Medical Center
Leiden, the Netherlands

Siddarth Ramji, MD
Professor of Pediatrics
Department of Neonatology
Maulana Azad Medical College
New Delhi, India

Mary (Molly) Seshia MBChB, DCH, FRCP (Ed)
Professor of Pediatrics
Section of Neonatology
University of Manitoba
Winnipeg, Manitoba, Canada

Outi Tammela, MD
Adjunct Professor in Neonatology
Pediatric Research Center
Tampere University Hospital
Tampere, Finland

Christiane Theda, MD, PhD, MBA
Neonatologist and Medical Geneticist
Royal Women's Hospital
University of Melbourne
Murdoch Children's Research Institute
Newborn Emergency Transport Service
Royal Children's Hospital
Melbourne, Australia

Imelda Consunji Vinzon-Bautista, MD, MPH,
  FAAP, DPPS, DPSNbM
Chairman, Institute of Pediatrics and Child Health
Chief, Section of Neonatology
St. Luke's Medical Center Global City
Taguig City, Philippines

中文版序

《新生儿医师手册》是一本在国际新生儿医学界享有盛誉、非常经典的实用手册和参考书。该书于1988年首次出版，最初版本内容较简单、基础。自20世纪90年代，发达国家危重新生儿救治领域快速发展，本书作者密切关注相关进展，不断扩展及更新内容，定期更新再版，使本书的内容不断完整和丰富。

我国的新生儿医学在过去30年也经历了快速发展，通过几代人的不懈努力，最近20年取得了很大进步，国内新生儿死亡率明显降低，部分地区救治水平已接近或达到发达国家水平，对降低中国的婴儿死亡率发挥了重要作用。但是，随着围产医学、胎儿医学及新生儿医学的进展，新生儿疾病谱也在发生变化，新生儿重症监护病房（NICU）危重症及极低出生体重（VLBW）和超低出生体重（ELBW）早产儿数量增加，救治难度增大。为持续降低危重新生儿死亡率，进一步缩小与发达国家的差距，我们需要不断跟踪国内外相关领域先进的救治技术，同时加强对NICU不同级别医师的专业培训，以不断提高各级医师的诊疗水平，提升整体救治质量。

本书由于其全面性、实用性和前沿性，获得了广大读者认同。其内容包括新生儿学基本理论知识、基本临床技能和基本操作，并将上述三方面相关内容从问题、疾病、诊疗、操作、药物等不同维度进行系统的阐述，覆盖了新生儿期各系统常见问题、常见疾病及危重症处理，相信对广大临床一线的儿科住院医师及新生儿专科医师的学习及专业水平的提高具有重要作用。

本书中文版翻译由复旦大学附属儿科医院新生儿科及相关科室专业团队完成，全部翻译人员均在国外接受过专业的临床培训，确保了本书翻译的准确性。

在此,我衷心祝贺《新生儿医师手册》中文版出版!

复旦大学附属儿科医院

2020年6月

中文版前言

第一次接触到这本专业书还是早年在国外NICU进修学习时，当时我还是一名年轻医师，这本书在那段特殊的时期陪伴着我成长，让我受益匪浅。因此，一直希望将这本书翻译为中文，让国内更多在临床第一线的年轻医师受益，但在斟酌内容和体量后，总感到自己的水平和能力有限。后来，经过在新生儿专业领域的不断学习和提高，同时，也得到周围很多同行的鼓励，才终于有勇气去面对和开始这项工作。

本书是主编Gomella教授在新生儿专科医师培训期间就着手精心准备和撰写的专业书，最初仅仅是一本帮助年轻住院医师在NICU工作的手册。随后，Gomella教授在不同NICU接受培训，不断积累，同时也不断获得国际知名新生儿医学专家的指导并邀请他们参与本书的撰写，同时根据新生儿医学进展不断更新再版，使该书兼具全面性、实用性及前沿性等特点。这本书内容涵盖新生儿医学的基础理论、基础知识、基本技能，对临床第一线的年轻儿科医师及新生儿专科医师具有重要的指导作用。

近年来，国内外研究均显示，不同国家、不同地区乃至不同医院的新生儿救治水平及患儿的预后均存在明显差异。复旦大学附属儿科医院近期完成的国内多中心临床研究结果也显示，不同单位NICU的VLBW和ELBW早产儿存活率及严重疾病发生率存在明显差异。要促进NICU救治水平向同质化方向发展，NICU医护人员自身不断学习与提高是关键要素之一。本书从理论知识、常见问题、常见疾病及危重症、常用药物等不同角度介绍了新生儿医师需要掌握的专业知识，能伴随年轻医师从进入NICU工作到完成后续的专科培训，最终成长为一名合格的新生儿专科医师。

　　本书的翻译由复旦大学附属儿科医院新生儿科专业团队完成，翻译时在尊重原著的基础上，尽力以流畅的中文进行表达。本书翻译工作量巨大，在此感谢翻译人员的辛勤付出。

复旦大学附属儿科医院

曹　云

2020年6月

英文版前言

很高兴能为您带来第七版《新生儿医师手册》——它也是这本手册出版25周年的纪念银版。该手册第一版的编写始于我在列克星敦的肯塔基大学医学中心接受新生儿科专科医师培训阶段，并于1988年正式出版。起初，这本手册相对简单，仅由一系列讲义材料组成，旨在帮助学生和住院医师完成新生儿重症监护病房（NICU）轮转。因复杂双胎妊娠，我不得不推迟培训及完成在约翰·霍普金斯大学新生儿科培训的申请。因此，这本手册的编写始于我在肯塔基大学参加Doug Cunningham教授的专科培训项目时，并在我结束约翰·霍普金斯大学专科培训期间完成。同期，我在Bayview校区Fabien Eyal教授指导下工作。在两个不同项目期间完成了本手册第一版的编写，使该手册有其独特之处。多年来，我们与来自美国与世界各地的作者共同努力，使本手册的撰稿人日趋多元化，并且提供了更丰富的观点。

在第七版中，我们对目录进行了重新排版以方便读者使用，同时也希望它能更有逻辑性。第一部分包含了"胎儿评估""产科麻醉和新生儿""新生儿复苏"和"婴儿转运"等章节。第二部分为新生儿的基本评估和管理。第三部分为高级管理，包括了补充治疗与替代治疗等新兴领域，也包含了与新生儿医学相关的伦理学问题。第四部分介绍了新生儿科常用的基本和高级操作，并增加了"透光术""亚低温治疗""喉罩气道通路""外周静脉外渗和渗漏：早期处理"等章节，同时在"留置胃管"章节中增加了"经幽门置管"部分。在本书最受欢迎的"值班问题"板块中，共涵盖了34个常见新生儿科问题，其中包括新增的"血尿"章节。第六部分为"疾病与功能紊乱"，涵盖了所有新生儿科常见疾病，以及一些不太常见但具有重要临床意义的疾病；其中增加了关于凝血障碍、新生儿暂时性重症肌无力、百日咳和结核病的四个新章节。在新生儿药理学部分，新版包含了针对新生儿用药的重要更新——我们相信其中的新生儿用药清单是目前所有出版手册中最完善的。"药物和物质对哺乳和婴儿的影响"这一章经过了修订，并列举了哺乳期母亲常用的药物。附录中包括其他有用的参考表格及信息。对目前医学界尚存争议的话题进行标注是本书的一个特点，我们在新版手册中也将继续保持这一传统。

除了对每一章节进行全面更新，我们还在新版中增加了几个具有重要临床意义的新板块，如新生儿疼痛管理。几年前，新生儿疼痛这一概念偶尔被提及，但无明确的治疗方案。美国儿科学会（American Academy of Pediatrics, AAP）针对某些医疗操作制定了疼痛管理指南后，我们参考来自美国儿科学会及其他国家的相关推荐，在手册中适当增加了疼痛管理的内容。另外，在本手册的第三部分增加了"新生儿疼痛"一章。"镇静和镇痛"这一章讨论了值班时的镇痛和镇静问题。同时，"皮疹和皮肤病问题"一章中，新版手册增加了21张常见或少见的新生儿皮疹和皮肤病的彩色图片。

手册另一个令人振奋的方面是其遍及全球的影响。随着全球读者数量的增加，我们增设了国际编委会。编委会成员来自波兰、荷兰、菲律宾、芬兰、日本、印度、加拿大和澳大利亚，这些医师与许多国际撰稿人共同努力，使这本手册成为世界范围内有用的参考资料。在过去的25年中，该手册先后被翻译成12种不同语言，包括俄语、西班牙语、葡萄牙语、波兰语、中文、土耳其语、希腊语、塞尔维亚语、意大利语、匈牙利语和韩语。

在此，我要感谢两位敬爱的导师及副主编——Doug Cunningham教授及Fabien Eyal教授、编辑顾问Deborah Tuttle教授、负责整理药理学及母乳喂养板块的Barbara McKinney教授以及该手册最新两版的所有撰稿人。两位副主编不仅为这一手册付出了长期努力，并召集了美国和国际上的许多杰出作者。Deborah Tuttle教授具有丰富的临床经验，为本书增添了不少来自不同的新生儿单位的独到见解。另外，我想感谢Louise Bierig、Alyssa Fried、Harriet Lebowitz，以及来自McGraw-Hill的编辑、制作人员（包括其在国外的各位同事，尤其是Arushi Chawla）在本书为期两年的编写中所提供的大力支持。我想特别感谢我的丈夫Lenny，他在编辑内容方面为我提供了许多帮助，以及我出色的孩子Leonard、Patrick、Andrew和Michael，他们帮助我解决了许多计算机方面的问题，并在编写本书的过程中给予我大力的支持——Michael在我为本书熬夜工作的时候担任了我们的家庭主厨，Andrew提供了图像及计算机问题的专业支持，Patrick从医学生的角度为我们提出建议，而远在中国的Leonard则通过Skype为我们提供了精神支持。

请访问我们的网站www.neonatologybook.com，以获取有关本书的更多信息以及本书相关图像的链接，这些链接用特殊符号［✿］表示。欢迎对本书提出任何建议和意见。

Tricia Lacy Gomella, MD
editor@neonatologybook.com

目录

第三部分 高级管理
Advanced Management

第四部分 操 作
Procedures

第五部分　急症
On-Call Problems

第六部分 疾病与功能紊乱
Diseases and Disorders

第七部分 新生儿药理学
Neonatal Pharmacology

附 录
Appendices

第一部分

产前、产时、分娩和转运管理

Antepartum, Intrapartum, Delivery, and Transport Management

1

胎儿评估
Fetal Assessment

产前诊断

产前诊断是指孕期用于筛查和诊断胎儿非整倍体和异常的检测方法。

【颈项透明层(NT)】 超声技术测量胎儿颈后部皮下组织液体聚集的厚度,最佳检测时间为孕 10 3/7 周至 13 6/7 周。NT的增厚与染色体异常高风险密切相关,例如21三体综合征或18三体综合征。此外,即使染色体核型正常,NT增厚还会增加妊娠不良结局的风险,包括胎儿心脏缺陷和胎儿宫内死亡等。仅用NT测量值筛查18三体综合征和21三体综合征的检出率并不高;因此,不建议将其作为唯一检测非整倍体的工具。

【孕早期联合筛查】 NT联合母亲血清标志物游离β人绒毛膜促性腺激素(游离β-hCG)和妊娠相关蛋白A(PAPP-A),被用于预估18三体综合征和21三体综合征的风险。联合筛查在孕 10 3/7 周至 13 6/7 周进行,是一种有效的筛查工具,可检出82%～87%的21三体综合征,假阳性率5%。在唐氏综合征患儿孕母血清中,游离β-hCG升高,而PAPP-A降低。

【孕中期筛查】 四联筛查包括分析妊娠15～21周的孕妇血清甲胎蛋白(MSAFP)、总hCG、非结合雌三醇和抑制素A的水平,以评估18三体综合征和21三体综合征。此外,还可进行开放性神经管缺陷的风险评估。对于孕 13 6/7 周后或者没有进行孕早期筛查的人群,应进行四联筛查。唐氏综合征胎儿的孕母,其MSAFP和非结合雌三醇水平降低,而hCG和抑制A的水平升高。用四联筛查唐氏综合征的检出率为81%,而假阳性率为5%。如孕早期筛查一样,四联筛查需有创检查以明确染色体异常的诊断[例如:羊膜穿刺或绒毛膜活检(CVS)]。对于已经完成孕早期筛查和/或CVS的孕母,应提供孕中期MSAFP水平以筛查神经管缺陷。当胎儿存在开放性神经管缺陷时,MSAFP水平升高。研究表明,孕中期行聚焦超声能有效检出开放性神经管缺陷。

【综合和序贯筛查(独立、分步骤和个体化)】 早期和孕中期筛查项目的整合。

(1)综合筛查。孕早期行NT和孕妇血清PAPP-A水平检测,而孕中期行四联筛查。当检测项目不包括NT测量时,称作血清综合检查。据报道,完整的综合筛查和血清学检测,对唐氏综合征的检出率分别为94%和87%,而假阳性率为5%。

(2)序贯筛查。NT、PAPP-A及游离β-Hcg检测在孕早期进行,四联筛查在孕中期进行。采用独立的方法对孕早期母亲进行筛查,对高危孕母需进一步进行有创检查。若对低风险孕母进行孕中期筛查并对结果进行独立解读,其假阳性率高达11%,而检出率为94%。采取分步骤的方法,对孕早期筛查为高危的母亲行有创检查,进而行孕中期筛查,并将结果与孕早期筛查结果结合进行分析。采取个体化的方法有序行孕早期检查,然后对高危母亲行四联筛查,对中危母亲行孕中期筛查,对低危母亲不再进行进一步检查。个体化的序贯筛查检出率高,而假阳性率低,是筛查21三体综合征最经济的方法。

【超声检查】 子宫超声检查被用于以下情况。

(1)妊娠存活测定。妊娠6周即可通过腹部扫描或更早期通过阴道超声检测胎儿心脏搏动。当头臀长(CRL)≥5 mm时就可看到胎心搏动。超声也被用于判定孕晚期胎儿是否存活。

(2)计算胎龄。孕6～14周行CRL测量可以准确评估胎龄,误差在5天内。孕早期筛查后,结合双顶径、头围、腹围、股骨长度的测量值,可以评估胎龄和胎儿体重。而孕中期测量评估胎龄的误差在10～14天之内,孕晚期测量评估胎龄的误差在14～21天内,详见第5章。

(3)多胎妊娠的诊断和绒毛膜及羊膜测定。绒毛膜和羊膜测定是通过对胎膜的超声检查来进行的,应在孕早期6周以后,14周以前尽早完成。

(4)结构检查。超声检查可以诊断许多先天性异常,包括无脑畸形、脑积水、先天性心脏病、腹裂、脐膨出、脊柱裂、肾脏异常、膈疝、唇腭裂和骨骼发育异常。在出生前识别这些异常,有助于确定最安全的分娩方式及分娩所需人员配置。超声检查也可以用于胎儿性别确定,有助于识别X连锁遗传病。

(5)可视引导。超声被用于羊膜穿刺术、CVS、经皮脐血采集(PUBS)和一些胎儿手术(如:膀胱定位或胸腔引流术)的可视引导。

(6)胎儿生长和体重的评估。超声检查有助于检查和检测胎儿宫内生长发育受限(IUGR,定义为胎儿预计体重＜10%)和巨大胎儿(胎儿预计体重＞4 500 g)。证据表明,通过胎儿体重评估来检测IUGR需考虑母亲的体型和种族因素。在分娩过早产儿母亲的医疗咨询中,胎儿体重评估也是非常重要的。有经验的超声医生行胎儿体重评估的误差在实际体重的10%～20%以内。

(7)羊水量的估计。以厘米为单位,通过超声测量最大羊水池深度(MVP)或羊水指数(AFI:四个象限最大羊水池的垂直径线之和)。

1)羊水过少。定义为AFI＜5 cm,AFI＜相应胎龄的10%,或MVP＜2 cm。羊水过少与胎儿患病的增加有关,是自发性流产的最常见原因。其他原因包括胎盘功能不全、慢性高血压、过期妊娠以及肾脏发育不全、膀胱出口梗阻、心脏病和染色体核型异常等胎儿异常。

2)羊水过多。定义为AFI＞25 cm,AFI＞相应胎龄的95%,或MVP＞8 cm。羊

水过多的原因包括:糖尿病、多胎妊娠合并胎胎输血综合征、非免疫性胎儿水肿以及开放性神经管缺陷、心脏病和胃肠道梗阻等胎儿异常。大部分羊水过多是特发性的,而胎儿异常的风险随着羊水过多的严重程度而增加。

(8)评估胎盘位置和胎盘后出血的存在。有助于识别前置胎盘或胎盘植入的疑似病例。大多数胎盘早剥患者不是通过超声确诊的,因为胎盘早剥是一种临床诊断。

(9)胎儿健康评估

1)胎儿生物物理评分。超声检查用于评估胎儿运动、胎儿呼吸、胎儿张力和羊水量。通过胎儿健康评估产检来了解胎儿的生理活动(表1-1)。

表1-1 生物物理评分

变 量	正常反应(2分)
胎儿呼吸	≥1次连续呼吸运动至少30秒
胎儿粗大运动	≥3次躯干或肢体运动
胎儿张力	≥1次胎儿四肢或脊柱伸展和屈曲,或胎儿手张开
羊水指数	≥1个羊水池的2个垂直深度>2 cm
无应激试验	反应

2)超声多普勒。用多普勒超声检查胎儿血管,尤其是脐动脉,是高危妊娠特别是合并IUGR妊娠患者管理的有效辅助手段。血管多普勒血流的改变(例如:收缩/舒张比率的增加以及脐动脉内舒张末期流量的缺失或反向)信号提示胎儿血管阻力升高。这些异常与围产期发病率和死亡率的增加有关。在高危妊娠中,大脑中动脉的测量能有效评估胎儿是否贫血,而子宫动脉的多普勒检查可以有效预测和评估先兆子痫。多普勒超声的使用使得高危妊娠的围产期总体死亡率下降29%,并降低剖宫产率;然而,对筛查低风险的人群,多普勒超声技术并没有显示出突出作用。

【羊膜穿刺术】 羊水分析可以用于染色体核型异常、基因缺陷、胎儿血型、血红蛋白病和胎肺成熟度的产前诊断,并通过测量羊水中胆红素的含量来检测同族免疫性溶血的程度,还能用于诊断绒毛膜羊膜炎。核型异常检测通常在妊娠16~20周进行。超声引导下行羊水采样,羊水中的胎儿细胞可以在组织培养中生长并用于遗传学研究。通过超声的可视引导,与羊膜腔穿刺相关的流产率为1/1600~1/200之间。一般不推荐早期(孕14周前)行羊膜腔穿刺术,因为其明显增加流产率和肢体畸形的发生。羊膜腔穿刺术的适应证包括孕早期或孕中期筛查提示孕有非整倍体胎儿风险的母亲、分娩过染色体异常新生儿的母亲、可疑X连锁疾病、父母均为携带者的常染色体遗传病和先天性代谢性疾病的评估。

【绒毛膜活检】 CVS通常在妊娠10~12周之间进行。从胎盘中取出绒毛膜绒毛,或经腹部或宫颈管穿刺,将获取细胞进行培养和分析。其适应证与羊膜腔穿刺术相似,但是结果高度依赖于操作者的技术。一般不再在妊娠10周前行CVS,因为有研究表明其可增加肢体畸形的发生率。

【经皮脐血采集(PUBS)】 超声引导下,经腹部穿刺胎儿脐动脉或脐静脉。胎儿血标本可进行核型分析、病毒检测、血细胞比容或血小板计数。也可为子宫内输注红细胞或血小板提供途径,PUBS最常用于伴有或不伴有胎儿水肿的胎儿严重溶血性疾病,例如Rh或非典型抗体同族免疫性溶血。

评估胎儿健康的产前检查

产前检查是指通过孕期各种检查方法来评估胎儿健康与否并识别不良妊娠结局的胎儿。

【无应试验(NST)】 无应激试验是一种简单的无创的测试,用于检测胎动后胎心率变化来评价胎儿的健康状况。若基线心率正常,且存在周期性加速,则认为胎儿健康。尽管不同机构之间存在差异,可以通过以下标准进行检测。

(1)反应性NST。指监测20分钟内,较基线≥3次胎心加速高于15次/分,每次持续至少15秒。在胎龄<32周的胎儿中,胎心加速需达到大于基线水平10次/分以上,并持续至少10秒。反应性NST后1周内的围产期死亡率约为1.9/1 000。

(2)无反应性NST。指胎心率在长程监测(至少1小时)内不符合既定标准。除了可能提示胎儿异常外,还有许多导致无反应性NST的情况,包括胎儿睡眠周期、母亲长期吸烟、神经系统抑制剂和普萘若尔等药物暴露。而由于其低特异性(假阳性率为75%~90%),无反应性NST需结合其他更准确的检测方法进行分析,如胎儿生理活动评估或宫缩应激试验。

【胎儿生物物理评分(BPP)】 是另一种用于评估胎儿健康状态的方法。它包括用NST来评估胎心率,超过30分钟的超声检查来评估胎儿呼吸运动、粗大肢体运动、张力和羊水指数(AFI)。若每个变量存在,则分别评2分;若不存在,则评0分(如表1-1)。总分8~10分代表正常;6分为临界值,需在24小时内复查BPP;0~4分提示可能发生异常。BPP的参数变化是由胎儿缺氧引起的。由于其受其他因素的影响,如胎龄、药物和非规范检测技术,所以需客观分析。BPP广泛应用于高风险妊娠的监测。然而,随机对照试验表明它尚不能用于复杂妊娠的监测。进行BPP检查的胎龄在不同单位存在差异,虽然其应用研究主要在胎龄较大的胎儿中进行,但也有从孕24周开始使用的。

【生物物理评分】 为了缩短测试时间,对BPP评分系统进行了简化。最常见的组合包括NST和羊水指数(AFI)。在某些情况下,先用简化的BPP做初步测试,若结果异常,则另进行完整的BPP检查。使用BPP或改良BPP 1周后的胎死率相同,为0.8‰。

【宫缩应激试验(CST)】 CST用于识别胎盘功能不全的胎儿。连续监测胎心率和宫缩,一次完整的测试包括10分钟内3次40～60秒的收缩。如果不能自发产生一次完整的收缩,则可以通过催产素或刺激乳头进行诱发。若通过催产素诱发产生收缩,则称催产素激发试验(OCT)。若在收缩过程中或收缩后出现延迟减速,则表明存在胎盘功能不全。CST不适用于前置胎盘的孕妇,不适用于有剖宫产垂直切口的孕妇,以及分娩早产儿的高危产妇(例如胎膜早破或宫颈功能不全)。测试结果分析如下。

(1)阴性(正常)。不发生延迟减速。这个结果与0.3‰的围产期低死亡率密切相关。

(2)阳性(异常)。至少半数以上的收缩发生了延迟减速。这一结果与围产期病死率或死亡率增加有关,通常表明需要终止妊娠。

(3)临界(可疑)。<50%的收缩发生延迟减速。通常建议延长胎儿监测,并在24小时内复查CST。

【多普勒检查】 参见产前诊断部分的章节。

【胎动计数】 母亲感知胎儿运动被作为评估胎儿健康状态的方法。目前已有不同的评估方法,包括母亲休息期间超过2小时记录到10次胎动的"计数到10"法。其他方法包括每天某些时间及每周的某些天数的计数。然而,不同研究的结果不尽相同,用孕母胎动计数来预测胎儿死亡有争议。孕妇胎儿计数异常的参考值还有待进一步明确。

评估胎儿健康与否的产时检查

产时检查是指在分娩过程中使用的,用于明确胎儿酸中毒、不良新生儿结局或死亡的检查方法。

【电子胎儿心率监测(EFM)】 虽然EFM已经被广泛使用,对于间歇性胎心听诊的益处仍然存在争议。直到近期的资料表明,EFM与降低婴儿和新生儿早期死亡率、减少5分钟时Apgar评分<4的发生率以及降低新生儿惊厥风险有密切关系。EFM与剖宫产率及手术助产的阴道分娩率的增加均有关。胎心率监测可以是内置式,将电极连接到胎儿的头皮;也可以是外置式,将检测仪连接到孕妇的腹部。基于2008年(美国)国家儿童健康和人类发展研究所(NICHD)的研讨会报告,EFM的命名及解释如下。

(1)基线胎心率。基线胎心率(FHR)是无周期性变异的至少2分钟的胎心率,持续10分钟,上下波动5次/分。正常胎心率为110～160次/分胎儿心动过速指FHR＞160次/分,胎儿心动过缓指FHR＜110次/分。胎儿心动过速的原因包括母亲或胎儿感染、胎儿缺氧、甲状腺功能亢进、母亲使用药物(如副交感神经阻滞剂或β受体激动剂)。心动过缓的原因包括取样、完全性房室传到阻滞以及母亲使用药物(如β受体阻滞剂)。

(2) FHR变异性。在成熟的胎儿中,基线FHR有快速的波动。这种变异性代表功能性交感神经-副交感神经系统的相互作用,是胎儿健康状态最为敏感的指标。当峰值到谷值的幅度范围为6～25次/分时,代表中等变异,表示没有发生胎儿缺氧;当幅度范围＞25次/分时,为显著变异;当幅度范围＜5次/分时为最小变异;当幅度范围不能测量时则称变异缺如。严重缺氧、无脑畸形以及其他胎儿神经系统异常、完全性房室传导阻滞和母亲使用麻醉药品或硫酸镁等药物可能导致变异性下降。此外,正常胎儿睡眠周期中可出现变异性下降。

(3) 胎心加速。胎心加速与胎儿运动有关,是胎儿健康的一个指标。存在胎心加速表明没有胎儿酸中毒。

(4) 胎心减速。有三种形式的胎心减速(如图1-1)。

1) 早期减速。早期减速是由于生理性胎头受压引起的,并且继发于完整的迷走神经反射弧调节,少数出现于暂时性胎儿缺氧。为良性,与胎儿异常无关,而是收缩形式的一种镜像表现。

2) 晚期减速。晚期减速是子宫胎盘功能不全(UPI)所导致的,提示存在胎儿缺氧可能。原因包括母亲低血压,有时是由仰卧体位或局部麻醉以及子宫张力过高等引起。导致UPI的慢性疾病包括高血压、过期妊娠以及可能导致胎儿发生晚期减速的先兆子痫。虽然晚期减速仅反映胎儿氧合水平下降,但情况持续可能导致胎儿酸中毒,并最终导致胎儿死亡。最低点发生在收缩高峰之后,波形逐渐下降,并逐渐回落到基线。

3) 变异减速。变异减速是脐带突然受压所致,也可是脐带拉伸所致,如胎儿快速下降阶段以及脐带脱垂。羊水过少时,发生变异减速的概率增加。这些减速大部分为良性,不能预测胎儿酸中毒。然而严重的变异减速(持续＞60秒),尤其是变异性降低和/或心动过速的情况,可能提示胎儿异常。表现为一个"V"或"W"形的不规则行走,迅速下降并回到基线:从基线到减速最低点的时间是30秒。

(5) 电子FHR监测的结果分析。FHR模式可分为三种类别:Ⅰ(正常),Ⅱ(临界),Ⅲ(异常)。

1) Ⅰ型。具有以下四个特征:正常的基线心率(110～160次/分),中度变异性(6～25次/分),无晚期或变异减速,存在或不存在早期减速或加速。如果FHR存在这些特征,通常胎儿氧合正常。

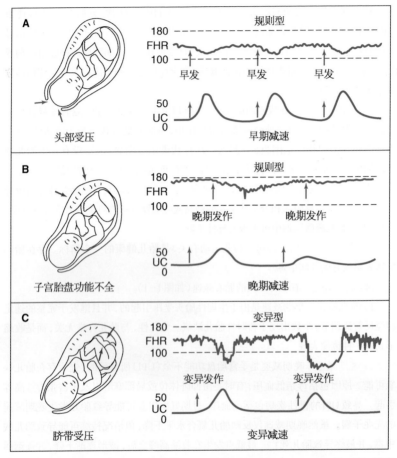

图1-1 胎儿心率监测示例。CC，脐带受压；FHR，胎儿心率（次/分）；UC，子宫收缩（mmHg）（Modified and reproduced, with permission, from McCrann JR, Schifrin BS. Fetal monitoring in high-risk pregnancy. Clin Perinatol. 1974; 1: 149. Copyright Elsevier Science. ）

2）Ⅲ型。相反地，有四种FHR表现可以预测异常的胎儿酸碱状态，被归入Ⅲ型FHR形式。

A. 正弦模式。包括正弦心率，指波形类似于正弦波规律，固定周期为3～5次/分，振幅是5～40次/分。正弦模式可能提示胎儿存在同族免疫性溶血所致的胎儿贫血或胎儿出血。

B. 基线FHR变异性消失。当基线FHR变异性缺失，或存在以下任意一种情况时，则可诊断为Ⅲ型中的另外三种异常FHR模式。

– 周期性晚期减速。

－周期性变异减速。

－心动过缓。

3）Ⅱ型。包括所有不能归类为Ⅰ型或Ⅲ型的FHR模式。Ⅱ型不能用于预测异常胎儿的酸碱平衡状况。当记录为Ⅱ型FHR模式时，行胎儿头皮刺激试验有助于识别正常的胎儿酸碱平衡状况。

【胎儿头皮血液检测】 当FHR记录提示不确定或可疑时，FHR可用于判断分娩时胎儿的酸碱平衡状况。许多医务人员对采集胎儿头皮血样没有经验，而无创技术（振动试验和胎儿头皮刺激）具有相似的作用，因此胎儿头皮血液检测在临床中不常规使用。

【胎儿头皮刺激/振动刺激】 通过母亲腹部对胎儿进行人工刺激或振动刺激而出现FHR加速可提示胎儿pH＞7.2。这些测试通常用于分娩过程中明确胎儿的活力；然而，对刺激缺乏胎儿反应并不能有效预测胎儿酸中毒。

【胎儿脉氧监测】 这项技术在分娩过程中作为FHR的辅助监测方法，将脉氧仪通过宫颈口放置于胎儿脸颊附近进行监测。检测胎儿脉氧（S_pO_2），胎儿正常血氧饱和度是30%～70%。由于缺乏临床意义，目前不推荐常规检测。

胎肺成熟度检测

【测试方法】 胎肺成熟度测试建议在胎龄＜39周进行，除非临床表现提示存在母亲/胎儿疾病。不建议在胎龄＜32周进行，因为此时胎肺可能尚未发育成熟。胎肺成熟度检测提示成熟表明发生新生儿呼吸窘迫综合征（RDS）的可能性低。所有测试方法的阳性预测价值是都较低，介于30%～60%，这表明胎肺成熟度的结果与RDS存在与否没有很好的相关性。胎肺成熟度检测方法取决于具体临床情况。

【卵磷脂/鞘磷脂（L/S）】 卵磷脂是指特异性存在于羊水中的磷脂，它是肺表面活性物质的活性成分，由Ⅱ型肺泡细胞生成。鞘磷脂是存在于肺部以外身体组织中的磷脂。L/S在胎龄28周后因卵磷脂升高、鞘磷脂不变而逐渐增高。L/S ≥ 2：0是胎肺成熟的一个指标。

某些疾病可导致胎肺成熟延迟，包括糖尿病和Rh免疫性溶血所致的胎儿水肿。胎肺成熟度加快见于镰状细胞病、孕产妇毒品成瘾、破膜时间延长、慢性孕妇高血压、IUGR和吸烟等。不同种族间存在差异。L/S还可能受血液或胎粪的影响。而且，与现有其他检测方法相比，L/S测定费用昂贵、操作困难、耗时较长。

【磷脂酰甘油（PG）】 磷脂酰存在于胎龄35周左右羊水中，并在胎龄37～40周时浓度增加。其是妊娠晚期胎肺成熟的有效标志物，因为PG是胎儿肺部最后出现的表面活性物质。可检测PG存在与否，如何存在PG，则是预测新生儿不发生RDS的有效标志物。PG水平不受血液或胎粪的影响，且可以在破膜后孕妇的阴道标本中检出。

【用TDx胎肺成熟度(TDx FLM Ⅱ)检测肺表表面活性物质/白蛋白】 该测试(Abbott Laboratories, Abbott Park, IL)测量羊水中肺表面活性物质和白蛋白(mg/g)在羊水中的相对浓度,其比值随着肺成熟度的增加而增加。如L/S一样,血液和胎粪也会干扰其检测结果。当比值≤39 mg/g时,提示胎肺发育不成熟,40~45 mg/g提示可疑,≥55 mg/g提示胎肺成熟。TDx FLM Ⅱ较L/S有以下优势:专业技术要求较低,操作简单,结果更快。然而,目前此检测方法因为制造商对其的停产而不能进行。

【板层小体计数(LBC)】 Ⅱ型肺泡细胞分泌的肺表面活性物质储存于板层小体的颗粒中。这项技术使用标准化的血液学细胞计数法来统计板层小体数。计数＞50 000/μL提示胎肺成熟。与TDx FLM Ⅱ相同,这项技术提供了更快的结果,并且在同等或高于L/S灵敏度的情况下,更易操作。血液和胎粪会干扰此项测试结果。

脐血储存

采集新生儿出生时脐血的干细胞,并由私立或公立脐血库储存。在分娩当天,向每个家庭提供一个采集工具包。助产士通常在新生儿出生时进行脐血采集。脐带夹紧后,用针抽出血液,完成采集后将血液转移到密闭的采集袋中。血液样本被送往脐血库。家长可以在理解其益处和限制后选择是否储存。然而,这项技术并未普及。在家庭成员需要进行造血干细胞移植时,应考虑进行个人脐血干细胞储存。脐血干细胞可以用来治疗某些疾病,初步估计,一个人使用自己脐血细胞的机会是1:2 700。然而,有些疾病,包括先天性代谢疾病和遗传病不能通过脐血干细胞进行治疗,因为其细胞含有致病突变。

·参·考·文·献·

[1] Alfirevic Z, Stampalija T, Gyte GM. Fetal and umbilical Doppler ultrasound in high-risk pregnancies. *Cochrane Database Syst Rev.* 2010; 1: CD007529.

[2] American College of Obstetricians and Gynecologists. ACOG Committee Opinion, No. 399: Umbilical cord blood banking. *Obstet Gynecol.* 2008; 111: 475–477.

[3] American College of Obstetricians and Gynecologists. ACOG Practice Bulletin, No. 9: Antepartum fetal surveillance. *Obstet Gynecol.* 1999; 93(2): 285–291.

[4] American College of Obstetricians and Gynecologists. ACOG Practice Bulletin, No. 70: Intrapartum fetal heart rate monitoring: nomenclature, interpretation, and general management principles. *Obstet Gynecol.* 2005; 106: 1453–1460.

[5] American College of Obstetricians and Gynecologists. ACOG Practice Bulletin, No. 97: Fetal lung maturity. *Obstet Gynecol.* 2008; 112(3): 717–726.

[6] Ball RH, Caughey AB, Malone FD, et al. First- and second-trimester evaluation of risk for Down syndrome. *Obstet Gynecol.* 2007; 110: 10–17.

[7] Chen HY, Chauhan SP, Ananth CV, Vintzileos AM, Abuhamad AZ. Electronic fetal heart rate monitoring and its relationship to neonatal and infant mortality in the United States. *Am J Obstet Gynecol.* 2011; 204(6): 491.e1–491.e10.

[8] Lalor JG, Fawole B, Alfirevic Z, Devane D. Biophysical profile for fetal assessment in high-risk pregnancies. Review. *Cochrane Database Syst Rev*. 2008; 2: CD000038.

[9] Macones GA, Hankins GD, Spong CY, Hauth J, Moore T. The 2008 National Institute of Child Health and Human Development workshop report on electronic fetal monitoring: update on definitions, interpretation, and research guidelines. *Obstet Gynecol*. 2008; 112: 661–666.

[10] Malone FD, Canick JA, Ball RH, et al. First-trimester or second-trimester screening, or both, for Down's syndrome. *N Engl J Med*. 2005; 353: 2001–2011.

2 产科麻醉和新生儿
Obstetric Anesthesia and the Neonate

出生时,胎儿的状态会受到产科镇痛和麻醉的影响。为产妇谨慎选择止痛药和麻醉药可以预防胎儿呼吸抑制,特别是在高风险的分娩过程中。

【胎盘转运药物】 给母亲服用的药物可能通过胎盘转运或导致母体疾病而影响胎儿(例如母体药物诱导性低血压导致胎儿缺氧)。所有的麻醉和镇痛药物可以在一定程度上交互作用于胎盘。其通常的机制为流动相关的被动扩散。大多数麻醉和镇痛药物具有高度的脂溶性、低分子量(＜500)和可变的蛋白质结合力和电离能力。这些特征引发药物的快速胎盘转运。局部麻醉药品(脂溶性、非电离)能够轻易地通过胎盘,神经-肌肉阻断剂(高度电离)则难以通过。

【无痛分娩】

(1)吸入阵痛。由于局部麻醉的广泛应用,吸入镇痛在美国很少使用(注意:笑气在美国以外的地区使用,这是一种50%氧气和50%一氧化氮的混合气体)。此外,与吸入麻醉有关的几个问题限制了其常规使用。

－需要专门的雾化器;

－分娩中的废弃麻醉气体将给周围环境造成潜在污染;

－镇痛不完全;

－产妇分娩遗忘症;

－可能失产妇失去保护性气道反射、发生胃内容物误吸。

(2)阴部神经阻滞和宫颈旁阻滞。现在很少使用宫颈旁阻滞,因为它可能导致严重的胎儿心动过缓,或增强宫缩或直接引发局部血管收缩导致胎盘血流灌注减少。假如行宫颈旁阻滞,则必须行胎心监护。宫颈旁阻滞作用于分娩的第一产程,而阴部阻滞则在分娩第二产程发挥作用。阴部阻滞对胎儿少有直接影响,然而有出生后新生儿发生惊厥的报道。

(3)阿片类药物。所有静脉注射的阿片类药物都能快速作用于胎儿并引发剂量相关性的呼吸抑制，从而影响新生儿Apgar和神经行为评分。

1）哌替啶。如果药物在分娩前2～3小时达到胎儿的最大摄取量，可引发严重的胎儿窘迫（通过Apgar评分评估）。抑制表现为呼吸性酸中毒，血氧饱和度、每分钟通气量下降及呼吸持续时间延长。胎儿去甲哌替啶是一种长效哌替啶代谢物，能显著抑制胎儿呼吸，在多次剂量使用或延长的剂量递送间隔后可发生累积。

2）吗啡。吗啡的迟发反应造成的新生儿呼吸抑制可能比哌替啶更严重。

3）布托啡诺和纳布啡。这些是激动拮抗剂型麻醉药，可能比吗啡更安全，因为它们随着剂量的增加而表现出呼吸抑制存在天花板效应。与布托啡诺不同，母体给药纳布啡可导致FHR变异性降低、正弦FHR模式、胎儿心动过速和胎儿心动过缓。

4）芬太尼和瑞芬太尼。是合成的阿片类药物，分娩期间最好的给药方式是通过患者自控镇痛。两者都是短效制剂，且没有活性代谢产物。芬太尼可能导致1分钟Apgar评分下降，但新生儿的神经行为评分正常。使用瑞芬太尼需要密切监测和对产妇进行一对一的管理。

（4）阿片拮抗剂（纳洛酮）。接受长期阿片类药物治疗的女性分娩的新生儿不应使用，因为它可能会蓄积而导致急性节段综合征。可以用来缓解急产分娩过程中应用阿片类药物所产生的呼吸抑制。

（5）镇静剂和安定剂

1）巴比妥类药物。巴比妥类药物能快速通过胎盘并对新生儿产生明显的影响（嗜睡、松软、通气不足、喂养困难），这些影响可持续一段时间。如果合并使用阿片类药物，作用会更明显。当巴比妥类药物用作急诊剖宫产全麻的诱导剂时，很少发生上述影响。巴比妥类药物在经胎盘转运之前迅速分布到母体组织中，且当其通过胎盘后，优先被胎儿肝脏摄取。

2）苯二氮䓬类（地西泮、劳拉西泮和咪达唑仑）。这些药物迅速通过胎盘并在静脉内给药后几分钟内达到平衡。胎儿的血药浓度通常高于孕妇。低剂量（< 10 mg）给予地西泮可能会引发心搏骤停变异性和心音减弱，但对新生儿Apgar评分和血气影响不大。较大剂量的地西泮可能导致肌张力低下、嗜睡、吃奶差、体温调节功能受损，并持续一段时间。苯二氮䓬类药物在分娩过程中并不经常使用，因为它可引起产妇分娩失忆症。

3）吩噻嗪。目前很少使用吩噻嗪类药物，因为其可通过中枢α阻断作用引起产生低血压，但有时还会与麻醉剂（神经毒素镇痛药）联合使用。

4）氯胺。氯胺酮诱导分离性镇痛。当剂量＞1 mg/kg可能导致子宫肌张力增高、新生儿窘迫（低Apgar评分）和新生儿肌张力异常。通常在分娩中使用剂量0.1～0.2 mg/kg是相对安全的，对母体和胎儿副反应最小。

（6）硬膜外麻醉。腰硬膜外镇痛是分娩中最常用的神经轴麻醉技术，可使母亲的疼痛和儿茶酚胺水平降低,减少孕妇过度通气,胎儿供氧增加(过量的儿茶酚胺可能导致长时间的子宫收缩不协调并降低子宫血流量)。可减少先兆子痫时常见的子宫动脉血管痉挛。分娩过程中硬膜外麻醉持续时间大于4小时可使母体体温升高1℃,这有可能导致新生儿发生败血症风险增加。

局部麻醉(例如布比卡因、罗哌卡因)通过置于腰椎(L2-3、L3-4、L4-5)间隙的硬膜外导管递增注射和/或连续输注以阻断T10-L1和S2-S4脊髓节段。也可以加入小剂量的阿片类药物。这些药物对新生儿影响不大。交感神经阻滞引起的母亲低血压很容易通过补液管理和/或静脉注射麻黄碱治疗。

(7)鞘内注射阿片类药物镇痛/联合硬膜外麻。鞘内注射阿片类药物(舒芬太尼或芬太尼+吗啡)可以提供快速的分娩镇痛,同时对运动和交感神经阻滞最小。它们通常通过"针头套管"技术(应用脊柱针头通过硬膜外针头进针,注射阿片类药物,放置硬膜外导管)联合硬膜外麻醉(联合硬脊膜外,CSE)给药。当鞘内麻醉药物作用逐渐减弱时,由硬膜外麻醉发挥作用。适应证包括第一产程早期(单用阿片类药物)或产程进展活跃时(阿片类药物+布比卡因)。10%~15%分娩中可引起暂时性胎心变化通常新生儿预后较好。

(8)骶管硬膜外镇痛。骶管硬膜外镇痛阻断骶神经根,并在第二产程中提供极好的镇痛效果。在第一产程中较少使用,因为较大剂量的局部麻醉剂会增加盆腔肌肉松弛和妨碍胎头旋转也可能将局麻药注入胎儿颅内。

(9)持续腰麻。导管直接放置在脊椎腔内,穿过或越过导引针的顶部。通常导引针很大,使得脊柱疼痛的发生率高而无法接受。在整个分娩过程中阿片类药物(芬太尼或舒芬太尼)±布比卡因输注维持。这种导管可以快速应用于紧急剖宫产。

(10)局麻药。使用局麻药物进行神经轴麻醉/镇痛技术(如硬膜外、脊柱)和局部阻滞(如阴部、子宫颈)。

1)利多卡因。利多卡因易通过胎盘转运,但不影响健康新生儿Apgar评分。在酸中毒的胎儿,可通过pH诱导的离子捕获而导致利多卡因在体内大量积累。

2)布比卡因。布比卡因理论上比利多卡因对胎儿副作用更小,因为它具有更高程度的电离和蛋白质结合力。已有报道,意外的血管内注射后的母体毒性导致抽搐和心搏骤停。低浓度的布比卡因是连续分娩镇痛最常用的局部麻醉剂,因为它可提供极好的感觉镇痛和最小的运动阻滞。

3)2-氯普鲁卡因。全身吸收后,2-氯普鲁卡因可被假胆碱酯酶快速分解,因此很少作用于胎盘或胎儿。然而,由于其持续时间短和运动阻滞明显,2-氯普鲁卡因不能用于连续分娩镇痛。

4)罗哌卡因。罗哌卡因类似布比卡因,但较少产生运动阻滞和母亲心脏毒性。与使用比布比卡因分娩镇痛比较,母亲使用硬膜外罗哌卡因镇痛分娩的新生儿神经功能和适应能力评分（NACS）稍增高。

5）左旋布比卡因。左旋布比卡因是纯化的外消旋布比卡因的左旋异构体。像罗哌卡因一样，其心脏毒性比布比卡因低。

（11）心理助产法。用于准备用 Lamaze 技术进行分娩的准父母的产前宣教。解释分娩的过程，并教授运动、呼吸技巧和放松技巧，以减轻分娩痛苦。然而，较为推崇的假设是，如果母亲在分娩期间没有用过任何药物，新生儿可能会有好处，但事实可能并非如此。母亲的疼痛和不适可能会导致心理压力增加和过度通气，这可能会对新生儿产生负面影响。有 50%～70% 的学习 Lamaze 方法的妇女在分娩时要求使用药物或麻醉剂。其他镇痛技术包括经皮电神经刺激（TENS）、催眠和针灸。

【麻醉剖宫产】 如果母亲处于仰卧位，因主动脉受压可能会导致胎盘低灌注；需将床向左倾斜或在产妇右侧臀下放置一个楔子。大多数剖宫分娩使用局部麻醉，因为它对母亲和新生儿更为安全。如果需立即分娩，则通常使用全身麻醉，因为其诱导麻醉时间最短。

（1）脊髓麻醉。脊髓麻醉（将局麻药直接注入脑脊液）所用麻醉药为硬膜外麻醉的 1/10。母亲及胎儿体内药物浓度很低。迅速发生的低血压可以通过静脉使用 1.5～2.0 L 平衡盐溶液和麻黄碱或苯肾上腺素进行治疗。由于其具有更好的麻醉效果、更易操作、起效更快等特点，在剖宫产时脊髓麻醉的使用多于硬膜外麻醉。相较于脊髓麻醉，全身麻醉下分娩的新生儿神经行为评分异常发生率更高。

（2）硬膜外麻醉。局麻药经胎盘转运的量很小，但药物的副作用仅能通过新生儿的神经行为测定得以发现。与脊髓麻醉相似，硬膜外麻醉也可能导致产妇低血压，但较为缓慢，而且程度较轻。

（3）脊髓、硬膜外联合麻醉。如果产程延长，可使用。快速、有效的脊髓麻醉首先发挥作用；当脊髓麻醉作用减弱时，硬膜外麻醉开始发生作用。

（4）全身麻醉。在以下情况下使用全身麻醉：患者强烈要求，紧急分娩（如母亲出血、胎儿心动过缓）以及有局麻药禁忌证（如母亲凝血疾病、神经系统疾病、败血症、感染等）。诱导后，使用氧化亚氮和低剂量吸入或静脉注射卤化物维持麻醉。阿片类药物或苯二氮䓬类药物在脐带钳夹闭之前很少使用。

1）通常用于产科麻醉的药物

A. 术前用药。西咪替丁或雷尼替丁（H_2 受体拮抗剂）可以通过减少胃容量和增加胃液 pH 而预防吸入性肺炎的发生；甲氧氯普胺可以加速胃排空。新生儿不受这些药物的影响。传统上用于手术的术前药物（例如阿托品、阿片类药物、苯二氮䓬类药物）很少使用。

B. 丙泊酚。丙泊酚（2～2.5 mg/kg）是另一种诱导剂，目前尚未批准用于产妇，因为尚无良好的临床对照研究。它可以迅速通过胎盘到达胎儿体内。大多数研究报告指出单独使用丙泊酚和其他麻醉剂对婴儿的Apgar评分和NACS的影响无明显差异。

C. 氯胺酮。氯胺酮（1 mg/kg），因为其支气管舒张属性，通常被用于严重哮喘患者的保守诱导，以及轻度至中度血容量不足产妇的急产。氯胺酮给药后新生儿评分与硫喷妥钠类似。

D. 肌肉松弛药。仅有极少量高度电离的肌肉松弛药可以穿过胎盘，对新生儿儿乎没有影响。

a. 琥珀酰胆碱。琥珀酰胆碱以最小剂量通过胎盘。使用2倍正常剂量，可以在胎儿中检测到药物，但是除非剂量超过正常的5倍，或产妇和胎儿均有胆碱酯酶水平异常，否则不会产生呼吸效应。

b. 阿曲库铵、顺阿曲库铵、维库溴铵和罗库溴铵。这些是中效非去极化肌肉松弛药。临床使用剂量不足以通过胎盘影响胎儿。

c. 泮库溴铵。泮库溴铵是一种长效肌肉松弛药，临床使用剂量不影响胎儿。

E. 一氧化二氮。一氧化二氮能够迅速通过胎盘。长时间使用高浓度（> 50%）的一氧化二氮可导致新生儿低Apgar评分。50%的浓度是安全的，但是在分娩后新生儿需要氧气吸入。

F. 卤化物麻醉剂（异氟醚、安氟醚、七氟醚、地氟烷和氟烷）。用于维持全身麻醉。与单独使用一氧化二氮相比，优势包括减少产妇儿茶酚胺的使用、子宫血流增加、改善麻醉效果。低浓度使用这些药物很少导致新生儿麻醉，且其容易随呼吸排出。高浓度使用可能会降低子宫的收缩力。选择最低的有效浓度，通常在分娩后即停药，以避免子宫收缩乏力，防止失血过多。

2）全身麻醉对新生儿的影响。呼吸困难或气管插管失败导致母亲缺氧可致胎儿缺氧。母亲过度通气（$PaCO_2 < 20$ mmHg）会降低胎盘血流量，并使孕妇血红蛋白氧离曲线左移，导致胎儿缺氧和酸中毒。

3）子宫切开和分娩的时间间隔。子宫切开和操作引起反射性子宫血管收缩，可能导致胎儿窒息。子宫切开和分娩时间间隔长（> 90秒）与Apgar评分显著降低有关。如果间隔> 180秒，则可能导致低Apgar评分和胎儿酸中毒。局部麻醉可以减少反射性血管收缩，所以其时间间隔相对而言不那么重要。胎儿臀位、多胎妊娠或早产、瘢痕子宫、巨大儿等情况可能会延长时间间隔。

4）局部麻醉与全身麻醉

A. Apgar评分。早期研究表明，相较全身麻醉，产妇局部麻醉的新生儿1分钟和5分钟Apgar评分较低。新型全身麻醉技术仅降低新生儿1分钟时的Apgar评分，这代表暂时性镇静（短暂的新生儿麻醉），而非窒息。如果诱导麻醉和分娩之间的间隔时间短，局部麻醉和全身麻醉的差异较小；如果间隔时间延长，应首选局部麻醉。然而，麻醉镇静所致的新生儿低Apgar评分不会导致窒息所导致低评分的不良预后后，只要充分复苏新生儿即可。

　　B. 酸碱状态。两者对新生儿的酸碱状态的影响差异很小，没有统计学意义。与疾病麻醉相比，行全身麻醉的糖尿病母亲的新生儿发生酸中毒的情况更少，因为局部麻醉导致的低血压可能加剧分娩时已存在的子宫胎盘功能不全。

　　C. 神经行为检查。用于检测出生后数小时之内的新生儿的微小变化，目的是检测麻醉用药所引起的中枢神经系统抑制，并与产伤和围产期窒息的相关影响进行区分。新生儿是复杂的个体，仅用一种评估工具（Apgar评分、酸碱平衡、神经行为测定）不能预测发育结局。

　　a. Brazelton新生儿行为评估量表（NBAS）。建立于1973年，由47个独立的测试项目所组成，包括27项行为评估和20项诱发反应评估。NBAS评估新生儿完成复杂运动行为、改变觉醒状态、抑制无意义刺激的能力。然而，这项评估需要至少45分钟和一个经验丰富的检测者，没有客观的用于表示新生儿窘迫的分数，很少用于产后新生儿的即刻检查。

　　b. Scanlon早期新生儿神经行为量表（ENNS）。该量表建立于1974年，包括评估肌张力、原始反射和对刺激反应降低的15个观察项目和评估意识状态的11个观察项目，和1个对神经行为状态的一般评估。它使用无害刺激（反复针刺感刺激和拥抱反射检查），较为复杂，虽然较NBAS更快，不能获得一个分数以评估新生儿抑制状态。

　　c. 新生儿神经和适应能力评分（NACS）。这个评分1982年由Amiel-Tison、Barrier和Shnider建立的，广泛用于检测围产期药物对新生儿的影响。NACS包括5个方面20个评分标准：适应能力（对声音的反应、对声音的习惯、对光的反应、对光的习惯、安慰能力）、被动张力（围巾征、前臂回弹、腘窝角、下肢回弹）、主动张力（颈屈肌主动收缩、颈伸肌主动收缩）、原始反射（抓握、牵拉、握持反射、踏步反射、放置反射、吮吸、拥抱反射）和一般神经状态（清醒、哭吵、活动）。评估产生1个分数，有助于识别新生儿处于抑制状态或有活力。它操作快速（3～15分钟）、简单，而且不使用有害刺激。

·参·考·文·献·

［1］ Aucott SW, Zuckerman RL. Neonatal assessment and resuscitation. In: Chestnut DH, ed. *Obstetric Anesthesia: Principles and Practice*. 4th ed. Philadelphia, PA: Elsevier; 2009: 175–177.

［2］ Fernando R, Jones T. Systemic analgesia: parenteral and inhalational agents. In: Chestnut DH, ed. *Obstetric Anesthesia: Principles and Practice*. 4th ed. Philadelphia, PA: Elsevier; 2009: 415–427.

［3］ Macarthur A, Riley ET. Obstetric anesthesia controversies: vasopressor of choice for postspinal hypotension during cesarean delivery. *Int Anesthesiol Clin*. 2007; 45: 115–132.

［4］ Nelson KE, Rauch T, Terebuh V, D'Angelo R. A comparison of intrathecal fentanyl and sufentanil for labor analgesia. *Anesthesiology*. 2002; 96: 1070–1073.

［5］ Pan PH, Eisenach JC. The pain of childbirth and its effect on the mother and the fetus. In: Chestnut DH, ed. *Obstetric Anesthesia: Principles and Practice*. 4th ed. Philadelphia, PA: Elsevier; 2009: 387–403.

［6］ Tsen LC. Anesthesia for cesarean delivery. In: Chestnut DH, ed. *Obstetric Anesthesia: Principles* and Practice. 4th ed. Philadelphia, PA: Elsevier; 2009: 521–554.

[7] Viscomi CM, Manullang T. Maternal fever, neonatal sepsis evaluation, and epidural labor analgesia. Reg Anesth Pain Manage. 2000; 25: 549–553.

[8] Wong DA. Epidural and spinal analgesia/anesthesia for labor and vaginal delivery. In: Chestnut DH, ed. Obstetric Anesthesia: Principles and Practice. 4th ed. Philadelphia, PA: Elsevier; 2009: 429–492.

3

新生儿复苏
Resuscitation of the Newborn

　　大约有10%的新生儿在出生时需要一些帮助才开始呼吸,约有1%需要进一步的复苏。并非所有的新生儿复苏均可生产前得到预测并将产妇转运到具有新生儿专科的医疗单位分娩。因此,每个有分娩单位的医院都应该拥有一支有组织、有技能的复苏团队,以及合适的复苏设备(表3-1)。

表3-1　新生儿复苏的设备

标准设备准备
　　远红外辐射台
　　听诊器
　　压缩空气和氧气源
　　空氧混合仪
　　血压计
　　经皮测氧仪
　　吸引器、吸引管和胎粪吸引管
　　胃管
　　球囊-面罩通气设备,或T-piece复苏装置
　　通气面罩
　　喉镜(镜柄,00、0和1号喉片;备用电池)
　　气管插管(2.5、3.0、3.5和4 mm)
　　肾上腺素(1∶10 000溶液)
　　扩容液[生理盐水、乳酸林格液、O型Rh阴性红细胞悬液(与母亲血交叉配血)]
　　时钟(Apgar评分)
　　注射器、注射针和血标本管
　　脐血管置管需要的器械(见第316页)
　　温暖的毯子

其他推荐的设备
　　通气时需要的压力计
　　微量血气分析
　　立即可行的血气分析
　　为<29周的早产儿准备塑料袋或聚乙烯薄膜
　　放置在婴儿下面的加热垫

【出生时正常的生理过渡】　出生时正常的过渡始于肺膨胀,通常需要较大的胸腔内负压,伴随新生儿的哭声(对抗部分声门关闭的呼吸运动)。随着脐带被结扎,体循环压力升高,并刺激交感神经兴奋。随着呼吸和肺扩张,肺血管阻力下降,胎儿循环向成人循环过渡(在数分钟至数小时之内),卵圆孔和动脉导管关闭。

【出生时不正常的生理改变】　窒息新生儿经历了异常的过渡。窒息的胎儿急性表现为原发性呼吸暂停,在这个阶段自主呼吸可以通过适当的刺激得到恢复。如果窒息损害持续数分钟,胎儿会出现深大的叹息样呼吸4～5分钟,随后进入继发性呼吸暂停阶段,而在这个阶段自主呼吸不能通过刺激得到恢复。如果继发性呼吸暂停不能在数分钟内通过积极的正压通气支持来逆转,会导致死亡。我们无法确定呼吸暂停的性质,因此一旦出现呼吸暂停,即刻应该就处理继发性呼吸暂停那样采取复苏措施。

【高危分娩的准备工作】　高危分娩的准备工作往往是成功复苏的关键。产科、麻醉科和儿科医务人员之间的合作是重要。知晓潜在的危险情况和对应的干预措施是必要的(表3-2)。预估体重和胎龄很有帮助(表3-3),这样可以计算出药物剂量,选择适当的气管插管管径(表29-1)和脐静脉置管的型号(第338页)。在等待婴儿出生的时候,思考可能出现的问题、纠正的步骤及每个步骤由哪位团队成员来完成,这很重要。如果时间和机会允许,那么复苏措施应该和父母进行讨论。这个在胎儿处于生存极限或存在危及生命的畸形时,显得尤其重要。

表3-2　一些高危情况及所需的复苏措施

高危情况	基本干预
早产分娩	气管内插管,肺扩张
黏稠胎粪	气管内吸引
急性胎儿或胎盘出血	扩容
胎儿水肿	气管内插管,腹腔穿刺或胸腔穿刺
羊水过多:胃肠道梗阻	胃管吸引
母亲糖尿病	早期给予葡萄糖

表3-3　胎龄24～38周预估的出生体重(50[th]百分位)

胎龄(周)	出生体重(g)
24	700
26	900
28	1 100

（续表）

胎龄（周）	出生体重（g）
30	1 350
32	1 650
34	2 100
36	2 600
38	3 000

基于 Battaglia FC 等发表的数据。A practical classification of newborn infants by weight and gestational age. J Pediatr. 1967; 71: 159.

【复苏必要性的评估】 生后1分钟、5分钟进行Apgar评分（附录B），有时候在10～20分钟时需要进行评估。其比较客观地、回顾性地反映了足月儿在出生时需要何种程度的复苏，以及对复苏措施的反应。然而在复苏时其并没有帮助。在复苏时，应实时对呼吸运动、心率进行快速准确的评估以决定是否需要继续复苏。

（1）呼吸运动。呼吸运动通过观察胸廓起伏或听诊呼吸音来进行评估。如果新生儿没有呼吸运动或呼吸很弱，则需要呼吸支持、刺激或正压通气。

（2）心率。心率经常是通过心尖部听诊或者轻轻握住脐带根部感受搏动来评估。评估者需要敲出每一次搏动以使每一个团队成员能听到。如果没有听到或感受到心率，呼吸支持需要停顿几秒以使另一位团队成员能确定。在复苏时经皮测氧对于监测心率非常有帮助。

【复苏的技巧】 美国心脏协会（AHA）和美国儿科学会（AAP）的新生儿复苏教材（第6版，2011年）提供了新生儿分娩过程中几乎所有的标准化复苏的方法（图3-1）。

（1）呼吸复苏

1）基本方法

A. 吸引。口咽和鼻部分泌物在开始正压通气前应快速用吸引球吸除，当有气道阻塞症状时用吸引管吸引。

B. 正压通气。当使用大小合适的面罩密封口鼻周围，并有合适的气流连接球囊时，大多数婴儿用球囊和面罩正压通气就足够了（图3-2）。T-piece复苏装置也可作为正压通气的选择，它可以控制峰压和呼气末正压（PEEP），或用于持续正压通气（CPAP）（图3-3）。呼吸频率应设为40～60次/分，当配合胸外按压时设为30次/分。通常峰压20～25 cmH$_2$O已经足够，但最初也许需要更高的压力（30～40 cmH$_2$O）。在较长时间的球囊面罩正压通气时或之后，需要留置口胃管以排空胃。AAP和AHA推荐在正压通气时使用空氧混合仪，吸入氧浓度应该根据生后的导管前（右腕）血氧饱和度目标值进行调节（表3-4）。

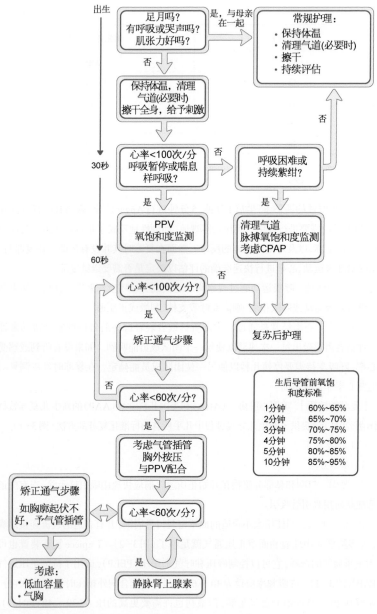

图3-1 美国儿科学会新生儿复苏流程图。bpm, 分/次；HR, 心率；CPAP, 持续正压通气；PPV, 正压通气(Reproduced, with permission from Kattwinkel J, Perlman JM, Aziz K, et al. Neonatal resuscitation: 2010 American Heart Association guidelines for cardiopulmonary resuscitation and emergency cardiovascular care. Circulation. 2010; 122: S909–S919.)

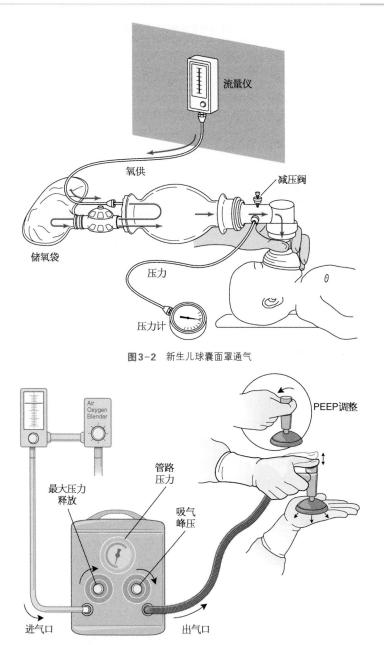

图3-2　新生儿球囊面罩通气

图3-3　T-piece复苏装置。PEEP：呼气末正压。(Reproduced, with permission, from Kattwinkel J. Textbook of Neonatal Resuscitation. 6th ed. Elk Grove, Illinois, IL: American Academy of Pediatrics and American Heart Association; 2011.)

表3-4　出生后导管前血氧饱和度目标值

年　龄	血氧饱和度
1分钟	60%～65%
2分钟	65%～70%
3分钟	70%～75%
4分钟	75%～80%
5分钟	80%～85%
10分钟	85%～95%

Kattwinkel J. Textbook of Neonatal Resuscitation. 6th ed. Elk Grove Village, Illinois, IL: AAP 和 AHA; 2011.

　　C. 气管内插管。当有指征时应进行气管内插管。然而，经验不足的人员多次失败的气管插管将使困难的情况更糟糕。在这种情况下，最好继续进行面罩正压通气直到有经验的人员到场。另一种当气管内插管不成功、面罩正压通气效果不佳时的替代方法是放置喉罩气道（见第34章）。进行气管内插管给予强有力呼吸支持的绝对指征很难罗列，因为各医疗单位的指南和临床情况均各不相同。气管内插管的操作和一些基本指南将在第29章讨论。

　　2) 特殊情况

　　A. 胎粪污染的足月儿。羊水有胎粪污染时，分娩过程中婴儿可以在宫内（喘息时）、分娩时或在出生后不久吸入这些炎性物质。重症婴儿往往在宫内已吸入，并且发生了肺血管的收缩。Gregory等（1974年）首次发现在出生时进行气管内吸引是有益的。最近，AAP和AHA推荐如羊水胎粪污染且婴儿没有活力（如没有正常肌张力，没有有效呼吸，没有心率＞100次/分）应进行气管内吸引。往往由临床来判断是否有必要积极进行气管内吸引，这是非常重要的（胎粪吸入将在第108章详细进行讨论）。一项针对在产时进行咽喉部吸引（即在胸部娩出前吸引）的多中心随机对照研究显示其并没有降低发生胎粪吸入综合征的风险，这项操作也已经不再被推荐。

　　a. 对无活力婴儿（心率＜100次/分，肌张力低下，或无有效呼吸运动）进行气管内吸引。不要刺激婴儿，马上直接气管内插管，并直接连接气管插管进行吸引。用气管插管连接头（胎粪吸引管）直接连接墙单元用100 mmHg负压进行吸引。一边退出气管插管一边吸引。

　　b. 如果已经进行了"声门下"胎粪吸引，那么重复吸引应该在气管插管后再进行。不推荐长时间吸引或反复吸引，因为会加重已有的窒息损伤。

　　c. 这些操作最多只能持续至分娩后2分钟，其他的复苏措施（尤其是通气）必须立刻开始。

d. 如果是胎龄＜34周的婴儿报告有羊水胎粪污染,需要考虑到以下可能的情况:

（a）胎儿是生长发育受限的足月儿;

（b）羊水也许是脓性的(考虑李斯特菌或假单胞菌类);

（c）羊水也许是胆汁污染的(考虑近端肠梗阻)。

B. 足月儿产前窒息

a. 对所有没有羊水胎粪污染的婴儿一开始都应该擦干并吸引口鼻。如果婴儿没有活力(有活力是指哭声有力、肌张力好),通过摩擦背部或拍打足底的方式简单快速地进行触觉刺激。随后立即对呼吸和心率进行评估。

b. 足月儿心率＜100次/分或没有自主呼吸运动需要进行正压通气。如果快速触觉刺激不能产生足够的呼吸运动,应该开始正压通气(40～60次/分)。如果上述正压通气不能成功建立自主呼吸运动或使心率上升,应检查并确保气道通畅,摆正面罩,然后调整峰压使其足以扩张肺。如果球囊面罩正压通气没有效果或婴儿需要长时间的正压通气,应进行气管内插管或放置喉罩气道(见第29章和第34章)。

C. 早产儿。出生体重＜1 200 g的早产儿经常需要在产房立即进行肺扩张。

a. 面罩持续正压通气(CPAP),可使用T-piece复苏装置或气流充气气囊系统提供4～6 cmH$_2$O的压力来实现,应足以使早产儿的肺扩张并改善通气。

b. 如果需要气管内插管,选择小(2.5或3 mm内径)的气管插管。

c. 也许最初需要高的峰压来扩张肺,但一旦肺已经扩张,在复苏结束时如临床情况允许时,应将压力尽快降到20～25 cmH$_2$O。

d. 如果条件允许,可以经气管内给予肺表面活性物质以预防呼吸窘迫综合征(见第8章和第124章)。但是,肺表面活性物质不作为复苏药物使用,只有在情况稳定,并气管内插管位置正确时才给予。

（2）心脏复苏。在产房复苏时,首先应努力做好通气并给予氧气。心率缓慢通常在给予有效通气后改善。

1）如果在给予30秒正压通气后心率仍＜60次/分,应该开始胸外按压。双拇指放在胸骨下1/3处,在剑突和乳头连线之间(图3-4)。或者一只手的中指和示指同时放在胸骨上,另一只手支撑背部。按压胸骨至胸廓前后径的1/3深度,频率为90次/分,同时通气30次/分,即同步为每3次按压给予1次呼吸。应间断性评估心率,在心率＞60次/分时停止胸外按压。

2）没有心率(Apgar为0分),对通气和氧气没有反应的婴儿可考虑为死胎。长时间的复苏实施是出于一种人道主义考虑的做法。AAP和AHA指出,如果给予有效的复苏措施10分钟后仍然没有心率,停止复苏是恰当的。

（3）复苏时的药物使用[参见新生儿急诊药物和治疗(封二、封三)及第148章]。《新生儿复苏教程》(第6版)推荐给予有效的通气和胸外按压至少30秒后心率

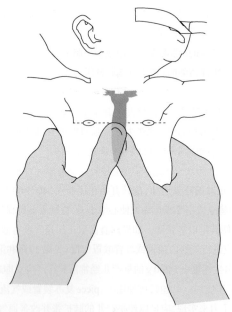

图3-4 新生儿心脏外按摩术(胸外按压)。注意拇指的位置在胸骨下1/3,在剑突和乳头连线之间。

仍<60次/分时给予药物。

1)给药途径

A. 脐静脉是产房中快速给药的首选途径。用3.5F或5F的脐静脉置管放入脐静脉中,回血通畅(通常2~4 cm)即可;应避免错误置入肝静脉或门静脉中。正规的脐静脉置管将在第44章中讨论。

B. 气管插管内给药是在产房中当静脉通路正在建立时给予肾上腺素的另一个途径,但是吸收效果变异很大。这个途径可以在静脉通路正在建立时使用。可经此途径给药的药物详见第29章。

C. 其他可给药的途径包括外周静脉(见第43章)和骨髓腔内给药(见第41章)等。

2)新生儿复苏中常用药物

A. 肾上腺素。当复苏时给予有效通气、氧气和胸外按压等措施失败,心率仍<60次/分时,需要给予肾上腺素。该药会引起外周血管收缩,增强心脏收缩力,增加心率。剂量是1:10 000的肾上腺素0.1~0.3 mL/kg静脉给药,或者1:10 000的肾上腺素0.5~1 mL/kg气管插管内给药。可每3~5分钟重复一次。

B. 扩容。在需要复苏的婴儿如有急性失血的证据,在给予充足氧气后仍极度苍白、心率正常但外周脉搏微弱、毛细血管充盈时间延长或对复苏措施反应差等，需怀疑低血容量。恰当的扩容液有生理盐水、乳酸林格液或 O 型 Rh 阴性红细胞悬液（与母亲的血交叉配血）。剂量 10 mL/kg，静脉输注 5～10 分钟。

C. 纳洛酮。纳洛酮是麻醉药拮抗剂，可用于出现呼吸抑制、对通气支持无反应且母亲分娩前 4 小时内接受过麻醉剂的婴儿。最初正确的复苏措施仍然是正压通气。使用纳洛酮时最主要的禁忌证是该婴儿的母亲长期暴露于麻醉剂。这些婴儿不应该使用纳洛酮，因为可能会出现急性撤药戒断症状。纳洛酮静脉或肌内注射剂量是 0.1 mg/kg。有 2 种浓度的剂型：0.4 mg/mL 和 1.0 mg/mL。如果有必要，可每 5 分钟重复一次。需要强调的是纳洛酮的半衰期比麻醉剂的半衰期要短。

D. 碳酸氢钠。碳酸氢钠在新生儿复苏的急性阶段往往没有效。在没有有效的通气和氧合的情况下，它不会提高血液的 pH，反而可能会加重脑细胞酸中毒。然而在经历了长时间的复苏后，碳酸氢钠可能对纠正代谢性酸中毒有帮助。静脉给予 1～2 mEq/kg，速度 1 mEq/(kg·min) 或更慢。

E. 阿托品和钙剂。虽然之前曾经在窒息复苏的新生儿中使用，但 AAP 或 AHA 都不再推荐在新生儿复苏的急性阶段使用阿托品和钙剂。这些药物只在某些特定的情况下使用（如用于严重的反射性心率减慢，反复吸引和气管插管后迷走神经兴奋导致的长时间心动过缓）。

（4）其他支持性措施

1）体温调节。虽然一定程度的寒冷可以刺激新生儿呼吸，但是过度的寒冷会增加氧耗并加重酸中毒。这个问题对于早产儿来说尤为显著，因为他们的皮肤很薄，身体脂肪储备少，且体表面积大。可通过以下措施来防止热量丢失。

A. 在分娩后立即擦干全身。

B. 保持产房温暖。

C. 将婴儿放置在预热的辐射台上（见第 7 章）。用塑料薄膜或塑料袋包裹极低出生体重儿（出生体重 < 1 500 g）的全身直至颈部，并且可在复苏台上的毛巾下放置一个加热垫。

2）帮助父母做好复苏的心理准备。复苏开始时往往发生在父母一方或双方都在场的产房里。如果可能，让父母提前对复苏有心理准备将会非常有帮助。描述会做哪些事，谁会在场，谁会解释发生了什么，复苏将在哪里进行，父亲应该站在哪里，为什么哭声没有听见，以及婴儿稳定后将会去哪里（见第 50 章）。

3）不进行复苏或停止复苏。产科和新生儿团队达成一致、相互合作并在产前让父母一起参与的模式，对可能需要放弃复苏的情况做出决定是非常重要的。如果功能性存活几乎不可能，不开始复苏是合理的，如超早产儿（< 22 周或出生体重 < 400 g）或存在严重的染色体异常（如 13 三体）。当做出不进行复苏的决定时，该地区的预后

情况必须考虑进去。如果新生儿在复苏10分钟后仍没有检测到心率,可以考虑停止复苏。

·参·考·文·献·

[1] Battaglia FC, Lubchenco LO. A practical classification of newborn infants by weight and gestational age. *J Pediatr*. 1967; 71(2): 159–163.

[2] Gregory GA, Gooding CA, Phibbs RH, Tooley WH. Meconium aspiration in infants — a prospective study. *J Pediatr*. 1974; 85(6): 848–852.

[3] Kattwinkel J. *Textbook of Neonatal Resuscitation*. 6th ed. Elk Grove, Illinois, IL: American Academy of Pediatrics and American Heart Association; 2011.

[4] Kattwinkel J, Perlman JM, Aziz K, et al. Neonatal resuscitation: 2010 American Heart Association guidelines for cardiopulmonary resuscitation and emergency cardiovascular care. *Pediatrics*. 2010; 126(5): e1400–e1413.

[5] Merril JD, Ballard RA. Resuscitation in the delivery room. In: Taeusch HW, Ballard RA, Gleason CA, eds. *Avery's Diseases of the Newborn*. 8th ed. Philadelphia, PA: Elsevier Saunders; 2005: 349–363.

[6] Rabi Y, Rabi D, Yee W. Room air resuscitation of the depressed newborn: a systematic review and meta-analysis. *Resuscitation*. 2007; 72: 353–363.

[7] Singh A, Duckett J, Newton T, Watkinson M. Improving neonatal unit admission temperatures in preterm babies: exothermic mattresses, polyethylene bags or a traditional approach? *J Perinatol*. 2010; 30: 45–49.

[8] Vain NE, Szyld EG, Prudent LM, Wiswell TE, Aguilar AM, Vivas NI. Oropharyngeal and nasopharyngeal suctioning of meconium-stained neonates before delivery of their shoulders: multicentre, randomised controlled trial. *Lancet*. 2004; 364(9434): 597–602.

[9] Watkinson M. Temperature control of premature infants in the delivery room. *Clin Perinatol*. 2006; 33(1): 43–53.

[10] Wiswell TE, Gannon CM, Jacob J. Delivery room management of the apparently vigorous meconium-stained neonate: results of the multicenter, international collaborative trial. *Pediatrics*. 2000; 105(1 Pt 1): 1–7.

4 婴儿转运
Infant Transport

【基本概念】 将新生儿从转诊医院无缝转运至更高级别的NICU,可以使每个患儿都受益于区域化和专业化的危重救治和服务。因此,必须建立涵盖转运常规、人员配备和适宜设备等的明确指南和转运流程。新生儿转运的目标是:

(1)在转诊医院尽早稳定患儿的生命体征、开始高级生命支持。

(2)在转运过程中继续救治和监护,确保患儿生命安全和良性预后。

【出发前评估和准备】

(1)常规。政策和常规与每个地区的独特特征有关(地理、面积、医疗服务水平)。必须确保转诊医院与接诊医院在各个层面(如管理者、医生和护士)之间与救护车或空中转运之间保持联络畅通。当接收到转诊要求时,需完成转诊相关记录,包括转诊医生和医院的联络方式、患儿信息。患儿的出发前评估决定了转运队伍的组成情况,可以有针对性地指导转诊医院进行治疗。

(2)人员。转运团队需包括医生、护士、新生儿科护士或专科护士、呼吸治疗师,必要时可配备急救技师。有限的研究结果显示,转运团队是否有医师在场对转运结局无明显相影响。转运团队成员需接受关于如何处理转运特殊事件及操作转运相关设备的培训,需在转运过程中具备随时联络沟通的能力。

(3)设备。每个转院团队都应该装备齐全(就好比一个移动NICU)。此处需强调的是,需配备必要的设备,以便能最大限度地在转诊医院稳定患儿并确保患儿转运过程顺利。可以根据已经发表的清单选择药物和设备。监护设备必须精确校准,因为转运过程中的噪声和震动经常会干扰视听监护结果。可以考虑配备一台拍立得相机,给家属提供患儿的相片。

(4)转运模式。关于选择空中转运还是陆地转运,必须根据距离、时间、地理环境、气候、转诊医院地点和患儿病情的严重程度,制定明确的指南。决定转运方式的最关键点是转运团队和患儿的安全考量。飞行的安全性取决于气候或其他飞行条件,而非患儿的状态。需遵从机组成员着陆或非着陆的指令。转运人员在每次转运中均需系好安全带。

【在转诊医院评估和稳定患者】

(1)总体原则。除非需要立即复苏,转运团队成员应首先听取当地医院的病史汇报并评估患儿的状态。转运团队成员作为代表NICU的专业人士,应避免与转诊医院工作人员产生冲突或矛盾。需完善全身查体并回顾所有实验室检查和影像学检查结果。如果可能,尽量获取医疗文书和影像学资料的复印件。需给接诊的NICU提供患儿到达的大致时间并及时更新患儿的状态。

(2)一般稳定。关注稳定的细节是至关重要的。绝大多数情况下,只有满足以下几点才能启动转运:可以接受的心肺功能、血管通路已经建立、血气和血糖水平基本正常、体温稳定。气管插管和导管需定位正确并固定稳妥。有败血症高危因素的新生儿应在血培养采集后即给予抗生素治疗。

(3)呼吸稳定

1)肺表面活性物质的应用。在呼吸管理方面,早产儿转运前即给予肺表面活性物质是安全有效的,可以降低并发症的发生率。目前没有关于给药后多久可以转运的共识,但多在用药后30分钟左右或呼吸参数稳定后开始转运患儿。

2)吸入一氧化氮。足月或近足月新生儿发生低氧呼吸衰竭伴持续性肺动脉高压时,可以在转运过程中给予吸入一氧化氮(iNO)治疗。转运前已经iNO的患儿,必须由具备iNO转运设备及资质的团队负责转运,因为突然中断iNO会产生严重的危害。

3）预防性气管插管。对于前列腺素E维持治疗中的稳定新生儿，虽然有发生呼吸暂停的危险，但并不适合转运前即给予预防性气管插管。但是，可以针对这类患儿，咨询心内科医生以评估预防性插管的利弊。

4）留置胃管。当患儿存在胃肠道疾病（如肠梗阻或膈疝）、进行气道正压通气或空中转运时，在出发前可留置鼻胃管或口胃管进行胃肠减压。

5）体温控制和体液平衡。对于有开放伤口的新生儿（如脊髓脊膜膨出、脐膨出）或容易出现不显性失水的早产儿，需特别关注体温和体液平衡。在开放性伤口上覆盖干燥的或微湿的保护性敷贴并以塑料薄膜包裹，可以减轻蒸发性散热。极低出生体重儿出生后可以用塑料薄膜包裹以减少散热。不宜对存在缺血缺氧性脑病需要进行头部亚低温治疗的高危新生儿进行保暖，相反，需要关掉辐射台的热源，采取被动低温方式降温，此时，需特别监测核心温度以避免过度低温的发生。

6）家庭支持。使家长了解主要的医学问题及可能的住院天数。在转运前可以让家长探视并抚摸新生儿，如果条件允许，可以提供照片。需告知家长接诊医院的联系方式和路线。需获得转运及住院患儿家长的知情同意书。转运结束后，转运团队需与转诊医院和家长进行沟通，使家长了解最新病情变化。

【转运】

（1）监测。转运中需监测呼吸频率、心率、血压、血氧饱和度以动态评估患儿的状态，从转运开始至抵达转诊医院，需详细记录患儿的状态、生命体征、干预措施。

（2）空中转运的特别注意事项。直升机和无增压飞行转运时，气压病（大气压与体内气压不平衡）会导致许多可预料到的问题。根据Dalton定律，随着海拔的增高，吸入气体的氧分压降低，因此需要增加患儿的吸入氧浓度。根据Boyle定律，随着压力的下降，胸腔或肠腔内的气体膨胀，导致腹内压增高，肺顺应性下降。因此，起飞前需将带套囊的气管插管或置管的气囊排空。由于气压下降后，胃肠道内的气体会膨胀，因此转运前即需进行胃肠减压。由于血压会随着地心引力改变而波动，因此对于飞机上升或下降期间出现的血压波动不必过度惊慌。转运团队和患儿应佩戴耳罩以减少噪声的暴露。

【质量改善】

（1）外展式教育。转运团队需定期和转诊医院团队进行沟通。此类会谈主要针对转运中的相关事件及患儿特殊情况进行反馈，推进院间的决策流程和改善预后。

（2）转运评估。每次转运均需对患儿转运前及转运后的状态进行评分。该评分系统可以确保转运质量，有助于在定期沟通中向转诊医院提出建设性的批评意见。定期评估团队反应时间、转诊医院满意度、转运的难易度、安全性更新、团队评估、医疗流程等，作为质量保证和安全评估的组成部分，是至关重要的。

·参·考·文·献·

[1] American Academy of Pediatrics Task Force on Inter-hospital Transport. *Guidelines for Air and Ground Transport of Neonatal and Pediatric Patients.* 3rd ed. Elk Grove, IL: American Academy of Pediatrics; 2007.

[2] Biniwale M, Kleinman M. Safety of surfactant administration before transport of premature infants. *Air Med J.* 2010; 29: 170–177.

[3] Hallberg B, Olson L, Bartocci M, Edqvist I, Blennow M. Passive induction of hypothermia during transport of asphyxiated infants: a risk of excessive cooling. *Acta Paediatr.* 2009; 98: 942–946.

[4] King BR, King TM, Foster RL, McCans KM. Pediatric and neonatal transport teams with and without a physician: a comparison of outcomes and interventions. *Pediatr Emerg Care.* 2007; 23: 77–82.

[5] Lee JH, Puthucheary J. Transport of critically ill neonates with cardiac conditions. *Air Med J.* 2010; 29: 320–322.

[6] Meckler GD, Lowe C. To intubate or not to intubate? Transporting infants on prostaglandin E1. *Pediatrics.* 2009; 123: e25–e30.

第二部分

基础管理

Basic Management

5 胎龄和出生体重的分类

Gestational Age and Birthweight Classification

妊娠期（gestation）是指从受精到出生的胎儿发育过程。根据美国儿科医师协会（AAP）定义，胎龄（gestational age）或月经年龄（menstrual age）是指最后一次正常月经第1天起至分娩时止的时间。胎龄以完整的孕周表示（如胎龄26周4天表示为26周）。胎龄评估在产科医生的产科保健和管理工作中非常重要。胎龄评估对新生儿医师尤为重要，可预测高危新生儿和并发症。胎龄和出生体重的分类有助于对新生儿进行分类，指导治疗，评估发病率和死亡率。新生儿可根据胎龄（早产儿、晚期早产儿、足月儿、过期产儿）、出生体重 [超低出生体重（ELBW）儿、极低出生体重（VLBW）儿、低出生体重（LBW）儿等]、胎龄和出生体重的关系 [小于胎龄（SGA）儿、适于胎龄（AGA）儿、大于胎龄（LGA）儿] 进行分类。AAP推荐所有新生儿根据胎龄和出生体重进行分类。

【胎龄评估】 胎龄可在产前或出生后确定。

（1）生前胎龄评估。产科医生可以根据母孕史、体格检查和超声对胎儿进行胎龄的"最佳估计"，可能有2周的变异。

1）母孕史

A. 末次月经时间。如果日期记得，则是可靠的。末次月经的第1天大约在排卵前2周，囊胚着床前3周。

B. 辅助生殖技术。体外受精妊娠有确定的受孕日期，可以准确地预测胎龄，误差在1天内。如果通过辅助生殖技术实现妊娠，则胎龄可在年龄上加2周得出。宫腔内人工授精可能会延迟几天。

C. 胎动。母亲首次感到胎儿活动的日期。初产妇在18～20周时，经产妇在15～17周。

2）临床检查

A. 盆腔检查。在早期妊娠阶段通过双合诊测量子宫大小。误差在2周以内。

B. 耻骨联合宫高。该项检查到妊娠28～30周仍准确。在资源匮乏国家，胎龄可通过耻骨联合宫高的连续测量获得，误差在4周以内。妊娠18周到20周期间，胎龄每增加1周，耻骨联合宫高增加1 cm。妊娠20周时宫底达脐部水平，最终达剑突水平。

C. 超声检查

a. 妊娠8～10周时，多普勒听诊仪可检测到胎心音。

b. 超声检测胎心搏动。妊娠5.5～6.5周，阴道超声可检测到胎心搏动，妊娠6.5～7周，胎儿超声可检测到胎心搏动。

c. 早期妊娠检查

– 孕囊平均直径。通过3次测量的平均值得到孕囊直径,对照表格得出胎龄。误差在1周内。

– 顶臀长。测量胚胎在头极的顶端到尾极的末端。是最可靠的胎龄检测方法,适用于妊娠6～14周的胎龄测量,误差在5天内。

d. 中期妊娠和晚期妊娠检查。多种参数测量可用于中期和晚期妊娠胎龄的评估。最常用的是双顶径。双顶径为两侧顶骨隆突之间的距离。在妊娠14～20周时,通过测量双顶径所得胎龄的误差在7天内,置信度95%。其他参数有头围、腹围、股骨长度、胎儿足底长度、颅超声评估、小脑维度评估、胎儿肩胛骨长度、脐胝体测量、头围和上臂围以及骨骺骨化中心。中期妊娠胎龄评估的误差在10～14天内,晚期妊娠胎龄评估误差在14～21天内。

(2)出生后胎龄评估。产前评估不够精确时,进行出生后胎龄评估。目前采用4种方法:单独的体格检查,单独的神经系统检查,体格检查和神经系统检查结合,以及直接眼底镜检。单一体格检查比单一神经学检查更准确,两者结合是最佳的胎龄估计方式。Dubowitz最初描述了一种检查方法,包括体格评估和神经系统评估共21项体征。这项检查曾被广泛使用,但由于耗费时间、难度较大而被逐渐缩减,直至被Ballard检查取代。Dubowitz和Ballard的方法在评估出生体重<1 500 g的早产儿时都不够精确,并且会高估胎龄。随后Ballard等提炼和拓展评估方法,使之涵盖了极早早产儿的评估,改称为新Ballard评分法(NBS)。本篇讨论的出生后胎龄评估包括:产房快速评估、NBS、直接检眼镜检查。

1)产房快速胎龄评估。胎龄快速评估的方式很多,多数方法包含以下体表特征:皮纹、皮肤色泽、皮肤不透明度、水肿、胎毛、颅骨硬度、耳廓外形、耳廓硬度、外生殖器、乳房大小、乳头形态、足底纹。在区别早产儿、临界成熟儿及足月儿时常采用一种快速评估胎龄法,包括以下临床体表特征(按实用性排序):足底纹、乳房结节大小、胎发质地、耳垂软骨发育、男性阴囊褶皱和睾丸下降程度。这些体征和表现列于表5-1。

2)新Ballard评分法。评分从10分(约20周胎龄)到50分(约44周胎龄)不等。胎龄小于26周的新生儿最好在出生后12小时内进行评分,大于26周者在生后96小时内进行即可。

A. 准确性。无论婴儿是否健康,这项测试都可以获得较为准确的评估结果,误差大约在2周内。对于胎龄32～37周的婴儿,该测试结果大于实际值2～4天。

B. 标准。由6项神经肌肉成熟标准和6项体格成熟标准构成。神经肌肉检查用于胎龄评估时,阴性体征比阳性体征更具有指向性。

C. 方法。为保证客观性,该项检查应由2位检查者分别进行2次,并将数据记录在表格中(表5-1)。该检查在多数婴儿室中可进行,内容包括神经肌肉成熟度、体格成熟度两个方面。按照表格提供的图进行评估,将12项分数合计,所得成熟度等级以胎龄表示。

表5-1　出生时快速胎龄评估标准

特　点	36周以及以内	37～38周	39周及以上
足底纹	1～2条横纹;后3/4足底平滑	多条纹路;前2/3后跟光滑	整个足底,包括后跟均有纹路
乳房结节[a]	2 mm	4 mm	7 mm
胎毛	细小绒毛状;模糊不清	细小绒毛状;模糊不清	粗而光滑;根根分明
耳廓	无软骨	少量软骨	软骨厚,耳廓硬
睾丸及阴囊	睾丸部分下降,阴囊小,皱褶少	?	睾丸全部降至阴囊;阴囊大小正常,褶皱明显

[a]乳房结节在33周前不明显。低体重足月儿乳腺发育可能会有延迟(Usher R, McLean F, Scott KE. Judgment of fetal age: II. Clinical significance of gestational age and objective measurement. Pediatr Clin North Am. 1966; 13: 835. Modified and reproduced with permission from Elsevier Science.)。

a. 神经肌肉成熟度

－姿势。四肢伸展得0分,上肢伸展而膝关节或髋关节弯曲得1分,其他评分参照图。

－方窗。在检查者拇指和示指间将婴儿手弯向前臂,用适当的力度达到最大的弯曲角度。目测小鱼际隆起与前臂腹侧形成的角度,参照图进行评分。

－上臂回弹。使前臂屈曲5秒,然后握住手并完全伸展手臂,再突然松手。如果前臂回到完全屈曲位得4分。屈曲程度减少时得分情况参考图。

－腘窝角。用左手示指将大腿固定于胸膝位,大拇指支撑膝盖。然后用右手示指从踝后适当用力,伸展腿部。测量腘窝角,参照图进行评分。

－围巾征。握住婴儿的手并使其围绕颈周,并尽可能达到对侧肩后方,参照图进行评分。

－跟耳征。保持盆骨平放于台面,抓住婴儿的脚,试着将它拉至头部,但不能过于用力。参照图进行评分。

b. 体格成熟度。这些特征的评分方式见图5-1。

－皮肤。仔细观察皮肤,参照图评分。极早早产儿皮肤黏腻、透明,得1分。

－胎毛。检查婴儿背部和肩胛间的胎毛。

－足底。测量拇趾顶至足跟的距离。<40 mm:评-2分;40～50 mm:评-1分;>50 mm且足底无褶皱:0分。足底有褶皱时评分相应调整。

－乳房。触诊乳房组织并评分。

－眼和耳。包含适用于极早早产儿的评分标准。眼睑闭合,可被轻柔分开,称为眼睑融合松弛(评-1分)。眼睑闭合,轻柔牵拉不可分离称为眼睑融合紧密。根据睁

姓名________ 出生时间________ 性别________ 得分________
住院号________ 测试时间________ 出生体重________ 神经肌肉________
种族________ 测试年龄________ 身长________ 体格________
Apgar评分：1分钟________ 5分钟________ 10分钟________ 头围________ 总分________
检查者________

神经肌肉成熟度

神经肌肉成熟度指征	得分 −1	0	1	2	3	4	5	得分记录
姿势								
方窗（腕部）	>90°	90°	60°	45°	30°			
上臂回弹		180°	140° to 180°	110° to 140°	90° to 110°	<90°		
腘窝角	180°	160°	140°	120°	100°	90°	<90°	
围巾征								
跟耳征								
神经肌肉成熟度总分								

成熟度等级

得分	孕周
−10	20
−5	22
0	24
5	26
10	28
15	30
20	32
25	34
30	36
35	38
40	40
45	42
50	44

图5-1 胎龄成熟度评分（新Ballard评分法）（Reproduced, with permission, from Ballard JL, Khoury JC, Wedig K, Wang L, Elters-Walsman BL, Lipp R. New Ballard Score, expanded to include extremely premature infants. J Pediatr. 1991;119:417.）

体格成熟度

体格成熟度体征	得分							得分记录
	-1	0	1	2	3	4	5	
皮肤	• 黏腻 • 脆弱 • 透明	• 胶状 • 红色 • 半透明	• 光滑 • 粉色 • 可见血管	• 表面脱屑和/或皮疹 • 少血管	• 皲裂 • 苍白区域/极少血管	• 羊皮纸样深裂纹 • 无血管	• 皮革样 • 破裂 • 皱缩	
胎毛	无	稀少	丰富	稀疏	斑秃	全秃		
足底	足长: 40~50 mm:-1分 <40 mm:-2分	• >50 mm • 无褶皱	• 平坦 • 红色折痕	仅前部横纹	前2/3横纹	全足底褶皱		
乳房	未触及	隐约触及	• 乳晕平 • 无结节	• 点状乳晕 • 1~2 mm结节	• 乳晕凸起 • 3~4 mm结节	• 完整乳晕 • 5~10 mm结节		
眼和耳	眼睑融合: • 松池:-1分 • 紧密:-2分	• 睁眼 • 耳廓平坦 • 折叠状	• 微卷起耳廓 • 轻缓回弹	• 耳廓卷曲较好 • 软而易手回弹	• 硬且成型 • 立即回弹	厚、硬的软骨化耳		
外阴(男)	阴囊平坦光滑	阴囊空虚、褶皱不清	• 睾丸至上腹股沟管、稀少褶皱	睾丸下降、少量褶皱	睾丸全降、褶皱明显	睾丸下垂、褶皱深		
外阴(女)	• 阴蒂明显 • 阴唇平坦	• 阴蒂明显 • 小阴唇较小	• 阴蒂明显 • 小阴唇增大	大小阴唇均明显	• 大阴唇大 • 小阴唇小	大阴唇覆盖阴蒂和小阴唇		

体格成熟度总分 _____

胎龄(周) _____
按预产期 _____
按超声 _____
按检查评估 _____

图5-1(续)

眼和耳部检查进行剩余评分。

－外阴。得分参考图。

3）直接检眼镜。直接检眼镜检查可用于胎龄评估，理论基础是妊娠27～34周的胎儿在发育过程中，晶状体前囊血管会逐渐消失。在27周前，角膜不透明无法观察；34周后，晶状体血管出现萎缩。因此，这项检查仅在胎龄27～34周时较为精确，误差在2周内。扩瞳必须在眼科医生的指导下进行。检查必须在生后48小时内进行，否则血管会萎缩。该方法非常精确，且不受觉醒状态或神经功能缺陷的影响。评级系统如图5-2所示。

A. 4级（27～28周）。血管覆盖全部晶状体前表面，或血管在晶状体中心汇聚。

B. 3级（29～30周）。血管未在晶状体中心汇聚，但靠得很近。晶状体中央未被血管覆盖。

C. 2级（31～32周）。血管仅及晶状体中外围，晶状体中央透视部分更大。

D. 1级（33～34周）。血管仅见于晶状体外周。

（3）基于胎龄的新生儿分类。根据胎龄可将新生儿分为早产儿、晚期早产儿、足月儿（早期足月儿、晚期足月儿）、过期产儿。基于孕周或完整的孕周或天数进行分

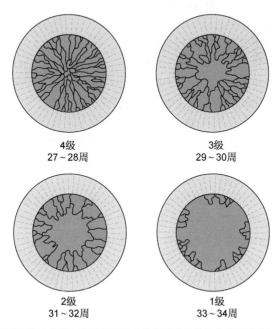

4级
27～28周

3级
29～30周

2级
31～32周

1级
33～34周

图5-2 根据对晶状体前部血管覆盖面积的检查评估胎龄的分级系统（Reproduced, with permission, from Hittner HM, Hirsch NJ, Rudolph AJ. Assessment of gestational age by examination of the anterior vascular capsule of the lens. J Pediatr. 1977; 91: 455.）

类（表5-2）。

表5-2　早产儿、晚期早产儿、足月儿、过期产儿的定义

分　类	孕周（自母亲末次月经第1天起的周数）	完整周数（自母亲末次月经第1天起7天间隔的天数）	天数（常用医学术语）
早产儿	＜37周	达37周的最后一天或之前	≤259天
晚期早产儿	≥34周至＜37周	第35周第一天或之后，到第37周的最后一天	239～259天
足月儿（早期足月儿：≥37周至＜39周；完全足月儿：≥39周至＜42周）	≥37周至＜42周	第38周第一天或之后，到第42周的最后一天	260～294天
过期产儿	≥42周	第43周第一天或之后	≥295天

产后胎龄是由AAP、ACOG及WHO在传统的医学定义（出生当天记为1天）基础上拟定的（Based on Engle WA, Tomashek KM, Wallman C; Committee on Fetus and Newborn, American Academy of Pediatrics. Late preterm infants: a population at risk. Pediatrics. 2007; 120: 1390-1401. Reaffirmed May 2010.）。

【出生体重分类】　可根据出生体重分类。常用分类方法如下。

（1）超早早产儿。＜800 g或1.8磅。

（2）超低出生体重。＜1 000 g或2.2磅。

（3）极低出生体重。＜1 500 g或3.3磅。

（4）低出生体重。＜2 500 g或5.5磅。

（5）正常出生体重。2 500 g（5.5磅）～4 000 g（8.8磅）。

（6）高出生体重。4 000 g（8.8磅）到4 500 g（9.9磅）。

（7）超高出生体重。＞4 500 g（9.9磅）。

【按出生体重和胎龄分类】　通过胎龄和出生体重在标准宫内生长曲线上的描绘来进行新生儿的分类。据此可将婴儿分为SGA、AGA、LGA。这种分类是指婴儿出生时的大小，而不是指胎儿的生长情况。

（1）如何判断婴儿属于SGA、AGA还是LGA。按照胎龄在体重、身长、头围任意一宫内生长曲线图上进行描绘，从而确定婴儿属于SGA，AGA，还是LGA。

宫内生长曲线表有很多种，最常用的表格包括体重、身长和头围，制作者和年份分别为Lubchenco（1966）、Usher and McLean（1969）、Beeby（1996）、Niklasson（1991）、Fenton（2003）、Olsen（2010）。如何选择合适的表？最原始的版本为Lubchenco表（图5-3）。Fenton表（Babson表和Benda表的改进版）可对胎龄22周的早产儿进行评估（图5-4）。Olsen表是目前最新的性别-宫内生长曲线（图5-5）。Olsen表涵盖了更多的婴儿体型，更适于目前美国多元化的人口使用。使用哪种表格取决于NICU的偏好。

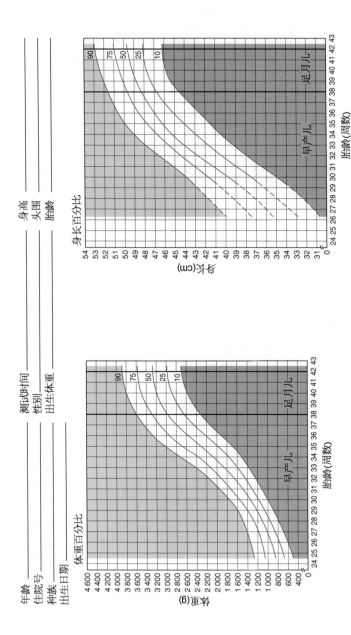

图 5-3　通过宫内生长及胎龄的新生儿分类（Reproduced, with permission, from Battagli FC, Lubchenco LO. A practical classification for newborn infants by weight and gestational age. J Pediatr. 1967;71:159; and Lubchenco LO, Hansman C, Boyd E. Intrauterine growth in length and head circumference as estimated from live births at gestational ages from to 42 weeks. Pediatrics. 1966;37:403. Courtesy of Ross Laboratories, Columbus, Ohio 43216.）

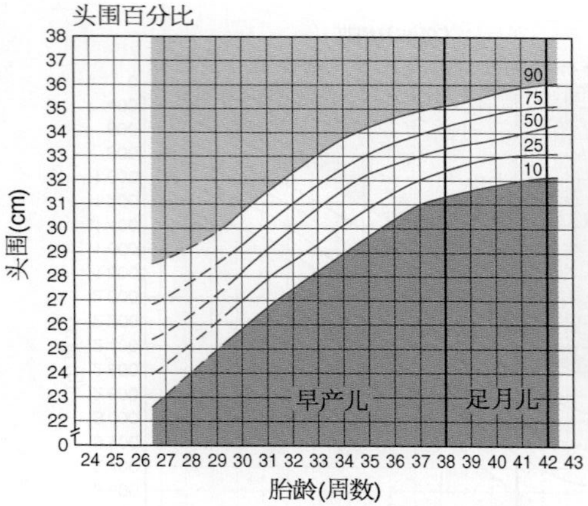

新生儿分类 *	体 重	身 长	头 围
大于胎龄（>90%）			
适于胎龄 （10%～90%）			
小于胎龄（<10%）			

注：* 在合适的框内划 "X"。

图5-3（续）

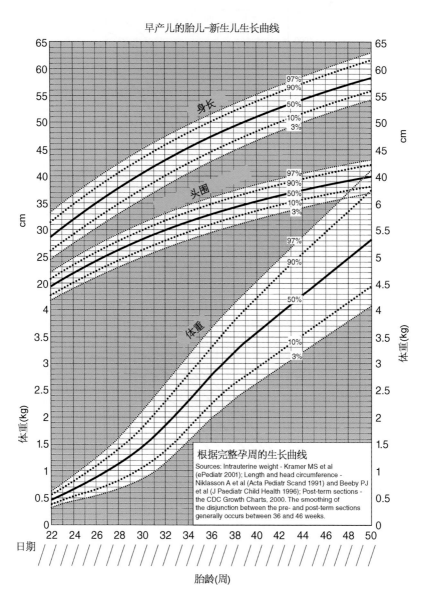

图5-4　早产儿生长曲线（Fenton TR. A new growth chart for preterm babies: Babson and Benda's chart updated with recent data and a new format. BMC Pediatrics. 2003，3:13. http://www.biomedcentral.com/1471-2431/3/13. Accessed October 24, 2012.）

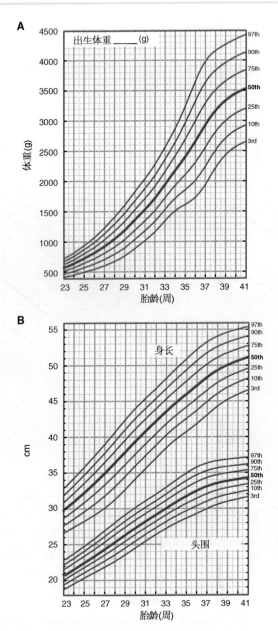

图5-5　根据性别分类的宫内生长曲线。A. 女性年龄别体重；B. 女性年龄别身长和头围；C. 男性年龄别体重；D. 男性年龄别身长和头围（Based on Olsen IE, Groveman SA, Lawson ML, Clark RH, Zemel BS. New intrauterine growth curves based on United States data. Pediatrics. 2010;125;e214; originally published online, January 25, 2010. DOI:10.1542/peds. 2009-0913.）

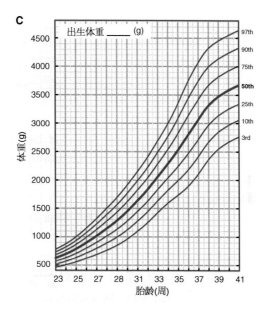

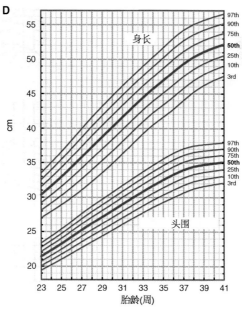

图 5-5（续）

（2）AGA、SGA和LGA的定义和特征

1）AGA。婴儿的出生体重在同胎龄平均出生体重的第10～90百分位之间。

2）SGA。婴儿的出生体重在同胎龄平均出生体重的第10百分位或2SD以下（另见第105章）。SGA并不是胎儿的生长情况，而是指婴儿出生时的大小。SGA可能的原因有：孕母因素［慢性疾病、营养不良、多胎妊娠、高海拔、影响胎盘血流和氧饱和度的情况（高血压、先兆子痫、吸烟）］，胎盘因素（胎盘梗死、前置胎盘、胎盘早剥、解剖畸形等），胎儿因素（通常是匀称型，即出生体重、身长、头围成比例下降），宫内感染（TORCH，见第141章"TORCH感染"），染色体异常，先天性畸形（畸形综合征和其他先天异常、胎儿糖尿病、家族性原因、正常多胎妊娠）。IUGR（胎儿宫内生长受限）和正常的小胎儿也包括在SGA内。

A. 宫内生长受限（胎儿生长受限）。见第105章。IUGR是指胎儿宫内生长低于预期，通常是宫内不利因素造成的。IUGR没有标准定义，可采用胎儿体重小于同胎龄出生体重的第10百分位或体质指数小于10%来将婴儿归类为IUGR。注意：SGA和IUGR相关，但不是同义词。出生时为SGA的婴儿不一定是IUGR所导致的，IUGR的婴儿也不一定会发生SGA。SGA是临床表现，IUGR是超声检查表现。

B. 正常小婴儿。70%的出生体重低于第10百分位的婴儿属于此类。体型小属原发性，解剖结构正常，无产科或新生儿科的危险因素。婴儿身材比例适当，发育正常。整个孕期的生长平行地低于正常生长曲线。母亲通常体型较瘦小。婴儿体型偏小与产妇种族、女婴、体质指数等原发性原因相关，不属于高危儿。

3）LGA。婴儿的出生体重在同胎龄平均出生体重的第90百分位或2SD以上。LGA可见于糖尿病母亲产儿（妊娠期糖尿病或糖尿病合并妊娠）、Beckwith-Wiedemann综合征或其他综合征患儿、父母体型较大的原发性大婴儿、过期产儿（胎龄大于42周）、胎儿水肿。此外LGA相关因素还包括孕母孕期体重增长、经产产妇、男性、先天性心脏病尤其是大动脉转位（"快乐的胖乎乎蓝色男宝宝"）、胰岛细胞发育异常以及特定种族（西班牙裔）。大于胎龄儿有时被称为"巨大儿"。

A. 巨大儿。指体型较大的婴儿。相比亚裔，非裔和白种人女性、西班牙裔女性更有可能生产巨大儿。男性产儿在出生时体重大于女性产儿，故巨大儿更常见于男性产儿。巨大儿也与糖尿病（妊娠期糖尿病或糖尿病合并妊娠）、母亲肥胖以及较长的妊娠期相关。根据不同文献，巨大儿有以下三种定义。

a. 出生体重>4 000 g或>4 500 g。任何胎龄。

b. LGA。出生体重大于相同胎龄出生体重的第90百分位。

c. 体重大于定义限度。任何胎龄。

【其他用于评价婴儿年龄和胎龄的术语】　根据AAP推荐。

（1）实足年龄（chronological age）或生后年龄（postnatal age）。自出生以来的时间，以天数、周数、月数、年数表示。

（2）月经后年龄。指胎龄与实足年龄之和。以周数表示，在描述处于围产期的早产儿时作为首选。

（3）矫正年龄（correct age）或调整年龄（adjust age）。仅用于＜3岁的早产儿，等于实足年龄减去40周胎龄之前的周数，是围生期后描述胎龄的首选方法。以周数或月数表示。以上术语中，矫正年龄为首选。

·参·考·文·献·

[1] American Academy of Pediatrics Policy Statement. Age terminology during the perinatal period. *Pediatrics*. 2004; 114(5): 1362–1364; reaffirmed October 2007.

[2] Amiel-Tison C. Neurological evaluation of the maturity of newborn infants. *Arch Dis Child*. 1968; 43:89.

[3] Ballard JL, Khoury JC, Wedig K, Wang L, Elters-Walsman BL, Lipp R. New Ballard Score, expanded to include extremely premature infants. *J Pediatr*. 1991; 119: 417.

[4] Ballard JL, Novak KK, Driver M. A simplified score for assessment of fetal maturation of newly born infants. *J Pediatr*. 1979; 95: 769.

[5] Dodd V. Gestational age assessment. *Neonatal Netw*. 1996; 15: 1.

[6] Dubowitz LM, Dubowitz V, Goldberg C. Clinical assessment of gestational age in the newborn infant. *J Pediatr*. 1970; 77: 1.

[7] Engle WA, Tomashek KM, Wallman C; Committee on Fetus and Newborn, American Academy of Pediatrics. Late preterm infants: a population at risk. *Pediatrics*. 2007; 120: 1390–1401.

[8] Farr V, Kerridge DF, Mitchell RG. The definition of some external characteristics used in the assessment of gestational age in the newborn infant. *Dev Med Child Neurol*. 1966; 8: 657.

[9] Fleischman AR, Oinuma M, Clark SL. Rethinking the definition of "term pregnancy." *Obstet Gynecol*. 2010; 116(1): 136–139.

[10] Fletcher MA. *Physical Diagnosis of Neonatology*. Philadelphia, PA: Lippincott Raven; 1998: 55–66.

[11] Hittner HM, Hirsch NJ, Rudolph AJ. Assessment of gestational age by examination of the anterior vascular capsule of the lens. *J Pediatr*. 1977; 91: 455.

[12] Olsen IE, Groveman SA, Lawson ML, Clark RH, Zemel BS. New intrauterine growth curves based on United States data. *Pediatrics*. 2010; 125: e214; originally published online, January 25, 2010. DOI:10.1542/peds. 2009-0913.

[13] Parkin JM, Hey EN, Clowes JS. Rapid assessment of gestational age at birth. *Arch Dis Child*. 1976; 51: 259–263.

[14] Usher R, McLean F, Scott KE. Judgment of fetal age: II. Clinical significance of gestational age and objective measurement. *Pediatr Clin North Am*. 1966; 13: 835.

6

新生儿体格检查
Newborn Physical Examination

新生儿生后需立即进行体格检查，明确有无严重畸形以及是否顺利过渡至宫外生活。新生儿应该在生后24小时内完成全面的体格检查。进行体格检查时首先不能过度干扰新生儿。当婴儿安静时较容易听诊心肺。听诊器使用之前捂热可以减少婴儿的啼哭。

【生命体征】

（1）体温。指肛温（通常比口腔温度高1℃）、口腔温度或腋温（通常比口腔温度低1℃）。新生儿通常测量腋温，如果腋温不正常则测量肛温。

（2）呼吸。新生儿正常的呼吸频率是40～60次/分。周期性呼吸（20秒内发生3次以上持续时间超过3秒的呼吸暂停，除此之外呼吸正常）在新生儿常见且是正常的。

（3）血压。血压与新生儿的胎龄、日龄和出生体重相关（血压正常值曲线见附录C）。

（4）心率。新生儿正常心率100～180次/分（清醒时通常120～160次/分，睡眠时70～80次/分）。健康婴儿给予刺激后心率会增快。见表48-1。

（5）脉搏氧饱和度。对筛查严重的青紫型先天性心脏病有价值，旨在发现罹患在新生儿期发生严重疾病和死亡与缺氧相关的结构性心脏畸形患儿，这些畸形包括左心发育不良综合征、肺动脉闭锁、法洛四联征、三尖瓣闭锁、大动脉转位、永存主动脉干和完全性肺静脉异位引流。美国心脏病学会基金会、美国心脏协会和美国儿科学会推荐对新生儿常规进行筛查。高海拔地区脉搏氧饱和度正常值的标准可能需要修改。以下是修改的建议。

1）筛查所有健康的新生儿。最好在新生儿清醒时筛查。

2）使用受活动干扰少的脉氧仪。

3）生后24～48小时进行筛查或者在新生儿出院时进行筛查。

4）于右手和双足之一测量经皮血氧饱和度。

A. 检查结果为阴性

a. 结果。每一肢体脉搏氧饱和度≥95%，右手和足部的脉搏氧饱和度之差≤3%。

b. 计划。不需要进一步检查和治疗。

B. 检查结果为阳性

a. 结果。符合以下任一结果。

－脉搏氧饱和度<90%。无论右手或足部。

－脉搏氧饱和度90%～95%。右手和足部测量3次，每次间隔1小时。

－脉搏氧饱和度差值>3%。右手和足部的经皮血氧饱和度差值测量3次，每次间隔1小时。

b. 计划。进行完整的缺氧相关检查，以排除缺氧的其他原因（呼吸、感染和其他原因）。如果没有明确的原因，需要进行诊断性超声检查，考虑请儿童心脏科会诊。

【头围、身长、体重、胸围、腹围和胎龄】（宫内生长曲线图，见表5-3、表5-4和表5-5）。根据疾病预防控制中心和世界卫生组织数据绘制的儿童自出生至36月龄的标准生长曲线图见 http://www.cdc.gov/growthcharts/。

（1）头围及百分位。将测量尺放置于头的前额（眉毛上方前额区域）和枕部区域。测量尺应放置于耳朵上方。这称为枕额头围，足月儿正常值为32～37 cm。

（2）身长和百分位。正常的身长是48～52 cm。

（3）体重和百分位。详见第5章。

（4）胸围。当患儿仰卧时，在正常呼吸时测量乳头水平的胸围。这是反映低出生体重的较好的指标。正常值30～35 cm（头围比胸围大2 cm）。

（5）腹围。在脐水平测量腹部周长。基线腹围有价值，当发生腹胀时可以与参考数值相比较。腹围增加小于1.5 cm属正常情况，尤其是无其他异常腹部体征时；腹围增加大于2 cm属异常情况。

（6）胎龄和出生体重的分类。使用Ballard检查评估胎龄并将其分类为早产儿和晚期早产儿等。通过出生体重将早产儿分为超低出生体重儿、低出生体重儿等。根据体重和胎龄将早产儿分为小于、适于或大于胎龄儿（见第5章）。

【一般情况】 观察并记录患儿的一般情况（例如反应、皮肤颜色、有无明显的先天畸形）。整体活动是否正常？皮肤张力是否正常？异常的气味提示代谢性疾病：枫糖或焦糖气味提示枫糖尿症；汗脚气味提示异戊酸血症、戊二酸血症Ⅱ型；猫尿气味提示羟甲基戊二酸单、CoA裂解酶缺乏症。

【皮肤】 见第75章。

（1）颜色

1）多血症（深玫瑰红色）。多血症多见于红细胞增多症患儿，但也可见于用氧过多或体温过高的患儿。表现出多血症的患儿最好抽取动脉血或静脉血检测血细胞比容。

2）黄疸（高间接胆红素血症导致皮肤呈现黄色，高直接胆红素血症导致皮肤呈现绿色）。黄疸的患儿，胆红素水平通常超过5 mg/dL。生后24小时内胆红素升高超过5 mg/dL属异常，可能提示Rh血型不合溶血症、败血症和TORCH感染（弓形虫、风疹、巨细胞病毒、单纯疱疹病毒和其他病毒感染）。出生24小时以后出现的黄疸可能是由以上疾病所致，也可能是由一些常见的原因如ABO血型不合溶血症或生理性黄疸所致。

3）苍白（面色或肤色苍白）。皮肤苍白可能是由于贫血、出生时窒息、休克或动脉导管未闭（PDA）所致。导管性苍白是用来表示与PDA相关的肤色苍白的医学术语。

4）色素沉着。黑色素过多的患儿可能在以下区域表现出色素增加：腋窝、阴囊或阴唇、耳廓螺旋线、指甲基底部和脐周围。父母的肤色以及在宫内时母亲激素水平会影响患儿的色素沉着。黑线（腹中部线状黑色素沉着）是暴露于母体的激素导致的。

5) 青紫 (通常还原血红蛋白量超过 $3 \sim 5$ g/dL 可出现青紫的症状)。

A. 中心性青紫 (皮肤青紫, 包括舌、黏膜和嘴唇青紫)。是由血氧饱和度降低所致。需要除外心脏、肺、中枢神经系统、代谢性或血液疾病。

B. 周围性青紫 (皮肤青紫, 嘴唇和舌呈粉红色)。最容易从甲床颜色判断, 但也可以由上述导致中心性青紫的常见疾病引起。周围性青紫可能与高铁血红蛋白血症相关 (血红蛋白的亚铁离子被氧化成三价铁的形式, 不能运输氧气和二氧化碳; 血液可呈巧克力色。该病可能因暴露于某种药物或化学物质 (如硝酸盐或亚硝酸盐) 所致, 或可能由于遗传性因素所致 [烟酰胺腺嘌呤二核苷酸高铁血红蛋白还原酶缺陷症或血红蛋白 M 病 (用亚甲基蓝治疗)]。

C. 手足发绀 (只有手足青紫)。肢端周围性青紫。可为正常: 生后数小时内出现或由于寒冷应激导致。小动脉痉挛可能引起肢端青紫 (直至生后 $24 \sim 48$ 小时)。体温正常、日龄较大的新生儿需要考虑血容量不足。

D. 口周发绀 [嘴唇和人中 (鼻子至上唇区域) 周围青紫]。新生儿生后较常见。这是由邻近的皮肤血供关闭 (婴儿口周有浅表静脉丛) 所致, 这并非外周性或中心性发绀的征象, 通常在生后 48 小时后消失。

E. 差异性发绀。发生的先决条件是存在右向左分流的 PDA。有以下两种类型。

a. 差异性发绀 (最常见)。多见于患有右向左分流的 PDA 患儿。导管前部分身体 (上半身) 是红色, 身体导管后部分身体 (下半身) 出现青紫。右手的血氧饱和度高于足部。见于严重的主动脉缩窄、主动脉离断或严重持续性肺动脉高压伴有动脉导管水平右向左分流的患儿, 也见于心脏结构正常的新生儿。

b. 反向差异性发绀。这是新生儿心脏急症。身体导管前部分 (上半身) 是青紫的, 身体导管后部分 (下半身) 是粉色的。见于上肢 (右手) 的血氧饱和度低于下肢 (足部) 时, 如完全性大动脉转位伴有 PDA 和持续性肺动脉高压、大血管转位伴有 PDA 和导管前动脉缩窄或主动脉弓离断或心上型完全性肺静脉异位引流。氧合的血液通过导管灌注下肢。

F. 生后窒息阶段 (严重度)

a. 窒息性青紫 (早期)。窒息时原发性呼吸暂停发生时期 (心率下降、呼吸做功可能存在, 血压先升高后下降, $PaCO_2$ 和 pH 升高)。患儿有青紫表现, 肌张力存在, 循环灌注情况尚充分。

b. 窒息性苍白 (晚期)。窒息时继发性呼吸暂停发生时期 (心率和血压下降, 末梢循环塌陷, 休克, 动脉血氧分压下降, $PaCO_2$ 升高, pH 降低)。患儿肤色苍灰或苍白, 肌张力消失, 反射消失, 无自主呼吸。

G. 休克分期

a. 暖休克 (休克早期)。肢端暖, 血管张力消失, 外周血管扩张, 心动过速, 外周动脉搏动增强,全身血流增加,血压下降。

b. 冷休克(休克晚期)。肢端冰冷伴花纹,毛细血管充盈时间延长(＞2秒),外周动脉搏动减弱,血管张力增强,血管收缩,全身血流下降,血压下降。

6）广泛瘀紫(瘀斑)。可能与产程延长和分娩困难有关,可导致生后早期出现黄疸,这容易与发绀混淆。瘀点(针尖样出血点)若局限于一个区域,通常没有问题。但是如果瘀点广泛分布且逐渐增多,需考虑进行凝血功能检查。百日咳患儿可出现上半身皮肤瘀点。

7）"蓝红色"或"红蓝色"。有的新生儿皮肤呈红色且灌注良好,有的出现青紫,而有的新生儿皮肤呈现其他表现。可表现出青紫但带有红色,或红色带有青紫色调。这种颜色可能继发于循环灌注不良、氧合不充分、通气功能不足或红细胞增多症。

8）小丑征。身体正常肤色和红色之间有一条清晰的分界线。这是一种血管征,原因通常不清楚,但可能是由于控制外周血管扩张的下丘脑中枢不成熟所致。这种异常肤色可能是良性的和暂时性的(持续数秒至小于30秒),或表明存在血液分流(持续性肺动脉高压或主动脉缩窄)。皮肤泛红和灌注的程度不同,分界线可能从头延伸至腹部,将身体分成右侧和左侧。当患儿侧卧位时,支撑身体的半侧通常是深红色,上半侧身体皮肤苍白。通常发生于出生体重较低的患儿。在足月儿中小丑征的发生率通常为10%左右,通常发生于生后第2～5天(注意:小丑征不是小丑样胎儿;见第50页)。

9）大理石样皮肤。网状花纹、红色花边形花纹、大理石紫色花纹。

A. 生理反应性大理石样皮肤。可见于健康的和发生寒冷应激、低血容量、休克或脓毒症的患儿,由控制皮肤浅表毛细血管的神经功能不稳定或不成熟所致。寒冷刺激反应时会发生生理性毛细血管和小静脉扩张,血容量不足、休克和脓毒症时出现大理石样花纹是由于皮肤灌注不充分。通常呈对称性,可见于肢端也可见于躯干。通常皮肤寒冷时明显,皮肤温暖后消失。

B. 持续性大理石样皮肤。见于以下疾病:唐氏综合征、Cornelia de Lange综合征、高胱氨酸尿症、Menkes病、家族性自主神经异常、13三体综合征、18三体综合征、Divry-Van Bogaert综合征、甲状腺功能减退症、心血管性高血压和中枢神经系统功能异常。

C. 先天性毛细血管扩张性大理石样皮肤。一种罕见的先天性皮肤血管畸形。大理石花纹持续存在,20%～80%的患儿有其他先天畸形,伴有皮肤的萎缩和溃疡。下肢不对称是最常见的皮肤外临床表现。保暖后花纹不会消失。可能伴身体不对称、青光眼、视网膜脱落、神经系统畸形和其他血管畸形(彩图1)。

10）胎毛。体表绒毛(常见于早产儿但也可见于足月儿)。

11）胎脂。白色油腻的物质覆盖胎儿皮肤表面直至胎龄38周。胎脂是正常的,其作用是为皮肤提供保湿屏障。

12）火胶棉婴儿。皮肤像羊皮纸一样，可能影响鼻和耳生长。可能是正常表现，也可能是其他疾病的临床表现。

13）皮肤干燥。新生儿可出现皮肤干燥脱皮，过期产儿或过度成熟儿皮肤可有过度脱皮现象。先天性梅毒和真菌感染的患儿出生时可见皮肤脱皮。

14）小丑样胎儿。先天性鱼鳞病的最严重的形式。该病患儿皮肤角质层增厚、产生厚的鳞屑。随着支持疗法的发展，该病患儿的存活率明显改善。

15）先天性皮肤发育不良。皮肤部分或全部结构缺失。最常见的是孤立的头皮缺失（70%）。预后较好，但是如果面积较大，可能需要手术修复（彩图3）。

16）皮下脂肪坏死。泛红的皮损伴可活动的皮下硬结。常见于难产、围生期窒息、寒冷应激。通常是良性的，如病变广泛，需要监测血钙（彩图9）。

17）脂肪分布异常。见于先天性糖基化病。

18）手指、足趾、手臂和腿部束带。见于羊膜束带综合征（彩图2）。

19）色素沉着减少。见于苯丙酮尿症。

（2）皮疹

1）粟粒疹。皮疹内有微小的脂肪性囊肿。黄白色针头大小皮疹，不伴有红斑，通常见于下颌、鼻子、前额和面颊。见于33%的新生儿，这些良性囊肿在生后数周内消失。痱子是由汗腺关闭不全、汗液残留所致。汗疱疹通常发生于头、颈、躯干，由浅表汗腺导管关闭所致。红色粟粒疹（热疹）由皮肤深层汗腺阻塞所致。珍珠斑是大的单个粟粒疹或含有内容物的囊肿，可见于新生儿上腭（Epstein珍珠）、口腔或舌部黏膜（Bohn结节）、牙槽嵴（牙板角化囊肿）、生殖器（阴茎珍珠疹）和乳晕（彩图6）。

2）皮脂腺增生。与粟粒疹不同，这些突起的皮损通常是黄色的，有时称为"新生儿迷你青春期"，是在宫内暴露于母体的雄激素所致；其为良性，通常在数周内自行消失。

3）毒性红斑（新生儿毒性红斑）。由很多小的红斑组成，伴有中央黄白色丘疹。皮损通常在生后48小时最明显，可能持续至生后7～10天。丘疹瑞氏染色提示嗜酸细胞浸润。在胎龄小于34周的早产儿，如有毒性红斑，需除外其他病因，因为这种皮疹常见于足月儿（彩图4）。

4）真菌性皮疹（"尿布疹"）。表现为红斑伴有清晰的分界，也可见卫星病灶（邻近皮肤脓疱疹）。通常皮肤皱褶处易受累。皮损处皮肤涂片革兰染色或用10%氢氧化钾备皮后可见真菌孢子。用制霉菌素乳膏或乳霜外用，每天4次，共7～10天，可治愈。

5）新生儿一过性脓疱黑变病。为一种良性自限性疾病，不需要特异性治疗。皮疹在宫内发生，皮损可出现于全身，有三种典型表现：脓疱、脓疱破溃脱皮伴有鳞屑／晕环、色素沉着性皮疹。脓疱消失以后可持续存在（彩图5）。

6）婴儿脂溢性皮炎。皮疹较常见，通常发生于头皮"摇篮帽"、面部、颈部和尿布区域,红斑伴有脂肪性鳞屑,是一种自限性皮损。

7)新生儿痤疮。皮损常见于面颊、下颌、前额,由粉刺和丘疹组成。通常是良性的,无需治疗,严重的病例可能需要轻度抗角化药物治疗(彩图8)。

8)单纯疱疹。可表现为脓疱、水疱、大疱或表皮剥脱。这种皮疹常见于胎儿头皮电极监测部位、枕骨或臀部(分娩时先露部位)。皮肤棘层涂片可见多核细胞(彩图12)。

9)吸吮性水疱。发生于手或前臂的单独的皮损,可能是完整的水疱或平而突起的丘疹。只发生于口腔能够接近的部位。通常是良性的,能自行消失。

(3)色素痣。生后就出现,棕色或黑色或蓝色(见第75章),或为血管性。

1)单纯痣(褪色性红斑;"鹤吻纹""天使之吻""鲑鱼色斑")。这种红斑是一种常见的毛细血管畸形,通常见于枕部、眼睑和眉间区域。发生于前额和眼睑的被称为"天使之吻",发生于颈背部的被称为"鹤吻纹"。通常在生后1年内自行消退。偶尔颈背部毛细血管扩张性痣可能持续存在。

2)葡萄酒色斑(鲜红斑痣)。通常生后即出现,按压后不变色,不随时间消失。如果皮疹出现于前额和上唇,需要排除Sturge-Weber综合征(位于前额和上唇的葡萄酒色斑、青光眼和对侧的杰克逊惊厥)。

3)蒙古斑。是最常见的胎记。表现为深蓝色或瘀紫样斑疹,通常位于骶尾部。90%黑种人和亚洲人有蒙古斑。白人发生率小于5%,通常在4岁以前消失(彩图10)。

4)海绵状血管瘤。通常表现为大的、红色的、囊状、坚硬的、边界不清的肿块。可出现于身体的任一部位。大部分病变随着年龄增长而退化,但有一些需要皮质类固醇激素治疗。严重病例可能需要手术切除。如果伴有血小板减少,需要考虑卡-梅综合征(快速扩张的血管瘤伴有血小板减少),此病患儿可能需要输注血小板和凝血因子。

5)草莓状血管瘤(扁平血管瘤)。草莓状血管瘤是平坦的、鲜红色、边界清晰的皮损,常见于面部。通常自行消退(约70%在7岁以前消失)。

【头部】 注意头部大体的形状。轻度先锋头是正常的。检查有无产钳或胎心监测电极造成的伤口或瘀青。检查有无小头畸形或巨颅。透视法可用于检查严重的脑积水和无脑畸形。头顶部瘀青生后多见。注意检查毛发的异常(螺纹形毛发),多发的螺纹形毛发或不寻常部位的螺纹形毛发可能提示脑发育异常。异常毛发也可见于代谢性疾病:精氨琥珀酸血症、赖氨酸尿蛋白不耐受、Menkes捻转毛综合征。水肿可能提示头皮水肿、头皮血肿或帽状腱膜下出血。检查枕骨、顶骨和额骨以及骨缝线。前囟触诊平软。

(1)巨颅。枕额头围大于第90百分位。可能为正常的,也可能继发于脑积水、水脑畸形或神经内分泌性疾病或染色体疾病。

（2）小头畸形。枕额头围小于第10百分位。可发生于脑萎缩或脑容积减少的患儿。

（3）前后囟。前囟通常在生后24个月以前关闭（平均年龄约13个月），后囟2月龄以前关闭。前囟的正常大小是0.6～3.6 cm（非裔美国人1.4～4.7 cm）。后囟的大小是0.5 cm（非裔美国人：0.7 cm）。前囟增大可能是正常变异，也可见于先天性甲状腺功能减低，或骨骼疾病（如软骨发育不全）、低碱性磷酸酶血症和染色体异常（如唐氏综合征）以及宫内生长受限的患儿。前囟膨隆可能与颅内压升高、脑膜炎或脑积水有关。前囟凹陷见于脱水的患儿。前囟小可能与甲状腺功能亢进、小头畸形和颅缝早闭有关。

（4）头塑型。由分娩导致的暂时性头骨不对称，多见于产程延长和阴道分娩时，也可见于母亲因产程延长而实施剖宫产的情况。通常在生后一周内头部形态变为正常。很少与其他畸形同时存在。如果头塑型持续存在，需要排除颅内高压。

（5）先锋头。弥漫性头皮水肿，通常是单侧且越过骨缝线，生后不会扩大。原因是子宫或阴道壁对胎儿头部边缘部位挤压。通常生后数天内消失（图6-1）。

（6）新生儿头颅血肿。为骨膜下出血，不越过骨缝线，可继发于产伤或产钳助产。生后出血可能会增加。如果怀疑颅骨骨折，应行颅骨X线或头部CT检查（头颅血肿伴颅骨骨折的发生率低于5%）。应监测血细胞比容和胆红素水平。大多数头颅

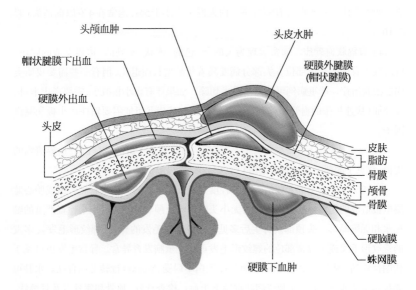

图6-1　新生儿硬膜外血肿的分类（Modified from Volpe JJ. Neurology of the Newborn, 4th ed. Philadelphia, PA: WB Saunders; 2001.）

血肿在2～3周内好转消失,极少需要血肿穿刺(见图6-1)。

(7)帽状腱膜下血肿/出血。帽状腱膜下区域是指颅骨和头皮之间的较大空隙。出血发生于腱膜和骨膜之间,施加压力以后,可见液体波动感。血肿可以超过骨缝线,甚至延伸至颈部和耳朵。生后会进展,可能需要有必要补充丢失的血容量、纠正凝血功能异常。窒息、吸引、产钳助产或凝血功能异常可导致帽状腱膜下血肿。

(8)颅内压增加。颅内压增加可能继发于脑积水、缺氧缺血性脑病、颅内出血或硬膜下血肿。颅内压增加的患儿可能出现以下临床表现。

1)前囟膨隆。

2)颅缝分离。

3)向上凝视性麻痹("落日征")。

4)头皮静脉显著。

5)头围增大。

(9)颅缝早闭。超过1条颅骨骨缝提前闭合;患儿如果有颅骨不对称的表现需要考虑此病。触诊颅骨,可发现骨缝线上有一突出的骨性嵴,不能自由移动颅骨。应行颅骨X线检查,需要外科会诊。

(10)颅骨软化。属良性疾病,是颅骨先天性的软化或变薄,通常发生于骨缝线周围(头顶和枕部),通常在生后数日至数周内消失。也可能与佝偻病、成骨发育不全、梅毒感染和亚临床型维生素D缺乏症有关。

(11)斜头畸形。头部形态不对称、平坦倾斜。可见于早产儿和头部长期位于同一位置的婴儿。前斜头畸形可能是由冠状缝或人字缝提前融合所致。

(12)短头畸形。由冠状缝提前融合所致,使头部看起来变短变宽。可见于21三体畸形或Apert综合征。

(13)无脑畸形。神经管前部未闭合导致脑畸形,大多数患儿是死产或生后早期死亡。

(14)尖头畸形。冠状缝和矢状缝早期闭合。颅骨看起来较窄,顶部呈圆锥形。可见于Crouzon和Apert综合征。

(15)长头畸形/舟状头。矢状缝提前闭合,颅骨向侧方生长受限,导致狭长的头型。

【颈部】 通过觅食反射(见第67页)使婴儿头部转向一侧,这样容易进行颈部检查。触诊胸锁乳突肌检查有无血肿,检查甲状腺有肿大以及甲状舌骨囊肿。

(1)颈部短。见于Turner、Noonan、Down和Kippel-Feil综合征。

(2)颈蹼(伴有多余的皮肤皱褶)。见于Turner、Noonan、Down和Kippel-Feil综合征。

(3)鳃裂囊肿。坚硬,小于1 cm的囊肿可见于颈部侧面,沿胸锁乳突肌前缘。如果在这里能看见浅凹,则其为鳃裂囊肿。

(4)水囊瘤。最常见的颈部肿块。具有波动感,可透光,通常位于颈部侧方或锁骨上。

(5)甲状腺肿。可能由母体甲状腺疾病或新生儿甲状腺功能亢进所致。

(6)甲状舌骨囊肿。新生儿罕见,是位于喉水平颈前部中线部位的皮下结构。

(7)斜颈("歪脖子")。胸锁乳突肌缩短使头部偏向受累一侧。用物理疗法治疗。

【面部】 观察有无明显的异常。注意鼻子、嘴和下颌的大体形状。注意口唇不对称运动。面部粗糙见于溶酶体疾病,面部扁平可见于 Down 综合征。需留意眼距过宽或耳位低。如果患儿是经产钳助产分娩,面部可能会留有产钳印,通常在面颊处出现半圆形的印记,会自行消失。小下颌是指较小较低的下颌,可能影响喂养。多见于 Pierre Robin 序列征,也可见于其他遗传性疾病。

(1)低位耳。见第Ⅷ部分关于耳的内容。

(2)小下颌。较小较低的下颌可能影响喂养。多见于 Pierre Robin 序列征,也可见于其他遗传性综合征。

(3)眼距宽。见第53页。

(4)面神经损伤。单侧面神经(第七对脑神经)分支损伤最常见。哭时面部不对称,嘴角下垂,瘫痪一侧鼻唇沟消失。患儿可能不能闭眼或进行唇部活动,瘫痪一侧流涎。如果瘫痪继发于外伤,症状通常在生后一周内消失,但有时数月后才消失。如果瘫痪持续存在,需排除面神经缺如。

【耳】 评估耳的异常形状或异常的位置。确定耳的全部结构均存在:耳轮,对耳轮,耳屏,对耳屏,舟状骨/三角窝,外耳道。耳形态异常与遗传性综合征密切相关。通过患儿对响亮的噪声是否眨眼来初步评估听觉。想像通过眼睛的内眦和外眦画一条垂直于头部纵轴的水平线,如果耳轮低于此水平线则为低位耳。在生后首次查体时通常不需要进行耳镜检查,因为耳道通常充满羊膜腔碎屑物。

(1)低位耳(颊耳畸形)。见于许多先天畸形,最常见于 Treacher-Collins、Down、9三体和18三体综合征、胎儿氨基蝶呤效应、13三体和21三体综合征。

(2)耳赘(乳头状)。较普遍,良性,通常为遗传性。

(3)耳凹陷(耳前凹陷)。可能是单侧或双侧,通常位于耳廓上缘,在亚洲人群中多见(10%)。

(4)多毛耳。可见于糖尿病母亲婴儿。

(5)无耳畸形。耳廓完全消失。与沙利度胺胚胎病和视网膜酸胚胎病相关。双侧无耳畸形有时见于近亲婚配的父母所生婴儿。

(6)小耳畸形。用于描述小耳廓,外耳成型和发育不良,可能与其他畸形如中耳畸形相关。大约50%的小耳廓患儿合并一种先天综合征。需要进行耳、鼻和咽喉（ENT）评估以及听力检查。也有必要行肾脏超声检查。小耳畸形见于21三体综合征，也见于18三体、13三体综合征以及沙利度胺和视网膜酸胎病。

（7）巨耳畸形（大耳征）。外耳较大且舟状窝是最明显的畸形部分。通常双耳均受累且呈对称性。常染色体显性遗传，也可能与马方综合征、脆性X染色体综合征、De Lange 2型综合征或其他综合征相关。

（8）垂耳（耳廓上缘下垂）和杯状耳以及招风耳（外耳竖立于头部）。可以进行整形手术。外耳发育不良可能提示内耳异常。

（9）尖耳轮耳（耳朵细长）。特征是舟状窝变平、耳廓上极变平以及第三支伸入螺旋。这只影响美观，在生后第一周内完成塑型，需要整形外科会诊。

【眼睛】 大多数新生儿生后有某种程度的眼睑水肿，生后数天内消失。可以轻柔地撑开双眼并检查。通常巩膜是白色，但是早产儿的巩膜可能呈现蓝色调，因为早产儿的巩膜比足月儿薄。检查以下异常表现：巩膜出血、巩膜渗出（提示结膜炎）和巩膜黄染（黄疸，提示高胆红素血症）。眼睛黄斑处是否有樱桃红色斑（脂质沉积，视网膜中央动脉闭锁）？检查双侧瞳孔的大小（如果瞳孔不等大，需要排除肿瘤或血管异常）以及对光反应并评价眼睛的活动。用检眼镜检查红光反射。如果红光反射阴性或瞳孔呈白色或不透明，需要立即请眼科医生评估（见第93章）。

（1）白瞳症（晶体不透明）。瞳孔变白，红光反射阴性。瞳孔不透光有时不需要检眼镜即可观察出。进一步评估以下疾病。

1）先天性白内障。如果怀疑该病，需请眼科医生紧急会诊以早期干预并保存视力。患有先天性白内障的患儿应该评估以下潜在代谢性、遗传性或感染性病因，20%的患儿能查出明确的病因。可见于半乳糖血症和Zellweger综合征。"油滴状"白内障可见于半乳糖血症，用视网膜镜检查可以看见一经典的"油性小滴"，这是由半乳糖醇积聚在晶体内产生的。

2）青光眼。患儿可表现出角膜混浊。

3）视网膜母细胞瘤。是需要紧急眼科会诊的肿瘤。

4）视网膜脱离。最常见于早产儿视网膜病。

5）Peter异常眼。因眼前段发育异常导致眼房前部裂缝，角膜中央或近中央部位或全部角膜浑浊。

（2）成骨发育不全。巩膜深蓝色。

（3）眼组织缺损。虹膜钥匙孔状缺损。

（4）布鲁什菲尔德点。虹膜盐和胡椒样斑点或黄白色斑点。常见于Down综合征患儿，也可能是正常的。

（5）结膜下出血。大约5%的新生儿出现此症，是由于小的结膜毛细血管破裂所致,可发生于正常分娩,但更常见于产伤,可合并存在前额的瘀点。通常无症状,可在生后数日内消失。

(6)结膜炎。如果出现眼分泌物需要怀疑此病(见第53章)。

(7)内眦赘皮。可能是正常的,也可见于Down综合征的患儿。这是覆盖于内眼角处的上眼睑的皮肤皱褶。

(8)泪囊突出。鼻泪管上端和下端均发生梗阻。表现为双眼内眦下方蓝色结节。如果是双侧的,需请眼耳鼻喉科医生会诊排除鼻腔梗阻。

(9)泪管狭窄。鼻泪管太狭窄不能适当地引流泪液。泪液积聚在眼睑和睫毛上。约50%患儿通常在生后一周内症状消失,其他患儿症状将在数周至数月消失。

(10)眼距过宽。眼眶间距较正常偏大。出生时正常的眼眶间距是20 mm。眼距过宽可能是唯一症状或合并有其他先天畸形。

(11)眼球震颤。是无意识的快速的眼活动,可以是水平的、垂直的或混合的眼活动。如果是偶然发作的话,可能是正常的;但是如果持续存在,需要进行眼部评估。

(12)上睑下垂。由于第三对脑神经麻痹或眼提肌无力导致的上眼睑下垂。上睑下垂和眼肌无力可见于新生儿暂时性重症肌无力。

(13)不良共轭运动。生后早期,婴儿会出现不良共轭运动,眼球看起来独立地活动,甚至出现交叉的情况。一过性不良共轭运动是正常,尤其是发生于患儿入睡或觉醒时生。如果这样的眼球活动持续存在,应该请眼科医生会诊。

【鼻部】　检查鼻部外观。有时由于局部畸形,鼻部可能不对称。如果怀疑单侧或双侧后鼻孔闭锁,可以通过轻柔插入胃管的方法来检查鼻孔是否通畅。婴儿通过鼻子呼吸,如果存在后鼻孔闭锁,在静息时可出现青紫或严重的呼吸窘迫症状。

(1)鼻煽。提示呼吸窘迫。

(2)吸鼻、鼻塞和鼻涕。先天性梅毒患儿较典型。

(3)打喷嚏。这可能是对强光的反应或撤药综合征的症状。

(4)鼻中隔位置不良。发生率约4%。鼻子的纵轴线偏离正中,鼻中隔并非垂直。需要请耳鼻喉科医生会诊评估,生后早期矫正可以预防永久性的畸形。

【口腔】　检查硬腭和软腭以排除腭裂,但是黏膜下和部分性腭裂容易遗漏。

(1)唇裂/腭裂。继发于中线融合缺陷。单侧腭裂通常是孤立性的症状;中线腭裂通常与神经系统中线结构缺陷有关。

(2)悬雍垂裂。悬雍垂较正常偏大分成两半,与黏膜下腭裂有关。

(3)下颌位置畸形。导致下颌不对称、牙龈不平行,与在宫内的体位有关,症状可自行缓解,无需治疗。

(4)上皮珠。上腭中线部位生长的小的白色丘疹。新生儿常见,是良性的,继发于上腭融合过程中上皮组织过度沉积。

（5）牙槽囊肿。位于牙槽边缘的口腔黏膜囊肿。

（6）牙齿。乳牙通常在6～8个月萌出。诞生牙是生后就存在的牙齿。新生牙是生后30天内萌发的牙齿。婴儿牙是生后30天以后萌出的牙齿。多生牙是额外的牙齿。新生儿长牙齿是罕见的（发生率1∶1 000至1∶30 000），病因不明，普遍接受的理论是遗传因素。其他病因包括感染、内分泌失调、营养不良、母亲发热、环境因素和牙胚的位置。85%诞生牙或新生牙萌发于颌骨切牙位置。有时需要进行X线检查，区分牙齿是多生牙还是从正常齿系萌出。临床上，牙齿可以被分类为成熟与不成熟。建议请儿童口腔科医生会诊。

1）诞生牙（较常见）。最常见的是成对萌出，通常与骨性结构连接不牢固，根部系统发育不良。与Ellis-van Creveld综合征、Jadassohn-Lewandowski综合征、Hallermann Streiff综合征、Soto综合征以及Pierre Robin综合征相关。最好是不干预，让这些牙齿留在口腔中，避免将来发生口腔空间问题，出现临床症状（高度活动性、母乳喂养时使母亲疼痛或刺激损伤患儿的舌头）才需要被拔除。如果松动，拔除牙齿以减少窒息的风险很重要。

2）新生儿牙。这些牙齿根部结构坚固，因此连接较为牢固。如果牙齿成熟，预后较好。

（7）博恩结节。牙龈或上腭边缘出现的白色肿块（看上去像牙齿），继发于异养性唾液腺或牙齿板层物残留。病变良性，通常无需治疗自行缓解。

（8）舌下囊肿。口腔底部囊性肿胀。大部分自行消失。

（9）黏液囊肿。口腔黏膜上这一小的病变继发于唾液腺导管损伤，通常是良性的，并会自行消退。

（10）巨舌。舌头增大，可以是先天性或获得性的。局部性巨舌通常继发于先天性血管瘤。巨舌见于Beckwith综合征（巨舌、体型增大、脐膨出和严重低血糖）、庞贝病（Ⅱ型糖原累积病）、GM1神经节苷脂贮积症和甲状腺功能减低症。

（11）舌后坠。舌向下移位或牵引。可见于Pierre Robin序列征和Down综合征。

（12）舌系带过短（系带舌）。发生于4%的新生儿。如果舌运动和喂养受影响，需行舌系带切开术。

（13）唾液增多、吐泡。常见于伴有气管食管瘘的食管闭锁患儿。

（14）鹅口疮。鹅口疮新生儿常见，白色念珠菌感染引起。

（15）小下颌。下颌发育不良见于Pierre Robin序列征，也需要考虑其他遗传性综合征。

【胸廓】

（1）视诊。注意胸廓的形状和对称性。胸廓不对称可能提示占位性或气体积聚,如张力性气胸。气促(呼吸频率增快)、胸骨下和肋间凹陷、鼻煽和呼气相呻吟提示呼吸窘迫。注意:呻吟、鼻煽和肋间或肋下凹陷提示呼吸做功增加。

1)呻吟。在呼气时声门关闭时发生。这可以通过增加呼气末肺内的压力改善氧合。偶尔呻吟可能是正常的,但是每次呼吸都呻吟则为异常。

2)鼻煽。吸气时鼻孔增宽。见于呼吸窘迫。

3)吸凹。可能是肋下或肋间吸凹,表现为肋间肌下陷以增加气流。肋骨下吸凹时可见肋骨下缘产生的阴影("肋骨影")。轻度吸凹,通常是肋骨下吸凹,可能是正常的。

4)发声异常。取决于气道畸形或梗阻程度。发声是喉主要的功能,发声异常导致无哭声或哭声微弱。喉梗阻可以发生于声门上区、声门区或声门下区。哭声低沉和吸气性喘鸣发生于声门上梗阻;哭声高调或消失与声门异常(喉蹼或喉闭锁)相关,声门下狭窄可能表现出声音嘶哑或哭声微弱、喘鸣和梗阻性呼吸。

A. 喘鸣。无需听诊器即可在吸气时听见的高调发声。如果偶尔出现喘鸣而无其他呼吸窘迫症状,是正常的。如果喘鸣持续存在,喉软骨软化是最常见的病因。其他病因包括先天性声门下狭窄、声带麻痹、重复主动脉弓和其他先天畸形。吸气性喘鸣伴有喂养时发绀发作和误吸以及反复肺部感染,可能提示喉裂和喉气管食管裂。

B. 间歇性声嘶、呼吸困难、哭声微弱或失音。可见于喉部囊肿。

C. 高调吸气性喘鸣和吸气性哭声。双侧声带麻痹。

D. 哭声微弱、通常无严重的气道梗阻、偶然发作的呼吸和喂养问题。提示双侧声带麻痹。

E. 轻度声嘶和气道梗阻。薄的前部喉蹼。

F. 声音微弱、气道梗阻症状加重。较厚的喉蹼($>75\%$病例累及声门,导致失音和严重的气道梗阻)。

G. 哭声低沉或哭声消失。喉蹼或喉咽部梗阻。

H. 哭声微弱、吸吮无力、失音、反应差。可能是孕期服用药物的反应(选择性5-羟色胺再摄取抑制剂诱导的新生儿撤药综合征)。

I. 微弱但是高调的猫叫样哭声。猫叫综合征。

J. 口哨声。可发生于鼻腔阻塞。

K. 哭声微弱。见于低血糖。

L. 哭声微弱伴有轻度的呼吸窘迫。一过性新生儿重症肌无力。

M. 哭声高调。新生儿撤药综合征或低血糖。

N. 呃逆。非酮症性高甘氨酸血症。

(2)呼吸音。听诊呼吸音是否存在和对称。听诊较好的位置是左右侧腋窝区域。呼吸音消失或不对称可能提示气胸或肺不张。呼吸音消失但可听见肠鸣音,同时伴有舟状腹(腹部相对于胸廓平坦),提示膈疝,建议立即进行X线检查并请外科医生会诊。

(3)锁骨骨折。触诊双侧锁骨,如果锁骨触诊不清或扪及捻发音,患儿可能存在锁骨骨折。无需治疗。注意锁骨骨折愈合后可能在骨折区域出现坚硬的骨痂。

(4)漏斗胸。胸骨中间下陷。通常临床无需干预,但是可能与马方综合征和努南综合征有关。

(5)鸡胸。因胸骨突起所致。可能与马方综合征和努南综合征有关。

(6)剑突突起。胸骨末端有坚硬的骨性团块;病变良性。

(7)桶状胸。当胸廓前后径增加时会出现桶状胸。可能继发于机械通气、气胸、肺炎或占位性病变。

(8)新生儿乳房增大。通常足月新生儿乳房直径1 cm左右,但可能因母亲雌激素作用而异常增大至3～4 cm。这种情况持续约1周无临床意义。可能会出现白色分泌物,指"新生儿乳汁"或"女巫的乳汁",也是正常的。一些足月新生儿乳房结节较正常偏大,可能持续近2个月。多乳头指乳线上出现额外的乳头,属正常变异,其与肾脏疾病之间的联系尚存在争议。多乳头可能是单发也可能是多发,可能是单侧或双侧。乳头区域皮赘通常较小,无需除去。翻转乳头见于先天性糖基化异常患儿。

【心脏】 检查心率(正常清醒状态下心率110～160次/分,睡眠时可降至80次/分)、心律、心音性质、心前区心脏活动和杂音。可通过心脏听诊确定心脏位置。心脏位置异常和先天性心脏病的其他临床表现将在第89章讨论。

(1)杂音。可能与以下情况有关。

1)室间隔缺损。最常见的心脏缺陷,占先天性心脏病的25%。典型体征是响亮、粗糙、吹风样的全收缩期杂音(在胸骨左缘下方听诊最清楚)。通常在出生时无杂音,但在生后第2或第3天出现。充血性心力衰竭的症状在生后2周以后,通常在生后6周至4个月出现。大部分室间隔缺损患儿在生后1岁左右自行愈合。

2)动脉导管未闭。通常在生后第2或3天出现粗糙的、机械轰鸣样或雷鸣样杂音,局限在第2肋间隙左侧。可能向左侧锁骨或沿胸骨左缘向下传导。在胸骨左缘听诊最响亮。有时可见心前区震颤。临床体征还包括脉压增宽和水冲脉。

3)主动脉缩窄。收缩期喷射样杂音,向下传导至胸骨顶端和肩胛间区域。通常在背部听诊最响亮。

4)周围肺动脉狭窄。前胸部、双侧腋窝和背部可听见双侧收缩期杂音,由于主肺动脉比外周肺动脉大,导致血流异常而产生湍流,因此可闻及杂音。通常是良性杂音,可持续生后3月龄。可能与风疹综合征有关。

5)左心发育不良综合征。通常在生后第1～21天心脏各处出现收缩短促杂音。通常可闻及奔马律。

6）法洛四联症。可闻及典型的响亮的、粗糙的、收缩期或全收缩期杂音，通常在胸骨左缘闻及。第二心音不分裂。

7）肺动脉闭锁

A. 伴有室间隔缺损。伴随第一心音出现的收缩期杂音（也可不出现），之后又出现喷射样杂音，第二心音响亮不分裂。

B. 室间隔完整。通常情况下无杂音，可听见单一的第二心音。

8）三尖瓣闭锁。典型病例可沿胸骨左缘听见全收缩期杂音，第二心音不分裂。

9）大动脉转位。男性患儿多于女性。

A. 孤立性大动脉转位（简单型）。心脏体检通常是正常的，但会出现发绀和气促，胸片和心电图正常。

B. 伴有室间隔缺损。可在胸骨左缘下方听见响亮的全收缩期杂音。典型患儿在生后3～6周出现充血性心力衰竭。

10）三尖瓣下移畸形。左侧前胸部可以听见较长的收缩期杂音。舒张期杂音和奔马律也可存在。

11）永存动脉干。胸骨左缘可听见收缩期喷射性杂音伴有震颤。第二心音响亮但不分裂。

12）单心室。可闻及响亮的收缩期喷射性杂音和响亮的不分裂的第二心音。

13）房间隔缺损。

A. 继发孔型房缺。较少在婴儿期出现充血性心力衰竭，可在胸骨左缘上方闻及柔和的喷射性杂音。

B. 原发孔型房缺。婴儿期罕见。胸骨左缘下方可闻及肺动脉喷射性杂音和早期收缩性杂音。可闻及第二心音分裂。

C. 共同房室通道。在婴儿期出现充血性心力衰竭。胸部可闻及粗糙的收缩期杂音。如果肺动脉血流增加可出现第二心音分裂。

14）肺静脉异位引流

A. 部分性肺静脉异位引流。临床表现与继发孔型房间隔缺损类似。

B. 完全性肺静脉异位引流。发生严重梗阻时，体检无杂音。发生中等程度梗阻时，在胸骨左缘可闻及收缩期杂音，偶尔可闻及奔马律。也可在胸骨左缘肺动脉区域闻及持续性杂音。

15）先天性主动脉狭窄。胸骨右缘上方可闻及粗糙的收缩期杂音，伴有震颤，可放射至颈部并且可沿胸骨左缘向下传导。如果出现严重左心室功能衰竭，杂音强度降低。只有狭窄严重的患儿才会出现肺水肿和充血性心力衰竭的临床症状。

16）肺动脉狭窄（室间隔完整）。如果狭窄严重，可在胸廓表面肺动脉区域闻及响亮的收缩期喷射性杂音，可在整个胸前区传导。可出现右心室功能衰竭和发绀。

如果轻度狭窄,可在肺动脉区域闻及短促的肺动脉收缩期喷射性杂音,伴有第二心音分裂。

(2)触诊脉搏(股动脉、足背动脉、桡动脉和肱动脉)。PDA患儿可出现水冲脉。股动脉消失或减弱可能提示主动脉缩窄。

(3)检查充血性心力衰竭的体征。包括肝大、奔马律、气促、喘息,以及啰音、心动过速和脉搏异常。

【腹部】 见第132、133和134章。

(1)视诊。明显的缺陷包括脐膨出,肠道被腹膜包裹,脐位于中央;腹裂,肠道不被腹膜包裹,缺陷通常在脐部右侧;膀胱外翻,膀胱突出于体表。

(2)听诊。听诊肠鸣音。

(3)触诊。检查是否存在腹胀、腹肌紧张或腹部包块。当患儿安静或喂养时,腹部容易被触诊。正常情况下,肝脏在肋缘下 $1\sim2$ cm 处可扪及,脾脏边缘在肋缘处。充血性心力衰竭、肝炎、一些遗代谢性疾病(如糖原累积病、尿素循环缺陷)或感染时可出现肝大。脾大见于巨细胞病毒、风疹病毒感染或败血症。常可触及双肾下极。肾多囊性疾病、肾静脉血栓或肾积水可出现肾肿大。腹部肿块常与泌尿道有关。

(4)黑线。见体格检查的皮肤部分。

(5)腹直肌分离。从剑突至脐部出现的垂直性突起,由于腹直肌之间的筋膜薄弱,导致肌肉分离。在腹内压升高时可见。在新生儿中症状属良性,通常随着时间消失。

(6)舟状腹。先天性膈疝患儿可见凹陷的腹部。腹部与胸廓相比较平坦。

(7)梅干腹综合征。男性多见(占97%),病因不明,表现为腹壁较大、较薄、皱缩,泌尿生殖道畸形和隐睾。可能需要手术,存活率较前提高。

【脐部】 正常情况下,脐部有2根动脉和1根静脉。单脐动脉发生率单胎为 $5\text{‰}\sim10\text{‰}$,双胎为 $35\text{‰}\sim70\text{‰}$。脐部只有2根血管(1根脐动脉和1根脐静脉)可能提示肾脏或遗传性疾病(通常为18三体综合征)。如果发现单脐动脉,则先天畸形(40%)、宫内生长受限的发生率和围产期死亡率升高。如果不伴有其他畸形,通常是良性的。如果脐部异常,建议行腹部超声检查。并且需要观察脐带底部是否有分泌物、红肿或水肿,其可能提示脐尿管开放或脐炎。脐周轻度红肿是正常的,脐带透明;黄绿色提示有胎粪污染,通常继发于胎儿宫内窘迫。脐带中暗色条纹是血管内的凝块,属正常表现。正常脐带在生后 $7\sim10$ 天脱落。

(1)脐炎。脐带感染。这种情况较为严重,可能是致命的,需要立即治疗。因此,脐带红肿时须立即进行评估(见第75章)。

(2)脐尿管开放。膀胱和脐部之间存在交通,导致尿液从肚脐流出。需进行检查以排除下尿道梗阻。

（3）脐疝。因腹壁肌或脐环薄弱所致，通常在生后1年内自行缓解，无需治疗。

（4）脐部血肿。因脐血管破裂所致，通常是静脉破裂出血，因分娩或外伤所致或自发性出血。危险因素包括牵拉脐带、绒毛膜羊膜炎、脐带脱垂、脐带扭转、帆状附着、脐带过短或过期产时脐带较细。脐部血肿较罕见（1∶5 000），通常无需治疗，可自行缓解。

（5）脐部血管瘤。罕见但非常严重。

（6）脐带胶质囊肿。脐带胶质出现液化。脐带变透明出现囊腔，约20%的患儿伴其他畸形。

【生殖器】 有性器官发育异常（生殖器存在但是不能区分男女，之前称为"外阴性别不明"）的患儿不能进行性别指定，请请内分泌和泌尿外科医生进行评估之后才可以进行性别判定（见第91章）。注意：任何具有阴茎问题的男性患儿在泌尿外科医生或儿外科医生评估以前都不能行包皮环切术。

（1）男性生殖器的检查。观察阴囊的颜色。色素沉着的程度因种族和激素水平不同而异。可因肾上腺生殖器综合征而出现明显色素沉着。阴囊蓝色可能提示睾丸扭转或外伤，需要立即请泌尿外科或外科会诊。足月新生儿阴囊皱褶发育良好；阴囊皮肤平滑提示早产。检查阴茎；新生儿包皮常过长，包皮可能不易翻起。检查睾丸是否在阴囊里，检查腹股沟区域是否有斜疝和肿块。如果是臀位经阴道分娩，患儿生殖器可能因宫颈压迫出现瘀紫或水肿。

1）检查尿道口。尿道下裂是指尿道口位置异常，开口位于阴茎腹侧面。尿道上裂是指尿道口位置异常，开口位于阴茎背侧面（包皮形成不完全，覆盖阴茎背部或顶部），与尿道下裂有关。阴茎弯曲是指阴茎背部或腹部弯曲。巨尿道是指尿道先天性扩张，由尿道海绵体发育不良所致，需要手术矫正。

2）检查阴茎的大小。出生时阴茎拉伸时的长度正常至少2 cm。小阴茎是指阴茎长度和宽度小于同胎龄新生儿2个标准差。

3）阴茎持续勃起。阴茎持续勃起是异常表现，可见于红细胞增多症，但最常见的原因是先天性的。

4）蹼状阴茎。可发生阴茎阴囊蹼，是包皮环切术的禁忌证。

5）包埋阴茎。罕见的先天性阴茎畸形，阴茎包埋于周围的组织中。不能行包皮环切术。

6）阴茎珠。与上腭埃布斯坦珠类似，可出现于包皮顶端，随时间消散。

7）阴茎扭转。检查阴茎位置是否朝向中线。如果朝向大腿，可能存在阴茎扭转。检查正中嵴的位置。应该从阴囊中线发出、在阴茎顶端终止。轻度扭转、小于60°属正常；重度扭转需要手术矫正。

8）尿道发育不良。阴茎腹侧包皮变薄，阴茎嵴不直。如果插入导尿管，透过皮肤可看见导尿管,存在尿道发育不良,不可行包皮环切术。应请儿科泌尿外科会诊。

9)睾丸未降。早产儿常见。有时足月儿会出现单侧睾丸未从腹腔降至阴囊。触诊腹股沟管可核实睾丸是否位于腹股沟管处。单侧睾丸未降较常见,但需要定期体检随访。双侧睾丸未降属性发育性疾病。睾丸异位指睾丸穿过腹股沟环进入其他位置(会阴、股管、腹股沟浅环或对侧阴囊)。

10)睾丸鞘膜积液。睾丸鞘膜积液较常见,通常在1岁前消失,除非合并存在斜疝。触诊或透视可帮助诊断。

11)睾丸扭转。患儿会出现急性阴囊皮肤颜色改变(通常变成淡蓝色),无疼痛症状(与年长患者不同)。扭转的睾丸变小,需要急诊手术治疗。

12)宫内睾丸扭转。通常外观正常。扭转的睾丸较大,触诊质地像肿块。需行超声多普勒检查以明确有无血流。扭转的睾丸需要手术切除,并固定对侧睾丸,预防扭转,因为对侧睾丸扭转的风险增加。

13)腹股沟疝。腹股沟区域饱满。早产儿腹股沟疝的发生率较高。

(2)女婴生殖器检查

1)检查大阴唇、小阴唇和阴蒂。足月新生儿的大阴唇增大,通常泛红。如果阴唇融合、阴蒂增大,需要怀疑肾上腺增生疾病。

2)阴蒂肥大(阴蒂较大)。可见于早产儿,属正常现象,也可与母亲服用药物(胎儿期雄激素增高)或性发育性疾病相关。正常新生儿阴蒂长度小于7 mm,平均4 mm。

3)阴道黏膜皮赘。通常附着于阴道壁,无显著临床意义。

4)阴道分泌物。常见,通常是白色或淡血性黏稠质地,较透明,通常持续数日。如果出现血性分泌物,是正常的,多继发于母源性雌激素撤退。

5)阴道肿块。于哭闹或腹压增加时出现。需要行影像学检查。

6)尿道旁囊肿(罕见)。阴唇之间球形囊性肿块,黄色可覆盖尿道口和阴道口。通常不需要手术,多自行缓解。

7)会阴沟(中线结构融合不良)。罕见。有三个重要的特点:在肛门和阴唇系带之间潮湿,阴唇肥大,阴道和尿道正常。应检查肛门,因为一些患儿可能有肛门异位。建议保守治疗。

8)输尿管脱垂。属泌尿外科急症。

【直肠和肛门】 检查肛门,排除肛门闭锁(缺乏正常肛门开口)。插入一根细的胃管不超过1 cm,或观察胎便排出情况。检查肛门的位置。足月儿应该在生后48小时内排胎粪。早产儿通常出现胎粪排泄延迟。

【淋巴结】 约33%新生儿可触及淋巴结,通常在腹股沟和锁骨区域。

【四肢】 检查上肢和腿,密切注意肢端和掌纹。多数新生儿有2条明显的掌纹。单条横贯手掌的掌纹与Down综合征有关。手足水肿与Turner综合征有关。新生儿是否经臀位分娩出生？如果新生儿是伸腿臀位分娩（臀部对着产道口，腿部伸直，足部靠近头部），生后数日腿部可能都会维持这一姿势。

（1）并指/趾。肢端异常融合，第3、4指和第2、3趾融合多见。有家族史。当患儿稍大时行手术治疗。严重的并指/趾可出现4指/趾完全融合。

（2）多指/趾。手足出现多余的手指或足趾。最常见轴后多指畸形，与阳性家族史相关。轴前多指/趾畸形较少见，通常合并其他疾病。通常需要进行四肢放射线检查，以明确额外的指/趾中是否有骨性结构。如果无骨性结构，可在多余的指/趾处结扎，等待其脱落。如果存在骨性结构，需要手术去除。中央型多指/趾与心脏畸形相关。多指/趾畸形包括指/趾数目异常，伴有指/趾的融合。

（3）短指/趾畸形。超过1个手指或足趾较短，如果是孤立性病变则为良性。

（4）先天性指屈曲畸形。通常累及小指，弯曲性畸形导致小指变弯。

（5）蜘蛛指。蜘蛛指可见于马方综合征和同型胱氨酸尿症。

（6）先天性指侧弯。通常累及小指，良性，通常是轻度内侧弯曲，偏向尺侧或桡侧。可能与Down综合征和其他遗传性疾病相关。

（7）手指或足趾发育不良。常伴指甲发育不良。可见于母亲使用致畸药物、绒毛膜取样、染色体异常和畸形综合征，也可能无明确病因。

（8）指趾或拇指发育不良。羊膜束带可导致指趾缺失。应进行基因和染色体检查。

（9）脚趾重叠。如果是孤立性病变，通常是位置性畸形，无明显临床意义。如果体检有其他异常，需要进行基因检查。

（10）指甲畸形。指甲发育不良可见于Turner综合征、Edward综合征（伴有手指或足趾重叠）、指甲-髌骨综合征和胎儿期暴露于苯妥英。指甲过凸可见于13三体综合征。

（11）先天性多发性关节挛缩。持续性指关节挛缩。可与羊水过少有关。

（12）姿势性足畸形。姿势性足畸形是由胎儿在宫内姿势不正常所致，无需治疗可缓解。

（13）类人猿掌纹。单条通贯型掌纹多见于Down综合征，但有的也属正常变异，见于约5%正常新生儿。

（14）马蹄内翻足。男性多见。足部向下、向内翻，足底朝向内侧，如果可通过轻轻地按摩矫正，通常可以自行缓解；如果不能缓解，需要整形手术治疗和随访。

（15）跖骨内翻。前足向内旋转（内收）缺陷。这种情况可自行矫正。

（16）趾骨外翻。前足向外旋转缺陷。

（17）摇椅足。通常见于13三体和18三体综合征，包括足弓异常导致跟骨突起，形成圆形足底。

（18）胫骨扭曲。胫骨向内扭曲导致足部内翻。常由宫内不良姿势所致，可自行缓解。

（19）膝反屈。膝盖可以向后弯曲。这种异常的过度伸展可继发于关节松弛或外伤，见于马方综合征和Ehlers-Danlos综合征。

（20）先天性四肢和肢端截断。考虑羊膜束带综合征或母亲物质滥用。

【躯干和脊柱】 检查脊柱有无明显的缺陷。色素沉着增加的婴儿出现下背部毛发增多可能是正常的。下背部色素沉着异常、肿胀或伴有毛发的色斑应警惕是否存在潜在的脊柱或椎骨的异常。骶尾部皮肤凹陷或长毛发的皮肤凹陷可能提示有小的脑脊膜膨出或其他畸形。臀沟线以下的骶尾部凹陷是良性的；如果在臀沟线以上，需要行B超检查以明确是否有通向脊髓的通道。对先天性中线血管性病变需警惕是否存在隐秘的脊柱闭合不全，如果病变合并存在其他异常，需要进行影像学检查。

（1）单纯性凹陷。距离肛门2.5 cm以内，可见凹陷的底部，体检无其他异常。无需进一步检查。

（2）尾骨凹陷。不能看见底部的单纯性凹陷，是良性的。

（3）骶尾部皮赘。需要进行脊柱超声检查以排除脊柱闭合不全。可能也代表残尾。

（4）脊膜脊髓膨出。属神经管缺陷，在脊柱后方闭合不全，最常见于腰椎部位置。

【髋部（见第115章）】 美国预防服务工作组不推荐常规筛查髋关节发育不良。美国儿科学会推荐筛查髋关节发育不良，但是声明筛查的益处尚不清楚：推荐对男性和女性都定期检查髋关节。髋关节发育不良发生率约为1.5/1 000～20/1 000,100个新生儿中约有1例有髋关节不稳定（多数自行缓解），每1 000例新生儿中有1～1.5例出现脱位。髋关节脱位是指股骨头与髋臼的位置关系异常（准确的定义尚有争议），包括完全性脱位（脱臼）、部分性脱位（半脱位）、髋关节发育不全，髋关节不稳定包括股骨头频繁进入和脱出髋臼，以及放射线检查发现的其他异常，显示髋臼发育不充分。越早诊断，治疗越简单越有效。白种人女性较常见（9：1），多为单侧，多累及左侧髋关节。有家族史、臀位分娩或患有神经肌肉疾病的患儿发生率更高。髋关节脱位的3个临床征象包括臀纹不对称、患侧腿缩短以及外展受限。筛查该病具有争议，因为大多数新生儿髋关节不稳定和发育不良可自行缓解。

（1）美国儿科学会建议

1）对所有新生儿进行体格检查来筛查。不推荐对所有新生儿进行超声检查。

2）骨科会诊。建议对Ortolani或Barlow试验阳性患儿请骨科会诊。不推荐对阳性患儿进行超声或放射线检查髋臼和髋关节。

3）使用3层尿布固定。对可疑髋关节发育不良的患儿不推荐使用。

4）轻度临床表现。轻微"咔哒"音、轻度不对称、无Ortolani和Barlow征；2周龄复查髋关节。

5）Ortolani 和 Barlow 试验阳性。如果在 2 周龄体检时阳性，需要立即请骨科医生会诊，但不是骨科急症。

6）Ortolani 或 Barlow 试验阴性。如果 2 周龄检查时 Ortolani 或 Barlow 试验阴性，但是其他体检提示髋关节发育不良，建议在 3～4 周龄时请骨科会诊或行超声检查。

7）2 周龄时体检阴性。建议定期随访。

8）新生儿髋关节检查阴性。考虑髋关节发育不良的危险因素，包括女性、阳性家族史和臀位分娩。

A. 女性。髋关节发育不良风险增加（约为 19/1 000）。如果阴性或症状轻微则在 2 周龄时重新进行评估。

B. 家族史。当有家族史时，新生儿髋关节发育不良风险为 9.4/1 000（男孩）和 44/1 000（女孩）。当有家族史的男性体检阴性或具有轻度体征时，建议在 2 周龄时重新评估髋关节。如果具有家族史的女性体检阴性或具有轻度体征，建议在 6 周龄时行超声检查或在 4 月龄时行放射线检查评估髋臼和髋关节。

C. 臀位分娩。臀位分娩的新生儿髋关节发育不良的发生率男性为 26/1 000，女性为 120/1 000。女性则按照阳性家族史的诊治原则处理，对于体检阴性或症状轻微的男性建议定期随访。对所有臀位分娩的新生儿需进行超声评估。

（2）使用 Ortolani 和 Barlow 手法评估髋关节发育不良。将婴儿放置于蛙式位，使用中指轻柔地向下然后再向上对股骨大转子施加压力外展髋关节（Ortolani 试验），使用大拇指外展髋关节对大腿内侧施以向外和向后的压力使髋关节内收（Barlow 试验）。（一些临床医生建议省略 Barlow 手法，因为其可通过不必要的牵扯导致髋关节不稳定。）髋关节脱位的患儿髋关节内收时和脱位时可引出"咔哒"音（检查阳性）。髋关节发育不良的体征如下。

1）腹股沟、臀部、大腿或近臀部皮肤皱褶／皮纹不对称。正常腹股沟皱褶延伸不超过肛门。

2）下肢长度不对称。发现腿缩短需要警惕髋关节发育不良。

3）外展受限。活动受限可能是重要的体征。正常的体检发现：髋关节稳定的患儿仰卧时，髋关节可外展至 75°，内收至 30°。

（3）Galeazzi 试验（Allis 征）。可在较年长婴儿（8～12 周）中进行，由于关节囊松弛度下降，Ortolani 和 Barlow 试验已经不再适用了。婴儿仰卧位，使膝盖弯曲，足部放置于桌上，观察膝盖高度的对称性。如果高度不对称，体征为阳性，提示单侧髋关节脱位。双侧均脱位者膝盖高度则对称。

（4）影像学检查。生后最初数月内进行实时超声检查，其被推荐为辅助临床评估的影像学检查。放射线检查价值有限，因为股骨头多为软骨，病变多检测不出。

【神经系统】 观察异常活动（如抽搐、脚踏自行车样动作或惊跳）或过度激惹。颤抖如果握住肢体则可停止（抽搐则不会停止）。颤抖可以是正常的也可能继发于低血糖（较常见）、低血钙或撤药综合征。记住，一些神经系统症状如肌张力低下、反应低下、吸吮无力、抽搐和昏迷可见于遗传代谢性疾病（见第101章）。评估以下内容。

（1）肌张力

1）肌张力减低。观察婴儿的姿势和活动。提起婴儿的双臂观察，手臂回落像布偶。仰卧位悬吊时，头位较低，脊柱过伸，可见婴儿松软、头后仰。

2）肌张力增高。当手臂和腿伸展时阻力明显增加。可见角弓反张和双拳紧握。

（2）反射。以下反射在新生儿中属正常。原始反射反映正常的脑干活动。如果原始反射不能引出，则需要怀疑中枢神经系统受抑制。如果超过一定年龄仍持续存在，提示皮层功能损害。

1）保护性反射。如果鼻子和眼睛被物体覆盖，新生儿躯体会弯成弓形，试图除去覆盖的物体。

2）觅食反射。用手指轻触嘴唇和面颊一角，婴儿头会转向该方向并张开嘴。

3）Babkin反射。如果用双拇指同时按压两侧手掌，婴儿会反射性地张开嘴、向前低头。生后10周内阳性属正常，持续超过12周仍阳性则提示痉挛性运动发育性疾病。

4）Glabellar反射（眨眼反射）。轻拍前额，眼睛会眨。

5）抓握反射（掌反射）。将手指或其他物体放在婴儿手中，婴儿会抓握手指（四指屈曲）。这种屈曲反射在新生儿足部也可出现，触划足底中线，脚趾会向下卷曲，好似要抓握住检查者的手一样。生后2～3月内该反射阳性。

6）Galant反射。将婴儿置于俯卧悬浮位，从头部向骶尾部方向抚触，婴儿会出现臀部向刺激一侧移动的反应。

7）颈翻正反射。将婴儿头转向右侧或左侧，对侧肩膀会向同侧方向移动。

8）不对称性强直性颈反射（击剑反射）。婴儿处于仰卧位，将婴儿头部转向一侧，转向侧手臂和腿向外伸展，而对侧肢体屈曲。这是击剑姿势。

9）拥抱反射（惊跳反射）。用单手扶住婴儿上背部，将婴儿向后床垫降落超过1 cm，但不要降落至床垫上。婴儿会出现双臂外展和手指的伸展，之后出现手臂的屈曲和内收。如果动作不对称，可能提示锁骨骨折、偏瘫或臂丛损伤。拥抱反射消失可能提示中枢神经系统病变。

10）足抓握反射。当轻划蹈趾掌丘，脚趾会卷曲。

11）跨步反射。将婴儿抱起成直立位，使其足背碰触床的边缘，婴儿下肢会抬起将脚置于床上。该反射在5月龄左右消失。

12）踏步反射/行走反射。双手托住婴儿腋下使之直立并支持其头部,使脚触及床面,其会表现出向前走的动作。

13）正性支持反射。托住婴儿腋下并支持其头部,双足底着床,婴儿会伸展腿部20秒,然后屈曲腿部呈坐姿。

14）游泳反射。将婴儿腹部朝下放置于水中,婴儿会出现类似游泳的拍打踢水动作,6月龄之前会出现该反射。

（3）脑神经。注意粗大的眼球震颤、瞳孔反应以及婴儿用眼睛跟踪移动物体的能力。

（4）活动。检查四肢、躯干、脸和颈部的自主活动。细小的震颤通常是正常的。阵挛性活动不正常,可见于惊厥发作。

（5）外周神经

1）臂丛损伤。支配上肢、前臂和手的脊髓神经损伤,病因为多因素的。

A. Erb-Duchenne瘫痪（上臂瘫痪）。第5和6对脑神经损伤,最常见臂丛。手臂内收和内旋,前臂手掌朝下,能够伸展,腕关节屈曲,拥抱反射消失。可与膈肌瘫痪相关。

B. Klumpke瘫痪（前臂瘫痪）。第7和8对颈神经和第1对胸神经损伤,手松软无力。如果第1胸神经根的交感神经损伤,则出现患侧上睑下垂、眼球内陷和瞳孔缩小（Hornor综合征）,较罕见。

2）面神经瘫痪。宫内姿势不良或使用产钳可使第7对脑神经受压迫,导致上睑下垂、鼻唇沟不对称以及面部活动不对称。应与歪嘴哭综合征相鉴别,后者是先天性降鼻翼肌（控制嘴唇向下活动的肌肉）缺陷,眼睛和前额肌肉未受累。歪嘴哭综合征可能与心脏、肾脏、呼吸系统缺陷或22q11缺失有关。

3）膈神经损伤。可继发于臂丛损伤,导致膈肌麻痹和呼吸窘迫。

（6）神经系统疾病的一般症状和体征

1）颅内压增加的症状。前囟饱满、头皮静脉扩张、颅缝分离以及落日眼（见第53页）。

2）肌张力减低或肌张力增高。

3）激惹或兴奋性增加。

4）吸吮和吞咽反射不良。

5）浅表以及不规则的呼吸。

6）呼吸暂停。

7）神情淡漠。

8）凝视。

9）惊厥样活动。吸吮和咀嚼样动作、眨眼、眼球震颤和呃逆。

10）反射消失、减弱或亢进。

11）反射不对称。

· 参 · 考 · 文 · 献 ·

[1] American Academy of Pediatrics. Committee on Quality Improvement, Subcommittee on Developmental Dysplasia of the Hip. Clinical practice guideline: early detection of developmental dysplasia of the hip. *Pediatrics*. 2000; 105: 896–905.

7 体温调节
Temperature Regulation

　　成功预防过度的热量丢失可极大地提高新生儿的存活率。必须将新生儿放置于中性温度环境。中性温度是指使新生儿代谢率和耗氧率维持在最低范围而能维持正常体温的外部环境温度（图7-1、图7-2和表7-1）。新生儿正常的皮肤温度是36.0～36.5℃（96.8～97.7℉），正常的核心温度是36.5～37.5℃（87.7～99.5℉）。腋温可能低0.5～1.0℃。正常体温反映出产热和散热的平衡，不能等同于最佳和最小的代谢率和耗氧率。

　　【低体温和过度散热】　早产儿易发生散热过度，因为他们具有较高的体表面积和体重比（是成年人的5倍），皮下脂肪、糖原和棕色脂肪储存较少。而且，他们肌张力减低的姿势（蛙式）限制了他们通过蜷缩以减少暴露于寒冷环境的皮肤面积的能力。

　　（1）新生儿散热过度的机制如下。

　　1）辐射。热量从婴儿（温暖物体）向周围较冷的物体辐射（不接触）。

　　2）传导。热量从婴儿向其直接接触的物体表面传导。

　　3）对流。从婴儿向周围空气直接散热。

　　4）蒸发。婴儿皮肤表面水分蒸发带走热量。新生儿分娩后早期，50%的热量丢失是由水蒸发散热所致。在此之后蒸发散热的重要性与新生儿成熟度成反比。对于超低出生体重儿（BW ＜ 1 000 g），其角质层发育不良导致皮肤渗透性升高。极不成熟早产儿生后第1周内经皮肤水分丢失高达6～8 mL/（kg·h）。

　　（2）过度散热的后果。这与通过增加代谢率使产热代偿性增加有关，代谢率增加的情况如下。

　　1）氧消耗增加导致氧供减少和缺氧。

　　2）低血糖，继发于糖原储存的消耗。

　　3）代谢性酸中毒。因缺氧和外周血管收缩导致。

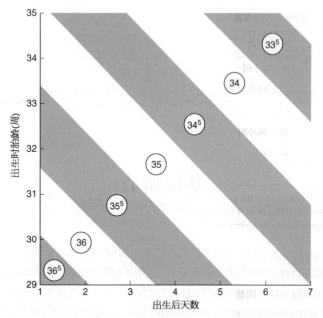

图7-1 生后1周内不同胎龄新生儿中性温度环境（℃）(Reproduced, with permission, from Sauer PJJ, Dane HJ, Visser HK. New standards for neutral thermal environment of healthy very low birthweight infants in week one of life. Archi Dis Child. 1984; 59: 18.)

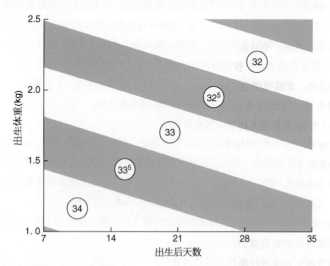

图7-2 不同出生体重新生儿生后第7～35天中性温度环境（℃）(Reproduced, with permission, from Sauer PJJ, Dane HJ, Visser HK. New standards for neutral thermal environment of healthy very low birthweight infants in week one of life. Archi Dis Child. 1984; 59: 18.)

表7-1 出生体重超过2 500 g或胎龄大于36周 [a] 早产儿中性温度环境

年 龄	温度（℃）
0～24小时	31.0～33.8 [b]
24～48小时	30.5～33.5
48～72小时	30.1～33.2
72～96小时	29.8～32.8
4～14天	29.0～32.6
＞2周	尚无数据 [b]

[a] 对于出生体重小于2 500 g或胎龄小于36周的早产儿，中性温度环境见图7-1和图7-2。

[b] 一般来说，新生儿越小，中性环境温度越高（Based on Scopes J, Ahmed I. Range of initial temperatures in sick and premature newborn babies. Arch Dis Child. 1966l; 41: 417.）。

4）生长变缓。

5）呼吸暂停。

6）肺动脉高压。因酸中毒和缺氧所致。

（3）低体温的结果。对过度散热进行代偿的能力受损以后，会发生低体温。

1）凝血性疾病。如严重的低体温可并发弥散性血管内凝血和肺出血。

2）休克以及因此发生的低血压、低血容量和低心输出量。

3）脑室内出血。

4）严重的窦性心动过缓。

5）新生儿死亡率升高。

（4）低体温的治疗。快速复温相对于缓慢复温仍存在争议，虽然有倾向于快速复温的趋势。复温可能会导致呼吸暂停、低血压、快速的电解质转移（钙离子、钾离子），因此，体温低的患儿无论选择何种复温方式均应持续密切监测。有人推荐复温速度为1 ℃/h，如果婴儿体重小于1 200 g，胎龄小于28周或体温低于32℃（89.6 ℉），复温速度可以慢一些（速度不超过0.5 ℃/h）。另有推荐复温过程中皮肤的温度相对于直肠温度不应高于1℃。

1）设备

A. 封闭的暖箱。通常用于体重小于1 800 g的婴儿。封闭暖箱采用对流的方式加热（加热气流），因此，并不能预防辐射性散热，除非暖箱具备双壁壁。类似地，如果暖箱可以调整湿度，则对蒸发散热起代偿作用。暖箱复温的缺点是较难密切观察病重新生儿或进行操作。与感染相关的体温变化可能被封闭暖箱的自动温度调节系统所掩盖。这种体温变化被解释为暖箱环境温度变化。当患儿体重达到1 600～1 800 g时，体温在环境温度小于30.0℃时仍能够维持正常体温，就可以出暖箱。封闭暖箱通过以下装置维持中性环境温度。

a. 贴于患儿腹壁的皮肤伺服探头。如果体温下降,会提供额外热量。当达到皮肤的目标温度时(36.0～36.5℃),加热单元会自动关闭。可能的缺点是:如果皮肤探头脱落,可能导致过度加热;相反,如果患儿躺在探头的附着面上,可能导致加热不足。

b. 空气温度控制装置。暖箱中空气的温度根据所测量的患儿的体温而升高或下降,使用这种装置需要护士密切观察,通常用于较年长婴儿。

c. 空气温度探头。这种探头悬挂于暖箱靠近患儿的地方,维持恒定的空气温度。用这种探头温度波动较小。

B. 辐射加热器。常用于不稳定的患儿或进行医疗操作时。其通过辐射供热,因此不能防止对流和蒸发散热。温度可以维持于"伺服"模式(如通过使用皮肤探头的方式)或"非伺服模式"(也称为手动模式),后者指无论患儿体温如何均维持恒定的辐射能量的输出。严重的过度加热可能由于控制系统机械性故障、传感器移动或未仔细监控的手动操作所致。辐射加热器诱导的高温可导致新生儿死亡。手动模式,如在产房中使用时,应该仅仅较短时间使用。极低出生体重儿不显性失水量极大[可达 8 mL/(kg·h)]。使用半透性辅料覆盖皮肤或使用水性乳膏(如 Aquaphor)可减少经皮肤不显性失水。

2) 健康足月儿(体重＞2 500 g)的体温调节。研究显示健康足月儿可以用温暖的毯子包裹后置于母亲怀中,不会引起显著的热量丢失。

A. 分娩后立即将新生儿放置于提前预热的辐射台上。

B. 彻底擦干防止蒸发散热。

C. 用帽子盖住患儿头部。

D. 用毯子包裹后放置于小床。

3) 病重的足月新生儿体温调节:除需要将新生儿放置于具有伺服调节系统的辐射加热器上外,其他按照健康足月新生儿的程序。

4) 早产儿的体温调节(体重1 000～2 500 g)。

A. 对于体重1 800～2 500 g的新生儿:若无临床疾病,使用小床、帽子和毯子通常足以维持体温。

B. 对于体重1 000～1 800 g的新生儿

a. 健康新生儿:应该放置于具有伺服控制系统的封闭暖箱内。

b. 病重新生儿:应该放置于具有伺服控制系统的辐射加热台上。

5) 极低出生体重儿(出生体重＜1 000 g)体温调节。见第12章。

A. 产房处理。考虑到生后蒸发散热较多,因此快速擦干新生儿在超低出生体重儿的处理中非常重要。另一个被提倡的更有效的方法是生后不擦干,立即将患儿从肩膀至足部置于塑料袋中。

B. 病房处理。根据不同病房的使用习惯,辐射加热台或暖箱均可使用。近年来混合型设备如 Versalet 暖箱(Hill-Rom Air-Shields, Batesville, IN)和 Giraffe Omnibed (Datex-Ohmeda, GE Medical Systems, Finland)问市。它们具有辐射加热台和暖箱的双重优点,可以在单一设备里控制湿度,并根据临床需要在不同模式之间自由转换。

a. 辐射加热台

– 使用伺服控制系统,腹壁皮肤温度设置于 36～36.5℃。

– 给患儿戴上帽子。

– 减少对流散热,将塑料膜(如 Saran Wrap)松散地包裹于患儿的身上,不能让塑料膜直接接触患儿的皮肤。不要将辐射加热台放置于通风处。

– 维持头罩或呼吸机内的吸入气体温度 ≥34～35℃。

– 在患儿身体下方放置加热垫(K-pad),可以调节温度在 35～38℃。为防止高温伤害,可以将温度设置为 35～36℃。如果患儿体温较低,温度可以提高到 37～38℃(尚有争议)。

– 如果温度不稳定,(一些中心)将患儿放置于封闭式的暖箱。

b. 封闭式暖箱:衣物和暖箱湿度过大可导致散热过度、液体积聚和感染。

– 使用伺服控制系统,腹壁皮肤温度设置于 36～36.5℃。

– 如果可能的话,选择具有双层暖箱壁的暖箱。

– 给患儿戴上帽子。

– 将湿度保持于 ≥40%～50%(如果需要的话可高达 89%)。

– 将呼吸机的温度设置在 ≥34～35℃。

– 在患儿身体下方放置加热垫(K 垫),可以将温度调节为 35～38℃。为了防止热量过高,温度可以设置为 35～36℃。对于低体温的患儿,温度可以设置为 37～38℃。

– 如果较难控制温度,可以尝试提高湿度,或有条件的中心可使用辐射加热台。

【发热】 体温超过正常的核心温度 37.5℃。

(1)鉴别诊断

1)环境因素:一些原因包括环境温度过高、婴儿包被过多、暖箱放置于阳光下、使用伺服控制模式的暖箱或辐射加热器的皮肤温度探头过松或者伺服控制温度设置过高。

2)感染:细菌或病毒感染(如疱疹病毒)。

3)脱水。

4)分娩时母亲发热。

5)母亲分娩时使用硬膜外麻醉。

6)药物戒断。

7）少见的原因

A. 甲亢危象。

B. 药物作用（如前列腺素E1）。

C. 家族性自主神经异常（继发于体温调节缺陷的周期性发热）。

（2）发热的后果。发热，像寒冷应激一样，增加代谢率和氧消耗，导致心动过速、气促、激惹、呼吸暂停和周期性呼吸。严重时可导致脱水、酸中毒、脑损伤和死亡。

（3）治疗

1）明确发热的原因最重要。明确发热是环境温度过高导致还是内源性产热增加，如感染时出现发热。前一种情况下可能会发现温度探头过松、暖箱温度过高、患儿肢体的温度与身体其他部位温度相同。在真正发热的情况下，可发现暖箱温度过低以及继发于外周血管收缩时肢端温度过低。

2）其他措施：关闭热源、去除过多的包被以散热。

3）较年长婴儿发热时其他治疗方法

A. 温水擦浴。

B. 对乙酰氨基酚（每次5～10 mg/kg，口服或直肠给药，每4小时一次）。

C. 注水式降温毯如Blanketrol系统（见图39-1）。

·参·考·文·献·

[1] Baumgart S. Iatrogenic hyperthermia and hypothermia in the neonate. *Clin Perinatol.* 2008;35:183.

[2] Bissinger RL, Annibale DJ. Thermoregulation in very-low-birth-weight infants during the golden hour. *Adv Neonatal Care.* 2010; 10: 230.

[3] Cramer K, Wiebe N, Hartling L, Crumley E, Vohra S. Heat loss prevention: a systematic review of occlusive skin wrap for premature neonates. *J Perinatol.* 2005; 25: 763.

[4] Sarman I, Can G, Tunell R. Rewarming preterm infants on a heated, water-filled mattress. *Arch Dis Child.* 1989; 64: 687.

[5] Sauer PJJ, Dane HJ, Visser HK. New standards for neutral thermal environment of healthy very low birthweight infants in week one of life. *Arch Dis Child.* 1984; 59: 18.

[6] Scopes J, Ahmed I. Range of initial temperatures in sick and premature newborn babies. *Arch Dis Child.* 1966; 41: 417.

[7] Tafari N, Gentz J. Aspects on rewarming newborn infants with severe accidental hypothermia. *Acta Paediatr Scand.* 1974; 63: 595.

8

呼吸管理
Respiratory Management

新生儿呼吸衰竭的管理一直是NICU的重要问题。目前，即使是超早产儿，也少有死于急性呼吸衰竭。然而，呼吸机相关的严重并发症却依然存在。现今的趋势是如何减少新生儿呼吸机相关肺损伤。当需要机械通气时，新型的呼吸机会尽可能地给患者更多的呼吸控制权。由于在评估各种不同的通气策略导致的风险-收益比时存在相当大的可变性，因此很难定义何为最优化的通气策略。本章主要针对目前的主要新生儿呼吸支持技术进行阐述。

【评估和监测呼吸状态】

（1）体格检查。下述体征有助于判断是否存在呼吸窘迫、评估治疗效果。无下述体征时，可能提示存在神经系统受抑，而非提示无呼吸系统疾病。

1）鼻翼煽动。呼吸窘迫最早期的症状，也可出现在气管插管、机械通气的患儿。

2）呻吟。多见于呼吸窘迫综合征（RDS）早期及湿肺的患儿。呻吟是由于呼气末肺泡萎陷（呼气时声门部分闭合）导致的生理反应。呻吟有助于维持功能残气量（FRC），进而有助于维持氧合。

3）吸凹。当肺顺应性下降、气道阻力升高或机械通气以及呼吸机支持不充分时，均可出现肋间、肋下和胸骨凹陷。

4）气促。当呼吸频率＞60次/分时，提示患儿无法获得足够的潮气量，可在机械通气时亦可持续存在。

5）发绀。中央型发绀提示存在低氧血症，当存在贫血时则较难发现发绀。生后早期出现的手足发绀较常见，并不意味着存在低氧血症。

6）异常呼吸音。查体可发现吸气性喘鸣、呼气性哮鸣、啰音。但单侧气胸在听诊时易被漏诊。

（2）血气分析。动脉血气分析有助于准确地维持通气、氧合及酸碱平衡。

1）动脉血气分析。是评估呼吸状态最准确和标准的检测方法，尤其是在评估低出生体重儿的氧合状态时。可以通过动脉穿刺或动脉置管获得，比较常用的为脐动脉置管、外周桡动脉置管或胫后动脉置管。

2）正常动脉血气值。每个患者的目标值不尽相同。表8-1为新生儿的正常值。

表8-1　正常体温、血红蛋白水平下早产儿、足月儿动脉血气正常范围

孕　周	PaO$_2$（mmHg）	PaCO$_2$（mmHg）	pH	HCO$_3$（mEq/L）	BE/BD
足月	80～95	35～45	7.32～7.38	24～26	±3.0
早产（30～36周）	60～80	35～45	7.30～7.35	22～25	±3.0
早产（＜30周）	45～60	38～50	7.27～7.32	19～22	±4.0

HCO$_3$：二氧化碳；BE：碱剩余；BD：碱缺失。

PaO$_2$、PaCO$_2$和pH的值由电解质直接测量而得；HCO$_3$和BE/BD由测量值直接计算而得（正常血红蛋白水平14.8～15.5 g/L，体温37℃，假设血红蛋白饱和度88%）。

3）计算的动脉血气指标。可用于判断呼吸窘迫的进展程度，指标如下述。

A. 肺泡-动脉氧梯度（$AaDO_2$）。如果治疗或机械通气无效，$AaDO_2$持续6小时大于600 mmHg，则死亡率升高。$AaDO_2$的计算公式为：

$$AaDO_2=\left[(FiO_2)(Pb-47)-\frac{PaCO_2}{R}\right]-PaO_2$$

Pb=大气压（海平面时为760 mmHg），47=水蒸气压，$PaCO_2$约等于PCO_2，R=呼吸商（新生儿多为1）。

B. 动脉-肺泡氧比（a/A）。也是评估疗效的一个指标，a/A经常被用来评估肺表面活性物质应用后的疗效，作为评价肺动脉高压时使用吸入一氧化氮治疗的指征。a/A的计算公式为：

$$a/A=\frac{PaO_2}{\left[(FiO_2)(Pb-47)-\frac{PaCO_2}{R}\right]}$$

4）静脉血气。各数值的定义同动脉血气，但参考范围并不相同。pH偏低，$PvCO_2$值略高，PvO_2在评估氧合时并无价值。

5）毛细血管血气。采样前温暖患儿的足跟可以将毛细血管血动脉化。与动脉血气相比，毛细血管血pH略低、PCO_2略高。采样方式不同，结果变化很大。PO_2无应用价值。

（3）无创血气监测。建议采用此类监测手段，可以持续监测，显著减少血气采样次数，降低医源性失血，减少费用。血气标本可以用来矫正无创监测数值、明确酸碱状态、了解有无高氧状态。

1）脉搏氧饱和度。脉氧仪的原理主要是测量氧合及未氧合血红蛋白对光线的相对吸收度。在每次脉搏波动时，随着动脉血快速充盈，该比值会出现改变。脉氧仪可以通过检测该比值的峰值以获得脉搏频率及动脉血氧分数。SaO_2是通过直接测量获得的动脉血氧饱和度，SpO_2是通过脉氧仪监测到的血氧饱和度。

A. 局限性。当PaO_2过高或过低时，SaO_2与PaO_2相关性差。SaO_2在88%～93%时对应的PaO_2为40～80 mmHg。当患儿的血氧饱和度过高或过低时，需要监测动脉血气。

B. 优点。对皮肤损伤最少，无需手工校准。经脉氧仪检测SaO_2受皮肤温度及灌注的影响小于经皮血氧监测。

C. 缺点。患儿肢体运动时，过度的光线暴露会干扰数值的准确性，当存在血红蛋白异常时（如高铁血红蛋白血症）无法自行校准。

2）经皮血氧监测（$tcPO_2$）。通过电化学传感器监测皮肤表面的血氧分压。探头主要通过导电电解质溶液和透氧膜进行固定。

A. 局限性。需要每日校准，每4～6小时更换皮肤监测的部位，早产儿可因为黏贴环或灼伤而出现皮肤激惹或破损。休克、酸中毒、低氧血症、低体温、水肿或贫血时皮肤灌注差，测量结果不准确。

B. 优点。$tcPO_2$ 无创，可提示是否存在 PaO_2 过高（> 100 mmHg）。

3）经皮二氧化碳监测（$tcPCO_2$）。与 $tcPO_2$ 为一个探头。

4）呼气末 CO_2 监测（$ETCO_2$ 或 $PetCO_2$）。用红外光谱分析呼出气所得的二氧化碳含量值近似于动脉二氧化碳分压。该技术在新生儿中应用越来越广泛。不同于 $tcPCO_2$ 的滞后，该方法可以实时反映 CO_2 的变化。

A. 局限性。需要一个气管插管的适配器，会显著增加患儿呼吸循环的死腔容量。当呼吸频率> 60次/分及吸入气过度湿化时，准确性下降。目前该监测手段在早产儿中应用受限。

B. 优点。为无创手段，与动脉 $PaCO_2$ 相关性佳。

（4）机械通气监测。现代呼吸机可以监测和显示许多变量。

1）吸入氧。吸入氧浓度（FiO_2）是可吸入的氧气所占的百分比。可以表达为百分数（21%～100%）或分数（0.21～1.00）。

2）气道压力。可以在气管插管末端或呼吸机内监测，取决于机器型号。呼吸机可以显示参数、测量的机器压力、自主呼吸等。常用的压力参数如下。

A. 吸气峰压（PIP）。吸气时的最大压力。PIP需求越高，反映肺顺应性越差或需要过大的潮气量（V_T）。

B. 呼气末正压（PEEP）。呼气期间维持的压力。生理性 PEEP 为 3～4 cmH_2O。RDS时上调 PEEP 至 5～6 cmH_2O 可以改善肺顺应性。

C. 平均气道压（$\overline{Paw}$）。整个呼吸周期中气道压力的均值（图8-1）。

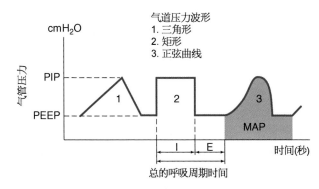

图8-1　呼吸机压力不同波形图和其他呼吸机术语。参考本章最后的名词解释。
PIP: 吸气峰压；PEEP: 呼吸末压；I: 吸气时间；E: 呼气时间

a. 在相同的固定模式和机械通气策略下,Paw与平均肺容量相关。

b. 常频通气时,Paw > 10～15 cmH₂O时易发生气漏(气胸或肺间质气肿)。

c. 高频通气时的Paw与常频通气时的Paw并不完全相同。

3)潮气量(V_T)。机械通气时的PIP功能受流速(mL/s)影响,计算值为毫升/呼吸。通常情况下,V_T为每千克体重的呼吸容量。新型的婴儿呼吸机可以在特定模式下通过自动调整PIP以达到设定的目标V_T。

4)分钟通气量(MV)。取决于呼吸频率(Rate)和VT(MV=Rate×VT)。如:40次/分×6.5 mL/kg=260 mL/(kg·min)。

5)压力-容量(P-V)和流速-容量(F-V)环。可以直观地反映呼吸的动态变化。流速、容量和压力这些数值均体现在P-V和F-V环中。该环提供每个呼吸周期中的吸气和呼气限制。F-V环提供了气道阻力方面的信息,尤其限制了呼气流速。P-V环描述了肺顺应性的动态变化。

6)顺应性(C_L)。C_L < 1.0 mL/cmH₂O,提示存在间质性或肺泡病变,如RDS。C_L 1.0～2.0 mL/cmH₂O提示肺部病变恢复中,如应用肺表面活性物质后。

7)阻力(R_L)。R_L > 100 cmH₂O/L/s提示存在限制性气道疾病,如慢性肺病或气道分泌物过多。

8)时间常数(K_T)。等于C_L×R_L(单位:秒)。正常值为0.12～0.15秒。K_T指肺泡和近端气道压力达到平衡所需的时间。在3个时间常数末,95%V_T进入(吸气时)或离开(呼气时)肺泡。为了避免气体潴留,测量的呼气时间需要>3个K_T(0.36～0.45秒)。

(5)胸片。胸片在诊断肺部疾病、呼吸支持的管理、评估呼吸状态突变的病因方面也是非常重要的。

【呼吸支持的方式】 呼吸窘迫的患儿可能仅需要氧气,呼吸衰竭、呼吸暂停的患儿则需要机械通气支持。该部分将重点涵盖目前常用的常频机械通气方式(高频通气见本章[高频通气概述]部分)。机械通气益处极大,但也伴随着显著的风险。关于如何合理选择辅助通气的模式及策略仍存在较大争议。目前的趋势是利用呼吸机与患者呼吸同步,辅助患者呼吸,以减少呼吸机相关的肺损伤。

(1)无机械通气的氧气支持。低氧血症患儿可以维持足够的分钟通气量,可以辅以低流量氧气或空氧混合气体。持续脉搏氧饱和度监测有助于监测氧合是否充分。维持SpO₂在95%～98%之间可以减少动脉血气分析的次数、预防低氧血症。

1)头罩。可提供空气-氧气混合气体、加湿,并能进行持续的氧饱和度监测。头罩易于使用、方便获得,且能观察患儿的状态。

2)面罩。与鼻导管吸氧相比,面罩耐受性及可控性较差。

3)鼻导管吸氧。可以很好地进行固定并提供低流量氧气。通过流量计最小可以给0.025 L/min的氧气。流速＞1 L/min时可以增加远端气道压力。表8-2为鼻导管吸氧下，吸入气体流速0.25～1.0 L/min、FiO_2 40%～100%时的实际FiO_2。

表8-2 鼻导管吸氧时FiO_2的转化值

流速（L/min）	FiO_2			
	100%	80%	60%	40%
0.25	34%	31%	26%	22%
0.50	44%	37%	31%	24%
0.75	60%	42%	35%	25%
1.00	66%	49%	38%	27%

以上数值仅供参考。

（2）持续气道末正压（CPAP）。面罩、鼻罩或气管插管均可提供CPAP以稳定气道、促进肺复张、改善PaO_2。远端气道过度扩张可导致CO_2潴留。

1）CPAP设备。根据CPAP的流速特点分为2类，即恒定与变化流速。

A. 恒速CPAP设备

a. 气泡CPAP。在吸气端持续供给经空-氧混合仪和流量计调节的加湿加热的气体。将呼吸机管道的呼气端置入水箱中并达目标水压深度，以产生持续气道末正压。流经系统的足够流速可在水箱中产生持续的水泡。有学者认为，水泡产生的高频震荡有利于气体交换和肺复张，但也有学者表示质疑。水封瓶CPAP压力产生系统的优点在于可以看见和听到流速是否充足。然而，鼻端的压力往往高于设定的压力。气泡CPAP的优势主要在于设备的简易和价格的低廉。较少的研究表明其优于其他CPAP设备，气泡CPAP获得较多关注主要是源于一项单中心的临床研究结果，该研究表明该设备可以显著降低支气管肺发育不良（BPD）发生率。

b. 呼吸机驱动CPAP。婴儿型呼吸机可以提供空-氧混合的持续气流，通过改变呼吸机的呼气口大小来调节CPAP。呼气阀与其他控制装置（如流量控制器和压力传感器）一起工作，以维持CPAP达到目标压力。因此，它比气泡CPAP更少因口腔间歇性的开合而出现漏气及压力变化。必要时，它还可以迅速有效地过渡到无创正压通气。

B. 变速CPAP设备。这些设备（如婴儿气流SiPAP系统）使用专用的驱动器和发电机，利用独特的流体力学原理，调整和重新定向气体在呼吸机管道中的流向。该设备的呼气端与大气相通。通过呼气时减少呼气阻力，维持稳定的气道压力而有助于自主呼吸、减少呼吸做功。该设备需要特别设计的鼻塞。

2）CPAP的送气模式

A. 鼻罩CPAP。需要根据脸型选择合适尺寸的面罩并使之贴合紧密。虽然使用起来比鼻塞CPAP麻烦,但面罩可以减少对鼻中隔的损伤。

B. 鼻塞CPAP(nCPAP)。鼻塞是最常用的一种,可用于轻度RDS患儿的呼吸辅助,可以在撤机后或者呼吸系统疾病恢复过程中维持气道压力和肺泡扩张。该治疗可以维持上气道开放,因此可用于呼吸暂停的患儿。nCPAP压力范围2～8 cmH_2O,多为2～6 cmH_2O。气道的过度扩张可以导致CO_2潴留或气漏(气胸)。胃扩张也是nCPAP的一个并发症,因此需要留置胃管进行减压。在nCPAP治疗期间,可以鼻饲喂养,但需密切监测腹围大小。

C. 鼻咽CPAP。可以作为鼻塞的替代。利用气管插管或较长的双鼻孔鼻塞通过鼻腔直达鼻咽部。利用呼吸机或CPAP设备提供持续气道末压力。对于活跃的患儿,该方法能很好地进行固定,对鼻中隔损伤较小。

D. 气管插管CPAP。新生儿中较少用。

(3) 无创通气。指在没有气管插管的情况下,利用持续的或波动的压力提供呼吸支持的所有通气方法,包括之前所提到的CPAP。较常用的有经鼻间歇正压通气(NIPPV),其将nCPAP与机械通气结合,也可与患儿呼吸同步(SNIPPV)[CPAP(PEEP)压力为3～6 cmH_2O,PIP压力设置为高于CPAP 10 cmH_2O,吸气时间0.3～0.6秒,呼吸频率10～60次/分],主要因嘴和鼻漏气,提供的压力可能有变化,常低于设定的PIP。在SNIPPV,最主要的技术问题是尚不能准确识别早产儿的自主呼吸从而实现同步。NIPPV可用于RDS早产儿的主要呼吸支持模式,但更多用于减少拔管失败/需要重新插管的风险。经鼻通气似乎更有助于呼吸暂停时进行呼吸支持。NIPPV可能引起腹胀甚至胃肠穿孔。此外,常见鼻部损伤及经鼻塞周围漏气,因此,仔细选择鼻塞大小及监测其位置很重要。

(4) 机械通气。是否进行有创机械通气取决于多个因素。需考虑到呼吸窘迫和血气异常的严重程度,特异性的肺部疾病的自然病程、心血管和其他系统疾病的程度都需要纳入考量。由于机械通气会导致严重的并发症,因此是否进行气管插管、机械通气,需要十分慎重。

1) 球囊-面罩或球囊-气管插管手动装置。可以作为紧急情况下的呼吸辅助方法。便携式测压仪可在手动球囊通气时来监测气道峰压。需选择可以自充气或流量依赖的麻醉气囊。所有的手动设备需要有一个减压阀以避免患儿气道压力过高。

2) 常频婴儿型机械通气。常频机械通气通过气管插管、以生理频率递送生理潮气量。当代微处理器调控的呼吸机能根据患者自身呼吸做功的程度提供多种不同的机械通气模式。这些模式主要根据流量或压力传感器的监测值进行精确调控。当部分新生儿出现气促、小潮气量时,尽量不要使用患者触发或控制的呼吸机模式。

A. 呼吸机参数设置。临床医生根据不同的疾病状态,通过设置不同的呼吸机参数以控制机械通气的送气特点。

a. 吸气时间（Ti）。可由医生设置为呼吸机或患者控制。

– 时间切换。每次机械通气持续的时间，极低出生体重儿（ELBW）需要 $0.2 \sim 0.3$ 秒，足月儿则达 $0.5 \sim 0.6$ 秒。

– 流量切换。每次机械通气持续到吸气流速下降到一定的阈值（当患者达到吸气末时）。当患者的呼吸做功改变时，Ti 可相应变化。

b. 潮气量（V_T）

– 容量控制。每次机械通气容量相等，根据患者呼吸做功大小调整呼吸机压力。过去容量控制通气很难在新生儿中安全应用。

– 压力控制。每次机械通气需达到设置的压力，V_T 因患者的呼吸做功大小而改变。

– 容量保证。临床医生设置每次机械通气的最大 PIP 和目标潮气量（V_T）。一旦达到目标 V_T，呼吸机则缩短吸气时间。如果前一次的吸气时间被缩短，有些机器可以下调下一次的吸气 PIP。如果前一次的呼吸低于目标 V_T，呼吸机则会提高下一次的 PIP，直到达到最高 PIP。理想的情况是，即使患者的呼吸做功改变或心肺状态改变，容量保证模式也可以输送持续稳定的 V_T。

c. 机械通气频率

– IMV（间歇指令通气）。不考虑患者呼吸做功情况，呼吸机以固定的频率送气。

– SIMV（同步 IMV）。呼吸机的设定频率可以分割成固定的时间窗，若在一个时间窗内存在患者的触发，则呼吸机同步送气；若无触发，则会给机械通气。

– A/C（辅助控制模式）。每次患者的呼吸做功都可以触发呼吸机辅助送气。若无触发，呼吸机会以预设的呼吸频率送气。若触发敏感性过高，会导致误触发而使呼吸机辅助送气频率高于实际所需频率。

– PS（支持或辅助模式）。仅当患者有呼吸做功时才可触发呼吸机辅助送气。无后备支持频率。

d. 患者触发。当代的微处理器控制下的呼吸机的精度取决于是否能准确地监测到患者的呼吸做功。在很小早产儿的呼吸做功中，由于测量误差或漏气，很难区分其呼吸时的流量或压力改变。

– 通过呼吸速度描记器（pneumotach）或空气流量传感器监测流速。传感器在患者端则更可靠。

– 压力。压力触发可受呼吸机回路中的震动影响，尤其是管道中水珠的影响。

– 神经。通过放置在膈肌水平的双向食管电极，通过感应到的膈神经冲动以触发呼吸机送气。流量和压力传感器在呼吸过程中触发。神经传感器可允许机械通气与患者自主呼吸相匹配。这一很有前景的技术目前尚未在新生儿中获得充分的研究。

e. 前述的参数多组合成下述的模式。注意：容量保证可叠加到压力控制模式中。

– IMV。无触发，通常为压力控制、时间切换通气。应用：无可靠的患者触发。

– SIMV。可为容量或压力控制、时间切换。同步压力控制、时间切换通气（PLV）是标准的通气模式。应用：预防自切换导致的过度通气。当患者呼吸频率高于设置呼吸频率时不提供支持。

- SIMV+压力支持（PS）。患者呼吸频率高于SIMV的频率时，通过压力控制、流量切换进行支持。PS的压力设定通常低于SIMV的PIP值。应用：减少呼吸做功。可以有助于下调参数、撤机。

- 容量保证SIMV。目前被广泛应用的新模式。优点为减少呼气量的波动，使PCO_2更稳定、减少间歇性过度肺复张的发生。缺点为漏气、呼吸机管路出现冷凝水以及极低出生体重儿流量/压力时，则传感器功能变差。

– 压力控制。压力限制（通常在吸气时流速下降）、时间切换、A/C。可为容量保证的。应用：在容易检测到呼吸做功的患儿，可提供耐受良好的支持。

– 容量控制。容量限制、时间切换、A/C。应用：同压力控制，可使V_T更稳定。

– 压力支持。压力限制、流速切换、A/C。可为容量保证的。应用：和SIMV一样，可以作为下调呼吸机支持的模式。

【呼吸治疗药物和肺表面活性物质】 有许多药物可以改善呼吸，用于各种治疗，其中支气管扩张剂和抗炎药物是应用最久、最广泛的。吸入混合气体，如氦气和一氧化氮，是新近的治疗方式。镇静和肌松药在新生儿呼吸管理中的应用依然存在争议。肺表面活性物质的替代治疗在早产儿的管理中已成为重要的治疗方法，且不仅局限在RDS（肺透明膜病）中。所有药物的剂量和不良反应见表8-3，在此，主要是针对其在呼吸管理策略中的应用进行简要阐述。

表8-3　新生儿气雾剂治疗的剂量、作用受体和常见不良反应

药　物	受　体	不良反应
沙丁胺醇（舒喘灵，万托林）： 每次$0.1 \sim 0.15$ mg/kg 生理盐水稀释至3 mL 每$4 \sim 6$小时一次	β_2：长效，$3 \sim 8$小时，比间羟异丙肾上腺不良反应少	心动过速（甲基黄嘌呤类可加重不良反应） 高血压 高血糖 抖动
间羟异丙肾上腺： 每次$0.5 \sim 1$ mg/kg 生理盐水稀释至3 mL 每6小时一次	β_2：对气道的作用弱于沙丁胺醇	心动过速 心律失常 高血压 高血糖 耐药性、抖动 平滑肌过度舒张＝气道塌陷 低氧血症可加重心律失常

（续表）

药　物	受　体	不良反应
色甘酸钠：20 mg 　生理盐水稀释到3 mL 　每6～8小时一次	抗炎、稳定肥大细胞	过敏反应 肝肾疾病时慎用 炎症反应时可有支气管痉挛 上气道激惹
特布他林： 　每次0.01～0.02 mg/kg 　生理盐水稀释到3 mL 　每4～6小时一次 　最小剂量：0.1 mg	β_2：舒张外周气管	高血压 高血糖 心动过速
阿托品： 　每次0.025～0.05 mg/kg 　（最大剂量2.5 mg） 　将静脉制剂用生理盐水稀释到 　2.5 mL，每6～8小时一次	拮抗迷走神经	心动过速 心律失常 低血糖 肠梗阻，气道干燥 若气道分泌物稠厚：建议联 　合沙丁胺醇
异丙托溴铵（爱喘乐） 　新生儿：每次25 μg/kg 　婴儿：每次125～250 μg/kg 　生理盐水稀释到3 mL 　每8小时一次	拮抗乙酰胆碱和副 交感神经的位点 的结合	神经紧张 头晕 恶心，视力模糊 咳嗽，心悸 皮疹，排尿困难
外消旋肾上腺素：0.05 mL/kg（最大 剂量0.5 mL） 　用2 mL生理盐水稀释 　每30分钟一次，最多4次 　（2 mg消旋肾上腺素=1 mg肾上腺素） 　1∶1 000肾上腺素：0.5 mL/kg 　生理盐水稀释到3 mL 　每30分钟一次，最多4次	α受体	心动过速 抖动 高血压
左旋沙丁胺醇（Xopenex）： 　支气管痉挛时每每4～6小时给药 　0.31～1.25 mg（2007年NHLBI哮喘 　指南）	β_2：沙丁胺醇的单一 旋光异构体，对心 率影响小	神经紧张，抖动，心动过速， 　高血压，低钾血症，可有矛 　盾性支气管痉挛、多见于 　首次应用该药

NHLBI：National Heart, Lung, and Blood Institute，国际心肺及血液组织。
新生儿：出生至28天；婴儿：生后28天至1岁。

（1）支气管扩张剂（吸入制剂）。大部分药物为拟交感类，兴奋β_1、β_2和α肾上腺素能受体。具有正性肌力和变时作用，可舒张支气管平滑肌和血管。沙丁胺醇可能是最常用的雾化吸入型支气管扩张剂。其他支气管扩张剂如表8-3所述。两种抗胆碱能药物（阿托品和异丙托）也被用作吸入型支气管扩张剂，通过阻断肺的乙酰胆碱受体以舒张支气管平滑肌。所有药物都可用于降低气道阻力、下调机械通气时所需的气道平均压。

（2）支气管扩张剂（全身应用）。氨茶碱（静脉）和茶碱（口服）是甲基黄嘌呤类，具有较好的支气管扩张作用。在新生儿可用于支气管扩张，更多用于兴奋呼吸中枢。

（3）抗炎制剂

1）激素。用于治疗或预防慢性肺病。尽管激素治疗短期内可显著改善肺功能，但远期疗效仍待明确。基于地塞米松治疗的潜在不良反应，美国儿科学会（AAP）和加拿大儿科学会（CPS）发表联合声明，反对常规使用治疗。

2）色甘酸钠。防止肥大细胞释放组胺和白三烯样物质。作用缓慢但可持续2～4周。尚未明确其是否适用于新生儿。

（4）吸入性混合气体

1）氦氧混合气体（氦气78%～80%，氧气20%～22%）。产生的吸入气体密度低于氮氧混合气体或氧气。使用氦氧混合气可以减少增加的呼吸阻力负荷，改善通气分布，在小气道产生较少的湍流。有限的新生儿使用数据表明，氦氧混合气体可降低吸入氧浓度、缩短机械通气时间。

2）吸入一氧化氮（iNO）。由血管内皮细胞产生的强效的气态血管舒张剂。NO可以和血红蛋白迅速结合，因而其作用位点被限制于产生和给药的部位。通过呼吸机气体输送时，iNO只在肺通气良好的血管床中产生血管舒张作用，因此降低肺内分流和肺血管阻力。iNO对体循环并无影响。

A. 作用。iNO可以迅速地从肺泡细胞弥散至血管平滑肌，升高环磷酸鸟苷水平，使平滑肌舒张。

B. 剂量。iNO需从低浓度开始，2～40 ppm。根据临床效果调整浓度（主要是改善氧合）。当浓度＞20～40 ppm时并不产生额外效益。

C. 给药方式。iNO通过呼吸机气体给药，最好接近患者端以避免和高浓度氧气混合时间过长而导致过量的NO_2产生。内置传感器可以测量输送的NO和NO_2浓度。目前已可在高频机械通气下给NO治疗。需要同时监测高铁血红蛋白含量。当高铁血红蛋白＞4%或NO_2＞1～2 ppm时，需要下调NO浓度。

D. 适应证。适用于存在低氧血症呼吸衰竭的足月或近足月新生儿。美国儿科学会有相关的推荐指南。目前已在研究iNO在其他肺血管收缩功能异常导致的氧合下降的其他多种肺部疾病中的应用价值。其潜在的血管舒张功能可降低肺血管阻力，进而减少右向左分流和/或肺内分流。在严重的呼吸衰竭病例中应用iNO，30%～45%患者无需进一步的ECMO治疗。在RDS的早产儿中应用iNO可降低慢性肺病发生率和死亡率。在超未成熟RDS早产儿中常规早期应用iNO可能改善远期预后。

E. 不良反应。使用iNO无体循环不良反应，其主要并发症是NO_2产生的毒性及高铁血红蛋白导致的不良反应。

（5）其他药物

1）西地那非。口服制剂，是磷酸二酯酶-5抑制剂，可降低肺血管阻力，已应用于成人肺动脉高压。其在支气管肺发育不良患者中的应用备受关注，在应用于新生儿之前需要进一步的研究。

2）前列环素（PGI_2）。一种潜在的肺血管舒张剂，可以气雾吸入或静脉滴注。可发生低血压。已有与iNO联合应用的报道。

3）波生坦。口服制剂，为内皮素-1受体阻滞剂，可降低肺血管阻力。在新生儿中的应用尚未明确。

（6）镇静和肌松药物。新生儿机械通气时易出现激惹。患儿自身的呼吸节律被打断，会出现人机对抗。激惹可导致缺氧发作，因此需给予镇静或肌松药。值得注意的是，当应用流量感应或患者触发的SIMV模式机械通气时，尽量不用镇静剂、肌松药。当出现人机对抗时，可能是由于肺顺应性/气道阻力变化而导致的呼吸机支持不足。因此，在应用镇静及肌松药之前，需仔细评估产生人机对抗的可能原因（如气管插管阻塞或位置异常、气胸）。

1）镇静药。包括劳拉西泮、苯巴比妥、芬太尼或吗啡。每种药都有其优点与不良反应（详见第76章）。

2）肌松药。包括泮库溴铵和维库溴铵。长时间用肌松药会导致体液蓄积，出现肺水肿和皮肤水肿。

（7）肺表面活性物质（PS）替代治疗。肺表面活性物质的应用极大地改善了RDS（曾称为肺透明膜病）患儿的预后。在RDS早期应用PS可恢复肺功能，防止因PS缺乏需要依赖呼吸机而导致的肺组织损伤。

1）成分。目前的PS成分主要是动物源性。贝拉康坦（Survanta）和卡尔法坦（Infasurf）分别来源于牛肺和肺泡灌洗液。猪肺表面活性物质（Curosurf）源于猪肺。Lucinactant（Surfaxin）是2012新批准上市的合成制剂。所有产品都含有不同浓度的疏水性肺表面活性蛋白B和C（SpB和SpC）。Infasurf和Curosurf含有肺表面活性物质磷脂成分。贝拉康坦通过在切碎的肺组织提取物中添加磷脂成分以提高肺表面活性物质与膜磷脂的比例。合成的肺表面活性物质已上市多年，其与体内自然产生的表面活性物质功效相同。

2）作用。可用于肺表面活性物质生成不足或失活的新生儿的替代治疗。其基本功能是降低表面张力、稳定肺泡气-液交界面。气-液交界面的稳定可影响下气道表面张力、防止肺萎陷、避免肺不张或过度膨胀。

3）剂量和给药方式。每种产品的剂量和备药方式不尽相同。所有的药物都是通过气管内直接给药方式。肺表面活性物质可以通过气管插管的外接头持续滴注给药或者通过插入气管插管内的导管注药。给药时调整体位可以使药物分布更均匀。

这些给药方式有的目前正在研究中（每个药物的详细信息可参见第148章）。

A. 出生时预防性给药。目前较少用，只有出现需要复苏且肺表面活性物质可以同时安全给药时方可考虑。目前常规倾向于在产房给予CPAP。

B. 出现呼吸窘迫时给予肺表面活性物质。目前，当明确诊断RDS且生命体征稳定时可给药。

C. 重复给药。可在首次给药6～12小时后重复。若首次给药后治疗反应消失时可考虑再次给药。是否需要给予第三剂目前仍存在争议。

D. 气道阻塞。由于药物的黏度高，可在给药过程中出现气道堵塞。需要临时提高呼吸机参数直至药物完全从气道弥散至肺泡。

4）疗效。已观察到给药后的近期及远期疗效。

A. 近期疗效。包括FiO_2需求下降、PaO_2、$PaCO_2$和a/A改善。同样的，肺功能改善后，也改善了V_T和肺顺应性，呼吸机的PIP需求下降。

B. 远期疗效。缩短上机时间、减轻BPD的严重度。目前，并不能显著降低动脉导管未闭、坏死性小肠结肠炎、颅内出血等并发症的发生率。

5）不良反应

A. 少部分患儿可出现肺出血。

B. 继发性肺部感染。

C. 给药后可能出现气漏（气胸）。V_T的瞬变需要立即下调PIP。若即使已下调FiO_2但未下调PIP，可导致气漏的发生。

6）RDS以外疾病的应用。在肺炎、胎粪吸入综合征、持续性肺动脉高压、肺出血、成人呼吸窘迫综合征（ARDS）中应用表面活性物质的初步研究显示有效。但目前并无相应的诊疗指南。目前正在研究其在胎粪吸入综合征中采用稀释的肺表面活性物质进行肺泡灌洗。

【新生儿呼吸支持策略】

（1）概述。虽然本章节讨论的方法和技术在NICU非常重要，但在临床应用中依然存在危险。除了需要采取更积极的干预措施以改变肺部疾病的进程，如早期气管插管给予肺表面活性物质治疗RDS，基本的治疗目标是提供充分的气体交换所需的最小支持。无创鼻塞CPAP或通气优于气管插管和机械通气。患者触发的通气模式更易为患者所耐受，需要的支持较少。关于新生儿容量保证的通气方式的系统综述结果表明：同经典的压力控制模式比较，该方式引起的新生儿死亡率和慢性肺病的发生率更低。目前仍需从多种辅助通气模式中选择更理想的方式。在决定开始或停止呼吸机支持时，需要始终考虑呼吸机相关肺损伤及呼吸机管理不当导致的各系统损伤。

1）肺损伤的机制

A. 氧中毒。是慢性肺病（BPD、CLD）和早产儿视网膜病（ROP）的危险因素，可通过仔细监测并设置与孕周相适应的SPO_2目标范围来减少发生率。

B. 炎症因子和感染。由气管插管导致。建议采用无创通气、早期拔管。

C. 压力伤/容量伤。可因肺过度膨胀, 反复的肺泡开放或萎陷产生的应激或来自周围肺单元的剪切伤导致。维持功能残气量(FRC)、使用合适的PEEP、使用小潮气量预防肺过度膨胀有助于减少损伤。

2) 呼吸机管理不当导致的不良反应

A. 高氧血症(高PO_2)。ROP发生率增高。

B. 低氧血症(低PO_2)。病死率增高。

C. 过度通气(低PCO_2)。使脑血流减少, 增加发生脑室周围白质软化和脑瘫的风险。

D. 高碳酸血症(高PCO_2)。增加发生精神运动发育迟缓的风险。

E. 过度肺复张可影响静脉回流和心输出量, 导致体循环低血压。

(2) 呼吸窘迫时的起始机械通气治疗。更多的呼吸机管理细节参见第46章。

1) 适应证

A. 吸氧、鼻塞CPAP或鼻塞通气时仍无法维持足够的PO_2和PCO_2。

B. RDS恶化是早期气管插管给肺表面活性物质并进行机械通气的指征。

2) 呼吸机参数设定。注意: 需参考所在中心使用的呼吸机具体操作手册, 明确该机型可使用的模式。

A. 经典的压力控制通气(PLV): 建议同步、测量V_T。

a. PEEP $4 \sim 5$ cmH_2O。

b. Ti 0.3秒。

c. 调整PIP使V_T在$4 \sim 5$ mL/kg。若无法测量V_T, 限制PIP, 使患者无呼吸做功时, 每次通气引起的胸廓起伏改变甚微。

d. SIMV频率$30 \sim 40$次/分。高的频率和/或AC通气模式会导致过度通气。

e. 触发敏感度设置与呼吸机的特异原理有关。需参考呼吸机使用手册。

f. 必要时通过临床查体、无创监测、血气分析和胸片以评估呼吸机通气效果。根据需要调整PIP和频率。详见后述的呼吸机管理相关内容。

B. 容量控制通气(VTV)

a. PEEP $4 \sim 5$ cmH_2O。

b. Ti 0.3秒。

c. 目标容量$4 \sim 5$ mL/kg。PIP高限需足够, 以达到目标潮气量。

d. SIMV频率$30 \sim 40$次/分。较高的频率和/或AC通气模式会导致过度通气。

e. 必要时通过临床查体、无创监测、血气分析和胸片以评估呼吸机通气效果。根据需要调整PIP和频率。详见后述的呼吸机管理相关内容。

f. 气管插管周围漏气量大可影响容量控制通气模式的功效。因此，可调整为 PLV 模式，或更换较大管径的气管插管。

（3）机械通气的微调（参见第46章）。须确定每个患者有足够的气体交换，其与诊断、患者的孕周和所需支持的水平相关。

1）低 PO_2。通常由于通气-血流比例失调导致（低的 V/Q）。在给氧的情况下，尚需改善肺的通气和血流分布。可通过以下方式改善氧合。

A. 维持肺的扩张。利用 PEEP 使肺在呼气末保持扩张，在 RDS 患儿使用肺表面活性物质。预防肺萎陷也可减少反复肺泡扩张引起的肺损伤。

B. 使用合适的 V_T 和 PIP 使肺复张。

C. 选择性使用 iNO 可减少通气良好肺组织的血管阻力，改善氧合。除 iNO 外，前列腺素可改善因持续性肺动脉高压导致的肺外分流。

D. 考虑使用 HFO。在严重的均匀性肺泡疾病（RDS、ARDS），可以维持高的平均肺容量。

2）高 PCO_2。由于分钟通气量不足所导致。

A. 提高 MV 以降低 $PaCO_2$。若 V_T 已达到约 5 mL/kg，可以考虑提高频率。需特别注意，当使用患者触发的通气模式时，需确保频率增快是源于增高的呼吸机频率，而非患者引起的误触发。

B. 提高 PIP 以提高 V_T。虽然高的 PIP 本身并不会引起肺损伤，但当早产儿 PIP $> 20 \sim 25$ cmH₂O 或足月儿 PIP > 30 cmH₂O 时，需考虑高频通气。

C. 当使用患者触发的通气模式时，若患儿存在呼吸暂停，应尽可能高地设置呼吸机频率以预防通气不足。

3）新生儿肺部疾病。很少为静态的，需不断调整呼吸机参数。

（4）下调呼吸机参数和撤机。当疾病缓解、肺功能改善时，在耐受的情况下应尽可能快地下调呼吸机参数。大部分的患者不需要"撤机"，但需要下调参数以满足通气需求。持续的脉搏氧饱和度及 $tcPCO_2$ 监测有助于下调参数并减少血气分析采样次数。吸入氧浓度下降、肺顺应性改善（下调 PIP 以维持 V_T）提示可进入撤机阶段。虽然存在争议，一些医生认为拔管前使用茶碱类药物可增强患儿的自主呼吸，有助于成功撤机。疾病的状态、孕周、营养支持情况等均可影响撤机。

1）PIP。优先下调，因为过度通气损伤较频率过高的危害更大。容量保证的通气模式可随着肺修复充分地下调 PIP，实现一定程度的自动撤机。

2）FiO_2。根据血氧饱和度或血气结果随时下调。PIP 下调时 $\overline{Paw}$ 降低，因此可在下调过程暂时提高 FiO_2。

3）逐渐下调频率（不适用于 A/C 模式）。需要经常下调频率。耐受频率下调的患儿在下调过程中对氧的需求并不会增加。患儿需能够维持足够的分钟通气量，不发生高碳酸血症或呼吸暂停。当呼吸机频率＜10～20次/分时，可以拔管。有些患儿需要数小时下调参数，有些则需要数天、数周或更长时间。

4）A/C通气模式的撤机。由于在该模式下，所有的自主呼吸都获得了呼吸机的支持，将呼吸机频率下调至小于患儿的自主呼吸频率并不会改变机器对于患儿呼吸的支持力度。参数的下调主要是降低PIP。当最小的PIP（10～15 cmH$_2$O）支持下可以维持足够的通气时，可以尝试拔管。

（5）拔管后的管理。继续监测血气、呼吸做功和生命体征。在拔管后即刻通常需要给予氧气支持。

1）氧疗。可以通过头罩或鼻导管给氧。吸入氧浓度可比机械通气时提高5%。

2）鼻塞CPAP。非常有助于预防拔管后的肺泡萎陷，避免再次插管。

3）胸片。若患儿吸入氧浓度逐渐升高或者临床情况出现恶化，需要在拔管后6小时左右完善胸片，检查以明确有无肺萎陷。

【高频通气概述】 高频通气是可以提供快速频率和非常小潮气量的各种通气策略和设备的通气方式。即使V$_T$减少（小于等于死腔容量），也可以提供足够的通气，减少容量损伤。高频通气的频率通常用Hz表述。1 Hz（1次/秒）等于60次/分。所有的高频通气方式需由训练有素的呼吸治疗师及经过综合培训的护士参与实施和管理。此外，由于通气及氧合可以迅速改变，因此需进行持续监测。此类呼吸机的优化应用还在不断完善中，但不同的通气策略与特异性的肺部疾病密切相关。

（1）高频通气明确适应证

1）肺间质性气肿（PIE）。一项多中心的研究表明，在早期PIE及常频治疗失败的患儿中，高频喷射通气（HFJV）效果更优。

2）严重的支气管胸膜瘘。该类患儿可能对于胸腔引流和常频通气治疗效果差，因此可以考虑给予HFJV以提供充分的通气，减少瘘管的渗漏。

3）呼吸窘迫综合征（RDS）。高频通气成功率高。在严重的呼吸衰竭患儿，常频通气参数极高时，可使用高频通气作为挽救治疗。因此可以较早给予高频通气。但并无证据建议对生后数小时内已给予肺表面活性物质治疗的RDS患儿即刻给予高频通气。

4）符合ECMO/ECLS适应证的患儿。肺动脉高压伴或不伴间质性肺病（如胎粪吸入、肺炎、肺发育不良或膈疝）易导致难治性呼吸衰竭，往往需要在ECMO/ECLS治疗前予以高频辅助通气。符合ECMO/ECLS适应证的患儿先予以高频通气25%～45%的病例可避免使用ECMO。

（2）可能的适应证。高频通气在其他疾病应用中也获得成功。在临床广泛应用之前，需要进一步的研究以明确针对这类疾病的具体适应证和合适的通气策略。

1）肺动脉高压。

2）胎粪吸入综合征。

3）膈疝伴肺发育不良。

4）Fontan 术后。

（3）高频呼吸机、技术和设备。美国目前有两种高频通气呼吸机——高频喷射呼吸机（HFJV）和高频震荡呼吸机（HFOV）。

1）高频喷射呼吸机。通过气管插管喷射高流速的气流，通常频率为240～600次/分，潮气量大于等于死腔。在HFJV期间是被动呼气。美国FDA唯一通过的HFJV型号是Life Pulse（Bunnell, Inc., Salt Lake City, UT）呼吸机。

A. 适应证。多适用于PIE, Life Pulse HFJV呼吸机也用于高频通气可适用的所有疾病。

B. 设备

a. Bunnel Life Pulse呼吸机。吸气压力（PIP）、"on time（按时）"喷气阀、呼吸频率都是通过喷射呼吸机的数字表盘进行控制。该机型的PIP通过压力孔进行伺服控制。该呼吸机有一个精准的报警系统以确保安全，有助于监测肺功能的改善情况。具有特殊的湿化系统。

b. 常频呼吸机。需要常频呼吸机主要是产生PEEP和送气。PEEP和背景通气由呼吸机控制。

C. 操作

a. 开始。始终保持密切观察，尤其是刚开始通气时。

– 将气管插管头端装上HFJV的接口适配器。

– HFJV 的参数设置

• 默认设置喷气阀为"on time"，0.02秒。

• 频率。420次/分。

• PIP。比常频呼吸机低2～3 cmH$_2$O。通常情况下，患儿在HFJV下需要的PIP较低。

– 常频呼吸机的参数设置

• PEEP。3～5 cmH$_2$O。

• 当HFJV达到一定压力，频率。下降5～10次/分。

• 当达到一定压力，PIP调整到比喷射呼吸机低1～3 cmH$_2$O（只要低到不干扰喷射通气即可）。

D. 管理。HFJV的管理取决于临床病程和胸片。

a. 排出CO$_2$。高频通气时，V$_T$改变较频率改变更易影响肺泡通气。因此，调整ΔP（PIP−PEEP）以确保排出足够的CO$_2$，jet阀在"on time"，HFJV时呼吸频率多不需要调整。

b. 氧合。HFJV下，PIE患儿的氧合情况较在常频通气时明显改善。然而，当患儿已吸入100%氧气但血氧饱和度仍不能维持时,则需要提高Paw以改善氧合。可通过以下方式提高Paw。

— 上调PEEP。

— 上调PIP。

— 上调背景常频通气(频率或压力)。

c. 患儿的体位:患侧向下有助于PIE缓解,双侧气漏时交替放置体位可促进有效治疗。需要仔细观察并进行影像检查以避免过度通气。

E. 下调参数。下调期间,使用以下原则。

a. 尽可能快地下调PIP($PaCO_2 < 35 \sim 40$ mmHg)。由于CO_2的排出对于VT的改变非常敏感,故每次下调PIP 1 cmH_2O。

b. 氧浓度。若氧合好,下调吸入氧浓度($PaO_2 > 70 \sim 80$ mmHg)。

c. 喷气阀"on time"及频率。常保持恒定。

d. 始终关注患儿的临床状态和胸片改变,尽早发现肺不张或肺萎陷。

e. 气漏缓解。在气漏缓解后继续使用HFLV 24～48小时,可见呼吸机压力和氧需求明显降低。

f. 临床症状无改善时,可在喷射通气后6～24小时后尝试常频呼吸机。

F. 特别注意事项

a. 气道阻塞。常很快被发现,可见尽管有呼吸音,但患儿胸廓起伏运动下降。伺服压力(驱动压力)常常很低。

b. 内源性无效PEEP(气体潴留)。喷射流可导致较大婴儿出现内源性无效PEEP。下调常频呼吸机的背景气流可纠正此问题,也可下调呼吸频率以允许更长的呼气时间。

2)高频震荡呼吸机。HFOV通过震荡的活塞和膜片产生小于或等于死腔的V_T。该机制允许主动呼气和吸气。SensorMedics3100B型号的HFOV(CareFusion Corporation, San Diego, Ca)目前已获得美国FDA认证,可用于新生儿。

A. 适应证。呼吸衰竭:当常频通气无法改善氧合或通气,或需要非常高的气道压力时,可以使用HFOV。类似于其他类型的高频通气,当增加的气道阻力并非为主要的肺病理生理因素时,HFOV是有效的。当间质病变为均质性,HFOV效果最佳。对于RDS的早产儿,一些临床医生提倡将HFOV作为首选的辅助通气模式。

B. 设备。HFOV使用中无需常频呼吸机。需要设置频率、Paw以及活塞位移所需的压力。

C. 操作

a. 开始

— 停止常频呼吸机。

— 参数设置。

- 频率。早产儿 RDS 时常设为 15 Hz。大婴儿或气道阻力显著增高者（胎粪吸入）可初设为 5～10 Hz。
- $\overline{Paw}$。较之前的常频呼吸机高 2～5 cmH$_2$O。若在 HFOV 应用前已出现肺过度膨胀或气漏，需设置较低的 $\overline{Paw}$。
- 振幅。与常频通气的 PIP 相近，可通过改变活塞位移的压力进行调整。上调该压力，直至可以看到明显的胸壁震动。

－ 启用 HFOV 后，需经常仔细评估肺膨胀情况和气体交换是否充分，因为气陷是该类通气模式常见的潜在威胁。若胸片出现膈肌下移或变平、心影变小，提示存在肺过度膨胀。

D. 管理

a. 低 PaO$_2$。可提高 $\overline{Paw}$。胸片有助于判断肺扩张是否充分。

b. 高 PaCO$_2$

－ 伴氧合差。$\overline{Paw}$ 可能过高或过低，导致肺过度扩张或大范围肺泡塌陷。同样，需要拍片进行鉴别。

－ 伴氧合正常。需提高振幅（压力）。若高碳酸血症伴肺过度扩张，也可下调频率。

E. 撤机

a. 肺未出现过度扩张。PaO$_2$ 正常时优先下调 FiO$_2$，当 FiO$_2$ < 40% 时可进而下调 $\overline{Paw}$。

b. $\overline{Paw}$。肺部疾病改善时，可适时可下调 $\overline{Paw}$ 以维持理想的肺扩张状态。早期过快地下调 $\overline{Paw}$，可导致大范围的肺泡塌陷，进而需要进一步显著提高 $\overline{Paw}$ 和 FiO$_2$。

c. 振幅。根据 PaCO$_2$ 进行调整。

d. 频率。在下调参数过程中无需调整。当肺过度膨胀时，若下调 $\overline{Paw}$ 仍无法改善时，可尝试下调频率。

e. 当 HFOV 参数很低时，可以改用常频呼吸机或直接拔管。

F. 并发症。肺过度膨胀影响心输出量。因此需动态摄片进行评估。

呼吸管理常用术语

动脉-肺泡氧比值（a/A）：见第 76 页。

辅助通气：患儿开始机械通气时的设置，触发呼吸机提供预设的潮气量或压力。

辅助/控制通气：如果患儿发生呼吸暂停时，呼吸机会以预设的呼吸频率送气，其他与辅助通气相同。

持续气道正压：一种自发模式，在整个呼吸周期中维持的肺内压是升高的。

控制通气：输送固定的机械呼吸频率的设置，患儿不能在机械通气间歇进行自主呼吸。

呼气末CO_2（$EtCO_2$或$PetCO_2$）：呼气末CO_2分压。

呼气时间（ET）：设定的每次机械通气的呼气相时间。

流速：每分钟通过呼吸机的气体量。必须足够以防止再呼吸（例如3倍的分钟通气量），并且在吸气时间内达到吸气峰压。如果需要改变气道波形，可能需要改变流速。正常范围是$6 \sim 10$ L/min，通常应用8 L/min。

吸入氧分数（FiO_2）：吸入气体的氧气浓度百分比，以小数表示（室内空气=0.21）。

吸呼比：吸气时间与呼气时间的比值。正常值是1∶1、1∶1.5或1∶2。

吸气时间（Ti）：设定的每次机械通气的吸气相时间。

间歇指令通气：机械通气是间歇的，患儿在机械通气间歇进行自主呼吸。

分钟通气量：潮气量×呼吸频率。

氧合指数（OI）：$MAP \times FiO_2 \times 100/PaO_2$。

氧合血红蛋白解离曲线：显示血红蛋白结合的氧气量的曲线，是PaO_2和$PaCO_2$的一个函数。当在指定的氧分压下血液携带的氧气量小于正常值时曲线右移，当氧气携带量大于正常值时曲线左移。

PaO_2：动脉氧气分压。

PAP：气道总压力。在Siemens Servo 900−C上是PIP+PEEP。

$\overline{Paw}$：呼吸周期中给予气道的平均近端压力。

$PaCO_2$：二氧化碳分压。

吸气峰压（PIP）：每次机械通气时近端气道内达到的最高压力。注意：在Siemens Servo 900−C上PIP被定义为PEEP以上的吸气压力。

PO_2：氧气分压。

呼气末正压（PEEP）：机械通气呼气相期间高于环境压力的气道内压力。

频率：呼吸机提供的每分钟机械通气的次数。

SaO_2：直接测量的动脉血氧饱和度（动脉血气）。

潮气量（V_T）：每次呼吸周期吸入或呼出的气体量。

·参·考·文·献·

［1］ Brown MK, DiBlasi RM. Mechanical ventilation of the premature neonate. *Respir Care.* 2011; 56: 1298−1311.

［2］ Donn SM, Sinha SK. *Neonatal Respiratory Care.* 3rd ed. Philadelphia, PA: Mosby; 2012.

［3］ Goldsmith JP, Karotkin E. *Assisted Ventilation of the Neonate.* 5th ed. Philadelphia, PA: WB Saunders; 2011.

［4］ Gupta S, Sinha SK, Donn SM. Myth: mechanical ventilation is a therapeutic relic. *Semin Fetal Neonatal Med.* 2011; 16: 275−278.

［5］ Keszler M. State of the art in conventional mechanical ventilation. *J Perinatol.* 2009; 29: 262−275.

［6］ Klingenberg C, Wheeler KI, Davis PG, Morley CJ. A practical guide to neonatal volume guarantee ventilation. *J Perinatol.* 2011; 31: 575–585.

[7] Tobin M. *Principles and Practice of Mechanical Ventilation.* New York, NY: McGraw-Hill; 2006.

[8] Wheeler K, Klingenberg C, McCallion N, Morley CJ, Davis PG. Volume-targeted versus pressurelimited ventilation in the neonate. *Cochrane Database Syst Rev.* 2010; CD003666.

9 液体与电解质
Fluid and Electrolyte

评估新生儿重症监护室内早产儿和危重足月患儿的水代谢和电解质平衡在其早期治疗中至关重要。生后最初几天经静脉或动脉输入的液体在包括脑室内出血、坏死性小肠结肠炎、动脉导管未闭和支气管肺发育不良等疾病的发生或预防中起重要作用。因此,临床医师必须密切监测新生儿体液、电解质平衡,进行精细的液体治疗管理。

体液平衡是指机体维持体内水分、水摄入及水丢失分布的功能。随着胎龄增加,胎儿体内水分布逐渐发生变化。出生时的体内水分反映了肾功能、经皮肤不显性失水以及神经内分泌调节功能的成熟度。临床医生在决定输液量时必须对这些因素进行综合考虑。

【体液】

(1)体液总量。足月儿体液量约占体重的75%,在早产儿中可达85%～90%。体液总量分两部分:细胞内液(ICW)和细胞外液(ECW)。细胞外液由血管和细胞间隙内的液体组成。在胎儿期,细胞外液在孕32周时逐渐降至53%,而细胞内液含量逐渐增加,这一组成一直持续到孕38周,增加的蛋白和脂肪含量会使细胞外液进一步减少5%。

出生时,由于胎儿从宫内转移到宫外,细胞外液会进一步缩减。多尿的发生会降低体重,与胎龄成比例。对于极低出生体重早产儿,体重可降低10%～15%,而足月儿通常降低5%。这些丢失的液体大部分是水,还有一小部分是体内储存的脂肪。

(2)新生儿体液平衡

1)肾脏。胎儿尿量从2～5 mL/h稳步上升,在孕30周时达到10～20 mL/h。足月时,尿量达到25～50 mL/h,随后降至8～16 mL/h[1～3 mL/(kg·h)]。这些容量的改变反映了胎儿期体液的巨大变化以及为出生时生理性适应做出的突然改变。尽管胎儿在宫内的尿量很多,但是肾小球滤过率很低,出生时肾小球滤过率仍处于低水平,但是随着新生儿期收缩压逐渐上升,肾小球血流量以及肾小球渗透性增加,肾小球滤过率亦可稳步上升。婴儿的肾脏在有限的肾小球滤过率下可以产生稀释尿。早产儿因肾脏血流量低,故肾小球滤过率低,而在孕34周以后会明显增加。足月儿尿渗透压可浓缩至800 mOsm/L，而大儿童和成人可达1 500 mOsm/L。早产儿由于细胞间隙浓缩率低、髓襻短以及远端肾小管和集水系统对抗利尿激素的反应差，因此导致肾脏浓缩功能较低。超早产儿的尿液渗透压可以低至70 mOsm/L。然而，虽然存在这些功能不足，健康的早产儿在持续补充钠并给予90～200 mL/(kg·d)液体输注的情况下能够浓缩或稀释液体，从而保持体内液体平衡。

由于肾小球滤过率改变以及液体稀释功能不同，所有的婴儿在生后不久即会出现多尿和尿钠增多的现象。新生儿多尿是细胞外液缩减的表现，也是身体从宫内多水的状态转变为水分减少和依赖自由水的状态时为了维持体液平衡所做出的适应性改变。身体对抗利尿激素反应性下降，从而引起多尿，而血浆渗透压增加（＞285 mOsm/kg）以及细胞内液的减少会减少液体产生。尿钠增多则是由于心房尿钠肽产生增多以及肾脏钠的重吸收减少。此外，婴儿肾脏具有分泌碳酸氢盐、钾离子和氢离子减少的特点。

2）不显性失水（IWL）。体内水分蒸发绝大多数通过皮肤黏膜（2/3）以及呼吸道（1/3）。而这种不显性失水最主要的影响因素就是新生儿皮肤的成熟度。早产儿由于上皮层不成熟，因此不显性失水较足月儿多，直到妊娠34周，角质层发育逐渐成熟。在妊娠晚期，上皮层和角质层会增厚。角质层的角化作用是主要的屏障功能，而角化作用早在妊娠中期开始形成，一直持续到妊娠晚期。此外，早产儿不显性失水增加与较大的皮肤表面积-体重比和较多的皮肤血管相关。

通过呼吸道的不显性失水与呼吸频率和吸入空气或混合氧中水分含量有关。表9-1为影响新生儿不显性失水的因素。

表9-1　NICU中影响不显性失水的因素

体重	与成熟度呈反比
使用辐射保暖台进行操作	IWL较暖箱中增加50%～100%（参见第12章）
光疗	IWL存在争议；对足月儿影响小，早产儿影响大（可达25%）
双层加湿暖箱中环境湿度和温度	高湿度和中性温度环境可保存总体液量（TBW）
体温高	可增加30%～50%体液丢失
呼吸急促	与呼吸支持设备相关
皮肤破损	移除黏附物时导致皮肤破损
先天性皮肤缺失	巨大的脐膨出，神经管缺陷，大疱表皮松解皮损

总体而言，出生体重为800～2 000 g的健康早产儿，如置于双层暖箱中，不显性失水随着出生体重的降低而呈线性增加（表9-2）。然而，在出生体重相似，因疾病需要使用辐射保暖台和辅助通气设备的患儿，不显性失水随着体重降低而呈指数增加。

表9-2　处于中性温度的早产儿生后一周不显性失水量

出生体重(g)	不显性失水 [mL/(kg·d)]
< 750	100～200
750～1 000	60～70
1 001～1 250	50～60
1 251～1 500	30～40
1 501～2 000	20～30
> 2 000	15～20

Adapted from Dell KM, Davis ID. Fluid and electrolyte management. In: Martin RJ, Fanaroff AA, Walsh MC, eds. Fanaroff and Martin's Neonatal-Perinatal Medicine: Diseases of the Fetus and Infant. 8th ed. Philadelphia, PA: Mosby Elsevier; 2006: 695-703.

光疗使体温升高，外周血流速度加快，可能会增加不显性失水。一般来说，在早产儿需要增加的推荐液量为10～20 mL/(kg·d)。但新型的光疗灯如发光二极管（light emitting diodes, LED）产生的热量很低，不需要增加液量。此外，在液量摄取足够且没有额外增加的体液丢失的足月儿，不需要增加补液。光疗偶尔会导致稀便，这时不显性失水需要重新计算。

3）神经内分泌。体液平衡也受下丘脑渗透压感受器和颈动脉压力感受器的调控。当血浆渗透压＞285 mOsm/kg时会刺激下丘脑释放抗利尿激素（ADH），影响体内自由水的维持。此外，血容量减少可影响颈动脉窦，颈动脉压力感受器会进一步刺激ADH分泌并作用于远端肾单位的集合管，从而发挥维持体液平衡的作用。渗透压感受器和压力感受器共同作用，以维持体液平衡、充足的血容量及正常的血浆渗透压。对于新生儿，缺氧合并酸中毒以及高碳酸血症可对ADH分泌产生明显的刺激作用。ADH过度分泌可继发于一种或多种损伤，如颅内出血、脓毒血症和/或低血压。而在没有高渗血症或血容量损失时，ADH仍然会过度分泌，这种现象被称为抗利尿激素异常分泌综合征（SIADH），临床表现为低钠血症、低血浆渗透压、稀释尿以及低血尿素氮。由于ADH早在胎儿期就开始分泌，因此早产儿和足月儿均容易发生SIADH。

（3）调控体液平衡

1）体重。对于ICU中的所有婴儿应该使用卧式体重计每日测量体重，极低和超低出生体重儿应每日测两次。出生3～5天内，足月儿生理性体重减少占体重的5%～10%，早产儿可达10%～15%。生后第一周体重降低超过出生体重的15%视为过度降低，需要重新评估体液平衡；而若体重减少小于出生体重的2%，可能是摄入液体过多。

2）体格检查。皮肤水肿、黏膜干燥或湿润、眶周组织凹陷或肿胀以及前囟饱满或凹陷等是用于评估脱水或水中毒的体征。这些体征在足月新生儿有所帮助，但对低出生体重儿则不可靠，在观察时必须要结合其他用于评价液体平衡的体征。

3）生命体征

A. 血压。是血管容量改变的指标，但常常是发生异常后晚期而非早期的指标。在整体评价体液平衡时，需要考虑血压改变及其趋势。

B. 脉搏。脱水时减弱，同时伴有心跳加速，是早期血管容量减少时相对敏感的指标。

C. 呼吸急促。可作为代谢性酸中毒合并血容量不足的早期提示。

D. 毛细血管充盈时间（CRT）。是可靠的观察指标。足月儿CRT＞3秒、早产儿CRT≥3秒，需考虑血容量减少。

4）血细胞比容（Hct）。静脉或动脉血Hct升高或降低可反映血管容量变化。除了明显的出血，Hct的变化也可能反映水中毒或脱水，在生后第1周液体治疗中进行体液总量评估时需要考虑该指标。

5）血清生化指标

A. 钠：在135～140 mEq/L范围时表明体液总量和钠离子达到了平衡，高于或低于此值提示存在高渗或低渗状态。当血钠≤130 mEq/L时则强烈提示SIADH。

B. 血浆渗透压：为285 mOsm/L（±3 mOsm/L）是体液平衡的标准，高于或低于此值需考虑存在脱水或水中毒的可能。对于任何早产儿或者足月患儿，当血浆渗透压≤280 mOsm/L时需考虑SIADH。

6）酸碱状态

A. 氢离子（pH）。pH小于正常值（7.28～7.35）说明存在代谢性酸中毒，通常伴有其他相关因素，如血管内容量减少和高渗状态。

B. 碱剩余。当碱剩余增加（如代谢性酸中毒时碱剩余＞5）同时伴有尿量减少、血压下降以及CRT延长时强烈提示血容量减少。

C. 氯离子、二氧化碳含量以及碳酸氢盐。这些指标的测定对于计算阴离子间隙以及整体酸碱平衡状态很重要。

D. 阴离子间隙。阴离子间隙是机体脱水时用于判定是否存在代谢性酸中毒的指标。它等于血清中钠离子和钾离子的总和减去氯离子和碳酸氢根总和的差值，正常范围为8～16。当阴离子间隙值大于16时表明存在有机酸血症。当机体脱水伴随血容量减低时，低组织灌注将会导致高乳酸血症，表现为阴离子间隙升高。参见第46章。

7）尿

A. 尿量。所有肾功能正常的新生儿生后第3天尿量应为1～3 mL/（kg·h）。早产儿生后第1天尿量偏少，但从第2天开始尿量逐渐增加。

B. 尿比重。在1.005～1.02之间为体液平衡状态。

C. 尿电解质和尿渗透压。可评价肾脏浓缩功能。足月儿尿渗透压为800 mOsm/kg,而早产儿仅为600 mOsm/kg。

(4) 体液总量的维持。新生儿(足月儿和早产儿)的液体治疗必须计算正常的细胞外液丢失量以及体重降低量,同时也要避免过度的不显性失水导致脱水。脱水可表现为低血压、高钠血症和酸中毒。相反,过度的液体治疗与有临床意义的动脉导管未闭相关,可加重呼吸困难。在如前所述的详细监测同时,维持早产儿和足月儿TBW平衡可遵循如下液体治疗方案。

1) 需要液体治疗的足月儿

A. 生后第1天。予10%葡萄糖以60~80 mL/(kg·d)的速度输注,可在生后短时间适应阶段提供有限的液体,同时提供6~7 mg/(kg·min)的糖以供给能量。生后第1天不需要补充钠和钾,除非有已知的异常体液丢失存在。

B. 生后2~7天。一旦通过监测体液总量[如尿量1~2 mL/(kg·h)]证明对液体治疗的耐受性建立时,可以调整补液的速度和成分。液体治疗的目标包括使体重降低小于5%,维持正常的血清电解质以及尿量[2~3 mL/(kg·h)]。具体的液体治疗如下。

a. 补液量:为80~120 mL/(kg·d),若机体耐受,一周后可增至120~160 mL/(kg·d),或根据监测结果提供所需量。

b. 葡萄糖的补充:用于维持血糖>60 mg/dL,使用10%或12.5%的葡萄糖溶液,糖速可增至8~9 mg/(kg·min)。

c. 每日所需钠:为2~4 mEq/(kg·d),血清钠目标值为135~140 mEq/L。

d. 每日所需钾:为1~2 mEq/(kg·d),血清钾目标值为4.0~5.0 mEq/L。生后第2或第3天开始补钾,且需要尿量和血清电解质正常,肾功能正常。

e. 营养:补液里的葡萄糖并不能够满足机体代谢、生长以及活动所需要的总能量。应尽早开始肠内营养。然而,当患儿不能够经口喂养或者仅能喂养很少时,则需要全肠外营养。当肠内营养逐渐加量,静脉补液或者完全肠外营养量可以逐渐减少,使每日输入液量维持在120~160 mL/(kg·d)。

2) 早产儿

A. 生后第1天。在生后的短时间内,对于存在休克或酸中毒等病情危重的早产儿需要进行液体复苏。在稳定期计划随后的液体量时需要进行体液管理。

B. 生后1~3天。在保证体液和电解质平衡的基础上,液体管理的目标是使生后一周内体重下降维持在出生体重的10%~15%以内。

a. 补液量。早产低体重儿(>1 500 g)所需液体量为60~80 mL/(kg·d),极低出生体重儿(1 000~1 500 g)需液体量为80~100 mL/(kg·d)。超低出生体重儿(<1 000 g)如置于湿度80%的双层暖箱中,所需液体量为50~80 mL/(kg·d),若置于辐射保暖台或者没有湿化的暖箱中,每日所需液体量可达100~200 mL/

(kg·d)(详见表12-1,体重每增加100 g时每日所需液体量)。

b. 葡萄糖。在进行液体治疗时,使用5%或7.5%的葡萄糖溶液可以更好地避免发生高血糖。由于早产儿对液体的需求量大,葡萄糖的利用相对不足,可能出现血糖升高以及随之产生的高渗透压。在情况允许时首先考虑降低葡萄糖量,有严重的高血糖时(>150 mg/dL)则需要使用胰岛素。

c. 钠。在生后第1周,每日补液根据体重和血清钠的变化进行20~40 mL/(kg·d)的增减,使血清钠维持在135~140 mmol/L。在生后的2~3天内一般不需要补钠,钠的补充开始于体重降低阶段(生后细胞外液等张收缩,出现生理性多尿现象)。通常在生后3~5天,出现体重降低以及血清钠轻度降低时,提示需开始静脉补钠。在生后的3~5天仔细控制钠的摄入有助于维持早产儿生后1周内血浆渗透压的稳定。

d. 钾。补充方式同足月儿,1~2 mEq/(kg·d),前提是肾功能良好、尿量正常。

e. 营养。全肠外营养治疗可以给生后处于高代谢状态的低出生体重儿提供满足其需求的能量。一般生后第一天即开始肠外营养。

C. 生后第3~7天。根据监测结果决定液体和电解质管理。在过渡期输入液体量应进行相应的增减。过度的体重降低表明不显性失水增加以及存在脱水风险。同样,水肿和体重不降很少表明液体过多或者肾功能不足、尿量减少。所有的早产儿都应尽可能置于双层壁暖箱中,以提供一个湿度较为稳定的环境,减少不显性失水。

3)其他补液计算与注意事项

A. 环境

a. 辐射保暖台。上述推荐的补液量是基于双层暖箱计算的,若使用辐射保暖台,补液量需要增加50%~100%。使用塑料膜覆盖时补液量需增加30%~50%。

b.光疗。若患儿为足月儿则不需要额外增加补液量,若为低出生体重儿,则需要在原来补液量的基础上增加10~20 mL/(kg·d)以补充光疗产生的不显性失水。

B. 糖。通常糖速为6~8 mg/(kg·min),根据需要可以缓慢增加至10~12 mg/(kg·min),但需要密切监测以防止发生高血糖和尿糖产生的渗透性利尿。糖速计算方式如下:

$$糖速[mg/(kg·min)] = [糖浓度 × 速度(mL/h) × 0.167]/体重(kg)$$

另一种替代方法为:

$$糖速[mg/(kg·min)] = \frac{溶液中含糖量(mL)(表9-3) × 总液量}{体重(kg)/60分钟}$$

C. 钠。新生儿正常的补钠量为2~3 mEq/(kg·d)。下列公式可用于计算在特定盐水浓度下新生儿每日补充的钠量。

$$Na^+ 总量/mL（表9-4）\times 总液量/d=Na^+ 总量/d$$

$$\frac{Na^+ 总量/d}{体重（kg）}=Na^+ 总量/（kg/d）$$

D. 钾。新生儿正常的需钾量为 $1\sim2$ mEq/（kg·d）。在尿量正常后方可补钾。

表9-3　常用输液中的葡萄糖浓度

溶　液	糖浓度（mg/mL）
5%葡萄糖	50
7.5%葡萄糖	75
10%葡萄糖	100
12.5%葡萄糖	125
15%葡萄糖	150

表9-4　常用液体的含钠量

溶　液	钠浓度（mEq/mL）
3%氯化钠	0.500
氯化钠	0.154
0.5%氯化钠	0.075
0.25%氯化钠	0.037
0.125%氯化钠	0.019

【电解质紊乱】

（1）钠。正常值为 $135\sim145$ mEq/L。$131\sim149$ mEq/L 为宽泛条件下达到钠离子平衡的上下限，高于或低于此范围指示存在高钠或低钠血症。

1）高钠血症

A. 细胞外液减少伴 $Na^+ \geqslant 150$ mEq/L

a. 原因。包括肾脏排水增加和/或不显性失水增加，主要通过皮肤，尤其是极低出生体重儿和超低出生体重儿。

b. 临床表现。体重降低，低血压，心动过速，尿量减少或无尿，以及尿比重增加。

c. 治疗。高钠血症需要谨慎地进行液体治疗。补偿自由水是首要目标，而保持 Na^+ 平衡则是次要目标。在实现目标时一定要避免细胞内外水和钠的骤变，尤其是中枢神经系统（CNS），过快纠正高钠血症易引起惊厥。高钠性脱水并不代表体内缺钠。输液时需要保证血清钠值降低不超过 0.5 mEq/（L·kg·h）或更小，目标纠正时间为24～48小时。起始阶段选5%葡萄糖、0.25%生理盐水的糖盐水。

B. 细胞外液增加伴高钠血症

a. 原因。包括使用生理盐水过量，对产时窒息伴随代谢性酸中毒和低血压进行复苏及复苏后治疗时过度使用碳酸氢钠。

b. 临床表现。体重增加和水肿。若心输出量受影响，则水肿和体重增加会加重。由于心脏的代偿，心率、血压及尿量可正常或减少。

c. 治疗。判断心脏功能，识别液体过量以及控制和维持液量，然后控制钠的摄入直到血清钠恢复到正常范围。

2）低钠血症。参见第64章。

A. 血管内液和第三间隙液体增加导致的细胞外液增加

a. 原因。细胞外液增加伴随血清$Na^+ < 130$ mEq/L，多表示输液过量和第三间隙液增加，继发于败血症、休克和毛细血管渗漏。也可继发于心力衰竭和机械通气下的药物性神经肌肉瘫痪。它更常发生于中枢神经系统损伤、颅内出血、脑膜炎、围产期窒息和气胸所产生的抗利尿激素分泌失调综合征（SIADH）。

b. 临床表现。输液过量的表现：体重增加伴水肿，血清钠降低，尿量增加伴尿渗透压和尿比重降低。相反，若SIADH是细胞外液增加和低钠血症的根本原因，则临床表现为体重增加、不同表现的水肿、血清钠降低、尿量减少伴尿比重增加。有些SIADH的患儿并不表现细胞外液增加，而仅出现低钠血症伴尿量和尿比重降低。

c. 治疗。在上述两种情况下限制液体可以使血清钠浓度升至正常范围。若$Na^+ < 120$ mEq/L以及出现神经症状时，可以考虑静脉输注3%氯化钠溶液，推荐请肾脏专科医师会诊。

B. 细胞外液减少伴随低钠血症

a. 原因。包括利尿过度、渗透性利尿、呕吐、腹泻以及第三间隙液减少伴坏死性小肠结肠炎（NEC）。

b. 临床表现。包括体重降低，脱水的表现如前囟凹陷、皮肤皱缩、黏膜干燥、血尿素氮增加、代谢性酸中毒、少尿以及尿比重增加。

c. 治疗。重新计算液体中水和钠量，尽可能减少钠的丢失。

C. 等渗性失水也可表现为低钠血症。水分丢失可能来自脑脊液引流、胸部（如乳糜胸）、胃肠引流以及腹部（如腹水）。

治疗时使用生理盐水即可，而生理盐水外加胶体液如新鲜冰冻血浆或人血白蛋白也可以补充血管内容量，维持血清钠值。

（2）钾

1）高钾血症。表现为血清$K^+ > 5.5$ mEq/L。有些患儿直到血清K^+达到7～8 mEq/L才表现出明显症状。肾衰竭、溶血、输血、交叉输血或静脉补液中补钾不当可导致高钾血症或与其发生有关。发生高钾血症时首先应关注心脏传导功能，监测心电图直至血清K⁺纠正。高钾血症及其治疗的详细内容参见第60章。

2）低钾血症。当血清$K^+<4.0$ mEq/L时表明低钾血症可能发生，而$K^+<3.5$ mEq/L时则需要治疗干预。此时可能发生心脏传导功能异常，同高钾血症一样，监测心电图直至血钾正常非常重要。低钾血症及其治疗的详细内容参见第63章。

（3）氯。亦可见于第46章，代谢性碱中毒部分。

1）低氯血症。大多数新生儿血清氯离子正常值为97～110 mEq/L，小于97 mEq/L为低氯血症，表明液体治疗时氯的补充不足，而更常见的是氯离子的丢失。氯离子通常与Na^+和K^+结合，以NaCl或KCl的形式存在于溶液中，不伴随Na^+或K^+丢失的氯丢失通常发生于大量的胃肠液体丢失，尤其是胃酸丢失。氯的丢失会导致碳酸氢盐累积和代谢性碱中毒。

2）高氯血症。新生儿期不常见，但肠外营养时会出现氯的浓度过高。有时氯离子浓度增加可能是肾脏在纠正碱中毒形成碱性尿时过度的氯离子浓聚的表现。

· 参 · 考 · 文 · 献 ·

[1] Dell KM. Fluid, electrolyte and acid-base homeostasis. In: Martin RJ, Fanaroff AA, Walsh MC, eds. *Fanaroff and Martin's Neonatal-Perinatal Medicine: Diseases of the Fetus and the Infant.* 9th ed. Philadelphia, PA: Elsevier Mosby; 2011: 669–684.

[2] Elstgeest LE, Martens SE, Lopriore E, Walther FJ, te Pas AB. Does parenteral nutrition influence electrolyte and fluid balance in preterm infants in the first days after birth? *PLoS One.* 2010; 5(2): e9033. DOI:10.1371/journal.pone.0009033.

[3] Gawlowski Z, Aladangady N, Coen PG. Hypernatremia in preterm infants born at less than 27 weeks' gestation. *J Paediatr Child Health.* 2006; 42: 771–774.

[4] Hartnoll G. Basic principles and practical steps in the management of fluid balance in the newborn. *Semin Neonatol.* 2003; 8: 307–313.

[5] Maisels MJ, McDonagh AF. Phototherapy for neonatal jaundice. *N Engl J Med.* 2008; 358: 920–928.

[6] Sung MK, Lee EY, Chen J, Ringer SA. Improved care and growth outcomes by using hybrid humidified incubators in very preterm infants. *Pediatrics.* 2010; 125: e137–e145.

[7] Verma RP, Shibli S, Fang H, Komaroff E. Clinical determinants and utility of early postnatal maximum weight loss in fluid management of extremely low birth weight infants. *Early Human Dev.* 2009; 85: 59–64.

10 营养管理
Nutritional Management

新生儿生长评估

【测量】 连续测量体重、身长和头围以评估生长状态。

（1）体重。出生体重反映了孕母、胎盘和胎儿宫内环境状态。生后第1周，由于身体水分丢失,体重会下降10%～20%。与足月儿相比,早产儿体重丢失更多,恢复出生体重更慢。体重增长通常出现在生后第2周,日均体重增长近似于宫内生长速率,为10～20 g/(kg·d)(体重的1%～3%/d)。

(2)身长。与体重相比,身长不受体液状态影响,能更好地反映去脂体重和远期生长情况。建议每周测量身长,早产儿身长增长速率为0.8～1.0 cm/周,足月儿为0.69～0.75 cm/周。

(3)头围。宫内头围增长速率为0.5～0.8 cm/周。头围增长是大脑发育的指标之一。早产儿头围也会呈现追赶生长态势,但增加速率＞1.25 cm/周是异常的,可能提示脑积水或脑室内出血。极低出生体重(VLBW)婴儿平均头围增长约为0.9 cm/周。头围与远期神经预后相关。

(4)身长比体重。这个指标可用于评估生长是否平衡、匀称。将当前体重以理想体重比身长百分比的形式呈现有助于识别有营养不良或营养过剩风险的婴儿。如果生长中,与身长和头围相比,仅体重增长延迟,追赶生长出现会增快。在大于胎龄儿中,体重增长相对缓慢。

【分类】

(1)测量。将测量的体重、身长和头围标绘在生长曲线上,便于与标准曲线相比较,进而发现特殊需求。

(2)生长曲线。提供婴儿纵向生长的评估。足月男婴和女婴的生长曲线可参考疾病控制中心(CDC)(www.cdc.gov/growthcharts)和世界卫生组织(WHO)。CDC生长曲线是基于人群的生长参考曲线。WHO曲线是生长标准,其数据是基于理想的社会经济环境下健康孕母进行纯母乳喂养的婴儿。母乳喂养和配方乳喂养的婴儿生长存在差异。现在这两个生长曲线已合并,2岁前采用WHO曲线,2岁后采用CDC曲线(www.who.int/childgrowth/standards/en)。VLBW婴儿目前有两种生长曲线:一种是基于宫内生长,另一种是基于出生后生长。宫内生长曲线提供了参考标准。不同的生长曲线由于参考人群不同而存在差异。宫内生长曲线可参见第5章。生后生长曲线由于未能反映"追赶生长"或胎儿生长速率,其应用受到一定的限制。生后生长曲线利于评价生后生长发育迟缓。正常生长通常落在相应纠正胎龄的第10和第90百分位之间。近期,已有基于特殊人群的定制生长曲线,有利于判断足月最佳体重和界定胎儿生长受限(www.gestation.net)。

新生儿营养需求

【热量】

(1)维持体重。50～60 kcal/(kg·d)[60非蛋白热量kcal/(kg·d)]。

（2）促进体重增长。足月儿100～120 kcal/(kg·d)(体重增长15～30 g/d)，早产儿110～140 kcal/(kg·d)[非蛋白质热量70～90 kcal/(kg·d)]。早产儿体重增加以近似宫内生长速率为目标[15 g/(kg·d)]。

【碳水化合物】 需要约10～30 g/(kg·d)[7.5～15 g/(kg·d)]的碳水化合物以提供40%～50%的总热量。罹患慢性肺病的患儿总热量中碳水化合物提供部分应相应减少。

【蛋白质】 充足的蛋白质供给约为2.25～4.0 g/(kg·d)(总热量的7%～16%，或2～3 g/100 kcal)。超低出生体重蛋白摄入不宜超过4.4 g/(kg·d)。

【脂肪】 脂肪需求5～7 g/(kg·d)(上限：不宜超过总热量的40%～55%)，早产儿可能需要6.2～8.4 g/(kg·d)的脂肪。为满足必需脂肪酸需求，2%～5%非蛋白质热量应来自亚油酸，0.6%来源于亚麻酸(约占总热量需求3%)。亚油酸和亚麻酸是花生四烯酸(ARA)和二十二碳六烯酸(DHA)的前体，在神经和视网膜成熟中起到重要作用。母乳中含有长链多不饱和脂肪酸(LCPUFA)，但其含量差异巨大(0.1%～1.4%)。LCPUFA主要在孕后期通过胎盘转运至胎儿。富含LCPUFA的配方乳可改善视网膜敏感性和视敏度，但对近期患病率(如支气管肺发育不良、坏死性小肠结肠炎和早产儿视网膜病)无影响，远期影响尚不明确。LCPUFA对生长和人体测量参数的作用存在争议，一些报道显示对早产儿远期发育有益。母乳喂养的早产儿中，LCPUFA可能具有神经保护作用，可改善认知发育，尤其是女婴。

【维生素和矿物质】 早产儿的维生素和矿物质需求量尚未完全明确，表10-1至表10-3为低出生体重儿需求的相关指南。需要注意的是维生素补充，因为早产儿肝、肾功能不成熟，可能会发生水溶性维生素和脂溶性维生素中毒。使用某些特殊配方乳的新生儿可能需要额外补充维生素(参见表10-4)。

表10-1　肠内营养维生素和矿物质每日需求量

营养素		足月儿(/d)	稳定低出生体重早产儿[/(kg·d)]
维生素	维生素A(患肺疾病)	700 μg	700～1 500 μg
	维生素D	400 U	400 U
	维生素E	7 U	6～12 U
	维生素K	200 μg	8～10 μg
	维生素C	80 mg	18～24 mg
	维生素B$_1$(硫胺素)	1.2 mg	0.18～0.24 mg
	维生素B$_2$(核黄素)	1.4 mg	0.25～0.36 mg
	烟酸	17 mg	3.6～4.8 mg

（续表）

营养素		足月儿（/d）	稳定低出生体重早产儿[/（kg·d）]
维生素	维生素B₆（吡哆醇）	1.0 mg	0.15～0.20 mg
	维生素B₁₂	1.0 μg	0.3 μg
	叶酸	140 μg	25～50 μg
	生物素	20 μg	3.6～6.0 μg
	泛酸	5 mg	1.2～1.7 mg
	胆碱	125 mg	14.4～28 mg
矿物质	钙	250 mg	120～330 mg
	磷	150 mg	60～140 mg
	镁	20 mg	7.9～15 mg
	钠	1～2 mEq/kg	2.0～3.0 mEq/kg
	钾	2～3 mEq/kg	2.0～3.0 mEq/kg
	铁	1 mg/kg	2～3 mg
	铜	20 μg/kg	120～150 μg
	锌	2.5～5.0 mg	1 000 μg
	锰	5 μg/100 kcal	0.75～7.5 μg
	钼	0.75～7.5 μg	0.3 μg
	硒	2 μg/kg	1.3～3.0 μg
	铬	0.2 μg/kg	0.1～0.5 μg
	碘	1 μg/kg	30～60 μg
	亚油酸		600～1 680 mg/kg
	亚麻酸		总热量的0.7%～2.1%
	二十二碳六烯酸（DHA）		>18 mg
	花生四烯酸（ARA）		>24 mg

表10-2　肠外营养维生素和矿物质每日需求量

营养素		足月儿（/d）	早产儿[/（kg·d）]	稳定早产儿[/（kg·d）]
维生素	维生素A（患肺疾病）	700 μg	500 μg	700～1 500 μg
	维生素D	400 U	160 U	40～160 U

（续表）

营养素		足月儿(/d)	早产儿[/(kg·d)]	稳定早产儿[/(kg·d)]
维生素	维生素 E	7 mg	2.8 mg	3.5 mg
	维生素 K	200 μg	80 μg	8～10 μg
	维生素 C	80 mg	25 mg	15～25 mg
	维生素 B_1（硫胺素）	1.2 mg	0.35 mg	0.2～0.35 mg
	维生素 B_2（核黄素）	1.4 mg	0.15 mg	0.15～0.2 mg
	烟酸	17 mg	6.8 mg	4.0～6.8 mg
	维生素 B_6（吡哆醇）	1.0 mg	0.18 mg	0.15～0.20 mg
	维生素 B_{12}	1.0 μg	0.3 μg	0.3 μg
	叶酸	140 μg	56 μg	56 μg
	生物素	20 μg	6 μg	5～8 μg
	胆碱	5 mg	2 mg	1～2 mg
矿物质	钙		75～90 mg	
	磷		48～67 mg	
	镁		6～10.5 mg	
	钠	1～2 mEq/kg	2.5～3.5mEq <1.5 kg：4～8 mEq	
	钾	2～3 mEq/kg	2～3 mEq	
	铁		2～4μg(生后6～8周)	
	铜[a]	20 μg /kg	20 μg	
	锌	250 μg/kg	1 200～1 500 μg	
	锰	1 μg/kg	10～20 μg	
	钼	0.25 μg	0.3 μg	
	硒[b]	2 μg/kg	2 μg	
	铬	0.2 μg/kg	0.2 μg	
	碘	1 μg/kg	1 μg	

[a]胆汁淤积性黄疸时停用。
[b]生后2～4周开始补充，肾功能不全时停用。

表10-3 条件必需营养素

营养素[a]	补充量/100 kcal
胱氨酸	225～395 mmol
牛磺酸	30～60 mmol
酪氨酸	540～800 mmol
肌 醇	150～375 mmol
胆 碱	125～225 mmol

[a] 该类营养素通常可由人体自行合成,但早产儿合成能力有限。

表10-4 婴儿配方乳使用指征和方法

配方乳	指 征	维生素和矿物质补充[a]
母乳 母乳强化剂	所有婴儿 早产儿(＜1 500 g和＜34周)	维生素D 400 U/d; 铁 维生素D 400 U/d; 铁; MV
足月儿配方乳(等渗) Enfamil Premium Similac Advance	足月婴儿,作为母乳的补充	如果摄入量＜32 oz/d (约1 L/d),添加MV
早产儿配方乳(等渗或高渗) Enfamil Premature 24 Similac Special Care 24和30	早产儿: 液体摄入受限或使用20 cal 配方体重增长不佳的婴儿	
大豆配方乳(不推荐体重 ＜1 800 g的婴儿使用) ProSobee(无乳糖或蔗糖) Gerber Good Start Soy Soy Isomil(无乳糖)	足月儿: 牛奶蛋白过敏,半乳糖血症, 糖类不耐受 足月儿: 水解大豆蛋白 不能用于早产儿,植酸盐结合钙导致 佝偻病	如果摄入量＜32 oz/d (约1 L/d),添加MV
水解蛋白配方(酪蛋白为主) Nutramigen+Enflora LGG (益生菌LGG) Nutramigen AA Pregestimil Alimentum	足月儿: 低敏,水解酪蛋白,无乳糖、 半乳糖或蔗糖,适用于牛奶蛋白过 敏、半乳糖血症、多种食物过敏、持 续腹泻和蛋白过敏所致肠绞痛 游离氨基酸配方低敏配方,用于牛奶 蛋白过敏 早产和足月儿: 双糖酶缺乏症,脂肪 吸收障碍,腹泻,消化道缺陷,囊性 纤维化,食物过敏,乳糜泻,从TPN 过渡到口服 足月儿: 无乳糖配方,可用于蛋白过 敏、胰腺功能不全、腹泻、过敏、肠 绞痛、糖类或脂肪吸收不良	如果摄入量＜32 oz/d (约1 L/d),添加MV

（续表）

配方乳	指　征	维生素和矿物质补充[a]
水解蛋白配方（乳清蛋白为主）	适度水解配方，不是真正意义的低敏，价格适中，铁强化	
Gerber Good Start	足月儿：乳清蛋白，矿物质含量适中，适口性较好	
Enfamil Gentlease Similac Sensitive	足月儿：减少激惹和肠胀气	
游离氨基酸要素配方	100%游离氨基酸，低敏，用于牛奶蛋白过敏、食物蛋白不耐受、短肠综合征和嗜酸性食管炎	
Neocate	足月儿：含100%游离氨基酸（要素配方），适用于牛奶蛋白过敏	
EleCare	含游离氨基酸的要素配方，适用于吸收不良、蛋白消化不良和短肠综合征	
特殊配方乳 Similac PM 60/40	早产和足月儿：使用标准配方存在喂养问题者；存在肾脏、心血管或消化道疾病需要减少蛋白和矿物质摄入者；母乳补充；开奶	体重＞1 500 g使用标准配方需添加MV和铁剂
Enfamil AR	添加大米淀粉，消化后（pH敏感）增加稠度，仅用于单纯的胃食管反流，不建议早产儿使用	
Similac 防溢乳配方 Enfaport	含大米淀粉，不能用于半乳糖血症 乳糜胸和LCHAD缺乏者	
早产儿配方（低渗） Similac Special Care 20 Enfamil Premature 20	体重增加迅速的早产儿（＜1 800～2 000 g）。促进类似宫内速率的生长。维生素和矿物质含量较高，以满足生长需求量。通常用20 cal/oz开奶，耐受后逐渐过渡为24 cal/oz	
早产儿配方（等渗） Similac Special Care 24 Similac Special Care 24 高蛋白	与低渗早产儿配方相似 含蛋白3.3 g/100 cal	
Enfamil Premature 24	体重＞1 800 g的早产儿，促进追赶生长和骨骼发育	
出院后或过渡配方 EnfaCare Simliac Expert Care NeoSure	早产儿：增加蛋白、钙磷、维生素A/D，促进骨骼矿物化。也可用于强化母乳。使用至纠正胎龄6～9个月	
代谢病配方	针对罹患先天性遗传代谢病婴儿的特殊配方 www.meadjohnson.com www.abottnutrition.com	

MV：多种维生素；TPN：全肠外营养。

[a] 例如Poly-Vi-Sol（美赞臣）。

（1）维生素 A。大剂量维生素 A 的补充（5 000 U/次肌内注射，每周 3 次，共 12 次）可能降低 VLBW 儿慢性肺病发生率。

（2）对罹患早产儿骨质减少症的患儿。需要根据病情补充恰当剂量的钙、磷和维生素 D。

（3）对正在接受重组人促红素（rhEpo）治疗的新生儿。需要额外补充铁剂。虽然推荐剂量各异，但通常认为需要高于维持治疗的剂量，可达到 6 ～ 10 mg/（kg·d）。肠外静脉营养中也可加入铁剂。接受高剂量铁剂治疗的患儿应监测溶血性贫血，同时需要补充维生素 E（15 ～ 25 U/d）。rhEPO 应用可能与 ROP 增加相关。

（4）铁缺乏。可能会造成近期和远期神经发育缺陷、听觉脑干诱发电位反应延迟以及记忆、行为异常。铁缺乏高危足月儿补铁剂可改善神经发育预后。早产儿由于出生时铁储存减少、生后生长速率增快和医源性失血，更易发生铁缺乏。输血提供丰富的铁，1 mL 浓缩红细胞可提供 0.5 ～ 1.0 mg 铁元素，反复多次输血后易造成铁负荷过多。延迟脐带结扎改善足月儿和早产儿铁储存。平稳的早产儿应在生后 4 ～ 8 周（一些研究显示可早至生后 2 周）开始补充铁剂［2 ～ 4 mg/（kg·d），最多 15 mg/d］，持续补充 12 ～ 15 个月。人工喂养婴儿铁剂补充需求低于母乳喂养婴儿。网织红细胞增高通常提示需要开始补充铁剂。

【液体】 参见第 9 章。

喂养原则

【启动肠内营养的指征】 足月健康新生儿生后应尽早开始母乳喂养。开奶前应满足以下条件。

（1）无口腔分泌物异常增多、呕吐或胆汁样胃潴留。

（2）腹软不胀，肠鸣音正常。如果腹部查体异常，应进行腹部摄片检查。

（3）呼吸频率。经口喂养应 < 60 次/分，鼻饲喂养应 < 80 次/分，气促增加吸入风险。

（4）早产。临床许可下尽早开奶并尽快达到全肠内营养。早期肠内营养可改善内分泌适应、促进免疫功能和减少住院时间。肠外静脉营养，包括氨基酸和脂肪乳剂，应在生后 24 小时内开始，以提供充足的蛋白质和热量。早期积极肠外营养可促进体重增长。

1）出生体重 > 1 500 g 的稳定早产儿。生后 24 小时内开始喂养。早期喂养促进内分泌激素释放，进而起到营养肠道的作用。

2）谨慎喂养。在超低出生体重（ELBW）儿和极低出生体重（VLBW）儿中存在围产期窒息、血流动力学不稳定、败血症、舒张末期血流缺失、正在接受吲哚美辛或布洛芬治疗、血流动力学症状明显的动脉导管未闭（PDA）或其他临床考虑可能导致NEC情况时。

（5）谨慎喂养。足月儿存在围产期窒息、红细胞增多症和先天性心脏病等情况时，也会增加NEC风险，需要谨慎喂养。

【肠内营养指南和制剂选择】 无论是足月儿、早产儿还是危重新生儿，母乳始终是首选。如果需要使用配方乳，健康足月儿无需特别配方，但早产儿需要根据不同情况选择适合的特殊配方乳。铁强化配方乳可以减少足月儿的贫血发生。当今大部分足月儿配方乳均添加了寡糖和核苷酸，一些配方乳还添加了益生菌。配方乳有即开即用的液奶和需要冲调的粉剂。表10-4列举了一些配方乳及其适用人群，表10-5列举了母乳和常用配方乳成分含量。

（1）配方乳

1）低渗和等渗配方（＜300 mOsm/kg H$_2$O）。大部分足月儿和早产儿配方乳都是等渗或轻度低渗，以改善早产儿喂养耐受性和降低NEC风险。24 cal/oz的早产儿配方也是等渗的。

2）高渗配方（＞300 mOsm/kg H$_2$O）。30 cal/oz的配方为高渗配方，此类配方是为提供高热量密度、高蛋白质和增加矿物质摄入而设计的，通常提供给需要限制液体的患儿，使用中需要监测肾溶质负荷。

3）过渡配方。早产儿出院后仍需要强化的营养支持。此类过渡配方与足月儿配方相比，蛋白质和矿物质含量较高，热量密度略增加。出院后使用特殊过渡配方的早产儿的体重增长和骨矿物化更佳，可持续使用至纠正胎龄9个月。

4）有机配方。一些配方采用天然有机成分，目前尚无研究证实此类配方优于非有机配方。

（2）常规指南

1）开奶。使用母乳开奶，若没有母乳，VLBW儿可使用捐赠母乳作为备选（后续章节会详细讨论）。早产低出生体重（LBW）儿使用配方乳与母乳相比，NCE发生率增加6～10倍；母乳与配方乳混合喂养较纯母乳喂养NEC发生率增加3倍。

2）加奶。开奶耐受可逐渐加奶。加奶没有固定的模式，通常一天加量1～2次，加奶速度为10～35 mL/（kg·d）。加快加奶速度需谨慎，尤其是配方乳喂养人群（NEC高危），一些临床医生采用少量多次加奶方式。应特别关注IUGR新生儿，尤其是产前B超提示舒张末期血流缺失或具有NEC风险（参见前述关于NEC的讨论）的IUGR，配方乳或母乳可能需要稀释。

3）持续喂养和间隔喂养。目前无研究证实两种方式孰优孰劣，短肠综合征、胃食管反流和ELBW婴儿可能受益于持续喂养。各中心临床策略不同。如果采用母乳，输注注射器应垂直放置，以利于脂肪输注。

表10-5 常用婴儿配方乳成分

成分		成熟母乳	Enfamil Premium and Enfamil Premium Infant	Similac Advance	Similac Advance Organic（有机铁强化）	Similac Special Care 20（含铁）
热量/100 mL		68	67	67.6	67.6	67.6
渗透压（mOsm/kg H_2O）		290	300	310	225	235
渗透压（mOsm/L）		255	270	270		211
蛋白质	g/100 mL	1.05	1.41	1.4	1.4	2.02
	总热量占比（%）	6	8.5	8	8	12
	来源		脱脂牛奶,乳清蛋白（乳清蛋白：酪蛋白=60：40）	脱脂牛奶乳清蛋白	有机脱脂奶粉	脱脂牛奶浓缩乳清蛋白粉
脂肪	g/100 mL	3.9	3.55	3.65	3.65	3.67
	总热量占比（%）	52	48	49	49	47
	来源[a]		棕榈,大豆,椰子和高油葵花籽油,DHAI和ARA富集混合油	高油葵花籽,大豆和椰子油（0.15% DHA, 0.4% ARA）	有机高油葵花籽,大豆和椰子油（0.15% DHA, 0.4% ARA）	MCT,大豆,椰子和植物油（0.25% DHA, 0.4% ARA）
	不同脂类比例		44：19.5：19.5：14.5：2.5	40：30：29	40：30：29	
	亚油酸（mg）	374	573.3	675.7	581.6	473
	DHA（mg）	0.32%±0.22%	11.3（海藻油）			
	ARA（mg）		22.7（被孢霉菌油）			
碳水化合物	g/100 mL	7.2	7.4	7.57	7.37	6.97
	总热量占比%	42	43.5	43	43	41
	来源	乳糖	乳糖	乳糖,低聚半乳糖	有机玉米麦芽糖糊精,乳糖,糖.FOS（44：27：26：3）	乳糖,玉米糖浆干粉（50：50）

（续表）

成 分		成熟母乳	Enfamil Premium and Enfamil Premium Infant	Similac Advance	Similac Advance Organic（有机铁强化）	Similac Special Care 20（含铁）
矿物质（mg/100 mL）	钙（mg）	28	52	52.8	52.8	121.7
	磷（mg）	14	28.6	26.3	28.4	67.6
	碘（μg）	11	10	4.1	4.1	4.1
	铁（mg）	0.03	1.2	1.2	1.22	1.2
	镁（mg）	3.5	5.3	4.1	4.1	8.1
	钠（mg）	18	18	16.2	16.2	29.1
	钾（mg）	52	72	71	71	87.2
	氯（mg）	42	42	44	43.9	54.8
	锌（mg）	0.12	0.66	0.51	0.51	1.01
	铜（μg）	25	50	60.9	60.9	169.1
	锰（μg）	0.6	10	3.4	3.4	8.1
	硒（μg）	1.5	1.87	1.22	1.22	1.2
维生素（/100 mL）	维生素A（U）	223	200	202	202	845
	维生素D（U）	2	50	40.6	40.6	101
	维生素E（U）	0.3	1.3	1	1	2.7
	维生素K（μg）	0.2	6	5.4	5.4	8.1
	硫胺素/B_1（μg）	21	53.3	67.6	67.6	169

（续表）

成　分		成熟母乳	Enfamil Premium and Enfamil Premium Infant	Similac Advance	Similac Advance Organic（有机铁强化）	Similac Special Care 20（含铁）
维生素（/100 mL）	核黄素/B₂（μg）	35	93.3	101.4	101.4	419
	烟酸/B₃（μg）	150	666.6	710.1	710.1	3 381
	维生素 B₆（μg）	20	40	40.6	40.6	169
	维生素 B₁₂（μg）	0.05	0.2	0.17	0.17	0.37
	叶酸（μg）	5	10.7	10.1	10.1	25
	维生素 C（mg）	4.1	8	6.1	6.1	25
	泛酸（μg）	180	333.3	304.3	304.3	1285
	生物素（μg）	0.4	2	2.9	2.9	25
	胆碱（mg）	9.2	16	10.8	10.8	6.8
	肌醇（mg）	15	4	3.2	3.2	27
	肉碱（mg）		1.34			
	牛磺酸（mg）		4			
	益生元		低聚半乳糖，葡聚糖	低聚半乳糖	FOS	
	核苷酸	++	++		+	
	潜在肾溶质负荷（mOsm/L）	97.6	129	126.7	126.7	188.2

（续表）

成　分		Enfamil Premature（含铁）	Similac Special Care 24(含铁)	Enfamil Premature LIPIL 24(含铁)	Similac Special Care 30(含铁)	Similac Soy Isomil
热量/100 mL		67	81.2	81	101.4	67.6
渗透压 (mOsm/kg H₂O)		240	280	300	325	200
渗透压 (mOsm/L)		220	246	260		
蛋白质	g/100 mL	2	2.43	2.4	3	1.65
	总热量占比%	12	12	12	12	10
	来源	脱脂牛奶、浓缩乳清蛋白粉	脱脂牛奶、浓缩乳清蛋白粉	脱脂牛奶、浓缩乳清蛋白粉	脱脂牛奶、浓缩乳清蛋白粉	离析大豆蛋白、蛋氨酸
脂肪	g/100 mL	3.4	4.4	4.1	6.7	3.69
	总热量占比%	44	47	44	57	49
	来源[a]	MCTs、大豆和高油植物油、富含DHA和ARA的单细胞混合油	MCTs、大豆和椰子油(0.25% DHA、0.4% ARA)	MCTs、大豆和高油植物油、富含DHA和ARA的单细胞混合油	MCTs、大豆和椰子油(0.21% DHA、0.33% ARA)	高油葵花籽、大豆和椰子油(41∶30∶29)
	不同脂类比例		50∶30∶18.3		50∶30∶18.3	
	亚油酸（μg）	540	568.1	642.8	710.1	676.3
	DHA（mg）	11.3		13.5		
	ARA（mg）	22.6		26.9		
碳水化合物	g/100 mL	7.3	8.36	8.9	7.8	6.9
	总热量占比%	44	41	44	31	41
	来源	乳糖、玉米糖浆干粉	乳糖、玉米糖浆干粉(50∶50)	乳糖、玉米糖浆干粉	乳糖、玉米糖浆干粉(50∶50)	玉米糖浆干粉、糖、FOS(78∶19∶3)

（续表）

成　分		Ebfamil Premature（含铁）	Similac Special Care 24（含铁）	Enfamil Premature LIPIL 24（含铁）	Similac Special Care 30（含铁）	Similac Soy Isomil
矿物质（mg/100 mL）	钙（mg）	110	146.1	130.9	182.6	71
	磷（mg）	55.3	81.2	65.9	101.4	50.7
	碘（µg）	16.6	4.9	19.8	6.1	10
	铁（mg）	1.22	1.46	1.42	1.83	1.22
	镁（mg）	6.0	9.7	7.14	12.2	5.1
	钠（mg）	38.6	34.9	46	43.6	29.8
	钾（mg）	65.3	104	77.7	130.8	73
	氯（mg）	60	65.7	71.4	82.1	41.9
	锌（mg）	1	1.21	1.19	1.52	0.5
	铜（µg）	80	9.7	5	12.2	16.9
	锰（µg）	4.2	202.9	95.2	253.6	50.7
	硒（µg）	1.9	1.46	2.2	1.83	1.22
维生素（/100 mL）	维生素 A（U）	833.3	1 014	992.1	1 268.1	202.9
	维生素 D（U）	160	121.7	190.5	152.2	40.6
	维生素 E（U）	4.2	3.2	5	4.06	1.01
	维生素 K（µg）	5.3	9.7	6.3	12.2	7.4

（续表）

成　分		Ebfamil Premature（含铁）	Similac Special Care 24（含铁）	Enfamil Premature LIPIL 24（含铁）	Similac Special Care 30（含铁）	Similac Soy Isomil
维生素（/100 mL）	硫胺素/B_1（μg）	133.3	202.9	158.7	253.6	40.6
	核黄素/B_2（μg）	200	503.2	238.1	629	60.9
	烟酸/B_3（μg）	2 666.6	4 057.8	3 174.6	5 072.2	913
	维生素 B_6（μg）	100	202.9	119	253.6	40.6
	维生素 B_{12}（μg）	0.17	0.44	0.2	0.56	0.3
	叶酸（μg）	26.6	30	31.7	37.5	10.1
	维生素 C（mg）	13.3	30	15.8	37.5	6.1
	泛酸（μg）	800	1 541.9	952.3	1 927.4	507.2
	生物素（μg）	2.7	30	3.2	37.5	3
	胆碱（mg）	13.3	8.1	15.9	10.1	8.1
	肌醇（mg）	29.3	32.5	34.9	40.6	3.38
	肉碱（mg）	1.6		1.9		
	牛磺酸（mg）			4.7		
	潜在肾溶质负荷（mOsm/L）	184	225.8	220	282.3	154.5
	低聚糖	＋				

（续表）

成　分		Enfamil ProSobee 20 cal/oz	Enfamil Gentlease 20 cal/oz	Similac Expert Care NeoSure 22	EnfaCare[c] 22 cal/oz	Similac PM60/40	EleCare[d]
热量/100 mL		68	68	74.4	74	67.6	67.6
渗透压（mOsm/kg H_2O）		200	230	250	250（液奶）；260（粉剂）	280	350
渗透压（mOsm/L）		180	210	224	220（液奶）；230（粉剂）	250	
蛋白质	g/100 mL	1.69	1.53	2.08	2.15	1.5	2
	总热量占比%	10	9	11	11	9	15
	来源[a]	分离大豆蛋白（14%）	部分水解乳清蛋白浓缩粉、脱脂牛奶	脱脂牛奶、浓缩乳清蛋白粉	脱脂牛奶、浓缩乳清蛋白粉	乳清蛋白、酪蛋白酸钠	游离L-氨基酸
脂肪	g/100 mL	3.6	3.5	4.1	3.9	3.79	3.2
	总热量占比%	48	48	49	47	50	42
	来源[a]	棕榈油精、大豆、椰子和高油葵花籽油，富含DHA和ARA的单细胞混合油	棕榈油精、大豆、椰子和高油葵花籽油，富含DHA和ARA的单细胞混合油	大豆油、椰子油、高油葵花籽油、MCT油（28:27:25:18.6）（0.15%DHA，0.4%ARA）	MCT、高植物油、大豆和椰子油、富含DHA和ARA的单细胞混合油	高油葵花籽、大豆和椰子油（41:30:29）	高油葵花籽油、MCT油、大豆油（39:33:28）
	不同脂类比例				20:34:14:29:<2		
	亚油酸（μg）	573.3	573.3	557.9	700	676.3	568
	ARA（mg）	22.6	22.6		25.1		
	DHA（mg）	11.3	11.5		12.5		

（续表）

成　分		Enfamil ProSobee 20 cal/oz	Enfamil Gentlease 20 cal/oz	Similac Expert Care NeoSure 22	EnfaCare[c] 22 cal/oz	Similac PM60/40	EleCare[d]
碳水化合物	g/100 mL	7.2	7.2	7.51	7.7	6.9	7.2
	总热量占比%	42	43	40	42	41	43
	来源	玉米糖浆干粉（55%）	玉米糖浆干粉	乳糖，玉米糖浆干粉（50：50）	麦芽糊精，乳糖，玉米糖浆干粉	乳糖	玉米糖浆干粉
矿物质（mg/100 mL）	钙（mg）	70	54.6	78.1	88.9	37.9	78.1
	磷（mg）	46	30.6	46.1	48.8	18.9	56.8
	碘（µg）	10	10	11.2	15.5	4.1	5.6
	铁（mg）	1.2	1.2	1.34	1.33	0.47	0.99
	镁（mg）	7.4	5.3	6.7	5.9	4.06	5.6
	钠（mg）	24	24	24.5	26	16.2	30.5
	钾（mg）	80	72	105.6	77.8	54.1	101
	氯（mg）	54	42	55.8	57.7	39.9	40.5
	锌（mg）	0.8	0.67	0.89	0.92	0.51	0.57
	铜（µg）	50	50	89.3	88.9	60.9	71
	锰（µg）	16.7	10	7.4	11.1	3.4	56.8
	硒（µg）	1.87	1.87	1.7	2.1	1.22	1.56

（续表）

成　分		Enfamil ProSobee 20 cal/oz	Enfamil Gentlease 20 cal/oz	Similac Expert Care NeoSure 22	EnfaCare[c] 22 cal/oz	Similac PM60/40	EleCare[d]
维生素 （/100 mL）	维生素 A（U）	200	200	260.4	333.3	202.9	184.6
	维生素 D（U）	40	40	52.1	51.8	40.6	40.6
	维生素 E（U）	1.3	1.3	2.68	2.96	1.01	1.4
	维生素 K（μg）	5.4	5.4	8.18	5.9	5.4	4
	硫胺素/B$_1$（μg）	53.3	53.3	130.2	148.1	67.6	142
	核黄素/B$_2$（μg）	60	93.3	111.6	148.1	101.4	71
	烟酸/B$_3$（μg）	666.7	666.7	1 450.6	1 481	710	1 140
	维生素 B$_6$（μg）	40	40	74.4	74	40.6	56.8
	维生素 B$_{12}$（μg）	0.2	0.2	0.29	0.22	0.17	0.28
	叶酸（μg）	10.7	10.7	18.6	19.2	10.1	19.9
	维生素 C（mg）	8	8	11.2	11.8	6.1	6.1
	泛酸（μg）	333.3	333.3	595.1	630	304.3	284
	生物素（μg）	2	2	6.7	4.4	3	2.8
	胆碱（mg）	16	16	11.9	17.8	8.1	6.4
	肌醇（mg）	4	4	26	22.2	16.2	3.4
	肉碱（mg）	1.3	1.3		1.48		
潜在肾溶质负荷（mOsm/L）		156	140	187.4	184	124.1	187

（续表）

成　分		Expert Care Alimentum	Enfamil A.R. 20 cal/oz	Gerber Good Start 20 cal/oz	Enfamil Nutramigen+AA/LGG 20 cal/oz	Pregestimil 20 cal/oz	Pregestimil 24 cal/oz
热量/100 mL		67.6	68	67	68	68	81
渗透压（mOsm/kgH$_2$O）		370	240（液奶）；230（粉剂）		270（液奶）；300（粉剂）	280（液奶）；330（粉剂）	330
渗透压（mOsm/L）			220（液奶）；210（粉剂）		240（液奶）；270（粉剂）	250（液奶）；300（粉剂）	290
蛋白质	g/100 mL	1.86	1.69	1.47	1.87	1.89	2.3
	总热量占比%	11	10		11	11	11
	来源	水解酪蛋白，L-半胱氨酸，L-酪氨酸，L-色氨酸	脱脂牛奶	浓缩乳清蛋白粉	水解酪蛋白（17%），氨基酸	水解酪蛋白，氨基酸	水解酪蛋白，氨基酸
脂肪	g/100 mL	3.75	3.4	3.42	3.53	3.8	4.5
	总热量占比%	48	46		48	48	48
	来源[a]	葵花子，MCT和大豆油（0.15% DHA，0.4% ARA）（38：33：28）	棕榈油精，大豆，椰子和高油葵花子油，富含DHA和ARA的单细胞混合油	棕榈油精，大豆，高油葵花子和椰子油	棕榈油精，大豆，椰子和高油葵花子油，富含DHA和ARA的单细胞混合油	MCT，大豆和高油葵花子油	MCT，大豆和高油葵花子油
不同脂类比例						55：35：7.5和2.5% DHA、ARA油（液奶）；55：25：10：7.5和2.5%富含DHA、ARA油（粉剂）	

（续表）

成分		Expert Care Alimentum	Enfamil A.R. 20 cal/oz	Gerber Good Start 20 cal/oz	Enfamil Nutramigen+AA/LGG 20 cal/oz	Pregestimil 20 cal/oz	Pregestimil 24 cal/oz
亚油酸（μg）		1 285	573.3	603	573.3	626.6	746
ARA（mg）			22.6		22.6	22.6	26.8
DAA（mg）			11.3		11.3	11.3	13.4
碳水化合物	g/100 mL	6.9	7.3	7.5	6.9	6.9	8.3
	总热量占比%	41	44		41	41	41
	来源	糖，改良木薯淀粉（70:30）	乳糖，大米淀粉，麦芽糖糊精	乳糖，玉米麦芽糖糊精	玉米糖浆干粉（45%），改良玉米淀粉（7%）	玉米糖浆干粉，改良玉米淀粉，葡萄糖	玉米糖浆干粉，改良玉米淀粉
矿物质（mg/100 mL）	钙（mg）	71	43.3	44.6	62.7	62.6	74.6
	磷（mg）	50.7	35.3	25.3	34.6	34.6	41.2
	碘（μg）	10.1	6.7	8	10	10	11.9
	铁（mg）	1.2	1.2	1	1.2	1.2	1.42
	镁（mg）	5.1	5.3	4.7	5.3	5.3	8.7
	钠（mg）	29.8	26.6	18	31.3	31.3	37.3
	钾（mg）	79.8	72	72	73.3	73.3	87.3
	氯（mg）	54.1	50	43.3	57.3	57.3	68.2

（续表）

成　分		Expert Care Alimentum	Enfamil A.R. 20 cal/oz	Gerber Good Start 20 cal/oz	Enfamil Nutramigen+AA/LGG 20 cal/oz	Pregestimil 20 cal/oz	Pregestimil 24 cal/oz
矿物质 (mg/100 mL)	锌（mg）	0.5	0.67	0.53	0.67	0.67	0.89
	铜（μg）	50.7	50	53.3	50	50	59.5
	锰（μg）	5.4	10	10	16.6	16.7	19.8
	硒（μg）	1.22	1.87	2	1.87	1.87	2.2
维生素 (/100 mL)	维生素 A（U）	202.9	200	200	200	233.3	301
	维生素 D（U）	30.4	40	40.2	33.3	33.3	39.6
	维生素 E（U）	2.03	1.33	1.34	1.3	2.7	3.2
	维生素 K（μg）	10.1	5.3	5.36	6	8	9.52
	硫胺素 B_1（μg）	40.6	53.3	66.7	53.3	53.3	63.5
	核黄素 B_2（μg）	60.9	93.3	93.3	60	60	71.4
	烟酸 /B_3（μg）	913	666.7	700	666.7	666.7	793.6
	维生素 B_6（μg）	40.6	40	50	40	40	47.6
	维生素 B_{12}（μg）	0.3	0.2	0.22	0.2	0.2	0.24
	叶酸（μg）	10.1	10.7	10	10.7	10.7	12.7

（续表）

成　分		Expert Care Alimentum	Enfamil A.R. 20 cal/oz	Gerber Good Start 20 cal/oz	Enfamil Nutramigen+AA/LGG 20 cal/oz	Pregestimil 20 cal/oz	Pregestimil 24 cal/oz
维生素 (/100 mL)	维生素C（mg）	6.1	8	6.7	8	8	9.5
	泛酸（µg）	507.2	333.3	300	333.3	333.3	396.8
	生物素（µg）	3	2	2.95	2	2	2.4
	胆碱（mg）	8.1	16	16	8	16	19
	牛磺酸（mg）		4	4	4	4	4.76
	肌醇（mg）	3.4	4	4	11.3	11.3	13.4
	肉碱（mg）		1.3	+	1.35	1.3	1.58
潜在肾溶质负荷（mOsm/L）		171.3				169	200
益生菌				B. 乳酸杆菌			
核苷酸b				++			

ARA：花生四烯酸；DHA：二十二碳六烯酸；FOS：低聚果糖。

a Similac 和 Enfamil 产品：海藻油，DHA 来源；被孢霉素油，ARA 来源。

b 核苷酸：腺苷酸，胞苷酸，鸟苷酸，尿苷酸。

c 液奶和粉剂之间有些营养素水平不一。

d 含钼和铬。

e 玉米油。

4）微量喂养（营养性喂养）。微量喂养也被称为低卡、营养性、涓流喂养或肠道启动，是一种低容量喂养，用作肠外营养的补充。关于微量喂养的研究多聚焦于出生体重＜1 500 g的早产儿。研究显示微量喂养可以改善喂养耐受性、预防胃肠黏膜萎缩、促进胃肠道成熟和减少达全肠内喂养的时间等，因此这种喂养方式被广泛接受。此外，微量喂养还能减低胆汁淤积、院内感染和代谢性骨病的发病率，减少住院时间，不增加NEC发生率。目前尚无统一的微量喂养的标准方法，不同中心策略不同。在临床稳定后尽早开始微量喂养，首选母乳。

A. 喂养制剂。首选母乳，母乳缺乏时可采用早产儿配方乳，也可有以上益处。

B. 喂养方式。通常采用口胃管或鼻胃管进行管饲。小早产儿使用鼻胃管可能会增加气道阻力。持续喂养和间隔喂养都可采用，两者之间孰优孰劣尚无定论，但现多倾向于间隔喂养。临床耐受后开始加奶。

C. 奶量。0.1～24 mL/(kg·d)。

D. ELBW超未成熟儿（出生体重＜1 000 g，胎龄＜28周）的微量喂养。可从10～20 mL/(kg·d)开始，q2 h或q3 h喂养，耐受后加奶。或者从0.5～2 mL q6 h开始，逐渐过渡至q4 h和q2 h。如果采用持续喂养，可采用0.5～1 mL/(kg·h)。

5）基于出生体重和胎龄的体重特异性喂养指南。对于可能存在NEC高危因素的早产儿来说加奶速度不宜超过20 mL/(kg·d)和10 kcal/(kg·d)。不同中心策略各异。

A. 出生体重＜1 000 g。通过口胃管或鼻胃管进行管饲喂养，放置5F胃管，注入空气后聆听气过水声来确认胃管位置（参见第32章）。喂养前抽吸胃潴留物，若胃潴留物小于前次喂养量的20%或＜2 mL，继续喂养。

a. 开奶。采用母乳、捐赠母乳或早产儿配方乳。

b. 维持喂养。母乳（添加或未添加母乳强化剂）或早产儿配方乳（20～24 cal/oz）。不推荐使用捐赠母乳来维持喂养，因为捐赠母乳中蛋白和矿物质含量不足，不利于远期生长。我们的实践是在早产儿体重达1 000～1 200 g（约6～8周）时过渡为配方乳喂养。

c. 后续喂养

－容量。10～20 mL/(kg·d)q2 h～q3 h推注喂养，加奶速率10～20 mL/(kg·d)。或给予0.5～1.0 mL/h的持续喂养，加奶速率0.5～1.0 mL q12～24 h，当耐受10 mL/h时可过渡为q2 h喂养并继续加奶。

－强化。当母乳喂养或使用20 cal/oz配方乳达到全肠内喂养时，可添加母乳强化剂或提升至24 cal/oz配方乳。一些中心使用24 cal/oz配方乳开奶。

B. 出生体重儿＜1 500 g。使用胃管管饲喂养。

a. 开奶。母乳或早产儿配方乳q2 h～q3 h。

b. 后续喂养

– 容量。10～20 mL/(kg·d)q3 h推注喂养,加奶速度10～20 mL/(kg·d)。或给予2 mL/kg q2 h,以1 mL q12 h加至20 mL q2 h,然后改为q3 h喂养。

– 强化。当母乳喂养或使用20 cal/oz配方乳达到全肠内喂养时,可添加母乳强化剂(22或24 cal/oz)或提升至24 cal/oz配方乳。一些中心使用24 cal/oz配方乳开奶。

C. 体重1 500～2 500 g。通过口胃管或鼻胃管进行管饲喂养。体重＞1 600 g、胎龄＞34周且无神经系统受损的新生儿可尝试母乳喂养或奶瓶经口喂养。早开奶利于缩短达全肠内喂养的时间。

a. 开奶。采用母乳或早产儿配方乳。体重＞1 800 g(胎龄35～36周)的早产儿多使用足月儿配方乳。稳定的早产儿可从80 mL/(kg·d)开始,10～20 mL/(kg·d)加奶。

D. 体重＞2 500 g。如果新生儿神经系统无明显异常,可进行母亲授乳或奶瓶喂养。新生儿临床稳定时可应用母乳或足月儿配方乳进行按需喂养。

【喂养不耐受的处理】 如果开奶后出现喂养不耐受,需要进行详尽的腹部检查。胎龄＜32周的早产儿肠道蠕动功能不成熟,因此VLBW儿不伴有其他临床症状的单纯胆汁潴留不是禁食指征。增加喂养量或继续喂养可能有助于改善喂养耐受性。胆汁样潴留、呕吐、血便、腹胀、呼吸暂停或心动过缓等需要密切随访评估。体重＜750 g的早产儿潴留量＞2 mL或体重751～1 000 g的早产儿潴留量＞3 mL(或＞喂养量的20%)时,若无以上症状,可以继续喂养。如果临床查体有任何发现,需要进行腹部摄片检查。如果腹部评估正常:

(1)使用鼻胃管或口胃管进行持续喂养。具体操作细节参见第54章。

(2)使用母乳或特殊配方乳(例如深度水解配方)。

【营养补充】 一些营养补充剂会被加入喂养制剂中,主要是为了提高热量摄入(表10-6)。此类营养补充剂增加热量密度的同时不增加容量。蛋白质补充近期可增加体重增长、线性生长和头围,远期可能改善生长和神经发育。目前尚缺乏充足的证据显示添加碳水化合物或脂肪对早产儿远期预后有影响。

一些临床医生认为必要的热量补充应通过高热量配方(例如24 cal/oz)来实施,因为与额外添加营养补充剂相比,此类配方乳中所有的营养物质比例适当,有利于吸收。营养补充通常见于罹患BPD的患儿,他们往往生长受限,需要在不增加蛋白质、脂肪或水摄入的情况下增加热量摄入。

【早产儿生后生长迟缓和追赶生长】 早产剥夺了胎儿在孕后期应从母亲获得的营养,尤其是氨基酸、脂肪和矿物质,因此早产与营养缺乏密切相关。早产儿生后相对低蛋白质和高碳水化合物的摄入以及肠营养建立延迟都会导致体重增长缓慢,

表 10-6 婴儿营养补充剂

补充剂		营养成分	热 量	指征和禁忌证	剂 量
碳水化合物	多聚糖	来源于水解玉米淀粉的葡萄糖聚合物	粉剂 3.8 kcal/g；液体 2 kcal/mL	热量补充[a]（不含乳糖和麸质），含钠、钾、钙、磷和氯	粉剂： 0.5 g/oz+20 cal 配方 =22 cal/oz； 1 g/oz+20 cal 配方 =24 cal/oz 液体： 1 mL+1 oz 20 cal 配方 =22 cal/oz； 1 汤匙加入 4 oz 配方乳中
	婴儿米粉	大米	15 kcal/汤匙	增稠	
脂肪	中链三酰甘油	椰子油脂肪提炼	8.3 kcal/g，7.7 kcal/mL	脂肪提供热量不能超过总热量的50%，以防止酮症。可能导致腹泻；不宜用于BPD患儿，因为可能发生吸入性肺炎[b]	0.5 mL+4 oz 配方乳 =21 cal/oz 1 mL+4 oz 配方乳 =22 cal/oz 1 mL+2 oz 配方乳 =24 cal/oz
	植物油	大豆油，玉米油	9.0 kcal/g（120 kcal/汤匙）	用于增加脂肪吸收正常患儿的热量摄入[c]	0.5 mL+4 oz 配方乳 =21 cal/oz 1 mL+4 oz 配方乳 =22 cal/oz
	微脂	红花油，大豆卵磷脂，维生素C，亚油酸	4.5 kcal/mL 5.9 g/汤匙	摄入液体受限时增加热量密度[d]	1 mL+2 oz 配方乳 =22 cal/oz
蛋白质 Beneprotein		乳清分离蛋白/大豆卵磷脂	• 4.1 kcal/g（6 g 蛋白/包[e]） • 钙=30 mg/勺 • 钠=15 mg/勺 • 钾=35 mg/勺 • 磷=15 mg/勺 • 热量=25 kcal/勺	用于补充蛋白和热量	临床经验有限

BPD：支气管肺发育不良。

[a] 奶量限制同时增加热量摄入有可能影响蛋白质、维生素和矿物质吸收，有可能导致高血糖或腹泻。

[b] 应与配方乳混合以避免脂肪吸入或肺炎的可能。

[c] 每增加 1 g 亚油酸摄入，需要增加维生素 E 摄入至少 1 U。

[d] 参见正文。

[e] 1 包 =1 勺 =1.5 汤匙 =7 g。

警惕：微脂与母乳混合后可能导致氢过氧化物形成。微脂与早产儿配方乳混合后可削弱肠上皮细胞屏障功能，降低肠上皮细胞跨膜阻抗，可能增加肠道感染风险。曾有尝试在奶中加入免疫球蛋白来降低 NEC 发生率，但无显效。补充精氨酸可能有些效果。

至出院时20%发生宫外发育迟缓。一些宫内发育迟缓的婴儿住院期间体重持续位于生长曲线的第10百分位下,这种情况可以持续到生后18个月。恢复到出生体重和蛋白质摄入总量(尤其是肠内蛋白质摄入量)的时间都会影响远期神经发育预后。恢复到出生体重以后的预期体重增长:胎龄<27周的早产儿10~20 g/d;胎龄>27周的早产儿20~30 g/d。

早期肠外和肠内营养可减少生后生长迟缓的发生,促进VLBW和LBW新生儿在生后2~3月龄时的"追赶"生长。积极的静脉营养(高蛋白质和脂肪)被证明是安全有效的,可以减少恢复出生体重时间和晚期败血症发生率,同时不增加NEC和BPD。3 g/(kg·d)蛋白质摄入下体重增加近似宫内速率。使用特殊早产儿配方可帮助追赶生长和骨骼矿物化。

然而,在积极促进体重增长的同时要注意过快的体重增长可能会导致脂肪沉积,与日后肥胖、胰岛素抵抗、糖尿病和心血管疾病息息相关。

生后早期的营养影响婴儿的患病率和死亡率。危重患儿早期液体摄入较多,但热量较少。早期低热量和低蛋白质摄入与BPD、死亡率增高和不良发育预后相关。缓慢生长与ROP风险增加相关。

母乳喂养

【优点】

(1)蛋白质量。母乳中乳清蛋白为主和氨基酸混合模式适于LBW儿的代谢需求。

(2)消化和吸收。母乳改善消化和吸收。

(3)免疫。母乳喂养提供免疫保护,抵抗细菌和病毒(尤其是上呼吸道和胃肠道的)。研究显示母乳喂养>6个月的婴儿日后哮喘和癌症发生率降低。

(4)增进母婴情感。

(5)降低肾溶质负荷。

(6)其他。早产儿母乳喂养与降低NEC发病率、提高8岁时智商(IQ)分值相关。母乳喂养降低母亲乳腺癌和卵巢癌的发病率,改善婴儿的视觉、认识、精神运动和神经预后,其效用延续至儿童期。母乳中含有Ω-3脂肪酸,包括亚麻酸(ALA),ALA生成其他必需LCPUFA(如DHA和ARA)。这些脂肪酸在视网膜和神经系统发育中起着重要的作用。现今大部分配方乳都添加了DHA和ARA。混合喂养(母乳>50 mL/kg)与减少早产儿晚期败血症发生相关。NICU中新生儿摄入的母乳总量直接影响了远期神经发育评分。

【禁忌证和缺点】 注意:一些母亲的暂时问题,如乳头皲裂和疼痛、乳腺炎等,可予相关治疗,不影响母乳喂养。

（1）母亲活动性结核。

（2）母亲罹患特殊病毒或细菌感染。参见附录 F，关于 HIV 感染母亲参见第 97 章。

（3）正在使用某些可进入乳汁并对婴儿有害的药物。

（4）半乳糖血症。

（5）腭裂或唇裂婴儿（相对禁忌证）。此类婴儿可能不能很好地吸吮，可泵出母乳后采用特殊奶瓶进行喂养。

（6）IUGR（体重＜1 500 g）。此类患儿需要更多的蛋白质、钠、钙、磷和维生素 D，未强化的母乳不足以满足其营养需求。需要监测相关营养素摄入，必要时额外补充。

（7）母亲药物成瘾。孕期使用违禁药品但有较好的治疗依从性，分娩前 90 天内未使用违禁药品或产时毒物筛查阴性的母亲，可以母乳喂养。用于治疗的美沙酮本身不是母乳喂养的禁忌证。叔丁啡治疗对于母乳喂养的影响尚不明确，但至少是安全的。

【捐赠母乳（北美母乳库协会 http://www.hmbana.org）】 捐赠母乳应用仍然存在争议。历史上来看，捐赠母乳使用长达数世纪，然而现行的医疗策略在一定程度上限制了其应用。近些年来，主要的顾虑是感染的传播（例如 HIV、巨细胞和结核），因此对捐赠母乳的安全性提出了疑问。如果建立捐赠母乳库，建议进行捐赠者筛查、捐赠乳巴氏消毒，并向家长告知相关风险。一些斯堪的纳维亚国家在严格控制的方案和捐赠者检验下使用未经巴氏消毒的捐赠母乳。

巴氏消毒和冷冻母乳导致部分母乳成分丢失，其他成分，如母乳低聚糖（HMO），维生素 A、D、E，以及 LCPUFA 得以保存。HMO 和 LCPUFA 对免疫功能有重要作用。捐赠母乳中的蛋白质、热量和矿物质不能满足早产儿生长发育需求。一项近期的荟萃分析显示与捐赠母乳相比，早产儿配方乳喂养促进体重增长的同时增加 NEC 发生（相对风险，2.5；95%CI，1.2～5.1）。与配方乳相比，虽然强化的捐赠母乳喂养体重增长较慢，但捐赠母乳仍然显示了优于配方乳的特点，如降低感染、heNEC 发生率，并缩短住院时间。在我们中心，无法母乳喂养的 ELBW 早产儿使用捐赠母乳开奶，后续转为配方乳。持续使用捐赠母乳可能与生后生长迟缓有关，应尝试强化捐赠母乳。

【储存】 −20℃ 以下冷冻可保存 6 个月，4℃ 冷藏可保存 24 小时。

【母乳强化剂】 母乳强化剂是特别为满足母乳喂养早产儿迅速增长需求而设计的一种营养补充剂（表 10-7）。初乳阶段以后的母乳不能为早产儿提供充足的蛋白质、钙、磷、铜、锌和钠等。临床经验提示加入母乳强化剂后可通过增加蛋白质和热量摄入来增加氮储备、血尿素水平，进而促进生长，对碱性磷酸酶水平无影响。是否对早产儿 1 岁后的骨矿物含量有影响尚未知。一个在 LBW 婴儿中进行的比较未强化母乳和强化母乳喂养 4 个月后的研究显示 1 岁时生长无差异。使用母乳强化剂期间需要定期随访尿渗透压、血清尿素氮、肌酐和血钙。表10-7中列举了目前美国所使用的部分强化剂产品。

表10-7　早产儿母乳[a]和常用母乳强化剂成分表

变　量		早产儿母乳[a]	Enfamil HMF[b]	液体 Enfamil HMF[d]	Similac HMF[c]
容量		100 mL	4包/100 mL	1瓶(5 mL)/100 mL	4包/100 mL
总热量 kcal		67	81		79
渗透压(mOsm/kg H_2O)		290	325	+36	385
渗透压(mOsm/L)		255			
热量		67	81		79
蛋白质(g)		1.4	2.5	4	2.3
脂肪(g)		3.9	4.9	6	4.1
亚油酸(mg)		369	140	730	359
亚麻酸(mg)			17	60	
碳水化合物(g)		6.6	<0.4	8.1	8.2
矿物质/ 100 mL	钙(mg)	24.8	90	145	138
	氯(mg)	55	13	89	90
	铜(μg)	64.4	44	101	228
	铁(mg)	0.12	1.44	1.91	0.45
	镁(mg)	3.1	1	5.3	9.8
	磷(mg)	12.8	50	80	77
	钾(mg)	57	29	98	116
	钠(mg)	24.8	16	57	38
	锌(mg)	0.34	0.72	1.37	1.3
	碘(μg)	10.7		18.4	10.5
	锰(μg)	0.6	10	10.7	7.6
	硒(μg)	1.5		2.5	1.9
维生素/ 100 mL	维生素 A(U)	389	950	1 250	984
	维生素 B_1(μg)	20.8	150	200	247
	维生素 B_2(μg)	48.3	220	300	453
	维生素 B_6(μg)	14.8	115	151	219

（续表）

变　量	早产儿母乳[a]	Enfamil HMF[b]	液体 Enfamil HMF[d]	Similac HMF[c]
维生素/100 mL　维生素 B_{12}（µg）	0.04	0.18	0.68	0.67
维生素 C（mg）		12	21	34
维生素 D（U）	2	150	210	118
维生素 E（U）	1.1	4.6	6.2	4.1
维生素 K（µg）	0.2	4.4	7.9	8.3
叶酸（µg）	3.3	25	35	25
烟酸（µg）	150.3	3 000	4 000	3 622
泛酸（µg）	180.5	730	1 190	1 636
生物素（µg）	0.4	2.7	4	25
胆碱（mg）	9.4			10
肌醇（mg）	14.7			18

[a] 代表早产儿母亲成熟母乳。

[b] Enfamil HMF：数据为4包含量。

[c] 4包/100 mL 母乳提供24 cal/oz。

[d] 基于EHMFAL+早产儿母乳后100 cal热量下提供的营养素量。

（1）指征。胎龄＜34周以及出生体重＜1 500 g的早产儿，摄入液体受限而需要额外热量的新生儿。一般早产儿在母乳喂养达全肠内营养并耐受时开始添加，通常在生后2～4周，直至出院或体重达3 600 g。也可从母乳喂养达到100 mL/（kg·d）时开始添加，各中心临床实践不同。铁强化的母乳强化剂耐受性较好，可减少输血需求。新鲜母乳添加母乳强化剂后6小时内细菌不会异常增加。

1）美赞臣母乳强化剂（EHMF）（已被液体强化剂所替代，详见后文）

A. 成分。热量的主要来源是脂肪，70%的脂肪是中链甘油三酯（MCT），30%的脂肪是大豆来源的亚油酸和亚麻酸。脂肪可降低渗透压负荷。蛋白质组成为60%乳清蛋白和40%酪蛋白，此比例近似母乳。4包EHMF提供约1.1 g蛋白质。碳水化合物为玉米糖浆干粉、矿物盐和微量乳糖、半乳糖。EHMF为粉状形式。

B. 热量。1包EHMF加入50 mL母乳中提供额外热量2 cal/fl.oz。当加入母乳强化剂后，需将容器盖好充分混匀，之后于2～4℃冷藏（可保存24小时）。室温下混合配制后尽量在4小时内使用，混合后未冷藏的强化母乳2小时后不能重复使用。每次使用前需要充分摇匀，不能使用微波加热。

C. 高钙血症。有报道一些ELBW早产儿使用强化母乳后出现高钙血症。这些早产儿需要监测血钙。强化一般在生后2周后开始，剂量不宜超过1包/25 mL。

2）美赞臣液体母乳强化剂

A. 成分。含有水解乳清蛋白、MCT油和植物油（大豆油和高油葵花子油）。强化剂形式为浓缩无菌溶液，含有高浓度的DHA和ARA。

B. 热量。加入母乳后提供4 g/100 cal的蛋白质，pH 4.3～4.7。一瓶（5 mL）母乳强化剂+25 mL母乳提供额外4 cal/fl.oz热量，使用中注意喂养容量。混合后置于室温下应在2小时内使用，于2～4℃可放置24小时。

C. 使用＞25瓶/天时可导致维生素A、D过量。

3）雅培母乳强化剂（SHMF）

A. 成分。蛋白质来源于脱脂奶，为浓缩乳清蛋白。含有＜2%大豆卵磷脂。碳水化合物为乳糖和玉米糖浆干粉。脂肪主要是椰子油（MCT）。

B. 热量。当25 mL母乳加入1包强化剂后，可提供24 kcal/fl.oz的热量。每包SHMF（0.9 g）提供3.5 cal、0.25 g蛋白质、0.45 g碳水化合物、0.09 g脂肪、约29.2 mg钙和16.8 mg磷。

C. 使用至体重达3 600 g或遵医嘱。

4）母乳来源强化剂。近来，市场上已有母乳来源母乳强化剂供应（Prolacta+H^2MF），蛋白质100%来源于巴氏消毒捐赠母乳。加入母乳后可提供蛋白质至2.3～3.7 g/100 mL和额外4～10 cal/oz的热量。一项近期的研究提示，与使用配方乳和牛乳来源母乳强化剂的母乳喂养的早产儿相比，使用母乳来源母乳强化剂的早产儿NEC发生率和需要外科手术的NEC发生率降低。牛乳来源的母乳强化剂可能与代谢性酸中毒、体重增长改变和骨矿物含量减少有关。

【益生菌】 研究显示补充益生菌可以降低NEC风险、院内感染和VLBW儿死亡率。也有报道显示益生菌还可以降低肠道通透性，促进生长和头围增加，改善喂养耐受性。双歧杆菌存在于母乳中。益生菌的最佳剂量、菌株、补充时间和远期益处目前尚不明确。

母乳中存在益生元，也就是低聚糖（诸如菊粉、半乳糖和果糖等），可以促进肠道内益生菌的生长，从而降低NEC和院内感染发生。添加非母乳来源低聚糖的配方乳可以改善肠内喂养耐受性，但不降低肠道通透性，远期影响未知。

【有机配方】 目前市场上还有一些有机配方乳，生产中未使用杀虫剂、抗生素或生长激素。有机大豆配方乳也有市售。此类配方中高糖含量可能导致儿童期肥胖和影响牙齿发育，因此引起顾虑。此外有机配方的高额售价也需要考虑。迄今为止尚无临床研究显示有机配方优于普通婴儿配方。

【短肠的喂养】 短肠综合征通常为新生儿NEC或先天性畸形肠道切除术后的并发症。可造成回盲瓣缺失、细菌过度增殖、胆盐降解、胆汁淤积性肝病、维生素B_{12}和矿物质缺乏。全肠外营养（TPN）使用可能导致相关并发症，这与TPN中所含的过多的脂肪（植物固醇导致肝脏损害）、氨基酸、锰和铜（存在争议）有关。需要补充足量的锌以补偿造瘘丢失。需要注意液体和电解质平衡。为降低静脉营养相关肝脏疾病的发生，可尝试以下策略：通过造瘘口进行再喂养、持续喂养、果胶、游离氨基酸配方乳和尽早建立肠内喂养等。

全肠外营养

全肠外营养（total parenteral nutrition，TPN）通过静脉补充机体生长代谢所需的营养元素（脂肪、碳水化合物、蛋白质、维生素和矿物质）。肠外营养（parenteral nutrition，PN）通过静脉补充营养素。肠内营养（enteral nutrition，EN）为口服或管饲喂养。最优热量摄入量尚未明确，但超过 $70\sim90$ kcal/(kg·d) 的热量摄入对蛋白质平衡无额外益处。当热量摄入达 $30\sim50$ kcal/(kg·d) 时蛋白质沉积随蛋白质摄入增加而改善。

【PN静脉通路】

（1）中心静脉。通常用于需要长期（>2周）静脉营养的患儿。一般来说此类PN通常为高渗溶液（15%～30%葡萄糖，5%～6%氨基酸），通过放置到位（上腔静脉或下腔静脉进入右心房之前）的中心静脉置管输入。中心静脉的缺点包括增加感染和置管定位本身的并发症。通常采用2种方法来定位。

1）经外周中心静脉置管（PICC）。通过肘前静脉、颈静脉、颈外静脉或隐静脉置入上腔静脉或下腔静脉。PICC避免了外科手术置管，并发症相应减少（参见第42章）。

2）中心静脉置管（Broviac）。通过外科操作将导管置入颈外静脉、颈内静脉、锁骨下静脉或股静脉。导管近端部分（含有聚乙烯醇达夫，通过促进成纤维细胞增殖来帮助固定导管）位于皮下隧道，离置入部位有一定距离。这样可以保护导管，减少移位，降低微生物污染风险。需要外科医生和麻醉师参与操作是这类置管的缺点。

3）肠外营养避光保护。可减少维生素分解损耗、氨基酸氧化损伤、过氧化氢和自由基的产生，限制脂肪脂质过氧化导致的血管张力变化，减少一氧化氮产生，改善微量肠内喂养耐受性。维生素、微量元素和铁不宜一起加入PN中，以减少脂质过氧化风险，脂质过氧化产物可能导致不良神经发育预后。

（2）外周静脉。NICU中也使用外周静脉，与中心静脉相比并发症较少。通过外周静脉输注的PN溶液中氨基酸和葡萄糖浓度受到限制，氨基酸最大浓度3.5%，葡萄糖最大浓度12.5%。

（3）脐静脉置管。PN还可通过脐静脉置管输注，但在脐静脉使用过程中要谨慎。在输注PN之前需要明确脐静脉导管位于下腔静脉进入右心房前（而非肝脏），葡萄糖最大浓度15%。肝静脉输入高渗液体可能导致门静脉栓塞和门脉高压。

【指征】 PN通常作为肠内营养的补充，而TPN则是无法通过肠内营养达到营养目的时的完全替代。新生儿静脉营养指征包括胃肠道先天畸形、胎粪性肠梗阻、短肠综合征、NEC、麻痹性肠梗阻、呼吸窘迫综合征、超未成熟儿、败血症和吸收不良等。PN，尤其是氨基酸，应该在生后第1天即开始应用。生后第1天补充氨基酸与良好的线性生长以及神经发育预后有关。不能及时建立肠内营养的足月儿，氨基酸可从 1.5 g/(kg·d) 开始。

【热量密度】 不同营养物质的热量密度如下。

（1）葡萄糖（无水）。3.4 kcal/g。

（2）蛋白质。4 kcal/g。

（3）脂肪。9 kcal/g。

【PN溶液组成】

（1）碳水化合物

1）目前葡萄糖是 PN 中碳水化合物的唯一来源。外周静脉 PN 中含葡萄糖 5.0～12.5 g/dl，中心静脉可达 25 g/dl。葡萄糖浓度也可转化计算为葡萄糖输注速率，以 mg/(kg·min) 来表示。使用期间维持血糖于 45～125 mg/dl。如果仅输注葡萄糖而不给予氨基酸会导致负氮平衡，在提供至少 30 kcal/(kg·d) 的热量基础上补充 1.1～2.5 g/(kg·d) 的蛋白质可以逆转负氮平衡。需要注意的是，每克蛋白质需提供非蛋白质热量 25～40 kcal 以优化蛋白质沉积（参见后续章节）。

2）为了机体能有恰当的内源性胰岛素反应性分泌，也为了预防高血糖继发的渗透性利尿，通常新生儿起始糖速不宜 ＞6～8 mg/(kg·min)。ELBW 儿体内糖异生可能与葡萄糖输注浓度或浓度以及胰岛素无关。静脉输注氨基酸可改善葡萄糖的利用。葡萄糖输注速率（GIR）可根据患儿耐受情况每日增加 0.5～1.0 mg/(kg·min)直至 10～12 mg/(kg·min)，以摄取充足的热量，改善蛋白质沉积。随着胎龄增加，内源性葡萄糖需求相应减少。高血糖时，TPN 的 GIR 不能低于 4 mg/(kg·min)，如果需要可使用胰岛素以维持血糖正常。GIR 计算方法参见第9章。

（2）蛋白质。蛋白质缺乏会导致生长迟缓、低白蛋白血症和水肿；过多的蛋白质又会导致高氨血症、血氨基酸失衡、代谢性酸中毒和胆汁淤积性黄疸。早期蛋白质摄入可刺激内源性胰岛素分泌。生后蛋白质丢失量与胎龄呈反比，LBW 儿在没有蛋白质补充的情况下每日丢失约 1% 内源性蛋白质。早期蛋白质摄入可增加谷胱甘肽（一种抗氧化剂）水平。

1）晶体氨基酸溶液。标准的氨基酸溶液起初是为成人设计的，其中一些高浓度的氨基酸（例如甘氨酸、蛋氨酸和苯丙氨酸）可能对早产儿有潜在的神经毒性。儿科专用晶体氨基酸溶液（例如 TrophAmine，Aminosyn PF）含以上氨基酸较少，同时额外添加了酪氨酸、胱氨酸、牛磺酸。儿科专用配方 pH 略低，利于加入更多钙（2 mEq/dl）和磷（1～2 mg/dl）以满足早产儿需求。精氨酸、酪氨酸、半胱氨酸、谷氨酰胺、甘氨酸和脯氨酸是条件必需氨基酸。

2）氨基酸。VLBW儿生后24小时内开始摄入3 g/(kg·d)的蛋白质是安全的，可以促进氮平衡和蛋白质合成。早期氨基酸摄入还可以促进ELBW儿的胰岛素分泌，从而减少高糖血症和高钾血症的发生。足月儿可从1.5 g/(kg·d)开始，每日增加1 g/kg。通常早产儿氨基酸摄入不要超过4 g/(kg·d)，以预防高氨血症和酸中毒发生。在多数中心，氨基酸溶液被制备成1%、2%和3%的浓度供使用。

3）盐酸半胱氨酸。因为半胱氨酸不稳定，常规氨基酸溶液中未加入半胱氨酸，因此盐酸半胱氨酸被加入TPN中。早产儿缺乏将蛋氨酸转化为半胱氨酸的能力，因此半胱氨酸是条件必需氨基酸。半胱氨酸还可转化为胱氨酸和谷胱甘肽，后两者是抗氧化剂。TPN加入半胱氨酸后可以降低溶液的pH，推荐剂量为每克蛋白质40 mg半胱氨酸[72～85 mg/(kg·d)]。一般认为对于能建立早期喂养的婴儿来说，半胱氨酸是非必需氨基酸。

4）谷氨酰胺。谷氨酰胺被认为是一种非常关键的氨基酸，它是快速增殖细胞（例如肠上皮细胞和淋巴细胞）的重要原料以及核苷酸前体，参与维持酸碱平衡。同时谷氨酰胺在维持消化道完整性中也起着重要的作用，可能降低败血症发生率。可减缓禁食期间肠道的萎缩。研究显示补充谷氨酰胺对新生儿死亡率和患病率（包括侵袭性感染、NEC）、达全肠内营养时间和住院时间没有影响。谷氨酰胺可能影响躯体生长，降低特应性皮炎的发生率。

（3）脂肪。脂肪也是机体不可或缺的重要营养素，包括身体生长发育、细胞结构和功能、视网膜和大脑发育。脂肪热量密度较高，因此TPN中脂肪乳剂是每日热量供给的重要组成部分。大多数脂肪乳剂来源于大豆，新型脂肪乳剂加入了橄榄油、MCT和鱼油。Omegavan是纯鱼油脂肪乳剂，富含ω-3脂肪酸。大多数静脉脂肪乳剂制剂是等渗的（270～300 mOsm/L），因此不会增加外周静脉置管渗出风险。脂肪乳剂含亚油酸和α-亚麻酸，后者可以转化为DHA。DHA在孕后期积聚，早产儿将α-亚麻酸转化为DHA的能力也不足。生后脂肪乳剂补充的延迟会导致必需脂肪酸缺乏（生化指标和临床都会有表现），也增加了机体氧化损伤的易感性。0.25 g/(kg·d)的静脉脂肪乳剂即可预防必需脂肪酸的缺乏。在非结合胆红素增高的高胆红素血症新生儿中应用脂肪乳剂需要谨慎，因为未酯化脂肪酸与胆红素竞争结合白蛋白。应用脂肪乳剂过程中凝固酶阴性葡萄球菌败血症增加、血栓素和前列腺素释放、肺血管阻力增加的情况均有报道。

1）浓度。脂肪乳剂通常为10%和20%。一般生后24～30小时开始补充0.5～1.0 g/(kg·d)的脂肪乳剂，随后增加0.5～1.0 g/(kg·d)，直至3.0 g/(kg·d)。脂肪乳剂需要20～24小时持续输注，速率不宜超过0.12～0.15 g/(kg·h)。与10%脂肪乳剂相比，20%脂肪乳剂含有较低的磷脂-甘油三酯比例和脂质体成分，所以可以减少胆固醇、甘油三酯和磷脂水平。使用中,脂肪乳剂需要和氨基酸溶液分开输注,因为氨基酸溶液需要维持一定酸度以保证钙、磷溶解度,而在氨基酸溶液中加入脂肪乳剂后会增加pH,因而导致钙磷沉积。

2)并发症。可发生脂肪不耐受(高脂血症),建议定期监测血甘油三酯水平。甘油三酯水平应<200 mg/dl,存在新生儿黄疸时应<150 mg/dl。甘油三酯超标时可减少脂肪乳剂量或停止输注。若新生儿同时存在呼吸窘迫,谨慎应用脂肪乳剂,因为可能存在低氧血症和增加肺血管阻力的风险。

3)肉碱补充(存在争议)。胎龄<34周的早产儿肉碱合成和储存都不完备。肉碱是长链脂肪酸氧化所必需的载体分子。外源性肉碱来源主要是母乳和婴儿配方乳。有研究显示早产儿使用TPN 6～10天后就会出现肉碱缺乏。起始10 mg/(kg·d)剂量的肉碱加入TPN溶液中是安全的。肉碱缺乏的婴儿可能表现为肌张力低下、非酮症性低血糖、心肌病、脑病或反复感染。

(4)维生素。根据美国儿科学会营养咨询委员会的建议,应在TPN中加入儿科多种维生素。早产儿剂量是2 mL/kg(儿科MVI 5 mL制剂)。维生素A输注中会黏附在塑料管道上。

(5)微量元素。微量元素剂量取决于体重和PN总容量:短期TPN 0.5 mL/(kg·wk),长期TPN 0.5 mL/(kg·d)。消化道术后患儿补充额外的(1～2 mg/d)锌可以促进修复。微量元素具体推荐剂量参见表10-8。

表10-8　新生儿TPN溶液微量元素补充推荐

元素 [μg/(kg·d)]	足月儿	早产儿
锌	250	400
铜	20	20
铬 [a]	0.2	0.2
锰 [a]	1	1
氟	500[b]	—
碘	1	1
钼 [a]	0.25	0.25
硒	2	2

TPN: 全肠外营养。
[a] TPN>4周时添加。
[b] 早产儿剂量未知。仅在长期TPN治疗(如>3个月)时添加。

(6)电解质。根据患儿需求添加电解质。LBW儿应用含有电解质的氨基酸溶液后(表10-9),其电解质需求基本可得到满足。

表10-9 LBW儿氨基酸溶液组成（标准配方）

电解质（mEq/L）	氨基酸浓度					
	1.0%		2.0%		3.0%	
	A	T	A	T	A	T
Na$^+$	20	20	20	20	20	20
Cl−	20	20	20	20	20	20
K$^+$	15	15	15	15	15	15
Mg^{2+}	11	11	11	11	11	11
Ca^{2+}	15	15	15	15	15	15
醋酸	7.6	9.3	15.3	18.6	22.8	27.9
磷（mmol/L）	10	10	10	10	10	10

A，Aminosys PF；T，TrophAmine。

（7）肝素。PN中应加入肝素（0.5～1 U/mL）以维持输注管路通畅。此外，添加肝素还可降低静脉炎风险，通过释放脂酶增加脂肪清除。

【PN监测】 肠外高营养治疗可影响许多生化功能，因此定期的人体测量和实验室检测是必需的。推荐参见表10-10。

表10-10 新生儿肠外营养期间监测项目

测量项目		基本项目	检测频次
人体测量	体重	是	每日
	身长	是	每周
	头围	是	每周
	入量和出量	每日	每日
血生化代谢	血糖	是	开始2～3次/日，稳定后按需
	钙、磷和镁	是	开始2～3次/周，之后1～2周1次
	电解质（钠、钾、氯、CO$_2$）	是	开始每日，之后2～3次/周 ELBW早产儿需要增加频次
	血细胞比容	是	生后第1周隔天检测，之后每周
	BUN、肌酐	是	2～3次/周，之后1～2周1次
	胆红素	是	每周
	血氨	是	高蛋白质摄入时每周检测

（续表）

测量项目		基本项目	检测频次
血生化代谢	总蛋白、球蛋白	是	每2～3周1次
	AST/ALT	是	每2～3周1次
	甘油三酯	是	每1～2周1次
	维生素和微量元素		需要时
尿	尿比重和尿糖	是	开始1～3次/日，之后按需（存在争议）

ALT：谷丙转氨酶；AST：谷草转氨酶；BUN：血尿素氮；ELBW：超低出生体重。

【PN并发症】 PN的大部分并发症与使用中心肠外高营养和导管相关问题有关。中心和外周TPN均会发生代谢紊乱。外周静脉高营养主要并发症是静脉渗漏，其导致皮肤损害。

（1）感染。败血症可见于中心静脉高营养，最常见的致病菌包括凝固酶阳性和凝血酶阴性葡萄球菌、草绿色链球菌、大肠杆菌、假单胞菌、肺炎克雷伯菌和白念菌。导管置入部位感染、导管抽取血样和应用导管输血可能导致中心静脉置管污染。

（2）导管相关问题。中心导管位置（尤其是锁骨下静脉）相关并发症发生率达4%～9%，包括气胸、纵隔气肿、出血和乳糜胸（损伤胸导管）。近导管头端的静脉血栓可导致"上腔静脉综合征"（面部、颈部和眼部水肿）。静脉血栓还可导致肺栓塞。导管位置异常还可导致胸腔积液和心包积液，后者可造成心脏压塞。

（3）代谢并发症

1）高糖血症。葡萄糖摄入过多或代谢率改变（例如感染和应用糖皮质激素）会导致高血糖。不推荐常规输注胰岛素来预防高糖血症，可能会增加ROP风险、死亡率和低血糖。

2）低糖血症。多见于液体输注突然中断（例如液体外渗）。

3）氮质血症。见于过多的蛋白质摄入，但早期积极的氨基酸输注仍然是安全的。

4）高氨血症。现有的氨基酸溶液中均含有足量的精氨酸[＞0.05 mmol/(kg·d)]，因此即使血氨增高也不会导致症状性高氨血症。

5）血清和组织氨基酸模式异常。

6）轻度代谢性酸中毒。

7）胆汁淤积性肝病。长期使用TPN而未及时建立肠内营养者易发生胆汁淤积性肝病。VLBW儿使用TPN＞30天（禁食）发生率高达80%，体重＞1 500 g新生儿TPN＜14天发生率≤15%。长期应用TPN的患儿监测肝功能和直接胆红素变化非常重要。IUGR患儿是发生胆汁淤积症的高危人群。长期TPN应用，尤其是脂肪乳剂，与胆汁淤积症相关。鱼油脂肪乳剂（Omegavan）被用来预防和治疗TPN相关胆汁淤积症。在我们中心，当患儿预计可能会发生胆汁淤积症时（例如短肠综合征），我们会周期性降低脂肪乳剂至1 g/(kg·d)(一周2次)。有趣的是，鱼油脂肪乳剂可能减少ROP发生率（参见第57章和99章）。

A. 细菌感染。在胆汁淤积性肝病发生中起着重要作用。

B. 氨基酸。使用儿科专用氨基酸溶液来维持正常血清氨基酸模式和尽早建立肠内营养有利于减少该疾病发生。

C. 周期性将脂肪乳剂静脉输注10～18小时与现有的常规持续24小时输注相悖。这样的周期性使用促进短期内循环胰岛素水平下降，从而促进脂肪动员和糖原储存，减少肝脏脂肪浸润和肝功能障碍风险。这种实践仅用于可能需要长期使用TPN且病情相对稳定的新生儿。

D. 铜和锰。出现肝功能障碍时停用铜和锰。

8）脂肪乳剂应用并发症。静脉应用脂肪乳剂可能导致代谢紊乱、高脂血症、血小板功能障碍、急性过敏反应、肝脏色素沉积和肺血管脂肪沉积。大部分代谢紊乱问题见于快速输注，当输注速率< 0.12 g/(kg·h)可避免这些问题发生。

脂肪乳剂暴露于光线下，尤其是光疗时，可能导致毒性氢过氧化物生成增加。加入多种维生素和使用避光管道可以减少过氧化物形成和维生素丢失。激素会升高甘油三酯水平。败血症时，外周组织利用脂肪减少。脂肪乳剂产生的游离脂肪酸与胆红素竞争白蛋白结合位点，导致血游离胆红素增高，因此当血清胆红素$> 8 ～ 10$ mg/dl、白蛋白水平$2.5 ～ 3.0$ g/dl时，脂肪乳剂不宜超过$0.5 ～ 1.0$ g/(kg·d)。其余并发症包括血小板减少症、败血症风险增加、肺功能改变和低氧血症。

9）必需脂肪酸（EFA）缺乏。与血小板聚合力降低（血栓素A_2缺乏）、体重增长缓慢、鳞屑性皮炎、头发稀疏和血小板减少症有关。早产儿若生后未补充外源性脂肪酸，72小时内即可出现必需脂肪酸缺乏症。使用仅含红花油的脂肪乳剂会导致$\Omega - 3$ LCPUFA缺乏。必需脂肪酸对人类新生儿眼睛和大脑发育非常重要。

10）矿物质缺乏。宫内大部分矿物质是在孕后期转运至胎儿体内的。

A. 骨质减少、佝偻病和病理性骨折（见第116章）。

B. 锌缺乏。一般见于TPN未添加锌4周以后。TPN中的半胱氨酸和组氨酸增加尿中锌丢失。锌缺乏会造成生长缓慢、腹泻、脱发、易感染和肠源性肢端皮炎（口周和肛周皮肤脱屑）。回肠和结肠造瘘患儿锌丢失增加。

C. 铜缺乏。铜缺乏会发生骨质疏松、溶血性贫血、中性粒细胞减少症和皮肤色素脱失。

D. 锰、铜、硒、钼和碘缺乏。若不补充4周后会发生。

热量计算

新生儿需要摄入 100～120 kcal/(kg·d)热量以保证生长,接受 TPN 治疗的患儿热量需求 70～90 kcal/(kg·d)。一些高代谢的患儿甚至需要 > 120 kcal/(kg·d)的热量。肠内营养时至少需要 70～90 kcal/(kg·d)非蛋白质热量以维持机体正氮平衡。口服和 TPN 热量摄取计算公式如下(表 10-11)。

表 10-11　全肠外营养计算

氨基酸	氨基酸浓度 $\% = \dfrac{\text{体重(kg)} \times [\,g/(kg \cdot d)\,] \times 100}{24\text{小时液量}}$
葡萄糖 葡萄糖速率 [mg/(kg·min)]	$\dfrac{\text{速度(mL/h)} \times \text{葡萄糖浓度}\%}{\text{体重(kg)} \times 6}$
脂肪	速度$(mL/h) = \dfrac{[\,g/(kg \cdot d)\,] \times 5 \times \text{体重(kg)}}{24}$
非蛋白热量 [/(kg·d)]	24小时脂肪乳量$(mL) \times 2\,kcal/mL^{a} + \dfrac{24\text{小时TPN液量}(mL) \times \text{葡萄糖浓度}(\%) \times 0.034}{kg}$

TPN: 全肠外营养。
a 仅适用于 20% 脂肪乳剂。

【婴儿配方乳】　大部分标准婴儿配方乳为 20 cal/oz,含热量 0.67 kcal/mL。表 10-5 列举了特殊热量浓度的配方。用以下公式计算热量日摄入量:

$$kcal/(kg \cdot d) = \frac{\text{配方总量(mL)} \times kcal/mL}{\text{体重(kg)}}$$

【碳水化合物】　如果仅输注葡萄糖,热量摄入计算如下(常用溶液热量含量见表 10-12):

$$kcal/(kg \cdot d) = \frac{\text{溶液 mL/h} \times 24\text{小时} \times \text{溶液热量含量}}{\text{体重(kg)}}$$

【蛋白质】　可采用以上碳水化合物的计算公式,热量浓度见表 10-12。

【脂肪乳剂】　10% 脂肪乳剂(Intralipid)含 1.1 kcal/mL; 20% 脂肪乳剂含 2 kcal/mL。

$$kcal/(kg \cdot d) = \frac{\text{脂肪乳剂总量(mL)} \times 2\,kcal/mL}{\text{体重(kg)}}$$

表10-12　不同肠外营养溶液热量密度

葡萄糖溶液（无水）	浓度（%）	热量（kcal/mL）
D_5	5	0.17
$D_{7.5}$	7.5	0.255
D_{10}	10	0.34
$D_{12.5}$	12.5	0.425
D_{15}	15	0.51
D_{20}	20	0.68
D_{25}	25	0.85
蛋白质溶液（g/d）		
0.5	0.5	0.02
1.0	1.0	0.04
1.5	1.5	0.06
2.0	2.0	0.08
2.5	2.5	0.10
3.0	3.0	0.12

0.5%蛋白质溶液,100 mL/d=0.5 g蛋白质/d。

孕母营养状态与胎儿、新生儿出生后生长

　　孕母营养状态可能对胎儿和新生儿出生后症状有重要的影响。孕母体质指数（BMI）、孕前体重及孕期体重增加过大,可能增加胎儿体脂和日后肥胖发生可能性。相反,健康非超重母亲孕期体重增加过少,可能增加小于胎龄儿发生的风险。

　　孕母饮食补充LCPUFA,尤其是 Ω-3脂肪酸,可以改善新生儿出生体重、身长以及妊娠期时长。产前补充微量营养元素也可能影响胎儿生长、胎儿体重和妊娠期时长,降低婴儿发病率。脐血维生素D水平与呼吸道感染、儿童期喘息发生率呈负相关。

　　新生儿早在生后6周开始的快速体重增长可能增加肥胖风险。IUGR体重增长加速也会增加"脂肪反弹"和日后发生心血管疾病以及代谢性疾病的风险。

·参·考·文·献·

[1] Agostoni C, Buonocore G, Carnielli VP, et al. Enteral nutrient supply for preterm infants: commentary from the European Society for Pediatric Gastroenterology, Hepatology, and Nutrition

Committee on Nutrition. *J Pediatr Gastroenterol Nutr.* 2010; 50: 85 – 91.

[2] Bombell S, Mcguire W. Early trophic feeding for very low birth weight infants. *Cochrane Database Syst Rev.* 2009; CD000504.

[3] Chacko SK, Ordonez J, Sauer PJ, Sunehag AL. Gluconeogenesis is not regulated by either glucose or insulin in extremely low birth weight infants receiving total parenteral nutrition. *J Pediatr.* 2011; 158: 891 – 896.

[4] Deshpande G, Rao S, Patole S, Bulsara M. Updated meta-analysis of probiotics for preventing necrotizing enterocolitis in preterm neonates. *Pediatrics.* 2010; 125: 921 – 930.

[5] Deshpande G, Simmer K. Lipids for parenteral nutrition in neonates. *Curr Opin Clin Nutr Metabol Care.* 2011; 14: 145 – 150.

[6] Dyer JS, Rosenfeld CR. Metabolic imprinting by prenatal, perinatal and postnatal overnutrition: a review. *Semin Reprod Med.* 2011; 29: 266 – 276.

[7] Ehrenkranz RA, Das A, Wrage LA, et al. Early nutrition mediates the influence of severity of illness in extremely low birth weight infants. *Pediatr Res.* 2011; 69: 522 – 529.

[8] Grand A, Jalabert A, Mercier G, et al. Influence of vitamins, trace elements, and iron on lipid peroxidation reactions in all-in-one admixtures for neonatal parenteral nutrition. *JPEN J Parenter Enteral Nutr.* 2011; 35: 505 – 510.

[9] Groh-Wargo S, Sapsford A. Enteral nutrition support of the preterm infant in the neonatal intensive care unit. *Nutr Clin Pract.* 2009; 24: 363 – 376.

[10] Hay WW, Thureen P. Protein for preterm infants: how much is needed? How much is enough? How much is too much? *Pediatr Neonatol.* 2010; 51: 198 – 207.

[11] Jansson LM. AMB clinical protocol # 21: Guidelines for breast feeding and the drug dependent woman. *Breastfeed Med.* 2009; 4: 225 – 228.

[12] Kaempf JW, Kaempf AJ, Wu Y, Stawarz M, Niemeyer J, Grunkemeier G. Hyperglycemia, insulin and slower growth velocity may increase the risk of retinopathy of prematurity. *J Perinatol.* 2011; 31: 251 – 257.

[13] Morgan J, Young L, McGuire W. Slow advancement of enteral feed volumes to prevent necrotising enterocolitis in very low birth weight infants. *Cochrane Database Syst Rev.* 2011; CD001241.

[14] Moyer-Mileur LJ. Anthropometric and laboratory assessment of very low birth weight infants: the most helpful measurements and why. *Semin Perinatol.* 2007; 31: 96 – 103.

[15] Rao R, Georgieff MK. Iron therapy for preterm infants. *Clin Perinatol.* 2009; 36: 27 – 42.

[16] Schanler RJ. Outcomes of human milk-fed premature infants. *Semin Perinatol.* 2010; 35: 29 – 33.

[17] Sinclair JC, Bottino M, Cowett RM. Interventions for prevention of neonatal hyperglycemia in very low birth weight infants. *Cochrane Database Syst Rev.* 2011; CD007615.

[18] Sullivan S, Schanler RJ, Kim JH, et al. An exclusively human milk-based diet is associated with a lower rate of necrotizing enterocolitis than a diet of human milk and bovine based products. *J Peds.* 2010: 156; 562 – 567.

[19] Tsang RC, Uauy R, Koletzko B, Zlotkin SH, eds. *Nutrition of the Preterm Infant: Scientific Basis and Practical Guidelines.* Cincinnati, OH: Digital Education Publishing; 2005.

[20] Vlaardingerbroek H, van Goudoever JB, van den Akker CH. Initial nutritional management of the preterm infant. *Early Hum Dev.* 2009: 85; 691 – 195.

[21] Wessel JJ, Kocoshis SA. Nutritional management of short bowel syndrome. *Semin Perinatol.* 2007; 31: 104 – 111.

[22] Wong S, Ordean A, Kahan M, et al. Substance use in pregnancy. *J Obstet Gynaecol Can.* 2011; 33: 367 – 384.

第三部分

高级管理

Advanced Management

11 影像学检查
Imaging Studies

常用放射学检查

【X线检查】 需权衡新生儿X线检查的需要性与X线暴露的风险［如每张胸片的辐射剂量3～5 mrem（毫雷姆）］。需要尽可能遮盖住患儿的性腺，在X线检查时扶住患儿的任何人都必须穿着保护服。对于常规X线反射的垂直辐射，医务人员只需要站在暴露区域1ft（0.304 8 m）外即可。

（1）胸片

1）前后位片。是观察以下疾病的最佳体位：心肺疾病、气管插管位置及其他置管的位置、机械通气引起的气漏综合征，如气胸。

2）侧位片（仰卧水平投射片）。诊断价值限于明确胸腔引流管位置超前（引流气胸较好）还是朝后（引流胸腔积液较好）。

3）侧卧位水平摄片。用于评估少的气胸和胸腔积液，这两种疾病在前后位片上都较难发现。例如，如果怀疑气胸，应该进行对侧卧位水平摄片检查。气胸侧胸壁和肺之间可见气体积聚。相反，检查胸腔积液时，取患侧侧卧位检查。不稳定的患儿可能不能安全地进行侧卧位水平摄片。

4）直立位摄片。较少用于NICU内患儿，但在腹部肠穿孔时可以检查出膈下游离气体。

（2）腹部X线

1）前后位片。用于诊断以下腹部疾病：肠梗阻、腹腔占位性病变，检查脐动静脉置管或肠道置管位置。

2）仰卧位水平摄片。有助于诊断肠穿孔，但是左侧卧位水平摄片诊断气腹更好。如果气腹较少，或者穿孔的肠道仅含有液体时，前后位片和仰卧位水平摄片可能会漏诊。

3）左侧卧位水平摄片（左侧朝下侧卧）。诊断肠穿孔最佳，肠穿孔导致腹腔内的游离气体积聚于肝脏和右侧腹壁之间。

（3）新生儿X线片。单张摄片包含全身或仅包含胸部和腹部（胸腹片），常用于置管定位。

（4）钡剂造影检查。吞钡或钡剂灌肠，硫酸钡是惰性的化合物，不被消化道吸收，也不会引起体液的转移。

1）适应证。以下情况推荐使用钡剂作为造影剂。

A. 消化道造影。钡剂灌肠用于排除不同原因导致的下消化道梗阻。

　　B. 怀疑H型食管气管瘘不伴有食管闭锁（E型）。大部分食管闭锁可通过插入不透X线的鼻胃管而诊断。胃管在食管近端盲端内卷曲。如果需要进一步明确，可在透视下注入气体扩张盲端，很少注射钡剂或其他造影剂。但是评估罕见的H型食管气管瘘需要向食管注射造影剂如钡剂。

　　C. 怀疑食管穿孔。只有在进行低渗透压水溶性造影剂进行造影检查显示阴性后才进行吞钡检查。

　　D. 怀疑胃食管反流。pH检测和反流性核素扫描比上消化道造影能更好地检测胃食管反流并进行分度。

　　2）禁忌证。怀疑肠穿孔的患儿不建议进行钡剂造影检查，或者不明确造影剂最终流到哪里也不建议进行钡剂造影检查，因为钡剂对腹膜具有刺激作用，可导致钡剂相关性腹膜炎。

　　（5）高渗性水溶性造影检查。之前曾广泛应用于造影检查，现已被低渗性水溶性造影剂取代。

　　（6）低渗性水溶性造影检查。这些造影剂相对于钡剂有许多优点，在新生儿造影检查中已经取代了高渗性水溶性造影剂。

　　1）优点

　　A. 不会导致体液转移。

　　B. 如果出现肠穿孔，这些造影剂对腹腔无毒性作用，并且对肠黏膜无损害。

　　C. 误吸后对肺的刺激作用较小。

　　D. 正常的肠道对其吸收作用较小，在延迟性摄片时整个肠道都保持较好的不透光性。

　　2）缺点。除了价格比钡剂贵，无其他缺点。

　　3）适应证

　　A. 怀疑H型食管气管瘘。

　　B. 怀疑食管穿孔。

　　C. 如果怀疑肠穿孔，可用于评估肠道。

　　D. 无法解释的腹膜炎。

　　E. 在出生后超过12小时的新生儿中可用于评估无气体显影的腹腔。

　　（7）放射性核素检查。放射性核素检查可提供更多生理功能而非解剖结构方面的信息，与放射性检查相比较它对患者造成的辐射更小。

　　1）反流放射性核素闪烁扫描。用于检查胃食管反流并进行分度，可与pH检查相媲美，优于上消化道造影检查。^{99m}Tc标记的高锝酸盐水溶液被灌注入胃内，1～2小时后使用伽马照相机进行仰卧位扫描。

　　2）放射性核素膀胱造影。用于检查膀胱输尿管反流并进行分度。相对于排泄性膀胱尿路造影的优点是辐射剂量较小（50～100倍），观察的时间较长（1～2小时）。缺点包括解剖细节显影较差；膀胱憩室、后尿道瓣膜以及轻度反流不能有效地检测到。不能作为下尿路病变的首选检查，尤其是对男性患儿。

3）放射性核素骨扫描。用于评估可能的骨髓炎。这个检查通过静脉注射^{99m}Tc标记的亚甲基二磷酸盐进行三相显像（血管显像、血池显像和骨显像）。

A. 优点。与X线显像相比对骨变化更敏感。

B. 缺点。骨扫描可能不能检测急性期骨髓炎（例如病程24～48小时），检查过程中需要患儿静止不动，对解剖结构的检测不如X线片，一些区域因可摄取显示阳性（热点），但属于非特异性。

4）HIDA（肝胆造影）扫描。用于某些新生儿黄疸的患儿，帮助鉴别胆道闭锁（外科疾病）和新生儿肝炎（内科疾病）。

【超声】

（1）颅脑超声。主要用于排除颅内出血、缺血性病变（脑室周围白质软化，PVL）、脑积水和发育性疾病。任一中心均可使用便携式超声仪进行检查，无需特殊准备，但需要患儿前后囟门尚未闭合且头皮上没有静脉针。美国儿科学会推荐胎龄小于30周的早产儿生后7～14天进行首次头颅超声检查，纠正胎龄36～40周复查头颅超声。脑室内出血的分度根据图11-1至图11-4所示超声影像学表现进行。图11-5所示为颅后窝出血，图11-6所示为脑室周围白质软化（PVL）缺血性改变。新生儿脑室内出血分度如下（根据Papile分度，1978）。

1）1度：室管膜下，生发基质出血。

2）2度：出血进展至脑室，不伴脑室扩张。

3）3度：出血进展至脑室，伴脑室扩张。

4）4度：脑室内以及脑实质出血。

（2）腹部B超。能较好地评估腹胀、胆囊疾病、胆道梗阻、腹腔积液、腹部肿块、腹腔脓肿以及导致肾衰竭的有关病因。彩色多普勒检查局部血流是辅助方法，可以帮助诊断门静脉高压和血栓性血管阻塞。

（3）能量多普勒超声。与彩色多普勒相比能较好地显示血流的振幅，但是不能明确血流的方向，且对移动过于敏感。

【CT扫描】

（1）头颅CT。比头颅超声复杂，因为需要将患儿转运至CT室并进行镇静。然而由于技术的发展，CT扫描的次数降低，对镇静的要求也降低了。头颅CT比头颅超声提供更全面的信息，尤其是能更好地评估脑实质疾病。

（2）可用于诊断脑室内、硬膜下、蛛网膜下腔出血及脑水肿和脑梗死。为了诊断脑梗死，可能需要使用造影剂。如果需要使用造影剂，应该在进行CT检查之前进行

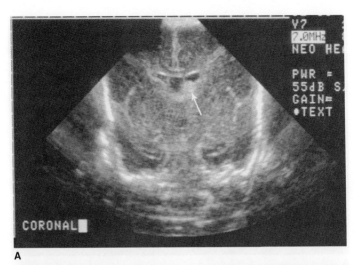

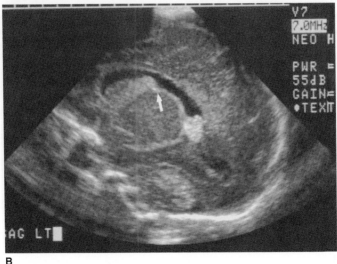

图11-1 头颅超声。冠状面(A)及左侧旁矢状(B)切面,箭头显示左侧生发基质出血(1度或室管膜下)

血尿素氮和血肌酐检查以排除肾功能不全,因为肾功能不全是静脉使用造影剂的禁忌证。需要进行静脉置管,避开头部。

(3)足月儿脑病的检查。发生产伤、血细胞比容下降或凝血性疾病的足月儿应行头颅CT平扫检查以排除颅内出血。

【磁共振检查】 磁共振检查越来越广泛地应用于新生儿。磁共振对脑干、脊髓、

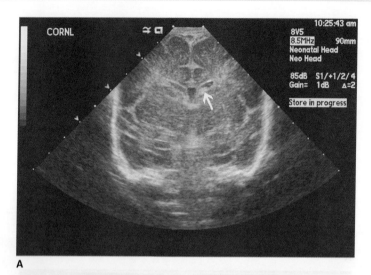

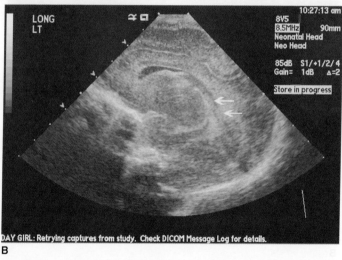

图11-2　头颅B超。冠状面(A)及左侧旁矢状面(B),箭头处显示伴有脑室轻度扩大的脑室内出血(2度)

软组织以及CT的伪影区域显像优于CT。外加磁共振动静脉血管造影检查可增强血管解剖以及血流显像效果。对于患有新生儿脑病的足月儿,如果CT检查无明显异常,可进行磁共振检查。生后第1周内进行磁共振检查可以评估脑损伤类型并且预测神经发育的结局。

(1)优点。没有离子辐射,不用造影剂可以观察血管解剖。

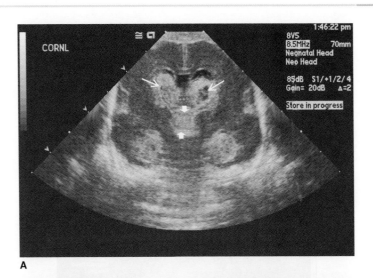

A

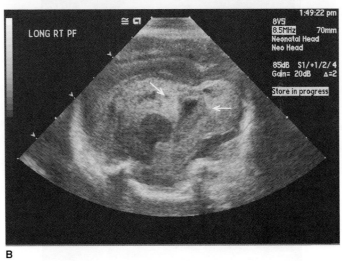

B

图11-3 头颅B超。冠状面（A）和右侧旁矢状面（B）显示双侧侧脑室（小箭头）以及第三脑室（大箭头）严重扩张，脑室内充满血块（3度脑室内出血）

（2）缺点。不能应用于需要呼吸机支持的危重患儿，扫描时间较长，需要镇静。

检查前的准备

表11-1为常见的放射科检查前的准备方案。不同中心的方案可能略有不同。

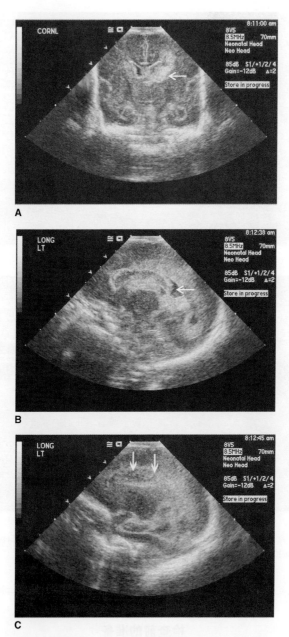

图 11-4 头颅 B 超。冠状面（A）和左侧矢状面（B 和 C）显示左侧脑室内出血伴有脑室扩张，以及局灶性左侧脑实质内出血（箭头处）（随访超声图像见下页）

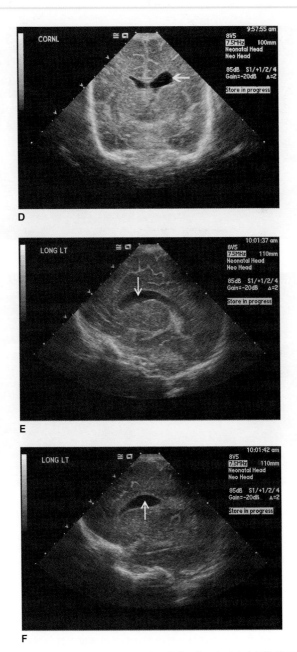

图11-4 头颅B超(续)。3个月后随访的头颅B超[冠状面(D)和左侧矢状面(E和F)]显示血凝块吸收,仍留有轻度的脑室扩张,在之前的脑实质出血的部位出现局部的穿通脑(箭头)表现

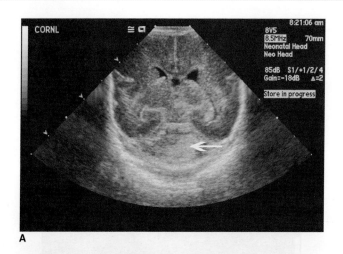

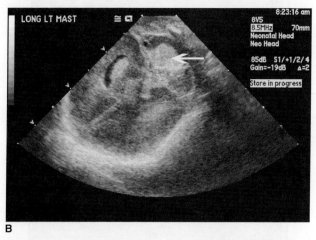

图11-5　头颅B超。冠状面（A）和经侧囟扫描层面（B）显示左侧小脑半球局灶性出血灶（颅后窝出血，箭头）

放射科检查的注意事项

　　侵入性生命支持和监测技术依赖于相关装置在体内的正确定位。新生儿计数肋骨和椎骨时需谨慎，因为需要通过计数椎骨和肋骨以明确置管位置是否适宜。患儿的第12肋骨通常未钙化，可能会将第11肋骨误认为是第12肋骨，会导致椎骨计数不正确。

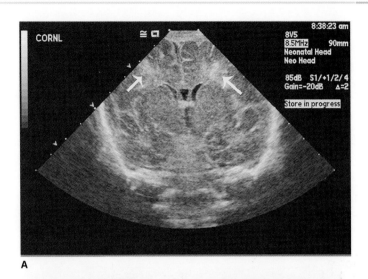

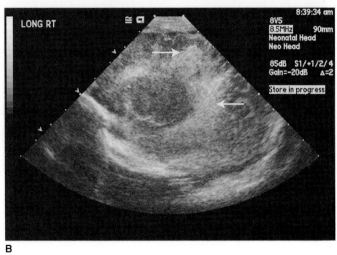

图11-6　头颅B超。脑室周围白质软化。冠状面（A）和右侧矢状面（B）显示脑室周围强回声（PVE），提示缺血性脑白质病变（箭头所示）

【气管插管】

（1）气管插管末端的理想位置是胸廓上口（两侧锁骨末端连线的中点）与气管隆突连线中点的位置。正确的气管插管位置如图11-7所示。

（2）如果气管插管位置很低，末端通常进入右主支气管，其与左主支气管相比较直。胸片可能显示充气不对称伴通气过度和肺萎陷。如果气管插管延伸至气管隆突

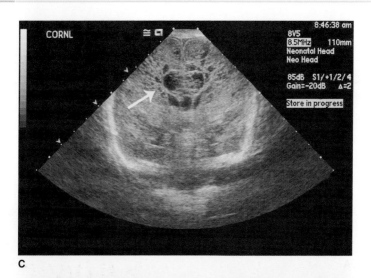

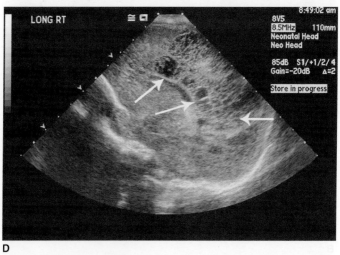

图11-6 头颅B超(续)。1个月后随访的头颅B超[冠状面(C)和矢状面(D)]显示广泛的脑室周围囊肿,提示脑室周围白质软化

以下,或者与胸片上气管位置不匹配,应怀疑气管插管在食管内。如果近端肠道显示气体增加可能也反映气管插管在食管内。气管插管位置过高,插管末端位于锁骨之上,胸片可能显示广泛肺不张。

　　【胃管】　胃管末端应该在胃中部。正确的位置如图11-8所示。

　　【经幽门营养管】　营养管位于远端十二指肠中央。正确的位置如图11-9所示。

表11-1　早产儿和新生儿放射检查前准备

检　查	准　备
上消化道造影	新生儿和小于2岁的婴幼儿禁食1～2小时
造影剂灌肠	对肠梗阻或排除巨结肠的检查无需特殊准备
肾脏超声	无需准备
腹部超声	禁食1小时以使胆囊充盈
HIDA（肝胆）扫描	检查前服用苯巴比妥［5 mg/（kg·d）］5天
腹腔或盆腔CT	扫描前2小时口服造影剂
VCUG	无需特殊准备

CT：计算机断层扫描；HIDA，肝亚氨基二乙酸；VCUG：排泄性膀胱尿路造影。

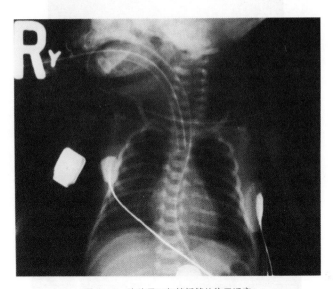

图11-7　胸片显示气管插管的位置适宜

【脐静脉置管（UVC）】　置管末端应位于下腔静脉和右心房之间，在前后位胸片上显示投射于膈肌上方。患儿体位和旋转的程度直接影响UVC在胸片上的位置，由于位置较脐动脉置管（UAC）靠前，当患儿摄片时体位旋转，UVC较UAC更加偏离中线。正确的UVC末端位置见图11-10。

【脐动脉置管】　Cochrane综述推荐尽量使用高位的UAC。在某些情形下，置管需留置于低位。以前不同中心使用高位或低位UAC的偏好不同，曾经认为高位

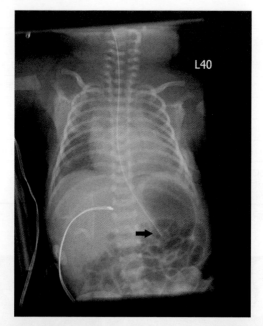

图 11-8 胸腹平片显示鼻胃管在胃中部（箭头指示胃管远端）

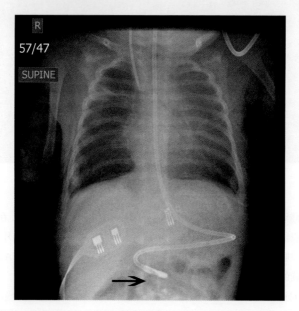

图 11-9 胸腹平片显示经幽门营养管（营养管末端）在十二指肠中远段（箭头指示营养管远端）

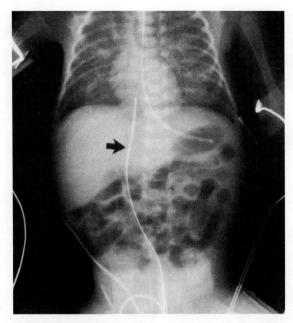

图11-10 X线片,脐静脉置管位置正确,箭头指示置管末端。胃管末端在胃内,位置恰当

UAC与较高的血管并发症相关,但是近年来研究显示高位UAC的血管并发症风险低,无高血压、坏死性小肠结肠炎或脑室内出血的风险。而低位UAC置管与发生血管痉挛的风险增加相关。

(1)高位UAC。置管末端位置应该在T6~T9(膈肌以上,并且在腹腔干T12、肠系膜上动脉T12~L1和肾动脉L1以上)(如图11-11所示)。

(2)低位UAC。末端应该低于L3,最好位于L3~L4之间(在L4~L5水平的主动脉分叉以上)(图11-12)。置管位置若低于L5,通常不能正常使用,并且有导致小动脉严重痉挛的风险。需注意脐动脉插管在腹部X线上先下行再上行。向上行走的转折点是插管经过髂内动脉(下腹动脉)。

注意:如果UAC和UVC需要同时定位,行X线片检查。有必要区分两根置管以评估置管位置。在X线片上,UAC通常下行再上行,而UVC只向上或向头侧方向走行。

【体外膜肺氧合/体外生命支持(ECMO/ECLS)】 ECLS是使用膜式氧合器的一种体外生命支持技术,应用于患有严重但可逆的呼吸或心力衰竭的新生儿(见第18章)。参见VA ECLS置管和VV ECLS置管X线片(分别见图18-2和图18-3)。

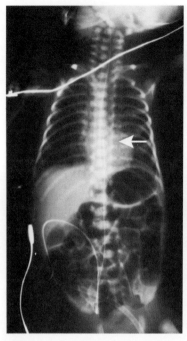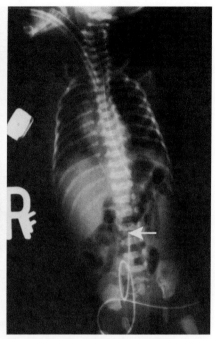

图11-11　X线片，高位脐动脉置管的正确位置　　**图11-12**　X线片，低位脐动脉置管的正确位置

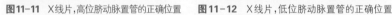

影像学要点

【肺部疾病】

（1）呼吸窘迫综合征（RDS）。可见细小的弥漫性网状或颗粒样影，其继发于小肺泡的萎陷。胸片显示透亮度增高区域，也称为支气管充气征，是由于大气道内的气体影与萎陷的透亮度减低的肺泡影对比所致（图11-13）。

（2）胎粪吸入综合征（MAS）。双侧斑片样粗糙的浸润影伴有肺过度充气影（图11-14）。气胸的发生率也会增加。

（3）肺炎。属弥漫性的肺泡或间质性疾病，通常是不对称的、局灶性的。B组链球菌肺炎与RDS表现类似。肺大泡（充气的肺囊肿）见于金黄色葡萄球菌肺炎。细菌性肺炎可见胸腔积液或积脓（图11-15）。

（4）新生儿暂时性呼吸增快（TTN）。典型表现为充气过度伴有对称性的肺门和间质条纹样浸润影。也可出现胸腔积液，表现为胸膜腔增宽或叶间裂影突出（图11-16）。

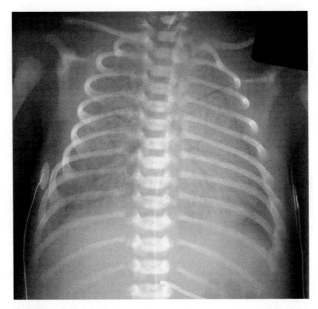

图11-13 胸片，显示肺部弥漫性颗粒样不透光影伴有支气管充气征。在早产儿中，这通常提示呼吸窘迫综合征（RDS）

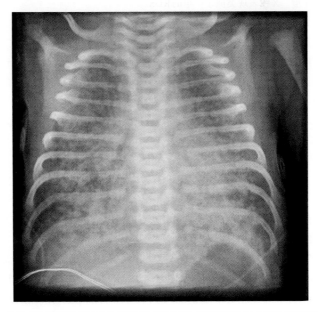

图11-14 胸片，显示弥漫性粗大的肺纹理伴有充气过度，是胎粪吸入综合征的典型表现（MAS）

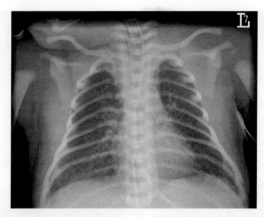

图11-15　间质性肺纹理弥漫性增加，是新生儿肺炎的典型表现，但也可见于新生儿暂时性呼吸增快

（5）支气管肺发育不良（BPD）。现在多指慢性肺病（CLD），影像学表现多样化，从肺组织细小模糊影至轻度的肺纹理明显的囊样影（图11-17）。

慢性肺病多见于机械通气的早产儿，需要7～10天才发生病理改变。很多中心已经不再使用以下的影像学分度标准，但是以前曾经使用过这一标准进行分度。

1）Ⅰ度。X线表现类似于严重的RDS。

2）Ⅱ度。可见肺组织致密影。

3）Ⅲ度。可见明显的囊泡影。

4）Ⅳ度。过度通气伴有多发细小的、延伸至肺周围的带状致密影，伴有与肺大泡相似的透亮影。

（6）气漏综合征

1）心包积气。心脏周围气体，包括心包膜周围（图11-18），可能会导致心脏压塞。

2）纵隔积气

A. 正位片。心脏边缘、胸腺以下出现透亮度增高的气体影，压迫胸腺影使其远离心影（"天使翅膀征"）（图11-19，左图）。

B. 侧位片。胸骨下（前纵隔气肿）或心后区（后纵隔气肿）可见气体积聚（图11-19，右图）。

3）气胸。典型者可见肺组织被透亮度增高的气体影推离侧胸壁。大量气胸时相邻肺组织被压迫而出现肺不张（如图11-20所示）。小量气胸很难鉴别，只可隐约见外周气体影、患侧胸廓弥漫性透亮度增高、心脏和胸腺的边界异常清晰或者出现以上多种特征。

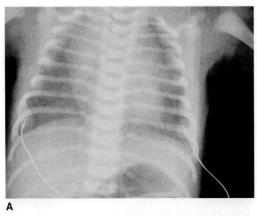

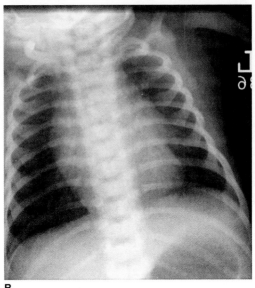

图 11-16 胸片（A）显示弥漫的、轻度增加的肺间质影，与新生儿暂时性呼吸增快相似。典型病例第 2 天缓解（B）

4）张力性气胸。患侧膈肌被压迫，纵隔被推移至对侧，患侧肺不张明显（图 11-20）。

5）肺间质气肿（PIE）。可见局灶性或弥漫性单发或多发的圆形边界清晰的透亮影。受累侧肺容量显著增加（图 11-21）。患有 RDS 而需机械通气的早产儿生后数日内可发生 PIE。

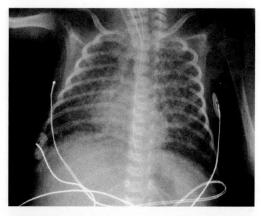

图11-17 经过机械通气治疗的2月龄大的早产儿胸片，显示弥漫性、中度增多的致密影，提示支气管肺发育不良/慢性肺病

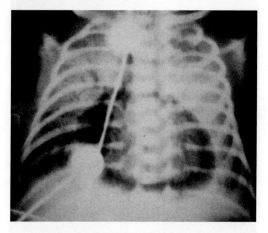

图11-18 胸片显示2日龄新生儿心包积气

（7）肺不张。表现为肺容量减少，部分或全部肺组织萎陷，不透亮的区域增加。纵隔可能被推移至肺不张一侧。可出现对侧代偿性肺气肿。

1）微小肺不张与RDS相关的非梗阻性肺泡萎陷。

2）弥漫性肺不张。胸片可见肺弥漫性不透亮度增加（"白肺"），见于严重RDS、气道梗阻、气管插管不在气道内及通气减少时。

3）肺叶不张。指单叶肺不张，最常见于右上肺，胸片表现为区域性致密影（白肺）。右侧叶间裂抬高。这类肺不张通常见于拔管后。

（8）肺发育不良。可见肺容量减少，钟形胸廓。肺部透亮度增加。

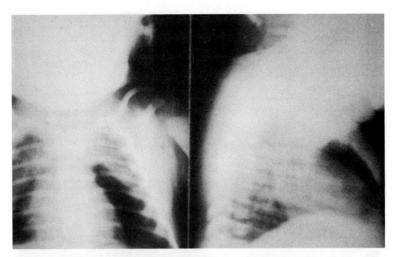

图11-19 胸部正位片（左图）及仰卧位水平摄片（右图），提示胸廓中央气体积聚伴有胸腺抬高

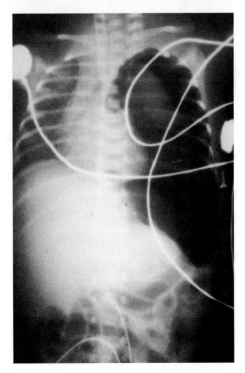

图11-20 2日龄机械通气患儿胸部正位片显示左侧张力性气胸，合并左肺萎陷、左侧膈面压低、纵隔向对侧移位，这些都是气胸时胸廓内压力增加后的征象

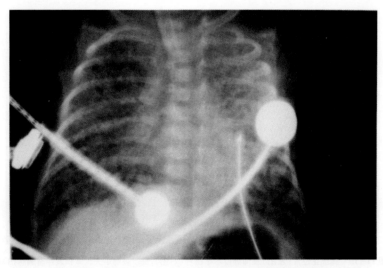

图11-21　机械通气治疗的7日龄患儿胸片，显示双侧肺间质气肿

（9）肺水肿。肺部可见弥漫性模糊影，肺门周围致密影，心影通常增大。

【心脏疾病】　心胸比是心脏底部宽度除以胸廓的宽度，通常＜0.6，心胸比＞0.6提示心影增大。如果右肺动脉分支的直径超过气管，可见肺纹理增加。

（1）心脏反位。心尖在右侧，主动脉弓和胃泡在左侧。合并先天性心脏病的发生率高达90%以上。

（2）充血性心力衰竭。心影增大，肺静脉充血（肺静脉直径增加），肺门区域周围弥漫性透亮度减低，有时可见胸腔积液。

（3）动脉导管未闭。心影增大，肺水肿，导管性模糊影（伴有动脉导管未闭的肺水肿），可见肺纹理明显增加。

（4）室间隔缺损。胸片表现包括心影增大、肺纹理增加、左心室和左心房增大、主肺动脉增宽。

（5）主动脉缩窄

1）导管前缩窄。可见全心增大，肺纹理正常。

2）导管后缩窄。左心室和左心房增大，伴有升主动脉扩张。

（6）法洛四联症。心影呈靴形心。左心室和左心房大小正常，伴有右心室肥厚和肺动脉狭窄或闭锁，肺纹理减少。约25%病例合并右位主动脉弓。

（7）大动脉转位。胸片可显示心影增大，伴有右心房和右心室增大，纵隔狭窄，肺纹理增多，但大部分病例胸片正常。

（8）完全性肺静脉异位引流（TAPVR）。肺静脉影增加，心影增大不常见，可出现充血性心力衰竭和肺水肿,尤其是3型TAPVR(膈下型)。

(9)左心发育不良。胸片开始可能是正常的,但随后可显示心影增大和肺血管充血,伴有右心房和右心室增大。

(10)三尖瓣闭锁。心影通常正常或偏小,肺主动脉凹陷,肺血管影减少。

(11)永存主动脉干。典型表现包括心影增大、肺纹理增加和左心房增大。约30%病例合并右位主动脉弓。

(12)房间隔缺损。可见不同程度右心房、右心室增大,主动脉和左心室较小,肺动脉增大,可见肺纹理增加。

(13)埃布斯坦畸形。全心增大,肺纹理显著减少,由于右心房增大而致右心边界明显。

(14)肺动脉瓣狭窄。除非狭窄严重,心影和肺血流通常正常。肺动脉主干扩张是典型的胸片表现。

【腹部疾病】

(1)以下腹部X线正常表现发生改变时,应怀疑消化道疾病。

1)胃内气体影。生后30分钟后胃内会出现气体。

2)小肠气体影。生后3~4小时后即可见小肠气体影。

3)结肠和直肠气体影。生后6~8小时后即可见结肠和直肠气体影。

(2)肠梗阻。可见肠道积气。梗阻远端气体减少或消失。梗阻近端可见气液平。

(3)腹水。如果存在充气的肠襻,则位于腹部中央位置。腹部可能扩张,气体量则相对较少。毛玻璃样改变:腹水区域可见明显增加的致密影。

(4)腹部钙化。多见于胎粪性腹膜炎的继发改变,男性患儿可能导致阴囊钙化。患有腹腔畸胎瘤、神经母细胞瘤或肾上腺出血的患儿可出现腹腔钙化。

(5)气腹

1)仰卧位腹部平片。通常上腹部可见中央性透亮影(图11-22)。

2)直立正位。可见膈下游离气体。

3)左侧卧位。气体积聚于肝脏侧缘上方,将其和相邻的腹壁分开。

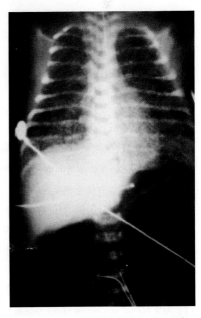

图11-22　3日龄患儿胸腹平片,显示气腹

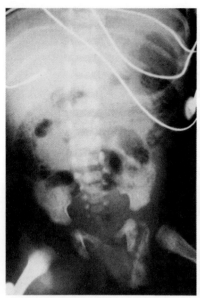 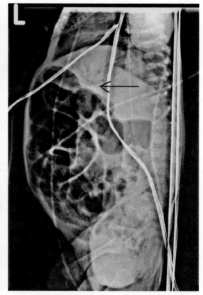

图 11-23　腹部平片，显示肠道积气　　图 11-24　腹部仰卧位水平摄片，提示门静脉积气

（6）肠壁积气。侵入肠腔壁的细菌产生气体，导致肠壁积气，表现为线状、成簇囊泡样（黏膜下）或曲线样（浆膜下）透亮影。常见于新生儿坏死性小肠结肠炎（图11-23）。

（7）完全性内脏反位。胃、主动脉弓和心尖全部在右侧。先天性心脏病的发生率略有增加。

（8）肠梗阻。可出现扩张的肠襻。直立正位片或仰卧位水平投射侧位片可见气液平。

（9）腹腔气体影消失。使用肌松剂的患儿不能吞咽气体，可出现腹腔气体缺失。无食管、气管瘘的食管闭锁的患儿以及严重脑缺氧致中枢神经系统抑制导致吞咽功能消失的患儿腹腔气体影消失。

（10）门静脉积气（图11-24）。门静脉可出现气体影，通常在侧位片上较清楚。这一表现可能提示肠坏死（可见于进展期坏死性小肠结肠炎）、继发于肠系膜血管栓塞的肠梗死及医源性门静脉积气（可见于脐静脉置管或换血后）。

·参·考·文·献·

[1] ACR Manual on Contrast Media, Version 7, 2012. American College of Radiology, Philadelphia, PA. http://www.acr.org/SecondaryMainMenuCategories/quality_safety/contrast_manual/

FullManual.aspx. Accessed March 2012.

[2] Agrons GA, Courtney SE, Stocker JT, Markowitz RI. Lung disease in premature neonates: radiologic-pathologic correlation. *Radiographics.* 2005; 25: 1047 – 1073.

[3] Barrington KJ Editorial Group: Cochrane Neonatal Group. Umbilical artery catheters in the newborn: effects of position of the catheter tip. *Cochrane Database Syst Rev.* 2010. DOI:10.1002/14651858.CD000505.

[4] Breysem L, Smet MH, Van Lierde S, Devlieger H, De Boeck K. Bronchopulmonary dysplasia: correlation of radiographic and clinical findings. *Pediatr Radiol.* 1997; 27: 642 – 646.

[5] Dinger J, Schwarze R, Rupprecht E. Radiologic changes after therapeutic use of surfactant in infants with respiratory distress syndrome. *Pediatr Radiol.* 1997; 27: 26 – 31.

[6] Donnelly LF, Frush DP. Localized radiolucent chest lesions in neonates: causes and differentiation. *AJR.* 1999; 172: 1651 – 1658.

[7] Donoghue V. *Radiological Imaging of the Neonatal Chest.* Berlin, Germany: Springer; 2002.

[8] Ferguson EC, Krishnamurthy R, Oldham SA. Classical imaging signs of congenital cardiovascular abnormalities. *Radiographics.* 2007; 27: 1323 – 1324.

[9] Greenspan JS, Fox WW, Rubenstein SD, Wolfson MR, Spinner SS, Shaffer TH. Partial liquid ventilation in critically ill infants receiving extracorporeal life support. *Pediatrics.* 1997; 99(1): E2.

[10] Gross GW, Cullen J, Kornhauser MS, Wolfson PJ. Thoracic complications of extracorporeal membrane oxygenation: findings on chest radiographs and sonograms. *AJR Am J Roentgenol.* 1992; 158: 353.

[11] Gross GW, McElwee DL, Baumgart S, Wolfson PJ. Bypass cannulas utilized in extracorporeal membrane oxygenation in neonates: radiographic findings. *Pediatr Radiol.* 1995; 25: 337.

[12] Papile LA, Burstein J, Burstein R, Koffler H. Incidence and evolution of subependymal and intraventricular hemorrhage: a study of infants with birthweights less than 1500 g. *J Pediatr.* 1978; 92: 529 – 534.

[13] Veyrac C, Couture A, Saguintaah M, Baud C. Brain ultrasonography in the premature infant [symposium]. *Pediatr Radiol.* 2006; 36: 626 – 635.

12 超低出生体重早产儿出生后第一周管理

Management of the Extremely Low Birthweight Infant During the First Week of Life

　　本章讲述出生体重小于1 000 g的早产儿生后的早期管理。关于超低出生体重（ELBW）儿生后的早期管理有很多争议，不同中心需要根据自己的特色发展相应的管理技术。遵循自己中心的管理指南极其重要。这章是关于稳定和管理极小早产儿的一些实用的指南。

　　【产房处理】

　　（1）伦理。新生儿医生和医疗团队里的其他成员应该努力在分娩前与超低出生体重儿的家长沟通讨论诊疗方案。产前咨询应该根据本中心相关的统计数据和美国国立儿童健康和人类发展研究院（NICHD）新生儿研究网数据与家属讨论存活率及近期和远期并发症。沟通讨论胎龄22～24周早产儿治疗方案是关键的，新生儿生命伦理将在第21章进行讨论。

（2）新生儿复苏

1）温度调节。对极早早产儿生后立即使用聚乙烯塑料包裹或塑料袋以预防热量丢失。将患儿转运至NICU的中性温度环境以后去除包裹并擦干身体。

2）呼吸支持。复苏时氧气的使用方法近年来一直存在争议。出生后血氧饱和度通常需要7～10分钟才上升到90%。新生儿复苏指南推荐使用脉搏饱和度仪和空氧混合设备以及较低的吸入氧浓度进行复苏。对需要气管插管的患儿，建议使用肺表面活性物质；然而对于有自主呼吸的患儿，肺表面活性物质的使用仍然有争议，如果患儿有自主呼吸且心率超过100次/分，可使用持续气道正压（CPAP）$4～6\ cmH_2O$来预防肺泡萎陷。自动充气复苏囊不能提供CPAP。

3）转运。患儿应尽可能快地转运至NICU，转运暖箱需要提前预热，使用具有CPAP和空氧混合功能的转运暖箱。不要除去塑料包裹袋，将患儿放置于预热后的毯子内并带上帽子。从下级医院转运来的新生儿需使用类似的处理方法，此外还需要铺上加热毯。

【温度和湿度控制】

由于小早产儿皮肤表面积相对较大，而热量储备较少，因此需要一个恒定的中性温度环境（能减少热量丢失又不会增加氧消耗或代谢率的环境温度）。为了减少蒸发散热，环境湿度应维持于80%。湿度较低时需要较高的温度来维持新生儿肤温。

（1）暖箱和混合多用途暖箱。超低出生体重儿应放置于预热后的、具有双层壁的暖箱内。直到最近几年，才出现新生儿使用的辐射加热台，但是它会导致蒸发散热、不显性失水和基础代谢率增加。因此专用的混合湿化暖箱的开发和使用增加，许多中心已经更换使用这种多功能的暖箱。

（2）湿化。超低出生体重儿因体表面积较大、体内含水量较高，不显性失水增加。他们的表皮较薄、角质层发育不全，使得经皮肤失水增加。增加湿度可以减少经皮肤的不显性失水。推荐使用暖箱加热型湿化器。具有双层壁的暖箱可以较好地监测和控制湿度。

1）使用呼吸治疗湿化单元。呼吸机气体的湿化和加热对减少不显性失水和预防体温过低很重要。接受机械通气和无创呼吸支持的新生儿需要使用湿化气体。呼吸机管道环路内加热气体可以减少湿化气体和氧气溢出，使气道温度维持于35℃左右。系统内用于湿化的液体应该每隔24小时更换一次。

2）在湿化环境中减少医院内感染。如果患儿稳定，可以在暖箱中放置较少的物品以减少定期更换被单次数。根据制造商的建议，可以每7～10天更换床垫。

（3）监测和维持体温。体重小于1 000 g的早产儿调节体温的机制极不成熟，需要提供支持。

1）维持腋温36～36.5℃。如果肤温不在此范围内，需要改变伺服控制机制，使用手动控制来对较小早产儿提供保暖支持。在使用手动温度控制模式时需要警惕体温过高的风险。在小婴儿不使用直肠温度计测量体温。测量体温的标准方法是使用电子温度计。

2）记录体温。使用伺服控制系统探头，每小时记录体温和环境温度，直到皮肤温度稳定于36～36.5℃，之后可以每2小时记录一次。

3）记录暖箱湿度。每小时记录一次暖箱湿度，直到湿度恒定，维持适当湿度以后每2小时记录一次。

4）对于低出生体重早产儿需要每天称体重以便管理液体和电解质。暖箱需要配备有自动称量功能的设备，可以连续监测体重，无需搬动患儿，也可减少散热过多的风险。

5）其他维持体温的措施。使用编织帽，维持胎儿在宫内的体位，暖箱使用充气帘。

6）用于患儿的各种物件需要提前预热。这些物件包括静脉输液、听诊器、生理盐水灌洗液以及其他与患儿直接接触的物件。在使用这些物件之前提前30分钟将它们放置于暖箱中预热，避免传导性热量丢失。

（4）缓慢地对患儿复温或降温。患儿体温低时需要缓慢地进行复温。

1）保暖。如果患儿的体温低于36℃，加热器温度设置需高于患儿体温0.4℃。维持这样的温度设置直到患儿达到理想体温。需要频繁观察环境和患儿皮肤温度来评估保暖措施。复温速度不能超过1℃/h。如果肤温达到36.5℃，需要逐渐停止复温，通过伺服控制系统维持并监测体温。对于超低出生体重儿需要避免快速复温，因为身体核心温度超过37.5℃会导致不显性失水增加、氧消耗和呼吸暂停次数增加、IVH发生率增加、生命体征异常，且对神经系统发育有不良的影响。

2）体温过高（体温超过37℃）。患儿体温过高时，加热器温度设置需要低于患儿的体温0.4℃。持续降低加热器的温度直到患儿达到理想的体温。如果体温持续较高，考虑疾病情况如感染、颅内出血或因外部光照导致温度过高。不要关闭加热器，因为这可能导致患儿体温突然下降。

【液体和电解质】 由于不显性失水增加以及肾功能不成熟，这些患儿需要的液体量较大，必须给予静脉输液治疗（见第9章）。

（1）静脉液体治疗

1）不显性失水。使用辐射保暖台或环境湿度较低时不显性失水增加。在这些情况下不显性失水增加，需要补充额外的液体。然而过多的补液会使动脉导管开放，导致血流动力学不稳定。

2）生后第一天。表12-1提供了超低出生体重儿生后第一天在湿化暖箱中和辐射保暖台的液体管理指南。

表12-1 早产儿生后第一天在湿化暖箱及辐射保暖台所需的液体量

出生体重(g)	胎龄(周)	液体量[mL/(kg·d)]	
		暖箱[a]	辐射保暖台[b]
500～600	23	60～80	140～200
601～800	24	60～80	120～150
801～1 000	25～27	50～70	100～120

[a] 暖箱湿度≥80%时所需的液体量;如果环境湿度下降,应增加液体量。
[b] 如果有维持湿度的帐篷液体量可以减少。

3)生后第二天及以后。超低出生体重儿在生后第二天及之后的液体疗法随患儿的体重、肾功能(血尿素氮、肌酐和尿量)和血电解质的变化而不同(见第9章)。

4)如果进行光疗,需要补充额外的液体。液体量需要增加10～20 mL/(kg·d)。

A. 暖箱。上述液体量是基于暖箱湿度≥80%而设定的。如果环境湿度下降,需要相应地增加补液量。

B. 辐射保暖台。如果增加保湿的帐篷,可以降低液体量。

(2)输液。在输液之前需要明确中心静脉位置适宜,并记录。

1)脐动脉置管。如果有其他静脉通路,脐动脉置管只用于采血进行检查和监测血流动力学情况。输注1/2张生理盐水+0.5 U/mL肝素或0.5%乙酸钠+0.5 U/mL肝素(乙酸钠有助于维持酸碱平衡)。

2)脐静脉置管。可以输入含有葡萄糖和氨基酸的液体,维持液需要加入0.5 U/mL肝素。

3)Broviac或经皮中心静脉置管。维持液体中需加入0.5 U/mL肝素。

4)桡动脉置管和胫后动脉置管。在1/2张的生理盐水中加入2 U/mL肝素。

(3)使用与静脉输液相同的液体进行冲管。不能用生理盐水冲管,因为含有额外的钠。避免使用低张性液体(生理盐水浓度小于0.45%或葡萄糖液浓度小于5%),因为这些液体可能导致红细胞溶血。

(4)液体治疗的监测。生后早期患儿的体液状态需要每天评估2次,相应地调节液体的摄入。体液状态通过测量体重、尿量、血压、血钠、血细胞比容和体格检查来监测。

1)体重。是最重要的监测液体疗法的措施。如果暖箱配备称量器,需要每天称体重。如果无条件,可根据小早产儿的稳定程度,每隔48小时称量一次,以减少不必要的搬动和寒冷应激。生后第一天末体重降低可高达15%。如果体重降低过多,需要仔细评估环境控制条件、不显性失水程度和液体管理。

2)尿量。这是评估液体治疗的另一种重要方法,为了准确评估,尿布在使用前以及在排尿后需要立即称量。

A. 生后第一个12小时。任何尿量均可接受。

B. 生后12～24小时。可接受的最小的尿量为0.5 mL/(kg·h)。

C. 生后第2天及以后。生后第2天正常尿量为1～2 mL/(kg·h)；生后第2天以后，在利尿阶段，尿量可能会增加至3～5 mL/(kg·h)，尿量在此范围以外时需要重新评估液体管理。

3) 血流动力学监测。有助于评估患儿的液体状态。

A. 心率。较小早产儿的心率较快，可达140～160次/分，通常被认为属正常范围。心率增快，超过160次/分，可能为低血容量、疼痛、通气不足、贫血、感染或发热的表现。心率过低，低于100次/分，可能与缺氧或药物有关。

B. 动脉血压。通过动脉置管和传感器可以准确地测量血压。由于患儿体格较小，血压较低，较难使用袖带进行测量。目前认可的标准是在生后48小时内平均动脉压与胎龄相当。随着日龄增加，平均动脉压会增加。结合血压监测评估患儿的循环灌注状态、尿量和酸碱平衡情况十分重要。

4) 血清电解质。极不成熟早产儿血清电解质应该每日监测2～3次，如果开始出现利尿，则需要补充钠、钾。

A. 钠。小早产儿在初期血钠正常（132～138 mEq/L），如果没有继续丢失，可以不额外补，利尿期以后血钠水平开始升高（通常在生后第3～5天），之后应该在静脉液体中加入氯化钠[Na^+ 3～8 mmol/(kg·d)]，利尿期以前的低钠血症通常提示液体负荷过多，同时期高钠血症可能提示脱水。注意利尿期之前出现的高钠血症可能由于不显性失水而加重。可通过胃管注入无菌水以有效改善脱水，这样可避免使用低张性静脉溶液。后续进行血钠水平监测。

a. 高钠血症。$Na^+ > 150$ mmol/L，鉴别诊断包括：① 利尿期之前补充了过多的钠离子；② 脱水；③ 钠摄入过多。

b. 低钠血症。$Na^+ < 130$ mmol/L，鉴别诊断包括：① 液体超负荷；② 钠摄入不足；③ 钠丢失过多。

B. 钾

a. 生后48小时内。在这一时期小早产儿血钾水平增加，超过5 mmol/L（4～8 mmol/L）。大多数医生不推荐在利尿期之前补钾。血钾升高多由于以下原因。

– 血醛固酮水平相对减低。

– 由于Na^+-K^+-ATP酶不成熟，钾从细胞内转移至细胞外。

– 肾小管功能不成熟。

– 精氨酸缺乏，它是胰岛素的前体。

b. 钾离子水平超过6 mmol/L，需要密切监测心电图T波改变和心律，以及电解质、酸碱平衡情况和尿量。酸中毒需要积极治疗，因为这可能导致细胞内的钾离子外移。在较小早产儿中使用聚苯乙烯磺酸钠灌肠液仍具有争议，应该尽可能避免。沙丁胺醇气雾剂（每2小时4喷，1喷=90 μg）可以降低血钾水平。血钾超过7 mmol/L也可以使用胰岛素、碳酸氢钠和碳酸钙（见第60章）治疗。

c. 生后3～6天。通常此阶段血钾开始下降。当血钾达4 mEq/L时，可经静脉补液开始补钾，从1～2 mEq/(kg·d)开始。每间隔6～12小时测血钾，直至血钾水平稳定。

【血糖】 超低出生体重静脉输注葡萄糖的糖速是4～6 mg/(kg·min)。根据对葡萄糖的需求，开始可以使用5%～10%的葡萄糖溶液。生后立即输注氨基酸溶液可以较好地稳定血糖。应定时床旁监测血糖直到血糖达到50～90 mg/dl。如果床旁监测值异常，需要送实验室进行血糖检测。

（1）低血糖指生后48小时内血糖＜40 mg/dL，之后小于50 mg/dL。可能因葡萄糖输注不足或生理性糖原储存不足所致。其他还需要考虑感染、寒冷应激或高胰岛素血症等原因。

（2）高血糖指血糖＞150 mg/dL。可引起渗透性糖尿，导致液体丢失过多。高血糖可能继发于葡萄糖输注速度过快或一些病理性的因素（如感染、坏死性小肠结肠炎、脑室内出血或应激反应）。需要寻找潜在的病因，重新计算葡萄糖的需要量。胰岛素治疗仍然具有争议。另一种治疗方法是降低糖速；在超低出生体重早产儿最低糖速维持于1.5 mg/(kg·min)能为脑代谢提供充足的葡萄糖而不会影响蛋白质分解和转换。

【钙】 应该每天监测血钙。当早产儿血钙低于6 mg/dl时为低钙血症。一些中心也会监测离子钙水平。我们中心生后全肠外营养中会立即补充每日维持量的钙离子（含有葡萄糖酸钙2 mg/mL的静脉补液制剂）。无症状的低钙血症通常无需补钙治疗，因为会自行缓解。出现症状的低钙血症应该用钙盐治疗（剂量参考第148章）。通常在生后第2天发生低钙血症。

【代谢状况稳定的早产儿的营养】

（1）肠外营养。肠外营养可以在入院时开始使用，直到患儿建立了充分的肠内营养，以满足生长的需要。肠外营养适当的糖速是4～6 mg/(kg·min)，同时给予氨基酸，初始剂量为2.5 g/(kg·d)，可以每天增加0.5 g/(kg·d)直到3.5～4 g/(kg·d)。

（2）静脉脂肪乳（20%）。应该在生后24小时开始应用；初始剂量为0.5～1 g/(kg·d)，可以每1～2天增加0.5 g/(kg·d)直到3 g/(kg·d)，同时需要监测血甘油三酯水平。感染和血小板减少的患儿需要谨慎增加脂肪乳的剂量。通常可接受的安全的甘油三酯水平为＜200 mg/dl。

（3）早期使用母乳或早产儿奶粉进行微量喂养［10～20 mL/(kg·d)］。可促进肠道发育，表现为肠道生长、绒毛增厚、消化酶增加和肠动力改善。这一方法称为营养性微量喂养。应该根据患儿的临床情况考虑是加奶还是维持原来的喂养量。应使用母乳或捐赠母乳进行营养性喂养。母乳喂养可使早产儿感染、坏死性小肠结肠炎和视网膜病的发生率降低。应向母亲提供更多的关于母乳喂养有益的信息,应鼓励她们定期泵乳。一旦喂养建立以后,可以使用添加剂强化母乳。如果没有母乳,则应使用早产儿奶喂养。

(4)对于早产儿使用药物治疗PDA时以及输血时能否进行喂养,仍然具有争议。

【呼吸支持】 超低出生体重儿呼吸肌发育不成熟。许多患儿最初需要机械通气支持;然而另一些有活力的患儿仅需要CPAP或高流量吸氧。

(1)气管插管

1)气管插管的型号(ETT)。如果可能,使用具有厘米标记的气管插管。气管插管内径通常在2.5～3.0 mm,根据体重而定。

A. <500～1 000 g。2.5 mm ID。

B. 1 000～1 250 g。3.0 mm ID。

2)气管插管。详见第29章。通过胸片检查明确插管位置,使患儿头部处于中线位置,注意插管的标记。注意:超低出生体重儿的气管隆突位置略高于T4。作为后续检查气管插管位置的方法,每班护士需要检查并记录气管插管固定位置的数字。

(2)机械通气。随着机械通气技术的发展,现可使用不同的通气模式,包括容量通气、压力支持和高频通气。使用适当的通气技术可避免过度通气和肺萎陷。

1)常频通气。小早产儿呼吸机治疗时可调节的参数范围较大。一些早产儿呼吸频率20～30次/分较好;另一些患儿需要50～60次/分,吸气时间0.25～0.35秒。目标是使用较小的压力和潮气量使肺膨胀,避免容量损伤和肺泡萎陷。机械通气时维持潮气量4～6 mL/kg;通常给予吸气压8～12 cm以及呼气末正压3～5 cm可达到这样的潮气量。使用允许性高碳酸血症(pH 7.25～7.32,PCO$_2$ 45～60 mmHg)策略,可给予较小的压力。开始给予呼吸支持时可以遵循以下的常频呼吸机机械通气指南。较小早产儿的呼吸状态及呼吸机参数需要反复地评估。对小早产儿使用压力控制模式时呼吸机起始参数如下(也可参考第8章)。

A. 频率。20～60次/分(通常30次/分)。

B. 吸气时间。0.25～0.35秒。

C. 吸气峰压。选择使肺膨胀最佳的吸气峰压。

D. FiO$_2$。需要维持血氧饱和度88%～92%。

E. 氧流量。6～8 L/min。

F. 同步性间歇指令机械通气和容量/压力控制呼吸机。这些呼吸机可以内部控制调节气流。目前呼吸机增加了压力支持的功能,使触发灵敏度增加,缩短反应时间,减少加速气流,改善最终的呼吸参数设置。

2）高频通气。使用较小的潮气量（小于死腔量）和极快的频率进行通气。给予小潮气量的优点是压力较小,可以减少气压伤,缺点是患儿的体位受限制。

3）鼻塞持续正压通气（nCPAP）。一些超低出生体重儿不需要机械通气,另一些则因给予肺表面活性物质而需要较短时间机械通气治疗。nCPAP成为超低出生体重儿主流的呼吸支持模式,可在生后立即给予nCPAP。需要气管插管机械通气的患儿当临床情况允许时应过渡到nCPAP治疗。nCPAP帮助维持肺扩张、改善氧合,不会导致明显的气压伤。使用鼻塞时需要注意避免鼻和鼻中隔损伤。生理盐水凝胶可以帮助湿润鼻腔以预防此类损伤。

4）高流量鼻导管吸氧（HFNC）。对RDS和早产儿呼吸暂停,除了使用nCPAP外,可以使用空氧混合设备给予超过1 L/min的高流量氧进行治疗。该治疗的安全性和有效性尚缺乏充分的研究数据支持。因此,对早产儿使用高流量吸氧应谨慎,稳定的患儿需要停用。

（3）监测呼吸状态

1）氧合功能

A. 血气分析。如果需要频繁采血进行血气分析,需要进行动脉置管（经皮动脉穿刺置管见第23章,脐动脉置管见第24章）。当患儿临床情况稳定后,需要减少采血进行检查的次数以减少失血量及输血需要。

a. 理想的血气分析结果

－ PaO_2。45～60 mmHg。

－ $PaCO_2$。45～60 mmHg。

－ pH。7.25～7.32可接受。

b. 异常血气值。需要评估以下病理状态：气管插管位置、胸廓运动情况、通气的有效性、呼吸机异常、气胸和需要吸痰的情况。评估措施可包括胸片检查、胸壁透光试验（见第11和40章）以及复查血气分析等。

B. 连续血氧饱和度监测。应该使用脉氧仪进行监测,为了避免皮肤损害,脉氧仪探头的位置应该每隔8小时更换一次,在探头位置需要放置保护性屏障。通过调节吸入氧浓度,维持脉搏氧饱和度为88%～92%。早产儿需要避免血氧饱和度过高,如果不能密切监测和调节吸入氧浓度,可能导致早产儿发生视网膜病和支气管肺发育不良。

2）胸片

A. 指征

a. 血气分析异常。

b. 调节气管插管位置（明确插管位置）。

c. 患儿病情突然变化。

d. 需要增加吸入氧浓度，或患儿频繁发生脉搏氧饱和度下降。

B. 检查体位。拍摄胸片时应该将患儿头部放置于中线位置，以评估气管插管位置。

C. 放射线检查。胸片检查可以评估肺膨胀情况、胸壁以及膈肌。应避免肺过度膨胀（表现为肺野透亮度过高，膈肌位置低于第9肋）或肺通气不佳（表现为肺野模糊、白肺——肺泡萎陷）。如果肺过度膨胀，需要根据患儿的年龄和原发性病情况区分容量损伤和气漏综合征。如果怀疑容量损伤可以降低气道峰压。肺膨胀欠佳可以使用CPAP或增加呼吸机的压力（增加吸气峰压或呼气末正压）。

（4）吸痰。根据病情需要进行吸痰。可通过流量容量环监测决定是否需要吸痰，如果存在分泌物可显示气流受限。

1）评估是否需要吸痰。护士和医生需要考虑以下因素。

A. 呼吸音。呼吸音下降或出现啰音可能提示分泌物阻塞气道、需要吸痰。

B. 血气分析。如果$PaCO_2$显著升高，考虑气管插管位置不当、分泌物阻塞气道、通气不良、曾经使用碳酸氢盐或乙酸盐治疗、疼痛。需要吸痰并清理气道，避免黏稠分泌物导致的瓣膜效应。

C. 监测气道。通过使用流量传感器监测流量，并且使用计算机屏幕显示连续监测的流量图，异常波形提示气道内分泌物积聚并阻塞气道，需要立即清理气道。

D. 气管插管内可见分泌物。

E. 胸廓运动欠佳。

2）吸痰方式

A. 推荐使用密闭式吸痰管以减少气道污染。吸痰时，吸痰管只能深入到气管插管末端位置。使用吸痰引导器或者具有厘米标记的吸痰管进行吸痰。

B. 不推荐吸痰时使用灌洗液。除非痰液黏稠时使用加热的生理盐水进行湿化。

C. 需要调节吸痰压力。密闭式吸痰时压力为80～100 mmHg，开放式吸痰时压力为60～80 mmHg。

（5）拔管

1）拔管之前。考虑给予柠檬酸咖啡因负荷量，可以改善呼吸动力、缩短机械通气时间。最近的研究显示生后开始给予咖啡因具有神经保护作用。

2）指征。当超低出生体重儿的平均气道压降到6 cmH₂O，并且FiO_2小于30%时，可以考虑拔管。多数胎龄超过26周、出生体重超过700 g的早产儿可以在生后72小时内拔管，其他拔管指征如下。

A. 呼吸机频率小于10次/分。

B. 自主呼吸频率规则。

3）拔管后。需要密切观察呼吸模式、呼吸做功，听诊肺部呼吸音，监测生命体征和血气分析。拔管后,需要使用空氧混合供气的 CPAP 和高流量鼻导管吸氧。一些新生儿医生建议拔管后使用鼻塞和面罩 CPAP,可有助于呼吸功能的恢复并预防肺泡萎陷。

（6）维生素 A。已经有临床试验证实超低出生体重儿使用维生素 A 治疗可以减少慢性肺病。生后第 1 周开始使用,肌内注射 5 000 U,每周 3 次,疗程 4 周。一些中心因为需要反复肌内注射,对此治疗并不十分积极。静脉注射维生素 A 效果较差,因其会黏附到管壁。

【肺表面活性物质】 一些文献推荐在生后 4 小时内早期使用肺表面活性物质可以减少慢性肺病。最近研究建议在产房早期使用 CPAP 优于预防性使用肺表面活性物质。肺表面活性物质有几种剂型,有一些中心具有小剂量的肺表面活性物质。应该根据制造商的说明给药。肺表面活性物质的应用指征包括未使用产前激素、FiO_2 增加至 30% 以上、胸片符合肺表面活性物质缺乏症(见第 8 章)。

【动脉导管未闭(PDA)】 持续性 PDA 的发生率与胎龄成反比。超低出生体重儿需要密切监测 PDA 的临床症状和体征。心脏超声可以排除其他结构性心脏畸形,并可以明确是否存在 PDA。临床诊疗需要注意降低发生 PDA 的风险。需要避免液体超负荷。约 30% PDA 病例可以自行关闭。目前尚不清楚药物保守治疗及手术治疗方法的优劣。如果需要治疗血流动力学不稳定的 PDA,可给予吲哚美辛或布洛芬(见第 118 章)。使用布洛芬治疗或缓慢输注吲哚美辛治疗时肾脏和消化道的副作用不常见。吲哚美辛可用于预防脑室内出血,虽然其安全性及有效性仍具有争议。需要避免同时输注激素和吲哚美辛,因为可引起自发性肠穿孔。

【输血】 超低出生体重儿红细胞容积较小、血细胞比容小于 40%,需要经常采血进行检查,很多中心将血细胞比容维持于 35% ~ 40%,如果患儿无症状,较低的值也是可以接受的。每个中心都应该有输血指南,应减少输血暴露和输血次数。

【皮肤护理】 保持小早产儿皮肤完整是预防感染,以及减少不显性失水、蛋白质和血液丢失最有效的屏障,还可以提供更有效的体温控制。建议减少胶带的使用,因为患儿的皮肤非常娇嫩,撕扯胶带时会导致皮肤损伤。可以使用含锌的胶带,也可以使用水凝胶代替胶带,因为其可以用水轻松地从皮肤上除去。水凝胶产品包括电极、体温探头片和面罩。较小早产儿皮肤较薄,易吸收许多药物。皮肤护理需要维持皮肤的完整性以减少外用药物的暴露,透明的黏附性辅料可用于骨性突起的地方,如膝盖和肘部,用于预防需要频繁移动的监护性设备的探头造成的皮肤损伤。湿化可以帮助维持皮肤的完整性直到皮肤成熟(生后 2 ～ 3 周)。如果耐受,可在 2 周后逐渐降低湿化的水平。**注意:如果皮肤干燥、增厚、不再透明、有光泽时(通常生后 10 ～ 14 天左右),这些皮肤护理措施应改变或停用。**

（1）使用水凝胶皮肤探头或将伺服控制体温探头片尺寸减至最小（尝试直径2 cm的圆片），这可以减少由于粘连导致的皮肤损伤。

（2）氧疗时最好使用脉氧仪监测。探头需仔细放置，不能过度压迫。需要每隔8小时更换位置，其他氧疗监测措施包括脐动脉采血血气分析。

（3）集尿袋和血压袖带。不应常规使用，因为黏性的和锐利的塑料边缘会切伤皮肤；需要避免膀胱穿刺。

（4）眼药膏预防淋球菌感染。每个入院患儿需要常规使用。如果眼睑融合，需涂在睫毛根处。

（5）操作前消毒的措施（如脐动脉或胸腔闭式引流置管）。使用少量聚维酮碘消毒皮肤。操作完成后，应使用温暖的生理盐水抹掉消毒液体，对超低出生体重儿使用氯己定（洗必泰）消毒仍然具有争议，应根据不同中心的指南操作。

（6）贴心电图电极时尽量减少黏合。包括以下措施：

1）考虑使用肢体电极。

2）考虑使用水激活的凝胶电极。

3）使用修剪后的电极片，并使用柔软的辅料固定。

（7）早期沐浴。并非必需的，但是如果考虑HIV，在患儿体温稳定时需要使用柔和的肥皂水洗浴。2周之后可以使用温暖的无菌水洗浴。

（8）避免使用任何可以引起皮肤干燥的东西（如肥皂或酒精）。需要避免使用黏合性药剂。

（9）无菌水浸润棉球。有助于去除黏合性胶带、探头或电极片。

（10）环境。在潮湿环境中使用床垫或毯子可以保护皮肤以防止损坏。

（11）皮肤擦伤的治疗

1）使用温暖的生理盐水清洁皮肤损坏/擦伤区域，将其暴露于空气中。

2）使用外用的抗生素涂抹于擦伤感染的区域。

3）使用透明的辅料覆盖于擦伤的区域。

4）如果必要，静脉使用抗生素。

【超低出生体重儿其他特殊处理】

（1）感染

1）培养。如果患儿出生于感染环境，应进行血液和脑脊液培养。如果患儿不稳定，可以暂缓腰穿检查。如果有耐甲氧西林金黄色葡萄球菌（MRSA）感染风险，需要在入院时进行皮肤培养监测。

2）抗生素。如果患儿有感染的风险，在进行培养之后，考虑经验性使用氨苄西林和庆大霉素治疗。如果使用氨基糖苷类抗生素，必须监测血药浓度并相应调整剂量（见第148章）。

3）医院内感染。超低出生体重儿医院内感染的风险较高,因为免疫系统不成熟、皮肤完整性差以及住院时间较长。手卫生对于预防和控制感染极其重要。对所有的医护人员和来访人员都应进行手卫生的指导。我们中心给新生儿鼻腔涂抹杆菌肽以减少医院内感染的风险。

4）使用氟康唑预防真菌感染。对于侵袭性真菌感染中等风险(5%～10%)或高风险(>10%)的NICU,超低出生体重儿应该接受氟康唑预防性治疗。剂量:生后48～72小时开始给予,3 mg/kg静脉输注,每周两次,共4～6周或直到静脉通路停用为止。

（2）中枢神经系统出血。在生后7天内需要进行头颅B超检查,因可能发生颅内出血。

（3）高胆红素血症

1）风险。应将血清胆红素维持于10 mg/dl以下。血清胆红素每天需要监测2次。当血清胆红素水平超过12 mg/dl时需要考虑换血治疗(见第58章和100章)。

2）光疗。需要进行光疗以降低血清胆红素水平,也可以减少换血的需要。一些中心生后立即开始光疗,另一些则当血清胆红素水平达到5 mg/dl时开始光疗。如果患儿接受光疗,需要重新评估液体的需要量。

（4）疼痛。即使是最小的患儿也对疼痛刺激有反应。有一些多维度的疼痛评估工具,包括生理指标(心率、氧饱和度、呼吸频率和血压)以及行为指标(面部表情、发声和活动)。

超低出生体重儿疼痛评估非常困难,没有一种工具是标准化的。我们中心使用一种可以进行胎龄矫正的疼痛评估工具。需将疼痛作为第五生命体征来评估,并根据疼痛评分来监测疼痛状态。

（5）社会问题。许多家庭会面临和他们早产儿相关的困难。从开始就需要邀请家庭成员参与患儿护理过程。应该促进亲子关系的建立,并鼓励父母帮助护理他们的孩子。对家长进行社交服务的咨询。参与家长相互支持的团体有助于改善母婴关系。责任护士和有经验的护士一起与医疗小组共同沟通,可以减少患儿父母的紧张和焦虑,并使他们了解病情的进展。医生、社会工作者和护士参加的家庭会议帮助家人理解患儿需要的复杂精细的医护工作。还需要讨论生命的质量、死亡、放弃治疗以及父母的宗教信仰。

（6）发育问题

1）减少刺激。这些患儿可能不能很好地耐受医疗或护理性操作。其他应激因子包括噪声、光和活动(如移动暖箱)。应集中进行日常的护理操作,减少对患儿的干扰,延长其休息的时间,每一项护理操作都应有一个时间限制。

2）体位。胎儿在宫内时处于屈曲体位。对极不成熟早产儿应保持这种体位。

尽量采用辅助支撑方式维持屈曲侧卧位或俯卧位。需要每隔4小时或根据患儿情况更换体位。有许多辅助体位的设施可用,应根据不同中心相应的指南使用。

3)袋鼠式护理。又称为"医院内母亲与婴儿皮肤和皮肤接触"(见第20章)。其促进行为状态的组织协调,增强母婴联系和家长的自信,有利于行为培养,从而促进生长发育。在进行袋鼠式护理的过程中,需要将体温、心率、呼吸频率和血氧饱和度维持在正常范围。对有气管插管和中心静脉置管的早产儿,由经验丰富的NICU护士与接受过相关指导且有合作性的父母共同进行袋鼠式护理是安全的临床实践。

4)环境。早产儿不能控制其所处的周围环境,应减少噪声,提供循环照明以支持其昼夜节律。

5)家长教育。在入院时就要鼓励以家庭为中心的医护模式,应教家长认识患儿的行为表现,以进行互动,并识别过度刺激的表现。应教家长安抚性和行为互动的技能。

·参·考·文·献·

[1] Adamkin DH. *Nutritional Strategies for the Very Low Birthweight Infant.* New York: Cambridge University Press; 2009.

[2] Benitz WE. Learning to live with patency of the ductus arteriosus in preterm infants. *J Perinatol.* 2011; 31(suppl 1): S42–S48.

[3] Bottino M, Cowett RM, Sinclair JC. Interventions for treatment of neonatal hyperglycemia in very low birth weight infants. *Cochrane Database Syst Rev.* 2009; 21: CD007453.

[4] Carroll PD, Nankervis CA, Giannone PJ, Cordero L. Use of polyethylene bags in extremely low birth weight infant resuscitation for the prevention of hypothermia. *J Reprod Med.* 2010; 55: 9–13.

[5] Claas MJ, Bruinse HW, van der Heide-Jalving M, Termote JU, de Vries LS. Changes in survival and neonatal morbidity in infants with a birth weight of 750 g or less. *Neonatology.* 2010; 8: 278–288.

[6] Darlow, BA, Graham PJ. Vitamin A supplementation to prevent mortality and short and long-term morbidity in very low birthweight infants. *Cochrane Database Syst Rev.* 2007; 4: CD000501.

[7] Escrig R, Arruza L, Izquierdo I, et al. Achievement of targeted saturation values in extremely low gestational age neonates resuscitated with low or high oxygen concentrations: a prospective, randomized trial. *Pediatrics.* 2008; 121: 875–881.

[8] Finer NN, Carlo WA, Walsh MC, et al. Early CPAP versus surfactant in extremely preterm infants. *N Engl J Med.* 2010; 362: 1970–1979.

[9] Kattwinkel J, Perlman JM, Aziz K, et al. Part 15: neonatal resuscitation: 2010 American Heart Association Guidelines for Cardiopulmonary Resuscitation and Emergency Cardiovascular Care. *Circulation.* 2010; 122: S909–S919.

[10] Kim SM, Lee EY, Chen J, Ringer SA. Improved care and growth outcomes by using hybrid humidified incubators in very preterm infants. *Pediatrics.* 2010; 125: e137–e145.

[11] Kirpalani H, Whyte RK, Andersen C, et al. The premature infant in need of transfusion (PINT) study: a randomized, controlled trial of a restrictive (low) versus liberal (high) transfusion threshold for extremely low birth weight infants. *J Pediatr.* 2006; 149: 301–307.

[12] Rozance PJ. Glucose metabolism in the preterm infant. *J Pediatr.* 2011; 158: 874–875.

[13] Sinclair L, Crisp J, Sinn J. Variability in incubator humidity practices in the management of preterm infants. *J Paediatr Child Health.* 2009; 45: 535–540.

[14] Supcun S, Kutz P, Pielemeier W, Roll C. Caffeine increases cerebral cortical activity in preterm infants. *J Pediatr.* 2010; 156: 490–491.

[15] Tyson JE, Parikh NA, Langer J, et al. Intensive care for extreme prematurity-moving beyond gestational age. *N Engl J Med.* 2008; 358: 1672–1681.

[16] Wilkinson D, Andersen C, O'Donnell CP, De Paoli AG. High flow nasal cannula for respiratory support in preterm infants. *Cochrane Database Syst Rev.* 2011; 5: CD006405.

13 晚期早产儿的管理
Management of the Late Preterm Infant

【介绍】　胎龄介于34～37周之间的早产儿数量增加给儿科和产科医生带来了困扰。这些早产儿发生近期及远期健康问题、行为问题以及学习问题的风险增加。晚期早产儿的病因及管理等问题已引起关注并成为研究的热点，促发了很多新的研究。晚期早产儿的最常用定义是指胎龄34 0/7周至36 6/7周之间的早产儿（见表5-2）。原来的文献称这些新生儿为"近足月"，表明他们等同于足月儿。最近形成的共识认为这些新生儿为"晚期早产"，也恰当地指出了他们的易损性。

1992年至2002年间，晚期早产儿的出生率从7.3%上升至8.5%，增长了16%。占所有早产儿的3/4。一项研究表明，胎龄34周出生的早产儿死亡率是胎龄40周出生婴儿的4.6倍，与新生儿的死亡率密切相关。

【潜在病因】　尽管导致晚期早产儿出生率增高的确切病因仍不十分明确，但是在胎龄34周或34周以上接受医疗干预的增加是其原因之一。

（1）子痫前期。作为妊娠期最常见的合并症，发生率约6%～10%，且逐渐上升。关于子痫是否导致晚期早产儿增多的研究结果仍然不一致。

（2）早产及胎膜早破（PROM）。可以导致晚期早产，但目前还无法预防。

（3）多胎妊娠。由于父母亲生育年龄推迟以及辅助生殖技术（ART）所致。多胎妊娠由于分娩时胎龄较小、特殊的产科合并症、较高的宫内发育迟缓风险以及子痫等导致发生晚期早产。预防多胎妊娠早产的措施效果不明显。辅助生殖技术的改进减少了多胎的数量，也有助于降低晚期早产的发生率。

（4）死产。从1970年的14/1 000降至6.7/1 000。每年死产的数量相当于早产死亡的数量和婴儿猝死的数量。目前的研究不支持预防死产可导致晚期早产。

【晚期早产儿的合并症】

（1）呼吸窘迫综合征（RDS）。一项大样本研究表明，RDS在胎龄33周的早产儿发生率是21%，胎龄35～36周是7.3%，胎龄37～42周仅为0.6%。与足月儿相比，晚期早产儿的激素水平偏低，不利于肺液的清除。在美国，每年有17 000名胎龄34周以上的新生儿需收入NICU，占NICU入院人数的1/3。一项综述表明，11%的有呼吸衰竭的晚期早产儿发生慢性肺病，说明这类人群中呼吸系统合并症可以非常严重。

（2）住院天数。研究表明晚期早产儿的平均住院天数与足月儿相仿，只是变异度较大。延迟出院的最常见原因是黄疸和喂养困难。晚期早产儿最初的住院费用提高了3倍。

（3）黄疸。晚期早产儿由于肝功能不成熟，因此发生高胆红素血症的风险较高。而且，由于胆红素结合能力较低，其发生胆红素脑病的风险也明显升高。胆红素脑病中有25%是晚期早产儿，同样也可以佐证这一点。

（4）喂养困难。许多晚期早产儿有喂养困难的病史，需要延长住院天数。吸吮-吞咽不协调和肠道动力不成熟都可影响喂养耐受性。晚期早产儿也缺乏适当和充分吸吮乳房的能力。因此，晚期早产儿直接哺乳失败的风险会增加。吸吮不足导致母乳产生延迟。这就需要使用泵奶器刺激乳汁的产生和排泌。特殊的哺乳体位，如橄榄球位和交叉摇篮位或者使用母乳乳头保护罩都有助于晚期早产儿成功建立喂养。有时也需要勺子喂养或配方奶喂养。加利福尼亚围产质量管理协作组织（http://www.cpqcc.org/quality_improvement/qi_toolkits/care_and_mangement_of_the_late_preterm_infant_toolkit）和母乳喂养研究所（http://www.bfmed.org/ace-files/protocol/near_term.pdf）共同制订了以循证医学为基础的母乳喂养指南。在这些早产儿，是否能充分进行母乳喂养的问题会一直持续到达到纠正胎龄足月。即使是配方奶喂养的早产儿也可能需要营养强化来摄入足够的热量。

（5）体温不稳定。由于皮肤屏障不成熟、体表面积相对较大以及产房频繁地干预等，也使得低体温成为晚期早产儿的常见问题。

（6）低血糖。低血糖在晚期早产儿的发生率为10%～15%。这是由于肝脏葡萄糖磷酸化活性延迟，此为糖异生的最后步骤。晚期早产儿摄入不足也加剧了糖异生异常。低血糖可发生于出生后最初24小时内的任何时间。美国儿科学会制订了晚期早产儿低血糖的治疗指南，见第62章。

（7）婴儿猝死综合征（SIDS）和呼吸暂停。晚期早产儿自主神经系统的不成熟增加了呼吸暂停、心率减慢及急性威胁生命事件发生的风险。与胎龄37周以上的新生儿比较，胎龄33～36周的早产儿死于SIDS的风险增加了两倍。

（8）再次入院。晚期早产儿再入院的风险较正常新生儿高2倍。黄疸和感染是最常见的诊断。再入院最大的危险因素是出院时母乳喂养。最近的研究表明，早期随访观察或家庭访视有助于降低再入院率。

（9）呼吸道合胞病毒感染。由于肺发育不成熟、免疫系统不成熟以及相对缺乏母体被动传递而来的抗体，晚期早产儿对RSV的易感性增加。胎龄32～36周的早产儿患RSV细支气管炎的风险与胎龄32周以下的早产儿相似。晚期早产儿因为RSV感染而再次住院的风险是足月儿的2倍。晚期早产儿指胎龄34 0/7至36 6/7周，美国儿科学会推荐用帕珠单抗预防RSV的胎龄上限仅仅到35周。胎儿34～35周有危险因素或者有慢性肺病或先天性心脏病的晚期早产儿都需要预防。根据AAP的指南，胎龄34～35周无合并症的早产儿，若有一个小于5岁的同胞或由日托机构照顾,则也需行相关预防措施。由于仅有较少的晚期早产儿符合帕珠单抗预防条件,因此减少与患病儿童的接触以及护理人员做好手卫生就非常重要。见第125章。

（10）远期结局。相比之下,较低出生体重儿（1 500～2 500 g）比,出生体重>2 500 g的婴儿更需要特殊的健康照顾,发生慢性病、学习困难或者注意力缺陷多动障碍（ADHD）等疾病的风险也较高。较低出生体重儿发生不良健康结局的风险也较高。

【管理建议】　应避免医源性早产,尽可能地延长妊娠时间。为此,美国妇科与产科学会指南禁止胎龄39周以下的引产或择期剖宫产,现在多数医院也都遵照执行。由于晚期早产儿有发生前述医疗问题的风险,因此在最初的住院阶段以及出院后的护理中都需要特殊的策略。早期监测呼吸状态、体温、进食能力、黄疸以及血糖都很关键。美国儿科学会发布了晚期早产儿最低出院标准的特殊建议。除了针对足月儿的出院标准,晚期早产儿还有如下要求。

（1）准确的胎龄评估。

（2）出院时间个体化: 基于早产儿的状态如体温稳定、足量喂养。

（3）明确出院后需要家庭医疗的情况。

（4）出院前12小时生命体征正常。

（5）自主正常排便一次。

（6）没有异常的体重丢失。

（7）高胆红素血症筛查。

（8）汽车安全座椅测试,除外呼吸暂停、心动过缓或血氧饱和度下降。

（9）适时给予正式的母乳喂养宣教。

（10）出院后随访: 应包括密切的随访事宜如体重增长、发育以及良好的家庭支持。

·参·考·文·献·

[1] Adamkin DH. Feeding problems in the late preterm infant. *Clin Perinatol.* 2006; 33: 831–837.
[2] Coffman S. Late preterm infants and risk for RSV. *MCN.* 2009; 34(6): 378–384.
[3] Colin AA, McEvoy C, Castile RG. Respiratory morbidity and lung function in preterm infants of 32 to 36 weeks' gestational age. *Pediatrics.* 2010; 126(1): 115–128.
[4] Engle WA, Tomashek KM, Wallman C, et al. "Late preterm" infants: a population at risk. *Pediatrics.* 2007; 120(6): 1390–1401.
[5] Lee YM, Cleary-Goldman J, D'Alton ME. Multiple gestation and late preterm (near-term) deliveries. *Semin Perinatol.* 2006; 30: 103–112.
[6] Medoff-Cooper B, Bakewell-Sach S, Buos-Frank ME, et al. The AWHONN Near Term Initiative: a conceptual framework for optimizing health for near-term infants. *JOGNN.* 2005; 34(6): 666–671.
[7] Meier PP, Furman LM, Degenhardt M. Increased lactation risk for late preterm infants and mothers: evidence and management strategies to protect breastfeeding. *J Midwifery Women's Health.* 2007; 52(6): 579–587.
[8] Morse SB, Zheng H, Tang Y, et al. Early school-age outcomes of late preterm infants. *Pediatrics.* 2009; 123(4): e622–e629.
[9] Petrini JR, Dias T, McCormick MC, et al. Increased risk of averse neurologic development for late

preterm infants. *J Pediatr.* 2009; 154: 169–176.

[10] Raju TN, Higgins RD, Stark AR, et al. Optimizing care and outcome for late-preterm (nearterm) infants: a summary of the workshop sponsored by the NICHD. *Pediatrics.* 2006; 118(3): 1207–1214.

[11] Tomashek KM, Shapiro-Mendoza CK, Weiss J, et al. Early discharge among late preterm and term newborns and risk of neonatal morbidity. *Semin Perinatol.* 2006; 30: 61–68.

14 新生儿疼痛
Pain in the Neonate

20世纪80年代前,通常认为由于早产儿神经运动系统发育不成熟而无法感知疼痛。这种误解导致新生儿在住院期间的疼痛管理严重缺乏。尽管在过去的20年中新生儿科医师对新生儿疼痛的认识有显著的提高,但是当医师在面对新生儿重症监护室(NICU)中存在的不同种类的疼痛时,进行有效的疼痛评估和治疗仍是一项挑战。

【新生儿疼痛的生理学】

(1)定义。国际疼痛研究学会将"与已发生或潜在的组织损伤相关的一种不良的感觉和情感体验"定义为疼痛。婴儿对疼痛的反应涉及生化、生理和行为的相互作用。可从不同胎龄和发育水平分为多个层次理解。有害刺激导致组织损伤时,组织释放致敏物质,如前列腺素、缓激肽、血清素、P物质、组胺。这些化学物质产生一个脉冲,可被传送到疼痛传导途径。痛觉感受是指在接触有害刺激后发生的反射性活动,这种感知不需要大脑皮质的参与或不需要感知疼痛的能力。

(2)疼痛发育。应对痛觉感受的感觉神经末梢很早就开始发育,并遵循以下发展过程。

1)妊娠7.5~15周。周围皮肤的感觉受体在口周、面部、手掌、腹部区域和近端肢体发生。

2)妊娠8~19周。脊髓反射能够应对有害刺激,且神经元填充背根神经节神经。

3)妊娠20周。黏膜和皮肤区域充满感觉神经末梢。

4)妊娠20~24周。痛觉丘脑传入纤维到达板下区和皮质板。

5)妊娠23~27周。丘脑传入纤维到达视觉皮质。

6)妊娠26~28周。丘脑传入纤维到达听觉皮质板区域。

(3)反复暴露于有害刺激。会引起婴儿生理和行为混乱,引起婴儿神经系统发育变化,可能导致婴儿在未来对疼痛不能产生正常反应或产生过度的反应。

【新生儿疼痛类别】

（1）产伤。新生儿产伤相关的疼痛通常是胎头真空吸引助产导致。有些新生儿通过产道时发生损伤，表现为头或颜面部瘀青。产钳助产可在新生儿的脸和头部留下暂时性的伤痕或瘀青。头皮血肿多见于产钳或胎头吸引助产者。对乙酰氨基酚（泰诺林）可以用于治疗此类疼痛。锁骨骨折是最常见的产伤相关的骨折。如果骨折导致疼痛，手臂和肩膀制动有助于减轻疼痛。

（2）急性操作性疼痛。NICU中每日疼痛性操作的次数为5～15次。疼痛控制的最优方法是最大限度地减少引起疼痛性操作。NICU中疼痛性操作包括气管插管（ETT）内吸痰、气管插管、机械通气、留置胸腔闭式引流管、早产儿视网膜病（ROP）筛查、中心静脉置管、外周静脉注射（IV）、足跟采血、腰椎穿刺、包皮环切、动脉导管未闭（PDA）结扎和腹腔穿刺引流等。

（3）术后急性期疼痛。术后镇痛是NICU疼痛管理需要面对的问题。术后疼痛最大的风险是治疗不充分。术后疼痛评估量表可帮助医务人员实施标准化治疗。需要使用特殊量表对术后或持续性疼痛进行疼痛评估。重要的是选择镇痛效果最好且毒性最小的药物。通常选择阿片类药物，可以静脉连续输注或推注。

（4）慢性疼痛。慢性疼痛在新生儿的定义仍有待明确。有观点认为慢性疼痛是未经控制的急性疼痛的延续。疼痛评估工具应包括已确认的评估慢性疼痛的量表。在这一重要领域仍需进行进一步研究。

【新生儿疼痛评估】 识别症状是新生儿疼痛管理最具挑战的内容之一。在评估早产儿疼痛时需要仔细观察临床表现，评估内容必须包括生理和行为表现。

（1）常见的新生儿疼痛症状。通常用来评估疼痛的症状包括心率加快、呼吸速率的变化、血压波动，以及面部表情的变化如额头皱起、挤眼睛、鼻唇沟皱纹、哭吵、活动增加。

（2）持续的疼痛症状。婴儿经历长时间的疼痛可能表现出心率降低、呼吸频率减慢、耗氧量减少、嗜睡、循环灌注减少、四肢末梢凉。

（3）疼痛和不适。区分婴儿疼痛和不适对医务人员具有挑战性。早产儿疼痛表现通常只有细微的症状，特别是发生感染或生理性应激时。日龄较大的婴儿在经历了反复或长时间疼痛刺激后可能在应对疼痛时产生过度反应或失去反应的能力。神经系统受损或在药物麻醉下的婴儿对疼痛无反应。

（4）疼痛评估量表。以下是四个最常用的疼痛评估量表及对量表的比较（表14-1）。

1）早产儿疼痛量表（PIPP）。可用于评估有创操作和术后疼痛。它包含2个生理指标：心率和血氧饱和度；3项面部指标（额头皱起、挤眼睛、鼻唇沟皱褶）。总分7～12分为轻度至中度疼痛，需要非药物干预措施；总分＞12分为中度到重度疼痛，除了安慰治疗还需要药物干预措施。

表14-1 常用疼痛量表对比

项 目	PIPP	CRIES	NIPS	N-PASS
面部表情	X	X	X	X
哭声	X	X	X	X
肢体	X	X	X	X
可安抚性			X	
氧饱和度		X	X	X
生命体征				X
活动状态				X
足月儿	X	X	X	X
早产儿	X	如果胎龄＞32周	X	X

CRIES：哭泣(C)、需氧(R)、生命体征加快(I)、表情变化(E)、失眠(S)量表；NIPS：新生儿及婴儿疼痛量表；N-PASS：新生儿疼痛、激惹、镇静评估量表；PIPP：早产儿疼痛量表。

2）CRIES新生儿疼痛评估工具：哭泣(C)、需氧(R)、生命体征加快(I)、表情变化(E)、失眠(S)量表。此量表可评估胎龄32～37周新生儿术后疼痛以及急性操作性疼痛。包含5个参数：哭泣、增加氧气的需求、增加的生命体征数值、痛苦表情和失眠。总分为0～10分。总分＜4分为轻微的疼痛，需要非药物性干预。总分≥5分为中度到重度的疼痛，需要药物干预措施以及安慰。

3）新生儿疼痛评分(NIPS)。可用于早产和新生儿术后疼痛评估。总分为0～7分。没有区分疼痛程度的分值指标。中等间的得分为中度到重度的疼痛，需要药物干预。它包括5项行为和1项生理参数指标：面部表情、哭泣、上下肢放松或紧张、兴奋状态和呼吸模式。

4）新生儿疼痛、激惹、镇静评估量表(N-PASS)。综合考虑疼痛、激惹和镇静评估。用于早产儿和新生儿以下类型的疼痛：持续性疼痛、术后疼痛及机械通气相关的疼痛。它包含4项行为症状和4项生理指标：哭泣、易怒、行为状态、四肢张力、心率、呼吸频率、血压和血氧饱和度。总分＞3分表明需要非药物或药物镇痛；5～10分提示深度镇静。

【疼痛治疗】

（1）非药物治疗。适用于轻度的操作性疼痛，作用时间短且无副作用，结合减少光线和声音时最有效。在使用药物治疗严重和慢性疼痛时无需使用。

1）非营养性吸吮。指不使用母乳或配方奶喂养而仅吸吮安慰奶嘴的方法。

同时使用24%蔗糖口服止痛效果更佳,适用于足底采血、外周静脉穿刺和ROP检查。

2）体位。俯卧位可减少呼吸做功,降低婴儿对氧的需求。

3）包裹。用毯子紧紧包裹住婴儿可有效降低心率,提高氧饱和度,提高组织行为能力。适用于外周静脉注射、ROP检查和气管内吸痰。

4）辅助屈曲。轻轻握住婴儿四肢使其屈曲。适用于外周静脉注射、ROP检查和气管内吸痰,有利于降低心率和缩短恢复时间。

5）音乐。对于胎龄＞31周的新生儿有效。可降低心率和提高氧饱和度。

6）袋鼠式护理。研究表明可减少疼痛。多用于足跟采血时。

7）蔗糖。结合非营养性吸吮可用于足跟采血时。应该采用标准的口服蔗糖的方案,与非营养性吸吮联合使用效果最好。剂量为24%的蔗糖0.012～0.12 g或0.05～0.5 mL。研究表明在足跟采血前2分钟及操作后1～2分钟分别给予蔗糖可有效止痛。蔗糖对胎龄＞27周的早产儿及新生儿均有效。但美国FDA尚未批准使用。反复使用蔗糖的安全性已有研究,同时研究显示其具有持续的镇痛作用。因此在反复使用时需要谨慎,并限于急性操作性疼痛时。

（2）药物治疗。大多数情况下,轻度和中度疼痛的持续时间较短,最好使用非药物性镇痛。疼痛评估评分＞12表示中度至重度疼痛,强烈建议使用药物镇痛并联合安抚措施。需要使用药物镇痛的操作包括气管插管、机械通气、胸腔置管、中心静脉置管、腰椎穿刺、包皮环切、PDA结扎和放置腹腔引流管。新生儿常用的镇痛药物(具体剂量见第148章)如下：外用表明局部用药：EMLA乳膏；浸润性药物：0.5%～1%利多卡因；全身用药：吗啡、芬太尼、地西泮、咪达唑仑。

【潜在更有效的疼痛管理措施】　新生儿重症监护协作性质量改进包括以下内容：

（1）减少疼痛性操作频率,如气管内吸痰和足跟采血。

（2）制定使用蔗糖镇痛的标准。

（3）经常进行疼痛评估。

（4）以下操作需实施疼痛控制策略：足跟采血、外周静脉置管、包皮环切术、非紧急插管、机械通气。

（5）术后进行疼痛管理。

（6）实施有效和安全地使新生儿戒除阿片类药物的策略。

【结论】　疼痛仍然是新生儿医学中一个新兴的研究领域。对于正在使用的新生儿疼痛评估和治疗手段需要进行大量研究。医护人员需要认真记录疼痛评估和干预后的疼痛评分,以确保进行正确的疼痛管理。需要为整个新生儿群体制定临床实践指南,以规范疼痛管理实践。新生儿疼痛的准确评估有赖于进一步深入研究。在疼痛性操作过程中监测皮肤传导评分是当前研究的一个领域。研究还关注疼痛对婴儿大脑的影响。评价的指标包括患儿经历有害刺激的变化及对神经发育的远期影响。通过不断的研究和致力于减少新生儿的疼痛体验，使我们再救治新生儿的同时，更深入地理解和有效地治疗新生儿疼痛。

·参·考·文·献·

[1] AmericanAcademy of Pediatrics, Committee on Fetus and Newborn and Section on Surgery, Section on Anesthesiology and Pain Medicine, Canadian Pediatric Society and Fetus and Newborn Committee. Prevention and management of pain in the neonate: an update. *Pediatrics.* 2006; 118: 2231–2241. Reaffirmed May 2010.

[2] Bouza H. The impact of pain in the immature brain. *J Matern Fetal Neonatal Med.* 2009; 22: 722–732.

[3] Epstein EG. Moral obligations of nurses and physicians in neonatal end-of-life care. *Nurs Ethics.* 2010; 17: 577–589.

[4] Harrison D, Loughnan P, Manias E, Johnston L. Utilization of analgesics, sedatives, and pain scores in infants with a prolonged hospitalization: a prospective descriptive cohort study. *Int J Nurs Stud.* 2009; 46: 624–632.

[5] Sharek PJ, Powers R, Koehn A, Anand KJ. Evaluation and development of potentially better practices to improve pain management of neonates. *Pediatrics.* 2006; 118(suppl 2): S78–S86.

[6] Walden M, Carrier C. The ten commandments of pain assessment and management in preterm neonates. *Crit Care Nurs Clin North Am.* 2009; 21: 235–252.

[7] Yamada J, Stinson J, Lamba J, Dickson A, McGrath PJ, Stevens B. A review of systematic reviews on pain interventions in hospitalized infants. *Pain Res Manage.* 2008; 13: 413–420.

15 新生儿疾病筛查
Newborn Screening

【新生儿疾病筛查（NBS）】 是以人群为基础的、可早期诊断并治疗具有潜在灾难性危害的医学疾病的体系。在美国，每个州均需要进行筛查，但筛查的疾病内容不尽相同。目前，美国各州的具体疾病筛查内容可在国家新生儿疾病筛查和基因资源中心网站上获得。美国医学遗传学学院（ACMG）专家团队推荐了包含29个疾病的筛查面板（表15-1）。本章主要介绍美国大部分州的新生儿疾病筛查面板中包括的部分疾病，以及与出院和随访相关的一些特殊考量。美国儿科学会（AAP）发表了新生儿筛查的FACT表格，描述了ACMG推荐的29个疾病筛查的测试方法、随访和诊断试验。

【筛查时间和特殊考量】

（1）第一份标本。多在生后24～72小时内采集。

（2）在输血前采集标本。若之前未采集过标本，则推荐在实际操作过程中、需在

表 15-1 ACMG 推荐的新生儿疾病筛查色中 29 种疾病的发病率估测
（28 中基因/代谢性疾病和听力筛查）

新生儿疾病		发病率估测
氨基酸代谢障碍	苯丙酮尿症（PKU）	1：10 000
	精氨酸琥珀酸尿症（ASA）	1：70 000
	酪氨酸血症 I 型（TYR1）	＜1：100 000
	瓜氨酸血症（CIT）	1：100 000
	枫糖尿病（MSUD）	1：185 000
	高胱氨酸尿症（HCY）	1：300 000
有机酸代谢障碍	戊二酸血症 I 型	1：40 000
	变位酶缺陷导致的甲基丙二酸血症（MMA）	1：48 000
	3-甲基巴豆酰辅酶 A 羧化酶缺乏症（3MCC）	1：50 000
	丙酸血症（PROP）	1：75 000
	β-酮硫解酶缺乏症（BKT）	＜1：100 000
	羟甲基戊二酸尿症（HMG）	＜1：100 000
	异戊酸血症（IVA）	＜1：100 000
	甲基丙二酸血症 cbIA 和 cbIB（CbI A、B）	＜1：100 000
	多种羧化酶缺乏症（MCD）	＜1：100 000
脂肪酸氧化障碍	中链酰基辅酶 A 脱氢酶缺乏症（MCAD）	1：10 000～1：20 000
	长链 3-羟基酰基辅酶 A 脱氢酶缺乏症（LCHAD）	1：100 000
	极长链酰基辅酶 A 脱氢酶缺乏症（VLCAD）	1：100 000
	三蛋白功能缺乏症（TFP）	不详
	肉碱摄取缺陷（CUD）	1：40 000
血红蛋白病	镰状细胞贫血（Hb SS）	1：2 500
	血红蛋白 S/C 疾病（Hb S/C）	＞1：25 000
	血红蛋白 S/β 地中海贫血（Hbs/βTh）	＞1：50 000
其他	听力损失（HEAR）	2～3：1 000
	先天性甲状腺功能减退（ICH）	1：3 000～1：4 000
	囊性纤维化（CF）	1：3 500
	经典型半乳糖血症（GALT）	1：47 000
	生物素酶缺乏症（BIOT）	1：110 000

输血前完成采集。

（3）无效的结果。任何被认为实验室判断为无效或阳性的结果均需重新采集标本进行复查。

1）抗生素。值得注意的是，抗生素的应用会增加NBS结果的假阳性率，因此需要复查NBS以明确患儿无潜在的疾病。

2）早产儿。由于肝脏的不成熟、静脉营养、输血和肠内喂养的延迟，这类婴儿的新生儿疾病筛查结果更容易出现异常，因此在NICU住院期间，往往需要多次复查NBS。

【新生儿疾病筛查中的部分疾病】

（1）氨基酸代谢障碍

1）苯丙酮尿症（PKU）

A. 筛查方法。通过流式细胞仪和串联质谱（MS/MS）方法可检测到血中苯丙氨酸含量升高。

B. 随访。诊断为PKU的儿童需改为低苯丙氨酸饮食。之后需在营养科和儿童遗传代谢专科门诊进行随访。

（2）有机酸代谢障碍

1）甲基丙二酸血症（MMA）

A. 筛查。串联质谱检测到升高的丙酰肉碱水平。

B. 随访。筛查结果异常，需要随访血和尿有机酸质谱分析以明确甲基丙二酸水平，甲基丙二酸升高可诊断。治疗包括低蛋白质饮食。需在营养科和儿童遗传代谢专科门诊进行随访。MMA是常染色体隐性遗传性疾病。需要提供遗传咨询。

（3）脂肪酸代谢障碍

1）中链酰基辅酶A脱氢酶缺乏症（MCAD）

A. 筛查。串联质谱可作为MCAD的筛查方式。生后前3天辛酰基肉碱水平较高，因此筛查最好在新生儿期进行。早产、肝功能不成熟、全肠外营养可导致氨基酸结果异常，因此需要复查。

B. 随访。血浆酰基肉碱分析和尿有机酸谱分析可确诊。分子鉴定可明确特异的基因缺陷，提供预后相关信息。

（4）血红蛋白病

1）镰状细胞贫血

A. 筛查。等电子聚焦法、高效液相色谱法（HPLC）或醋酸纤维薄膜电泳法可测定出变异的血红蛋白。异常筛查样本进行复查时，通常可采用电泳技术、HPLC、免疫试验或DNA检测。输注含红细胞成分的血制品可导致结果无效，因此首次筛查标本需在输血前进行采集（输注血浆、血小板、白蛋白不影响筛查结果）。

B. 随访。针对正常的筛查结果，大部分的州要求在输血后90天进行随访。筛查结果异常者，需在2月龄前完善确诊试验。随访需包含儿童血液专科医生。

（5）其他

1）先天性甲状腺功能减退（CH），也可参见第140章。

A. 筛查。大部分筛查试验是先检测促甲状腺激素（TSH）和T_4水平。理想的筛查时间是生后48小时至4天之内。生后48小时内筛查可能会由于生后促甲状腺素高峰而导致假阳性。该高峰在早产儿中会延迟出现。同样，因为早产儿的下丘脑-垂体-甲状腺轴不成熟，甲状腺功能减退的早产儿可能会出现TSH水平增高延迟。因此，早产儿可在生后2～6周时再次筛查。早产儿的T_4水平多偏低，因此会导致结果出现假阳性。除换血外，甲状腺功能减退的筛查试验结果不受饮食、输血的影响。

B. 随访。筛查结果异常需要立即检测THS和游离T_4水平。甲状腺功能减退的病因诊断可通过甲状腺超声、甲状腺摄取和扫描和/或促甲状腺素结合抑制性免疫球蛋白（当怀疑因母亲自身免疫性甲状腺疾病导致的婴儿一过性甲状腺功能减退时）进行明确。诊断性试验可明确病因但无法改变治疗，不能因此而延误治疗。请儿童内分泌专科医生会诊、早期开始甲状腺激素替代治疗可以改善预后。

2）囊性纤维化（CF）

A. 筛查。大约15%的CF患者在新生儿期起病，因此含有CF疾病的新生儿疾病筛查是合理的。汗液氯化物浓度测定是CF的标志性诊断试验；虽然它适用于大部分新生儿，但对于孕周＜36周的早产儿或出生体重＜2 000 g者并不适用。替代的筛查试验包括血清胰蛋白酶（IRT）和粪弹性蛋白酶-1的免疫反应。更为特异的基因型分型，可明确CF跨膜调节体的常见突变，其中最为常见的是ΔF508基因突变。诊断为胎粪性肠梗阻（MI）的新生儿需要最终完善汗液氯化物浓度测定试验，因为IRT可能会出现假阴性结果，而80%～90%的MI患者存在CF。

B. 随访。筛查试验阳性的新生儿需完善DNA测试以明确具体的基因突变类型。所有CF筛查阳性的婴儿或汗液氯化物测试结果可疑的婴儿均需至儿科呼吸专科医生门诊进行随访。

3）生物素酶缺乏症（BIOT）

A. 筛查。全血滤纸片采用比色法分析生物素酶的活性。串联质谱检测可漏诊20%的症状性生物素酶缺乏症患者，因此不推荐使用质谱检测方法。

B. 随访。部分州要求输注红细胞后1周至4月内复查。若筛查试验阳性，需采集血清样本定量分析生物素酶的活性。患有BIOT的儿童需在代谢病专科医生处进行随访、接受生物素治疗。

4）半乳糖血症（GALT）

A. 筛查。三种不同的酶缺陷可引起GALT。经典型的半乳糖血症是最常见的类型,主要是由1-磷酸半乳糖(GALT)缺陷导致。半乳糖激酶(GALK)缺陷和半乳糖-4-异构酶(GALE)缺陷也可导致半乳糖血症,但非常罕见。每个州筛查试验并不完全相同,通过MS/MS方法测量半乳糖、1-磷酸半乳糖+半乳糖和/或GALT酶缺陷。GALT酶试验是利用红细胞进行检测,仅适用于诊断经典型GALT。不受婴儿饮食影响,但输注红细胞会影响结果。半乳糖和1-磷酸半乳糖的测试结果受婴儿饮食影响,因此在筛查前婴儿需喂含半乳糖的配方奶或母乳喂养。

B. 随访。输注红细胞后3个月内结果可为假阴性,因此需在90天后进行复查。筛查试验阳性的所有婴儿需完善营养师会诊,在等待确诊试验前给予限制半乳糖的饮食。半乳糖血症的患儿禁用母乳喂养,通常为豆蛋白质配方奶粉喂养。半乳糖GALK和GALE的定量分析可确诊少见型的半乳糖血症。

5)先天性肾上腺增生症(CAH)

A. 筛查。通过多种试剂/免疫测定或串联质谱方法可测定17-羟孕酮(17-OHP)的水平。生后1天内检测假阳性率高。正常的17-OHP水平受出生体重和孕周的影响,因此早产儿和疾病状态可导致筛查结果假阳性。早产儿该水平较高。输血后数小时内采样,结果不受影响。然而,许多州要求输血后72小时至4月内复查。

B. 随访。筛查结果异常者需测量血清17-OHP水平。新生儿存在两性畸形时,需测量血清电解质和血清17-OHP水平。对于17-OHP轻度升高的婴儿,促肾上腺皮质激素激发试验可除外非经典型CAH。CAH的婴儿需要在儿童内分泌专科医生处进行随访。

6)听力损失(HEAR)

A. 筛查。所有新生儿需在生后1个月内和/或出院前完善听力筛查。虽然首选的方法为自动听性脑干反应(ABR)和耳声发射,由于NICU住院时间超过5天的婴儿更易出现神经性耳聋,因此推荐该类患儿采用ABR的方法。

B. 随访

a. 所有筛查未通过的婴儿需在3月龄内完善听力测试和医学随访。推荐复查双耳听力。

b. 无论筛查结果如何,存在至少一个以上危险因素的婴儿均需在24～30月龄内由听觉学专科医生进行复查。危险因素包括:感觉神经性耳聋家族史、围产期感染、颅面神经畸形、需换血治疗的高胆红素血症、听神经毒性药物(含化疗)、体外膜肺治疗、细菌性脑膜炎、机械通气、神经退行性病变、可导致听力损伤的综合征或损伤。

c. 已明确存在听力损失的婴儿须由儿童耳鼻喉科医生进行评估,由儿童眼科医生评估视觉灵敏度,在6月龄内开始干预。同时需要考虑进行遗传学咨询。

·参·考·文·献·

[1] American College of Medical Genetics Newborn Screening Expert Group Genetics Home Reference. Genetic conditions. Lister Hill National Center for Biomedical Communications, U.S. National Library of Medicine National Institutes of Health Department of Health & Human Services: Bethesda, MD; 2007. http://ghr.nlm.nih.gov. Accessed October 24, 2012.

[2] Joint Committee on Infant Hearing. Year 2007 position statement: principles and guidelines for early hearing detection and intervention programs. *Pediatrics.* 2007; 120(4): 898–921.

[3] Levy PA. An overview of newborn screening. *J Dev Behav Pediatr.* 2010; 31: 622–631.

[4] Lockwood C, Lemons J, eds. *Guidelines for Perinatal Care.* 6th ed. Elk Grove, IL: American Academy of Pediatrics & The American College of Obstetricians and Gynecologists; 2007: 223–224.

[5] Lu KD, Engmann C, Moya F, Muhlebach M. Cystic fibrosis in premature infants. *J Perinatol.* 2011; 31: 504–508.

[6] Newborn Screening Authoring Committee. Newborn screening expands: recommendations for pediatricians and medical homes—implications for the system. *Pediatrics.* 2008; 121: 192–217.

[7] Watson MS, Mann MY, Lloyd-Puryear MY, Rinaldo P, Howell RR, American College of Medical Genetics Newborn Screening Expert Group. Newborn screening: toward a uniform screening panel and system—executive summary. *Pediatrics.* 2006; 117: S296–S307.

16 神经系统评估
Studies for Neurologic Evaluation

神经影像学和神经监护发展使临床可以更好地观察脑发育,有助于早期识别神经预后不良的婴儿,但精确评估神经发育的能力仍然有限。而且,由于新生儿脑的可塑性极大,即使这些检查有明显的异常,其神经发育也有可能表现为正常。但影像学和监测手段仍将是临床医生早期识别神经发育不良高风险患儿最有前景的方法。

【神经影像学】

（1）超声检查

1）定义。通过前囟的骨窗,超声波可以直接进入颅内,根据回声密度反射出颅内的结构。反射波可以构成二维或三维图像。

2）适应证。超声检查是诊断和观察生发基质、脑室内出血和脑积水的首选检查方法,可发现中线结构的异常、缺氧缺血性脑损伤、硬膜下和颅后窝出血、室管膜炎、肿瘤、囊肿和血管异常。超声检查扣带回的发育情况,可反映胎龄(见第11章的"放射学检查范例")。

3）方法。将探头放在前囟位置上,获取冠状面和矢状面的图像。后囟也可作为声波窗来获取幕下的影像,包括脑干和小脑。该技术具有分辨率高、方便(床旁检查)、安全(无需镇静、不用对照剂和避免射线辐射)、非侵入性、与其他影像学检查比较更便宜等优点；缺点包括不能显示非中线位置尤其是颞区部分的结构，而且不能分辨灰质和白质。

4）结果。超声检查可以评估以下结构的完整性：4个脑室、脉络丛、尾状核、丘脑、透明隔和胼胝体。

（2）超声多普勒

1）定义。超声波经过骨窗直接进入脑内。移动的物质（如红细胞）通过频率改变（多普勒频移）来反射声波，频率变化与速度变化成比例。可以测量这些变化，以脉动指数和阻力指数表示。探头与血流的角度会影响多普勒频移，需要精确的标准才能进行测量。

2）适应证。在知道血管的横切面（面积）后，多普勒超声能提供脑血流（CBF）和血管阻力的信息。CBF（$cm^3/time$）=CBF 速率（cm/time）× 面积（cm^2）。多普勒超声对以下情况有临床价值：CBF停止（如脑死亡或脑血管阻塞）、血管阻力改变（如缺氧缺血性脑病、脑积水或动静脉畸形）和导管盗血综合征。

3）方法。结合常规超声检查可明确血管的情况。多普勒超声可产生彩色图像（红色面向探头，蓝色背离探头）。通过测量速率波形曲线下的面积计算CBF速率。低体重和小胎龄儿较难获得颅内血管信息。未来通过注射充气微泡（红细胞大小）对比增强超声可以提供更好的脑灌注测量指标。

4）结果。超声多普勒的测量值与相同年龄的收缩期、舒张末期和平均血流速率一致。反复测定CBF和RI有助于评估脑灌注压增加的疾病进展情况，如评估脑积水患儿是否需要进行脑室腹腔分流术等。

（3）计算机断层扫描（CT）

1）定义。通过离子射线扫描，使用计算机影像重建，CT可产生二维和三维影像。

2）适应证。CT是评估颅后窝和非中线部位病变（如硬膜下或蛛网膜下腔的积血或积液）和脑实质病变的首选检查。也可用于诊断颅骨骨折。

3）方法。将患儿放入扫描器内，进行断层扫描，得到各切面的图像。脑白质（围绕在神经周围的髓鞘组织，脂肪含量较高）和炎性病变的密度较灰质低（相对较黑）。出血和钙化表现为白色。给予增强剂后，血管和血管结构显示为白色（如大脑镰和脉络膜丛）。含有脑脊液的腔隙很清晰地显示为黑色，能很容易识别导致这些腔隙大小和形态改变的疾病。骨骼也显示为白色，但是分辨较差，"骨窗"能够更清晰地显示骨骼细微变化。缺点是需要搬动患儿、镇静、接触射线，以及有可能导致低体温。

4）结果。CT能提供超声检查无法得到的脑内结构的具体细节信息，在诊断颅内钙化方面优于MRI。考虑到CT离子射线暴露问题，需要进行多次CT检查时要谨慎小心，因可能增加将来发生恶性肿瘤的风险。

（4）MRI

1）定义。在强磁场内，有磁性的原子核（最常见的为氢质子）有序排列并发出电磁信号，当磁场消失后，原子核恢复自然状态。计算机重建这些信号为各层面的二维图像。MRI可有不同的成像方式，包括T1和T2加权成像（反应2个弛豫时间常数，分别为纵向和横向）、弥散加权成像（DWI）、血氧水平依赖的磁共振成像（BOLD）、质子敏感加权成像。功能磁共振成像（fMRI）如BOLD和DWI等可以反映脑的生理变化。

2）适应证。MRI检查适用于CT检查难以发现的新生儿脑部病变，例如髓鞘化或神经元迁移的病变、缺血或出血性病变、胼胝体发育不全、动静脉畸形、颅后窝和脊髓病变。损伤一周内MRI弥散成像检查缺血性脑损伤最敏感。传统的T1和T2加权成像可以检查损伤一周后的病变。早产儿纠正胎龄足月或出院时进行传统MRI成像可以预测神经发育结局。

3）方法。将患儿放入扫描器内，进行断层扫描，得到各切面的图像。灰质显示为灰色，白质显示为白色；脑脊液和骨骼显示为黑色；然而骨髓内的脂肪成分和头皮显示为白色。T1和T2加权MRI由于成像方式不同，液体可以显示为黑色或白色。MRI优点是无放射线暴露，能够清晰显示正常及异常脑组织结构、评估预后。缺点包括需要搬动新生儿、镇静、含铁的设备不能进入检查室、低体温、扫描过程中监护困难等。由于需要无铁的磁性物质的环境，因此机械通气的患儿面临特殊问题。目前研发的无铁环境磁共振暖箱已经用于临床，可以防止运动干扰、提供更好的心血管监护、维持体温和液体平衡，应用特制的颅脑线圈改善成像质量。

4）结果。MRI可以提供脑解剖细节的精细高分辨率的图像，能诊断很多CT易于漏诊的疾病。可以描述产前脑发育，包括脑沟和脑回的出现以及髓鞘形成等，为早产儿MRI解读提供更多的临床资料，意义更大。容积定量MRI已经用于评估生后应用地塞米松对皮质灰质容积的影响，有助于评估远期神经发育结局。脑弥散加权成像MRI可用于早期诊断任何发育阶段的围生期缺氧缺血性脑病。功能性MRI为脑损伤后的功能重建带来了新的前景。弥散张量成像（DTI）利用水分子沿髓鞘化的轴突纵向弥散原理，进行三维成像，可以显示神经纤维束的方向和完整性。新的磁共振光谱成像方法利用对特定代谢产物的测定，可以进行代谢机制研究。

（5）近红外光谱分析仪（NIRS）

1）定义。近红外光很容易通过新生儿的皮肤、薄的骨组织和其他组织。在选定的波长内，氧合血红蛋白、还原血红蛋白和氧化的细胞色素aa3对近红外光的吸收不同，可以用来定量测定氧的运输、脑血流容积和脑组织氧的利用和消耗。

2）适应证。尽管近红外光谱仪目前尚未广泛使用，但是其有望成为床旁评价脑组织氧运输和脑血流的方法。在评估新的和常用的治疗方法（如气管插管内吸引、连续正压通气)对脑灌注和脑氧合影响方面具有较大的临床价值。

3)方法。将一根光纤放在头皮传入光线,另一根光纤用于接受光线,将接受的光线传输到光量子计数器。

4)结果。近红外光谱仪可以定量测定氧的运输、脑血流容积和氧耗。在气管插管的患儿,近红外光谱仪可用于识别压力－被动性脑血流。如果出现压力－被动性脑血流的情况,患儿发生脑室周围白质软化和严重的脑室内出血的风险增加4倍。

【电生理检查】

(1)脑电图(EEC)

1)定义。EEG可以连续记录头皮上参考电极之间的电生理活动。在新生儿期,脑的成熟度和发育情况会导致明显的EEG改变,在解释结果时必须考虑不同胎龄的影响。

2)适应证。确诊或疑似惊厥发作、可能发生的脑损伤事件(如缺氧缺血、出血、创伤或感染)、中枢神经系统畸形、代谢性疾病、发育异常和染色体异常。

3)方法。将数个电极粘贴在新生儿的头皮上,将脑电活动放大并记录。脑电活动可记录在打印在纸上或以电子形式储存。EEG的波根据频率分为δ波(1～3次/秒)、θ波(4～7次/秒)、α波(8～12次/秒)和β波(13～20次/秒)。

4)结果。EEG可受多种外部因素影响,包括急性或进行性疾病、药物、电极位置和觉醒状态。可记录足月儿和早产儿的很多异常发现。

A. 异常的发育模式。

B. 低平或缺乏变异。

C. 脑电静止("平"EEG)。

D. 暴发抑制(背景脑电活动抑制,发作性短期暴发)。暴发抑制波形与较高的死亡率、发病率和预后不良的发生率显著相关。

E. 持续电压不对称。

F. 尖波(多灶性或中心)。

G. 周期性放电。

H. α节律性活动。

(2)脑功能监测(CFM)/振幅整合脑电图(aEEG)

1)定义。CFM或aEEG记录每侧大脑半球的单个EEG通道上的信号。信号振幅的范围用微伏表示。不连续性EEG导致aEEG带宽增加和下边界电压降低。

2)适应证。脑功能监测可以快速识别患儿是否发生严重缺氧缺血性脑病以及检测临床和亚临床惊厥发作。另外,也可以用来筛选适合进行神经保护治疗(如选择性头部低温或全身低温治疗)的患儿、评估HIE和IVH患儿远期预后。并不是所有医院都能进行该项检查。aEEG也可用于代谢性疾病、先天性畸形、ECMO治疗以及手术后监护。

3）方法。将电极粘贴在新生儿的头皮上，EEG通道的记录速度为6 cm/小时。CFM不能提供EEG频率或局灶病变的信息。与标准的EEG不同，aEEG对操作和结果解读技术的要求低，更易普及。aEEG必须与标准脑电图联合应用提供更多的临床资料。

4）结果。aEEG可以提供脑的背景电活动（表16-1）、是否存在睡眠-觉醒周期（SWC）、癫痫样活动以及其他的新生儿脑电模式等信息（图16-1）。窒息后，中度或严重的CFM异常对于发生神经系统后遗症的阳性预测价值＞70%。例如损伤后12～24小时监测到暴发抑制、低电压和平台电压图形与不良预后显著相关。损伤后36小时内出现睡眠-觉醒周期与预后良好显著相关，损伤36小时后才出现与预后不良显著相关。

表16-1　不同胎龄/妊娠龄新生儿正常单通道aEEG特征总结

胎龄/妊娠龄（周）	主要背景电活动	睡眠-觉醒周期	下边界电压	上边界电压	暴发次数/h
24～25	DC	（+）	2～5	25～50（可到100）	＞100
26～27	DC	（+）	2～5	25～50（可到100）	＞100
28～29	DC/（C）	（+）/+	2～5	25～30	＞100
30～31	DC/（C）	+	2～6	20～30	＞100
32～33	安静睡眠期C/DC	+	2～6	20～30	＞100
34～35	安静睡眠期C/DC	+	3～7	5～25	＞100
36～37	安静睡眠期C/DC	+	4～8	17～35	＞100
38+	安静睡眠期C/DC	+	7～8	15～25	＞100

（C），连续；DC，不连续背景电活动；QS，安静/深睡眠；SWC，睡眠-觉醒周期；SWC（+），不成熟SWC；SWC+，成熟SWC（引自Hellström-Westas L, Rosén I, de Vries LS, Greisen G. Amplitude-integrated EEG classification and interpretation in preterm and term infants. NeoReviews. 2006; 7: e76.）。

（3）周围神经传导速度

1）定义。通过测定电刺激沿周围（正中、尺、腓）神经的传递速度来诊断周围神经病变。由于细小的神经纤维直径会影响神经传导速度，新生儿的神经传导速度低于成年人。

2）适应证。对于松软或肌张力低下的患儿来说，神经传导速度是检测周围神经疾病的一项重要工具。

3）方法。采用经皮电极刺激周围神经，另一个经皮电极记录相应的肌肉动作电位。如果仅用来确定神经传导（与神经传导、突触传递和肌肉动作相反），可以刺激两个点，但需要减去肌肉动作电位的时间。神经传导速度等于刺激两点的距离除以

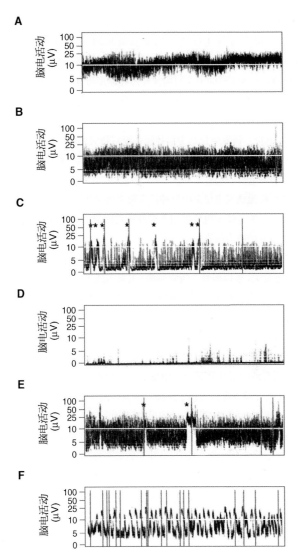

图16-1 aEEG背景电活动图例。背景电活动分类如下：(A) 连续正常电压 [足月儿正常背景电活动特征，下边界(5)~7~10 μV，上边界10~25~(50) μV]。(B) 不连续正常电压(足月儿为轻度异常，根据监测时的妊娠龄，部分早产儿可能是正常的，特征为：下边界电压有波动，不连续，多 < 5 μV，上边界 > 10 μV)。(C) 暴发抑制(异常背景电活动，主要特征为下边界没有变化，多为0~2 μV，间断存在 > 25 μV的高电压暴发波)，发现7次短时间的惊厥(星号)。(D) 等电压或者平台电压(严重异常背景电活动，没有脑电活动，对应常规脑电图的电静止)。(E) 可以看到2次惊厥(星号)，表现为上下边界突然抬高，背景电活动为不连续正常电压。(F) 癫痫持续状态的锯齿样波形(Bonifacio SL, Glass HC, Peloquin S, Ferriero D. A new neurological focus in neonatal intensive care. Nat Rev Neurol. 2011; 7: 485–494.)

两点的时间差。

4）结果。神经传导速度延长见于髓鞘和轴突的病变，结合其他检查（肌活检或肌电图）对这些疾病的诊断具有一定的临床价值。有前角细胞病变（如Werdnig-Hoffmann瘫痪）的患儿初期神经传导速度可能正常，但是晚期传导速度可能下降。神经肌肉接头病和肌肉疾病不会改变神经传导速度。该项检查技术还可用于胎龄评估。

（4）诱发电位。诱发电位是中枢神经系统对特定刺激的电反应。用于评价神经系统上行感觉通路完整性和成熟度，相对不受身体状态、药物或代谢作用的影响。

1）听觉诱发电位

A. 定义。听觉诱发电位是中枢神经系统对听觉刺激的电反应。

B. 适应证。听觉诱发电位可用于检测听觉阈值的灵敏度、传导时间、振幅和波峰，可用于高危儿的听力筛查。

C. 方法。尽管对新生儿，听觉刺激可在脑干和皮质诱发出电位，但是后者易变，与觉醒的状态有关，难以解释。听觉刺激（由敲击或纯音快速产生）沿第8对脑神经进入间脑，被置于乳突和头顶部的电极记录下来，代表脑干听觉诱发电位，通过放大并且作为数字信号存储。脑干诱发电位的波峰（一系列波）和潜伏期因胎龄而异。该检查对运动和周围的噪声敏感。

D. 结果。听觉传导的外周通路的损伤（中耳、耳蜗和第8对颅神经）会导致听觉阈值增高和所有波的潜伏期延长。中枢病变仅出现来自病变远端结构的波的潜伏期延长。脑干听觉诱发电位可用于检测由缺氧缺血、高胆红素血症、细菌性脑膜炎和其他感染性疾病（如巨细胞病毒）、颅内出血、创伤、全身疾病、药物（如氨基糖苷类或呋塞咪）或者这些高危因素同时发生等引起的听觉通路的损伤。低出生体重儿脑干听觉诱发电位假阳性率较高，可能与已知的胎龄差异有关（早产儿的潜伏期延长、振幅低以及听力阈值高）。在NICU中，20%～25%的新生儿检查异常，但绝大多数在2～4个月时复查正常。窒息的新生儿脑干听觉诱发电位异常与神经运动障碍有关。先天性感染和持续肺动脉高压的新生儿可能会有进行性的听力丧失，即使最初的听觉诱发电位正常，也需要对其进行一系列的听力检查。

2）视觉诱发电位（VEP）

A. 定义。视觉诱发电位是中枢神经系统对视觉刺激的电反应。

B. 适应证。视觉诱发电位能提供视觉传导通路疾病的信息，可用于大脑功能障碍的检测（如缺氧）。

C. 方法。通过表皮电极检测对视觉刺激（如新生儿使用闪光刺激和年长儿童使用棋盘格翻转模式）的电反应。这种电反应是复杂的，在早产儿随发育有明显的变化。

D. 结果。胎龄校正后，视觉诱发电位可以检测视觉传导通路的多种异常。尽管全身损伤如严重的低氧血症可以导致暂时性视觉诱发电位丧失，局灶性的损伤（如脑积水时压迫视觉传导通路）也可以导致类似的结果。窒息后的婴儿出现持续的视觉诱发电位异常，高度提示神经功能预后差。尽管视觉诱发电位有助于预测远期的神经发育异常，但是对于预测失明或视力丧失却没有帮助。视觉诱发电位的改善还可用于判断干预手段（如脑室-腹腔分流术）的有效性。

3）躯体感觉诱发电位（SEP）

A. 定义。是检测CNS对周围感觉刺激的电反应。

B. 适应证。可以检测感觉传导通路（周围神经、周围神经丛、脊髓背根、对侧神经核、中间丘系、丘脑和顶叶皮质）的异常。

C. 方法。在给正中神经或胫后神经电刺激后，在对侧顶部头皮电极记录躯体感觉诱发电位。躯体感觉诱发电位技术操作较脑干听觉诱发电位困难，且呈年龄依赖性，在生后1个月内会有显著的变化。

D. 结果。可用于评价周围神经病变如脊髓创伤和脊髓发育不良，还可检测脑部病变如缺氧缺血、出血、脑积水、低血糖和甲状腺功能低下。足月儿躯体感觉诱发电位的异常对于预测神经后遗症和神经发育异常具有很高的阳性预测价值，但是在早产儿中的价值存在争议。

【临床神经发育评估】

（1）定义。具有经验的临床医师可结合姿势、运动、四肢和躯干的肌张力、深部腱反射、病理反射（如巴氏征）、原始反射、脑神经和口腔运动功能、感觉反应和行为进行综合评价。

（2）适应证。作为首次体格检查的一部分，所有新生儿均应进行简单的神经系统检查，包括肌张力和原始反射评估。脑损伤高危儿应进行更细致的检查，高危因素包括早产、缺氧缺血性脑病、先天感染、脑膜炎、明显的神经影像学异常（如脑室内出血、脑室扩张、脑实质内出血、梗死或囊样变）和喂养困难。

（3）方法。由具有经验的临床医师在新生儿临床状况稳定的时候进行，尤其是恢复期。对于缺氧缺血性脑病的患儿进行数次随访价值更高。患儿的觉醒状态对某些反应，包括感觉反应、行为、肌张力和原始反射有影响。正常反应因年龄（实际和受孕后年龄）而异。

1）足月儿。正常的足月儿表现为屈肌张力高、髋部内收肌紧张、反射亢进（可能出现非持续性阵挛）、肌张力和原始反射对称、腹部悬吊时躯干肌张力好。从仰卧位拉向坐位时，由于头部向前运动的调节，头部出现不同程度的后仰。可引出现病理征（如巴氏征）和原始反射（如拥抱、握持、不对称张力颈部反射），对声音敏感、视觉注视，注视的局部距离为8英尺。

2）早产儿。在胎龄30周以前，新生儿的肌张力明显低下。四肢和躯干肌张力以及原始反射的出现呈逆行（如从下肢到上肢）和向心性（如从远端到近端）发育。视觉注视和灵敏度随着胎龄增长而提高。极不成熟儿有吸吮和吞咽动作，但是吸吮和吞咽动作的协调在胎龄32～34周后才出现。屈肌张力在足月时最高，以后呈逆行性降低。与足月儿比较，早产儿纠正胎龄足月时的屈肌张力较低，伸肌张力较高，不对称明显，行为上有轻度的不同。

（4）结果。神经发育检查的异常包括姿势和反射的不对称（明显或持续时尤其有意义），屈肌张力、四肢肌张力或躯干肌张力随胎龄的增长而降低，脑神经或口腔运动功能障碍，感觉反应异常，行为异常（嗜睡、激惹或颤抖），颈部、躯干或四肢肌张力呈伸肌张力高。神经发育检查正常具有安慰和鼓励作用，但是检查结果异常在新生儿期不能诊断残疾。检查发现的异常越多、程度越重（如明显的颈部伸肌张力过高），远期残疾（包括脑瘫和精神发育迟滞）的发生率越高。

·参·考·文·献·

[1] Allen MC, Capute AJ. Neonatal neurodevelopmental examination as a predictor of neuromotor outcome in premature infants. *Pediatrics*. 1989; 83: 498.

[2] Bonifacio SL, Glass HC, Peloquin S, Ferriero D. A new neurological focus in neonatal intensive care. *Nat Rev Neurol*. 2011; 7: 485–494.

[3] Di Salvo DN. A new view of the neonatal brain: clinical utility of supplemental neurologic US imaging windows. *Radiographics*. 2001; 21: 943.

[4] Hellström-Westas L, Rosén I, de Vries LS, Greisen G. Amplitude-integrated EEG classification and interpretation in preterm and term infants. *NeoReviews*. 2006; 7: e76.

[5] Huppi PS, Inder TE. Magnetic resonance techniques in the evaluation of the perinatal brain: recent advances and future directions. *Semin Neonatol*. 2001; 6: 195.

[6] Majnemer A, Rosenblatt B, Riley PS. Prognostic significance of multimodality response testing in high-risk newborns. *Pediatr Neurol*. 1990; 6: 367.

[7] McCarville MB. Contrast-enhanced sonography in pediatrics. *Pediatr Radiol*. 2011: 41: 238–242.

[8] Stapells DR, Kurtzberg D. Evoked potential assessment of auditory system integrity in infants. *Clin Perinatol*. 1991; 18: 497.

[9] Van Bel F, Lemmers P, Naulaers G. Monitoring neonatal regional cerebral oxygen saturation in clinical practice: value and pitfalls. *Neonatology*. 2008; 94: 237–244.

[10] Volpe JJ. *Neurology of the Newborn*. 5th ed. Philadelphia, PA: WB Saunders; 2008.

17

成分输血
Blood Component Therapy

【血库程序】

（1）血型和筛查。只要有可能，应同时获取母亲和婴儿的样本测定初始的ABO

血型和Rh(D)血型。

1）母亲的血样本检测应包括：

A. ABO和Rh(D)血型。

B. 用间接抗球蛋白试验（IAT）筛查未确定的红细胞抗体。

2）婴幼儿（或脐带）的血样本检测应包括：

A. ABO和Rh(D)血型。

B. 对新生儿红细胞进行直接抗球蛋白试验（DAT）。

C. 在没有孕母血清或血浆的情况下，通过IAT对婴儿的血清或血浆筛查未确定抗体。

D. 如果非O型新生儿需要接受非O型红细胞输注，且与母亲的ABO血型不相容，那么使用IAT对新生儿的血清或血浆进行抗A和抗B的检测。如果检测到任一种抗体，则必须选择缺乏相应抗原的供体红细胞进行输血。

E. 非预期（或非典型）的红细胞抗体为有显著临床意义的、除抗A和/或抗B抗体以外的抗体，不能根据ABO血型分型。如果已经确定血型，在新生儿整个住院期间或4月龄前不需要重复ABO和Rh(D)血型的测定。

（2）血红细胞（RBC）的类型和交叉配型。将供体红细胞与母体或婴儿血清或血浆（或两者）混合，在37℃（98.6 ℉）水温箱孵育后检查凝集和/或溶血情况。出生后4个月内的婴儿很少会产生同种抗体，如果红细胞抗体的初始筛查为阴性，则在4月龄前（或在新生儿本次整个住院期间）不需要进行交叉匹配。**如果红细胞抗体的初筛阳性，则需要进行其他全部检测。**

1）进行测试以确定所识别的任何抗体的特异性（包括母体血清或血浆和/或脐带血清或血浆对已知抗原表型的红细胞试剂的反应）。

2）输注的红细胞必须使用无相应抗原（S）或用抗球蛋白交叉匹配相容，以说明新生儿的血清或血浆中无此类抗体。多种抗体的存在增加了确定相容供体的难度，并使获得血制品的时间延迟。

【献血常规】

（1）自愿献血。来自经过筛查确定的无潜在血液传播疾病史的献血者。在所有献血者使用血清酶联免疫测定（EIA）和核酸扩增试验（NAT）检测病毒感染的风险，包括HIV（1和2）、肝炎病毒B和C（HBV和HCV）、人类T细胞淋巴病毒［HTLV（Ⅰ和Ⅱ）］和西尼罗病毒（WNV）。目前唯一用于筛查寄生虫感染的方法是使用EIA检测克氏锥虫抗体（美洲锥虫病）。此外，需要使用血清酶联免疫测定或微量血凝试验检测梅毒螺旋体（梅毒）。可见，目前的检测不能覆盖所有经血源传播的病原。以下病毒不作为常规检测：巨细胞病毒（CMV）、微小病毒B19、甲型肝炎病毒（HAV）、庚型肝炎病毒［HGV，也称为GB病毒−C（GBV−C）；没有证实疾病相关性］、细环病毒

（TTV 或输血传播病毒；没有证实疾病相关性）、Epstein Barr 病毒（EBV）和人类疱疹病毒 8 型（HHV-8 或 KSHV；在 HIV 感染患者中，与卡波西肉瘤和多中心卡塞尔曼病及原发性积液淋巴瘤有关）。

（2）每单位输血的残余风险估计为：

1）HIV 1 和 2 型：1/1 467 000。

2）HCV：1/1 149 000。

3）HBV：1/280 000。

4）HTLV Ⅰ 和 Ⅱ 类型：1/2 993 000。

5）西尼罗病毒：WNV 的风险因地理位置、日期和检测方法而异，近年来有下降，因此，在美国不可能使用单项风险估。经输血传播 *T. Cruzi* 的风险未知。

6）与其他死亡率比率作比较：麻醉，1∶7 000～1∶340 000；洪水，1∶455 000；雷击，1∶10 000 000。

【供体-直接献血】 由亲属或朋友为患儿提供血液。这种技术不能在紧急情况下使用，因为血制品的处理需要 48 小时。没有证据表明供体直接来源的输血比常规献血者提供的血源更安全。母亲不是理想的供血者，因为母体血浆中常含有与新生儿细胞表达的抗原相互作用的抗体（抗白细胞和血小板抗原）。同样，来自父亲的血源也存在风险，因为新生儿可能曾经被父亲的血细胞抗原被动免疫（针对父系抗原的母系抗体经胎盘转运）。

【自体血液捐献】 在成人，使用术前采集的自体血液可显著提高输血的安全性。

（1）胎儿胎盘血储备的血容量为约 110 mL/kg，该血容量的 30%～50% 存在于胎盘中。因此，胎盘血是自体血。出生时可获取约 20 mL/kg，用于未来输血。由于存在细菌污染的风险，且收集血液需要额外费用，胎盘自体输血的广泛使用受到限制。

（2）作为替代，延迟脐带结扎至出生后 30～45 秒，可以将大量血液从胎盘转移到婴儿体内。延迟脐带结扎可使新生儿血容量增加 15～30 mL/kg。这一方法对新生儿的**益处包括**减少输血需求、减少后期发生铁缺乏，并可能降低早产儿发生脑室内出血的风险。

【照射/滤过的血液成分】

（1）以下输血不良反应是由异体或含有污染白细胞引起的，使用新鲜血液时，其数量最大。

1）人白细胞抗原（HLA）的致敏作用。

2）发热性输血反应。

3）免疫调节，可能增加手术后感染的风险。

4）CMV 传播。

5）来自供体T淋巴细胞植入的输血相关的移植物抗宿主病（TA-GVHD）。

（2）HLA致敏和发热性输血反应在婴儿中不常见，而经输血传播CMV和TA-GVHD可能危及生命。

1）在CMV-血清学阴性母亲分娩的早产儿（出生体重＜1 200 g），发生严重CMV感染的风险最大。

2）有发生TA-GVHD风险的患者包括接受直接献血者是其一级和二级亲属的血液、HLA匹配的血小板、宫内输血、大量新鲜输血或交换输血的患儿，以及怀疑或确诊的严重T淋巴细胞免疫缺陷状态的患者（如DiGeorge综合征）。

3）对于上述高危患者，必须对输血成分进行处理，以去除异体白细胞。

A. 去白细胞（清除异体白细胞）。

a. 这类去白细胞技术均是使用专用的中空纤维过滤器吸附完整的白细胞从而将血液成分过滤（基于离心的技术已经过时）。使用第三代过滤器可使白细胞计数从每单位红细胞中的10^9减少到$(4\sim6)\times10^5$。

b. 去白细胞可有效减少HLA同种免疫和与细胞输注相关的病毒［特别是疱疹病毒（例如CMV和HHV-8）和EBV］传播，并可预防发热性输血反应。

B. γ射线照射血液成分细胞的剂量为25 Gy，可防止白细胞有丝分裂，从而可防治TA-GVHD。

【紧急输血】 对年龄＞4月龄的患者，很少使用未交叉配型（或"紧急发放"）的血液输注，因为大多数血库可以在1小时内完成IAT交叉配型。在大量活动性出血时，"血型特异性"［只配型ABO和Rh（D）］血液通常在10分钟内就可获得。如果时间延迟太长（如严重胎母输血），可使用O型Rh（D）阴性红细胞。

【血库的血制品】

（1）红细胞

1）红细胞悬液（PRBCS）

A. 指征。输注PRBC的目的是使血细胞比容（HCT）达到一定水平，使患儿临床状况保持最好。对目标HCT**有很多争议**，且在新生儿个体之间也存在很大差异。总体目标是维持HCT如下。

a. ＞35%～40%存在严重心肺疾病时。根据需要的呼吸支持水平［如间歇性正压通气（IPPV）、持续气道正压（CPAP）、FiO_2］，没有其他原因解释的呼吸暂停和/或心动过速和/或生长不良等评估心肺疾病的严重程度。

b. 30%～35%有中度心肺疾病或需要大手术。

c. 20%～25%稳定的婴儿，即无症状贫血。

B. 使用

a. 类型。婴儿期PRBC输注应进行筛选，以排除含有血红蛋白S的血源供体。

b. 剂量。10～20 mL/kg,输注时间1～3小时(最大4小时)。**使用以下公式计算:**

$$PRBC输注量(mL)=1.6 \times 重量(kg) \times 期望升高的HCT(\%)$$

2）等分PRBC。传统使用的新鲜RBC(存储<7天)已经被从专用PRBC等分的小单位RBC所替代,储存时间可达42天。这需要无菌的连接装置,可减少NICU住院期间需要多次输血的患儿(出生体重小于1 500 g)供体暴露的数量。PRBC悬浮在柠檬酸盐抗凝的存储液中,HCT为55%～60%,存储于1～6℃。存储或添加剂溶液(AS或Adsol-1、-3或-5)含有不同的防腐剂(葡萄糖、氯化钠、磷酸、腺嘌呤和甘露醇)。

3）柠檬酸磷酸葡萄糖PRBC。由于腺嘌呤和甘露醇具有潜在的肝肾毒性,在需要大量输血(如换血和外科大手术)时使用无储存介质的RBC输血。只有少量腺嘌呤和不含甘露醇的PRBC单位,其血细胞比容为65%～80%,保质期为35天。没有腺嘌呤和甘露醇的柠檬酸磷酸葡萄糖PRBC(柠檬酸-磷酸-葡萄糖)的血细胞比容也为65%～80%,但保质期仅为21天。如果无法获得这类PRBC,则可以选择洗涤的等分PRBC。

4）洗涤PRBC。存储过程中,红细胞中的钾进行性释放,在储存期末,上述等分PRBC和柠檬酸磷酸葡萄糖PRBC中细胞外(血浆)钾浓度分别为50 mEq/L和80 mEq/L。r射线照射可使钾释放增加。小剂量输血时钾的输入很少(每15 mL/kg RBC输入钾0.3～0.4 mEq/kg),没有临床意义。但大量输血(如交换输血)则存在危险。在这种情况下,如没有新鲜全血(<2～3天),可使用以下方法制备重组血:用生理盐水洗涤去除可能引起高钾的上清液制备洗涤RBC[通常为O型RH(D)阴性],然后与新鲜冰冻血浆(通常为AB型)重组(称为"重组全血"),使血细胞比容为50%～55%。全量换血应该用r射线照射的重组全血。

(2)血浆——新鲜冷冻血浆(FFP),解冻的血浆。离心捐献的全血以分离细胞(红细胞)和液体(血浆)。如果捐献的血液在18小时内进行分离并冷冻,称为新鲜冷冻血浆。FFP含有白蛋白、免疫球蛋白和凝血因子[有些在解冻后可保留大部分活性,如血管性假血友病因子(vWF)]和因子Ⅴ、Ⅶ、Ⅷ(冷冻过程可使活性降低)。

1）指征

A. 用于纠正凝血因子的遗传缺陷、维生素K缺乏症(新生儿出血性疾病)或弥散性血管内凝血(DIC)等导致的凝血功能障碍。在遗传性凝血因子缺乏的患儿,如可以获得,优先使用凝血因子浓缩物,其效果优于血浆。没有单一的因子Ⅱ、Ⅴ和Ⅹ的浓缩制剂。凝血酶原复合物包含因子Ⅱ、Ⅸ和Ⅹ,用于因子Ⅱ和Ⅹ缺陷。

B. 在大量失血需要输血替代超过一半血容量时,大量输血可引起稀释性凝血障碍,需要使用血浆预防。

C. 用洗涤的 PRBC 制备重组全血进行全量交换输血时。

D. 尽管 FFP 可提供很好的胶体容量支持,但不建议用于容量补充或替代抗体,因为可使用更安全的制剂。

2)使用

A. 输注的血浆应与患者 ABO 血型相符。供血者血浆中不相容的抗体(如 O 型血浆中抗 A 或抗 B 抗体)可能很少,如果输注血浆量大,可导致受血者发生急性溶血反应。

B. 剂量:$10 \sim 20$ mL/kg,输注 $1 \sim 2$ 小时(最长 4 小时)。

C. 快速输血可能引起暂时的低钙血症,这是由于捐献的血液中添加了柠檬酸钠。如需要快速输注 FFP,可考虑使用小剂量氯化钙($3 \sim 5$ mg/kg)。

(3)冷沉淀。将 FFP 在 $1 \sim 6$ ℃下解冻而得。在这个温度范围,形成冷沉淀,并通过离心从冷冻上清血浆中分离出来,然后将颗粒冷冻为冷沉淀。使用前必须再次解冻,并用生理盐水(总容量为 $10 \sim 15$ mL)从塑料袋的内表面进行溶解。冷沉淀可提供以下凝血蛋白的浓缩制剂:因子Ⅷ、vWF、纤维蛋白原、因子ⅩⅢ(与其他一些蛋白质,如纤维连接蛋白)。

1)指征

A. 恢复获得性低纤维蛋白原血症(发生 DIC 和大量输血时)患者的纤维蛋白原水平。

B. 凝血因子ⅩⅢ缺乏的患者。

2)使用

A. 和血浆一样,应该与受血者的 ABO 血型相兼容。

B. 剂量:10 mL/kg($0.1 \sim 0.2$ U/kg),提高纤维蛋白原 $60 \sim 100$ mg/dL。

C. 应在解冻后 6 小时内完成输注。

(4)血小板。从供体捐献的全血中,采用离心法(称为"随机供体")或自动血浆分离置换法(称为"单采"或"血小板采集")制备。每个随机供体单位包含 5.5×10^{10} 血小板,分布在 $50 \sim 70$ mL 抗凝血浆中。每个单采供体单位包含 3×10^{11} 个血小板,通常分布在 $200 \sim 300$ mL 抗凝血浆中。两种方法来源的血小板成分均在室温($20 \sim 24$ ℃)下储存,活性时间最长为 5 天。

1)指征。没有明确的关于需要输注的患者血小板计数的指南。

A. 一般来说,血小板低于 50 000/μL 是输注血小板的指征。

B. 在有活动性出血或手术前,输血指征为血小板低于 100 000/μL。而在无出血的情况下,临床稳定的新生儿可耐受血小板计数低至 $20\,000 \sim 30\,000$/μL。

C. 在脓毒症患者中,输注后只能暂时升高血小板计数。

D. 由于室温储存,需要积极检测血小板的细菌污染,通常可进行细菌培养或直接检测。

E. 有文献报道,接受多次血小板输注的早产儿,死亡率和发病率都有所上升。

2)使用

A. 如有可能,患儿和供体的ABO血型应相同。当ABO血型同型的血小板无法获得时,AB型血小板是最合适的替代品。然而,常常无法获取AB型血小板,导致在B型的受血者使用A型血小板,反之亦然。O型血小板最不适用于非O型血的患儿,因为被动输入的抗A或抗B抗体可能导致溶血。

B. 在Rh(D)阴性的患者,尤其是女性患儿,应尽可能给予Rh(D)阴性血小板。

C. 在同种免疫性血小板减少症(AIT)的患儿,需要无抗血小板特异性抗原(HPA)的抗体的血小板。如果这种血小板无法获取,则可给予HPA1a、5b阴性血小板,因为这些血小板在白种人中对95%的AIT病例是符合的。如果未显示存在抗HPA抗体,则可能存在抗HLA抗体,需要使用HLA匹配的血小板。

D. 剂量:10～20 mL/kg静脉输注,可以将新生儿血小板计数提高60 000～100 000/μL。

【输血反应】

(1)急性血管内溶血。由于供体红细胞与患者血浆中的抗体不相容而导致。最常见的引起补体介导的急性溶血的抗体是同族血细胞凝集素(抗A、抗B)。婴儿4～6个月龄前体内无高滴度的同族血细胞凝集素。

1)然而,如果同族凝集素滴度足够高,输ABO血型不符的供体红细胞(最常见的原因是笔误)可能导致溶血。因此,一些新生儿病房可能会给所有新生儿输O型Rh(D)阴性PRBC(如果当地的血液中心可支持该策略)。

2)新生儿循环中更容易出现不相容的同族凝集素,由于输注血小板时输入了ABO血型不符的血浆。

3)O型母亲的同族血细胞凝集素经胎盘进入非O型血的胎儿,在未输血的情况下也可引起新生儿自身红细胞溶血(一般为轻度;新生儿ABO溶血)。需要注意,无论是经献血者还是母亲来源的被动获得的抗A和抗B,都不能通过抗体筛查检测到,但可导致交叉配血时不相容。因此,当新生儿血浆中存在有临床意义的红细胞抗体(包括同族血凝素)时,应使用IAT进行交叉配血。

4)红细胞T抗原存在于所有人红细胞上,但只有在接触各种感染病原(尤其是链球菌、梭菌和流感病毒)导致机体产生的神经酰胺酶时表达。抗T抗体存在于几乎所有成年人,但在婴儿的血浆中直到6月龄才出现。抗T可能与某些患者[如坏死性小肠结肠炎(NEC)或脓毒症的患儿]的红细胞"活化"导致溶血有关。当发生血管内溶血,且通过花生凝集素试验确定新生儿红细胞发生T活化时,供体的红细胞和血小板应在使用前进行洗涤。

5)血管内溶血的可能症状包括低血压、发热、心动过速、血尿和血红蛋白尿。可以通过血清游离血红蛋白升高、缺乏结合珠蛋白(非先天缺陷,发生于约10%的非裔美国婴儿)以及外周血涂片存在破碎红细胞进行诊断。

(2)非溶血性发热反应。通常表现轻微,与输入供体白细胞在储存期间或供体白细胞破碎所释放的细胞因子有关。

(3)过敏性输血反应。新生儿受血者少见。由于患者血浆中存在对供体血浆蛋白的抗原簇反应的抗体。

(4)输血相关性急性肺损伤(TRALI)。通常是由于供体血浆中的抗体与患者的HLA抗原发生反应。主要见于血液成分(如FFP或血小板)中含有大量血浆时。

(5)细菌污染。发生细菌感染的风险很小,但可能致命,输PRBC时为1/8 000 000～1/13 000 000,输血小板时为1/300 000(因为室温储存)。大肠埃希菌、假单胞菌、沙雷菌、沙门菌和耶尔森菌是最常见的细菌。

(6)体温过低。大量输注重组全血(换血)或PRBC(大手术、大量胎母输血时),血制品储存在1～6℃,除非使用加温输血器,否则会导致患儿体温过低。

(7)高钾血症。患儿接受大量RBC输注时有发生高钾血症的风险,如交换输血、外科大手术或使用ECMO/ECLS时。推荐使用重组全血(14天内的洗涤PRBC,用FFP调整Hct)。在有的新生儿病房,可能获得新鲜全血(2～3内)。

·参·考·文·献·

[1] Baer VL, Lambert DK, Henry E, Snow GL, Sola-Visner MC, Christensen RD. Do platelet transfusions in the NICU adversely affect survival? Analysis of 16000 thrombocytopenic neonates in a multihospital healthcare system. *J Perinatol.* 2007; 27: 790–796.
[2] Carson TH, Banbury MK, Beaton MA, et al. Standards for blood banks and transfusion services. *AABB.* 2011; 27: 32–38.
[3] Nordmeyer D, Forestner J, Wall M. Advances in transfusion medicine. *Adv Anesth.* 2007; 25: 11–58.
[4] Nunes dos Santos AM, Petean Trindade CE. Red blood cell transfusions in the neonate. *NeoReviews.* 2011; 12: e13–e19.
[5] O'Riordan JM, Fitzgerald J, Smith OP, Bonnar J, Gorman WA. Transfusion of blood components to infants under four months: review and guidelines. *Irish Medical J.* 2007; 100(6): 1–21.
[6] Galel SA. Infectious disease screening. In: Roback JD, Grossman BJ, Harris T, Hillyer CD, eds. *AABB Technical Manual.* 17th ed. Bethesda, MD: American Association of Blood Banks. 2011; 17: 241–282.
[7] Strauss RG. How I transfuse red blood cells and platelets to infants with anemia and thrombocytopenia of prematurity. *Transfusion.* 2008; 48: 209–217.

18 新生儿体外生命支持

Extracorporeal Life Support in the Neonate

【简介】 体外生命支持（ECLS）是一种通过右心房置管，以血泵引血，经氧合膜行气体交换，从而为机体提供氧输送、排出二氧化碳，对心脏和（或）呼吸衰竭患者进行支持的治疗措施。氧合后的血液可回输到主动脉（VA模式），也可回输到右心房（VV模式）（图18-1、18-2、18-3）。国际体外生命支持组织［注：体外膜肺氧合（ECMO）一词已为ECLS代替，表明该技术已超出氧合治疗的概念］出版的《ECMO培训手册》中制定了规范的指南，对基本设备配置、ECMO操作、专业人员要求以及培训做了详尽的描述。

【适应证】 ECLS主要用于危重足月儿和近足月早产儿，经呼吸机支持（常频通气或高频通气）、一氧化氮吸入、扩容、强心药物/缩血管药物等最大力度的支持治疗，

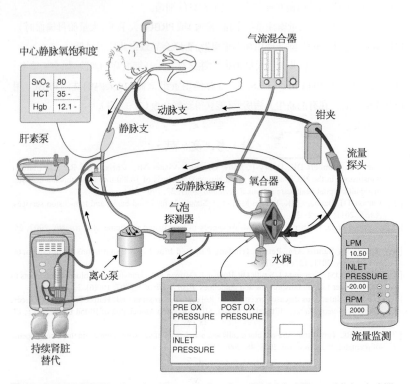

图18-1 ECLS循环(Reprinted, with permission, from Michaele Miller at Michaele Miller Projects LLC.)

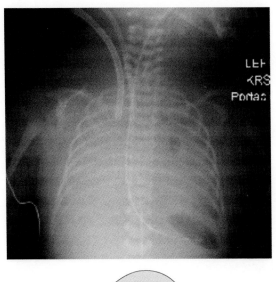

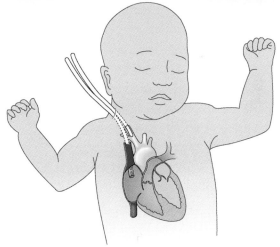

图18-2 VA ECLS置管位置。静脉置管末端达T9水平时时超声回声点很难显像

病情仍不能好转的可逆的严重呼吸和（或）心功能衰竭患儿。新生儿适应证包括：胎粪吸入综合征、先天性膈疝、新生儿持续肺动脉高压、呼吸窘迫综合征、脓毒症以及重症肺炎。还可用于先天性心脏病所致心力衰竭、心脏外科术后心力衰竭、心肌病、严重心律失常以及心脏移植过渡等情况。

【患儿选择】

（1）体重≥1.6～1.8 kg；孕周≥32～34周。ECLS插管管径、型号选择取决于

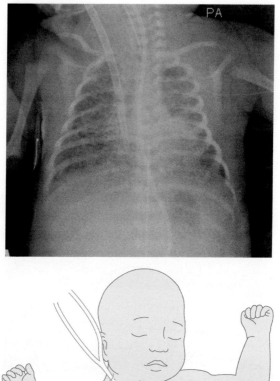

图18-3 VV ECLS置管位置

患儿体重,因而置管内径限制了在低体重患儿中应用。

（2）呼吸疾病标准

1）氧合指数（OI）。过去常以OI > 30 ~ 40超过0.5 ~ 4小时,并且预计不实施ECLS支持治疗具有较高死亡风险来作为实施标准。尽管OI可以帮助了解患者病情变化趋势,但多数医疗中心还会参照别的参数来决定是否实施ECLS,如吸入氧浓度低于100%时出现病情不稳定和（或）进行性血压降低或代谢性酸中毒。

$$OI=FiO_2 \times MAP \times 100/PaO_2$$

（FiO_2：吸氧浓度；MAP：平均气道压；PaO_2：动脉氧分压）

2）顽固性低氧血症急性恶化。$PaO_2 < 30 \sim 40$ mmHg或者动脉导管前SaO_2 < 80%超过1小时，且对常规治疗无反应时应考虑ECLS支持。

3）气压伤。严重气漏患者对小潮气量常频机械通气、高频震荡通气或高频喷射通气治疗无效，给予ECLS支持后可实施肺休息策略而获益。

（3）心血管/氧输送标准

1）血清乳酸水平 > 5 mmol/L（45 mg/dL）。代谢性酸中毒经扩容和血管活性药物治疗（强心剂或缩血管药物）无改善或加重的患者可给予ECLS支持。

2）混合静脉血氧饱和度（SvO_2）< 55% $\sim$ 60%持续0.5 $\sim$ 1.0小时。SvO_2降低表明氧摄取显著增加和代谢应激增强。若不及时纠正，SvO_2进一步降低可导致细胞死亡。

3）心搏骤停。很多医疗中心在心肺复苏中实施ECLS（extracorporeal cardiopulmonary resuscitation，ECPR），当目击这些患者出现心搏骤停时，无论有或无心肺疾病均可给予ECLS支持。

【ECLS相对禁忌证】 相对禁忌证应基于当地医疗中心实际情况。

（1）胎龄 < 32 $\sim$ 34周和（或）出生体重 < 1 600 $\sim$ 1 800 g。因此类患者发生颅内出血风险增加以及外科插管困难。低出生体重和低胎龄新生儿颅内出血的发病和死亡风险显著增加，特别是胎龄 < 32周的患者。因早产儿血管较细而对置管有限制，目前正在研发新技术和较细管径的插管以利于这些患者接受ECLS治疗。

（2）机械通气 > 14天。患者存在不可逆肺部疾病可能性较大。

（3）颅内出血 > 2度。ECLS运行时需肝素抗凝，可加重出血，因此对于颅内出血 > 2度的患者，应依据病情考虑是否给予ECLS治疗。

（4）严重先天畸形。患者长期生存概率较低。

（5）心脏畸形。不能纠正或修补的患者。

（6）先天性膈疝。最高OI > 45且动脉导管前SaO_2 < 85%或$PaCO_2$ < 70 mmHg。参照后面的文献。

（7）严重围产期窒息

1）严重神经系统症状。经呼吸和代谢复苏后仍存在严重神经系统异常表现（昏迷、松软和原始反射消失等）。

2）血浆乳酸水平

A. 乳酸水平 > 25 mmol/L（225 mg/dl）。预计死亡率较高。

B. 乳酸水平 > 15 mmol/L（135 mg/dl）。预计发生神经系统后遗症的概率较高。

3）2次血气分析剩余＞30。

（8）多器官功能不全综合征。急性脓毒症、低灌注、低氧血症时因全身炎症反应可导致多器官功能障碍综合征，常表现为呼吸衰竭、代谢性酸中毒、输血治疗难以纠正的凝血功能障碍，以及心、肾和胃肠功能障碍等症状。新生儿多器官功能障碍综合征存活概率较小，ECLS支持不能提供帮助。

【可能需要ECLS治疗患者的转运】　对于那些可能需要ECLS治疗的患者要早期进行转运。当OI＞25，或患者平均气道压达到15 cmH$_2$O、已给予100%吸入氧浓度而氧分压只有60 mmHg时，表明已存在严重呼吸衰竭；当患者在高频呼吸支持下吸入氧浓度100%和（或）一氧化氮吸入2～3小时临床症状无改善，或即使已给予血管活性药物仍持续低血压、酸中毒和（或）乳酸性酸中毒的患者，应考虑及时转入ECLS中心治疗。

【父母知情同意】　ECLS实施前需使父母清楚该治疗潜在的并发症。应强调ECLS为支持治疗而非病因治疗，并存在潜在并发症。

（1）置管困难。因静脉网、静脉瓣或血管痉挛导致静脉置管达不到足够的静脉引流。而右心房穿孔可导致急性心脏填塞而危及生命，需急诊外科手术清除。

（2）脏器出血。最严重的为颅内出血，出血可积聚在心包、腹腔、腹膜后或胸腔等处，造成脉压降低、SvO$_2$降低、低血压以及ECLS血流不稳定。

（3）管路血栓形成。可导致脑栓塞，以VA ECLS更为常见。

（4）感染、溶血、肾衰竭和意外脱管。心律失常（因静脉置管位于心房）和机械并发症（如氧合器障碍，管路或管路接口破裂）也是ECLS治疗中遇到的常见并发症。

（5）ECLS存活者有发生神经系统后遗症的风险。是否发生神经系统后遗症取决于基础疾病和（或）治疗结果（见第221页"［神经系统预后］"）。这些患儿可因肌张力减低和喂养困难而延长住院时间和接受康复训练，部分患儿还会因慢性肺病继续住院治疗。并且这些患儿可能因视力听力、丧失和认知问题等远期预后问题而在学校内接受特殊训练。尽管ECLS具有较高并发症，但绝大多数患者预后良好。

【ECLS前准备】

（1）ECLS治疗前，患儿需行心脏超声和头颅超声以了解有无心脏结构异常和颅内出血。

（2）实验室检查。包括电解质、离子钙、血尿素氮、肌酐、血糖、全血细胞计数及分类、血小板计数、包括INR在内的凝血功能、纤维蛋白降解产物、总胆红素和直接胆红素、动脉血气（ABG）、乳酸、活化凝血时间（ACT）、抗凝血酶Ⅲ水平、血培养、血型。实验室检查应每天1～2次。

（3）导尿管、肠内营养管或低负压间歇吸引导管。直肠温度探头等根据病情及早置入；值得注意的是，这些导管置入应在开始抗凝治疗和存在ECLS引起出血的风险之前进行。

（4）对于VV ECLS。经皮置入颈内静脉导管可导引VV置管。可通过置入的中心导管、脐动脉和（或）静脉导管、股动脉和（或）静脉进行液体输注、采血和动脉血气采集以及中心血压监测。同样，这些血管置管也应在ECLS开始治疗前置入。

【ECLS治疗前的激素应用】 ECLS治疗期间，患者血液暴露于塑料、硅、聚丙烯和其他管路配件等非生物材料，可以激活机体免疫系统释放炎性介质（补体、白三烯、细胞因子和白介素等）；同时也可激活凝血瀑布和纤溶系统。中空纤维或膜式氧合器或连续血液净化的滤器均可导致血小板消耗增多，从而加重凝血功能异常，这些反应可导致大量毛细血管渗漏。因此，在ECLS治疗前给予糖皮质激素可能会对该病理过程有抑制作用，但目前还未见文献报道。

【气体交换】 ECLS系统中的氧合器模拟肺呼吸进行气体交换（见图18-1）。部分氧合器由中空纤维组成，运行时血液围绕纤维外表面且持续与其接触，而氧气可穿过中空纤维进行交换。通过中空纤维的微孔，纤维内外两侧的气体可顺着气体浓度梯度进行交换，实施氧输送和排出CO_2，而血液的氧气受氧合器中氧浓度的影响。

膜式氧合器的这种设计允许血液和气流分别流经膜的两侧，浓度梯度是气体扩散的驱动力。但是，膜式氧合器容易出现血浆渗漏、空气栓塞、水蒸气凝聚和血栓形成等并发症。

通过气体混合器可以调节输出的氧气浓度，以满足实际所需的氧供。通过气体流量调节器来调整气体流量以提供流经氧合器的气流，有效清除氧合器系统内的CO_2。

（1）ECLS患者的氧输送。受下列因素影响。

1）流经氧合器后血液的氧含量。

2）通过ECLS管路的血流速度，尤其是膜式氧合器的血流速度。

3）患者本身肺部的氧摄取能力。

4）患者自身的心输出量。

5）患者的血红蛋白含量。

（2）通过ECLS管路的血液氧合。受以下因素影响。

1）供应气体的氧气含量（驱动气体的氧气浓度梯度）。

2）氧气进入中空纤维或膜的难易程度（膜通透性）。

3）氧气进入血液层的弥散能力（氧气在血浆的溶解性）。由于气体内的氧气含量远高于血流，因此，气体和血液之间存在较大的浓度梯度，氧气在氧合膜两侧永远达不到浓度梯度平衡；所以，供应气体流量对氧交换几乎没有影响。但血流速度却影响氧合，如果血流速度较快，快于血流通过氧合膜时血红蛋白完全被氧合所需时间，血液流出氧合膜时就会完全被氧合。额定流量是指达到最大氧合时所需的血流速度，超过这个血流速度时氧合会下降；同样，溶血发生概率也增加。不同厂家的额定流量可以在其官方网站上查询。

（3）CO_2 交换。主要受以下 3 个因素影响。

1）氧合器中空纤维或膜的两侧 CO_2 相对浓度（氧合器中静脉血中 $PaCO_2$ 至少 $45 \sim 50$ mmHg，气体中为 0，因此 CO_2 扩散效率非常高）。

2）通过氧合器的气体流量（持续气流通过氧合器可以维持膜内外的气体浓度梯度）。

3）中空纤维或膜的表面积。CO_2 从血液经过中空纤维或膜的弥散速度非常快（CO_2 是氧气的 6 倍），因此不依赖通过氧合器的血流速度。但是，一些其他原因导致氧合器表面积功能下降时，会限制 CO_2 扩散，并且可在影响氧合功能前就发生。

【VA ECLS 和 VV ECLS 比较】

（1）VA ECLS 和 VV ECLS 的优点和缺点

1）VA ECLS。自身心肺循环通路上并联了心肺旁路装置。ECLS 的血泵产生负压，将血液从右心房引出，然后血液在体外氧合后回输到头臂动脉或主动脉体外循环装置。

A. VA ECLS 的优点

a. 可以提供全部心肺功能支持。

b. 降低心脏负荷，促进病情恢复。如果左心室功能严重衰竭，动脉插管的血流会超过左心室射血能力，此时会发生急性肺水肿，若不及时行左心房减压，可导致严重后果。

B. VA ECLS 缺点

a. 需结扎颈总动脉。不确定动脉结扎后是否能重建。同样，颈动脉置管时可引起同侧脑血流中断。

b. 颅内出血发生率较高。

c. 可能因血栓进入动脉而发生栓塞。

d. 因 ECLS 治疗是无脉动血流，可能降低器官（尤其是大脑和肾脏）对缺氧的耐受性。

2）VV ECLS。与机体循环串联，提供呼吸支持（间接提供循环支持）。

A. VV ECLS 优点

a. 无需动脉置管，可保留颈动脉功能。

b. 保留脉动血流，可更好维护脏器功能。

c. 左心室射出血液中混合了经 ECLS 氧合后的静脉血，因此能使冠脉循环得到较多氧合。

B. VV ECLS 缺点

a. 仅能通过改善心肌氧合而间接支持循环；尽管许多患者给予 VV ECLS 支持

后心功能得到改善,但可能仍需要持续应用强心或缩血管药物。

　　b. 不能提供全部氧输送。因此,肺部仍需提供一定程度气体交换。

　　c. 置管位置相对较难定位。因再循环因素可导致有效支持力度减少(见第220页"4)再循环")。

　　【ECLS置管原则和准备】

　　(1)管路准备。一旦有患者需要ECLS治疗,应及时连接管路,并且分别以浓缩红细胞、新鲜冰冻血浆、碳酸氢钠、葡萄糖酸钙和肝素进行预冲。有些中心还会以白蛋白或三羟甲基氨基甲烷预冲。

　　(2)新生儿血管通路。VA ECLS一般选择右侧颈内静脉和右侧颈总动脉,分别置入单腔导管;VV ECLS时可选择右侧颈内静脉置入双腔导管。

　　(3)患者体位。患者头部偏向左侧,在颈部垫一圆枕使其伸展。

　　(4)药物。需准备镇静/麻醉剂和外科手术物品。术前给予麻醉剂和神经肌肉阻滞剂。ECLS治疗过程中也会使用镇静剂和麻醉剂,但多数患者不需要神经肌肉阻滞剂。使用肌松剂的患者,需调整呼吸机参数并及时监测呼气末CO_2。

　　(5)X线检查准备。外科置管前应在患者身下放置一个X线暗盒备用。

　　(6)肝素抗凝。患者接受抗凝治疗前,应先使ACT延长,因此在外科置管前立即给予一剂50～100 U/kg肝素,以预防血栓形成。当ACT降至250～300秒时开始持续输注肝素抗凝。肝素起始剂量10～20 U/(kg·h),情况稳定时常维持在20～40 U/(kg·h)。如果患者存在活动性出血、凝血功能障碍或者近期有外科手术病史,应逐渐调节肝素剂量直至合适的抗凝状态。

　　(7)置管型号选择和定位。见图18-2和图18-3。置管型号选择应基于患者实际情况。静脉置管型号选择尤为重要,若管径太细会导致血流速度受限,可能增加溶血风险。

　　1)VA ECLS置管。动脉置管应通过头臂动脉使尖端位于主动脉弓连接处或稍上方。理想的位置应在移除颈部的圆枕后导管尖端位于T3～4水平(刚好在隆突上方)。静脉导管末端应置于接近右心房与下腔静脉交界处。若动脉导管位于右侧颈总动脉的高位,则可能导致回流的动脉血流进入右侧锁骨下动脉,可引起右臂氧合明显高于身体其他部位,而右侧桡动脉采集的血气标本不能反映机体氧合情况,这种情况通常需要调整置管位置。

　　2)VV ECLS置管。应尽量选择内径大的导管以减少血流阻力。导管末端应位于右心房内T7～T8处或者膈肌上方1～2 cm处。当移除颈部圆枕后导管可能会加深1 cm。理想的插管位置能维持合适的血流,这也是VV ECLS运转成功的关键。移除颈部圆枕和血容量增加后应使流量达到120 mL/(kg·min)。VV置管后必须评估再循环情况。再循环增加时,静脉血氧饱和度会＞85%～90%,而动脉血氧饱和度低于基线水平(见第220页"4)再循环")。

(8)血管内容量。在ECLS置管连接到管路前,外科医生会先把患者血液回流到置管,以确保置管内无空气,此时可能会导致暂时性血压降低,常常需要补充血容量。

(9)抗凝治疗。ACT范围应取决于监测设备和本机构的具体标准。应定时监测并使其维持在200～220秒。当存在弥散性血管内凝血(DIC)或出血时,应使ACT降至180～200秒。存在以下情况时应给予一剂肝素静注:ACT降至180秒以下;更换或改装管路而中断血流。管路中血流速度对血栓形成也有影响,因此当ACT低于180秒时,应使ECLS血流速度＞80 mL/(kg·min)。

ACT测定的是全血凝固时间,因此会受到肝素剂量、凝血和抗凝血因子、抗凝血酶Ⅲ(ATⅢ)水平以及血小板计数和功能等诸多因素影响。如果ACT水平在目标值下限,当输注血小板时应给予一剂肝素静注(5～10 U/kg)。另外,ACT可能会致过高评估肝素水平而导致抗凝治疗不足。

呋塞米能利尿,同时也会增加肝素清除率,因此,应用利尿剂时常常需要增加肝素剂量。另外,患者尿量增加、连续血液净化治疗或输注血小板时,均需要增加肝素输注速度以维持ACT在目标水平。

(10)凝血障碍和贫血的管理。凝血功能障碍应及早纠正。

1)纤维蛋白原水平。可输注冷沉淀,使其大于150 mg/dl。

2)INR水平。可给予FFP和(或)冷沉淀而保持其≤1.4。

3)血小板计数。一般应＞80 000/μL,有出血时＞100 000/μL。

4)抗凝血酶Ⅲ抗原(ATⅢ)水平。应维持其＞60%～100%,尤其是在管路中有较多血栓和(或)大剂量肝素输注[如＞40 U/(kg·h)]时。生后到6～9月的婴儿ATⅢ水平生理性降低,并且受胎龄和疾病影响。另外,ATⅢ水平降低还可见于以下情况:DIC,内皮损伤,乳糜胸或肾病综合征时持续蛋白丢失,心脏体外循环的血液稀释,肝病综合征,先天性缺乏(罕见)。

ATⅢ是由肝脏产生的丝氨酸蛋白酶抑制剂,主要作用为通过抑制凝血酶和Ⅹa因子活性而抗凝,还可以抑制纤溶酶及Ⅺa、Ⅺa和Ⅻa因子。ATⅢ需与肝素发生充分反应。肝素是由嗜碱性粒细胞和肥大细胞产生的黏多糖,和ATⅢ结合后能使后者活性增加1 000倍。

新鲜冷冻血浆(FFP)每毫升约含抗凝血酶1 U,因此给予小剂量FFP即可使血清ATⅢ浓度增加,临床上较为常用,以使患者达到预期的ATⅢ水平。

5)普通肝素水平(抗Ⅹa)。可以帮助区分ACT延长是肝素作用还是凝血功能异常。目标值为0.25～0.5 U/mL。

6)血细胞比容。VA ECLS患者应＞35%,VV ECLS患者应＞40%。

7)血栓弹力图。测定整个凝血过程,包括内源性凝血、血小板功能、抗凝和纤溶功能。可较全面地对患者凝血功能进行评估,尤其适用于病情复杂的患者。

【ECLS监测】

(1)氧合器血栓形成。当膜前压力增加、膜后压力降低时需警惕该情况发生(见图18-1)。应密切观察跨膜压变化(ΔP)趋势。如果ΔP进行性增加且超过预期参数,应及时更换氧合器或管路。另外,血小板和凝血因子消耗也表明管路中有血栓形成,称为"管路相关DIC",此时需要更换整个ECLS系统管路。

(2)气体压力监测。用于监控供应气体的管路。

(3)SvO_2水平监测。ECLS支持治疗过程中,SvO_2水平反映机体的氧摄取能力,一般应维持在75%~80%。$SvO_2 < 50\%$提示氧摄取明显增加,表明组织代谢显著超过氧输送,此时细胞以无氧代谢功能为主而产生乳酸。VA ECLS中SvO_2是非常重要的监测参数;而VV ECLS中受再循环因素影响,有时SvO_2较难解释(表18-1和表18-2)。

表18-1　ECLS治疗中SvO_2降低原因

O_2	原　因	病　因
O_2供应↓	CO↓	心力衰竭,心脏抑制,心律失常,PEEP↑,前负荷↓
	SaO_2↓	呼吸功能↓,氧合器障碍,吸引,ECLS血流不足,ECLS气体混合仪中FiO_2降低
O_2需求↑	Hb↓	贫血,高铁血红蛋白血症
	VO_2↑	发热,寒战,激惹,疼痛,抽搐,感染
	CO↑	呼吸做功↑

CO:心输出量;ECLS:体外生命支持;PEEP:呼气末正压;VO_2:氧消耗。

表18-2　ECLS治疗中SvO_2升高原因

O_2	原　因	病　因
O_2供应↑	CO↑	心功能改善
	SaO_2↑	肺功能改善,ECLS血流过高,ECLS气体混合仪中FiO_2增加
	Hb↑	输血
O_2需求↓	血流↑	再循环↓
	VO_2↓	低体温,麻醉,肌松剂使用
	CO↓	脓毒症,氰化物中毒(硝普钠),严重神经损伤

CO:心输出量;ECLS:体外生命支持;VO_2:氧消耗。

【ECLS支持中的"肺休息"策略】　即使接受ECLS治疗的新生儿患者仍有发生呼吸机相关性肺部炎症反应和肺损伤的风险。患者从ECLS治疗中能获得的最大益处是实施"肺休息"的呼吸机设置参数。而各个ECLS中心呼吸机设置参数不尽相同。VA ECLS模式时，常用的呼吸机参数为：呼吸频率10次/min，中高水平的呼气末正压（PEEP）$5 \sim 14\ cmH_2O$，低水平呼气峰压（PIP）$12 \sim 20\ cmH_2O$，氧浓度$\leqslant 40\%$。VA ECLS模式中，氧浓度低于40%即可改善冠脉血液氧合。

VV ECLS患者有时需要设置较高的呼吸机参数（如：呼吸频率$20 \sim 30$次/分钟，PIP$15 \sim 25\ cmH_2O$，PEEP $5 \sim 10\ cmH_2O$，FiO_2 30%～50%），以达到理想气体交换状态。有些中心给予高频通气来实施肺休息策略，通常给予$10 \sim 14\ cmH_2O$平均气道压和较低的振幅。

【肾功能】　ECLS患者常常需要使用利尿剂以增加尿量，尤其是VA ECLS时，因肾脏对无脉动血流敏感而导致肾功能下降。对于已经存在肾衰竭和（或）液体超负荷患者，则可以通过与ECLS管路连接实施血液滤过治疗。

【药物和营养】　ECLS患者应同时接受抗生素、镇静剂、抗焦虑药、质子泵抑制剂和全静脉营养等治疗，这些药物可以通过ECLS静脉端进行输注。额外的ECLS管路增加了患者血容量，因此所用药物需适当增加剂量。若存在肾衰竭表现则应调整药物剂量，并及时和临床药师讨论给予合适剂量。

【心肌顿抑】　心脏缺血、VA或VV ECLS开始时均可发生心脏顿抑。VA ECLS患者，当左心室射血功能差，因动脉插管的血流方向与左心室射血相反而阻碍心脏射血，会导致心室扩张，从而引起心肌损伤和肺水肿。任何时候发现ECLS患者脉压消失时均应考虑可能发生心肌顿抑，需除外VA ECLS刚刚启动、低血容量、气胸、心包积气、血胸或心包积血等因素所致；此时超声心动图检查发现心室壁运动减弱即可诊断。

对于ECLS患者发生心肌顿抑时的管理极具挑战性。若提高ECLS血流、增加氧输送，则可能导致左心室进一步扩张、增加心脏后负荷和心肌氧耗。通过增加血容量改善右心功能、应用强心剂改善左心室射血、最大限度地提高膜后氧含量和总的氧输送、给予血管扩张剂降低心脏后负荷等措施，有助于心肌顿抑恢复。

右心室功能不全可在ECLS支持前就会发生，尤其是严重肺动脉高压的新生儿患者。因此，有些患者即使在VV ECLS模式治疗时，也会出现右心室扩张和功能不全，从而导致右心室壁凸向左心室，进而引起左心室充盈和心输出量下降。此时需要心脏超声进行心功能评估，可应用一氧化碳吸入、米力农和（或）西地那非等治疗以减少右心室后负荷；若上述措施无效，需转换为VA ECLS模式。

【管路更换和血栓形成】　管路内血栓形成时需要更换系统管路。更换过程中会造成大量血液交换，可导致电解质紊乱和心律失常；同时还需要重新调整血药浓度水平。血管置管中的血栓也比较难处理，因为这种情况下要暂停ECLS运转。

【ECLS管理】

（1）VA ECLS

1）VA ECLS血流设置。置管成功后应逐渐增加体外血流速度。VA ECLS的血流速应达到总血流的60%～80%[100～150 mL/（kg·min）]，若患者存在有效的心脏收缩功能，脉压应维持在10～20 mmHg左右。

VA ECLS目标是为全身组织提供氧输送。随着体外管路血流速度增加，患者脉压轮廓会逐渐减弱，当达到全流量支持时趋于呈一扁平线。这种情况下，大量血液引入ECLS管路内，导致左右心的前负荷降低，进而引起左心室每搏量减少。尽管动脉搏动缺乏，但平均血压仍然相当稳定，因此应将其作为评价血压变化的最佳指标。

2）SvO_2水平。通常SvO_2维持在75%～80%水平反映组织氧供应充足。

3）氧输送/CO_2排除。VA ECLS模式时，仍有部分右心房的血液经肺部气体交换后进入左心，经体循环后重新回到右心。这部分血液的气体交换情况较难确定，主要取决于患者肺功能和疾病状态。但随着机体肺功能和心输出量的恢复，血中氧含量会逐渐升高。

增加氧输送的主要措施为维持较高的血红蛋白水平；而增加混合气体中氧气浓度和呼吸机的氧浓度也可以提高动脉氧合。氧合器障碍（因气体交换面积减少）时氧输送也会降低。

增加氧合器的吹气流量可加快CO_2清除。CO_2进行性升高可能是氧合器内血栓形成的最初表现。

4）VA ECLS撤机试验。当患者病情和炎症反应趋于好转、肺功能改善（胸部影像学和肺顺应性改善），应准备撤离ECLS支持。应行撤机试验以判断患者是否耐受停用ECLS支持。撤机试验前，需去除所有与ECLS管路连接的液体输注。而肝素可以继续通过管路输注，也可以一分为二，一半经患者输注，另一半经管路输注。同时，应通知外科团队可能撤离的时间。

A. 在预计行撤机试验12小时前，应逐渐缓慢降低血流速度，并依据血气结果调整呼吸机设置。泵流速以每小时10～20 mL/min逐渐下调，同时增加呼吸机支持。当ECLS的血流量以50～100 mL/（kg·min）"空转"而患者病情稳定，即可考虑撤离。完成该过程后，即可夹闭血管置管，打开桥路。在试验过程中，应保持血管置管和管路完整通畅，每5分钟打开静脉管路一次，同时打开桥路，以血液冲刷血管置管，然后开放动脉5～10秒，再按反向顺序依次夹闭管路。整个试验中，应及时随访血气以确定肺功能能否保证足够的机体气体交换且对氧合无影响。该过程中ECLS的低流速可能会增加管路内血栓形成风险。试验时间的长短取决于血管置管和管路的完整性。若试验表明患者不能撤离ECLS，则应经患者血管通路或ECLS管路继续输注液体，且所有肝素输注应重新连接到系统管路上。如果监测指标在接受范围，可实施撤离ECLS治疗。

（2）VV ECLS

1）VV ECLS血流设置。和VA ECLS相似，VV ECLS泵流速应逐渐增加到 $100 \sim 120$ mL/（kg·min）。应用双腔导管实施VV ECLS时，血液经导管的一侧引入，在体外膜肺内充分氧合，然后通过导管的另一侧返回右心房。因此，VV ECLS模式对右心房内的血容量、心内血流或主动脉血流无影响。插管回血端的开口指向三尖瓣是比较理想的位置。而患者需要靠自身心脏向全身动脉系统和组织提供氧合后的血液。增加右心房静脉血的氧含量或减少再循环（如增加自身心输出量、调整置管位置）可以增加氧输送。因经氧合器氧合的血液持续和静脉血在右心房内混合，因此最终到达主动脉和组织的氧含量受到以下因素影响：引入ECLS管路的血液总量，氧合血量和回输到静脉系统的血量。理想的泵流速应是以最小的再循环率提供最有效的流速，供应最高的氧输送，造成最低程度的管路磨损和（或）溶血。

2）PaO_2 水平。通常情况下，患者氧饱和度维持在80%~95%，氧分压在 $50 \sim 80$ mmHg。因VV ECLS治疗是间接对循环提供支持，因此，可以接受相对较低的血氧饱和度。一旦患者肺部情况好转，氧分压会逐渐上升。

3）呼吸机设置。如果静脉置管管径较细而限制了ECLS流速，则患者自身肺部需要承担一部分气体交换以到达足够的氧合。此时，应用高PEEP能增加氧输送。

4）再循环。当ECLS管路里氧合血流经双腔管时，会因虹吸作用而重新被吸入静脉管腔内，而未通过三尖瓣进入右心室。再循环比例取决于置管类型、自身心输出量和右心房容量。当泵流速超过理想流速时，再循环就会增加，有效血流降低。典型的再循环发生时，表现为当增加泵流速时，患者动脉血氧饱和度下降而混合静脉血氧饱和度上升。若再循环显著增加时，ECLS支持的有效氧输送降低，并且可能增加溶血风险。造成再循环的其他原因包括以下因素。

A. 右心房容量降低。可造成大量氧合血重吸收回血泵。

B. 血管置管位置。插管位置太高、位于上腔静脉或太低、位于下腔静脉，均会增加再循环。另外，置管血液流出口位置不正确，可导致氧合血流出时距离三尖瓣太远而增加再循环。导管位置可随着肺容积变化、颈部水肿增加、患者体位改变或移动而发生移位，此时需要调整导管位置以维持足够的泵流速和最小的再循环。保持合适的导管位置是VV ECLS治疗时的关键。

C. 心输出量降低。心输出量降低时，经右心房向外泵出的氧合血也会减少，会使再循环增加。

5）氧输送/CO_2清除。VV ECLS模式时，改善氧输送的主要措施包括：提高血红蛋白浓度、增加ECLS流速以及改善机体心输出量。VV模式再循环时气体交换并非处于最佳状态，不能通过改变泵流速解决再循环问题。增加氧合器的吹气流量可

加快 CO_2 清除。

6）VV ECLS模式的撤机试验。基于VV ECLS的血流动力学特点，进行撤离试验时流速不需要减低。血流速度可保持恒定［通常维持在 $60 \sim 100$ mL/（kg·min）］，降低供应气体的氧浓度至空气浓度，同时增加呼吸机参数以维持正常气体交换。然后，夹断供应气体管路与气源的连接，使患者与ECLS系统功能上断开。密切监测ACT、血气分析和 SvO_2，观察 $1 \sim 2$ 小时，若病情稳定即可撤离ECLS系统，并停止输注肝素。如果是经皮插管的患者，处理更为简单，拆线后将插管拔除，并在置管处按压 $15 \sim 20$ 分钟充分止血即可。

【ECLS并发症】

（1）患者并发症。2011年7月体外生命支持组织（ELSO）发布的数据报道，新生儿呼吸系统疾病的患者并发症如下：急性肾衰竭（连续肾脏替代治疗患者16.5%，透析患者3.2%）；需要血管舒张剂治疗的高血压12.3%；需要正性肌力药物治疗的低血压20.1%；中枢神经系统梗死7.5%；颅内出血7.0%；经培养证实的感染6.0%；外科性出血6.3%；肺出血4.5%；需治疗的气胸6.1%；DIC 2.5%；溶血10.9%；癫痫发作10.5%；脑死亡0.9%。

（2）机械并发症。氧合器血栓17.2%；置管问题11.7%；氧合器功能异常6%；空气进入管路5.9%；泵故障1.7%；管路破裂0.3%。

【预后】 Neonatal ECLS Registry（1985年建立）2011年7月发布数据，共29 839例新生儿患者接受ECLS支持。目前，累计数据显示，呼吸系统疾病的存活率为75%。心脏疾病为39%，因难治性呼吸心搏骤停而应用ECLS技术接受体外心肺复苏患者的存活率为39%。近些年，新生儿患者生存率下降反映出高死亡率疾病患者接受ECLS治疗的比例增加。该组织还追踪特定疾病的累积存活率：胎粪吸入综合征94%；肺动脉高压78%；肺透明膜病84%；脓毒症75%；肺炎57%；气漏综合征74%；先天性膈疝51%；先天性心脏病38%；心搏骤停22%；心源性休克39%；心肌病63%；心肌炎49%；心脏移植30%。因呼吸衰竭接受ECLS治疗的先天性膈疝和低出生体重患者的发病率和死亡率均增高。

【神经系统预后】 对接受ECLS治疗和保守治疗患者的随机研究结果表明，在新生儿期因严重呼吸衰竭接受治疗者，7岁时，其疾病状况主要受其基础疾病的影响。有研究报道，ECLS治疗组与常规治疗组比较，后者发生呼吸系统疾病和行为异常的发病率增加，2组患儿的认知功能无差异（在2组接受认知功能评估的患儿中，＞6%在正常范围，虽然低于正常儿童水平）。总体上，40%患者的神经运动发育正常（ECLS治疗组43%，常规治疗组35%）；行为异常，尤其是多动在常规治疗组更为多见。两组病例均发现进行性感音神经性耳聋，并且在晚期发病，呈进行性加重。某些神经系统后遗症的致病原因难以辨别。但是，目前认为ECLS治疗时血管置管导致一侧的脑血流中断，并不引起以后的神经和行为方面的后遗症。随机试验研究中ECLS组存活者的残疾不会抵消提高的存活率。患者生存率提高（ECLS治疗患者为67%，常规治疗患者41%）。

·参·考·文·献·

[1] Extracorporeal Life Support Organization. *Registry Report, International Summary.* Ann Arbor, MI: Extracorporeal Life Support Organization; January 2011.

[2] Extracorporeal Life Support Organization. Organization web site. www.elsonet.org.

[3] Hansell DR. ECLS equipment and devices. In: Van Meurs K, Lally KP, Peek G, Zwischenberger JB, eds. *ECMO Extracorporeal Cardiopulmonary Support in Critical Care.* 3rd ed. Ann Arbor, MI: Extracorporeal Life Support Organization; 2005: 108.

[4] Hoffman SB, Massaro AN, Gingalewski C, Short BL. Survival in congenital diaphragmatic hernia: use of predictive equations in ECLS population. *Neonatology.* 2011; 99: 258 – 265.

[5] McNally H, Bennett CC, Elbourne D, Field DJ; UK Collaborative ECMO Trial Group. United Kingdom collaborative randomized trial of neonatal extracorporeal membrane oxygenation; follow-up to age 7 years. *Pediatrics.* 2006; 117: e845 – e854.

[6] Short BL, Williams L. *ECMO Specialist Training Manual.* 3rd ed. Ann Arbor, MI: Extracorporeal Life Support Organization; 2010.

19 高危新生儿的随访
Follow-Up of High-Risk Infants

　　对需要重症监护的婴儿，其远期生活质量更值得关注。随访门诊为NICU的必要补充，可将患儿后续的健康和生长发育情况反馈给患儿家庭、儿科医师、新生儿科医师及产科医师。ICU随访门诊可为家庭提供出院后所需的支持和建议。

【新生儿随访门诊的目标】

　　（1）早期识别神经系统发育障碍。这类患儿需要全面的神经系统发育评估和适当的社区服务。

　　（2）评估儿童对早期干预的需求。虽然NICU将很多婴儿直接转诊至社区早期干预项目中管理，但儿童的需求随着神经系统的成熟而变化，因此仍需定期复查。

　　（3）家长咨询。家长处于高度焦虑期，因此他们总是乐意接受医师确认孩子的神经发育向好的方向发展。发育迟缓的患儿父母需要获得有关其重要性的实际信息，以及有关评估及干预的建议。如果患儿出现神经发育损害的表现，父母需要尽早获知，对患儿进行全面评估可为家长提供重要的信息。物理治疗师和职业治疗师可对婴儿的体位放置、抚触和喂养等提供有价值的建议。即使高危儿发育良好，也应提醒父母留意孩子出现学习和行为问题的早期征象。

　　（4）发现和治疗。出院时未发现或预期发生的医学问题。

（5）根据综合评估和社区服务的需要进行转诊。

（6）向新生儿科医师、儿科医师、产科医师、儿外科医师等提供反馈。及时反馈高危儿的神经发育结局、持续存在的医疗问题以及特殊或未预测到的并发症。

【随访门诊的人员】 一般由儿科医师、神经发育专业医师和新生儿科医师组成。很多门诊也包括神经心理学家、物理治疗师、职业治疗师和语言治疗师。此外，一些患儿可能需要转诊到耳鼻喉科、眼科、神经心理科、呼吸治疗科、营养科、消化科、整形外科等其他亚专科医生以及社会工作者处。

【发育障碍的高危因素】 在新生儿期就确诊发育障碍几乎是不可能的，但可以通过一些围产期危险因素来识别需要密切随访的高危新生儿。

（1）早产。胎龄越小，发生脑瘫和智力残疾的风险越高。发生智力残疾特别是认知障碍的风险在存活极限（胎龄小于25周）的患儿中最高。相对于足月儿，早产儿语言障碍、视觉感知障碍、轻微神经运动功能障碍、注意力缺陷、执行力障碍以及学习障碍等的发生率更高。胎龄33～36周的婴儿大多数表现良好，但和足月儿相比认知障碍、脑性瘫痪和学习问题等发生率仍较高。除了胎龄，神经发育障碍的高危因素还包括：生长落后（特别是头围）、窒息史、败血症（特别是脑膜炎）、慢性肺疾病及早产儿视网膜病变。若新生儿期神经发育检查和影像学检查有脑损伤表现，发生发育障碍的风险最高（见第16章）。

（2）宫内生长受限（IUGR）。相比于适于胎龄（AGA）儿，足月的小于胎龄儿（SGA）发生运动或认知障碍、注意力缺陷、特定学习障碍、学习和行为问题的风险更高。IUGR患儿发生发育障碍的危险程度受到病因、严重程度、宫内损害的时间以及继发的围产期并发症（如窒息、低血糖、红细胞增多症）的影响。妊娠30周后，若发生早产，婴儿会产生相应的代偿机制（如加速成熟）以利存活。对于早产的小于胎龄儿，不利的宫内环境、早产、神经系统加速成熟会对婴儿的神经发育，特别是认知功能产生不利影响。

（3）新生儿脑病（NE）。新生儿脑病是以包括癫痫发作、意识障碍、肌紧张以及反射、呼吸调控、喂养等方面的异常发现为特征的临床综合征。病因包括感染、炎症、代谢紊乱、药物暴露、脑部畸形、卒中、缺氧、缺血，或上述多种病因共同作用。与胎儿窘迫、脐带血pH和Apgar评分比较，病因、临床表现的严重程度、异常脑电图（EEG）模式（尤其是低电压或暴发-抑制）和脑损伤部位（如基底节和丘脑的损伤）对预测神经发育障碍更有价值。有轻中度脑病的婴儿虽然可能没有严重的发育障碍，但存在发生轻微障碍的风险，包括注意力缺陷、学习障碍或其他学习问题。重度脑病患儿死亡率高，即使存活也会发生多种严重残疾，包括智力障碍、四肢痉挛性瘫痪、小头畸形、癫痫发作、感觉障碍。亚低温治疗可改善中重度脑病患儿的预后。

（4）呼吸衰竭。晚期早产儿和足月儿发生呼吸衰竭的原因有：肺发育不成熟、肺炎、胎粪吸入及持续性肺动脉高压等。有关新生儿严重呼吸衰竭治疗（如吸入一氧化氮、ECMO/ECLS）的随机对照试验的研究结果显示，存活者中发生认知损害者可达25%，脑性瘫痪可达15%，听力损伤可达30%。随访至学龄期时，很多患儿发生注意力缺陷、特定学习障碍、轻微神经运动功能障碍和行为问题。与健康有关的不良结局包括生长发育落后和反应性气道疾病。有的存活者发生进行性听力丧失，故这类患儿需定期评估听力。

（5）感染或炎症。孕期、胎儿期和新生儿期发生的感染和炎症可造成早产、脑损伤（如白质损伤）、脑性瘫痪以及认知损害。

（6）其他高危因素

1）宫内感染［TORCH——弓形虫（toxoplasmosis）、其他（other）、风疹病毒（rubella）、巨细胞病毒（cytomegalovirus）、单纯疱疹病毒（herpes simplex virus）］。宫内感染巨细胞病毒、弓形虫或风疹病毒且出生时即有临床症状的婴儿，神经发育障碍的发生率高（60%～90%）。无症状感染者易发生感觉损害和学习障碍。

2）宫内暴露：已报道的影响胎儿发育的妊娠期用药包括：麻醉剂、可卡因、酒精、苯妥英钠、三甲双酮、丙戊酸、华法林、氨基蝶呤、维甲酸。也有人担心环境毒物会影响早产和胎儿的发育。

【术语】 对早产儿预后的交流需要统一的定义。

（1）胎龄。从最后一次正常月经第1天起至分娩时止。

（2）停经后年龄（PMA）。胎龄（GA）加实足年龄（自出生起）。

（3）矫正年龄。从预产期起计算的年龄，婴儿的年龄根据早产程度进行矫正（例：实足年龄减去早产的周数）。

（4）NICU的早产儿使用PMA计算年龄，早产儿随访时使用矫正年龄。

【随访内容】

（1）生长（身长、体重、头围、身长比体重）。每次随访都应测量。头围增长落后与较低的认知评分相关。大多数早产儿能够"追赶"生长，但一部分宫内生长受限、极早早产、慢性肺疾病或短肠综合征的患儿的生长持续落后于正常同龄儿。

（2）血压。高血压是严重的NICU后遗症。需监测血压。

（3）呼吸障碍

1）窒息。对于需带监护出院回家的患儿，通常不确定何时可停止监护。

2）慢性肺疾病。慢性肺疾病的患儿呼吸系统感染、反应性气道病、再住院、神经发育障碍的发生率较高。需要吸氧、监护、利尿剂和其他药物治疗的患儿需要亚专科随访，并注意远离二手烟。预先指导他们不吸烟也至关重要。

（4）听力。听力是语言发育的基础，应尽早识别听力损伤。在出院前，所有新生儿都应完成听力筛查（如脑干听觉诱发电位、瞬间诱发性耳声反射），对可疑患儿应及时转诊进行综合性听力评估。助听器、人工耳蜗及其他治疗对患儿语言学习具有重要作用。有围产期先天性感染（如TORCH）、先天头颈结构畸形、持续肺动脉高压、慢性中耳炎及听觉损害家族史或预计发育落后的婴儿需要持续接受听觉评估。

（5）视觉。早产儿视网膜病变（ROP）是早产儿视网膜发育性疾病（见第126章）。具有患ROP危险因素的患儿需要定期进行眼科检查，直到视网膜完全血管化。先天性感染、先天性畸形及新生儿脑病等也是进行眼科检查的指征。所有高危儿在1～5岁时都应检查视敏度。

（6）神经系统成熟［中枢神经系统（CNS）功能发育］。是一个动态的过程；某一年龄段特有的表现在另一年龄段可能为异常。极早早产儿出生时肌张力低下，通常在纠正年龄接近足月时屈肌张力增高，由下肢开始，逐渐发展到上肢（如从尾端向头端方向）。纠正年龄接近足月的早产儿或足月儿一般会有较高的屈肌张力（如屈肌张力过高），且出现原始反射（如拥抱反射）和病理反射（如巴氏征）。在纠正年龄足月后，高级皮质的控制功能可抑制屈肌张力、原始反射及病理反射。检查者须了解正常的胎儿发育过程，以及发育偏离正常的意义。

（7）神经发育检查。包括姿势、肢体和中轴（颈部和躯干）的肌张力、腱反射、原始反射、病理反射、姿势反应（如为保持身体直立出现的自主活动）和运动功能。

（8）神经运动异常。在高危新生儿中第一年较为常见，在1～2岁时即可自愈或明显减轻。脑瘫患儿神经运动异常持续存在，且伴有运动发育迟缓。由于这类患儿可能并存有关的缺陷，故应对他们进行多学科全面评估。具有神经运动异常，伴或不伴轻微运动落后的患儿会有轻微的神经运动障碍。他们发生共济失调、学习障碍、注意力缺陷和行为问题的风险增加。

1）肌张力低下（全身或中轴肌张力低下）。在早产儿和慢性肺疾病的患儿中较常见。

2）肌张力增高。踝部和髋部最常见。持续肌张力高（尤其是伸肌）以及反射亢进提示痉挛状态。在早产儿中，痉挛性双瘫（如双下肢）是最常见的脑瘫类型。在患儿能自主借助家具站立前应避免站立活动。

3）不对称性。运动功能、肌张力、姿势或反射可存在不对称。鼓励父母将患儿放于婴儿床内，以便患儿能向两侧转动头部。一些NICU住院患儿发生明显的头部偏向，甚至出现斜颈和斜头畸形。痉挛性偏瘫是指同侧上下肢体的痉挛性瘫痪。

4）颈部、躯干、下肢伸肌张力增高，肩内收。（如肩部过度拱起回缩）可影响婴儿头部控制、手的使用、翻身、坐立及坐姿的控制。鼓励父母帮助患儿处于头和肩与身体保持在一条直线的体位，避免站立活动，直到孩子能够自主借助家具站立。

5）精细运动障碍。难以用手抓取物件。

6）喂养困难。管饲的患儿需要口腔运动刺激计划以预防口腔厌恶（如不能忍受口腔有任何东西）。

（9）认知发育。语言和视觉注意是认知发育的早期标志。须将语言发育落后的患儿转诊以进行听觉评估。鼓励家庭成员多和孩子说话，为孩子朗读，加强发声训练，到9～10月龄时，帮助孩子通过名字来识别物体。认知评估的精确性随年龄的增长而提高。

（10）发育评估。很多标准化的测试可用于筛查和发育评估，其中大多数容易学习及掌握。

1）婴儿发育里程碑。对语言、运动和适应性发育里程碑的记录和观察能迅速提供婴儿发育进程的概貌。

2）标准化筛查和评估。有很多标准化测试可选方法，包括发育筛查测试和综合发育评估。

【早产程度的矫正】 大部分人认为有必要纠正早产儿早产的程度，但对在2～3岁后矫正有争议。孩子的年龄越大，矫正的必要性越小。到5岁时，数值上3个月的差值（例如60月龄与57月龄）意义不大。达到运动发育里程碑是一个渐进的过程，根据早产程度矫正的年龄逐渐发展，直到能够独立行走。但有资料表明在极早产儿3岁后，矫正年龄仍可影响认知评分。

【综合评估】 发育延迟或残疾是进行全方面功能综合评估的指征。大脑损伤一般是弥散的而不是局限的。全面多学科评估能够识别出优势领域，并协助制订干预策略，为家长辅导提供真实的数据，并确定社区项目和社区资源。

·参·考·文·献·

[1] Accardo PJ. *Capute & Accardo's Neurodevelopmental Disabilities in Infancy and Childhood.* Baltimore, MD: Paul H. Brookes Publishing Co.; 2008.

[2] Allen MC. Assessment of gestational age and neuromaturation. *Ment Retard Dev Disabil Res Rev.* 2005; 11: 21–33.

[3] Allen MC, Cristofalo EA, Kim C. Outcomes of preterm infants: morbidity replaces mortality. *Clin Perinatol.* 2011; 38: 441–454.

[4] Behrman RE, Butler AS, Institute of Medicine (U.S.). Committee on Understanding Premature Birth and Assuring Healthy Outcomes. Preterm birth: causes, consequences, and prevention. Washington, D.C.: National Academies Press; 2007.

[5] Council on Children With Disabilities; Section on Developmental Behavioral Pediatrics; Bright Futures Steering Committee; Medical Home Initiatives for Children With Special Needs Project Advisory Committee. Identifying infants and young children with developmental disorders in the medical home: an algorithm for developmental surveillance and screening. *Pediatrics.* 2006; 118: 405–420.

[6] Dong Y, Yu JL. An overview of morbidity, mortality and long-term outcome of late preterm birth. *World J Pediatr.* 2011; 7: 199–204.

[7] Engle WA. Age terminology during the perinatal period. *Pediatrics.* 2004; 114: 1362–1364.

[8] Leppert M, Allen MC. Risk assessment and neurodevelopmental outcomes. In: Gleason CA Devaskar SU, eds. *Avery's Diseases of the Newborn.* Philadelphia, PA: Saunders Elsevier; 2012: 920–935.

[9] Shah PS. Hypothermia: a systematic review and meta-analysis of clinical trials. *Semin Fetal Neonatal Med.* 2010; 15: 238–246.

20　新生儿学的补充和替代治疗
Complementary and Alternative Medical Therapies in Neonatology

【引言】　席卷全国的补充和替代医学(CAM)似乎没有影响到NICU。然而,如果注意,我们会发现在医疗的很多方面,家属要求在传统治疗的基础上使用补充疗法。开始实施临终关怀时,大多数医院未意识到临终前患者想要人们围绕在其床前。如今,新的养育照顾观正在改变NICU医疗。补充和替代医学可通过灌输新生儿需要的养育元素,使依赖高科技的NICU环境变得更温和。

早产儿发育未成熟,过早地暴露于宫外环境,不能应对各种宫外刺激,可导致一系列的问题。我们越来越认识到环境和表观遗传学对未成熟大脑发育的影响。与急性期和慢性期治疗一样,这些患儿还需要发育性医疗。CAM治疗有助于提供可减轻患儿常见并发症的方法。

本章将概述某些最受欢迎和最有希望用于临床的CAM治疗方法,探讨如何将这些方法用于NICU患儿,并提供循证医学的支持以及对未来CAM发展方向的想法。以下的CAM分类是基于国家补充医学中心的标准化分类方法。

(1)生活方式治疗(新生儿学又叫发育医疗)。如光线和颜色治疗法、声音和音乐治疗、香味疗法、袋鼠式护理和体位疗法以及避免强光和噪声的不利影响等。

(2)生物力学治疗。按摩、反射学治疗、整骨疗法/颅骶疗法、指压疗法。

(3)生物能量治疗。针刺疗法、触摸治疗。

(4)生物化学治疗。顺势治疗及中药治疗。

【生活方式治疗】　目前许多在NICU实施的CAM方法都属于生活方式治疗,但在NICU更倾向于发育性医疗干预。研究表明新生儿生存的环境是其感知、神经和行为发育的重要影响因素。CAM治疗试图营造模拟宫内生存状态的NICU环境。

(1)发育医疗。包括针对大环境和微环境的干预方法。许多现有的或新建的NICU都在尽力改变NICU环境,包括关注噪声水平、光线暴露、医疗整合模式和以家庭为中心的医护模式等。

1)噪声。有害环境听觉刺激是常见的问题。大多数NICU的工作人员都有被不断的报警声困扰的经历。因此,许多NICU安装了评估和控制噪声的系统。我们知道暖箱的缺陷之一是其内部噪声可高达77 dB及产生微弱的前庭刺激,这些与宫内环境有很大的不同。出生后新生儿的听觉系统不能得到母体组织的保护(宫内母体组织具有显著降低音频的作用)。NICU环境噪声可导致应激,NICU已开始使用耳塞或使用一种声音来消除噪声的影响,又称为声音掩蔽。

2)光。调节NICU的环境光线也是重要问题。持续的光线暴露可以导致患儿状态失调。目前的NICU的设计或改建都考虑到光线调节并提供与患儿自身生物钟昼夜节律相适应的发育支持。操作时使用集束光聚焦照明,使用眼罩和暖箱罩等均为很好的干预措施。

3)医疗的组织安排。婴儿特异性的医疗计划有助于控制NICU中大量对患儿的打扰。放置体位、抚触和与患儿的互动等,都应该在患儿有准备的情况下协调进行,这样有助于尽量减少患儿的能量消耗并促进神经发育成熟。如果条件允许,患儿应该接受更多有意识的发育医疗。

4)家庭参与。多年来患儿家属经常表达因很少有机会参与照护其患病的孩子而产生的无助感。许多补充治疗方法有利于鼓励患儿家属早期参与患儿的照护,鼓励父母和孩子的互动以促进亲子关系的建立。许多专业人士,过去从不考虑进行补充治疗,现在都积极主动地采取必要的补充治疗措施,允许患儿父母更多地参与和联系。父母的参与可创造一个有爱的环境,营造安全感及培养信任感。然而,如果有权威人士告诉他"你不能碰你的孩子",父母就会感到被排斥及迷茫。

现在我们仅仅开始注意到如何让父母参与发育医疗。父母需要一种互动的环境,以教会他们如何识别孩子发出的信号,从而调节与孩子的互动。新生儿个体化发育医疗项目(NIDCAP)在鼓励大家注意基于婴儿交流的方式提供发育医疗方面具有特殊的影响力。这些可通过婴儿以下表现发现:患儿的肢体语言或状态相关的行为,如手指张开、频繁握拳、背部拱起、凝视等;或更典型的行为,如发出低咕声、含糊不清的声音或表现皱眉不适的脸部表情等。意识到患儿的这些行为学变化可以改变我们的认识:在具有丰富的人类互动特点的反馈体系中,婴儿不是被动的接受者,而是主动的参与者。

母亲帮助患儿进行的活动(如被动活动患儿的肢体),可以促进VLBW早产儿骨骼矿物质的沉积,这也是患儿父亲可参与的合适干预方法,可使他感觉到自己参与了照顾孩子。这些措施也使患儿有机会听到父母的声音,患儿讲话和语言发育受出生前母亲声音的影响。胎儿晚期错过母亲语音刺激所致的远期影响还不清楚。

5)袋鼠式护理。通常用于促进婴儿与父母建立亲子和依恋关系(当怀抱婴儿接触父母胸部时,除了尿布,婴儿全身裸露)。袋鼠式护理起初用于不同的目的,哥伦比亚博格达的早产儿由于共用暖箱和小床而引起感染并导致死亡,因此哥伦比亚的医生要求早产儿母亲在医院时将患儿放在她们身边进行保暖和哺育,直到患儿稳定出院。

袋鼠式护理的效果证据确凿,这种模式使家长有兴趣参与患儿的照护并感受到更多的自主权。当父母经皮肤接触怀抱婴儿时,患儿的呼吸、氧饱和度、心率和肌张力都有改善。也有研究发现袋鼠式护理的患儿的呼吸暂停发作减少,睡眠更有规律,安静睡眠的时长增倍;此外,变换体位有助于胃排空和防止反流。越来越多的证据显示袋鼠式护理可以促进患儿的生理稳定性,现在鼓励关于对非常不成熟早产儿和畸形通气的患儿进行袋鼠式护理的研究。

6）香味治疗。最近发表的多篇文献均强调嗅觉对早产儿的作用。2005年发表在《儿科学》(*Pediatrics*)的一项法国的研究显示，对咖啡因治疗呼吸暂停没有反应的早产儿，使用香兰素（产生微弱的三叉神经刺激作用）治疗后呼吸暂停的发生率下降36%。研究显示，新生儿存在急性的嗅觉反应。气味构成了复杂的亲子关系的一部分，母亲的味道对患儿的安慰作用与NICU使用的酒精、皮肤清洁剂及敷料的味道形成鲜明的对照。有些风俗提示，在母亲离开患儿期间，放置一些和母亲体味相似的香味可安抚患儿。也有文章评价了在健康的早产儿常规采血时使用熟悉的味道（如母乳、羊水的味道等）对早产儿的作用，研究观察到其可减少患儿哭吵和皱眉动作。香味疗法可以通过刺激机体释放神经递质而发挥安静、镇静、减轻疼痛感或发挥刺激作用。对薰衣草的研究最多，如将薰衣草放置在枕头中可以减轻成人的失眠和应激。

在进行CT或MRI检查时，是否可以使用薰衣草代替镇静剂帮助患儿睡眠或实施镇静？正如上述法国的研究，能否在早产儿的暖箱中放置其他有香味的刺激剂如薄荷，作为"嗅觉咖啡因"以减少呼吸暂停和心率减慢的发生。是否可将香料作为一种焦虑舒缓剂或用于增进母婴的依恋关系？嗅觉刺激可否用于减轻新生儿疼痛的不良作用？

香味疗法对于NICU的员工同样有益。来自日本的一项研究发现，对按键操作人员每天监测8小时，连续监测1个月，当办公室洒满茉莉花香时，营业员的错误率下降了33%，香味被证实可以提高员工的效率并降低员工的应激反应。有各种香油被用来治疗尿布疹，如薰衣草浴、杏仁油和蜂蜡等。另外发现，巴西的番石榴油具有镇痛作用，已在婴儿开展研究。

7）声音和音乐治疗。已有将摇篮曲用于婴儿的历史，音乐治疗将这一传统引入NICU。Standley进行的首个早产儿音乐治疗的荟萃分析结果显示：音乐治疗对呼吸、心率、氧饱和度、体重增长、住院天数、喂养率和非营养性吸吮等均产生正面的影响。最近的研究表明莫扎特音乐治疗可以降低早产儿安静状态下的能量消耗，从而可解释其促进体重增长的作用。此外，音乐治疗还可减轻患儿在疼痛刺激后的疼痛感，使患儿更快地恢复到正常状态，并改善患儿因受刺激导致的过度敏感状态。其他研究显示音乐治疗可促进喂养和体重增长，降低唾液中的皮质醇水平及促进发育和亲子关系的建立。少数研究探讨通过水床和振动声学刺激模拟宫内的噪声和运动。有的音乐治疗用于刺激患儿，而有的用于减轻过度的刺激，但音乐治疗的目的均是营造可促进新生儿神经发育的有利环境。最近一项研究使用安慰奶嘴触发的摇篮曲（用可触发音乐的压力传感器连接安慰奶嘴）的治疗作用，使婴儿的吸吮和音乐协调，音乐治疗期间患儿的吸吮频率是安静状态的2.43倍。在非营养性吸吮时使用音乐治疗强化有助于过渡到直接哺乳。在新生儿病房开展音乐治疗还有很多未回答的问题：应该使用吗？在某种特定的状态下什么音乐最好？现场音乐治疗效果好于录制好的音乐吗？肖斯塔科维奇或维瓦尔第或护士喜欢的音乐广播，哪个更好？音乐治疗对护理人员的心态和行为会产生作用吗？对于早产儿，是否有"有声的咖啡因"？某种音乐或声音可减少呼吸暂停和心率减慢的发生？

8）颜色和光线治疗。医护工作者往往不考虑颜色或光线治疗，认为这只存在于某些遥远的医学年鉴记载，但新生儿专业会更多地关注这个领域，因为在新生儿病房经常使用光疗。研究已经证实光疗的生物学效应。除了传统的光疗退黄效应和增加皮肤维生素D合成之外，更多的研究证实光疗具有多方面的代谢效应，包括刺激甲状腺素释放、使肾脏和血管的指标发生变化及促进胃肠道蠕动等。其他波长的光是否具有其他生理效应呢？这些问题已经成为颜色和光线治疗的基础研究课题。

目前对NICU光疗已经很少关注不同波长光线对婴儿代谢的作用，而是关注病房整体的光线、昼夜节律，以便稳定内分泌系统的功能，并减少因长时间暴露于光照环境引起的状态失调。目前只能推测长时间的光照刺激可能导致远期神经发育障碍。在胎龄小于28周的早产儿，如果不使用暖箱罩或眼罩避光，过度的光线暴露也可影响其他感知功能的正常发育。

【生物力学治疗】

（1）抚触疗法。抚触疗法已在早产儿中使用多年，已有很多研究显示其效果。Tiffany Fields自20世纪70年代起开始研究抚触疗法，大部分研究聚焦于早产儿。Fields的研究显示抚触疗法可促进体重增长和睡眠，促进早产儿对刺激的反应，使其运动发育更协调，并且可提前6～10天出院。Fields的研究表明抚触刺激迷走神经可促进胃泌素、胰岛素和胰岛素样生长因子-1分泌。该研究结果可以解释抚触对早产儿体重增长的促进作用。最新的研究表明抚触疗法使早产儿出院时更安静，并可改善患儿在纠正年龄2岁时的神经发育结局。

抚触或刺激的量应当视患儿的成熟程度、敏锐度及对抚触的反应而定。抚触的类型包括抚摸、轻触不伴抚摸、治疗性触摸、运动刺激（踏自行车动作）或模拟子宫的包裹方式。根据婴儿的接受度和精神反应决定抚触治疗的最佳时间，而不是预先安排好治疗时间。

与母亲进行哺乳相似，抚触疗法重点关注父亲的参与，有助于建立亲子关系，也可鼓励其他家庭成员（如祖父母）参与。未来我们会发现如同NICU救治技术，父母对患儿的抚触治疗有助于建立促进神经发育的理想环境。

尽管有大量的研究支持，抚触疗法还不是新生儿医学的主流治疗方法。有人担心抚触疗法是否会造成刺激过度而引起不良反应，需要进一步的对照试验以明确抚触疗法的利弊，然而很多CAM治疗师认为这是难以将CAM治疗引入NICU的典型案例。如果大量有关抚触疗法的研究不能转化为临床实践，其他治疗又有什么希望呢? 目前的医疗环境下,如果有药物能达到同样的效果,人们往往首选药物治疗。

（2）整骨疗法/颅骶骨疗法。整骨疗法认为许多问题始于出生时。分娩过程具有创伤性,出生的经历可使婴儿发生生理和心理上的改变。颅骶治疗师认为解剖的错位会导致功能的异常。出生后很多常见问题如吸吮/吞咽困难、母乳喂养困难、生后反复吐奶等被很多医生和母亲认为是正常的。然而,在骨疗学认为以上问题源于颅骶骨异常。在出生后及早认识并治疗这些功能失调是很重要的预防手段。按照颅骶骨疗法的理论,以上问题易于纠正。

在分娩过程中,枕骨最容易受到创伤。骨疗医师 Viola Frymann 进行了复杂的研究,探讨新生儿解剖结构异常与症状的关系。研究表明,挤压枕骨未融合骨片可造成神经系统相关问题,如呕吐、反流、肠蠕动过快、颤抖、肌张力亢进和易激惹。Frymann 发现压迫舌下神经可导致新生儿吸吮功能不全。延误治疗可导致将来发生舌后坠、吞咽异常、言语问题和咬合错位等问题。通过解压枕髁部可缓解呕吐。在颞骨发育中,错位可导致反复发生中耳炎。若累及蝶窦可导致头痛。若压迫迷走神经,可发生反复呕吐或反流。

骨疗医师认为发生任何创伤后的儿童应完善骨结构评估,尤其发生在出生时。只有发现了结构的问题并解决之,才能纠正病理生理的变化。该学科的专业人员对颅骨进行微调,可使它们获得正常的位置关系。

（3）脊柱指压疗法。脊柱指压疗法已在孕妇、新生儿和婴儿中使用一个多世纪。过去十年,儿科脊柱指压疗法已进入专业化。出生后即刻对脊柱治疗是脊柱指压专业关注的内容,尤其在出生时有损伤病史的患儿。

新生儿脊柱检查包括观察静态及触诊时椎骨活动的范围、脊柱叩诊,以检测椎骨的固定程度或异常的活动。轻微的脊柱调整可用于纠正任何可见的异常。

【生物能量治疗】

（1）针灸。针灸是传统中医的一部分。针灸的理论依据是气（目前不能被检测的能量）存在于机体各个层面。气通过经络行走于全身。气滞致病。针灸学家通过使用金属针刺入皮肤,打通气滞的经络。

针灸在治疗昏迷、术后疼痛和戒断反应中具有一定疗效。19世纪70年代以来耳部针灸用于治疗母亲产前各种药物成瘾及戒断。同样可用于治疗新生儿药物戒断反应。

目前在中国,针灸用于治疗新生儿黄疸（调节肝气）、皮肤问题、出牙、耳部感染、便秘、结膜炎和周围神经损伤。目前正在研究针灸是否可用于治疗肠绞痛、便秘、术后排尿减少、呼吸困难和心动过缓等,也用于术中和术后疼痛管理。

（2）治愈触摸。治愈触摸是通过触摸来清理、调整和平衡机体能量的以生物能量为基础的治疗。治愈触摸是用轻柔的手法重新调整患者的能量场并促进康复的一种能量治疗。

"舒适输注"是治愈触摸的一种,可使父母感受到自己主动参与新生儿照护中,用于缓解疼痛。指导家长将左手掌置于患儿身体上,使得痛苦从患儿身上转移到父母手掌,并进入他们的身体,然后从右手排出。当父母不再感到疼痛时,将右手置于患儿身体上,左手输入治愈的能量。当父母对于患儿的困境感觉无助时,此方法可获得能量联系,无需接触患儿,因此无论患儿病情如何,都可以进行。

(3)灵气疗法。灵气疗法与治愈触摸相似,是一种非侵入式的能量治疗,灵气大师通过一系列的手势将能量输注给患者。通过清理能量经络和灵球(脊柱的能量中心)获得灵气放松和治愈。通过治疗疏通阻滞能量,使机体震动频率提高,从而重获平衡。通过治疗获得平静与平衡,使呼吸减慢、血压正常并缓解疼痛,所有这些可加速治愈过程。

(4)反射疗法。反射疗法是与传统针灸相似的古老疗法。通过操纵手和脚上与器官、腺体和部分身体相关的反射点而聚集气。反射疗法可通过增加脏器的血流,如增加肾灌注和心输出量来发挥作用。

可以想象患儿足跟采血时的痛苦,而反射疗法的作用正好相反。与疼痛的针刺感不同,反射疗法可为患儿提供获得平衡与安慰的生物能量的基础。

(5)能量工作者。基于能量的治疗日益受欢迎。能量工作者是古代传统的现代转折,他们具有"读懂"能量模式的能力,为婴儿的照护提供一些新的想法。"灵魂脐带"是新生儿出生后与母亲的长久的能量联系。这种联系随着时间推移减弱,正如母乳喂养的时间由婴儿自然的本能决定,能量联系不能再被看到或感受到,孩子就停止了母乳喂养。能量工作者发现能量联系与分娩方式有关(如经阴道分娩或剖宫产)。

印度有一个有趣的观点,母乳除了提供标准的营养,母亲的乳头上存在小的能量孔,可为婴儿提供能量营养。

【生物化学干预】

(1)顺势疗法。顺势疗法的基本观点认为机体的本能会选择最有益的反应。顺势疗法认为"相同治疗,相同原则":用引起同样症状的药物来治疗相同的症状,以进一步激发机体的自然反应(与疫苗作用相似)。顺势治疗可催化机体的愈合过程。有些人难以理解顺势治疗,就如他们无法意识到对水的记忆和类似的事物可加强记忆。

顺势治疗的处方非常个体化,药物处方基于过去的病史、用药史、基因遗传和星座、情感以及精神症状。显然,在新生儿进行个体化药物治疗不容易。体重较大的新生儿与低体重新生儿所需药量不同,整夜睡眠的患儿与不能整夜睡眠的患儿也不同。

在出生时有损伤(如皮肤瘀伤)或其他损伤(如出生后输液)的新生儿有一些顺势疗法的案例。山金车和贯叶连翘对这些患儿的治疗有益,因为这两种中药可加速伤口愈合过程。也有人认为顺势疗法中药虱草和金盏草在包皮环切术后有助于新生儿生理和心理上愈合。

在欧洲,顺势治疗的中药更为常见,植物碳用于呼吸暂停和心率减慢,犬毒芹属用于牛奶不耐受以及反流,马钱子和母菊用于肠绞痛,磷酸镁用于缓解腹胀、打嗝等症状,外用金盏花用于尿布皮炎。

（2）中药治疗。世界卫生组织估计约75%的人口使用植物性药材,实际上,30%的美国人也用植物药材,并且需求日益增大。医疗卫生专业人员应当看到中药的市场需求扩增。很多孕妇使用中药,中药在哺乳期妇女中也很受欢迎。知道母亲使用中药很重要,因为中药可通过母乳进入婴儿体内。催乳中药可促进乳汁产生。鼠尾草和欧芹可用于断奶,圣约翰草常用于治疗产后抑郁症。据推测亚洲新生儿高未结合胆红素血症的高发病率与产妇摄入某些具有民族特色的中药或食物有关。某些中药可引起G-6-PD缺乏的新生儿发生溶血。

咖啡因可能是新生儿诊疗中最常见的中药。使用益生菌预防新生儿坏死性小肠结肠炎是研究热点,同样源于中药领域。还有很多中药是民间偏方。芦荟可用作皮肤保护剂或治疗烧伤和皮肤过敏。由紫草、车前草、金盏花制作的面霜,用于治疗皮疹和头痂。俄罗斯人使用金盏花治疗结膜炎。茶树精油用于抗真菌。蒲公英可用作利尿剂。薄荷可刺激胆汁分泌和降低食管下括约肌压力。矽藻土增加肠蠕动。奶蓟草增加肠肝循环。在中国,蒿、黄芩、药用大黄、甘草和黄连等联合光疗用于黄疸婴儿。胡椒可诱导口腔麻木,用于缓解气管插管的不适。

【支持治疗】

（1）临终关怀。临终关怀是CAM另一个关注的重点,在新生儿重症监护室的应用越来越普遍。很多新生儿重症监护室与临终关怀团队建立了更密切的联系,以关注患儿的死亡,以及父母和家庭成员的悲伤过程。

临终关怀甚至把它的哲学轨迹延伸到产前阶段,可对那些已知致命畸形的胎儿但尚未选择终止妊娠的孕妇,在产前提供支持治疗。

（2）安宁缓和医疗。多方面的证据表明,早期反复和长期疼痛的暴露（如静脉穿刺、足跟采血、X线检查、机械通气、经外周中心静脉置管、超声）,可能影响早产儿痛觉发育,以及他们在儿童期的行为、认知和学习等。他们早期经历的反复疼痛及由此导致的应激可能被重新唤起,从而影响他们与环境的相互作用。如何将感觉刺激与CAM疗法整合用于缓解疼痛和压力,仍然有很多内容需要学习。

（3）情感支持。另一补充治疗的重点是关注父母的情感和精神寄托。支持团体可以帮助父母了解他们的处境。父母会产生有一个脆弱孩子的想法,或关注在孕期受到打扰的极端经历,这些可能影响他们做好养育孩子的准备,支持团体可帮助这些父母减轻创伤。同样的方法可用于对常常被忽略的兄弟姐妹的情感支持。

（4）催乳剂。对母乳不足的治疗是新生儿医师特别关注的问题。药物催乳和增加液体摄入是传统的方法，但许多母亲在母乳喂养时更喜欢自然疗法。CAM疗法已经使用了几个世纪，包括中药催乳，如胡芦巴、贞洁树、赐福蓟草、茴香、树叶（拮抗多巴胺受体，从而增加催乳素的释放），以及生物力学催乳疗法，包括按摩和袋鼠式护理。放松疗法及耳部针灸也用于治疗泌乳不足。

【总结】 神经发育医疗是新生儿学的前沿，婴儿的健康及治愈是一个错综复杂的体系，CAM治疗需要我们思考有关支持及培育的很多选择，其中许多方法可通过刺激机体来减轻压力和减少其他环境中有害因素的影响。例如，最近的神经科学研究表明丰富环境能促进新生儿脑电活动和视觉功能的成熟。由于主流医学对CAM疗法持怀疑态度，进一步的研究需要证明这些治疗方法的疗效，同时评估近期和远期的利弊。

·参·考·文·献·

[1] Als H, Duffy FH, McAnulty GB, et al. Early experience alters brain function and structure. *Pediatrics.* 2004; 113: 846－857.

[2] Fields TM. *Touch in Early Development.* Mahwah, NJ: Erlbaum; 1995.

[3] Frymann VM. *The Collected Papers of Viola M. Frymann, DO: Legacy of Osteopathy to Children.* Ann Arbor, MI: Edward Brothers; 1998.

[4] Guzzetta A, Baldini S, Bancale A, et al. Massage accelerates brain development and the maturation of visual function. *J Neurosci.* 2009; 29: 6042－6051.

[5] Kramer LI, Pierpont ME. Rocking waterbeds and auditory stimuli to enhance growth of preterm infants. *J Pediatr.* 1976; 88: 297－299.

[6] Lubetzky R, Mimouni FB, Dollberg S, Reifen R, Ashbel G, Mandel D. Effect of music by Mozart on energy expenditure in growing preterm infants. *Pediatrics.* 2010; 125: e24－e28.

[7] Marlier L, Gaugler C, Messer J. Olfactory stimulation prevents apnea in premature newborns. *Pediatrics.* 2005; 115: 83－88.

[8] Moyer-Mileur LJ, Ball SD, Brunstetter VL, Chan GM. Maternal-administered physical activity enhances bone mineral acquisition in premature very low birth weight infants. *J Perinatol.* 2008; 28: 432－437.

[9] Procianoy R, Mendes EW, Silveira RC. Massage therapy improves neurodevelopment outcome at two years corrected age for very low birth weight infants. *Early Hum Dev.* 2010; 86: 7－11.

[10] Standley JM. A meta-analysis of the efficacy of music therapy for premature infants. *J Pediatric Nurs.* 2002; 17: 107－113.

21

新生儿伦理学
Neonatal Bioethics

【引言】 伦理学是一个描述"做好事"的词语，生物伦理学的研究从医学研究中分离出来是近期出现的事情。历史上在医疗实践中医师制定和遵从伦理行为准则。在过去的 30 年才有了专门的生物伦理学研究。医疗实践中强制执行伦理学行为规则要求我们知道该怎么做以及最终做到时内部和外部应该遵循的行为准则。生物伦理学应该将患者、家庭、医生和社会作为一个整体来考虑。

【生物伦理学的内容】

（1）患者。以患者为中心的生物伦理学处理问题的基本原则是：与患者的每一个互动都应该被筛选。这样能够保护处于脆弱状态的患者，允许他们获得平等的治疗。医学伦理学的基本原则是：尊重，不伤害，有利，公正。

（2）医生。尽管公众对医生动机越来越不信任，但医学实践却仍然要求医生有专业的表现。的确，"专业"这一概念与高尚、良好的行为密切相关。以下几个重要的品德使医学区别于日常工作而成为一种专业。

1）诚信。信任在任何人际关系中都是重要的品质。诚信不仅包括坦诚，也包括一致、诚实和信心。医患关系在互相信任时能得到更进一步的发展。医生、律师和牧师等专业人士之间的关系被称为信托关系。在这样的关系当中，患者信任医生，并且期待医生尽其所能地提供帮助。换句话说，作为医生，我们应该永远是值得信赖的。

2）同情。如果问患者最在意医生的哪一种品德，答案一定是同情。同情很难被准确地定义，但它与伦理学行为联系最为紧密。英语中同情是"compassion"，"com"代表"和"，"passion"代表"痛苦"，字面意思是与患者"共同分担痛苦"。

3）实践智慧。亚里士多德用"phronesis"这个词来表示实践智慧。实践智慧是一种道德洞察力，即在特定环境中选择对代理人及其从事的活动产生最大益处的做法。简而言之，实践智慧相当于"常识"。

4）公正。公正的定义为"提供某人所应得的"。作为医生，我们有明确的义务帮助患者康复。公正也代表着永恒的品质。这个品德也与不伤害原则有关。

5）坚韧。坚韧不仅指身体的健康，也包括精神和情感上的勇敢。我们所理解的勇敢是士兵在战场上的表现，但医生以多种特殊的方式表现出勇敢：照顾感染 HIV 的患者，工作时间远远超过任何一种普通工作，远远超过处理家庭情感危机时的艰难和辛酸。

6）节制或谨慎。通常是指在社交活动或道德方面的节制。医生同样会谨慎考虑这些方面。在医学实践中则体现为对医疗技术的节制使用。

7）完整。完整是"将所有的部分放在一起"。医生同样需要将所有部分整合起来。我们对患者和家属应展现出一致性和可预测性。这也是医患关系中建立信任所需的重要品德。真正的有底气不同于虚假的自信，需要不断地进行自我检视和自我反省。

8）谦逊。避免高高在上的态度。尽管医生在医疗领域是训练有素的，但是要时刻谨记，自己的职责是帮助父母（或监护人）照顾好患者。在对患者实施调查研究和治疗方案时也应保持谦逊的态度。

9）考虑全局。在某些情况下，社会利益高于个人权益。在传染病的隔离和防止疾病传播的强制治疗中，我们要明白暂时的个人利益的牺牲是为了保护更多的人。在医疗决策中应有全局观念，而不是首先考虑不公平的权利损失。

【儿科问题】

（1）最优化原则。对待无法交流的患者时，由于年龄太小、无行为能力，医生不能直接获得治疗许可。在这种情况下，我们需要代替患者决定选择何种治疗方案，此时便体现了"最优化原则"：作为医生，我们应提供使患者获得最大利益的健康照顾。在年龄较小的患者，我们通常认为父母能够代表孩子的最大利益。在其他情况下，孩子的最大利益由监护人或法律指定者决定。紧急情况下因时间关系无法联系家庭责任成员时，医生会承担起监护人的角色。

（2）父母是患者的倡导者

1）父母的权利。在治疗婴幼儿和儿童患者时，父母代表孩子的最大利益。他们密切参与患者疾病治疗的全过程，在医生结束治疗后起到重要的作用。除非伤害迫在眉睫，应允许父母为孩子的福利做出所有的决定。

2）例外情况。在某些情况下，父母的权利会受到限制。最广为人知的是加入耶和华见证人的家庭不接受输血。父母有权利拒绝输血这一挽救生命的治疗方法，但这个权利不能延伸至他们的孩子。这个特殊的要求在美国社会里超出了正常价值观。因此，父母拒绝孩子输血的权利的合理性遭到质疑。在这种情况下，医生可以请求法院命令由国家接管孩子的监护权，然后同意输血治疗。这种方法也适用于其他父母拒绝孩子接受合理治疗的情况。此外，父母没有权利拒绝孩子接受矫正异常的手术，或要求孩子接受无效的治疗。

（3）父母是未成年人。现在有越来越多的未成年人成为父母。多数情况下，未成年父母拥有与成年人父母相同的权利。某些情况下，祖父母可作为监督者来帮助决策。但需要注意的是，未成年父母拥有最终的治疗决定权（无行为能力的除外）。

（4）儿童虐待。一般认为儿童虐待是指孩子出生后父母在其身体上和情感上的虐待、忽视或性虐待所造成的伤害。但某些国家也提议，将母亲对胎儿的伤害和不负责行为也视为儿童虐待，并进行起诉。持续的静脉注射吸毒和滥用可卡因对胎儿有直接危害，某些情况下已被起诉。这些孩子出生后的监护权将交至国家。

【新生儿的具体伦理学问题】

（1）知情同意。知情同意是近期出现的术语。对患者的合理治疗由两个部分组成。首先，应充分告知患者所患的疾病、近期和远期结局。其次，具体治疗或手术方案也应以类似的方式告知。医生应以易于理解的方式向父母解释治疗和手术的适应证、益处、主要的潜在并发症、远期副作用,同时提供可能的替代方案。作为医生,我们应评估父母所作出的许可:父母是否真的理解孩子的疾病、预后和治疗选择?是否有能力以孩子的最大利益行事?我们显然不可能与父母讨论所有可能的手术后果和并发症,但是也应该提醒父母,除了已列出的并发症,仍有可能出现其他状况。如果父母想要具体了解,我们应向他们作出更详细的解释。父母的知情同意应不可更改,并被书面记录;没有异议并不代表知情同意。当威胁生命的紧急情况发生时,可能难以获得知情同意,较为明智的做法是在潜在问题发生之前就与父母进行充分讨论。

(2)停止治疗措施。有时医生会存在这样的想法:要想为患者提供最佳的治疗,就应向他们提供所有可能的技术治疗措施。然而在很多情况下,高度技术性的治疗对患者来说并不能最大地获益。一般来说,对目前治疗无反应的危重患儿是否需要进一步或更高级的治疗取决于以下因素。

1)有预期的效果。

2)能逆转疾病的进展。

3)保留患者和监护者能够接受的生活质量。

考虑到以上几点,我们能够认识到:医生不仅需要征求采取治疗措施的知情同意,也要征求保留治疗措施的知情同意。未经父母的同意,不能对患者保留可能的治疗。同时,该决定应和其他医生、护理人员共同做出。医生应明确保留治疗措施的指征和益处。

(3)终止治疗。由于某些原因,治疗可以且应该被终止。

1)对患者的照顾或治疗措施已无法产生其预期效果。例如无益的治疗。

2)正在进行的评估或检测提示疾病的诊断和预后发生改变。这时需对患者进行重新评估并与父母讨论患者的病情,以使患者最大获益。

3)紧急情况下采取的治疗措施与父母的意愿相违背。对于前文提到的某些法律许可的特例,可不遵循这一原则。总的来说,是否决定终止治疗取决于该治疗措施的价值,即患者能否从治疗中获益,治疗能否达到预期的近、远期效果。例如,对濒死婴儿使用升压药可能是无效的。使用升压药的近期效果(升高血压)或远期效果(恢复健康)都无法实现,那么这个治疗措施就是无效的,应被终止。终止治疗的难点在于对治疗无效的定义,它取决于医护人员的主观看法。医生的同情心、实践智慧和耐心等品质会在此时发挥作用。父母都有权利详细了解每一步的医疗决策和可能出现的结果。

(4)营养和舒适照顾。营养已被归为一种治疗方法,其可能是被停止使用的药物,而在其他情况下却是患者获取舒适的基本权利之一。所有对伦理学和患者照顾的讨论中，都存在一个共识：即便患者存在其他未解决的问题，也应得到基础的舒适照顾。护理、清洁、疼痛缓解，以及医护人员出现带来的舒适是人类生活的基本因素，不能因终止治疗或生命终止而被限制。获得舒适的照顾和临终问题同等重要。在多数情况下，营养（如食物和水）被归为基础舒适治疗。但这在法律体系中备受争议，意见难以统一。考虑到这一点，明智的做法是，默认患者有权利接受营养和喂养，极端情况除外。医生应让父母理解，营养是一种治疗方法，也是一项基本权利。若考虑终止营养，应该获得父母、监护人、行政部门、法定机构的许可。生物伦理委员会的意见可能有助于解决这类问题。

（5）产房问题。产房内的新生儿治疗需要快速评估和决策。对于存在严重先天异常或极早早产的新生儿来说，出生后的几分钟极其关键。在这些情况下，儿科医生应在几秒内对新生儿的生存能力、生命质量和预后做出判断。此时的诊疗应遵循以下一般原则。

1）在孩子出生前，尽可能与父母讨论他们的愿望和预期。儿科医生和产科医生可共同完成这次谈话（高危分娩前的家长咨询在本书第50章进行讨论）。

2）始终站在拯救生命的立场。如果母亲无法表达自己的意愿，那么医生必须进行紧急治疗。错误的治疗好于无所作为。若在这之后发现父母原本不希望治疗，那么此时停止也是合适的。这样能给父母一个考虑的机会，行使保护孩子最大利益的权利。

3）是否对极早早产儿和严重先天异常的新生儿进行复苏是新生儿科最具争议的问题。根据美国心脏协会（AHA）和美国儿科学会（AAP）发布的指南，对于胎龄<23周、出生体重<400 g、无脑畸形、患有13或18三体综合征的新生儿可不予复苏。所有资料表明这类新生儿几乎无存活可能，即使存活也伴有严重残疾。在产前检查不可靠或预后不明确时，应先对新生儿进行一段时间的复苏，随后再次评估，决定是否有继续复苏的必要。初始复苏和随后的停止支持可为收集关键临床信息、为家属提供合适的咨询争取时间。

4）停止复苏。若新生儿在15分钟内无自主循环，可停止复苏。有可靠数据表明，心脏停搏10分钟后的存活率极低。美国儿科学会指导委员会和美国心脏协会建议，各个医疗机构根据医疗资源可及性和预后资料对此问题进行讨论。

【解决冲突】

（1）识别冲突。冲突是指任何意见上的争论或分歧，可发生在医生和患者或患者的监护人之间，也可发生在医生、护士、护工、行政人员以及以上任意人员之间。大多数伦理问题都是价值观或道德理想之间的冲突。因此，在生物伦理决策中，识别冲突非常关键。最好的识别冲突的方式是进行持续的沟通。一般我们认为沟通仅限于医生和患者之间，但这仅仅是沟通的开端。持续的沟通应在医疗团队、父母、家属以及其他和病例相关的人员之间进行,有助于揭示出未被表达的想法和担忧。沟通应该以开诚布公的方式进行,从而达成对伦理问题的共识。

(2)实践品德。本章第二部分讨论了医生进行正确伦理学决策时所需的品德。大部分适用于普通人,但有些品德是医生所特有和必需的。践行这些品德可以帮助医生消解甚至完全避免伦理学问题。通过慎重地对待自己的责任和举止,医生能够创造有利的医患关系,进行开诚布公的交谈,交流双方的意见和价值观。在持续沟通的过程中,消除误解和冲突,从而避免伦理学危机的发生。

(3)伦理学咨询:获得旁观者的意见。目前很多机构已经设立了生命伦理学委员会,为解决伦理学冲突提供援助。某些情况下,即便医生的出发点是好的,也不能解决与患者的冲突,或向患者完全解释清楚采取行动的必要性,最终造成误解。这时旁观者的意见可能更有价值。生命伦理委员会的咨询意见只是对特定危机事件的事实和价值观的外部审视。旁观者可能是医生、其他医务工作者或神职人员。咨询的目的并不是提供"更专业"的意见,而是揭示造成冲突的道德价值观方面的差异和错误的沟通方式。很多情况下,通过咨询便足以解决冲突。如果伦理学咨询仍无法使医患达成共识,则需要进一步的干预。

(4)生物伦理委员会。通常由多学科人员组成,包括行政人员、律师、医生、护理人员和神职人员。委员会的任务是解决伦理学难题。很多生物伦理委员会也承担着监督医疗机构内医护人员道德举止的责任。与简单的咨询不同,启动生物伦理委员会是一个更为复杂的过程。委员会的目标不仅是解决特定环境中的冲突,还为医疗机构制定伦理行为准则提供指导。由于涉及潜在的法律问题,该组织会定期向司法系统寻求进一步建议。大部分委员会的常规政策是接受医务工作者、家属、神职人员或其他利益相关组织的质询。人们可以大胆地提出质询,而无需担心受到其他工作人员的报复或惩罚。启动生物伦理委员会的程序应该公布在住院医师和医生手册及患者所在病房的护理手册中。

(5)法律制度。有时候某些冲突是医生、伦理学咨询和生物伦理委员会意见都难以解决的,这时应寻求外部司法意见。生物伦理委员会可协助获取法律援助。委员会不仅熟悉获取法律援助的途径,还能以适当的方式提出问题,以得到最简明的法律回应。通过委员会启动法律程序也能保护医生不受法律诉讼的直接影响。

·参·考·文·献·

[1] Barber B. *The Logic and Limits of Trust.* New Brunswick, NJ: Rutgers University Press; 1983.

[2] Beauchamp TL. *Principles of Biomedical Ethics.* 4th ed. New York, NY: Oxford University Press; 1994.

[3] Kattwinkel J. *Textbook of Neonatal Resuscitation.* 6th ed. Elk Grove, IL: American Heart

Association/American Academy of Pediatrics; 2011.

[4] Pellegrino ED. Socrates at the bedside. *Pharos Alpha Omega Alpha Honor Medical Society* 1983; 46(1): 38.

[5] Pellegrino ED, Thomasma DC. *The Virtues in Medical Practice.* New York, NY: Oxford University Press; 1993.

[6] Purdy IB. Embracing bioethics in neonatal intensive care, part I: evolving toward neonatal evidence-based ethics. *Neonatal Netw.* 2006; 25(1): 33–42.

[7] Purdy IB, Wadhwani RT. Embracing bioethics in neonatal intensive care, part II: case histories in neonatal ethics. *Neonatal Netw.* 2006; 25(1): 43–53.

[8] Winyard A. The Nuffiend Council on Bioethics report—critical care decisions in fetal and neonatal medicine: ethical issues. *Clin. Risk.* 2007; 13(2): 70–73.

第四部分

操　作

Procedures

新生儿操作规范

Principles of Neonatal Procedures

知情同意

在患儿入NICU时，医院通常与家长签署一份有关常规医疗操作（如静脉穿刺、静脉置管等）的总知情同意书，以及患儿生命危急情况下进行抢救操作的同意书。具有一定风险的非紧急床旁有创操作，也需家长或监护人同意。对操作的风险、指征及替代方案进行讨论。手术性操作均需要签署知情同意书，更详细的内容可参照本地医疗部门的具体规定。

标准预防措施

标准预防措施通过整合和拓展已有国际通用医疗操作预防措施的内容，旨在保护医疗工作者及患者安全。这些预防措施适用于接触血液、分泌物和除了汗液以外的排泄物、破损的皮肤和黏膜的操作。无论患儿感染状态如何，标准预防措施必须用于所有患儿。

对已知的可传播的感染，推荐采取额外的扩展性预防措施或基于传播途径的预防措施。这些措施用于阻断经空气、飞沫或接触传播。大部分床旁的预防措施都包括标准预防措施。

标准预防措施的关键点

- 手卫生：接触患者前后。
- 戴手套：接触患者血液、体液、分泌物、污染物品、黏膜及破损皮肤。
- 个人防护用品（口罩、护目镜、面罩）：可能接触血液及体液时。
- 隔离衣：接触血液及体液时防止弄脏衣物。
- 锐器预防措施：避免重复使用针头；避免用手弯曲、损毁或调整针头；将使用后的锐器丢入锐器盒。尽量使用自动防护针头。

暂停时间

该策略包含三项核心内容：操作前核查、部位标记和暂停时间。此项程序最初为手术室设计，后来被许多医院用于床旁有创操作前。暂停时间内所有活动停止，由团队中的每一位成员口头确认以下内容：

- 正确的患者识别。
- 正确操作体侧及部位。
- 知情同意书。
- 正确的体位。
- 所需仪器设备材料准备充分。

NICU 操作特殊考虑

乳胶过敏

医院内乳胶暴露越来越受到重视。部分儿童患者是乳胶过敏的高危人群，如脊柱裂患儿。许多医院已经开始营造"无乳胶"的环境。如果条件允许，推荐NICU使用"无乳胶"仪器设备。

手卫生

手卫生是减少院内感染最有效的措施。最好的方法是严格遵守所在医院的手卫生规定。

1）在进入NICU前需要洗手（外科洗手至肘部）或刷手3～5分钟。在一些重要操作前（腰椎穿刺、胸腔闭式引流、中心静脉导管的置管和拔除）也需如此。

2）小型操作（导尿、抽血、静脉留置）需要洗手至肘部或刷手2～3分钟。

3）在接触患者前后洗手30秒或用含酒精手消毒液进行手卫生。

消毒液

1）一般原则

A. 等待消毒部位完全干燥（推荐至少30秒）。

B. 操作结束时，清除穿刺部位以外的碘溶液。

2）常用消毒液

A. 酒精（60%～90%乙基或异丙基）：常用于小的操作前皮肤准备（如采血），不能用于黏膜消毒。从中央部开始到周边，围绕操作区域做3次圆周式消毒。不能用于大型操作可造成早产儿皮肤灼伤。

B. 含碘制剂：抗菌谱较广（细菌、病毒、真菌及芽孢等）。

a. 外用碘（1%）：不推荐使用，因为可造成皮肤超敏反应、碘中毒及暂时性甲状腺功能减退。

b. 碘伏溶液（碘加增溶剂如表面活性剂或聚乙烯吡酮）：如聚乙烯吡酮碘（聚乙烯吡咯烷酮加碘）可以缓慢释放碘。不推荐用于早产儿，但可用于足月儿（大面积使用或连续使用超过5天暂时性甲状腺功能减退风险)。10%聚乙烯吡酮碘可用于大型有创操作。

  c. 双氯苯双胍己烷试剂

  - 洗必泰(4%葡萄糖酸双氯苯双胍己烷):可用于手消毒,也可用于中心静脉置管、脐静脉置管操作前的消毒。在早产儿或小于2月龄的婴儿谨慎使用。它可引起刺激或化学灼伤。

  - 2%双氯苯双胍己烷加70%异丙醇:可用于外周静脉穿刺、PICC、脐动静脉置管、胸腔闭式引流操作前的消毒。禁用于有破损的颈部皮肤、胎龄小于26周、出生体重小于1 000 g、腰椎穿刺、留置导尿。它可用于2月龄以上婴儿。

  d. 六氯酚可用于手消毒,仅推荐在足月儿金黄色葡萄球菌感染暴发时使用。

新生儿疼痛管理

  美国儿科学会(AAP)建议,每一个收治新生儿的医疗机构均要制定疼痛预防政策,并使用药物和非药物方法预防操作引起的疼痛。本部分内容中每项操作包括镇痛预防相关内容。这些信息是基于AAP建议及国际指南建议(见参考文献)。详细内容见第14~76章。

  1)药物镇痛:局部和全身用药在第14章和第76章详细描述。EMLA(利多卡因和丙胺卡因混合试剂)应慎重,避免重复使用。

  2)非药物镇痛方法:包括母乳喂养、非营养性吸吮、袋鼠式护理、辅助体位(四肢屈曲)包裹、发育支持(侧卧、支持性包被、关注患儿行为表现如皱眉挤眼、减少环境刺激)等内容。非营养性吸吮可能通过口腔顶部压力感受器增加内源性吗啡释放。

  A. 口服蔗糖或葡萄糖

  a. 蔗糖:可逆转疼痛引起的脑电图变化(机制不明),直接口腔内(非胃内)给予葡萄糖,是有效的镇痛方法。24%蔗糖0.012~0.12 g(0.05~0.5 mL),分别在操作前2分钟及操作后1~2分钟使用,比单次使用更有效。蔗糖不能完全消除疼痛,需要和其他非药物方法协同。

  b. 葡萄糖:可减轻静脉穿刺引起的疼痛,不减轻组织耗氧及能量消耗。

  B. 母乳喂养或母乳:可减轻新生儿单次疼痛性引起的疼痛。与口服蔗糖或葡萄糖效果类似。

·参·考·文·献·

[1] American Academy of Pediatrics Committee on Fetus and Newborn; American Academy of Pediatrics Section on Surgery; Canadian Paediatric Society Fetus and Newborn Committee; Batton DG, Barrington KJ, Wallman C. Prevention and management of pain in the Neonate: an update.

Pediatrics. 2006; 118: 2231－2241. Policy statement reaffirmation, August 1, 2010.

[2] Guideline Statement: management of procedure related pain in neonates. Royal Australasian College of Physicians, 2005. http://www.racp.edu.au/. Accessed September, 2012.

[3] Joint Commission. Standards. http://www.jointcommission.org/standards_information/up.aspx. Accessed July 2012.

[4] Lago P, Garetti E, Merazzi D, Tavares EC, Yerkes Silva YP Guidelines for procedural pain in the newborn. *Acta Pediatrica.* 2009; 98: 932－939.

[5] Marcatto Jd'O, Tavares EC, Yerkes Silva YP. Topical anesthesia in preterm neonate: a reflection on the underutilization in clinical practice. *Revista Brasileira de Terapia Intensiva.* 2010; 22.

22 动脉通路：动脉穿刺（桡动脉穿刺）
Arterial Access: Arterial Puncture (Radial Artery Puncture)

【适应证】

（1）采集动脉血用于血气分析。

（2）静脉采血或末梢采血困难不常规推荐。

（3）测定血氨水平。也可使用静脉血，但标本需注意及时收集、运送及检测。

（4）检测乳酸及血酮水平。标本采集需通畅，血液淤滞增加乳酸水平。

【设备】 23～25号头皮针或者23～25号采血针（自动防护针头），1～3 mL注射器，聚乙烯吡酮碘及酒精棉片、4×4纱布、手套、1∶1 000肝素或专用血气针、高强度光纤透视灯或超声机（非必须，用于确定动脉位置）。也可使用更小型号的针头（早产儿使用25号、足月儿使用23号）。

【操作】

（1）大多数医院使用肝素须处理的专用血气针采集血气。如果无专用血气针，采集标本使用的针筒需先抽取少量肝素（1∶1 000）润管，并排空多余的肝素溶液。肝素化后的针管足以保证采血时动脉血不凝固。肝素过多可导致化验结果异常。如果需要检测血气以外的血指标，不能使用肝素。

（2）桡动脉是最常选择的采血部位。桡神经与桡动脉并不靠近，因此可避免采血时神经损伤。其他选择包括胫后动脉或足背动脉。只有紧急情况下的采血可选择股动脉。由于肱动脉侧支循环少及容易损伤正中神经，故除非必要，不应使用肱动脉采血。颞浅动脉可能造成中枢并发症所以应避免使用。

（3）Allen试验检测尺动脉侧支循环。将上臂抬起，在腕部同时按压住尺动脉和桡动脉，摩擦手掌使手部变白。松开尺动脉。如果手掌在10秒内恢复红润，提示尺侧侧支循环充分。如果大于15秒或无法恢复红润，提示侧支循环差，不建议使用这一侧的桡动脉采血。另一侧的桡动脉和尺动脉也使用相同方法检测侧支循环。由于担心 Allen 试验可靠性，有研究使用包括超声辅助的改良 Allen 试验等方法。评估侧支循环一项研究发现使用多普勒血流测定进行的 Allen 试验最为可靠联合血管超声检测侧支循环方式最为敏感。有些研究则使用联合血氧饱和度监测的改良 Allen 试验。

（4）疼痛。表面麻醉药物（EMLA）可能可以减轻动脉穿刺造成的疼痛。有证据表明在动脉穿刺前后均存在应激反应，动脉穿刺使用 EMLA 镇痛效果的研究结果不统一，但可能存在一定的效果。推荐使用口服蔗糖、母乳、安慰奶嘴的方式止痛。也推荐使用其他非药物性质的止痛方式。

（5）标本收集。左手握住患儿的手部，轻微伸展患儿腕部，过度外展可造成血管阻塞。左手示指触摸桡动脉搏动（图 22-1）。高亮度纤维透视灯源辅助并标记穿刺部位有助于穿刺成功（见第 40 章）。多普勒二维超声技术也可以帮助定位血管。超声定位技术相用手触摸波动可获得更高的穿刺成功率，减少血肿形成。

（6）消毒穿刺部位。聚乙烯吡酮碘消毒，然后酒精擦拭消毒。

（7）30°角进针。缓慢斜面朝上进针至穿刺针中看到回血（图 22-1）。如果已穿破整个动脉未见回血，慢慢回撤针头直至见到回血。由于动脉会发生痉挛，可能需要等待一段时间才能见到回血。对于非常浅表的动脉或者早产儿极低出

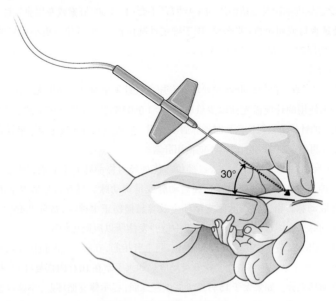

图 22-1　新生儿桡动脉穿刺术

生体重儿的动脉,进针角度可减小至15°～25°。轻轻抽吸将动脉血采集至针筒内。如果没有回血,可能是已经刺穿动脉,可慢慢回撤针头再次尝试(最后限制穿刺次数至2次)。

(8)采集检验所需的最小血量。一次性采血的容量不能超过总血容量的3%～5%(新生儿为80 mL/kg)。例如体重1 kg的早产儿一次性采血4 mL,为总血容量的5%。

(9)拔针,使用4 cm×4 cm大小纱布压迫穿刺部位,注意不能阻断血供。压迫≥5分钟至完全止血。将针头盖好针帽,丢入专门的利器盒。检查患儿手指循环。

(10)动脉血气标本要注意排空空气,并且密封住针头。不注意以上操作可能导致结果误差(见血气结果异常的讨论部分)。

(11)注射器放置于冰上,立即送检。标本送检单上标注采集时间及患儿体温、血红蛋白数值。

(12)血气结果不准确。注射器中过多的肝素可能导致错误的pH和$PaCO_2$偏低,因此应注意采血前去除多余的肝素。注射器针头不密封可导致气泡混入血气标本,错误地造成PaO_2增高和$PaCO_2$降低。在动脉穿刺时患儿剧烈哭吵可以造成$PaCO_2$和HCO_3^-、血氧饱和度降低。通过间歇动脉穿刺获取的血气标本可能不能准确反映出婴儿的呼吸状态。穿刺时可出现突然的$PaCO_2$和PaO_2降低。注:动脉血中性粒细胞计数低于静脉血液样本。

【并发症】

(1)出血/血肿。为了最大地减少血肿形成,应选用最小型号的采血针并且在采血结束至少压迫止血5分钟。血肿通常可自然吸收。

(2)血管痉挛、血栓和栓塞。这些情况可造成远端肢体缺血,使用小号穿刺针可减少发生。血栓形成后血管多数一段时间后可以再通。动脉痉挛通常自行恢复(见第79章)。

(3)感染。风险较低,并且可以通过严格的无菌操作减少感染发生。革兰阳性球菌如表皮葡萄球菌的感染常见,乙氧萘青霉素或万古霉素联合庆大霉素治疗(见第148章)。应该针对病原菌做进一步的药敏试验。曾有过骨髓炎的报道。

(4)动静脉瘘。见于反复动脉穿刺患儿,需要通过手术治疗,因为肱动脉和肘正中静脉解剖位置接近,仅一次穿刺也可导致动静脉瘘,血管超声可协助诊断。

(5)神经损伤。肱动脉穿刺可导致正中神经损伤。胫后神经和股神经损伤也有过报道。

(6)其他少见并发症。肱动脉穿刺导致的前臂间隔综合征。桡动脉反复穿刺导致伸肌腱鞘损伤。肱动脉穿刺后动脉壁损伤导致假动脉瘤可能需要手术治疗。

23 动脉通路：外周动脉置管（桡动脉置管）

Arterial Access: Percutaneous Arterial Catheterization (Arterial Line)

【适应证】

（1）需要频繁动脉采血，且无法放置脐动脉置管或由于脐动脉置管因并发症拔除。

（2）有创动态血压监测。

（3）测量导管前氧分压（无置管时常用监测右上肢血氧饱和度替代）。**若要测量动脉导管分流前氧分压，必须在右上肢穿刺置管。**

（4）换血（抽血用）。可用于外周血管换血，从外周动脉置管内抽血，从外周静脉输血。

（5）不能用于静脉营养、药物、高张力或低张力液体、葡萄糖或血制品输注。

【设备】　动脉穿刺针（22或24号；24号多用于小于1 500 g的早产儿）、手臂固定板（或者两片压舌板绑定使用）、胶带、无菌洞巾、手套、碘消毒液或皮肤消毒剂、手套、抗菌药膏、缝线（持针器、剪刀、4-0或5-0缝线）、肝素（0.25～0.5 U/mL）加入0.5%或0.25%盐水中配置预冲液（后者用于早产儿可降低高钠风险）、压力袋（防止血液回流及管道内血栓形成）、连接线、压力传感器，可选的有纤光灯源或血管多普勒超声机用于血管定位。

【操作】　由于并发症率低，最常使用桡动脉进行动脉留置，方法有两种。这两种方法也可用于其他动脉的留置操作。另一个常用动脉就是胫后动脉，两者都有丰富的侧支循环。尺动脉（仅在上述动脉无法进行穿刺时使用）和足背动脉也可供选择。不推荐使用肱动脉、股动脉和颞动脉。腋动脉留置困难因此也不推荐使用。颞动脉穿刺可发生神经系统后遗症。肱动脉侧支循环不足，易发生并发症。侧面或从后向前的光源透射或血管多普勒超声可帮助定位动脉。动脉置管需要足够的耐心。

（1）光源透射或使用血管多普勒超声进行血管定位。动脉搏动区域如下：桡动脉（腕侧）、尺动脉（腕中部）、胫后动脉（足踝中部后方）、足背动脉（足背上）。光源透射使用方法见第40章。血管多普勒不仅可以定位动脉位置，还可以在穿刺时进行置管引导，缩短操作时间，提高一次穿刺成功率，降低并发症。

（2）改良Allen试验测定手部侧支循环（见第22章）。也有人建议使用多普勒超声明确手部侧支循环以避免Allen试验可能出现的假阳性。

（3）止痛。可使用安慰奶嘴、口服蔗糖或者母乳等非药物的方式止痛。局部可使用ELMA外涂或皮下注射利多卡因。如有静脉通路，也可考虑应用镇痛药物（见

第14章和第76章)。

(4)将患儿手部放置于固定夹板上(或输液袋),轻轻伸展腕部,可在腕下垫一些纱布,将腕部和手臂固定于小夹板(图23-1)。

(5)洗手穿隔离衣戴手套。**消毒穿刺部位,铺无菌洞巾。**

(6)穿刺方法

1)标准法(适用于早产以外的新生儿)

A. 以30°～45°角度斜面朝上进针,刺穿动脉前壁和后壁,拔出针芯,此时应未见回血。

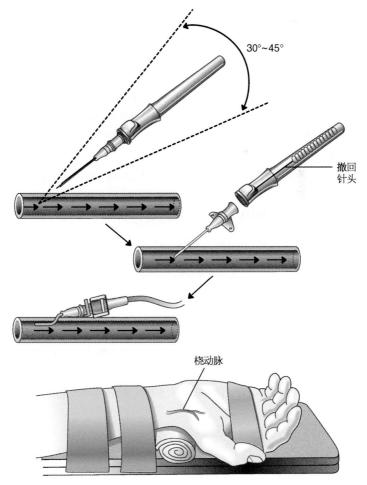

图23-1 动脉内置管时手腕的固定方式如图所示。置管保持30°～45°倾角固定

B. 慢慢回撤留置针直至看到回血,提示留置针进入动脉管腔内。

C. 连接注射器后向前送入套管针,并冲管。不要使用高渗溶液冲管。

D. 无菌胶布固定或使用缝线固定动脉置管至少两处。

E. 将动脉置管与肝素化的生理盐水压力袋应用输液管道进行连接。

F. 不建议使用软膏外涂置管处,避免造成影响置管位置观察及造成感染。使用透明敷贴固定好置管处即可。

2)早产儿方法

A. 斜面向下,角度为10°～15°,刺穿动脉前壁,直到血液回流。此时,导管应该在动脉腔内。常见血管痉挛,操作应缓慢进行。

B. 将导管插入动脉,同时拔出针头。如果导管放置正确,血液应从导管中自由流出。

C. 接上注射器,冲洗导管。固定方法同标准法。

【其他】

(1)建议在冲洗液和压力管中使用肝素。剂量范围: 桡动脉0.5～2 U/mL,参考儿科高级生命支持。0.25 U/mL的低浓度可用于脐动脉和外周静脉置管。推荐使用最小剂量。美国胸科医师协会临床指南建议新生儿外周动脉置管肝素溶液浓度为0.5 U/L,速度为1 mL/h。

(2)罂粟碱。有研究表明动脉置管中加入罂粟碱(30 mg/250 mL)可延长并保持置管通畅(仍有争议)。

(3)利多卡因。发生动脉痉挛时动脉内输注(有争议)。

【拔除桡动脉置管】

(1)首先去除包裹敷料,如有缝线需要拆线。

(2)缓慢拔出动脉留置针。无菌纱布备用。

(3)压迫置管处5～10分钟再包扎。

【并发症】

(1)动脉痉挛、阻塞及血栓形成(见第79章)。动脉置管可损伤血管内皮,释放炎性因子激活凝血系统形成血栓,导致组织缺氧和缩血管物质释放。建议使用最小型号的留置针,减慢维持液速度,避免快速冲管和抽吸。避免高渗性液体或血制品输注。一旦发现指末端缺血现象,要立即拔除动脉置管,血栓可导致一系列严重并发症。

1)肢体末端短暂性缺血。

2)皮肤溃疡。

3)组织缺氧、皮肤坏死、坏疽及指端脱落。有病例报道桡动脉置管导致的手部和前臂的暂时性缺血。

4)桡动脉和颞动脉置管血栓形成导致脑血栓。也有报道颞动脉置管导致耳后动脉逆行血栓形成,过度冲管可导致导管相关的血栓栓子逆行进入中枢神经系统。

5）暂时性阻塞。桡动脉置管导致的可逆性动脉完全性阻塞损伤曾有报道。

（2）空气栓塞。谨慎确认没有空气进入导管应用肝素冲管可避免空气栓塞。

（3）穿刺部位出血/血肿。导管连接处松脱可导致出血发生,一定确保拧紧连接处。

（4）感染。感染发生率低,极少见到相关性血行感染。局部感染、败血症、蜂窝织炎和脓肿曾有报道。不推荐预防性使用抗生素。

（5）液体外渗及内渗。参见第31章。

（6）神经损伤。根据穿刺部位不同可发生正中神经、尺神经、胫后神经、腓神经损伤。

（7）高钠血症。在低出生体重儿使用0.25%盐水。

（8）假性动脉瘤。少见。

· 参 · 考 · 文 · 献 ·

[1] Monagle P, Chan AK, Goldenberg NA, et al. Antithrombotic therapy in neonates and children: Antithrombotic Therapy and Prevention of Thrombosis. 9th ed. American College of Chest Physicians Evidence-Based Clinical Practice Guidelines. *Chest.* 2012; 141(suppl 2): e737S.

24 动脉通路：脐动脉置管
Arterial Access: Umbilical Artery Catheterization

【适应证】

（1）需要频繁或持续监测血气。

（2）持续动脉血压监测。

（3）换血（或抽血）通路。

（4）血管造影。

（5）紧急用药和输液通路。注：最好使用脐静脉。

（6）输注维持液体。

（7）短时期或紧急输注扩容液体、静脉营养和（或）药物（有争议）。一些医院将UAC可作为静脉营养的通路,尤其是在极低出生体重儿中；然而脐动脉并非最佳选择,必须谨慎使用。脐动脉置管中葡萄糖最高浓度为15%。如有必要,抗生素也可使用UAC通路,但不作为常规。吲哚美辛、血管收缩药物（肾上腺素、多巴胺、多巴酚丁胺）、钙剂、抗惊厥药物不可使用UAC（可使用UVC或中心静脉）。

（8）血制品（仅用于急救时,有争议）。血制品可以使用UAC输注,但首选UVC和中心静脉。脐动脉输血增加血栓形成风险。

【设备】

(1)基本材料。提前准备好的专用的脐动脉置管包(通常包括无菌洞巾、皮尺、持针器、缝线剪、止血器、血管钳、刀片、三通接头),专用固定胶布、丝绸胶布、3-0缝线、纱布、消毒液、无菌衣、手套、口罩、帽子、10 mL注射器、0.5%盐水(0.25%盐水用于小早产可避免高钠血症)、淡肝素(0.25～1 U/L)、压力传感器。可选择超声引导置管。

(2)脐动脉置管(2.5F、3.5F、5F的型号)。根据各医院的政策和指南选择合适型号的置管。可参考如下:

1)UAC型号建议1:800～1 000 g,2.5F;大于1 000 g,3.5F;足月儿选择5F。

2)UAC型号建议2:小于1.2 kg或1.5 kg选择3.5F;大于1.2 kg或1.5 kg选择5F。

3)如果置管不带输液接头,可剪断置管较宽处插入平头针头。18号针头用于5F,20号针头用于3.5F。

4)推荐单腔UAC,不推荐使用多腔导管(多腔置管仅用于UVC置管)。末端开口导管相比侧孔导管可减少主动脉血栓形成,因此应避免使用侧孔导管。

5)胃管。增加血栓风险,应避免使用。

6)系统综述提示肝素黏合聚氨酯管道相比聚氯乙烯(PCV)置管临床获益无差别。硅胶置管可降低主动脉血栓,但由于过于柔软而使用困难。特富龙涂层置管和聚氨酯置管相比PVC或聚乙烯置管均可有效降低血栓形成和感染率。

【操作】

(1)UAC置管重点

1)两根脐动脉(单脐动脉的发生率为1%)包含肌层(2～3 mm),宫内将未氧合血液由胎儿输送至胎盘。体内直接连接髂内动脉。脐根部置管进入脐动脉后先向下行进入髂内动脉后再经髂总动脉到达主动脉。

2)脐动脉在生后数秒开始收缩,数分钟可关闭。在生后3～4天仍可经扩张后再通被使用。生后第1天放置UAC最容易。第1天后进行脐动脉置管前应在脐带根部放置湿纱布45～60分钟再进行操作。

3)除非是紧急情况,都应该首先放置脐动脉(紧急情况可先放置UVC)。由于UAC比较难放置,而且往往需要再次修剪脐带。

4)血培养。脐动脉留置后6小时内可抽取血培养(最好在留置好即刻采血或外周血管采血)。

5)肝素使用。Cochrane系统综述表明UAC内维持淡肝素(浓度低至0.25 U/mL)可避免发生堵管,延长置管使用时间。但并不减少主动脉血栓率。间歇性使用淡肝素冲管不能降低堵管发生率。美国儿科学会推荐脐动脉置管使用低剂量肝素(0.25～1 U/L)。美国胸科医师协会2012年临床指南建议为维持脐动脉置管通畅可预防性使用低剂量肝素[浓度为0.25～1 U/L,肝素总量为25～200 U/(kg·d)]。

6）预防性使用抗生素（有争议）。Coohrane 系统综述表明目前仍缺乏有力的证据支持对于脐动脉置管患儿预防性使用或不使用抗生素。

7）超声引导。与传统方式相比操作更快，减少调整和 X 线摄片次数。

（2）高位置管和低位置管。脐动脉置管深度的标准曾经在不同 NICU 中有不同的推荐。人们认为高位置管更容易发生血管并发症，但近来研究表明高位置管的血管并发症更低，且高血压、坏死性小肠结肠炎（NEC）、IVH 或血尿等疾病的发生率更低。低位置管时血管痉挛发生率较高。高位置管由于并发症更低，且很少需要调整位置或再次置管，因此目前系统性综述指南只推荐高位的脐动脉置管。2012 年美国胸科医师协会临床循证指南也推荐高位留置脐动脉置管。只有当无法留置到高位时再选择低位的脐动脉置管。在进行操作时需要明确插入置管至高位还是低位，并且事先计算好长度。血管深度标记参考图 24-1。

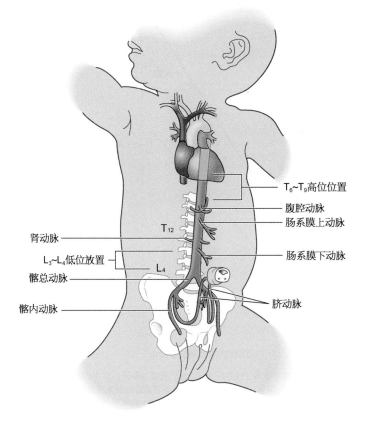

图 24-1　脐动脉走行及其重要的体表标志与相关血管。髂内动脉也称为腹下动脉

1）高位置管。UAC末端位于膈肌上方的T_6～T_9水平。此位置高于腹腔动脉（T_{12}）、肾动脉（L_1）和肠系膜上动脉（T_{12}～L_1）。由于高位置管的血管并发症率低，肢体苍白和青紫发生率低并且不增加高血压、脑室内出血、坏死性小肠结肠炎（NEC）或血尿的发生率更低。但是高位置管与低血糖或高血糖的发生相关。

2）低位置管。UAC的末端位于L_3～L_4（位于主动脉分叉L_4～L_5上方），容易引发下肢血管痉挛。

（3）UAC置管长度。确定UAC置管的深度有不同的方法，并没有国际统一的做法。在计算长度的时候要加上脐带残端的长度。

1）Dunn方法。测量肩部到脐根部的距离（SUL），使用SUL的数值查阅表格得到脐动脉置管的深度（图24-2）。

2）Shukla和Ferrara方法。使用出生体重查表所得数值用于高位UAC置管深

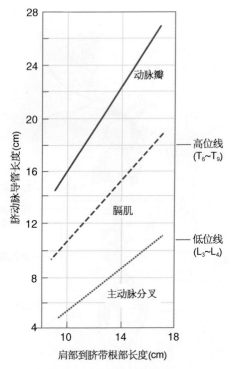

图24-2 脐动脉置管深度可根据上图进行选择。低位置管放置于L_3以下，避开肾脏和肠系膜动脉。高位置管放置于T_6～T_9胸椎。此图便于选择不同置管高度时的深度选择。低位置管以动脉分叉为界，高位置管以膈肌为分界。测量肩部与脐根部长度，以厘米为单位，在图中查找对应此长度的置管深度，再加上脐带根部的长度，就是脐动脉置管的深度（数据参考Dunn PM location of the umbilical catheter by postmortem measurement. Arch Dis Child. 1966;41:69.）

度。Shukla方法相比Dunn法更精确。

　A. 改良BW公式：BW（kg）× 3+9 cm

　B. 精确BW计算公式：2.5 × BW（kg）+9.7 cm

　3）怀特公式。仅用于计算极低出生体重儿（< 1 500 g）的高位置管深度。

$$UAC深度（cm）=BW（kg）× 4+7 cm$$

（4）疼痛管理。由于脐带没有感觉神经，因此置管时几乎不会有疼痛感。不要在脐根部皮肤使用止血钳或缝线，因为这样会导致疼痛。可以使用非药物性止痛方式（参考第14章）。

（5）操作技巧

1）患者保持仰卧体位。使用尿不湿包裹固定下肢，这样既可以在操作时保持下肢不动，又可以方便观察下肢血管痉挛现象。

2）戴无菌手套、帽子、口罩、穿无菌衣。

3）准备UAC置管托盘。UAC管连接三通然后连接注射器，使用注射器中的预充液进行冲管。

4）抗菌液（聚维酮碘）消毒脐部区域，铺无菌洞巾，将患儿足部及头部暴露在外。

5）用脐带绳结扎脐带根部，松紧适中，既可以有效止血，又可以允许插管置入。用剪刀或刀片剪掉多余脐带，末端保留1 cm（图24-3A）。刀片切割后切面整齐，脐带血管更清晰辨认。通常有两根脐动脉（1点和7点位置），脐静脉壁薄，开口较大，通畅位于12点位置（图24-3B）。

6）用弯头血管钳夹住脐带根部，将脐带向上提拉使其直立。

7）使用虹膜钳扩张脐动脉。脐动脉直径仅2 ~ 3 mm，因此应先将钳子一头伸入打开脐动脉，然后再放入钳子两头慢慢进行扩张。

8）当动脉充分被扩张，向尾端或足部方向插入导管，插入至腹壁或膀胱水平会感到阻力，如遇阻力可持续轻柔加压30 ~ 60秒，避免反复穿刺。5% ~ 10%患儿无法成功置入置管。如置管困难时考虑：

　A. 未能充分扩张动脉。

　B. 可使用0.5 mL利多卡因滴入动脉等待其扩张（有争议）。

　C. "双管技术"（类似UVC置管）。由于有动脉穿孔风险因此不推荐。

　D. 一旦进入假性窦道（无回血通路）应立即拔出而使用另一根脐动脉。

　E. 导管进入其他动脉；少数时候脐动脉置管可进入股动脉（通过髂内动脉、髂总动脉或髂外动脉）或进入臀部动脉（通过髂内动脉）。在较大婴儿使用小号脐动脉置管就容易出现这种进入臀部动脉的风险。置管尺寸不合适时也需要拔除置管。

9）可通过检验抽取回血是否通畅的方法检查脐动脉置管位置是否恰当；如

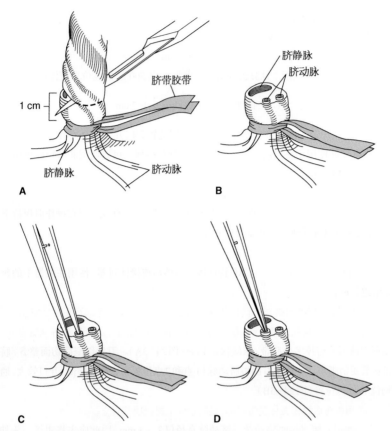

图24-3　图A：脐带需离断，并保留1cm残端。图B：脐血管的鉴别。图C和图D：使用镊子轻轻扩张脐动脉

果无菌环境已经破坏将不可以再进一步插入置管，最好最初置管略深一些这样后期可以向外拔出至合适位置，在无菌环境污染时只能外拔导管，而不能进一步送入导管。

10）固定置管。下面将讲述若干种方法。

A. 方法1：见图24-4A。用丝绸胶布对折粘贴将脐动脉置管固定居中。用3-0缝线将丝绸胶带固定于脐带残端（注意不要缝合住皮肤和血管），将置管连接至监护器然后冲管。不需要再覆盖其他辅料，脐带和置管都应直接暴露于空气。固定好置管后，松开脐带根部脐带绳。

B. 方法2：脐带底部荷包缝合，缝线绕脐动脉两圈后打结固定。

C. 方法3：在脐部两旁用丝绸胶布如图24-4B搭桥，然后将搭桥末端和脐动脉

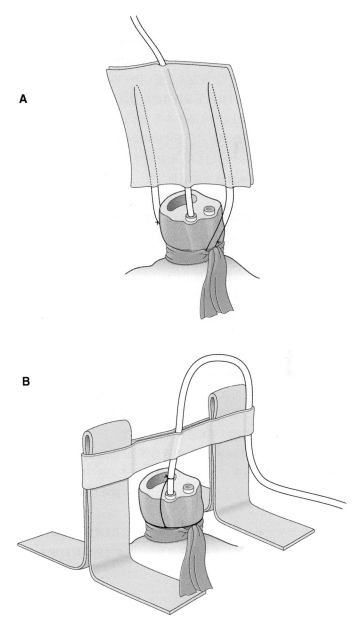

图24-4 图A：脐动脉导管用丝绸胶带固定，该胶带附着在脐带根部（附着于胶带胶质，而非皮肤或血管）。图B：用胶带桥固定脐导管（"目标柱"方法）（摘自The Johns Hopkins Hospital. Tshudy MM, Arcara KM, eds. *The Harriet Lane Handbook*. 19th ed. Philadelphia, PA: Elsevier; 2012.）

置管一起再用丝绸胶布横向粘贴。

D. 方法4：使用NEOTECH公司出品的脐动脉固定器NeoBridge。

11）脐动脉置管部位不需要涂抹抗菌类药膏。这样可导致继发性真菌感染。

12）腹部摄片明确置管位置。腹部X线摄片用于明确低位脐动脉置管，对于高位置管需要拍摄胸片。图24-1显示的是重要的位置标志，以及脐动脉与其他腹部动脉的位置关系。腹片上脐动脉定位关系参照第11章（高位UAC参见图11-11，低位UAC参见图11-12）。B超技术同样可用于评估置管位置。

13）CDC推荐UAC保留不超过5天，也有一些其他机构推荐保留5～7天。有研究表明脐动脉置管和腹部血栓形成有相关性。有个案报道一个留置了28天的UAC并未见血栓形成。

【拔除UAC】 明确脐根部脐带绳已经较松地绑在脐带根部。

（1）缓慢拔除脐动脉置管直至末端5 cm处。

（2）扎紧脐带绳。

（3）停肝素维持液然后继续缓慢拔出UAC（速度1 cm/min）。

（4）如有出血，迅速压迫止血。

【并发症】 发生率为5%～32%。

（1）感染（细菌栓子、蜂窝织炎、脐炎、败血症）。原因是置管打破了皮肤屏障的完整性，因此容易发生细菌、真菌感染；可通过严格的无菌操作和护理原则来尽量减少。一旦脐动脉放置结束不能再将管子继续向内插入脐动脉，如果必须这样做只能重新放置。不推荐预防性使用抗生素。研究表明极低出生体重儿使用抗生素超过10天其发生UAC相关血性感染率会增高。美国儿科学会推荐如有任何可疑的置管相关性感染发生，建议立即拔除或不能进行脐动脉置管。

（2）血管意外：可能发生动脉痉挛、血栓形成、栓塞和梗死等事件。使用肝素并不能降低主动脉血栓发生率。也有空气栓塞的报道。超声技术可以发现主动脉和肾脏内的血栓。美国儿科学会建议如有血栓形成应拔除UAC。治疗方法参见第79章。

1）动脉血管痉挛。可导致臀部、腿部、足部、趾发白或青紫。低位UAC更常见。少见有需要截肢的情况发生。如果存在腿部发白，可通过热敷对侧腿来缓解（血管扩张反射原理）。

2）血栓形成。症状如下：

A. 股动脉血栓：肢体坏死、坏疽。

B. 肾动脉血栓：血尿、高血压、肾衰竭。

C. 肠系膜血栓：肠缺血、坏死性小肠结肠炎。

D. 主动动脉血栓：充血性心力衰竭、血尿、截瘫、肾血管性高血压、**下肢生长异常**。

（3）出血。可继发于血管破裂、脐部置管处渗血、导管连接断开、导管意外拔出等。连接脐动脉的三通管要注意各阀门的关闭。

（4）血管穿孔。不允许暴力置管。如遇置管有困难，可换用另一根脐动脉。一旦发生穿孔，需要手术治疗。

（5）胃肠道并发症。UAC可导致胃肠道缺血、小肠坏死（肠道血栓形成）或局部穿孔。无论患儿喂养状态如何，目前尚无文献支持UAC置管增加坏死性小肠结肠炎发病率。

（6）置管位置异常。可导致血管穿孔、假动脉瘤形成、腹膜穿孔、坐骨神经麻痹、难治性低血糖（导管末端与腹腔动脉相反）。有左侧臀部坏死的病例报道。

（7）血尿。曾有膀胱损伤的报道。

（8）继发于肾动脉血栓的高血压。如果置管位置不当，过于靠近肾动脉，可因肾动脉狭窄而导致慢性高血压。

（9）脐尿管开放。胚胎发育阶段脐尿管未能闭锁，导致生后脐尿管开放。如果置管时会抽不到血液而是尿液，可能存在脐尿管开放，需要泌尿外科会诊治疗。

（10）其他并发症。膀胱损伤和破裂、尿性腹水、胶带胶质或棉纤维栓塞、高钠血症、腓神经麻痹、医源性高钠血症或高钾血症、低血糖。

·参·考·文·献·

[1] Barrington KJ. Umbilical artery catheters in the newborn: effects of position of the catheter tip. *Cochrane Database Syst Rev.* 2000; CD000505.

[2] College of Respiratory Therapists of Ontario. Central Access: Umbilical Artery and Vein Cannulation. http://www.crto.on.ca/pdf/PPG/Umbilical_CBPG.pdf. Assessed September, 2012.

[3] Monagle P, Chan AK, Goldenberg NA, et al. Antithrombotic therapy in neonates and children: Antithrombotic Therapy and Prevention of Thrombosis. 9th ed. American College of Chest Physicians Evidence-Based Clinical Practice Guidelines. *Chest.* 2012; 141 (suppl 2): e737S.

25 膀胱穿刺(耻骨上穿刺)
Bladder Aspiration (Suprapubic Urine Collection)

【适应证】 为了获得尿培养的标本而其他留取尿培养方法失败。与导尿留取尿培养相比较，该方法是小于2岁婴儿留取尿培养的最精准的方式。不论任何程度的细菌生长都可证实尿路感染而需要治疗。

【设备】 自动防护针头23～25号，较大婴儿可选用21～22号针头或23号头皮针、3 mL注射器、无菌手套、聚维酮碘、无菌纱布、无菌药盘、纤维光源或超声仪器。

【操作】

（1）禁忌证。膀胱不充盈、血小板减少、腹胀、出血性疾病、泌尿系畸形、穿刺部位蜂窝织炎、下腹部或尿路手术术后。

（2）2岁前膀胱位于腹腔内，此时期进行此项操作简单。2岁以后膀胱逐渐下移至盆腔。

（3）明确患儿1小时内尚未排尿，确保膀胱内有足够尿液。询问护士最近有否更换尿布以及现在的尿不湿是不是湿的。

1）触诊及叩诊膀胱。叩诊浊音界位于耻骨上2指表明膀胱位于耻骨联合上方，提示膀胱充盈。

2）纤维光源透视法也可确定膀胱高度，判定尿液充盈情况。光晕变暗边界为膀胱边界，膀胱内有尿液时，光线呈红色（见第40章）。

3）超声定位及评估膀胱充盈情况。便携式超声有助于提高诊断精确性。超声提示膀胱内存在10 mL尿液时的穿刺成功率达90%以上。矢状位头尾径大于20 mm、前后径大于15 mm时，穿刺成功率为100%。

（4）镇痛。此项操作疼痛感大于导尿操作，因此需要镇痛。可以使用非药物法镇痛。可选择ELMA或者ELMA联合利多卡因局麻的方法。研究证实使用ELMA镇痛后的膀胱穿刺操作后的疼痛评分明显低于未使用ELMA组。局部利多卡因麻醉使本身单次穿刺的操作变为两次穿刺。

（5）床旁超声导引穿刺过程，可减少穿刺次数。

（6）患儿取仰卧位，由助手帮助固定腿部呈蛙式位。

（7）下腹部耻骨联合上方1~2 cm处穿刺（下腹部的腹横纹恰好位于耻骨联合上方）。参见图25-1A。

（8）为防止膀胱排空，对男婴助手可手压阴茎防止排尿反射，对女婴可将指端按压直肠防止排尿。

（9）戴无菌手套，消毒耻骨上方区域3遍（耻骨联合至脐部），铺无菌洞巾。

（10）触诊耻骨联合。耻骨联合上方1~2 cm处与皮肤垂直进针（下腹部的腹横纹中线）（图25-1B）。

（11）一边抽吸一边进针2~3 cm，看到尿液后停止进针，避免膀胱后壁穿孔。轻轻抽吸避免负压过高造成膀胱壁损伤。

（12）如果没有尿液，不要继续进针或改变穿刺方向，应拔出针头在1小时后再次尝试。可使用B超评估膀胱充盈情况。

（13）收集标本。拔针后按压穿刺部位，无菌纱布粘贴。注射器套上针头帽，将尿液标本放置于无菌尿液管，运送至实验室。

【并发症】 未见严重不良反应。

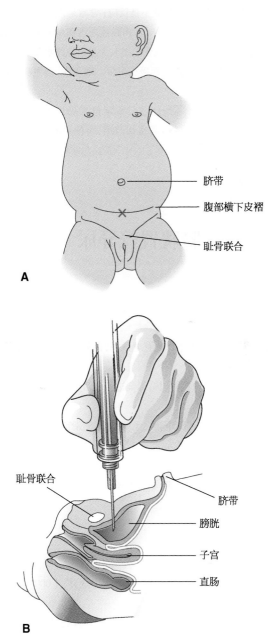

脐带

腹部横下皮褶

耻骨联合

A

耻骨联合

脐带

膀胱

子宫

直肠

B

图 25-1 耻骨上膀胱抽吸术。图 A：耻骨上膀胱抽吸术的体表标志和推荐部位。图 B：耻骨上膀胱抽吸术

（1）出血及血肿。血尿是最常见的不良反应；常常是镜下血尿，通常可自愈。如存在血液系统疾病可见肉眼血尿。暂时性肉眼血尿占病例的3.4%。血小板减少为禁忌证。少见血肿（腹壁、盆腔、肾区或膀胱壁）、大量血性腹水及阴道出血。

（2）感染。严格无菌操作可避免而极少发生。败血症、菌血症、腹壁脓肿、耻骨上脓肿、耻骨骨髓炎均有报道。

（3）肠穿孔或其他盆腔脏器损伤。只要定位准确且不过分进针即可避免。如果发生肠穿孔（可抽出肠内容物）需密切监测，可使用静脉抗生素，必要时外科干预。

（4）针头断裂。

26 膀胱置管导尿
Bladder Catheterization

【适应证】

（1）无法获得清洁中段尿液标本、标本不符合要求、膀胱穿刺或存在禁忌证。导尿是膀胱上穿刺的替代方法，但不作为首要选择，因其存在较高的假阳性率，同时也可由于导尿造成尿路感染。

（2）监测尿量，减轻尿潴留或注射造影剂进行尿路反流试验。

（3）测量膀胱尿潴留的量。

【设备】 无菌手套、棉球、聚维酮碘、无菌洞巾、润滑剂、无菌管、导尿管（此时不使用带有球囊的Foley导尿管）。

（1）尽量使用最小号的导尿管。可参考本医院的指南进行选择。

（2）导尿管。有3个尺寸3.5F、5F、6.5F和8F。

1）小于1 000 g使用3.5F。

2）1 000～1 800 g使用5F。

3）1 800～4 000 g使用6.5F。

4）大于4 000 g使用8F。

（3）美国新生儿护理协会推荐：小于1 000 g使用3.5F；1 000～1 800 g使用5F；大于1 800 g使用8F。

（4）胃管。也可以作为替代选择，可能发生损伤及打结（管子过软）。最常使用5F。

（5）也可选择3.5F或5F脐静脉置管：小于1 000 g使用3.5F；大于1 000 g使用5F。

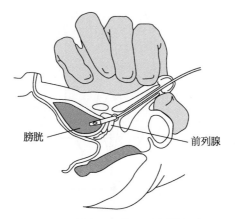

图26-1 新生儿(男性)膀胱导管插入术

【操作】

（1）在上次排尿后1～2小时再进行导尿。超声膀胱充盈指数（测量前后径及横径，通过计算用平方厘米表示）可用来评估膀胱内尿液量。膀胱指数小于2.4 cm^{2}的提示膀胱内容量不足，导尿不容易成功。大于2.4 cm^{2}时说明膀胱内容量足够。

（2）镇痛。可使用表面麻醉剂或导管涂抹利多卡因润滑剂。其他非药物性镇痛方法皆可使用。

（3）男性导尿步骤。见图26-1。

1）婴儿仰卧位，蛙式位固定。

2）新生男性宝宝有生理性包茎，不能充分暴露阴茎，应轻柔后拉包皮暴露出尿道，不能过度用力，通常阴茎包皮口与尿道口可呈一直线。

3）戴无菌手套，铺无菌洞巾。

4）聚维酮碘消毒，从尿道口开始向外消毒，婴儿包皮垢很容易被清除掉。

5）导尿管末端涂抹无菌润滑剂。

6）使阴茎保持与腹壁接近垂直，位置以使阴茎尿道成一直线，在阴茎底部施以轻柔压力防止反射性排尿。

7）从尿道口插入导尿管直至看到尿液。男性导尿管长度参考如下：小于750 g使用5 cm；大于750 g使用6 cm；在经过外括约肌时会遇阻力，此时可适当加压，直至外括约肌松弛后导尿管可通过。勿使用暴力，防止尿道损伤及窦道形成。

8）收集尿液标本。无需留置导尿管时要缓慢抽吸尿液标本，需要留置时连接导尿管至集尿袋。固定于下腹部而不是腿部防止压迫后尿道造成尿道狭窄。如果用于造影检查，导尿管可用于注射造影剂。

（4）女性导尿步骤。参考图26-2。

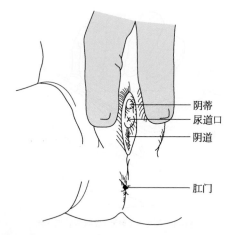

阴蒂
尿道口
阴道

肛门

图26-2　新生儿(女性)仰卧位膀胱导管插入术中使用的体表标志

1)仰卧法

A. 婴儿仰卧位,蛙式位固定。

B. 戴无菌手套、阴唇周围铺无菌洞巾。

C. 分开阴唇,从前到后使用聚维酮碘消毒尿道口周围区域。

D. 使用两指分开阴唇,如图26-2,润滑导尿管,从尿道插入导尿管直至见到尿液,插管深度如下:体重小于750 g,<2.5 cm;体重大于750 g,可到5 cm。

E. 需要保留导尿管时固定于腿部。

2)俯卧位法。用于无法仰卧位的女性新生儿(脊膜膨出)。

A. 患儿俯卧于毯子上,上半身略抬高。

B. 直肠上固定纱布防止污染。铺无菌洞巾。

C. 其他操作步骤同仰卧法。

3)如果导尿管内无尿,则可能位于阴道内,可仔细查看并重新操作。

【拔管】　标本收集结束并且排尿结束后轻轻拔除导尿管。监测尿量。

【并发症】

(1)感染。有可能导致尿路感染及血行感染。无菌操作可减少感染事件发生。非留置导尿的感染率为5%,留置导尿管时间越长,感染率越高。尿路感染多见于留置导尿的患儿。感染类型包括败血症、膀胱炎、肾盂肾炎、尿道炎及附睾炎。

(2)尿道及膀胱损伤。男性常见尿道撕裂、窦道形成、坏死、狭窄或膀胱损伤(穿孔)。润滑导尿管和插管时尽量拉直阴茎可减少此类问题发生。如遇阻力不要暴力插管。使用最小号导尿管,见到尿液再送管。

(3)血尿。血尿通常为暂时性,但可能需要生理盐水冲洗。插管时的肉眼血尿提示路径错误。

（4）尿道狭窄。男性常见。多发于导尿管过粗或置管时间过长。男性将导尿管固定于腹壁可减少后尿道压迫。

（5）尿液潴留。继发于尿道水肿。

（6）导尿管打结。插管过长或者使用胃管时偶见此现象。见到尿液回流即可无需过深置管。插管深度参考年龄和性别可减少此事件发生。如果一旦发生导管打结应立即请泌尿外科医师会诊。

（7）插管位置错误。有时可插入阴道。如果在造影时发生，阴道影像看似膀胱，区别是阴道位于腹膜腔内。

（8）梗阻性肾积水。极少见。

·参·考·文·献·

[1]　Milling TJ Jr, Van Amerongen R, Melville L, et al. Use of ultrasonography to identify infants for whom urinary catheterization will be unsuccessful because of insufficient urine volume: validation of the urinary bladder index. *Ann Emerg Med.* 2005; 45: 510 – 513.

27　胸腔置管
Chest Tube Placement

【适应证】

（1）气胸时引流气体，改善通气功能，缓解呼吸做功、低氧血症和二氧化碳潴留。

（2）治疗张力性气胸造成的呼吸困难和导致低心输出量和休克的静脉回流障碍。

（3）引流胸腔内液体（胸腔积液、积脓、乳糜胸、血胸、TPN外渗）。研究表明胸腔闭式引流安全性和治疗效果优于胸腔穿刺。

（4）食管气管瘘术后、支气管胸膜瘘术后、食管闭锁及其他胸腔手术后。

【设备】　胸腔闭式引流包（无菌纱布、无菌洞巾、3-0缝线、弯血管钳、11号或15号刀片、剪刀、持针器、抗菌溶液、抗菌软膏。1%利多卡因、3 mL注射器、25号针头）；无菌手套、口罩、眼罩、帽子、无菌衣、负压吸引系统。高亮度纤维光源有助于定位。胸腔置管型号参考如下：

（1）标准（传统）式胸腔置管。首先使用刀片切开皮肤，使用8F、10F、12F的PVC管，推荐小于2 000 g使用8F或10F；大于2 000 g使用12F。

（2）猪尾式胸腔引流管。无需切开皮肤。首先使用穿刺针进行胸腔穿刺，此项操作简单且无需麻醉，缺点是置管较柔软容易打折阻塞，因此不推荐用于需要持续引流的气胸。猪尾式胸腔引流管的管径从 5～12F，最常用的为 8～10F。

【操作】

（1）无论是引流气体还是液体，选择性胸腔置管切开皮肤的位置相同，导管放置的方向通过胸部正侧位 X 线片确定的气胸或积液的位置决定。气体通常积聚在胸腔最上方，液体通常在最低处。气胸时向前上放置引流管，胸腔积液引流需要向后向侧方留置引流管。

（2）胸壁透光试验可帮助诊断气胸，少量气胸除外（见第 40 章）。将室内光线调低，高亮度投射光源放置于前胸壁乳头上方及腋窝区域，存在气胸的区域透亮度增高（发亮），与正常区域比较有光线放散现象。除非患儿生命体征不平稳，否则应在摄片明确气胸后再进行胸腔闭式引流术。摄片需正侧位。如果疑似气胸，患者应健侧卧位使患侧向上；如果怀疑液胸，应患侧向下，参见图 11-20 的左侧张力性气胸。

1）透光试验假阳性：皮下积气、严重的肺间质气肿、大叶性肺气肿、纵隔积气、胃积气、透光灯光线暗。

2）透光试验假阴性：透光灯光线暗、室内光线过强、少量气胸、胸壁水肿、皮肤皱褶厚、肤色深。

（3）固定体位便于穿刺：常用体位是仰卧位，患侧上肢抬起 90°，有人建议床垫下方放置一个毛巾卷使床抬高 60°～75°，便于引流气体；对于液胸、乳糜胸或脓胸垫高 15°～30°。

（4）选择部位

1）急诊胸腔穿刺（张力性气胸）：在患侧锁骨中线第 2 肋间隙第 3 肋骨上缘穿刺进针，参见第 70 章图 70-1。也可在腋前线第 4 肋间隙进针（针头在第 5 肋上缘进针）。

2）气胸或液胸：位置相同但导管留置方向不同。置管位置为腋前线或腋中线第 4 或第 5 肋间隙（改良 Buelau 位点）。此位置只有肺部组织没有其他脏器，对于两侧胸腔均属安全，对足月及早产儿均是如此。见图 27-1。

A. 气胸：于第 5 或 6 肋切开皮肤。如果从第 5 肋进针，将在第 4 肋间隙刺入胸膜；如果从第 6 肋进针，将在第 5 肋间隙刺入胸膜。进针方向朝前及肺尖。

B. 液胸：于第 5 或 6 肋间隙切开皮肤。如果从第 5 肋进针，将在第 4 肋间隙刺入胸膜；如果从第 6 肋进针，将在第 5 肋间隙刺入胸膜。进针方向朝后侧及内侧。

3）乳头是第 4 肋间隙的标志。如果是女性患儿不要在乳头区域放置置管，因为可导致患儿将来乳腺不对称发育。

（5）戴帽子、口罩、无菌手套，穿无菌衣：聚维酮碘消毒皮肤，铺无菌巾。

（6）预防性应用抗生素：目前没有循证学证据支持或反对胸腔闭式引流患儿预防性应用抗生素。

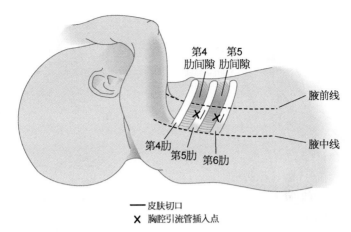

—— 皮肤切口

X 胸腔引流管插入点

图27-1 推荐位置：第4和第5肋间隙之间的前腋窝线和中腋窝线

（7）止痛。目前还没有关于留置胸腔置管疼痛管理的前瞻性研究。

1）美国儿科学会（AAP）建议在切口前进行局部麻醉（除非生命体征不平稳）和使用快速起作用的阿片类药物（芬太尼）进行全身镇痛。如果在插入胸管前没有足够的时间进行局麻，则应在插入胸管后局麻（可能会减少之后的疼痛反应）。

2）局部麻醉。用0.5%～1%利多卡因缓慢注射渗透至肋骨表面。渗入肋间肌和胸膜壁层。

3）用快速作用的阿片类药物（芬太尼）进行全身镇痛。

4）还应采用一般性的非药物止痛措施。

（8）标准（传统）胸腔置管术

1）在将要插入导管的肋间隙下方肋骨上方的皮肤上做一个切口（大约是导管的宽度，通常≤0.5～75 cm）（图27-1）。

2）在切口内插入一个闭合的弧形止血钳，并向下分离组织延伸至肋骨。使用止血钳的尖端，在肋骨上方刺穿胸膜（避开肋下血管，减少血管损伤），并轻轻扩张。肋间静脉、动脉和神经位于肋骨下方（图27-2A）。如此形成的皮下隧道，当引流管拔除时，它可以帮助闭合通道。这个隧道可以向上通到下一根肋骨，向前（空气）或向后（积液）平行于肋骨或倾斜。

3）当胸膜被穿透时，常常能听到一股气流或出现液体。将胸管插入打开的止血钳（图27-2B）。确保管的侧孔在胸腔内。管中存在的水分通常证实位置正确。通常不需要使用Trocar穿刺针，因为有增加并发症的风险，如肺穿孔。早产儿胸管应插入2～3 cm，足月婴儿应插入3～4 cm（这些只是常规推荐，插入长度因婴儿的体型而异）。另一种插入导管的方法是测量从插入点到肺顶端（大约锁骨中部）的长度，

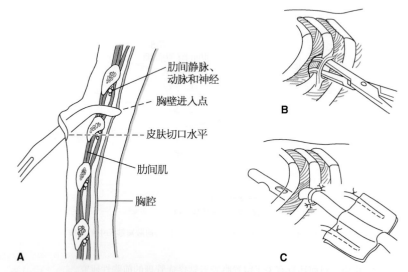

图27-2 标准胸管插入程序。(A)皮肤切口水平和胸壁入路位置与肋骨和神经血管束的关系。(B)打开止血钳,通过止血钳插入胸管。(C)然后用丝线把胸管固定在皮肤上

并在距离尖端相同距离的导管周围绑上丝线。导管放置的深度与丝线刚刚在皮肤外面为止。

4)穿刺者用手固定导管,助手将管道连接到水封真空排水系统(如Pleer-Evac系统)。通常使用5~10 cm水柱的吸力。从较低的吸力水平开始,如果气胸或积液没有解决,根据需要增加吸力。一些人建议从10 cm开始如果必要的话增加到20 cmH₂O的吸力。过大的负压吸力会把组织吸进管的侧孔。像Pleur-Evac这样的系统提供了连续吸引和水密封。水封防止空气被抽回胸腔。

5)用3-0丝线和丝绸胶带固定胸管(图27-2C)。如有必要,用缝合线缝合皮肤。在管的周围使用荷包缝合,或者在管的两边用单根间断缝线缝合。

6)操作结束后立即拍胸片(正位及侧位片),以确定放置位置,并检查是否有残留液体或气胸。密切监测是否存在呼吸急促、呼吸困难、氧气需求增加、低血压或动脉血气恶化。导管的位置必须通过胸片检查确定。导管插入点皮肤用透明敷贴覆盖。图27-3显示了标准胸管的位置。

(9)使用猪尾(Fuhrman)导管的改良的胸管留置技术。它的优点包括速度快、安全(并发症少)、创伤小和易于学习。这是小早产儿首选的胸管放置技术。导管是一种尾部卷曲的单腔聚氨酯导管(5~12F),常用8F或10F。

1)遵循以上所述的部位和麻醉方法。

2)用连接了注射器的18号针头(或18号静脉留置针)从肋骨上方皮肤的指定

位置进入胸腔。一边插入针头一边回抽注射器。插入深度不要超过2 cm。通过吸出液体或空气来确认位置。当抽到空气或液体时,停止进针。

3)固定针头并取下注射器,保持管腔关闭状态。使用18号静脉留置针时,该留置针将作为导引针。

4)将导丝J尖拉直,插入针头或静脉留置针内。向前送入导丝,穿过针尖2～3 cm,或直到导丝的彩色线到达套管末端。

5)握住导丝撤出针头或静脉留置针。

6)把扩张器套在导丝上。转动扩张器,使皮肤、肌肉和胸膜扩张。这个部位必须扩张得很好,这样导管才会合适插入。一旦扩张满意,固定住导丝,拔除扩张器。

7)将猪尾导管拉直,顺着导丝插入。插入导管,直到所有的孔都在皮肤和胸膜腔内,然后再向前移动1～2 cm。

8)慢慢拔出导丝,同时保持胸腔置管在适当的位置。猪尾导管会在胸腔内卷起。立即将管道连接到密封引流系统。

9)对于猪尾导管,通常不需要缝合,因为导管周围的皮肤一般会闭合。在置管处覆盖无菌透明敷贴。

10)立即完善胸片正位和侧位来确认位置。检查是否有残留液体或气胸(第268页)。图27-3显示了留置中的猪尾导管。

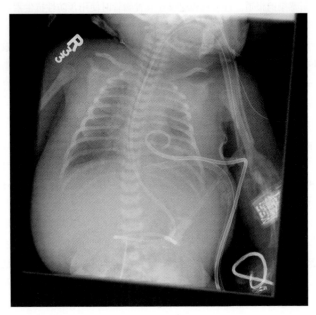

图27-3 胸片显示,在同一患者的标准胸腔置管和猪尾巴导管(不常见)

【拔除胸腔置管】

（1）疼痛管理。拔管操作时是疼痛的。AAP推荐使用非药物性止痛措施和短作用的快速全身性镇痛药。甲氧基苯妥英钠的使用可以很好地控制疼痛，而且没有严重的呼吸抑制。一些人建议在穿刺部位使用EMLA（利多卡因和普鲁卡因混合物）和静脉缓慢注射阿片类药物。

（2）气胸。如果24～48小时水密封瓶不再冒泡或出现气体，停止负压吸引，继续保持水下密封4～12小时（有些装置可保持24小时）。透光试验，或者最好检查胸片。如果X线片或透光试验均证实没有空气，可以拔除胸管。不要夹胸管（存在张力性气胸的风险）。

（3）用消毒液清洁胸管周围的皮肤。取下任何胶带或缝线，但留下伤口缝线。拔除导管后，用纱布和指尖盖住入口部位，防止空气进入胸腔，然后用油纱布盖住。保持压力。覆盖纱布，待伤口愈合后拆除缝合线。

（4）临床症状：呼吸系统疾病。几乎所有患者在拔管后都需要观察是否有明显的气胸症状。注意监测是否存在呼吸急促、呼吸困难、氧需求量增加、低血压或动脉血气恶化。可能需要透光试验和胸片。

【并发症】

（1）感染。严格的无菌操作可使感染最小化。蜂窝织炎是常见的。有置管后胸膜内念珠菌感染的报道。许多机构建议在放置胸管时使用预防性抗生素（如萘夫西林）（这是有争议的）。脓胸需要抗生素和引流。

（2）出血。若其中一根主要血管（肋间、腋窝、肺或内乳）或心肌穿孔或在手术过程中肺叶受损，则可能发生出血。它可以引起血肿或血胸。如果正确识别解剖位置，这种并发症是可以避免的。如果不使用Trocar针，出血的可能性较小。引流过程中出血可能会停止；然而，如果大量出血仍在继续，则需要立即进行外科治疗。出血可伴锁骨下血管撕裂和胸腺损伤。凝血功能异常者出血更严重。

（3）神经损伤。将导管穿过肋骨上部有助于避免肋骨下肋间神经的损伤。霍纳综合征、膈神经损伤导致的膈肌麻痹和膨升已有报道。胸管内侧端距脊柱不小于1 cm（膈神经麻痹与胸管内侧端位置异常有关）。主神经束位于中纵隔心包外。导管末端不应靠着纵隔。

（4）外伤。由于胸壁薄，肺组织脆弱，早产儿肺损伤的风险更大。避免用力，暴力穿刺以最小化肺损伤（穿孔或撕裂）。乳房组织也可能受到创伤。有医源性气管支气管穿孔（经食管、气管隆突、右主支气管）和气管食管瘘的报道。肝外伤合并腹腔积血也可发生。心脏、大血管、膈肌、胸腺、肝脏和脾脏都可能发生损伤，但很少见。

（5）皮下气肿。继发于胸膜外的气体渗漏。

（6）乳糜胸。导管引起胸导管损伤。最好避免导管穿透后上纵隔。

（7）心脏压塞。参见第38章。

（8）体液和电解质紊乱/低蛋白血症。

（9）其他罕见并发症。心肌穿孔、膈神经断裂、锁骨下血管破裂伴出血、胸腺损伤伴出血、肝损伤伴腹腔出血、创伤性动静脉瘘、主动脉阻塞、主动脉受压、气管移位均可发生。

·参·考·文·献·

[1] Eifinger F, Lenze M, Brisken K, Welzing L, Roth B, Koebke J. The anterior to midaxillary line between the 4th or 5th intercostal space (Buelau position) is safe for the use of thoracostomy tubes in preterm and term infants. *Paediatr Anaesth.* 2009; 19(6): 612–617.

28 心脏除颤及复律
Defibrillation and Cardioversion

心脏电除颤和复律用于快速终止对基础治疗无效或血流动力学不稳定（体循环灌注不足）的快速型的心律失常（起源于心房心室）。基础治疗包括纠正代谢问题，迷走神经刺激（在不阻塞气道的情况下，把冰水放在婴儿的眼睛和脸上，压眶），使用药物（腺苷、地高辛、普萘洛尔、维拉帕米、胺碘酮、普鲁卡因、利多卡因或硫酸镁），或经食管调搏。最好是在静脉通路建立后尝试这些手法或药物治疗。新生儿心律失常少见且大多数可通过这些基础的治疗复律。

现有的除颤仪可传输两种模式的电击：同步和非同步。同步电击的能量较小，用于心脏复律。非同步电击能量较高用于除颤。对于所有发生快速型心律失常的患儿都推荐请儿科心脏专科会诊。

【适应证】

（1）心脏电复律（同步电复律）

1）不稳定的快速型心律失常患者，通常有脉搏，但是存在循环灌注不足、心力衰竭或低血压（血流动力学不稳定的体征）的表现。常见的快速型心律失常有：

A. 有脉搏和循环灌注不足的快速型心律失常（阵发性室上性心动过速或室性心动过速）。

B. 伴有休克的阵发性室上性心动过速，并且没有血管通路。

C. 伴有休克的心房扑动。

D. 伴有休克的心房颤动（在婴儿中极其少见）。

2）选择性心脏电复律。血流动力学稳定的阵发性室上性心动过速、室性心动过速或心房扑动对其他的治疗没有反应者。通常都是在儿科心脏专科医师的指导下完成。在电复律之前建议镇静及完善十二导联心电图检查。

（2）除颤（非同步）用于无脉性心脏骤停伴可电击节律（室性心动过速和心室颤动）。用于心肺复苏（CPR）的过程中，不用于心脏停搏或无脉性心电活动（PEA）。在新生儿中引起室性心律失常的最常见原因是电解质紊乱，在这些患儿中电除颤将不能终止心律失常。对于心室颤动及无脉性室性心动过速，除颤是最有效的治疗手段。

【设备】

（1）体外标准除颤仪（手动或半自动）带有两个合适大小的电击板或可传导的电击片。对于婴幼儿使用最小尺寸（通常为4.5 cm）。因为有许多不同类型及型号的除颤仪，因此熟悉自己机构的设备非常重要。用于儿童的体外自动除颤仪（带有能量衰减贴片的成人自动体外除颤仪）可用于婴幼儿。

（2）其他设备：心电监护仪、气道装置、复苏药物和抗心律失常药物及用于基础生命支持和高级生命支持的设备。

【操作】

（1）充分镇静（紧急情况下也许不能实现）、预充氧及持续的心脏监护十分重要。紧急气道装置应当准备好。

（2）疼痛管理：在复苏情况下解除疼痛不是重点。依据操作类型，应考虑到镇静。

1）选择性心脏复律。使用丙泊酚（作用时间短，副作用少见）。诱导剂量2.5～3.5 mg/kg 在20～30秒内给予，然后予200～300 mcg/（kg·min）静脉滴注维持。

2）紧急心脏复律。这类患儿往往太不稳定而等不到给予适当的镇静。在无镇静的情况下直接给予心脏复律。

3）除颤。这类患儿没有意识，因此不需要镇静。

（3）擦除胸前的乳霜或肥皂。

（4）将电极片紧紧贴在胸壁为了避免皮肤烧伤，应确保导电膏覆盖整个电极板，同时皮肤不与任何未覆盖导电膏的电极板接触。如果两块导电板接触，将导致电流穿过胸壁而不经过心脏。电极片有两种不同位置的放置方法（图28-1和图28-2）。

1）前侧位放置（图28-1）：前侧电极片放置于胸骨上方右侧，后侧电极片放置于左乳下朝向腋线。

2）前后位放置（图28-2）：在房性心动过速中更偏向于这一体位。前电极片放置于胸骨中央。后电极片放置于两肩胛骨之间。两电极片之间不应该相互连接。右位心脏者，电极片应当放置于胸腔右侧。

（5）除颤仪充电

1）心脏复律使用较低能量。给除颤仪充电到0.5 J/kg，并且调到同步模式。因

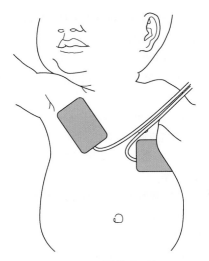

图28-1 前侧位放置法

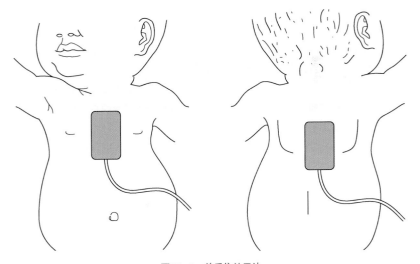

图28-2 前后位放置法

为除颤仪的默认设置是非同步模式,因此每次必须激活SYNC同步按钮。

2)除颤使用较高能量。将除颤仪充电到2 J/kg。

3)一旦充电完成,确保所有人都离开患者包括给氧气者。询问是否每人都已经离开,并且在收到回答时查看确认。使用确认短语:我已离开,你已离开,氧气离开。确保除颤区域内没有氧气释放。最好是断开气囊并确认没有人接触气管插管或者是通气回路中的任何部分。机器将依据不同型号通过可听到的信号和/或是电极片或机器上闪烁的红色灯光提示充电完成并准备放电。

（6）同时按下两个按钮给予电击

1）心脏复律。如果第一次复律失败，应该再次尝试。使用1 J/kg的能量重复步骤C～E。电复律最大能量2 J/kg。

2）除颤。对于无脉患儿在除颤间歇应给予充分的心脏按压，通气支持以及药物治疗。对于第一次除颤失败者应重复步骤C～E给予更多次的尝试。第二次及以后的电击应该给予4 J/kg的能量。酸中毒及缺氧可降低除颤的成功率，因此纠正酸中毒及缺氧将提高除颤的成功率。

【并发症】 发生并发症的风险随着能量的增加、电击次数的增加及电阻抗的增加或电击间隙时间的缩短而增加。

（1）皮肤损伤：可发生软组织损伤、胸壁损伤、皮肤灼伤、擦伤及疼痛。在20%～25%的患儿中可发生中至重度烧伤，通常由电极片放置不恰当引起。

（2）肺水肿：一种少见的并发症，最可能是由左心功能不全引起，但真正的发病机制仍不明确。

（3）神经系统损伤：可发生在心脏复律后可因血栓栓塞引起脑卒中，通常发生在心房扑动或心房颤动后电复律。心脏电复律前进行心脏超声检查来评估心房栓子可协助判断该患儿是否存在发生血栓栓塞事件的风险。

（4）心律失常：在室性心动过速或心室颤动电击后由于心脏自律性增加而导致心律失常的风险增加。通常是由洋地黄中毒或儿茶酚胺类诱导的心律失常。期前收缩亦可发生。给予非同步的电击可诱发室颤。

（5）心肌坏死：当给予过多能量电击时，心脏组织可受损。这导致的心肌坏死可在心电图上呈现出ST段抬升。如果心肌损害足够严重可导致心源性休克。

（6）心源性休克在心脏复律或除颤后患儿可出现一过性的心输出量下降伴左心舒张功能不全及心肌受损。

（7）火灾（罕见）：曾发生过火花引燃同时存在的氧气及棉布的火灾事件，患儿的绒线帽及部分衬衣可着火，使用氧气可增加火灾的风险。为了防止火灾的发生，在电除颤之前应把氧气放在距离患儿至少1 m以外的地方。

（8）电击到医护人员：可导致刺痛、轻微灼伤或一过性乏力。

· 参 · 考 · 文 · 献 ·

[1] Minczak BB. Cardioversion and defibrillation. In: Roberts JR, ed. *Roberts: Clinical Procedures in Emergency Medicine.* 5th ed. Philadelphia, PA: Saunders; 2009.

[2] Sutton RM, Berg RA, Nadkarni V. Performance of cardiopulmonary resuscitation in infants and children. In: Fuhrman BP, ed. *Fuhrman: Pediatric Critical Care.* 4th ed. Philadelphia, PA: Saunders; 2011.

29 气管内插管及拔管

Endotracheal Intubation and Extubation

【适应证】

（1）机械通气呼吸支持。

（2）留取痰培养。

（3）清洁气道（肺泡灌洗）。

（4）减轻上气道梗阻（声门下狭窄）。

（5）清理气道内胎粪。

（6）选择性支气管通气。

（7）先天性膈疝预防性插管（预防肠道扩张）。

（8）急诊情况下在建立静脉通路前可气道内用药（参见第280页"NEAL"或"LANE"的应用）。

（9）气道内应用肺表面活性物质。

（10）治疗呼吸暂停。

【设备】　选择大小合适的器官插管（ETT）和吸痰管（表29-1），儿童插管喉镜及Miller喉片［极不成熟早产儿使用00号，早产儿使用0号，足月儿使用1号；直性喉片（Miller喉片）由于视野更佳，优于弯型喉片（Macinosh喉片）］，ETT连接管，吸痰装置，吸痰管，胶布，剪刀，酒精，导丝（可选），个人防护用品，面罩及球囊连接纯氧并带有压力检测仪。呼吸机检测好备用，如时间允许还应准备心电及血氧监护仪。呼吸末比色装置用以确定插管在位。

表29-1　不同胎龄体重气管插管型号、深度及吸痰管型号对照表

体重（g）	胎龄（周）	ETT型号	至唇深度（cm）
<1 000	<28	2.5	6（<750 g）～7
1 000～2 000	28～34	3.0	7～8
2 000～3 000	34～38	3.5	8～9
>3 000	>38	3.5～4.0	9（3 000 g）～10（4 000 g）

【操作】

（1）经口插管及经鼻插管

1）经口插管。急诊常用插管方式，比经鼻的方式简单和快速，要提前剪短ETT以减少无效腔通气。

2）经鼻插管。选择性气管插管或经口存在禁忌证，也可用于较对抗或分泌物过多的新生儿。经鼻插管比较好固定，但增加拔管后肺膨胀不全及鼻部损伤发生率。经鼻插管使用润滑后的ETT经鼻孔顺着咽后壁经咽部进入声门，其余操作相同。可使用少量2%利多卡因局部麻醉。

3）无循证医学证据证实经鼻与经口插管的优劣差别。

（2）止痛/插管前用药

1）在产房或NICU中新生儿病情变化需要急诊插管时，不须使用插管前用药。有上气道畸形的新生儿（Pierre Robin序列患儿）也不推荐使用。

2）如果没有静脉通路，也可以肌内注射。

3）插管前用药：插管操作通常不能一次成功而且耗时较长，因此药物可增加插管成功率及减轻疼痛，因此对于非急诊插管，使用插管前药物是安全且有效的，不过理想的药物组合仍没有定论，推荐使用起效快代谢快的药物，如下：

A. 氧气。

B. 抑制迷走反射防止心动过缓：阿托品。

C. 麻醉药物（芬太尼）和/或镇静催眠药物。

D. 肌松药（维库溴铵或罗库溴铵）。

4）由于没有国际统一的标准，因此各地医院病房应建立自己的给药程序。美国儿科年会综述的气管插管前药物原则参见表29-2。

A. 镇静药物需联合镇痛药物使用。

B. 肌松药物需联合镇痛药物使用。

C. 可使用镇痛药物或麻醉剂量的催眠药物。

D. 可使用抑制迷走神经药物及肌松药（快速起效）。

5）快速序贯给药法（RSI）。指插管前按照阿托品、镇静药和神经肌肉松弛阻滞剂的顺序依次给药。急诊室通常使用该种方法快速插管。新生儿使用RSI后，声门暴露更充分，婴儿无反抗，因此插管更快，成功率更高。用药及剂量：阿托品（0.01～0.03 mg/kg，最小剂量0.1 mg），芬太尼（每次2～3 μg/kg），维库溴铵（每次0.1 mg/kg）。在全面推广RSI前，仍需更多临床研究该方法用于新生儿的安全性。

（3）插管前确认喉镜灯源。ETT导丝并非必须，但可提高插管成功率，注意导丝末端不能伸出ETT，应距离ETT末端1～2 cm。

（4）婴儿保持鼻吸气姿势（颈部略后伸），可颈后放置一个毛巾卷帮助保持这个姿势。过度后伸可导致气道受阻，可导致声门位置异常而插管困难。婴儿的头部应与操作者处于同一水平。

（5）轻柔吸引口咽部使口咽部结构暴露良好。

（6）面罩给氧，监测心率、皮肤颜色、血氧饱和度。为防止低氧血症，每次操作应

表29-2 非急诊气管插管术前用药

药物		给药途径/剂量	起效时间	持续时间	常见不良反应	备注ª
镇痛剂	芬太尼	静脉注射或肌内注射ᵇ：1～4 mcg/kg	静脉注射：迅速起效 肌内注射：7～15分钟	静脉注射：30～60分钟 肌内注射：1～2小时	呼吸暂停、低血压、中枢抑制、胸壁肌肉强直	首选镇痛药 纳洛酮可拮抗其作用 应缓慢给药（3～5分钟，至少1～2分钟），以避免胸壁肌肉强直 胸壁肌肉强直可用纳洛酮和肌松剂治疗
	瑞芬太尼	静脉注射：1～3 mcg/kg；必要时可在2～3分钟每重复给药	静脉注射：迅速起效	静脉注射：3～10分钟	呼吸暂停、低血压、中枢抑制、胸壁肌肉强直	可选择的镇痛药 在新生儿药效持续时间短且用药经验有限 纳洛酮可拮抗其作用 1～2分钟内缓慢给药，以避免胸壁肌肉强直 胸壁肌肉强直，可用纳洛酮治疗
	吗啡	静脉注射或肌内注射：0.05～0.1 mg/kg	静脉注射：5～15分钟 肌内注射：10～30分钟	静脉注射：3～5小时 肌内注射：3～5小时	呼吸暂停、低血压、中枢抑制	可选择的镇痛药 仅在无其他阿片类药物时选用 须至少5分钟起效 纳洛酮可拮抗其作用
催眠剂/镇静剂	咪达唑仑	静脉注射或肌内注射：0.05～0.1 mg/kg	静脉注射：1～5分钟 肌内注射：5～15分钟内	静脉注射：20～30分钟 肌内注射：1～6小时	呼吸暂停、低血压、中枢抑制	在足月儿中，可作为镇静剂与镇痛剂合用 与芬太尼合用时更易出现低血压 不建议用于早产儿 氟马西尼可拮抗其作用
	硫喷妥钠	静脉注射：3～4 mg/kg	静脉注射：30～60秒	静脉注射：5～30分钟	组胺释放、呼吸暂停、低血压、支气管痉挛	可选择的催眠剂 与芬太尼和/或咪达唑仑合用时更易出现低血压

（续表）

药物		给药途径/剂量	起效时间	持续时间	常见不良反应	备注[a]
催眠剂/镇静剂	异丙酚	静脉注射：2.5 mg/kg	30秒内	3～10分钟	组胺释放、呼吸暂停、低血压、支气管痉挛、心动过缓，常引起注射部位疼痛	可选择的催眠剂 新生儿用药经验有限，其合适的剂量尚未明确
肌松剂	潘库溴铵	静脉注射：0.05～0.10 mg/kg	1～3分钟	40～60分钟	轻度组胺释放、低血压、心动过速、支气管痉挛、唾液过多	可选择的肌松剂 作用时间相对较长 阿托品和新斯的明可拮抗其作用
	维库溴铵	静脉注射：0.1 mg/kg	2～3分钟	30～40分钟	轻度组胺释放、高血压、低血压、心动过速、心律失常、支气管痉挛	首选肌松剂 阿托品和新斯的明可拮抗其作用
	罗库溴铵	静脉注射：0.6～1.2 mg/kg	1～2分钟	20～30分钟	轻度组胺释放、高血压、低血压、心动过速、心律失常、支气管痉挛	首选肌松剂 阿托品和新斯的明可拮抗其作用
	琥珀酰胆碱	静脉注射：1～2 mg/kg；或肌内注射：[b]2 mg/kg	静脉注射：30～60秒 肌内注射：2～3分钟	静脉注射：4～6分钟 肌内注射：10～30分钟	高血压/低血压、心动过速、心律失常、支气管痉挛、高钾血症、肌红蛋白血症、恶性高热	可选择的肌松剂 禁忌证包括高钾血症及恶性高热家族史
抗胆碱药	阿托品	静脉注射或肌内注射：0.02 mg/kg	1～2分钟	0.5～2小时	心动过速、皮肤干热	首选抗胆碱药
	格隆溴铵	静脉注射：4～10 mcg/kg	1～10分钟	约6小时	心动过速、心律失常、支气管痉挛	可选择的抗胆碱药 新生儿用药经验有限 含有苯甲醇作为防腐剂

以上多数药物对新生儿中的药代动力学数据有限，未经批准用于新生儿，但已被用于新生儿救治。

a指在"首选或可选择药物"是基于回顾现有证据后的专家共识。

b仅在无静脉通路时考虑。

经许可转自Kumar P, Denson SE, Mancuso TJ; Committee on Fetus and Newborn, Section on Anesthesiology and Pain Medicine. Clinical report—premedication for nonemergency endotracheal intubation in the neonate. Pediatrics. 2010; 125: 608-615.

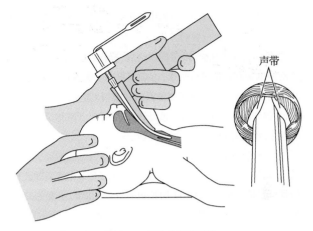

图29-1　新生儿气管插管

少于20秒。新生儿经常在插管时经历情况恶化。

（7）左手持喉镜，从患儿右侧口角放入喉镜，将舌体推至口腔左侧，有些人喜欢用右手示指帮助将舌体推向左侧。操作时注意固定患儿头部，保证开放口腔。

（8）向前深入喉镜直至会厌下方。

（9）垂直提起会厌暴露声门（图29-1）。注意：喉镜要垂直提起会厌而不是撬开的动作，助手可以轻轻按压患儿甲状软骨以帮助看到声门。如果声带未打开，可等候声门开放（不要强制插入声门），不要接触关闭的声门可导致声门痉挛。

（10）顺右侧口角置入ETT，吸气时插过声门。气管内插管深度2～2.5 cm避免插入右侧主支气管，ETT到位后拔出导丝。如果需要进行胎粪吸引，则将ETT连接胎粪吸引管。

（11）ETT深度的不同计算方法。

1）7-8-9规则（投币规则）。气管插管深度为6 cm加患儿体重。1 kg的新生儿经口固定ETT于7 cm处，2 kg新生儿固定于8 cm处，3 kg固定于9 cm处，4 kg固定于10 cm（"1，2，3，4，7，8，9，10"）。小于750 g的患儿不易使用此法（过深）或者存在面部颈部畸形的患儿。＜750 g的新生儿插管深度只需6 cm（表29-1）。

2）基于胎龄的ETT深度计算。相比体重，插管深度与胎龄呈线性关系。使用胎龄计算法可降低两肺通气不均和重新固定ETT的情况发生（表29-3）。

3）鼻耳长度（NTL）和胸骨长度（STL）。NTL可在10秒内确定插管深度而无需知道患儿体重（鼻中隔至耳屏的长度）；另一种方法是STL（胸骨上凹至剑突的长度）。

A. 经口插管。NTL或STL+1。

B. 经鼻插管。NTL或STL+2。

（12）插管后立即确认插管位置。应用呼吸末二氧化碳检测联合临床评估是较可靠的在新生儿确定气管插管位置的方法。

1）听诊。气管插管连接球囊，助手加压给氧，操作者听诊双侧呼吸音是否对称。有人推荐在胸廓两侧腋窝顶端进行听诊，准确率更高。听诊胃部区域除外气管插管插入食管。从前胸壁听诊易混淆胃部和肺部的呼吸音，需要注意鉴别。如果插管位置正确，患儿血氧饱和度会迅速上升，肤色好转，两肺呼吸音对称，胃部区域听诊无呼吸音。患儿无腹胀，呼气时 EET 管壁可见哈气。

2）CO_2 探测。确定 ETT 位置。

A. 比色装置。存在 CO_2 时可变色。专用 ETT 连接 CO_2 比色装置已有商业产品，可迅速确定插管位置是否正确。无 CO_2 时比色装置（Nellcor）不变色，探测到 CO_2 时比色计变为黄色（提示插管在气管内）。

B. 二氧化碳检测仪。ETT 端连接电极，如果插管位置正确，在每次呼吸时可检测到二氧化碳波形。

C. ETT CO_2 检测的局限性。青紫型先天性心脏病因为二氧化碳排出过少，易出现假阴性结果。酸性物质（胃酸、气管内应用肾上腺素）易污染探测装置出现假阳性结果。

（13）安息香酊涂抹皮肤后胶布固定 ETT。一些专用固定 ETT 的商业产品（Ackad Lab, NJ）可减少胶布的使用。可用于固定 2.5～4.0F 的气管插管。Neobar（Valenca, CA）也可以使用。

（14）ETT 固定后，胸片明确插管位置。图 11-7 所示为合适的 ETT 位置。有人建议 ETT 应位于第 1 胸椎体水平而不是锁骨内侧端水平（最常用的参考标志），因为锁骨位置会存在变异。也有人建议 ETT 应位于气管隆突上 2 cm。

（15）ETT 内紧急情况下用药。包括利多卡因、阿托品、纳洛酮和肾上腺素，方便记忆可以缩写为"LANE"或者"NEAL"。肾上腺素静脉应用是最有效的方式，因为通过肺部吸收较缓慢且不可预测，然而在建立静脉的过程中，紧急时可通过 ETT 给予肾上腺素。ETT 内使用大剂量（0.5～1 mL/kg 1∶1 0000）肾上腺素的安全性仍需深入研究。目前尚无研究确认气管内应用纳洛酮有效。

【拔管】

（1）拔管是一项复杂的临床决定。机械通气治疗参见第 8 章。当呼吸机参数降到较低时可以考虑拔管。通过高强度的肺部理疗处理拔管后的肺不张。

（2）拔管前用药

1）应用地塞米松有争议。

A. 喉喘鸣。有人建议在拔管前后静脉应用地塞米松以减少喉喘鸣发生。Cochrane 系统综述表明新生儿使用地塞米松预防和治疗喉喘鸣并不是很有效。

B. 再插管风险。高危新生儿拔管前静脉使用激素有利于减少再插管率。Cochrane系统综述表明高危新生儿(反复插管及插管时间长的患儿)使用静脉激素可减少拔管后喉头水肿和上气道梗阻。

C. 全身应用激素。早期使用糖皮质激素(生后2周内)可减少BPD/CLD的发生,缩短拔管时间。3周后使用有利于早期拔管。由于远期随访结果提示,使用糖皮质激素的新生儿神经系统发育迟缓的发病率增高,因此不推荐常规使用。Cochrane系统综述表明,糖皮质激素的应用尚需更近一步的研究。

2)预防性应用甲基黄嘌呤类药物(咖啡因)可提高早产儿1周内拔管成功率。咖啡因使用组PDA结扎率、脑瘫、死亡、BPD/CLD、18～21个月重大残疾等疾病发生率更低。大部分早产儿拔管前使用咖啡因,并在经鼻气道正压通气(NCPAP)或经鼻无创机械通气时继续使用。

3)其他药物。Cochrane系统综述表明没有证据支持常规使用多沙普仑,也没有证据禁止使用肾上腺素雾化。

(3)拔管步骤

1)胸部理疗及吸痰。

2)去除ETT周的胶布及其他固定材料。

3)拔出气管插管。遵循本科室拔管流程及指征。拔管后常规处理各不相同:

A. 拔管过程给予正压通气。

B. 吸痰、边正压通气边拔管。

C. 人工辅助通气。给患儿一次深呼吸,呼气时拔出气管插管。

4)胸部理疗。Cochrane系统综述表明拔管后给予肺部理疗的新生儿再插管率减少。

(4)其他步骤。根据患儿临床表现可给予不同程度的呼吸支持(参见第8章)。选择如下。

1)头罩吸氧或者高流量鼻导管吸氧(HFNC)>3～6 L/min。在超低出生体重儿(ELBW)限制最高流量为6 L/min(尚有争议)。和CPAP相比,早产儿应用HFNC再插管率较高。Cochrane系统综述表明无证据支持在早产儿使用HFNC作为呼吸支持方式。

2)经鼻持续正压通气(NCPAP)。Cochrane系统综述表明NCPAP可减少呼吸暂停、呼吸性酸中毒及早产儿拔管后需氧增高的情况。拔管后使用双孔鼻塞CPAP比单孔鼻塞效果好,可减少再插管率。NCPAP与鼻部连接器配合使用,如鼻塞(Hudson型)。其他拔管后的呼吸支持方式如气泡式持续正压通气、N-BiPAP(经鼻双水平气道正压通气)。

3)经鼻无创机械通气。经鼻间歇指令正压通气(NIPPV)降低再插管率效果好于CPAP。NIPPV和SNIPPV(同步经鼻间歇指令通气)效果相同。

(5)观察肺不张。如果患儿发生需氧增加或呼吸困难加重情况,需要摄胸片排除肺不张。

【并发症】

(1)插管过程中可发生低氧血症、呼吸暂停、通气不足和心动过缓,这些可由于长时间插管或刺激迷走反射引起。

(2)咽下壁或气管穿孔/破裂及损伤。气管破裂是气管插管的罕见并发症,通常需要手术修补,小心使用喉镜及气管插管可有效避免。出血、喉部水肿、声带损伤也时有发生。气管损伤通常伴有快速出现的皮下气肿、纵隔气肿及呼吸衰竭。牙龈、舌及气道损伤也可发生。

(3)食管穿孔。通常为插管损伤造成,治疗方式取决于穿孔程度。大多数可给予静脉营养等待损伤愈合,同时使用广谱抗生素,观察感染征象。数周后可行钡餐造影检查评估愈合情况及排除食管狭窄。

(4)咽部水肿。拔管后常见,可导致呼吸窘迫。拔管前后可静脉短期应用激素(地塞米松)。但是静脉应用地塞米松未能降低新生儿拔管后喉喘鸣的发生率。

(5)插管位置异常(食管、右主支气管)。插管进入食管的体征包括:胸廓起伏减弱、不能闻及双肺呼吸音、气管内未见哈气、青紫不缓解、腹胀、胃部闻及进气声音。插管进入右主支气管体征包括仅右肺闻及呼吸音、左肺未闻及呼吸音、青紫。插管进入右主支气管可导致右肺过度通气、左肺通气不足或左肺不张。如果ETT进入右主支气管,需要向外拔出ETT直至双肺呼吸音对称的位置。

(6)堵管或折管。吸痰或重新放置气管插管位置。

(7)感染。肺炎或支气管炎。

(8)腭裂/牙龈沟槽。可见于长期插管患儿,可随时间自愈。

(9)声门下狭窄。见于长期插管患儿(大于3～4周),是最严重的并发症,继发于患儿咽部损伤后的纤维化,通常需要手术治疗。对于需要长期插管的患儿,可考虑气管切开防止狭窄发生。

(10)其他并发症。误吸、肺不张、气胸、颅内压增高、过度通气等。

· 参 · 考 · 文 · 献 ·

[1] Davis PG, Henderson-Smart DJ. Intravenous dexamethasone for extubation of newborn infants. *Cochrane Database Syst Rev.* 2001; (4). DOI:10.1002/14651858.CD000308.

[2] Davis PG, Henderson-Smart DJ. Prophylactic doxapram for the prevention of morbidity and mortality in preterm infants undergoing endotracheal extubation. *Cochrane Database Syst Rev.* 2000; (3). DOI:10.1002/14651858.CD001966.

[3] Davies MW, Davis PG. Nebulized racemic epinephrine for extubation of newborn infants. *Cochrane Database Syst Rev.* 2010. DOI:10.1002/14651858.CD000506.

[4] Kaye S, Peter B. Nasal versus oral intubation for mechanical ventilation of newborn infants. *Cochrane Database Syst Rev.* 1999; (2). DOI:10.1002/14651858.CD000948.

[5] Kempley ST, Moreiras JW, Petrone FL. Endotracheal tube length for neonatal intubation. *Resuscitation.* 2008; 77(3): 369–373.

[6] Peterson J, Johnson N, Deakins K, Wilson-Costello D, Jelovsek JE, Chatburn R. Accuracy of the 7-8-9 rule for endotracheal tube placement in the neonate. *J Perinatol.* 2006; 26: 333–336.

[7] Whyte KL, Levin R, Powls A. Optimal positioning of endotracheal tubes in neonates. *Scott Med J.* 2007; 52(2): 25–27.

[8] Wilkinson D, Andersen C, O'Donnell CP, De Paoli AG. High flow nasal cannula for respiratory support in preterm infants. *Cochrane Database Syst Rev.* 2011; 11(5). DOI:10.1002/14651858.CD006405.

30

交换输血
Exchange Transfusion

【适应证】

（1）高胆红素血症。换血最常用于治疗胆红素水平达到或超过一定阈值、中枢神经系统损伤风险增加的新生儿高胆红素血症（见第58章和第100章）。有关高胆红素血症何时需要进行换血治疗仍存在争议。目前多采用双倍血容量换血来去除和降低血清胆红素，操作多在50～70分钟内完成。由于血管外和血管内胆红素有充分时间达到平衡，因此较慢的换血速度下，去除胆红素的效率高。

（2）新生儿溶血病。胎儿通过胎盘被动获得母体抗体，造成胎儿红细胞破坏。换血疗法有助于去除抗体致敏红细胞，取而代之的是缺乏致敏抗原的无包膜抗体的红细胞，从而延长了血管内红细胞存活时间。换血疗法还可降低由于抗体破坏红细胞产生的有潜在毒性的胆红素浓度。静脉注射免疫球蛋白（IVIG）现在被用于减少新生儿溶血性疾病对换血的需求。美国儿科学会指南建议，如果血清总胆红素（TSB）在光疗后仍在上升，或者TSB水平高于换血水平2～3 mg/dL，则应使用IVIG。

（3）败血症。可能与细菌内毒素引起的休克有关。换血疗法可以帮助清除细菌、毒素、纤维蛋白分裂产物和累积的乳酸。它还可能提供免疫球蛋白、补体和凝血因子。

（4）弥散性血管内凝血（DIC）。换血疗法可提供必要的凝血因子，有助于减轻凝血异常的潜在原因。输注新鲜冷冻血浆（10～15 mL/kg）可补充凝血因子消耗，对于治疗轻症DIC的病例是非常必要的。

（5）代谢性疾病引起的严重酸中毒。部分换血疗法在此类疾病治疗中通常是可行的和有益的。然而严重的代谢紊乱引起的酸中毒，可能需要腹膜透析治疗。

(6)严重水电解质紊乱。等容量部分换血可用于调节电解质的波动。换血过程中允许电解质的逐步纠正。

(7)红细胞增多症。可以通过使用生理盐水来进行部分换血的方法来处理。生理盐水是首选，因为它既减轻红细胞增多症，又可减轻血液高黏度(见第71章和第122章)。

(8)严重贫血。引起心力衰竭的等血容量性或高血容量贫血，如胎儿水肿，最好应用浓缩红细胞进行部分换血治疗。

(9)任何需要补体、调理素或 γ 球蛋白的疾病。患有这类疾病的婴儿可能需要频繁换血，他们的液体管理必须精细。推荐部分换血。

【换血的种类】

(1)单倍容量换血疗法。使用1倍预估血量进行换血，可交换出新生儿体内60%的血容量。

(2)双倍容量换血疗法。指使用2倍预估血量进行换血，可交换婴儿血容量的85%。适用于重度高胆红素血症(去除胆红素)，如新生儿同种免疫性溶血性疾病，去除抗体和异常蛋白，如特发性严重高镁血症、DIC、先天性白血病、新生儿败血症、疟疾、恶性百日咳、药物过量、代谢毒素清除(高氨血症、酸中毒、铅中毒)。Cochrane系统综述表明，没有足够的数据支持或反驳单倍容量换血与双倍容量换血在新生儿黄疸中的应用。双倍容量换血仍被推荐用于患有严重黄疸和Rh溶血性疾病的新生儿。

(3)等容双倍血量换血。交换过程是同时将血液从脐动脉中抽出并将血液推入脐静脉。因血压波动、脑血流波动小，适用于重症和不稳定的患儿(如肺水肿)。

(4)部分(<2倍)换血。这种类型的换血用于治疗新生儿红细胞增多症(降低血细胞比容和全血黏度)或纠正严重贫血(通常伴有充血性心力衰竭或高血容量)。

【设备】 需要一名助手帮助维持无菌区、监测和评估婴儿，并记录程序和换血量。还需要准备远红外辐射台或者暖箱，心肺功能的监测、支持和复苏设备，动脉通路用于检测血气、脐动脉和脐静脉置管设备(见第24章和第44章)，一次性换血托盘，换血操作前留置胃管。在输血前和输血中必须使用温控装置来加热血液(在供者的血袋和换血电路上应有一个内置的一次性线圈和连接器。血液应该加热到37℃。不建议使用临时水浴或加热器，因为太热的血液可能会导致溶血)。

【血制品选择】

(1)血液收集

1)异体输血。血型匹配的匿名献血者捐献的血液是最常用的。供者导向的血液(由血型匹配的人捐献的血液)是另一种选择。

2)巨细胞病毒感染(CMV)。血清阴性供者优先。在血液制备过程中，可以使用白细胞过滤器去除携带巨细胞病毒的白细胞。使用冷冻红细胞，用新鲜冷冻血浆重组,是使血清阳性血液中巨细胞病毒去活的另一种方法。

3)血红蛋白S(镰状红细胞)。应采取预防措施,换血时避免使用该种疾病患者的供血。如果具有镰状特征的献血者血液呈酸性,就会发生镰状变,患者可能会出现并发症。

4)移植物抗宿主病。应考虑使用辐射的供体血液,以避免已知的免疫缺陷婴儿和低出生体重婴儿的移植物抗宿主病。在子宫内输过血或接受过>50 mL输血的早产儿可作为输注照射血的候选对象。

(2)定血型及交叉配血

1)Rh溶血病婴儿。血液必须是O型、Rh阴性、抗a和抗b滴度低的血。它必须与母亲的血浆和红细胞进行交叉匹配。

2)ABO溶血病。血液必须是O型、Rh兼容(与母亲和婴儿)或Rh阴性,抗a和抗b低效价血。它必须与婴儿和母亲的血液均进行交叉配血。

3)其他血型不合溶血病。对于其他溶血性疾病(如抗Rhc、抗kell、抗duffy),血液必须与母亲的血液进行交叉配型,以避免抗原。

4)高胆红素血症、代谢紊乱或非免疫性溶血。血液必须与婴儿的血浆和红细胞进行交叉匹配。

(3)血液的新鲜和保存。在新生儿中,最好使用以柠檬酸磷酸葡萄糖(CPD)收集的血液或血浆。血液应该少于72小时。这两个因素保证血液pH为>7.0。对于与胎儿水肿或胎儿窒息相关的疾病,最好使用小于24小时的血液。建议所有换血患者在接受换血治疗前24小时内使用辐射血制品,以降低血液中的钾含量,减少移植物抗宿主病的发生。

(4)血细胞比容。大多数血库可以通过混合使血液达到50%～70%的血细胞比容。在输血过程中应定期晃动血液以保持恒定的血细胞比容。

(5)献血者血液中的钾含量。应确定婴儿是否窒息或休克怀疑肾脏受损。如果钾的水平是>7 mEq/L,考虑是否使用最近采集的血液或洗涤红细胞。

(6)血液的温度。对于低出生体重和患病的新生儿来说,血液加温尤为重要。

【操作过程】

(1)简单双倍换血治疗单纯高胆红素血症

1)足月新生儿的正常血容量为80 mL/kg。体重为2 kg的婴儿,其血容量为160 mL,每次换血量为血容量的2倍。因此,2 kg婴儿的换血量为320 mL,在计算交换量时,应考虑低出生体重和极低出生体重新生儿的血容量,可能高达95 mL/kg。

2)给血库留出足够的时间进行血型鉴定和交叉配型。婴儿的胆红素水平仍会在这段时间内增加,申请换血的时候需要考虑。

3)在重症监护病房内进行换血。将婴儿置于仰卧位。约束必须是舒适的,不要过紧。放入鼻胃管排出胃内气体,并应留置在适当的位置以保持胃肠减压,防止胃液反流和吸入。

4）洗手,穿无菌衣,戴上无菌手套。

5）进行脐静脉置管并通过X线确认位置(参见图11-11)。如果要进行等容量换血,则还必须放置脐动脉置管(高位置优先)并经X线定位(高脐动脉导管的正确位置见图11-11,低脐动脉导管的正确位置见图11-12)。

6）准备好血制品

A. 核对供血者和患儿的血型。

B. 检测血制品温度并开始加温。

C. 检查血制品血细胞比容。

7）根据输液盘上的指示,将血袋连接在输液管和三通上。输液和抽血时的三通阀门的方向也必须由助手检查(即暂停时间程序)。

8）计算每次抽血的容量(表30-1)。

表30-1　新生儿换血常用的分装剂量

患儿体重	分装量(mL)
3 kg	20
2～3 kg	15
1～2 kg	10
850 g～1 kg	5
＜850 g	1～3

（2）等容双量换血。采用双重设置,通过脐静脉输注血液,通过脐动脉抽血。这种方法在血容量变化可能会导致或加重心肌功能不全(如胎儿水肿)的疾病中为首选。需要两个操作者;一个负责输液,另一个负责抽血。

1）步骤1～6与双容积换血相同。另外需要脐动脉插管。

2）将即将输注的血液连接到脐静脉导管上。换血后保留脐静脉置管用于监测中心静脉压力。脐静脉置管应放置于横膈膜上方,放置位置应由胸片确定。

3）第二套管路和三通阀需要连接脐动脉导管和用于丢弃换出血液的无菌塑料袋。

4）如果由于心力衰竭而进行等容换血,则可通过脐静脉导管测定中心静脉压力。导管末端应该被放置在下腔静脉的横膈膜上方。

（3）部分换血(PET)如果部分交换是针对红细胞增多症(使用生理盐水)或贫血(使用红细胞悬液),则可使用以下公式确定输血量。

1）计算红细胞增多症的换血量。

$$换血量(mL) = \frac{估计血量(mL) \times 体重(kg) \times 观察HCT - 期望HCT}{观察HCT}$$

2）治疗贫血的换血量。

$$换血量(mL) = \frac{估计血量(mL) \times 体重(kg) \times 期望HCT - 观察HCT}{红细胞悬液HCT - 观察HCT}$$

（4）浓缩红细胞等容量部分换血。如果诊断为严重的胎儿水肿，最好的方法为浓缩红细胞等容量部分换血。

（5）辅助程序

1）实验室检查。换血前后均需采血进行实验室检查。

A. 血生化。血总钙、钠、钾、氯、pH、$PaCO_2$、碱剩余、碳酸氢盐和血糖。

B. 血液学检查。血红蛋白血细胞比容、血小板计数、白细胞计数和亚类计数。换血后需要重新进行定血型和交叉配型，以核实分型和交叉配型，并在必要时研究输血反应。

C. 血培养。换血后建议进行血培养检查（仍有争议）。

2）使用葡萄糖酸钙。储存在血液中的CPD缓冲液会与钙结合，并暂时降低离子钙的水平。在接受换血的患者中，对可疑的低钙血症的治疗存在争议。有些医师在100～200 mL交换供血后，缓慢输注10%葡萄糖酸钙，常规给药1～2 mL。另一些人则认为这种治疗没有任何疗效，除非存在心电图QT间期变化的低钙血症。

3）光疗。在换血之后开始或恢复光疗，治疗涉及高胆红素水平的疾病（光疗指导，见第58章和第100章）。

4）监测换血后2小时、4小时、6小时及6小时后血清胆红素水平。预计在输血后2～4小时胆红素水平会反弹。

5）重新药物治疗。接受抗生素或抗惊厥药物治疗的患者需要重新用药。接受地高辛治疗的患者不应重复再次给药，除非心脏状况恶化或已知血清地高辛水平较低。药物丢失比例差异很大。双倍换血地高辛丢失低至2.4%，但茶碱丢失高达32.4%。建议在换血后测定药物水平。

6）输血后的抗生素预防应根据个人情况考虑。感染并不常见，但它是最常见的并发症。

【并发症】 另见脐静脉置管相关并发症，见第44章。

（1）感染。报道有菌血症（通常为葡萄球菌）、肝炎、巨细胞病毒、疟疾和艾滋病病毒感染。

（2）血管并发症。血栓或空气栓塞、下肢血管痉挛、血栓形成和主要器官梗死都可能发生。血管可能穿孔。

（3）心脏。心律失常、心脏骤停和容量过载都可能发生。

（4）出血/凝血功能障碍。凝血功能障碍可由血小板减少或凝血因子缺乏造成。血小板在双倍换血后可减少50%。

（5）电解质异常。高钾血症、高钠血症、高血糖、高钙血症、低镁血症和低钙血症均可发生。

（6）低血糖。尤其可能发生在糖尿病母亲的婴儿和因胰岛细胞增生和高胰岛素血症而患有红细胞增多症的胎儿中。婴儿对CPD供血中所含的高浓度葡萄糖（300 mg/dL）的反应是反弹性低血糖。

（7）代谢性酸中毒。库存血导致的代谢性酸中毒（继发于酸负荷）在CPD血液中较少发生。

（8）代谢性碱中毒。代谢性碱中毒可能是由于肝脏延迟清除输入血液中的柠檬酸防腐剂所致。

（9）坏死性小肠结肠炎。换血后NEC发生率增加。因此，除非需要中心静脉压力监测，否则手术后应取下脐静脉导管。此外，建议延迟喂养至少24小时，观察婴儿是否出现换血后肠麻痹。

（10）其他。喂养不耐受、体温过低、体温过高、移植物抗宿主病、呼吸暂停、心动过缓。

31 外周静脉外渗和渗漏：早期处理
Peripheral IV Extravasation and Infiltration: Initial Management

【适应证】 减轻静脉输注液体渗出到组织导致的损伤。渗漏是指**非发疱剂**（非刺激性）液体误从血管渗漏到周围组织。通常来说，渗漏是良性的，除非有大量的液体渗漏，导致了神经压迫或者筋膜室综合征。外渗一般是指**发疱剂**（会引起组织坏死的高腐蚀性液体或药物）误从血管外渗到周围组织。这可能引起轻微的皮肤反应，也可能会引起严重的组织坏死或者非常严重的损伤以至于要截肢。

【操作】

（1）根据渗漏的阶段、渗漏液的种类及可以使用的拮抗药物来决定最初的处理方法。目前并没有关于处理新生儿静脉液体外渗理想方法的结论性的证据。从文献中查到的信息主要是一些没有对照的研究或者描述性的病例报道。有人提出分期处理程序可供参考，该程序是根据不同分期采用适合的处理方案（表31-1）进行处理。这一章节仅仅是指早期的处理方法，并不针对长期并发症（瘢痕形成、挛缩、组织缺损、血管损害）的处理。

表31-1　静脉渗漏的分期[a]

分　期	描　述	治疗方法[a]
I	静脉穿刺处疼痛 不红也没有肿胀	1. 拔除静脉导管 2. 抬高肢体
II	静脉穿刺处疼痛 轻微肿胀（0～20%）	1. 拔除静脉导管 2. 抬高肢体
III	静脉穿刺处疼痛 明显肿胀（30%～50%） 发白 皮肤触感凉，但搏动明显，外渗部位下面毛细血管明显充盈	1. 静脉导管留在原位，使用1 mL针筒尽可能多地回抽渗漏的液体 2. 拔除导管，除非需要使用拮抗剂 3. 抬高肢体 4. 考虑使用拮抗剂（如透明质酸酶、酚妥拉明）
IV	静脉穿刺处疼痛 非常明显肿胀（>50%） 发白 皮肤触感凉 搏动减弱或消失 毛细血管充盈时间延迟<4秒 皮肤损伤，起疱，或者坏死	1. 静脉导管留在原位，使用1 mL针筒尽可能多地回抽渗漏的液体 2. 拔除导管，除非需要使用拮抗剂 3. 抬高肢体 4. 考虑使用拮抗剂 5. 如果穿刺部位肿胀、紧张，皮肤发白，可以应用针头穿刺减压技术

　[a] 数据来自Millam D. Managing complications of IV therapy. Nursing. 1988; 18: 34-43; 以及Thigpen JL. Peripheral intravenous extravasation: nursing procedure for initial treatment. Neonatal Netw. 2007; 26(6): 379-384.

（2）特定的拮抗剂

1）透明质酸酶

A. 适合用于第 III 期及以上静脉液体外渗（除了血管收缩药物）。

B. 最好在发生外渗后1小时内用药，最好不要超过3小时。

C. 消毒渗出周围部位。

D. 注射1 mL（150 U）的药物，分5个0.2 mL在渗出区域外周进行皮下注射。应用无菌技术，每次注射一个部位后更换针头。

E. 用水凝胶进行覆盖48小时。

2）酚妥拉明

A. 该药物应用于多巴胺和其他血管收缩药物的外渗。

B. 应用消毒剂消毒渗出周围部位。

C. 对于渗出区域皮下注射0.5 mg/mL的液体。通常需要的量是1～5 mL，取决于渗出的面积。**必要时可以重复。**

（3）多针穿刺减压技术

1）可能有助于为渗出到组织的液体找到流出的通路，从而减轻组织的损伤。

2）同样消毒相应的区域。

3）用20G的针头，在水肿的部位进行多处皮下穿刺，每穿刺一处更换一下针头。

4）用生理盐水浸润的纱布覆盖穿刺处，吸收液体，抬高患肢。

5）每1～2小时评估一次，持续48小时。

【并发症】　早期的处理也可能会导致以下问题：

（1）感染：穿刺过程中一定要采用严格的无菌技术。

（2）穿刺部位的损伤：轻轻地处理皮肤，每次消毒后应用生理盐水轻轻去除消毒剂。

（3）低血压：应用大剂量的酚妥拉明或者皮肤表面应用硝酸甘油吸收时可能会引起低血压。

· 参 · 考 · 文 · 献 ·

[1] Chandavasu O, Garrow E, Valda V, Alsheikh S, Dela Vega S. A new method for the prevention of skin sloughs and necrosis secondary to intravenous infiltration. *Am J Perinatol.* 1986; 3(1): 4-5.

[2] Lawson EE, Lehmann CU, Nogee LM, Terhaar M, McCullen KL, Pieper B. Neonatal extravasation injuries associated with intravenous infusions. *eNeonatal Rev.* 2008; 5(11).

[3] Ramasethu J. Pharmacology review: prevention and management of extravasation injuries in neonates. *NeoReviews.* 2004; 5: E491-E497.

[4] Thompson Reuters Clinical Editorial Staff. *Neofax 2011, A Manual of Drugs Used in Neonatal Care.* New York, NY:PDR Network; 2011: 205, 324-325.

32 胃和经幽门置管
Gastric and Transpyloric Intubation

置胃管指通过鼻或口腔将胃管插入至胃，经幽门置管指经鼻或口腔通过幽门将喂管插入至十二指肠或回肠。

置 胃 管

【适应证】

（1）下列情形下的胃肠道喂养：

1）呼吸频率高。在一些中心当呼吸频率＞60次/分时，为了减少经胃肠喂养患儿吸入性肺炎的风险（有争议）。

2）神经系统疾病。神经系统疾病使吸吮反射受损或影响到患儿进食。咽反射异常是置胃管的一项指征。

3）早产儿。吸吮及吞咽机制通常在胎龄32周后开始发育，因此早产儿可存在吸吮及吞咽功能发育不成熟在在获得足够能量来维持生长前易疲劳。

4）经口摄入不足。

（2）胃肠减压。坏死性小肠结肠炎、机械性或动力性肠梗阻患儿。

（3）给药。

（4）当经幽门置管存在时，需要置胃管来排空胃内容物及给药。

（5）分析胃内容物。

【设备】 婴儿喂养管（体重＜1 000 g适用3.5F或5F），减压使用双管腔可排气Replogle管（6F、8F、10F）（备注：管道可带有或不带有管芯），听诊器，灭菌水（用来润滑管道），注射器（10～20 mL），1/2 in粘贴胶带，安息香，手套，吸引装置，心电监护仪，听诊器，pH试纸，球囊面罩通气装置及纯氧（以防紧急情况）。推荐准备：比色装置（如CO_2探测仪或分析仪）通过检测管道内无CO_2来帮助确认管道位置。

【操作】

（1）整个操作过程中监测心率及呼吸情况。将婴儿仰卧位放置，床头抬高。婴儿可包裹好来提供一定的舒适安全感。

（2）有4种方法来估算胃管置入长度：

1）经口置胃管。表32-1提供了出生体重＜1 500 g的极低出生体重儿经口置胃管的指南。

表32-1　极低出生体重儿经口置胃管能置入胃内的最短置管长度指南

体重（g）	置管长度（cm）
＜750	13
750～999	15
1 000～1 249	16
1 250～1 500	17

数据摘自：Gallaher KJ, Cashwell S, Hall V, Lowe W, Ciszek T. Orogastric tubeinsertion length in very low birth weight infants. *J Perinatol.* 1993; 13: 128.

2）依据年龄/身高（ARHB）的方法

A. 小于1月龄：仅适用于经鼻置胃管。

置入鼻胃管长度（cm）=1.950 cm+0.372 ×（婴儿身长cm）

    B. 大于1月龄者（如果身长大于44.5 cm）

    a. 经口置胃管长度=13.3 cm+0.19×（婴儿身长cm）

    b. 置入鼻胃管长度=14.8 cm+0.19×（婴儿身长cm）

    3）NEMU法（鼻、耳、脐中）：测量鼻尖至耳底（耳垂）至剑突和脐中点的距离。有一研究表明该测量方法是最准确的。

    4）NEX法（鼻、耳、剑突）：由鼻尖至耳底至剑突的距离（有争议）。有人认为该方法给出的置管长度太短，出错率高不准确。

    （3）给胃管做好长度标记。所选长度基于选择的计算方法并需用灭菌水润滑管道末端（需注意较细的管道如3.5F很容易堵管）。

    （4）疼痛管理。考虑非药物干预方法如给予口服蔗糖，包裹好，或放置于可使婴儿处于屈曲体位。确保管道已适当润滑。

    （5）管道可经口或经鼻置入。大部分病房采用留置胃管而非多次临时置管。

    1）很多中心偏向于留置鼻胃管，因为鼻胃管不会限制哺乳或奶瓶喂养。有鼻损伤、近期食管手术、后鼻孔闭塞、经鼻持续正压通气（CPAP）、呼吸窘迫、呻吟及需要氧气（CPAP、经鼻辅助通气或经鼻导管吸氧）时不要使用经鼻置胃管。这些情形下偏向于经口置管。

    2）经口置管。不易损伤而且不会影响呼吸。但是容易移位及可能限制哺乳及奶瓶喂养。

    3）经鼻置管。由于增加呼吸不耐受的发生率，在出生体重＜2 kg的婴儿中应避免经鼻置管。

    A. 检查鼻孔是否通畅。

    B. 屈曲颈部，将鼻上推，插入胃管，向后方置入（朝向枕部）。

    C. 使头部轻微前倾。推进胃管至需要的长度。

    4）经口置管。使用压舌板将舌压低，插入胃管至口咽部并缓慢推进至需要的长度。

    （6）遇到阻力时不要用力推（有穿孔风险）。如果有导丝移除导丝。

    （7）持续观察婴儿是否有呼吸窘迫和/或心动过缓。如有立即停止操作直到患儿稳定。

    （8）确认管道位置，在位置确认前不要经管道给予任何物质。**影像学位置确认被认为是金标准**。首次置管及换管时推荐进行影像学位置确认。在经胃管喂养及给药前放射片应由受到过恰当培训的医疗工作者读片。**非影像学定位**可用以下方法：

    1）听诊作为唯一确定胃管位置的方法是不可靠的。用10～20 mL注射器向胃管注入空气并听诊空气涌进的声音（胃内的气过水声，通常叫"whoosh test"）。

当胃管末端在食管远端时,亦可听到空气涌进声,而且听诊时可听到呼吸道气体声。因此,听诊法并不可靠。

2)由于胃内容物的颜色多变,单独使用查看抽吸物的方法并不可靠。正常的胃内容物颜色可能为淡血色、黄色、浅绿色、米白色、无色、乳状或淡褐色。小肠抽吸物颜色通常为金黄色或褐绿色。呼吸道分泌物可以是黄色、淡黄色、无色或白色。呼吸道及胃抽吸物颜色可以相近,因此结果可能会被误读。使用pH试纸可能有益。大量血性抽出物可能提示穿孔。

3)在管道近端检测二氧化碳。如果检测不到二氧化碳提示胃管在消化道,如果检测到CO_2,并且有正常的CO_2变化趋势图提示胃管在气管或远端气道。胃管置入气管或远端气道的发生率为$0.3\% \sim 15\%$。

4)使用pH试纸或酸度计测量胃抽出物pH(pH试纸优于石蕊试纸)。抽出物pH<5提示管道在胃内。如果pH>6,应怀疑管道位置。平均pH通常并不因喂养状态或者使用抑酸剂而受到影响。注意:吞咽的羊水可暂时性升高胃内pH,并且一些早产儿产生胃酸能力不足。由于羊水是碱性的,因此刚出生后胃内pH是高的($pH\ 6 \sim 8$)。胃液的pH比呼吸道及肠道液体pH低得多。由于呼吸道及肠道pH都偏高,因此pH不适用于来区分呼吸道或肠道液体。

5)抽出物送检胆红素,胃蛋白酶及胰蛋白酶可帮助确认置管位置,但在常规操作中常不可行。胃抽出物检查:胆红素<5,高胃蛋白酶及低胰蛋白酶。肠抽出物检查提示:胆红素>5,低胃蛋白酶及高胰蛋白酶。呼吸道抽出物提示:少量或没有胰蛋白酶及胃蛋白酶。当抽出物胆红素>5 mg/dL,胃蛋白酶≥100 mcg/mL,胰蛋白酶≤30 mcg/mL提示管道在胃内。

6)如果对置管位置存在疑问,行影像学检查。然而这仅能确认在摄片当时的置管位置。胃管末端应在T_{12}以下。参见图11-8,显示了鼻胃管在胃内的恰当位置。

7)最好在置管后、每次换班、每次喂养前及给药前确认胃管位置。有人推荐在开始肠道喂养前及给药前完善影像学检查来确认置管位置。

(9)抽出胃内容物并将胃管用1/2 in(英寸)宽的胶带固定于面颊。鼻胃管需确保管道没有压在鼻翼上。喂养时将胃管连接于注射器上。胃肠减压时将胃管(优选双腔Replogle管)连到持续负压吸引器。

(10)当不使用胃管时,胃管应保持开放,置于低于胃平面的被动引流位。

【拔除胃管】 断开吸引器(如有),在拔出时将胃管关闭以避免将胃内容物带到咽部。

【并发症】

(1)呼吸暂停及心动过缓。通常由刺激迷走神经引起,常可自行缓解。

（2）低氧。确保气囊面罩及氧源准备好，以应对低氧发生。

（3）管道错位。胃管置入气道、食管、咽鼓管或口咽部。管道亦可扭转、卷绕或打结。

（4）食管、后咽部、胃或十二指肠穿孔。置管过程中应避免用力进管。

（5）误吸。如果胃管内已开始给予喂养而胃管意外进入肺部或胃肠道不能排空胃内容物。定期检查胃潴留量可防止腹胀及误吸（参见第54章）。所有鼻胃管或经口胃管都可能会增加胃食管反流及吸入性肺炎发生的风险。

（6）鼻咽部并发症。可有鼻咽部刺激感、出血和感染。长期经口留置胃管可使上颚出现压迹。

经幽门置管

经幽门置管时需要同时置入胃管用以抽吸胃潴留、引流和给药。在早产儿中经幽门置管不能带来任何益处而增加副作用，因此Cochrane综述提示不推荐早产儿经幽门置管。在怀疑胃食管反流的早产儿中，以经幽门肠管喂养可能可减少呼吸暂停及心动过缓的发生。

【适应证】

（1）下列情况下的胃肠道喂养。

1）存在不能耐受经胃喂养疾病（如严重胃食管反流）。

2）存在吸入风险的婴儿（经幽门置管时管道在幽门括约肌以下）。

3）胃排空延迟。

4）动力障碍。

5）严重胃胀气。

6）单纯不能耐受经胃喂养（持续胃潴留）。

（2）检测十二指肠及空肠内容物。

（3）十二指肠闭锁术后。

【设备】 有一定重量的喂养管道（带或不带管芯的硅橡胶管道较好）6F（＜1 500 g）和8F（＞1 500 g）、听诊器、灭菌水（用于润滑管道）、注射器（20 mL）、1/2 in粘贴胶带、pH试纸、可持续输液的输液泵及管路、手套、吸引装置、球囊面罩通气装置及纯氧。

【操作】

（1）确定插管长度可从 ARHB、NEMU 或 NEX方法中选一个来测量，加上目标位点至右侧肋缘的距离。用胶带在管道上做好长度标记。

（2）参见置胃管的步骤。用前述方法确认置管于胃内。

（3）将婴儿至于右侧卧位。患儿右侧卧位时将床头抬高30°～45°。

（4）扩张胃部。通过置管注入10 mL/kg的气体然后关闭置管。

（5）将管插入到目标长度。保持患儿右侧卧位1～2小时以使管移位至十二指肠。

（6）定期注入2～3 mL气体并抽吸管道。不能抽吸出空气（"snap test"，高声调的爆裂声及不能抽出气体）提示管道位置在十二指肠。碱性（pH＞6）和胆汁样（金色或绿色）抽吸物提示置管位置恰当。

（7）置入口胃管或鼻胃管用以抽吸胃内容物及喂药。注意：请药剂师会诊确定胃内给药还是十二指肠给药。

（8）检测抽吸物pH及颜色定位。如果pH＞6且抽出物颜色是金黄色，估计是在幽门下位置。进一步确认位置可以检测抽出物胆红素水平（管道在幽门下位置时胆红素值＞5）。

（9）影像学定位。管道末端位置应在十二指肠降部下一点，如图11-9。抽吸内容物或开始喂养。

（10）每次使用后以3 mL的水冲管以减少堵管发生。由于小注射器可生成很高的压力导致管道破裂，因此应避免使用小规格注射器（1～5 mL）来冲管。

（11）如果需要长期使用，考虑每2～4周更换一次。

【拔除置管】 断开输入液体，关闭管道，缓慢拔出。胃管可以保留或以置胃管所述方法拔出。

【并发症】 与留置鼻胃管/口胃管并发症相似，其他并发症可包括：

（1）管道不能通过幽门。可能需要透视引导下置管。

（2）误吸。与胃管相比，经幽门管喂养不能减少误吸风险。

（3）感染。可能发生局部感染或败血症。小肠结肠炎可继发于葡萄球菌感染或NEC。

（4）吸收不良。肠道喂养不经过胃可导致脂肪吸收不良，肠蠕动增加，一些药物可能不能吸收。

（5）罕见并发症。肠套叠、幽门狭窄、肠外瘘、小早产儿由于留置肠管引起肠梗阻及炎性反应导致的高铁血红蛋白症，支气管胸膜瘘及气胸。

· 参 · 考 · 文 · 献 ·

[1] Cirgin Ellett ML, Cohen MD, Perkins SM, Smith CE, Lane KA, Austin JK. Predicting the insertion length for gastric tube placement in neonates. *AWHONN.* 2011; 40(4): 412–421. DOI:10.1111/j.1552-6909.2011.01255.x.

33 足跟采血（毛细血管采血）
Heelstick (Capillary Blood Sampling)

【适应证】

（1）当采血只需要很少的血量或静脉及其他途径采血困难时。一般可完成的检验包括全血细胞计数（CBC）、生化检查、肝功能检测、镰状细胞贫血、甲状腺功能、胆红素水平、毒物检测/药物浓度、床旁血糖监测及新生儿代谢性疾病筛查。凝血功能检测、染色体分析、免疫球蛋白测定及其他一些复杂的检测不能通过毛细血管采血来完成。

（2）毛细血管血气检测可给出满意的pH及PCO_2，但是PO_2临床意义不大。

（3）当无法通过静脉或其他途径采血完成血培养时。需要采用无菌技术采血而且最好不用此方法。

（4）新生儿代谢病筛查理想情况下是在生后48～72小时完成（然而在生后24小时完成也可以）。应该在输血前及抗生素治疗前并且最好是在母乳喂养或配方奶喂养后采血以保证检验的准确性（参考第15章）。

【设备】 新生儿偏向于使用自动回缩安全采血针（表33-1）；不推荐使用无菌手动采血针，但在一些单位如果没有自动回缩安全采血针也可使用（尺寸：2 mm用于＜1 500 g新生儿，4 mm用于＞1 500 g新生儿）。毛细管（快速检测血细胞比容及胆红素水平）或稍大的BD公司Microtainer收集管（当需要更多血样本时，比如血生化检测），用于新生儿筛查的滤纸（如果需要），用于密封毛细血管的黏性物、一片暖布或足跟加热装置（如化学性发热包裹）、抗菌溶液、手套及尿布。

表33-1　通常使用于新生儿采集血标本的自动穿刺回缩安全穿刺针

采血器	婴儿	特征
Tender MicroPreemie[a]	＜1 000 g	蓝色：深度0.65 mm，长度1.40 mm，切开式
Tenderfoot Preemie[a]	低出生体重，1 000～2 500 g	白色：深度0.85 mm，长度1.75 mm，切开式
Tenderfoot Newborn[a]	生后至3～6月龄，＞2 500 g	粉色/蓝色：深度1.0 mm，长度2.5 mm，切开式
BD Microtainer早产儿快速足底采血针[b]	低出生体重（＞1.0 kg且＜1.5 kg）早产儿或需较少采血量的足月儿	粉色：深度0.85 mm，长度1.75 mm切开式
BD Microtainer Genie采血针[b,c]	婴儿足底采血用于监测血糖	紫色：1.25 mm×28 g穿刺式

（续表）

采血器	婴儿	特征
BD Microtainer 婴儿快速足底采血针[b]	需要较快血流流速，或足月儿需要较多血本标本容量	青蓝色：深度 1.0 mm，长度 2.5 mm 切开式
Babylance Preemie：BLP[d]	早产儿	绿色：深度 0.85 mm，切开式
Babylance Newborn[d]	新生儿	蓝色：深度 1.00 mm，切开式

[a] ITC 爱迪生，新泽西州。

[b] BD，富兰克林湖，新泽西州。

[c] BD Microtainer Genie 采血针（粉色、绿色、蓝色）在婴儿中用于指尖采血而非足跟采血。

[d] Medipurpose，德卢斯，佐治亚州。

【操作】

（1）在新生儿采血时偏向使用自动穿刺回缩安全采血针是因为这些采血针并发症少且可减轻疼痛。自动采血针可以减少溶血发生，减少实验室数据误差，并且可以提供固定的刺入深度及宽度。不推荐手动无保护采血针（除非没有自动回缩安全针）是因为痛感更强，可能刺入过深且可能会伤害医疗工作者。研究表明，使用 Tenderfoot Preemie（itching, Edison, NJ）自动采血针与手动采血针相比，自动采血针可减少足跟穿刺次数，减少采集血本样本时间及较低的重新采集比例。有两种采血器：穿刺式或切开式（表 33-1）。

1）穿刺式采血器（如 BD Microtainer 按压激活采血针）。只有将针放在正确位置并且按压皮肤才可激活。这些采血器靠刀片或针垂直刺入组织。穿刺形式的采血器通常可获得一滴血液，对需反复穿刺的部位较适用（如测血糖）。

2）切开式采血器（如 BD Microtainer 快速足跟采血针，Tenderfoot，BD，Babylance）。这些采血器切开毛细血管床。这类采血器采血时疼痛较轻，需要较少的重复切入，采集时间较短，因此在婴儿足跟采血时推荐使用。切开式采血器可采集一小股血流而非一滴血，因此可以更好地装满微型采集管。

（2）毛细血管采血在新生儿重症监护室（NICU）中被认为是最常见的疼痛操作，但也是最小侵入性及最安全的采血方法。通过刺入皮肤真皮层获得皮肤皮下层的毛细血管血液。血标本由动脉及静脉血（来自小动脉、小静脉及毛细血管）及组织液、细胞内液混合而成。小动脉压力高于静脉，使得毛细血管中动脉成分高于静脉血。加热穿刺部位可进一步使血液动脉化。在足跟底部表面是毛细血管床最丰富的区域。注意：Cochrane 综述表明：在足月儿中，应由熟练操作者实施静脉采血而非毛细血管采血。静脉采血疼痛评分更低。

（3）足跟采血禁忌证。采血部位局部感染，循环差，严重水肿，足部受伤或先天性足部畸形。

（4）婴儿应仰卧。有人提倡婴儿俯卧使下肢低于心脏以增加血流。

（5）用暖和的毛巾及尿布包裹足部3～5分钟（湿热可增加血流）。商用发热包可用来加热足部，使用5分钟。也可使用加热贴，但是温度不应高于40℃（104 ℉）。预热（动脉化毛细血管血液）可增加局部血流并减少动静脉血气的压力差。虽然不是必需的，热敷将使局部充血，增加血供，使采血更容易。当采血用于检测血气或是pH时，热敷是必需的。也有一项研究表明加热足跟是一个不必要的步骤。一项足跟采血的研究表明局部使用硝酸甘油不会使采血变得容易。

（6）疼痛管理。在足跟采血中影响疼痛的因素包括穿刺针的大小、胎龄、多次采血、挤压足跟、疾病严重程度及婴儿的行为状态。

1）美国儿科学会（AAP）推荐非药物的疼痛管理如口服蔗糖/葡萄糖、母乳喂养、袋鼠式护理、包裹、安抚奶嘴或其他方法。

2）EMLA（利多卡因与普鲁卡因共溶混合物）在足跟采血中未发现有效。

3）自动采血器。相比手动采血器产生的疼痛更少。

4）其他方法。糖包裹的安抚奶嘴、安抚奶嘴促发的摇篮曲、Yakson疗法（韩式抚触法，将手放在后背，抚触腹部5分钟）及摇床。

（7）选择穿刺区域（图33-1）。尽量选择图中蓝色区域。可供替代的区域为足跟两侧之间的区域（足底部），但只有在其他区域被过多穿刺时使用。避免足跟顶部（足跟后侧弯曲部，此区域跟骨接近皮肤），因为此区域可增加骨髓炎的发生率。在婴儿中不推荐手指尖及足趾采血，仅在＞1岁儿童中推荐使用。更换采血部位以避免瘀伤。预防骨髓炎的建议推荐使用最中间或最侧边的足跟部足底区域，深度不超过2.4 mm，不使用足后部弯曲面及不重复使用前次足跟采血部位。

（8）先用聚维酮碘，再用生理盐水擦拭采血区域。有人建议仅使用70%酒精棉片擦拭并晾干。不要使用棉球（注意：聚维酮碘可影响钾、胆红素、磷及尿酸的检测。如果穿刺部位酒精未晾干，可能发生溶血而影响检测结果）。

（9）一般有两种采血器：自动的及手动的。

1）使用自动穿刺针（首选该方法）。常用采血器列于表33-1。准备好采血器，垂直于皮肤表面90°持针。把采血器放于垂直或90°角于足部长轴方向（见图33-1A），以示指按下触发键，激活采血器自动刺入皮肤。立即丢弃采血器。

2）使用标准手动采血器。用手掌及示指将足跟环握（如图33-1B）。快速刺入（深度＜2.0 mm），避免刺入超过2 mm以防并发症发生。

（10）用纱布擦掉第一滴血，由于第一滴血常含有组织液，可能有高钾，可引起血标本稀释、溶血及凝血。血小板聚集在穿刺部位可使血流停止，因此擦掉第一滴血还可以使血流更畅。轻柔施压于足底（"握网球拍法"），将收集管置于穿刺部。毛细管通过毛细血管作用将自动吸入血样；轻柔"泵压"足底以供给持续血流来获得较大

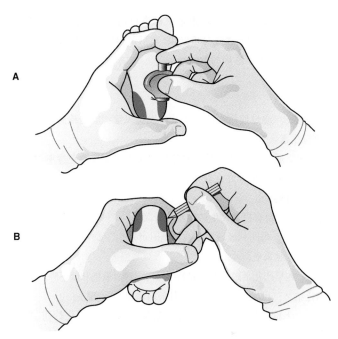

图33-1 婴儿足跟采血首选的部位和方法。在婴儿足跟采血时，请在图示的灰色区域进行。图A展示了使用自动伸缩采血针（BD Quikheel）为婴儿进行足跟采血的方式。自动采血针与足轴成90°角并被激活。图B展示了标准采血针技术。自动采血针与足轴成90°角并被激活（经许可摘自Gomella LG, Haist SA, eds. Clinician's Pocket Reference. 11th ed. New York: McGraw-Hill; 2007.）

采集管所需的数滴血液。给予足够的时间等待毛细血管再充盈，每次泵压时使用一定压力维持切口处开放。不要挤压、挤牛奶样压挤、刮或按摩穿刺部位以免影响检验结果。

（11）用黏土密封毛细管末端。用BD公司微型收集器或类似的容器收集较大血量的标本。

（12）首先收集血气检测标本。如果延迟采集标本，血液将越来越静脉化。立即送至实验室，确保没有空气泡混入。其次应做血液学检测，接着做生化检测。同样，如果全血细胞计数被延迟，由于血小板的聚集作用，将增加实验误差。使用下列"采血顺序"：血气分析，乙二胺四乙酸（EDTA）管，加入其他添加剂的管子，血清管。

（13）新生儿筛查滤纸。滤纸可直接放置于足跟采血点收集血液，或先采集入毛细管（无抗凝剂）再滴入滤纸（见第15章）。通常于生后24～48小时检测。

（14）用干无菌纱布按压采血部位直至流血停止并抬高足部。4×4纱布可用于包裹足跟来止血；不推荐使用胶布。

（15）不准确的实验结果。足跟采血标本可出现假性升高的血糖/葡萄糖、钾、血细胞比容及不准确的血气分析结果（略低的 pH、稍高的 PCO_2 及明显下降的 PO_2）。挤压可致溶血及不准确的数值。

【并发症】

（1）感染

1）蜂窝织炎。通过使用无菌技术减少发生风险。应送检感染部位培养及考虑使用广谱抗生素。

2）骨髓炎。通常发生在跟骨。避免足跟中央采血及避免穿刺过深。如果骨髓炎发生，应送检组织培养并在获得特定病原菌前开始使用广谱抗生素。通常需要请感染科及骨科会诊。

3）其他感染。曾有报道发生脓肿及软骨膜炎。

（2）足跟瘢痕。当同一区域被多次穿刺时可发生。如果瘢痕明显，考虑其他采血方法，如中心静脉采血。

（3）疼痛。在早产儿足跟采血引起的疼痛可导致血氧饱和度下降。

（4）钙化结节。可发生但通常在30月龄前消退。

（5）其他并发症。包括神经损伤、胫动脉撕裂（足跟内侧）、灼伤、出血、瘀青、血肿及骨钙化。

34 喉罩气道通路
Laryngeal Mask Airway

喉罩气道通路（LMA）含有一个软椭圆形罩状物及可充气气囊边缘，罩状物连接气道管路。喉罩可覆盖住喉部开口，可充气气囊边缘使食管闭塞。喉罩气道通路可提供正压通气。引自2011年美国儿科学会/美国心脏联合组织发布的新生儿复苏教科书：当你无法有效通气及气管插管时，喉罩可提供一个有效的急救气道。

【适应证】

（1）新生儿面罩通气无效并伴随下列情形：

1）面部解剖异常（如唇裂、腭裂）。

2）不稳定颈椎（如成骨不全症、关节挛缩症、21三体综合征）。

3）上气道梗阻（如皮埃尔罗宾综合征、小下颌、巨舌、组织挛缩，以及口、喉部及颈部肿瘤）。

（2）气管插管失败或无法气管插管时的急救操作。

（3）新生儿重症监护病房短期的正压通气。

（4）复苏（产房或其他地方）当面罩通气及气管插管失败，如有必要，胸外按压可与喉罩气道通气相配合。

【设备】　合适的LMA（新生儿用1号，参见图34-1，分为可重复使用及一次性使用喉罩），润滑剂（水溶性），5 mL注射器，手套。

【操作】

（1）LMA局限性。不适用于吸引胎粪，气道内给药（可能渗漏），长期辅助通气（证据不充分，当需要高通气压力时，可能会漏气），极低出生体重儿（<1 500 g），当实施胸外按压时（首选气管插管，但如果气管插管不能实现，尝试LMA与胸外按压配合）。

（2）明显胃胀气者考虑临时置入胃管行胃肠减压，后拔除胃管。

（3）LMA覆盖喉部开口。充气的喉罩气囊边缘置入咽下部并阻塞食管。见图34-2。

（4）使用1号LMA。目前商业生产可用的LMA是为体重>2 000 g婴儿设计的，但如果需要可用在更低体重的婴儿（>1 500 g）。

（5）遵循标准接触隔离预防措施。戴手套，保护眼睛等。

（6）注入2～3 mL空气来检测气囊是否漏气。插入前完全排空气囊。

（7）患儿仰卧位，站在患儿头部后面，"鼻吸气位"。

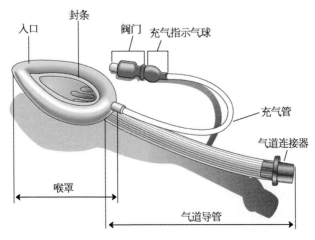

图34-1　基本喉罩气道通路结构（经作者同意，改编选自 Trevisanuto D, Micaglio M, Ferrarese P, Zanardo V, The laryngeal mask airway:potential applications in neonates.Arch Dis Child Fetal Neonatal Ed.2004; 89: F485-F489.）

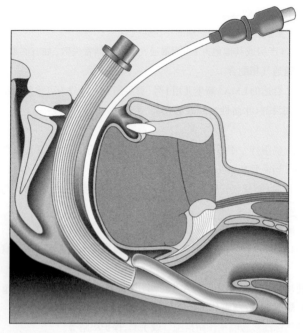

图34-2　喉罩在喉部入口处正确的解剖放置位置（经作者同意，改编选自 Trevisanuto D, Micaglio M, Ferrarese P, Zanardo V, The laryngeal mask airway:potential applications in neonates.Arch Dis Child Fetal Neonatal Ed.2004; 89: F485-F489.）

（8）如有需要润滑 LMA 的喉罩背面部分。

（9）像拿铅笔那样拿着 LMA，打开患儿的嘴巴。

（10）开口朝前沿硬腭置入 LMA，用示指引导 LMA。停止插入直至感觉到阻力。

（11）向喉罩气囊注入 2～4 mL 空气以提供足够的密封性。在 1 号 LMA 中不要注入超过厂商推荐的 4 mL 空气。

（12）气囊充气过程中观察 LMA 气囊的上升。

（13）将气道管道末端连接至球囊、T-组合或呼吸机。

（14）评估位置，与气管插管类似。检查胸廓起伏，呼吸音是否对称，氧合改善及心率改善，CO_2 检测盒变色。

（15）用胶带固定 LMA。方法与气管插管类似。记住，通过 LMA 听到呻吟及哭声是正常的。听到大量气体泄漏声及婴儿颈部隆起因警惕 LMA 异位。

（16）移除 LMA。移除 LMA 取决于婴儿呼吸状态或气管插管是否可顺利插入。吸除口腔及喉部分泌物，抽出气囊气体然后拔除 LMA。

【并发症】

（1）LMA漏气可能导致无效通气。

（2）腹部胀气及误吸。

（3）异位。

（4）喉及支气管痉挛。

（5）软组织损伤。

（6）成人长期使用LMA（无婴儿发生率数据）可导致舌肿胀及口咽神经损伤。

· 参 · 考 · 文 · 献 ·

[1] Bingham RM, Proctor LT. Airway management. *Pediatr Clin North Am.* 2008; 55: 873 – 886.

[2] El-Orbany M, Woehlck HJ. Difficult mask ventilation. *Anesth Analg.* 2009; 109: 1870 – 1880.

[3] Karlsen KA, Trautman M, Price-Douglas W, Smith S. National survey of neonatal transport teams in the United States. *Pediatrics.* 2011; 128: 685 – 691.

[4] Kattwinkel J. Endotracheal intubation and laryngeal mask airway insertion. In: Kattwinkel J, ed. *Textbook of Neonatal Resuscitation.* 6th ed. Elk Grove Village, IL/Dallas, TX: American Academy of Pediatrics/American Heart Association; 2011: 189 – 195.

[5] Keidan I, Fine GF, Kagawa T, Schneck FX, Motoyama EK. Work of breathing during spontaneous ventilation in anesthetized children: a comparative study among the face mask, laryngeal mask airway and endotracheal tube. *Anesth Analg.* 2009; 91: 1381 – 1388.

35　腰椎穿刺（脊椎穿刺）

Lumbar Puncture (Spinal Tap)

【适应证】

（1）取得脑脊液（CSF）来诊断中枢神经系统疾病如脑膜炎/脑炎。可诊断的感染包括细菌、病毒、真菌及TORCH［弓形体、其他（通常为梅毒）、风疹、巨细胞病毒、单纯疱疹病毒］。新生儿脓毒血症中有15%～25%可伴随脑膜炎。

（2）协助诊断颅内出血。脑脊液检查可提示但不能诊断颅内出血：大量的红细胞（RBC），黄染，蛋白质水平升高及脑脊液糖过低。

（3）诊断先天性代谢性疾病。CSF氨基酸分析可用来排除非酮症高血糖。对怀疑先天性代谢性疾病的死婴，建议完善尸检CSF（1～2 mL冰冻标本）检查。

（4）在脑室内出血相关性交通性脑积水中引流脑脊液（多次腰椎穿刺引流脑脊液有争议）。Cochrane综述阐明不推荐在可能发展为脑室出血后脑积水的新生儿中早期进行反复多次腰椎穿刺放液。

（5）鞘内给药。化疗、抗生素或麻醉药或造影剂。

（6）通过检验CSF来监测抗生素治疗中枢神经系统感染的有效性。

（7）诊断白血病是否累及中枢神经系统。

（8）初次脓毒血症检查常规（有争议）。有人推荐在怀疑中枢神经系统累及或血培养为阳性时进行腰椎穿刺（LP）。由于新生儿化脓性脑膜炎的症状体征不明确及非特异，因此有临床医师建议所有怀疑或确诊脓毒血症的婴儿都应进行腰椎穿刺。

【设备】 腰椎穿刺套包（通常包括3个无菌标本采集管，常常需要4支无菌标本采集管）；无菌洞巾，无菌纱布，20G、22G或24G，1.5 in带针芯的腰椎穿刺针（蝴蝶针有可能将皮肤带入蛛网膜下腔并形成皮样囊肿，因此不要使用）。1%利多卡因；25～27G针，1 mL注射器，无菌手套，口罩，帽子及皮肤消毒液（10%聚维酮碘溶液）。

【操作】

（1）禁忌证。包括颅内压增高（脑疝风险），未纠正的出凝血异常，严重出血体质，穿刺部位感染，严重呼吸循环不稳定者，腰骶部解剖异常影响关键结构识别。

（2）如果怀疑颅内压明显增高进行头颅CT或磁共振（MRI）检查。虽然在新生儿中由于颅缝尚未闭合，发生脑疝的风险很小，但是曾有报道。

（3）疼痛管理

1）美国儿科学会推荐在操作前30分钟进行局部麻醉［EMLA（利多卡因及普鲁卡因共溶液）或其他局部麻醉药］。如果条件允许，可使用非药物性。

2）可皮下注射0.5%～1.0%利多卡因（1 mL注射器，使用25G或27G的针）。注意：利多卡因不能减少生理不稳定性，部分文献不推荐使用。

3）全身用药。有人建议如果患儿已插管，可静脉缓慢给予一剂阿片类药物，如果没有插管，足月儿可给予一剂咪达唑仑推注。

（4）患儿坐位或侧卧位，保持脊柱弯曲如图35-1所示。插管患儿、危重患儿必须采用侧卧位。有人建议当侧卧位腰椎穿刺不能引流出脑脊液时，应当尝试坐位。在侧卧位时，脊柱应当屈曲（膝盖靠胸位）。由于颈部弯曲将增高气道不耐受风险，故颈部不应弯曲；应保持气道开放。给氧可预防低氧血症发生。操作过程中需监测生命体征及经皮氧饱和度。

（5）体位摆好后，寻找标志点（见图35-1）。触摸到髂骨嵴，滑动手指至L₄椎体，使用L₄～L₅椎间隙（推荐的穿刺点，可避开刺伤脊髓）作为穿刺点。用指甲在穿刺点留印。

（6）准备穿刺工具。打开无菌包，在腰椎穿刺包中的塑料板凹碗中倒入消毒溶液。

（7）戴上无菌手套，从穿刺点开始消毒腰椎穿刺区域。以穿刺点为中心，向外以

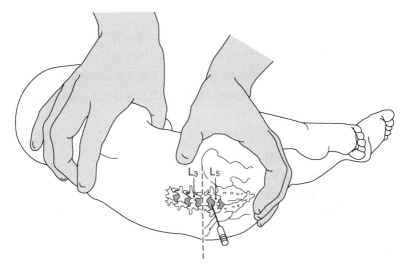

图35-1 腰椎穿刺的体位及标记。髂骨嵴连线(点状线)接近于L_4水平

圆形扩展至超过髂骨嵴。

(8)用一块无菌巾垫于患儿下方,并用一块洞巾覆盖除穿刺部位以外的身体表面。保持患儿面部暴露。再次触诊需穿刺的椎间隙。

(9)在中线位置进针,保持稳定的压力刺向脐部分向。

1)进针深度:足月儿1~1.5 cm,早产儿< 1 cm,或者以公式计算出进针深度:$0.03 \times$ 身长(cm)。缓慢进针,移除针芯查看有无液体。脑脊液应为清亮液体,可微黄(常见,与分娩前产程发动有关)。

2)多次移除针芯查看以防止进针过深或损伤血管。早移除针芯可提高腰椎穿刺成功率。在较大儿童及成人中针尖穿过黄韧带及硬脑膜时的落空感在新生儿常不明显。如果没有脑脊液引流出,旋转针头,千万不要用注射器吸引。

(10)让脑脊液滴入无菌收集管,4个收集管中每个收集0.5~1 mL的CSF。随着标本存放时间延长,脑脊液中的白细胞数及糖含量会下降,因此脑脊液标本需要立即送检。常规脑脊液检查按以下顺序送检4管脑脊液标本:

1)第一管:革兰染色、细菌培养及药敏检测。

2)第二管:糖及蛋白质检测。如怀疑代谢性疾病的其他检查。

3)第三管:细胞计数及分类。

4)第四管:可选,可送检特定病原的快速抗原检测(如B族链球菌)或PCR(聚合酶链反应,如疱疹病毒)。

(11)治疗脑室内出血后的交通性脑积水,每次放出脑脊液10~15 mL/kg。

（12）如果第一管标本即为血性脑脊液。

1）观察第二管及第三管脑脊液是否逐步变清。第一管及最后一管中的红细胞计数决定两管间每 mm^3 的红细胞计数有无差异。如果最后一管中红细胞计数少于第一管，很有可能是穿刺损伤（通常为刺入了椎体背面的硬膜外静脉丛）。注意：调整损伤性腰椎穿刺的白细胞计数不能提高诊断新生儿化脓性脑膜炎的效能。

2）如果血性脑脊液不能变清并形成血块。很可能是刺入了血管。由于得到的不是脑脊液，有必要重新穿刺。

3）如果血性脑脊液不能变清并且没有凝结成血块，第一管及最后一管脑脊液的红细胞计数没有差异，则患儿很可能是颅内出血。

（13）在拔出穿刺针前放回针芯以防吸入脊髓神经根。拔除穿刺针，按压片刻并贴上胶布带。

（14）第一次腰椎穿刺不能诊断而临床表现怀疑中枢病变，需要进行重复腰椎穿刺时，建议在第一次穿刺后的24～48小时后进行。

【并发症】 没有证据显示在新生儿中发生腰椎穿刺相关性头痛。

（1）脑脊液标本混有血液。参见本文第Ⅲ部分L，以红细胞数纠正计算出的白细胞数不具有临床诊断价值，12～24小时后重复腰椎穿刺。

（2）感染。无菌操作可降低感染风险。菌血症可发生于已被脑脊液污染的穿刺针刺入血管。在菌血症时进行腰椎穿刺则可发生化脓性脑膜炎。脓肿（脊柱或硬膜外）及椎体骨髓炎很少见。

（3）椎管内表皮样瘤。由腰椎穿刺时使用不带针芯的穿刺针引起。产生原因是上皮组织被带入硬脑膜。使用不带针芯的穿刺针不能减少损伤性腰椎穿刺的发生率。腰椎穿刺时不要使用蝴蝶针或任何不带针芯的穿刺针。

（4）枕骨大孔疝，由于新生儿前囟未闭，因此枕骨大孔疝少见。

（5）脊髓及神经损伤。为避免此类并发症，应使用 L_4～L_5 椎间隙。在25～40周胎龄时，脊髓终止于第2～4腰椎。足月儿出生2个月后，脊髓位置与正常成人一样。

（6）髓内出血导致截瘫。在早产儿确认脊髓圆锥的位置很重要。

（7）出血/血肿。脊髓硬膜外血肿、颅内或脊髓硬膜下血肿、颅内或脊髓蛛网膜下腔血肿都曾被报道过。

（8）脑脊液漏。在超声检查中常发现的并发症。

（9）呼吸暂停及心动过缓。有时是由于操作过程中固定过紧导致呼吸困难。

（10）低氧血症。常见，操作中增加氧供可能会缓解，预氧也可能有助于减少低氧发生。

（11）呼吸心搏骤停。

【解读脑脊液的检测结果】　正常CSF数值列于表35-1。记住新生儿化脓性脑膜炎可出现正常的CSF数值。单一的CSF检测数值不能排除化脓性脑膜炎。在新生儿中用于提示化脓性脑膜炎的数值仍存有争议。在早产儿中解读CSF数值要更加谨慎。数据显示过往用来排除化脓性脑膜炎的数值在早产儿中可能不可靠。

表35-1　新生儿正常脑脊液参考值

新生儿类型	WBC(mm³)	蛋白(mg/dL)	葡萄糖(mg/dL)
足月儿	0～32(平均61% PMN)	20～170	34～119
早产儿(970～2 500 g)	0～29(平均57% PMN)	65～170	24～63
VLBW(550～1 500 g)	0～44(0～66% PMN)	45～370	29～217

PMN,中性粒细胞；VLBW,极低出生体重儿。

数据摘自：Rodriguez AF, Kaplan SL, Mason EO Jr. Cerebrospinal fluid values in the very low birth weight infant. *J Pediatr.* 1990; 116(6): 971-974; Sarff LD, Platt LH, McCracken GH Jr. Cerebrospinal fluid evaluation in neonates: comparison of high-risk infants with and without meningitis. J *Pediatr.* 1976; 88(3): 473-477; and Martín-Ancel A, García-Alix A, Salas S, Del Castillo F, Cabañas F, Quero J. Cerebrospinal fluid leucocyte counts in healthy neonates. *Arch Dis Child Fetal Neonatal Ed.* 2006; 91(5): F357-F358.

（1）血性脑脊液。参见操作部分内容。

（2）CSF蛋白质及白细胞计数。随着生后年龄的增加而减少。CSF蛋白质随着年龄增长每周下降大约6.8%。

（3）CSF蛋白升高而白细胞计数不高。在先天性感染、颅内出血及脑膜旁感染(如脑脓肿)中可见。

（4）CSF白细胞计数。革兰阴性菌脑膜炎比革兰阳性菌脑膜炎高。

（5）CSF标本中的杆状白细胞计数。不能预测化脓性脑膜炎。

（6）CSF葡萄糖。CSF葡萄糖在足月儿中约为血糖的80%,早产儿中占血糖的75%。脑脊液葡萄糖低在化脓性脑膜炎诊断中最具特异性。

（7）CSF葡萄糖及蛋白质。不能准确地诊断化脓性脑膜炎。

（8）通常早产儿CSF蛋白质含量高于足月儿。早产儿CSF葡萄糖水平稍高于或相近于足月儿。

（9）其他提示化脓性脑膜炎的指标

1）CSF白细胞计数＞20～30个细胞,且绝大多数为中性粒细胞(细菌性化脓性脑膜炎：胎龄＞34周的婴儿,中位数为白细胞477/mm³,胎龄＜34周的婴儿,白细胞中位数为110/mm³)。

2）CSF蛋白质。早产儿中＞150 mg/dL,足月儿中＞100 mg/dL(96%的化脓性脑膜炎婴儿CSF蛋白质＞90 mg/dL)。

3）CSF葡萄糖。早产儿中<20 mg/dL,足月儿中<30 mg/dL。

4）存在脑脊液检测数值正常的化脓性脑膜炎。

（10）提示不存在化脓性脑膜炎的指标

1）CSF平均白细胞计数在早产儿及足月儿中均<10个/mm³。

2）CSF蛋白质在足月儿中<100 mg/dL,早产儿数值随着胎龄不同而变化。

3）年龄相关的蛋白质均值: 0～14天,79 mg/dL; 15～28天,69 mg/dL; 29～42天,58 mg/dL。

·参·考·文·献·

[1] Polin RA; Committee on Fetus and Newborn. Management of neonates with suspected or proven early onset bacterial sepsis. *Pediatrics.* 2012; 129(5): 1006–1015.

[2] Shah S, Ebberson J, Kestenbaum LA, Hodinka RL, Zorc JJ. Age-specific reference values for cerebrospinal fluid protein concentration in neonates and young infants. *J Hosp Med.* 2011; 6(1): 22–27.

[3] Whitelaw A. Repeated lumbar or ventricular punctures in newborns with intraventricular hemorrhage. *Cochrane Database Syst Rev.* 2001. DOI:10.1002/14651858.CD000216.

36 造瘘口护理
Ostomy Care

【适应证】　很多外科操作可能需要造瘘口,即永久的或暂时性的肠道人造出口。新生儿重症监护病房大部分的造瘘是由于坏死性小肠结肠炎（NEC）。其他的适应证包括肛门直肠畸形、胎粪性肠梗阻（与囊性纤维化有关或者极低出生体重）、先天性巨结肠、肠扭转、肠闭锁,在本书的其他章节会有讨论。部分情况下可能需要做胃造瘘（胃部造瘘）进行喂养或减压,如吞咽困难（神经性或先天性畸形,如Pierre Robin序列征）或食管畸形。

【造瘘口分类】

（1）回肠造瘘术。从回肠开口的造瘘,应用于NEC、肠旋转不良或者肠扭转、小肠闭锁或者狭窄。

（2）结肠造瘘术。从结肠开口的造瘘,应用于NEC、先天性巨结肠、旋转不良或者肠扭转、肛门闭锁及结肠闭锁。

（3）黏膜瘘。远端无功能的小肠边缘固定于皮肤,肠黏膜与皮肤吻合。

（4）哈特曼囊。远端肠道留在腹腔内,以后可能与造瘘口再次连接,而不是切除或造黏膜瘘。

（5）双腔造瘘。肠道完全切断，两个末端拉出到腹壁表面做成造瘘口，两个造瘘口之间有皮肤和筋膜形成完全分开的两个造瘘口。

（6）近端造瘘。肠道完全切断，有功能的近端末端被外翻高于皮肤，环状固定于皮肤表面。

（7）襻式造瘘。肠道没有被完全分离，在肠系膜对面的一边开口，保留肠系膜的完整。应用于暂时性的肠道改道或小手术需要，不如末端造瘘常用。

（8）胃造瘘术。在胃部做外科开口，放置胃管，开放，用于营养支持、用药或胃肠减压。

【设备】

（1）肠造瘘。造瘘袋（单袋或双袋），皮肤屏障圆盘，皮肤准备试剂，无菌水，纱布，油纱布，手套。更好地固定造瘘袋的产品包括造瘘膏、皮肤保护膜（保护裸露皮肤的）、黏性物质（增加黏性），以及皮肤保护粉（用在裸露皮肤上形成一层保护层）。

（2）胃造瘘管。12～14F的球形或蘑菇形的胃造瘘管；有时候应用尺寸类似的Foley导管。硅酮类好于乳胶的，皮肤屏障保护产品与造瘘口护理用的相似。

【操作】

（1）回肠和结肠造瘘

1）术后回肠和结肠造瘘护理

A. 术后第24～48小时不使用造瘘袋，因为很少有大便排出。

B. 在造瘘上应用油纱布，直到大便开始排出。

C. 监测造瘘排出液量。如果流出液体超过2 mL/(kg·h)，需要使用1/2浓度的生理盐水替代。有些机构在替代液中加入10～20 mEq/L的KCl。

2）更换造瘘袋。不是无菌操作，但是常规应洗净双手，戴好手套。目标是收集大便/气味，保护造瘘周围的皮肤。早产儿因为柔嫩的皮肤应尽量少用的皮肤密封剂、黏合剂及去黏剂。

A. 放空造瘘袋，小心从皮肤上移除造瘘袋。

B. 应用温水清洁皮肤和造瘘，待干。观察造瘘和周围的皮肤。

C. 应用造瘘测量尺测量造瘘基底的大小。在造瘘袋的硅酮类底盘上剪出适合造瘘大小的洞，避免洞太小而束紧造瘘口，但是要保证周围的皮肤都是覆盖在造瘘袋底盘下面。

D. 皮肤准备，应用底盘。如果没有皮肤破损，应用造瘘膏涂在皮肤表面，增加造瘘袋的黏性。在皮肤上应用保护粉形成保护层。

E. 底盘安置在造瘘周围的皮肤上，贴合完好。

F. 将造瘘袋粘到底盘上。

G. 将造瘘袋末端开口固定朝向身体一边的方向，方便引流。

H. 当造瘘袋 $1/3 \sim 1/2$ 满的时候定期排空。如果渗漏及时更换。

（2）胃造瘘管（GT）

1）胃造瘘管的类型

A. 末端有球囊。需要腹部手术放置。导管末端有球囊，类似于导尿管。

B. 蘑菇形末端。蘑菇形的部分固定导管在胃壁上。

C. 经皮内镜胃造瘘（PEG）。通过内镜放置。导管在腹部黏膜上有内部缓冲装置，在外部也有缓冲装置固定导管。

D. 低漏斗型胃造瘘（"纽扣式"）。一旦造瘘窦道形成，需要 $6 \sim 8$ 周后，将原来的导管更换为纽扣式，装置平贴皮肤。

2）胃造瘘管的护理

A. 持续喂养或间歇性喂养时需要每4小时冲管一次，至少要用3 mL的温水。

B. 一次给一种药物，药物之间应该冲洗。

C. 每天评估造瘘口，有没有皮肤破损、发热、红肿，有没有脓液，有没有漏液，有没有恶臭味道或疼痛。

D. 用温水和温和的肥皂清洁造口位置，去除渗液或者结痂。充分干燥皮肤，造瘘口应该保持清洁干燥。

E. 不可用过氧化氢清洁造瘘口及周围。

【并发症】

（1）回肠和结肠造瘘术。如造瘘持续存在问题咨询造瘘护理。

1）造瘘口周围皮肤破损。该问题比较常见，因为小肠流出液里面含有高浓度的消化酶。

A. 仔细清理造瘘口和周围的皮肤，需要轻巧的技术，避免再次擦伤。

B. 为了减少接触性皮炎的发生，应该使用适合大小的收集袋，减少皮肤暴露于消化液、粪便或黏合剂。

C. 应用保护皮肤的产品，进一步预防皮肤和造瘘引流液的接触（见前面的部分）。

2）出量过多引起脱水和/或电解质紊乱。每天的出量正常是 $10 \sim 15$ mL/kg；回肠造瘘的出量往往多于结肠造瘘。

A. 出量过多时应该适当地进行补充（1/2浓度生理盐水）。有些医院使用含 $10 \sim 20$ mEq/L的KCl液体进行补充；其他的医院在每天的补液中加入钾。可以向消化专科咨询。

B. 吸收不良。外科切除小肠的长度是其风险之一。如果造瘘出量不正常，可能会发生脱水。

C. 腹泻。继发于感染或肠道负荷过重是可能引发腹泻的原因。通过静脉输液补充液体的丢失并评估电解质平衡状况。

D. 处理。可能可以通过改变肠内营养方式,如持续喂养或者水解配方乳来改善吸收以及肠道的耐受性。使用益生菌可以改善肠道菌群。考来烯胺可以减少短肠相关的腹泻及过多的胆汁酸的问题。

3)如果怀疑皮炎(接触性、真菌性或其他的),每24～48小时更换造瘘袋来进行进一步的评估。真菌性皮肤感染会以脓液或者丘疹的形式表现出来。可以在应用防漏膏和固定造瘘袋之前在皮肤上应用抗真菌的药粉(例如,制霉菌素)。如果持续存在皮炎的表现需要咨询造瘘专科护士或者皮肤科专家。

4)清洁造瘘组织有少量的出血是正常的。如果造瘘有大量出血或者血是从造瘘腔里流出的需要及时通知外科医师。

5)造瘘口周围疝。腹壁筋膜的缺损使得小肠容易膨出至造瘘口周围的区域。如果疝发生嵌顿需要外科干预。

6)造瘘口狭窄。在皮肤或者筋膜下的造瘘组织狭窄或收缩而导致引流障碍,可能需要修补。

7)造瘘回缩。造瘘组织在皮下受到牵拉,建议外科再评估。如果造瘘口不够突出皮面,造瘘袋就很难贴合在皮肤上。

8)造瘘组织可能因为血流减少而坏死。造瘘通常是潮湿的、粉红色的。如果婴儿啼哭时造瘘颜色可能会发生变化,但是待婴儿安静后,颜色会恢复。造瘘口如果是深枣红色或黑色意味着坏死。

9)造瘘口脱垂是指小肠通过造瘘口脱垂到了皮肤外面。这需要外科评估血管充盈情况、脱垂的长度及造瘘的功能。如果怀疑缺血或阻塞,需要外科干预。

（2）胃造瘘术

1)导管周围漏液。这可能是因为导管移位,或者球囊扩张不恰当,导管固定不牢固或者腹内压增加等。

2)皮肤刺激。可能的原因是导管周围渗漏、缝线刺激及感染等。治疗包括使用抗真菌粉剂或软膏、氧化锌软膏、皮肤保护膜。用干纱布或者泡沫敷料覆盖渗出部位从而吸收引流液避免对皮肤造成刺激。

3)感染。大部分发生于放置导管后最初的2周。危险因素包括皮肤损伤、免疫抑制的患儿、长时间使用皮质类固醇及对于导管的操作处理过于频繁等。

4)肉芽组织形成。毛细血管增生,从造瘘口内突出红色生牛肉一样的组织,有疼痛感或者出血。可能的原因包括过于潮湿、感染、导管不稳定,以及过氧化氢的应用等。

5)导管堵塞。可能因为导管冲洗不彻底或者导管扭曲、奶或药沉淀在管壁上等原因引起。

6）意外脱管。1～4小时造瘘口可能会关闭。一旦发生脱管立即在原造瘘口处更换Foley导管来保持造瘘口开放。

· 参 · 考 · 文 · 献 ·

[1] Celegato M, Gancia P. Medical and nursing care in post-operative period to the newborn with surgical problems and intestinal ostomy. *Early Hum Dev.* 2011; 87S: S83.

[2] Colwell JC, Beitz, J. Survey of wound, ostomy, and continence (WOC) nurse clinicians on stomal and peristomal complications: a content validation study. *J Wound Ostomy Continence Nurs.* 2007; 34: 57 – 69.

[3] Goldberg E, Barton S, Xanthopoulos MS, Stettler N, Liacouras CA. A descriptive study of complications of gastrostomy tubes in children. *J Pediatr Nurs.* 2010; 25: 72 – 80.

[4] Hansen A, Puder M. Part 11: Ostomy diversions and management. In: *Manual of Neonatal Surgical Intensive Care.* 2nd ed. Shelton, CT: People's Medical Publishing House; 2009: 353 – 370.

[5] Wound, Ostomy, and Continence Nurse Society. Management of gastrostomy tube complications for the pediatric and adult patient. http://www.health.state.nm.us/ddsd/ClinicalSvcsBur/Initiatives/documents/WOCNguidelines.pdf.

37 腹腔穿刺术
Paracentesis (Abdominal)

【适应证】

（1）获取腹腔液体来进行诊断性检验以判定腹水产生的原因。腹水指在腹膜腔中存有过多液体,新生儿中通常为尿液、胆汁性腹水或乳糜性腹水。其他引起腹水的原因较少见。

1）尿液性腹水：由于输尿管、肾内集合系统或膀胱破裂引起,常由远端梗阻引起。最常见的原因是后尿道瓣膜。其他原因包括：输尿管疝、输尿管狭窄、输尿管闭锁、神经性膀胱、尿生殖窦、先天性肾病综合征、膀胱颈梗阻及肾静脉血栓。

2）胆汁性腹水：由于胆管破裂（相对常见）、胆管损伤或胆总管囊肿引起。

3）乳糜性腹水：在男性中稍多见并且通常为特发性。其他原因包括先天性淋巴管异常（相对常见）或外伤或手术中损伤淋巴管。

4）肝性腹水：可由新生儿肝炎、病毒性肝炎、先天性肝纤维化、布加综合征或肝/门静脉栓塞引起。

5）胰源性腹水：通常由外伤或是胰腺假囊肿引起。

6）胃肠道病变引起的腹水：胃肠道任何部位的穿孔（胃、其他部位）、坏死性小肠结肠炎（NEC）伴肠穿孔/腹膜炎、胎粪性腹膜炎、梅克尔憩室穿孔、肠闭锁、肠旋转不良、肠扭转、腹裂、脐膨出、腹部手术后、肠套叠、新生儿腹膜炎通常与胃肠道穿孔相关。

7）感染：最常见的为先天性感染（CMV、弓形体、梅毒及其他病毒），但也可由真菌、病毒（细小病毒、肠道病毒）及细菌感染引起。

8）先天性代谢性异常：糖原贮积症、溶酶体贮积症及半乳糖血症都可以引起腹水。其他病例包括：小儿游离唾液酸贮积障碍、Salla病、GM1神经节脂沉积症及戈谢病、α_1抗胰蛋白酶缺失。

9）心脏异常：充血性心脏衰竭和右心梗阻可引起腹水。

10）染色体异常：Turner综合征及21三体综合征。

11）医源性腹水：腹水可来自中心静脉置管中的液体或由脐静脉置管致相关血管破裂，使静脉营养液渗入腹腔。见第44章。

12）血性腹水：不常见但可为非创伤性（肝母细胞瘤）或由产伤引起（肝、脾或肾上腺损伤）或由内脏器官破裂引起。脾损伤可引起消耗性凝血异常。

（2）作为治疗性操作，比如从大量腹水或气腹中抽出腹水或气体来帮助呼吸循环不稳定的患儿通气。

【设备】 无菌洞巾，无菌手套，局部消毒液如聚维酮碘溶液，无菌纱布，结核菌素注射器，1%利多卡因，无菌标本采集管，一个带有三通的10～20 mL的注射器，带有安全设定的22～24G套管针（< 2 000 g用24G，> 2 000 g用22～24G）。考虑在超声引导下进行穿刺。

【操作】

（1）禁忌证及注意事项：血小板减少症及凝血功能异常如果在操作前纠正，则可以行腹腔穿刺。腹胀明显时，尝试用鼻胃管或肛管进行胃肠减压。避免在外科瘢痕处穿刺。

（2）腹水的诊断：腹水通常由临床体格检查和超声（产前或产后）检查诊断。通常临床体格检查腹水体征明显（腹胀、腹围增加、体重增加、侧腹膨隆叩诊浊音、表浅静脉扩张）。大部分这些婴儿都水肿明显。临床查体可以发现的腹水通常提示腹水量200 mL或更多。查体难以发现的腹水通常腹水量小于100 mL。

（3）将婴儿置于仰卧位病并约束双腿。为了约束腿部的所有运动，可在腿部裹上尿布并固定。略抬高穿刺对侧以使小肠漂向上并使穿刺侧液体更明显。

（4）选择穿刺部位：由于存在刺穿膀胱或小肠的风险，在新生儿中通常不选用脐至耻骨间的区域。最常用的穿刺部位为右侧或左侧侧腹。最好能从脐部至髂前上棘画一直线并使用从脐部至髂前上棘连线的2/3处为穿刺区域（如图37-1）。可使用并推荐超声定位穿刺。

（5）以中心向外画圆方式消毒，从穿刺部位开始以聚维酮碘备皮。戴上无菌手套，盖上洞巾。按照科室的规定执行操作前核对。

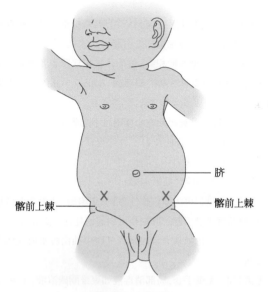

图37-1 腹部穿刺的推荐部位（用X表示）

脐

髂前上棘

髂前上棘

（6）疼痛管理。如果操作不是紧急的可进行局部麻醉［利多卡因与普里卡因的共晶混合物（EMLA）］，或者使用注入0.5%～1%利多卡因的1 mL注射器逐层麻醉（皮肤至腹膜）。同时可使用其他非药物性疼痛管理方法，如口服蔗糖、母乳喂养或其他方法。

（7）将10～20 mL注射器连接至套管针。

（8）在选定的穿刺点进针。以45°角并朝向后背进针。常使用"Z 径路"技术来减少穿刺后的腹水渗漏。垂直于皮肤进针，当进入皮肤后，移动0.5 cm后再进行刺入腹壁。

（9）边进针边回抽，直至注射器中抽出腹水。固定好套管针并拔出针芯。用注射器及连接引流管的三通阀缓慢抽吸腹水。为了抽出足够的腹水，可能需要调整引流管位置。当抽出足够腹水后（通常5～10 mL用于特定检测，至少10～15 mL来减压协助通气）拔除引流管。如果抽出腹水过多或过快，可能会发生低血压。如果抽不出腹水，引流管可能贴着小肠或在腹膜后腔，往后退针或拔出引流管后重新穿刺。

（10）用无菌纱布垫覆盖穿刺处直至无腹水渗出。

（11）将抽吸出的腹水打入合适的标本送检容器中。可送检：细胞计数及分类，革兰染色、培养及药敏试验，蛋白、白蛋白、甘油三酯、胆固醇、胆红素、葡萄糖、电解质,肌酐,包涵体及密螺旋体,唾液酸及淀粉酶。

（12）腹水分析。含杂质的棕色腹水提示排泄物来自肠穿孔或坏死如NEC；革兰细菌染色阳性提示肠穿孔或腹膜炎；腹水肌酐＞血清肌酐提示尿液漏至腹腔；胆红素升高提示胆漏或胆汁肠漏；乳状腹水,甘油三酯升高且细胞分类淋巴细胞占绝大多数伴有胆固醇升高提示乳糜腹；淀粉酶及脂肪酶升高提示胰源性腹水；血清白蛋白高于腹水白蛋白＞1.1 g/dL提示肝脏疾病（肝炎、α_1抗胰蛋白酶缺失）；腹水成分与输液成分一致提示医源性液体或静脉营养液性腹水；包涵体提示先天性感染,梅毒螺旋体提示梅毒感染；唾液酸提示小儿游离唾液酸贮积障碍；血性腹水提示产伤可能累及肝、脾或肾上腺或内脏器官破裂。

【并发症】

（1）心血管反应。可发生低血压、心动过速、心排出量下降。低血压可由过多或过快抽出腹水引起。为了减少这种可能性,仅抽出检验所需或改善通气所需腹水量,并且总是缓慢抽液。

（2）感染。严格执行无菌操作可使腹膜炎的发生风险最小化。

（3）内脏穿孔。为了防止内脏穿孔的发生,使用尽可能短的穿刺套管针并且仔细定位穿刺点。如果发生穿孔,可能有指征使用广谱抗生素并需仔细观察感染体征。通常穿刺部位可自行愈合。膀胱穿孔通常为自限性不需特殊处理。

（4）持续腹腔积液渗漏。"Z径路"技术（参见前文）通常可预防持续腹腔积液渗漏的问题。持续性腹腔积液渗漏有时需贴上收集袋计量。可在穿刺部位按压数分钟或使用压力包扎法,持续观察穿刺部位。

（5）气腹。通常需要观察（气腹影像学图参见图11–22）。

（6）出血。肝脏或腹腔内血管出血,严重时需要请外科会诊紧急手术。可发生腹壁血肿,通常为自限性。必要时纠正异常的凝血因子水平。

（7）阴囊肿胀。发生在男性患儿,由腹水渗入腹壁各层间引起,通常为自限性。

38 心包穿刺术
Pericardiocentesis

【适应证】

（1）心包积液（积聚了大量液体）或心包积气（积聚气体）需紧急抽出气体或液体来缓解心脏压塞（心脏不能舒张伴随每搏输出量及心输出量下降）。早期识别及干预至关重要。

1）心包积液引起的心脏压塞。中心静脉置管的少见但可危及生命的并发症，包括经皮中心静脉导管（CVP）及脐静脉导管（UVC）。发病机制不明确但可能与置管过程中导管末端直接刺穿血管或心肌或导管慢性侵蚀心肌或血管壁。带有中心静脉导管的新生儿突发心血管事件且对常规复苏或胸外按压无反应，并且胸壁透光试验提示没有气胸时应高度怀疑。导管刺入右房更多见，中位数发生时间为置管后3天。胸部平片可能不能明确诊断，心脏超声可协助诊断但可能会延误治疗。死亡率高。

2）心包积气引起的心脏压塞。少见但通常非常凶险而且常与其他气漏综合征并存，一般肺部病变严重，有抢救复苏病史和/或有机械辅助通气病史（心包积气平片见图11-18）。

（2）获取心包积液患儿的心包液体来进行诊断性检测。新生儿心包积液少见，一般最常见于胎儿水肿或脓毒症患儿。其他可引起心包积液的原因包括：甲状腺功能异常、心脏或心包肿瘤、先天性畸形（膈疝/膈膨升、心室憩室破裂）、感染、外科手术相关（术后发生的）、自身免疫性疾病、自发性及其他原因。

【设备】　聚维酮碘溶液，无菌手套，隔离衣，无菌治巾，22G或24G安全套管针，外接管，10 mL注射器，三通，利多卡因，如果要留置心包引流则需要水下密闭引流装置，透光设备检测心包积气，经胸心脏超声/B超设备。

【操作】　注意：如果有中心静脉导管且怀疑有心包积液，立刻停止经导管的所有液体。

（1）理想状态下心包穿刺应在心脏超声或B超引导下进行，可床旁诊断心包积液，引导进针减少并发症。心包积气时，胸部透光试验可能帮助诊断。心血管突发事件时，情况紧急时间不允许进行相关检查时，立即进行穿刺是必需的。紧急心包穿刺是救命的，不应被延迟。在特定情况下，快速碘伏消毒，盲穿抽吸是必需的。如果时间允许，最好可以按照步骤来。

（2）进行心脏超声检查来诊断心包积液。心脏超声同时可以帮助确定进针位置及角度，并可估算出进针深度。超声图像还可以在操作后监测积液量。

（3）如果怀疑心包积气，胸部透光试验可用来协助诊断并可监测心包穿刺后气体是否被抽空（参见第40章）。

（4）监测心电图及生命体征。

（5）用消毒溶液准备穿刺区域（剑突及心前区）。戴无菌手套及无菌隔离衣，铺洞巾，暴露剑突及剑突旁2 cm的圆形区域。

（6）疼痛管理。如果时间允许，可给予局部麻醉（0.25～1.0 mL的1%利多卡因皮下注射）。

（7）准备套管针。将套管针的套管与一小段延长管连接，并连接三通，三通连接

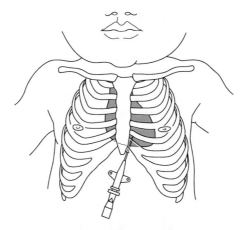

图38-1 推荐的心包穿刺点

注射器。备选方法是直接使用22～24G的针连接至注射器(不连接引流管,当液体或气体抽吸完毕时,拔出穿刺针)。

(8)确认穿刺位置。最常用的位置是患儿剑突下左移0.5 cm处(图38-1)。

(9)以约30°角进针,进针朝向左锁骨中线(图38-1)。边进针边让助手持续抽吸注射器。

(10)一旦抽吸到液体或气体(取决于要抽吸什么),停止继续进针,继续推进套管针套管并移除针芯,连接延长管。

(11)抽吸尽可能多的气体或液体。目标是解除症状或获得足够标本量进行实验室检查。

(12)如果要留置导管,以胶带固定并连接导管至持续负压吸引器(使用$10～15$ cmH$_2$O)。

(13)进行胸部平片及超声检查。用于确定导管位置及引流效率,也可进行透光试验。

【并发症】

(1)刺入心脏。鲜红色的血性液体可能提示针穿刺入心脏。一旦抽到液体或气体即停止继续进针可避免刺穿右心室。如果时间允许,推荐在超声引导下穿刺。另外一个可以避免穿刺入心脏的方法(如果没有超声检查)是用鳄鱼夹将心电图胸前导联连至穿刺针。如果在心电图上看到变化(如异位搏动,ST段改变,QRS波电压上升),提示针已接触到心肌应退回。避免留置金属针来进行持续引流。大部分针刺破损伤可自行愈合。如果心脏穿孔发生,需要紧急心脏外科会诊及干预。

(2)气胸或血胸。可发生在不是用标志点定位而进行盲穿时。如果发生气胸或血胸通常需要在患侧胸腔放置闭式引流。

（3）感染。严格的无菌操作可最小化感染风险。

（4）心律失常。通常为一过性的。调整穿刺针位置常可有效控制心律失常，但如有持续性心律失常，可能必须进行治疗。

（5）出血。出血通常为表面出血，按压可止血，可发生刺入肝脏。

（6）低血压。如果大量积液被引流可能发生低血压，可能需要液体治疗。

（7）纵隔气肿。通常只需要观察。

（8）心包积气。按本文所述治疗。

39 亚低温治疗
Therapeutic Hypothermia

【适应证】 在生后6小时内进行治疗，可降低新生儿缺氧缺血后围生期的死亡率。亚低温治疗适用于胎龄≥36周、生后6小时内的新生儿，并符合中度至重度缺氧缺血性脑病（HIE）的诊断标准。可通过选择性头部亚低温（Olympic Cool-Cap System, Olympic Medical Corporation, Seattle, WA）或者全身亚低温来进行降温。本章节讨论全身亚低温治疗。

【亚低温的纳入标准】 婴儿应先后根据（**第一步**）临床、生理学标准及（**第二步**）完整的神经系统查体来评估是否符合亚低温纳入标准。婴儿需要同时满足生理学、神经学方面的标准。入选标准适用于通过冰毯冰垫达到的全身亚低温，同时也适用于通过合适的冰帽达到的选择性头部亚低温。但对于选择性头部亚低温，需进行第三步评估，即振幅整合脑电图（aEEG）（记录时间持续至少20分钟以上）显示中重度异常的背景活动或惊厥发作。

（1）第一步：临床及生理学标准。所有婴儿都应按如下评估：

1）血气［生后1小时内的脐带血或动脉血（首选）或静脉/毛细血管血］：pH<7或碱缺失>16，进入步骤B。

2）无血气或动脉/静脉/毛细血管血气pH 7～7.15或碱缺失10～15.9，但伴有急性围生期事件［脐带脱垂、胎盘早剥、严重胎心率（FHR）异常，变异或晚期减速；母外伤，出血或心脏骤停］加上任意a或b（如下），则进入第二步。

A. 10分钟Apgar评分≤5。

B. 需要持续的机械通气（生后即开始的），并已持续至少10分钟。

（2）第二步：全面的神经系统体检。婴儿一旦满足第一步的临床生理指标后，需进行全面标准的神经系统体检。**中度至重度脑病定义为惊厥或出现一个或多个HIE分度6项指标**(意识水平、自发活动、姿势、肌张力、原始反射和自主神经系统)**中的3项的表现**。中重度表现的体征数目决定了脑病的严重程度;如果中重度脑病体征数目相等,那么分度取决于意识水平。

1)如果曾记录到惊厥发作或正在发生,婴儿即符合亚低温治疗纳入标准。

2)没有记录到惊厥发作,婴儿必须至少符合中度或重度脑病(表39-1)6项标准中的3项,才符合亚低温纳入标准。

表39-1 缺氧缺血性脑病的分级与评估

类 别		中 度	重 度
1. 意识水平		昏睡	昏迷
2. 自发活动		活动减少	无活动
3. 姿势		远端屈曲,完全伸直	去大脑姿势
4. 肌张力		降低(局灶、广泛)	松软
5. 原始反射	吮吸反射	弱	消失
	拥抱反射	不全	消失
6. 自主神经系统	瞳孔	收缩	反向偏斜/扩张/无反应
	心率	心动过缓	变异性心率
	呼吸	周期性呼吸	呼吸暂停

(3)一旦符合第一步和第二步的标准,婴儿就满足了亚低温的纳入标准。

【设备】 **升温-降温机器:**用于升高或降低患者的体温,通过热传导达到目标体温;婴儿大小的升温-降温毯(一次性使用)有加热和冷却功能,以保持患者的目标温度;婴儿食管温度探针可用于持续监测患儿的核心温度;初始设置需要2~3加仑蒸馏水;排水软管;治疗结束时具有升温功能的开放式婴幼儿重症监护床。冷却装置,如 Blanketrol Ⅲ with cooling blankets, KoolKit Neonate, Cincinnati Sub-Zero, Cincinnati, OH。

【操作】

(1)确认符合【适应证】所述的亚低温治疗适应证。

(2)准备低温设备。遵循升温-降温机器操作指南的准备指导说明。作者编写的说明使用了 Blanketrol Ⅲ 233型升温降温装置。

(3)疼痛管理。没有特定推荐使用的止痛药或麻醉剂。整个过程的镇静基于机械通气和/或控制惊厥发作需求的综合考虑。最常用的镇静剂是吗啡。

(4)全身性亚低温需要预先将降温毯的温度降至5℃,维持核心温度在

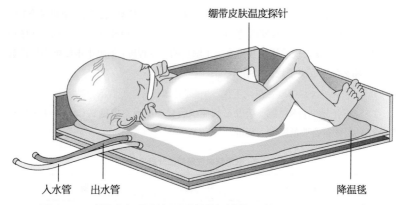

绷带皮肤温度探针

入水管　出水管　降温毯

图39-1 亚低温治疗，婴儿放置于降温毯上（经许可引用，Cincinnati Subzero）

33.5 ± 0.5℃达到神经保护的目的。使婴儿仰卧在预冷的降温毯上，枕部靠于降温毯。单层薄毯可以放置在婴儿和降温毯之间以防止设备污染（图39-1）。

（5）从鼻部插入食管温度探针。探针可放在温水中软化几分钟。探针应放置在食管的中下1/3（长度=鼻孔至耳再到胸骨中部的距离减去2 cm）。用胶带将探针固定在婴儿鼻子的侧面。将探针连接到冷却装置并立即开始温度监测。用放射片确认探针位置，但亚低温不应等待放射拍片后再开始。

（6）应用开放式重症监护床以利于进行最佳的监测。皮肤温度的监测将通过放置于下腹部与辐射台相连的皮温探针完成。热辐射器设置为"手动模式"，并停止保暖加热（连续皮温监测，但不加热）。不要使用任何的外来热源。

（7）将冷却装置设置为自动模式。核心温度为33.5 ± 0.5℃。遵循所在NICU的特定的冷却装置的指导手册。

（8）婴儿的食管温度在亚低温治疗开始后不久即会开始下降。降温毯系统通过自动调节在90～120分钟内达到33.5℃的核心温度。稳定在33.5℃之后，食管温度可能会在设定范围内有一些波动，但波动不应该超过 ± 0.5℃。监测并记录食管、皮肤和水的温度，同时在亚低温治疗过程中每15分钟监测一次生命体征（或遵循NICU的规定）。亚低温持续时间为72小时。

（9）进行72小时的亚低温治疗后，逐渐复温时间为6小时。自动冷却装置的设定温度每小时增加0.5℃，最高设定温度为36.5℃。目的在于每小时使体温升高0.5℃，在6小时末时达到正常体温。在复温过程中监测生命体征（特别是温度），一定要避免温度过高。

（10）在6小时复温结束后，关闭升温-降温装置，移除降温毯和食管探针。遵循当地NICU冷却装置维护制度。

（11）在低温和复温的过程中，婴儿应进行合适的常规临床护理，包括实验室血液检查来监测呼吸、心血管、血液和肾脏的功能。在亚低温治疗过程中血气分析的结果需要根据体温进行纠正。

【并发症】 以下列出的是潜在的并发症，可能有一些并发症没有列出。

（1）心血管与呼吸系统

1）心律失常。低温可减少心脏起搏细胞的去极化，引起心动过缓（最常见的心血管并发症）。将婴儿的温度维持在33.5±5℃的目标值内可以防止更严重的心律失常。

2）低血压。心搏量和心率的下降可能会导致心输出量降低和低血压。在亚低温过程中正性肌力药物的应用与医师的用药习惯有关。

A. 肺动脉高压：有报道亚低温治疗的婴儿肺血管阻力增加，但是在大型临床试验显示，缺血缺氧性脑病伴持续性肺动脉高压的患儿在低温与未低温的婴儿中比例相仿。

B. 血气：低温减少了氧气的消耗和二氧化碳的产生，因此需要监测并调整呼吸机参数，避免发生过度换气而引起脑血管收缩。血气值与温度相关，如果亚低温患儿的血样在分析之前被加热到37℃（在大多数实验室中很常见），氧分压和二氧化碳分压将被高估，而pH会被低估。为了准确地解释，血样应在患儿的真实温度进行分析。若不能，Polderman建议，在37℃分析的血气值可按如下进行估计：① PO_2 减 5 mmHg/℃，如患者的体温＜37℃；② PCO_2 减 2 mmHg/℃，如患者的体温＜37℃；③ pH 加 0.012/℃，如患者的体温＜37℃。

（2）皮肤

1）皮肤破损。极度寒冷时血管收缩可导致血流速度下降，会造成皮肤和其他组织的局部损伤。定期视察婴儿皮肤是低温过程中常规护理的一部分。

2）皮下脂肪坏死。病因不明，与围生期窒息相关。低温使血管收缩，加重了已经并发于窒息的皮肤血流灌注不足，从而导致脂肪坏死。大部分报道的病例发生在低温完成后。由于高钙血症的风险，应监测受影响的婴儿的血清钙水平。

（3）血液学监测。连续监测血液学参数是低温过程中监测的重要组成部分。

1）低温相关的血小板减少症是由于血小板破坏增加（肝脾中血小板的聚集）和弥散性血管内凝血（DIC），导致早期血小板减少症和伴随血小板生成减少的骨髓抑制。

2）凝血功能障碍由轻度低温引起，与治疗性亚低温相关的严重出血风险是相对小的。

（4）代谢

1）代谢性酸中毒。心输出量减少导致乳酸清除降低。

2）糖代谢改变。低温降低了胰岛素的敏感性及分泌，导致高血糖；可能需要更高剂量的胰岛素。在复温过程中，由于对胰岛素的敏感性恢复，用胰岛素治疗的婴儿可能发生低血糖。

3）药物代谢。药物的代谢和排泄可能在低温过程中发生改变，同时HIE并发的肝细胞和肾功能损害也可能影响药物代谢。由于肝细胞色素P450系统与温度相关，药物如苯巴比妥、吗啡和维库溴铵的代谢会减慢。如果药物代谢和排泄受损，潜在的有毒的浓度可发生蓄积。

（5）感染。低温有免疫抑制和抗感染的作用。大型临床试验的荟萃分析显示在亚低温治疗的婴儿中并没有发现感染增加。

· 参 · 考 · 文 · 献 ·

[1] Blanketrol®III, Operation Manual, Model 233 Hyper-Hypothermia Units. Cincinnati Sub-Zero Products, Inc.

[2] Polderman KH. Mechanism of action, physiological effects and complications of hypothermia. *Crit Care Med.* 2009; 37: S186–S202.

[3] Sarkar S, Barks JD. Systemic complications of hypothermia. *Semin Fetal Neonatal Med.* 2010; 15: 270–275.

[4] Shah PS. Hypothermia: a systematic review and meta-analysis of clinical trials. *Semin Fetal Neonatal Med.* 2010; 15(5): 238–246.

[5] Shankaran S, Laptook AR, Ehrenkranz RA, et al. Whole-body hypothermia for neonates with hypoxic-ischemic encephalopathy. *N Engl J Med.* 2005; 353(15): 1574–1584.

[6] Strohm B, Hobson A, Brocklehurst P, Edwards AD, Azzopardi D; UK TOBY Cooling Register. Subcutaneous fat necrosis after moderate therapeutic hypothermia in neonates. *Pediatrics.* 2011; 128: e450–e452.

[7] Zanelli S, Buck M, Fairchild K. Physiologic and pharmacologic considerations for hypothermia therapy in neonates. *J Perinatol.* 2011; 31: 377–386.

40 透 光 术
Transillumination

【适应证】 透光术指使用强光束作为一个非侵入性工具来进行床旁诊断或协助操作。通过在身体某个区域或器官照入强光，可以诊断异常气体、液体或非实质性肿块。还可以用来定位血管，确认膀胱中是否有尿液以及在很多侵入性操作中起协助作用。

（1）操作

1）在静脉穿刺或抽血检验时定位动脉或静脉。

2）膀胱穿刺。透光术可用来检查膀胱中是否有尿液及显示膀胱的大小及位置。

3）脐血管置管。透光术可用来确认血管走向及脐静脉管是否进入假通路。

4）协助置入经口/经鼻十二指肠喂养管（通过测定注入气体后的胃膨胀程度）。

5）留置胸腔引流管/心包穿刺术。透光术可显示气胸或心包积气时气体是否被成功引流出。

6）对发生气胸高风险的婴儿进行多次连续的透光术。

（2）诊断性。当透光时气体或液体或非实质性肿块将被照亮。实质性肿块显示暗区。通常在探头周围2 cm的区域可透光。如果在探头周围超过2 cm的区域透光，提示透光术异常应进行进一步的检查。

1）胸部异常。气漏在床旁可通过透光术疑似和部分诊断。婴儿胸壁较薄使得光线能够穿透，透光术可检测到少至10 mL的游离气体。对于发生气漏高风险的患儿可常规进行透光术以获得气漏前的基线情况。

2）头部透光异常。例如，脑积水、颅内出血、硬膜下积液、硬膜下血肿、颅骨骨折、脑水肿、积水性无脑畸形、无脑畸形、脑穿通畸形、脑膨出及大的脑囊肿。头颅透光术被称为头颅透照检查。其可作为大头畸形的筛查工具。

3）鉴别为囊性还是实质性肿块。例如，水囊瘤-先天性大囊型淋巴管畸形，通常发生在左侧颈部底，透光术可完全透光。

4）腹部异常。例如，腹水、肠道扩张、气腹、囊肿、男性婴儿肠穿孔伴鞘状突未闭。

5）泌尿生殖系统透光异常。例如，膀胱膨胀、鞘膜积液、肾积水、囊性肾。

【设备】 透光仪如小型发光二极管灯，高强度光纤灯源，商用透光灯（如静脉定位灯 TransLite LLC公司，舒格兰，得克萨斯州；Pediascan, Sylvan Fiberoptics公司，艾尔文，宾夕法尼亚州），简易带光耳镜；无菌操作时用一次性塑料薄膜或无菌手套用以覆盖透光仪光源，酒精棉片。

【操作】 透光术检查时进行临床体格检查是必需的。最好可以检查身体的双侧进行对比。

（1）用酒精棉片清理光源末端并盖上一次性塑料薄膜或无菌手套。

（2）调暗室内灯光，将光源强度设定在最低值并按需增强。限定皮肤接触光源的时间。

（3）头部检查。透光仪放置于前囟，如果透光范围大于光柱边缘2 cm或透光不均，则可能提示异常，需要进行进一步检查。光源应该在整个头颅上移动检查。例如，硬膜下积液显示为小脑幕上透光增强，硬膜下血肿显示为透光性下降，脑积水显示为幕上区域透光增强，积水性无脑畸形显示从上至颅后窝区域透光性增强。

（4）血管定位。将透光仪放置于穿刺点的对侧（如手部静脉穿刺时光源放置于手掌）以使光源穿透来显示血管。血管呈现出相对于透光背景的暗线。动脉是固定的，静脉随着皮肤移动而移动。

（5）泌尿生殖系统/腹部

1）阴囊。将光源置入阴囊下，如果整个阴囊都是透亮的，通常为积液（鞘膜积液或鞘状突未闭),睾丸将呈现为弹珠大小的阴影。如果阴囊透光术中见有微粒样物质或气泡,则怀疑有肠道穿孔。

2)肾脏/膀胱。肾脏:患儿侧卧,透光仪放置在肾区的腹部前侧,将肾脏推到接近腹壁。正常肾脏不能透光。膀胱:透光仪放置于耻骨联合上指向膀胱区域。如果有尿液,透光区域将显示为红色。透光术中所见膀胱大小与排泄性尿路造影中所见一致。

3)腹部。将透光仪放置在腹部中线的左侧将探头朝向中线。如果腹膜腔透亮则怀疑气腹。镰状韧带通常显示为一条暗带。鉴别腹腔中的气体和液体需将患儿置于侧卧位,腹腔下侧被透光点亮为腹水,上侧透亮为游离气体。

(6)胸部

1)气胸。将透光仪放置于胸前乳头上方及腋下或怀疑气体在侧胸时将透光仪沿腋后线放置。正常情况下在透光仪探头周围会有2～3 cm透光区。而气胸时,透光区将很大(有时为单侧整个胸廓)。当与对侧胸廓做对比时,病变侧较健侧透光将增强并向周围扩散。注意透光术可能发现不了少量气胸,与对侧胸做对比,特别是怀疑有少量积气时。

2)心包积气。将透光仪探头放置于第3或第3肋间隙左锁骨中线上,角度朝向剑突。心包区将会被照亮,在左侧胸前区下方将呈现出类似皇冠形状。

3)纵隔气肿。鉴别纵隔气肿及气胸是很困难的。在透光区及心脏搏动提示为纵隔气肿。

4)胸腔积液及乳糜胸。胸膜腔异常积聚的液体将会被照亮。

【并发症】

(1)由透光仪光源引起的烧灼伤及水疱。需限定光源接触时间。

(2)假阳性及假阴性结果。使用强而明亮的光源并调暗室内灯光可减少此类结果发生。患有红绿色盲的个人可能应用该项技术有困难。

1)假阳性。气胸假阳性举例:皮下气肿或水肿、严重肺间质气肿、大叶性肺气肿、纵隔气肿、大胃泡。

2)假阴性。气胸假阴性举例:少量气漏、胸壁厚及有水肿、婴儿较大皮层较厚、肤色暗有色素沉着、屋内光线不够暗。

·参·考·文·献·

[1] Buck JR, Weintraub WH, Coran AG, Wyman M, Kuhns LR. Fiberoptic transillumination: a new tool for the pediatric surgeon. *J Pediatr Surg.* 1977; 12(3): 451–463.

[2] Donn SM, Faix RG. Transillumination in neonatal diagnosis. *Clin Perinatol.* 1985; 12(1): 3–20.

41 静脉血管通路：骨髓输液
Venous Access: Intraosseous Infusion

【适应证】　骨髓内（IO）输液用于需紧急建立血管通路时其他方法失败或不能快速建立静脉通路。在院内时优选脐静脉通路，但当快速建立静脉通路十分重要且操作者没有脐静脉置管（UVC）经验时可考虑骨髓通路。

【设备】　聚维酮碘溶液，4×4无菌纱布片，无菌布巾，手套，IO装置（有批准用于新生儿的IO装置，见表41-1），注射器及生理盐水用于冲管，静脉输液液体，输液装备。

表41-1　用于新生儿骨髓内输液装置比较表

IO装置	特　性
蝴蝶针或标准IV套管针	一般的针，18～20G（注意：不推荐使用，没有针芯将增加骨板堵塞针针管的发生率）
腰椎穿刺针[a]	直针带针芯，18～20G
骨髓活检针	带有针芯及手柄的中空针，18G
骨髓输液针	短针轴带有特殊的手柄及针芯，18G
儿科用EZ-IO（Vidacare，圣安东尼奥市，得克萨斯州）	可重复使用的锂电池钻孔机，15G针，3～39 kg婴儿使用15 mm长度
儿科用骨穿枪（B.I.G，WaisMed，休斯敦，得克萨斯州）	自动装置（内置弹簧），"定位和按压"机制；18G＜12岁，依据年龄来选择深度

[a] 最好是紧急情况下没有特制IO输液装置时使用。

数据摘自：Tobias JA, Ross AK. Intraosseous infusions: a review for the anesthesiologist with a focus on pediatric use. *Anesth Analg.* 2010; 110: 391-401. www.vidacare.com. Accessed July 2012.

【操作】

（1）禁忌证包括骨病（如成骨不全、骨硬化病）、穿刺区皮肤感染、骨折、穿刺区皮肤热损伤。虽然在早产儿中使用IO的数据有限，但还是安全的。

（2）婴儿中优选胫骨近端（前内侧表面，成人优选位置为胸骨），详见图41-1所述。胫骨髓内血管流向膝后窝静脉再汇入股静脉。新生儿其他两个常用穿刺点为股骨远端及胫骨远端。

（3）选择胫骨前侧骨平面中线，胫骨粗隆下1～2 cm处为穿刺点。有人建议至少距离胫骨粗隆1 cm处穿刺，这样可以避免骨骺生长板损伤，并且此处较薄的骨皮质可使穿刺更容易。

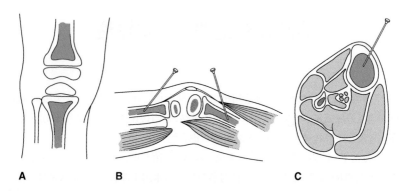

图41-1　骨髓腔内输注技术。(A) 胫骨和腓骨的前视图。(B) 矢状观。(C) 胫骨横断面 (经许可引自 *Hodge D. Intraosseous infusion: a review. Pediatr Emerg Care. 1985; 1: 215.*)

（4）固定患儿下肢并在膝盖下方放置沙袋或静脉包支撑。

（5）用聚维酮碘溶液清洁穿刺区域。在穿刺区周围铺无菌布巾。

（6）疼痛管理。可用利多卡因（0.5%～1%）注入皮肤、软组织及骨膜，但由于骨髓穿刺输液通常为紧急操作，需按情况选择是否进行局部麻醉。

（7）IO针穿刺（特定装置参见表41-1）。穿刺点需距离胫骨粗隆至少10 mm来避免骨骺生长板损伤。

1）腰椎穿刺针，骨髓活检针或骨髓内输液针。以10°～15°角朝向足部进针以避开生长板。进针直至有落空感（通常进针深度小于1 cm），表明穿刺针此时已进入骨髓腔。注意：最好不要把另一只手放置于胫骨下方来固定，强大的外力可使穿刺针穿通胫骨到达对侧。

2）B.I.G儿科用骨髓输液穿刺装置。输入患儿年龄以得到与之匹配的穿刺深度，将穿刺针垂直与皮肤90°放置，用一只手紧握穿刺针另一只手拔出安全闩。该穿刺装备使用内置弹簧的"定位按压"机械原理，当底部被按压时穿刺针将刺入骨皮质。除了将穿刺针靠着皮肤握紧，不需要额外使用外力。制造商推荐的婴儿穿刺点为距离胫骨粗隆下0.5 in胫骨平面中点。

3）EZ-IO儿科穿刺装置（仅当婴儿体重＞3 kg时推荐使用）。看上去像钻孔机，一端以设定深度旋转钻入骨髓腔。一旦穿刺针进入骨髓腔针芯将退出，金属导管连接鲁尔接口将被留下。制造商推荐在24小时内拔除骨髓穿刺针。

（8）一旦穿刺针进入骨髓腔，移出针芯并固定骨髓针。如有需要可抽吸骨髓做实验室检测。骨髓抽出标本可送检生化检查、pH、PCO_2、血红蛋白、骨髓培养及药敏、定血型及交叉配血。即使抽不出骨髓，只要骨髓针内冲管时没有外渗，就可以使用。如果可以，用胶布将骨髓输液针与皮肤固定以防移位。

（9）将静脉输液液体连接至骨髓针并以静脉输液相同的速度输液。**高渗性溶液及碱性溶液应用生理盐水以1：2比例稀释。以与静脉输液同样的速度输液。任何可通过外周静脉使用的液体或药物都可以通过IO途径使用**（表41-2）。

表41-2　可通过骨髓内输液给予的液体及药物

静脉液体

血及血制品（新鲜冰冻血浆，全血）	晶体（乳酸林格液，氯化钠溶液）	葡萄糖溶液（50%葡萄糖应稀释后用）	胶体

药　物

腺苷	氨茶碱	胺碘酮	麻醉剂
抗生素（各种）	阿曲库氨	阿托品	葡萄糖酸钙
造影剂	多巴酚丁胺	地西泮	二氮嗪
地高辛	肝素	多巴胺	呋塞米
肾上腺素	利多卡因	芬太尼	拉贝洛尔
左旋去甲肾上腺素	甲泼尼龙	胰岛素	硫酸镁
纳洛酮	泮库溴铵	劳拉西泮	苯妥英
氯化钾	琥珀胆碱	咪达唑仑	罗库溴铵
碳酸氢钠（应稀释）	维库溴铵	鲁米那	硫喷妥钠
血管加压素		普萘洛尔	
		硫胺素	

数据摘自 www.vidacare.com.Accessed July 2012.

（10）确认IO针在合适的位置。可通过能抽出血液或骨髓，或输注晶体溶液无阻力且无外渗来确认。可用超声定位，但放射平片通常用来定位及排除骨折。由于存在骨折风险，所有接受IO穿刺的患儿均应随访影像学检查。

（11）理想状态下IO静脉输液通路应使用小于2小时以最小化感染风险。美国FDA批准了一些骨髓输液装置可使用较长时间。当输液结束后，拔出穿刺针，按压并包扎穿刺点。

（12）放置IO不成功时，不要在同一穿刺点反复尝试，亦不要持续1～2天使用同一穿刺处输液。

【并发症】

（1）最常见的是液体外渗。如果给予腐蚀性/血管收缩药物如多巴胺，发生液体外渗可能会损伤组织，也可发生液体骨膜下渗漏。

（2）感染。局部蜂窝织炎、皮下脓肿、骨膜炎、脓毒血症均有报道过。化脓性骨髓炎少见（<0.6%）。为了防止发生化脓性骨髓炎、高渗性及碱性溶液及所有药物都应稀释后再输注。无菌操作技术很重要，如果无菌操作失败需要考虑使用抗生素。

（3）骨髓凝块。导致失去静脉通路。

（4）医源性骨折。应进行影像学检查定位并排除骨折（胫骨骨折最常见）。

（5）骨室筋膜综合。由超长时间输液及渗漏引起。漏出液在腿部肌肉间积聚。

（6）外周血液中出现幼稚细胞，IO输液后可观察到此现象。

（7）脂肪栓塞。婴儿中发生率远低于成人。5岁前髓腔内主要为红骨髓，主要为血管组成，脂肪组成较低。

（8）已除外会影响骨生长。研究表明，在胫骨恰当置入IO套管针进行IO输液对胫骨长期生长没有影响。在胫骨进行IO通路输血可能会引起一过性影像学改变但对骨生长没有影响。

（9）骨髓针移位。

·参·考·文·献·

[1] Tobias JA, Ross AK. Intraosseous infusions: a review for the anesthesiologist with a focus on pediatric use. *Anesth Analg*. 2010; 110: 391–401.

42 静脉通路：经皮中心静脉置管
Venous Access: Percutaneous Central Venous Catheterization

【适应证】　经皮中心静脉置管（又称经外周中心静脉置管，PICC）指从外周静脉放置一根长细的小号导管到中心静脉位置。导管是外周放置的，但是比平常用的静脉通路长，所以它的末端可以放在一个更加中心的位置。导管可以在体表的一些大血管置入，如手上的头静脉和贵要静脉或腿上的隐静脉。

（1）当静脉治疗时间较长时。

（2）对于低出生体重儿，预计短时间内不能达到全肠内营养。

（3）当其他静脉建立困难，又需要静脉给液、给营养物质及药物时。

【设备】

（1）基本物品。帽子、口罩、无菌手套、无菌手术衣、透明敷料、无菌免缝胶带（固定导管用）、无菌盘（多功能盘或脐动脉盘）、安尔碘或当地医院支持使用的皮肤消毒液、无菌止血带、生理盐水、T形接口。

（2）经皮导管装置。两种类型的置入导管装置，硅胶管（通常不含导引丝）和聚氨酯（通常含有导引丝），有不同型号、不同管腔（双腔）导管。美国新生儿护理协会（NANN）指南建议使用以下导管型号：＜2 500 g婴儿，1.1～2F（28-和23-G导管）；≥2 500 g婴儿，1.9～3F（26－0－G导管）。

【操作】　通常有两种类型的导管,有一些小的导管也有导引丝。有导引丝和没有导引丝的操作不完全相同,因为有导引丝时抽回血或者冲管道时都需要退出导引丝。有建议,置管者在使用导管之前应该先熟悉生产商专门对于导管放置的说明。放置导管前应该进专门的培训。NANN的PICC指南对于临床很有帮助。

(1)获得父母的知情同意并执行暂停核查程序(time-out)。按照无菌技术原则准备好各项物品装置和导管。

(2)选择合适的静脉,如头静脉或者贵要静脉,或者应用腿上的隐静脉(见图43-1)。安置婴儿的体位,方便选择血管。适当约束婴儿的肢体防止活动污染无菌区域。最好有两人合作,一个人可以帮助稳定婴儿的体位,保护无菌区域,提供安慰奶嘴和安抚措施。

(3)确定导管置入的长度。从穿刺点开始测量到导管末端的理想位置(上肢置管,测量到上腔静脉水平或者右心房水平;下肢置管,测量到下腔静脉水平)。导管一般有5 cm的刻度。

(4)戴上帽子和口罩,洗净双手,穿上无菌衣和手套。如果周围有其他人帮忙或者有围观学习的,至少离无菌区域3 ft,而且需要戴帽子、口罩并且远离最大无菌屏障。任何助手或者帮助消毒的人都需要戴好帽子、口罩、无菌衣和手套。

(5)准备穿刺区域。穿刺肢体需要反复3遍的安尔碘或者当地医院支持使用的消毒液进行消毒,然后待干。有一些导管特别警示不能应用酒精,因为会导致导管材质老化(可以仔细阅读厂商的说明)。注意:不含有导引丝的导管在置入血管前需要用生理盐水先冲管(详见专门的产品置入包)。

(6)疼痛。美国儿科学会建议静脉导管置入前需要使用表皮麻醉剂(在PICC置入的一项研究中发现使用表皮麻醉剂镇痛效果不理想)。其他非药物性镇痛预防和减轻疼痛的措施可以使用。其他的建议包括全身应用阿片类的镇痛药物。

(7)如果应用非无菌的止血带,需要有助手帮忙使用。

(8)使用无菌巾遮盖婴儿身体的大部分。注意使用最大无菌屏障提醒,在穿刺点周围应该有大面积的无菌区域,覆盖婴儿的大部分身体。

(9)去除穿刺鞘的塑料保护套。

(10)将穿刺鞘穿入血管。通过观察穿刺鞘内是否有回血来判断鞘是否在血管内。一旦观察到有回血就不要再继续推进穿刺鞘,否则容易穿破血管对侧壁(图42-1)。

(11)放松止血带。

(12)持住穿刺鞘保持其在血管内的位置。保持穿刺鞘位置不变,将导管使用无齿镊或者手指轻轻沿着穿刺鞘送到血管内。不要应用血管钳或者有齿镊,因为会破坏导管(图42-2)。

(13)一旦导管到达预测的位置,使用手指压在血管上(穿刺鞘上方1～2 cm)来

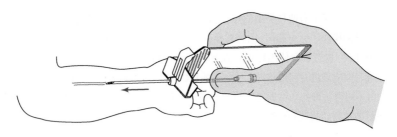

图42-1 将穿刺鞘置入血管的技术

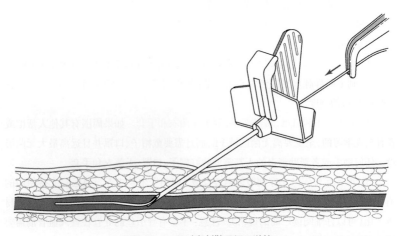

图42-2 通过穿刺鞘用镊子送管

稳定导管。然后小心地完全退出穿刺鞘,这时在导管周围区域可能会出血。使用无菌纱布来压迫直至停止出血(图42-3)。

(14)根据穿刺鞘厂商要求的技术分离穿刺鞘。抓住穿刺鞘的两柄,仔细分离直到完全劈开(图42-4)。

(15)当穿刺鞘拔出以后,有时候可能导管也会被带出一点,需要再把带出的导管送进血管里面预测的位置。

(16)如果有导引丝,慢慢稳步地出去导引丝,一旦导引丝从导管退出后不要再尝试重新放入。

(17)当导引丝退出后,导管中可能有回血,也可能没有,取决于导管的型号。较小的导管比较少见有回血,使用3 mL的空针从导管中抽回血直到接口的地方(从细的导管中抽回血时有必要轻轻用一点压力,然而如果很容易抽出回血,说明导管是通畅的,并且是在血管内的)。一旦抽回血到接头处,放置一个T型接头并用生理盐水冲洗导管(因为导管直径小,可能需要轻轻用力抽回血,并冲管,然而当冲管时不能

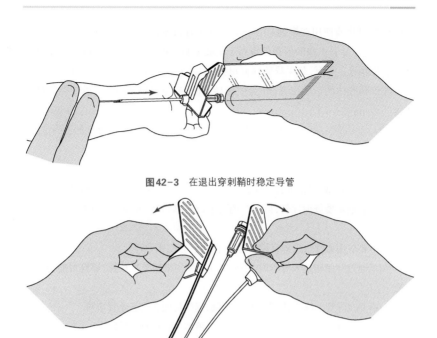

图42-3　在退出穿刺鞘时稳定导管

图42-4　大部分导管使用的穿刺鞘的撕裂技术

用过大的压力,因为它会引起导管破裂或者因为存在栓塞导致血栓破碎)。注意:如果你不是很熟悉这种类型的导管,那么需要在置管前先练习冲管技术,或者尝试着给另一置入了这种导管的患儿冲管。

(18)在穿刺点出口处导管上使用无菌胶带把导管固定在肢体上,外露的导管需要盘好,确保不发生折管,使用无菌敷贴进行覆盖,不用缝线固定。

(19)连接静脉液体,导管置入好后应该重新配置静脉液体,应该使用肝素液,Cochrane系统评价建议在外周中心静脉中预防性使用肝素,因为使用了肝素可以更好地保证患儿完成静脉治疗,减少导管堵塞的危险,美国胸科医师协会的临床指南(2012)建议,持续输入0.5 U/(kg·h)肝素保持新生儿中心静脉装置的通畅。

(20)放射学确定中心静脉导管末端位置,大部分导管是不透光的,可以通过放射学手段确定位置,然而因为导管型号小,可能很难评估导管末端位置,有些厂商建议在摄片前使用造影剂（0.3～1 mL）注射到导管中摄片来评估导管末端的位置。注意：导管末端的理想位置对于上肢穿刺的PICC应该在上腔静脉，下肢应该在下腔静脉。然而，如果导管回血很畅，但是末端位置没有达到中心位置，可以拔出导管到肢体的近端位置，作为中长导管使用，不可以从中长导管中输注高张液体。

（21）从下肢放置PICC，应该拍摄正侧位片来评估导管在下腔静脉的适当位置。

（22）记录导管的型号和长度以及在放射影像学上的导管的位置。

（23）注意点

1）不要在PICC侧肢体上测量婴儿的血压，可能导致导管的堵塞或破坏。

2）置管前不要修剪导管，除非厂商要求，修剪后导管末端毛糙可能增加血栓的形成。

3）不要应用血管钳或者有齿镊送管，因为它会损坏导管。

4）当通过穿刺鞘送入导管时，不要在穿刺鞘内来回牵拉导管，那样可能会割破导管。

5）不要在导管上缝线，因为导管非常细，缝线可能会引起导管堵塞。

6）不要通过导管输注血制品或黏度高的液体，可能导致堵管。

7）冲管时要小心，压力过大可能导致导管破裂，不要应用＜3 mL的针筒冲管。

（24）导管的维护

1）预防中心静脉相关性血流感染（CLABSI）（详见后），从穿刺开始就要严格的无菌技术。维护导管时也要求严格无菌技术，严格的手卫生技术非常必要。

2）保持导管固定用的敷料应完好。不建议常规的敷贴更换，因为可能导致导管撕裂或者移位。除非敷贴下面有渗出液或者不再密封时需要更换敷贴，更换时应用严格的无菌技术，每班评估敷贴的完整性，确保敷贴干燥密封，如果敷贴卷边了，可以使用无菌技术更换。

3）经常查看穿刺点、肢体及导管放置部位有无炎症（红斑）或压痛（根据当地医院的静脉治疗规范）。

4）根据当地医院的中心导管的管理规范，准备静脉液体和药物，应用无菌化技术，并且要肝素化。

5）限制导管的中断次数，减少感染的发生。任何时候连接新的液体都需要无菌技术消毒接口和连接管的部位。研究建议，接口是污染的常见部位和感染原因，接口的开放次数及导管的保留时间都与导管相关性感染有关。

（25）去除导管。导管可以放置数周，几项研究显示留置导管2～3周后感染增加。

1）小心从肢体和导管上去除密封的敷贴，小心不要在导管上撕裂敷贴。

2）从接近穿刺部位的导管一点点往外拔，轻柔持续地拔，如遇阻力，不要使用镊子，拉扯导管可能会引起导管破裂。

3）湿热敷导管部位几分钟，再重新拔管，如果导管仍存在阻力，查询NANN实践指南（见文献），可能需要几小时到几天来去除导管。

4）一旦导管去除，检查和测量导管，与初始放置的导管长度作比较，来明确拔出的导管的完整性，确保导管全部从血管中移除。拔管后的穿刺点用无菌敷料遮盖。

【并发症】　这里罗列了一些常见的并发症，进一步的其他的并发症可以参见厂商的说明。放置这些导管需要经过专门的培训。

（1）渗出。任何血管通路装置，渗出都是危险的，相应部位会出现肿胀，因为导管放置时间长于外周静脉导管，有必要评估导管末端位置，不仅仅是穿刺部位。

（2）导管堵塞。导管非常小而脆弱。在固定导管及肢体屈曲时容易堵管。在用敷贴和胶带固定导管时，避免折管，折管时容易产生堵塞，如果冲管时遇到阻力，不要尝试继续冲管，那样可能会因为导管破裂和血栓形成。

（3）感染或败血症。导管相关性血流感染是最常见的NICU医院内感染，CLABSI的预防是非常重要的，每个病区都应该制定跟踪CLABSI的策略以及预防CLABSI的策略，包括置管期间以及导管维护的感染预防措施。根据NANN指南（见参考文献），以及疾病控制和预防中心指南，需要置入PICC的婴儿院内感染风险高（皮肤完整性差，免疫功能不成熟，多种侵入性操作，使用各种医疗器械）。PICC感染与导管留置时间有关，导管留置时间＞3周增加导管相关性血流感染风险。导管应该只在更换液体时才断开，其他时候应该限制断开的次数。50%的感染是凝固酶阴性葡萄球菌导致的，其他病原体包括革兰阴性菌（20%）、金黄色葡萄球菌（4%～9%）、肠球菌（3%～5%）及念珠菌（10%）。怀疑CLBSI患儿应该抽取双份血标本（经导管和外周静脉）怀疑CLABSI的新生儿的治疗应该使用广谱抗生素，覆盖革兰阳性菌和革兰阴性菌。

（4）空气栓塞。因为PICC是中心静脉，有发生空气栓塞的危险，导管应该像其他中心静脉导管一样维护，特别关注避免有空气进入管道。

（5）导管栓子。不要从穿刺鞘里拖出管道，这可以引起管道损伤。

（6）导管移位/异位。导管最初放置好后可能会移动，置管后2～3天摄片评估导管的位置，之后每周（有些医院每周2次）评估导管末端位置（如果有必要可以和患儿临床其他摄片需要结合）。

（7）心包积液。少见，但它是经皮中心静脉导管的致命性并发症。有中心静脉置管的患儿突然发生循环衰竭，对急救没有反应，对心脏按压反应差，胸腔光源照射未见气漏，临床应高度怀疑心包渗出。导管位于右心房时更常见。平均发生时间是经皮中心导管置入后3天。胸部摄片可能无法诊断，心脏超声检查可诊断，但可能延误治疗，死亡率很高，见第38章。

·参·考·文·献·

[1] Monagle P, Chan AK, Goldenberg NA, et al. Antithrombotic therapy in neonates and children: Antithrombotic Therapy and Prevention of Thrombosis. 9th ed. American College of Chest Physicians Evidence-Based Clinical Practice Guidelines. *Chest.* 2012; 141(suppl): e737S.

[2] Pettit J, Wyckoff MM. *Peripherally Inserted Central Catheters: Guideline for Practice.* 2nd ed. Glenview, IL: National Association of Neonatal Nurses (NANN); 2007.

[3] Shah PS, Shah VS. Continuous heparin infusion to prevent thrombosis and catheter occlusion in neonates with peripherally placed percutaneous central venous catheters. *Cochrane Database Syst Rev.* 2008; (2). DOI:10.1002/14651858.CD002772.

43 静脉通路：外周静脉置管
Venous Access: Peripheral Intravenous Catheterization

【适应证】　静脉需要紧急或非紧急应用液体或药物时建立的血管通路。

（1）应用肠外营养。

（2）输血或者血制品。

（3）抽取血标本（刚刚建立静脉）。

【设备】

（1）基本用物。固定夹板，黏性胶带，止血带，酒精棉片，冲管用的生理盐水（如果高血钠时需要考虑使用0.5%盐水），安尔碘消毒液/棉签，透明敷料，正确的静脉液体及输液接管，可视化穿刺设备（有条件时）。有时候需要过滤装置。

（2）静脉导管。最好选择安全设计的静脉针（有保护套的）：23～25G头皮静脉针（有蝴蝶翼的）者22～24G的留置套管针，输注血制品至少需要24G的套管针。

【操作】

（1）头皮静脉针（有蝴蝶翼）

1）选择静脉。新生儿静脉穿刺部位可见图43-1。选择Y形或分叉血管，2根静脉交汇处进行穿刺比较有效。可以通过触摸、观察及可视化手段帮助确定血管。手背部血管是较好的选择，这样如果有需要可以把中心静脉置管的部位保留起来（头静脉、贵要静脉、大隐静脉）。避免在一些关节部位穿刺。

A. 头皮：滑车上静脉，颞浅静脉，耳后静脉。

B. 手背部：选择手背部的静脉网。这包括掌背静脉。

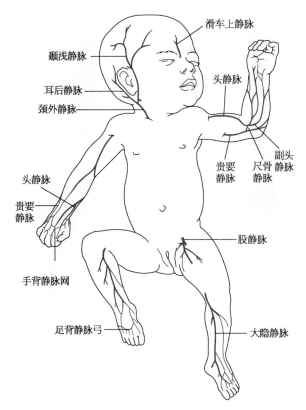

图43-1 新生儿常用的外周静脉穿刺留置部位

C. 前臂：手腕部的头静脉和贵要静脉。前臂正中或在前臂更高一点的副头静脉。

D. 足：足背静脉弓。

E. 肘窝：贵要静脉或肘静脉。

F. 足踝部：大隐静脉和小隐静脉。

2）如果应用头皮静脉是需要剃头发的。尽量在发际之后进针，防止留疤。

3）肢体用夹板进行固定。或者有助手帮忙扶住肢体或头部。

4）疼痛管理。美国儿科学会（AAP）建议皮肤表面应用麻醉剂，如利多卡因和丙胺卡因低共熔混合物（EMLA），在操作前30分钟应用。口服蔗糖水/葡萄糖水，使用安慰奶嘴、包裹及其他非药物性方法减轻疼痛。

5）在穿刺部位近端应用止血带。如果在头皮静脉穿刺，可以在眉毛上面的头皮用橡皮止血带绕一圈使静脉凸显。

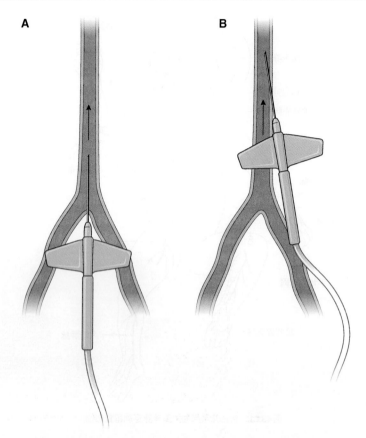

图43-2　新生儿两种静脉穿刺进针的方法。(A)直接穿刺。(B)旁边进针

6）应用安尔碘液体消毒穿刺区域。待干，使用无菌水或生理盐水去除安尔碘。

7）管道预冲，分离针头和针筒。

8）固定住塑料翼。可以使用空余的示指，拉紧皮肤帮助固定静脉。

9）沿着血流方向穿刺皮肤并进针约0.5 cm入血管。另外一种方法是在血管上正对着血管穿刺直接进入血管，但这经常导致穿破血管（图43-2）。

10）当见到回血时轻轻推进，轻轻推一点生理盐水确定是否通畅，针头在血管的位置是否正确。

11）连接输液管和静脉液体，针头固定好位置。

12）外周静脉不主张使用肝素化。Cochrane系统回顾表明静脉液体内加入肝素可以减少静脉导管更换的次数，但可能会有严重的副反应。在给出更准确的建议前需要更多的关于肝素用于外周静脉导管的研究。

（2）静脉套管针装置

1）遵循以上头皮静脉穿刺步骤1～6。

2）使用注射器对针头和接口进行预冲，然后去掉注射器。

3）拉紧皮肤固定静脉。

4）侧边穿刺皮肤进入静脉的方法，或者直接对准静脉穿刺进入的方法。

5）小心将针头送入，直到看到回血。

6）将针头保护鞘激活，送套管，可以在送套管之前推一点冲洗液可以帮助送管。

7）去掉止血带，轻轻推入生理盐水确保导管开放以及位置正确。

8）连接静脉输液管和静脉液体，用胶带和敷贴固定好位置。

【并发症】

（1）血肿（最常见的并发症），通常通过按压可以有效处理。

（2）静脉炎，留置时间越长，风险越高，尤其是＞72～96小时。每72～96小时更换留置针的部位可以降低静脉炎和感染。

（3）血管痉挛在静脉留置中很少发生，通常很快消失。

（4）感染风险可以通过严格无菌技术，包括消毒准备方面来进行控制。留置超过72小时感染风险增高。很少会引起血流相关的感染。

（5）栓塞（空气或血栓）。千万不要让导管末端暴露于空气中，确保在连接静脉输液管前管道内没有气泡，冲管时不要用过大的压力。

（6）渗漏/外渗损伤，因为液体从静脉渗漏到周围组织中引起的，通常因为导管位置不正确或者血管壁损伤导致的。非发疱剂渗漏不会引起组织坏死，但是大量的液体渗漏会引起神经血管的挤压导致筋膜室综合征。外渗可能引起轻度或重度坏死（水疱、组织损伤、坏死），可能需要皮肤移植。为了避免发生，在静脉导管连接到输液管之前应该用冲管液明确静脉留置的位置是否正确。外渗意味着需要去除导管。避免高涨液体从外周输注，小心使用多巴胺，多巴胺可以导致血管收缩。有发现相比特氟龙材质，维亚隆导管材质可以降低外渗的风险（＜1 500 g的婴儿可以降低35%的风险）。见第31章，渗漏和外渗的详细处理。

（7）皮下组织的钙化。继发于输注含钙的液体。

（8）液体负荷过多，电解质问题（高钠血症）。

·参·考·文·献·

[1] Shah PS, Ng E, Sinha AK. Heparin for prolonging peripheral intravenous catheter use in neonates. *Cochrane Database Syst Rev.* 2005; (4). DOI:10.1002/14651858.CD002774.pub2.

44 静脉血管通路：脐静脉置管
Venous Access: Umbilical Vein Catheterization

【适应证】

（1）出生后主要的紧急静脉输液及给药途径。

（2）中心静脉压测定（需 UVC 通过静脉导管）。

（3）换血或部分换血（导管末端不应在肝内静脉或门脉系统）。

（4）超低出生体重儿或危重患儿长期静脉血管通路，用于输注液体、全肠道外营养及药物。

（5）输血及血制品。

（6）报道的其他适应证包括：开通外周静脉通路困难时作为一般静脉通路使用，给予静脉输液及全肠道外营养，输注高渗性溶液（仅导管末端在下腔静脉时可输注 >12.5% 葡萄糖溶液），输注血管活性药物、抗生素及其他药物。

（7）脐静脉导管异常路径或脐静脉血气反常时作为心血管畸形或其他畸形的辅助诊断。

1）先天性膈疝：由于肝脏异位入胸腔，脐静脉导管（UVC）可位于中线左侧。

2）永存左上腔静脉：可由 UVC 异常路径诊断。UVC 导管延伸至肺外（脐静脉导管进入永存左上腔静脉并进入左颈静脉）。

3）先天性静脉导管缺失：可导致 UVC 路径异常（影像学检查在下腹部可见 UVC 环）。

4）心内型完全性肺静脉异位引流。可由膈肌下 UVC 导管中高氧分压诊断。

【设备】

（1）基本：与脐动脉置管一样（参见第24章）。

（2）UV 导管

1）类型：单管腔：2.5F、3.5F、5F；双管腔：3.5F、5F；三管腔：5F、8F。

2）尺寸选择：早产儿：3.5F；足月儿及晚期早产儿：5F。其他选择指南：体重 <3.5 kg 时选用 3.5F 或 5F，体重 >3.5 kg 时选用 5F 或 8F。8F 导管推荐用于换血治疗或大量部分换血。双腔导管有时推荐用于 <28 周和 <1 000 g 婴儿当需要输注血管活性药物或胰岛素时，或是任何危重患儿如持续性肺动脉高压或胎粪吸入综合征。

【操作】

（1）重要的 UVC 技巧

1）仅有一条脐静脉血管，在生后长达1周的时间内保持开放，可用于置管。脐静脉将富氧血从胎盘运送到胎儿。UVC 从脐部进入脐静脉并沿着下列路径前进：肝左右门静脉联合处，静脉导管穿过左右肝静脉水平进入下腔静脉，上至下腔静脉及右心房交汇处。

2）在紧急产后情形下（产房中）。可快速置入UVC作为紧急静脉血管通路，仅需置入至有通畅回血即可（足月儿通常为2～4 cm，早产儿更浅）。可给予复苏药物，扩容及输血。

3）Cochrane综述对于使用单腔还是双腔脐静脉导管未给出任何推荐。双腔导管可减少生后1周内额外静脉通路的需求数量，但是双腔导管更易破裂、渗漏及堵塞（内径更小）。在置管难度、异位及导管相关性感染或血栓及婴儿死亡率方面没有差异。该方面需要更多的研究。按照患儿需求，尽可能少的选择管腔量。

4）对置有UVC的新生儿突发难以解释的心肺病情恶化，需怀疑是否有心脏压塞。因考虑紧急心脏超声检查或心包穿刺。有人建议定期进行影像学检查来确认脐静脉导管末端位置以防异位。

5）建议的置管时长。疾病控制及预防中心建议14天；其他建议：7天，如果绝对需要可放置长达28天。美国儿科学会表明如果使用时为无菌操作，导管可使用长达14天。

6）在UVC中是否使用肝素仍有争议。现有的文献是相互矛盾的，一些文献推荐使用而一些不推荐使用。大部分NICU在UVC中使用肝素。我们的建议是所有经UVC输注的液体均加入肝素（最低剂量至少为0.25 U/mL）。仅在导管不通畅时使用肝素冲管。**美国胸科医师协会**循证医学指南推荐在中心静脉输液设备中使用肝素。他们推荐UFH以0.5 U/（kg·h）的滴速持续滴注以维持中心静脉通路装置（CVAD）通畅。

7）刚置入UVC时可抽取血培养标本（首选静脉穿刺标本）。

8）超声引导置管。与传统置管后X线平片定位相比，超声引导置管更快及需更少调整。

（2）决定所需置管长度。报道有很多方法，如可能请参照机构指南。

1）Dunn法：测量肩至脐部的长度并使用列线图来决定置入长度。一项研究表明该方法比Shukla法更准确。影像学应显示导管末端置于膈肌平面与左心房之间（图44-1）。

2）Shukla法：基于出生体重（BW）：

A. 改良的BW等式 UAC置管长度除以2+1 cm（UAC：BW以kg计 ×3+9）。

B. 确切BW等式 1.5 × BW（以kg计）+5.6。

3）测量从剑突至脐部距离并加上0.5～1.0 cm 这个数值表明了脐静脉导管应该置入的深度。

4）UVC长度（以cm计）＝肩部（锁骨远端）至脐部长度 ×0.66。

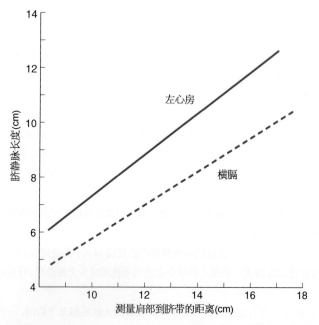

图 44-1　脐静脉导管应置于膈肌平面以上左心房水平以下。肩至脐测量方法同脐动脉。使用该数值及上图来决定 UVC 长度。加上脐带残端长度即为所需置入的导管长度。导管长度应介于图中膈肌线与左房线之间（数据摘自：Dunn PM: Localization of the umbilical catheter by post-mortem measurement. Arch Dis Child. 1966; 41: 69.）

（3）疼痛管理。由于脐带上没有神经，疼痛可能很少。如果可以避免用血管钳夹住皮肤或避免缝合脐带周围的皮肤则通常无需麻醉。如有可能，使用任何非药物性措施预防及缓解疼痛。

（4）技术

1）将患儿置于仰卧位并用尿布包住双腿固定。

2）用聚维酮碘消毒脐周区域。穿隔离衣，戴手套及口罩。

3）准备好脐静脉置管所需材料包（见第 24 章）。冲管以排空空气。

4）铺无菌洞巾，将脐部暴露。穿隔离衣，戴手套及口罩。

5）在脐带基底部系上脐带扎线或沿脐带底部荷包缝合。

6）以手术刀或剪刀切除多余脐带，留有脐带残端 0.5～1.0 cm。

7）用止血弯钳夹住脐带末端并上拉保持直立不动（图 44-2A）。

8）用镊子撑开并扩张脐静脉。如果置管较晚，用镊子移除肉眼所见静脉血管内的血栓。一旦静脉扩张好，置入导管（图 44-2B）至设定的长度。将导管朝向头部并以另一只手固定肝脏进管，这将提高 UVC 进入下腔静脉的概率。有些单位使用超声

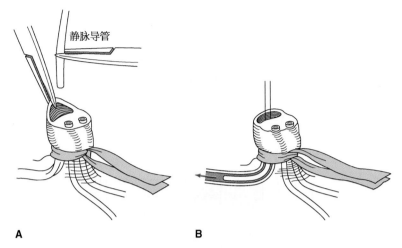

静脉导管

A   B

图44-2 脐静脉置管。(A)在置入导管前将脐带残端夹住拉直。(B)导管置入脐静脉

引导置管,并被发现可以减少UVC置管时并发症。

9) 有时导管进入至门静脉(图44-3)。如果置管时遇到阻力且无法将导管置入所需深度时,或发现导管回弹时,应怀疑导管进入门静脉。有几种方法可选来纠正这个。

A. 退回导管2～3 cm,旋转导管再重新置入。

B. 尝试边进管边注入液体冲管。有时这方法可使导管较容易穿过静脉导管。

C. 双导管技术基于一旦第一根导管进入错误的血管,第二根导管将只能进入正确的血管,因为错误的血管被堵上了。保留异位的导管,然后由相同的入口再置入一根导管。有时该技术使一根导管进入门静脉后一根可进入静脉导管,然后再拔出进入门静脉的那根导管(据报道成功率为50%)。该技术增加了穿孔的风险。

10) 将脐静脉导管与输液管道相连。

11) 像UAC那样固定导管(见图24-4)。一旦固定好,千万不要再向前插入导管。

12) 确定位置。位置不正确的UVC有着较高的并发症发生率。UVC应该置于下腔静脉,右心房下及静脉导管上。近期有通过超声联合放射影像学检查来协助置管及确定位置。

A. 正位及侧位胸腹放射片定位导管位置(见图11-10)。UVC应置于膈肌之上右心房之下。正确的UVC位置为UVC末端在右侧膈肌[UVC末端在第8～9胸椎骨对应着右心房(RA)与下腔静脉(IVC)交汇点]上0.5～1.0 cm(有报告为0～2 cm)。有必要拍摄侧位平片来显示脐静脉置管的确切位置及相对于肝脏UVC在脐静脉及静脉导管中的走向。注意:UVC置管后立刻摄平片,有时可在门静脉分

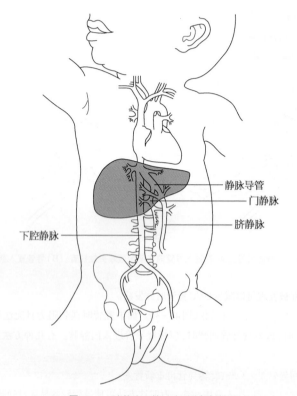

静脉导管

门静脉

脐静脉

下腔静脉

图44-3　脐静脉置管时涉及的解剖关系

支处看到气体。作为一个孤立的一过性的发现,不应与坏死性小肠结肠炎的门静脉积气相混淆。

　　a. 胸部平片显示UVC在相应胸椎平面并不能准确预测导管的位置。心脏超声曾发现正确位置的UVC相对于椎体平面的范围很广($T_6 \sim T_{11}$)。UVC末端应在哪个胸骨平面各处推荐也不一样,有$T_8 \sim T_9$、T_9或$T_9 \sim T_{10}$。

　　b. 有临床医师提出用放射平片来确认导管位置是不可靠的。侧位胸部平片也被发现不能准确预测导管位置。前后位平片低估了导管进入左心房的发生率而侧位平片则高估了导管进入左心房的发生率。

　　B. 可选床旁超声/心脏超声来定位。超声相比放射平片不仅减少了电离辐射还可以更准确地确认导管末端位置。

　　C. 可送检导管内血PO_2及饱和度来推测导管位置,但是只有45%的敏感性及95%的特异性。

　　D. 金标准为通过心脏超声检查时注入生理盐水造影剂来确定导管末端位置。

E. 如果抽出鲜红色血液(动脉血)提示UVC已经穿过卵圆孔,需要外拔。

13)没有足够证据来支持或反对对有UVC的患儿常规使用预防性抗生素。不要在脐静脉导管置管处局部使用抗生素软膏或乳酸,这将增加真菌感染。

【拔除UVC】 由于置管时间越长细菌定植及感染的风险就越大,因此应尽可能早地拔除UVC。将UVC上的标记与另一根相同大小的导管进行比较,并检查放置位置,以确定将UVC拉到2 cm标记所需的距离。

(1)确定脐部系绳较松地系在脐带底部并移除所有缝线及胶布。

(2)缓慢拔出导管直至留有2～5 cm。

(3)系紧脐部系绳并停止输液。

(4)将剩余的导管缓慢拔出(1 cm/min的速度)。

(5)按压至没有出血,松开脐带结。

(6)如果怀疑有感染,送检导管末端培养。观察脐带残端有无渗血或出血。

【并发症】 发生并发症的风险高(10%～50%)。保持导管末端位于静脉导管或下腔静脉而不是位于卵圆孔、门静脉或肝内静脉。记住,即使恰当放置的UVC也可能发生并发症。

(1)感染。最常见的并发症。可通过严格的无菌操,永不推进已经固定的导管并限制置管时间来使感染发生的风险最小化。败血症最为常见,其他可有:蜂窝织炎、脐炎、心内膜炎、脓毒症菌栓、肝脓肿及肺脓肿(UVC异位至右肺静脉)。AAP推荐如果存在任何中心导管相关性血流感染的征象时,拔除并不再重新置入导管。

(2)心脏相关并发症。心包积液是第二常见的并发症。可以表现为无临床症状,在带有UVC婴儿中出现进行性心脏增大时要怀疑。右心房心律失常可由置入过深的UVC刺激心脏引起。心脏压塞、心脏穿孔、心包积气及血栓形成性心内膜炎均有报道。

(3)血栓形成或栓塞现象。最重要的危险因素为置入中心导管。不允许空气进入导管末端。不在使用的导管应拔除。不要尝试从导管末端推注液体来疏通带有凝块的导管。栓子可进入肺部(如果UVC通过静脉导管)或体循环到达的任何地方(UVC通过静脉导管,并且经过动脉导管或卵圆孔水平存在右向左分流时)。对于生后1周内极低出生体重儿中血细胞比容＞55%者有指征进行密切监测,因为此组患儿中UVC相关性血栓发生率增高。AAP推荐如果有血栓存在时拔除UVC。

(4)失血/出血。发生于导管连接处脱落时(使用鲁尔接口)。

(5)后腹膜液体外渗(生殖器、臀部、大腿部及腹部)全肠道外静脉营养/静脉液体、腹水、血腹。

(6)坏死性小肠结肠炎。它被认为是UVC的并发症之一,尤其是置管时间＞24小时的。

（7）右心房真菌感染。有报道占并发症的13%。

（8）肺水肿、出血、梗死（伴或不伴胸腔积液）、胸腔积液可发生于导管异位至或穿透入肺静脉。

（9）门静脉高压。由导管置入门脉系统引起。

（10）肝脏相关性并发症。包括坏死、钙化、裂伤、脓肿、胆道静脉瘘形成、腹水、包膜下积液、门静脉积气/血肿/糜烂。不允许导管留在门静脉系统。紧急置管时，只需置入2～3 cm（一旦获得回血即可）来避免液体输入至肝脏。如果UVC穿透肝内血管壁，可能会形成血肿。

（11）其他少见并发症。假窦道形成，血管穿孔，胸腔积液，肝囊肿，手指缺血，穿透腹膜，肺出血性梗死，结肠穿孔，梅克尔憩室穿孔（UVC置入脐带上被误认为脐静脉开口的一个狭窄入口），持续性新生儿低血糖，腹水伴腹膜穿孔，由脐静脉血管穿孔引起的液体积聚于腹膜腔，脐带胶质栓塞，肢体坏疽（UVC置入髂动脉分支）。

·参·考·文·献·

[1] College of Respiratory Therapists of Ontario. Central Access: Umbilical Artery and Vein Cannulation: Clinical Best Practice Guideline. http://www.crto.on.ca/pdf/PPG/Umbilical_CBPG. pdf. Accessed September, 2012.

[2] Kabra NS, Kumar M, Shah SS. Multiple versus single lumen umbilical venous catheters for newborn infants. *Cochrane Database Syst Rev.* 2005; CD004498.

[3] Monagle P, Chan AK, Goldenberg NA, et al. Antithrombotic therapy in neonates and children: Antithrombotic Therapy and Prevention of Thrombosis. 9th ed. American College of Chest Physicians Evidence Based Clinical Practice Guidelines. *Chest.* 2012; 141; e737Se801S.

45 静脉血管通路：静脉穿刺（采血）
Venous Access: Venipuncture (Phlebotomy)

【适应证】 注意：Cochrane综述表明足月儿血标本应选择由熟练操作者静脉穿刺获得。相比于足跟采血静脉穿刺抽血疼痛更少且获得标本的效率更高。

（1）抽取血标本用于常规分析或血培养。静脉穿刺通常可获得较大血量（推荐用于需要≥1 mL血标本）且可用于采集血培养标本。一些特定检查相对于毛细血管标本而言优选静脉抽血标本（血药浓度、血红蛋白/血细胞比容、染色体核型、凝血检测、交叉配血、血氨、乳酸及丙酮酸）。乳酸、丙酮酸及血氨检查优选动脉血标本。

（2）测定中心血细胞比容。静脉穿刺抽血标本比足跟采血标本更可靠。

（3）给药。

（4）静脉血气分析。如果不能得到动脉血标本，静脉血气分析可用于一些疾病[新生儿脓毒症/呼吸窘迫综合征（RDS）]来诊断酸碱失衡。虽然首选动脉血气，足月儿中静脉血标本在测定pH、PCO_2及HCO_3^-中有效性高。

【设备】 手套，23G或25G安全头皮静脉针或普通穿刺针（优选23G，可减少溶血及凝块产生风险），酒精棉片，3个聚维酮碘拭子（用于血培养时），恰当的放置血标本的容器（如红帽管），止血带或橡皮筋（用于头皮），4×4无菌纱布，注射器，用于静脉显影的透光仪（选用，见第40章）。

【操作】

（1）首先选择远端静脉以保护静脉血管通路。决定选用哪根静脉。参考图43-1，可选择的静脉：肘窝、手背或足背、手腕、足踝大隐静脉、头皮静脉、颈外静脉。避免在靠近静脉输液处抽血。

（2）如果难以找到静脉，可使用透光仪来使静脉显影，详见第40章。

（3）需要一名助手制动婴儿。如果没有助手，将选用穿刺一侧肢体用胶带固定于小板上来制动。

（4）疼痛管理

1）美国儿科学会推荐局部麻醉[如利多卡因与普鲁卡因的共晶混合物（ELMA），穿刺前30分钟使用]与口服蔗糖/葡萄糖、非药物性预防及缓解疼痛措施相结合（组合使用更有效）。

2）基于静脉穿刺研究（常有相矛盾的结果）的其他建议：一项研究表明蔗糖/人乳与EMLA效果相当。在早产儿中蔗糖与EMLA组合使用比单独使用蔗糖效果更好。有人建议使用4%利多卡因脂质体，因为起效时间短且不需要密闭扎包。

（5）止血带扎住肢体来堵塞静脉。使用橡皮筋（头部）、止血带或助手的手来环绕静脉近端。反复移除再使用止血带可使静脉扩张得更好。

（6）用无菌溶液消毒拟穿刺处。血培养抽血时，在以穿刺点为中心的圆形区域至少消毒3次。

（7）斜面向上（为了得到理想的血流及减少静脉血管壁塌陷机会），刺入皮肤然后以25°～40°角将针推进静脉。如果可能使用分支血管。

（8）一旦血液进入穿刺针连接管，接上注射器患儿采集血标本（或是给予药物）。

（9）移除止血带。然后拔出穿刺针按压安全阀使针头被覆盖。轻压穿刺处直至止血（通常2～3分钟）。将血标本置入合适的容器中，轻柔晃动标本管使其与添加物混合。

【并发症】

（1）感染。为少见并发症，可通过无菌操作来减少发生。曾有股静脉穿刺引起化脓性髋关节炎的报道。

（2）静脉血栓/栓塞常难以避免，特别是在同一静脉且为大静脉多次穿刺时。

（3）血肿或出血可由拔针后按压穿刺点足够长时间直至止血来避免。如果存在凝血异常，可能会发生出血。

（4）极低出生体重儿手背部多次静脉穿刺可产生手背部瘢痕。

（5）1例患儿颈内静脉穿刺进针过深产生刺入颈部硬脑膜。

（6）刺破静脉附近的动脉。

·参·考·文·献·

[1] Bilan N, Behbahan AG, Khosroshahi AJ. Validity of venous blood gas analysis for diagnosis of acid-base imbalance in children admitted to the pediatric intensive care unit. *World J Pediat.* 2008; 4(2): 114–117.

[2] Shah VS, Ohlsson A. Venipuncture versus heel lance for blood sampling in term neonates. *Cochrane Database Syst Rev.* 2011; (10). DOI:10.1002/14651858.CD001452.pub4.

第五部分

急 症

On-Call Problems

异常血气
Abnormal Blood Gas

【临床问题】 收到患者血气异常报告。

【即刻提问】

（1）血气中哪些指标异常？**在吸入室内空气下动脉血气正常值：**pH 7.35～7.45（pH随年龄变化，pH＞7.30可不予处理），$PaCO_2$ 35～45 mmHg（如pH在正常范围，轻度升高可不予处理），PaO_2 50～95 mmHg（与胎龄相关）。血气可检测pH、PCO_2、氧分压，其他指标如剩余碱（BE）、$cHCO_3^-$和氧饱和度（SaO_2）是基于上述3个检测指标计算获得（详见表8-1）。通常血气变化规律如下：

1）pH与HCO_3（或BE）变化一致

A. 代谢性酸中毒：HCO_3↓，pH↓。

B. 代谢性碱中毒：HCO_3↑，pH↑。

2）pH与PCO_2变化相反

A. 呼吸性酸中毒：PCO_2↑，pH↓。

B. 呼吸性碱中毒：PCO_2↓，pH↑。

（2）本次血气结果是否与前面的血气结果有很大差异？若患儿前5次血气提示代谢性酸中毒，此次报告代谢性碱中毒，开始治疗前最好再次复查血气。勿因一次的血气结果异常而过度治疗。尤其在患儿临床表现稳定时。

（3）如何采集血样？血样标本可来源于动脉血、静脉血、末梢血（足底血）。

1）动脉血标本。检测pH、$PaCO_2$、PaO_2的最佳选择。血气采样的金标准为从外周或脐动脉留置针获取血样。动脉穿刺所获得的血样不能准确反映患儿的呼吸状态。在穿刺时$PaCO_2$、PaO_2可突然下降，患儿哭闹可引起$PaCO_2$、HCO_3^-及氧饱和度下降。

2）静脉血标本。与动脉血标本相比pH、PO_2较低，$PaCO_2$较高，可用于测定HCO_3^-。

3）末梢血（足底血）。可用于评估pH和PCO_2，但对于PO_2不准确。与动脉血气相比，末梢血气pH相似或较低（但比静脉血pH高），PCO_2相似或轻度升高，PO_2较低。当患儿处于低灌注或休克时，末梢血气不准确。

（4）患儿是否需要呼吸支持？机械通气患儿与吸入空气的患儿，其血气异常的处理不同。

【鉴别诊断】

（1）代谢性酸中毒（pH＜7.30～7.35伴或不伴CO_2降低）。**正常**新生儿生后可发生轻度代谢性酸中毒，与肾脏和胃肠道丢失碱（主要是HCO_3^-）、肾泌酸减少及产酸增多有关。代谢性酸中毒可分为高阴离子间隙型和正常阴离子间隙型。测定阴离子间隙有助于判断酸中毒的病因。

1）阴离子间隙：血浆中未测定的阴离子与未测定的阳离子的差值，即AG（mEq/L）=Na$^+$（mEq/L）−[Cl$^-$（mEq/L）+HCO$_3^-$（mEq/L）]。

A. AG正常值：8～16 mEq/L（出生体重＜1 000 g早产儿，8～18 mEq/L）。

B. 增高：＞16 mEq/L（出生体重＜1 000 g早产儿，＞18 mEq/L）。

2）新生儿代谢性酸中毒的常见原因

A. AG增高型代谢性酸中毒（Cl$^-$正常）

a. 在新生儿常见乳酸酸中毒伴组织低灌注：血AG＞16 mEq/L高度提示为乳酸酸中毒（＜8 mEq/L乳酸酸中毒可能性不大）。有些乳酸酸中毒不伴AG增高。

病因：窒息、缺氧、呼吸窘迫综合征（RDS）、脓毒血症、心输出量减低（心源性、脓毒性、低血容量性休克）、心力衰竭、呼吸衰竭、大出血/严重贫血、脑室周围出血/脑室内出血、低体温、低血压、PDA、NEC或肠道缺血、呼吸机压力过高引起心输出量减低、惊厥、腹水/第三间隙积液。

b. 先天性代谢缺陷：先天性代谢缺陷引起酸中毒不伴有组织低灌注表现。AG＞16 mEq/L见于许多先天性代谢缺陷病，如有机酸酸中毒、半乳糖血症、遗传性果糖不耐受、枫糖浆血症、先天性/原发性乳酸酸中毒、Ⅰ型糖原累积综合征、丙酮酸脱氢酶/羧酶缺乏、线粒体呼吸链缺陷、多种羧化酶缺乏、脂肪酸氧化不全。

c. 肾衰竭：肾衰竭造成肾脏丢失HCO$_3^-$。

d. 晚发型代谢性酸中毒（生后1～3周）：见于使用高蛋白（酪蛋白基质配方）配方、氨基酸摄入或静脉营养等导致酸过多。

e. 中毒与药物：母亲妊娠期水杨酸中毒、多沙普仑中的甲醇、乙醇和乙二醇、对乙酰氨基酚、β受体激动剂、可卡因、硝普钠、布洛芬、铁离子、异烟肼、三聚乙醛、柳氮磺胺吡啶、丙戊酸。

B. AG正常型代酸（AG正常、血清氯升高、高氯血症）：常见原因为肾小管酸中毒和腹泻。低钾提示碱丢失，高钾提示肾小管酸中毒。

a. 肾丢失HCO$_3^-$：

– 肾功能未成熟：碱丢失。

– RTA：HCO$_3^-$重吸收减少或泌氢减少，早产儿常见近曲小管RTA，尿pH＜7提示近曲小管RTA，尿pH＞5.5提示远曲小管RTA。

– 肾衰竭。

– 肾发育异常。

– 药物：乙酰唑胺、多佐胺、醋甲唑胺、羟基脲等碳酸酐酶抑制剂、螺内酯、匹乐酮等醛固酮抑制剂可造成肾重吸收HCO$_3^-$减少。

　　－ 醛固酮减少症：**低钠高钾**。

　　－ 甲状旁腺功能亢进。

　　b. 肠内丢失 HCO_3^-：

　　－ 腹泻（通常为分泌性）。

　　－ 泌尿道或消化道手术：NEC术后、回肠造口、肠瘘、小肠或胰腺造引流、分离与尿道粘连的肠管。

　　－ 药物，离子交换树脂、考来烯胺、氯化钙、硫酸镁。

　　c. 稀释性酸中毒：见于使用乳酸林格液、生理盐水或葡萄糖稀释的碳酸氢钠扩容。

　　d. 人为引起酸中毒：因注射器内有过多肝素、空气进入血气标本可产生大量的碱剩余。

　　e. 静脉液体含过多的氯。

　　f. 酸过多引起的静脉营养性酸中毒。

　　g. 使用保钾利尿剂和高钾血症。

　　C. 阴离子间隙降低的代谢性酸中毒：很少见，见于实验室误差或低蛋白血症。

　　（2）代谢性碱中毒（pH＞7.45伴碱剩余＞5）。通常是医源性因素引起，不常见，通常是由于过多的碱性物质（碳酸氢根）或酸性物质丢失导致。有两种类型：氯离子抵抗型和氯离子反应型。尿液氯离子水平可以帮助区分其病因。

　　1）尿氯离子水平＞20 mEq/L（氯离子抵抗型代谢性碱中毒，细胞外液量增加）。低钾血症，早期使用利尿剂（常见于呋塞米），补碱过量，大量输血，Bartter综合征（盐皮质激素过量），使用外源性类固醇，Cushing综合征、Conn综合征或Liddle综合征，原发性醛固酮增多症，先天性肾上腺增生变异型（DOC过度综合征），乳碱综合征。

　　2）尿氯离子水平＜10 mEq/L（氯化物反应型代谢性碱中毒，低血清氯化物和细胞外液量减少）。胃液丢失（反复呕吐，持续性经口/鼻抽吸胃液），分泌性腹泻（先天性失氯性腹泻），慢性代偿性呼吸性酸中毒的纠正过快，晚期利尿剂治疗，高碳酸血症后综合征。

　　3）新生儿代谢性碱中毒的常见原因

　　a. 长期经口/鼻抽吸胃液。

　　b. 利尿剂的使用（特别是使用呋塞米的支气管肺发育不良/慢性肺病患者）。

　　c. 在肠外营养给碱（如碳酸氢钠、柠檬酸盐、醋酸盐或乳酸输液）过量，或碱喂养过多。

　　d. 钾缺乏。

　　e. 呼吸性酸中毒的代偿（如BPD、CLD、需要长期机械通气的患儿）。

　　4）不常见的原因：如幽门狭窄（持续性呕吐）、Batter综合征（罕见）、原发性醛固酮增多症、腹泻伴氯化物丢失、先天性肾上腺增生（某些类型）。

（3）二氧化碳低。呼吸性碱中毒：二氧化碳含量随pH升高而降低。

1）呼吸机过度通气。NICU中最常见的原因。

2）血气采集器内有气泡。PaO_2和$PaCO_2$的测量值偏低。肝素可使$PaCO_2$的测量值偏低。

3）过度通气疗法。用于持续性肺动脉高压。

4）中枢过度通气。由中枢神经系统紊乱或短暂高氨血症（氨可刺激呼吸中枢导致过度通气）引起的呼吸驱动。

5）低氧血症可导致低二氧化碳。呼吸中枢受化学感受器刺激。

6）过度换气。自主呼吸患儿，继发于败血症、发热、吸入性肺炎、体液的过度通气。

7）原发性代谢性酸中毒的代偿。

（4）二氧化碳高。呼吸性酸中毒：$PaCO_2$随pH降低而升高。

1）气管插管阻塞（如黏液栓）。

2）气管插管位置不合适。位于口咽、右主支气管下或隆凸处的气管插管。

3）肺通气不足或呼吸支持不充分。

4）由机械低通气控制的高碳血症通气策略尚存在争议。运用允许性高碳酸血症应谨慎，需待进一步研究完善。避免严重的高碳酸血症或低碳酸血症。BPD/CLD新生儿，CO_2稍高有助于机械通气的早撤离。

5）呼吸衰竭；肺部疾病，如RDS、肺炎、湿肺、BPD/CLD、胸膜渗出、肺发育不全、肺膨胀不全。

6）气胸。

7）低通气或呼吸抑制：母亲使用麻醉剂、药物、神经肌肉疾病、先天性中枢低通气综合征、脓毒血症、颅内出血或低血糖等造成的。

8）PDA伴肺水肿：患者出现收缩期杂音、心前区隆起、水冲脉、脉压增大应警惕PDA。其他临床症状和体征包括充血性心力衰竭、上调呼吸机参数后血气恶化、胸片显示心影增大伴肺纹理增粗。

9）其他：先天性膈疝、膈神经麻痹和其他病因。

（5）低氧：详见第15章。

1）烦躁不安。

2）气管插管位置异常或机械通气不足。

3）先天性心脏病（发绀型）。

4）呼吸系统疾病

A. 肺原发病：呼吸窘迫综合征、湿肺、支气管肺发育不良/慢性肺病等。

B. 气道阻塞：痰栓、后鼻孔闭锁、其他先天畸形（巨舌、囊状水瘤）。

C. 肺压迫：气漏综合征（如气胸）或先天性疾病（如先天性膈疝）。

5）早产儿呼吸暂停。

6）肺动脉高压。

7）中枢神经系统/神经肌肉疾病。

8）代谢异常。

9）血液系统疾病。

10）脓毒血症/低血压。

【临床资料】

（1）体格检查。评估脓毒血症体征（如低血压、灌注不足）。听诊双肺呼吸音不对称提示气胸或气管插管深度异常。观察胸廓起伏。对比听诊胸部和上腹部可协助判断气管插管是否移位。听诊心脏是否有杂音，触诊是否有心脏移位。

（2）实验室检查

1）复查血气：结果异常时应复查。不能以静脉或末梢血气或仅一次的动脉血气结果作为重要临床决策的依据。

2）血清电解质：包括血尿素氮、肌酐、血糖、钾（严重代酸可致高血钾症）等。通过血清钠、钾、氯和碳酸氢盐（来自动脉血气）计算阴离子间隙。

3）尿氯：评估是否存在代谢性碱中毒，使用利尿剂时结果不准确。

4）尿酮体：如阴性或轻度升高，考虑乳酸酸中毒；中度或重度升高考虑有机酸血症（枫糖尿病、糖原累积综合征、丙酮酸代谢异常等）。

5）血氨：如果正常，考虑RTA；如升高，考虑尿素循环障碍、某些有机酸血症（酸中毒伴高氨血症）。

6）血钾：严重代谢性碱中毒可引起低血钾。

7）阴离子间隙：当血浆白蛋白低于3.5 g/dL时，需按低蛋白血症进行校正，血清白蛋白每降低1 g/dL，阴离子间隙增加2.5 mEq/L。

8）血乳酸：在乳酸酸中毒时升高。在阴离子间隙正常但高度怀疑乳酸酸中毒时应检测血乳酸。有机酸血症时乳酸正常或升高。

9）血常规：考虑败血症时完善血常规检查。

10）如有指征，进一步做脓毒症相关检查，包括血培养、尿液分析及培养、脑脊液检查。

11）如有指征，进行代谢筛查：尿、血氨基酸和有机酸测定。

（3）影像学和其他资料

1）肺功能：检查呼吸机潮气量，正常潮气量5～6 mL/kg，若潮气量低提示通气压力不足或气管插管堵管。

2）透光试验：怀疑气胸时（详见第70章）。

3）胸片：如血气异常，除非有明显诱因，否则均应完善胸片检查。正侧位胸片可观察气管插管位置(见表11-7)、气漏(如气胸,见表11-20)、心影大小和肺血管(增多或减少),确定通气过度或通气不足。

4)腹片:若在有严重代谢性酸中毒考虑NEC时进行检查。详见表11-23。

5)头颅超声:诊断脑室内出血。见图11-1~图11-4。

6)超声心动图:可发现PDA或其他先天性心脏病登记低心输出量。

7)腹部彩色多普勒超声:评估NEC和肠坏死。

【处理】

(1)一般原则。确认血气检查结果,查找病因,治疗基础疾病。首先对患儿行全面体格检查,若一般状况稳定,复查血气以确认结果异常;若一般状况不稳定,需要纠正异常血气,复查血气并行进一步评估。

(2)特殊处理

1)代谢性酸中毒:首要原则是治疗潜在病因。纠正低氧、低血压、低心输出量和贫血。补充碳酸氢盐尚具争议,被称为"无用的基础治疗",可引起高钠血症、颅内出血、脑血流波动、心功能不全、加重酸中毒等副作用。

A. 代谢性酸中毒治疗中重要且具有争议的问题

a. 出生时予碳酸氢钠(尚具争议):美国儿科学会和美国心脏协会指南指出,在产房复苏时使用碳酸氢钠颇具争议。首先需确保肺通气良好,复苏早期不推荐使用,如在复苏后期或较长时间复苏时使用无效,需要检查确认肺通气足够。碳酸氢钠属于高渗液体,给药过快会引起脑室内出血。Cochrane评价指出并无足够的证据支持复苏时推荐使用碳酸氢钠。

b. 窒息新生儿使用碳酸氢钠(尚具争议):窒息新生儿如存在严重或持续的代谢性酸中毒时,有的单位可能使用碳酸氢钠。快速输注可升高血渗透压,碱化血液可降低脑血流。有单位提出仅仅在窒息后出现明显酸中毒的患儿,在24小时内使用碳酸氢钠纠正。

c. 早产儿使用碳酸氢钠(尚具争议):Cochrane评价指出目前尚无充分证据显示早产儿使用碳酸氢钠治疗代谢性酸中毒可降低死亡率与发病率。

d. 心脏停搏后使用碳酸氢钠(尚具争议):可能造成损伤,且无有益证据。

e. 若给予碳酸氢钠后患儿临床无缓解,考虑先天性代谢疾病。

f. 代谢性酸中毒纠正后警惕发生低钾血症。

g. 勿以提高通气为手段治疗代酸。

h. 经消化道和肾的碱丢失需要替代。未被证实,但通常临床认为是有效的措施。

i. 液体治疗:除非有低灌注的征象,否则不推荐使用扩容纠正代谢性酸中毒。严重酸中毒造成心肌收缩力下降。Cochrane评价结果显示:尚无充足证据表明在发生代谢性酸中毒的早产儿,扩容可降低发病率与死亡率。

B. 药物治疗：首要原则是治疗基础疾病。有的单位使用碱性药物治疗较重的代谢性酸中毒（剩余碱 > -5 ~ -10 或 pH ≤ 7.25）(有争议）。可静脉输注，每次给药时间 > 30 分钟，在 8 ~ 24 小时滴注纠正酸中毒。若为轻度酸中毒，仅使用一次，并复查血气。若为重度酸中毒，给予首次剂量，同时开始给药纠酸。可选择以下三种常用药物之一：

a. 碳酸氢钠：若血钠和二氧化碳分压不高，可使用碳酸氢钠。建议稀释后使用，缓慢纠酸。在早产儿需降低用量。

- 仅用一次量：1 ~ 2 mEq/kg，溶于 4.2% 溶液中（0.5 mEq/mL），给药速度 1 mEq/(kg·min)，大于 30 分钟。

- 静脉注射（推荐仅在心脏骤停时，尚具争议）：浓度为 0.5 mEq/mL（4.2%），1 mEq/kg 缓慢静注。新生儿最大速度 10 mEq/min。如患者酸碱平衡状态不稳定，10 分钟后重复一剂，0.5 mEq/kg。

- 缓慢纠酸：静脉液体应该给 8 ~ 24 小时。先纠正一半，再评估。总量计算：HCO_3^-(mEq) = 碱剩余（mEq/L）× 体重（kg）× 0.3。

b. 氨基丁三醇（THAM）：可用于高钠血症（ > 150 mEq/L）或在积极辅助通气下二氧化碳分压仍然高（ > 65 mmHg）的严重代谢性酸中毒患者。不同于碳酸氢盐，氨基丁三醇不升高 CO_2 或钠。在碳酸氢盐缺乏所致的代谢性酸中毒无效。**仅在尿量正常（有高血钾风险）的患儿使用，需要监测血糖，可发生低血糖**（争议：由于高渗透压负荷及低血糖风险等，许多单位不使用氨基丁三醇）。用法详见第 148 章。

c. 多聚枸橼酸盐（口服液）：多聚枸橼酸盐对慢性肾功能不全、肾脏疾病、肾衰竭或使用乙酰唑胺等所致的酸中毒有效。由 1 mEq Na^+、1 mEq K^+、2 mEq 枸橼酸组成。1 mEq 枸橼酸 = 1 mEq 碳酸氢盐。总量 2 ~ 3 mEq/(kg·d)，分 3 ~ 4 次，需要调整用量至 pH 正常。

d. 醋酸钠或醋酸钾（静脉制剂）：通过醋酸转化成碳酸氢根，用于治疗慢性代谢性酸中毒。可用于静脉营养液中，替代早产儿肾脏丢失碱和治疗代谢性酸中毒。用量见第 148 章。

C. 特殊疾病的代酸

a. 脓毒症。完善相关检查，尽早使用广谱抗生素（见第 130 章）。

b. NEC。见第 113 章。

c. 低体温。见第 7 章。

d. 脑室旁或脑室内出血。每周行头颅超声，需每天测头围，检查有无颅内压增高症状（抽搐、呕吐、低血压）。见第 104 章。

e. PDA。治疗血流动力学不稳定的 PDA。见第 118 章。

f. 休克/低心输出量。低容量时扩容，根据心功能给予血管活性药。见第 65 章。

g. 肾小管酸中毒。补碱治疗，如补充碳酸氢钠或枸橼酸/柠檬酸溶液。

h. 先天性代谢疾病。罕见病因（见第101章）。

i. 水杨酸使用不当。酸中毒在停药后自行缓解。

j. 肾衰竭。见第123章。

k. 先天性乳酸酸中毒。支持治疗，碳酸氢钠纠正代酸。

l. 肠外营养。为弥补持续丢失碱，早产儿肠外营养液中通常需加入醋酸。当新生儿碱剩余＞−5时，应补充醋酸。肠外营养液中加醋酸可减轻酸中毒严重度，降低高氯血症发生率。

2）代谢性碱中毒。轻至中度代碱无需干预。首要去除病因。容量减少和氯丢失可用容量替代。出现低钾血症时应给予治疗。可使用KCl替代氯，但是输入速度受限。若存在严重持续的代碱，可考虑HCl或氯化铵治疗，但需要慎重使用。乙酰唑胺可用于氯化物抵抗型代碱的儿童心脏病患儿。

A. 碱过量。对策：调整氨基丁三醇、碳酸氢钠、多聚枸橼酸用法和用量；降低营养液中醋酸量。

B. 低钾血症。钾离子丢失可造成氢离子内流入细胞。应当纠正患儿钾离子水平（见第63章）。

C. 胃管引流。对策：胃肠减压量以静脉补液等量替代，使用1/2张生理盐水液配制10～20 mEq/L KCl。

D. 呕吐、腹泻失氯。静脉补充丢失量。

E. 呼吸性酸中毒代偿。纠正通气。

F. 利尿剂。可引起轻度碱中毒，暂时停止用药，必要时减量，或加用螺内酯等保钾利尿剂。

G. Bartter综合征。予以吲哚美辛和补钾，补充丢失的电解质。

H. 原发性醛固酮增多症。治疗取决于病因。急性期治疗包括利尿剂、血管转化酶抑制剂和类固醇。

3）其他导致血气异常的原因。

A. 气管插管问题。通过呼吸机上肺功能检测，明确是否有提示气管插管问题的变化。CO_2比色分析检测仪可用于检测插管是否顺畅，有CO_2呼出时颜色由紫色变黄色。若无颜色变化，提示气道阻塞和气管插管问题。气管插管定位后应做好标记。

a. 痰栓。双肺呼吸音减弱，肺功能潮气量低提示气管插管阻塞。若患儿临床稳定，予以吸痰，复查血气；若缺氧严重，更换气管插管。

b. 气管插管位置过深或过浅。插管过深可进入右主支气管，听诊仅闻及右肺呼吸音；过浅则呼吸音不能闻及。

B. 通气问题。呼吸机参数的改变可影响血气（表46-1）。高级气道管理见第8章。

表46-1 呼吸机参数变化引起的血气变化

参　数	呼吸频率	PIP	PEEP	IT	FiO$_2$
PaCO$_2$升高	↓	↓	NA	NA	NA
PaCO$_2$降低	↑	↑	NA^a	NA^b	NA
PaO$_2$升高	↑	↑	↑	↑	↑
PaO$_2$降低	NA	↓	↓	NA	↓

FiO$_2$：吸入氧浓度；IT：吸气时间；NA：无影响；PEEP：呼气末正压；PIP：吸气峰压；NA^a：重度肺水肿和肺出血时，升高PEEP可降低PaCO$_2$；NA^b：仅吸呼比过高时有影响。

　　a. 过度通气。血气提示过度通气，应当根据肺部疾病和病程重新调整呼吸机参数。

　　－ 氧分压高：降低FiO$_2$，或降低PEEP、PIP、吸气时间、呼吸频率、流量。

　　－ 二氧化碳分压低：降低通气频率，或降低PIP、呼气时间、流量。

　　b. 通气不足。若患儿胸廓无起伏，则PIP设置过低，应重新调整参数；若潮气量过低，则通气压力不足。

　　－ 氧分压低：可调高以下一个或多个参数：FiO$_2$、PEEP、PIP、吸气时间、呼吸频率、流速。

　　－ 二氧化碳分压高：可调高以下一个或多个参数：呼吸频率、PIP、流速、呼气时间。降低PEEP可提高潮气量和降低二氧化碳分压。

　　c. 呼吸机故障。检查呼吸机，必要时更换。

　　C. 烦躁不安。可造成氧饱和下降，必要时予以镇静（有待研究）或调节呼吸机参数。详见第76章。

　　a. 烦躁不安可能是缺氧的先兆，镇静前应完善血气检查。若提示缺氧，采取措施提高氧合。

　　b. 在床旁尝试调节呼吸机参数。确定患儿无人机对抗。

　　c. 常规镇静。不推荐使用，因在极低出生体重儿和早产儿，可增加发生严重脑室内出血、利尿延迟和肠梗阻的风险。若需要镇静，可选择相对安全的镇静剂（见第76章药物使用：地西泮、劳拉西泮、咪达唑仑、芬太尼、水合氯醛、吗啡）。

　　D. 临床上肺部情况急性改变。

　　a. 气胸。见第70章。

　　b. 肺不张。治疗包括叩击拍背、体位引流、调高PIP和PEEP。有研究表明：在超早产儿，脑室内出血、脑穿透畸形与胸部物理治疗有关，故小早产儿应避免叩击拍背。

　　c. 肺水肿。利尿剂（如呋塞米）是首选治疗，如有指征，可使用机械通气。

　　d. 持续性肺动脉高压。见第120章。

呼吸暂停和心动过缓（A's和B's）
Apnea and Bradycardia ("A's and B's")

【临床问题】 患儿刚刚发生了呼吸暂停合并心动过缓。**呼吸暂停表现为呼吸停止＞20秒或者较短的停止（＞10秒）伴有氧饱和度下降或心动过缓（＜100次/分）。** 呼吸停止＜10秒且不伴有低氧血症或心动过缓是由于新生儿呼吸系统生理功能不成熟所致，在临床上并无重要意义。早产儿呼吸暂停（AOP）的发生率与胎龄及出生体重成反比。出生体重＜1 500 g的新生儿呼吸暂停的发生率＞50%，出生体重＜1 000 g的新生儿呼吸暂停的发生率则＞90%。

呼吸暂停类型与其发生率：

（1）中枢性呼吸暂停。脑干呼吸中枢缺乏刺激导致无法驱动呼吸运动（40%）。

（2）阻塞性呼吸暂停。新生儿有呼吸运动但由于黏液堵塞或气道塌陷导致无气流通过（10%）。

（3）混合性呼吸暂停。同时存在中枢性和阻塞性呼吸暂停因素。这是早产儿呼吸暂停最常见的类型（＞50%）。

（4）周期性呼吸。呼吸停止持续时间＞3秒，发生≥3次，间隔期间呼吸正常，间隔时间≤20秒，且无心动过缓。周期性呼吸在健康足月儿的发生率为2%～6%，早产儿为25%。

（5）婴儿呼吸暂停（AOI）。美国儿科学会（AAP）定义：发生于胎龄＞37周的新生儿，不明原因的呼吸停止发作≥20秒或＜20秒但合并心动过缓、发绀、面色苍白和/或肌张力明显减低。

（6）早产儿呼吸暂停（AOP）。胎龄＜37周的新生儿突然出现呼吸停止持续至少20秒或伴有心动过缓或发绀（氧饱和度下降）。绝大多数为中枢性或混合性呼吸暂停。AOP是呼吸控制中枢发育不成熟所致，但其他疾病也可引起。AOP可与遗传有关。AOP通常在生后2～7天出现。如果呼吸暂停出现在生后24小时内或晚于7天，则通常不是AOP。注：早产儿呼吸暂停是排除性诊断。

（7）持续性呼吸暂停。呼吸暂停持续发生于纠正胎龄≥37周的新生儿，通常见于出生胎龄＜28周的早产儿。

（8）继发性呼吸暂停。继发于其他原因发生的呼吸暂停（如败血症、贫血、窒息、体温不稳定、肺炎等）。注意不成熟的呼吸生理功能将会加重继发性呼吸暂停。

【即刻提问】

（1）你观察到呼吸暂停发生吗？发生呼吸暂停时有什么伴随表现？你知道是哪一类呼吸暂停吗？试着辨别呼吸暂停的类型，阻塞性呼吸暂停比中枢性和混合性呼吸暂停更容易通过视诊来判别。完整的现病史能够帮助判断呼吸暂停的类型。如果呼吸暂停发生于通过经鼻/口胃管鼻饲喂养的患儿,那胃管的位置是否正确(刺激喉部的受体可以造成中枢性呼吸暂停?)是在插经鼻/口胃管时发生的吗?考虑迷走神经反射(刺激迷走神经可导致中枢性呼吸暂停)。是否仅仅发生于喂养时(可能是胃食管反流、混合性呼吸暂停)?如仪器监测或体格检查发现患儿无呼吸运动(无呼吸音、胸廓起伏),考虑中枢性呼吸暂停。发生呼吸暂停时患儿是何体位?颈部屈曲可能阻碍气道造成阻塞性呼吸暂停。发生呼吸暂停时是否正在对患儿进行吸痰操作(过度的咽喉部吸引可能引起中枢性呼吸暂停)?患儿气道分泌物是否过多(阻塞性呼吸暂停)?

(2)患儿的胎龄? A's和B's常见于早产儿(约70%的呼吸暂停发生于胎龄小于34周的早产儿),足月儿少见,足月儿发生呼吸暂停通常与严重的疾病或孕母疾病相关(母亲使用镁剂或麻醉药)。足月儿**呼吸暂停均为病理性,需要进行详尽的检查以明确病因**。

(3)是否需要有效的刺激使心率恢复正常?需要进行显著刺激(如通过面罩加压给氧)的患儿通常需要即刻评估。发生一次呼吸暂停和心动过缓的新生儿,如不需要给氧,且不是足月儿,可不需要进行详尽的检查评估。

(4)如果患儿已经接受了针对呼吸暂停和心动过缓的药物(如甲基黄嘌呤),药物剂量是否足够?这取决于血药浓度。

(5)病情是发生于喂养时或喂养后吗?有文献提出胃食管反流会导致呼吸暂停和心动过缓,因为喂养后奶汁可能会反流至咽部。目前仍有争议,因为近期有研究显示两者之间并没有前后时相关联性。如在正常婴儿喂养时发生,考虑吸入。插入鼻胃管可能刺激迷走神经反射,导致呼吸暂停和心动过缓。

(6)患儿的日龄?发生于出生后24小时内的呼吸暂停通常为病理性。早产儿发生呼吸暂停的高峰期在出生后5~7天。

(7)发作的频率或严重程度是否发生改变?是否为第一次发作或发作类型有所改变?如果发作类型改变或发作的次数和严重程度增加,则可能是发生了新的问题,应该进行进一步的检查。

【鉴别诊断】 A's和B's的病因可以根据各器官系统的疾病和功能紊乱、胎龄或生后日龄进行分类。**早产儿呼吸暂停是排除性的诊断,因此诊断和治疗潜在病因很重要**。

(1)各器官系统疾病与功能障碍

1)头部与中枢神经系统

A. 围生期窒息。

B. 脑室内出血/颅内出血或蛛网膜下腔出血。

C. 脑膜炎。

D. 颅内压增高的脑积水。

E. 伴有惊厥的脑梗死。

F. 惊厥（呼吸暂停可以是惊厥微小发作的一种不常见的表现形式）。如呼吸暂停不伴心率减慢，考虑惊厥发作可能，而在呼吸暂停发生前或发生时，可出现心率增快。

G. 产伤。

H. 先天性肌病或神经病变。

I. 先天畸形。

J. 先天性中枢性低通气综合征。

K. 脑病。

2）呼吸系统

A. 窒息。

B. 气道梗阻、畸形。

C. 肺部疾病、肺炎、呼吸窘迫综合征（RDS）、误吸。

D. 通气不足或气管插管拔除太早。

E. 表面活性物质缺乏。

F. 肺出血。

G. 气胸。

H. 高碳酸血症。

3）心血管系统

A. 充血性心力衰竭。

B. 动脉导管未闭。

C. 心脏疾病：如青紫型先天性心脏病、先天性心脏传导阻滞、左心发育不良综合征、大血管转位。

D. 血容量不足、低血压、高血压。

E. 迷走张力增高：新生儿尤其在出生后短时间内存在迷走张力增高，有关迷走神经的高敏性在婴儿猝死综合征（SIDS）中阐述。

4）胃肠道疾病

A. 坏死性小肠结肠炎（NEC）：呼吸暂停与发生NEC有关。

B. 胃食管反流（GER）：有研究者认为GER与AOP相关，然而至今仍没有研究证明两者之间的关系。有研究认为在发生AOP风险最高的患儿，抗反流手术能够减少早产儿呼吸暂停的发生。足月儿很少因GER引起呼吸暂停。

C. 喂养不耐受。

D. 经口喂养。

E. 腹胀。

F. 排便。

G. 早产儿非轮状病毒感染导致的呼吸暂停。

H. 食管血肿：罕见。

5）血液系统

A. 贫血：呼吸暂停与心动过缓可见于早产儿贫血，但没有某一特定的血细胞比容水平提示早产儿可发生呼吸暂停。这些患儿输血后症状改善，有研究显示较宽松的输血指征与限制输血策略比较，前者可以减少呼吸暂停的发生。

B. 红细胞增多症：足月儿更常见。

6）其他疾病或功能障碍

A. 体温不稳定：尤其是高热，低体温也可引起呼吸暂停和心率减慢。注意暖箱温度；新生儿的体温可能正常，但可能是因在暖箱内体温上升（患儿为低体温）或者需要较低的箱温（患儿发热时）。快速体温波动可能导致呼吸暂停。发生于出生后或转运途中的寒冷刺激也可能引起呼吸暂停。

B. 感染（败血症）：检查有无细菌、真菌和病毒感染。呼吸道合胞病毒、解脲支原体和肉毒杆菌感染都可引起早产儿呼吸暂停。

C. 代谢、电解质紊乱和先天性遗传代谢性疾病：低血糖、低/高钠血症、高镁血症（肠外营养时）、高钾血症、高氨血症、低/高钙血症都可引起呼吸暂停和心动过缓。甲状腺功能减退症和先天性遗传代谢异常也可出现呼吸暂停和心动过缓。

D. 迷走反射：可能发生于插入胃管、喂养和吸痰之后。

E. 急性、慢性疼痛。

F. 头部位置、体位（颈部屈曲）。

G. 药物、药物戒断反应：孕母用药导致的过度镇静如硫酸镁、麻醉剂如阿片类、全身麻醉都可导致新生儿发生呼吸暂停。呼吸暂停可发生于孕母有药瘾或毒瘾所致的患儿药物戒断反应。婴儿期较高剂量的苯巴比妥或其他麻醉药、镇静剂如地西泮、水合氯醛可能导致呼吸暂停和心动过缓。眼科常规检查所用的局部滴眼液有时可引起呼吸暂停的类型发生改变。前列腺素 E_1、γ-氨基丁酸（GABA）和腺苷治疗也可能引发呼吸暂停。

H. 预防接种：早产儿接种全细胞型百日咳疫苗后呼吸暂停增加。最新研究显示患有慢性疾病的早产儿接种 DTaP-IPV-HIb 和 DTaP-IPV-HIb-HBV 疫苗可增加呼吸暂停、心动过缓、血氧饱和度降低的发生。因此，建议对生后8周仍住院的患儿接种这些疫苗后需要进行严密观察。患有严重肺部疾病或败血症的患儿预防接种后可能会出现呼吸暂停。第一次预防接种后出现呼吸暂停的早产儿有复发的风险。建议下次接种疫苗时至少监测24小时。

I. 袋鼠式护理：早期研究显示有关，但近期研究并没有发现其存在副作用。在抱婴儿时应注意其头部的位置。

J. 外科手术：可引起早产儿术后呼吸暂停。

K. 早产儿视网膜病（ROP）：有报道ROP筛查是呼吸暂停发生的原因之一。

（2）胎龄：见表47-1。

表47-1　根据胎龄呼吸暂停和心率减慢更常见的原因

早产儿	足月儿	所有年龄
早产儿呼吸暂停 PDA RDS 早产儿呼吸功能不全 PV-IVH 早产儿贫血 出血后脑积水	脑梗死 红细胞增多症	脓毒血症 NEC 脑膜炎 吸入 GER 肺炎 心脏病 拔管后 肺不张 惊厥 寒冷应激 窒息

GER, 胃食管反流; NEC, 坏死性小肠结肠炎; PDA, 动脉导管未闭; PV-IVH, 脑室周围-脑室内出血; RDS, 呼吸窘迫综合征。

1）足月儿：通常不会发生生理性呼吸暂停和心动过缓，必须明确潜在的病因。足月儿发生呼吸暂停是危重表现，需立即行相关检查。

2）早产儿：AOP是最常见的原因，通常在生后第2～7天发生（多数胎龄＜34周，出生体重＜1 800 g，并且没有其他明显诱因），是排除性诊断。

（3）出生后日龄是明确呼吸暂停原因的线索

1）生后数小时发生：孕母用药导致过度镇静、窒息、惊厥、高镁血症。

2）生后1天发生：通常为病理性，需考虑败血症或呼吸衰竭。

3）生后1～2天发生：败血症、低血糖症、呼吸衰竭、红细胞增多症。

4）出生＜1周发生：动脉导管未闭、脑室周围-脑室内出血、败血症、呼吸衰竭或AOP。

5）出生＞1周发生：脑积水伴随颅内压增高或惊厥，拔管后肺不张、过量的咖啡因或茶碱。

6）发生于生后2周以上且之前健康的早产儿：提示新的疾病发生，需立即评估，通常提示严重的疾病如败血症、脑膜炎或其他原因。

7）生后4～6周发生：呼吸道合胞病毒（RSV）感染。

8）发生时间不定：败血症、NEC、脑膜炎、吸引操作、GER、心脏功能障碍、肺炎、寒冷刺激或体温波动。

【临床资料】　确定有无发生脓毒血症的产前危险因素。有喂养不耐受史的患儿需要怀疑NEC。

（1）体格检查。注意以下体征：

1）头部：有无颅内压增高的表现，中枢神经系统抑制或兴奋。

2）鼻腔：使用小直径胃管检查有无鼻后孔闭锁。

3）心脏：听诊有无心脏杂音或奔马律。

4）肺部：机械辅助通气时需检查胸廓活动是否充分。检查有无呼吸窘迫表现。

5）腹部：检查有无腹胀，这通常是NEC的前兆。NEC的其他表现：肠鸣音减弱和胃肠型。

6）皮肤：红细胞增多症患儿皮肤红润。皮肤苍白与贫血相关。

7）神经系统：进行完整的神经系统查体，检查有无惊厥发作、肌张力减低。

（2）实验室检查

1）快速检验

A. 动脉血气分析：以排除缺氧和酸中毒。

B. 血常规：可以提示感染、贫血或红细胞增多症。

C. 血、尿及脑脊液培养：如怀疑感染则应立即完善。生后36～48小时的C反应蛋白有助于感染筛查。如怀疑病毒感染应进行聚合酶链反应（PCR）检测和病毒分离。如怀疑脑膜炎或脑积水导致颅内压增高引起的呼吸暂停和心动过缓，则应完善腰椎穿刺和脑脊液检查。

D. 血清电解质、钙、镁和葡萄糖：以排除代谢异常。

E. 血清苯巴比妥和甲基黄嘌呤浓度：如有相关病史。

2）其他检查

A. 如怀疑患儿存在代谢异常：检测有机酸水平、氨基酸谱、血氨、丙酮酸和乳酸。尿酮体提示有机酸血症可能。

B. 粪便检测：以排除肉毒中毒或其他微生物感染。

（3）影像学及其他检查

1）快速检查

A. 胸片：如怀疑心脏或肺部疾病，应立即完善。

B. 心电图（ECG）：如怀疑心脏疾病。

C. 腹部平片：如有指征应立即完善。可发现NEC征象（图11-23）。

D. 头颅超声：以除外脑室周围-脑室内出血、脑积水或其他先天性畸形。

2）其他检查

A. 心电图和心脏科会诊：ECG能够检测呼吸暂停和心动过缓发作开始与结束时的R波振幅和QRS波群，也可以排除长QT综合征。

B. 脑电图：呼吸暂停和心动过缓可以是惊厥发作的表现之一。

C. 头颅CT：可发现脑梗死和蛛网膜下腔出血。使用辅助扫描方案可减少射线暴露，**美国儿科学会（AAP）推荐**在足月儿脑病患儿采用普通CT除外出血。为减少射线暴露，可以**磁共振（MRI）**替代。足月儿需要MRI进行更深入的检查。

D. 腹部超声或胃排空检查：如怀疑胃肠道动力障碍时。

E. 钡剂造影：以排除GER（仅用于怀疑呼吸暂停和心动过缓与喂养有关时）。能够有效检测有无吞咽障碍或怀疑食管气管瘘或食管蹼时使用。透视吞咽检查（VFSS或VSS）是改良的吞钡试验。

F. 食管pH检测（Tuttle和Grossman胃酸反流检查）：可以有效检测有无胃酸胃食管反流。将一个带有pH电极的小直径探针放入食管末端，持续地监测4～24小时。如果pH检测示酸性，则存在酸性胃食管反流。大多数新生儿反流液非酸性。pH监测对早产儿作用有限，因早产儿胃液$pH > 4$的时间超过90%。

G. 多通道腔内阻抗检查：检测有无胃液经食管返至口咽部的回流。它可以通过阻抗来探测仅0.1 mL的体积变化。这项技术可以用来检测占新生儿反流75%左右的pH中性的反流。

H. 反流核素扫描（如使用牛奶或配方奶，称"牛奶扫描"）：用于检测GER。它优于pH探针及吞钡试验。^{99m}Tc标记的高锝酸盐溶于水或牛奶（牛奶扫描）中，并注入胃。患儿仰卧状态下通过伽马摄像扫描2小时。扫描阳性与临床症状无相关性。

I. 颈部侧位片，头颈部CT（三维）和耳鼻喉科检查，能够帮助评估阻塞性呼吸暂停患儿的上气道。

J. 多通道描记仪：（多通道包含许多生理参数）持续描记24小时能够帮助识别呼吸暂停。需使用多种仪器设备。

a. 多导睡眠图：睡眠期监测程序的集合与生理数据的记录，包括呼吸、口周肌电描记、氧饱和度、心率、脑电描记、心电描记和眼电描记。

b. 热敏电阻气动图：通过热敏电阻探测鼻部与口腔的气流变化。同时以pH探针监测食管内反流液的酸度。

c. 阻抗呼吸描记：通过多通道记录仪监测胸廓活动、口鼻气流、心率和氧饱和度来帮助鉴别呼吸暂停的类型。

【处理】 也可见第83章。

（1）预防性治疗及监护建议

1）高危新生儿：有发生呼吸暂停、心动过缓或缺氧发作风险的早产儿。

2）系统综述不建议给予预防性咖啡因治疗术后呼吸暂停、心动过缓：咖啡因可用于预防早产儿术后呼吸暂停、心动过缓和氧饱和度下降。纠正胎龄<46周的婴儿术后需至少监测12小时。

3）早产儿预防接种后：第一次预防接种发生呼吸暂停的早产儿应在预防接种后监测心肺功能至少24小时。

4）早产双胎同床：早产双胎同床能够减少呼吸暂停的发生。

（2）常规处理

1）紧急治疗：触觉刺激，缺氧的患儿给予氧疗，球囊-面罩通气，如患儿无反应则可能需要气管插管。患儿一旦平稳下来，则应开始评估。送急诊实验室检查、胸片，也可能需要腹片。需排除简单的病因，如暖箱温度是否适宜？鼻胃管、气管插管位置是否正确？患儿体位是否适宜？

2）确定引发呼吸暂停和心率减慢的原因并进行治疗：败血症是不能被忽视的原因之一，因为要尽早开始使用抗生素。在诊断和治疗之前需除外败血症、感染和其他可治疗的原因（如脑室内出血、惊厥、动脉导管未闭、贫血、NEC及其他）。

3）早产儿呼吸暂停（AOP）

A. 非药物性治疗

a. 环境温度：温度过高可能会导致呼吸暂停。保持环境中性温度或在正常范围的低限，目前没有明确建议的环境温度。部分建议使用加温湿化的气体。

b. 体位：患儿在接受其他治疗的同时，这些体位可能并不能减少AOP的发生。**切记，新生儿在出院前应过渡为仰卧位。**

－俯卧位：颈部屈曲或过伸可能会影响气道的完全开放，应尽量避免。**俯卧位能减少呼吸暂停，**提高氧合与通气，减少GER以及呼吸做功。但建议仅用于新生儿重症监护室（NICU）的呼吸暂停患儿。可在俯卧位进行护理。

－头部抬高倾斜位（HETP）：床倾斜15°以使头部和颈部抬高15°，这一体位能够减少呼吸暂停的发作。

－三阶梯位（"TSP"）：头部和腹部保持水平。头部垫3条毯子，胸部垫2条毯子，骨盆垫1条毯子。这一体位下不易发生气道阻塞和颈部屈曲，也能够缓解呼吸暂停、心动过缓和氧饱和度降低。

c. 刺激

－触觉刺激：使脑干兴奋性增加以刺激呼吸运动。这是最常用的干预措施。采用触觉刺激（如摩擦皮肤、抚触背部、轻拍婴儿、轻弹足底）。

－嗅觉刺激：在暖箱内放置令人愉悦的气味（香草味）（仅在呼吸暂停发生24小时内），对咖啡因和多沙普仑无反应的患儿，可减少呼吸暂停的发生（见第20章）。

－袋鼠式护理：目前研究结果不一致，效果与俯卧位相似。

－动力刺激（震动床垫）：对临床严重的呼吸暂停效果甚微。**随机的机械震荡刺**

激可以减少氧饱和度下降的持续时间,从而可能减少呼吸暂停。

d. 保持鼻道通畅:因为鼻饲管增加了鼻部的气道阻力,而上气道的阻力可能增加早产儿呼吸暂停的发生,因此发生呼吸暂停的早产儿优先选择经口胃管喂养。近期研究显示两种方式对 AOP 患儿的喂养无显著差异。经口留置胃管不引起缺氧和心动过缓。对可能存在 GER 的早产儿采用经幽门喂养(尤其是仅喂养母乳时)可能会减少呼吸暂停和心率减慢的发生。

（3）治疗:**是否进行治疗通常取决于呼吸暂停发作的次数、每次发作的严重程度,以及使呼吸暂停发作停止的需要采取的干预措施。如出现频繁或严重的呼吸暂停发作,则需要进行医学干预。**关于何时开始治疗,不同单位的常规不同。**有建议以下情况开始治疗:**每 12 小时发生需轻微刺激的呼吸暂停 > 6 次;或每小时发生需轻微刺激的呼吸暂停 > 2 次,持续数小时;或 24 小时内发生需较强刺激的呼吸暂停 > 1 ~ 2 次;或发生任何对触觉刺激无反应的呼吸暂停,或发生需球囊和面罩给氧的呼吸暂停。

1) 呼吸支持:进行氧疗以维持较高的氧饱和度(如果有氧饱和度降低或心率减慢,避免过度吸引)。

A. 低流量给氧:**可能**可以减少间断缺氧和呼吸暂停的发生率。避免氧浓度过高。

B. 鼻导管给氧:使用小的锥形导管输送氧气或空氧混合气体,可以刺激鼻部,具有唤醒作用,有助于预防呼吸暂停。

a. 低流量鼻导管给氧(< 1 L/min):可以用作呼吸暂停的辅助治疗。可以减少间歇性呼吸暂停和心率减慢的发作。

b. 高流量鼻导管给氧(HFNC):能够提供高浓度氧气及呼气末正压,可以用作经鼻持续正压通气(NCPAP)。流量为 1 ~ 6 L/min。有研究显示鼻导管吸氧与经鼻 CPAP(nCPAP)同样有效。HHHFNC(加热加湿的高流量鼻导管给氧)明显优于普通的 HFNC。

C. 持续正压通气(CPAP):**经鼻 CPAP 可减少呼吸暂停发作**(注:不同文献建议的 CPAP 参数不同,参考范围:2 ~ 4 cmH₂O、3 ~ 6 cmH₂O、4 ~ 6 cmH₂O 和 5 ~ 8 cmH₂O)。**4 ~ 6 cmH₂O 更为常用和安全。**使用你所在单位建议的参数设置。可以与药物联合应用(在达到一定治疗水平后)。CPAP 的副作用包括肠胀气、鼻部创伤、气压伤和气胸。

D. 无创通气(NIV):NIV 是不进行气管插管的应用固定或可变的压力来提供通气支持。**鼻部间断正压通气(NIPPV)**是联合 nCPAP 和叠加正压呼吸的一种无创通气方式。系统综述结果显示:NIPPV 可减少呼吸暂停的发生频率,且效果明显优于 NCPAP。对于早产儿呼吸暂停,经鼻 NIPPV 则优于单独的 NCPAP。NIPPV 也能较

NCPAP更为有效地减少拔管失败的发生。建议进一步进行研究。

E. 机械通气：仅用于其他治疗方法（药物治疗或nCPAP或NIPPV）无效的呼吸暂停和心率减慢。常使用低压力（最小吸气峰压）和适当的通气频率预防呼吸暂停。

2）药物疗法：剂量见第148章。

A. 咖啡因是治疗呼吸暂停的药物选择：氨茶碱和咖啡因疗效相似（均在治疗2～7天后可减少呼吸暂停），但咖啡因更有益（副作用较少，每天1次给药，脑脊液浓度更高）。在出生体重500～1 250 g的早产儿，咖啡因治疗可提供存活率，改善纠正年龄18～21月龄神经系统发育结局，降低死亡、脑瘫、认知落后和严重ROP的发生率。可以根据纠正胎龄来决定治疗停止的时间，通常是纠正胎龄35～37周，也取决于患儿的体重（1 800～2 000 g）或呼吸暂停停止发作5～7天以上。

B. 如呼吸暂停仍持续，使用多沙普仑：存在争议，不建议作为常规治疗。多沙普仑可用于氨茶碱、咖啡因和CPAP治疗无效时；可在其他治疗无效时，用药48小时内减少呼吸暂停的发作。需要注意副作用：有降低脑血流引起精神发育落后的风险；QT间期延长，二度房室传导阻滞，18月龄精神发育迟缓，应激，胃潴留，高血压，惊厥，胃肠功能紊乱；代谢性酸中毒（含有防腐剂苯甲醇）。如果发生酸中毒，因考虑停止治疗。

（4）特殊治疗

1）贫血：不建议将输血作为常规治疗，暂无数据或证据支持。如患儿无临床症状、喂养顺利、生长满意且网织红细胞为5%～6%，绝大多数单位不进行治疗。如果血细胞比容（Hct）偏低（<21%～25%，根据各单位常规），可考虑输血。如果有贫血相关临床症状（显著的呼吸暂停和心率减慢，定义为12小时内发作>9次或24小时内发作>2次并需进行气囊-面罩正压通气），需要使用治疗剂量的甲基黄嘌呤、喂养不耐受或需要氧气或呼吸支持，或网织红细胞计数与较低的血细胞比容不相符（如网织红细胞计数<2%～3%），可输血以维持Hct≥30%或更高（**存在争议**）。有资料显示，在极低出生体重儿，输血可能增加患儿发生支气管肺发育不良、慢性肺病（BPD/CLD）和NEC的风险。应用人重组红细胞生成素（rHuEPO）联合铁剂治疗早产儿贫血，可减少输血，但**存在争议**，可能会增加ROP进展的风险。

2）胃食管反流（GER）：早产儿常见。大多数研究认为GER与呼吸暂停无关。没有文献支持呼吸暂停和心率减慢在喂养后更常见。许多单位因考虑两者可能存在相关性而治疗GER。非酸性GER可能引起早产儿发生不同程度的早产儿呼吸暂停。如经临床评估需要进行干预（明显反流或喂养时呕吐），则可选择以下治疗方法：

A. 喂养：考虑改变喂养总量、喂养方式或食物种类。喂养量过多可以加重反流，因此推荐少量多次喂养。持续胃管喂养可能有帮助。有建议改为浓稠的食物喂养，但**存在争议**，因为随机试验并不确定其效果（淀粉增稠剂会增加母乳渗透压，可能加重GER）。少量的较稠的牛奶更为合适。如怀疑某种食物过敏,应考虑更换配方奶。母乳喂养的母亲可能需要调整饮食。**幽门后喂养母乳**可能减少GER早产儿发生呼吸暂停和心率减慢。

B. 体位:喂养后竖抱至少30分钟。建议将GER患儿的床稍倾斜使头部抬高,可以减少呼吸暂停和心率减慢的发生,但也**存在争议**,因为其可能与发生SIDS有关。GER患儿睡眠时应仰卧。餐后俯卧或左侧卧位可减轻GER。

C. 药物:考虑到疗效不确定性及副作用,较少使用抗反流药物。如果的确需要使用,可以考虑以下药物。部分临床医师建议使用促胃肠动力药物(如甲氧氯普安)。如果存在酸反流(经食管下段pH),可以使用H_2受体阻滞剂或质子泵抑制剂。抑酸治疗可能增加发生下呼吸道感染和革兰阴性菌感染的风险,因为可改变胃肠道定植菌。见第148章。

a. 促动力药:增强消化道平滑肌的动力。

- 甲氧氯普安(胃复安):增强胃肠道动力的药物可减少喂养不耐受,为早产儿GER常用药,但有争议(剂量及其他信息详见第148章)。疗效并不确切且需注意副作用:困倦、烦躁不安、锥体外系症状。

- 红霉素:促动力药物,能增加胃动力而用于GER。系统综述结果显示:没有充分的证据支持小剂量或大剂量的红霉素能改善早产儿喂养耐受性。研究显示,在胎龄>32周的早产儿,使用大剂量红霉素能够改善其喂养耐受性。

b. 制酸剂(氢氧化铝镁和二甲基硅油):可以中和胃酸但也可能增加感染的风险和管饲喂养患儿的喂养不耐受情况,也有发生结石的风险。副作用包括腹泻或便秘。使用剂量为0.5～1 mL/kg,口服或胃管鼻饲,每4小时1次。藻酸盐剂型(海藻酸钠,每次0.25 mL/kg,每天4次)可以减少GER严重程度和酸性反流,但对非酸性反流型GER无效。且并不能减少总的呼吸暂停和心率减慢发次数。副作用包括胃结石形成和铝剂所致不良反应。需要进一步研究。

c. H_2受体阻滞剂:能抑制新生儿胃酸产生,较为常用。4种H_2受体阻滞剂均可用,雷尼替丁和法莫替丁在新生儿更为常用,因为副作用更少。H_2受体阻滞剂治疗可能会增加极低出生体重儿(VLBW)NEC的发生率,也可能增加假丝酵母菌感染的风险(易引起胃部细菌定植和增加患菌血症的风险)。也可能增加革兰阴性菌败血症的风险。雷尼替丁可能与VLBW早产儿感染、NEC甚至死亡增加相关,应慎用于出生体重<1 500 g的早产儿。

d. 质子泵抑制剂(PPIs):对GER患儿的症状无明显改善作用。应谨慎使用PPIs,仅在严密监测下用于确诊的患儿。研究显示PPIs在婴儿应用的安全性缺乏证据支持。兰索拉唑(普托平)和奥美拉唑(洛赛克)在婴儿中最为常用(仅美国FDA认可用于>1岁的患儿)。同H_2受体阻滞剂一样,也可增加发生假丝酵母菌感染和革兰阴性菌败血症的风险。

（5）持续性呼吸暂停。早产儿呼吸暂停通常在纠正胎龄36周后缓解。持续性呼吸暂停指在纠正胎龄＞37周后仍有呼吸暂停发作。通常发生于胎龄＜28周的早产儿。这些患儿通常在准备出院时再次出现呼吸暂停。他们在数月内都有发生严重呼吸暂停、心率减慢和青紫的风险。目前并没有很好的研究或指南指导如何在家照料这些婴儿。

1）有时可在出院前进行综合多导描记图记录：这并不能预测SIDS或严重的心肺事件发生，但可能可以对呼吸暂停做出详细的解释并帮助进行临床决策。

2）停药：根据各单位诊疗指南决定停药时机。

3）呼吸暂停的家庭监护：建议在家中进行心肺监护以记录呼吸暂停事件。患儿父母应接受监护仪器使用和心肺复苏（CPR）的培训。家庭监护并不能阻止SIDS的发生。**AAP建议进行家庭监护的情况**：存在反复发生呼吸暂停、心动减慢和缺氧发作高风险的早产儿；有症状的BPD、CLD患儿；依赖呼吸支持的患儿；存在影响呼吸的临床问题的患儿。呼吸暂停发作停止或纠正胎龄43周后通常较少使用。

·参·考·文·献·

［1］Committee on Fetus and Newborn. Apnea, sudden infant death syndrome, and home monitoring. *Pediatrics.* 2003; 111: 914.

［2］Davis PG, Lemyre B, de Paoli AG. Nasal intermittent positive pressure ventilation (NIPPV) versus nasal continuous positive airway pressure (NCPAP) for preterm neonates after extubation. *Cochrane Database Syst Rev.* 2001; (3): CD003212.

［3］Lemyre B, Davis PG, De Paoli AG. Nasal intermittent positive pressure ventilation (NIPPV) versus nasal continuous positive airway pressure (NCPAP) for apnea of prematurity. *Cochrane Database Syst Rev.* 2002; (1): CD002272.

［4］Zhao J, Gonzalez F, Mu D. Apnea of prematurity: from cause to treatment. *Eur J Pediatr.* 2011; 170: 1097–1105.

48

心律失常
Arrhythmia

【临床问题】　患儿心电监护显示心率异常。

【即刻提问】

（1）心率多少？新生儿心率波动于70～190次/分，通常为120～140次/分，但睡眠时可降至70～90次/分，活动增加如哭闹时可增快到170～190次/分。新生儿正常心率范围参见表48-1。

表48-1　正常新生儿心率范围

年　龄	足月儿		早产儿	
	平均心率(次/分)	心率范围(次/分)	平均心率(次/分)	心率范围(次/分)
1分钟	80	20～140	100	50～145
2分钟	140	80～200	120	80～160
3分钟	150	100～200	140	105～175
4分钟	160	120～195	155	120～183
5分钟	160	120～190	160	120～180
10分钟	160	110～185	160	129～195
正常新生儿				
出生至24小时	119	84～145		
1～7天	133	100～175		
8～30天	163	115～190		

（2）异常是持续性的还是一过性的？一过性窦性心动过缓、心动过速或心律失常（通常持续时间＜15秒）为良性，不需要进一步检查。发作超过15秒则通常需要进行全导联心电图评估。

（3）患儿有症状吗？有症状的患儿可能需要立即治疗。病理性心律失常症状和体征包括：气急，皮肤灌注差，反应差，肝大及肺部听诊湿啰音。所有这些症状及体征都可能是充血性心力衰竭（CHF）的表现，可伴随心律失常发生。由快速型心律失常导致CHF时，通常心率＞240次/分。

【鉴别诊断】

（1）心率异常：正常新生儿心率变化范围很大。某些使用计算机软件对新生儿期心率变异性进行分析的结果表明：早期心率较慢的原因是婴儿交感神经系统不能抑制副交感神经系统（或迷走神经）活动。

1）心动过速：心率＞同龄平均心率2个标准差以上（见表48-1）。

A. 良性原因：刚出生后，热或冷应激，疼痛刺激，药物影响（如阿托品、咖啡因、肾上腺素、静脉使用胰高血糖素、泮库溴铵、妥拉唑林及异丙肾上腺素）。

B. 病理因素

a. 常见于发热、休克、低氧血症、贫血、脓毒症、动脉导管未闭及CHF。

b. 少见于甲状腺功能亢进、代谢性疾病、心脏节律异常及高氨血症。

2）心动过缓：心动过缓指心率＜同龄平均心率2个标准差以上（见表48-1）。一过性心动过缓在新生儿中很常见，心率为60～70次/分。

A. 良性因素：排便、呕吐或排尿过程中，胃管喂养、吸引及药物影响（如普萘洛尔、洋地黄类、阿托品、输注钙剂、分娩前24小时内母亲使用长效β受体阻滞剂治疗高血压）。

B. 病理因素

a. 常见于低氧血症、呼吸暂停、惊厥、气道梗阻、气漏（如气胸）、CHF、颅内出血、严重酸中毒及严重低体温。

b. 少见于高钾血症、心源性心律失常、肺出血、膈疝、甲状腺功能减低及脑积水。

（2）节律异常

1）良性节律异常：包括任何一过性发作（＜15秒）的窦性心动过缓和窦性心动过速，以及上述心动过速和心动过缓提及的任何良性因素引起的窦性心律失常。窦性心律失常是与呼吸相关的心率相位性变化，通常也是良性。

A. 房性期前收缩：可发生于新生儿且通常为良性。QRS波群变窄，T波常倒置（见图48-1C）。房性期前收缩在生后最初数月中发作次数逐渐减少或完全消失。通常不需要进一步检查，除非患儿房性期前收缩与心脏结构异常相关。

B. 单源性室性期前收缩：在新生儿常见。QRS波群增宽，T波与窦性T波不同（见图48-1D）。如果新生儿出现室性期前收缩，进行12导联心电图检查。没有症状，则不需治疗。有时当窦性心律增快时室性期前收缩（PVCs）减少。室性期前收缩在生后最初数月中发作逐渐次数减少或完全消失。

C. 良性心动过缓：少见。

2）病理性节律异常

A. 阵发性室上性心动过速（SVT）：是新生儿最常见的心脏节律异常（见图48-1A）。

B. 房性扑动：难以与SVT鉴别，除非房室传导比例＞2∶1。给予腺苷可能会使房室下传比例上升至3∶1或4∶1，使心电图上扑动波更易被识别。

C. 房性颤动：比SVT或房扑少见。

D. 预激综合征（WPW）（短PR间期、δ波、QRS上升支增宽）：当心率很快时难以辨别（见图48-1B）。

E. 异位搏动。

F. 室性心动过速。

G. 有临床症状的房室（AV）传导阻滞：发生在新生儿完全性房室传导阻滞时，且心室率＜55次/分。早产儿心室率可能更快。因为早产儿及早期足月儿的心输出量只能通过增加心率来实现（由于心室体积小，其每搏输出量是固定的），完全性房室传导阻滞的婴儿对发热、脓毒症及其他应激的耐受性差。

3）继发于心脏外疾病。

A. 脓毒症（通常为心动过速）。

B. 中枢神经系统病变（通常为心动过缓）。

C. 低血糖。

D. 药物毒性：地高辛（低钾血症、碱中毒、高钙血症及低镁血症可增强药物毒性）、氨茶碱（在新生儿重症监护室中已很少使用）。

E. 电解质紊乱：如血钾、血钠、血镁或低血钙异常。

F. 其他：代谢性酸中毒或碱中毒、肾上腺功能不全。

【临床资料】

（1）体格检查：检查有无充血性心力衰竭的体征（如气急、肺部听诊闻及湿啰音、肝增大、心脏增大）。地高辛中毒可有呕吐及反应差。低钾血症可导致肠梗阻。

（2）实验室检查

1）血电解质、血钙及血镁水平。

2）血气分析可提示酸中毒或低氧血症。

3）检测药物浓度以评估毒性反应。

A. 地高辛：正常血药浓度为 0.5 ～ 2.0 mcg/mL（有时可高达 4 mcg/mL）。单纯地高辛血药浓度增高不能诊断中毒，需同时有临床表现及 EEG 出现地高辛中毒改变时方可诊断。许多新生儿天然产生的物质可影响地高辛浓度的放射免疫测定。

B. 咖啡因：主要的毒性反应为心动过速及喂养不耐受。减少剂量或间停一顿。

（3）影像学及其他检查

1）EEG：对所有发生异常节律持续时间＞15秒或异常节律由非良性因素引起的婴儿，均应进行心电图检查。常见心律失常的心电图诊断要点列于下方。虽然 PR 间期随心率变化而变化，但在任何新生儿中 PR 间期＞160毫秒即为异常。

A. 阵发性室上性心动过速（见图48-1A）

a. 心室率 180 ～ 300 次/分。

b. 活动或哭闹时心率不变。

c. 异常 P 波或 PR 间期。

d. 固定的 PR 间期。

B. 心房扑动

a. 心房率 220 ～ 400 次/分。

b. 锯齿波在 V₁ ～ V₃ 导联最易见，但当房室比例为 2 ： 1 下传时或心室率快时通常难以分辨。

c. QRS 波群通常正常。

C. 心房颤动

a. 不规则房性波形，大小、形状变化明显。

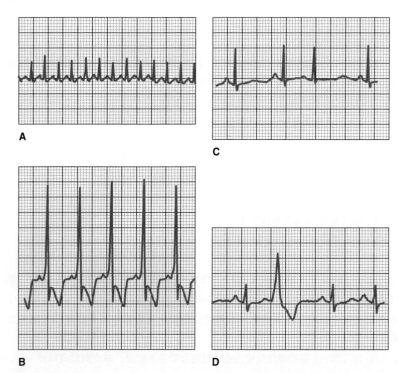

图 48-1 （A）阵发性心动过速，窄 QRS 波群心动过速，心率 300 次/分，PR 间期对于该心率是延长的。（B）预激综合征，PR 间期缩短并在 QRS 波上升支上见 delta 波。T 波通常与主波方向相反。（C）房性期前收缩，窄 QRS 波，T 波通常与窦性心律下 T 波方向相反。（D）室性期前收缩，宽QRS 波群，T 波与窦性心律下 T 波方向相反

　　b. 心房率 350～600 次/分。

　　c. QRS 波形正常，但室性搏动不规则。

　D. 预激综合征（见图 48-1B）

　　a. 短 PR 间期。

　　b. 宽大 QRS 波群。

　　c. 出现 delta 波。

　E. 室性心动过速

　　a. 室性期前收缩心为 120～200 次/分并伴有宽大 QRS 波群。

　F. 异位搏动

　　a. 异常 P 波及宽大 QRS 波群。

　G. 房室传导阻滞。

　　a. 一度房室传导阻滞（图 48-2A）。

– PR间期延长(正常范围为0.08～0.12秒)。

– 正常窦性心律。

– 正常QRS波群。

b. 二度房室传导阻滞。

– 莫氏Ⅰ型(图48-2B)。① PR间期逐渐延长直至出现室性搏动脱落(文氏型)。② QRS波型正常。

– 莫氏Ⅱ型(图48-2C)。

   • PR间期固定伴心室漏搏或P波未下传。

c. 三度房室传导阻滞(图48-2D)。

– 心房搏动规则。

– 心室率较慢。

– 完全性房室搏动分离。

– 心房率随着活动增多或哭闹而增快,心室率通常保持不变。

H. 高钾血症。

a. 高耸的T波。

b. 宽大的QRS波形。

c. 平坦且增宽的P波。

d. 心室颤动及晚期停搏。

I. 低钾血症。

a. QT间期及PR间期延长。

b. ST段压低。

c. T波扁平。

J. 低钙血症: QT间期延长,QT间期延长也可能因分娩时心肌应激产生,可恢复。持续性PR间期延长,但血钙正常者,需询问有无心律失常或猝死家族史,完善父母亲的ECG检查。

K. 高钙血症: QT间期缩短。

L. 低镁血症: 同高钾血症。

M. 低钠血症。

a. QT间期缩短。

b. QRS复合波时间延长。

N. 高钠血症。

a. QT间期延长。

b. QRS复合波时间缩短。

O. 代谢性酸中毒。

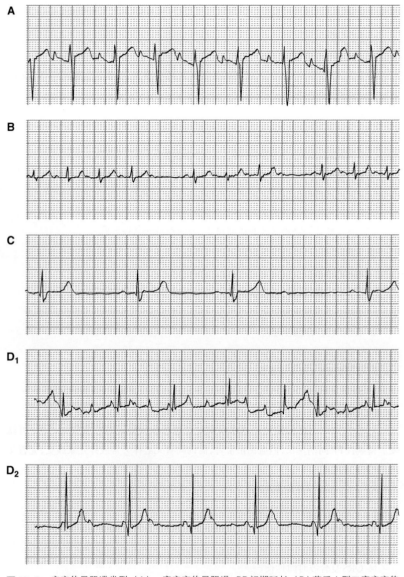

图 48-2 房室传导阻滞类型。(A)一度房室传导阻滞,PR间期延长。(B)莫氏 I 型二度房室传导阻滞(文氏阻滞),PR间期逐渐延长直到一个心室搏动脱落。(C)莫氏 II 型二度房室传导阻滞,PR间期固定伴心室漏搏。(D1)完全性或三度房室传导阻滞患儿,心房率为175次/分,心室率为62次/分;P波与QRS波群分离。(D2)同一患儿2月龄时,心房率为119次/分,心室率为54次/分;P波与QRS波群仍分离

　　a. PR间期延长。

　　b. P波振幅升高。

　　c. 高尖T波。

　　P. 代谢性碱中毒：T波倒置。

　　Q. 地高辛。

　　a. 有效血药浓度时 PR间期延长，QT间期缩短。

　　b. 中毒浓度时最常见的为窦房传导阻滞、二度房室传导阻滞及多源性异位搏动，也可见房室传导阻滞及心动过缓。

　　R. 咖啡因。

　　a. 有效血药浓度时：期待的药物效果为减少呼吸暂停发生的次数或时长，ECG没有明显改变。

　　b. 中毒浓度时：心动过速伴有喂养不耐受。

　　2）胸部影像学检查：对所有怀疑有心力衰竭或气漏的患儿均需完善胸部影像学检查。

【处理】

　　（1）一般处理。首先判断心律失常是良性的还是病理性的。如果为病理性，完善全导联心电图评估。纠正酸碱失衡、低氧血症或电解质异常。

　　（2）特殊处理

　　1）心率异常

　　A. 心动过速。

　　a. 良性：无需治疗，因为心动过速通常继发于自限性事件。

　　b. 药物：某些药物如咖啡因，观察婴儿有无其他中毒反应，下调剂量或隔一顿给药。

　　c. 病理性情况：治疗原发疾病。

　　B. 心动过缓：确认为窦性心动过缓且不是完全性房室传导阻滞。

　　a. 良性：通常无需治疗。

　　b. 药物相关的：如有条件检查血药浓度，然后下调剂量，如非必需使用，停止该药物。

　　c. 病理性：治疗原发病。

　　– 在严重低血压或心脏停搏时，检查气道，建立呼吸，心脏胸外按压。

　　– 给予阿托品、肾上腺素或异丙肾上腺素，以恢复正常心律（药物剂量见第148章）。

　　2）节律异常：药物剂量及其他药理学信息参见第148章，心脏复律详见第28章。

　　A. 良性：继续观察。

B. 病理性：纠正酸碱失衡、低氧血症或电解质紊乱。

a. 阵发性室上性心动过速。

－如果患儿病情危重，则需心脏电复律，如果复律后窦性心律不伴预激，则开始地高辛维持治疗，如果有预激（WPW），在婴儿选用普萘洛尔维持。

－如果患儿病情稳定，可先尝试迷走神经刺激（冰块或冰冷毛巾放置于患儿面部数秒）。腺苷100 mcg/kg，经中心静脉推注，可使SVT复律为窦性心律。有可能需要将剂量加倍至200 mcg/kg（最大剂量300 mcg/kg）。不能使用维拉帕米治疗婴儿SVT。无预激时，可给予地高辛维持治疗，普萘洛尔可替代或与地高辛联合使用。对地高辛或普萘洛尔治疗无效的SVT，可给予氟卡尼或胺碘酮。

b. 心房扑动。

－如果患儿病情危重（严重的CHF或血流动力学不稳定）进行心脏电复律，并开始地高辛维持治疗。

－如果患儿病情稳定：给予地高辛，可减慢心室率，也可地高辛与普萘洛尔联合使用。

－心率快且成2∶1下传：ECG上可能难以确认为心房扑动，可给予腺苷（如上）以增加房室下传比例到3∶1或4∶1。

c. 心房扑动复发处理：与心房扑动处理相同。

d. 心房颤动（婴儿少见）：处理与心房扑动相同。

e. 预激综合征。常并发SVT。首选β受体阻滞剂，因为地高辛可能会促使房室1∶1传导而导致死亡。

f. 室性心动过速：进行心脏电复律（地高辛中毒除外），并开始利多卡因维持治疗。首先利多卡因，其他备选药物为普鲁卡因或苯妥英钠。

3）异位搏动

A. 无症状：无需治疗。

B. 有症状：通常有基础心脏疾病，异位搏动一般不会影响心输出量，可使用苯妥英钠、普萘洛尔或胺碘酮治疗。

4）房室传导阻滞

A. 一度：无需特别治疗。

B. 二度：治疗原发病。

C. 三度（完全性房室传导阻滞）。

a. 心率＞70次/分：如果患儿无症状，继续观察。一般不会发生问题。

b. 心率＜50次/分：患儿通常需要紧急安装临时起搏器，后续需要安装永久性起搏器。

c. 心率在50～70次/分：为灰色区域，需监测尿量及检测血乳酸水平，以评估脏器血流灌注。检查母亲SAA或SSA抗核抗体（与完全性房室传导阻滞及心肌病有关）。由非免疫性原因引起的完全性房室传导阻滞通常较由母亲抗体引起的房室传导阻滞预后好。如患儿的完全性房室传导阻滞由母亲自身免疫相关抗体SSA或SAA引起，母亲下次妊娠时，胎儿发生完全性房室传导阻滞的可能性为50%～69%。患这类疾病的母亲的下次妊娠时，常规治疗包括使用氯喹宁，从妊娠12周开始，每周随访胎儿PR间期。为增加胎儿心率，有时当胎儿心率慢至可能危及生命时，需要给孕母使用特布他林。

5）心律失常由心脏外原因引起

A. 病理因素：治疗原发病。

B. 地高辛中毒：每次给药前检查PR间期时长，送查血清血药浓度并暂停下一顿给药。考虑使用地高辛免疫结合蛋白（Digibind）。

C. 氨茶碱中毒：减少剂量或停用药物。

6）电解质紊乱

A. 检查血清电解质水平。

B. 纠正相应的电解质异常。

【心脏电除颤/电复律术】 详见第28章。

【胎儿期心律失常注意事项】 对于任何胎儿期心律异常，如果严重到引起胎儿水肿，必须进行多学科会诊。围生医学专家、新生儿科医师及心脏科医师需要共同尽全力，以使胎儿存活。这些患儿在分娩前，通常至少需要某些预警，如果患儿分娩时专家未在场，则在场的医师要做好以下准备：气管插管、胸腔及心包穿刺，必要时进行腹腔穿刺，并治疗引起胎儿充血性心力衰竭的心律失常。

·参·考·文·献·

[1] Baruteau A, Fouchard S, Behaghel A, et al. Characteristics and long-term outcome of nonimmune isolated atrioventricular block diagnosed in utero or early childhood: a multicentre study. *Eur Heart J.* 2012; 33: 622–629.

[2] Costedoat-Chalumeau N, Georgin-Lavialle S, Amoura Z, Piette JC. Anti-SSA/Ro and anti-SSB/La antibody mediated congenital heart block. *Lupus.* 2005; 14: 660–664.

[3] Friedman DM, Kim MY, Copel JA, et al. Utility of cardiac monitoring in fetuses at risk for congenital heart block: the PR Interval and Dexamethasone Evaluation (PRIDE) prospective study. *Circulation.* 2008; 117: 485–493.

[4] Glickstein J, Buyon J, Kim M, Friedman D; PRIDE investigators. The fetal Doppler mechanical PR interval: a validation study. *Fetal Diagn Ther.* 2004; 19: 31–34.

[5] Izmirly PM, Kim MY, Llanos C, et al. Evaluation of the risk of anti-SSA/Ro-SSB/La antibody-associated cardiac manifestations of neonatal lupus in fetuses of mothers with systemic lupus erythematosus exposed to hydroxychloroquine. *Ann Rheum Dis.* 2010; 69: 1827–1830.

[6] Kleinman CS, Neghme RA. Cardiac arrhythmias in the human fetus. *Pediatr Cardiol.* 2004; 25: 234–251.

[7] Orozco-Gregorio H, Mota-Rojas D, Villanueva H, et al. Caffeine therapy for apnoea of prematurity: pharmacological treatment. *African J Pharmacy Pharmacol.* 2011; 5: 564–571.

49

便 血
Bloody Stool

【临床问题】 新生儿排血便。新生儿便血通常是良性且自限性的问题,大多数病例便血原因不明,关键是从中发现有明显病理基础的患儿。

【即刻提问】

(1)便血量。**便血(鲜红色或暗红色血便)**常常是出现病情变化的征兆,**但因吞入母血引起血便是例外,此为良性。**大量便血常提示下**消化道出血**,特别是屈氏韧带(十二指肠和空肠连接的解剖标志)以下:包括空肠、回肠、盲肠、结肠、直肠及肛门。上消化道大量出血很少出现便血。早产儿便血最常见的原因是**坏死性小肠结肠炎**,应高度怀疑。

(2)是否大便颜色正常,但有血丝? 大便性状如何? **多为肛门损伤表现,如肛裂,是引起健康婴儿便血的最常见原因。**硬便考虑肛裂,稀便、腹泻则考虑肠炎。

(3)是否为黑色或柏油样大便? **黑便(黑色或柏油样大便)**见于**上消化道出血**(屈氏韧带近端:食管、胃或十二指肠)。也可见于小肠或近端升结肠出血,血液经肠道运输缓慢,肠道内细菌有足够的时间使血红蛋白变性。鼻胃管引起的损伤或吞入母血也是常见原因。

(4)是否仅粪潜血检查阳性? 仅有镜下发现红细胞通常无意义,粪潜血检查敏感性很高,多次的肛温测量及肛周皮炎都可引起潜血阳性。

(5)出生时是否注射维生素K? 新生儿出血症或凝血功能异常均可出现便血。

(6)母亲及患儿的用药情况。如果**母亲**正在服用噻嗪类、苯巴比妥类、抗凝剂、抗惊厥药,可通过胎盘引起胎儿凝血功能异常。如果**患儿**使用了非甾体抗炎药、肝素、妥拉唑林、吲哚美辛或地塞米松,都可能引起出血。

(7)患儿的一般情况。发生NEC、先天性巨结肠或肠扭转的患儿一般病情都较危重,而肛裂、牛奶蛋白过敏或结节性淋巴组织增生症的患儿通常一般情况良好。

【鉴别诊断】 最常见病因为吞入母血及肛裂,严重的出血常见于十二指肠或胃溃疡。

(1)黑便(黑色柏油样大便)。如前所述,出血通常来自上消化道或小肠及近端结肠。

1)来自母血:在分娩过程中吞入母血引起的新生儿黑便占新生儿消化道出血的30%。胎粪正常,在生后第2天或第3天(第2或3次大便)通常会出现黑便。也可见于母乳喂养、乳头皲裂出血时。在出生前数小时,产前出血可进入羊水,但吞入血性羊水少见,但可引起第一次大便即为黑便。

2）鼻胃管损伤。

3）凝血功能障碍：新生儿出血症由维生素K依赖性凝血因子缺乏引起的出血性疾病，出生时注射维生素K可有效预防。黑便通常出现于生后第2或3天，0.25%～0.50%的新生儿可能发生严重的出血。其他原因引起的凝血功能障碍包括肝功能衰竭，见于某些代谢性疾病（铁贮积障碍）、缺血性损伤、感染（脓毒症）。

4）奶粉、食物蛋白不耐受：牛奶蛋白过敏常出现于牛奶或豆奶配方喂养的患儿，便血通常出现在生后的第2或3周，且常表现为腹泻伴黏液血便。

5）其他消化道原因

A. 新生儿坏死性小肠结肠炎：通常为血便，也可出现黑便。

B. 胃炎、应激性溃疡、食管炎、糜烂、胃炎：**可见于20%的NICU患儿**。早产、应激、机械通气等均与应激性胃炎有关。妥拉唑林及茶碱可引起**出血性胃炎**，吲哚美辛可引起胃黏膜损伤。**应激性溃疡**是便血的常见原因，常见于胃及十二指肠，与长时间发生的严重疾病及使用激素有关。母亲在妊娠末期的应激可增加促胃液素（胃泌素）的分泌，引起新生儿消化道溃疡。**急性食管炎**继发于出生时抽吸口咽、食管、胃分泌物引起的损伤。胃和食管可同时出现**损伤，在新生儿时独特的表现**。食管、十二指肠、胃黏膜的损伤是引起便血的常见原因。**食管贲门黏膜撕裂症**是医源性的食管损伤，在新生儿上消化道出血中少见。

C. 先天性消化道畸形

a. 结构异常：肠旋转不良、多发囊肿、重复畸形、梅克尔憩室、先天性巨结肠。

b. 血管异常：胃肠道血管瘤可引起消化道出血。**与血管畸形相关的综合征**有唐氏综合征、克-特二氏综合征、奥斯勒韦博朗迪病、蓝色橡皮疱样痣综合征。

6）原因不明：许多新生儿便血找不到明确的病因。

7）少见病因：胃畸胎瘤、胃部Dieulafoy损伤、胃肠道毛细血管扩张、胃异位胰腺、幽门十二指肠重复畸形及登革休克综合征。

（2）大量便血：通常来源于下消化道（空肠、回肠、结肠），也可来自上消化道，当血液快速通过肠道时（少见）。

1）吞入母血：并快速通过肠道。

2）坏死性小肠结肠炎：在生后早期比较少见，足月儿通常在生后16天时出现便血到急诊救诊。

3）凝血功能障碍：**弥散性血管内凝血（DIC）**常见其他部位出血，可继发于感染。**新生儿出血症**是由维生素K依赖性凝血因子缺乏引起的出血性疾病，出生时注射维生素K可有效预防。便血通常出现于生后第2或3天，0.25%～0.50%的新生儿可能发生严重出血。有**出血倾向**、血小板异常及凝血因子缺乏可引起便血，血友病可表现为消化道出血，**严重的肝脏疾病**可引起凝血功能异常。

4）外科疾病

A. 肠旋转不良合并中肠扭转：生后出现肠梗阻，可发生肠道出血伴缺血性损伤，或其他原因引起的肠扭转。

B. 梅克尔憩室：直肠无痛性出血（2字规则，发病率2%，病变长度2in，在距离回盲瓣2ft以内，男性发病率是人群的2倍，在2岁以内诊断，组织病理分2种类型）。

C. 先天性巨结肠肠炎：10%～30%的患儿会出现消化道出血及腹胀，此外常合并胎粪排出障碍及喂养不耐受。

D. 肠套叠：新生儿期少见，3个月至1岁发病率最高。多表现为以下典型症状：便血（果酱样便），腹部包块，呕吐及阵发性哭吵。宫内肠套叠表现为完全性肠梗阻。

E. 肠重复畸形：结肠内最少见，表现为肠梗阻，腹部包块，如果存在异位胃黏膜及大便淤积，可合并消化道出血。

F. 腹股沟嵌顿疝：表现为易激惹，拒乳，查体见腹股沟区柔软的实质性包块。

G. 少见病因：直肠息肉（多见于幼儿，新生儿少见）、急性阑尾炎、先天性回肠息肉引起的多发囊肿。

5）肠炎：可继发于：

A. 肠道感染（细菌性肠炎）：新生儿少见，多见于年长儿童及成人。

B. 食物过敏（新生儿多见）：食物和配方奶喂养不耐受，原因包括过敏及食物蛋白诱导的结肠炎，最常见的过敏原为牛乳制品及豆制品。**表现可多样**，过敏性小肠结肠炎可表现为大量便血，实验室检查可无嗜酸细胞增多，直肠黏膜活检示嗜酸细胞浸润。**新生儿一过性嗜酸细胞结肠炎**：有的病例找不到过敏原（起病前无喂养史）。**嗜酸细胞胃肠功能障碍（EGID）**：主要是嗜酸细胞介导的胃肠道炎症。**食物蛋白诱导的直肠结肠炎（FPIPC）**：表现为健康新生儿出现直肠黏液血便。偶尔会有外周血嗜酸细胞轻度升高，主要见于母乳喂养新生儿，也可见于牛奶或豆奶配方喂养者，镜下可发现肠黏膜结节性增生。**食物蛋白诱导的小肠结肠炎综合征（FPIES）**：表现为局部或全胃肠道非IgE介导的免疫反应，母乳喂养者少见。纯**母乳喂养儿便血**出现时间平均为7.4周，腹泻为最常见症状（常伴轻度贫血，大便中红细胞、白细胞增多，粪培养阴性，结肠镜检示结肠炎），也可见于对母亲所食用蛋白过敏，在母亲更换无蛋白饮食后便血消失。

（3）正常或干结大便上附有鲜红色血丝。多见于肛周病变。

1）肛裂：与便秘及排便费力有关，是引起便血的最常见病因，尿布可见血迹或大便外面附着血丝。由干结大便损伤肛管黏膜引起，也可见于较深部的直肠裂。

2）直肠损伤：可由体温计引起。

3）肛周红肿及擦痕：**可继发于尿布皮炎**，引起少量出血点。

4）少见原因：**直肠脱垂**由长期便秘引起，可见于牛奶过敏、痢疾、寄生虫感染、先天性巨结肠、直肠肛门高位畸形及囊性纤维化等。肛周脓肿/瘘常见于1岁以内患儿。起初为肛窦炎，然后进展为肛周脓肿。直肠炎：牛奶蛋白不耐受引起的嗜酸细胞直肠炎，可表现为直肠出血和直肠炎。

（4）正常或松软大便中混有鲜血。提示出血来源于下消化道，也可来源于近端肠道，混合部分已被消化的血液。

1）嗜酸细胞直肠结肠炎：也称蛋白诱导的直肠炎或牛奶蛋白诱导的小肠结肠炎。健康新生儿出现正常大便混有鲜血（有时带有黏液），最常见于母乳喂养儿，但也可见于牛奶、豆奶、水解蛋白配方喂养的婴儿。

2）淋巴组织结节样增生（直肠乙状结肠区）：末端回肠及结肠出现多发的淋巴结样包块，可影响正常肠黏膜，引起黏膜变薄出血。病因不明，可见于牛奶过敏或其他免疫反应。

（5）粪潜血试验检测消化道潜血

1）粪潜血阳性：单纯潜血阳性通常没有临床意义，粪潜血检查敏感性高，其阳性可出现于反复的肛温测量和肛周皮炎。

2）新生儿早期出现潜血阳性：见于母乳、牛奶配方喂养儿，更多见于食管炎、胃炎、梅克尔憩室、血管畸形、嗜酸细胞胃肠炎、肠息肉、结肠炎等。

3）新生儿坏死性小肠结肠炎：潜血阳性与发生NEC无相关性。

（6）尿布上的出血点（非消化道因素）。可由**胃肠道以外的疾病**引起，如血尿、严重的尿布皮炎伴擦痕、包皮环切术后、女婴阴道出血（假月经：由母亲激素撤退引起）、尿布上橙红色（砖红色）斑块由尿酸盐结晶形成，非病理性，但常提示尿液浓缩。尿布上的红色斑片也可能来源于胆红素及尿卟啉。

【临床资料】 便血的发病年龄很重要，如果是小于7天的新生儿，吞入母血的可能性较大，而在日龄较大的新生儿则可能性较小。询问母亲的妊娠期用药情况，是否母乳喂养？了解便血的具体情况，大便的形状、血便颜色有助于鉴别出血原因（具体见上述）。

（1）体格检查

1）检查患儿末梢循环：NEC患儿可出现循环灌注不良及休克的早期表现。皮肤淤青提示凝血功能异常。

2）检查口鼻腔及咽喉有无出血。

3）腹部检查：腹部肠鸣音听诊及腹部触诊。肠鸣音亢进多见于上消化道出血，如果腹软无腹肌紧张且腹壁无红斑，腹腔内出血的可能性不大。如果出现腹胀、腹肌紧张，腹腔内病变的可能性较大。腹胀是NEC最常见的体征，也可见于肠套叠及肠扭转。如果腹壁上出现红色条纹及斑块，应怀疑NEC合并腹膜炎，肠旋转不良合并肠道缺血也可出现腹膜炎。如有腹部包块，要考虑肠重复畸形，出现肠梗阻时要考虑肠套叠及旋转不良。肝脾大、黄疸提示肝脏疾病。

4）肛门检查：有无皮疹，如果患儿一般情况良好，检查肛门是否有肛裂、息肉、包块及瘘管。直肠指检若出现血迹则提示肛裂、息肉可能。此外，还可进行床旁"肛门镜"检查。

（2）实验室检查

1）初步检查

A. 粪潜血试验：可检测是否有出血，但并不能用于识别NEC，牛奶喂养儿阳性率高于配方奶喂养儿。

B. Apt试验：如果怀疑咽下综合征，此试验用于区分母血及胎儿血，阳性结果提示出血来自新生儿的胃肠道或肺部，阴性结果提示出血来自母亲。

C. 血常规：如果发生急性大量出血，需要一段时间才出现血红蛋白下降，所以最初的血红蛋白值并不可靠。白细胞升高或血小板减少可能提示感染（可能与NEC或败血症有关）。

D. 血生化检查：血尿素氮升高见于上消化道出血（消化道出血的重吸收）。

E. 凝血功能检查：用于检查DIC及出血性疾病。常规检查为：部分凝血活酶时间、凝血酶原时间、纤维蛋白原水平、血小板计数。血小板减少也可见于牛奶蛋白过敏。PT时间延长提示凝血功能异常，PTT时间延长见于血友病。

F. 怀疑NEC：如果怀疑发生NEC，需完善如下检查：

a. 血常规：了解炎症反应情况，可明确有无血小板减少及贫血。

b. 血钾：可以因溶血引起高钾血症。

c. 血钠：低钠血症继发于第三腔隙积液。

d. 血气分析：排除代谢性酸中毒，其与败血症或NEC有关。

2）进一步检查

A. 粪便检查：某些病原可引起便血，但在新生儿少见，进行粪便培养检测常见病原菌、虫卵、寄生虫。粪便涂片可检查白细胞（肠炎时升高）、嗜酸性细胞（过敏性肠炎时升高）检查。

B. 过敏性小肠结肠炎诊断：因没有明确的实验室检查方法，所以诊断较困难，血浆和大便中嗜酸性细胞可升高，直肠活检可见嗜酸性细胞浸润。

（3）影像学及其他检查

1）即刻检查

A. 腹部X线：腹部平片有助于发现NEC或外科急腹症，发现肠道充气异常、肠壁增厚、肠壁囊样积气及穿孔。肠壁积气呈"肥皂泡"样改变（见表11-23）。如果腹部平片右上腹显示可疑密度影，通常不是粪便影。发生肠穿孔时左侧卧位片可看到游离气体，在常规前后位片通常难以发现。外科急腹症通常有肠梗阻表现，早产儿肠套叠最常见的征象为肠管扩张。

2）其他检查

A. 腹部多普勒超声检查：可发现肠套叠。在肠套叠和梅克尔憩室可看到假的肾脏（为肠套部分肠管的纵面观）表现。

B. 消化道照影检查：用于诊断肠梗阻。

C. 消化道内镜检查：可直接观察食管、胃、十二指肠，且帮助识别上消化道出血部位。

D. 电子胃镜检查：可用于0～3月龄上消化道出血患儿。

E. 放射性同位素扫描（高锝酸盐核素扫描）：用于诊断梅克尔憩室。

F. 放射性标记红细胞扫描：用于难以确定出血位置的下消化道出血。

G. 结肠镜检查：用于排除结肠炎、息肉及其他包块。

H. 直肠黏膜活检：过敏性肠炎黏膜固有层可见嗜酸细胞浸润。

I. CT扫描：用于肠梗阻及胃肠道血管瘤。

【处理】 根据患儿病情而定：患儿是否危重？是否存在休克？新生儿一般情况好吗？

（1）危重患儿：**遵循新生儿复苏ABC的流程**，留置胃管，出现低血压或容量不足表现时进行积极的液体复苏，禁食，使用广谱抗生素，纠正酸中毒及体液失衡。立刻进行相关实验室及影像学检查。必要时请外科会诊及使用外周静脉营养。

（2）非危重患儿：排除非消化道原因，特别是尿布上有血时如上所述。排除产时及哺乳过程中吞入母血及肛裂。然后完成以下步骤：

1）禁食。

2）完善检查：实验室检查及腹部影像学检查。

3）抗生素：有的单位会根据患儿的临床表现，在完善检查后使用抗生素。

4）单纯直肠出血：禁食1天，同时抗感染2天不会使患儿直肠出血加重或复发。

（3）个体化治疗方案

1）吞入母血：仅观察。

2）肛裂和直肠损伤：观察，肛门处涂抹凡士林能促进伤口愈合。

3）坏死性小肠结肠炎：见第113章。

4）鼻胃管损伤：多数情况下因留置胃管引起的便血，创伤为轻度，仅需观察。如果胃管太大，更换小号胃管即可。若出血量较多，则需要洗胃，使用温水还是生理盐水，目前还存在争议。如果情况允许，可以拔除胃管。

5）配方奶不耐受：急性期难以诊断，通常是停止配方奶喂养后症状缓解才诊断。母乳喂养新生儿出现便血，文献不支持使用乳酸菌。牛奶蛋白过敏应更换不含牛奶的饮食，便血症状消失后再次添加牛奶，以排除假阳性诊断。

6）胃炎及胃溃疡：治疗药物包括雷尼替丁（因其副作用较少，作为首选）或法莫替丁。新生儿抑酸剂的使用目前仍有争议，部分认为抑酸剂能引起结石，在鼻饲喂养中增加发生感染及喂养不耐受的风险（见第55章）。

7）原因不明：如果未能找到出血原因，应密切观察，大多数患儿出血症状可消失。

8）结节性淋巴组织增生：更换为低敏奶粉。

9）肠道感染：标准治疗方案为抗生素治疗及隔离。

10）新生儿出血症：静脉注射维生素K治疗（见第87章），必要时输注新鲜冰冻血浆及红细胞悬液。

11）外科疾病（如NEC、肠穿孔、肠扭转）：都需要立刻进行外科评估，大多数的肠套叠都可以通过灌肠治疗。

50 高危分娩前患儿父母的咨询
Counseling Parents Before High-Risk Delivery

【问题】　护士电话通知即将有高危儿分娩。值班医师需要在分娩前给父母提供咨询。

【即刻提问】

（1）是否父母以及其他重要的家庭成员均在场？是否需要翻译？与产科医师进行讨论。家庭成员通常情感太投入，而难以准确翻译。

（2）母亲是否处于病态或太过不适以致不能充分地参与讨论？这种情况下，需要其他家庭成员参与讨论。

（3）父母对他们现在的情况理解的程度怎样？与产科医师讨论，并询问患儿父母的理解是什么？

（4）患儿父母知道新生儿重症监护室、妊娠及新生儿并发症、慢性健康问题和神经发育障碍等情况吗？这些有助于你开始与他们讨论。

【鉴别诊断】　新生儿医师需要在各种情况下为父母提供咨询，包括：

（1）早产。

（2）宫内生长受限（IUGR）。

（3）母亲药物使用。

（4）胎儿窘迫。

（5）先天异常。

【临床资料】

（1）母系或父母的资料。父母的年龄；母亲产科病史、过去史和社会经历，妊娠史，药物使用情况，相关的实验室资料；家族史。

（2）胎儿资料。与产科医师一起回顾胎儿信息，包括准确的妊娠期计算、产前超声发现和胎儿窘迫的表现。

【处理】

（1）父母咨询的一般方法：尽管情况通常不理想，但重要的是尽可能有效、有感情的进行交流。大家坐一起，通过眼神沟通，从容地介绍自己及自己的作用，采取清晰从容的方式。解释所有的医疗术语，避免使用缩略词和百分比（许多人不能理解这些），承认不确定因素。询问他们是否明白，总结最重要的内容。询问他们是否有疑问，如果他们有更多的问题，给他们提供后续的帮助。

（2）咨询的目的：因为一个完整的讨论通常是不现实的，你的目的是帮助父母预期及提供一个构架让父母去理解在分娩时和新生儿重症监护室期间将发生什么。

（3）讨论的内容：讨论新生儿生存率、可能的并发症和可能的远期预后。可通过查阅参考文献和本书其他章节，以及其他教科书获取更多信息。描述在分娩时预期的处理。陪父母参观新生儿重症监护室，给他们看监护仪和生命支持设备，这样他们可以更清晰地了解自己的孩子。

（4）病房关怀：很多情况下，面对困境产生的打击和焦虑对家长应对能力的挑战。避免给家庭过多的信息。用关心、有感情、从容的行为进行交流将是最有效的。需要明白我们希望能帮助人们度过最可怕的境遇。

【具体咨询问题】尽管本段用到了医学术语，但为父母咨询时还是尽可能避免使用医学术语。

（1）早产：新生儿越不成熟，发生死亡、并发症、后遗症和神经发育障碍的风险越大（表50-1）。当在分娩前咨询父母时，可以胎龄代替成熟度。

表50-1　在咨询父母时发病率的估计

危险因素		脑瘫（%）	智力障碍（%）	感觉损害（%）
0		0.1～0.4	1～2	0.1～0.2
未成熟度	GA33～36周	0.6～0.7	1～2	0.1～0.2
	GA29～32周	4	2～3	0.4～2
	GA≤28周	8～12	12～16	2～4
	GA≤25周	17～40	27～47	4～9

GA，出生时的完整周数（出生体重很难在产前咨询时确定）。

1）即刻提问：早产原因？是否存在胎儿生长、胎儿窘迫或感染等问题？

2）与父母讨论的具体问题。

A. 死亡率：即使进行积极干预，早产儿存活的极限胎龄为23～24周，偶有胎龄22周早产儿存活的报道。

B. 早产的并发症：包括呼吸窘迫综合征、电解质和代谢问题、感染、坏死性小肠结肠炎、动脉导管未闭、呼吸暂停和心动过缓、贫血、脑室内出血和其他脑损伤，慢性并发症包括支气管肺发育不良、慢性肺疾病（BPD/CLD）、未成熟视网膜导致的视觉问题、听觉损害和神经发育损害。并发症发生率随着胎龄的降低而升高。

C. 远期神经发育结局：神经发育损害的发生率随着出生时胎龄的降低而升高，在胎龄小于25周的早产儿最高（见表50-1）。即使是晚期早产儿（出生胎龄34～36周）脑瘫及学习问题的发生率均较足月儿高。在学龄期，早产儿学习障碍、语音发育落后、视觉感知缺陷、轻微神经运动功能障碍、执行功能障碍、注意力缺陷和行为问题等较足月儿更常见。尽管如此，大部分早产儿存活后智力正常，高中毕业，成年期功能正常。

（2）宫内生长受限（IUGR）：见第105章。

1）即刻提问：IUGR原因？何时发现？是否有胎儿失代偿的表现？

2）与父母一起讨论的具体问题

A. 预测预后：发生IUGR的原因是决定预后最重要的因素。染色体异常和先天性感染的胎儿（如弓形体病、巨细胞病毒）经历了早期的宫内生长受限，通常不能耐受分娩过程，常有残疾。当胎儿发生宫内营养缺乏时，为保证头部生长，胎儿最初可通过减慢体重和身长的生长来代偿，在妊娠30周后，可通过加速胎儿成熟而进行代偿。虽然加速成熟可以提高早产儿的存活率，但其代价是影响认知发育。不良的宫内环境可破坏胎儿的代偿机制，进一步损伤胎儿器官，包括大脑，可能导致胎儿死亡。

B. IUGR并发症：IUGR婴儿容易出现并发症，包括围生期窒息、寒冷应激、红细胞增多症和低血糖。

C. 远期预后：足月宫内生长受限儿因宫内营养缺乏，可增加发生行为认知缺陷（脑瘫、轻微运动障碍、学习障碍、注意力缺陷、行为问题）、成人期心血管疾病、肥胖和糖尿病的风险。早产IUGR婴儿易发生早产和IUGR的所有并发症。

（3）母亲使用的药物

1）即刻提问：母亲曾用过何种药物？使用时间及剂量？

2）与父母一起讨论的具体问题

A. IUGR：胎儿宫内暴露于阿片类药物、可卡因、酒精、香烟及一些处方药，可发生IUGR（见前文）。

B. 特殊的综合征和风险：胎儿酒精和胎儿苯妥英钠综合征虽已有很好的定义，

但在新生儿期很难诊断。两者均可增加发生智力障碍的风险(见第88章)。

C. 新生儿戒断综合征:宫内暴露于阿片类药物、可卡因、酒精、香烟或一些处方药可导致新生儿戒断综合征(见第103章)。出生后需要密切观察患儿表现,需要使用药物帮助患儿度过戒断阶段。这些患儿发生学习问题及行为问题的风险增加。

D. 可卡因暴露与风险:母亲使用可卡因与发生流产、死产、胎盘早剥、早产和IUGR有关。宫内暴露于可卡因可导致胎儿中枢神经系统梗死,增加发生脑瘫,尤其是偏瘫,以及认知感觉障碍的风险。

(4)胎儿窘迫

1)即刻提问:胎儿窘迫的什么症状较明显? 持续多长时间?

2)与父母一起讨论的具体问题:胎儿窘迫类型、出生后新生儿脑病及神经影像显示脑损伤的证据,以及脑电图及神经发育检查(见第16章)等是预测预后的指标。尽管如此,大部分证实有宫内窘迫症状的婴儿未发生新生儿脑病、持续肺动脉高压或神经发育障碍。

(5)先天异常

1)即刻提问:哪些异常? 如何发现? 该异常是否威胁生命? 做了哪些检查? 是否发现其他异常?

2)与父母一起讨论的具体问题:见第88章。

A. 诊断:先天异常的类型、严重程度,是否行进一步评估已经确定有无其他异常或病因,确定你如何咨询父母。

B. 预后:大部分的染色体异常(如21三体及22q11缺失)、许多多发先天异常综合征[如VATER/VACTERL(脊椎缺陷、肛门闭锁、气管食管瘘、桡动脉或肾发育不良、脊椎缺陷、肛门闭锁、心血管畸形、气管食管瘘、肾发育不良、肢体畸形)关联、关节弯曲]和一些特殊的单一异常(如脊髓脊膜突出、先天心脏病)的临床表现及预后已经明确。先天异常可增加胎儿发生早产和神经发育不良结局的风险。

C. 咨询父母:在产前诊断先天异常后,为母亲提供咨询,分娩后1周对母亲进行随访,结果显示:咨询有助于他们做好充分准备。该研究的结论如下:"父母需要现实的医学信息,尤其要针对他们的特殊情况,并感同身受地提供这些信息,允许他们期待可能获得最好的结果。"

·参·考·文·献·

[1] Allen MC. Assessment of gestational age and neuromaturation. *Ment Retard Dev Disabil Res Rev.* 2005; 11: 21−33.

[2] Allen MC. Risk assessment and neurodevelopmental outcomes. In: Gleason CA, Devaskar SU, eds. *Avery's Diseases of the Newborn.* Philadelphia: Saunders/Elsevier, 2012: 920−935.

[3] Allen MC, Cristofalo EA, Kim C. Outcomes of preterm infants: morbidity replaces mortality. *Clin Perinatol.* 2011; 38: 441−454.

[4] Behrman RE, Butler AS, eds. *Preterm Birth: Causes, Consequences, and Prevention. Committee on Understanding Premature Birth and Assuring Healthy Outcomes.* Washington, DC: National Academies Press; 2007.

[5] Donohue PK, Boss RD, Shepard J, Graham E, Allen MC. Intervention at the border of viability: perspective over a decade. *Arch Pediatr Adolesc Med.* 2009; 163: 902 – 906.

[6] Graham EM, Ruis KA, Hartman AL, Northington FJ, Fox HE. A systematic review of the role of intrapartum hypoxia-ischemia in the causation of neonatal encephalopathy. *Am J Obstet Gynecol.* 2008; 199: 587 – 595.

[7] Miquel-Verges F, Woods SL, Aucott SW, Boss RD, Sulpar LJ, Donohue PK. Prenatal consultation with a neonatologist for congenital anomalies: parental perceptions. *Pediatrics.* 2009; 124: e573 – e579.

[8] Raz S, Debastos AK, Newman JB, Batton D. Intrauterine growth and neuropsychological performance in very low birth weight preschoolers. *J Int Neuropsychol Soc.* 2012; 18: 200 – 211.

[9] Shankaran S, Lester BM, Das A, et al. Impact of maternal substance use during pregnancy on childhood outcome. *Semin Fetal Neonatal Med.* 2007; 12: 143 – 150.

51

发　绀
Cyanosis

【临床问题】　体检发现患儿青紫。新生儿发绀可因还原血红蛋白（常见）或异常血红蛋白升高引起。

【即刻提问】

（1）患儿是否有呼吸窘迫？如患儿出现呼吸增快、吸气凹陷和鼻翼扇动，应高度怀疑呼吸系统疾病。发绀型先天性心脏病通常不伴呼吸道症状，但可有呼吸频率增快，不伴吸气凹陷。血液系统疾病不伴呼吸和循环症状。

（2）患儿是否有心脏杂音？心脏杂音通常提示心脏病，但仅有不到50%的先天性心脏病患儿在新生儿期可闻及心脏杂音。大动脉转位患儿常无杂音（约60%）。心包积液或积气时心音低钝。

（3）患儿出生时是否有发绀？大动脉转位和三尖瓣闭锁患儿出生时即出现青紫。永存动脉干、完全性肺静脉回流异常和法洛四联症可在围生期出现青紫。

（4）发绀是持续性，或间断性，或周期性，或突发，还是仅发生于进食或哭闹时？间断性**发绀**常见于神经系统疾病，这类患儿可能会有呼吸暂停发作伴呼吸周期正常。周期性**发绀**可伴鼻塞。持续性**发绀**与肺部疾病或循环系统疾病相关。进食时**发绀**可见于食管闭锁和严重胃食管反流的患儿。突发性**发绀**见于气胸。哭闹时**发绀**减轻提示漏斗部闭锁。仅哭闹时**发绀**提示法洛四联症。阵法性**发绀**不伴咳嗽或仅伴轻微咳嗽可见于百日咳。哭闹时呼吸系统疾病引起的**发绀**可减轻，循环系统疾病引起的**发绀**会加重。

（5）患儿发绀时脉氧是否正常？脉氧仪用于检测可结合氧气的血红蛋白的氧饱

和度。若存在异常血红蛋白,将无法准确测定。当发绀患儿脉氧正常时,需警惕高铁血红蛋白血症。

(6)患儿是否已完善推荐的先心病脉氧筛查? 美国儿科学会推荐脉氧饱和度测定作为所有新生儿严重发绀型先心病筛查的有效工具(详见第43章)。

(7)是否存在差异性发绀? 差异性**发绀**的先决条件为血流在动脉导管水平的右向左分流,表现为仅上半身或下半身青紫,常提示严重心脏病。通过比较导管前(右上肢,可更准确地反映导管前氧合)和导管后(足部)血氧饱和度进行诊断。差异性**发绀**分两类。

1)下半身发绀,上半身红润(更常见):右上肢氧饱和度高于下肢。发生于重度主动脉瓣狭窄、主动脉弓离断或持续性肺动脉高压时经动脉导管的右向左分流。

2)上半身发绀,下半身红润。反向差异性**发绀**(RDC)少见,右上肢氧饱和度低于下肢。发生于完全性大动脉转位伴PDA分流及持续性肺动脉高压,或主动脉弓离断。也可见于心上型完全性肺静脉异位引流(TAPVD)伴PDA分流。

(8)产前及分娩史? 母亲是否接受产前胎儿超声心动图检查? 可筛查心脏畸形。糖尿病母亲婴儿患低血糖症、暂时性呼吸增快、红细胞增多症、呼吸窘迫综合征、心脏疾病(大动脉转位)的风险增高。胎膜早破易发感染,可导致休克和低血压,患儿出现**发绀**。柯萨奇B病毒感染可引起新生儿心肌炎。羊水异常,如羊水过少(与肺发育不良有关)或羊水过多(与食管闭锁有关)可能是新生儿**发绀**的病因。剖宫产与呼吸窘迫、新生儿暂时性呼吸增快和持续性肺动脉高压有关。妊娠期高血压与胎儿宫内生长受限、新生儿红细胞增多症和低血糖症有关。宫内感染可导致心脏畸形。高龄产妇与出生缺陷如唐氏综合征和Turner综合征有关,通常伴发心脏病。以下为明确的致胎儿先天性心脏病的围生期高危因素。

1)母妊娠期用药史:抗惊厥药、锂、吲哚美辛、非甾体消炎药、布洛芬、柳氮磺胺吡啶、沙利度胺、甲氧苄啶、磺胺类药物、维生素A、抗抑郁药、大麻、乙醇、吸烟、有机溶剂暴露等可增加先天性心脏病风险。

2)母亲妊娠期疾病史:未治疗的苯丙酮尿症、孕前糖尿病、孕早期发热、流感、风疹、癫痫和系统性红斑狼疮、结缔组织病等可增加发生先天性心脏病风险。

3)母亲或一级亲属患有先心病时,胎儿患先心病的风险增加。

【鉴别诊断】 动脉血还原型血红蛋白>3~5 g/dL时,肉眼即能察觉到发绀。青紫程度取决于动脉氧饱和度和血红蛋白浓度。发绀可发生于严重心脏病、呼吸系统疾病或神经系统疾病。新生儿最常见的病因是呼吸系统疾病。发绀也可由血红蛋白携氧能力下降引起,如高铁血红蛋白血症时。严重贫血及肤色深的新生儿青紫难以观察。发绀的原因可分为呼吸性、心源性、中枢神经系统相关性或其他疾病。

(1)呼吸系统疾病:包括肺部原发病、气道阻塞、肺外压迫和先天性疾病。肺部疾病是新生儿青紫最常见的原因。

1）肺部原发病：RDS、TTN、吸入综合征、肺炎、支气管肺发育不良、慢性肺病、间质性肺病、肺出血。

2）气道阻塞：痰栓、Pierre Robin综合征、后鼻孔闭锁、声带麻痹、巨舌症、肺膨胀不全等。

3）肺外压迫：气漏综合征、胸腔积液等其他疾病。

4）先天性疾病：先天性膈疝、肺发育不良、囊性腺瘤样畸形、大叶性肺气肿等。

（2）感染：脓毒症是新生儿发绀第二常见的病因。脓毒症可增加氧耗，从而导致青紫。脑膜炎也可表现为青紫。

（3）低血压、休克：可继发于脓毒症、心源性疾病、神经源性疾病或低血容量，均可表现为青紫（详见第65章）。

（4）心脏疾病：在出生后前几周出现临床表现的大多数先心病为导管依赖性先天性心脏病。

1）青紫型先心病：包括如下5T's。新生儿期大动脉转位最常见。

A. 大动脉转位。

B. 完全性肺静脉异位引流。

C. 三尖瓣闭锁。

D. 法洛四联症。

E. 永存动脉干。

F. 第6个"T"（"tons of others"/"terrible T's"）：包括重度肺动脉瓣狭窄、右心室双流出道、肺动脉瓣闭锁伴或不伴室间隔缺损、单心室变异、三尖瓣的Ebstein畸形、卵圆孔完整的左心发育不良综合征等。

2）新生儿持续性肺动脉高压。胎儿循环转化为新生儿循环受阻。肺动脉高压导致右向左分流，肺血流量减低，从而导致青紫。

3）严重充血性心力衰竭。可发生于心肌病（糖尿病母亲新生儿、先天性代谢病、基因或神经肌肉病）、心肌炎（细菌或病毒感染）、先心病、脓毒症、围生期窒息、持续性快速心律失常。

4）心包积气或心包积液。

5）其他与心脏疾病有关的先天性疾病：Turner综合征、Noonan综合征等。肺动静脉畸形所致新生儿青紫少见。

（5）中枢神经系统疾病：中枢神经系统疾病可造成呼吸暂停、惊厥，影响呼吸中枢功能。

1）感染：中枢神经系统细菌或病毒感染（脑膜炎、脑炎）。

2）惊厥：感染、代谢紊乱、中枢神经系统损伤、遗传性疾病、先天性疾病、原发性癫痫等均可引起。

3）缺血缺氧性脑病。

4）出血：脑室旁/脑室内出血、硬膜下出血、蛛网膜下腔出血、小脑出血、脑梗死。

5）先天性疾病：先天性脑积水、脊髓肌肉萎缩、先天性中枢性低通气综合征。

6）药物毒性（如阿片类）。

（6）神经肌肉疾病：Werdnig-Hoffmman综合征、Pompe病、Barth综合征、Duchenne或Becker肌肉萎缩、肢节型肌营养不良症、先天性肌病、新生儿重症肌无力、膈神经损伤、先天性肌肉萎缩。

（7）血液系统疾病：血红蛋白异常可影响氧的运输，从而导致青紫。

1）高铁血红蛋白血症（动脉氧分压正常）：动脉血呈棕色，在白种人皮肤呈现蓝色。可由先天性疾病（家族性遗传病）、药物中毒（利多卡因和普鲁卡因混合物，磺胺类药物）或环境有害物质引起。

2）红细胞增多症、高黏滞综合征（动脉氧分压正常）：患儿可表现为周围性青紫、呼吸急促、充血性心力衰竭和心脏扩大。青紫时检测动脉氧饱和度更有价值。红细胞增多症可伴有肺动脉高压。

3）出血或凝血功能障碍可造成严重贫血。

（8）代谢紊乱可表现为呼吸暂停和青紫

1）药物撤退。

2）低血糖、高镁血症、严重代谢性酸中毒。

3）先天性代谢性疾病。

4）少见：钙、钾、磷离子异常可造成低氧和青紫。钙和钾离子异常可造成心律失常。

（9）其他疾病

1）呼吸暂停和心动过缓。

2）低体温。

3）肾上腺功能减退症、垂体功能减退症。

4）腹胀伴横膈抬高。

5）母亲产时用药（如硫酸镁和麻醉药，或镇静剂）引起的继发性呼吸抑制。

（10）假性青紫：与光线有关。

【临床资料】 采集产前及出生史。

（1）体格检查

1）青紫鉴别

A. 中心性青紫：表现为皮肤、口唇、舌青紫，由动脉氧饱和度降低导致。

B. 周围性青紫：皮肤青紫，但口黏膜正常。可见于高铁血红蛋白血症，动脉氧饱和度正常但氧摄取增加。

  C. 肢端青紫：仅手足青紫。由于血管未成熟或环境温度过低导致血管收缩，正常新生儿生后24～48小时可出现肢端青紫。也可见于组织低灌注或心排血量降低时。

  D. 口周青紫：哺乳时口周静脉丛充血，较为常见，可视为周围性青紫的表现。

  E. 周围循环低灌注性青紫：见于脓毒症、低血糖、脱水和肾上腺皮质减退症。

  F. 差异性青紫：仅上半身或下半身肢体青紫。

  2）心脏检查。完善心脏听诊、心率和血压检查。肺动脉高压可闻及第二心音亢进。单一第二心音可见于大动脉转位、主动脉狭窄、永存动脉干、肺动脉狭窄和肺动脉高压。需要注意，并非所有先心病患者可闻及心脏杂音（大动脉转位心脏杂音不明显），心音低钝提示心包积气或积液。心尖搏动移位提示右位心或心脏移位。

  3）呼吸系统检查：患者有吸气凹陷、鼻翼扇动或呻吟吗？检查鼻腔以明确有无后鼻孔闭锁。心源性青紫吸气凹陷较少见，肺源性青紫表现为呼吸急促、呼吸窘迫，然而心源性青紫无上述症状。

  4）腹部检查：完善肝脏触诊。慢性肝损伤和肺充血时肝大，舟状腹提示膈疝，肝大提示静脉压升高。

  5）脉搏检查：主动脉缩窄时，股动脉搏动减弱。动脉导管未闭时，触及水冲脉。

  6）神经性疾病：检测有无呼吸暂停和周期性呼吸，有助于判断是否由神经系统发育不成熟造成青紫。患儿惊厥发作时可有呼吸暂停，表现为青紫。

  7）警惕多发畸形。多发畸形可有潜在的心肺缺陷（"CHARGE"或"VATER/VACTERL"畸形）。

  （2）实验室检查

  1）动脉血气：吸入空气下进行检测，如无低氧血症，考虑高铁血红蛋白血症、红细胞增多症或中枢神经系统疾病。若存在低氧血症，进行高氧试验，后面有描述。可用脉氧仪监测动脉氧饱和度，但在中心性青紫患儿不是理想的指标。二氧化碳分压升高提示呼吸系统疾病、PPHN或中枢神经系统疾病。代谢性酸中毒提示脓毒症，严重低体温或休克。二氧化碳分压正常或降低提示心脏疾病。

  2）血常规：可对感染性疾病进行评价，另外如静脉HCT＞65%提示红细胞增多症。

  3）脓毒症：怀疑脓毒症时完善血培养、CRP、尿培养，必要时进行腰椎穿刺检查。

  4）血糖：明确有无低血糖。

  5）高铁血红蛋白水平：高铁血红蛋白血症患者血液暴露于空气时不变红，呈巧克力样棕褐色。需要完善分光光度测定以明确诊断。

  （3）影像学及其他资料

  1）透光试验：紧急情况下考虑气胸时（详见第40章）。

2）胸片：正常则提示中枢神经系统或其他原因所致青紫（详见第三部分）。有助于明确有无肺部疾病、气漏或膈疝。通过评估心影大小及肺血管情况可协助诊断心脏疾病。低血糖、红细胞增多症、休克和脓毒症时心影正常或增大。心脏病伴青紫的患儿，肺血流增加时心影增大。法洛四联症、肺动脉闭锁/狭窄、永存动脉干和三尖瓣下移畸形时肺血流减少，表现为肺纹理减少。永存动脉干、单心室、大动脉转位的患儿可见肺动脉纹理增多，左心发育不良综合征、完全性肺静脉异位引流患儿可见肺静脉纹理增多。心影形态很重要：

A. 靴型心：法洛四联症，三尖瓣闭锁。

B. 蛋型心：大动脉转位。

C. 球型心：三尖瓣下移畸形。

D. 右位心/中位心：先天性心脏病。

E. "雪人型""8字型"：完全性肺静脉异位引流。

3）高氧试验。由于心内右向左分流，不同于肺部疾病，青紫型先心病患儿吸氧不能提高动脉氧饱和度。行高氧试验时，先在吸入空气时检测动脉血氧，然后吸100%纯氧10～20分钟后，复测动脉血氧。由于脉氧仪准确度低，最好不使用。注意：氧分压＞150 mmHg不排除青紫型心脏病；有报道在某些情况因高氧试验误导，可延误先天性心脏病诊断，如肺部疾病伴心脏病、心下型完全性肺静脉异位引流且动脉氧分压＞250 mmHg时。不确定时需要进行心脏超声检查。高氧试验结果判断如下：

A. 正常新生儿：PaO_2＞300 mmHg。

B. 呼吸系统疾病：PaO_2＞150 mmHg。严重肺部疾病，动脉氧饱和度升高不明显。

C. 心脏疾病：PaO_2＜50～70 mmHg。青紫型心脏病，PaO_2无明显升高（通常＜100 mmHg，常＜70 mmHg）。高氧试验也有助于鉴别不同类型的心脏病。大动脉转位或肺流出道严重梗阻时PaO_2＜50 mmHg，患右向左和左向右分流的心脏病（永存动脉干、TAPVC不伴梗阻、左心发育不良综合征、PDA伴单心室）时PaO_2可升高，但通常不超过150 mmHg。

D. PPHN：PaO_2可明显升高，也可不升高，若给氧后PaO_2升高小于20～30 mmHg，警惕持续性肺动脉高压。

E. 神经系统疾病：PaO_2＞150 mmHg。

F. 高铁血红蛋白血症：PaO_2＞200 mmHg，但脉氧仪检测氧饱和度低。

4）右向左分流试验。用以排除PPHN。最好使用脉氧仪检测。使用2个脉氧仪同时检测动脉导管前（右手）及导管后（足部）的氧饱和度，若差值＞5%，提示存在右向左分流。可同时检测动脉导管前（右侧桡动脉）及导管后（左侧桡动脉或下肢动脉）的动脉氧分压，若差值＞10～15 mmHg提示存在明显分流。

5) 高通气试验: PPHN患儿高通气10分钟(降低二氧化碳分压并使pH升高)可显著提高氧合(PaO_2升高 > 30mmHg)。可与青紫型先天性心脏病鉴别。

6) 心电图: 高铁血红蛋白血症和低血糖患儿心电图正常。红细胞增多症、肺动脉高压或肺部疾病患儿的ECG正常,但可有右心室肥大。由于新生儿为右利心,因此心电图无诊断价值。心电图有助于诊断三尖瓣狭窄,表现为心电轴左偏和左心室肥大。大动脉转位患儿的心电图正常。

7) 超声心动图: 诊断不明确或怀疑心脏疾病时应即刻完善超声心动图检查,此为诊断先天性心脏病金标准及确诊依据,也可明确诊断肺动脉高压。

8) CT和CT血管造影: 可协助诊断肺静脉回流异常。

9) 头颅超声: 排除脑室旁/脑室内出血。

10) 多导联睡眠监测: 协助诊断呼吸暂停及其类型。

11) 脑电图: 怀疑惊厥时进行检查。

【处理】

(1) 一般治疗: 快速进行各种检查,必要时予心肺复苏,进行呼吸支持,必要时扩容,如有指征给以抗生素治疗,使用正性肌力药物维持循环及纠正代谢性酸中毒。

1) 迅速进行体格检查: 测量血压及其他生命体征,进行胸部透光试验,如发生张力性气胸需快速行穿刺减压。

2) 快速完善检查: 如血气分析、血常规、胸片和超声心动图。

3) 高氧试验: 见前述。

(2) 特殊治疗

1) 呼吸系统疾病(详见疾病相关章节): 因麻醉药引起呼吸抑制时,可用纳洛酮治疗(用量详见第148章)。

2) 气漏(气胸): 详见第70章。

3) 先天性疾病: 如膈疝,需要手术治疗。

4) 循环系统疾病: 导管依赖型先天性心脏病术前可使用前列腺素E_1,以维持肺和体循环。

A. 肺动脉闭锁/狭窄、三尖瓣闭锁、Fallot四联症及三尖瓣下移综合征患儿可使用前列腺素E_1提高肺循环血流。其他提高肺血流的方法包括供氧、维持呼吸性碱中毒,使用西地那非和吸入一氧化氮。

B. 左心发育不良综合征、主动脉缩窄、严重主动脉瓣狭窄、主动脉弓离断的患儿可使用前列腺素E_1,以提高体循环血流。

C. 大动脉转位时可使用前列腺素E_1增加混合血氧浓度。

D. 呼吸窘迫综合征、PPHN、完全性静脉异位引流伴梗阻(前列腺素E_1可减轻梗阻,但无临床意义)、左向右分流为主(PDA、永存动脉干、室间隔缺损)的患儿不推荐

使用前列腺素 E_1。

　　E. 若诊断不明确，可在30分钟试验性给予前列腺素 E_1 治疗，观察血氧是否改善。

　　F. 其他治疗：大动脉D型转位患儿若出现缺氧、酸中毒，需在超声引导下行紧急球囊房间隔造口术。完全性肺静脉异位引流、大动脉转位伴室间隔缺损、永存动脉干等需进一步进行心脏评估，行手术治疗。

　　5）PPHN：详见第120章。

　　6）中枢神经系统疾病：治疗基础疾病。

　　7）高铁血红蛋白血症：患儿高铁血红蛋白显著升高伴呼吸急促或心动过速时，给予亚甲蓝治疗。亚甲蓝 1 mg/kg，使用生理盐水配制，浓度为1%，静脉滴注青紫于 $1 \sim 2$ 小时可纠正。

　　8）休克：详见第65章。

　　9）红细胞增多症：详见第71和122章。

　　10）后鼻孔闭锁：需手术（详见第135章）。

　　11）低体温：需要复温，详见第7章。

　　12）低血糖：详见第62章。

52

新生儿死亡
Death of an Infant

　　【临床问题】　新生儿即将死亡或者已经死去。在美国，新生儿死亡率为 $4.56/1\,000$ 活产儿。近期关注的焦点在于丧子之后支持的重要性，以及医护人员对刚丧子的父母会产生的深刻影响。研究表明医护人员若是不敏感，可能会造成新生儿父母在面对该问题时产生困难，并可能增加发生复杂的悲伤反应的风险。接受过丧亲护理训练的护士更可能会对围生期丧子发挥积极作用，研究表明，与护士比较，有更多的医师从未接受过任何正式的丧子护理的训练。医院应该建立婴儿死亡相关的训练及规章，以便他们能够减少潜在的创伤影响。

　　【即刻提问】

　　（1）家属对新生儿死亡有准备吗，或者是意料之外？**如有可能，事先使家属对新生儿死亡做好准备**，并对事后的提问做好准备，这一点是很重要的。

　　（2）是早期还是晚期的新生儿死亡？早期新生儿死亡指活产新生儿在生后7天内的死亡，晚期新生儿死亡指生后 $7 \sim 28$ 天的死亡，在28天后则被称为婴儿死亡。

（3）哪些家庭成员在场？通常，除了父母之外还会有几个直系亲属在场，有助于提供情感支持。每一位成员都可能有一个特殊的角色。家属可以立刻进入追悼的程序，用他们认为最舒适的方式（如家属自己、与牧师一起、与他们最喜欢的护士一起或者与他们信任的医师一起），在他们认为最舒适的地点（如NICU或者家属会议室）。需要同时关注父亲与母亲。

（4）如果家属不在场，能电话联系到吗？每位患儿都应确保有一个联系电话，这是标准流程。如果家属不在场，必须尽快电话联系，告知家属他们的婴儿即将死去或者已经去世。不管是哪种情况，都应要求家属进来并陪伴在婴儿的身边。

（5）家属是否有宗教方面的需求？宗教需要必须得到尊重，也应提供必要的支持（例如，神父、牧师或人文关怀）。每个医院都有教牧服务，需要提前告知牧师，因为有些父母可能要求他们的孩子在死前接受洗礼。需要注意，患者的文化或宗教可能会对家庭如何处理死亡时间、尸检及葬礼的决定产生影响。

【鉴别诊断】 不适用。

【临床资料】 需要注意，濒死的患儿即使没有自主呼吸和运动，也会继续喘息一段时间。心跳可能很微弱，因此建议听诊持续2～5分钟。每个地方有关"死亡"的合法定义各不相同，有必要熟悉当地宣告死亡的法律规定。

【处理】

（1）准备：近期的综述报道了父母认为在他们的婴儿死后是最友好的行为，如表52-1所概述。

1）NICU的环境：噪声水平应保持最低。工作人员应该敏锐感知家属及家庭的情感。应为新生儿和家属提供私密的空间，如单独的安静的房间或者NICU隔出的一个区域。医师应在同样私密的空间对患儿进行检查并宣告新生儿死亡，家属在场。

2）新生儿：除非需要进行尸检，一些仪器设备（如静脉和气管插管）可以从新生儿身上移除。若需要进行尸检，最好将中心静脉置管、气管插管（可能的话）留置于原处。可以允许父母抱着婴儿，时间可根据他们意愿。这种视觉和身体接触对于以一种健康的方式开始进行悼念并尝试减轻未来的内疚感是十分重要的。父母不能接受工作人员粗心对待婴儿。文献报道的将死去的婴儿放在无包裹的金属桌面上或者在分娩后放入桶内的做法也是无法接受的。父母非常关注护士如何护理死亡的婴儿。父母希望护士仔细给婴儿擦洗及穿衣，尊重死亡的婴儿。家属也会对护士给婴儿拍了特殊的照片心存感激，这给了他们特殊的纪念，使他们可以拥有一些回忆。

（2）与家属讨论死亡

1）地点：父母和直系亲属应在一个安静、私密的咨询室，然后医师用平和的语气解释死因以及死亡的不可避免。

2）死亡消息：研究显示家属注重坦诚的交流，医师需要对家属表达他们的慰

表52-1　围生期新生儿死亡后父母视为最友好的行为

提供情感支持	与家属在一起,尽可能长时间的陪伴他们
	谈论新生儿时用名字指代
	允许父母悲伤或哭泣
	对可能被感觉是套话或者可减轻悲伤的评论有敏感性
	如果可能的话多次去看望家属
照顾父母和婴儿的身体需求	继续进行母亲的常规产后护理和医疗
	尊重患儿的身体
	像对待存活婴儿医院进行穿衣、沐浴或包裹
	对可能不适合死者家属的医院政策灵活变通
	帮助父母留下婴儿真实的记忆
教育父母	向所有员工传达新生儿死亡的消息,以避免不适当的评论或行为
	帮助父母参与正常的哀悼活动
	如果已知的话,提供有关死亡原因的直接信息,不用专业用语
	用一些时间与父母坐下来讨论相关问题

经允许转载于Gold KJ. Navigating care after a baby dies: a systematic review of parent experiences with health providers. J Perinatol. 2007; 27: 230-237.

问哀悼。医师很难向家长告知婴儿死亡的消息,家属也难以接受。医师必须对家属的情感反应具有敏感性。有综述报道,护士被认为是最有可能提供情感支持的医护人员。护士对家长的陪伴非常重要,可帮助他们走出悲伤。护士参与这一过程十分重要,因为他们在这个困难的时期可以为父母提供持续的支持。护士们还可以指导新手父母做可行的照护孩子的事情,使他们留下回忆,有助于他们以后有些许安慰。如果新生儿死亡时,其母亲仍在住院,将新生儿死亡的消息告知所有照顾患儿母亲的医护人员,这包括负责膳食和保洁的人员,以便使他们能采取适当的行为方式与母亲交流。

3)父母不满意的方面:有评议强调患儿的父母对工作人员之间缺乏沟通感到不满。不知道婴儿已经死亡但发表评论的工作人员、回避与家属交流或者保持沉默的工作人员,以及表现出不关心或缺乏情感支持的工作人员,都对家属造成巨大压力。尊重母亲和死去的婴儿是很重要的。

(3)对家人的影响

1)情感上(悲伤):需要讨论悲伤经历的简要内容。Kübler-Ross理论定义为以下几个阶段:拒绝接受("这不是发生在我身上的事");愤怒("这为什么发生在我身上");交涉("如果……我保证我可以变得更好");绝望("我什么也不在意了");最后接受("我准备好面对任何结果")。有3种用于描述丧亲痛苦的人特定表现的术语:麻木(机械动作和社交隔离),崩溃(丧亲的剧烈伤痛),以及重整(重新进入一个更"正常"的社会生活)。在悲伤过程中向家长提供特殊帮助的医师被认为是最称职的。

2)生理上:没有食欲丧失,睡眠紊乱。

3)兄弟姐妹:讨论死亡对其兄弟姐妹的影响是很重要的。有研究评估了在NICU死亡的婴儿对存活兄弟姐妹的发育产生的影响,结果表明:在死亡婴儿前或后出生的兄弟姐妹的发育都有受影响的风险,需要心理支持。照片和家庭仪式对于其父母和兄弟姐妹都很重要。临床医师应当允许其兄弟姐妹在婴儿的生命和死亡中成为积极的参与者。

4)存活的双胞胎或多胞胎:工作人员必须意识到出生时幸存的双胞胎和多胞胎的父母的额外压力。

(4)实践方面

1)围生期丧子项目:由于新生儿科的工作人员扮演着帮助家庭应对婴儿死亡的重要角色,因此每个单位建立一个综合项目来帮助家庭度过悲伤是很重要的。有些单位建立了丧亲支持服务,包括丧亲的套间、协调人员、支持(葬礼及祈福,24小时保持沟通,经济方面的考虑及福利,纪念品的提供及保存,兄弟姐妹的参与和咨询,以及随访)。重要的是,不仅仅要注重新生儿的需要,也要关注家庭的精神、宗教及生存的需求。最近的研究表明,应对两代人提供服务,使整个家庭受益。**临终关怀小组逐渐参与产前阶段**(有已知的致死性畸形胎儿的母亲),婴儿在子宫内时就给予支持,同时也在NICU帮助父母度过死亡及悲伤的过程。

2)教育:近期的综述显示,婴儿的父母很感激医护人员的教育。父母想知道关于婴儿死亡的原因以及经历悲伤过程的特殊信息。父母表示,让他们保持知情并持续提供真实信息的工作人员是最可贵的。Paul Kirk 和 Pat Schwiebert的书《你好意味着再见》是一本常被推荐给父母帮助他们应对丧亲之痛的书籍。

3)其他的支持:应该询问家庭成员是否需要交通或者葬礼的安排等支持,以及是否需要一份向雇主请假休息的说明等。社会工作者通常可以在医院提供帮助,可以回答有关产假津贴和返回工作等问题。一些单位为丧亲家庭提供24小时的专线电话,以便在需要时可取得联系。

4)丧亲摄影:对围生期丧亲的父母给予安慰。可以是婴儿单独的照片,或与家庭成员一起的照片,可由工作人员、专业摄影师或一些帮助减轻NICU丧亲父母伤痛的专业摄影机构进行拍摄。这些图片可作为记忆和情感的纽带,帮助父母从悲伤中愈合。父母也许希望在照片中给他们的宝贝穿衣服或戴纪念品。重要的是尊重父母的意愿。

5）仪式：仪式提供了一种有序的方式对爱的人道别，对那些经历过孩子死亡的个人和家庭是有益的。包括葬礼、记忆盒（带名手环、脐带夹、一绺婴儿头发等）、为婴儿命名、宗教习俗及特定的文化传统。

6）书面许可：以下项目应取得许可：摄影、纪念品、尸检或组织活检。

7）器官捐赠：偶尔，父母和直系亲属可能已在婴儿死亡前讨论过器官捐赠问题。如果没有，可以向家人有礼貌的提及，让家人有充足的时间来对此做出反应，并考虑器官捐赠的需求。有时父母也许希望捐赠器官，但由于感染或是死亡前器官功能衰竭而无法进行捐赠，此时应对父母解释清楚，请遵从你所在机构有关取得器官所需要的程序。

8）尸检：尸检是确定死亡原因的重要方法，同时对向父母提供今后妊娠的咨询很重要。这始终是与父母讨论的敏感问题，特别是当他们失去所爱的亲人之后。在父母最终决定之前，应该给他们充足的时间来与家人一起商量。最近有关丧亲父母关于尸检问题感受的研究表明，公开讨论尸检的好处是很重要的；90%的父母认为尸检是找出他们孩子死亡原因的方法，77%的父母知道尸检对医学知识有贡献。42%的父母认为尸检增加了他们的伤痛，30%的人认为这是一种安慰，41%的父母认为对他们有帮助。

9）记录

A. 新生儿死亡小结：医师应该简明地记录婴儿病史或存在的问题，需要记录患儿死亡当天发生的与死亡相关的问题，无论是突发或逐渐发生的。如之前没有单独记录与家长谈话，记录婴儿死亡时与家人的谈话也很重要。

B. 死亡证明：医师应严格依据各国或地区的指南，在宣布婴儿死亡后启动死亡证明书。

（5）随访安排

1）联系家属：在死亡的第1周内，安排医疗团队成员电话联系，可以寄一封慰问信。在第一个月末可以再安排联系，以安慰家人，分享后续的信息，并回答问题。一些NICU团队也会在1周年时再次联系。

2）咨询：讨论未来咨询安排是极其重要的，如果需要，将父母转诊到高危产科。遗传咨询可能适合特殊的案例。应当让父母们对孩子的死亡感到悲伤，并且在后期他们在情感上已经接受后的适当时间，可有机会与医师联系。其兄弟姐妹们处于高危状态中，也许需要精神上的支持。

3）尸检结果跟踪：如果获得尸检同意，需要在6～8周后进行尸检结果跟踪的会议，有遗传学家参加。会议不仅为父母提供了确切的信息，也为悼念过程提供帮助。

4）产科医师、儿科医师与母亲或家庭有关的家庭医师均应被告知孩子的死亡。

5）应考虑到看护人的需求：应对悲伤、死亡、丧亲一直是NICU应激来源之一。一些单位已经在这方面制定了特定的项目，工作人员可获取这些资源。有些单位有接受特殊训练的临终关怀团队，为NICU的所有人提供汇报。

53　眼分泌物与结膜炎
Eye Discharge and Conjunctivitis

【临床问题】　一例3天的新生儿眼睛有脓性分泌物。新生儿眼睛分泌物通常是缘于结膜炎或鼻泪管阻塞。新生儿结膜炎（新生儿眼炎）是指生后4周内眼睛表面的炎症伴有分泌物以及充血，是新生儿最常见的眼病。多数感染是经阴道获得。在美国感染性结膜炎的发病率是1%～2%，全世界是0.9%～21%。**先天性鼻泪管阻塞**（CLDO）（鼻泪管狭窄）是指泪管引流系统的阻塞。在婴儿的发病率为5%～6%。症状表现为持续流泪以及眼内眦处的黏液渗出。

【即刻提问】

（1）年龄？　年龄在确定眼分泌物的病因中起决定作用。在生后6～24小时，结膜炎通常是因为预防性眼部用药（通常是硝酸银滴眼液，或四环素、红霉素、庆大霉素）。24～48小时后，很可能是细菌感染，新生儿期最常见的病原是淋病奈瑟菌（生后2～7天起病，也可稍晚）和金黄色葡萄球菌（生后5～14天）。沙眼衣原体结膜炎通常见于1周以后（生后5～14天），往往为生后第2或第3周。疱疹性结膜炎见于生后5～18天。注意：任何时间均可发生细菌感染。鼻泪管阻塞通常在生后2周最明显。但是也可见于生后前几天至前几周。

（2）分泌物是单侧还是双侧？　**单侧**结膜炎最多见于金黄色葡萄球菌、绿脓假单胞菌、单纯疱疹和腺病毒感染。**双侧**结膜炎通常见于淋病奈瑟菌或源于眼部预防性用药。衣原体通常起始于单眼，2～7天后影响到对侧。鼻泪管阻塞通常引起单侧分泌物，但是有20%的婴儿为双侧阻塞。

（3）分泌物的性质（脓性还是水状）？　脓性分泌物更多见于细菌感染。浆液性分泌物更多见于病毒感染。淋病有大量的脓性分泌物。绿色分泌物往往是铜绿假单胞菌感染的特点。衣原体感染可以开始是水状，后来为脓性，但最典型的是血性分泌物。疱疹性结膜炎通常为非脓性和血清样分泌物。鼻泪管阻塞可以引起眼角处或从眼皮到面颊的水状眼泪，也可有眼部黏液性或黄色的分泌物。

（4）婴儿接受过眼部预防性用药吗？　预防性用药是为了降低发生眼部淋球菌感

染(防止致盲)的风险,也可降低生后前2周发生非淋球菌及非衣原体结膜炎的风险。需要注意,即使接受过预防性用药的婴儿也依然可以发生淋球菌性结膜炎(风险从50%降到2%)。在美国预防性用药是强制性的,但是在其他国家未必如此。预防失败,有更好的筛查方法及治疗母亲等因素使该项措施需要重新评价,特别在母亲感染率低的地区。**适宜技术如下**:生后1小时内给予,用无菌的棉花擦拭每侧眼皮,在下结膜囊内滴入1%硝酸银溶液两滴,或者涂1 cm长的1%四环素或0.5%红霉素眼膏,不用冲洗。如为药膏可在1分钟后拭去。按摩眼睑使药膏分散开来。推荐单次剂量包装。对于眼睑仍粘连的极早产儿,预防性给药时可不分开眼睑。可以给予1%四环素眼膏或溶液(有证据表明效果和预后更好)、2.5%碘伏溶液(在美国未批准,但是其他地方可以使用)、1%硝酸银溶液(如果产青霉素酶淋球菌感染率高,则推荐使用,而非红霉素)和0.5%红霉素眼膏。其他的替代药物为新霉素、氯霉素、阿奇霉素(可用于无红霉素时)和庆大霉素(用于缺少药物时,但是可引起严重的眼部反应,因此不推荐)。新的治疗药物是夫西地酸。

(5)**母亲有性传播疾病感染史吗?** 经过淋球菌或衣原体感染的产道分娩的婴儿发生结膜炎的风险更高。新生儿结膜炎常见于人类免疫缺陷病毒(HIV)感染母亲所生的婴儿。

(6)**婴儿感染的风险高吗?** 由于眼泪产生少、眼泪中缺乏免疫球蛋白IgA、免疫功能下降、结膜缺乏淋巴组织及溶菌酶活性较低,新生儿发生结膜炎及严重感染的风险高。危险因素包括分娩方式、婴儿暴露于感染病原、出生时没有或者不适当的预防、分娩过程中眼部创伤或局灶性眼部损伤、较差的卫生状况、胎膜早破(PROM)、分娩过程延长、早产、机械通气、出生体重大、助产士干预史、母亲HIV感染、缺乏产前保健、证实或怀疑性传播疾病感染、出生后源于医务人员直接接触感染或者经雾化感染。患有唐氏综合征、Goldenhar序列征、裂隙综合征、面部中线部位异常、半侧面部肢体发育不良及颅缝早闭的婴儿罹患鼻泪管阻塞的风险较高。

(7)**是低出生体重或小胎龄婴儿吗?** **出生体重低且胎龄偏小的婴儿发生革兰阴性菌结膜炎(克雷伯菌、大肠埃希菌、黏质沙雷菌、铜绿假单胞菌和肠杆菌)风险高。早产儿发生先天性鼻泪管阻塞的风险高。**

【鉴别诊断】 眼睛分泌物可能是结膜炎(缘于感染、化学/炎症的新生儿眼炎)或阻塞(先天性鼻泪管阻塞)所致。其他可以引起婴儿眼部分泌物的诊断包括外来异物、眼窝或眶前蜂窝织炎、睑内翻、倒睫、眼部损伤(分娩时角膜擦伤)、泪囊炎、角膜炎、结膜下出血(分娩时血管破裂)、先天性鼻泪系统畸形、角膜上皮疾病、新生儿戒断(流泪)和先天性青光眼。

(1)**化学性/炎症性结膜炎**:通常继发于硝酸银滴眼,是发展中国家最常见的结膜炎原因。化学性结膜炎可能源于其他生后预防性的眼部抗生素应用,但较少见,表现为眼部的非化脓性炎症,可引起水样的分泌物、结膜感染、在滴入药物后的数小时内发生肿胀,大约在48小时结膜的炎症反应最明显,通常在第4天消失。

(2)感染性结膜炎:沙眼衣原体(2%～40%)、淋球菌(＜1%)、单纯疱疹(＜1%)和其他细菌微生物(30%～50%)等可引起新生儿细菌性、病毒性或衣原体感染性结膜炎。其他微生物包括葡萄球菌属、肺炎克雷伯菌、流感嗜血杆菌、轻型链球菌、A族和B族链球菌、肠杆菌、不动杆菌、灰色奈瑟菌、棒状杆菌属、卡他莫拉菌、黏质沙雷菌、嗜麦芽窄食单胞菌、大肠埃希菌、草绿色链球菌、肺炎克雷伯菌、啮蚀艾肯菌和铜绿假单胞菌。革兰阴性杆菌结膜炎流行病学:克雷伯菌属(23%)、大肠埃希菌(17%)、黏质沙雷菌(17%)、铜绿假单胞菌(3%)和肠杆菌属(2%)。

1)感染机制

A. 分娩时经阴道感染:通常见于奈瑟淋球菌、沙眼衣原体、B族溶血性链球菌或单纯疱疹病毒感染。可反映社区性传播疾病的感染情况。任何正常存在于阴道(非性传播)的细菌也能引起新生儿结膜炎。

B. 剖宫产分娩可能与上行感染有关:危险因素包括羊水漏出、阴道检查和使用内镜。

C. 出生后获得性感染:环境中的病原感染(正常皮肤的菌落或鼻咽部菌落),如金黄色葡萄球菌、表皮葡萄球菌、链球菌属、假单胞菌属、沙雷菌属、克雷伯菌属和肠球菌属。假单胞菌感染常见于出生5天以上的住院早产儿。

2)淋球菌结膜炎:最常见于经母亲产道获得的感染。淋球菌感染的母婴传播率为30%～50%。通常发生在出生后3～5天。常为双侧,眼睛非常红(超急性结膜炎),伴有稠厚、脓性分泌物及眼睛肿胀。眼睑有球结膜水肿(肿胀),结膜可形成膜状物。是急症,如果不治疗,可在数小时内引起角膜溃疡及穿孔。由于出生后立即给予预防性滴眼液,目前此病的发病率已很低。婴儿可有全身表现,包括败血症、脑膜炎、鼻炎、口腔炎、关节炎和肛门直肠感染。

3)衣原体结膜炎:经感染未治疗的母亲阴道传播所致,发病率为30%～40%。局部用红霉素不能预防,但可降低新生儿衣原体眼炎的发病率。眼睛有中等程度的分泌物、发红及结膜和眼睑肿胀。可为单侧或双侧,通常开始为水性分泌物,之后变为脓性且增多。可伴角膜浑浊、球结膜水肿和伪膜形成。在衣原体结膜炎的婴儿中10%～20%发生肺炎。可以发生中耳炎、咽部及直肠定植。反复和慢性的沙眼衣原体感染可以引起**沙眼**(美国少见),这是一种滤泡性结膜炎,可以引起角膜瘢痕形成及新生血管化,导致失明。

4)假单胞菌结膜炎:通常为医院内感染,在婴儿室更常见。可导致毁灭性的角膜溃疡、穿孔、眼内炎及死亡。病原容易在潮湿的环境中生长,如呼吸机设备,最常发生于住院的早产儿或免疫力低下的患儿,可导致早产儿流行性结膜炎。假单胞菌结膜炎的婴儿可发生全身并发症。

5）单纯疱疹性角膜结膜炎：单纯疱疹2型（HSV-2）可引起单侧或双侧结膜炎、视神经炎、视网膜脉络膜炎和脑炎，也是最常见的病毒性结膜炎的致病原。结膜炎可以是表浅的，也可累及角膜深层，周围皮肤可出现囊泡。婴儿可有眼睑水肿、结膜充血和水样非脓性分泌物。结膜可有膜状物。多数是继发于HSV-2性传播感染（母亲阴道上行感染），或者为经产道或经胎盘的感染，15%～20%由HSV-1感染引起。如果结膜炎对抗生素治疗无效，则要考虑疱疹病毒感染。大多数新生儿HSV-1感染与围生期接触急性感染患者（热性疱疹或唇疱疹）有关。

6）病毒性感染（除单纯疱疹以外）：通常与腺病毒、肠道病毒、呼吸道疾病和副肠弧病毒引起的呼吸道疾病有关。通常见结膜发红，多见于双侧。分泌物通常不多，为水样，极少为脓性，可见耳前淋巴结肿大。

7）其他细菌感染（见第Ⅲ部分B）：其他微生物所致的结膜炎通常较轻，可引起结合膜充血、水肿和分泌物。嗜血杆菌及肺炎球菌感染与泪囊有关（泪囊炎症）。葡萄球菌结膜炎通常是院内感染，其是最常见的分离菌株，但可在婴儿机体定植而不引起结膜炎，可引起定植婴儿的结膜充血。在新生儿室及NICU也可能发生耐甲氧西林金葡菌引起的结膜炎。

（3）先天性泪管阻塞（泪管狭窄）：见于5%～6%的婴儿，出生时鼻泪管完全不通畅。阻塞通常在管道的鼻端且多为单侧。症状表现为持续流泪以及眼内角的黏性分泌物。其中1/5的婴儿是由于正常发育过程延迟出现暂时的分泌物（水样、黏性，特别是睡觉后），随着泪管的开放而自行缓解。泪囊炎是泪囊的继发感染。

【临床资料】

（1）体检

1）眼部检查：检查双眼/眼睑有无肿胀、水肿，以及有无结膜充血（结膜血管充血）和水肿（结膜肿胀）。脓性分泌物、水肿和眼睑红斑，以及结膜充血均提示细菌性结膜炎。检查是否有溃疡及有无红光反射。

2）体格检查：需排除呼吸道及全身感染。评估有无眶周水肿及腺体疾病。

（2）实验室检查

1）分泌物革兰染色涂片检查白细胞（感染征象）和细菌（识别病原体）。分泌物也需送细菌培养及药敏试验［巧克力琼脂和（或）选择性琼脂基质用于培养淋病双球菌，血液琼脂用于培养其他细菌］。

革兰染色：

A. 淋病双球菌结膜炎：革兰阴性胞内双球菌及白细胞（WBC）。

B. 金黄色葡萄球菌：革兰阳性球菌及白细胞。

C. 铜绿假单胞菌结膜炎：革兰阴性菌及白细胞。

D. 嗜血杆菌结膜炎：革兰阴性杆菌。

E. 链球菌或肠球菌：链球菌是革兰阳性球菌、肠球菌是革兰阳性双球菌。

F. 其他革兰阳性菌：肺炎链球菌、草绿色链球菌、表皮葡萄球菌、A族和B族链球菌及棒状杆菌属。

G. 其他革兰阴性菌：大肠埃希菌、肺炎克雷伯菌、黏质沙雷菌、变形杆菌、肠杆菌、流感嗜血杆菌、不动杆菌、铜绿假单胞菌、灰质奈瑟菌、卡塔莫拉菌、啮蚀艾肯菌及嗜麦芽假单胞菌。

H. 单纯疱疹病毒：可见淋巴细胞、浆细胞及多核巨细胞。

I. 沙眼衣原体：可见中性粒细胞、淋巴细胞及浆细胞。

J. 化学性结膜炎：可见中性粒细胞及淋巴细胞（偶见）。

K. 泪管阻塞：革兰染色阴性或可见正常的结膜定植菌株，除非有合并感染。

2）如果怀疑衣原体感染，可用钢丝圈或钝铲在睑结膜下方做刮片（不是擦）取内皮细胞做吉姆萨染色。检测需要获得结膜上皮细胞，因为沙眼衣原体是专性细胞内病原体，渗出液不能检测到。此为特异的（但不敏感）检测结膜炎的方法。棉球或拭子不能用于取标本。如果存在衣原体感染，在上皮细胞中可见典型的胞质内包涵体（嗜碱性胞质内含物）。病原体培养是金标准。可用核酸扩增检测（NAAT）方法。最常用的是聚合酶链式反应（PCR），因为其有较高的敏感度和特异度。其他的NAAT方法包括转录介导扩增法（TMA）和链置换扩增法（SDA）。其他检测包括病原检测（直接免疫荧光和酶联免疫检测）以及DNA探针。参见当地可用的实验室检测方法。

3）如果怀疑单纯疱疹病毒：结膜刮片显示胞质内有包涵体的多核巨细胞，巴氏涂片可见上皮细胞内有嗜酸性包涵体。而且，应做结膜刮片，通过特殊的病毒运送培养液送培养。

4）淋球菌感染：必须做血培养和脑脊液培养。必要时可做其他部位的培养。可从患儿父母采集适当的标本进行培养。

（3）影像及其他检查：通常不需要。

荧光染料消失试验：是**最好的除外泪管阻塞的方法**。每只眼的下结膜处滴入一滴荧光素，5分钟后，评估染料是否还存在。如果仍明显有染料存在，则有阻塞。如果染料消失，则说明没有阻塞。或者，也可用钴蓝光来检测是否存在染料。

【处理】 可发生严重并发症（角膜穿孔、致盲、衣原体肺炎），因此尽快治疗非常重要。不需等待培养结果再治疗。送检培养的同时，可基于革兰、吉姆萨和Pap染色结果开始经验性治疗。见附件F的特殊隔离指南。

（1）结膜炎管理的要点

1）感染可以通过接触眼睛或引流而很快地从一侧眼睛播散到对侧，或感染其他人员。正确、频繁地洗手及戴护目镜非常重要。

2）**开始治疗后**24～48小时内的分泌物具有传染性。

3）**用生理盐水冲洗眼睛以去除聚集的脓性分泌物。**

4）淋球菌、葡萄球菌、衣原体、假单胞菌和疱疹病毒性结膜炎**需要全身治疗**。建议对流感嗜血杆菌性结膜炎进行全身治疗，因常伴中耳炎或其他严重的感染如败血症和化脓性脑膜炎。

5）避免使用眼罩。

6）考虑请眼科医师或儿童感染性疾病专家会诊。

7）评估全身各系统症状。患结膜炎的婴儿有很高的继发感染的风险，可发生败血症、化脓性脑膜炎和肺炎。

8）一些单位会因为淋球菌性结膜炎进展迅速、病情严重，而**对所有的新生儿结膜炎都进行治疗**，直至获得培养结果。

9）一些单位治疗所有淋球菌性结膜炎时也治疗衣原体感染。

10）每天随访症状的进展或缓解。

11）母乳/初乳治疗结膜炎。初乳和母乳含有抗菌剂和抗炎症成分，被用于治疗结膜炎或鼻泪管阻塞产生的黏液渗出。初乳比成熟乳效果更好，因为抗体滴度更高，特别是IgA。由于证据有限，现有的研究结果不一致，因此这项治疗目前还未被推荐。

（2）化学性结膜炎：仅仅需要观察，因为一般48～72小时可以缓解。含有人造泪液的润滑剂可能有效。

（3）淋球菌性结膜炎：是急症。因为耐青霉素淋球菌感染的发病率高，因此治疗需要选择第三代头孢菌素（如头孢曲松），而非青霉素（**注：淋球菌阴道炎的母亲所生婴儿即使接受眼部预防性用药，仍可发生淋球菌结膜炎**）。

1）在静脉使用抗生素治疗的第一个24小时需隔离患儿。母亲和性伴侣需要进行全身体检和治疗。母亲在接受抗生素治疗24小时后方可探望婴儿。

2）评估播散性疾病（关节炎、化脓性脑膜炎、败血症、肛门直肠感染）。血液、眼睛分泌物、脑脊液和前面提及部位的标本进行细菌培养。

3）检测伴随感染，如沙眼衣原体、先天性梅毒和HIV。母亲及性伴侣也应接受评估和治疗。检测母亲的乙肝表面抗原。

4）因为合并衣原体感染的发生率较高，所以通常推荐治疗衣原体。母亲及性伴侣均应接受治疗。

5）治疗没有播散的淋球菌结膜炎，给予单剂头孢曲松，25～50 mg/kg静脉用药或肌注。在低体重儿，每天给予25～50 mg/kg肌内注射或静脉用药（最大剂量为125 mg）。替代治疗是单剂头孢噻肟100 mg/kg静脉用药或肌内注射。

6）治疗播散淋球菌结膜炎，头孢曲松，25～50 mg/kg静脉用药或肌内注射，每天一次，持续7天。如果发生脑膜炎，应治疗10～14天。替代治疗是头孢噻肟（推荐用于高胆红素血症的患儿），每天 50 ～ 100 mg/kg，分两次，治疗 7 天，如发生脑膜炎，治疗 10 ～ 14 天。

7）淋球菌感染孕母所生的健康新生儿（无结膜炎），局部抗生素治疗不合适。应给予单剂的头孢曲松（25 ～ 50 mg/kg 静脉用药或肌内注射），最大量不超过 125 mg。头孢噻肟是替代治疗（单剂 100 mg/kg 静脉用药或肌内注射）。如果给予全身治疗，则不必给予局部抗菌治疗。

8）立即用灭菌等渗生理盐水以较高的频率（每 1 ～ 2 小时一次）**冲洗眼睛**，直至将黏性分泌物冲洗干净。如果应用全身抗生素则不需要局部使用抗生素，除非有角膜溃疡。

9）通常需要**眼科医师会诊**，因为淋球菌性眼炎可以导致角膜穿孔或失明。

（4）衣原体结膜炎：需要评估全身感染情况（肺炎、耳炎、咽炎及直肠定植情况）。在衣原体结膜炎患者中有 20% 存在肺炎。

1）推荐的新生儿预防性用药并不能预防新生儿衣原体结膜炎。

2）局部使用抗生素无效且不必要。

3）口服红霉素或琥乙红霉素，50 mg/(kg·d)，分 4 次，持续 14 天，阿奇霉素（每天 20 mg/kg，3 天）可能有效。但研究资料有限。对于不能耐受红霉素者，在新生儿期后可以口服磺胺类药。大约有 20% 的病例在停用抗生素后复发，有时需要使用第二个疗程。有报道**在使用红霉素疗程小于 6 周的患儿发生婴儿肥厚性幽门狭窄**。应向病患家属说明发生肥厚性幽门狭窄的风险及症状。美国儿科学会仍推荐红霉素，因其他治疗都未曾有很好的研究报道。

4）大环内酯类抗生素如阿奇霉素、克拉霉素、罗红霉素可能对衣原体更有效，但是在这些人群中还未见有很好的研究报道。

5）孕母感染衣原体如未接受治疗，其婴儿是发生感染的高危人群。无指征进行预防性抗生素治疗。需监测是否感染。如果不能进行定期随访，很多临床医师建议给予治疗。感染患儿的母亲及性伴侣应当接受沙眼衣原体的治疗。

（5）假单胞菌结膜炎

1）隔离患者，实行标准的预防措施，但对耐药菌感染，需要采用接触预防措施。

2）评估全身性疾病（败血症、脑膜炎、肺炎、脑脓肿及其他）。低出生体重、小胎龄的婴儿更容易发生全身感染。

3）推荐静脉用药治疗，因为假单胞菌毒力强。使用 β-内酰胺类抗生素或者适当的头孢菌素加氨基糖苷类抗生素，疗程至少 10 ～ 14 天。如果有中枢感染，使用氨苄西林或头孢菌素加氨基糖苷类抗生素，推荐使用 21 天。需要注意细菌耐药性增加，因此，有时推荐使用第三代和第四代头孢菌素。

4）庆大霉素眼膏，每天 4 次，疗程 2 周。用于增强局部抗感染治疗。

5）有必要请眼科医师会诊，因为感染可具有严重危害性。感染科医师会诊有助于治疗,尤其对假单胞菌脑膜炎。

（6）单纯疱疹性结膜炎

1）隔离患者：实行接触隔离。

2）获取多个部位（血液、脑脊液、眼睛、粪便或直肠、尿液、口腔或鼻咽部,以及任何病损部位）**标本进行病毒培养**。脑脊液进行 PCR 检测。

3）局部的眼科治疗：用 3% 阿糖腺苷滴眼膏或者 1% 碘脱氧尿苷眼膏或者 0.1% 碘（代脱氧尿嘧啶核）苷（均证实有效）,每天 5 次,治疗 10 天。

4）如果累及皮肤、眼睛或口腔,则**静脉使用阿昔洛韦治疗,疗程**至少 14 天。如果有中枢神经系统受累或者有全身播散,则至少治疗 21 天（剂量见第 148 章）。剂量为 60 mg/（kg·d）,分 3 次静滴。

5）眼科评估,必要时随访,因为可发生视网膜脉络膜炎、白内障及视网膜病。

（7）其他细菌感染

1）局部生理盐水冲洗。

2）通常仅需要局部使用抗生素。革兰阳性菌：红霉素或杆菌肽。革兰阴性菌：庆大霉素、妥布霉素或阿米卡星。也有推荐用心思柏林（多黏菌素）治疗大多数细菌感染。眼膏：挤成 0.5～1 cm 条状用于每侧眼睛,每 6 小时一次,疗程 7 天。滴眼液：每 4 小时一次,每侧眼睛 1～2 滴,疗程 7 天。在新生儿,眼膏优于滴眼液,因其眼睛的瞬目冲洗功能较弱。

3）流感嗜血杆菌感染：需要对患儿进行进一步的评估（除外败血症、脑膜炎及其他部位感染）,必要时全身用抗生素。

4）MRSA 结膜炎：治疗与否取决于临床表现,有些不需要治疗。曾经用局部氯霉素滴眼液治疗,但不推荐使用。推荐用妥布霉素滴眼液。见第 10 章。

5）早产低出生体重儿的革兰阴性菌结膜炎：注意抗生素耐药增加,特别是对 β-内酰胺类抗生素。推荐使用第三代或第四代头孢菌素。

（8）泪管堵塞

1）多数未经过治疗可自行好转：按摩眼睛内侧泪囊上方的部位,同时向鼻部挤压,有助于泪管通畅。

2）如果未好转、症状仍持续（通常 6～7 个月后）,应该到眼科就诊。必要时行探通术,成功率达 90% 以上。

3）泪囊炎：探通鼻泪管,根据感染的严重程度,局部或全身使用抗生素。

·参·考·文·献·

[1]　Pickering LK, Baker CJ, Kimberlin DW, Long SS, eds. *Red Book: 2012 Report of the Committee on Infectious Diseases*. 29th ed. Elk Grove Village, IL: American Academy of Pediatrics, 2012.

54 胃潴留
Gastric Aspiration (Residuals)

【临床问题】 护士报告患儿出现胃潴留。在喂养前可经口胃管或鼻胃管抽取胃内潴留液。通常在每次喂养前通过此操作以确定喂养耐受性及奶液消化情况。可以测量或记录潴留量。胃潴留提示胃排空的速度,当胃潴留量多或颜色异常时,提示可能存在喂养不耐受、感染、其他诸如肠梗阻或穿孔等。极低出生体重儿若没有其他异常表现,仅出现胃潴留,往往提示其胃肠道发育不成熟、动力弱,而非胃肠道疾病问题。

【即刻提问】

(1)潴留量多少? 潴留量超过前次喂养量的20%~30%提示异常,需要进行评估。当潴留量超过10~15 mL则认为是潴留量过多。当喂养前潴留超过前次喂养量的20%(伴其他症状)可能预示存在晚发型败血症。

(2)胃潴留的颜色和性状如何(如胆汁样、非胆汁样、非黄色、血性或黄色潴留)? 对于鉴别诊断非常重要(详见【鉴别诊断】的A~D)。一些NIUC会使用色卡帮助鉴别是否为胆汁样潴留。

(3)生命体征是否正常? 生命体征异常提示病理性状态,多为腹腔内病变。

(4)是否腹部柔软伴肠鸣音正常,还是腹胀伴肠型? 腹围是否增大>2 cm? 肠鸣音消失、腹胀、腹部张力增高、腹壁红等都是异常表现,提示病理性状态。肠鸣音消失提示肠梗阻。腹围增加>2 cm提示异常。腹部触诊可发现是否存在幽门区橄榄样肿块(幽门狭窄)。

(5)末次排便时间? 便秘导致的腹胀可引起喂养不耐受、胃潴留增多。

(6)目前使用的药物? 茶碱类可延迟极低出生体重儿的胃排空。VLBW早产儿的十二指肠动力减弱,胃肠道动力异常,小肠蠕动时间减慢。足月儿中喂养不耐受较少见,因此若出现胆汁样潴留,需要完善进一步检查。

【鉴别诊断】 潴留液的性状可为寻找原因提供重要的临床线索,下面会详述。需要鉴别是否为胆汁样潴留。胆汁样潴留为淡绿色或深绿色液体,之前可为亮黄色。初乳为黄色。需注意,过度诊断胆汁样潴留可导致患儿被禁食、接受不必要的检查。

(1)胆汁样(淡绿或深绿色)潴留:常常提示近端小肠至壶腹部梗阻。远端小肠梗阻可出现胆汁样呕吐物或潴留物。胆汁样潴留可能是外科急症(尤其发生在生后72小时之内),多提示存在肠梗阻可能。足月儿需要完善胃肠道(GI)造影检查,尽早请外科会诊。早产儿胆汁样潴留可以没有严重的肠道病理性问题,而仅仅因早产儿肠道功能不成熟所致。并不是所有的病例出现胆汁样潴留都是由肠梗阻导致。在一项胆汁样呕吐的研究中,62%的婴儿并不存在肠梗阻,仅通过保守治疗即缓解。

1）胃管位置异常：胃管越过胃部、留置到十二指肠或空肠时可出现胆汁样潴留。

2）坏死性小肠结肠炎（NEC）：多见于早产儿。10%的患儿为足月儿。多发生于生后10～12天。

3）肠梗阻：研究表明,生后72小时内出现胆汁样呕吐的新生儿,30%～38%存在肠梗阻,其中20%需要手术治疗。肠穿孔伴气腹可见于胆汁样潴留物增多的患儿。

A. 肠旋转不良伴中肠扭转：最常见,可见于22%胆汁样呕吐的患儿。生后3～7天出现症状。小肠扭转时,胆汁样潴留可为唯一症状。

B. 十二指肠闭锁：十二指肠至壶腹部闭锁占80%。可表现为胆汁样呕吐不伴腹胀。50%的十二指肠闭锁伴有多发畸形［如唐氏综合征、无肛、Cornelia Del Lange 综合征、VATER/VACTERL综合征（椎体畸形、无肛、食管气管瘘、桡骨或肾脏发育不良/椎体畸形、无肛、心脏畸形、食管气管瘘、肾脏发育不良、肢体畸形）等］。

C. 空肠闭锁：小肠闭锁包括十二指肠远端、空肠和回肠闭锁,可以出现胆汁样潴留物。生后24小时内起病。

D. 胎粪性肠梗阻/便秘：生后不久即出现,伴腹胀、胆汁样潴留物或呕吐。

E. 巨结肠：多表现为便秘伴腹胀,可伴胆汁样或黄色潴留物或呕吐。

4）肠梗阻：可见于败血症、早产、低钾血症、母亲药物影响（尤其是硫酸镁）、肺炎、甲状腺功能减退及其他病因。

5）早产和胆汁样潴留物：有些早产儿可因胃动力减弱及早产出现胆汁样潴留物。这些婴儿无肠梗阻或其他病理情况。

6）胃食管反流和十二指肠胃反流：可出现胆汁样潴留物/呕吐。

7）非特异性：无明确病因。

（2）非胆汁样、非黄色引流（白色、清亮、浑浊、未消化或消化的奶汁）

1）喂养方式问题：若喂养过快,潴留物为未消化或消化的奶汁,多见于小早产儿早期少量喂养配方奶,随后较快加奶或加奶量较多,或者母乳喂养时添加强化剂后。

A. 潴留物含半消化奶汁：可见于两餐间隔过短或奶量过多。

B. 潴留物含消化的奶汁：可能是胃排空延迟或奶量过多的表现。添加维生素可使奶的渗透压增高,也可出现此类潴留物。

2）其他

A. 配方奶不耐受：较少见,但需除外。有些婴儿不能耐受一些配方奶粉中的碳水化合物。如果婴儿是用含乳糖奶粉喂养（如Similac或Enfamil配方奶粉）,可测试粪便pH来明确是否为乳糖不耐受。如果粪便pH呈酸性（<5.0）,提示存在乳糖不耐受。通常有明显的牛奶不耐受家族史。乳糖不耐受时,除了胃潴留,腹泻更多见。

B. 便秘：腹部膨隆,但腹软,48～72小时内未排便。

C. NEC 或 NEC 后肠狭窄。

D. 幽门狭窄：多于生后 3～4 周起病，表现为非胆汁样喷射性呕吐。

E. 嵌顿疝。

F. 感染：有研究显示，潴留量 > 20%（伴其他病因）有助于预测晚发型败血症。

G. 高镁血症：可表现为胃潴留增多、胎粪排出延迟。

H. 早产儿视网膜病（ROP）筛查：ROP 眼底检查时可伴有胃潴留。推荐在 ROP 检查前 1 小时喂奶。

I. 其他少见原因：肠梗阻、遗传代谢疾病、肾上腺性征综合征可表现为非胆汁样引流液或呕吐。

（3）血性潴留物：上消化道出血为十二指肠远端悬韧带近端的出血（见第 55 章）。出血可来源于食管、胃或十二指肠。

1）母血咽下：需除外此原因，以判断是否为新生儿自身出血。

2）鼻胃管插管导致的损伤：常见原因。

3）凝血功能障碍：维生素 K 缺乏（新生儿出血性疾病；若新生儿出生时未给予维生素 K_1，需考虑该原因）、感染后弥散性血管内凝血、肝功能衰竭导致的凝血功能障碍及先天性凝血因子缺乏等均可出现血性潴留物。

4）应激性胃炎/食管炎/食管/胃、十二指肠黏膜糜烂/胃十二指肠溃疡均可出现血性潴留物。

5）过敏性肠炎：牛奶或豆奶性小肠结肠炎或牛奶蛋白不耐受、牛奶不耐受，是下消化出血较为常见的临床表现。

6）严重的胎儿窒息。

7）药物：可引起血性潴留物的药物有茶碱类（罕见）、吲哚美辛、肝素、非甾体抗炎药、皮质激素。苯甲唑啉，尤其是持续给药时可导致大量的胃出血。母亲应用阿司匹林、头孢菌素、苯巴比妥可导致新生儿凝血功能障碍。

8）罕见病因：NEC、消化道穿孔、胃扭转或胃重复畸形、肠重复畸形、血管畸形（包括：血管瘤、微血管扩张、动静脉畸形）、巨结肠结肠炎和梅克尔憩室炎。

（4）黄色潴留物：非胆汁样的黄色潴留物可能与肠梗阻有关，需警惕。有些婴儿在出现胆汁样潴留物之前最初可表现为黄色潴留物。此类情况需进行临床评估，必要时完善进一步检查。需要注意的是，初乳的颜色也为黄色。

【临床资料】

（1）体格检查：是否存在体温不稳定或任何新发的、可提示疾病状态的细微的征象。患儿的灌注如何？是否存在呼吸暂停？除了胃潴留外是否还有其他表现？大便是否正常？尤其注意腹部的查体，听诊肠鸣音（肠鸣音消失可能提示肠梗阻），有无腹部膨隆或腹胀，腹壁有无红肿（可提示腹膜炎）或有无肠型。有无疝（可引起梗阻）。腹胀（腹围增加＞2 cm）是重要体征，不能忽视。

（2）实验室检查

1）即刻检查

A. 全血细胞计数和分类：如怀疑败血症，进行相关评估。有出血时需检测血细胞比容和血小板计数。

B. 血培养：怀疑败血症时需在应用抗生素前进行血培养。

C. 存在肠梗阻时需测血钾水平，以排除低钾血症。

D. 动脉血气分析：除外酸中毒。若存在代谢性酸中毒，需引起警惕并完善进一步检查。

2）其他检查

A. 粪便pH（详见第Ⅲ部分B.2a）：如果有牛奶不耐受家族史，需检测粪便pH排除乳糖不耐受（粪便pH多小于5.0）。

B. 凝血功能评估（凝血酶原时间、部分凝血活酶时间、纤维蛋白原和血小板）：血性潴留物提示存在凝血功能障碍可能。

（3）影像学和其他检查

1）即刻检查

A. 腹部平片：若潴留物为胆汁样，查体异常或潴留持续存在，需立即进行检查。X线片可提示胃管位置是否正确并明确肠道充气情况。明确有无异常的充气形态、肠壁积气或肠梗阻表现。肠管扩张和气液平提示存在腹部外科疾病。十二指肠闭锁可出现双泡征（参见第11章影像学示例部分）。

B. 左侧卧位摄片：有助于诊断消化道穿孔，因为前后位摄片易漏诊。腹部未充气可见于中肠扭转。

2）其他检查

A. 胃食管反流闪烁扫描法（"牛奶扫描"）：给婴儿喂混有^{99m}Tc标记的牛奶或液体。取仰卧位，在1～2小时内通过伽马照相显示是否存在胃排空延迟或反流。

B. 内镜检查：评估有无溃疡。

C. 必要时可完善腹部超声和消化道造影检查。

【处理】 针对新生儿胃潴留量增多的临床处理路径主要基于潴留物的特点（是否潴留物每餐逐渐增多，或超过喂养量，或持续存在）以及查体是否异常。当婴儿出现胃潴留，需进行评估时，需遵循如下原则：

（1）全身查体：需仔细查体（包括腹部）。

1）如果查体异常，腹胀，触诊有肠型或异常，无大便，生命体征异常，呼吸暂停，心动过缓或任何其他症状，需要禁食，完善全套检查。尽快完善腹部平片，进行败血症相关检查后即开始抗感染治疗。需请外科会诊。

2）如果查体正常，无全身症状或其他异常表现，若为早产儿，可考虑喂养并密切观察。若为足月儿，可考虑完善腹片并密切观察。

（2）特殊潴留物的治疗

1）胆汁样潴留物

A. 鼻胃管位置异常：首先需除外该原因。腹片可以明确鼻胃管放置过深，进入十二指肠。重新放置或调整胃管位置。

B. 胃肠道疾病：大部分情况下需在完善检查时给予禁食、留置胃管胃肠减压。申请腹部平片检测。

a. NEC：详见第113章。

b. 肠梗阻：可继发于败血症、低钾血症或母亲用药物（尤其是硫酸镁）、肺炎和甲状腺功能减退。需要禁食并留置胃管。治疗基础疾病。

c. 其他外科疾病：如肠梗阻、肠旋转不良、胃扭转、胎粪性便秘。需申请腹部相关检查，包括B超和造影检查。并立即请外科医师会诊。

C. 早产和胆汁样潴留物：密切随访婴儿。若查体正常，可喂养并密切观察。若持续存在胆汁样潴留物或生命体征异常，需要重新评估患儿，包括完善X线片检查以除外肠梗阻（肠旋转不良）。

D. 胃食管反流和十二指肠胃反流：见第47章。

E. 非特异性胆汁样潴留物：保守治疗。

2）非胆汁样、非黄色潴留物：通常为未消化或消化的奶汁。

A. 潴留物为未消化的奶汁：若潴留的未消化奶汁，总量＜前次喂养量的20%～30%或总量＜10～15 mL，体格检查及生命体征正常，可以将潴留量还入。若胃潴留持续存在，查体正常，可尝试如下方法。

a. 两次喂养间隔时间不够长，无法充分消化吸收。若婴儿是每2小时喂养一次，潴留持续，可以更改为每3小时喂养。

b. 尝试减少每次奶量。

c. 尝试持续胃管喂养。也可静脉营养，使肠道休息。

d. 若潴留量持续增多，或潴留量＞前次喂养量的20%～30%或总量＞10～15 mL，禁食并完善检查。申请腹片。

B. 潴留物含消化的奶汁：可弃去，尤其是含大量黏液时。若查体及生命体征正常，可继续喂养。若潴留量增多，需要重新评估。需计算热量以避免过度喂养［总热量不应＞130 kcal/(kg·d)］。若查体异常，需完善检查。

C. 其他

a. 配方奶不耐受：当明确为乳糖不耐受时，可尝试无乳糖奶粉（如ProSobee或Isomil配方奶）（参见第10章的奶粉成分）。

b. NEC 或 NEC 后肠狭窄（见第 113 章）。

c. 幽门狭窄。

d. 便秘：可尝试刺激肛门。若失败，可给予甘油栓促排便。

e. 感染：若怀疑感染，在完善实验室检查后给予广谱抗生素。首选青霉素类（多为氨苄西林）和氨基糖苷类（多为庆大霉素）至细菌学培养结果回报。怀疑败血症时患儿多无法耐受口服喂养，因此不宜经口喂养。

f. 遗传代谢性疾病：详见第 107 章。

g. 肾上腺性征综合征：激素或皮质激素替代治疗，维持体液和电解质平衡，必要时外科干预。

h. 高镁血症：详见第 107 章。

3）血性潴留物：详见第 55 章。

A. 母血咽下：观察即可。

B. 鼻胃管损伤：当鼻胃管过粗或置管不顺可导致损伤。尽可能选最小号的鼻胃管。由于出血量常常较少，无须积极处理，仅需临床观察。

C. 凝血功能障碍：弥散性血管内凝血、维生素 K 缺乏和其他疾病（详见第 87 章）可引起消化道出血。

D. 应激性胃炎。

E. 过敏性肠炎：更换配方奶。

4）非胆汁样的黄色潴留物：全身查体，必要时腹片检查。若存在任何异常表现，需进一步完善相关检查以除外肠梗阻。需密切随访患儿。

（3）药物：若非梗阻或其他任何可治疗的病因导致的胃潴留，部分单位会选用促胃动力药物，如甲氧氯普胺和红霉素，以促进胃排空，减少胃潴留。

1）甲氧氯普胺：治疗胃食管反流、减少胃潴留量。因其疗效不确定且存在一定的副作用，因此应用受限。Cochrane 系统综述结果表明：和安慰剂对照组比较，甲氧氯普胺有一定效果，但必须权衡考虑副作用。

2）红霉素：可因胃肠道动力不成熟引起喂养问题。红霉素为胃动素激动剂（胃肠肽可促进收缩）、促进胃肠道动力，有助于缓解喂养问题。有关红霉素作为促胃动力制剂的研究结果存在争议。红霉素治疗的患儿 10 天内的胃潴留次数显著减少。在部分中心，针对易发生严重喂养不耐受或同位素检查提示存在动力减弱、胃排空延迟的高危患儿，会给予红霉素治疗。Cochrane 系统综述结果表明，目前仍无足够的证据推荐使用红霉素预防或治疗早产儿喂养相关问题。生后 2 周内使用红霉素或使用时间超过 14 天可增加发生幽门肥厚性狭窄的风险。

3）嘉胃斯康（Gaviscon infant）：为抗反流的抗酸制剂。研究显示，其效果仅仅是轻微降低反流的高度。

55

上消化道出血
Gastrointestinal Bleeding from the upper Tract

【临床问题】 鼻胃管中可见活动性出血或呕吐鲜血。上消化道出血发生在近远端十二指肠屈氏悬韧带前的部位(食管、胃或十二指肠)。新生儿绝大多数的消化道出血是良性、自限性,基本不需要检查或治疗,但需识别存在严重基础疾病的病例。

【即刻提问】

(1)生命体征如何? 如果血压下降,提示存在活动性出血,需紧急给予晶体液扩容。

(2)血细胞比容是多少? 需立即检测血细胞比容。该结果可作为基线值以指导是否需要立即输血。任何急性出血后数小时内的血细胞比容不能反映失血情况。

(3)如需要输血,血库是否有备血? 需完善婴儿的血型和交叉配血检查,以尽快获得血制品。

(4)其他部位是否出血? 其他部位出血提示存在弥散性血管内凝血(DIC)或其他凝血功能障碍。如果仅鼻胃管出血,多为应激性溃疡、鼻胃管损伤或母血咽下。

(5)患儿年龄? 生后第1天内,呕吐鲜血或胃管中出现鲜血多为继发于分娩时的母血咽下。婴儿临床症状稳定,生命体征正常。

(6)目前使用药物? 某些药物可增加消化道出血的发生率。最常见的是吲哚美辛、苯甲唑啉、非甾体抗炎药(NSAIDs)、茶碱(罕见)、肝素和糖皮质激素。母亲用药可经胎盘(肝素、头孢菌素、苯巴比妥类)导致新生儿出现凝血功能障碍。妊娠期使用噻嗪类与新生儿血小板减少症有关。

(7)出生时是否给予维生素K? 出生时未给予维生素K可导致出血性疾病,通常发生在生后3～4天。

(8)婴儿是否存在某个综合征或伴有胃肠道出血的某种疾病状态? 唐氏综合征:梅克尔憩室、巨结肠、幽门狭窄。特纳综合征:静脉扩张、炎症性肠病。克特综合征和蓝色橡皮疱痣综合征(BRBNS):血管畸形。Osler Weber Rendu综合征(遗传性出血性毛细血管扩张症):鼻出血和血管畸形,急性或慢性消化道出血。大疱性表皮松解症:肛门瘘道、食管损伤、结肠狭窄。先天性结缔组织发育不全和弹力纤维性假黄瘤(Ehlers-Danlos and pseudoxanthoma elasticum):脆性血管壁结构。糖原储积病Ib型:炎症性肠病。Zellweger脑肝肾综合征:消化道出血。

(9)是否有黑便病史? 黑便提示存在上消化道出血或母血咽下可能(参见第49章)。

【鉴别诊断】

(1)良性状态,非真正的胃肠道出血。母血咽下占10%。多见于剖宫产分娩时咽下母血,经阴道分娩也可发生。咽下的血液刺激胃后导致呕吐。若母亲乳头破损,母乳喂养时引起的母血咽下也可引起。前置胎盘、羊水血性时,咽下的血性羊水会引起黑便,但也会有上消化道出血表现。

（2）真正的消化道出血

1）特发性:大于50%的病例无明确诊断,数天内自行缓解。

2）应激导致的胃出血或溃疡:可由胃酸分泌增多、婴儿胃括约肌松弛导致。早产、新生儿窒息、机械通气可伴有应激性溃疡。母亲第三产程时应激状态致母体胃泌素分泌增多也有一定作用。健康足月儿发生上消化道出血临床多伴有上消化道黏膜破损。

A. 食管:食管炎(出血或溃疡性)。Mallory-Weiss撕裂综合征。

B. 胃:胃炎、溃疡。

C. 十二指肠:十二指肠炎、十二指肠黏膜破损、溃疡、血管畸形、新生儿单纯应激性十二指肠溃疡发生率高于胃溃疡。

D. 胃食管损伤:婴儿多见于胃和十二指肠同时损伤。

3）创伤:受创伤后婴儿可咽下自身出血。

A. 鼻胃管创伤:用力置管或管径过粗可引起损伤。频繁的抽吸胃管以评估有无胃潴留会导致损伤。由此引起的出血量通常很小。

B. 气管插管。

C. 用力吸痰。

D. 创伤性食管炎:多见于出生时对咽部、食管和胃吸引导致的损伤。

4）凝血功能障碍

A. 新生儿出血性疾病(维生素K依赖的凝血因子缺乏)和DIC。占20%左右。预防性应用维生素K后该病已罕见。母亲若使用特殊药物可干扰维生素K代谢(如口服抗凝药、异烟肼、利福平、抗惊厥药),使新生儿发生出血性疾病的风险增高。

B. 先天性凝血功能障碍:多见于Ⅷ因子缺陷(血友病A)和Ⅸ因子缺陷(血友病B),可引起上消化道出血。

C. DIC:可继发于感染、败血症、休克、肝功能衰竭和严重的胎儿窒息。

D. 新生儿肝脏疾病/肝衰竭:代谢性疾病可导致肝衰竭,伴凝血功能障碍,表现为消化道出血。门静脉血栓可导致出血。

5）过敏性结肠炎:牛奶或豆奶过敏引起。可表现为上消化道或直肠出血。直肠出血更常见。

6）败血症:可引起新生儿消化道出血。

7）坏死性小肠结肠炎(NEC):较少引起消化道出血,若发生,提示疾病进展。

8）药物导致的出血:吲哚美辛、糖皮质激素、苯甲唑啉、肝素、舒林酸和其他药物可引起上消化道出血。茶碱类较少引起。大剂量的地塞米松可引起新生儿应激性溃疡、穿孔和出血。母亲应用阿司匹林、头孢菌素和苯巴比妥类可引起新生儿凝血功能异常。产前应用可卡因易引发出血风险。

9）先天性消化道发育异常：如胃扭转、肠旋转不良伴肠扭转、巨结肠伴小肠结肠炎、肠套叠、胃/肠重复畸形、重复畸形囊肿和梅克尔憩室。

10）血管畸形：如动静脉畸形、广泛的毛细血管扩张、胃肠道血管瘤等，可伴或不伴以胃肠道出血为临床表现的综合征。

11）幽门狭窄：表现为生后第3～4周出现的非胆汁样喷射性呕吐（偶尔为血性）。

12）罕见病因：包括胃畸胎瘤/胃肿瘤、胃黏膜恒径动脉损伤、黏质沙雷菌感染、动静脉畸形、肺内震荡通气治疗并发症、全胃肠道的毛细血管扩张、幽门十二指肠肠重复畸形、胃异位胰腺组织。

【临床资料】

（1）体格检查：需注意有无其他可能的出血部位。注意肠鸣音，有无腹胀或腹壁红肿。

（2）实验室检查

1）主要检查

A. APT试验：当怀疑母血咽下时需完善此项检查。主要鉴别是母血还是胎儿血。其原理为：胎儿血红蛋白不能被强碱基水解，成人血红蛋白可被水解为棕黄色。然而，阴性结果不能完全除外母血咽下。

B. 血细胞比容：需检测血细胞比容作为基线值，并动态随访以评估出血程度。

C. 全血细胞计数和分类：白细胞计数改变提示感染可能。血小板减少多伴有NEC和败血症。

D. 凝血功能检测［（血小板计数、凝血酶原时间（PT）、部分凝血活酶时间（PTT）、纤维蛋白原、国际标准化比值（INR）］以除外DIC和其他凝血功能障碍性疾病。PT升高和PTT延长提示存在凝血功能障碍性疾病。

E. 生化全套：血尿素氮（BUN）升高见于大量的消化道出血。

2）其他检查

A. 肝功能：如考虑胆汁淤积，可完善总胆红素、直接胆红素和肝功能检查。

B. 血清胃蛋白酶原水平：升高提示存在严重的萎缩性胃炎和胃萎缩、婴儿胃和十二指肠黏膜损伤。

（3）影像学和其他检查

1）需立即完善的检查

A. 腹片：评估肠道充气情况，除外NEC。可显示胃管的位置，并提示有无外科疾病可能。有助于明确有无气腹、小肠扩张和肠壁积气。

2）其他检查

A. 上消化道造影：非急性出血期，可行钡剂造影检查，评估上消化道出血或中肠扭转等。急性出血时不宜行该检查。

B. 上消化道纤维内镜检查［食管胃十二指肠（EGD）］：可发现90%的上消化道出血部位。该检查安全，当持续或反复出血、大量出血需输血时可考虑该检查。可以评估食管、胃和十二指肠情况，可获得标本组织进行活检。有研究结果表明，通过内镜检查发现最常见的是胃食管炎（新生儿所特有）。

（4）鼻胃管洗胃：可确定胃内血液性质，有助于明确是否活动性出血。胃内出现鲜血可诊断上消化道出血，包括十二指肠出血。若灌洗结果阴性，则无活动性上消化道出血。

【处理】

（1）一般治疗：除母血咽下外，最重要的目的为止血。母血咽下婴儿多见于日龄在生后数小时、无疾病面容的新生儿，APT试验阳性，洗胃后无新鲜出血。严重上消化道出血需请小儿消化科、小儿外科医师会诊。

（2）严重上消化道出血伴血容量减少

1）扩容：若血压低或下降，立即给予晶体液（生理盐水）。根据出血量和血细胞比容值考虑是否需要输血。必要时给予新鲜冰冻血浆和血小板。

2）必要时氧疗。

3）急性消化道出血时止血

A. 经鼻胃管洗胃（温热的1/2张生理盐水或等张生理盐水5 mL/kg）至出血消失（注意：关于使用何种液体目前存在争议。有观点认为若使用水会引起低钠血症，而生理盐水会引起高钠血症。请根据自己所在中心的诊疗常规进行选择）。不要用冷水洗胃（可迅速降低新生儿的核心温度）。洗胃存在一定的争议，目前没有明确的证据支持其可控制出血。若胃管抽出液体非清亮，操作时间不应超过10分钟。

B. 肾上腺素洗胃（1∶10 000）0.1 mL，用10 mL灭菌水稀释。当用温盐水洗胃无法止血时可使用（存在争议）。

C. 内镜下止血：大量出血时可用，包括电凝术、激光光凝、热探头凝固、注射硬化剂和肾上腺素。

（3）良性、少量的上消化道出血：若没有活动性出血证据，血细胞比容正常，则可以观察。必要时可应用抑酸药（H_2受体阻滞剂和质子泵抑制剂）（见后面内容）。

（4）不同疾病的处理

1）特发性：无法明确病因，出血可自行消失，无须其他治疗。

2）母血咽下：仅需观察。

3）应激性溃疡/黏膜损伤：内镜下见胃肠道出血可进行诊断。很难通过放射学检查明确,因此不需要进行放射学检查。可缓解,偶有反复。几乎不需手术治疗。

A. 可使用抗酸药物(如氢氧化铝$0.5 \sim 1$ mL/kg或0.25 mL/kg,每天6次,胃管内给药至出血消失),存在争议,因其可引起消化道结石。抗酸药可增加鼻饲喂养患儿发生感染及喂养不耐受的风险。含钙铝的抗酸药可引起腹泻,含镁的抗酸药可引起便秘。

B. 推荐应用H_2受体阻滞剂,因其可抑制新生儿胃酸分泌。首选雷尼替丁或法莫替丁(剂量参见第148章),因其副作用较少。具体可根据你所在中心的诊疗常规进行选择。因西咪替丁的副作用和临床上有明显的药物相互作用,目前已很少应用。在极低出生体重儿使用H_2受体阻滞剂时,NEC和感染发生率较高。

C. 如H_2受体阻滞剂无效时可选用质子泵抑制剂,其对内镜确诊的消化性溃疡疗效优于H_2受体阻滞剂。药物包括艾美拉唑、奥美拉唑、兰索拉唑、雷贝拉唑和泮托拉唑。研究结果已显示这些药物在治疗上的前景,但未在新生儿中获得使用批准(奥美拉唑和兰索拉唑已被批准用于 > 1岁的儿童)。与H_2受体阻滞剂相同,这些药物可增加发生感染的风险。剂量参见第148章。

4)弥漫性溃疡性食管炎、胃炎和十二指肠黏膜损伤:支持治疗(维持足够的氧合,胃管吸引、静脉使用H_2受体阻滞剂)。有时在高危儿中可预防性应用酸性还原剂以减少发病风险。较少需要手术治疗。

5)过敏性肠炎:停止使用普通配方奶,改低敏配方奶。

6)胃管损伤:若胃管太粗或置管时过分用力会导致损伤。尽可能选用小号胃管。因出血量较少,可观察,不必积极治疗。

7)坏死性小肠结肠炎:严重病例可出现上消化道出血。

8)凝血功能障碍,参见第87章。

A. 新生儿出血性疾病:当怀疑维生素K缺乏时,可静脉或皮下给药。肌内注射可导致严重血肿。1 mg维生素K静脉给药可以在2小时内止血。维生素K缺乏的三种类型:

a. 早发型(生后第1天):与母亲用药导致新生儿维生素K产生障碍有关(苯巴比妥、苯妥英钠、利福平、异烟肼和华法林)。

b. 经典型(生后$2 \sim 7$天):多见于母乳摄入不足、且生后未给予维生素K(如家中分娩)。

c. 晚发型(生后2周$\sim$ 6个月):继发于维生素K摄入不足(母乳喂养儿)或肝胆疾病。

B. DIC:伴有其他部位出血。凝血试验异常(PT和PTT升高伴纤维蛋白原降低)。治疗基础疾病,必要时输血或使用胶体液维持血压。可能需要输注血小板。需寻找引起DIC的病因(如缺氧、酸中毒、细菌或病毒感染、弓形体感染、NEC、胎儿成红细胞增多症)。许多产科疾病,包括胎盘早剥、绒毛膜血管瘤、子痫、双胎伴死胎等均易发生DIC。

C. 先天性凝血功能障碍。最常见的为Ⅷ因子缺陷(血友病A)和Ⅸ缺陷(血友病B)引起的出血。需完善特殊实验室检查,请血液科医师会诊。

9)药物导致的出血:停用可引起出血的药物。

10)先天性缺陷,如胃扭转、肠旋转不良伴肠扭转、巨结肠伴小肠结肠炎、胃重复畸形。需立即请外科会诊。

11)幽门狭窄:需补液治疗及外科行幽门肌切开术。

12)肝脏疾病导致的消化道出血

A. 奥曲肽(善宁):推荐剂量为1 μg/kg静脉推注,随后给予1 μg/(kg·h)静脉持续输注(安全性和剂量尚未明确)。若12小时内出血停止,可降至原剂量的50%。当降至初始剂量的25%时可停用。

B. 血管加压素:副作用多,不推荐在新生儿使用。

56 血 尿
Hematuria

【临床问题】 护士报告婴儿尿布有红色染色,可能出现了血尿。血尿指镜下或肉眼发现尿中带血。定义为:离心尿标本每高倍镜视野(HPF)下红细胞≥5个。有作者建议3次尿检中至少2次显示镜下血尿方可诊断。新生儿血尿罕见。

【即刻提问】

(1)婴儿尿量是否正常? 尿量减少需除外有无泌尿系梗阻。出生24小时内,尿量为1~2 mL/(kg·h)。出生24小时之后会出现自主排尿。若新生儿无临床症状,膀胱未充盈,可以继续观察尿布是否变湿。

(2)产前超声是否正常? 超声异常包括肾积水、肾脏或腹部包块和肾脏囊性改变等,可导致血尿。

(3)是否对泌尿道进行操作? 有创置管、膀胱穿刺等均会导致血尿,但多为一过性。

(4)母亲是否有糖尿病病史? 糖尿病母亲的新生儿发生肾静脉血栓的风险增高。

(5)是否已给予维生素K? 需考虑有无新生儿出血性疾病。

(6)是否留置脐动脉置管? 置管伴有血尿需考虑有无主动脉或肾动脉血栓栓塞可能。

【鉴别诊断】 新生儿血尿不常见,绝大多数正常的新生儿无血尿。危重患儿可出现一过性血尿,最常见的病因为急性肾小管坏死(参见第123章)。

(1)除外非血尿的病因:红色染色的尿布多为血尿引起,但也可能是胆色素、卟啉或尿酸盐结晶引起。除外非泌尿系病因导致的出血:如阴道流血(假月经)、直肠出血、包皮环切后出血或严重的尿布皮疹导致的皮肤破溃。肌红蛋白尿或血红蛋白尿时,尿液呈红色,潜血试验阳性,但显微镜检查未见红细胞。

(2)血尿病因

1)创伤:出生或医源性,如膀胱穿刺或置管、肾盂引流管。窒息新生儿可出现一过性血尿。

2)血管因素:肾静脉或动脉血栓,脐血管置管中输注高渗性液体,脐动脉置管伴或不伴血栓。糖尿病母亲婴儿、青紫型先天性心脏病或脐静脉置管患儿需考虑有无肾静脉血栓可能。

3)肾性:肾皮质或肾髓质坏死、急性肾小管坏死、新生儿肾小球肾炎(多由梅毒引起)、间质性肾炎(药物引起)、常染色体隐性遗传的多囊肾、多囊性肾发育不良、先天性肾病综合征。

4)泌尿道:任何梗阻或解剖异常,如后尿道瓣膜、肾盂输尿管连接部梗阻、反流、输尿管脱垂等。梗阻、肾钙质沉着症、尿石症(长时间使用呋塞米)。

5)感染:炎症可导致血尿、泌尿系感染。

6)肿瘤:新生儿不常见,包括横纹肌肉瘤、Wilms肿瘤、神经母细胞瘤、肾母细胞瘤、血管瘤、先天性中胚层肾瘤。

7)血液因素:凝血功能障碍、新生儿出血性疾病、弥散性血管内凝血(DIC)、凝血因子缺乏、严重的血小板减少症。

【临床资料】

(1)体格检查:测量血压,观察有无瘀斑或水肿、腹部包块(梗阻、肿瘤、肾静脉血栓)。注意有无泌尿道或脐动脉置管。

(2)实验室检查

1)尿液分析:显微镜检查和试纸片可以明确“红色”尿液是否为红细胞尿。肾性疾病可出现铸型红细胞,如肾小球肾炎。细菌或白细胞提示存在感染。

2)尿培养:采集导尿管尿或膀胱穿刺尿液标本送检。

3)血清尿素氮和肌酐水平:异常提示肾功能损害,生后第1周也可反映母亲肾功能水平。

4)血清胱抑素C水平:可评估肾小球滤过率(GFR),但在2岁以下患者尚未验证。

5)凝血功能检测:血小板减少提示存在肾静脉血栓。凝血酶原时间和部分凝血活酶时间异常提示存在DIC或新生儿出血性疾病。

（3）影像学和其他检查

1）超声：可发现上泌尿道扩张、先天性泌尿道畸形、肾静脉血栓或肿瘤。

2）CT/MRI：可用于评估肿瘤。

3）同位素显像：可评估肾实质功能。

【处理】 大部分病例为一过性，无须特殊治疗可自行缓解。持续性血尿需要请泌尿科和肾内科会诊。

（1）创伤：减少分娩时创伤或对泌尿道的损伤。

（2）泌尿道感染：选用合适的抗生素治疗（见第148章）。

（3）肾静脉血栓：静脉水化治疗，可考虑血管重建或溶栓治疗（见第87章）。

（4）梗阻：留置的导尿管导致的膀胱流出道梗阻，请泌尿科会诊。

（5）肿瘤：需要手术治疗。请小儿肿瘤科会诊。

（6）血液：纠正凝血功能异常（见第87章）。

（7）肾性：支持治疗，治疗特异性病因。限制液体摄入，补充不显性失水。可能需要肾脏替代治疗（透析或肾移植）（见第123章）。

· 参 · 考 · 文 · 献 ·

[1] Ballard RA, Wernosky G. Clinical evaluation of renal and urinary tract disease. In: Gleason CA, Devaskar SU, eds. *Avery's Diseases of the Newborn*. 8th ed. Philadelphia, PA: Elsevier Saunders; 2005: 1267 – 1271.

[2] Meyers KE. Evaluation of hematuria in children. *Urol Clin North Am*. 2004; 31: 559 – 573.

[3] Palmer LS, Trachtman H. Renal functional development and diseases in children. In: Wein AJ, Kavoussi LR, et al., eds. *Campbell-Walsh Urology*. 10th ed. Philadelphia, PA: Elsevier Saunders; 2012: 3002 – 3027.

57 高结合胆红素血症
Hyperbilirubinemia, Conjugated

【问题】 婴儿的血清直接胆红素（结合胆红素）为3 mg/dL。北美儿科胃肠病、肝病和营养学会的指南使用下列定义作为结合胆红素异常的标准：若总胆红素小于5 mg/dL，则结合胆红素大于1 mg/dL；若总胆红素大于5 mg/dL，则结合胆红素大于总胆红素的20%。高结合胆红素血症通常非正常或非生理性。每2 500个婴儿中可见1例。持续或逐渐增高的结合胆红素通常为病理性，必须立即进行评估。早期诊断和治疗非常重要，因为预后更好，甚至可能挽救生命（如胆道闭锁）。目标是在生后45～60天完成评估（外科治疗胆道闭锁的最佳时间是生后45～60天，此阶段治疗预后最佳）。

【即刻问题】

（1）是否尿色偏暗，大便颜色？最好检查大便，因为他人提供的病史可能不准确。**尿色深**是结合胆红素增高的非特异性表现。持续的灰白色或白陶土样大便伴胆汁淤积时，需要除外胆道梗阻。1～2次灰白色的大便通常不一定是疾病表现，且胆道闭锁的婴儿可有正常大便。持续性的灰白色大便有较高的特异性。

（2）婴儿是否接受全肠外营养（TPN）？TPN可以导致结合胆红素增高，机制不明，通常发生在使用TPN大于2周以上者。常见于患病的早产儿。

（3）婴儿体重增长吗？体重增长不满意见于新生儿肝炎和一些代谢性疾病。

（4）婴儿呈现病态吗？因败血症引起胆汁淤积的患儿具有急性疾病表现。感染引起肝细胞损害，导致结合胆红素升高。泌尿道感染、半乳糖血症、酪氨酸血症、垂体功能减退、果糖血症、血色病、任何代谢紊乱、急性胆道阻塞、胆结石合并胆汁淤积或者溶血的患儿也可有急性疾病表现。这些疾病需尽快诊断和治疗。

（5）高结合胆红素血症仅发生在建立喂养后吗？这表明有代谢异常，如半乳糖血症。

（6）有危险因素吗？最重要的高危因素包括小胎龄、早期或长时间地接受肠外营养、缺乏肠内营养及败血症。败血症可导致胆红素水平上升30%。其他危险因素包括新生儿肝炎、先天性感染、ABO血型不合溶血病和21三体综合征。麻醉可能是结合胆红素增高的危险因素，脊麻和硬膜外麻醉组在24小时的结合胆红素水平高于吸入麻醉组。

（7）婴儿是否因为其他原因接受黄疸治疗但无好转？任何接受黄疸治疗的婴儿，如对治疗无反应或黄疸加重，都需要进行胆汁淤积的评估。

（8）婴儿年龄？生后第1天发生的高结合胆红素血症为异常，可能提示感染。如果在生后前几天同时发生肝功能衰竭，应考虑下列原因：感染［肝炎、单纯疱疹（HSV）、巨细胞病毒（CMV）及其他］、血色病、α_1抗胰蛋白酶缺乏、铁代谢异常（酪氨酸血症、半乳糖血症、其他）、ABO血型不合溶血病、先天性白血病、神经细胞瘤、缺血（肝静脉血栓及休克）、胆道闭锁和血红蛋白病。出生8天后无症状的新生儿黄疸可能提示尿路感染。新生儿生后2周黄疸很常见（2.4%～15%），大部分是未结合胆红素升高，由于母乳性黄疸引起。

【鉴别诊断】 见表99-1。胆红素是衰老的红细胞在肝脏破坏血红蛋白分解的代谢产物。胆红素有两种形式：未结合胆红素。结合胆红素可在血中直接检测到，是胆红素在肝脏代谢后的产物（未结合胆红素在肝脏内结合成为结合胆红素）。结合胆红素排入胆道、粪便和尿液中。有关结合胆红素增高的最常见原因的统计结果存在差异。北美儿科胃肠病、肝病和营养学组的指南中指出最常见的原因是胆道闭锁和新生儿肝炎。NICU中最常见的病因可能是早产儿**使用TPN**。

（1）常见原因：注意,诊断一种疾病,并不除外可能同时存在其他疾病。

1）胆道闭锁：是累及胆道的进行性闭塞性疾病,如果不治疗可导致死亡。它是该年龄段最常见的导致终末期肝脏疾病的病因。患儿常表现为灰白色大便和深色尿。在足月儿是最常见的病因,患儿通常外观正常。

2）特发性新生儿肝炎/新生儿巨细胞肝炎：需排除其他已知病因后进行诊断。找不到已知的感染或代谢异常。因胆道系统未成熟,特发性新生儿肝炎可以见于早产儿。患儿可发生喂养困难和低血糖。

3）遗传性肝内胆汁淤积症：包括很多肝内胆汁淤积的亚型。如进行性家族性肝内胆汁淤积［PFIC1（原来称为 Byler 病）、PFIC2、PFIC3］、Alagille 综合征、胆汁酸生物合成和结合异常以及其他。这些疾病每一种均罕见,但是组合起来构成一组常见的高结合胆红素血症的病因。它为慢性疾病,但很多疾病会进展并需要肝脏移植。

4）高营养：TPN-相关胆汁淤积或肠外营养相关性高结合胆红素血症。在早产或低出生体重儿中常见。长期静脉高营养伴早产/低出生体重、坏死性小肠结肠炎（NEC）和败血症是伴随的危险因素。婴儿可表现为肝大和无胆汁大便。TPN 也可引起胆泥。

5）感染：胆汁淤积性黄疸和肝酶异常见于新生儿脓毒症。如患儿的结合胆红素大于 0.5 mg/dL 但小于 2 mg/dL,必须除外感染。

A. 细菌：是最常见的败血症或尿路感染（UTI）病原。革兰阴性菌感染最常见。其次是 B 族溶血性链球菌、梅毒（梅毒螺旋体）、单核细胞增多性李斯特菌、葡萄球菌和结核杆菌。如果黄疸见于出生 8 天后的无症状婴儿,应当怀疑革兰阴性菌尿路感染。

B. 病毒最常见的是人类免疫缺陷病毒（HIV）和 CMV。其他包括 Epstein-Barr病毒、腺病毒、肠道病毒、柯萨奇病毒、呼肠孤病毒、疱疹病毒（单纯疱疹、HV-6、带状疱疹）、肝炎病毒［A（少见）、B、C、D］、水痘-带状疱疹病毒和埃可病毒 14 和 19。宫内感染包括 TORCH（弓形体、其他感染、风疹、巨细胞和单纯疱疹）、乙肝、丙肝和梅毒。上述疾病在新生儿肝炎中占 20%。许多研究显示 CMV 感染最常见。也包括先天性微小病毒 B19 和 B6 感染。人乳头瘤病毒与新生儿巨细胞性肝炎有关。

C. 寄生虫：弓形体、疟疾。

6）溶血性疾病：胆汁浓缩综合征是由于溶血产生大量胆红素所致。可由于维生素 K 缺乏、Rh 或 ABO 溶血、体外循环支持/体外膜肺（ECMO/ECLS）及其他原因引起。头孢曲松钠相关假性胆囊结石可以引起胆汁浓缩综合征。

7）胆总管囊肿：婴儿可在生后 1～3 周出现黄疸,无胆汁样粪便。有的出现明显的肝大,在腹部右上象限可扪及包块,极少发生呕吐或发热。

8）α_1 抗胰蛋白酶缺陷：这是胆汁淤积最常见的遗传性病因（5%～15%）。患儿可以表现为宫内生长受限和肝大。

9）半乳糖血症：为最熟知的以黄疸不退为表现的代谢异常。

10）围生期缺氧-缺血：是引起新生儿暂时性胆汁淤积的重要病因。休克可以引起肝脏损害。先天性心脏病引起的急性循环衰竭、心肌炎和严重窒息可以引起暴发性肝衰竭和高结合胆红素血症。

（2）少见的高直接胆红素血症病因

1）胆石症（胆结石）、胆泥。

2）肝内胆管缺乏。

3）胆囊炎（急性或慢性）。

4）胆道狭窄、胆道自发性穿孔。

5）新生儿硬化性胆管炎：病因不明，见于婴儿早期，之后缓解。

6）遗传代谢病：Wolman病、尼曼-匹克病A和C型、糖原累积症Ⅳ型、戈谢病、Zellweger综合征（脑肝肾综合征）、新生儿血色病、酪氨酸血症、果糖血症、甲羟戊酸尿和瓜氨酸血症。囊性纤维化在新生儿期很少有肝病表现。胆汁酸合成缺陷、脂肪酸氧化异常和Citrin缺乏都可以引起胆汁淤积。线粒体呼吸链缺陷可以引起肝衰竭。

7）内分泌紊乱：甲状腺功能减低、全垂体功能减退。

8）先天性：Rotor综合征表现为高结合和未结合胆红素血症。Dubin-Johnson综合征是毛细胆管转运系统的基因缺陷，表现为高结合和未结合胆红素血症。Caroli病是一种肝内胆管囊样扩张的先天性疾病，与多囊肾有关。其他少见的疾病包括Aagenaes综合征、北美印第安人家族性肝硬化、毛发样胆管综合征。

9）遗传：21三体、18三体、13三体、特纳综合征、9p综合征、猫眼综合征。

10）肿瘤（少见）：包括间叶错构瘤、胆管系统的横纹肌肉瘤、神经细胞瘤和新生儿白血病。

11）药物：长期使用水合氯醛。可以引起胆汁淤积的药物包括：抗癫痫药、头孢菌素、复方新诺明和氟康唑。

【临床资料】临床表现包括黄疸、无胆汁或灰白色大便、深色尿、肝脾大。图57-1为婴儿胆汁淤积的诊断思路。

（1）病史：应该包括产前（评估宫内感染或溶血）和出生后（喂养史包括乳品的成分，有无灰白色大便）。家族中其他成员是否有同样的问题？可提示遗传性疾病。近亲结婚可增加发生常染色体隐性遗传病的风险。是否进行胎儿超声检查？结果如何？有助于明确有无胆总管囊肿（肝脏下囊肿结构，或者大的囊肿造成不完全胃部梗阻）或其他异常如肠重复畸形。是否有明显出血？提示凝血功能障碍或维生素K缺乏。婴儿是否淡漠嗜睡或者激惹？淡漠嗜睡提示甲状腺功能减低或者全垂体功能减退。激惹可提示代谢异常。配方奶是否含有乳糖（半乳糖血症），是否包含果糖或

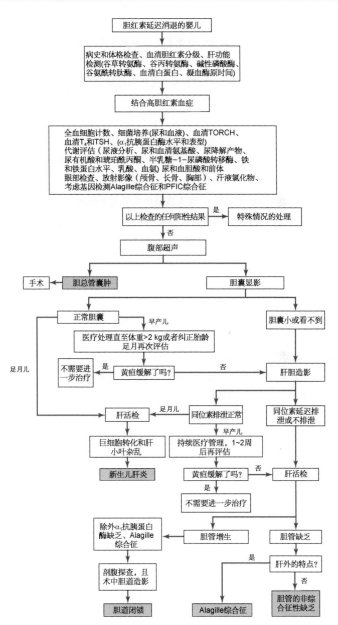

图57-1 足月儿或早产儿胆汁淤积症的诊疗路径。ALT, 谷丙转氨酶; AST, 谷草转氨酶; PFIC, 进行性家族性肝内胆汁淤积症; TORCH, 弓形体、其他感染、风疹、巨细胞病毒、单纯疱疹病毒; TSH, 促甲状腺激素（摘取自 Venigalla S, Gourley GR: Neonatal cholestasis. Semin Perinatol. 2004; 28: 348–355.）

蔗糖(遗传性乳糖不耐受)？呕吐可能提示幽门狭窄、代谢性疾病或肠梗阻。大便排出延迟与甲状腺功能减低或囊性纤维化有关。如果生长不满意,应排除新生儿肝炎和代谢性疾病。

(2)体格检查:婴儿是否有病态表现？考虑败血症、全垂体功能减退、半乳糖血症或胆石症。检查生命体征,体重评估[小于胎龄儿(SGA)提示胎儿期受累],进行一般应用评估,观察有无任何败血症征象。是否有巨舌(甲状腺功能减低)？检查是否有擦伤或者皮肤瘀点(凝血功能障碍)。胸部体检是否有肺炎征象？是否有杂音或心力衰竭证据(Alagille综合征或胆道闭锁)？熟悉这些综合征的特点有助于鉴别诊断。应当重点检查腹部。是否有腹胀？触诊肿大的肝脏或脾脏或其他包块。在腹部右侧触诊有无包块(胆总管囊肿)。脾大在新生儿肝炎中更加常见,也可以是胆道闭锁的晚期表现。与高未结合胆红素血症比较,黄疸稍偏绿色,后者更加黄。"婴儿青铜综合征"(皮肤青铜色,是粪卟啉在皮肤表皮层聚集所致)见于结合胆红素增高且接受过光疗的患儿。询问护士尿布检查情况,是否有深色尿(高结合胆红素血症),大便是什么颜色(高结合胆红素血症),大便颜色？(浅色大便提示胆汁淤积)。

(3)实验室检查

1)新生儿筛查包括甲状腺功能减低和半乳糖血症(未结合以及早发的结合性高胆红素血症),因为这些疾病需要紧急处理以预防或减轻不良结局。如果未进行常规筛查,可以再次送检,或者检测尿液中还原物质,检测血清甲状腺素及促甲状腺激素。对患病的黄疸婴儿,都应早期进行败血症的评估以改善预后。

首先基于病史及体格检查的结果进行检测,除外最常见的病因。

2)在结合胆红素＞0.5 mg/dL且＜2 mg/dL的婴儿,必须除外感染(大多数原因不明)。如果结合胆红素继续上升至≥2 mg/dL,需要评估肝胆系统。

北美儿科胃肠病、肝病和营养学会检查指南。任何生后2周仍有黄疸的婴儿均应检测总胆红素和结合胆红素以评估是否有胆汁淤积。母乳喂养的婴儿可延至生后3周(如果病史和体格检查正常,没有深色尿或浅色大便)。急性发病者或者经治疗黄疸无消退者可以重复检测。

3)美国儿科学会针对胎龄35周以上婴儿的指南。在患病婴儿或黄疸持续时间≥3周的婴儿,应检测总胆红素和直接胆红素。如果直接胆红素升高,进行尿液分析和尿培养。如果病史和体格检查提示败血症可能,应进行感染相关检查。对胆汁淤积的病因分析包括检查新生儿甲状腺及半乳糖血症的筛查结果。检查婴儿有无甲状腺功能减低的症状和体征。

4)常见病因。检查内容如下:

A. 胆红素水平(总胆红素和结合胆红素):是最重要的检查。尿胆红素检测可发现明显的胆红素升高。当血清结合胆红素的水平超过3～4 mg/dL时,尿中可检测到胆红素。

B. 肝功能检查：天门冬氨酸氨基转移酶（AST/SGOT）、丙氨酸氨基转移酶（ALT/SGPT）、碱性磷酸酶和谷氨酰转肽酶（GGTP）。AST和ALT升高提示肝细胞破坏。碱性磷酸酶升高提示胆道阻塞（非特异性，因为其可来源于肝脏、肾脏和骨骼）。GGTP增高是胆道梗阻或炎症的敏感指标但非特异性。以往用于鉴别胆道闭锁和新生儿肝炎，但结果存在较大变异而难以解释。GGTP增高提示胆道梗阻，如胆道闭锁或引起胆道损伤的疾病。GGTP降低或正常提示为进行性家族性胆汁淤积症1型或2型，胆酸合成缺陷或新生儿肝炎（组织学表现为巨细胞肝炎）。非常低的GGTP和碱性磷酸酶增高提示代谢性或遗传性疾病引起细胞内胆汁淤积症。不推荐常规检测脂蛋白X。

C. 血常规及分类计数和血小板计数：有助于鉴别是否存在感染。如果怀疑败血症和尿路感染，则进行血液和尿液培养。C反应蛋白可用于感染的筛查。

D. 尿液分析和培养：用于结合胆红素增高者。

E. 血糖水平：低血糖可见于代谢性肝病、肝储备减少或垂体功能减退。

F. 直接Coombs试验：用于检测溶血性疾病或胆汁浓缩综合征。

G. 血清胆固醇、甘油三酯和白蛋白水平：胆固醇和甘油三酯可用于检测肝功能衰竭，白蛋白用于检测肝功能。

H. 凝血酶原时间和部分凝血酶原时间：用于评估肝功能。

I. 网织红细胞计数：如有出血或者溶血时，可以升高（>4%～5%）。

J. 病毒检测：检测血清总的IgM水平。如果增高，检测TORCH（见第141章）。检测尿液巨细胞病毒，血清肝炎指标（肝炎表面抗原及甲肝IgM抗体）。母亲和婴儿的乙肝标志物应使用PCR方法检测，特异性最高。

K. 血氨水平：如果升高，可能是由于肝衰竭引起。

L. 血清铁蛋白水平升高：新生儿血色病可见血清转铁蛋白降低，但是过饱和，且乳酸脱氢酶（LDH）升高。

M. 尿液还原产物检测：在怀疑半乳糖血症，通过检测还原物可发现尿中半乳糖，但尿葡萄糖检测阴性（葡萄糖氧化酶）。如果怀疑酪氨酸血症1型，需要检测尿琥珀酰丙酮。

N. 血清甲状腺素及促甲状腺激素检测：如果怀疑甲状腺功能减低。

5）少见疾病。

A. 汗液氯化物检测/胰蛋白酶免疫反应：除外囊性纤维化。

B. 血清皮质醇。

C. 血浆及尿液氨基酸测定：尿液有机酸和血浆氨基酸用于筛查引起肝功能损害的先天性缺陷。

D. 染色体：检测异常缺陷。

E. 血清 α_1-抗胰蛋白酶水平和表型测定：除外缺陷。

（4）影像及其他检测

1）胸片：检查心血管或其他部位异常，可提示有无胆道闭锁，胆道闭锁患儿可伴多脾综合征。Alagille综合征患儿胸部X线可见蝴蝶样椎体。

2）肝脏和胆道超声（肝脏超声）：指南推荐在所有胆汁淤积患儿进行检查。可以除外解剖结构异常如胆总管囊肿（囊性肿块）、结石、肿瘤及包块，也可提供胆囊的信息，无胆囊或胆囊很小可提示（但不能除外）胆道闭锁。检查依赖于操作者经验。"肝门纤维斑块"（右侧门静脉前壁增厚，回声增强，在矢状面厚度＞4 mm）及胆囊的长度异常是胆道闭锁的阳性征象。

3）磁共振：是新生儿血色病最好的诊断方法，可见肝脏中有过度铁沉积铁。

4）肝胆显像（闪烁扫描术）：放射性核素如肝胆亚氨基二乙酸（HIDA）、二异丙基亚氨基二乙酸（DISIDA）或者对异丙基亚氨基二乙酸（PIPIDA）扫描用于检查胆道解剖结构。正常情况下，注射后放射性物质排泄入肠道。如果24小时后仍未见排泄，说明存在胆道阻塞或肝细胞功能障碍（对胆道闭锁高度敏感但特异性较低）。检查费用较高，耗时，常见假阳性和假阴性结果，不作为常规推荐。

5）磁共振胰胆管造影术（MRCP）和内镜逆行胰胆管造影术（ERCP）：可以用于诊断和治疗胆结石。不常规应用，但是如果检查操作者经验丰富，ERCP很有价值。MRCP要求深度镇静或者全身麻醉，不常规推荐。

6）经皮肝穿刺活检：指南推荐特别用于经过大量检查仍未明确诊断的患儿。对病因不明的胆汁淤积婴儿非常有价值。已有证据显示其用于小婴儿的安全性。有研究表明这项技术的诊断准确性最高，应用于手术之前诊断胆道闭锁。结果应该由具有儿科肝病诊断专长和经验的病理学家进行解读。

7）十二指肠抽吸液检测：可以用于其他检查无法实现的偏远地区。从十二指肠获取肠液，检测胆红素浓度。有胆道阻塞者，吸取的肠液胆红素低于血清胆红素水平。

8）剖腹探查术和诊断性胆管造影术：用于经上述所有检查仍未明确结论且怀疑胆道闭锁的患者。

【处理】 见图57-1，足月儿和早产儿高结合胆红素血症诊断路径。确定高结合性胆红素血症的病因，针对病因给予相应治疗。仅有某些疾病可治愈，多数仍为支持治疗。治疗包括饮食控制、药物和手术。本节还讨论了某些较常见的高结合胆红素血症病因。更详细的治疗见第99章。推荐所有患者均请儿科胃肠病专家会诊。

（1）对有疾病表现且需要紧急治疗的患儿的诊断

1）败血症：如果存在败血症症状，应该进行细菌培养，给予经验性的抗生素治疗。

2）尿路感染：给予适当的抗生素治疗。

3）代谢异常（半乳糖血症、酪氨酸血症、果糖血症、血色病）：要立即去除食物中的乳糖和半乳糖。血色病需要支持治疗（呼吸、通气、升血压），用螯合剂和其他成分治疗。必要时肝移植。

4）甲状腺功能减低：用左甲状腺素治疗，见第140章。

5）溶血病/溶血：根据病因治疗（维生素K等）。

6）垂体功能减退：激素替代治疗，补充液体和电解质。

7）胆结石伴胆道阻塞：外科干预。

8）宫内感染：适当的抗病毒治疗，如有必要，给予其他药物治疗。

（2）肠外营养相关性胆汁淤积（PNAC）：如果婴儿接受肠外营养超过2周且未开始肠内营养，则可能发生肠外营养相关性胆汁淤积。可考虑停全肠外营养、循环TPN或部分肠外营养结合肠内营养。肠内营养可降低PNAC发病率及减轻疾病严重程度。多数患儿在开始喂养后1～3个月可恢复。使用苯巴比妥有争议。熊去氧胆酸可用于静脉营养相关的胆汁淤积症高危新生儿，观察性研究显示有效。缩胆囊素未显示可改善预后或治疗作用。红霉素可促进肠道动力，有助于预防和治疗PNAC。鱼油基质的脂肪乳剂可能对逆转静脉营养相关性胆汁淤积有益，但不易获得。唯一有效的治疗是停止肠外营养，过渡到肠内喂养。

（3）胆道闭锁：胆道闭锁须作为新生儿肝炎的鉴别诊断。早期诊断和外科手术治疗对改善预后至关重要。首先进行外科剖腹探查及术中胆管造影。肝门脉吻合术（Kasai手术）是目前婴儿胆道闭锁的初期手术选择方式。如果在生后45～60天内进行手术，可为重建胆汁流、长期维持婴儿肝脏功能提供最佳时机。在进行性肝衰竭的婴儿或儿童可进行选择性原位肝移植术。对Kasai手术不成功的患儿，肝移植可提高存活率及生存质量。

（4）其他病因

1）胆总管囊肿：外科手术切除囊肿，建立胆道旁路。

2）特发性新生儿肝炎：支持治疗（药物、特殊配方奶、维生素），预后好。发展为肝硬化者需要肝移植。

3）α_1抗胰蛋白酶缺陷：最初给予营养支持、维生素及胆汁淤积相关治疗。肝移植是唯一有效的治疗。

4）胆汁浓缩：继发于肝脏疾病的胆汁浓缩可给予支持治疗。苯巴比妥的应用存在争议。

（5）总体推荐

1）饮食：多数婴儿需要含中链脂肪（MCT）的特殊配方奶（如Pregestimil、Enfaport、Portagen），可在胆盐缺乏的患儿中更好地被吸收。在母乳喂养的患儿，可补充中链脂肪。大多数患儿需要补充维生素（维生素A、维生素D、维生素E、维生素K）。有的婴儿还需要其他饮食限制。

2）药物：熊去氧胆酸、苯巴比妥、考来烯胺，详见第99章。

3）外科：包括Kasai手术和肝移植。

·参·考·文·献·

[1] American Academy of Pediatrics: Subcommittee on Hyperbilirubinemia. Management of hyperbilirubinemia in the newborn infant 35 or more weeks of gestation. *Pediatrics*. 2004; 114: 297–316.

[2] Guideline for the evaluation of cholestatic jaundice in infants: recommendations of the North American Society for Pediatric Gastroenterology, Hepatology, and Nutrition. *J Pediatric Gastroenterol Nutr*. 2004; 39: 115–128.

[3] Venigalla S, Gourley GR. Neonatal cholestasis. *Semin Perinatol*. 2004; 28: 348–355.

58 高未结合胆红素血症
Hyperbilirubinemia, Unconjugated

【临床问题】　新生儿的血清间接（非结合）胆红素10 mg/dL。对血清间接胆红素生理范围的准确定义及处理很复杂，需要基于多种因素，包括胎龄（GA）、生后日龄、出生体重、疾病状态、危险因素、脱水程度、营养状况和种族。血清总胆红素（TSB）是血清中可检测的直接（结合性）胆红素和间接（非结合性）胆红素的总和。未结合胆红素为总胆红素与结合胆红素的差值。经皮测胆红素（TcB）是利用仪器通过皮肤反射测量总胆红素，其与实验室检测的血清总胆红素有很好的相关性。

【即刻提问】

（1）患儿年龄？胎龄？生后24小时内血清未结合胆红素升高为病理性。可能的疾病包括溶血性疾病（Rh同种免疫性溶血或ABO溶血）、先天性感染（如风疹、弓形体）、败血症、隐匿性出血及红细胞增多症等。根据患儿的日龄和胎龄确定需要光疗的胆红素水平。发生高未结合胆红素血症的风险与胎龄成反比。高胆红素血症通常在早产儿更严重，且持续时间更久。

（2）是母乳喂养吗？母乳喂养性黄疸（早发型）发生在生后前几周，可能与母乳量不足、婴儿摄入少，导致能量不足有关。母乳性黄疸（晚发型）通常发生在出生1周以后至生后2～3周，与胆红素肠道吸收增加有关，也可为家族性。在母乳性黄疸的婴儿中，胆红素与表皮生长因子水平具有相关性，可以解释这些新生儿发生黄疸的原因。

（3）家庭的种族？新生儿黄疸在美国印第安人、因纽特人、地中海区域（希腊、土耳其、意大利撒丁岛）、西班牙犹太人、尼日利亚及东亚人种中的发病率较高。希腊本土人群发病率较美国的希腊人高，非洲裔的美国人最低。葡萄糖6磷酸脱氢酶（G-6-PD）缺陷在这些人种中较为常见，也是引起黄疸的部分原因。移民和通婚使美国G-6-PD发病率升高。

（4）患儿有脱水吗？对于有脱水（或出生后体重降低＞12%）的患儿，液体可以降低胆红素水平。如果能耐受，应给予肠道喂养（在母乳喂养发生脱水的患儿推荐给予配方奶），否则给予静脉补液。推荐在生后前几天母亲每天至少哺乳8～12次。例如，一个生后3天的新生儿给予严格的母乳喂养，但是母亲的母乳还不足，因此引起新生儿体重明显下降、脱水。足够的体液很重要，但是过多的液体无助于快速清除胆红素、预防高胆红素血症或者降低总胆红素水平。

（5）胎龄小于35周吗？如果是，是否有发生胆红素毒性的危险因素？胎龄小于35周的新生儿应该遵循不同的光疗及换血指南。胎龄小或血清白蛋白＜2.5 mg/dL的患儿，或者经皮测胆红素快速上升（表明溶血性疾病）或者临床不稳定的患儿［血pH＜7.15，血培养在24小时内阳性，前面24小时内发生呼吸暂停、心率减慢需要心肺复苏（球囊和/或插管），前面24小时内出现低血压需要升压药治疗，或在采血样检测时需要机械通气］，根据指南，上述情况下患儿需要接受光疗或换血的胆红素阈值更低。

【鉴别诊断】 间接（非结合）胆红素主要来源于血红蛋白代谢，需在肝脏结合，再排泄入胆汁、粪便和尿液。在血液中不能直接检测，也不存在于尿液。新生儿黄疸主要由于肠肝循环增加、胆红素清除下降、肝脏合成和摄取减少、胆汁排泄受损及胆红素产生增加所致（见第100章）。

（1）未结合胆红素增高的常见原因：新生儿大多数在出生后第1周出现高胆红素血症。应鉴别生理性黄疸和非生理性黄疸，黄疸出现的时间及持续时间有助于鉴别生理性和非生理性黄疸。下列情况多为非生理性未结合胆红素增高：生后24小时内发生且持续1～2周，程度较重需要治疗，或出现疾病状态。

1）生理性高胆红素血症：由于新生儿红细胞寿命较短，可引起胆红素升高，这是正常反应。尿苷二磷酸葡萄糖醛酸转移酶相对缺乏导致胆红素的清除下降；肝脏排泄减少；肠肝循环增加。通常出现在生后第2天，3～5天达高峰。胆红素通常＜12 mg/dL，但可以升至18 mg/dL，然后下降。临床无特殊，通常1周内自行缓解。也可以出现明显/严重的生理性黄疸，表现为胆红素水平更高、持续时间更久（如2周）。一些因素与此有关，包括早产、体重明显下降、母亲糖尿病、母亲使用催产素诱导宫缩、婴儿有瘀斑及母乳喂养。这些婴儿可能需要治疗。

2）非生理性高胆红素血症

A. 母乳喂养或母乳性黄疸：母乳喂养性黄疸是由于摄入不足导致脱水引起

（13%）。也有认为是母乳中存在阻止胆红素清除的物质。

　　B. 感染（如先天性梅毒、病毒或原虫感染）：黄疸作为脓毒症的唯一表现极少见。对171例因黄疸再入院的新生儿进行研究，结果显示胆红素平均值为18.8 mg/dL，无感染病例。

　　C. 溶血相关性：ABO血型不合。

　　D. 红细胞破坏导致胆红素生成增加：皮下血肿、早产儿脑室内出血、头颅血肿、广泛瘀斑、肺出血、红细胞增多症、血液黏滞。

　　E. 糖尿病母亲婴儿。

　　F. 窒息/缺氧。

　　G. 呼吸窘迫综合征。

　　H. 低血糖。

　　（2）未结合胆红素增高的少见原因

　　1）Rh溶血病：由于Rh阴性母亲产前接受RhoGAM，Rh溶血的发病率已下降。

　　2）G-6-PD：多表现为晚发性黄疸。多见于特定种族的人群（见前述内容）。

　　3）丙酮酸激酶缺陷。

　　4）先天性球形红细胞增多症、椭圆形红细胞增多症、固缩红细胞增多症。

　　5）综合征：Lucey-Driscoll（家族性新生儿黄疸）、Crigler-Najjar（Ⅰ型和Ⅱ型）、Gilbert综合征。

　　6）甲状腺功能减低/垂体功能减退。

　　7）血红蛋白病：α和γ地中海性贫血。

　　8）早发半乳糖血症或果糖不耐受。

　　9）药物性：青霉素、催产素、磺胺、维生素K、呋喃妥英、新生霉素（美国没有）。母亲使用甲氧萘丙酸、阿扎那韦或者甲基多巴都可以引起新生儿直接抗人球蛋白试验阳性以及黄疸。母亲使用催产素和地西泮是危险因素。

　　10）弥散性血管内凝血。

　　11）肠内因素（少见）：梗阻、幽门狭窄、肠梗阻或者胎粪栓塞。

【临床资料】

　　（1）病史：喂养方式，呕吐频率（脱水吗）。询问以前同胞的黄疸情况及家族遗传史。是否有溶血性疾病的家族史？是否有浅色大便和深色尿病史？母亲使用药物吗？

　　（2）体格检查：注意有无瘀斑、头颅血肿或颅内出血的征象。是否有肝脾大。胆红素在体内的积聚引起黄疸（皮肤黄色）以及巩膜黄染。黄疸首先见于面部，然后向尾端逐渐发展至躯干和四肢。按压皮肤可以更好地显示黄疸。可以通过检测身体不同部位经皮胆红素来估测总胆红素（不是100%可靠）（面部约5 mg/dL，前胸约10 mg/dL，腹部约12 mg/dL，手掌和脚掌通常大于15 mg/dL）。由于可能发生胆红素脑病,因此也应该进行全面的神经系统检查,注意是否有喂养困难,反应差,肌张力减低或抽搐等体征。

（3）实验室检查:有研究对任何高胆红素血症的新生儿进行大量检查的必要性提出了质疑。在正常和健康的足月儿,仅需进行很少的检查。如有必要,可以保留脐带血留待今后检查。

1）胎龄≥35周的新生儿黄疸:推荐来自美国儿科学会高胆红素血症分会。所有的胆红素值应基于新生儿生后的小时龄的水平。见图58-1新生儿黄疸管理流程图。

A. 生后24小时内发生黄疸或胆红素值超过同年龄水平:测血清总胆红素（TSB）和经皮胆红素（TcB）。使用便携式仪器通过检测新生儿皮肤黄色素的含量测算TcB,与实验室检测的血清值具有相关性。

B. 需要光疗或血清总胆红素快速上升,但无法通过病史和体格检查解释原因者,应完善下列检查:

a. 直接（结合）胆红素。

b. 血型和Coombs检测:如果脐血未进行检测。

c. 全血细胞分类计数及涂片:观察红细胞形态。

d. 网织红细胞。

e. G-6-PD水平。

f. 如果可能,检测ETCO（按环境CO进行校正的呼气末CO）,是评价血红素分解及胆红素产生速度的方法。可证实溶血,并可评估患儿发生高胆红素血症的风险。

g. 基于新生儿的年龄及最初的血清总胆红素水平,在4～24小时重复检测血清总胆红素。

C. 血清总胆红素接近换血水平（见表100-1）或对光疗无反应。

a. 网织红细胞:如果怀疑贫血或溶血性疾病。

b. G-6-PD水平。

c. 白蛋白:白蛋白低于3.0 g/dL是降低光疗阈值的危险因素。测血清白蛋白水平用于计算胆红素/白蛋白（B/A）,并可计算交换输血的量（见图100-3）。

d. ETCOc:见上。

D. 结合胆红素升高。

a. 评估败血症:包括尿液分析及尿培养。

b. 高结合胆红素血症相关内容详见第57章和第99章。

E. 黄疸持续时间超过3周,或婴儿有病态。

a. 总胆红素和结合胆红素:如果结合胆红素升高,评估胆汁淤积。

b. 甲状腺功能筛查（甲状腺功能减低）和半乳糖血症筛查:婴儿是否有甲状腺功能减低的表现?

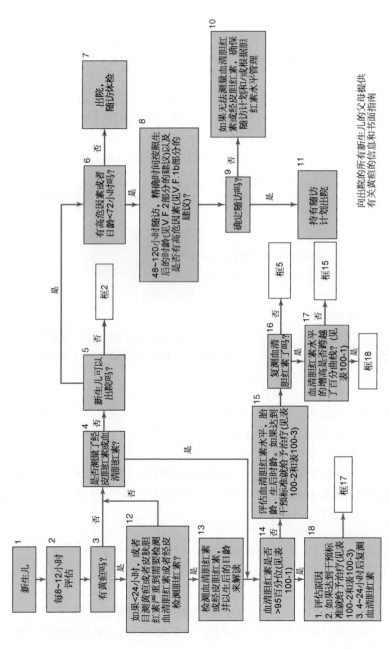

图58-1 新生儿病房黄疸管理流程图（经高胆红素分会的同意转载 Management of hyperbilirubinemia in the newborn infant 35 or more weeks of gestation. Pediatrics.2004;114:297-316.）

2）胎龄＜35周的新生儿黄疸(有争议)：无胎龄35周以下新生儿黄疸管理的正式指南。仅有推荐。遵循机构的指南(也可参见前述的胎龄＞35周的新生儿检测内容)。

A. 总胆红素和结合胆红素：在早产儿和患病的婴儿，基于胆红素上升速率，每12～24小时检测血中胆红素水平直至平稳。在足月儿，只有黄疸持续不退或婴儿有病态时才检测结合胆红素。由于缺乏早产儿的数据，对于结合胆红素的升高没有推荐。结合胆红素大于血清总胆红素的50%者需要进行个体化评估。

B. 全血细胞计数及分类：如果怀疑溶血性疾病、贫血或感染。

C. 母亲和婴儿的血型及Rh分型。

D. 直接和间接Coombs试验：用于检测溶血性疾病时体内或体外的抗体-抗原反应。

E. 网织红细胞计数：如果怀疑贫血或溶血。

F. 血清白蛋白：如果血清白蛋白偏低，最好在血清总胆红素偏低时即给予治疗。

G. 红细胞涂片：溶血时可见碎裂红细胞。

H. G-6-PD筛查：G-6-PD多见于男性以及地中海、非洲、阿拉伯、亚洲或中东地区的人群。黄疸较晚出现，有溶血依据(血红蛋白低，网织红细胞高，外周血涂片显示有核红细胞及其他碎裂红细胞)或对光疗的反应欠佳。

I. 血红蛋白电泳：用于除外血红蛋白病(溶血性贫血、地中海贫血、镰状细胞贫血、血红蛋白C病)。

(4)影像及其他检查：通常不必要。

【处理】 基于胎龄，遵循胎龄＞35周或＜35周的指南推荐。也可见第100章详细的讨论。

(1)光疗

1）光疗的原理：胆红素吸收可见光中的蓝光，将未结合胆红素(与白蛋白结合)转化为胆红素的旋光异构体"光合"胆红素。美国儿科学会胎儿和新生儿委员会推荐在胎龄35周以上的新生儿采用实用的装置，并优化光疗管理方法。

A. 保证光疗装置完全照到患者的身体表面：应该最大化地暴露皮肤。

B. 波长460～490 nm，照射级≥30 uW/(cm^2·nm)。

C. 应尽早开始光疗。

D. 尽量减少喂养及其他护理操作对光疗的影响。

E. 监测胆红素下降的程度，当达到理想水平时停止光疗。注意胆红素反弹。

2）对胎龄≥35周的住院患者进行光疗(见图100-2)：当血清胆红素超过每一类情况的光疗线(或在光疗线下2～3个水平)时开始光疗。危险因素的确定是因为这些因素对胆红素与白蛋白结合、血脑屏障功能、脑细胞对胆红素损伤的敏感性等产

生负面的影响。使用该图时,遵循以下指南:

A. 用血清总胆红素:不用从总胆红素中减去结合胆红素。

B. 检测血清白蛋白:如果<3 g/dL,考虑为危险因素。降低进行干预的胆红素阈值。

C. 其他危险因素:同族免疫性溶血病、败血症、G-6-PD缺乏、窒息、明显反应差、体温不稳定、败血症、酸中毒或白蛋白<3.0 g/dL。

D. 低危婴儿:胎龄≥38周,一般情况好。

E. 中危婴儿:胎龄≥38周、有危险因素(见前)。其他中危人群包括胎龄35～37 6/7周且一般情况好的婴儿。在考虑干预时,对胎龄接近35周的婴儿采用较低的血清胆红素水平,而对接近37 6/7周的婴儿采用较高的水平。

F. 高危婴儿:胎龄35～37 6/7周有前述的高危因素。

3)胎龄<35周的住院患者的光疗(见表100-1):由于缺乏研究证据,美国儿科学会无相关指南。但出版了基于专家共识的建议。最近其他国家也出版了类似的共识(加拿大、以色列、挪威、南非、荷兰、英国)。使用该表时,遵循以下原则:

A. 当婴儿具有发生胆红素毒性的高危因素时,使用较低的阈值:危险因素包括低胎龄、血清白蛋白<2.5 g/dL、血清胆红素快速上升(提示溶血病),以及临床不稳定的患者。

B. 当决定进行光疗或换血时,如果患儿有下列一项或多项情况时,认为是临床不稳定:

a. 血pH<7.15。

b. 前面24小时血培养阳性的败血症。

c. 前面24小时发生呼吸暂停和心率减慢、需要心肺复苏(球囊和/或插管)。

d. 前面24小时有低血压需要升压药治疗。

e. 在采血样送检时需要机械通气。

C. 在体重<1 000 g的早产儿,光疗可增加死亡率:在这些患儿使用强度较低光疗。

D. 胎龄<35周的新生儿:推荐使用430～490 nm波段光线的特殊蓝色荧光灯或发光二极管。与卤素或钨丝灯(有灼伤风险)比较,荧光灯和LED灯能够更接近皮肤。

E. 当血清胆红素低于患儿纠正年龄的光疗阈值1～2 mg/dL时,停止光疗。

4)如果使用光疗,需要采取下列措施:

A. 如果出生体重<1 500 g,提高静脉输注速度0.5 mL/(kg·h),如果体重>1 500 g,则提高1 mL/(kg·h)(有争议)。过度的液体管理不会降低胆红素水平,但是一些高胆红素血症的患儿有脱水,需要较多液体(注意:母乳喂养婴儿补充水分不能降低血清胆红素。如果母乳不足,使用配方奶,可阻止胆红素的肠肝循环,有助于降低胆红素水平)。保持足够的液体以及尿量,有助于增强光疗效果,因为胆红素下降产生的分解产物部分可通过尿液排泄。

B. 每6～12小时检测血清胆红素。

C. 如果可能,进行常规喂养,增加喂养频率:进食可以通过阻止胆红素的肠肝循环,从而降低血清胆红素水平。研究表明,生后前3天增加母乳喂养的频率对血清胆红素水平无明显影响。

D. 如果血清胆红素上升:提高光疗照射强度,使患儿更接近光疗灯,或者增加婴儿皮肤暴露面积(在婴儿上方或下方,暖箱周围使用反光材料)。

5)当血清胆红素降至光疗线以下1～2 mg/dL时,可以安全地停止光疗(有争议):没有公认的停止光疗的标准。停止光疗时考虑的因素包括黄疸的原因及开始光疗的日龄。推荐对所有停止光疗24小时内的婴儿重复检测血清胆红素。一旦停止光疗,在没有溶血的患儿,胆红素反跳的平均值 < 1 mg/dL。

6)如果光疗下血清胆红素持续上升或无下降:存在溶血。

7)如果婴儿结合胆红素升高并接受光疗:这些患儿部分可发生青铜症,但不是光疗的禁忌证。

8)先天性卟啉病和使用光敏性药物:是光疗禁忌证。

(2)换血(见第30章)。在NICU,换血应由训练有素的人员完成。关于启动换血的准确的胆红素水平有很多争议。

1)胎龄≥35周的新生儿的换血。见图100-3,基于美国儿科学会的指南,在胎龄>35周光疗的患儿给予换血建议的胆红素水平。使用该图时,应遵循以下原则:

A. 使用血清总胆红素:不要减去结合胆红素。

B. 危险因素:G-6-PD缺乏、窒息、败血症、体温不稳定、酸中毒、同族免疫性溶血病、明显的反应低下。

C. 第一个24小时(见表100-3的虚线):表示不确定,因临床情况变化大,且对光疗反应不同。

D. 立即给予换血:如果婴儿有胆红素脑病的表现(肌张力增高、身体屈曲、颈后仰、角弓反张、发热或哭声尖直)。即使血清胆红素下降或者血清胆红素超过图100-3中阈值以上5 mg/dL。

E. 检测血清胆红素,计算胆红素/白蛋白(B/A),考虑是否给予换血:如果考虑换血,检测血清白蛋白,以计算B/A,血清结合胆红素水平决定是否需要给予换血。B/A与检测的新生儿游离胆红素水平有关,后者如果升高则与危重早产儿的胆红素脑病(核黄疸)和婴儿暂时脑干听觉反应异常有关。

2)胎龄<35周的新生儿换血:见表100-1,推荐换血仅用于那些已经以最大皮肤暴露面积进行强光疗但血清胆红素仍然上升的患儿。换血推荐用于任何有急性胆红素脑病的婴儿(肌张力增高、屈曲、颈后仰、角弓反张、哭声高尖),尽管这些体征很

少见于极低出生体重儿。推荐对于有溶血病以及前述高危因素的患儿在较低胆红素阈值给予换血。

（3）药物治疗

1）苯巴比妥：通过提高肝脏葡萄糖醛酸基转移酶活性以及胆红素的结合而有效地降低血清胆红素。常用于治疗Crigler-Najjar综合征Ⅱ型和Gilbert综合征。研究表明其可在生后第1周有效降低血清胆红素。通常不能用于紧急治疗，因使用后数天起效。尚需要研究苯巴比妥的远期疗效（剂量见第148章）。

2）金属（锡和锌）卟啉：临床试验中锡卟啉和锌卟啉均可降低对光疗的需求。机制为竞争性抑制血红素加氧酶，从而减少胆红素产生。锡卟啉的研究较多，发现能有效降低对光疗和换血的需求。这些药物未被美国食品和药品管理局批准，其长期使用的安全性仍有待进一步研究。

3）白蛋白：给予1 g/kg静脉输注，时间＞2小时，可为游离胆红素提供更多连接位点（有争议）。

4）静脉丙种球蛋白：有限的研究结果显示在Rh和ABO溶血病有效，可减少换血的需求。剂量为0.5～1 g/kg，静脉输注时间＞2小时，必要时12小时后可重复给予。美国儿科学会推荐丙种球蛋白可用于免疫性溶血病，无论是否光疗，如果血清胆红素继续上升，或者血清胆红素在换血水平线上2～3 mg/dL的患儿可以使用。美国儿科学会也建议用于其他类型的Rh溶血病（抗C和抗E），尽管数据有限。最近的一项研究发现在严重Rh溶血病，静脉丙种球蛋白不能减少换血的需求。注意：有发现在患有溶血病接受静脉丙种球蛋白治疗的足月儿和早产儿中NEC的发病率有增加。

（4）母乳喂养新生儿：美国儿科学会不推荐高胆红素血症的健康足月儿停止母乳喂养，仍然鼓励继续母乳喂养并增加频率。需要光疗的患儿应该继续母乳喂养。推荐母亲在分娩后前几天每天至少哺乳8～12次。不推荐对没有脱水的母乳喂养儿常规喂水或者葡萄糖液。补充水或者葡萄糖液并不降低胆红素水平。根据患儿情况可以选择不同的治疗方案，取决于患儿的个体情况、有无光疗指征、医师的判断及家庭环境。

1）如果不建议光疗：

A. 观察并连续随访血清胆红素。

B. 继续母乳喂养但添加配方奶，同时连续随访血清胆红素。

C. 中断母乳喂养，以配方奶替代，同时连续随访血清胆红素。

2）如果推荐光疗：

A. 继续母乳喂养，给予光疗（美国儿科学会推荐）：如果婴儿摄入不足、体重丢失过多或者有脱水，则用泵出的母乳补充喂养。虽然光疗对于血清胆红素的下降在母乳喂养婴儿的效果不及配方奶喂养的婴儿，但仍然有效。

B. 继续母乳喂养，给予光疗（美国儿科学会推荐）：只有在婴儿摄入不足、体重下降过多或者有脱水时补充配方奶。

C. 暂时中断母乳喂养，补充配方奶，给予光疗（美国儿科学会推荐）：这可以降低胆红素水平，提高光疗的效果。

（5）母乳喂养、生后2周黄疸仍然持续者：将近30%的健康足月儿在生后2周仍有持续性黄疸。治疗如下：

1）观察：如果体检正常，无灰白色大便或者暗黄色尿者。

2）筛查先天性甲状腺功能减低：是高结合胆红素血症的少见病因。

3）如果黄疸生后3周仍存在，则应该测尿胆红素以及血清总胆红素和结合胆红素：如果升高，表明为高结合胆红素血症（见第57章和99章）。

（6）应该随访所有的新生儿（特别是那些生后72小时内出院者），监测胆红素相关的问题。

1）所有患儿出院前都应该进行风险评估：美国儿科学会推荐两个临床选择，可分别使用或联合使用：出院前检测血清胆红素或者经皮测胆红素和/或完整的风险评估。最近的研究表明联合使用这两项可以最佳地预测后续发生高胆红素血症的风险。

A. 出院前测定血清胆红素或者经皮测胆红素，并记录在表100-1中可预测后续发生明显高胆红素血症的风险：该表是针对胎龄＞36周，出生体重≥2 000 g或者胎龄＞35周且出生体重≥2 500 g的健康新生儿的风险参考。

a. 出院时的血清胆红素在低风险区域：血清胆红素水平＞第95百分位的风险为0%。

b. 出院时血清胆红素在低危至中危区域：血清胆红素水平＞第95百分位的风险为12%。

c. 出院时血清胆红素在高危至中危区域：血清胆红素水平＞第95百分位的风险为46%。

d. 出院时血清胆红素在高危区域：血清胆红素水平＞第95百分位的风险为68%。

B. 基于美国儿科学会的推荐进行重要性排序的高危因素。存在的危险因素越多，发生明显高胆红素血症的风险越大：有些特定的出院前危险因素与高胆红素血症发生密切相关。

a. 风险降低：血清胆红素或经皮胆红素在低危区域，胎龄≥41周，人工喂养，黑色人种，72小时后出院。

b. 监测危险因素：出院前血清胆红素或经皮胆红素在高危至中危区域，胎龄37～38周，出院前黄疸，既往同胞有黄疸，糖尿病母亲巨大儿，母亲年龄≥25岁以及男性。

　　c. 主要的危险因素：出院前血清胆红素或经皮测胆红素在高危区域，生后24小时内发生黄疸，直接抗人球蛋白试验证实的血型不合溶血病（及其他已知的溶血性疾病，ETCOc升高），胎龄35～36周，既往有同胞接受光疗，头颅血肿或明显皮肤淤青，单纯母乳喂养（尤其是看护不好，体重降低），亚洲东部人种。

　　C. 关键点

　　a. 某些新生儿需要随访2次，特别是生后48小时内出院的婴儿：随访可以在24～72小时和72～120小时之间。

　　b. 有发生高胆红素血症的危险因素：推荐早期和频繁的随访。

　　c. 有高风险但不能保证随访者：可能需要延迟出院。

　　2）随访计划

　　A. 生后24小时内出院者：72小时到医疗机构随访。

　　B. 24～48小时内出院者：96小时到医疗机构随访。

　　C. 48～72小时内出院者：120小时到医疗机构随访。

　　3）随访评估：包括体重、摄入量、呕吐、大便性状、黄疸程度。根据临床判断决定是否需要进行经皮胆红素检测。

·参·考·文·献·

[1] American Academy of Pediatrics. Subcommittee on hyperbilirubinemia. Clinical practice guideline: management of hyperbilirubinemia in the newborn infant 35 or more weeks of gestation. *Pediatrics*. 2004; 114: 297－316.

[2] Bhutani VK; Committee on Fetus and Newborn; American Academy of Pediatrics. Phototherapy to prevent severe neonatal hyperbilirubinemia in a newborn infant 35 or more weeks of gestation. *Pediatrics*. 2011; 128: e1046－e1052.

[3] Maisels MJ, Watchko JF, Bhutani VK, Stevenson DK. An approach to the management of hyperbilirubinemia in the preterm infant less than 35 weeks of gestation. *J Perinatol*. 2012; 32: 660－664.

59

高 血 糖
Hyperglycemia

　　【临床问题】 护士报告新生儿的血糖是240 mg/dL。早产儿高血糖的发生率（ELBW早产儿发生率为60%～80%）较足月儿高。新生儿高血糖症的定义和治疗仍存在争议，下面列出了几个常用的定义：

　　（1）不管胎龄、生后日龄或体重，全血血糖＞120～125 mg/dL或血浆葡萄糖＞145～150 mg/dL。

（2）足月儿全血血糖＞125 mg/dL，早产儿血糖＞150 mg/mL。

（3）全血血糖＞215 mg/dL。

【即刻提问】

（1）实验室检查的血清葡萄糖水平是多少？**床旁纸片法血糖监测已经广泛用于新生儿疾病筛查。**治疗前应送实验室测定血葡萄糖水平。全血血糖较血清葡萄糖低10%～15%。

（2）是否存在尿糖？血糖正常的新生儿也可尿糖升高，因此尿中检测到葡萄糖不是诊断高血糖的可靠指标。轻微高血糖患儿尿糖正常或轻微增加。正常情况下尿液中可测出微量葡萄糖。如果尿糖是+1、+2或更多，提示血糖已经达到肾糖阈值，且发生渗透性利尿的风险增加。一些医疗机构认为尿糖+1的患儿不需治疗（有争议）。部分学者认为尿糖+1，提示渗透压变化需要进行治疗。**注意：**血糖每升高18 mg/dL，可使血清渗透压增加1 mOsm/L。

（3）患儿摄入了多少葡萄糖？早产儿葡萄糖摄入过多是常见的高血糖原因。糖速超过10～12 mg/(kg·min)可导致高血糖，如果存在应激，即使较低的糖速也可导致高血糖。未进行肠道喂养的新生儿，生后第1天，糖速一般为6 mg/(kg·min)，在第2～7天增加到8～9 mg/(kg·min)。VLBW早产儿初始糖速应为4～6 mg/(kg·min)。

（4）有无应激表现？如外科手术等应激情况可以导致高血糖。

（5）是否存在NEC或败血症？如果静脉输注葡萄糖没有变化，婴儿血糖从正常变为增高，或全肠道喂养的婴儿突然发生高血糖，应怀疑NEC或败血症。真菌感染比细菌感染患儿高血糖发生率更高。真菌败血症婴儿，在出现其他症状之前，可能已经持续存在高血糖2～3天。

（6）婴儿出生体重多少？任何胎龄的新生儿低出生体重都是发生高血糖的高危因素，出生体重＞2 000 g，发生率为2%；出生体重＜1 000 g，发生率为45%；出生体重＜750 g，发生率为80%。

（7）是否存在高血糖的高危因素？高危因素包括：GA＜37周、生后日龄＜72小时、出生体重＜2 500 g、缺氧、感染、应用血管活性药物、输注脂肪乳、糖速较高、RDS、败血症。这些婴儿应密切监测血糖。

（8）婴儿用药情况？激素（最常见）、血管活性药物、甲基嘌呤类药物可导致高血糖。

【鉴别诊断】 高血糖可引起高渗透压、渗透性利尿和脱水症。大多数发生于早产儿，特别是超低出生体重儿，与死亡率、脑白质损伤、IVH、Ⅱ/Ⅲ期的NEC和败血症（如果高血糖发生在生后最初几天）发生率升高有关。病因包括糖供给过多或产生过多、胰岛素分泌不足或胰岛素抵抗、糖不耐受、调控血糖的激素缺乏。

（1）假性高血糖

1）从输注葡萄糖的静脉置管抽血或使用葡萄糖冲管。

2）床旁纸片测定的血糖假性增高：由于分析用的酶缺乏特异性，半乳糖血症的婴儿床旁纸片监测法测定的血糖可能偏高。如果纸片法测定值偏高，需要采静脉血验证。

（2）真性高血糖

1）葡萄糖供给过多：是发生高血糖的重要原因。首先应该评估是否给予过多的葡萄糖，超过患儿的代谢能力。葡萄糖计算错误或静脉液体配方错误均可引起高血糖症。

2）葡萄糖代谢能力不足：早产、败血症或应激情况下葡萄糖代谢能力异常。最常见于小早产儿使用全胃肠道外营养时，因为不能耐受葡萄糖，很容易发生高血糖症。

3）葡萄糖稳态受损。

A. 超低出生体重儿（出生体重＜1 000 g）：由于肾功能不成熟和不显性失水较多，液体需要量高，因此会输入较高的液体量和过多的葡萄糖。另外这些患儿多有胰岛素抵抗，胰岛素反应不成熟，在静脉输注葡萄糖时，不能阻止糖异生。

B. 早产/小于胎龄儿（SGA）：早产儿给予葡萄糖激发后胰岛素分泌有不同程度增加，同时存在胰岛素抵抗，可能与周围组织受体下调或不成熟有关。由于葡萄糖稳态受损，SGA婴儿也可发生一过性高血糖。

4）脓毒症可导致高血糖：疑似败血症的婴儿静脉输注葡萄糖的量或速率没有变化时血糖可维持在正常水平。病因包括应激反应、外周组织葡萄糖的利用减少、胰岛素释放减少。与细菌感染相比，真菌感染时高血糖更常见。高血糖可能是脓毒症最早期的症状。真菌败血症患儿，在出现其他症状之前，可能已经持续发生高血糖2～3天。

5）高渗配方奶喂养：询问如何配制配方奶？配方奶稀释不当可导致配方奶渗透压过高，暂时性葡萄糖不耐受。胃肠炎患儿严重脱水也可导致高钠血症或高血糖。

6）脂肪输注：使用脂肪输注的患儿即使葡萄糖输注速率较低，也可发生高血糖。脂肪在葡聚糖溶液中乳化，脂肪成分可引起升糖反应，降低外周组织对葡萄糖的利用，抑制胰岛素的作用。有研究发现脂肪输注可使血糖水平较基础值升高24%。

7）应激：疼痛、疼痛性操作（静脉穿刺、血管切开等）、外科操作（术中或术后）、NEC、急性颅内出血、缺氧、儿茶酚胺药物输注、RDS等可导致皮质醇升高，引起高血糖。

8）缺氧：葡萄糖产生增加。

9）药物：母亲应用二氮嗪可引起新生儿高血糖。新生儿期用药如咖啡因、茶碱、激素、血管活性药物、苯妥英和前列腺素 E_1 也与高血糖有关。

10）新生儿糖尿病：是新生儿高血糖的少见原因。如果高血糖持续存在超过2周，且需要用胰岛素治疗即可诊断。新生儿糖尿病多在6月龄以内起病，不属于自身免疫性疾病,更多的与遗传因素有关。遗传学检查可见异常,包括6号染色体异常、*KCNJ11*和*ACC8*基因异常等,有助于区分暂时性和永久性糖尿病。新生儿糖尿病可以出现代谢性酸中毒、酮症和糖尿,分2型:

A. 新生儿暂时性糖尿病(TNDM)(占50%~60%病例):发育过程中暂时性胰岛素产生异常,可自发缓解。主要是基因缺陷(染色体6q24异常和KATP通道缺陷)。多发生于SGA或IUGR婴儿。可在生后2天~6周起病,需要胰岛素治疗。病程超过2周,但一般3~4月龄缓解。常见于生后第12天。最常见的临床表现是高血糖症、脱水、糖尿、多尿、进行性消瘦、低胰岛素血症、酮症和酸中毒,不发生酮尿。血清或尿的C-肽水平可正常或暂时降低。0~33%的患儿可有阳性家族史。半数患儿青春期或成人期发展为胰岛素抵抗性糖尿病。

B. 新生儿永久性糖尿病(PND或PNDM)(较TNDM少见):新生儿期起病,不能自行缓解。常见的基因突变为*KCNJ11*、*ABCC8*和*INS*。与IUGR无关。

C. 胰岛素抵抗糖尿病(1型):在儿童和青春期起病。

11)特发性:不能明确病因,为排除性诊断。

【临床资料】

(1)体格检查和病史:患儿是否为早产、SGA、IUGR?是否有糖尿病家族史?母亲和患儿用药情况?新生儿高血糖一般无临床表现。确定是否存在脱水、体重丢失和发热。进行全面的体格检查。寻找败血症的细微表现(如体温不稳定,外周循环改变)。如果患儿已经开始肠道喂养,胃内潴留液是否发生改变?注意NEC症状和体征。

(2)实验室检查

1)初步检查

A. 血浆葡萄糖水平:血浆葡萄糖证实床旁纸片法测定的血糖结果。建议治疗前复查血浆葡萄糖。

B. 尿纸片监测葡萄糖:尿糖增高提示存在渗透性利尿。

C. 进行全血细胞计数和分类:用于败血症筛查。

D. 血、尿和脑脊液培养:如果怀疑败血症应进行相应检查。

E. 血清电解质:高血糖可引起渗透性利尿,导致电解质丢失和脱水。因此,高血糖的患儿需要监测血清电解质。

F. 动脉血气:如考虑存在缺氧。败血症和糖尿病新生儿可发生代谢性酸中毒。

2)进一步检查

A. 血清酮体:新生儿糖尿病血酮体可能升高。无或存在轻微酮尿。

B. 血清胰岛素水平:新生儿暂时性糖尿病血胰岛素水平正常或降低。败血症婴儿正常或升高。

C. 血清或尿C-肽水平：新生儿暂时性糖尿病患儿降低。

D. 分子诊断：如存在6号染色体异常、*KCNJ11*和*ACC8*基因异常，有助于鉴别暂时性和永久性糖尿病。

E. 遗传性检测：在新生儿永久性糖尿病，可帮助判断哪些患儿口服二甲双胍治疗有效，哪些需要胰岛素治疗。

（3）放射学和其他检查通常不需要，然而胸部X线片有助于评估呼吸窘迫及败血症患儿；腹部X线有助于NEC诊断。早产儿建议进行头颅超声检查除外颅内出血。

【处理】 高血糖的标准治疗方案包括：仅观察，或降低葡萄糖输入速度，或使用胰岛素。有时需要同时降低葡萄糖输注速度和使用胰岛素。最急需处理的问题是高血糖导致的渗透性利尿。治疗高血糖时，必须给予足够的营养，维持生后正常的生长发育，因后者可增加疾病发生率。荟萃分析结果显示，仍然需要大样本临床随机对照研究以明确新生儿高血糖何时需要治疗，如何治疗？目前没有证据显示在VLBW早产儿，治疗高血糖可以降低死亡率或发病率。因为大多数都是暂时性高血糖，建议保守治疗。

（1）初步处理：**除外假性的高血糖，积极治疗原发病**（败血症、缺氧、疼痛、RDS、停用引起高血糖的药物、检查配方奶粉冲调方法等），确定患儿没有摄入过量的葡萄糖，尝试降低葡萄糖输注速度。

（2）葡萄糖摄入过多

1）尿糖阳性：尿糖≥+1可增加血渗透压升高的风险。逐渐降低静脉输液中葡萄糖的浓度或降低葡萄糖输注速率。每次降低1～2 mg/(kg·min)，每2～4小时降低一次。大多数未经肠道喂养的患儿，初始葡萄糖输注速率为5～7 mg/(kg·min)可以维持正常血糖。使用床旁血糖试纸每4～6小时监测1次，每次排尿时检查尿糖。

2）尿糖阴性：当输注葡萄糖是为提高热量供给时，如尿糖阴性，可接受较高的血糖水平。每4～6小时床旁监测血糖，排尿时检测尿糖。

（3）葡萄糖代谢能力降低：存在高血糖的患儿都应该除外败血症。如果血细胞计数可疑，或有败血症的临床表现，可以应用抗生素治疗3天，如果血培养阴性可停药。经验性给予氨苄西林和氨基糖苷类（剂量见第148章）。任何原因引起的新生儿葡萄糖代谢能力降低的治疗详述如下：

1）降低输液中葡萄糖浓度或输液速度直到血糖水平正常：输液中葡萄糖浓度不能＜4.7%。因为低渗透压溶液可引起溶血，导致高钾血症。

2）如有可能，尽早开始营养支持：无论是肠外或肠内营养，都可降低高血糖发生率。即使微量喂养，也可刺激胰岛素分泌。如果患儿临床情况严重，则可能不能经肠道喂养。

3）胰岛素：如果高血糖持续存在或尿糖阳性，可给予胰岛素治疗。推荐的剂量差异较大，但如果血糖超过180～250 mg/dL（有些学者推荐大于300 mg/dL），可给予胰岛素治疗。不同单位的常规存在差异，仍然有争议。胰岛素已经成功应用于高血糖早产儿，可增加能量摄入，改善对葡萄糖的耐受性，促进早产儿的体重增长。在新生儿期发生高血糖需要使用胰岛素治疗的极早产儿，死亡率（2岁时行为和神经问题发生率高）较高。VLBW早产儿早期给予胰岛素治疗无益。荟萃分析结果不支持在VLBW早产儿常规给予胰岛素预防高血糖。胰岛素治疗导致低血糖的风险增加。胰岛素使用方法如下：

A. 间断应用：胰岛素0.05～0.1 U/kg/次，输注15～20分钟，必要时每4～6小时一次。每30～60分钟监测血糖。如果间断给予2～3次后无效，考虑连续输注。

B. 连续输注（最常用的方法）：负荷剂量0.05～0.1 U/kg，IV，15～20分钟，然后维持使用，0.01～0.1 U/（kg·h），连续输注。目前认为不需要将白蛋白加入输液袋内以防止胰岛素黏附于塑料管道系统。胰岛素输注前使用足够量的（＞25 mL）含胰岛素溶液冲洗管道系统，管路所有部位均可获得满意的预冲。输注液中应加入钾，以防低钾血症。每30～60的分钟床旁监测血糖，直至血糖稳定。

C. 皮下注射：0.1～0.2 U/kg/次，每6小时一次。优先考虑持续静脉输注胰岛素。床旁血糖试纸每60分钟监测血糖，直至血糖稳定。

D. 早期给予胰岛素治疗预防高血糖：不推荐。

E. 给予氨基酸和脂肪乳：在输注葡萄糖时，可以提供糖异生底物，刺激胰岛素释放。

F. 胰岛素治疗期间应监测血钾和葡萄糖：发生低钾血症和低血糖时，应停用胰岛素。

（4）新生儿暂时性或永久性糖尿病

1）静脉（或口服）补液，并监测尿量、血pH和血清电解质。

2）持续输注或皮下给予胰岛素（如上所述）：使用床旁血糖试纸每4～6小时监测血糖。该病可在数天至数月内好转。

3）连续皮下胰岛素输注（CSII）：血糖变化很小的糖尿病新生儿可以使用胰岛素泵皮下连续输注。由于目前应用的病例数较少，没有应用指南推荐。

4）口服磺脲类药物治疗：如果照护者给患儿皮下注射胰岛素有困难，可以选择口服药物治疗。

5）重复测定血清胰岛素，可以除外永久性新生儿糖尿病：早期进行基因检查。

6）*KCNJ11*和*ABCC8*相关的新生儿永久性糖尿病给予磺脲类药物治疗有效：GCK和IPF1相关的新生儿永久性糖尿病需要胰岛素治疗。

7）请儿科内分泌医师会诊。

（5）药物

1）如果新生儿接受茶碱治疗,应该检查血清茶碱浓度,可能发生中毒,导致高血糖症:茶碱中毒的其他表现包括心动过速、神经过敏、喂养不耐受和惊厥。如果茶碱浓度高,必须引起警觉或停药。

2）母亲使用二氮嗪:新生儿除高血糖症外可有心动过速和低血压。对新生儿的毒性常是自限性的,仅需观察。

3）咖啡因和苯妥英:如果可能,尽可能调整剂量或停药。

4）激素类:慢性肺疾病的患儿可能会应用较长疗程和药理剂量的糖皮质激素。如果评估后认为必须使用,应减少剂量或用药次数,以减少高血糖症发生。

（6）高渗透压:需要补液:如果高血糖继发于高渗配方奶,应停止配方奶,对如何使用配方奶或浓缩奶进行详细指导。

60 高钾血症
Hyperkalemia

【临床问题】　超低出生体重儿的血清钾6.5 mEq/L。正常的血钾通常为3.5～5.5 mEq/L。定义可以因体重而不同,但大多数新生儿高钾血症的定义是>6 mEq/L。高钾血症多见于超低出生体重儿。是最严重的电解质异常,因可引起致死性心律失常。如果存在高钾血症的心电图改变,是紧急情况。

【即刻提问】

（1）采集样本的方法? 血清钾水平? 是真实的血钾水平还是假象? 通过足底血采集或者通过微小的针采血都可能因为溶血导致血钾假性升高。形成凝块也可以导致血钾假性升高。不应从肝素化的脐血管置管中采集标本(肝素化的脐血管置管可释放苯甲羟胺,导致血钾数值升高)。注意:血清钾比血浆钾浓度高0.4 mEq/L。

（2）心电图显示有高钾血症导致的心电改变吗? 可能是高钾血症的最初表现。在新生儿,血清钾>6.7 mEq/L与心电图改变有关。早期的心电改变包括高、尖、帐篷形的T波,随后P波消失或平坦,QRS增宽,ST段下移,心率减慢,QRS-T正弦波,一度房室传导阻滞,心室率增快,如果血钾持续升高,最终导致心搏骤停。

1）血清钾5.5～6.5 mEq/L:T波高尖、基底变窄。

2）血清钾6.5～8 mEq/L:T波高尖,PR间期延长,P波消失或下降,R波振幅增大,QRS波群增宽。

3）血清钾>8 mEq/L:P波消失,QRS波群宽大畸形,QRS波群逐渐增宽与T波融合,房室传导阻滞,室颤或心搏停止。

A. 患儿的钾摄入量? 正常维持量是 $1 \sim 3$ mEq/(kg·d)。

B. 血尿素氮和肌酐的水平? 尿量和体重? 尿素氮和肌酐水平上升表明肾功能不全。肾衰竭的其他表现是尿量减少和体重增加。

C. 是否伴有低钠血症、低血糖和低血压? 如有低血钠、低血糖、高钾和低血压,考虑肾功能不全。

D. 是否有早产儿易于发生高钾血症的常见特征? 包括小于胎龄儿、女性、严重的呼吸窘迫综合征、极低出生体重、需要外源性肺表面活性物质治疗、需要血管活性药物治疗、延迟喂养、生后6小时内血钾轻微增高(> 5.6 mEq/L)和血磷水平轻微升高(> 2 mEq/L),上述特征均预示可能发生高钾血症。

【鉴别诊断】 真性高钾血症可由于钾摄入过多(如果肾脏排钾正常的话则不考虑)、钾释放增加、钾经肾脏排泄减少或不能排泄,或者钾转移入细胞外间隙或者醛固酮活性降低导致肾脏排泄减少。

(1)假性高钾血症是钾离子水平假性增高(血浆钾正常)。可能因抽血或足跟采血引起溶血(红细胞破坏、钾离子释放)或者是在静脉输注钾的近端采血导致。如果样本未离心放置或者处理时间延迟(2小时后),细胞内释放的钾增多。实验室误差(多个过程变量)也可引起。血小板增多和白细胞增多可导致血钾水平假性增高,因为钾可以从增多的白细胞和凝集的血小板中漏出。血小板每增加100 000/mL,血钾升高0.15 mEg/L。两个少见的可以导致假性高钾血症的基因综合征是家族性假性高钾血症和遗传性球形红细胞增多症。

(2)真性高钾血症

1)高钾血症的常见原因

A. 钾摄入增加:过多的静脉输液、过量的口服添加剂(如支气管肺发育不良/慢性肺病婴儿补充过量的钾),或者药物含有钾离子。通常在生后第1天不需要补钾,第3天开始补充,需要量为 $1 \sim 2$ mEg/(kg·d)。这很少引起高钾血症,因为通常肾脏可排泄过多的钾。

B. 红细胞的病理性破坏:可以继发于脑室内出血、低渗性液体输注($< 4.7\%$ 的葡萄糖溶液)、败血症(最常见,假单胞菌)、血管内溶血、头颅血肿、出血、窒息或 Rh 溶血病。

C. 组织坏死和分解:在一些特殊的疾病状态,如坏死性小肠结肠炎(NEC)可发生组织坏死,导致高钾血症。创伤和严重的低体温可以引起横纹肌溶解。

D. 肾衰竭/肾功能不全:肾功能损伤可以导致高钾血症。少尿可以导致钾清除减少和高钾血症。

E. 与未成熟有关的非少尿性高钾血症(NOHK):见于50%以上的超低出生体

重儿,定义为无急性肾衰竭/急性肾损伤时钾＞6.5 mEg/L或者生后72小时内血清钾≥7 mEg/L而尿量≥1 mL/(kg·h),发生于未摄入钾或少尿时,因钾离子从细胞内转移到细胞外,肾小管和肾小球功能不成熟以及对醛固酮反应低所致。高钾血症常与胰岛素抵抗以及细胞内能量衰竭(高血糖-高钾血症综合征)导致的高血糖有关。

F. 代谢性酸中毒:引起钾转移到细胞外导致高钾血症。pH每降低0.1,血清钾上升0.3～1.3 mEg/L。呼吸性酸中毒很少引起明显的高钾血症。

G. 脱水:引起高钾血症。容量不足及充血性心力衰竭可以引起肾脏低灌注而导致高钾。

H. 含钾药物:可使血钾升高。地高辛治疗可使机体钾离子重分布从而引起高钾血症,保钾利尿剂可以引起钾排泄减少。过高的糖负荷使血浆渗透压增高,可引起高钾血症。其他药物,包括氨丁三醇、吲哚美辛、血管紧张素转化酶抑制剂、β受体阻滞剂、肝素、甲氧苄啶、卡托普利和非甾体抗炎药物都与高钾血症有关。

I. 肾上腺功能不全:见于先天性肾上腺皮质增生和双侧肾上腺出血。在失盐型先天性肾上腺皮质增生,患儿的血钠、氯和糖偏低,血钾升高,血压偏低。双侧肾上腺出血的患儿可发生贫血、血小板减少和黄疸,并可触及双侧肾上腺肿块。肾小管性高钾血症/高钾近端肾小管酸中毒Ⅳ型可继发于醛固酮减少症,患儿表现为代谢性酸中毒和高钾血症。另外,可见于肾上腺异常(醛固酮减少症、先天性肾上腺增生)和尿路梗阻、肾组织减小、尿反流、尿路感染和假性醛固酮减少症。

J. 胰岛素水平降低:与高钾血症有关。胰岛素促使钾进入细胞,胰岛素不足可引起高钾血症。

K. 输血相关的高钾血症:照射可加速冻存血中的钾离子释放,可引起输血相关的高钾血症,导致心律失常。照射红细胞经过洗涤可以降低钾和乳酸的水平。交换输血也可引起高钾血症。

L. 高渗透性:可因配方奶冲调不合理、输入高渗性氨基酸溶液、输入葡萄糖等引起。

2）少见原因

A. 新生儿Bartter综合征(与*ROMK*基因突变有关的综合征,早期可有高钾血症):是一组肾小管异常病变,常见特征为低钾性代谢性碱中毒。

B. 遗传性高钾异常:遗传性假性高钾血症,遗传性高钾性周期性麻痹,各种类型的低醛固酮,引起高钾血症的遗传性肾小管缺陷。

C. 引起肾脏钾排泄减少的疾病:Addison病、盐皮质激素缺乏、原发性低醛固酮血症、醛固酮合成缺陷及假性低醛固酮血症。

【临床资料】

(1)体格检查:患儿可无症状,或者出现心动过缓、室颤或其他心律失常或者休克。需注意腹部有无NEC的征象（如腹胀、肠鸣音减弱，可见肠形）。评估基础疾病的症状。很难确定可出现临床症状的准确血钾值，多数人认同当血清钾 > 7 mEq/L 时可出现临床症状，包括少尿、腹胀、反应差。如果血钾 > 8 mEq/L，可出现肌张力降低，但在新生儿中很难评估。腱反射减弱。

（2）实验室检查

1）快速检测

A. 通过正确采集静脉血标本测定血清钾水平：通常推荐在治疗前复查血清钾。

B. 血清和尿电解质。

C. 全血细胞计数及分类：除外败血症和溶血。

D. 血清离子钙和总钙水平：低钙血症可加重高钾血症的影响。维持正常血钙浓度。

E. 血清 pH 及碳酸氢根：除外酸中毒，因为酸中毒可加重高钾血症。

F. 尿素氮和血肌酐水平：可显示肾功能不全。

G. 尿试纸和比重：评估肾脏状态及溶血引起组织分解产生的血液和血红蛋白。检查管型和沉淀。

2）进一步检测

A. 血清皮质醇，17-OH 孕酮 11 β-羟化酶，21-羟化酶水平以排除先天性肾上腺皮质增生症。

B. 血清肾素、血管紧张素和醛固酮除外醛固酮减少症。

（3）影像及其他检查

1）如果怀疑NEC，则查腹部X线片。

2）心电图可显示高钾血症的心电改变，并可以为治疗提供基线参考（见第二部分）。

【处理】 首先，通过重复1次检测证实高钾血症。记录心电图变化，如果存在变化，是危急值，需要即刻处理（见下文）。

（1）重要的措施

1）停止钾的摄入：静脉输液、口服补充、含钾药物。

2）检查静脉补液中钾的含量：确认无过多的钾摄入。

3）用生理盐水纠正低血容量：促进钾从肾小管排泄。

4）治疗特异性病因：肾衰竭可以限制液体。如果存在肾上腺功能不全，则需要替代治疗。

5）治疗期间监测心电图变化。

6）早产儿：联合使用胰岛素及葡萄糖治疗，起效较快，优于降钾树脂。

7）注意：钙可通过稳定心肌细胞膜，从而预防发生心律失常，但不影响血清钾。胰岛素和葡萄糖、沙丁胺醇、碳酸氢钠可将钾转移入细胞内而降低血清钾，因此可降低发生急性并发症的风险,但并未将钾排出体外。呋塞米、聚苯乙烯(降钾树脂)和透析(换血、腹膜透析)可通过肾脏排泄、胃肠道排泄及透析等将钾排出体外。

(2)高钾血症伴心电图改变。高钾血症引起的心律失常很难治疗。如血清钾未下降,通常的除颤、肾上腺素或者抗心律失常药均无效。注意:钙仅仅保护心肌细胞,不降低血清钾。首先,给予钙保护心脏,随后给予药物降低血清钾,但不是降低体内的总钾,之后再给予药物促进钾排泄,降低全身的钾含量。

1)停止静脉补液中的钾:停止任何含钾的药物或者已知可能会引发高钾血症的药物(见第三部分)。

2)使用钙保护心脏(不能降低钾)免受钾的毒性:钙通过稳定心肌细胞,降低阈电位以保护心脏,以防发生心律失常。缓慢输注大于10分钟,最好经中心静脉给药,不能使用头皮静脉。给药时注意观察心电图变化。心电图改变通常发生在给药后1~5分钟内。一旦心律失常或心电图改变消失,即停止钙剂输注,该治疗仅降低心肌的兴奋性。必须立即给予药物降低血钾。如果患儿在接受地高辛治疗,注意钙剂可加剧地高辛毒性,因此必须缓慢输注。10%葡萄糖酸钙(每次100~200 mg/kg)按比例适当稀释,静脉输注时间大于10~30分钟。

3)使用药物降低血清钾:碳酸氢钠、胰岛素和葡萄糖、β受体激动剂等可引使钾进入细胞内。碳酸氢钠可立即起效;葡萄糖、胰岛素、沙丁胺醇至少需要15分钟起效。可根据各单位的用药习惯选择药物。在早产儿,大多数建议胰岛素和葡萄糖作为一线药物。推荐给予碳酸氢钠,或胰岛素和葡萄糖,或者沙丁胺醇直至血钾下降,然后给予呋塞米或降钾树脂。

A. 即使血pH正常,也可给予碳酸氢钠(有争议):不推荐作为单一治疗,在早产儿要慎重。荟萃分析表明研究结果尚不明确(通过提高pH缓冲酸性物质)。有建议仅用于威胁生命的高钾血症或者不用。通过下列公式纠正碱剩余:

$$NaHCO_3(mEq)=0.3 \times 体重(kg) \times 碱剩余(mEq/L)$$

或者静脉给予1~2 mEq/kg,输注时间10~30分钟(一般5~10分钟),通过提高pH使钾离子进入细胞内。但在小早产儿,使用碳酸氢钠有风险。避免快速输注碳酸氢钠以降低发生脑室内出血的风险。如果有气管插管,则通过过度通气可引起呼吸性碱中毒(pH增加0.1单位,血清钾降低0.6 mEq/L)。但可能降低脑灌注。

B. 胰岛素和葡萄糖:胰岛素使钾进入细胞内。胰岛素必须与葡萄糖同时给予,以避免发生低血糖。胰岛素剂量为0.1~0.2 U/(kg·h),联合葡萄糖0.5 g/(kg·h)输注。基于血糖和血钾调整输注速度。起效时间15~30分钟。监测血糖水平。

C. β受体激动剂(有争议):促使钾进入细胞内。起效较快,最常用的药物是沙丁胺醇气雾剂每次0.1~0.5 mg/kg(最小每次2.5 mg),可每2~6小时一次。沙丁胺醇气雾剂对早产儿有效。

（3）高钾血症不伴心电图改变。推荐当血钾＞6～6.5 mEq/L时给予治疗（有争议）。根据具体情况决定采用何种药物。

1）停止含钾液体输注：考虑停止任何含钾药物或者可能引发高钾血症的药物，见第三部分。

2）密切监护心电图。

3）密切监测血清钾（如每1～2小时）直至稳定。

4）呋塞米（速尿）：促进尿中排钾，如肾功能正常，可以使用；剂量1 mg/kg，每12小时给予（有争议），需要5～10分钟起效。对肾衰竭的患儿效果有限，需要更大的剂量。对充血性心功能衰竭和醛固酮减少症相关的高钾血症有效。

5）吸入沙丁胺醇（有争议）。见第五部分。

6）可使用聚苯乙烯磺酸钠，为钾离子交换树脂：将钾与钠交换，从肠道排出（1 g树脂大约1 mEq钾离子）（新生儿推荐使用不含山梨醇的制剂，因山梨醇可引起肠坏死和钠潴留）。剂量为1 g/kg/次，每6小时口服或每2～6小时经直肠给予，倾向于经直肠给药，因可在1～2小时更快起效（荟萃分析结果显示需4小时才能起效）。口服给药能缓慢地降低血钾，因此其急性期使用受限。该治疗不适用于超低出生体重儿，因可引起激惹、结石、出血性结肠炎、胃肠道出血、结肠坏死、钠过高和坏死性小肠结肠炎等，还可以引起钠和钙升高。重复直肠给药可以引起局部出血。不能用于肠梗阻性疾病及肠道动力降低的患儿（有肠坏死的风险）。

（4）持续性高钾血症。推荐持续输注胰岛素和葡萄糖。有慢性肾病的患儿需低钾饮食，补碱治疗，使用交换树脂和腹膜透析。

（5）顽固性高钾血症。如果上述治疗均不能降低血钾，必须考虑采用其他措施，如使用新鲜洗涤红细胞和血浆进行换血或者腹膜透析等。这些治疗可立即起效，且疗效好，但是需要一定时间，且操作复杂。如果高钾血症是继发于细胞破坏，则优先选择换血。

（6）超低出生体重儿非少尿性高钾血症的治疗。生后第1天不应补钾，直至尿量好转、血钾正常且不再上升后给予。生后前几天应每6小时监测血钾。早期给予氨基酸（生后前几天）可刺激内源性胰岛素分泌，减少胰岛素使用。胰岛素需要持续静脉输注。荟萃分析结果对早产儿非少尿性高钾血症无推荐，但推荐胰岛素联合葡萄糖使用优于聚苯乙烯磺胺酸。

·参·考·文·献·

[1] Vemgal P, Ohlsson A. Interventions for non-oliguric hyperkalaemia in preterm neonates. *Cochrane Database Syst Rev.* 2012; CD005257.

61 高血压
Hypertension

【临床问题】 新生儿血压(收缩压)＞95 mmHg。正常的血压值取决于新生儿的胎龄、日龄和出生体重。高血压通常定义为血压大于相同年龄和体重正常血压值的2个标准差,但也有其他的定义。儿童血压控制工作组定义为:3次测量均≥95百分位。早产儿和足月儿的血压范围见表65-1。出生2周后估测的婴儿血压的第95和99百分位见表61-1。其他的血压值详见附件C。正常血压随出生体重、胎龄和生后日龄增加而升高。

表61-1 生后2周后婴儿血压值的第95及99百分位

项 目	生后周龄									
	26	28	30	32	34	36	38	40	42	44
第95百分位 (收缩/舒张)	72/50	75/50	80/55	83/55	85/55	87/65	92/65	95/65	98/65	105/68
第99百分位 (收缩/舒张)	77/56	80/54	85/60	88/60	90/60	92/70	97/70	100/70	102/70	110/73

数据来源于 Dionne JM, Abitbol CL, Flynn JT. Hypertension in infancy: diagnosis, management and outcome. Pediatr Nephrol. 2012;27(1):17-32. Epub 2011 Jan 22. Review. Erratum in: Pediatr Nephrol. 2012; 27(1): 159-160.

【即刻提问】

(1)血压是如何测量的? 证实血压值的准确性以及高血压是否真实。由于第一次测得的血压值通常最高,因此最好重复测量2～3次。当婴儿喂养、吸吮或直立位时,血压上升。俯卧位血压低于仰卧位。应该在婴儿安静时测量。多数测量右上肢血压。

1)血压袖带的尺寸很重要:应环绕上臂长度的2/3。如果血压袖带太窄,血压的数值可假性升高。美国儿科学会(AAP)推荐充气式血压袖带的气囊部分的宽度如下:新生儿4 cm,婴儿6 cm;长度:新生儿8 cm,婴儿12 cm。最大的上臂围:新生儿10 cm,婴儿15 cm。

2)动脉置管(桡动脉或脐动脉)检测血压在所有方法中最准确(金标准):如果使用脐动脉(UAC),需确保导管内无气泡或血栓,而且必须校准传感器,否则可能产生错误的结果。

3)自动示波装置(电子压力传感器),通常用于新生儿重症监护室(NICU),测得的血压可能低于动脉置管所测的血压。

4）已建立标准化婴儿血压测量方案：Nwankwo建议在喂养后或医疗操作后1.5小时，婴儿睡眠或安静状态，采用俯卧或仰卧位测量血压。将尺寸合适的血压袖带绑于右上肢，在袖带放置后15分钟让婴儿休息不受打扰。用示波装置测量，每隔2分钟读取一次血压数值，连续测量3次。

5）美国儿科学会不推荐常规筛查血压，但在疑似主动脉缩窄或者肾脏疾病的患儿测量血压非常重要。

（2）是否在使用脐动脉置管？或曾经使用过？脐动脉置管患儿高血压的发生率约为9%。脐动脉置管与肾血管性高血压的发生率升高有关。高血压很可能与置管时局部形成的血栓有关。下列情况是主动脉血栓形成的危险因素：支气管肺发育不良/慢性肺病（BPD/CLD）、动脉导管开放、血容量增加、某些中枢神经系统疾病。导管的改进及使用肝素有助于减少血栓形成。高血压在高位或低位置管的患儿发生率相似。

（3）有高血压表现吗？高血压患儿可能无临床症状，也可有下列表现：激惹、气促、青紫、抽搐、反应差、肌张力增加、呼吸暂停、腹胀、发热及皮肤花纹。还可发生充血性心力衰竭（CHF）、生长发育落后、消化道问题以及呼吸窘迫。

（4）四肢的血压值？健康婴儿的下肢血压高于上肢。如果下肢血压较低，主动脉缩窄可能是高血压的病因。主动脉缩窄是最常见的引起新生儿高血压的心脏异常。

（5）婴儿的出生体重、胎龄和日龄？正常的血压值随出生体重、胎龄和生后日龄的增长而升高。生后前几周约每天升高1～2 mmHg，6周后约每周升高1～2 mmHg。

（6）婴儿有疼痛或激惹吗？侵入性操作引起疼痛、哭吵、激惹或吸吮均可引起血压暂时上升。睡眠时收缩压可以降低5 mmHg。

（7）婴儿有BPD/CLD或脑室内出血吗？BPD/CLD患儿有明显的高血压问题（6%～40%）。高血压常发生在出院后。脑室内出血的患儿高血压的风险增加（发生率3%）。

（8）婴儿是否有与发生高血压相关的危险因素？慢性肺病、呼吸窘迫综合征（RDS）、早产、极低出生体重（ELBW）、脐动脉置管、母亲高血压、产前激素、生后急性肾衰竭（急性肾脏损害）、吲哚美辛治疗等均与新生儿高血压有关。

（9）是否最近有快速输注液体或者血制品？液体负荷增加是高血压常见的医源性因素，特别在尿量减少的患儿。

（10）母亲使用毒品（可卡因或海洛因）吗？母亲使用可卡因或者海洛因与其分娩的新生儿发生高血压有关。

【鉴别诊断】　高血压很少见于健康足月新生儿。发生率为0.2%～3%（健康新生儿）到40%（慢性肺病新生儿）。新生儿高血压最主要是肾源性（肾血管或肾脏器质性疾病）。BPD/CLD是最常见的非肾源性病因。

（1）高血压的常见原因：见表61-2。

表61-2　新生儿高血压的病因

心源性	主动脉缩窄（胸主动脉）、主动脉离断、主动脉发育不良
药物：婴儿	糖皮质激素（地塞米松）、茶碱、咖啡因、维生素D中毒、吲哚美辛、泮库溴胺（持续使用）、大剂量肾上腺素能药物、去氧肾上腺素滴眼液、多沙普仑、阿片类药物戒断
药物：母亲	可卡因（可能对新生儿肾脏有害且引起戒断）和海洛因（引起戒断）、产前使用糖皮质激素（有争议）
内分泌	肾上腺出血/血肿、肾上腺性征综合征、先天性肾上腺皮质增生症、库欣综合征、原发性高醛固酮血症、甲状腺功能亢进/Graves病、假性醛固酮增高症Ⅱ型、家族性高醛固酮血症Ⅱ型、Gordon综合征
代谢性	高钙血症
神经性	继发于颅内出血、脑积水、脑膜炎或硬膜下出血/血肿、惊厥、硬膜下血肿、家族性自主神经功能异常、撤药（阿片类）、神经嵴肿瘤或脑血管瘤的颅内压增高
疼痛/激惹	通常引起阵发性高血压
肺源性	BPD/CLD、气胸（少见）
肾实质疾病（获得性）	急性肾小管坏死、皮质和髓质的坏死、间质性肾炎、溶血尿毒综合征、肾结石/肾钙质沉着症、尿路梗阻（如肿瘤或结石）、肾盂肾炎、肾小球肾炎、肾周血肿或尿性囊肿、肾衰竭/肾功能不全、肾脏感染
肾实质疾病（先天性）	多囊性肾病（常染色体阴性或显性遗传）、多囊性-发育不良性肾病、肾发育不良或发育异常、先天性肾病、单侧性肾发育不良、结节性硬化、肾小管发育不良、阻塞性肾病（后尿道瓣膜、肾盂输尿管连接处梗阻）、先天性中胚层肾瘤
肾血管性/血管性	肾动脉血栓（脐动脉相关性）、肾动脉狭窄、肾静脉血栓、中段主动脉综合征（腹主动脉）、先天性风疹综合征（引起动脉钙化）、主动脉发育不良、腹主动脉瘤、一侧或双侧动脉机械压迫（腹部包块或肿瘤）
综合征/畸形综合征	Noonan、Williams、Turner、Liddle（糖皮质激素可治疗性醛固酮增多症）、Cockayne综合征、多发性神经纤维瘤、结节性硬化综合征
肿瘤（压迫肾血管或产生血管收缩物质）	Wilms瘤、中胚层肾瘤、成神经细胞瘤、肾胚细胞瘤、嗜铬细胞瘤
其他	出生窒息、腹壁缺损（如脐膨出或腹裂）关闭手术、腹部手术、ECMO/ECLS、原发性高血压、医源性（过多的钠或静脉补液引起容量负荷过重）、特发性、全肠外营养相关性、婴儿结节性多动脉炎、母亲高血压、环境寒冷或者噪声应激

1）肾源性/血管源性

A. 肾动脉狭窄：出生时即有高血压。占婴儿高血压病因的20%。可能继发于纤维肌细胞发育不良。先天性风疹综合征可以引起动脉钙化和肾动脉狭窄。

B. 肾动脉血栓：最常见于脐动脉置管，也是高血压相对较常见的原因。肾脏血栓栓塞可以引起梗死及肾素释放增加。

C. 肾静脉血栓：见于低血容量或窒息患儿、糖尿病母亲婴儿、凝血功能异者。体征包括高血压、肉眼血尿、血小板减少及腹部肿块。

D. 肾衰竭：生后急性肾衰竭（急性肾损伤）与高血压有关。继发于围生期窒息或感染的急性肾小管坏死（ATN）是常见病因。

E. 先天性肾脏疾病：新生儿常染色体显性或常染色体隐性多囊性肾病可引起高血压及肾脏增大。肾盂输尿管连接处梗阻可激活肾素血管紧张素系统而引起高血压。

2）支气管肺发育不良/慢性肺病（BPD/CLD）是新生儿非肾源性高血压的最常见病因：13%～43%的BPD/CLD患儿发生高血压。病因不清，很可能是多因素的（慢性肺病可能与肾素活性增加、儿茶酚胺分泌增多、慢性缺氧有关）。大多数患儿在出院后发生高血压。

3）主动脉缩窄：新生儿高血压的常见原因。在Turner综合征患儿发病率升高。

4）神经源性：颅内压增高和惊厥可能引起阵发性高血压。脑室内出血可以引起颅内压增高。

5）药物：糖皮质激素（产前和出生后使用）、茶碱、咖啡因、肾上腺素能药物及去氧肾上腺素。母亲使用可卡因可以引起肾脏损害。海洛因戒断可以引起高血压。

6）液体/电解质负荷过重。

7）疼痛或激惹：常引起阵发性高血压。

8）其他：体外膜肺/体外循环（ECMO/ECLS）（高达50%的婴儿）、腹部手术（腹裂关闭）。

【临床资料】

（1）病史：评估母亲因素：母亲妊娠期是否使用可卡因或海洛因，或者产前使用激素？患儿是否有可能引起高血压的疾病，如BPD/CLD、中枢神经系统异常、PDA？检查目前的药物清单，检查患儿是否有脐动脉置管？

（2）体格检查：在大多数患儿，高血压无明显的临床表现，而在检查生命体征时发现。威胁生命的表现包括充血性心力衰竭伴心源性休克或者惊厥。有的患儿表现为呼吸暂停、喂养困难、生长落后、激惹、反应差、无法解释的气促及皮肤花纹。检查有无甲亢表现，如心动过速和面色红。

1）检查双侧股动脉搏动，在主动脉缩窄的患儿中消失或减弱。检查四肢血压（上下肢的血压存在差异，上肢动脉高血压，下肢血压正常或降低）。

2）是否有特殊的体征提示某些与高血压有关的遗传综合征？如Turner综合征、

Noonan综合征、Williams综合征或Liddle综合征。

3）全面的心脏体检除外充血性心力衰竭。是否有心脏杂音？是否有青紫？是否有心动过速？是否有皮肤花纹或血流动力不稳定的体征？

4）呼吸。是否有气促或发绀？

5）检查腹部是否有包块、肾脏大小。是否有腹胀？肾脏增大或腹部包块提示肿瘤、多囊肾、梗阻或肾静脉血栓。上腹部的血管杂音可能提示肾动脉狭窄。

6）检查生殖器除外先天性肾上腺皮质增生症。

7）神经系统体征包括呼吸暂停、反应差、震颤、抽搐、神经反射不对称或肌张力增高。

（3）实验室检查：需要实验室检查的项目很少，根据病史和体格检查决定。基本的检查包括血常规和血小板计数、血清电解质和血钙。血钠和血钾异常提示内分泌原因。白细胞计数增高可见于肾盂肾炎。高钙可证实高钙血症。肾功能的评估很重要，见下：

1）用下列方法评估肾功能：

A. 血清肌酐和尿素氮：增高表明肾功能不全，可能与高血压有关。

B. 尿液分析：尿中红细胞表明梗阻、感染或肾静脉血栓。

C. 尿培养：评估尿路感染包括肾盂肾炎。

D. 血清电解质和二氧化碳：低血钾和高二氧化碳表明原发性高醛固酮血症。

E. 尿蛋白/肌酐，尿白蛋白/肌酐：评估明显的蛋白尿及肾实质疾病。

2）其他在特定婴儿中有用的检查：

A. 血浆肾素水平（血浆肾素活性［PRA］）：可用于肾血管疾病患儿的评价指标。在原发性高醛固酮血症中偏低。在正常婴儿PRA很少升高，可因使用某些药物如氨茶碱后出现假性升高。可直接测定肾素，但是没有正常新生儿的肾素值。

B. 甲状腺功能检测［促甲状腺激素（TSH）、游离T_4］：除外甲状腺功能亢进。

C. 血清皮质醇。

D. 血清醛固酮。

E. 尿香草扁桃酸（VMA）/高香草酸（HVA）：24小时尿儿茶酚胺用于评估是否有嗜铬细胞瘤或神经母细胞瘤。

F. 尿17-羟和17-酮水平：评估Cushing综合征和先天性肾上腺增生症。

G. 尿毒物鉴定。

H. 凝血全套。

（4）影像及其他检查

1）胸片：有助于对充血性心力衰竭或有心脏杂音的患儿进行评估。可见心影增大。

2）肾脏/腹部超声：新生儿首选的筛查方法，应该用于所有的高血压患儿，检测是否有腹部包块，评估肾上腺，检查肾静脉血栓及肾脏是否有阻塞性病变。彩色血流多普勒超声可以用于筛查动脉或静脉问题（血栓）。使用UAC的患儿应进行主动脉和肾动脉的血栓评估。

3）颅脑超声：除外脑室内出血。

4）心脏超声：检查是否有主动脉缩窄或者评价高血压引起的终末脏器损害（如左心室肥厚或者收缩功能降低）。

5）进一步检查：某些高血压患儿需要进行以下检查进一步评估。

A. 血管造影术：评估肾血管疾病，或者腔静脉造影术评估肾静脉血栓。通常可经脐动脉导管进行。肾血管造影/扫描有助于定量评价肾脏功能。磁共振血管成像（MRA）是诊断肾血管性高血压的金标准，推荐用于体重3 kg以上的婴儿。

B. 腹部CT扫描：如果需要明确腹部包块的更多特征。

C. 膀胱尿道照影：如果考虑尿道疾病。

D. 放射性核素显像（核素成像）：可显示肾脏灌注异常，在异常的肾脏还可显示肾血流减少和肾组织的放射性浓聚。DMSA肾脏扫描可以除外动脉梗死。

E. 肾活检可除外肾脏实质性病变。

【处理】

（1）一般治疗：首先治疗明确的或可纠正的引起高血压的病因。停用可引起高血压的药物或调整可引起高血压的血管活性药物的剂量。通过减少液体量或者使用利尿剂纠正液体超负荷。检查容量状态、限制钠和液体摄入量。必要时给予镇痛药物。如果可能，拔除脐动脉置管。在有内分泌异常的患儿，开始给予激素替代。请儿科心脏专家会诊。

（2）药物治疗（见第148章）：确定高血压是轻度、中度或者威胁生命，以指导药物治疗。需要注意，治疗的血压阈值尚未明确，很多推荐仍有争议。需要更多的研究以制定在早产儿的指南。很多患儿需要一种以上的药物治疗。有专家认为，在任何无症状的高血压患儿，如果没有终末脏器受累，仅观察即可。

1）威胁生命的高血压：见表61-1。如果血压极高（＞第99百分位），要考虑有或无症状的高血压危象（充血性心力衰竭、心源性休克、惊厥）。避免快速的血压下降，因为可引起脑缺血和出血。每10分钟测量1次血压。药物选择基于本单位常规。有威胁生命的高血压，首选连续静脉输注的药物，因为可以调整剂量，血压应该在15分钟到1小时内开始下降。

A. 尼卡地平：钙离子阻滞剂，由于其优点以及较少的副作用（反射性心动过速）常被作为治疗的选择性药物。初始剂量是0.5 mcg/(kg·min)，持续静脉输注（见第148章）。

B. 拉贝洛尔：α和β受体阻滞剂。相对禁忌证是心力衰竭和BPD/CLD。剂量

0.4～1 mg/(kg·h),静脉滴注［最大剂量3 mg/(kg·h)］。

C. 艾司洛尔:短效β受体阻滞剂。剂量50 mcg/(kg·min),每5分钟提高25～50 mcg/(kg·min)直至达到目标血压［最大剂量200 mcg/(kg·min)］。

D. 硝普钠:血管舒张药。很难使用,但半衰期非常短,因此其作用可以很快被逆转。剂量0.25～0.5 mcg/(kg·min),静脉滴注。每20分钟调整剂量,直至达到理想的治疗反应。用于出生72小时以后或者有肾衰竭的患儿。可以引起硫氰酸盐的毒性反应。通常剂量是3 mcg/(kg·min),很少＞4 mcg/(kg·min),最大剂量是8～10 mcg/(kg·min)。

E. 非诺多泮:一种新的选择性多巴胺受体1激动剂。广泛用于5 kg以上直至12岁的儿童。用于新生儿心肺分流术后的少尿。

2)中度高血压:见第148章的剂量。

A. 首先开始使用利尿剂,如呋塞米、氢氯噻嗪或氯噻嗪。

B. 如有必要,增加二线用药(如肼苯哒嗪或普萘洛尔):药物选择基于本单位常规。普萘洛尔是最广泛使用的β受体阻滞剂,发生副作用的风险很低。

C. 如果需要增加第三个药物与普萘洛尔联合使用,可以加肼苯哒嗪。

D. 单独使用卡托普利或与利尿剂合用:此药禁用于有双侧肾血管病变的婴儿。血管紧张素转化酶抑制剂在开始治疗和长期使用后均可引起低血压。有报道使用卡托普利后发生少尿和某些神经系统并发症,因此需谨慎使用。

3)轻度高血压:通常观察(推荐)或口服药物。对无症状且无明确病因的患儿,最好选择单纯观察,最近的文献也支持该选择。如果需要使用利尿剂,氯噻嗪或氢氯噻嗪优于呋塞米,因为较少发生电解质紊乱,对于容量负荷过重的患儿效果较好,但是当与其他药物合用时可以引起低血压。安体舒通是保钾利尿剂,也可以考虑。

4)轻度或中度高血压患者,因为胃肠道问题不能耐受口服药物者,可以选择静脉推注药物或者间断静脉给药:

A. 利尿剂:如静推呋塞米。监测电解质。

B. 肼苯哒嗪(血管扩张药):剂量0.1～0.5 mg/kg,每6～8小时一次(最大剂量每次2 mg/kg)。副作用包括心动过速。

C. 拉贝洛尔的剂量是0.2～0.5 mg/kg,间断推注,大于2～3分钟。范围:每次0.2～1 mg/kg,最大剂量每次20 mg。副作用包括心力衰竭。避免用于BPD/CLD患儿。

5)长期口服抗高血压药物:通常适用于中度到重度高血压,需要继续长期口服药物的患儿。药物选择基于本单位常规。详细内容见第148章。最常用药物是血管紧张素转化酶抑制剂、α/β受体阻滞剂和β受体阻滞剂、钙通道阻滞剂、血管扩张药和利尿剂。所有药物都从最低剂量开始。

A. 血管紧张素转化酶抑制剂：如果怀疑肾血管疾病则不用。

a. 卡托普利：常用口服药物。但是由于其对肾发育的影响，特别在早产儿，因此用于胎龄38～40周的患儿（也有建议44周）。禁止用于高钾血症、单侧肾疾病和血钾过高的患儿。

b. 依那普利：起始剂量为0.04～0.1 mg/(kg·d)，每24小时一次，推荐密切监护。

c. 赖诺普利：0.07～0.6 mg/(kg·d)。

B. β受体阻滞剂，α/β受体阻滞剂。不用于BPD/CLD患儿。

a. 普萘洛尔（β受体阻滞剂）：是最常用的β受体阻滞剂，但不应用于BPD/CLD患儿。

b. 拉贝洛尔（α/β受体阻滞剂）：避免用于BPD/CLD患儿。

c. 卡维地洛（α/β受体阻滞剂）：用于心力衰竭患儿。起始剂量每次0.1 mg/kg。

C. 扩血管药物

a. 肼苯哒嗪：可引起心率加快和面红。

b. 米诺地尔：对难治性高血压最有效。剂量：0.2～5 mg/(kg·d)，每天3次。

D. 钙通道阻滞剂

a. 氨氯地平：由于其起效缓慢，适用于慢性高血压。剂量是0.1～0.3 mg/(kg·d)，每天分2次。

b. 依拉地平：在小早产儿的理想剂量很难确定，因很难将药物配制为稳定的悬液。剂量是0.05～0.15 mg/kg，每天分4次。

c. 硝苯地平：可以引起心动过速和暂时的血压下降，但是由于其副作用不能长期使用。在小剂量时也很难给药（最好避免）。剂量是每次0.2 mg/kg。

E. 利尿剂：利尿剂可有效地用于高血压合并BPD/CLD的患儿。监测电解质。

a. 氢氯噻嗪。

b. 氯噻嗪。

c. 螺内酯（安体舒通，醛固酮拮抗剂），可以引起高钾血症。

6）新生儿肾血管性高血压：已有使用依那普利（IV二羧酸盐含血管紧张素转化酶抑制剂）成功治疗的案例，但是需要非常谨慎。副作用是少尿性急性肾衰竭（急性肾损伤）和长期低血压。由于其副作用，使用也受到限制。

（3）外科干预：用于尿路梗阻、某些肿瘤（Wilms瘤和神经母细胞瘤）、单侧的肾静脉血栓、肾动脉狭窄、罕见的多囊性肾病及主动脉缩窄。

· 参 · 考 · 文 · 献 ·

[1] Dionne JM, Abitbol CL, Flynn JT. Hypertension in infancy: diagnosis, management and outcome. *Pediatr Nephrol.* 2012; 27(1): 17–32. Epub 2011 Jan 22. Review. Erratum in: *Pediatr Nephrol.* 2012; 27(1): 159–160.

[2] Nwankwo MU, Lorenz JM, Gardiner JC. A standard protocol for blood pressure measurement in the newborn. *Pediatrics.* 1997; 99(6): E10.

[3] Pejovic B, Peco-Antic A, Marinkovic-Eric J. Blood pressure in non-critically ill preterm and full-term neonates. *Pediatr Nephrol.* 2007; 22(2): 249－257.

62　低 血 糖

Hypoglycemia

【临床问题】 婴儿床旁纸片法血糖监测发现"低血糖"。美国儿科学会（AAP）胎儿和新生儿委员会认为"特定的血糖值或范围不能作为低血糖的定义"，因为没有基于证据的研究可以定义临床相关的新生儿低血糖的血糖值是多少。因此，如何管理新生儿低血糖具有很大的挑战性，因为不可能定义单一的血糖值，对每一个新生儿进行干预。由于生后12～24小时内血糖较低，部分临床医师对出生24小时内的新生儿使用较低的目标血糖值来定义低血糖，是否进行治疗取决于新生儿的临床情况和特点。

注意：由于低血糖与神经发育不良预后有关，建议积极筛查和治疗。发病率受许多因素影响，包括胎龄和病因，为0～15%。

（1）晚期早产儿（胎龄34～36+ 6/7周）和小于胎龄儿（SGA）、糖尿病母亲婴儿（IDM）、大于胎龄儿（LGA）是低血糖高危儿。**AAP指南建议以下低血糖应给予治疗**：

1）任何日龄的有症状的婴儿，血糖＜40 mg/dL。

2）无症状婴儿（出生4小时内），血糖＜40 mg/dL。

3）无症状婴儿（4～24小时），血糖＜45 mg/dL。

（2）AAP指南推荐喂养前的目标血糖值应≥45 mg/dL。

（3）胎龄＜34周的早产儿：目标血糖值＜45 mg/dL（有争议，最好使用当地医院的指南）。没有早产儿指南，血糖应在40～50 mg/dL。

（4）高胰岛素血症婴儿：血糖值＜60 mg/dL认为是血糖过低（有争议）。

【即刻提问】

（1）是否已经复查，是否将静脉血样本送到实验室检查？纸片法测定的血糖不准确，特别是血糖＜40～50 mg/dL，可能误差较大。纸片法测定的血糖可能比实际血糖值差10～20 mg/dL。**注意：永远不要单独根据纸片法测定的血糖值进行诊断或治疗**。开始治疗前，一定要送血清样本到化验室进行血糖测定。纸片法血糖仪（只能使用FDA批准的新生儿的血糖仪）用于医院内监测是准确的，但只能作为筛查用。注意：血细胞比容增高的新生儿，纸片法血糖测定值偏低，可导致假性低血糖。半乳糖血症的婴儿，可导致假性高血糖。**注意：血浆葡萄糖浓度比全血高10%～18%。**

（2）孕母是否存在导致新生儿低血糖的高危因素如妊娠期或胰岛素依赖型糖尿病？约40%的糖尿病母亲婴儿发生低血糖。妊娠期间，母亲糖尿病可能会有高血糖发作，导致胎儿高血糖。胎儿高血糖可诱导胰腺B细胞增生，进而导致胰岛素分泌过多。分娩后，高胰岛素血症持续存在，导致新生儿低血糖。无糖耐量异常的肥胖孕母分娩的婴儿发生低血糖的风险增加。孕母有子痫前期或分娩时接受葡萄糖输注，或者口服特布他林，其分娩的新生儿发生低血糖的风险增加。

（3）婴儿有低血糖的高危因素吗？早产儿、宫内生长受限（IUGR）、LGA/SGA、IDM、体温过低、缺氧/窒息、换血后、输血、疾病状态（呼吸窘迫、败血症）和红细胞增多症等发生低血糖的风险增加。分娩时孕母输注葡萄糖、应用β受体阻滞剂或口服降糖药，其婴儿有发生低血糖的风险。

（4）婴儿摄入葡萄糖的量？葡萄糖需要量取决于胎龄、出生体重和婴儿日龄。正常足月儿生后24小时内葡萄糖的需要量为5～8 mg/（kg·min）。极低出生体重儿，葡萄糖需要量通常为4～6 mg/（kg·min）。如果葡萄糖的摄入量不是根据体重来计算的，可能摄入不足（葡萄糖计算参阅第9章）。

（5）婴儿是否有低血糖的临床表现？**婴儿**可以监测到低血糖，但无明显症状。低血糖临床表现都是非特异性的，这些症状可见于其他疾病（如败血症、中枢神经系统疾病、先天性心脏病、严重呼吸窘迫综合征、肾脏和肝功能衰竭、肾上腺功能不全、代谢紊乱）。低血糖的症状包括呼吸暂停、肌张力低下、吸吮反射减弱、激惹、呼吸不规则、吸吮或喂哺无力、拥抱反射增强、青紫、震颤、苍白、眼震、惊厥、嗜睡、意识改变、体温不稳和昏迷、心动过缓、心动过速、异常哭声（高调）、呼吸急促和呕吐等。如果这些症状随着血糖水平正常而消失，最可能的原因是低血糖，而不是其他疾病。惊厥和昏迷通常发生于严重、长期、反复发作的低血糖。

【鉴别诊断】可分为暂时性低血糖（持续数天）和持续性低血糖（持续数周或数月）。低血糖原因主要有高胰岛素血症（暂时性或持续性）、糖异生下降、糖原储存耗尽或葡萄糖利用率增加。

（1）暂时性低血糖：新生儿期低血糖多数为暂时性的，一般持续数天。喂养延迟的新生儿更常见。部分暂时性低血糖可能持续数天以上（数周到数月）这些患儿多存在继发于围生期应激导致的高胰岛素血症，而非遗传性高胰岛素症，病理生理尚不清楚。原因包括出生窒息、母亲毒血症、早产、SGA和胎儿窒迫。暂时性低血糖的常见原因如下：

1）静脉注射（IV）问题：新生儿突然停止高渗葡萄糖输注，或静脉外渗是常见的原因。

2）热量摄入不足或喂养延迟。

3）胰岛素剂量问题。

4）脐动脉置管。位置靠近胰腺血管附近（腹主动脉或肠系膜上动脉），刺激胰岛素释放。

5）产妇分娩时应用葡萄糖。

6）产妇用药：胰岛素、口服降糖药［磺脲类、格列奈类、列汀类、gliptin、β受体阻滞剂（普萘洛尔、拉贝洛尔）、特布他林、羟苄羟麻黄碱、氯噻嗪、氯磺丙脲］。

7）LGA、SGA、IUGR。

8）妊娠期或胰岛素依赖型（IDM）糖尿病母亲婴儿，无糖耐量异常的肥胖母亲所生婴儿。

9）过期产儿，早产儿。

10）感染和败血症。

11）休克。

12）呼吸窘迫。

13）围生期应激。

14）窒息或缺氧缺血性脑病。

15）体温过低/高热。

16）红细胞增多症/高黏滞血症。

17）胎儿成红细胞增多症。

18）复苏后或换血。

19）先天性心脏病。

20）吲哚美辛。

21）特发性（无明确原因）。

（2）持续低血糖：低血糖持续时间超过7天，或需要葡萄糖输注量＞10～12 mg/（kg·min），维持正常血糖，持续时间超过1周，定义为持续性低血糖。有些专家将低血糖持续到婴儿期（＞1个月）称为持续低血糖。因为某些暂时性低血糖也可持续1个月以上，持续性低血糖多用来描述少见原因导致的更严重的低血糖，如先天性高胰岛素血症、内分泌疾病或先天性遗传代谢疾病。

1）高胰岛素血症：先天性高胰岛素血症（HI），包括既往诊断的胰岛细胞增生症、婴幼儿特发性低血糖、婴儿持续性高胰岛素血症性低血糖、婴儿高胰岛素血症性低血糖。HI指一组遗传性疾病导致的胰岛B细胞分泌胰岛素不当或过多引起的，是持续性低血糖最常见的原因。*ABCC8*和*KCNJ11*基因突变占60%～75%，是最常见的突变。发病率为1/50 000～1/2 500。

A. 遗传因素：基因异常可导致先天性高胰岛素血症。

a. 钾-三磷酸腺苷（KATP）高胰岛素血症：遗传性高胰岛素血症的常见类型，组织学上分为弥漫性和局灶性（常见），由 *ABCC8* 和 *KCNJ11* 基因突变引起。大多数突变是隐性遗传，可引起严重的低血糖，药物治疗无效。少数显性遗传突变可导致轻度低血糖，二氮嗪治疗有效。

b. 谷氨酸脱氢酶HI（GDH-HI，高胰岛素血症-高氨血症综合征）：较为常见，由谷氨酸脱氢酶1基因突变引起。临床症状出现较晚（6个月后），表现为轻度低血糖。

c. 葡萄糖激酶（GCK）突变：可导致高胰岛素血症，管理难易度差异大。

d. SCHAD-HI：短链3-羟基酰基辅酶A脱氢酶（HAH）遗传突变所致。可造成轻到严重的低血糖症。

e. 其他原因：*HNF4A*、*UCP2* 和 *SLC16A1* 基因突变。

B. 胰岛素瘤。包括B细胞腺瘤或胰岛腺瘤病。B细胞增生/发育异常包括腺瘤、磺酰脲类受体缺陷。胰岛素瘤在儿童中很少见。

C. 与高胰岛素血症相关的综合征（高胰岛素血症综合征）：最常见的是 Beckwith-Wiedemann综合征（低血糖、巨舌、脏器肿大、脐膨出、耳皱/小凹、肾脏异常、巨大儿）。其他包括高胰岛素血症/高氨血症综合征、帕尔曼综合征（Perlman）、歌舞伎综合征（Kabuki）、Ondine、科斯特洛综合征（Costello）、Usher Ⅰc型、Simpson-Golabi-Behmel和Sotos综合征。

D. 先天性糖基化异常：蛋白质糖基化的遗传缺陷，有两种类型（Ⅰa型和Ⅰb型），每型又有许多亚型，可导致低血糖。CDG-Ⅰa可伴有心脏缺陷/畸形、小脑萎缩/发育不良、视网膜色素变性。

E. 胰岛素抵抗综合征：可导致高胰岛素血症的空腹低血糖，可以是遗传性或自身免疫性。

2）内分泌疾病：引起激素缺乏的疾病（少见），可导致皮质醇、肾上腺素、胰高血糖素和生长激素（GH）缺乏。其中部分疾病可同时存在高胰岛素血症。

A. 生长激素缺乏（孤立性）。

B. 肾上腺功能不全（皮质醇缺乏）：先天性肾上腺皮质增生症、X连锁肾上腺发育不良、肾上腺出血、肾上腺-生殖综合征。

C. 先天性垂体功能减退：多由垂体前叶发育不良或缺如导致。

D. 先天性促肾上腺皮质激素（ACTH）缺乏或家族性糖皮质激素缺乏。

E. 非常少见。中线部位畸形如中枢神经系统畸形、先天性视神经畸形、神经发育不良、先天性甲状腺功能减退、胰高血糖素缺乏、肾上腺素缺乏。

3）先天性遗传代谢性疾病：糖代谢异常和脂肪酸氧化障碍常发生低血糖，氨基酸代谢异常，有机酸血症和呼吸链障碍也可发生低血糖。

A. 糖代谢异常：如半乳糖血症、遗传性果糖不耐受和糖原累积病。低血糖可能是肝糖原累积病的主要表现(是最常见的与低血糖有关的IEM)。肝糖原累积病导致的低血糖常见于禁食期间。半乳糖血症和遗传性果糖不耐受(在饮食中添加蔗糖之后)都可发生低血糖。

B. 脂肪酸氧化障碍:可表现为孤立性的非酮症性低血糖,也可伴有高氨血症、代谢性酸中毒和转氨酶升高。最常见的是中链酰基辅酶A脱氢酶(MCAD)缺乏症。其他包括长链3-羟基-酰基辅酶A脱氢酶(LCHAD)缺乏症和肉碱缺乏症。

C. 氨基酸代谢异常:遗传性酪氨酸血症和枫糖尿病是常见的导致低血糖的氨基酸代谢异常性疾病。

D. 有机酸血症:可伴有低血糖、甲基丙二酸血症、丙酸血症、戊二酸血症Ⅱ型、3-羟基-3-甲基戊二酸尿症。

E. 呼吸链缺陷(氧化磷酸化缺陷):可能仅表现为低血糖。

4)葡萄糖转运蛋白缺乏症:神经性低血糖较为少见,见于婴儿葡萄糖转运蛋白缺乏(葡萄糖转运蛋白-1)导致脑葡萄糖转运障碍。

【临床资料】

(1)病史和体格检查:评估婴儿是否有低血糖的临床表现(参阅第二部分)。

1)提示诊断的发现。有败血症或休克的临床表现吗?是否有先天性畸形提示临床综合征?婴儿有多血症吗(红细胞增多症)?是否有性发育异常(先天性肾上腺皮质增生)?是否存在中线部位畸形和小阴茎(全垂体功能低下)?是否有白内障(半乳糖血症和宫内感染)?尿液是否有枫糖味道(先天性糖代谢异常)?生长发育是否异常(IUGR/SGA和LGA)?是否有肝大(Beckwiths-wiedemann综合征、半乳糖血症、果糖血症)?是否为巨大儿?大多数婴儿是巨大儿。婴儿是否多毛(提示IDM)?严重的可导致婴儿痉挛(罕见)。先天性高胰岛素血症的婴儿可能有面部畸形(高额头、鼻尖小、人中短、方脸)。低血糖婴儿也可发生惊厥。

2)高胰岛素血症的特异性表现。Beckwith-Wiedemann综合征:LGA、巨舌、眼睛大、耳垂皱褶、耳位低、腹壁缺损、睾丸未降、腹直肌分离。帕尔曼(Perlmann)综合征:巨大儿、心脏缺陷/畸形、有发生Wilms肿瘤的危险、眼窝深陷、鼻梁凹陷、胼胝体发育不良。科斯特洛综合征(Costello):心脏缺陷/畸形、皮肤松弛(皱褶)、嘴大。亚瑟综合征Ⅰc型(Usher syndrome type Ⅰc):消化道畸形、耳聋、色素性视网膜炎。索托斯(Sotos syndrome)综合征:LGA、骨骼畸形、心脏缺陷/畸形。蒂莫西综合征(Timothy syndrome):并指、心脏缺陷/畸形、长QT综合征。歌舞伎综合征(Kabuki syndrome):骨骼畸形、泌尿道异常、心脏缺陷/畸形、肠道畸形。Simpson-Golabi-Behmel综合征:眼距宽、口大、LGA、骨骼畸形、心脏缺陷/畸形、肠道畸形、肿瘤风险、胼胝体发育不全、小脑萎缩/发育不良、耳聋。

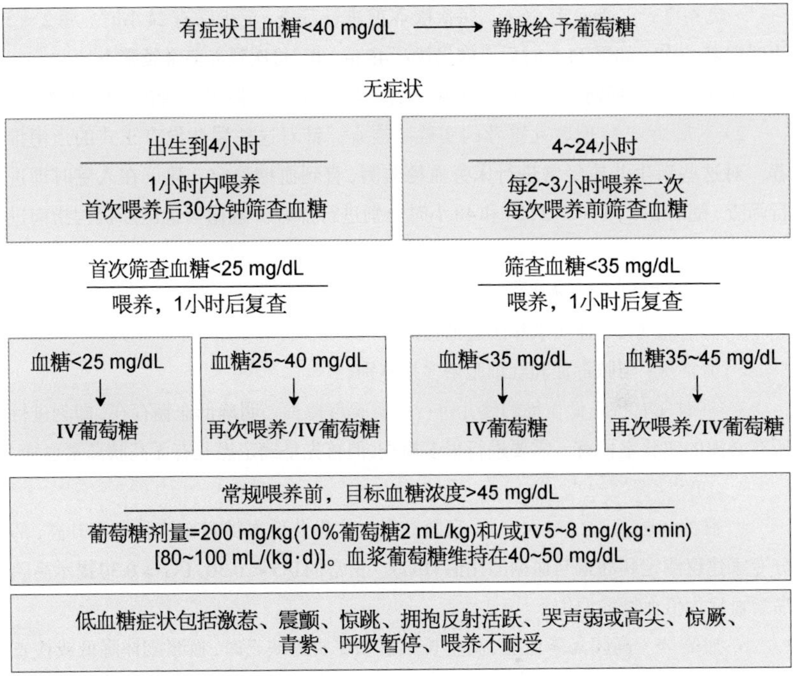

| 有症状且血糖<40 mg/dL | ⟶ | 静脉给予葡萄糖 |

无症状

出生到4小时	4~24小时
1小时内喂养 首次喂养后30分钟筛查血糖	每2~3小时喂养一次 每次喂养前筛查血糖
首次筛查血糖<25 mg/dL 喂养，1小时后复查	筛查血糖<35 mg/dL 喂养，1小时后复查

血糖<25 mg/dL	血糖25~40 mg/dL	血糖<35 mg/dL	血糖35~45 mg/dL
↓	↓	↓	↓
IV葡萄糖	再次喂养/IV葡萄糖	IV葡萄糖	再次喂养/IV葡萄糖

常规喂养前，目标血糖浓度>45 mg/dL

葡萄糖剂量=200 mg/kg(10%葡萄糖2 mL/kg)和/或IV5~8 mg/(kg·min)
[80~100 mL/(kg·d)]。血浆葡萄糖维持在40~50 mg/dL

低血糖症状包括激惹、震颤、惊跳、拥抱反射活跃、哭声弱或高尖、惊厥、
青紫、呼吸暂停、喂养不耐受

图62-1 晚期早产儿(LPT)、小于胎龄儿(SGA)、糖尿病母亲婴儿(IDM)、大于胎龄儿(LGA)生后血糖筛查和管理。LPT和SGA(筛查0~24小时)，IDM和胎龄≥34周LGA(筛查0~12小时)。IV: 静脉输注(Reprinted with permission from Committee on Fetus and Newborn, Adamkin DH. Postnatal glucose homeostasis in late-preterm and term infants. Pediatrics.2011; 127: 575-579.)

(2) 实验室检查

1) AAP低血糖筛查指南。参见图62-1。

A. 无症状者

a. 正常妊娠和分娩的健康足月儿(无临床表现和高危因素): 无须筛查或监测。只对有临床症状或有高危因素的足月儿进行筛查。

b. 有高危因素的晚期早产儿或足月儿: 根据高危因素筛查。IDM可在出生后1小时发生低血糖。SGA或LGA婴儿生后3小时即可发生低血糖,但可持续到生后10天。

－无症状高危儿筛查。应在出生后数小时监测血糖,并在喂养后多次复查。应在生后1小时喂养,并在喂养后30分钟进行检查。

－IDM和胎龄≥34周LGA新生儿。IDM和LGA新生儿至少筛查至生后12小时,维持血糖>40 mg/dL。

－晚期早产儿和足月SGA。每次喂养前进行筛查,至少筛查24小时。每2～3小时喂养一次。如果24小时后血糖仍然＜45 mg/dL,每次喂养前继续筛查。

B. 有症状。任何有低血糖临床症状的婴儿均需要立即(几分钟内)测定血糖。

2) 对胎龄＜34周婴儿推荐的实验室检查。针对这些婴儿没有正式的指南推荐。对这些新生儿应经常进行床旁血糖监测,直到血糖稳定。建议在入院时即进行筛查,随后在2、4、6、12、24和48小时分别进行筛查。遵循当地医疗机构指南进行筛查。

A. 暂时性低血糖的初始实验室检查:

a. 血清糖测定:证实纸片法血糖检测异常。

b. 血常规:与脓毒症和红细胞增多症鉴别。

3) 针对所有持续低血糖的婴儿进行的实验室检查。明确低血糖存在,即刻进行所有必需的实验室检查。需要进行很多检查,但首先是确定患儿有无高胰岛素血症。

A. 初始实验室检查

a. 血糖和胰岛素(I/G水平)。高胰岛素血症患儿低血糖时血清胰岛素升高,部分专家建议测定胰岛素与血糖的比值(I/G)。正常的I/G＜0.30,I/G＞0.30提示高胰岛素血症为低血糖的原因。

b. 血酮体。高胰岛素血症、高生长激素和皮质醇缺乏时,血浆酮体降低或检查不到。

c. β-羟基丁酸和游离脂肪酸:胰岛素过高时降低。

d. 血清乳酸。遗传代谢性疾病时可升高。

e. 血氨。排除高胰岛素血症、高氨血症综合征。

f. C肽。高胰岛素血症和胰岛素瘤升高。

g. 胰岛素样生长因子结合蛋白(IGF-BP1)。高胰岛素血症时减少。

h. 血清胰岛素、C肽、胰岛素原水平升高,而血葡萄糖、游离脂肪酸、酮体和IGF-BP1降低,可诊断先天性高胰岛素血症。

B. 诊断高胰岛素血症相关的低血糖主要实验室检查。

a. 血浆胰岛素＞2 μU/mL。

b. 血浆游离脂肪酸＜1.5 mmol/L。

c. 血浆β-羟基丁酸＜2 μmol/L。

d. 胰高血糖素激发试验。胰高血糖素0.03 mg/kg,静脉输注,可使血糖升高＞25～40 mg/dL。

C. 区分遗传代谢性疾病和垂体功能低下及高胰岛素血症。胃肠道外给予胰高血糖素(每次0.3 mg/kg),用药前及用药后15分钟分别进行下列实验室检查,包括血清葡萄糖、酮体、游离脂肪酸、乳酸、丙氨酸、尿酸、胰岛素、生长激素、皮质醇、胰高血糖素、T_4、促甲状腺激素（TSH）。结果解读见表62-1。

表62-1　静脉使用胰高血糖素前后检查项目的变化对持续性低血糖进行诊断

变化	高胰岛素血症		垂体功能减退症		代谢缺陷	
	前	后	前	后	前	后
葡萄糖	↓	↑↑↑	↓	↑/N	↓	↓/N
酮体	↓	↓	N/↓	N	↑	↑
游离脂肪酸	↓	↑	N/↓	N	↑	↑
乳糖	N	N	N	N	↑	↑↑
丙氨酸	N	?	N	N	↑	↑↑
尿酸	N	N	N	N	↑	↑↑
胰岛素	↑↑	↑↑↑	N/↑	↑	N	↑
生长激素	↑	↓	↓	↓	↑	↑
可的松	↑	↓	↓ᵃ	↓ᵃ	↑	↑
TSH和T_4	N	N	↓ᵃ	↓ᵃ	N	N

N，正常或无变化；↓，降低；↑，升高；?，不清楚；TSH，促甲状腺素；T_4，甲状腺素；ᵃ反应可因垂体功能减退的程度而变化。

D. 其他实验室检查。包括血pH（遗传代谢性疾病）、皮质醇和ACTH（肾上腺疾病）、生长激素（生长激素缺乏）、血氨（半乳糖血症、高胰岛素血症/高氨血症）、T_4和TSH（甲状腺功能减退）、血乳酸（糖原累积症）、尿酮、尿还原性物质、尿氨基酸、尿有机酸（先天性遗传代谢疾病）、游离脂肪酸（脂肪酸氧化障碍）、血浆酰基肉碱（3-羟基酰基辅酶A脱氢酶，HADH）缺陷。

E. 基因检测。遗传性综合征诊断。

（3）影像学和其他检查

1）胰腺超声/计算机断层扫描（CT）。寻找腺瘤。

2）超声心动图。可显示暂时性高胰岛素血症（IDM）导致的一过性肥厚型心肌病。

3）血尿串联质谱。可识别先天性遗传代谢性疾病（参阅第101章）。

4）氟-18-L二羟基苯丙氨酸正电子发射层析成像（18- F-DOPA PET/CT）可术前定位病灶，有助于外科切除。

【处理】

（1）总体治疗原则：低血糖治疗有许多不同的指南，最好遵循你所在医疗机构的指南。以下介绍AAP对有低血糖高危因素的早产儿和足月儿的管理指南推荐意见，以及对胎龄＜34周的早产儿管理指南推荐。总的目标是维持正常血糖。有低血糖高危因素及已确诊低血糖的患儿者应每1～2小时进行血糖监测,直到血糖水平稳定,然后每4小时监测一次。一旦血糖水平稳定,下一步是确定低血糖的病因。有时病因比较容易发现,如母亲有糖尿病或IUGR。如果原因不易确定,则需要进一步实验室检查。

1)AAP针对有低血糖高危因素的晚期早产儿(GA＞34周)和足月儿的推荐。

低血糖的症状包括激惹、青紫、惊厥、呼吸暂停、呼吸急促、哭声微弱或高尖、松软、昏睡、喂养不耐受、眼球震颤(图62-1)。

A. 有症状的婴儿。如血糖＜40 mg/dL,应静脉输注葡萄糖治疗。10%葡萄糖2 mL/kg,注射速度为1 mL/min。随后给予葡萄糖持续静脉输注,糖速5～8 mg/(kg·min)[80～100 mL/(kg·d)],使血糖达到40～50 mg/dL。

B. 无症状的婴儿。参阅图62-1。

C. 24小时后如果血糖水平不能维持在＞45 mg/dL[10%葡萄糖,糖速5～8 mg/(kg·min)]。考虑高胰岛素血症性低血糖。应在床旁监测血糖,在血糖＜40 mg/dL时,同时抽血检查血清胰岛素和血浆葡萄糖。结果出来以后应请内分泌科医师会诊。

2)胎龄＜34周早产儿的指南推荐(有争议)

A. 无症状低血糖治疗存在争议。这里给出一种治疗方案。部分临床医师根据血糖检测水平、临床状况及婴儿的胎龄和日龄,可早期喂养进行干预。部分临床医师根据血浆葡萄糖水平(一般＜25 mg/dL)对所有婴儿采用静脉输注葡萄糖治疗。遵循所在医疗机构的指南。

a. 抽取血标本送化验室检查,作为血浆葡萄糖基础值。

b. 血糖＜25 mg/dL的婴儿:即使婴儿无低血糖的临床表现(有争议),也应建立静脉通路,输注葡萄糖,糖速5～8 mg/(kg·min)(具体计算见第9章)。开始每30分钟检查一次血糖,直到血糖稳定。增加葡萄糖的输注量,直到达到正常血糖值。对无症状的新生儿禁止推注葡萄糖,因为可能导致低血糖反弹(有争议)。

c. 血糖25～45 mg/dL的婴儿。如果没有低血糖高危因素,且临床稳定的婴儿,可给予5%的葡萄糖或配方奶早期喂养(如有必要可鼻饲喂养)。每30～60分钟监测一次血糖,直到稳定,然后每隔4小时监测一次血糖。如果血糖仍然很低,建立静脉通路,静脉输注葡萄糖,糖速5～8 mg/(kg·min)。

B. 症状性低血糖(暂时性)。参阅前面提到的症状。尽管存在争议,但症状性低血糖多需要静脉输注葡萄糖。

a. 抽取血标本送化验室检查,作为血浆葡萄糖基础值。

b. 建立静脉通路,开始输注葡萄糖。10%葡萄糖2 mL/kg,静脉推注,速率为1.0 mL/min(这种情况通常不会导致低血糖反弹)。随后开始持续静脉输注葡萄糖[糖速5～8 mg/(kg·min)或80～100 mL/(kg·d)],增加血糖输注量维持正常血糖（＞40～50 mg/dL）。每30～60分钟监测一次血糖，直到血糖稳定。通过外周静脉输注葡萄糖的最高浓度是12.5%。有研究发现，体重为1 500～2 500的患病早产儿，输注12.5%葡萄糖（DW）优于10%葡萄糖溶液。如果需要更高浓度的葡萄糖溶液，则需要留置中心静脉导管。高浓度葡萄糖液为高渗液，可能会损伤静脉。如果静脉置管有困难，也可以放置脐静脉置管。

3）如果不能建立静脉通路，在糖原储备足够的情况下，可应用胰高血糖素（参阅第148章）。IDM效果较好，但IUGR或SGA的新生儿效果较差，因为这些患儿肌肉量和糖原储备不足。胰高血糖素剂量为每次0.02～0.30 mg/kg，总量不超过1.0 mg。在静脉通路未建立前，可以皮下注射或肌内注射。

4）持续数天以上的暂时性高胰岛素血症（2～3个月）。这些婴儿对葡萄糖的需求量很高［＞20 mg/（kg·min）］，对二氮嗪治疗反应良好，通常二氮嗪治疗时间较短。

5）持续性低血糖。超过7天的持续或反复发生的低血糖定义为持续性低血糖，多需要输注糖速＞12 mg/（kg·min）才能维持正常血糖。这些婴儿的管理较为复杂，因为面临液体负荷过多和心力衰竭的风险。多数患儿需要留置中心静脉置管，输注高浓度的葡萄糖。有些患儿需要胃造口术缩短喂养间隔。应请内分泌科医师会诊。

A. 葡萄糖持续静脉输注，糖速16～20 mg/（kg·min）。葡萄糖输注速率＞20 mg/（kg·min），再增加糖速通常无效。如果此时婴儿仍有低血糖，应给予药物治疗。

a. 糖皮质激素。既往用于治疗持续性低血糖。一些单位仍然使用糖皮质类激素作为一线药物治疗。因为存在副作用不再推荐使用，现在只用于有证据提示肾上腺功能不全的患儿（参阅第148章剂量）。

b. 可尝试以下药物。加入新的药物治疗时，不需要停用原来的药物。不同医疗机构治疗方法存在差异。明确患儿的遗传分型有助于指导治疗。与*ABCC8*和*KCNJ11*基因突变相比，*GLUD1*、*HNF4A*、*HADH*、*GCK*和*UCP2*基因突变者，使用二氮嗪治疗效果好。由父亲*ABCC8/KCNJ11*突变引起的类型多是局灶性，手术治疗效果好。围生期应激导致的暂时性高胰岛素血症伴高胰岛素血症的综合征对二氮嗪有效。剂量参阅第148章。

－二氮嗪。首选治疗药物。初始剂量为10 mg/（kg·d），口服，8小时一次。剂量范围为5～15 mg/（kg·d），8小时一次。常与氯噻嗪联合应用，具有协同作用，且可减少液体潴留。二氮嗪治疗的前5天为试验期，如果正常喂养及喂养期间4小时空腹期间没有低血糖发作可认为有效。如果无效，接下来应尝试使用奥曲肽。

－奥曲肽。生长抑素的长效类似物，优于生长抑素（生长抑素的半衰期很短）。应用二氮嗪治疗无效的婴儿可给予奥曲肽治疗。起始剂量为2～10 μg/（kg·d），皮下注射，每6～12小时一次，或连续静脉输注。最大剂量40 μg/（kg·d），每6～8小时一次。可与喂养一起长期使用。

－胰高血糖素。如果患儿糖原储存足够，也可临时应用（如静脉通道/中心静脉置管建立中、等待手术、与奥曲肽联合应用使血糖暂时稳定）。剂量为每次0.02～0.30 mg/kg，可静脉、肌内或皮下注射。20分钟后可以重复一次（最大剂量1 mg）。

－硝苯地平。已应用于部分婴儿，但由于可导致严重低血压，且长期应用经验不足，不建议使用。

－内分泌疾病治疗药物。如果有生长激素缺乏症应给予生长激素。肾上腺素缺乏症患儿可给予肾上腺素。胰高血糖素缺乏的婴儿可使用锌精蛋白胰高血糖素。葡萄糖转运蛋白缺乏症可给予生酮饮食治疗。

c. 胰腺手术治疗。药物治疗无效可考虑胰腺手术治疗。推荐用于胰腺局灶性病变的患儿（部分胰腺切除术）和部分弥漫性病变如B细胞增生（胰腺次全切除术）。部分婴儿可能需要全胰腺切除术才能控制高胰岛素血症。

（2）特异性治疗方案

1）新生儿胰岛功能亢进：多需要进行胰腺切除术（切除至少95%的胰腺）。当胰腺分泌过多时，可以进行部分切除术，切除只局限于胰腺的一小块区域。研究表明一些先天性高胰岛素血症患儿通过二氮嗪和奥曲肽治疗，几十年均控制良好。

2）先天性垂体功能减退：氢化可的松和静脉输注葡萄糖治疗多有效。需要使用人生长激素治疗（剂量参见第148章）。

3）遗传代谢性疾病

A. Ⅰ型糖原累积病。少量多餐，避免摄入果糖或者半乳糖可能有效。

B. 遗传性果糖不耐受。给予无果糖饮食。

C. 半乳糖血症。疑诊患儿立即给予无半乳糖饮食。

· 参 · 考 · 文 · 献 ·

[1] Committee on Fetus and Newborn, Adamkin DH. Postnatal glucose homeostasis in latepreterm and term infants. *Pediatrics.* 2011; 127: 575–579.

63 低钾血症
Hypoklacemia

【临床问题】　护士报告患儿血清钾为2.8 mEq/L。正常血钾值随各实验室检测方法的不同而有变化，但通常介于3.5～5 mEq/L。低钾血症定义为血清钾＜3.5 mEq/L。轻度低钾血症是3.0～3.5 mEq/L。中度低钾血症是2.5～3.0 mEq/L，严重低钾血症是＜2.5 mEq/L。严重低钾血症可以引起心律失常。

【即刻提问】

（1）是静脉血清钾吗？如果是足跟血显示低钾，则需要采静脉血进行检测后证实，因为溶血导致红细胞破坏，静脉血检测值可能比足跟血更低。标本是否立即送检？标本在温暖的区域放置数小时，可发生假性低钾血症。

（2）患儿接受利尿剂治疗吗？是否使用排钾利尿剂或洋地黄？新生儿低钾血症通常发生在长时间使用利尿剂后。如果正在使用洋地黄，低钾血症可以引起明显的心律失常。

（3）患儿摄入钾的量？正常维持量是 $1 \sim 2$ mEq/（kg·d）。

（4）是否有腹泻、经鼻胃管/口胃管（NG/OG）或者回肠造口的胃肠液丢失？大量消化液的丢失可以引起低钾血症。严重呕吐也可引起低钾血症，如婴儿肥厚性幽门狭窄。

（5）患儿的血镁是多少？低镁血症可以引起低钾血症。尽管补充钾，但是低钾血症仍然无法纠正时应考虑此诊断。

【鉴别诊断】 低钾血症可以由于长期的钾摄入不足、胃肠道丢失、肾脏丢失、细胞内外转移或重分布引起。其中经胃肠道和肾脏丢失较常见。**药物（利尿剂）是新生儿重症监护室中最常见的病因。**

（1）假性高钾血症：可以见于血液样本在温暖环境中存放太长的时间、白细胞较多（异常的白细胞摄取钾），或者足跟采血。

1）摄入不足（较少）。钾的维持输注或口服量不足。详细讨论见第9章。

2）胃肠道丢失

A. 经过鼻胃管丢失液体（常见）。经鼻饲管丢失的电解质未进行替代治疗，或者经回肠造瘘口丢失过多。

B. 腹泻。先天性失氯性腹泻、胃肠道瘘管、短肠综合征。

C. 呕吐。可以引起低钾血症，如婴儿肥厚性幽门狭窄伴呕吐。

D. 药物。降钾树脂引起粪便中钾的丢失。

3）肾脏丢失

A. 药物：

a. 使用利尿剂，特别是长期使用噻嗪类或襻类利尿剂，是最常见的药物相关性病因。

b. 激素和激素类药物。

c. 抗生素。大剂量的青霉素、氨苄西林、羧苄西林、万古霉素。超低出生体重儿如果联合使用氨基糖苷类和万古霉素，可以引起肾小管功能紊乱，伴随钾的丢失。

d. 消耗镁的药物。例如两性霉素B和氨基糖苷类。两性霉素B可以直接引起肾小管损害和钾丢失。

    A. 任何引起多尿的因素。

    B. 肾小管丢失。

    a. 肾小管酸中毒（RTA）。1型和2型。

    b. 低镁血症。通过增加远端钾的分泌而增加钾的丢失。

    c. Batter综合征（新生儿）少见的失钾病因，继发于氯离子通道的异常。假性Batter综合征和Batter综合征具有同样的临床和生物学特征，但没有原发的肾小管异常。先天性低钾血症伴高钙血症类似于Batter综合征。

    d. 其他综合征。Liddle、Gitelman和Fanconi综合征。

    4）钾离子从血清向细胞内的跨细胞移动

    A. 碱中毒（代谢性或呼吸性）促使钾进入细胞内，引起低钾血症。pH每上升0.1个单位，血清钾降低0.6 mEq/L。呼吸性碱中毒的影响少于代谢性碱中毒。

    B. 胰岛素治疗引起细胞内钾摄取增多。

    C. 药物。引起细胞内钾摄取增多的药物包括：β受体激动剂（如肾上腺素、减充血剂、支气管扩张剂、保胎药）和嘌呤衍生物（茶碱、咖啡因）。超剂量相关的：胰岛素、维拉帕米（异搏定）。

    D. 低体温可使钾进入细胞内，血清钾降低。

    E. 内分泌疾病引起钾丢失（少见）。

    a. 先天性肾上腺增生。11β-羟化酶缺陷占5%～10%，可以引起高血压、低钾性碱中毒和钠潴留。

    b. 原发性高醛固酮血症/Conn综合征。高血压、低钾血症和低肾素活性是该病的3个特点。继发性高醛固酮血症可以源于肾动脉栓塞、分泌肾素的肿瘤和主动脉缩窄。

    c. Cushing综合征。婴儿的肾上腺皮质功能增强通常是由于功能性肾上腺皮质肿瘤引起的。

    d. 表观盐皮质激素分泌过多综合征（AME）。可能是先天性的，可以引起低钾血症。

    e. 甲状腺功能亢进。

【临床资料】

    （1）体格检查：轻度低钾血症可以没有任何症状。低钾血症的症状累及骨骼肌肉（无力、肌张力降低、感觉异常、瘫痪）、胃肠道（恶心、呕吐、腹泻、肠梗阻）和中枢神经系统（反应差），在婴儿较难评估。在严重的低钾血症，患儿可以有反应差，肠梗阻（腹胀和肠鸣音减弱）、心律失常（很少，除非低于2.5 mEq/L）、松软或膈肌瘫痪，心动过缓伴随心血管系统衰竭。在幽门肥厚性狭窄的患儿，23%可触及增厚的幽门肌或者"幽门橄榄"(在吃奶时或吃奶后可触及)。

(2)实验室检查

1)重复检测血钾证实数值正确真实。

2)检测尿电解质。定期检测尿钾,确定是否尿中丢失过多。如果近期使用利尿剂则不准确。

3)血清电解质和肌酐。评估肾脏状态及其他电解质异常。

4)血气分析。碱中毒可以引起或加重低钾血症(即氢离子转移到细胞外、钾离子进入细胞,引起血清钾水平降低)。治疗酸中毒可以加重低钾血症。

5)血清镁。除外低镁血症。

6)药物筛查。当患儿使用任何可能引起低钾血症的药物时,最好检测药物浓度。如果患儿使用洋地黄制剂,需要检测洋地黄血药浓度。低钾血症可以加重洋地黄诱导的心律失常。

7)促肾上腺皮质激素(ACTH)、皮质醇、肾素活性和醛固酮水平。评估Cushing综合征、肾上腺增生和Conn综合征。

8)血清胰岛素和C肽检测。评估是否有高胰岛素血症。

A. 腹部放射性检查。如果怀疑肠梗阻。

B. 腹部超声。如果怀疑幽门狭窄,则可选择。也可用于检查肾上腺肿瘤或增生。

C. 心电图(ECG)。低钾血症时,心电图可正常或者出现传导异常。如果存在低钾血症而患儿不稳定,心电图可以表现为传导异常如明显的U波伴随QT间期延长,T波平坦或双向、ST段压低,也可发展为室性或房性心律失常。U波表现可类似于房颤。注意这些心电图表现也可见于低镁血症。洋地黄的毒性随着血钾降低而加剧。

D. 磁共振(MRI)。如有指征可行头部磁共振除外垂体肿瘤。

【处理】

(1)一般治疗:因为利尿剂使用增多,NICU患儿低钾血症发生增加,治疗的目标是增加钾的摄入,维持正常血清水平。短期输注钾可以引起静脉损伤,偶尔发生高钾血症,因为钾不能快速地平衡。不推荐快速纠正,因为高钾血症有风险,且有潜在的心脏并发症。建议缓慢纠正,通常大于24小时。如果给予大剂量快速推注,可能会引发心跳骤停。应该每4～6小时监测血钾水平直至完全纠正。一旦血钾水平达到正常高限,减少钾的摄入。大部分病例可以通过补充$1～2 mEq/(kg \cdot d)$的钾而得到纠正。

1)如果存在碱中毒,在纠正钾之前纠正碱中毒。

2)如果有酸中毒,可给予乙酸钾或柠檬酸钾。治疗酸中毒可能加重低钾血症。

3)纠正低镁血症。

(2)紧急治疗威胁生命的心律失常或血钾低于2.5 mEq/L。静脉补钾需要心电监护。不要静脉推注。仅限于极端紧急的情况下考虑每次给予$0.5～1 mEq/kg$,经中心静脉给予,大于1小时,并且给予持续心电监护,最大滴速1 mEq/(kg·h)。

(3)症状性低钾血症(不是危及生命的):应该静脉补钾治疗。可以通过增加静脉补液中钾的量(首选)或者在24小时纠正:

$$缺乏的钾(mEq/L)=(正常钾-测得的钾)×体重(kg)×0.3$$

(4)轻度低钾血症:可以通过治疗好转。如果可经口喂养,则给予口服补氯化钾,通常2~3 mEq/(kg·d)分3~4次(用食物稀释),根据血清钾水平调整。

(5)低钾血症伴随低血容量:静脉输注氯化钾。

(6)特殊治疗:任何特殊的问题(即肾脏疾病、肾上腺异常、某些代谢问题)需要特殊评估和治疗。

1)钾的摄入不足。计算正常的钾输注维持量,并相应增加[正常维持量是1~2 mEq(kg·d),通常在生后1天以后给予]。

2)异常钾丢失。

A. 药物。如果患儿使用排钾药物,则增加钾的摄入(如支气管肺发育不良长期口服利尿剂者)。可给予口服补充氯化钾,1~2 mEq/(kg·d),分3~4次(与食物同服)。根据血钾水平相应调整。既往认为保钾利尿剂可减少补充钾,然而一项随机研究结果显示:螺内酯(安体舒通)不影响血清钠和钾等电解质。

B. 胃肠道丢失

a. 严重的腹泻。停肠内喂养,使胃肠道休息,给予静脉补钾[初始剂量KCl,1~2 mEq/(kg·d)]。监测血清钾水平,调整静脉补充量。

b. 鼻饲管引流/严重呕吐。应该每班记录丢失量,等量mL/mL替代,以1/2张生理盐水配制10~20 mEq/L的KCl替代。

c. 幽门狭窄。如果有脱水及需要外科手术,纠正脱水。

(7)肾脏钾丢失:除药物引起的以外。

1)Batter综合征。口服补充钾,起始剂量2~3 mEq/(kg·d),根据需要增加,维持正常的血钾水平。某些类型对吲哚美辛治疗有反应。

2)高醛固酮血症。手术或地塞米松治疗。

3)Cushing综合征。药物,可能需手术治疗。

4)肾小管酸中毒1型和2型。必要时给予碱性液治疗或补充钾。

(8)钾重分布

1)碱中毒。确定代谢性或呼吸性碱中毒的病因,治疗基础疾病。在增加钾摄入之前纠正碱中毒。

2)药物。如果可能,停用,或者采用不影响钾代谢的药物进行替代(见第三部分)。

64 低钠血症
Hyponatremia

【临床问题】 新生儿血清钠127 mEq/L，低于正常值下限135 mEq/L。在早产儿中低钠血症的发生率高于高钠血症。有证据显示极早产儿（胎龄＜33周），的血钠变化大，低钠血症是重要的临床问题，这些患儿2岁时发生不良神经运动结局的风险高。因限制钠摄入而引起低血钠风险增加的早产儿在10～13岁时发生生长和神经发育损害。低钠血症也是发生感音性耳聋、颅内出血和脑瘫的危险因素。有围生期窒息病史的低钠血症患儿，死亡率更高。

【即刻提问】

（1）有惊厥吗？ 惊厥可见于患儿血清钠极低时（通常＜120 mEq/L），是急症，需要立即静脉补钠纠正。

（2）患儿已摄入的钠和自由水？ 是否有体重增加或下降？ 确定摄入足够量的钠，自由水的摄入无过量。钠的正常摄入量为2～4 mEq/(kg·d)。体重增加伴有低钠时，最大的可能是容量负荷过重，特别是在生后1～2天，此时体重应该有下降。

（3）尿量？ 在抗利尿激素分泌异常综合征（SIADH）患儿，尿量减少。如果尿量增加[＞4 mL/(kg·h)]，则需检测尿钠，明确是否尿钠丢失增多。

（4）患儿正在使用的药物？ 是否使用经肾脏失盐的药物？ 利尿剂如呋塞米可以引起低血容量性低钠血症。其他能引起低钠血症的药物包括茶碱、卡马西平、氯丙嗪、吲达帕胺、胺碘酮和选择性5-羟色胺再摄取抑制剂。这些药物多数可以引起SIADH（等渗性低钠）。吗啡和巴比妥也可以引起低钠血症。

（5）母亲是否使用低张液体输入或者过量的催产素？ 母亲在分娩期间有低钠血症吗？ 如果有，其分娩的新生儿可以在出生时发生低钠血症。低钠血症母亲的婴儿可以在分娩后出现低钠血症。

（6）患儿日龄是否在生后1周（早发型低钠血症）或者在生后第3～4周（晚发型低钠血症）？ 早发型低钠血症可能是由于自由水增多，原因包括分娩时母亲的自由水增多或是由于围生期非等渗的血管加压素释放增加[见于围生期窒息、呼吸窘迫综合征、双侧气胸，脑室内出血（IVH）和服用某些药物]。也可见于自由水摄入过多或者钠摄入不足。晚发型低钠血症常见原因为钠摄入不足或者肾脏丢失过多。晚发型也可见于抗利尿激素（ADH）释放增加，肾衰竭或自由水潴留引起的水肿，但是较少见。胎龄＞28周的早产儿已有较高的钠排泄分数。

【鉴别诊断】 鉴别时需首先确定血钠值是否真实。某些情况可以引起假性低钠血症。钠的摄入量是否足够？ 需要确定低钠血症是由于全身钠的缺乏还是自由水的过剩。是否排水的能力不足？有无钠丢失过多？是否使用引起低钠的药物？病因决定治疗。新生儿最常见的低钠原因是过多的水或自由水潴留引起的低渗性低钠（稀释性）。

（1）假性低钠血症：可由高脂血症、高蛋白血症或者高血糖引起。高血糖时，当血糖超过100 mg/dL时，血糖每升高100 mg/dL，钠降低1.6 mEq/L。也可见于经输注低钠液体的血管置管中采集血标本。

（2）钠摄入不足：钠的维持量为2～4 mEq/(kg·d)。

（3）低钠血症伴细胞外液体增多（血容量过多）：因细胞外液过剩引起。表现为正水平衡。机体总钠及体液总量增加。细胞外液增加非常明显，导致水肿和体重增加。病因包括下列几项：

1）充血性心力衰竭。

2）脓毒性伴心输出量下降。

3）神经肌肉麻痹伴液体潴留（如使用泮库溴胺）。

4）肾衰竭。

5）肝功能衰竭（肝硬化）。

6）肾病综合征。

7）坏死性小肠结肠炎（后期）。

8）吲哚美辛治疗（可引起水潴留）。

（4）低钠血症合并低血容量（细胞外液丢失）：见于细胞外液丢失，可经肾脏丢失或者过多的肾外丢失。机体总钠和体液总量以及细胞外液均减少。

1）肾脏丢失（尿钠＞20 mEq/L）

A. 利尿剂。

B. 肾脏异常。

a. 肾脏不成熟。新生儿肾脏未成熟。早产儿更易发生低钠血症，因为其肾小球滤过率偏低、近端肾小管对钠的吸收率较低，患病时精氨酸加压素水平增高。极低出生体重儿常见肾小管的钠和水丢失增加，引起低钠血症。

b. 失盐性肾病。

c. 急性/慢性肾衰竭。

d. 肾小管酸中毒。

e. 尿路梗阻。可引起钠经尿路丢失增加。

f. Batter和Fanconi综合征。

g. 肾血管病变引起的新生儿高血压－低钠血症综合征。肾血栓引起的肾缺血可能是病因。需考虑是否留置脐动脉置管及是否为单侧肾动脉狭窄。

C. 盐皮质激素缺乏（肾上腺失盐性异常）

a. Addison病。

b. 醛固酮减少症。

c. 先天性肾上腺增生。

d. 假性醛固酮减少症。

e. 垂体功能减退。

D. 脑性失盐综合征。继发于中枢神经系统急性或慢性损伤(出血、颅内压增高),经尿液丢失钠。细胞外容量减少,血尿素氮、白蛋白和血细胞比容升高。

E. 高血糖(新生儿少见)、高渗透压引起的渗透性利尿。

2)肾外丢失(尿钠 < 20 mEq/L)

A. 胃肠道(GI)丢失,如呕吐、腹泻、鼻饲管。

B. 第三间隙液体增加。腹水、胸腔积液、肠梗阻、坏死性小肠结肠炎、皮肤蜕皮。

C. 辐射保暖台上经皮肤丢失。

(5)低钠血症伴正常细胞外液:总的体液增加,总钠正常或者轻度下降。细胞外液轻度增加,但无水肿。

1)静脉输液过多,自由水增加或者使用稀释(低张)的配方奶。它是引起新生儿低钠血症的常见病因。母亲液体负荷过重(不含钠的葡萄糖液)或者母亲水中毒也可引起新生儿低钠血症。尿比重降低,尿量增多。

2)SIADH。多见于中枢神经系统疾病,如脑室内出血、脑积水、出生时窒息和脑膜炎,但也可见于肺部疾病(气胸和正压通气)。SIADH常见于危重早产儿和足月儿。也与疼痛和使用药物如阿片类、卡马西平、苯巴比妥、茶碱和利尿剂等有关。

3)内分泌疾病。甲状腺功能减低或肾上腺功能减退症。

(6)药物引起的低钠血症:利尿剂[常用于支气管肺发育不良/慢性肺病(BPD/CLD)],引起钠丢失。吲哚美辛可以引起水潴留(稀释性低钠血症)。SIADH可因药物引起,如前所述。甘露醇或高渗葡萄糖可以引起高渗性脱水伴失盐。母亲用药(利尿剂、催产素和葡萄糖)可以引起婴儿低钠血症。

【临床资料】

(1)评估床旁记录表单

1)体重下降或增加。体重增加与稀释性低钠血症有关。体重下降细胞外液减少的低钠血症。

2)核查液体摄入量和24小时出量。通常婴儿可保留摄入液体量的2/3,其余经尿液或不显性失水丢失。如果入量明显大于出量,患儿可能存在液体潴留,应考虑稀释性低钠血症。

3)评估尿量和尿比重。尿量减少,比重升高常见于SIADH。在液体过多时,可见尿比重降低而尿量增加。

(2)病史和体格检查:是否存在母亲因素(低张静脉补液或者过量使用催产

素),母亲在分娩期是否有低钠血症? 注意有无惊厥(异常的眼部运动、肢体震颤和伸舌)。前囟是否饱满,有无反应差? 是否有水肿,容量负荷过重的症状(肾衰竭、充血性心力衰竭)。脱水患儿可见皮肤弹性降低、黏膜干燥。是否有休克? 是否有生殖器的色素沉着(先天性肾上腺增生)? 女性婴儿是否有女性男性化或者两性畸形,男性是否有尿道下裂(3-β羟化类固醇脱氢酶缺陷)?

(3) 实验室检查

1) 特殊检查

A. 血钠和渗透压。

B. 尿钠,渗透压和比重。

C. 评估肾功能,检测血清电解质、肌酐和总蛋白。

2) 见表64-1,根据上述实验室结果进行诊断

A. 容量负荷过重(稀释性低钠血症)

a. 静脉输液过多。尿量增加,尿渗透压降低,比重降低。

b. 其他(充血性心力衰竭或麻痹引起液体潴留)。尿量减少,尿比重升高。

B. 钠丢失增加

a. 肾脏丢失,使用利尿剂或肾上腺功能不全。尿量增加,尿钠增高,尿渗透压和尿比重降低。

b. 皮肤和消化道丢失,存在第三间隙。尿量减少,尿钠减少,尿渗透压和尿比重升高。

C. SIADH。通过同时进行下列实验室检查进行诊断:尿量减少,尿渗透压大于血清渗透压,血清钠和血清渗透压降低,尿钠增高,尿比重升高。可检测血浆ADH和血浆心钠素。如果存在ADH增高、血清渗透压降低、尿渗透压增高,则可明确诊断。

D. 影像和其他检查。通常不需要。头颅超声或磁共振可发现脑室内出血,可为SIADH引发低钠血症的病因。

表64-1　低钠血症和特异性诊断的实验室检查

检查项目	尿　量	尿　钠	尿渗透压	尿比重
静脉输液过量	增加		降低	降低
SIADH	减少	增高	增高	增高
消化道/皮肤/第三间隙	减少	降低	增高	增高
肾脏丢失	增加	增高	降低	降低
液体潴留	减少			增高

SIADH,抗利尿激素异常分泌综合征。

【处理】 治疗很重要,应维持血钠在正常范围,特别是在早产儿,因为低钠血症可以引起后期问题。

(1)紧急措施:如果患儿发生低钠血症(通常血钠＜120 mEq/dL)诱发的惊厥,则应该给予高张钠盐(3%氯化钠)。通常在纠正3～5 mEq/L后惊厥即可停止。快速纠正(特别是慢性低钠血症或者24小时血清钠上升＞8 mEq/L)可以引起脑损伤(中枢脑桥髓鞘溶解症)。新生儿在纠正低钠血症过程中,如果发生脑神经功能不全和四肢瘫,则应怀疑此症。MRI显示中枢脑桥部位圆形损伤。一旦症状缓解,血清钠＞120 mEq/dL,则应在24小时缓慢纠正(每天不超过8 mEq/L)。关于速度和如何给予还存在争议。遵循各单位常规。

1)静脉推注,时间大于15分钟[3%NaCl 1～3 mL/kg(513 mEq钠/L)]。仅用于有惊厥反复呼吸暂停需要气管插管者或者低钠血症引起的难治性惊厥状态(有争议)。

2)按小时纠正。给予3%NaCl 2 mL/(kg·h)[应按2 mmol/(L·h)提高血钠],直至血钠＞120 mmol/L。

3)24小时纠正。计算总的缺失量(见下),其中半量在12～24小时给予。

4)抗惊厥治疗。如果给予3%盐水后仍有惊厥,应该考虑使用抗惊厥药物。注意:抗惊厥药物可能无效,可引起呼吸暂停。

(2)一般治疗:治疗基础疾病。

1)低钠血症伴血容量增加。限制钠和水。

2)低钠血症伴低血容量。扩容并使用钠和液体替代丢失量。

3)低钠血症伴正常细胞外液。限制水摄入。

(3)特殊治疗

1)容量负荷过重(稀释性低钠血症)。限制液体量。降低总液体量20 mL/(kg·d),应每6～8小时监测血钠。须寻找病因并治疗。

2)钠摄入不足

A. 足月儿钠维持量2～4 mEq/(kg·d),较早产儿高。计算患儿需要的钠量,使用第9章的公式。根据血症调整钠的输入速度。

B. 如果患儿仅使用口服配方奶,则检查使用的配方奶。低钠配方奶,如Similac PM 60/40或者母乳(低钠)可以导致低钠血症。可能需补充氯化钠或者使用高钠配方奶。

C. 用下列公式计算总的钠缺失量。计算结果为纠正低钠血症的需要量。通常仅需要给予半量,维持12～24小时。

$$[期望的血钠(130～135\ mEq/L)-患儿血钠]×[体重(kg)×0.6]=总的钠缺乏量$$

3）钠丢失增加。治疗潜在的病因,增加钠的摄入替代丢失量。

4）药物引起的低钠血症。如果正在使用肾性的失盐性药物(如呋塞米),即使通过饮食给予足够的钠,仍可能发生低钠血症。BPD/CLD、接受利尿剂治疗的患儿,钠的需求量增加。大多数患儿已经口喂养,可给予口服氯化钠。开始1 mEq/次,每天3次,随食物给予,根据需要调整。有的患儿可能需要12～15 mEq/d。当使用利尿剂时,血钠维持在正常的低限,因为更高的血钠可引起液体潴留。吲哚美辛诱导的低钠血症可通过限液治疗。

5）SIADH。SIADH的病因通常可明确,如果不明确,需要进一步检查(如头颅超声或胸片除外肺部疾病)。治疗期间,监测血清钠、渗透压和尿量,以确定是否对治疗有反应。

A. 存在惊厥或血钠＜120 mEq/L。

a. 高张生理盐水(3%氯化钠)。见第五部分。

b. 呋塞米。1 mg/kg静脉输注,每6小时1次。

c. 考虑抗惊厥治疗(有争议)。有病例报道在新生儿SIADH成功使用苯妥英钠治疗顽固的低钠性惊厥。

d. 限制液体。通常40～60 mL/(kg·d)自由水。

B. 血清钠＞120 mEq/L不伴惊厥:

a. 限制液体。通常40～60 mL/(kg·d)。此液体量未考虑使用远红外辐射台或光疗时的液体丢失。

b. 呋塞米。可使用。

· 参 · 考 · 文 · 献 ·

[1] Baraton L, Ancel PY, Flamant C, Orsonneau JL, Darmaun D, Rozé JC. Impact of changes in serum sodium levels on 2-year neurologic outcomes for very preterm neonates. *Pediatrics.* 2009; 124: e655–e661. DOI: 10.1542/peds.2008–3415.
[2] Moritz ML, Ayus JC. Hyponatremia in preterm neonates: not a benign condition. *Pediatrics.* 2009; 124: e1014. DOI: 10.1542/peds.2009–1869.

65 低血压及休克
Hypotension and Shock

【临床问题】 护士报告患儿出现低血压,同时有休克表现。低血压(血压降低)与休克不同,休克是组织灌注不足的临床综合征,临床症状如第二部分所述。虽然低血压常伴有休克,但对新生儿低血压的确切定义尚无共识。超早产儿的正常血压值存在争议,不同胎龄、日龄、体重的新生儿需要治疗的血压阈值并不明确。有的定义为低于同龄正常血压值的2个标准差以上或第5百分位数。有关早产儿和足月儿血压范围的快速参考值见表65-1;更详细的血压值见附录C。

表65-1　早产儿出生体重相关及足月儿日龄相关血压范围快速参考(详细血压值见附录C)

	出生体重(g)	平均值(mmHg)	收缩压(mmHg)	舒张压(mmHg)
早产儿	501～750	38～49	50～62	26～36
	751～1 000	35.5～47.5	48～59	23～36
	1 001～1 250	37.5～48	49～61	26～35
	1 251～1 500	34.5～44.5	46～56	23～33
	1 501～1 750	34.5～45.5	46～58	23～33
	1 751～2 000	36～48	48～61	24～35
足月儿	第1天	31～63	46～94	42～57
	第2天	37～68	46～91	27～58
	第3天	36～70	51～93	26～61
	第4天	41～65	60～88	34～57

摘自Hegyi T, Carbone MT, Anwar M, et al. Blood pressure ranges in premature infants: The first hours of life. J Pediatr. 1994; 124: 627; and Kent A, Kecskes Z, Shadbolt B, Falk MC. Normativeblood pressure data in the early neonatal period. Pediatr Nephrol. 2007; 22: 1335−1341.

【即刻提问】

(1)采用什么测量方法? 如果使用血压袖带,应确保其宽度正确(即覆盖上臂的2/3)。袖带太宽会导致读数过低。如果经动脉置管监测血压,出现"阻尼"波形则表明传感器或管道中有空气,或系统中有凝块,且读数不准确。

(2)是否有休克表现? 症状包括心动过速、灌注不良/减少、毛细血管再灌注时间延长(>3～4秒)、呼吸窘迫、肌张力下降、皮肤灰、四肢寒冷(核心温度正常)、嗜睡、脉压窄、呼吸暂停和心动过缓、呼吸急促、代谢性酸中毒和脉搏无力。

(3)尿量可以接受吗? 正常尿量为1～2 mL/(kg·h),休克时由于肾灌注减少而发生少尿。如果血压低,但尿量正常,则无须进行积极治疗,因为肾灌注充足(注:感染性休克和高血糖伴渗透性利尿的情况不适用)。

(4)有出生窒息史吗? 出生窒息可能与心肌功能障碍和心源性休克有关。

(5)分娩时,是否有母体出血(如胎盘早剥或前置胎盘)或脐带延迟结扎? 这些因素可能与婴儿失血有关。

【鉴别诊断】 休克类型包括低血容量性休克、心源性休克、分布性休克(感染性休克、神经源性休克、肾上腺性休克、过敏性休克)、阻塞性休克和分离性休克。某些情况包括多种类型。注意:某些先天性遗传代谢疾病导致低血糖或高氨血症,可以出现类似新生儿休克的表现(如半乳糖血症、枫糖尿症等)(见第101章)。

(1)低血容量性休克:新生儿最常见的休克类型,由血容量不足导致,可由出血性休克(产前或产后失血)或非出血性休克(体液或电解质丢失)继发。大多数极低出生体重(VLBW)儿的低血压并非低血容量引起。

1)产前/产时出血(通常伴窒息)

A. 胎盘早剥。

B. 前置胎盘。

C. 双胎输血。

D. 胎母出血。

E. 其他。难产、脐带撕裂、出生损伤(肝、脾裂伤)。

2)生后出血

A. 凝血功能障碍[弥散性血管内凝血(DIC)、凝血病]。

B. 维生素K缺乏症。

C. 医源性因素(动脉置管脱出)。

D. 出生时损伤(肝损伤、肾上腺性失血、腹腔内出血)。

E. 肺出血。

F. 颅内出血。

G. 包皮环切术伤口出血。如系带动脉出血可导致死亡,因尿布中的出血量可被掩盖。

3)体液或电解质丢失。体液丢失在早产儿中常见。除非显性失水和尿量以外,败血症、热应激、呕吐、腹泻、胃肠道畸形,以及医源性因素也可能导致体液丢失。

(2)心源性休克:继发于心肌功能障碍的组织灌注不足。说明心脏泵功能衰竭,在新生儿中相对罕见。

1)严重的出生时窒息可导致低心输出量。

2)代谢问题[如严重低血糖(糖尿病母亲的婴儿)、低钙血症、酸中毒]可导致心输出量降低,伴血压下降。肾上腺功能不全和遗传代谢疾病也可累及心脏,出现充血性心力衰竭、心律失常、心肌病,以及传导障碍。

3)先天性心脏病:左心梗阻性先天性心脏病在PDA关闭后出现的休克是最常见的情况,这些疾病包括左心发育不良综合征、先天性主动脉瓣狭窄、主动脉缩窄、主动脉弓离断、其他体循环流出道梗阻。其他先天性心脏病也可表现为休克,但并不常见。

4)心肌病。

5) 持续性肺动脉高压。

6) 早产儿 PDA 可导致心力衰竭和低血压。超低出生体重（ELBW）儿通常仅表现为低血压而无杂音。

7) 心律失常：可导致心输出量降低。例如，包室上性心动过速（SVT）、室性心动过速、室颤、完全性房室传导阻滞、房扑及其他心律失常。

8) 感染（细菌、病毒或原生生物）可导致心肌炎或心脏功能障碍，以及感染性休克。

（3）分布性休克包括感染性、神经源性、肾上腺性、过敏性及其他：可引起血管床异常，从而导致器官、组织灌注不足。这种情况并非血容量的绝对丢失，而是血容量分布异常、伴毛细血管渗漏的内皮功能损伤、血管张力丧失或以上情况的综合。因为血管内容量分布异常而出现休克症状。新生儿中最常见的分布性休克类型是感染性休克。

1) 感染性休克。内毒素血症可引起扩血管物质释放增加，导致低血压。通常由革兰阴性菌引起，如大肠埃希菌、克雷伯菌、肠杆菌、假单胞菌和变形杆菌，但也可能发生在革兰阳性菌感染。单纯疱疹病毒和肠道病毒等病毒也可引起感染性休克。真菌感染，如念珠菌，主要发生在超低出生体重儿，可引起败血症和休克。败血症可导致 DIC。

2) 神经源性休克。在新生儿中很少见，继发于交感神经活性下降，而导致血管紧张度下降和血管扩张，伴随组织灌注减少。出生窒息和颅内出血都可引起低血压。

3) 过敏性休克。在新生儿中非常罕见，由过敏反应引起。血管扩张，毛细血管通透性增加，液体转移伴严重低血压和循环衰竭。典型致病因包括食物（通过母乳）、牛奶、配方奶粉、药物（β-内酰胺抗生素）、青霉素、退热药（布洛芬和神经肌肉阻滞剂）、静脉注射免疫球蛋白、乙型肝炎免疫球蛋白（HBIG，母亲是乙肝病毒携带者）、肠外营养、乙肝疫苗、冷暴露、乳胶、疫苗接种和特发性过敏反应，所有情况在新生儿均有报道。

4) 肾上腺性休克。由内分泌紊乱引起，21-羟化酶完全缺乏和肾上腺出血是最常见的原因。当出现低钠、高钾和低血压时，需要怀疑。

5) 周围血管调节功能异常的其他病因。坏死性小肠结肠炎（NEC）、体外膜氧合/体外生命支持（ECMO/ECLS）、呼吸窘迫综合征（RDS）、大手术、窒息和胎儿水肿等。

（4）梗阻性休克：静脉血回流受阻［张力性气胸、心脏压塞、膈疝、严重肺间质气肿、空气栓塞、梗阻型先天性心脏病（严重主动脉狭窄、主动脉缩窄、左心发育不良综合征、主动脉弓离断等）］。

（5）分离性休克：氧释放能力不足，如严重贫血或高铁血红蛋白血症。

（6）药物引起的低血压：如甲苯唑啉、筒箭毒碱、硝普钠、镇静剂、硫酸镁、洋地黄和巴比妥类等药物可引起血管扩张和血压下降。也可见外源性表面活性剂给药后发生暂时性低血压。

（7）超早产和低血压：低血压在超低出生体重（ELBW）儿（胎龄24～26周，60%～100%）和极低出生体重（VLBW）儿（胎龄27～29周，40%）中非常常见。这组患儿的低血压很少继发于低血容量，更可能是由于肾上腺皮质功能不全、血管张力差、儿茶酚胺反应不成熟和暂时左心室功能障碍。在ELBW早产儿，低血压伴终末器官功能障碍与发生脑室内出血/脑室周围白质软化（IVH/PVL）有关。ELBW早产儿生后24小时内，血压通常会自行升高。在VLBW早产儿出生后的前3天，使用平均动脉压＜30 mmHg或平均动脉压小于出生胎龄定义低血压（例如，胎龄27周，平均血压＜27mmHg）。出生体重小于1 000 g的婴儿平均血压见附录图C-1。

【临床资料】

（1）体格检查：特别注意失血（如颅内或腹腔出血）、败血症或休克的临床症状（四肢发冷、皮肤瘀斑、心动过速、尿量减少）。婴儿过敏反应很难诊断，可见突然出现嗜睡或低血压。常见的瘙痒症状无法评估，可能是非特异性的。检查体重和液体进出情况。出生后第1周体重下降超过15%应视为过度，引起过度的体液平衡，导致低血压。光疗和辐射加保暖可增加不显性失水（见第9章）。心源性休克可出现周围水肿、心脏杂音和肝大。评估新生儿毛细血管再充盈时间。通过按压胸骨5秒并记录颜色返回所需的时间进行评估，正常上限为3秒。血容量低吗？婴儿是否处于休克早期或晚期？休克可分为两个阶段：早期（暖）或晚期（冷）休克。休克也可分为代偿性休克、失代偿性休克或不可逆性休克。

1）暖休克（休克早期）。四肢温暖，血管张力消失，外周血管扩张，心动过速，水冲脉，体循环血流增加，血压下降。

2）冷休克（休克晚期）。四肢寒冷且有瘀斑，毛细血管再充盈时间延长（＞3～4秒），外周脉搏弱，血管张力增加，血管收缩，体循环血流减少，血压降低。

3）低体循环血流。体循环终末器官血流减少，引起氧输送减少，导致休克。

4）代偿性休克。可维持重要器官的灌注。患儿出现心动过速、苍白和四肢冷。生命体征正常。

5）失代偿性休克。重要器官的灌注受损。患儿出现代谢性酸中毒，呼吸增快，血压下降和尿量减少。

6）不可逆休克。重要器官不可逆损伤。严重的衰竭可导致死亡。

（2）实验室检查

1）血常规。红细胞比容（HCT）降低提示失血，然而急性失血患者的HCT可能是正常的。白细胞计数升高/降低和分类有助于判断感染。

2）凝血功能［凝血酶原时间（PT）/部分凝血活酶时间（PTT）］和血小板计数。如果怀疑DIC。

3）血糖、电解质和钙水平。可能提示代谢紊乱。

4）培养。若怀疑感染，进行血培养、尿培养及脑脊液检查。

5）Kleihauer-Betke试验。如果怀疑胎母输血综合征。该试验通过载玻片洗脱技术检测母亲血液中是否存在胎儿红细胞。将母体血液涂片固定并在酸性缓冲液中孵育。成人血红蛋白可从红细胞中洗脱，胎儿血红蛋白可抗洗脱。玻片染色后，含胎儿血红蛋白的红细胞（如有）呈黑色，而母体红细胞呈透明。可请产妇的产科医师进行该项检查。

6）动脉血气。评估是否有缺氧或酸中毒。休克时出现阴离子间隙增宽的酸中毒。

7）血清/血浆乳酸。如果升高，说明存在无氧代谢和败血症，组织低灌注。

8）血清组胺水平或胰蛋白酶水平。过敏性休克时升高，但正常水平并不能除外过敏反应。

9）基础皮质醇水平。如果考虑需要使用氢化可的松治疗。

（3）影像学及其他检查

1）胸片。胸片可评估心脏和肺的情况，以排除任何机械性原因造成的休克（如气胸）。心脏增大可见于心脏问题（心源性休克）。

2）头颅超声检查。疑似颅内出血的患儿。

3）心电图（ECG）。如果怀疑心律失常，心源性休克的患儿，心电图表现为宽QRS波群和T波异常，可评估心脏传导阻滞。

4）超声心动图。可用于新生儿窒息时评估心肌功能和左心室输出量。如果出现心力衰竭，需要药物治疗以提高心输出量。超声心动图也有助于排除先天性心脏病。左心室输出量是评估平均动脉血压和指导低血压治疗的重要指标。这有助于确定是否需要使用液体复苏或血管加压药物。右心室输出量也有助于评估体循环血流。测量上腔静脉流量也可评估体循环血流。见第五部分。

5）中心静脉压力（CVP）测量。脐静脉导管位于横膈上方（右心房尖端），可监测中心静脉压力。正常值为4～6（VLBW早产儿）和5～8（新生儿）mmHg。VLBW早产儿的CVP范围可能比以往报道的数值大，为2.8～13.9 mmHg。在机械通气的患儿较高。如果降低，提示低血容量，通常需要进行扩容。对于机械通气的患儿CVP价值有限，但连续监测时可用于指导治疗。心源性和梗阻性休克时，CVP可能较高。CVP在感染性休克早期可正常，晚期可升高。

6）近红外光谱（NIRS）。对皮肤组织中的静脉血氧饱和度进行无创测量。可用于脑、肾脏和肠系膜等部位的检测，以评估氧输送（见第16章）。

【处理】　如果血压低，评估婴儿是否发生休克。若有低血压且无休克（氧合好，无酸中毒，尿量正常，灌注良好，毛细血管再充盈时间正常），无论血压值如何，通常不需要积极治疗。必须对患儿进行密切观察和重新评估。若有低血压并出现休克的临床症状（酸中毒、氧合不足、尿量减少、毛细血管再充盈时间延长和周围组织灌注不良），则患儿可能灌注异常，这类低血压需要治疗。必须早期积极治疗休克。

（1）一般治疗

1）对患儿进行快速评估，确定低血压病因以指导治疗。首先排除需要立即治疗的病因：气胸应进行胸腔穿刺、心脏压塞行心包穿刺术、过敏性休克使用肾上腺素、导管依赖性先天性心脏病用前列腺素（PGE1）等。其次，基本的决定是患儿是否需要扩容或正性肌力药物。在大多数患者都不难做出决定。以下五项评估有助于临床决策：

A. 病史。排除出生窒息、失血（产前或出生后）、药物输注和出生时创伤（肾上腺出血或肝损伤）。

B. 体格检查。通常可提示哪些器官受累。检查心电图以排除完全性房室传导阻滞或其他心律失常。

C. 胸片。容量不足时可见心脏缩小；心脏疾病可见心脏增大。评估气胸。胸部透光试验有助于发现气胸。

D. 中心静脉压。如果降低（VLBW早产儿低于4 mmHg，或新生儿低于5 mmHg），提示患儿血容量减少。如果升高（VLBW早产儿高于6 mmHg，或新生儿高于8 mmHg），可能为心源性休克。

E. 超声心动图。可评估左心室输出量（LVO）/右心室输出量。左心室输出量可以测量体循环血流，但在生后最初几天可受动脉导管水平左向右分流的影响。动脉导管水平的分流对右心室输出影响较小，但卵圆孔水平的左向右分流可产生影响。因此，在生后最初几天，使用右心室输出量评估血流量可能更好。上腔静脉血流量也可用于评估体循环血流。

a. 若LVO正常或升高，不伴PDA：使用缩血管药物（多巴胺）。如有PDA，则需治疗PDA。

b. 若LVO低，且左心室灌注不足：扩容。

c. 若LVO正常，但左心室收缩功能受损：使用多巴酚丁胺。

d. 右心室（RV）功能障碍。超声心动图评估右心室输出量有助于测量体循环血流。降低RV后负荷的药物包括吸入性一氧化氮、米力农和西地那非。

e. 上腔静脉血流（SVC血流）。使用多普勒超声心动图测量，可评估体循环血流量，当体循环血流降低时，SVC血流减少。SVC血流 < 40 mL/(kg·min) 为异常。

2）如果低血压病因不确定。使用晶体开始经验性扩容（如生理盐水10 mL/kg静脉注射30分钟以上）。

A. 如果对治疗有反应。继续扩容。

B. 如果对治疗无反应或恶化（考虑心源性休克）。使用正性肌力药物（如多巴胺）。

C. 当扩容和正性肌力药物均无效。可使用糖皮质激素，已证实有效。

3）如需要，提供呼吸支持。使用高流量鼻导管吸氧或持续气道正压通气（CPAP）提供最初的呼吸支持，直到获得血气结果或完成临床评估。在吸氧或CPAP支持下，根据血气结果和临床评估，决定是否需要气管插管和机械通气。

4）纠正代谢性酸中毒、低血糖或低钙血症。

5）如果怀疑感染，开始使用抗生素。应尽快使用抗生素（建议在新生儿发生感染性休克的第1小时内使用）。

6）使用PGE$_1$。如果怀疑导管依赖性心脏病。

（2）特殊治疗

1）低血容量性休克。如果有血容量减少的表现，则应进行治疗，但要注意容量丢失不是早产儿生后低血压的常见原因。早产儿早期扩容有争议，可增加发生疾病的风险，如出生后第1天发生颅内出血。

A. 静脉使用晶体液进行扩容 如生理盐水或乳酸林格液。晶体液优于胶体，因为无感染风险、容易获得、成本更低。如果存在失血且患者出现严重低血容量表现，须要立即扩容，并持续到组织灌注改善，表现为尿量增加和中枢神经系统功能恢复。同时，将血样送化验室检测血细胞比容（Hct），用于指导特定血液制品的替代治疗。足月儿：在5~10分钟内给10 mL/kg；可以重复一次，然后重新评估。在灌注改善或出现肝大之前，可给予高达40~60 mL/kg的剂量。早产儿：在10~30分钟内给予10 mL/kg，然后重新评估，可能需要更高的剂量。

B. 发生严重出血（失血性休克），应进行输血治疗。如有可能，治疗病因并止血。如果发生严重失血，则进行输血。输血指征如下。

a. Hct<30%~35%。如果患儿有严重的心肺疾病伴酸中毒，Hct<35%（某些机构建议<40%），或患儿有中度心肺疾病且患有酸中毒，Hct<30%，且则考虑输血。给予浓缩红细胞5~10 mL/kg。以下公式也可用于计算所需的浓缩红细胞量。该公式假定总血容量为80 mL/kg，浓缩红细胞的Hct为70%。

$$需要容量 = \frac{[体重(kg) \times 全血容量] \times (期待Hct值 - 患者Hct值)}{血制品Hct值}$$

b. HCT>50%。可以用生理盐水。如果凝血功能异常，可给予新鲜冰冻血浆。

C. VLBW早产儿的低血容量性休克。对于低血容量或急性失血的VLBW早产儿，可在10分钟内给予一次生理盐水或乳酸林格液或全血（O型Rh阴性血），剂量10 mL/kg，然后重新评估患儿，可以重复使用。可考虑使用多巴胺，仔细调节剂量。

2）心源性休克。首先治疗已明确的病因。

A. 心律失常。识别并治疗心律失常。

B. 代谢原因。纠正代谢紊乱。

C. 窒息。低血压通常对正性肌力药物有反应,给予氧气和辅助通气治疗呼吸衰竭。不要给予容量负荷(见下文)。

D. 左侧梗阻型先天性心脏病。使用前列腺素治疗(剂量见第148章)。

E. 心源性休克。目标是提高心输出量。静脉使用正性肌力药物。不需要在此之前扩容,因为可能有害。超声心动图有助于指导治疗(评估LVO和LV功能障碍)。

a. 多巴胺。临床使用多于多巴酚丁胺,特别在早产儿的短期治疗。研究表明,高于传统剂量[≥30～50 mcg/(kg·min)]也可能不引起α受体相关的副作用(降低肾灌注和尿量)。一项研究发现,低剂量多巴胺[2.5 mcg/(kg·min)]治疗围生期窒息患儿并未降低死亡率或改善远期发育结局。

b. 多巴酚丁胺。如果多巴胺不能升高血压,建议使用多巴酚丁胺作为二线药物。在新生儿,通常与多巴胺联合使用。注:多巴酚丁胺可引起外周血管扩张。

c. 其他药剂。对多巴胺或多巴酚丁胺治疗无反应时使用。

- 肾上腺素。如果使用肾上腺素,停用多巴胺。

- 米力农,为磷酸二酯酶Ⅲ型抑制剂,可用作二线或三线药物。可增加心肌收缩力和心输出量,减轻RV后负荷,并可在术后使用。没有证据支持在VLBW早产儿中使用。

- 加压素、吸入性一氧化氮、米力农和/或西地那非可根据情况使用。

- 考虑甲状腺替代治疗,在甲状腺功能减低的情况下使用(可见于心源性休克时)。

d. ECMO/ECLS。可以提高心脏手术后心源性休克患儿的存活率。

F. VLBW早产儿心源性休克且有心肌功能障碍。首选多巴酚丁胺药物;其次考虑与小剂量多巴胺联合使用。如果低血压持续,使用肾上腺素(停多巴胺)。

3）分布性休克。

A. 感染性休克。低血压主要由全身血管扩张引起。

a. 细菌培养[血液和尿液(生后72小时内只送血液标本)],脑脊液。

b. 开始经验性抗生素治疗,在采集细菌培养标本后。抗生素应在第1小时内使用。建议静脉注射氨苄西林和庆大霉素。如果怀疑葡萄球菌感染,万古霉素可替代氨苄西林(通常见于日龄大于3天的患儿,使用有创监测导管或胸腔置管)。有的单位使用头孢噻肟[尤其是中枢神经系统(CNS)感染]替代庆大霉素,以避免肾毒性(见第148章)。需根据本地区的细菌耐药情况选择更有针对性的经验抗菌药物。肠穿孔或NEC患儿,考虑使用哌拉西林钠和庆大霉素。

c. 如果需要,使用扩容和正性肌力药,以维持足够的组织和肾脏灌注。通常在早期扩容；如果低血压持续，出现对液体治疗无反应的难治性休克，则使用正性肌力药物〔首先多巴胺，其次是多巴酚丁胺，然后是肾上腺素（如果扩容和上述药物无效）〕。

d. 对于感染性休克的 VLBW 早产儿，首先考虑多巴胺，其次考虑肾上腺素。如果是难治性，考虑使用氢化可的松（见下文）。

e. 糖皮质激素。如果扩容和正性肌力药物无效，使用糖皮质激素。检测血清皮质醇水平可能有助于确定哪些患儿可能对治疗有反应。静脉使用糖皮质激素治疗脓毒症仍有争议。药物包括地塞米松和氢化可的松等。不应将氢化可的松和吲哚美辛同时使用。研究显示单剂或短疗程的糖皮质激素对治疗新生儿难治性低血压有效，且无不良反应。Cochrane 综述不支持常规使用氢化可的松治疗早产儿低血压。在已经应用肾上腺素治疗的顽固性低血压早产儿，使用单剂氢化可的松可能有效，但不建议常规使用。不建议使用地塞米松（早期使用与发生脑瘫相关）。

f. 如果上述治疗均无效，以下是可供选择的治疗〔见 "冷休克和热休克" 的定义；建议基于美国重症医学会（ACCCM）的共识指南〕：

- 足月儿
  - 冷休克，血压正常，左心室功能不全。如果 SVC 血流量＜40 mL/（kg·min），考虑扩容、血管扩张剂（米力农）。
  - 冷休克、低血压、RV 功能障碍。如果持续性肺动脉高压（PPHN）的新生儿 SVC 血流量＜40 mL/（kg·min），给予一氧化氮吸入、米力农。考虑吸入伊洛前列素或静脉用腺苷。
  - 低血压，暖休克。使用去甲肾上腺素，考虑血管加压素、特利加压素或血管紧张素。使用正肌力药物维持 SVC 血流量＞40 mL/（kg·min）。
- 早产儿
  - 冷休克，血压正常，左心室功能不全。肾功能正常时使用米力农。
  - 冷休克、低血压、RV 功能障碍。如果是 PPHN，使用一氧化氮吸入。肾功能正常时使用米力农。
  - 低血压，暖休克。使用血管加压素或具有正性肌力作用的特利加压素。
- 难治性休克。排除和治疗气胸或心包积液。
  - 足月儿。使用氢化可的松（如果存在肾上腺功能不全），纠正甲状腺功能减低（如果存在）。关闭 PDA（如果存在且血流动力学明显改变）。
  - 早产儿。静脉注射免疫球蛋白（IVIG）；如果存在 PDA 且血流动力学显著异常，则关闭 PDA。考虑使用吸入一氧化氮治疗持续存在的肺动脉高压和低氧血症。如果是 VLBW 早产儿，考虑使用己酮可可碱。

g. 考虑 ECMO/ECLS。如果其他治疗方法均失败，休克不可逆。

h. 辅助疗法。是否有益尚不明确，但有报道使用。

－纳洛酮用于感染性休克和持续性低血压患者，但存在争议。纳洛酮与甲泼尼龙在改善血流动力学方面可能具有协同作用，纳洛酮对缺氧缺血性休克几乎没有作用。

－亚甲蓝（有争议）已用于对胶体、正性肌力药物和皮质类固醇无反应的脓毒性休克。

－双倍容量换血（有争议）。使用新鲜全血换血对脓毒症有效（见第30章）。由于风险较大，研究较少，许多机构不推荐使用。

－静脉注射免疫球蛋白（IVIG）（有争议）有综述显示可降低死亡率（脓毒症相关，降低3%），但其结论不支持在脓毒症患儿常规应用。有单位在严重脓毒症患儿使用单剂IVIG。

－新鲜冷冻血浆。仅在DIC时使用，对脓毒症患儿无益处。

－其他有潜在益处但常规使用证据不足的制剂。粒细胞/中性粒细胞输注、细胞因子［粒细胞集落刺激因子（G-CSF）］、重组人活化蛋白C（rhAPC）、己酮可可碱、一氧化氮抑制剂（米力农）、特利加压素输注、去甲肾上腺素、精氨酸加压素。

－ECMO/ECLS应用于感染性休克伴难治性低血压的新生儿。

B. 神经源性休克。使用扩容和正性肌力药物治疗。

C. 过敏性休克。按ABCs心肺复苏流程，根据需要给予氧气和静脉输液以及静脉注射肾上腺素（首选药物）治疗。其他疗法包括抗组胺药和类固醇、支气管痉挛用雾化沙丁胺醇，多巴胺维持血压。辅助治疗包括 H_1 和 H_2 受体阻滞剂。

D. 肾上腺性休克。对于肾上腺出血，使用扩容、输血和糖皮质激素。先天性肾上腺增生用氢化可的松和补充钠治疗。建议儿科内分泌专科医师会诊。

4）梗阻性休克。解除梗阻即可挽救生命。气漏：张力性气胸阻碍静脉回流导致低血压，必须立即排出气体（见第70章）。心脏压塞：立即进行心包穿刺（见第38章）。

5）分离性休克。由严重贫血（见第82章）和高铁血红蛋白血症（见第51章）引起。急性高铁血红蛋白血症可表现为休克。使用亚甲蓝治疗，G-6-PD缺陷患儿禁用。

6）药物引起的低血压。在因药物引起血管扩张的患儿，扩容通常可维持血压。如果血压不能维持，需要停止使用引起低血压的药物。

7）低血压原因不明。对于VLBW早产儿，首先考虑多巴胺，其次为多巴酚丁胺；如果无效，则改为肾上腺素。对于顽固性低血压，使用氢化可的松。其他患儿，液体治疗；如果没有反应，使用多巴胺，其次为多巴酚丁胺、肾上腺素，然后使用氢化可的松。

8）ELBW早产儿低血压。研究发现，未经治疗的ELBW早产儿低血压，在生后24小时内自行升高。与正常血压的婴儿相比，灌注良好的婴儿，低血压并不影响预后。在ELBW早产儿很难评估正常血压和灌注。治疗仅限于那些灌注不足的患者（低血压伴有代谢性酸中毒、尿量减少和毛细血管再充盈不良）。

A. 产前糖皮质激素可降低ELBW早产儿发生低血压的风险。

B. 多巴胺在早产儿升高血压方面比生理盐水（只要没有心肌功能障碍的证据）更有效。

C. 多巴酚丁胺，如果有心肌功能障碍的证据，则可使用。如果多巴胺或多巴酚丁胺无效，使用肾上腺素可能有效。

D. 生理剂量的氢化可的松可用于顽固性低血压（升压药抵抗），长期副作用不确定。在ELBW早产儿，小剂量地塞米松可升高血压，在容量和升压药物抵抗的低血压ELBW早产儿，可减少对升压药物的需求（见前面关于氢化可的松治疗前建议的讨论）。Cochrane Review 不建议使用。对于已经使用肾上腺素的顽固性早产儿低血压，单剂氢化可的松可能有效，但不建议常规使用。使用前检测血清皮质醇水平可能有助于指导治疗。

E. 需要更多的研究来评估使用晶体、多巴胺、多巴酚丁胺治疗早产儿低血压的安全性。

F. 考虑PDA左至右分流在极低出生体重儿低血压中的可能性和作用。研究表明，对升压药无效的低血压与血流动力紊乱的PDA显著相关。建议在使用氢化可的松之前尽早进行超声心动图检查。考虑关闭PDA。

G. 不建议同时使用吲哚美辛和氢化可的松，因为发生胃肠道穿孔的风险增加。

H. 小剂量加压素输注疗法可作为挽救治疗，当糖皮质激素和儿茶酚胺治疗失败时使用。

· 参 · 考 · 文 · 献 ·

[1] Wynn JL, Wong HR. Pathophysiology and treatment of septic shock in neonates. *Clin Perinatol.* 2010; 37(2): 439 – 479.
[2] Vargo L, Seri I. New NANN Practice Guideline: the management of hypotension in the verylow-birth-weight infant. *Adv Neonatal Care.* 2011; 11(4): 272 – 278.

66 婴儿可以出院了吗
Is the Infant Ready for Discharge

【临床问题】 NICU的婴儿准备出院回家。我们如何保证其平稳、安全和健康出院呢？

【即刻提问】

（1）是否达到出院标准。决定NICU住院的患儿是否可以出院是一个复杂的过程。需要仔细考虑婴儿安全性以及家庭准备情况。

1）矫正胎龄多少？多数早产儿在"预产期"前2～4周出院，但各个医院间有不同。在"预产期"后出院的婴儿常常是那些需要长时间机械通气、有严重的畸形或外科大手术后的患儿。受孕龄36周是考虑出院的重要时间。

2）体重持续增加？不管是母乳喂养或配方奶喂养，出院时婴儿在直接哺乳或奶瓶喂养下，体重稳定增长。多数没有疾病的早产儿和足月儿每天体重增加15～30 g/kg。在考虑出院时，体重持续平稳增长比某一特定的体重标准更重要。有些医院的要求是出院时必须达到1 800～2 000 g，而另外一些医院则更加强调其成熟度、喂养情况、体重增加情况和能否维持正常体温等。

3）婴儿在小床上能否维持体温正常？患儿在小床上没有外部热源，穿着舒适衣服，能够保持体温等是决定能否出院的关键因素。

4）喂养状况是否满意？婴儿能够直接哺乳或奶瓶喂养，摄入足够能量[120 kcal/（kg·d）]，喂养次数（每3～4 h一次）合理，每次喂奶时间不超过30～40 min，这些都是非常重要的。

5）生命体征稳定吗？在受孕龄36周左右，伴心动过缓和氧饱和度下降的早产儿呼吸暂停发作应消失，如果在矫正胎龄36周或出院时仍然有呼吸暂停发生，大多需要准备家用心肺监护设备、呼吸兴奋剂（如茶碱或咖啡因）和氧疗等；出院前培训患儿父母掌握心肺复苏技术。如果仍在使用茶碱，出院前要监测血药浓度并在随访时继续监测，多数情况下咖啡因不需要进行血药浓度监测。如果需要家庭氧疗，在出院前及出院后的每次随访中都要记录不吸氧和吸氧（仰卧位和在汽车座椅上）时的氧饱和度。如果婴儿出院时仍需要技术方面的支持，出院前需要培训患儿父母亲如何使用监护设备和心肺复苏技术。

（2）家庭为婴儿出院是否做好准备？家庭环境、照顾者能力、可获得的社区卫生资源等对NICU住院患儿成功过渡到家庭护理具有重要作用。

1）家庭成员是否接受了出院培训？出院回家前，至少2名照顾者应接受基本护理、急性疾病早期识别等培训，并阅读了婴儿安全指南（如安全睡眠、无烟环境）。

2）出院后需要继续药物治疗吗？需药物治疗的患儿在出院时需医师处方配药。出院前，应培训患儿父母如何安全用药。患儿家长应该知道服用药物的时间、药物治疗的重要性、可能的疗程，以及副作用和快速停药的危害性等。

3）是否需要特殊的喂养技术？如果临床需要延长管饲时间或胃造口喂养，应培训父母亲如何在家进行特殊的喂养。为了确保喂养安全，对需要特殊喂养技术的患儿，应培训看护者如何在家中使用需要的设备仪器进行特殊喂养，以确保患儿安全出院。

4）婴儿出院后是否需要特殊技术支持？如果婴儿患有支气管肺发育不良

（BPD）/慢性肺疾病（CLD）、心动过缓病史，或者早产儿其他并发症，他们出院后可能仍需要监护和氧疗或者两者都需要。必须培训父母如何在家操作这些监护设备，出院前应确保父母确实掌握了这些技能。少数情况下，婴儿出院后可能需要更复杂的技术（机械通气）支持。家庭环境必须确保能够安全应用这些技术。必要时，出院前需要进行家庭环境评估以确保是否适合患儿出院。

5）父母是否已接受心肺复苏培训？所有照护者应该熟悉紧急干预措施。高危新生儿从NICU出院时，其父母应在患儿出院前接受心肺复苏培训。

（3）社区是否为新生儿出院准备好了？高危新生儿出院前，应为婴儿及其父母亲联系好社区照护者以及健康服务系统。

1）是否联系好初级保健服务？出院时应选择好随访的医师，告知患儿父母医师的姓名和地址。任何情况下新生儿专科医师应与社区医师通过电话进行单独沟通，讨论患者情况或者将患儿出院小结传真给社区医师。多数新生儿从NICU出院后48小时需要进行随访。

2）是否需要专科医师随访？需要进行门诊随访的所有问题都应告知父母亲，并将专科医师的姓名和联系方式告知患儿父母，出院时预约好。许多情况下，患儿住院期间的医疗团队进行门诊随访预约成功率比照护者预约高，因此在患儿出院前，应确认预约成功。应让患儿父母理解亚专科医师（眼科、儿外科、呼吸科）随访的重要性。

3）是否为神经发育不良高危儿？早期干预可显著改善神经发育不良患儿的远期结局。许多州对NICU出院的高危儿都有早期干预项目，在患儿出院前应联系安排，以便出院后随访。对每一个高危儿应预约新生儿随访门诊监测生长发育情况，并获得来自营养师、社会工作者、物理治疗师或发育评估师的信息。

4）患儿是否需要家庭访视？根据医师的要求，在某些特定的时间需要安排家庭健康护士对患儿进行家庭访视，评估患儿临床状态、复查异常的实验室指标、确保体重增长，可根据患儿及家庭情况而定。

（4）新生儿筛查、实验室评估、影像学评估及适当的预防接种是否完成？

1）听力筛查是否完成？推荐在出院前进行新生儿听力筛查（测定内耳声波的耳声发射，或测定脑干对声音反应的脑干听觉反应）。筛查结果要在病史和出院小结上记录，并寄给各州的新生儿听力筛查办公室。对有发生耳聋或进行性听力丧失高危因素的患儿，进行BAER评估非常重要，听力丧失的高危因素包括：出生体重＜1 500 g、耳聋家族史、宫内TORCH感染、颅面畸形、脑膜炎、需要换血治疗的高胆红素血症、NRDS、机械通气＞10天、5分钟Apgar评分＜3分或10分钟Apgar评分＜6分、使用耳毒性的药物＞5天，患儿有伴听力丧失的综合征的体征等。

2）新生儿代谢性疾病筛查是否完成？如果做了，是否正确？是否需要复查（参阅第15章）？新生儿代谢筛查的项目各州间存在差别。但都包括苯丙酮尿症

（PKU）、甲状腺功能低下和半乳糖血症筛查。其他筛查如镰状红细胞、囊性纤维化病的筛查，由于发病率存在地区差异，因而各州的筛查有所不同。基本的代谢病筛查应根据各州的流程进行，但需要注意在生后48小时进行，在进食蛋白质饮食24小时后最佳。甲状腺功能筛查在生后48小时前进行是无效的，因为出生时存在促甲状腺释放激素（TSH）的高峰。出生时的半乳糖血症筛查试验有效，但60天内有过输血史者筛查结果无效。任何临界值和初筛结果不正常者都要采用确诊试验重复检测（如血清甲状腺素、TSH、游离甲状腺素和甲状腺结合免疫球蛋白）。

3）需要进行的实验室检查是否完成和记录？

A. 血细胞比容（Hct）和网织红细胞（Ret）：出院时Hct＞22%（争议），Ret＞5%（争议），正常喂养下适当补充铁剂和多种维生素。短肠综合征或外科手术切除回肠末端（包括回盲瓣）的患儿可能需要补充叶酸、维生素B_{12}和脂溶性维生素。需要关注和随访早产儿贫血。

B. 血钙、磷和碱性磷酸酶。超早产儿和超低出生体重儿住院期间和出院时必须进行该项检查，同时进行骨骼放射学检查除外早产儿代谢性骨病。可考虑补充维生素D_3（$1,25$-二羟维生素D_3），作为多种维生素的一部分（争议）。

C. 血药浓度：带药（苯巴比妥或茶碱）出院的患儿出院前应检测血药浓度，并做好记录，必要时调整剂量。

4）所有影像学检查是否完成并有记录？

A. 胸部X线：需要将BPD/CLD患儿最近的X线片拷贝，将患儿一起转诊给社区医师以便随访。

B. 头颅超声：按照时间顺序清楚记录检查结果，应特别关注出血、脑室大小、PVL的区域及囊样变化。

C. CT或MRI：如果对身体的任何部位进行了检查，应记录其发现和解读。

5）出院前是否需要预防接种（参考附录E的预防接种表）？早产儿应该按正常的妊娠龄及时间顺序和与足月儿同样的剂量进行免疫接种（和出生体重无关）。如果患儿是在2月龄或之后出院，需要在适当时间接种DPT（百白破）疫苗、Hib疫苗（流感嗜血杆菌b多糖疫苗）和IPV疫苗（脊髓灰质炎灭活疫苗），所有这些疫苗最早可在6周龄时给予。所有早产儿出院前必须接种乙肝疫苗。HBsAg阴性母亲分娩的出生体重＜2 000 g的早产儿，无论孕周或出生体重，通常在生后1个月时进行第一次乙肝疫苗接种。患儿母亲是表面抗原或核心抗原或e抗原（分别为HBsAg、HBcAg或HBeAg）阳性者，应在出生后12小时内同时给予乙肝免疫球蛋白和乙肝疫苗（高剂量）注射。患有BPD/CLD的早产儿应在冬季注射呼吸道合胞病毒免疫球蛋白，6月龄时给予流感疫苗注射。

6）是否需要安全座椅评估？使用3点支撑的婴儿专用安全座椅或5点支撑的可

翻转的安全座椅。毛毯卷可以放置在婴儿的两侧，并且在挡带和婴儿之间可以使用卷起来的毯子和尿布来减少身体的移动。出院之前患儿父母需要将安全座椅带到医院，学会如何放置婴儿，如何保持婴儿适当的体位和提供支撑。患儿放置座椅上时，应检查处于仰卧位和坐位时的氧饱和度，特别是需要带氧回家和监测呼吸暂停的早产儿(参阅美国儿科学会关于"早产儿和低出生体重儿出院时交通安全"有关文本)。

7) 是否还有其他需要进行的检查和记录的内容？

A. 脑电图：记录检查结果，多次检查结果应按时间顺序逐次记录，以评估惊厥患儿的脑功能。

B. 心电图：对先天性心脏病、室上性心动过速和代谢性疾病的患儿，需要记录检查结果。

C. 超声心动图：对杂音持续存在或者需要随访的患儿非常重要。

D. 其他检查：记录肺功能、钡剂造影等检查结果及建议。

【出院小结】

(1) 出院诊断：按照疾病发生的时间顺序列出患儿的详细诊断，包括操作。

(2) 临床资料：回顾病史、NICU 住院过程，出院时的体检结果。形成基于系统或临床问题的出院小结。

1) 病史：包括母亲-胎儿情况(包括产前诊断和药物治疗情况)、分娩史、出生史(Apgar 评分、头围、身长和体重)。

2) 体格检查：记录所有出生时有明显异常的体检结果。进行全身体检，尤其注意任何显著的变化或发现。详细的体格检查参阅第 6 章。

【出院时需特别考虑的问题】

(1) 眼科检查：所有出生胎龄 < 32 周的早产儿或临床经过不稳定的其他早产儿都要做眼科检查以筛查早产儿视网膜病(ROP)。对存在高危因素的所有新生儿都应进行检查。应告知父母亲眼科随访的重要性及 ROP 的危害性。首次检查时间由新生儿科医师根据美国儿科学会制定的方案(眼科章节部分)确定，眼科医师制定以后的随访计划。

(2) 听力随访

1) 如果 ABR 通过，不再需要随访筛查，但应按照标准随访计划由儿科医师随访。

2) 如果 ABR 没有通过，2 周后随访复查。

3) 如果通过 ABR 但存在高危因素，3 个月后再次进行 ABR/OAE 检查。

(3) 发育评估，包括作业治疗和物理治疗。首次检查和评估应在出院之前 NICU 中完成，并评估是否需要早期干预。

(4) 晚期早产儿和足月儿胆红素评估

1) 出院前，所有婴儿应评估发生严重高胆红素血症的风险。美国儿科学会建议应在出院前测定血清总胆红素或经皮胆红素进行评估和/或进行高危因素的临床评估,或者两者都评估。将出院前血清胆红素对照胆红素-小时曲线(参阅图100-1)评估发生高胆红素血症的风险。**必须使用临床判断**。如果存在很多危险因素,应早期随访并增加随访次数。如果不能进行随访,且存在明显的危险因素,则不出院。

2)随访建议如下:

A. 生后 < 24 小时出院,应在生后 72 小时随访。

B. 在生后 24 ~ 47.9 小时出院,应在生后 96 小时随访。

C. 在生后 48 ~ 72 小时出院,应在生后 120 小时随访。

(5)预防接种随访。除母亲 HBsAg 阳性,在出院前给予乙肝疫苗接种。其他疫苗需要在受孕龄 2 月龄时按顺序接种。

(6)包皮环切。应在出院前患儿父母要求并同意后实施。该手术为选择性,需要麻醉,小婴儿、需氧疗的 BPD 患儿或仍有呼吸暂停及心动过缓等的患儿、外生殖器存在畸形的患儿不应进行该手术。较大婴儿需要正规的麻醉和镇痛。

(7)社会服务。确定是否需要社会服务,包括患儿家庭的住房、经济上需求及其他的帮助等。

·参·考·文·献·

[1] Bull MJ, Engle WA; Committee on Injury, Violence, and Poison Prevention and Committee on Fetus and Newborn; American Academy of Pediatrics. Safe transportation of preterm and low birth weight infants at hospital discharge. *Pediatrics*. 2009; 123: 1424–1429.

67 48 小时内未排便
No Stool in 48 Hours

【临床问题】　护士报告某早产儿生后 36 小时未排胎便。99% 的足月儿、100% 的过期产儿和 76% 的早产儿(主要是 GA > 32 周)在生后 24 h 内排第一次大便。大多数早产儿胎粪排出延迟(一项研究提示:37% 在生后 24 小时内排便,32% 超过生后 48 小时排便,99% 在生后 9 天内排便)。首次排出胎粪的时间为胃肠功能正常的标志。胎粪排出延迟可见于早产、严重疾病、肠梗阻或其他原因。胎粪排出延迟是发生肠穿孔的诱发因素。男性新生儿胎粪排出较女性延迟,喂养方式并不能预测首次胎粪排出时间。

【即刻提问】

(1)患儿生后排过粪便吗？ 如果生后曾经排过胎便,但在近 48 小时没有大便,可能的原因是便秘。小肠梗阻患儿,开始可排胎便,随后排出减少或无大便。如果生后从未排过大便,检查是否为肛门闭锁或存在某种程度的低位肠梗阻。表67-1列出生后第一次排便的时间。

表67-1 500名足月儿和早产儿第一次排便时间

小 时	足月儿(%)[a]	早产儿(%)[a]	过期产儿(%)
产房(0)	16.7	5.0	32
1～8	59.5	32.5	68
9～16	91.1	63.8	88
17～24	98.5	76.3	100
24～48	100	98.8	—
＞48	—	100	—

[a] 为百分比的累计值。

源于 Clark DA, Times of first void and stool in 500 newborns. *Pediatrics*,1977; 60: 457.

(2)患儿的胎龄和出生体重? 胎龄、出生体重和胎粪排出时间呈负相关。早产和出生体重低的新生儿胎粪排出多延迟,主要是因为结肠的发育不成熟、胎粪黏度增加(早产儿大便水分少)、肠外营养时缺乏肠道喂养对胃肠道激素分泌的刺激效应。研究表明胎龄越大,首次排出胎粪的时间越短。80% VLBW早产儿胎粪排出延迟。需要注意,如果足月儿或过期产儿24小时内未排胎粪可能提示肠梗阻,但早产儿不一定。

(3)孕母是否使用了可导致麻痹性肠梗阻的药物从而使胎粪排出延迟? 抑制早产发动的药物如硫酸镁可能会导致麻痹性肠梗阻,麻醉止痛剂或孕母使用海洛因也可引起新生儿粪便排出延迟。产前胎儿暴露于倍他米松可促进胎粪排出,但产前暴露于硫酸镁研究结果不一致,有研究表明不影响早产儿首次胎粪排出时间,也有研究认为可能与胎粪延迟排出有关。

(4)是否存在其他先天性异常或相关综合征? 先天性巨结肠、21三体综合征、神经母细胞瘤、瓦登伯格综合征、多发性内分泌瘤2型、中枢性低通气综合征、心脏间隔缺损等有关。

【鉴别诊断】

(1)便秘:已经排出胎粪,随后未再排大便的婴儿可考虑便秘。生后第1周内婴儿每天大约排便4次,随后降低到每天约1.7次,直到2岁。母乳喂养的婴儿有时候儿天不排大便。

(2)肠梗阻:远端小肠(回肠)或结肠梗阻的婴儿可有腹胀和胎粪排出延迟。小肠梗阻多表现为胆汁样呕吐伴或不伴腹胀,可以有胎粪排出,但排便次数逐渐减少或无大便。结肠梗阻表现为腹胀和无胎粪排出。

1）结肠梗阻

A. 胎粪栓塞：是指由于胎粪所致的结肠下端和直肠梗阻，是一种暂时性的远端结肠或直肠梗阻，发生率为1/1 000～1/500（**注意：**对于所有的类似患者均应考虑直肠黏膜活检，因为这些婴儿中先天性巨结肠的发病率高达10%～15%）。最常见于糖尿病母亲婴儿（新生儿左小结肠综合征）和早产儿（早产儿小结肠）。

B. 左小结肠综合征：功能性远端肠梗阻，胎粪栓可达脾区，导致远端结肠暂时性动力丧失。它多见于足月儿。50%为糖尿病母亲婴儿，多数生后24小时未排胎粪。其他可见于败血症、低血糖、甲状腺功能低下或者镁升高。早产儿小结肠相当于早产儿左小结肠综合征。宫内由于小肠功能异常不能将小肠内容物推进到结肠。多见于妊娠期高血压疾病或使用硫酸镁的孕妇所分娩的婴儿。

C. 先天性巨结肠病：占胎粪延迟排出患儿的15%。发病率为1/4 000活产婴儿。它是由于直肠和不同节段的远端结肠内Meisser和Auerbach神经丛内神经节细胞缺乏，导致功能性肠梗阻。受累节段的直肠或结肠不蠕动。典型者多为足月儿、胎粪排出延迟。60%～90%的先天性巨结肠患儿生后24～48小时未排胎粪。发病率存在性别差异，男：女为4：1。8%的患儿合并唐氏综合征。白种人更多见。

D. 肛门直肠畸形（1/800～1/400）：如肛门闭锁（无肛），可分为低位或高位，可伴有瘘管或直肠狭窄。存在瘘管的肛门闭锁可以有胎粪排出。部分关联症中肛门直肠畸形的发病率较高，如VATER/VACTERL（脊柱畸形、肛门闭锁、气管食管瘘和桡骨或肾脏发育不良/脊柱畸形、肛门闭锁、心脏畸形、气管食管瘘伴食管闭锁、肾脏畸形、上肢桡侧发育不良）。也可发生肛门狭窄，可见小而紧的肛门，有时可见点状胎粪。

2）小肠梗阻

A. 胎粪性肠梗阻：当胎粪在回肠末端堵塞时常常引起胎粪性肠梗阻。90%的胎粪性肠梗阻患者伴有囊性纤维化病，因此对于这类患者需要进行囊性纤维化病相关的检查。新生儿期囊性纤维化病最重要的表现就是胎粪性肠梗阻。

B. 肠闭锁：回肠闭锁最常见，其次是十二指肠、空肠和结肠。可见腹胀、胆汁性呕吐和不排胎粪等。可发生黄疸。

C. 其他小肠闭锁（十二指肠闭锁、肠旋转不良伴扭转和胎粪性腹膜炎）：一般有胎粪排出，随后逐渐进展，胎粪排出减少或无大便。

3）肠粘连：NEC等手术后的患儿近30%发生肠粘连。

4）少见原因。**结肠狭窄/闭锁**：结肠是发生肠狭窄或闭锁最少见的部位。X线可见近端肠管扩张。**神经节细胞减少症**：神经节细胞减少，症状类似先天性巨结肠或合并先天性巨结肠。**神经源性肠发育不良A型**：黏膜和肠肌层交感神经节缺如或发育不良，伴黏膜炎症反应，症状类似于先天性巨结肠。**巨膀胱细小结肠蠕动迟缓综**

合征（Berdon syndrome）：尿潴留、小肠扩张、小结肠、巨大膀胱、肾积水、病理检查可见神经节细胞。

（3）其他原因/关联症

1）早产/VLBW（参阅第二部分）：常见胎粪排出延迟。结肠发育不成熟、开始肠道喂养时间延迟、PDA、RDS、机械通气、子宫胎盘功能不全等与VLBW早产儿胎粪排出延迟有关。但多没有腹胀和胆汁性胃内液。

2）感染：脓毒症是最常见的导致大便排出延迟的感染性原因。其他感染如肺炎、肠道病毒感染、脐炎、腹膜炎等也可导致肠道功能不全。

3）RDS：RDS患儿胃排空延迟、肠道动力减弱。

4）电解质紊乱：低钾血症、低钠血症、高钙血症和高镁血症，胎儿低血糖也可影响肠道动力。

5）母亲用药：硫酸镁、抗抑郁药、神经节阻断药、违禁药品（阿片类、海洛因）、安定类药物。

6）婴儿用药：茶碱、阿片类、麻醉药拮抗剂治疗。

7）甲状腺功能低下（最常见）：其他内分泌疾病如肾上腺功能不全、甲状旁腺功能亢进、肾上腺出血。

8）肠梗阻：可导致胎粪排出延迟。

9）特发性。

10）其他少见原因：充血性心力衰竭、高胆红素血症、肾静脉栓塞、低血容量、PDA、栓塞/血栓。

【临床资料】

（1）产前病史可提示胎儿超声异常。十二指肠-空肠闭锁可见羊水过多。胎粪性腹膜炎可见肠腔外胎粪钙化。典型的十二指肠闭锁产前超声可见双泡征。

（2）体格检查：尤其注意腹部查体。首先，确认肛门是否通畅（可用小指、直肠温度计或软的喂养管），如果怀疑肛门不通畅，请外科会诊进一步评估。检查有无腹胀或腹肌强直、肠鸣音和肿块。直肠指检可以确定直肠括约肌张力是否正常，并可能触到直肠内硬的粪块。先天性巨结肠婴儿典型症状为腹胀（63%～91%）和胆汁性呕吐（19%～37%）。

（3）实验室检查

1）全血细胞计数和分类及血培养：除外败血症。同时也应做无菌尿培养。

2）尿液药物筛查：对患儿及其母亲均进行尿液药物筛查以明确母亲是否使用过麻醉剂。

（4）影像学和其他检查

1）腹部X线平片：生后48小时内未排便的所有婴儿均应行腹部水平位和直立

位X线平片检查,以明确有无肠梗阻。腹部平片不能鉴别是小肠或结肠梗阻。典型的X线表现为肠腔扩张、气液平、直肠不充气。先天性巨结肠或胎粪栓塞时可见到结肠扩张和多个气液平。

A. 先天性巨结肠:结肠有气体和大便。

B. 胎粪栓:小肠和结肠扩张,通常无气液平,阻塞部位远端和直肠不充气。

C. 胎粪性腹膜炎:肠腔扩张、少量气液平。右下腹可见胎粪和气体呈毛玻璃样改变。

D. 左小结肠综合征:肠腔扩张和气液平。

2)钡灌肠:所有胎粪排出延迟的新生儿,如有临床表现,都应进行钡剂灌肠检查,有助于确定疾病的演变过程并可能有治疗作用。小结肠在X线上表现为结肠直径异常细小,通常提示远端回肠梗阻:包括回肠闭锁、结肠神经节缺如、肠扭转、肠重复畸形。

A. 先天性巨结肠:移行段显著扩张,24小时仍有钡剂残留。

B. 胎粪栓综合征:钡灌可诊断。可以显示胎粪轮廓和胎粪栓。

C. 胎粪性肠梗阻:小结肠。

D. 早产儿胎粪性梗阻:小的结肠可见胎粪栓,远端回肠梗阻。远端回肠可见胎粪影。

E. 左小结肠综合征:结肠短,缺乏张力,可见移行段。

3)肛门直肠测压(ARM):采用微型肛门直肠测压装置可以记录直肠扩张后肛门压力的变化。如果有神经节细胞,可见直肠压力下降。巨结肠谱系疾病患儿缺乏直肠括约肌反射。新生儿进行该项检查较难操作且需时较长,需要一定耐心。反复压力测定可以减少直肠活检。胎龄大于30周的早产儿肛门直肠反射和肛门直肠压力正常。

4)全层黏膜直肠活检/穿刺活检:经肛门穿刺活检或楔形切除活检是诊断先天性巨结肠的金标准。组织学检查可证实神经节细胞缺如,并可见肥大的乙酰胆碱酯酶阳性神经纤维。

5)直肠乙状结肠指数(RSI):直肠乙状结肠直径可作为先天性巨结肠的辅助诊断方法。

6)血清蛋白:先天性巨结肠可见3种特异性蛋白标志物,用于早期筛查和诊断,但目前尚未用于临床。

【处理】

(1)排除和治疗基础疾病。电解质紊乱、感染、局灶性功能低下、RDS、母亲或婴儿用药以及其他。

(2)早产儿需要区分病理性因素和正常的排便延迟。早产儿或低出生体重儿胎粪可排出延迟。胎粪排出延迟并不一定存在胃肠道疾病。对于存在其他胃肠道疾病症状(进行腹胀和呕吐)的早产儿应进行诊断性检查除外肠梗阻。

(3)足月儿胎粪排出延迟需要尽早评估,应高度怀疑肠梗阻。

(4)特殊治疗

1)便秘

A. 手指直肠刺激:可以首先尝试。

B. 甘油栓剂:如果手指直肠刺激无效可以使用甘油栓剂。不建议应用矿物油或刺激性润滑剂。部分NICU用生理盐水刺激。

2)肛门直肠异常:肛门闭锁。

A. 立即儿外科会诊。

B. 插入双腔胃管进行胃肠减压。

C. 寻找其他先天性畸形:肛门闭锁患儿常常伴有其他的泌尿生殖系统畸形。

3)肠梗阻。

A. 胎粪栓塞

a. 灌肠造影检查:可采用欧乃派克240灌肠证实胎粪栓塞。钡剂灌肠结果表现为结肠大小正常伴充盈缺损。

b. 如钡剂灌肠证实为胎粪栓塞,通常需每隔4～6小时使用水溶性液体反复灌肠。

c. 乙酰半胱氨酸(Mucomyst)灌肠:如果水溶性液体灌肠无效,可用水稀释的4%乙酰半胱氨酸溶液灌肠,以溶解胎粪,有利于胎粪的排出。

d. 如果出现正常排便,密切观察。

e. 如果再次发生排便异常,有必要进一步检查(如直肠活检)以除外先天性巨结肠,这些患者中近半数被诊断为先天性巨结肠病。

B. 胎粪性肠梗阻

a. 钡剂灌肠:可以发现小结肠。也可发现穿孔、扭转或闭锁等征象。

b. 可用乙酰半胱氨酸灌肠治疗胎粪阻塞(第五部分)。补充足够液体和电解质。

c. 通过鼻胃管给予乙酰半胱氨酸或泛影葡胺,但可能发生不良反应,相关研究较少。

d. 手术治疗:如果数小时内通过以上灌肠等措施仍无效,则可考虑外科手术治疗。

C. 先天性巨结肠病

a. 液体复苏、刺激直肠和使用抗生素对治疗小肠结肠炎非常重要,可降低死亡风险。

b. 初始影像学检查提示结肠显著充气,直肠没有充气。

c. 钡灌肠。常常可以发现远端狭窄,无神经节的近端肠管扩张。移行段、不规则结肠收缩、黏膜不规则、异常直肠乙状结肠指数等都提示先天性巨结肠。

d. 直肠活检：可确诊，证实神经节细胞缺乏。

e. 结肠造瘘术：可分2～3期手术。一旦确诊为先天性巨结肠病可行结肠造瘘术。

D. 肠粘连。如经鼻胃管胃肠减压仍不能有效解除粘连，则需手术解除粘连。

E. 嵌顿疝。为外科急症。

F. 肠旋转不良

a. 钡灌肠。可发现阑尾位置异常。

b. 外科手术。必须手术矫正。

G. 肠扭转

a. 钡灌肠：可发现中段横结肠梗阻。

b. 外科手术：应当立即进行。

H. 肠套叠。可以尝试水溶性液体复位，如果不成功需要外科手术复位或切除坏死肠管。

I. 十二指肠闭锁。胃肠减压和外科手术。

J. 左小结肠综合征。可通过钡剂灌肠进行诊断和治疗。如果梗阻反复或穿孔需要外科手术治疗。

K. 早产儿小结肠。钡剂灌肠检查，密切观察，如果存在并发症，则需要外科手术治疗。

L. 早产儿胎粪梗阻。稀钡灌肠是诊断的金标准，且可用于治疗。如果发生自发性肠穿孔或病情恶化需要外科处理。

M. 败血症所致的肠梗阻。

a. 广谱抗生素。在采集实验室检查标本后（第130章）开始广谱抗生素治疗，一般推荐氨苄西林和庆大霉素，如果怀疑为葡萄球菌感染，可用万古霉素替代氨苄西林（剂量见第148章）。

b. 胃肠减压。放置鼻胃管进行胃肠减压，同时禁肠道喂养。

N. NEC引起的肠梗阻。见第113章。

O. 低钾引起的肠梗阻

a. 治疗潜在的代谢异常。如纠正低钾（见第63章）。

b. 放置鼻胃管进行胃肠减压以减低肠道压力。

4）早产。无呕吐但有进行性腹胀的早产儿，即使为小结肠也主张保守治疗。治疗措施包括应用低渗、水溶性的含碘的造影剂灌肠，促进粪便排出。在选用适当的造影剂灌肠时最好咨询放射科医师。

5）甲状腺功能低下。如果血T_4和TSH水平证实存在甲状腺功能低下，要使用甲状腺素替代治疗，开始治疗前请内分泌科医师会诊。见第140章。

68

48小时无尿
No Urine Output in 24 Hours

【临床问题】 24小时少尿或无尿。健康早产儿、足月儿和过期产儿应在出生后24小时内排尿。少尿指尿量少于1 mL/（kg·h），持续24小时。无尿指生后48小时内未排尿。少尿是肾衰竭的临床特征之一。轻度脱水、急性肾衰竭（ARF）或急性肾损伤（AKI）可导致尿量减少。ARF/AKI为急性肾功能不全，患儿肾小球滤过率降低，肌酐和尿素氮升高，并丧失对水和电解质的调节功能。新生儿ARF/AKI的发生率为6%～24%，VLBW早产儿、心脏术后及ECMO/ECLS治疗（特别是先天性膈疝）、围生期窒息的婴儿发病率更高。

【即刻提问】

（1）能否触及膀胱？ 膀胱充盈时一般多能触及。膀胱充盈表明膀胱内有尿。Credé手法（手法按压膀胱）可诱导排尿，尤其是因药物引起肌肉麻痹者效果更为明显。

（2）放置导尿管了吗？ 放置导尿管可以确定膀胱内是否有尿，多用于相对成熟的婴儿。

（3）患儿的血压？ 低血压可引起肾脏血流灌注不足和尿量减少。高血压常提示患儿存在肾脏/肾血管疾病（如果严重，提示肾动脉或静脉血栓）。

（4）患儿是否曾经排尿？ 婴儿是否已经排尿，或已经排尿但未在床旁记录单上记录。如果患儿生后从未排尿要考虑双肾发育不全、肾血管病变或阻塞，表68-1为生后第一次排尿的时间。注意：排尿可能被忽略（在产房或者父母没有记录）。13%～21%的婴儿在产房内排尿。

表68-1　500个足月儿和早产儿第一次排尿的时间

小　时	足月儿（%）[a]	早产儿（%）[a]
产房（0）	12.9	21.2
1～8	51.1	83.7
9.16	91.1	98.7
17～24	100	100

[a] 为累计的百分比。
源于Clark DA. Times of first void and stool in 500 newborns. *Pediatrics*, 1977; 60: 457.

（5）母亲妊娠期是否有羊水过少？ 胎儿尿量产生少是母亲羊水少（羊水量减少）的原因之一，可以由肾脏问题如肾灌注降低、尿道梗阻及肾组织先天性缺如（肾发育不良、囊性肾发育不良、输尿管闭锁)导致。

（6）是否有肉眼血尿？肉眼血尿提示肾脏疾病。

（7）母亲妊娠期用药情况？妊娠期母亲应用某些药物[血管紧张素转换酶(ACE)抑制剂、非甾体类抗炎药物(NSAIDs)]可干扰胎儿肾脏发育，引起胎儿肾损伤，进而导致新生儿急性肾损伤。妊娠期服用ACE抑制剂可导致婴儿肾小管发育不良。

（8）婴儿是否有先天性肾脏病？产前超声是否提示肾脏疾病？新生儿急性肾衰竭可起源于胎儿期，肾缺如、肾发育不良、多囊肾、先天性肾病综合征或任何梗阻性疾病均可导致新生儿急性肾衰竭。

（9）母亲是否患有糖尿病？糖尿病母亲婴儿发生肾脏畸形的风险增高(肾缺如、肾积水和尿道重复畸形)。

【鉴别诊断】 排尿延迟可见于轻度脱水或ARF/AKI。有关急性肾衰竭的完整内容参见第123章。

（1）轻度脱水。出生后前几天婴儿尿量减少，特别是母乳喂养的婴儿。母乳产生不足可以导致脱水。实验室检查正常或轻微异常。

（2）ARF/AKI。定义不同，可根据血清肌酐定义(参阅第四部分)。可分为肾前性、肾性或肾后性。

1）肾前性肾衰竭(最常见)。肾脏正常但肾血流量减少或不足(肾灌注不足)，导致肾功能降低。肾灌注降低可以由真正容量不足(出血、脱水、丢失到第三间隙)或者有效循环血量降低(疾病导致的肾灌注降低，如充血性心力衰竭或心脏压塞)。NICU常见原因如下：

A. 出血(围生期或生后)。

B. 脱水。

C. 脓毒症。26%的脓毒症休克患儿可发生肾衰竭。

D. NEC。

E. RDS。

F. 休克和低血压。

G. 胃肠道丢失。

H. 丢失到第三间隙。

I. 心脏因素。充血性心力衰竭、PDA、先天性心脏病/心脏外科手术、心脏压塞、心内膜炎。

J. 红细胞增多症。

K. 需要ECMO治疗的婴儿可能发生液体超负荷和肾血流量降低。

L. 低白蛋白血症。

M. 药物。导致肾血流降低的药物都可能导致肾前性少尿，包括吲哚美辛、

NSAIDS、氨基糖苷类药物、ACE抑制剂、两性霉素、拟肾上腺素药（去氧肾上腺素滴眼液）、血管紧张素酶抑制剂（卡托普利）。

2）肾性疾病（肾损伤）。见于肾小管、肾小球和间质病变引起的结构性肾损伤。急性肾损伤导致的肾小管功能不全最常见。急性肾小管坏死（缺血、药物或中毒）、肾小球损伤及肾血管病变是最常见的肾性肾衰竭的原因。

A. 急性肾小管坏死：是肾脏疾病最常见的原因，可继发于休克、脱水、中毒、围生期窒息、心脏术后、缺血或缺氧事件、使用药物或静脉造影剂。围生期窒息是引起急性肾小管坏死最常见的原因。严重围生期窒息患儿肾衰竭的发生率较高（25%少尿，15%无尿）。长时间的肾前性肾衰竭也可进展为急性肾小管坏死。

B. 间质性肾炎。药物或特发性。

C. 先天性肾脏畸形。肾小管发育不良、肾缺如（Potter综合征）、多囊性肾病、先天性肾病综合征、肾发育不良或发育异常。

D. 感染：急性肾盂肾炎、脓毒症、革兰阴性杆菌感染、真菌感染和先天性感染（梅毒、CMV、弓形体）。

E. 肾血管病变。双侧肾动脉或肾静脉血栓形成、缺血或缺氧（胎胎输血、胎盘早剥、围生期窒息）可导致肾皮质坏死。

F. **肾毒性药物**：NICU **常用的肾毒性药物包括**氨基糖苷类抗生素、万古霉素、NSAID、静脉用造影剂、ACE抑制剂（开博通、依那普利）、两性霉素和阿昔洛韦。肾毒性药物导致的ARF/AKI多见于使用氨基糖苷类抗生素和关闭PDA应用NSAID，利尿剂可增加这些药物的肾毒性（如NSAID）。

G. 内源性毒性物质（少见）。尿酸（尿酸性肾病）、肌红蛋白、游离血红蛋白。

3）肾后因素：有尿形成但是不能排出。新生儿较年长儿多见。功能性或机械性尿路梗阻是常见原因。梗阻可发生于上尿道如双侧肾盂输尿管连接处狭窄或下尿道如后尿道瓣膜。

A. 神经源膀胱。见于脊髓脊膜膨出、使用药物如泮库溴铵或深度镇静。

B. 在孤立肾患儿任何原因导致的梗阻。

C. 双侧输尿管梗阻（双侧肾盂输尿管连接处狭窄）。

D. 尿道口狭窄（男性多见）。

E. 输尿管狭窄。

F. 后尿道瓣膜（仅见于男性），可并发膀胱破裂。

G. 外源性压迫（如骶尾部畸胎瘤）。

H. 药物。某些药物（阿昔洛韦和磺胺类药物）可在肾小管或尿道内沉积引起阻塞。

I. 全身真菌感染伴双侧肾盂输尿管真菌栓形成（真菌球可导致梗阻）。

J. 膀胱自发性破裂伴无尿肾功能不全。

K. 表现为无尿的隐匿性肾盂输尿管连接处梗阻。

L. 处女膜闭锁（女孩）。可导致子宫阴道积水、无尿、双侧肾积水。

【临床资料】

（1）产前和母亲病史：应仔细询问有无羊水过少、遗传性肾病家族史、妊娠期服用药物等。是否有感染高危因素？分娩时有无出血？是否有围生期窒息？孕母是否有低血容量。

（2）体格检查：首先明确体液平衡状态。是否存在脱水、充血性心力衰竭、水肿？患儿是否存在高血压/低血压？腹部查体可发现膀胱扩张（膀胱出口梗阻）、腹部肿块或腹水（阻塞的尿道破裂）。注意有无肾脏疾病的特殊表现［如Potter面容（如低位耳、内眦褶皱等）］。提示肾脏疾病的特殊畸形包括单脐动脉、尿道下裂、肛门直肠畸形、脊柱畸形、耳部异常和食管闭锁。后尿道瓣膜可见尿液性腹水。妊娠期羊水过少提示存在肾脏问题。

1）肾前性。容量不足的表现（心动过速和低血压）。

2）肾性。水肿、充血性心力衰竭、高血压，触摸到肾脏提示囊性肾病、肾积水或肿瘤。

3）肾后性。尿流细、膀胱增大、尿液滴漏，破裂后尿液性腹水。

（3）实验室检查：下列实验室检查将有助于少尿的病因诊断，对结果的解释详见表123-1。注意出生后短时间内的新生儿血尿素氮和肌酐水平反映母体水平。

1）血清肌酐水平：用于定义ARF/AKI，有多个定义。

A. 血清肌酐持续升高或值≥1.5 mg/dL，可诊断为急性肾衰竭（如果母亲肾功能正常）

B. Jetton和Askenazi提出使用血清肌酐值定义ARF/AKI及其严重度。

a. 无ARF/AKI。血清肌酐无变化或较以前最低值升高<0.3 mg/dL。

b. ARF/AKI 1期。血清肌酐升高>0.3 mg/dL；或高于以前最低值的1.5～2倍。

c. ARF/AKI 2期。血清肌酐高于以前最低值的2～3倍。

d. ARF/AKI 3期。血清肌酐升高>2.5 mg/dL；或高于以前最低值的3倍，或需要透析治疗。

2）血电解质和血尿素氮（BUN）水平也有助于评估肾功能。血BUN升高和BUN/Cr>20见于肾前性少尿。BUN/Cr在15～20见于肾性损伤。肾衰竭时可见电解质异常，特别是钾（高钾血症）。

3）全血细胞（CBC）和血小板计数。脓毒症时CBC可见异常，双侧肾静脉血栓形成时可见血小板减少或红细胞增多。

4）尿液分析。肾前性因素和尿道梗阻时多正常。尿液白细胞增多提示尿路感染。红细胞、管型细胞和蛋白尿提示肾脏疾病。肾小球肾炎可见红细胞管型。蛋白尿提示肾小球疾病；上皮细胞管型和颗粒管型提示急性肾小管坏死。

5）动脉血pH。脓毒症等任何引起低血容量、低灌注或低血压的情况均可导致代谢性酸中毒。

6）尿液指标。参阅表123-1。渗透压、尿钠、尿肌酐/血清肌酐值、钠排泄分数以及肾衰指数可以协助评估肾衰竭是肾前性还是肾性。

7）出生时尿中性粒细胞明胶相关脂蛋白水平：在极低出生体重儿，与肌酐相比可早期预测肾功能。

（4）放射学和其他检查

1）肾脏和腹部B超和多普勒血流检测：可以除外尿道梗阻，并有助于评估其他肾脏和先天异常，或血管异常，肾脏多普勒血流检测可诊断肾血管血栓。

2）腹部X线检查：可发现腹水和腹腔肿块，脊柱裂或骶骨缺如提示神经源性膀胱。

3）排泄性尿路造影。如果怀疑膀胱出口梗阻，可有助于诊断引起梗阻的下尿道疾病，也可以除外膀胱输尿管反流。

4）放射性核素检查：有助于梗阻诊断。

【处理】　肾衰竭处理参见第123章。

（1）尿量减少，但根据实验室检查和临床评估没有肾衰竭证据。对于轻度脱水患儿仅增加液量（IV）或者喂养量即可。如果单纯母乳喂养的婴儿存在脱水，可以补充配方奶喂养。

（2）怀疑肾衰竭的初始评估

1）留置导尿管，可以评估是否有尿液产生及帮助除外下尿道梗阻，对肾功能不全或上尿道梗阻没有诊断价值。可短时间保留以精确评估出入量。

2）评估实验室和超声检查结果。根据实验室和超声检查结果，可以识别是肾前性、肾性和肾后性。

3）诊断和治疗性液体输注。对没有心力衰竭和容量负荷过多的新生儿可以给予生理盐水10～20 mL/kg，IV，1～2小时内输入。如果没有反应，可以重复一次。如果尿量增加＞1 mL/（kg·h）提示**肾前性**原因。如果对治疗没有反应提示肾脏疾病。

4）停止或严格限制钾摄入，限制磷的摄入。

5）评估患儿用药情况。必要时调整剂量，停用任何对肾脏有损伤的药物。如果必须使用有肾毒性的药物，应减少剂量，如果有可能，应用最小有效剂量。

6）详细评估出入量。每12小时监测一次体重。

7）治疗低血压。多巴胺可增加肾脏灌注。

（3）肾前性。治疗目标是维持足够的肾灌注。由于肾脏本身正常，一旦肾灌注恢复,肾前性肾衰竭可完全恢复。

1)病因治疗。如脓毒症、NEC 和其他。

2)液体复苏恢复肾灌注。根据诊断性液体输注所给予的液体量,有可能还需要额外的液体。通常在 1～2 小时内给予生理盐水 10～20 mL/kg。

3)维持足够的血容量、替代累积损失量。

4)多巴胺。缺氧、酸中毒或吲哚美辛等肾前性因素或存在低血压的患儿可以应用血管活性药物。多巴胺剂量[1～3 μg/(kg·min)]可以改善肾灌注,但没有研究证实可提高存活率。其可增加尿量,但不能防止发生肾功能不全或死亡。荟萃分析结果提示没有足够的证据支持在使用吲哚美辛治疗的早产儿给予多巴胺预防肾功能不全。

5)呋塞米。如果尿量减少且存在容量负荷过多可以应用呋塞米。利尿剂有助于液体管理,但并不能改变 ARF/AKI 进程。呋塞米(每次 1～2 mg/kg)可增加尿量,但存在耳毒性,应限制剂量,特别是对治疗没有反应的婴儿。

(4)肾性。支持治疗和病因治疗。恢复程度及预后与病因有关。

1)儿童肾脏科医师会诊。

2)停用肾毒性药物。

3)限制液体摄入,仅补充不显性失水和尿量。 严格限制钾的摄入量。

4)监测血钠、钾、钙、磷及酸碱平衡状态。ARF 患儿可并发低钠血症(多为稀释性)、高钾血症、低钙血症、高磷血症和代谢性酸中毒。

5)考虑应用小剂量多巴胺改善肾脏血流(争议),参阅第五部分。

6)如果液体负荷过多,考虑应用利尿剂(呋塞米等)。由于存在耳毒性,应限制剂量。参阅第五部分。

7)监测血压,可发生轻度高血压。

(5)肾后性

1)泌尿外科/小儿外科会诊。

2)膀胱远侧端阻塞:尝试使用导尿管。必要时手术治疗。

3)膀胱近端阻塞:可考虑尿道手术治疗(如肾造口术置管或皮下输尿管造口术)。

4)神经源性膀胱:可先留置导尿管处理。

5)药物引起的膀胱功能异常:停用该药后膀胱功能多恢复正常。

6)考虑使用抗生素预防尿路感染。

(6)肾脏替代治疗(RRT)。上述治疗失败后,可以考虑给予腹膜透析(新生儿优先选择)、血液透析、血液滤过(单独使用或联合透析)等治疗措施。ECMO 治疗的患儿发生 ARF 或液体负荷过多也可进行 RRT。指征包括严重高钾血症、严重酸中毒、严重低钠血症、严重低钙血症、高磷血症、尿毒症、营养不足、严重容量超负荷。

·参·考·文·献·

[1] Andreoli SP. Acute kidney injury in children. *Pediatr Nephrol.* 2009; 4(2): 253–263.

[2] Bridges BC, Selewski DT, Paden ML, et al. Acute kidney injury in neonates requiring ECMO. *NeoReviews.* 2012; 13(7): e428.

[3] Chan CMJ, Williams, DM, Roth KS. Kidney failure in infants and children. *Pediatr Rev.* 2002; 23(2): 47–60.

[4] Chua AN, Sarwal MM. Acute renal failure management in the neonate. *NeoReviews.* 2005; 6: e369–e376.

[5] Jetton JG, Askenazi DJ. Update on acute kidney injury in the neonate. *Curr Opin Pediatr.* 2012; 24(2): 191–196.

[6] Zappitelli M, Selewski DT, Askenazi, DJ. Nephrotoxic medication exposure and acute kidney injury in neonates. *NeoReviews.* 2012; 13(7): e420.

69 气　腹

Pneumoperitoneum

【临床问题】 患儿腹部X线检查发现气腹(气体在腹腔内异常积聚)。气腹最常见于胃肠道穿孔,另外也可能继发于呼吸系统疾病或是医源性(少见)。NEC后穿孔是新生儿气腹最常见原因。**新生儿气腹需要即刻评估和治疗,早期识别对成功救治至关重要。**

【即刻提问】

(1)是张力性气腹吗? 张力性气腹是急症,大量气体可阻碍膈肌运动。张力性气腹可引起明显的肺压缩,导致重度RDS;下腔静脉受压导致静脉回流障碍,引起心功能不全。如果发生,需要紧急处理,进行腹腔穿刺(见第37章)。

(2)是否存在气腹的症状和体征? 包括腹胀(最常见症状)、呼吸窘迫、血气分析结果进一步恶化和血压下降等。

(3)之前是否有NEC的症状体征? 如果有,气腹的原因最有可能是胃肠道穿孔。NEC后发生肠穿孔的平均时间是1天。

(4)是否有气漏的征象? 如果存在纵隔气肿、肺间质气肿或气胸,气腹可能源于呼吸道。

(5)是否应用机械通气治疗? 呼吸机的吸气峰压设置过高($PIPs > 34\ cmH_2O$)与气腹发生有关。

(6)患儿最近是否接受腹部手术治疗或侵袭性操作如腹腔穿刺? 手术后腹腔内的积气可为正常情况,无须治疗,很快可吸收。腹腔穿刺可导致中空器官穿孔。

【鉴别诊断】 气腹最常见于胃肠道穿孔(自发性、继发于胃肠道疾病或损伤),也可来源于胸部(有或无机械通气),或原因不明(无呼吸道或胃肠道疾病),或手术后即刻正常发现的气腹。新生儿期,除外在呼吸机参数设置过高并出现气漏综合征的患儿,**除非已明确是其他原因导致,气腹首先要考虑胃肠道穿孔所致**。可将气腹分为**内科性**(非外科)**和外科性**。

(1)消化道穿孔引起的气腹

1)自发性穿孔:没有明确的病因:无明显的胃肠道疾病,无损伤和梗阻是新生儿消化道穿孔第二常见原因(NEC最常见)。可能的病因包括围生期局部缺血(窒息或休克)、左右胃网膜动脉缺乏吻合支、妊娠期或分娩时损伤、脓毒症、早产、胃酸过多、肠Cajal细胞缺如(胃穿孔)、孕妇使用激素或可卡因、胃肌层先天性缺陷。最常见的穿孔部位在早产儿是回肠末端(自发性肠穿孔,SIP)或胃(早产儿和足月儿均可发生),很少发生在其他部位。

A. 自发性胃穿孔。多发生于生后2~7天,足月儿和早产儿均可发生,男性和非洲裔美国人多发。患儿突然出现腹胀、呼吸窘迫、呕吐、反应差和大量气腹。高危因素包括围生期窒息、早产、生后使用激素,很多患儿发生脓毒症。

B. 自发性肠穿孔(SIP)。主要见于回肠末端(空肠和结肠少见),多见于GA<28周且BW<1 500 g(2%~3%)或出生体重<1 000 g(5%)的早产儿。发病日龄平均为7天,男性多见。早产和早期使用激素治疗是高危因素。生后早期同时使用吲哚美辛和激素治疗可增加SIP的风险。SIP常与发生全身真菌感染或凝固酶阴性葡萄球菌感染有关。无NEC的临床表现。

C. 自发性结肠穿孔。**非常**少见。早产儿更常见,诊断困难,临床症状包括严重腹胀、阴囊肿胀、呼吸窘迫、呕吐、青紫、呼吸急促等。多数患儿发生大量气腹。

D. 其他部位穿孔。孤立性穿孔也可发生于肠道其他部位如阑尾、盲肠、梅克尔憩室等。

E. 与自发性肠穿孔有关的药物包括吲哚美辛和激素。Meta分析结果显示:早期(<96小时)大剂量使用糖皮质激素治疗慢性肺疾病可显著增高发生胃肠道自发性穿孔的风险。胃-十二指肠穿孔也与激素治疗有关。在使用药物联合治疗(激素和吲哚美辛)的患儿,SIP发生风险增高。

F. 其他原因。换血后可发生小肠和结肠穿孔。脐动脉和静脉置管相关的栓塞也可引起SIP。

2)继发性穿孔。继发于基础疾病,包括胃肠道梗阻或胃肠道疾病。

A. NEC。是继发性穿孔最常见的原因。死亡率高(>60%)。有关吲哚美辛是否增加NEC肠穿孔风险仍没有定论。尽管NEC可发生于消化道任何部位,最常见的部位是回肠末端和升结肠,穿孔最常见于回肠末端。

B. 胃肠道梗阻。肠腔内压力增加,穿孔发生于梗阻近端。可发生于消化道任何部位。胃肠道任何部位闭锁(食管闭锁伴气管食管瘘、十二指肠/幽门闭锁、小肠/结肠或肛门闭锁等）、胎粪性腹膜炎/胎粪栓、左小结肠综合征、肠重复畸形、系膜带压迫梗阻、先天性巨结肠、直肠肛门畸形（无肛、嵌顿疝等）。先天性巨结肠肠穿孔发生率为3%～4%。

C. 胃炎或消化性溃疡。穿孔可以是溃疡性疾病的初始症状。可发生胃穿孔（最常见）、十二指肠、幽门或食管穿孔等。

D. 其他少见原因。肠旋转不良伴中肠扭转、脐膨出、阑尾破裂、腹裂、肠系膜血栓、梅克尔憩室、特发性胃坏死和肠壁囊样积气。

3）创伤性穿孔。临床干预可导致医源性气腹。大多数胃穿孔继发于经鼻或口放置胃管或面罩正压通气。

A. 正常的一过性气腹。多见于剖腹探查或腹腔镜术后。

B. 鼻胃管损伤。由于经鼻或经口粗暴放置胃管导致的胃穿孔大多数发生在胃大弯。使用软的硅胶喂养管可以减少胃穿孔风险。X线可见胃管位置异常（如在右上象限）提示可能胃穿孔。

C. 插管损伤。气管插管时插管可能误入食管到达胃后壁。如果X线上气管插管位置比预期深，考虑插管损伤。

D. 面罩正压通气。剧烈的面罩正压通气或呼吸机正压通气可导致创伤性胃穿孔。

E. 新生儿乙状结肠或直肠穿孔。直肠温度计测量体温或插入肛管是常见原因。由于新生儿直肠形状特点，直肠温度计放置深度达2 cm时，可触及直肠前壁，因此直肠温度计插入应小于2 cm。插入过深可能导致穿孔。灌肠导致的穿孔也多发生于直肠或乙状结肠前壁。

F. 耻骨上膀胱穿刺操作不正确也可能导致空腔脏器穿孔。

G. 脐静脉置管可导致梅克尔憩室穿孔。

H. 长时间哭吵吞入大量空气也可能导致胃穿孔（有病例报道包皮环切时婴儿过度哭闹导致胃破裂）。

（2）呼吸疾病相关的气腹（肺间质性气肿、纵隔气肿、气胸）。伴或不伴机械通气的肺气漏可延伸到膈肌以下导致气腹。可发生于严重RDS患儿机械通气造成的气压伤。气胸可直接经膈肌进入腹腔。在没有气胸或纵隔气肿的患儿，胸腔内气体也可进入腹腔，可能因未发现的肺泡破裂，气体进入了腹腔。如果有后纵隔积气，则气腹的原因可能是气漏。

（3）不明原因的良性新生儿气腹。没有任何胃肠道或呼吸道疾病。肺泡破裂引起气漏的表现不明显。

（4）假性气腹。膈下可见透亮影，但没有腹腔游离气体，可能是假性气腹。透亮影可能是膈下脂肪垫、线样肺不张、膈肌形状异常、膈下脓肿或膈肌下结肠嵌入综合征（Chilaiditis综合征，结肠在肝脏和膈肌中间位置）。膈肌下结肠嵌入综合征可表现为呼吸窘迫,肝脏和膈肌之间可见到气体,此为充满气体的横结肠。X线也可见影像学上的假气腹。有病例报道非离子性造影剂可通过胎盘,引起胎儿肠道出现透亮影,类似气腹。

【临床资料】

（1）体格检查。临床评估可能对区分气腹是源于呼吸道还是胃肠道帮助不大。体格检查需要关注胸部和腹部。腹胀(最常见症状)和膈肌上移导致的呼吸困难是气腹的典型症状。其他症状包括胆汁性呕吐、呼吸窘迫、直肠出血、胎粪排出延迟或无胎粪。是否存在呼吸功能不全或不能解释的呼吸急促？腹腔内大量气体可以妨碍膈肌运动和引起肺压缩。上腔静脉受压可引起静脉回流障碍,导致心功能不全。也可表现为喂养不耐受和活动减少。是否胃潴留增加？腹壁颜色是否变为蓝黑色(SIP但不是NEC)？阴囊肿胀提示可能存在胃穿孔(阴囊积气),可以没有明显腹胀。阴囊积气可继发于胃穿孔、梅克尔憩室穿孔、肠闭锁导致的回肠穿孔、经过积极复苏或机械通气的患儿。

（2）实验室检查

1）血常规和电解质。白细胞计数升高或核左移提示存在胃肠道穿孔。继发于NEC的第三间隙液体丢失可表现低钠血症,也可见血小板减少症。

2）动脉血气分析：有助于明确是否存在低氧血症或二氧化碳增高。腹膜炎时可见代谢性酸中毒。

3）血培养：如果怀疑肠穿孔或脓毒症,需要进行血培养。肠穿孔的患儿血培养可阳性。一项研究发现30例患儿中有18例患儿血培养阳性(大肠埃希菌最常见)。

4）C反应蛋白(CRP)。与炎症反应有关,NEC时可能升高。

5）凝血功能检查。

（3）放射学和其他检查

1）腹部透光试验。使用冷光源进行腹部照射对气腹诊断很有价值,特别是不能迅速进行X线检查时。

2）X线检查。常规X线检查可能漏诊少量气腹。部分患儿存在气腹,但X线不能发现。如果怀疑气腹,应复查X线检查。大量气腹时,简单通过观察游离气体即可诊断(见图11-22)。通常拍摄仰卧位片(有的患儿病情重,不能拍摄立位片)。大量气腹提示胃穿孔或结肠穿孔。

A. 仰卧位胸腹部前后位X线平片检查。如果怀疑气体源于呼吸道,胸部X线可见气漏综合征表现(注意寻找纵隔气肿和气胸)。腹部X线可见NEC(肠壁积气或门静脉积气,见图11-23和11-24)或肠梗阻征象。腹腔内的气液平面多提示存在肠梗阻。SIP可有气腹但无肠壁积气或门静脉积气。气腹在X线上特征性表现如下：

a. 右上象限征象：最常见的是膈下游离气体（气体在肝脏附近积聚在右上象限）。

b. Doge帽征：气体在右肾和肝脏之间，通常是最早表现的症状，为卵圆形或三角形的气体阴影。

c. Cupola征：倒置的杯型透亮影，气体积聚在低位胸椎靠近心脏后的部位。

d. Rigler征（双壁征）：肠壁两边均可见到气体（可以看到肠的内壁和外壁）。正常情况下只能看到肠内壁。如果肠壁平均厚度超过1 mm，则为阳性征象，如果厚度≤1 mm，则为假阳性。

e. 镰状韧带征：气体勾画出镰状韧带轮廓（正常镰状韧带不显示）。

f. 足球征：游离气体聚集在腹腔内产生一个形似橄榄球的外观。有时候在中央部分气体可能勾勒出镰状韧带的外观，表现为纵向的模糊线状影，位于右上腹，周围有气体包绕，故也包括镰状韧带征。大量气体也可衬托出脐韧带或脐外侧韧带的形态，表现为中腹部或中下腹部的模糊纵向线状影。足球征多见于SIP或医源性胃穿孔。

g. 倒置的V征。仰卧位时气体勾勒出脐内侧皱褶的轮廓（脐动脉）。

h. Saddle bag征。脾脏和肝脏沿中线向下移位。

i. Arcade征。肠襻之间可见气体，形成三角形的气体区域。

j. 腹腔无气体：如果肠穿孔时没有肠腔气体进入腹腔，X线上腹腔内未见气体。

B. 腹部左侧卧位X线检查：右侧向上（左侧卧位）是最好的检测腹部游离气体体位。如果已经发生穿孔，可在肝脏上方见到均质或线样透亮影。可以发现不能被前后位片识别的少量气胸。当怀疑NEC时必须动态随访侧位平片。研究证实侧位X线检查较直立位更容易发现气腹。

C. 直立位胸腹片。可见膈下游离气体，但很少进行该检查，因为危重新生儿取此位摄片困难。

3）腹部超声或彩色多普勒超声：通过超声观察肠壁积气或者门静脉积气可诊断NEC，也可以观察腹水情况。某些特征可提示肠穿孔。特殊的腹水（腹水中存在碎片状物）表现证明肠穿孔。肠腔外钙化提示宫内肠穿孔，宫内发生胎粪性腹膜炎。也可用于诊断NEC（中心回声增强伴有低回声边界提示肠管坏死或肝脏和门静脉系统存在间质积气）。彩色多普勒超声可以发现肠坏死。

4）诊断性腹腔穿刺（见第37章）

A. 气体：腹穿抽出的气体可进一步检测其氧浓度，如果患儿在吸氧下，抽出气体氧浓度较高（超过空气，氧浓度0.21），气体可能来源于呼吸道。如果氧浓度等于或低于空气氧浓度，提示气体可能来源于胃肠道。

B. 液体（腹腔引流液）：如果诊断不明，则需留取穿刺液送检。穿刺液呈褐色者，特别是染色镜检存在细菌时，提示气体可能来源于胃肠道。也可进行穿刺液涂片检查白细胞,有助于诊断腹膜炎。

【处理】

（1）紧急处理：张力性气腹应尽快腹腔穿刺以降低腹腔压力,使膈肌运动恢复。(腹腔穿刺详见第37章)。

（2）一般治疗：放置双腔引流管并进行低压吸引,分别引流液体和气体。

（3）脓毒症评估,如有指征可使用抗生素。

（4）鉴别外科和非外科气腹以指导治疗。如果不能确定气腹的病因,通过以下方法可鉴别气腹来源于胃肠道或消化道。

1）造影检查。经胃管给予低渗水溶性造影剂(甲泛葡胺)。如果气腹继发于胃肠道穿孔,造影剂进入腹腔可明确诊断。不能使用钡剂作为造影剂,因为可引起钡剂腹膜炎。

2）测定腹腔内气体氧分压(参阅第四部分)。

3）胸部气漏。气体漏入腹腔的机会明显增加。

（5）特殊治疗

1）胃肠道来源的气腹：禁食、胃管减压、支持治疗(呼吸和循环支持：纠正低氧和酸中毒、纠正脱水、纠正电解质紊乱),纠正凝血功能异常、静脉应用抗生素,立即请外科医师会诊。理想的手术方案仍存在争议。争论的焦点在于是否需要在手术室进行剖腹探查术或进行腹腔引流。最好是根据患儿个体情况,与外科医师充分讨论后决策。

A. 外科剖腹探查是传统的治疗方法：除非已知是医源性气腹(如术后),需要立即进行外科评估。剖腹探查是常用的治疗选择。术前管理如下：

a. 术前的实验室检查。

b. 手术之前尽可能稳定患儿病情。

c. 静脉应用抗生素。根据本单位指南选择合适的抗生素,但应为广谱抗生素,且覆盖厌氧菌。

d. 外科医师可能需要经鼻胃管注入水溶性造影剂以明确穿孔位置。

e. 剖腹探查进行修补或腔镜修补。微创剖腹探查术是床旁处理气腹的新进展。

B. 腹腔引流联合保守治疗也是一种选择。有学者建议婴儿存在下列情况时可选择该治疗方法：穿孔不伴腹膜炎；腹部查体正常或轻微腹胀；血气和血小板正常；少量游离气体,X线未见液气平。也有学者建议在孤立肠穿孔或病情危重不能耐受麻醉和手术的患儿可进行腹腔引流。最近的研究显示NEC患儿腹腔引流比剖腹探查效果更好。保守治疗包括：

a. 禁食、补液和抗生素治疗。禁食、补液、全肠外营养,有指征时输血治疗,静脉应用抗生素。

b. 腹腔引流（PPD）（腹腔闭式引流）。在床旁操作，当引流液较少后拔出腹腔引流管。

c. 密切观察并进行详细体格检查，随访X线片和实验室检查。

d. 延期剖腹探查。如果临床表现未改善（呼吸支持增加、血管活性药物应用增加、腹胀加重）或肠梗阻持续存在，大多数需延期剖腹探查。酸中毒或游离气体持续存在也是剖腹探查指征。回顾性分析发现38%～74%的患儿需要进行延期剖腹探查。

2）来源于呼吸道的气腹。如果气腹来源于呼吸道，首先针对肺部气漏进行治疗。

A. 无症状病例，密切观察病情变化，每8～12小时随访一次X线检查，但如果病情有变化，应该缩短复查间隔时间。

B. 有症状的病例：即刻进行腹腔穿刺。如果存在气胸应同时治疗。检查呼吸机参数设置，避免压力过高。

3）创伤性气腹。

A. 气腹。直肠温度计、经口/鼻放置胃管、耻骨上膀胱穿刺、脐静脉置管、灌肠、气管插管或腹腔穿刺术导致的气腹需要进行外科剖腹探查。

B. 剖腹探查术后或腔镜术后。没有并发症的剖腹探查手术后气腹可自行吸收。

4）原因未明的良性新生儿气腹。根据婴儿情况和查体发现，可选择观察保守治疗、腹腔引流或外科剖腹探查等治疗措施。

70　气　胸

Pneumothorax

【临床问题】 患儿发生气胸（空气在胸膜腔，即脏层和壁层胸膜之间积聚）。可以是自发或继发。新生儿气胸发病率较其他年龄段高。

（1）自发性气胸

1）原发性自发性气胸（PSP）。没有明显诱发因素，病因不明，为特发性，患儿无肺部疾病。家族性自发性气胸在新生儿期少见。

2）继发性自发性气胸（SSP）。发生于有肺部疾病（如RDS、MAS及其他疾病）的新生儿。

（2）创伤性气胸

1）医源性。中心静脉置管或胸腔穿刺等操作意外损伤造成气胸。

2）正压通气（有创或无创通气）可导致气压伤。

3）胸腔创伤。钝性或锐性胸廓损伤（新生儿较少见）。

（3）张力性气胸。正压通气时气体积聚在胸膜腔可威胁生命。吸气时气体进入胸膜腔，呼气时不能呼出，形成单向阀门。由于气体不断积聚，胸内正压不断升高，导致肺容积压缩、纵隔移位、肺血管阻力增加。中心静脉压增高，静脉回流障碍，回心血量减少，心输出量降低。可引起纵隔结构位置异常，导致心肺功能不全。

（4）持续性气胸。患儿在无机械通气的情况下，气胸持续时间超过7天。

【即刻提问】

（1）有张力性气胸的症状吗？ 正压通气时气体积聚在胸膜腔导致威胁生命的张力性气胸。**张力性气胸为内科急症，患儿病情急剧恶化**，临床上可见以下症状和体征：发绀、低氧、气促、心率突然下降伴心动过缓，收缩压突然升高，随后出现脉压变窄和低血压。胸廓不对称（患侧胸廓膨隆）、腹胀（横膈下移所致）。患侧呼吸音降低，常常发现心尖搏动位置移向对侧（健侧）。可见到上半身青紫，下半身苍白。

（2）患儿是否无症状？ 1%～2%的新生儿可发生无症状气胸，男性、足月和过期产儿多见，大多为单侧。大部分是在入院时行X线检查发现的，其中15%的患儿在出生时有羊水胎粪污染史。

（3）是否正在使用机械通气？ 接受正压机械通气的患儿其气胸的发生率为15%～30%，机械通气可引起危及生命的张力性气胸。

（4）是否存在发生气胸的高危因素？ 胎龄30～36周、中期早产儿、足月选择性剖宫产儿气胸发生率较高。高危因素如下：男性、低出生体重、早产、羊水胎粪污染、胎头吸引、1分钟Apgar评分低、机械通气治疗、围生期窒息、心肺复苏、湿肺、RDS、MAS、肺炎、肺发育不良、泌尿系统畸形、出生时复苏、持续气道正压通气、正压通气。α_1抗胰蛋白酶缺乏症可见于某些自发性气胸的患儿。

【鉴别诊断】 影像学上，鉴别诊断包括纵隔气肿、先天性肺大叶性气肿、肺不张伴代偿性过度充气、先天性膈疝、先天性囊性腺瘤样畸形和大的肺囊肿。临床上，可表现为任何引起呼吸窘迫的疾病过程，重要的是需要与引起新生儿呼吸窘迫的其他疾病鉴别，如RDS、气管插管移位和阻塞、吸入、先天性心脏病、窒息、先天性膈疝、先天性囊性腺瘤样畸形（CCAM）或者胸腔积液。新生儿病情突然恶化多为张力性气胸、纵隔积气、大量心包积液/心脏压塞（脐静脉置管）。

（1）气胸

1）症状性气胸（包括张力性和非张力性气胸）。非张力性气胸：激惹、呻吟、苍白、青紫、呼吸暂停、呼吸急促、呼吸窘迫。张力性气胸参阅第二部分。

2）无症状性气胸。

3）持续性气胸。

（2）纵隔气肿：气体积聚在纵隔部位，容易和真正的气胸相混淆。X线上纵隔积气使胸腺抬高（帆船征），气体可积聚在胸膜外腔隙，使心脏下界显影（横膈连续征）。参阅图11-19。

（3）先天性肺大叶气肿：为肺发育过程中少见畸形，表现为呼吸窘迫和肺过度膨胀。继发于气体潴留引起的一叶肺过度膨胀，最常发生在左上叶（占47%），也可累及右上叶（20%）、右中叶（28%）和下叶（少见）。先天性肺大叶气肿的病因为多因素。

（4）肺不张伴代偿性肺气肿：代偿性肺气肿在胸部X线上可类似于气胸。

（5）心包积气：在新生儿，心包积气和张力性气胸均可表现为临床症状突然而快速的恶化。心包积气可表现为血压下降、心音遥远或听不到、脉搏细弱或触不到搏动。还可见到明显的腹胀。张力性气胸开始血压可上升，但随后血压下降。胸部X线平片很容易区分这两种情况。心包积气时心脏的周围有一圈气体的透亮影（见图11-18）。**张力性气胸更常见。**如果不确定是否有气胸而时间又不允许行X线检查，可进行透光试验，如果不能进行该检查或检查结果不能确定，最好的办法是在怀疑有气胸的一侧进行穿刺，如没有反应，应在对侧再进行穿刺。如果仍没有反应，则要考虑心包积气的诊断。

（6）先天性膈疝（CDH）：膈肌发育缺陷使得腹腔脏器疝入胸腔，导致肺发育不良和肺血管减少、表面活性物质合成减少。90%的膈疝发生在左侧，多被误诊为左侧张力性气胸。临床表现为：呼吸窘迫、青紫、循环功能不全。典型的左侧膈疝很难与左侧气胸鉴别。膈疝患儿常表现为舟状腹，脾脏不能触及。X线上可见纵隔移位，如果放置胸腔引流管，可能导致疝入的肠管穿孔。

（7）先天性囊性腺瘤样畸形（CCAM）：起源于胚胎发育时期的少见畸形，肺泡生长受限。临床表现为呼吸窘迫、气促、青紫等，与气胸表现类似。可经产前超声诊断。胸部X线可见充气的囊样肿块。

（8）先天性肺囊肿：空腔占位。累及一侧或多侧肺叶，相邻肺叶不张，症状类似气胸。

【临床发现】

（1）体格检查：对胸部进行全面的检查。特殊发现参阅第二部分。在新生儿，床旁透光试验是快速而有效的诊断技术（见第四部分和第40章）。

（2）实验室检查：血气分析显示PaO_2下降和PCO_2升高，伴呼吸性酸中毒。

（3）影像学检查

1）胸部透光试验。胸部透光试验可床旁快速识别气胸。**如果时间允许，可以通过X线证实气胸的诊断。**首先降低室内亮度，将光纤透光仪放置在可疑气胸一侧的腋后线上。如果存在气胸，该侧的胸部将会"发亮"。光源可沿腋后线上下移动，也可置于乳头上。透光试验可在胸部两侧交替进行并作对比。如果存在严重的皮下水肿，可出现透光试验假阳性。早产儿肺间质气肿亦可出现假阳性。较大的婴儿胸壁较厚，透光较差。

2）胸部X线检查。可诊断气胸。气胸早期较难诊断，可见肺与胸壁分离，其间没有肺纹理。在婴儿，胸腔气体可使膈肌或纵隔表面显示不清。胸膜线通常不能看到，但可见深窦征（肋膈角深）。以下的摄片有助于诊断：

A. 前后位X线检查（图11-20）。可以发现下列情况：

a. 纵隔移位。偏离气胸侧，多见于张力性气胸。

b. 横膈下降。气胸侧横膈下降（见于张力性气胸）。

c. 肺移位。气胸侧肺组织远离胸壁，X线上可显示胸腔被气体透亮带所取代。

B. 水平侧位片。可见围绕肺组织周围的气体边缘（薄饼样），但不能确定气胸哪侧，必须进行前后位X线检查才能明确哪侧存在气胸，必须与前后位X线检查结果综合考虑，以确定患侧气胸。胸腔气体多聚集于前面，有时候需要CT或侧卧位片才能发现。

C. 侧卧位（射线通过前后位）摄片。可以发现常规X线所不能发现的少量气胸。应将患儿放置在特殊体位，以便使可疑气胸侧朝上（如怀疑气胸在左侧，拍片时左侧朝上）。

3）肺部超声检查。胸膜滑动征（肺滑）和彗尾征（正常胸膜的声波反射）缺乏可确诊气胸。对于大量气胸，超声诊断的敏感性和特异性分别为100%和93%；对X线上不能发现的气胸诊断的敏感性和特异性分别为79%和100%。作为床旁检查工具，超声有助于气胸诊断。

4）经皮二氧化碳分压监测值随时间变化的百分比可以提示气胸或气管阻塞或脱管。

5）在发生自发性气胸的足月儿，有指征进行超声心动图和肾脏超声检查，因这些患儿有时可并发肾脏和心脏畸形。

【处理】

（1）症状性气胸

1）张力性气胸。症状性（张力性气胸）为急症！延误1～2分钟将是致命的。如果怀疑张力性气胸，即刻处理，此时最好进行治疗，即便是最后证明并不存在气胸。没有时间进行X线确诊。如果患者的情况迅速恶化，可插入一针头或留置针进行抽吸，随后置入正规的胸腔导管。注意并不存在能够区分张力性和非张力性气胸的特殊体征，以上提及的张力性气胸的体征有时也见于非张力性气胸，只是在张力性气胸时上述表现更严重。

A. 穿刺（参见图70-1）抽气是紧急的处理方法。如果患儿没有机械通气，可进

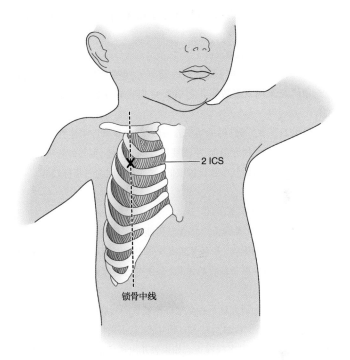

图70-1 张力性气胸紧急穿刺部位示意图。穿刺点为沿锁骨中线第2肋间隙(2ICS)

行胸腔穿刺。如果患儿在机械通气下，需要进一步放置胸腔引流管。

a. 穿刺部位。应选择在锁骨中线的第2、3肋间隙进针。用抗菌溶液消毒局部皮肤。也可以选择腋前线第4肋间作为穿刺点(在第5肋间上缘穿刺)。

b. 将21G或23G的头皮静脉针或22G或24G的留置针与带有三通的10~20 mL的注射器连接，助手在旁边手持注射器回抽气体。

c. 找到锁骨中线上的第3肋骨。在第3肋骨上缘第2肋间隙进针(与胸部垂直)，直至气体从注射器内抽出，让助手稳定注射器抽气。如果患儿的病情相对稳定，在置入引流管之前可以拔除针头，或者在置入引流管时不拔除针头，以继续吸引气体。如果使用留置针，可以把针头拔除，而导管留置。

B. 胸部导管的放置将在第27章中讨论。存在张力性气胸的婴儿多数都需要放置胸腔引流管。

C. 如果胸腔引流无效。需要考虑胸膜外气体积聚如腹膜后气肿，可见于气胸患儿。如果X线持续存在气漏，应考虑下列原因：血或液体堵塞引流管、引流管脱管、水封瓶效果较差、新的气漏或者肺穿孔。

2）非张力性气胸。根据婴儿情况，可给予吸氧，穿刺、放置引流管或保守治疗（吸氧，密切观察）等。

A. 症状轻微。仅需要观察。

B. 症状性的自发性气胸（没有辅助通气）。胸腔穿刺，可能需要放置胸腔引流管。一项研究发现大多数婴儿不需要穿刺或放置胸腔引流管，仅给予吸氧或密切观察。

C. 症状性的自发性气胸（辅助通气）。穿刺或放置胸腔引流管。部分在机械通气下发生气胸的患儿给予保守治疗，不需要进行胸腔引流，但与放置胸腔引流管的患儿相比，这些婴儿更成熟，通气参数设置较低，气胸发生时血气指标较好。

（2）无症状气胸

1）如果正在使用正压机械通气

A. 需要胸腔穿刺或放置胸腔引流管。可能需要放置胸腔引流管，因为呼吸机所产生的压力阻止了气胸吸收，并有可能出现张力性气胸。**有时候仅用针头抽吸即可**。如果气胸发生在将要准备拔管的患儿，必须进行临床评估以决定是否放置胸腔引流管。

B. 期待疗法：最新的研究显示在某些机械通气的气胸患儿可不放置引流管。

2）如果未采用正压通气治疗，且没有肺部疾病，可采用以下治疗措施。

A. 密切观察和随访胸部X线检查。如果患儿出现症状，可每隔8～12小时或更短时间内随访胸部X线检查。气胸可能在24～48小时内消失。

B. 氮洗脱法（争论）。可使无症状气胸的积气更快吸收，但因100%氧具有毒性，已很少使用。给予患儿100%的纯氧吸入8～12小时。氮气很难进入肺内，在这同时，氮气经胸膜腔吸收，然后呼出。其结果是气体压力下降，这样也促进血液对氮气的吸收。这一治疗措施仅限于足月儿，因为不存在早产儿视网膜病的问题。**一些医院仅给予足够的氧气，维持氧饱和度＞90%以上，结果发现气胸的缓解率与使用纯氧相似。**

（3）持续气胸：通常指在没有机械通气的患儿气胸持续存在7天以上。有时在放置胸腔引流管的患儿仍可见气胸持续时间超过1周。当气体再次积聚时，这些患儿多不稳定，有时需要重新放置新的引流管或更换引流管，且对呼吸支持的需求增加。应进行治疗，降低气漏并发症（空气栓塞、低血压、颅内出血）。可给予下列方法治疗。

1）高频震荡通气或高频喷射通气。平均气道压较低。

2）单侧肺通气。研究证实用于气胸治疗安全有效。治疗时间至少48小时。

3）纤维胶，如CryoSeal C (ThermoGenesis Corp, Rancho Cordova, CA)。通过胸腔引流管注入纤维胶可以显著降低气漏。不良反应包括高钙血症、局部组织坏死、心动过缓、膈肌麻痹、对侧气胸。常规用于临床前还需要更多的研究。

（4）纵隔气肿：可进一步恶化成为气胸或气腹，需要严密观察。

（5）先天性肺大叶气肿：如果无症状，主张观察并采取保守治疗。如果出现呼吸衰竭症状，需要手术切除受累的肺叶。

（6）肺不张伴代偿性肺过度膨胀

1）实施胸部物理治疗和体位性引流。早产儿胸部物理治疗需要谨慎。一项研究表明其与极早产儿的脑室内出血和脑穿通伤有关。

2）有指征时可应用支气管扩张剂。

3）将患儿置于受累侧（过度膨胀侧）朝下可能加速气体吸收。

4）支气管镜检查。存在黏液栓时需要支气管镜检查并冲洗。

（7）心包积气：应立即予以心包穿刺救治（见第38章）。

（8）囊样腺瘤样畸形或先天性囊肿：外科手术治疗。

71 红细胞增多症
Polycythemia

【临床问题】 新生儿血细胞比容（Hct）为68%。静脉血血细胞比容＞65%或血红蛋白＞22 g/dL称为红细胞增多症。新生儿红细胞增多症的发生率为2%～4%，但在胎龄小于34的早产儿少见。目前新生儿红细胞增多症的诊断和治疗均是基于临床经验，缺乏证据支持。红细胞增多症可导致血黏度增加，进而导致血流减少、酸中毒、低血糖、组织缺氧及微血栓形成。血黏度超过14厘泊（剪切率15秒）或者大于正常值的2个标准差称为高黏滞血症。红细胞增多伴高黏滞血症综合征（PHS）是一种综合征，包括红细胞增多症、高黏滞血症及伴随的症状表现。47%的红细胞增多症患儿存在高黏滞血症。24%的高黏滞血症患儿存在红细胞增多症。

【即刻提问】

（1）静脉血的血细胞比容多少？ 经足跟针刺采血检测的Hct可假性增高5%～15%。因此，不能仅仅根据足跟采血测定的Hct决定是否进行治疗，需要测定静脉（经外周静脉穿刺）Hct。如果通过脐静脉或桡动脉采血，正常值的最高上限为63%。生后2小时新生儿血细胞比容最高，约在生后24小时降低到出生时水平。微量血离心测定的血细胞比容比血细胞分析仪测定值高2%。

（2）该婴儿是否有红细胞增多症的症状？ 许多红细胞增多症的新生儿没有临床症状。低灌注临床表现主要与血黏度有关，与血细胞比容相关性较小。一项研究发现喂养问题和嗜睡是红细胞增多症最常见的临床表现。红细胞增多症有很多临床表现，但多为非特异性，主要有以下症状：

1）中枢神经系统：反应差、肌张力低下、激惹、惊跳、吸吮反射减弱、呕吐、惊厥、颤动、呼吸暂停、嗜睡、震颤、过度惊醒、脑血管事件。

2）心血管系统：心脏杂音、充血性心力衰竭、青紫、多血貌、心动过速、心脏增大、胸部X线见肺纹理增多。

3）呼吸系统：呼吸窘迫、呼吸增快、青紫。

4）胃肠道：吃奶差、吸吮差、呕吐、坏死性小肠结肠炎（NEC）。

5）肾脏：蛋白尿、血尿、少尿、肾静脉血栓、肾小球滤过率降低、一过性高血压。

6）血液系统：血小板减少、肝脾大、血栓、弥散性血管内凝血（DIC，少见）、网织红细胞增多。

7）代谢：低血糖（最常见：12%～40%）、低血钙（1%～11%）、黄疸明显（高胆红素血症）。

8）皮肤：多血貌或皮肤较红。

9）泌尿生殖：睾丸梗死或阴茎异常勃起（大多为自发性）。

（3）母亲是否患糖尿病？妊娠期糖尿病控制不理想可以导致胎儿慢性缺氧，进而使新生儿红细胞生成增加。糖尿病母亲婴儿红细胞增多症的发生率为25%～40%。妊娠糖尿病母亲婴儿红细胞增多症的发生率也显著增加，可达30%。

（4）该新生儿的日龄？生后Hct逐渐升高，2小时达到最高值。随后逐渐降低，12～24小时后稳定。

（5）该新生儿是否有脱水？脱水可导致血液浓缩，使Hct升高，通常发生于日龄超过48小时的新生儿。

（6）母亲是否生活在高海拔地区？生活在高海拔地区的孕妇分娩的婴儿红细胞增多症发病率较高。

（7）婴儿是否有发生红细胞增多症的高危因素？在SGA、糖尿病母亲婴儿、过期产儿、胎胎输血综合征婴儿、染色体异常（21、13、18三体综合征）婴儿，发生红细胞增多症的风险增加。

【鉴别诊断】　可参考第122章。

（1）Hct假性升高。多见于经足跟针刺采血。

（2）脱水。也称为"相对红细胞增多症"。多伴有体重下降和尿量减少（评估脱水较为敏感的指标）。如果体重下降超过出生体重的8%～10%，应怀疑脱水导致的继发性血液浓缩，通常发生于生后2～3天。

（3）原发性红细胞增多症。新生儿期非常少见。多由于遗传性或者获得性基因突变导致的骨髓红细胞生成问题（生成过多）。例如真性红细胞增多、特发性红细胞增多症、原发性家族性和先天性红细胞增多症。

（4）继发性红细胞增多症。继发于胎儿输血或胎盘功能不全导致的红细胞产生增加。

1）胎儿输血：脐带延迟结扎（足月儿最常见的原因）可导致胎盘输血。分娩时延迟脐带结扎超过3分钟可使血容量增加30%，胎-胎输血、母-胎输血、挤压脐带、分娩时新生儿体位低于母亲15～20 cm也可导致血容量明显增加。分娩时窒息也可引起胎盘-胎儿输血，导致新生儿红细胞增多症。应用催产素可增加胎盘输血量。

2）医源性红细胞增多症：输红细胞过多。

3）宫内缺氧：红细胞增加是宫内缺氧的一种代偿机制。可能因胎盘功能不全引起。

A. 婴儿因素：宫内缺氧见于过期产儿、小于胎龄儿、宫内生长受限、孕妇先兆子痫/子痫、围生期窒息婴儿。

B. 孕母因素：孕妇吸烟、高血压、慢性或者反复发生胎盘剥离、严重心脏病、严重肺部疾病及肾血管疾病可导致宫内缺氧。孕妇酗酒、严重糖尿病、高海拔地区也是导致宫内缺氧的重要原因。

4）其他原因。

A. 糖尿病母亲婴儿：红细胞增多症发病率为22%～29%，多见于妊娠糖尿病或胰岛素依赖的糖尿病，主要是红细胞生成增加。

B. 染色体异常/先天性异常：如21三体（15%～33%）、13三体（8%）和18三体（17%）、延胡索酸水化酶缺陷、Beckwith-Wiedemann综合征。

C. 新生儿甲状腺功能异常：新生儿甲状腺毒症及先天性甲状腺功能低下。

D. 先天性肾上腺皮质增生症。

E. 大于胎龄儿。

F. 妊娠期服用普萘洛尔。

G. 败血症。

5）特发性：原因不明的红细胞增多症。

【临床资料】

（1）体格检查：判断是否存在脱水及其程度，表现为黏膜干燥，但皮肤血管充盈时间延长通常不易看到。真正的红细胞增多症大多（但非绝对）伴有皮肤的变化，表现为明显的发红、多血貌或呈蓝中带红或红中带蓝等皮肤颜色改变。男婴可见继发于红细胞淤滞所致的阴茎异常勃起。临床症状和体征参考第二部分。红细胞增多症患儿也可表现低体温。

（2）实验室检查：美国儿科学会不推荐对红细胞增多症进行常规筛查。但对存在高危因素的新生儿(IDM、胎盘功能不全婴儿)应进行筛查。

1)脐带血Hct＞56%可预测出生后2小时发生红细胞增多症(存在争议)。

2)静脉血血细胞比容(静脉或动脉)是重要检查指标,建议在生后2、12和24小时检查。

3)血糖:红细胞增多症通常伴有低血糖。

4)全血细胞计数和分类:红细胞增多症患儿可发生血小板减少,DIC少见。

5)血清胆红素:由于红细胞破坏增加,红细胞增多症的婴儿常伴有高胆红素血症。

6)血钠和尿素氮:如果考虑脱水,应测定血钠和血尿素氮,脱水状态下通常升高或高于基础值。

7)尿比重:脱水时常伴有尿比重升高(＞1.015)。

8)血气分析:应做血气分析以排除缺氧。

9)血钙:也可发生低钙血症,但较少见。

(3)影像学和其他检查:通常不作为常规检查。

1)胸部X线:可见心脏增大和肺纹理增多,也可见胸腔积液。

2)心电图和脑电图:可见异常,但不推荐作为常规检查。ECG可提示右心室、左右心房肥厚。

3)超声心动图:可见肺血管阻力增加和心输出量减少。

【处理】 见第122章。红细胞增多症治疗仍存在争议。不推荐或支持常规部分换血。重要的是排除其他导致红细胞增多症的原因如败血症。

(1)预防:在存在高危因素的新生儿,早期结扎脐带(10秒内与10秒后比较),较少出现红细胞增多症的临床症状,可有效预防高危新生儿发生红细胞增多症。分娩时保持婴儿与阴道口位置平行可以减少母胎输血。足月儿延迟脐带结扎2分钟可以提高Hct、增加铁浓度和铁储存、减少贫血,但是发生红细胞增多症和需要换血的高胆红素血症的风险增加。荟萃分析结果提示:在早产儿,延迟脐带结扎(30~120秒)可以减少输血和IVH的发生。

(2)Hct假性升高(＞65%):如果静脉血细胞比容正常,不需要进一步的评估。如果静脉血细胞比容升高,可能是脱水或红细胞增多症。

(3)脱水导致的血液浓缩:如果患儿存在脱水但没有红细胞增多症的症状和体征,可以在6~8小时内纠正脱水。根据日龄和血清电解质水平决定补液的种类(见第9章),一般给予130~150 mL/(kg·d)。每6小时检测Hct,Hct一般在脱水纠正后降低。

(4)真性红细胞增多症:根据有无症状决定治疗方案。美国儿科学会认为目前没有证据支持部分换血能够改善远期预后。

1）无症状者

A. 静脉Hct在65%～70%：如果中心静脉血血细胞比容在65%～70%，且没有临床症状，仅需观察或者补充水分（经口或静脉）。大多数患儿对增加液体量反应良好，可以增加液体量20～40 mL/(kg·d)，每4～6小时复查静脉血Hct。Hct 60%～64%的患儿中大约25%可发生高黏滞血症。

B. 静脉Hct＞70：是否治疗存在争议，应对患儿进行个体化评估，根据自己单位的治疗常规处理。文献推荐的治疗方法包括：

a. 静脉Hct＞70%～75%：如果患儿没有临床表现，是否进行部分换血治疗存在争议。可以考虑增加液体量。部分专家主张静脉输液且停止肠道喂养，直至Hct ＜70%。但增加静脉输液量可能增加早产儿发生疾病的风险。

b. 静脉血细胞比容＞75%：新生儿医师通常会考虑给予部分换血治疗。如果复查Hct＞75%，应给予部分换血治疗。

2）有症状者：部分专家建议任何有症状的红细胞增多症婴儿均应治疗。部分换血的目的是降低血液黏度改善终末器官灌注。虽然存在争议，但仍有推荐：

A. 有症状，静脉血细胞比容＞65%：给予部分换血治疗（存在争议），根据公式计算换血量（新生儿血容量按80 mL/kg）。

$$换血量 = 体重(kg) \times 血容量 \times \left[(实际Hct - 期望Hct)/实际Hct\right]$$

期望的Hct通常＜60%，目标为降低到50%～55%。可以通过脐静脉插管（UVC）进行部分换血。注意脐静脉插管不要放置在肝脏（参阅第44章），高位脐动脉置管或外周静脉置管也可以作为换血通路。大多数医院优先选用生理盐水，部分换血效果与胶体液相同，且不会导致感染、过敏反应，价格较便宜，并容易获得。也可用血浆制品、5%白蛋白或新鲜冷冻血浆（FFP）进行部分换血，但一般不推荐。输注胶体液可能导致NEC。部分换血的具体操作过程将在第30章详细讨论。换血后应对Hct进行动态检测。进行部分换血时，遵循下列指南：

a. 换血量不应超过5 mL/kg，血液抽取或替代液体输入时间应大于2～3分钟。

b. 可以从任何动脉或静脉置管中抽取血液，不建议经动脉输液。

c. 如果同时存在UAC和UVC，则从UAC中抽取血液，通过UVC输注替换液。

d. 如果只有UVC，可以先抽取血液，然后再输注等量替换液，切记抽血量不能 ＞5 mL/kg。优先使用2个血管通路同时等量抽取血液和输注替代液体。

e. 如果同时有UVC、UAC和周围静脉置管，可以采用UAC或UVC抽取血液，使用外周血管输注替换液。一项研究显示，从UVC中抽血，外周静脉置管输注替换液，不引起NEC发生。

3）有症状，静脉血血细胞比容60%～65%：如果排除其他疾病，则考虑为红细胞增多症和高黏滞血症。对这些患儿的处理仍存在争论,可根据临床判断和本单位的指南确定是否进行部分换血治疗。

4)按更保守的疗法对新生儿红细胞增多症患儿进行的限制性管理。Hct 65%～69%: 不治疗。Hct 70%～75%: 静脉输液,禁食直到Hct＜70%。Hct≥76%或有症状的新生儿: 给予部分换血治疗。综述的结果显示,组间患儿的发病率和住院时间没有差异,未增加发生近期并发症的风险。

(5)密切观察红细胞增多症的并发症及其常伴随的疾病

1)呼吸暂停。

2)低钙血症、低血糖和电解质紊乱。

3)血小板减少。

4)高胆红素血症。

5)神经系统: 惊厥、脑梗死、脑静脉血栓。

6)血管: 血管痉挛或趾(指)末端坏疽。

7)心脏: 心律失常、充血性心力衰竭。

8)消化道

A. 坏死性小肠结肠炎(NEC): 在高黏滞血症的患儿,经UVC使用胶体液(FFP、白蛋白或血浆制品)进行部分换血可增加发生NEC的风险。这些患儿发生NEC可能与采用胶体液进行部分换血有关,与红细胞增多症无关。

B. 肠梗阻、自发性肠穿孔、肠闭锁。

9)泌尿生殖系统: 肾衰竭、肾静脉栓塞、睾丸梗死、阴茎异常勃起。

10)空气栓塞。

(6)随访资料: 红细胞增多和高黏度综合征患儿进行部分换血治疗可能与发生严重并发症(NEC风险增加)有关,也可能使患儿症状早期改善。因为目前的研究结果不一致(有争议)需要进一步的研究来评估对新生儿的影响。

1)部分换血能降低血黏度,改善大部分症状,但未显著改善远期神经系统预后。也有报道发生高黏滞血症未进行部分换血治疗的患儿,IQ评分较低,学习成绩也较差。

2)部分换血可改善红细胞增多症患儿的微循环。近红外光谱监测发现脑氧合增加,组织氧摄取减少。

3)已经证实部分换血可以提高脑血流速度和降低肺血管阻力,使脑血流动力学恢复正常。

4)没有证据表明在有症状或无症状的红细胞增多症患儿进行部分换血治疗可以改善神经系统远期预后和早期的神经行为评分。

5)红细胞增多症患儿精细运动、粗大运动和语言发育异常的风险增加。

6）脐静脉部分输注胶体液可增加发生NEC的风险。

7）宫内胎儿缺氧与红细胞增多和远期神经发育损害结局有关。

8）同时存在的低血糖可能加重远期不良结局。

9）系统综述结果表明，没有证据显示部分换血对无症状或者有轻微症状的红细胞增多症的患儿有益。部分换血可能增加发生NEC的风险。目前，尚未明确部分换血的风险和益处。

·参·考·文·献·

[1] Mimouni FB, Merlob P, Dollberg S, Mandel D. Neonatal polycythaemia: critical review and a consensus statement of the Israeli Neonatology Association. *Acta Paediatr.* 2011; 100(10): 1290–1296.

[2] Morag I, Strauss T, Lubin D, Schushan-Eisen I, Kenet G, Kuint J. Restrictive management of neonatal polycythemia. *Am J Perinatol.* 2011; 28(9): 677–682.

[3] Rabe H, Reynolds GJ, Diaz-Rosello JL. Early versus delayed umbilical cord clamping in preterm infants. *Cochrane Database Syst Rev.* 2004; (4). DOI: 10.1002/14651858.CD003248.pub2.

72

低 灌 注
Poor Perfusion

【临床问题】 患儿"看起来不好"或看起来有"花纹"。其他的表现可能有"面色苍白"或"低灌注"。

【即刻提问】

（1）患儿日龄？ 左心发育不良综合征可导致低灌注和皮肤花纹，可于生后1～21天（最常于生后2～3天）出现临床表现。日龄小于3天的患儿，败血症也需考虑，败血症的危险因素有胎膜早破、孕母感染或发热。

（2）患儿生命体征？ 如果体温低于正常，可能存在寒冷应激或败血症导致的低体温。低血压也可以导致低灌注（正常血压值见表65-1和附录C）。尿量减少[＜2 mL/（kg·h）]提示血容量减少或休克。

（3）肝是否增大、有无代谢性酸中毒、周围脉搏减弱或奔马律？ 这些表现是左心衰竭的体征（如左心发育不良综合征），由于皮肤血流减少导致低灌注。

（4）如果给予机械通气治疗，胸廓的运动是否满意，血气是否改善？ 通气不足可以导致低灌注，气胸也可导致低灌注。

（5）是否存在先天性畸形？ 持续存在的大理石样花纹（见第三部分）可见于Cornelia de Lange综合征、18三体、21三体综合征。染色体22q11缺失综合征可表现为血管张力异常伴低血压。Cornelia de Lange综合征由多种先天性异常组成：独特的面部特征、宫内和出生后生长落后、喂养问题、精神运动发育迟缓、行为问题和主要见于上肢的畸形。

【鉴别诊断】

（1）较为常见的原因

1）败血症。

2）寒冷应激/低体温：一般皮肤温度＜36.5℃。

3）低血压：通常伴休克。

4）通气不足。

5）气胸。

6）低血糖可类似低氧血症，也可发生灌注不良。

7）红细胞增多症和高黏滞血症。患儿毛细血管再充盈时间延长，末梢灌注不良。

8）急性失血导致的急性出血性贫血可出现血容量不足症状，包括灌注不良、低血压、心动过速和面色苍白。血容量减少10%，即可发生外周灌注减少。

9）NEC。

10）左心梗阻型心脏病：新生儿严重左心梗阻性病变（体循环依赖动脉导管开放）一般在出生时表现正常，一旦动脉导管关闭，即发生心力衰竭、体循环灌注不良（低灌注导致四肢凉、湿、皮肤花斑）、末梢搏动弱、代谢性酸中毒、休克、后期出现青紫。一项研究表明，大多数婴儿出现休克，约1/3表现为心力衰竭，少数患儿表现为明显青紫。这些疾病包括左心发育不良综合征（HLHS）、主动脉严重狭窄（AS）、主动脉缩窄（COA）（伴或不伴室间隔缺损）、主动脉弓离断（IAA）。当动脉导管关闭后，COA和IAA患儿下肢灌注不足，AS和HLHS的婴儿全身体循环灌注不足。

11）吸毒母亲婴儿：皮肤花纹可能是新生儿戒断综合征的表现之一。

12）大理石样花纹皮肤：皮肤大理石样花纹、红色/蓝色或网状花纹。可见于正常新生儿，特别是寒冷应激时（血管和神经功能不成熟）。败血症婴儿低灌注时皮肤可呈现大理石样花纹。持续存在的大理石样皮肤也可见于中枢神经系统功能不全、甲状腺功能低下和一些先天性综合征如Cornelia de Lang综合征、18三体（Edwards综合征）、21三体（Down综合征）。

（2）少见原因

1）肠道病毒/病毒或真菌感染：表现为低灌注、暴发性脓毒症。

2）脑室周围/脑室内出血（PVH/IVH）：临床表现具有较大差异，但严重患儿可表现为突发的灌注不良、面色苍白、肌张力低下。

3）帽状腱膜下出血（少见）：常见于胎头吸引或产钳助产。出生后逐渐进展，可能发生大量出血。

4）先天性代谢性疾病：常急性起病，快速恶化伴低灌注。有机酸血症、尿素循环障碍、某些氨基酸代谢异常可表现为低灌注、嗜睡等症状。

5）惊厥发作。

6）血液系统：出血性疾病。

7）肾上腺疾病：先天性肾上腺皮质增生症、肾上腺皮质功能不全（阿狄森病）、肾上腺出血。

8）肾血管性高血压：表现为呼吸暂停、易激惹和皮肤花纹。

9）消化道疾病：NEC、肠穿孔、肠扭转。

10）体循环空气栓塞：急性起病，包括皮肤花纹和苍白。

11）慢性疼痛：经历慢性疼痛的患儿可表现为末梢灌注不良和四肢冰凉。

【临床资料】

（1）体格检查：注意体温和生命体征。检查是否存在败血症的体征。心血管和呼吸系统的检查相当重要，可以提示是否存在心脏问题或气胸。患儿是否存在奔马律伴或不伴心脏杂音（左心梗阻性导管依赖型心脏病）？18三体综合征的体征包括小下颌和手指叠压。21三体综合征的体征包括通贯手和内眦赘皮。仔细体检是否存在头皮肿胀，排除帽状腱膜下出血。消化道疾病可见腹胀。

（2）实验室检查

1）白细胞计数和分类：评估是否存在败血症或血细胞比容降低/升高。评估有无红细胞增多症或失血。

2）血气分析：评估通气是否足够或者是否存在酸中毒，可见于败血症或NEC。持续的代谢性酸中毒可见于帽状腱膜下出血。

3）血糖：排除低血糖。

4）培养：如果怀疑败血症，应进行败血症的常规检查，尤其在准备给予抗生素治疗时，包括血、尿和脑脊液培养（有指征时）。如果怀疑肠道病毒感染，应进行病毒培养。

5）聚合酶链反应：留取粪便、脑脊液标本和鼻咽或喉部拭子进行肠道病毒及其他病毒检测。

6）先天性代谢性疾病：有关检查，请参见第101章。

（3）影像学和其他检查

1）胸部透光试验：可以快速确定是否存在气胸（参考第21章第三部分和第40章）。

2）胸部X线检查：怀疑存在肺炎、气胸、先天性心脏病或通气不足的患儿应进行X线检查。左心发育畸形的患儿X线表现为心脏增大伴有肺静脉充血（除非左心发育不良综合征，该病心脏大小可以正常）。如果在吸气相见肺下界仅在第6肋间或更上,应考虑通气不足。过度通气时,肺下界可达第9或第10肋间。肺炎的影像学表现见图11-15。气胸的影像学表现见图11-20。

3）腹部X线检查：怀疑NEC时应进行腹部X线检查。NEC的肠壁积气见图11-23。肠穿孔时可见气腹,肠旋转不良伴扭转可发生肠梗阻。

4）超声心动图：如果怀疑先天性心脏病应进行超声心动图检查。左心发育不良综合征的患儿,超声心动图表现为右心室增大,左心室缩小,不能看到二尖瓣和主动脉瓣。主动脉瓣狭窄的患儿,超声心动图发现主动脉瓣畸形。主动脉缩窄表现为主动脉直径减小。静脉空气栓塞时,可见右心室流出道急性梗阻。

5）头颅超声检查：排除脑室内出血。帽状腱膜下出血最适宜的检查方法是计算机断层扫描(CT)或磁共振成像。

6）染色体检查：怀疑18和21三体时应进行染色体检查。Cornelia de Lange 综合征可发现 *NIPBL* 和 *SMC3* 基因突变。

7）头颅CT：如果怀疑体循环空气栓塞,可发现颅内存在气泡。

【处理】

（1）即刻处理：首先应该进行快速检查。在检查患者生命体征和快速体检过程中,应即刻进行血气分析和X线检查。开始吸氧。怀疑气胸时进行胸部透光试验。即刻进行血常规和分类检查、血培养。

（2）特殊诊疗

1）败血症：怀疑脓毒症时,进行病原检查。根据医师的决定给予经验性的抗生素治疗。

2）寒冷应激：必须缓慢复温,通常≤1℃/h。常用的方法有远红外保暖床、暖箱或热水袋(见第7章)。

3）低血压或休克：如果存在血容量不足导致的低血压,给予晶体液(生理盐水)10 mL/kg,5～10分钟静脉推注(见第65章)。

4）通气不足：怀疑通气不足时,增加机械通气的吸气峰压。吸气峰压应根据个体的基础情况确定。一种方法是增加压力2～4 cmH$_2$O,20分钟后复查血气分析。另一种方法是应用面罩加压通气,通过压力计确定胸廓运动所需要的压力(见第46章)。

5）气胸：见第70章。

6）低血糖：见第62章。

7）红细胞增多症：见第71章和第122章。

8）继发于急性失血的贫血：见第82章。

9）NEC：见第113章。

10）左心梗阻性心脏病：给予呼吸支持(如存在呼吸困难和低氧血症给予气管插管及机械通气)进行初步稳定,液体复苏,如果心输出量低,给予正性肌力药物如多巴胺等支持,纠正代谢性酸中毒。请心脏科医师会诊。如果怀疑为导管依赖的先天性心脏病,在确诊前可考虑给予前列腺素 E_1。一旦患儿生命体征稳定,应尽快转移到儿童心脏中心。这些患儿均需要手术干预。有关先天性心脏畸形的详细内容请参阅第89章。

11)大理石花纹样皮肤:如果继发于寒冷应激,按照上述治疗。如果持续存在,应考虑进行染色体核型分析,除外18和21三体综合征。如果怀疑甲状腺功能减退,检测甲状腺功能。如果怀疑中枢神经系统功能障碍,应该进行进一步检查。

12)脑室周围出血/脑室内出血(PVH/IVH):首先给予支持治疗(维持血压、稳定血气、必要时输血、治疗惊厥发作等)。稳定后需密切随访。可能需要重复腰椎穿刺(详细参阅第104章)。

13)帽状腱膜下出血:早期识别,适当复苏,如有必要应给予液体复苏、输血和凝血因子等支持治疗。是否给予头部加压包扎仍存在争议。

14)先天性代谢性疾病:见第101章。

15)惊厥:见第129章。

16)血液系统疾病:对出血性疾病的患儿需要进行特异性的诊断和治疗及输血。

17)肾上腺功能不全:通常需要液体复苏和类固醇激素治疗。

18)肾血管性高血压:通常需要积极的内科治疗。

19)消化道疾病:见第113章和第131章。

20)肠道病毒感染:支持治疗,见第92章。

21)体循环空气栓塞:循环和呼吸支持治疗。吸入氧浓度100%,或者高压氧治疗。

22)慢性疼痛:见第14章。

73 出生后抗生素的使用
Postdelivery Antibiotics

【临床问题】 最近1小时内同时出生的两个新生儿,其中一个新生儿的母亲有胎膜早破(PROM),但没有使用抗生素;另一个新生儿的母亲在妊娠36周因B组溶血性链球菌(GBS)培养阳性而给予预防性抗生素治疗。这两个新生儿是否应给予败血症的常规检查和经验性抗生素治疗?

早发性败血症(EOS):生后3天以内发生的败血症称为早发败血症。感染途径为垂直传播(致病微生物从产道上行感染),可发生于胎膜早破、吸入或吞咽污染的羊水,或分娩前或分娩期间羊水渗漏。早发败血症是早产儿死亡和发生并发症的主要原因, 发病率为 1‰ ~ 10‰ 活产婴儿, 早产儿为 1/250。GBS 是最常见的致病菌, 其次是大肠埃希菌。黑色人种早产儿的发病率和死亡率最高。美国自疾病预防控制中心发布指南以来, 早发 GBS 败血症的发生率下降了 80%。晚发败血症将在第 130 章讨论, 另外长期住院的早产儿发生的感染, 其实验室检查和经验性抗生素治疗与早发败血症存在差异。该章节重点讨论早发或疑似早发败血症的患儿出生后的抗生素治疗。美国儿科学会 (AAP) 对疑似或已经明确的早发败血症制定了基于循证医学的管理方案。

【即刻提问】

(1) 是否存在早发型败血症的主要危险因素? 主要的危险因素包括: 早产、低出生体重 (早发败血症相关性最高的危险因素)、胎膜早破时间超过 18 小时、母亲 GBS 定植 (分娩时未进行适当治疗) 和绒毛膜羊膜炎。**绒毛膜羊膜炎的诊断条件为: 母亲体温 > 38℃ 及下述高危因素中至少符合 2 条**: ① 母亲 WBC > 15 000/mm³; ② 母亲心动过速 (心率 > 100 次/分); ③ 胎儿心动过速 (胎心率 > 160 次/分); ④ 子宫触痛; ⑤ 羊水臭味。

(2) 患儿是否存在早发败血症的其他母亲高危因素? 其他的高危因素包括非洲种族、孕母营养不良、近期患有性传播疾病、年龄小于 20 岁、经济社会地位低下、无症状性菌尿。既往生育 GBS 感染的婴儿, 本次妊娠婴儿发生败血症的危险性增加。

(3) 是否有发生新生儿败血症的产时危险因素? 包括母亲感染、任何未治疗或治疗不当的母亲感染, 以及不明原因的母亲发热。产时使用胎儿头皮电极也会增加婴儿发生败血症的风险。羊水胎粪污染和产伤也是危险因素。

(4) 是否存在其他新生儿危险因素? 包括男性、低 Apgar 评分、出生时严重抑制需要插管和复苏、围生期窒息、双胎、存在代谢性疾病如半乳糖血症 (增加发生革兰阴性杆菌败血症的风险)。

(5) 胎膜早破后多长时间分娩? 胎膜早破大于 18 小时显著增加新生儿感染的发生率。

(6) 产时是否对胎儿进行监护? 胎心增快 (> 160 次/分), 特别是持续的胎心增快和胎心减速 (通常为晚期) 与新生儿感染相关。长时间的宫内监护是发生新生儿早发 GBS 感染的危险因素。

(7) 母亲是否因为子宫颈口松弛进行环扎术? 子宫颈口环扎术增加了新生儿发生感染的风险。经子宫颈口环扎术的孕妇有 38% 发生早产胎膜早破。胎膜早破后保留宫颈环扎超过 24 小时可延长妊娠时间 48 小时以上, 但也增加产妇发生绒毛膜羊膜炎以及新生儿败血症的死亡率。

(8) 患儿是否有败血症的表现? 包括呼吸暂停、心动过缓、体温不稳定 (体温不升或发热）、喂养不耐受、呼吸增快、黄疸、发绀、末梢循环不良、低血糖、嗜睡、吸吮反射减弱、易激惹和胃潴留增加。其他的体征包括：心率增快、休克、呕吐、惊厥、皮疹、腹胀和肝脏增大。新生儿败血症可引起心脏收缩和舒张功能不全。菌血症可发生在无任何临床表现的婴儿。

（9）母亲是否使用硬膜外麻醉？研究显示硬膜外麻醉可增加母亲产时发热（15%～20%）。因为母亲发热，可能增加新生儿败血症的检查和抗生素的应用。然而，该研究没有发现硬膜外麻醉可引起感染或增加发生感染风险。

（10）母亲是否进行GBS筛查？如果筛查阳性，是否接受抗生素预防？如果母亲GBS感染进行了治疗，分娩后可遵循专门的指南。

（11）母亲是否患有绒毛膜羊膜炎？参阅上面的定义。绒毛膜羊膜炎是新生儿发生败血症的主要危险因素，其发生率与胎龄成反比。在组织病理学上诊断的绒毛膜炎可见感染标志物（C反应蛋白和中性粒细胞升高，胃液和耳拭子细菌定植和先天性脓毒症）。在妊娠22～28周分娩早产儿的母亲中14%～28%有绒毛膜羊膜炎的症状。绒毛膜羊膜炎的危险因素包括自然分娩、低生育、多次阴道指检、胎粪羊水污染、产道有病原微生物、产程和胎膜早破时间较长、胎儿或宫内监护等。

【鉴别诊断】

（1）确诊败血症：血培养证实败血症的诊断。

（2）疑似败血症：患儿有败血症的非特异性临床表现或根据临床症状判断患儿诊断败血症的可能性很大。这些患儿需要排除败血症诊断。在血培养阴性的患儿中18%～33%经尸检证实为败血症。

（3）发生败血症的风险较高：患儿有发生败血症的高危因素（早产、产妇GBS定植、胎膜早破时间超过18小时，母亲有绒毛膜羊膜炎表现），早发败血症的发病风险增加。

（4）发生败血症的风险低。不具有前面提到的危险因素的新生儿，发生败血症的风险低。

【临床资料】

（1）完整的母亲、围生期和婴儿出生病史。仔细询问完整的母亲、围生期和婴儿出生病史，以识别发生败血症可能的危险因素。母亲病史和婴儿出生史同样重要。与产科医师讨论孕妇绒毛膜羊膜炎的诊断非常重要，因为可能影响新生儿出生后的管理。

（2）体格检查。应进行详细的体格检查，观察败血症的表现（见第二部分）。临床观察很重要。一项研究发现，与喂养方式、活动度和觉醒度比较，患儿的状态、末梢循环和呼吸表现是预测发生败血症的重要指标。需要仔细查阅产科医师对母亲的临床检查结果。早发败血症可见于出生时完全正常的新生儿。

（3）实验室检查

1）血常规：与连续的血常规检查相比，单次血常规检查对败血症的诊断价值较低。检测时间很重要，不推荐早期进行检查。生后4～6小时至12小时是检查血常规的最佳时间，此时炎症反应已经发生。仅在白细胞计数和中性粒细胞绝对计数较低时，败血症的发生率增加。有专家推荐采用似然比及其可信区间解释血常规而不是使用正常值范围。

A. 白细胞正常范围：使用白细胞总数预测感染不可靠，有50%的血培养阳性的患儿白细胞计数正常。白细胞总数正常不能排除败血症，但其对败血症的阴性预测值较高。

B. 异常低或高的白细胞计数应该引起注意：生后24小时以内，白细胞 $> 30 \times 10^9$/L 或 $< 6 \times 10^9$/L，应视为异常。杆状核中性粒细胞计数 $> 20\%$ 也属异常。在白细胞 $< 5 \times 10^9$/L 或 20×10^9/L 的新生儿中，仅有50%的患儿血培养阳性。败血症患儿如果 WBC $< 5 \times 10^9$/L，发生细菌性脑膜炎的风险较高。

C. 中性粒细胞减少可能是败血症较为可靠的预测指标：败血症、窒息、遗传代谢性疾病（IEM）、溶血性疾病和妊娠高血压母亲婴儿中性粒细胞可减少。中性粒细胞减少的范围与孕周（新生儿白细胞计数随孕周增加而增加）、分娩方式（经阴道分娩的新生儿白细胞计数高于经剖宫产分娩者）、标本类型（动脉血标本白细胞计数低于静脉血标本）和海拔（在较高的海拔地区的新生儿白细胞计数较高）有关。Manroe 的研究结果（表73-1）适用于低海拔地区（< 500 ft）出生的晚期早产儿和足月儿。Schmutz 等的研究结果适用于高海拔地区（$\sim 4\,800$ ft）出生的早产儿和足月儿。

a. 中性粒细胞计数较白细胞总数更敏感，但是在感染时多正常。在感染后12小时达到峰值，但对诊断早发败血症的敏感性和预测准确性较低。可参阅表73-1和73-2等Manroe的研究数据。出生于高海拔地区的新生儿（Schmutz资料），出生时中性粒细胞的正常范围是：

- GA < 28 周：$500 \sim 8\,000$/mm³。

- GA $28 \sim 36$ 周：$1\,000 \sim 10\,500$/mm³。

- GA > 36 周：$3\,500 \sim 18\,000$/mm³。

出生后6～8小时达到峰值，出生时中性粒细胞的正常范围是：

- GA < 28 周：$1\,500 \sim 41\,000$/mm³。

- GA $28 \sim 36$ 周：$3\,500 \sim 25\,000$/mm³。

- GA > 36 周：$7\,500 \sim 28\,500$/mm³。

b. 未成熟的中性粒细胞计数：敏感性较差，但阳性预测值较高，请参阅表73-1。

c. 未成熟中性粒细胞和中性粒细胞总数的比值（I：T）：预测新生儿早发败血症的敏感性最高，其价值在于阴性预测值高，如果I：T正常，感染的可能性很小。多数

表73-1 新生儿中性粒细胞正常参考值(/mm³)

项 目	出生时	12 h	24 h	48 h	72 h	≥120 h
中性粒细胞绝对计数[a]	1 800～5 400	7 800～14 000	7 200～16 000	4 200～9 000	1 800～7 000	1 800～5 400
未成熟中性粒细胞计数[b]	<1 120	<1 440	<1 280	<800	<500	<500
I : T[c]	<0.16	<0.16	<0.13	<0.13	<0.13	<0.12

[a] 包括成熟和未成熟的中性粒细胞。
[b] 除分叶核外的全部中性粒细胞。
[c] 未成熟中性粒细胞和中性粒细胞总数的比值。
资料来源于Manroe BL等: The neonatal blood count in health and disease:1. References value for neutrophilic cells. *J Pediatr*. 1979; 95: 89.

表73-2 极低出生体重儿(出生体重<1 500 g)中性粒细胞正常参考值(/mm³)

日 龄	总中性粒细胞绝对计数
出生时	500～6 000
18小时	2 200～14 000
60小时	1 100～8 800
120小时	1 100～5 600

资料来源: ouzinho A et al. Revised reference ranges for circulating neutrophils in very-low-birth-weight neonates. *Pediatrics*. 1994; 94: 76.

GA小于32周(96%)的健康早产儿,I:T<0.22。总的中性粒细胞计数可通过计算获得,正常参考范围见表73-1和表73-2。

2) 血培养是诊断败血症的金标准:如采血量少,敏感性降低(每瓶最少1 mL,只推荐有氧培养)。如果母亲已接受抗生素治疗,应采用可以除去抗生素影响的血培养基。可以从以下血管采集血培养标本:外周静脉、动脉穿刺、新放置的静脉置管、放置脐动脉置管(UAC)即刻。如果脐带经过充分无菌消毒处理,分娩时放置的脐静脉导管(UVC)也可采集血培养标本。

3) 早发败血症患儿生后72小时以内不推荐进行尿培养:晚发败血症需要进行尿培养。

4) 胃液吸出物:涂片进行革兰染色价值有限,不推荐使用。胃液中的白细胞仅显示母体反应,与新生儿败血症无关。

5) 体表培养:(腋窝、外耳道、脐残端、腹股沟)不推荐。

6) 腰椎穿刺进行脑脊液检查存在争议:AAP建议以下情况进行:如果患儿血

培养阳性；病情恶化或对抗生素治疗无反应；如果实验室评估或临床病程提示败血症，则应进行脑脊液检查。约13%的早发败血症患儿合并脑膜炎。有菌血症的患儿发生脑膜炎的风险为23%。38%的脑膜炎患儿血培养阴性。患有呼吸窘迫综合征（RDS）及外观健康但有高危因素的婴儿，发生脑膜炎的风险较低。

7）气管内分泌物：如果气管内插管后立即吸出分泌物进行革兰染色和培养可能有益处。有专家主张只有怀疑存在肺炎或气道分泌物增加，或暴发起病的早发败血症患儿，才进行气管内分泌物培养。气管插管数天后再进行气管内分泌物培养没有价值。

8）检测基础血糖水平。

9）动脉血气：除外代谢性酸中毒。

10）血小板和凝血功能检查：除外血小板减少和弥散性血管内凝血（DIC）。血小板减少一般是败血症的晚期表现。血小板减少为败血症的非特异性表现且敏感性较差。

11）血沉：感染时升高，但在感染的诊断或治疗监测中价值很有限。红细胞沉降率低不能除外败血症。

12）急性相反应蛋白（CRP）和降钙素原（PCT）：用于识别新生儿脓毒症。CRP是定量检测指标。CRP升高应引起注意，50%～90%的败血症患儿CRP升高。一般感染后6～8小时开始升高，24小时达到高峰。如果CRP持续正常，发生败血症的风险极低。CRP的主要优点是可以在生后1～3天重复检测，其阴性预测值较高。目前没有使用升高的CRP来决定抗生素疗程的建议。败血症时PCT升高，可作为早期发现败血症的生化标志物。PCT升高也可见于RDS、窒息、颅内压升高、出血、气胸和经复苏的患儿。与CRP比较，其敏感性较高，但特异性较低。动态随访PCT有助于指导抗生素治疗时间。以下为足月和早产儿CRP和PCT的均值（括号内为上限和下限值）：

A. CRP（足月），单位为mg/dL。出生时：0.1（0.01～0.65）；21小时：1.5（0.2～10.0）；56～70小时：1.9（0.3～13）；96小时：1.4（0.2～9）。

B. CRP（早产儿），单位为mg/dL。出生：0.1（0.01～0.64）；27～36小时：1.7（0.3～11）；90小时：0.7（0.1～4.7）。

C. PCT（足月），单位为μg/L。出生：0.08（0.01～0.55）；24小时：2.9（0.4～18.7）；80小时：0.3（0.04～1.8）。

D. PCT（早产儿），单位为μg/L。出生：0.07（0.01～0.56）；21～22小时：6.5（0.9～48.4）；5天：0.10（0.01～0.8）。

13）对败血症筛查有价值，但临床未普遍应用的实验室检查：多数不能常规开展，缺乏临床应用研究，结果差异较大。

A. 细胞因子：已经研究的细胞因子包括白细胞介素（IL-1、IL-6、IL-8）、可溶性 IL-2 受体和可溶性肿瘤坏死因子α（TNF-α）受体。对 IL-6 研究最多。IL-6 和 IL-8 是早期识别感染的敏感生化标志物。红细胞增多症患儿 IL-6 较高。

B. 中性粒细胞表面抗原（CD11b）：CD11b 是早发败血症的标志物。

C. 尿中性粒细胞明胶脂酶相关脂质钙（NGAL）：可能是较有希望的新生儿败血症的生物标志物，败血症、缺血、缺氧和药物毒性均可引起 NGAL 升高。

D. 联合应用多个生化标志物：动态随访以及联合应用多种生化标志物对预测败血症的可靠性最好。

E. 败血症评分系统：通常包括多项实验室检查指标（有时是败血症的临床指标）。对每项检查的结果给出一个分值，采用总分评估发生败血症的风险。有些医院设计了本单位的败血症评分系统。有关评分系统的研究（采用上文提到的联合应用多项实验室检查指标）结果显示：除非分值非常高，否则其对败血症的筛查价值有限，阴性预测值较阳性预测值价值更高。因此，联合应用上述指标可以明确哪些高危儿不需要或可尽早停用抗生素治疗。

（4）影像学检查

1）胸部 X 线：如有呼吸道感染的症状，应进行胸部 X 线检查，排除肺炎。

2）超声心动图及多普勒成像：评估心脏功能，败血症的患儿可表现为心脏收缩和舒张功能不全。

3）头颅超声和 MRI 检查：在脑膜炎患儿有意义。

【处理】

（1）一般措施：多数情况下，决定新生儿是否进行败血症的相关检查和抗生素治疗比较容易。这些新生儿存在疾病的临床表现，或有败血症高危因素的病史和存在败血症的某些体征，因此容易决定使用抗生素。然而，如果婴儿没有明确的病史和临床表现，则难以决策。**通常单个检查项目对诊断没有帮助，因此需要"复查、复查、复查"**。一旦做出治疗的决定，一般在进行血培养检查后给予抗生素治疗至少 36～48 小时。以下指南有助于临床治疗决策：

1）如果可能，尽可能遵循 CDC 推荐指南：CDC 建议对妊娠 35～37 周的所有孕妇进行阴道和直肠 GBS 产前筛查。以下是 CDC 对所有新生儿管理的推荐：如果使用抗生素，应使用广谱抗生素覆盖引起败血症的最常见致病菌（静脉注射氨苄西林治疗 GBS 且覆盖其他致病菌如大肠埃希菌和其他革兰阴性致病菌）。一旦决定应用抗生素，应考虑当地的抗生素耐药情况。观察期间如果有败血症的临床表现，应对婴儿进行败血症的全面评估。如存在以下一项或多项指征，应采取 GBS 预防措施：

A. 妊娠晚期 GBS 阴道或直肠筛查阳性（理想的筛查时间是妊娠 35～37 周）。

B. 发动分娩时 GBS 状态未知（未做培养、培养未完成或结果未知），伴有一个或多个产时高危因素包括胎龄 < 37周或PROM ≥ 18小时、产时体温 ≥ 100.4 ℉ (38.0℃)，分娩时GBS核酸扩增检测（NAAT）阳性。

C. 本次妊娠晚期任何时间证实存在GBS菌尿：但如胎膜完整，在发动分娩前已进行细菌培养和药敏实验，则无指征进行分娩时抗生素预防（IAP）。

D. 既往分娩的婴儿发生侵袭性GBS感染。

2）CDC推荐的针对所有新生儿（包括足月和早产）早发GBS败血症的二级预防方案，请参见图130-1。

A. 存在任何败血症的临床表现：进行全面的败血症检查（血常规和血小板、血培养），呼吸异常的患儿进行胸部X线检查，对病情稳定能够耐受腰椎穿刺检查，且高度怀疑败血症的患儿应进行脑脊液检查。给予经验性抗生素治疗。

B. 婴儿无症状，母亲疑似绒毛膜炎：与产科医师讨论母亲绒毛膜羊膜炎的临床评估情况很重要。对新生儿进行适当的检查：出生时进行血培养、出生和/或生后6～12小时进行血常规和血小板计数。给予经验性抗生素治疗。

C. 婴儿无症状、母亲无绒毛膜羊膜炎，母亲无GBS预防指征：常规临床管理。如果出现败血症的临床表现，需要进行败血症的全面诊断性评估并给予抗生素治疗。

D. 婴儿无症状，孕母有GBS预防指征，且产前或产时给予足够的GBS预防治疗（分娩前 ≥ 4小时静脉使用过青霉素、氨苄西林或头孢唑林）：观察48小时或以上；无须进行败血症评估。如果出现败血症的临床表现，应进行败血症的全面诊断性评估并给予抗生素治疗。如果新生儿的胎龄大于37周，且符合出院标准，观察24小时后可出院。胎龄35～36周的无症状的婴儿不需要进行常规败血症评估。

E. 婴儿无症状，孕母有GBS预防指征，但产前或产时未给予足够的GBS预防治疗：

a. 如果胎龄 ≥ 37周且胎膜早破时间 < 18小时。**观察48小时或以上，不需要进行实验室评估**；有专家建议生后6～12小时进行血常规检查。如果出现败血症的临床表现，应做败血症的全面诊断性评估并给予抗生素治疗。

b. 如果胎龄 < 37周或胎膜早破时间 ≥ 18小时：新生儿应进行适当的败血症评估，即出生时进行血培养，出生和/或生后6～12小时进行血常规和血小板计数检查。观察48小时或更长时间。有专家推荐生后6～12小时进行血常规和分类检查。如果出现败血症的临床表现，应做败血症的全面诊断性评估并给予抗生素治疗。

3）AAP指南认识到在该领域临床管理存在一定的挑战性。最近的资料证实了对过度治疗的担忧，研究发现在早产儿延长抗生素的使用时间 > 5天，可增加NEC和晚发败血症的发生率及死亡率。AAP制定了疑似或已证实的新生儿早发型败血症的管理计划。在阅读这些具体的指南时，应记住要点。如果母亲诊断为绒毛膜羊膜炎，与产科医师讨论并证实该诊断非常重要，因为对新生儿的管理具有重要影响。

IAP治疗不充分是指母亲应用了其他抗生素(非青霉素、氨苄西林或头孢唑林),或虽接受了正确的抗生素,但治疗距分娩的时间＜4小时。

　　A. 任何危重新生儿：需要进行全面的败血症评估和抗生素治疗(即使没有危险因素)。

　　B. 无感染高危因素且临床表现轻微的足月儿(呼吸急促需要或不需要氧疗)：出生后大约观察6小时,如临床症状改善(呼吸急促缓解,吸入氧浓度降低),则可能不需要使用抗生素,但应继续观察。如临床表现加重,应进行细菌学培养并给予经验性抗生素治疗。

　　C. 外观正常,无症状的胎龄＜37周早产儿,有以下任何一项败血症的高危因素：如产时母亲有预防性应用抗生素的指征但预防治疗不充分或ROM ≥ 18小时或有绒毛膜羊膜炎。

　　a. 出生时进行血培养,生后6～12小时进行血常规和CRP检查。

　　b. 开始广谱抗生素治疗,随后按下面流程：

　　- 血培养阳性：继续抗生素治疗。血培养阳性或高度怀疑败血症的患儿(根据临床症状、治疗反应或实验室结果)应进行腰椎穿刺脑脊液检查。

　　- 血培养阴性,婴儿无症状,实验室检查异常：如果分娩期间母亲应用抗生素,新生儿应继续给予抗生素治疗72小时。如生后72小时体检正常,可停用抗生素。

　　- 血培养阴性,婴儿健康,实验室检查正常：48小时后停用抗生素。

　　D. 外观健康,无症状,胎龄 ≥ 37周的婴儿,孕母存在绒毛膜羊膜炎。

　　a. 出生时进行血培养,生后6～12小时进行血常规及CRP检查。

　　b. 开始广谱抗生素治疗,随后按以下流程：

　　- 血培养阳性：继续抗生素治疗。血培养阳性或高度怀疑败血症的婴儿(根据临床症状、治疗反应或实验室结果)应进行腰椎穿刺脑脊液检查。

　　- 血培养阴性,婴儿无症状,实验室检查异常：如果分娩期间母亲应用抗生素,新生儿应继续给予抗生素治疗48～72小时。如生后48～72小时体检正常,可停用抗生素。

　　- 血培养阴性,婴儿健康,实验室检查正常：48小时后停用抗生素并出院。

　　E. 外观健康,无症状,胎龄 ≥ 37周的婴儿,存在败血症的高危因素,但孕母无绒毛膜羊膜炎。ROM ≥ 18小时或分娩时有指征预防性应用抗生素但不充分：

　　a. 不做任何实验室检查,但需要观察：每2～4小时观察一次,至少观察24小时。

　　b. 或进行实验室检查：生后6～12小时进行血常规和CRP检查。

　　c. 无须抗生素治疗,仅观察。随后按以下流程：

　　- 实验室检查异常,做血培养。如果血液培养阴性,生后48小时出院。

　　- 实验室检查正常,婴儿无症状,生后48小时出院。如果满足其他的出院标准,且很容易获得医疗保健,有人进行家访进行指导,也可在生后24小时出院。

（2）抗生素治疗

1）如果决定治疗

A. 进行血培养,如果有指征应进行脑脊液培养:如果患儿血培养阳性,或根据实验室评估或临床表现高度怀疑败血症,或患儿对治疗无反应,则应进行腰椎穿刺检查脑脊液。其他合适的标本也应送实验室进行培养(如眼分泌物送革兰染色及培养)。如果怀疑肺炎或气管插管内分泌物增加,应送分泌物进行革兰染色和培养(注:气管插管后需立即吸引气管内分泌物进行细菌培养,对早发败血症的诊断有价值)。

B. 氨苄西林和庆大霉素是经验性治疗新生儿败血症最常用的抗生素。一旦发现致病菌,除非需要联合治疗,否则应尽量使用窄谱抗生素。如果证实为GBS,应给予青霉素或氨苄西林,但常常联合氨基糖苷类抗生素治疗,具有协同效应。最近的系统综述结果显示(GA ≥ 32周),每天一次庆大霉素优于每天多次用药,可获得更高的杀菌浓度,而不增加毒性反应。第三代头孢菌素可替代庆大霉素,但最近研究表明,容易产生耐药性且增加发生念珠菌感染的风险。头孢噻肟仅适用于革兰阴性细菌脑膜炎的患儿。革兰阴性细菌性脑膜炎患儿应联合应用头孢噻肟和氨基糖苷类抗生素,直到获得药敏结果。

C. 如果血培养阳性,按照药敏结果选择敏感抗生素。菌血症:疗程10天。无并发症的GBS脑膜炎:疗程14天。革兰阴性细菌性脑膜炎:细菌培养阴性开始,治疗21天或14天。

2）使用抗生素时间也存在争议

A. 疑似或明确新生儿早发败血症,参见上文的AAP管理指南。

B. 其他推荐

a. 如果血培养阴性,患者的情况良好,并且发生败血症的风险较低:48小时后可停用抗生素(无症状的足月儿,36小时后培养阴性则可停用抗生素)。I∶T和动态随访CRP阴性有助于决定是否停用抗生素,因为其阴性预测价值较高,PCT水平也有助于决定何时停抗生素。

b. 如果血培养阴性,但患儿有败血症临床表现(临床败血症)。有的临床医师治疗7～10天。

（3）其他治疗

1）免疫球蛋白(Ig)治疗(有争议):内源性免疫球蛋白合成始于胎龄24周。通过胎盘转运的免疫球蛋白发生于妊娠晚期,出生后IgG水平下降。研究显示在确诊的早发败血症使用免疫球蛋白可降低死亡率,但不能降低疑似败血症的死亡率。最近的系统综述结果显示,静脉注射免疫球蛋白可使败血症减少3%,但没有发现对死亡率有任何显著影响。这些研究结果不支持败血症患儿常规应用免疫球蛋白。有医院对严重败血症的患儿给予单剂的免疫球蛋白。

 2）新鲜冷冻血浆：仅用于DIC，用于治疗败血症没有益处。

 3）粒细胞或中性粒细胞输注：虽然文献报道粒细胞输注有益处，但存在潜在的严重副作用。系统综述结果显示：没有足够的证据支持或反对败血症患儿输注粒细胞或中性粒细胞。

 4）细胞因子：粒细胞-巨噬细胞集落刺激因子（GM-CSF）、粒细胞集落刺激因子（G-CSF）可刺激骨髓生成中性粒细胞。Cochrane综述指出，没有足够的证据支持使用GM-CSF或G-CSF作为辅助治疗可以降低死亡率或预防败血症的发生。

 5）双倍容量换血：在严重或革兰阴性败血症，采用新鲜全血进行换血是有益的，可以作为最后的治疗手段。因为存在重大风险且无前瞻性的研究证据支持，大多数医院没有采用该治疗方法。

 6）己酮可可碱：目前的证据表明，己酮可可碱可作为败血症的辅助治疗措施，可降低新生儿败血症的死亡率和缩短住院时间。但均是小样本的研究，对这些研究结果的解读需谨慎。仍需要更多的研究支持。

 7）补充硒/褪黑激素：在推荐之前还需要更多的研究。

 8）乳铁蛋白：系统综述结果显示，在新生儿败血症治疗中是否使用乳铁蛋白，目前没有推荐。

·参·考·文·献·

[1] Polin RA; Committee on Fetus and Newborn. Management of neonates with suspected or proven early-onset bacterial sepsis. *Pediatrics* 2012; 129(5): 1006–1015. Erratum to Pediatrics.

[2] Prevention of Perinatal Group B Streptococcal Disease. *MMWR*. Revised guidelines from CDC, 2010. November 19, 2010/59(RR10); 1–32. http://www.cdc.gov/mmwr/preview/mmwrhtml/rr5910a1.htm. Accessed September, 2012.

[3] Sise ME, Parravicini E, Barasch J. Urinary neutrophil gelatinase-associated lipocalin (NGAL) identifies neonates with high probability of sepsis. *Pediatrics* 2012; 130(4): 1053–1054.

74   肺 出 血
Pulmonary Hemorrhage

 【临床问题】 气管插管内肉眼可见血性分泌物。肺出血的发生率为0.8‰～1.2‰活产婴儿。高危新生儿中发生率为50‰活产婴儿。死亡率高达50%。存活者多需要较长时间的呼吸支持，且可进展为支气管肺发育不良/慢性肺部疾病。存活者发生脑瘫、认知发育落后、惊厥和脑室周围白质软化的风险增加。多数肺出血是继发于出血性肺水肿,而不是真正的肺出血。

【即刻提问】

(1)是否存在其他异常的症状和体征?典型的肺出血多发生于生后2～4天(通常在生后1周内),应用机械通气的低出生体重儿。胎龄较大的肺出血患儿通常在出生后5分钟的Apgar较低。多表现为患儿的呼吸状态突然恶化:缺氧、严重的吸气性凹陷、面色苍白、休克、呼吸暂停、心率减慢和发绀等。

(2)患儿是否缺氧?近期是否输血?缺氧或血容量增加(通常由于输血过多引起)使肺毛细血管压力急剧增加,进而导致肺出血。

(3)是否存在其他部位的出血?如果有多部位的出血,可能存在凝血功能障碍,应进行凝血功能检查,可能需要给予晶体液或血制品扩容。

(4)气管内血液的血细胞比容是多少?如果与静脉血血细胞比容很接近,表明是真正的出血,而且出血可能来自损伤、母血吸入或者有出血倾向者。如果Hct低于静脉血Hct的15%～20%,可能为血性的水肿液,多数肺出血均是这种情况(如继发于动脉导管开放、使用肺表面活性物质、左心功能不全,参考后面的讨论)。

(5)最近是否进行操作/手术,或者刚刚给予气管内吸引?最近是否给予肺表面活性物质?强力吸痰、创伤性插管或放置胸腔引流管等可能是原因之一。应用肺表面活性物质也可能与肺出血相关。

(6)母亲或婴儿是否有肺出血的危险因素?

1)孕妇高危因素:臀位产、母亲使用可卡因、孕妇妊娠高血压、妊娠早期胎盘早剥、孕母使用抗生素治疗、先兆子痫、既往自然流产史(产前激素可能具有保护作用)。

2)婴儿高危因素:早产是最常见的因素。其他包括呼吸道疾病(缺氧、窒息、呼吸窘迫综合征、胎粪吸入、气胸、肺表面活性物质治疗,或其他需要呼吸支持的疾病)、机械通气、左向右分流的PDA、DIC、寒冷损伤、氧中毒、尿素循环障碍、多胎、男性、感染/败血症、凝血功能异常、体温过低、红细胞增多症、宫内生长受限、胎儿成红细胞增多症、体外膜肺/体外生命支持、妊娠毒血症、肺表面活性物质治疗。

3)晚期早产儿或足月儿:低血压、产房内需要正压通气、胎粪吸入。

(7)婴儿是否给予吲哚美辛治疗?预防性应用吲哚美辛可降低早期严重肺出血发生率,生后第1周内应用可使严重肺出血的发生降低35%,但之后使用不能降低严重肺出血的发生。

【鉴别诊断】

(1)出血性肺水肿:来自肺部的液体是血浆和血细胞比容较低的混合血。原因不清,可能是多因素的。可能的原因包括肺毛细血管的应激和损伤、肺毛细血管脆弱、肺泡表面张力不足、窒息引起的急性左心衰竭,严重的酸中毒或其他导致毛细血管内皮损伤的疾病。肺血管阻力降低可增加PDA左向右分流,肺动脉血流增加。肺表面活性物质降低了肺血管阻力,增加PDA的左向右分流,随着肺动脉血流增加伴肺水肿和肺毛细血管破裂。其他原因包括肺表面活性物质功能障碍或RDS的早产儿宫内中性粒细胞活化导致肺出血。

(2)直接损伤:气管插管、强力吸引、机械通气均可以导致气道损伤和出血。放置胸腔引流管也可因损伤导致肺出血。

(3)胃内容物或母血吸入:多发生于剖宫产或经阴道分娩后。血液多来源于鼻胃管,但气管插管内也可见血液。

(4)凝血功能障碍:败血症、DIC或先天性因素均可导致凝血功能障碍。凝血功能异常不是肺出血的主要原因(如前所述),但可加重出血的程度。

(5)引起肺出血的其他疾病

1)缺氧/窒息:窒息导致的急性左心衰竭是肺出血的原因之一。宫内和产后窒息可能与肺出血有关,复苏可能加重肺出血。

2)血容量增加:多为输血过多引起。

3)先天性心脏病或充血性心力衰竭(特别是PDA导致的肺水肿):PDA可迅速导致肺血流增加。队列研究结果显示,60%的肺出血患儿存在临床PDA,超过90%的肺出血患者PDA > 1.6 mm。

4)肺部相关疾病:RDS、肺间质性肺气肿、气胸、胎粪吸入、吸入性和/或感染性肺炎(通常由革兰阴性菌引起)。肺充血(窒息或败血症严重左心室功能不全)也是原因之一。弥散性肺栓塞可能是诱发因素。

5)应用肺表面活性物质:一般发生于应用肺表面活性物质数小时内,可能与表面活性物质治疗后肺功能改善,肺血流迅速增加有关。肺血流显著增加可导致出血性肺水肿。研究表明使用肺表面活性物质治疗的患儿PDA与肺出血显著相关,但抢救性应用肺表面活性物质治疗并没有增加肺出血的风险,预防性应用肺表面活性物质可使发生肺出血的风险增加。

6)血液系统疾病:严重Rh溶血、血小板减少及新生儿出血症(维生素K缺乏)。

7)早产儿、宫内发育迟缓和/或多胎。

8)严重低体温。

9)感染/脓毒症:肺出血的患儿中败血症的发生率较高,可能与脓毒症导致的DIC或微血管通透性增加有关。GBS、柯萨奇病毒和其他致病菌导致的脓毒症(先天性巨细胞病毒、流感嗜血杆菌、大肠埃希菌、念珠菌、表皮葡萄球菌等)。

10)尿素循环障碍伴高氨血症:患儿通常有肝大、凝血功能障碍、高氨血症,肝功能多正常。肺出血多见于终末期患儿。

11）高浓度的氧或氧中毒：组织学证据表明氧毒性与大量肺出血有关。

12）气道血管瘤（罕见）。

【临床资料】

（1）体格检查：注意其他部位有无出血，有无肺炎或其他感染的体征，是否存在充血性心力衰竭。多见于早产儿，临床症状突然恶化，气道有血性分泌物。临床症状差异较大，可以表现为面色苍白、四肢松软，反应差，与呼吸机对抗，也可无症状。婴儿可出现青紫、心动过缓、呼吸暂停、气喘、低血压、烦躁、缺氧、高碳酸血症或呼吸做功增加，需要更高的呼吸支持。注意是否有其他部位出血、肺炎临床表现、感染或充血性心力衰竭症状和体征。是否存在四肢水肿，肝脾大，心脏杂音、呼吸音减低。肺出血前可能会有前驱症状如气管内分泌物为红色泡沫。

（2）实验室检查

1）白细胞计数，分类和血小板计数：肺炎、败血症或其他感染时，结果可能异常，也可见血小板减少。检查血细胞比容可以确定是否存在血液丢失过多。

2）凝血功能检查：包括凝血酶原时间、部分凝血酶原时间、凝血酶时间和纤维蛋白原含量，可以发现是否存在凝血功能异常性疾病。

3）动脉血气分析：可以发现是否存在缺氧、高碳酸血症和代谢性酸中毒。肺出血后氧合指数明显升高。

4）Apt试验：怀疑存在母血吸入时（很少需要）（参考第55章）。

5）吸入物的Hct：可鉴别出血性肺水肿与真正的肺出血（见上文）。

6）血氨：可以评估是否存在尿素循环障碍。

（3）影像学和其他检查

1）胸片：肺出血的X线表现差别较大，多为非特异性。可能提示肺炎或充血性心力衰竭。肺出血的影像学征象与出血是否为局灶性（斑片状、线状、结节状或毛玻璃状）或大面积（透亮度减低，弥漫的毛玻璃状或完全白肺）。胸片也可正常。

2）肺脏超声：可以发现RDS的肺部并发症如实变，但不能区分肺炎、肺出血或肺不张。

3）超声心动图：排除PDA引起的左向右分流和评估心功能。

【处理】

（1）紧急处理。以下是已被临床接受的治疗方法。

1）首先吸引气道（有时需要每15分钟吸引一次）直到出血消退。可显著减少分泌物阻塞气道的风险。2.5 mm的气管插管采用6.5F的吸引管；3.0或3.5 mm的气管插管采用8F的吸引管。应谨慎叩击胸部，但其不是引起肺出血的主要原因。

2）氧疗：如果已经开始氧疗，可提高吸入氧浓度。

3）如果无机械通气：考虑机械通气。

4）如果已经使用呼吸机：增加呼气末正压到6～8 cmH₂O（如有需要也可更高）。高的PEEP可压迫毛细血管，减轻肺水肿，并改善通气和氧合。高PEEP的风险包括高碳酸血症和过度通气。

5）增加吸气峰压：如果不能减轻肺出血以改善通气，需要提高平均气道压，可以考虑提高吸气峰压。

（2）一般处理

1）纠正低血压和维持血压正常：可以扩容和给予胶体液（参考第65章低血压和休克）。有时需要使用血管活性药物。

2）使血容量和Hct恢复正常：必要时可以输血。多数情况下患儿血容量丢失不多，因此过度的扩容可能加重病情（左心房压力增加导致肺水肿）。如果存在凝血功能异常，应进行病因治疗。

3）纠正酸中毒：通过纠正低血容量、低氧血症和低心输出量，纠正代谢性酸中毒。通气功能正常且血容量正常时，如果代谢性酸中毒持续存在，可考虑使用碳酸氢盐，但不能作为常规推荐（有争议）。

4）治疗基础疾病：PDA的早期识别和治疗至关重要，尤其是早产儿。必要时可考虑手术结扎PDA。如有感染/败血症症状和体征，应给予抗生素治疗。治疗窒息或凝血功能障碍。

（3）其他需要考虑的措施，如上述方法治疗无效，可以考虑以下治疗措施（有争议）。

1）经气管插管给予肾上腺素（0.1 mL/kg，1∶10 000）（有争议）：可引起肺毛细血管收缩。肾上腺素和/或4%可卡因（4 mg/kg）可作为肺出血的辅助治疗措施，可以提高平均气道压力。临床上常使用肾上腺素，但疗效尚未在临床试验中得到证实。

2）高频通气：目前仍没有证据表明高频通气优于常频通气，但有研究表明高频通气可以提高存活率。有文献综述显示常频通气失败后采用高频通气治疗的患儿存活率为71%（高频喷射通气，**高频振荡通气**和高频气流阻断通气均有报道）。HFOV已用于治疗大量肺出血的婴幼儿，临床症状明显改善。

3）给予单剂量的肺表面活性物质：文献报道由于氧合指数改善，呼吸状态改善。肺出血可以灭活肺表面活性物质。文献综述的结果表明可能是治疗肺出血的有效方法，但缺乏随机临床试验，不能作为常规推荐。基于随机对照研究结果的Cochrane对此无推荐。

4）类固醇激素：肺出血婴儿肺活检发现有慢性炎症，且肺出血存活的患儿中应用类固醇激素的比例较高，因此可考虑使用类固醇激素。有报道显示，住院期间给予甲泼尼龙1 mg/kg，每6小时1次，随后1 mg/kg，每天1次，4周后停用，可能对肺出血患儿有益。

5）活化重组因子Ⅶ（rFⅦa）：作为低容量液体替代血制品，也是一种有效的止血剂。如果同时应用血小板，有协同效应。已用于常频机械通气治疗失败的极低出生体重儿的肺出血，也有少数研究结果支持，但最佳剂量尚未确定。每次50 μg/kg，每天2次，连续2～3天，2次之间可间隔3小时，有治疗成功的报道。

6）蛇毒凝血酶：早产儿通过气管插管给予蛇毒凝血酶治疗（0.5 kU，每4～6小时一次），直到肺出血停止，同时给予机械通气治疗，疗效较好。治疗组患儿通气时间、肺出血时间和死亡率均低于对照组。由于临床应用存在不可预知的风险，以及缺乏高质量的临床研究，目前不推荐常规使用。只作为最后的治疗手段。

7）利尿剂：部分专家主张应用利尿剂（呋塞米1 mg/kg）治疗液体超负荷。Cochrane综述没有证实有益处。

8）抗生素治疗：直到排除感染。

（4）特殊治疗

1）鼻气管或气管插管的直接损伤：如果气管插管后即刻有大量的出血，损伤引起的可能性较大，请外科会诊。

2）母血吸入：如果患儿稳定，不需要特别的治疗，多为自限性。

3）凝血功能障碍：参阅第87章。

A. 新生儿出血症：维生素 K₁ 1 mg/kg，静脉推注，同时输注新鲜冰冻血浆。

B. 其他凝血性疾病：可输注血液制品和纠正凝血功能障碍。新鲜冷冻血浆，10 mL/kg，12～24小时一次。如果血小板减少，输注血小板1单位，并密切监测。监测凝血酶原时间、部分凝血酶原时间、凝血酶时间和纤维蛋白原含量。DIC的管理请参阅第87章。

4）PDA：如果患者存在血流动力学显著异常的PDA，应进行药物治疗或手术治疗（参阅第118章）。由于吲哚美辛可能导致出血，应考虑手术结扎。

5）脓毒症：应立即开始使用适当的抗生素治疗。

· 参 · 考 · 文 · 献 ·

[1] Cetin H, Yalaz M, Akisu M, Karapinar DY, Kavakli K, Kultursay N. The use of recombinant activated factor VII in the treatment of massive pulmonary hemorrhage in a preterm infant. *Blood Coagul Fibrinolysis.* 2006; 17: 213–216.

[2] Olomu N, Kulkarni R, Manco-Johnson M. Treatment of severe pulmonary hemorrhage with activated recombinant factor VII (rFVIIa) in very low birth weight infants. *J Perinatol.* 2002; 22: 672–674.

[3] Zahr RA, Ashfaq A, Marron-Corwin M. Neonatal pulmonary hemorrhage. *NeoReviews.* 2012; 13: e302–e306.

75 皮疹及皮肤问题
Rash and Dermatologic Problems

【临床问题】 护士告知婴儿有皮疹。皮疹是指影响到颜色、外观或质地的任何皮肤变化。**虽然大多数新生儿皮疹是良性的,不需要治疗,但某些皮疹需要进一步检查和干预。**

【即刻提问】

（1）皮疹的特点是什么？ 病变形态学有助于鉴别诊断。是**斑疹**（扁平的病变, <1 cm）、**丘疹**（高出皮面,1 cm）、**结节**（高出皮面,2 cm）、**水疱**（高出皮面, <1 cm,充满透明液体）、**大疱**（高出皮面, >1 cm,内含清澈液体）,还是**脓疱**（高出皮面,内含化脓性液体）？

（2）是否有瘀点（破裂血管产生的微小红点）、紫癜（组织下较大片、平坦的出血）或瘀血（非常大的瘀斑）？ 所有这些都可能是由皮肤内出血引起的,需要与红斑（皮肤发红）区分开来。如果是红斑,红色在按压时消失,释放时再现。在压力下,瘀点、紫癜和瘀斑不会褪色。臀位分娩后下半身的瘀点或头位产时上身的瘀点可为正常。但如果广泛存在,则为异常。**瘀点和紫癜也可以是血小板减少的表现,需要进行检查。**

（3）有先天性感染史吗？ 采集完整的母孕史。TORCH（弓形体病,其他,风疹,巨细胞病毒,单纯疱疹病毒）感染也可引起皮疹。"蓝莓松饼婴儿"呈现广泛的紫癜和丘疹,见于风疹（这个词最早在1960年风疹感染大流行时用来描述被感染的婴儿）、巨细胞病毒（CMV,最常见的病毒感染）和梅毒。皮肤髓外造血导致蓝莓松饼皮疹。通常认为与先天性病毒感染有关,也可见于血液疾病（新生儿溶血病、双胎输血综合征、遗传性球形红细胞增多症）、血管疾病（多发性血管瘤、蓝色橡皮乳头样痣、多发性血管交界瘤、多灶性淋巴管内皮瘤）和恶性肿瘤（神经母细胞瘤、先天性白血病丘疹、朗格汉斯细胞组织细胞增生症和先天性横纹肌肉瘤）。见第141章疾病部分。

（4）婴儿外观有病态吗？ 如为健康婴儿,提示良性皮疹。发热或外观呈病态并有皮疹的婴儿需要进行全面的检查,特别需要明确有无感染相关的原因。

（5）母亲在妊娠期和分娩时使用哪些药物？ 是否母乳喂养,母亲是否用药物？药物是引起婴儿出疹的罕见原因。甲基咪唑是一种抗甲状腺药物,与皮肤发育不全有关,表现为头皮局部皮肤缺失。

（6）皮肤损害的表现需要考虑遗传病吗？ 皮肤病变可能与遗传综合征有关。**水疱**:大疱性表皮松解症。**棕色,扁平斑**:神经纤维瘤。**大理石斑纹**: Cornelia de

Lange综合征和18三体综合征（Edward综合征）和21三体综合征（唐氏综合征）。**毛发和指甲缺失**：外胚层发育不良。**鳞状，厚皮**：鱼鳞病。**薄而脆弱的皮肤**：胶原蛋白紊乱和真皮发育不全。**未成形皮肤**：先天性皮肤发育不全，Adams-Oliver和大疱性表皮松解症。**白色皮肤和头发**：白化病结节性硬化症。

【鉴别诊断】

（1）部分皮肤缺损：**先天性皮肤发育不全基于**皮损部位及有无伴部分皮肤缺损的其他畸形，分为9组疾病。病变可以局限性（最常见于头皮）或累及身体大部分（彩图3）。

（2）新生儿重症监护病房（NICU）的皮肤和软组织感染：很常见，因为早产儿的皮肤很脆弱。感染类型有**蜂窝织炎、擦伤和脓肿**。通常发生在皮肤已受损伤的部位（尿布区、手术切口部位、胎儿头皮电极放置部位、静脉穿刺部位、足跟采血部位等）。最常见的病原菌是金黄色葡萄球菌。耐甲氧西林的菌株更常见。涉及外科手术（胃肠道）的皮肤和软组织感染更多由革兰阴性杆菌和酵母菌引起。**脐炎**，为脐带残端及其周围组织的感染，通常由细菌引起（革兰阴性或革兰阳性）。

（3）良性皮肤疾病/皮疹，通常不需要检查或干预。这些皮疹很常见。

1）毒性红斑。最常见的新生儿皮疹，表现为中央带丘疹或脓疱的红斑。可见于出生时，通常出现于生后48小时内，也可见于生后2周内的新生儿。足月儿更常见，一般常发生在躯干、四肢和会阴。最初的病变出现后可以有新发皮疹，通常在1周后消失（彩图4）。

2）暂时性新生儿脓疱性黑变病。为2～5 mm的脓疱，可发生在不同部位，通常见于足月婴儿的面部和骶骨。脓疱可进展，在48小时消失，可留有斑点样色素沉着，尽管最终可消退，但可能持续数月（彩图5）。

3）皮脂腺增生。为细小的黄色丘疹，通常见于面颊和鼻部。比粟粒疹更小，颜色更黄。

4）粟粒疹。为小的（1 mm）白色-黄色丘疹，常见于面部、下颌、额头和头皮。因皮脂腺延迟不退形成囊肿引起（彩图6）。

5）白痱又称晶状粟粒疹。分泌腺/汗腺管阻塞引起。可见于头皮或面部，为水疱性或丘疹性病变伴或不伴有红斑。婴儿受热和受湿使皮疹加剧，机体变凉后很快缓解。

6）红痱又称汗疹（"热痱子"）。为1～2 mm的丘疹或丘疹周围有小的红色区域。粉螨性脓疱病是一种变异型，多脓疱，少红斑。

7）深部痱又称深部粟粒疹。因深层汗腺管阻塞引起。为白色丘疹和水肿，可使出汗受阻，导致体温升高。

8）婴儿期脓疱病。为复发性瘙痒性脓疱，见于手掌和足底表面。通常持续

7～14天(彩图7)。

9) 脂溢性皮炎。为头皮("**摇篮帽**")、面部、皮肤褶皱和耳后面的斑片状红斑和鳞片。

10) 新生儿痤疮。为红斑、丘疹和脓疱。可发生在出生时或婴儿早期,可能需要数周/月方可完全消退(彩图8)。

11) 吸吮水疱。出生时出现在手指、口唇或手部的水疱性或大疱性皮损;无红斑(区别于疱疹性病变)。

12) 皮下脂肪坏死。为红斑结节和斑块,发生在生后前几周,并在2月龄时消退。通常见于外伤部位(面部、背部、手臂、腿部和臀部)。如果病变钙化,则可发生高钙血症(彩图9)。

13) 单纯痣("鹳咬""鲑鱼斑""天使之吻")。为粉红斑,由扩张的浅表毛细血管引起,通常出现在颈部、额头中部和上眼睑,但也可见于鼻部和上唇,通常在1年内褪色。它是最常见的血管畸形。

14) 蒙古斑(皮肤黑色素细胞增生症)。为见于脊柱底部和臀部的蓝黑色斑状变色,也可见于其他部位。多见于黑色人种(>90%)和亚洲人(81%);通常在数年后逐渐消退。有报道广泛的皮损可见于GM1型神经节苷脂病(彩图10)婴儿。

15) 小丑征(为颜色改变,不是小丑胎儿)。继发于血管舒缩功能不稳定,可见明显的皮肤分界(身体的一侧是红色的,另一侧是苍白的),通常只持续数分钟。

16) 婴儿血管瘤。常见的血管肿瘤(占婴儿总数的3%～5%)。常见于女性和早产儿。

17) 良性瘀点。经臀位分娩后出现在下半身的非苍白性红斑,或头位时发生在上半身。

(4) 感染引起的皮疹:通常需要干预。最常见的病原是金黄色葡萄球菌、链球菌、白色念珠菌和单纯疱疹病毒。

1) 引起皮疹的细菌感染

A. 金黄色葡萄球菌

a. 脓疱症(非大疱性和大疱性)。通常有完整的小疱,随后脓疱破裂,腐蚀,干燥形成结痂,通常继发于感染的脐部伤口。

b. 葡萄球菌烫伤样皮肤综合征(SSSS)。通常在出生第1周出现;从面部有特征的红斑开始,然后向躯干骶尾部扩散,在关节活动部位最严重。病变进展为容易剥落的大疱(彩图11)。

B. 皮肤链球菌感染。不常见,A族链球菌感染可以有丹毒样疹。由B族链球菌感染引起的皮肤感染非常罕见。血管病变、脓肿和蜂窝织炎(最常见)曾被报道。

C. 梅毒。通常是斑疹或斑丘疹(在先天性梅毒中,婴儿皮肤表现有小疱、大疱和糜烂）。手足出血性大疱是梅毒的特征。

D. 李斯特菌引起的单核细胞增生。小的（2～3 mm）皮损，特征为皮肤出现粉灰色肉芽肿。

2）引起皮疹的病毒感染

A. 单纯疱疹病毒（HSV）。彩图12另见第96章。

a. 新生儿HSV。围生期感染临床上有3种形式。皮肤表现为红斑性丘疹或小疱进展为脓疱簇及显著的红斑。

b. 先天性HSV。为宫内感染，在出生第一天即可出现明显的小疱。通常有低出生体重、绒毛膜视网膜炎和小头畸形等表现。

B. 水痘–带状疱疹。另见第147章。

a. 先天性/胎儿水痘综合征。**感染发生于妊娠早期或中期。**婴儿出生时即可有皮疹瘢痕。

b. 先天性/围生期/早期新生儿水痘。妊娠晚期或出生后前几天发生感染。婴儿在生后出现向心性皮疹，与出生后10～12天内出现的出生后感染皮疹相似。

c. 后天获得性水痘。不经胎盘感染。婴儿在出生12～28天出现症状。典型的水痘皮疹先向心性扩散于躯干，然后是面部和头皮。各阶段皮疹可同时出现（红斑、小疱、结痂）（彩图13）。

C. CMV。最常见的先天性感染。大多数新生儿无症状。如果出现临床表现，可有多器官受损表现，伴瘀点、紫癜和黄疸。

D. 风疹。可有瘀点，严重病例可在头部、躯干和四肢出现蓝红色丘疹（"蓝莓松饼征"）。

3）真菌感染引起的皮疹

A. 白色念珠菌。这里仅描述新生儿最常见的真菌感染。其他（近平滑念珠菌、葡萄牙假丝酵母菌、光滑念珠菌等）少见常见。

a. 念珠菌尿布皮炎/口腔念珠菌病（鹅口疮）。它为正常婴儿念珠菌感染的最常见表现。尿布疹通常表现为红斑，伴有呈卫星样分布的脓疱。口腔念珠菌病可表现为易哭闹和拒奶，其特点是口腔内有白色斑块。

b. 先天性念珠菌病。宫内获得性感染，患儿可表现皮损或全身感染。先天性皮肤念珠菌病在出生后12小时内出现广泛的皮疹，包括红斑、弥漫性丘疹和脓疱。与毒性红斑不同，这种皮疹常累及手掌和脚底。足月儿的病变部位有皮肤剥脱，可能类似SSSS。早产儿可出现不同的皮疹（脓疱、小疱或烧伤样皮炎伴脱皮）（彩图14）。在**先天性全身念珠菌病**中，大多数患儿无皮疹，但可出现肺炎、脑膜炎或其他表现。它是一种极具侵袭性的感染，死亡率高，尤其在极低出生体重儿。

B. 曲霉菌。有报告其可导致皮肤真菌感染，但罕见。

a. 原发性皮肤曲霉病（PCA）。其特征是诊断时除皮肤外，其他器官无受累。早产儿因皮肤易受损和宿主防御功能不成熟。因此有患PCA的风险。危险因素包括早产、中性粒细胞减少、之前使用抗生素和糖皮质激素。带有痂的斑块是PCA的特征。使用受污染的手夹板可引起皮肤灼伤，使用氧饱和度探头或粘胶带等可引起皮肤浸渍。

b. 继发性曲霉病。以器官受累和因小血管血栓形成引起的黄斑丘疹为特征。

4）寄生虫感染引起的皮疹。

A. 疥疮。在生后2周的婴儿即可发生由**疥疮螨**感染引起的疾病。皮肤损害广泛，往往在面部和头皮（老年患者中通常皮损发生在摩擦部位，但无此表现）。可为丘疹、结节、水疱和脓疱。

B. 弓形体感染。**表现为泛发性斑丘疹。**

（5）引起脱皮的皮疹：通常是良性和自限性。需要排除感染性疾病和饮食因素，因为需要立即治疗。鉴别诊断中需要考虑遗传和免疫性病因。

1）过度成熟。大多数足月和过期产儿会发生脱皮。皮肤为羊皮纸样并伴剥落。是正常的生理现象，不需要医疗干预。

2）脂溢性皮炎。通常出现在头皮和关节弯曲部位。其为伴有黄色鳞片的红斑皮疹。可见于尿布接触区域的皮肤，且为自限性。

3）脂肪酸缺乏。可发生皮肤表皮剥落和脱屑。其见于脂肪酸缺乏综合征（婴儿脂肪储备减少）或脂肪吸收不良。需要使用脂肪酸替代治疗。

4）鱼鳞病。可为"小丑胎儿"或"火棉胶婴儿"。鱼鳞病种类繁多。它是遗传病，可导致严重的皮肤增厚和鳞片，有时导致运动受限。出生时可见患儿被发亮、紧绷的薄膜覆盖，可剥离。皮肤容易开裂和继发感染。有些鱼鳞病与感音神经性听力缺陷有关；也有的与神经系统疾病有关，包括惊厥（彩图15）。

5）婴儿湿疹。有鳞片。湿疹在新生儿中很少见，但在婴儿中常见。

6）特应性皮炎。为红色鳞片和瘙痒的皮疹；新生儿很少见。

7）葡萄球菌烫伤皮肤综合征。见第508页。

8）银屑病。形似尿布疹，但散发在其他部位（尿布皮疹以外的鳞片皮疹），或可表现为红皮病，并进展为脓疱性银屑病。

9）念珠菌感染。可导致红斑和鳞屑（见前）。

10）梅毒感染。见第508页。

11）外胚层发育不良。有150多个亚型，但最常见的是X连锁隐性外胚层发育不良。

12）免疫缺陷。患有免疫缺陷［获得性免疫缺陷综合征（艾滋病）、严重联合免疫缺陷、弥漫性皮肤肥大细胞增多症、Wiskott-Aldrich综合征、朗格汉斯组织细胞增生症］的婴儿可出现红色鳞状皮疹。

13）新生儿狼疮。是由来自母体的自身抗体（SSA/Ro、SSB/La和/或U1RNP）引起的免疫介导的疾病。主要表现为皮肤和心脏（先天性心脏传导阻滞的主要原因）损害。皮肤表现为暂时性，通常在生后几周开始出现，但也可以在出生时刻发生。也可见两种变异表型，包括丘疹状鳞屑皮疹和环状红斑。15%～25%的病例有皮肤症状。典型皮疹为0.5～3 cm的环形红斑丘疹，伴中央鳞片。10%累及肝脏和血液（彩图16）。

（6）引起水疱和大疱的皮疹：须排除感染性疾病和饮食因素，因为需要立即治疗。然后，进一步评估较少见的原因。

1）大疱性表皮松解症。是引起水疱的一组遗传性疾病。创伤可引起水疱。出生时即可有先天性局部皮肤缺损（彩图17）。

2）锌缺乏引起的皮肤病。皮疹为水疱或更常见的湿疹，在嘴角、下巴或面颊呈U形分布，也可见于尿布区域。可以是红斑和鳞片，皮损边缘肤色颜色变深。

3）先天性疱疹病毒感染。见上文。

4）葡萄球菌烫伤皮肤综合征（SSSS）。见上文。

5）色素失禁症。为罕见的X连锁显性遗传病，女性更为常见。皮损分期：第1期发生在出生至2周-囊泡期（在躯干、四肢和头皮上出现线性分布的红斑疱疹/水疱）；第2期发生在生后2～3周-疣状皮损；随后进入第3和4期。患儿也可有神经、牙和眼发育的异常。注：1期病变可能与单纯疱疹病毒感染混淆（彩图18）。

6）少见的原因。遗传性疾病，表皮过度角化，毒性表皮坏死，大疱性肥大细胞增生症。

（7）胎记：大多数为良性，不需治疗。然而，如果有多种病变同时存在，可能提示存在相关的综合征，或如果皮损非常大，则可能有发生黑色素瘤的风险，必须密切随访。血管病变需要评估，因为其可能影响重要器官。

1）色素性病变

A. 牛奶-咖啡点（斑）。良性病变，呈椭圆形或不规则状，浅棕色。如果皮损直径＞5 mm，超过6个，需怀疑相关综合征（如神经纤维瘤病、Albright综合征、特纳和努南综合征、结节性硬化症、共济失调-毛细血管扩张症）。

B. 蒙古蓝斑。见第508页。

C. 先天性黑色素细胞痣。常见小（＜1.5 cm）和中等（＜20 cm）大小的皮损，发生恶性黑色素瘤的风险小。较大的先天性痣（＞20 cm）和巨大先天性痣（＞40 cm）发生恶性黑色素瘤的风险较高（5%～15%）。巨大的先天性痣也有发生神经皮肤黑变病的风险（彩图19）。

D. 太田痣/伊藤。在亚洲人常见于眼眶的一种蓝色或灰白色区域，累及眼眶和颧骨，有发生青光眼的风险。与蒙古斑不同，这些斑点不会褪色。

2）弥漫性色素沉着。其为异常表现，可继发于Addison病、胆道闭锁、肝内胆管闭锁、口炎性腹泻、黑变病、着色斑病、卟啉病、Hartnup病或特发性疾病。

3）色素沉着/色素减退性病变

A. 弥漫性或局部色素丢失：可继发于苯丙酮尿症、Addison病、创伤、炎症后或遗传。

B. 灰叶斑：为小面积的色素减退，椭圆形，类似于灰树的叶子；是结节性硬化症的标志。

C. 伊藤色素脱失征：是综合征（主要是神经系统）的表现，皮损为伴有小凹斑或条状/漩涡状的色素减退。

D. 部分白化病（白斑病）：为常染色体显性遗传病，表现为前额、头皮、躯干和四肢白色斑点。这种色素脱失也可继发于Addison病、结节性硬化症、白癜风和克莱因－瓦登堡综合征。

E. 白化病：为黑色素合成异常的遗传病。

4）血管病变

A. 葡萄酒斑（火焰痣）。通常出生时即可见于面部或四肢，是永久性毛细血管瘤。极少数与Stage-Weber综合征、Klippel-Trenaunay综合征、Parkes-Weber综合征或 *RASA-1* 突变（彩图20）有关。

B. 单纯痣/鲑鱼斑。见第508页。

C. 血管瘤：是最常见的婴幼儿血管内皮良性肿瘤，多见于早产儿。女性更易患，最常见于头部和颈部，其次是躯干和四肢。

a. 浅表（"草莓"）血管瘤：为鲜红色肿瘤（由扩张的毛细血管组成），高出皮面，可见于身体的任何部位。通常不需要治疗，除非其影响机体的重要功能。

b. 深部（海绵状）血管瘤：发生于皮肤深层，为蓝红色；如未累及重要器官，则通常为良性。

c. 混合血管瘤。累及浅层和深层的皮肤。

d. 良性新生儿血管瘤病：出生时或出生后不久出现的多发性先天性皮肤血管瘤，生后2年内自然消退。

e. 弥漫性新生儿血管瘤病：为多发性皮肤血管瘤，且至少有3个不同器官系统发生血管瘤。如未诊治，预后不良。

（8）引起瘀点/紫癜的皮疹。可能与出生时产伤有关（为"正常"），如皮损为全身性，反复发生，提示可能存在严重感染或血液系统疾病，需要立即进行检查和治疗。

1）产伤：臀位分娩时下半身可见出血点，或头位分娩时可见上身的皮肤瘀点，但不会复发。

2）自身免疫紊乱：母体自身抗体经胎盘进入胎儿体内可引起新生儿狼疮。

3）血小板减少：可见皮肤广泛的散在出血点，尤其在轻微创伤后出现。

4）新生儿同种免疫性血小板减少症（NAIT）：是引起血小板减少和严重出血的同族免疫反应，包括颅内出血。

5）母体特发性血小板减少性紫癜：大约80%的血小板减少症是因自身免疫引起。

6）凝血因子缺陷：瘀点和紫癜更常见于血小板减少症、大的瘀斑、肌肉出血，以及足跟采血、静脉和其他部位穿刺后出血，更常见于凝血因子缺陷。

7）脓毒症/感染：通常由革兰阴性菌败血症（大肠埃希菌、假单胞菌）引起。李斯特菌病和曲霉菌病也可引起。柯萨奇病毒可引起"蓝莓松饼"皮损。

8）弥散性血管内凝血：主要原因是脓毒症、出生窒息、坏死性小肠结肠炎（NEC）和呼吸窘迫综合征（RDS）。可见皮肤瘀斑，可发生静脉穿刺部位及胃肠道出血。

9）暴发性紫癜：皮损为对称且边界清晰的瘀斑融合而成的湖泊样瘀血，突然发生，并可进展为出血性大疱和导致猝死。脑膜炎球菌败血症或其他危及生命的感染的特征。

10）TORCH感染：弓形体病、其他感染（梅毒）、风疹、巨细胞病毒和疱疹都可以引起"蓝莓松饼"皮损（广泛的丘疹和紫癜）（彩图21）。

11）母亲用药：水杨酸盐、类固醇等药物。

12）先天性白血病皮肤表现：为罕见病。25%～30%的先天性白血病患儿发生皮肤白血病浸润。表现为瘀点、紫癜、固定的蓝紫色皮损、紫色结节、肝脾大、嗜睡、苍白和发热。软骨瘤（皮肤结节性浸润，由成髓细胞聚集成块）外观呈红紫色丘疹和结节（**蓝莓松饼皮疹**）（彩图21）。先天性白血病可能与唐氏综合征、爱德华综合征和Patau综合征有关。可与良性血管瘤病混淆。

【临床资料】

（1）病史：从母亲和家庭采集完整病史，从产科获得详细的病史。有皮肤病家族史吗？很多皮肤病为遗传性（鱼鳞病、免疫缺陷病、白化病）。询问近期感染（水痘）、妊娠早期感染（先天性感染）、性传播疾病史（梅毒）、特殊的旅游目的地和宠物等（**弓形体**），可为诊断提供线索。母亲是否患疱疹？是否进食特殊食品或未煮熟的食物（**李斯特菌**）？孕母使用药物？

（2）体检：检查生命体征。患儿是否发热或呈病态（提示感染）？不能只检查出现的皮疹，还需检查全身其他部位是否有皮疹。皮疹的分布可具有特征性。频繁的随访检查可记录皮损的进展或消退。检查眼睛以明确有无脉络膜视网膜炎（TORCH感染）。先天性TORCH感染可见肝脾大。

（3）实验室检查

1）怀疑全身感染时进行脓毒症相关检查。**采集适当的体液标本**进行细菌培养、病毒培养、聚合酶链反应（PCR）病原检测和真菌培养。

2）如果考虑活动性出血，送检全血细胞计数及分类、血小板和网织红细胞计数、TORCH滴度和脓毒症检查。

3）如果怀疑念珠菌/真菌感染，氢氧化钾真菌涂片检查（显示假菌丝）。

4）病变液瑞特染色可显示多形核中性粒细胞伴大疱性脓疱病和暂时性新生儿脓疱病及嗜酸性粒细胞伴红斑。粟粒疹瑞特染色显示角质形成细胞。

5）矿物油制剂可以显示疥疮部位的螨和卵。

6）如果怀疑疱疹病毒，皮损部位标本进行PCR或直接荧光抗体（DFA）检查。

7）如有指征，可进行皮肤活检，尤其是病变不典型时。

8）革兰染色，蜂窝织炎/脓肿化脓性标本培养。葡萄球菌引起的脓疱病，皮损部位标本革兰染色可见革兰阳性球菌和中性粒细胞。

9）考虑狼疮时，检测母亲和新生儿自身抗体。

10）凝血检查：血小板计数、纤维蛋白原、凝血酶原时间（PT）、部分凝血活酶时间（PTT）。

11）如果怀疑先天性白血病，皮肤活检组织DNA，分子细胞遗传学分析。

（4）影像学和其他检查（很少需要）

1）计算机断层扫描（CT）或头部增强磁共振成像（MRI），以排除钙化，如果怀疑斯特奇-韦伯综合征。

2）超声、超声心动图和/或CT扫描，血管瘤的患儿可能需要用于诊断。

3）影像学检查：较大的先天性皮肤发育不良可能需要检查，以排除骨或软组织缺损。

【处理】　如前所述，大多数新生儿皮疹不需要治疗。任何特殊的皮肤损害都建议请**儿童皮肤科会诊**。需要注意的是，早期的婴儿水疱性皮疹，推荐使用阿昔洛韦，即使疱疹的诊断尚未证实。

（1）先天性皮肤发育不良。根据大小和受累程度，治疗包括内科（局部包括清洁、软膏，可能需要抗生素）、外科手术（如果皮损范围小，则不需要；较大的皮损可能需要切除并缝合、植皮和其他治疗），或两者均需要。

（2）皮肤和软组织感染（**脓肿**和/或蜂窝织炎、脐炎）。切口及**脓肿**引流术（如有指征）及局部伤口护理。采集标本做培养和药敏试验。如果患儿临床表现不严重，进行脓肿切开和引流即可。如果患儿临床表现危重，通常需要进行全血细胞计数（CBC）和分类，血培养，并开始使用可覆盖皮肤菌群的抗生素（通常用萘夫西林），如怀疑耐甲氧西林金黄色葡萄球菌（MRSA），需要使用万古霉素。如果患儿有脑膜炎的表现，则需要进行腰椎穿刺。**蜂窝织炎**的患儿，尤其发生在静脉穿刺部位，通常在送细菌培养的基础上使用抗生素治疗，或经验性地使用苯唑西林、萘夫西林和庆大霉素治疗。脐炎需要进行全面的败血症相关检查（包括腰椎穿刺）和治疗，并开始使用可覆盖革兰阳性和阴性菌的抗生素(氨苄西林和庆大霉素),直到培养和药敏结果回报。

（3）良性皮肤病：不需要治疗。

（4）由感染引起的皮疹：详细内容请参阅感染性疾病章节。

1）金黄色葡萄球菌。静脉用抗生素。

2）链球菌：皮肤感染通常为由 A 族溶血性链球菌引起,用青霉素治疗。

3）梅毒。见第 138 章。

4）单核细胞增生李斯特菌。氨苄西林和氨基糖苷类如庆大霉素（头孢菌素不敏感）。

5）单纯疱疹：在皮眼口 SEM（皮肤、眼睛和/或口腔）感染的患儿,如无中枢神经系统（CNS）或全身播散性感染,使用阿昔洛韦 60 mg/(kg·d)静脉滴注,每天 2 次,疗程 14 天。

6）水痘：阿昔洛韦和 VariZIG（剂量见第 148 章）可减轻疾病严重程度并改善预后。须在疾病的早期开始治疗。

7）巨细胞病毒（CMV）：成人使用更昔洛韦（Cytovene）,儿科的资料有限。目前静脉更昔洛韦和口服伐昔洛韦已在临床使用,但仅适用于有症状的先天性 CMV 感染伴中枢神经系统病变的患者。见第 90 章。

8）风疹：支持治疗,见第 128 章。

9）白色念珠菌：使用全身抗真菌药物,两性霉素 B 治疗播散性感染。局部抗真菌药物用于治疗孤立性皮肤损害。用口服制霉菌素治疗鹅口疮,面颊内 0.5 mL,每天 2 次,疗程 10 天。

10）曲霉菌：大剂量两性霉素 B 脂质体。

11）疥疮：5% 氯菊酯乳膏局部涂抹（注：氯氰菊酯在新生儿为超说明书使用药物,在极低出生体重儿可能不安全）。

12）弓形体病：见第 142 章。

（5）引起脱屑的皮疹

1）过期产：不需要治疗。

2）脂溢性皮炎：通常在 1 岁前缓解;支持治疗。

3）脂肪酸缺乏：须静脉注射脂质溶液或饮食补充进行脂肪酸替代治疗。

4）鱼鳞病：积极的支持治疗,密切监测液体和电解质,仔细的皮肤护理,以防感染。火棉胶婴儿常发生体温不稳定和失水过多。

5）婴儿湿疹：避免任何刺激物,在尿布区域使用保护霜,如氧化锌。必要时短期使用局部类固醇。

6）特应性皮炎：使用润肤剂和温和的局部类固醇。

7）葡萄球菌烫伤皮肤综合征：抗生素［静脉使用耐青霉素酶的抗生素,抗葡萄球菌（如氯唑西林）]，支持治疗，注意液体和电解质平衡。

8）银屑病：局部使用类固醇，有时需要使用湿敷料。

9）念珠菌：见上文。

10）梅毒：见第138章。

11）外胚层发育不良：人工泪液的支持治疗。

12）免疫缺陷：见相关章节内容。

13）新生儿红斑狼疮：进行全面的心脏、肝功能和血常规检查。涂抹防晒霜，4～6月龄内避免阳光直射。必要时使用局部类固醇。

（6）引起水疱和大疱的皮疹

1）大疱性表皮松解症：仔细的皮肤护理，预防感染，尤其需要注意营养和喂养，因为瘢痕可引起吞咽困难。

2）缺锌皮肤病：补锌。

3）先天性疱疹：见第96章。

4）葡萄球菌烫伤皮肤综合征：见第五节。

5）色素失禁症：无针对皮损的特殊治疗。

（7）胎记

1）色素沉着：大部分不需要治疗。如果病变大（＞3 cm），建议切除。切除巨毛痣以防止癌变。

2）色素减退性病变：斑驳病可化妆。白化病患者应遵循防晒指南和使用防晒霜。

3）血管病变：多数血管瘤可密切观察和待自行消退。如果需要治疗，可选择类固醇、栓塞、切除、激光治疗、α干扰素或放射治疗。葡萄酒斑痣可用激光治疗。需要鉴别良性新生儿血管瘤和弥漫性新生儿血管瘤病，因为治疗不同。

（8）引起瘀点和紫癜的皮疹：如果有出凝血功能障碍，常需要进行全面的检查并治疗。感染需要使用抗生素或抗病毒药物。必要时输注血小板和凝血因子。

1）产伤：不需要治疗。

2）自身免疫性疾病，如母亲或新生儿狼疮：进行心脏检查以明确有无心脏传导阻滞。

3）血小板减少，新生儿同族免疫性血小板减少症（NAIT）/母体特发性血小板减少性紫癜（ITTP）：见第139章。

4）凝血因子缺陷：见第87章。

5）脓毒症/TORCH感染：见第130章和第141章。

6）弥散性血管内凝血（DIC）：见第87章。

7）暴发性紫癜：治疗感染。

8）先天性白血病：最佳治疗方案尚不清楚，包括联合治疗和支持治疗。

76

镇静和镇痛
Sedation and Analgesia

【临床问题】 一个极不稳定的肺动脉高压患儿需要镇静。此患儿是否需要镇静？应用哪种镇静剂？进行床边操作时患儿是否需要应用局部镇痛？

【即刻提问】

（1）应用镇静剂的指征？进行体外膜肺/体外生命支持技术（ECMO/ECLS）等操作易引起患儿激惹和活动，增加损伤的风险。某些情况下（如磁共振成像检查）要求患儿静止不动，所以需要镇静。使用镇静剂对极度不稳定的机械通气患儿有益。

（2）为什么患儿需要镇痛？在对新生儿进行创伤较小的操作时，如选择性的包皮环切术，一般使用局部镇痛药。紧急的操作如放置胸腔引流管时，需要权衡镇痛需求与镇痛剂使用延迟的利弊。

（3）在机械通气的患儿激惹时应用镇静剂，需要考虑患儿是否有通气不足？缺氧或通气不足可以导致激惹，此时使用镇静剂有危险。

（4）需要短期应用（如诊断性操作）还是长期应用镇静剂？某些用于短期镇静的药物（如水合氯醛）不应用于长期镇静。

【鉴别诊断和使用指征】

（1）镇痛剂的使用指征：新生儿是否能够感受疼痛仍然处在理论探索阶段，但不可否认新生儿对疼痛刺激具有反应（痛觉）。在足月儿和早产儿，疼痛刺激可引起临床症状（如心率增快、高血压和氧饱和度降低）和复杂的行为反应。胎龄23周时，胎儿神经系统已经发育，使来自末梢皮肤感受器的痛觉刺激上行传导至中枢相应的皮层区域。下行抑制通路的发育稍晚，因此胎龄越小，耐受有害刺激的阈值越低，与年长儿比较，新生儿对疼痛的敏感性可能更高。在外科干预期间，新生儿（包括早产儿）同成人一样，激素反应性增加，释放儿茶酚胺、β-内啡肽、促肾上腺皮质激素、生长激素和胰高血糖素，抑制胰岛素的分泌。预先应用合适的镇痛剂或麻醉剂可以抑制激素的反应。尽管我们不知道新生儿是否存在心理性的应激反应和持续性的心理后遗症，但有足够的理由支持减轻新生儿暴露于疼痛和其他的不良刺激。

1）大的外科手术：动脉导管结扎、剖腹手术和中心静脉插管需要麻醉。可以通过吸入麻醉气体或静脉注射麻醉剂进行全身麻醉。在这些情况下，如果不应用麻醉剂绝对禁止应用肌松剂。

2）手术后管理：

A. 手术后应立即给予镇痛剂：一般应用苯二氮䓬类或水合氯醛作为辅助镇静，可控制激惹，且有阿片类药物的效应。应牢记，镇静剂没有任何麻醉效应，不能单独用于缓解疼痛。

B. 其他的镇痛药：在欧洲，静脉注射对乙酰氨基酚已经用于新生儿镇痛。现在美国也可以获得对乙酰氨基酚。使用对乙酰氨基酚有助于减少阿片类药物的用量和使用频次。

3）小的外科操作：小的外科操作通常应用局部镇痛剂，有时给予小剂量阿片类药物或镇静剂作为辅助镇痛。

A. 除非儿童处在非常危急的情况下，胸腔置管或血管切开等操作应给予镇痛剂。

B. 有关包皮环切术是否应用镇痛剂的争论越来越少，目前已普遍应用。

C. 目前仍未明确更小的操作如腰椎穿刺是否应用镇痛剂以及疗效如何。

4）"应激"情况："应激"情况下是否应用镇痛剂或镇静剂，目前争议仍较大。类似于成人和儿童的"焦虑"，新生儿在机械通气及其相关的常规操作期间最常发生"应激"或"焦虑"。

5）"疼痛"情况：目前认为采用疼痛评分/量表对疼痛进行评估是较为合理的疼痛管理策略，可以评估是否需要给予镇痛以及监测疼痛管理的效果。这些量表的评分项目通常包括行为、生理和应激反应。目前广泛用于新生儿疼痛评估的量表有7种，分别为：新生儿疼痛量表（NIPS）、儿童事件影响量表修订版（CRIES）、早产儿疼痛量表（PIPP）、利物浦婴儿应激量表（LIDS）、机械通气新生儿应激量表（DVSNI）、疼痛评估工具（PAT），以及舒适度（COMFORT）评估量表。这些评分量表差异较大，说明目前疼痛评估仍然没有金标准。

A. 支持应用镇痛剂或镇静剂的理由如下：

a. 可以减少应激时的各种生化指标，如血浆儿茶酚胺、皮质激素和β-内啡肽。

b. 可以减少气管插管吸引导致缺氧持续的时间。

c. 支持应用镇静剂的另一证据是，当婴儿肌肉麻痹时，判断不适和疼痛有困难。

B. 不支持应用镇痛剂或镇静剂的证据如下：

a. 早产儿应用镇静剂的药代动力学特征变化较大，而且并不总是可以预见的。

b. 对某些婴儿安全的剂量，对其他的婴儿可以导致严重的血流动力学紊乱和呼吸抑制以及毒性蓄积，导致暂时性昏迷状态。

c. 麻醉剂和镇静剂的长期应用（有时仅用4天）可以快速产生耐受、成瘾、脑病，使患儿在呼吸窘迫综合征的早期就需要较高的通气支持。而且，呼吸机的撤离通常延迟。

d. 当激惹是因为通气不足或缺氧引起时应用镇静剂是危险的。因此，在治疗激惹前，必须进行仔细的体格检查，保证气管插管通畅，位置正确，通气压力足够。

（2）镇静剂的应用指征

1）极度的呼吸不稳定：呼吸功能极不稳定的婴儿，即使是轻微的搬动，也会迅速发生缺氧。严重的肺动脉高压或肺血管高反应性是应用镇静剂的适应证。

2）治疗性操作：需要防止婴儿剧烈活动的情况下（如ECMO/ECLS期间），需要应用镇静剂防止血管插管意外脱出。

3）诊断性操作：需要儿童静止不动的操作，包括成像操作如MRI、心导管和某些情况下的计算机断层扫描（CT）需应用镇静剂。

4）选择性气管插管和快速插管（RSI）：尽管非紧急情况下新生儿气管插管前预防性用药在过去一直存在争议，但临床应用也在不断增加。有各种药物的应用组合，包括抗胆碱能药物（防止反射性心动过缓）、短效镇痛药及/或催眠/镇静药（以防止疼痛及高血压）和肌肉松弛剂（减少插管的时间和次数，尽快成功插管）。见表29-2。

【临床资料】

（1）体格检查：在应用任何镇痛剂和镇静剂之前，诊断必须明确。应该在疾病未处理前直接进行体格检查。

（2）实验室检查：一般不需要。疾病例外。

（3）影像学检查和其他检查：一般不需要。疾病情况下除外。

【处理】

（1）一般处理：新生儿病房和新生儿的护理工作中，预防新生儿疼痛和应激应该放在首要的位置。预防或减轻新生儿应激的方法包括以下几个方面：

1）减少噪声（如轻轻地关闭暖箱门）。

2）避免强光。

3）尽可能集中采血。

4）应用弹性针刺进行足跟采血。

5）应用自黏胶带替代胶布。

6）只在有指征时进行气管内吸引。

7）侵袭性操作之前应用足够的药物。

（2）特效药物

1）全身镇痛/镇静药的应用

A. 阿片类制剂：所有的阿片类制剂均可导致呼吸抑制和低血压。人工合成阿片类制剂快速静脉注射时多数会出现肌肉僵硬，如芬太尼（≥10 μg/kg）、舒芬太尼，特别是盐酸阿芬太尼。缓慢给药（最好是3～5分钟或至少1～2分钟）可降低发生胸壁僵硬的风险。胸壁僵硬可以用肌肉松弛剂（如潘龙）对抗，并可用纳洛酮（0.1 mg/kg）即刻逆转。

a. 硫酸吗啡：机械通气期间最常用的阿片类药物。静脉给药剂量为50～200 μg/kg，静脉滴注10～40 μg/(kg·h)。20分钟后达峰浓度，足月儿持续2～4小时,早产儿持续6～8小时。机械通气的早产儿静脉应用吗啡可以减轻机械通气时的疼痛和应激,但机械通气时间延长。短期镇静,50～100 μg/kg(0.05～0.1 mg/kg),静脉推注或肌注(IM)。静脉给药后5～10分钟即可起效,肌注后10～30分钟起效。

b. 芬太尼(枸橼酸芬太尼):比吗啡维持时间短,不抑制心肌功能。作为麻醉剂,10～50 mcg/kg,IV;作为镇痛剂,1～4 μg/kg,IV。维持1～3 μg/(kg·h)连续静脉滴注。因其能够快速镇痛,常用于新生儿。起效快(3～4分钟),持续时间短(30分钟),药效是吗啡的13～20倍。芬太尼能够阻滞内分泌系统应激反应,预防疼痛导致的肺血管阻力增加。芬太尼由于能够减少组胺的释放,与吗啡比较,患儿血流动力学更稳定。用于麻醉时,10～50 μg/kg,静脉推注;用于镇痛1～4 μg/kg,静脉推注。无静脉通路时,可肌内注射,但起效较慢(7～15分钟)。用于持续镇静时,可连续输注1～3 μg/(kg·h)。与吗啡比较,更容易发生耐受。芬太尼累积剂量超过2.5 mg/kg或输注>9天,易发生戒断综合征。

c. 瑞芬太尼:1～3 μg/kg,IV。起效更快,持续3～10分钟。

d. 盐酸阿芬太尼:20 mcg/kg,IV或3～5 mcg/(kg·h),静脉连续滴注。

e. 舒芬太尼:0.2 μg/kg,静脉推注大于20分钟,随后静脉滴注0.05 μg/(kg·h)。

B. 氯胺酮:氯胺酮较为特殊,具有镇静、镇痛、失忆、轻微的兴奋呼吸作用,升高血压,导致支气管扩张等作用。可静脉、肌注或直肠给药。持续时间短,每次0.5～2 μg/kg(IV)。新生儿重症监护病房应用较少。可与硫酸阿托品联合,用于气管插管前的镇静。严重支气管肺发育不良和难以控制的支气管痉挛的患儿应用价值较大,因为氯胺酮具有支气管扩张效应。

C. 对乙酰氨基酚:初始镇痛:推荐的负荷量为20 mg/kg,静脉后口服。维持剂量为10 mg/kg,纠正胎龄<28周每12小时一次;纠正胎龄28～36周,每8小时一次;纠正胎龄>36周,每6小时一次。直肠给药生物利用度较低,需要增加给药剂量[30～45 mg/(kg·d)]。重复给药不宜超过48～96小时。应用新的静脉制剂(Ofirmev)需谨慎,由于该剂型专为成人设计,药物浓度增加了10倍,容易导致剂量错误。

2)镇静催眠药物的应用

A. 苯二氮草类:激活 γ-氨基丁酸受体,具有镇静、抗焦虑、肌肉松弛、失忆、抗惊厥作用。可改善辅助通气的同步性,但几乎不能缓解疼痛。副作用包括呼吸抑制、低血压、成瘾、偶发的神经兴奋或类似惊厥发作的阵挛性活动少见。

a. 咪达唑仑:起效快(1～2分钟),如果注射太快可以导致呼吸暂停。半衰期短(0.5～1小时),是短期快速镇静最好的选择。单剂给予50～100 μg/kg,或者0.4～0.6 μg/(kg·min),连续滴注。应用超过48小时可能产生戒断症状。联合应用阿片类制剂可增加2种药物的不良反应。

b. 劳拉西泮（氯羟去甲安定）：作用时间长，不需要反复注射（50～100 μg/kg，q8 h）。

B. 硫喷妥钠：短效的羟巴比妥类药物。硫喷妥钠用量为3～4 mg/kg，多用于新生儿的麻醉诱导。起效时间30～60秒，持续5～30分钟。与芬太尼和/或咪达唑仑联合使用时发生低血压的风险增加。由于暂停生产，一些国家可能无药。

C. 异丙酚：一种用于麻醉诱导的非巴比妥类麻醉剂。亲脂性强，在血浆和大脑中快速平衡。单次推注后意识迅速丧失（30秒内），药效持续时间短（3～10分钟）。可能的副作用包括组胺释放引起呼吸暂停、低血压、心动过缓和支气管痉挛。常引起注射部位疼痛。新生儿给药剂量尚未完全确定。

D. 水合氯醛：主要应用于短期镇静，特别是诊断性检查时，如CT和MRI检查。可以口服和灌肠。一般在10～15分钟起效。镇静时可以给予20～50 mg/kg，6～8小时一次。不能长期应用。

E. 口服戊巴比妥（戊巴比妥钠）：用于MRI和CT检查时的镇静，副作用比水合氯醛少。初始剂量为4 mg，每30分钟可补充2 mg/kg，最大剂量8 mg/kg。

3）非急诊气管插管（RSI）前用药：

A. 肌松剂：有利于成功插管、减少清醒气管插管时导致的颅内压增高。副作用包括组胺释放、心动过速、高血压/低血压和支气管痉挛。阿托品和新斯的明可逆转其作用。没有携带面罩正压通气设备气管插管且经验丰富的医师在场，绝对不要应用肌松剂。作为面罩正压通气的替代选择，大小适宜的喉罩气道已成功应用于晚期早产儿和足月新生儿。

a. 泮库溴铵：静脉泮库溴铵0.1 mg/kg，已广泛用于新生儿。虽然起效快（1～3分钟），但作用时间（40～60分钟）长，与下文提到的药物相比不是气管插管前用药的理想选择。

b. 维库溴铵：维库溴铵0.1 mg/kg，IV，作用时间为30～40分钟。

c. 罗库溴铵：罗库溴铵是维库溴铵代谢产物。0.6～1.2 mg/kg，IV，起效更快（1～2分钟），持续时间更短（20～30分钟）。

d. 琥珀胆碱：神经肌肉去极化剂，在所有肌松剂中起效最快（20～30秒），持续时间（4～6分钟）最短。用量为琥珀胆碱（1～2 mg/kg，IV）。如果没有静脉通路，可肌内注射给药（2 mg/kg）；起效时间为2～3分钟，持续时间为10～30分钟。有高钾血症或恶性体温升高家族史的患儿禁用琥珀胆碱。

B. 迷走神经抑制剂：预防气管插管导致的心动过缓，减少支气管扩张和唾液分泌。

a. 阿托品：0.02 mg/kg，IV或IM。起效时间为1～2分钟，持续0.5～2小时。容易发生心动过速。

b. 吡咯糖（胃长宁）：4～10 μg/kg，IV，心动过速发生率低于阿托品。

4）局部麻醉药的应用

A. 利多卡因皮下浸润：浓度0.5%～1%，应用不含肾上腺素的制剂。最大剂量（皮下浸润）：5 mg/kg或0.5%溶液1 mL/kg，或1%溶液0.5 mL/kg。

B. 利多卡因缓冲液：1份碳酸氢钠和10份1%利多卡因配制而成。

C. 在医院药房配制。pH为7.0～7.4的缓冲液可减少麻醉剂浸润引起的疼痛。

D. 常用的局部麻醉药

a. EMLA软膏皮肤涂抹：为易熔的混合制剂（室温下为液态），含有2.5%利多卡因和2.5%普鲁卡因。在密闭的敷料内单剂应用EMLA 0.5～1.25 g可以维持局部麻醉60～80分钟。在足月儿，可以作为包皮环切术阴茎背侧封闭的替代药物。由于存在发生高铁血红蛋白血症（普鲁卡因引起）的风险，限制了其在足月儿的应用，尽量避免反复应用。

b. 4%丁卡因凝胶（Ametop）：疼痛操作前30～60分钟给予1.5 g。不会发生高铁血红蛋白血症，但反复使用可能会导致接触性皮炎。

c. 4%利多卡因脂质体乳膏（L.M.X 4或Ela-Max）：因为起效快（20～30分钟），在儿科的应用越来越多，可在用或不用封闭敷料时使用（首选）。

5）口服蔗糖：果糖和葡萄糖组成的双糖，有镇静作用，可减少与急性疼痛事件相关的痛苦。来自味蕾的味觉输入，导致脑干释放肠促胰酶肽，激活阿片类下行抑制作用，可有效管理新生儿的操作性疼痛。24%蔗糖0.1 mL即具有镇痛作用。常用剂量为：操作前2分钟给予24%蔗糖溶液0.5～1.5 mL，可用注射器或奶嘴给药，如用于足跟针刺或静脉穿刺等操作。由于存在液体过多、高血糖和NEC的危险，此法仅限于胎龄＞34周的新生儿中使用。

6）非药物镇痛：物理方法，如包裹、合理的摆放体位使其肢体活动有边界、促进肢体收拢，以及和母亲肌肤接触（袋鼠护理）等，对降低患病婴儿的日常操作引起的焦虑有效（如足跟针刺）。非营养性吮吸也可能有帮助（请参阅第14章）。

·参·考·文·献·

[1] De Lima J, Karmo KB. Practical pain management in the neonate. *Best Pract Res Clin Anaesthesiol.* 2010; 24: 291–307.

[2] Kumar P, Denson SE, Mancuso TJ; Committee on Fetus and Newborn, Section on Anesthesiology and Pain Medicine. Premedication for nonemergency endotracheal intubation in the neonate. *Pediatrics.* 2010; 125: 608–615.

[3] Lago P, Garetti E, Merazzi D, et al. Guidelines for procedural pain in the newborn. *Acta Paediatrica.* 2009; 98: 932–939.

[4] Raeside L. Physiological measures of assessing infant pain: a literature review. *Br J Nurs.* 2011; 20: 1370–1376.

[5] Stevens B, Johnston C, Taddio A, Gibbins S, Yamada J. The premature infant pain profile: evaluation 13 years after development. *Clin J Pain.* 2010; 26: 813–830.

[6] van den Anker J, Tibboel D. Pain relief in neonates: when to use intravenous paracetamol. *Arch Dis Child.* 2011; 96: 573–574.

77

惊　厥
Seizure Activity

【临床问题】　护士报告婴儿有异常的肢体运动,类似惊厥。新生儿惊厥发作较常见,新生儿期发病率较其他任何年龄段都高。新生儿惊厥可导致未成熟脑损伤,发生远期神经发育不良的风险较高。足月儿发病率为2.5‰～3.5‰,早产儿高达22%。新生儿惊厥很少是原发性,多为严重的中枢神经系统疾病的共同表现,包括缺氧缺血性脑病(30%～50%,最常见原因)、颅内出血(10%～17%)、代谢异常如低钙血症(6%～15%)和低血糖(6～10%)、中枢神经系统(CNS)感染(5%～14%)、脑梗死(7%)、先天性代谢性疾病(3%)、中枢神经系统畸形(5%)、不明原因(10%)。

【即刻提问】

(1)此婴儿是否真正发生惊厥?　这个问题非常重要,而且很难立即回答。婴儿可能会有些异常的动作类似惊厥发作,但实际上不是,有时很难区分,需要进行脑电图检查明确是否为惊厥发作。以下是常见的异常运动,但不是惊厥。

1)惊跳:"惊跳"有时很难与惊厥发作区别。惊跳发作时,婴儿的眼球运动正常;紧握婴儿抖动的肢体,抖动停止,而且肢体的运动比较精细(颤抖样,而不是惊厥的痉挛样发作)。婴儿惊厥发作时眼球运动异常(如凝视、眨眼、眼球震颤或强直性眼球水平偏斜),紧握婴儿抽动的肢体,抽动不停止,而且肢体的运动比较粗大。惊跳时脑电图正常,而惊厥伴有脑电图异常。

2)新生儿良性睡眠肌阵挛:类似惊厥发作的良性疾病。只在睡眠状态下才有节律性的运动,脑电图无异常放电。

3)婴儿早期良性肌阵挛(罕见):头部、颈部、四肢的肌肉痉挛和眨眼,类似惊厥发作。

4)良性颤抖发作:主要表现为上肢的颤抖和强直。

5)新生儿肌张力障碍/运动障碍:常与窒息、代谢性疾病或母体药物毒性有关。

6)快速眼动(REM)相关的运动:婴儿可能有快速的垂直和水平的眼球运动,同时伴有四肢的抽动,可波及全身。

7)Sandifer综合征:胃食管反流(GE)患儿可有间歇性角弓反张姿势,四肢强直、惊跳,多继发于酸性物质反流到食管引起的疼痛,多发生在进食后30分钟。

8)良性阵发性斜颈:发作性的头部倾斜到一边,易激惹和苍白。

9)张力障碍的药物反应:可发生于急性药物反应。应用甲氧氯普胺可导致该异常运动。

10)角弓反张:背部长时间弓起,眼球运动正常。可继发于脑膜刺激(戈谢病、胆红素脑病、氨基酸尿）。

11）新生儿斜视眼阵挛：表现为眼睛的快速振动。常见于单纯疱疹病毒性脑炎或缺氧缺血脑病（HIE）。

12）其他异常动作（机械性自动症）：某些动作（伸展、吮吸、划船样、游泳、骑自行车、间歇性口腔/口舌运动、舌颤）可以是正常的，也可以是轻微的惊厥发作，或者表现为脑干释放现象，因为脑电图多监测不到异常放电。

（2）是否有出生窒息史或败血症的高危因素：窒息、败血症合并化脓性脑膜炎可导致新生儿惊厥。

（3）足月还是早产：足月儿微小发作类型更常见，窒息是惊厥的主要原因，且惊厥发生的时间更早。早产儿阵挛性发作和脑室出血引起的惊厥多见，随后可发展为癫痫发作。

（4）婴儿有任何危险因素吗？低出生体重或胎龄较小。

（5）其血糖是多少？新生儿期低血糖是比较容易治疗的导致惊厥的原因。

（6）该婴儿的日龄？患儿日龄是寻找惊厥病因的最好线索，生后日龄与惊厥病因如下：

1）出生时：孕母应用麻醉药，典型者在生后的数小时内即可出现严重的强直性惊厥。可发生在生后的6～8小时内。分娩过程中麻醉剂意外注入新生儿体内可导致惊厥发作。新生儿表现为呼吸暂停、肌无力、窒息和痉挛。

2）出生后30分钟至3天内：吡哆醇缺乏（维生素 B_6 依赖性惊厥）在宫内就可能有惊厥发作。

3）生后24小时：代谢性异常如低血糖、低血钙、缺氧缺血性脑病（多发生于生后6～18小时，24～48小时更严重）。产伤（12小时后有临床表现。多见于原发性蛛网膜下腔出血、脑静脉血栓形成、镰状韧带撕裂伴硬膜下血肿）中枢神经系统宫内感染及败血症、戒断综合征、误注射的局部麻醉药毒性反应、吡多辛依赖性惊厥。

4）24～72小时：脑发育不全、脑血管病变（脑梗死、脑出血、脑室出血、产伤所致蛛网膜下腔出血伴脑挫裂伤）、代谢性疾病（低钙血症、低血糖、低钠血症、高钠血症）、非酮症高甘氨酸血症、尿素循环障碍、氨基酸尿和有机酸尿症、戒断综合征、维生素 B_6 依赖性惊厥、色素失禁症、结节性硬化症、脑膜炎和低温治疗。

5）72小时到1周：良性家族性新生儿惊厥、脑发育畸形、脑梗死、甲状旁腺功能低下、血管病变（静脉出血性血栓）、胆红素脑病、甘氨酸脑病、尿素循环障碍、氨基酸尿和有机酸血症、结节性硬化症、低钙血症和TORCH感染。

6）1～4周（＞1周）：迟发性低钙血症、过氧化物酶疾病、脑发育不全、果糖代谢异常、戈谢病2型、GM1神经节苷脂1型、单纯疱疹病毒（HSV）2型脑炎、酮症高血糖症、枫糖尿病（MSUD）、结节性硬化症、尿素循环障碍、美沙酮戒断和De Vivo综合征

（最早在2周的时候发作，但多在这个年龄范围内发作）。

7）发病时间不定：脑梗死、静脉窦血栓形成、其他发育缺陷。

（7）是否有癫痫发作的家族史？如果有，可能存在遗传性/基因突变导致的综合征，也可能预后良好（良性家族性新生儿惊厥）。

（8）妊娠、分娩或出生后的病史是否有惊厥病因的线索？母亲存在不孕、子痫前期、妊娠糖尿病、肥胖、吸烟、哮喘等，新生儿惊厥发作的风险增加。非洲裔、高龄产妇所分娩的婴儿发生惊厥的风险更高；亚洲裔和西班牙白种人母亲分娩的婴儿较高加索裔母亲分娩的婴儿发生惊厥的风险低。其次是分娩期间的危险因素如产程延长、胎儿窘迫、难产、剖宫产、助产经阴道分娩、孕母发热、TORCH感染或风疹史。

（9）是否给予低温治疗？低温治疗的患儿惊厥发作更常见（参阅第39章）。

【鉴别诊断】见第129章和表129-1。新生儿期发作的惊厥多数（75%～90%）是有病因的，为症状性惊厥发作。惊厥的病因如下：

（1）中枢神经系统异常

1）缺氧缺血性脑损伤：新生儿惊厥最常见的病因。可继发于产前（胎盘早剥、胎儿窘迫、脐带受压）、围生期（胎儿窘迫、产后出血）和产后（持续肺动脉高压、先天性心脏病、呼吸道疾病）。可以是全身性、局灶性或微小发作。给予低温治疗的患儿惊厥发作的风险更高。

2）颅内出血：包括蛛网膜下腔出血（足月儿常见）、脑室周围-脑室内出血（主要为早产儿）、脑实质出血（多见于早产儿）、硬膜下出血（多见于足月儿）。阴道分娩的婴儿更容易发生颅内出血。分娩困难造成的中枢神经系统损伤可能是原因之一。

3）新生儿脑梗死（围生期脑卒中）：是足月儿（1/5 000～1/2 300）常见的惊厥原因，病因不清（可能是血栓或栓子）。大脑动脉或静脉梗死，通常表现为局灶性惊厥。局灶性脑缺血病变在足月婴儿中少见，主要表现为局灶性惊厥发作。

4）围生期静脉窦血栓形成：表现为惊厥发作，呼吸暂停和易激惹。

5）脑积水：20%的婴儿为脑室周围或室内出血进展为出血后脑积水。

6）脑先天性/发育异常：可导致惊厥发作。如果存在发育异常，通常婴儿有明显的面部或头部畸形。最常见的是无脑回畸形和前脑无裂畸形。

7）高血压脑病。

8）中枢神经系统创伤：多有难产史。

9）神经皮肤综合征：如结节硬化和色素失禁症。

（2）代谢异常

1）低血糖症：糖尿病母亲（IDM）的婴儿、胰腺疾病、糖原累积症。

2）低钙血症：宫内胎儿暴露于托吡酯或染色体22q11缺失可引起低钙性惊厥发作。早发性低钙血症（2～3天）可发生于早产儿，与产前或围生期事件有关。晚发性低钙血症(5～14天)多由于营养因素、产妇和新生儿甲状旁腺功能亢进或Di George综合征。

3）低镁血症、低钠或高钠血症。

（3）感染

1）脑膜炎、脑炎或脓肿：细菌性脑膜炎（特别是大肠埃希菌和GBS）是最常见的病原菌。单纯疱疹病毒是非细菌性脑炎最常见的病原。人副肠孤病毒可以引起脑炎和惊厥发作。

2）败血症：多见大肠埃希菌和GBS导致的败血症。不伴脑膜炎的败血症患儿也可发生惊厥。

3）先天性感染：弓形体病、巨细胞病毒感染、单纯疱疹病毒感染、风疹、梅毒、柯萨奇病毒、获得性免疫缺陷综合征（艾滋病）。

（4）新生儿药物戒断综合征（参考第103章）：戒断综合征一般不发生惊厥，阿片类药物戒断综合征惊厥的发生率为2%～11%。无惊厥发作的婴儿也可有脑电图异常放电（在阿片类药物戒断症有30%）。妊娠期母亲滥用可卡因，婴儿可发生惊厥或脑电图异常。非麻醉药物［酒精、抗抑郁药、选择性血清素再摄取抑制剂（SSRIs）、巴比妥酸盐、镇静催眠药、可卡因］导致的戒断综合征也可有惊厥发作。

（5）先天性代谢性疾病（参考第101章）：惊厥发作是先天性代谢性疾病常见的症状。惊厥发作类型或脑电图表现缺乏特异性，不能识别特定的疾病。多见于喂养后和日龄＞72小时的婴儿。这些疾病包括糖原累积病、半乳糖血症、有机酸血症、遗传性果糖不耐受、枫糖尿病、尿素循环障碍、非酮症高甘氨酸血症、氨基酸代谢异常、维生素B_6依赖症、过氧化物酶疾病、糖基化先天性异常、脂肪酸氧化障碍和呼吸链缺陷。

1）维生素B_6依赖性惊厥（或癫痫）：多由少见的基因突变导致。

2）叶酸反应性癫痫：脑脊液检查发现神经递质异常应考虑该病，非常少见，目前的病例报道不到10例。

3）Di Vivo综合征（葡萄糖转运蛋白-1缺乏综合征）：少见，血脑屏障葡萄糖转运障碍导致。

（6）孕母应用麻醉剂（不常见的原因）：在会阴部、宫颈旁或硬膜外封闭麻醉时，局部麻醉药（如马比佛卡因）意外注射入胎儿头皮，出生时可发生惊厥。可通过测定血液中药物浓度明确诊断。

（7）药物中毒：茶碱类药物如氨茶碱或咖啡因等。

（8）红细胞增多症和高黏滞血症

（9）遗传综合征：脑-肝-肾综合征、Smith-Lemli-Opitz综合征等可有惊厥发作。

（10）新生儿期发病的5种癫痫综合征（新生儿惊厥的少见原因）：频繁惊厥发作，但体检正常，外观也正常。

1）良性家族性新生儿惊厥：一般在生后第2～3天发病。多由常染色体显性遗传或自发性突变引起。每天惊厥发作可达10～20次，通常在1～6个月后消失，远期预后良好。

2）良性非家族性（特发性）新生儿惊厥：又称"第五日病"，多在生后4～6天起病，24小时停止发作。发作形式为多灶性，无家族史，与一般人群比较，后期发生惊厥的风险无增加。

3）早期肌阵挛脑病：较为少见的癫痫性脑病。出生后数小时内发病，发作形式为肌阵挛和部分癫痫发作，一般在2岁以内死亡，可能存在先天性遗传代谢性疾病有关。

4）早期婴儿癫痫脑病（大田原综合征）：严重的癫痫综合征，为伴有相关脑畸形的综合征。

5）婴儿恶性游走性部分癫痫发作：发生可分为3个阶段：① 出生第1天出现散发的局灶性癫痫；② 癫痫发作更加频繁；③ 无癫痫发作。

【临床资料】

（1）病史：详细的病史对惊厥的鉴别诊断很有帮助。孕母是否有妊娠期糖尿病，是否有性传播疾病（性病/性传播感染），是否使用任何药物，是否有出血性疾病，家族中是否有癫痫病史？是否近亲结婚（先天性代谢性疾病）？观察到惊厥发作的护士或者医师应该在病历上进行完整的描述。母亲是否注意到子宫内胎儿呃逆（非酮症高甘氨酸血症）？经阴道分娩比剖宫产的婴儿更可能发生颅内出血。

（2）体格检查：进行完整的体格检查，密切关注患儿神经状态。检查头皮是否有注射的证据。是否有大头/小头畸形？反复呼吸暂停可能是惊厥发作的一种表现。皮肤检查有无水疱（单纯疱疹、色素失禁症），寻找脑-肝-肾综合征和Smith-Lemli-Opitz综合征特殊的外貌体征。大多数新生儿惊厥为局灶性。应按照Volpe的分类方法对惊厥发作类型进行分类：

1）阵挛性发作：足月儿多见，主要表现为缓慢的节律性抽动。局灶或多灶性。典型发作为单个肢体（局灶性，预后较好）或一侧身体抽动。

2）强直发作：多为全身性发作。早产儿多见。主要表现为持续伸展或屈曲姿势。通常涉及单个肢体或整个身体上肢和下肢伸展，或身体强直。眼睛上斜，可有呼吸暂停。局灶性（少见）和全身性（常见）。

3）肌阵挛（少见）：快速屈曲、伸展或惊跳样动作。典型发作表现为一个肢体或身体的几个部分阵挛性发作。可以是局灶性，多灶性，或全身发作。快速四肢屈伸运动，预后差。

4）微小发作（自主神经性发作）：可表现为新生儿任何行为、运动功能及自主神经功能改变，难以识别常被忽略。例如，眼球异常运动、咀嚼、踩踏样动作或呼吸暂停。其中有些变化可能不代表惊厥发作活动,而是脑干释放现象(大脑皮质功能不正常时,大脑自主反射行为的释放)。与足月儿比较,早产儿微小发作更多见,惊厥发作的可能性更大。反复呼吸暂停很少是惊厥发作,如果心率没有改变(无心动过缓)且伴强直和阵挛姿势,应怀疑惊厥发作。

(3)实验室检查:应立即进行血气分析、血清电解质、全血细胞计数(CBC)和分类等基本的实验室检查。

1)代谢异常检查

A. 测定血糖:纸片法血糖 < 40 mg/dL,应做静脉血糖测定。

B. 血钠测定:评估低钠血症和高钠血症。

C. 血清离子钙和总钙测定:只测定离子钙,如不能测定离子钙,应测定总钙。离子钙是最精确的钙测定方法。

D. 血清镁测定。

2)怀疑感染时的检查

A. 白细胞及其分类。血细胞比容测定可以排除红细胞增多症。

B. 血、尿和脑脊液培养(细菌和病毒):如果怀疑为单纯疱疹病毒感染,应进行脑脊液聚合酶链反应(PCR)检测。

C. 血清IgM和TOCRH特异性IgM滴度测定:TOCRH感染时血清IgM滴度可能升高。

3)尿中药物筛查:如果怀疑戒断综合征应检测。

4)氨茶碱浓度测定:如果婴儿正使用该药,且怀疑中毒时应进行检查。

5)血气分析:可以除外缺氧和酸中毒。

6)凝血功能检查:如果存在出血的证据。

7)代谢性疾病的检查:尿素循环障碍和有机酸血症患儿的血氨升高、有机酸血症乳酸升高,进行脑脊液乳酸盐、尿有机酸/血清氨基酸测定。尿液、氨基酸和2,4-二硝基苯肼(DNPH)筛查试验(MSUD)。检测血清和脑脊液中的甘氨酸(非酮症高甘氨酸血症)。

8)腰椎穿刺:如果脑脊液中有血,可能提示脑室内出血(IVH)。应进行脑脊液培养和快速检测诊断感染(见第35章和第109章)。检查脑脊液葡萄糖和血糖以除外De Vivo综合征,脑脊液神经递质检查对叶酸反应性癫痫发作有诊断价值。脊髓液甘氨酸检测可诊断非酮症高甘氨酸血症,脑脊液乳酸检查有助于线粒体疾病诊断,脑脊液神经递质检测有助于诊断羟吲哚乙酸(HIAA)和高香草酸(HVA)血症。脑脊液氨水平升高可能提示尿素循环或有机酸代谢缺陷。

(4)影像学和其他检查:即刻的放射学检查应包括头颅超声检查和脑电图。

1)颅脑超声检查:可以诊断脑室周围-脑室内出血(注意:惊厥和脑室内出血

同时存在并不说明两者一定有关)。

2）头颅CT检查：怀疑蛛网膜下腔或硬膜下出血时应进行CT检查。也可以发现先天异常。如果怀疑脑死也应做CT检查。但射线暴露是需要关注的问题。

3）MRI检查：有助于明确惊厥发作病因，较为敏感。对发现缺血性损伤、颅内出血、脑发育畸形优于CT或颅脑超声检查。缺点是要转运患儿到特定检查室，病情不稳定的患儿不能进行检查。磁共振动脉、静脉血管造影有助于脑梗死的诊断。弥散加权成像对早期缺氧损伤诊断更敏感。

4）脑电图（EEG）：惊厥发作时通常很难进行脑电图检查。EEG对惊厥病因的诊断帮助不大。多在惊厥发作后某一时间进行检查，可以证实惊厥，可以作为基础研究，也可以显示与脑梗死部位一致的变化。发作间期的脑电图对预测将来惊厥的发作也有帮助。局灶性阵挛发作与脑电图异常放电具有较好的相关性，微小发作的脑电图很少有异常放电。如果新生儿惊厥发作不频繁，可以进行多导视频脑电图检查监测新生儿是否有惊厥。

5）振幅整合脑电图（aEEG）：是小型的便携式脑电生理检测仪，仅有2～4个头皮电极，而不是通常的12～16个头皮电极。操作较传统的脑电图简单，更容易阅读，不需要专业的脑电图医师阅读。可用于惊厥发作高危儿监护。如果由经验丰富的人员操作进行检查，aEEG具有较高的敏感性和特异性。

【处理】

（1）一般措施：一旦证实婴儿有惊厥发作，必须立即进行评估和给予可能的治疗。荟萃分析结果提示目前应用于新生儿的抗惊厥药都没有循证医学依据支持。多数证据支持对反复发作的惊厥应进行治疗。应请神经科医师会诊。以下是需要立即采取的措施：

1）检测血气分析除外缺氧，开始氧疗：评估新生儿气道是否通畅及是否有呼吸问题。必要时进行气管插管和机械通气以维持正常氧合和通气。纠正代谢酸中毒。

2）测定血糖：通过纸片法测定血糖，除外低血糖。同时采静脉血送实验室进行检测，证实纸片法测定的结果。如果纸片法血糖测定值低于正常，在静脉血糖结果回报之前，可给予10%葡萄糖，2～4 mL/kg，IV。

3）测定血钙、钠和镁：如果测定值低于前面的检测值，且高度怀疑惊厥发生的原因为代谢紊乱，在进一步的化验结果回报之前，可以提前给予相应的治疗。

4）抗惊厥治疗：如果已治疗缺氧和各种代谢紊乱，血气分析和代谢紊乱的相关检查正常，则应开始抗惊厥治疗。详细的药物资料参考第148章。

A. 苯巴比妥应作为一线药物：首剂20 mg/kg，如果惊厥不能控制，可以每次增加5 mg/kg，直到40 mg/kg。仅有不到50%的患儿惊厥发作得到控制。

B. 如果惊厥持续存在：给予苯妥英钠，20 mg/kg，速度为1 mg/（kg·min）或更低。部分医院优先应用磷苯妥（剂量参考第148章），较苯妥英钠的不良反应少（较少发生低血压、心脏不良反应和软组织损伤）。

C. 如果惊厥仍然持续发作：可加用第三种药物，多选择苯二氮䓬类药物。这些药物可以引起呼吸抑制，但一般不用担心，因为大多数婴儿已经进行了机械通气。大多数医院使用劳拉西泮（氯羟去甲安定）。

　　a. 劳拉西泮（氯羟去甲安定）：静脉给予，24 h内可重复4～6次。较地西泮更好，镇静和呼吸抑制作用较轻。剂量为0.05～0.1 mg/kg，每8～12小时一次。

　　b. 咪达唑仑：短效的安定类药物，可连续静脉输注。

　　c. 地西泮：可以连续静脉滴注，0.3 mg/（kg·h）。也可以0.25 mg/kg，每6～8小时一次。

　　d. 一些医院应用左乙西拉坦（开浦兰）作为三线药物，在儿童神经内科医师会诊以后。

D. 如果惊厥仍不能控制且已经除外了其他原因：需要考虑以下三种疾病，因为这些疾病是可以治疗的。

　　a. 维生素B_6依赖性惊厥发作：目前推荐维生素B_6试验性治疗，静脉注射50～100 mg，同时脑电图监测。给予维生素B_6后，惊厥发作迅速停止，明确诊断。一些医院在应用三种抗惊厥药物无效后才给药；有些医院在应用两种抗惊厥药物后无效就尝试试验性治疗。

　　b. 叶酸反应性惊厥（少见）：获取脑脊液进行神经递质检查。叶酸每天2次，每次2.5 mg/kg［最多4 mg/（kg·d）］。治疗24小时后，惊厥发作可能停止。口服叶酸48小时可作为试验性治疗。

　　c. Di Vivo综合征（葡萄糖转运体缺乏）：生酮饮食治疗。

E. 如果惊厥仍持续发作：根据各单位的常规选择以下药物。

　　a. 大剂量苯巴比妥：剂量＞30 mg/kg，血清浓度＞60 μg/mL。

　　b. 咪达唑仑：IV或经鼻给药。静脉注射剂量为0.2 mg/kg，随后0.1～0.4 mg/（kg·h）。

　　c. 戊巴比妥：静脉注射10 mg/kg，然后1 mg/（kg·h）。

　　d. 硫喷妥钠：10 mg/kg，随后2～4 mg/（kg·h）。

　　e. 氯硝西泮：0.1 mg/kg，口服。

　　f. 丙戊酸：10～25 mg/kg，随后20 mg/（kg·d），分3次。

　　g. 左乙西拉坦（开浦兰）：参阅第148章的剂量。

　　h. 利多卡因：2 mg/kg IV，维持量1～6 mg/（kg·h）。

　　i. 副醛：直肠给药（静脉给药剂型美国已不再使用），作为最后的治疗手段。

　　j. 利多卡因：静脉注射2 mg/kg，随后6 mg/（kg·h），需要进行心脏监护。已开始使用新的剂量，以减少心律失常。不推荐在已经使用苯妥英或有先天性心脏病的患儿中使用。

（2）特殊治疗

1）缺氧缺血性脑损伤：继发于出生时窒息导致的惊厥，通常发生在生后6～18小时。给予低温治疗的患儿惊厥发生率增高。

A. 医师和护士均应仔细观察惊厥发作的情况。

B. 预防性应用苯巴比妥：目前某些单位采用（存在争议）。一项研究显示，缺氧缺血性脑病的婴儿出生后6小时内使用苯巴比妥可降低惊厥的发生率。然而，目前并不推荐出生时窒息的婴儿出生后不久给予抗惊厥治疗，仍需要进行更大样本、更多的研究。

C. 限制液量：60 mL/(kg·d)。监测血电解质和尿量。

D. 如果出现惊厥：按照前文第五部分进行处理。最优的抗惊厥治疗仍存在争议，大多数药物的疗效有限。

2）低血糖：明确病因并进行治疗，参考第62章。

3）低钙血症：葡萄糖酸钙100～200 mg/kg，静脉缓慢推注。通常给予50 mg/kg维持治疗，每6小时一次。连续监测心率，确保静脉通路位置正确。请参阅第85章。

4）低镁血症：静脉给予硫酸镁0.2 mEq/kg，每6小时一次。直到血镁浓度正常或临床症状缓解。请参考第107章。

5）低钠血症：请参考第64章。

6）高钠血症：先处理惊厥，按前面的方法。如果高钠血症继发于液体量不足，提高游离水的输注速率。降低钠的摄入量。逐渐降低血清钠，48小时逐渐恢复正常，避免发生脑水肿。

7）高钙血症：一般的治疗方法如下：

A. 增加液体量：增加20 mL/(kg·d)。

B. 应用利尿剂：呋塞米1～2 mg/kg，每12小时一次。

C. 给予磷：静脉或口服，30～40 mg/(kg·d)。

D. 糖皮质激素短期内可能有效。

E. 降钙素：新生儿经验有限。

8）感染：如果怀疑败血症，应给予相应的实验室检查并使用经验性的广谱抗生素治疗。应注意氨基糖苷类抗生素脑脊液通透性差。如发生胎膜早破需要治疗单纯疱疹病毒感染，在出生后1周或近1周的新生儿可考虑使用抗病毒药物（无环鸟苷）。一些医院对高度怀疑单纯疱疹病毒感染的所有惊厥的患儿经验性给予无环鸟苷治疗。全面的败血症实验室检查包括白细胞计数和分类、血培养、尿和血清抗原检测、腰椎穿刺留取脑脊液进行细菌和病毒培养（如果需要）、尿液分析和尿液培养（如果需要）。如果怀疑单纯疱疹病毒感染，应进行脑脊液聚合酶链反应检查和病毒培养。

9）药物戒断综合征：支持治疗和使用抗惊厥治疗。请参考第103章。

10）蛛网膜下腔出血：仅需要给予支持治疗。请参考第104章。

11）硬膜下出血：仅需要给予支持治疗。如果患儿存在大脑镰或小脑幕撕裂，必须立即进行外科处理。出血超过大脑的凸面应给予硬膜下引流。请参考第104章。

12）中枢神经系统损伤：颅骨凹陷性骨折的患者，需要复位凹陷的骨骼。

13）脑积水：需要反复的腰椎穿刺。或者给予分流。请参考第98章。

14）红细胞增多症：需要部分换血。参考第71章和第122章。

15）脑梗死：按照上文提到的方法进行支持治疗和治疗惊厥。应密切随访，因为可能出现神经系统后遗症（偏瘫、认知障碍、语言发育延迟、发育迟缓）。多数患儿预后良好。

16）意外注射：推荐积极的通气支持治疗，应用利尿剂或换血促进药物的排泄。通常不需要抗惊厥治疗。

78 产　伤
Traumatic Delivery

【临床问题】　患儿出生后有严重的瘀斑，而且护士观察到该婴儿右上肢不能活动。该患儿存在产伤，对该患儿做评估。产伤指分娩过程中发生的损伤，发生率为6～8/1 000活产婴儿（体重大于4 500 g的婴儿发生率更高）。阴道分娩和剖宫产分娩均可发生产伤。与阴道分娩比较，剖宫产分娩的婴儿发生不同类型产伤的风险更高。剖宫产分娩的婴儿锁骨骨折、臂丛损伤和头皮损伤的风险降低。

【即刻提问】

（1）该婴儿是否具有发生产伤的原因？某些因素可以增加婴儿发生产伤的风险，如巨大儿、初产、母亲身材娇小、急产、难产、产程延长、胎位异常（臀位产）、头盆不称、母亲骨盆异常、羊水少、胎儿畸形、产钳或胎头吸引和早产。

（2）产伤是否较为严重，需立即引起重视？大多数产伤均较轻，不需要立即治疗。严重的损伤需要立即进行干预，如导致休克并需要外科处理的腹部脏器损伤需要早期识别。鉴别不同的损伤是非常重要的，可以及时给予合适的处理。

（3）分娩时是否应用产钳或负压吸引？研究提示应用产钳和负压吸引增加了婴儿发生骨折和瘫痪的危险性。

【鉴别诊断（根据损伤的部位）】

（1）皮肤

1）出血点（＜3 mm）：小的瘀斑按压不褪色。产伤导致的皮肤出血点一般较为局限（可发生于头部、颈部、上胸部和下背部）。没有相关的出血症状，也不会再有新的出血点。如果出血点较为弥散，应考虑是否存在血小板减少或全身性疾病。如果穿刺部位出血，应怀疑凝血功能异常。

2）瘀斑：直径超过1cm的瘀伤。创伤分娩的婴儿可发生皮肤瘀斑，急产或早产发生瘀斑的风险更高。

3）破溃或撕裂伤：多见于剖宫产分娩过程中手术刀划伤。臀部、头皮或大腿部位多见。有时需要外科缝合。

4）产钳损伤：一般情况下，可以看到面部两侧线样红色痕迹。

5）头皮电极损伤：放置头皮电极的部位有时会发生感染（约1%），即使在早产儿很少会引起严重的出血。

6）皮下脂肪坏死：多发生于肩部或臀部，边界清楚，可累及皮肤及皮下组织。多发生于生后6～10天，皮损大小一般为1～10cm，也可以不规则，质硬，表面皮肤可呈紫色或不变色。请参阅第75章。

（2）头部

1）软组织损伤：软组织可能出现瘀斑和瘀点。

2）颅外的损伤：请参阅第6章，图6-1。

A. 头皮水肿：多发生于阴道分娩的婴儿，水肿部位常伴有瘀斑或瘀点，可以超过颅骨中线或骨缝，出血发生于骨膜外。很少发生高胆红素血症。胎头负压吸引助产分娩是常见原因。

B. 头颅血肿：**在全部出生婴儿中发生率为**1.5%～2.5%。一般由骨膜下出血引起，多发生于单一颅骨（多为顶骨），不超过骨缝。表面的皮肤颜色没有变化，有时几天后肿胀更明显。单侧头颅血肿时颅骨骨折的发生率为50%，而双侧头颅血肿的患儿颅骨骨折的发生率为18%，多为线性骨折。可发生高胆红素血症（如果血肿较大，也可发生严重高胆红素血症）。其他的并发症如脑膜炎和骨髓炎也可发生，但较少见。

C. 帽状腱膜下出血：血液积聚于帽状腱膜和骨膜之间的软组织腔隙内，但在颅骨外。通常发生于产钳助产或胎头吸引的患儿，多为导静脉撕裂所致。软组织弥漫性肿胀，可扩展到颈部和耳后，也可以看到眼眶周围肿胀。临床症状包括贫血（失血量超过血容量的一半）、休克、肌张力低下、惊厥和苍白。产伤导致的致命的并发症少见。

3）颅内损伤：最常见的是硬膜下出血（73%），其次是蛛网膜下腔出血（20%）、颅内出血（20%）、脑室内出血，最后是硬膜外出血（请参阅第104章）。

A. 硬膜下出血：蛛网膜和硬脑膜之间的血液积聚。出生后很快出现昏睡、惊厥、前囟膨隆、瞳孔对光反射消失和昏迷。

B. 蛛网膜下腔出血：蛛网膜和软脑膜之间血液积聚。一般无症状，但也可发生惊厥和其他的并发症。

C. 脑实质出血：

a. 小脑内血肿和小脑出血：与分娩时创伤有关，早产儿可出现呼吸暂停和不明原因的运动异常，也可见前囟膨隆和血细胞比容降低。

b. 大脑内出血：可见于分娩时颅脑损伤，但通常与其他原因有关。

D. 脑室内出血：脑室系统出血，多见于早产。足月儿脑室内出血多与分娩时产伤或窒息有关。表现为呼吸暂停、嗜睡、青紫、惊厥、吸吮无力、哭声高尖。

E. 硬膜外出血：出血位于颅骨和硬脑膜之间，非常少见。多见于分娩时婴儿坠落。症状与硬膜下出血类似，可通过计算断层扫描（CT）或磁共振成像（MRI）明确诊断。临床表现可能出现较迟，常合并颅骨骨折和头颅血肿。

F. 脑挫裂伤（大脑和小脑）：多表现为非特异性的神经功能障碍。CT可见点状出血。

4）颅骨骨折：新生儿不常见，一般表现为线性骨折，多伴有头颅血肿。颅底骨折可以导致休克。枕骨骨折可能与臀位分娩有关。

A. 线性骨折：横贯整个颅骨的骨折，较直，没有移位。通常不需要治疗。

B. 凹陷性骨折：颅骨凹陷性骨折（乒乓球样骨折）是由于颅骨（最常见的是顶骨）向内移位造成。凹陷性骨折常见，可导致惊厥发作。多见分娩导致的产伤，但产前发生的或无产伤的先天性颅骨凹陷性骨折也有报道。

C. 枕骨骨折：由于产科技术的进步，目前很少见。鳞状软骨和枕骨的外侧部分软骨关节由于外伤而分离，形成颅后窝的硬膜下出血伴小脑撕裂伤。有三种类型：经典型、致命型和轻微型。

（3）面部

1）骨折：鼻、下颚骨、上颌骨、鼻中隔骨折均可发生。多表现为呼吸窘迫和喂养困难。需要治疗。建议整形外科急诊会诊。

2）面部骨骼脱位：鼻中隔错位（最常见的面部损伤）表现为喘鸣和青紫。也可发生面部骨骼和下颌骨骨折。

3）面神经麻痹：产伤导致的最常见的脑神经（脑神经Ⅶ）损伤。与既往认识的不同，产钳助产并没有增加面神经损伤的风险。面神经损伤多发生在茎乳突孔部位。

A. 中枢性面瘫：累及对侧面部的下2/3或1/2。瘫痪侧鼻唇沟变浅，口角下斜，皮肤皱纹消失。婴儿哭吵时，正常一侧的皱纹变深，口角歪向正常侧。

B. 周围性面瘫：两侧均累及，休息时，婴儿受累侧眼睑不能闭合。婴儿哭吵时，表现与中枢性面瘫相同。

（4）眼睛

1）眼睑：可发生水肿和瘀斑，检查眼球需要用力才能打开肿胀的眼睑，也可以见到眼睑撕裂。

2）眶骨骨折：很少发生。如果发现眼球突出和眼外肌运动不协调应立即进行眼科评估。严重的可导致死亡。

3）霍纳综合征：由于交感神经传出支受损导致瞳孔缩小、上睑下垂、眼球内陷和同侧面部无汗。随着患儿生长，也可见同侧虹膜的迟发性色素沉着。

4）结膜下出血：很常见。可自行缓解。

5）角膜：可见继发于水肿的角膜混浊。持续的角膜混浊，应怀疑角膜后弹性层破裂。

6）眼外肌损伤：累及第三、第四、第六对脑神经。

7）视神经损伤：视力可能受到影响。

8）眼内出血

A. 视网膜出血：一般在视盘附近可见到火焰状或条纹状的出血。片状出血与硬膜下出血和颅内出血有关。

B. 眼前房出血：可以见到前房肉眼出血。

C. 玻璃体出血：眼科医师裂隙灯下可见漂浮物，对光反射消失和出血斑。

（5）耳：产钳放置在外耳附近可以导致耳损伤。常见耳廓擦伤、瘀斑、血肿、撕脱或撕裂。

（6）鼻：可发生鼻畸形（鼻圆锥、软组织、鼻中隔畸形）。产程延长、头围增大和阴道分娩是高危因素。可发生骨折和脱位，婴儿可有呼吸窘迫。

（7）声带损伤：少见，可见于分娩时头部过伸。多由于迷走神经的喉返神经分支损伤所致。难产时使用产钳会导致双侧或单侧声带麻痹，并可能导致急性呼吸窘迫。

1）声带的单侧麻痹：颈部迷走神经的分支喉返神经损伤。临床上表现为声嘶（哭声微弱，声音异常）、轻度的吸气性喘鸣。单侧声带麻痹多见于左侧，因为左侧喉返神经走行路径较长，也处于较易损伤的位置。

2）双侧麻痹：双侧喉返神经损伤引起。出生时的症状包括呼吸困难、喘鸣和发绀。

（8）颈、肩和胸部损伤

1）肩难产：多见于头位分娩，分娩过程中肩部娩出受阻。婴儿出生时可损伤颈部。最常见是臂丛损伤，也可发生锁骨骨折或脐带受压。

2）锁骨骨折：是分娩中最常见的骨折。如果是完全骨折，骨折侧上肢不能活动或活动减少，肉眼可见锁骨变形、触痛、局部骨擦音和拥抱反射消失或不对称。青枝骨折通常没有症状，一般在生后7～10天骨痂形成后才能诊断。

3）肋骨骨折：少见。

4）臂丛损伤：多见于产程过长或胎儿体积过大，分娩时导致颈5至胸1脊神经根部（臂丛）损伤，单侧多见，左右两侧发生率无差异。有三种不同的表现形式：对产科医师进行肩难产分娩的培训可减少臂丛损伤发生（请参阅第6章）。有3种不同的类型。

A. 杜-欧氏麻痹：主要累及上肢，为最常见的类型（～90%），损伤部位在颈5～6脊神经根，上臂内收内旋。拥抱反射消失（有时表现为不对称或减弱），但握持反射存在。

B. 克伦布基麻痹：下臂受累。损伤位于颈7、8和胸1脊神经根，较少见（约占2.5%），表现为手麻痹，腕部不能活动。握持反射消失（手下垂）。可见手青紫和水肿。如果胸1神经根的颈交感神经受损，可出现同侧的霍纳综合征（瞳孔缩小、上睑下垂、眼球内陷）。此型也可以出现膈神经麻痹。

C. 整个上肢麻痹：整个上肢不能活动，握持无力，反射消失。

5）膈神经麻痹：臀位难产可以引起膈神经麻痹。通常伴随上臂丛麻痹（75%病例）。表现为青紫发作、呼吸增快、呼吸不规则和胸式呼吸而腹部不隆起。

6）胸锁乳突肌损伤（SCM）（肌性或先天性斜颈）：胸锁乳突肌的中部可见一边界清楚且不能活动的肿块，肿块由增大、缩小直至消失，导致生后暂时性的斜颈。头部向患侧倾斜。下颌抬高旋转。头部不能移动到正常位置。

（9）脊髓损伤：少见，多由于颈部横向或纵向拉伸、胎儿颈部过伸或扭转导致。临床症状差别较大，与损伤部位有关。多见于臀位分娩或产钳助产的婴儿。可合并脑膜损伤、硬膜外出血、脊髓动脉阻塞、椎动脉损伤和阻塞、脊神经根撕裂伤和挫伤、脊髓撕裂或完全断裂。损伤部位越高，发生呼吸障碍的危险性越大。

1）高位颈部损伤：生后存在严重的呼吸窘迫和出生时瘫痪。死亡率高。

2）上部或颈中部的损伤：通常没有症状，但可以有肌张力低下。死亡率也较高。

3）第7颈椎到第1胸椎神经根的损伤：表现为瘫痪、排尿困难和呼吸障碍。

4）脊髓部分损伤：神经检查时可发现痉挛性瘫痪。

（10）腹部脏器损伤（少见）：表现为休克、腹胀（腹围增大）、贫血和激惹的患儿应怀疑腹部脏器损伤。这些婴儿可以生后数小时内没有症状，然后突然恶化。危险因素包括：巨大儿和臀位分娩。存在休克和腹胀的新生儿应除外腹腔内出血，可进行腹腔穿刺。

1）肝破裂：肝脏最易受损伤。包膜下血肿最常见，通常不易诊断（失血的症状轻微，可有黄疸、呼吸急促和喂养困难）。肝包膜下血肿破裂可以表现为突然循环衰竭。

2）脾破裂：体征与肝破裂相似。表现为失血和腹腔积血，但较肝脏破裂少见。

3）肾上腺出血：**右侧多见，多为单侧**。表现为发热、呼吸增快、腹部肿块、苍白、发绀、喂养困难、休克、呕吐和腹泻。

4）肾脏损伤：同其他器官出血一样，表现为腹水、腹部肿块和肉眼血尿。

（11）肢体损伤。请参阅第115章。

1）肱骨骨折：在产伤引起的骨折中为第二常见，上肢不能活动，有触痛，触诊有骨擦音。患侧拥抱反射消失。

2）股骨骨折：经常发生于臀位产，畸形非常明显。先天性肌张力低下婴儿易发生。受累的下肢不能活动，被动运动时痛感明显。

3）桡骨骨折：少见。

4）骨骺移位：较少见。多见于桡骨头，但也可累及肱骨或股骨骨骺。体检发现受累肢体内收和内旋，拥抱反射减弱。触诊可以发现桡骨头存在前后或侧位移位。

5）坐骨神经麻痹：少见，可发生于臀位产。常有产程过长和产钳强力牵拉下肢的病史。下肢可部分或全部瘫痪。

6）桡神经麻痹（少见）：婴儿腕关节及指关节伸展困难，但肩部和肘部功能良好。查体可见瘀斑和皮下脂肪坏死，可能与分娩时受压有关。

（12）生殖系统损伤：

1）水肿和淤斑，阴囊和阴茎血肿：巨大儿和臀位产是高危因素。损伤一般不影响排尿。

2）睾丸损伤：睾丸和附睾损伤。体检发现阴囊肿胀，婴儿表现为呕吐和激惹。如果睾丸鞘膜损伤可形成阴囊血肿，出现不透光区。阴囊破裂仅见于病例报道。

（13）脐带破裂：阴道分娩产需要助产（产钳或胎头吸引）可发生脐带破裂。可表现为出血伴心动过缓及呼吸窘迫。

【临床资料】

（1）体格检查：详细的新生儿体格检查请参阅第6章。

1）皮肤：观察出血点、青紫和裂伤。检查面部有无产钳印。观察和触摸看似脂肪坏死的任何部位。

2）头部：仔细检查头部，寻找头皮水肿，头颅血肿，帽状腱膜下出血和骨折的任何表现。损伤是否跨越骨缝有助于鉴别水肿和血肿。凹陷性颅骨骨折很明显，其他的骨折需要影像学检查。

3）面部：分别在哭吵和安静时检查面部，观察是否存在面神经麻痹的表现。检查呼吸窘迫的任何体征（如喘鸣和青紫）。

4）眼：仔细检查眼球和眼睑，确定眼外肌运动是否正常，检查对光反射。

5）耳：仔细检查耳的前后，有无裂口、肿胀和血肿。

6）声带：哭声高尖或喘鸣是诊断线索。如果怀疑声带损伤，应通过直接喉镜或者光纤喉镜检查声带。

7）颈部和肩部损伤：仔细检查肩部和颈部，检查拥抱和握持反射。检查上肢是否运动正常，检查呼吸，注意胸式呼吸。确定头部的位置正常，有无歪斜。

8）脊柱：应进行仔细和完整的神经学检查。

9）腹部：检查腹水、肿块和肿块大小的变化。

10）肢体：观察肢体的活动和有无畸形。

11）生殖器官：检查睾丸和阴茎，进行阴囊透光试验。

（2）实验室检查：根据损伤的部位进行相应检查。

1）皮肤

A. 血小板计数：血小板正常可以排除新生儿血小板减少性紫癜。

B. 血清胆红素检测：大面积的瘀斑所致的血液重吸收，可以导致高胆红素血症。

C. 血细胞比容：严重的瘀斑可以导致贫血。

2）头部

A. 血细胞比容：可发生失血，有时需要输血，特别是帽状腱膜下出血。

B. 血清胆红素检测：头皮血肿可导致严重高胆红素血症。

3）面部：动脉血气分析可以提示患儿有无呼吸窘迫。3～4天后如果面神经麻痹无改善，建议检查神经兴奋性或传导试验。

4）眼、耳、声带：通常不需要实验室检查。

5）颈和肩部：动脉血气分析有助于诊断膈神经麻痹导致的缺氧。

6）脊柱：如果有指征，应进行呼吸抑制和休克的相关检查。

7）腹部：测定血细胞比容排除贫血和失血；尿液检查排除血尿；腹腔穿刺留取腹水送实验室进行细胞计数和分类。

8）四肢和生殖系统：通常不需要实验室检查。

（3）影像学和其他检查

1）头部：颅骨X线检查排除颅骨骨折，也可行CT检查，可以同时帮助诊断颅内出血。

2）面部：X线检查和CT扫描有助于面部骨折的诊断。

3）眼：有眶骨骨折的表现时，可以进行X线检查排除。

4）颈和肩部

A. 锁骨骨折的确诊需要进行X线检查。

B. 膈神经麻痹时胸部X线表现为膈肌升高。

C. X线透视检查：膈神经麻痹时，吸气时受累侧升高，未受累侧降低，呼气呈反向运动。

D. 膈肌超声检查：表现为受累侧异常的运动。

E. 颈部和脊柱MRI：可显示神经根撕脱。

F. 脑电图：可显示损伤几周后去神经支配程度的程度。

5）脊柱

A. 应进行颈部和胸部的影像学检查。

B. 磁共振成像（MRI）是诊断脊柱损伤最可靠的方法。

6）腹部：超声可以诊断肝脾破裂、肾上腺出血和肾脏损伤。腹部X线片可以显示脾破裂时胃泡移位。

7）四肢：四肢X线检查可以明确诊断。

8）生殖系统：超声具有一定的诊断价值。

【处理】

（1）皮肤

1）瘀点：不需要特别治疗。外伤导致的出血点一般2～3天消失。

2）皮下脂肪坏死：轻压受累侧或仅需要观察。一般2个月左右消失，但可能钙化。前6周应密切随访高钙血症的症状（呕吐、发热、体重下降伴高钙血症），有些婴儿可能发生，一般采用静脉补液（水化）、呋塞米和氢化可的松治疗。

3）瘀斑：不需要特别治疗。1周内恢复。密切观察高胆红素血症（瘀斑区域血液的重吸收）、贫血（瘀斑区域血液丢失）和高钾血症。

4）裂口：如果表浅，可以应用蝶形胶布进行固定。如果较深，应该应用7号丝线缝合。愈合一般较快。观察是否有感染，特别是在头皮损伤和头皮水肿的患儿。

（2）头部

1）头皮水肿：不需要特别处理，一般几天内恢复。

2）头颅血肿：一般不需要特别处理，一般在2周到3个月左右恢复。如果出现神经系统症状或颅骨骨折，需要CT或颅骨X线检查。某些情况下可能会发生失血和高胆红素血症。

3）帽状腱膜下出血：发生低血容量休克需要立即治疗。如果出血不能控制，应进行外科处理。可以导致死亡。检查是否存在凝血功能障碍性疾病，必要时进行治疗。

4）颅内出血：病情严重时需循环和呼吸支持治疗。参阅第104章。

A. 蛛网膜下腔出血：通常不治疗可以自行吸收。

B. 硬膜外出血：大量出血时即刻外科切开，早期治疗预后较好。

C. 硬膜下出血：大的血肿需要进行硬膜下引流。

5）颅骨骨折：线性骨折不需要治疗。凹陷性骨折可内科保守治疗或外科手术治疗，简单的凹陷性颅骨骨折建议内科保守治疗。对于更大更深的凹陷性骨折，需要负压吸引或手术治疗。

（3）面部

1）面神经损伤：不需要特别的治疗。完全恢复一般需要数月。如果2～3周无改善，应请神经科医师会诊。

A. 完全性周围瘫痪：应用眼罩遮盖暴露的眼球。每4小时给予人工合成的眼泪（1%甲基纤维素滴剂），预防干燥刺激。

B. 电反应诊断试验：对预测恢复有帮助。

C. 外科治疗：严重患儿需要外科治疗。

2）骨折：上颌骨、眶骨、下颌骨和鼻骨骨折需要立即处理。多需要经口开放气道，同时请外科会诊。骨折必须复位和固定。建议请矫形外科会诊。

（4）眼睛

1）眼睑：水肿和瘀斑一般在1周内恢复。眼睑的裂口需要显微外科处理。

2）眶骨骨折：立即请眼科会诊。

3）霍纳氏综合征：不需要特别的治疗，一般可自行恢复。

4）结膜下出血：一般1～2周吸收，不需要特别治疗。

5）角膜：混浊一般在2周内消失。如果持续存在而且发生后弹性层膜破裂，将会形成角膜白色翳斑，一旦形成通常持续存在，需要眼科治疗。

6）眼内出血

A. 视网膜出血：一般1周内消失，不需要特别治疗。

B. 眼前房出血：一般1周内消失，不需要特别治疗。

C. 玻璃体出血：如果1年内没有恢复，需要外科治疗。

（5）耳

1）擦伤和瘀斑：一般较轻，不需要处理。应保持外耳清洁，可以自行恢复。

2）血肿：可以切开引流。

3）外耳撕裂：如果累及到软骨，请外科会诊。

4）外耳裂伤：多数可以用7号丝线缝合。

（6）声带

1）单侧损伤：密切观察婴儿。保持患儿安静，给予少量多次喂养可以减少吸入的危险性。一般在4～6周恢复。

2）双侧损伤：如果气道阻塞，需要气管插管。请耳、鼻、喉科医师会诊，通常需要气管切开。预后差别较大。

（7）颈部和肩部

1）锁骨骨折：制动固定（外固定八字绷带）有助于减少疼痛，预后良好。可给予镇痛药。

2）臂丛麻痹：制动，避免挛缩，直到臂丛功能恢复。恢复程度取决于病变的程度。一般恢复较好，但可能需要几个月。Erb-Duchenne麻痹，2周后就可见好转，通常18个月即可恢复。Klumpke麻痹预后较差，有时不能完全治愈。可发生肌肉萎缩和挛缩。建议早期骨科会诊。

3）膈神经麻痹：仅给予支持性治疗和非特异性治疗。预后良好。部分患儿可能需要持续气道正压通气或机械通气。大多数婴儿在1～3个月内恢复。

4）胸锁乳突肌损伤（SCM）：大多数可以自行恢复。可采用被动运动治疗，尽可能采取合适的体位。如果1年内不恢复，可以考虑外科治疗。

（8）脊柱损伤：预后与损伤的部位及严重程度有关。多数严重脊髓损伤的婴儿不能存活。支持疗法为主，部分患儿由于存在呼吸问题需要气管插管。膀胱、肠道和皮肤需要给予特别处理，因为这些部位持续存在问题。

（9）腹部：需要外科会诊。预后与早诊断和早治疗有关。早期诊断和处理可提高存活率包括扩容、纠正凝血功能障碍等。

1）肝破裂：包括输血、腹部手术引流血肿和修复裂口等治疗。

2）脾破裂：包括输血、扩容和纠正凝血功能障碍，剖腹探查，尽可能保留脾脏。

3）肾上腺出血：**主要为支持治疗**，**包括**输注少浆血和静脉使用激素治疗。

4）肾脏损伤：支持治疗，严重时手术。

（10）肢体

1）肱骨骨折：请骨科会诊，上臂制动2周，移位骨折可能需要闭合复位和夹板固定。一般预后较好。

2）股骨骨折：请骨科会诊，一般需要牵引。移位骨折可能需要闭合复位和夹板固定。一般预后较好。

3）骨骺移位：上臂立即制动8～10天。

（11）生殖系统

1）水肿和瘀斑：一般在4～5天恢复，不需要特别治疗。

2）睾丸损伤：立即请泌尿外科会诊。破裂者需要外科修补。

3）阴囊血肿：用冷水袋抬高阴囊，不需要其他的治疗即可恢复，除非有严重的睾丸损伤。

79 血管痉挛和血栓形成
Vasospasms and Thromboembolism

【临床问题】　一个留置脐动脉插管的患儿出现一侧下肢血管痉挛；另一个留置脐动脉置管的患儿下肢无脉搏，灌注严重下降。新生儿凝血和止血系统发育不成熟，血管较小，且经常需要血管置管，发生血栓栓塞的风险较高。大多数新生儿血栓栓塞是医源性，与留置脐动静脉置管、中心静脉导管和外周动脉置管有关。

【即刻提问】

（1）导管是否可以拔除？重新评估是否需要继续留置血管置管，如果导管可以拔除，这是可选择的治疗方式。血管痉挛最常发生在脐动脉置管，但也可发生于其他动脉置管如桡动脉置管。超过80%的新生儿静脉血栓栓塞继发于中心静脉置管。动脉血栓形成比静脉血栓少见。超声检查证实脐动脉相关血栓的发生率为14%～35%，血管造影检查证实为64%。在某些情况下血栓形成不需要拔除导管，以便通过导管进行药物溶栓治疗。

（2）最近是否通过导管给药？大多数药物注射过快均可导致血管痉挛。

（3）血管痉挛是否严重？明确血管痉挛的严重程度可以决定治疗方法。请参阅第四部分。

（4）受影响的肢体末端脉搏是否存在？这非常重要，因为脉搏消失，提示可能形成血栓，需要紧急处理。

（5）婴儿有血栓栓塞的危险因素吗？

1）母亲高危因素：自身免疫性疾病、胎膜早破（PROM）、糖尿病、子痫前期、不孕症、羊水过少、血栓形成疾病、宫内生长受限（IUGR）、绒毛膜炎、血栓家族史、存在抗磷脂或抗心磷脂抗体。

2）分娩期间高危因素：使用仪器、胎儿心率（FHR）异常、紧急剖宫产、分娩时产伤。

3）新生儿高危因素：中心动脉置管（动脉血栓栓塞最常见的危险因素）、中心静脉置管（静脉血栓栓塞最常见的危险因素）、部分先天性心脏病、出生窒息、败血症、SGA、呼吸窘迫综合征（RDS）、红细胞增多症、坏死性小肠结肠炎（NEC）、肺动脉高压、脱水、手术、体外膜氧合/体外生命支持（ECMO/ECLS）、先天性肾静脉畸形、先天性肾病或肾病综合征、早产、低血压、弥散性血管内凝血（DIC）、肝功能损害、心输出量波动、心输出量低、凝血功能障碍。

4）遗传因素：蛋白C、缺乏蛋白S缺乏、因子V Leiden突变、抗凝血酶缺乏、凝血酶原基因G20210A突变、脂蛋白升高和其他危险因素。

【鉴别诊断】

（1）血管痉挛：血管痉挛是动脉血管肌肉的收缩（痉挛），表现为受灌注的肢体（上肢或下肢）颜色的急性变化（苍白或青紫）。有时仅发生于指端或趾端，有时遍及整个肢体。偶尔颜色变化延伸到臀部和腹部。颜色变化可以是暂时的，也可以持续存在。可能是由前面使用的药物注射所致或者是血栓性栓塞现象。动脉抽血也是因素之一。

（2）血栓性栓塞：血栓是指任何动脉或静脉血管内形成血栓。可以引起血管部分或完全堵塞。栓子是在血管内流动的凝血块，可以导致血管痉挛和阻塞。新生儿期是血栓栓塞好发年龄，发生率为每年41/10万例。导管不通畅是最早期的症状。不能输注液体或从置管中抽取血液。血栓形成可能是医源性（导管相关）或自发性（与导管无关）。肢体末端脉搏消失和苍白。约89%的血管栓塞与血管置管有关。

（3）**遗传性血栓形成倾向**：较少见，血栓形成倾向可以是遗传性或获得。阳性家族史、早期发病及多发性血栓栓塞是遗传性血栓性血栓形成倾向的线索。目前研究表明血栓形成倾向的基因突变并不会增加脐血管置管血栓形成的风险。

1）**遗传性**：蛋白C、蛋白S、抗凝血酶Ⅲ、Leiden因子缺乏（杂合或纯合子），凝血酶原G20210A突变、因子Ⅷ水平升高、高胱氨酸血症、脂蛋白升高、纤维蛋白原异常（纤维蛋白原功能不全和纤溶酶原异常）、异常纤溶酶原血症、低纤溶酶原血症。

2）**获得性**：蛋白C、蛋白S或抗凝血酶Ⅲ缺乏，凝血因子Ⅷ激活、抗心磷脂抗体、红斑狼疮抗凝血和抗心磷脂抗体。抗体可通过胎盘进入胎儿体内，导致血栓形成倾向。新生儿败血症时凝血因子和血小板的消耗持续增加，蛋白C水平降低。

3）**新生儿暴发性紫癜**：少见，可以是遗传性或获得性。如果是遗传性，多由于蛋白C、蛋白S或抗凝血酶Ⅲ缺乏所致。出生后很快出现瘀斑、静脉和动脉血栓形成和DIC。获得性通常发生于年长儿，但在新生儿期可能已经有表现。多是特发性，也可以继发于细菌或病毒感染，导致蛋白C水平下降。

【临床资料】

（1）**病史**：获取任何遗传性凝血或其他血液学异常的详细家族史。家族中有人有凝血功能障碍患者吗？

（2）**体格检查**：必须评估血管痉挛和血栓的严重度，因为可以指导治疗。血栓累及的区域，以及该区域皮肤的颜色，受累肢体的脉搏等均可以用来评估严重度。受累侧应与对侧比较。便携式多普勒超声检测仪有助于评估周围动脉血流。急性阴囊病变（变色或触诊时疼痛）可由肾静脉血栓形成引起。

1）**严重的血管痉挛**：累及一侧或双侧下肢的大部分、腹部、臀部。严重的上肢血管痉挛包括上臂的大部分和全部手指。皮肤完全苍白，灌注减少，受累肢体的脉搏变弱但仍存在。

2）**中度血管痉挛**：累及一侧或双侧下肢的小部分（通常是部分足和足趾），在上肢，可以累及远端的一部分和部分手指。皮肤颜色为花斑样表现，受累肢体的脉搏存在。

3）**栓塞**：如果脉搏消失，可能形成动脉血栓，需要紧急处理。持续性菌血症和血小板减少可能与血栓形成有关。静脉血栓形成更为常见。

A. **静脉血栓形成**：新生儿医源性静脉血栓形成最常见的原因是留置静脉导管（90%为中心静脉或脐静脉置管），非导管相关原因中最常见的是肾静脉血栓形成。如果有留置导管，液体或药物输注困难或者留取血标本困难是血栓形成最常见的临床表现。其他症状包括持续性血小板减少和持续性感染。其他部位静脉如肠系膜静脉、肾上腺静脉、肝静脉、门静脉、股静脉、下腔静脉和上腔静脉，以及脑静脉窦也可发生血栓。

a. 四肢(外周静脉血栓形成)：四肢肿胀、发紫、充血、因浅表静脉扩张而变色。

b. 肾脏：肾静脉血栓形成是最常见的自发性静脉血栓。主要临床表现为三联症：肉眼血尿，血小板减少，腹部肿块。危险因素包括围生期窒息、脱水、妊娠糖尿病。急性高血压、蛋白尿和肾功能障碍也可能发生肾静脉血栓。男性患病率更高。通常为单侧(70%)或左肾(64%)。早产儿发病率更高，可能与血栓形成倾向较高有关。

c. 下腔静脉血栓：表现为肾脏可触及和血尿。也可发生下肢水肿、呼吸窘迫、高血压。

d. 上腔静脉血栓：多见于复杂先天性心脏病修补术后。

e. 心脏内的血栓：患有复杂先天性心脏病的婴儿置入右心房导管。右心房血栓可威胁生命并可扩散到肺部或阻塞右肺动脉。可导致心脏压塞和右心衰竭。

f. 中枢神经系统血栓：新生儿脑静脉血栓形成(CSVT)是多因素引起的少见疾病。最常见的原因是凝血功能障碍。早期症状(呼吸窘迫、哭声弱、窒息、胎儿窘迫)可在出生后48小时内出现，晚期典型的临床表现包括惊厥、嗜睡、发热、喂养困难、呼吸暂停等。最常见的部位是上矢状窦、浅静脉系统的横窦、深静脉系统的直窦。丘脑出血常提示存在脑静脉窦血栓形成。

g. 肠：新生儿门静脉血栓少见，但有增多趋势。与儿童相比，新生发生门静脉血栓的风险更高。临床表现多是非特异性或无症状，约占90%。也可表现为肝功能受损、门静脉高压、肝大、脾大。脐血管置管、换血、败血症和血栓形成倾向是高危因素。肠系膜静脉血栓形成临床上表现为逐渐进展的晚期肠坏死导致的腹痛，血便也较为常见。

h. 脐静脉血栓形成：少见，如果发生，应除外门静脉血栓形成。

B. 动脉血栓形成：较静脉血栓少见。医源性导管相关动脉血栓通常来自脐动脉、外周动脉(PAL)和股动脉置管。通常表现为导管不能正常使用、四肢苍白或发绀、败血症和持续性血小板减少。自发性(非导管相关)动脉血栓更少见，常见于髂动脉、左肺动脉、主动脉弓和降主动脉。症状与血栓发生部位有关。新生儿动脉血栓也可发生在主动脉内，表现类似于青紫型心脏病如主动脉缩窄。

a. 主动脉血栓形成：新生儿期少见。表现为脐动脉不能正常使用，上肢血压高于下肢。下肢搏动弱或消失、皮肤颜色变化、灌注减少、血尿、高血压、少尿、NEC均可见。巨细胞病毒(CMV)感染可引起主动脉弓血栓形成。

b. 四肢(外周动脉血栓形成)：桡动脉、胫后动脉和足背动脉很少发生血栓。外周搏动减弱或消失，四肢苍白，发冷，肢体灌注减少。新生儿肢体的急性动脉闭塞非常少见。出生时新生儿动脉血栓非常少见，有左锁骨下动脉、腋动脉和肱动脉发生血栓的报道。

c. 肠(肠系膜血栓形成)：血便、胆汁样胃肠引流液、腹痛、喂养不耐受、肠壁积气。

d. 肾(肾动脉血栓形成)：可导致高血压。

e. 肺(肺栓塞)：新生儿非常少见。可发生于先天性心脏病伴右心衰竭的婴儿，表现为氧合不良、通气/血流比例失调。

f. 中枢神经系统：缺血性围生期卒中(脑动脉血栓形成)最常见，多发生于左侧大脑中动脉，多继发于留置血管内导管，但也可继发于狼疮抗凝抗体。胎盘病理有助于寻找病因。症状包括惊厥发作、嗜睡、呼吸暂停、喂养困难和肌张力低下。

C. 体循环空气栓塞(SAE)：通常突然发病且是致命的。大多数医源性空气栓塞是静脉栓塞，发生于中心静脉置管(脐静脉)或经外周中心静脉置管(PICC)，也可发生于外周静脉或动脉置管，但很少见。静脉置管断开是常见的原因。机械通气继发的空气栓塞(气压伤导致体循环气体栓塞)非常少见，但早产儿可能发生。如果输液管道中有气泡，要怀疑有空气栓塞可能。体循环空气栓塞多表现为病情突然恶化、快速进展，临床表现包括苍白、发绀、低氧血症、惊厥发作、休克、心动过缓、呼吸困难、皮肤瘀斑或神经功能障碍(如中枢神经系统空气栓塞)如瘫痪。先天性青紫型心脏病是脑动脉气体栓塞的高危因素。

4) 遗传性血栓形成倾向：请参阅第87章。

(3) 实验室检查。血管痉挛一般不需要实验室检查。然而，如果怀疑血栓形成，应该进行下列检查并给予溶栓治疗。

1) 凝血功能检查：凝血酶时间、活化的部分凝血酶原时间、凝血酶时间、血浆纤维蛋白原。

2) 血细胞比容。

3) 血小板计数：血栓本身或应用肝素均可导致血小板减少。

4) 基因检测：可在某些时刻进行检测以评估先天性血栓形成倾向。

5) 巨细胞病毒感染：请参阅第90章。

6) 疑似血栓性疾病的检查：请参阅第87章。

(4) 影像学和其他检查

1) 腹部X线：可以确定置管位置。

2) 头颅超声或计算机断层扫描(CT)：评估脑静脉窦血栓。溶栓治疗前评估是否存在脑室内出血(IVH)。

3) 实时超声与彩色多普勒血流成像：可用于血栓诊断，也是最常用的检测方法，但可靠性欠佳。还可以用于监测血栓随时间的移动速度和变化。肾静脉血栓形成可见肾回声增强，肾主静脉或肾弓状静脉无血流。

4) 血管造影(金标准)：通过脐动脉插管进行血管造影可以诊断髂主动脉血栓，目前的研究认为这是最有效的诊断方法。在给予纤维蛋白溶解治疗前必须进行血管造影。

5）"Linograms"：有时可直接将放射性不透明染料注入置管，但这种方法可能漏诊血栓形成。

6）造影剂静脉造影：目前认为是诊断静脉血栓的金标准。通过外周血管注射造影剂。

7）磁共振血管造影术：可用于新生儿缺血性脑卒中的检查。

8）MRI静脉成像：部分医院也用于血栓的诊断。

9）空气栓塞的影像学检查：CT扫描可见颅内气泡。静脉空气栓塞超声心动图：可见继发于空气栓塞的急性右心室（RV）流出道梗阻（称为"气锁"）。

【处理】 血管痉挛的管理存在争议。血栓形成的处理主要来源于儿童和成人的管理指南。缺乏系统的研究使得新生儿血栓管理存在很多挑战。目前血栓的管理方案主要来自国际儿童血栓注册网。该网站是作为免费咨询服务而建立并发展起来的协作研究网。

（1）要点

1）所有进行任何血管内置管的新生儿均应监测血管痉挛或血栓栓塞并发症的细微临床症状。

2）血栓栓塞可发生于新生儿，且临床症状不典型或无临床症状。

3）新生儿液体输注时常加用肝素，可以保持导管通畅，延长导管使用时间（UAC、UVC、PICC、外周动脉导管），也可减少血栓/栓塞的发生率。极低出生体重儿，应使用最低剂量。尽管没有PICC应用肝素的随机临床试验，但在新生儿重症监护病房（NICU）中经常应用。肝素钠在脐静脉中的使用仍存在争议，但仍在多数NICU使用。肝素不用于外周静脉输液。常规推荐如下：

A. 中心静脉置管（UVC和PICC）：美国胸科医师协会循证临床实践指南推荐肝素可用于中心静脉通路装置。建议以0.5 U/（kg·h）速度持续输注普通肝素，维持中心静脉通路装置通畅。

B. 外周动脉置管：美国胸科医师协会循证临床实践指南研究建议以1 mL/h的速度持续输注浓度为0.5 U/mL的普通肝素。

C. 脐动脉置管（UAC）：肝素（0.25～1 U/mL），总剂量为25～200 U/（kg·d）维持导管通畅开放。Cochrane综述指出使用低至0.25 U/mL的肝素能降低导管堵塞的发生率，延长导管的使用时间。肝素不会降低主动脉血栓的发生率。单独使用肝素化液体间断性冲管不能预防导管阻塞。美国儿科学会（AAP）建议UAC时应使用低剂量的肝素（0.25～1.0 U/L）持续导管输注。美国胸科医师协会循证临床实践指南（2012）推荐通过UAC预防性持续输注低剂量的肝素（0.25～1 U/mL），肝素总剂量25～200 U/（kg·d），以维持导管通畅。

4）脐血管置管应尽快拔除：脐血管（UAC和UVC）留置时间是血栓形成的重要

危险因素。美国疾病控制和预防中心（CDC）建议，留置UAC不要超过5天，脐静脉导管应尽快拔除，但可以使用14天。

5）高位脐动脉置管：血栓并发症发生率较低，使用时间更长。低位脐动脉导管血管痉挛和发绀的发生率增加。荟萃分析和美国胸科医师协会的循证临床实践指南均推荐使用高位UAC。

6）使用外周动脉导管代替脐动脉导管。

7）如果导管输液有困难，考虑血栓事件。

8）只给于肝素化的冲洗液而不是持续输注肝素是不适当的。间歇性使用肝素化冲洗液并不比生理盐水的冲洗效果更好。

9）始终使用末端开孔的脐动脉导管，而不是应用侧孔的脐动脉导管，侧孔的脐动脉导管使主动脉血栓形成的风险增加。单腔脐动脉导管可能减少血栓发生。

10）生后1周内采用多腔脐静脉导管置管，可以减少外周静脉的应用，但导管发生故障的风险增加。

11）肝素涂层的导管与聚氯乙烯导管相比在主动脉血栓形成的发生率或导管的维持时间方面无明显差异。

12）与中心静脉置管相比，PICC置管静脉血栓的发生率较低。发病率最高的是股静脉置管。

13）研究发现罂粟碱能延长外周动脉导管的使用时间，IVH发生率无差异（有争议）。

（2）血管痉挛：不推荐常规使用肝素和溶栓药物（注意：治疗存在很大的争议，而且诊疗指南各不相同。开始治疗前，对照本单位的指南）。如果血管痉挛通过治疗不能缓解，组织持续缺血，需要排除血管血栓形成的可能。多继发于留置外周动脉导管或脐动脉导管。

1）上/下肢严重的血管痉挛

A. 如果可能，尽可能拔除导管，血管痉挛会自行恢复。

B. 温暖对侧肢体（腿/手臂）：未受影响的整个肢体用温（不烫）毛巾包裹。该措施可引起受影响的肢体血管反射性扩张，血管痉挛可能会消失。应持续治疗15～30分钟，直到有效。

C. 可尝试轻柔按摩堵塞部位。

D. 局部硝酸甘油治疗（有争议）：2%软膏，4 mm/kg，涂成薄膜状覆盖受累区域。硝酸甘油作用于血管平滑肌，具有直接的血管扩张作用，促进血液循环。研究发现可以用一次或重复使用，每8小时一次，应用2～27天。一般使用后15～45分钟有效。应注意是否发生低血压。

E. 如果导管不能拔除（如超低出生体重儿）且是唯一的通路，可考虑使用含有罂粟碱的溶液（60 mg/500 mL，用半张的生理盐水和肝素 1.0 U/mL 配制）经导管连续输注 24～48 小时（有争议）。如果血管痉挛缓解，可停用上述药物。如果血管痉挛不能缓解，则拔除导管。早产儿出生后的最初几天使用这项技术要特别谨慎，因为颅内出血的发生率较高。

F. 利多卡因：经动脉内给药治疗血管痉挛。结果不可靠，应用剂量、是否有效均存在较大争议。

G. 动脉内给予利多卡因和罂粟碱：已成功用于置管引起的动脉血管痉挛的治疗（有争议，仅有病例报告）。

2）较轻的上/下肢血管痉挛

A. 如果可能，尽可能拔除导管，血管痉挛会自行恢复。

B. 温暖对侧肢体（腿/手臂）：未受影响的整个肢体用温（不烫）毛巾包裹。该措施可引起受影响的肢体血管反射性扩张，血管痉挛可能会消失。应持续治疗 15～30 分钟，直到有效。

C. 可尝试轻柔按摩堵塞部位。

D. 局部硝酸甘油治疗（有争议）：2% 软膏，4 mm/kg，涂成薄膜状覆盖受累区域。

E. 罂粟碱（有争议）：解痉药，阿片类生物碱直接作用于血管平滑肌，导致血管扩张。在未受累的肢体上肌注，剂量为 1 mg。罂粟碱是一种轻度血管扩张剂，30 分钟内效果明显。

F. 如果导管不能拔除（如超低出生体重儿）且是唯一的通路，可考虑使用含有罂粟碱的溶液（60 mg/500 mL，用半张的生理盐水和肝素 1.0 U/mL 配制），见上文（存在争议）。

G. 动脉内给予利多卡因和罂粟碱（如上所述）。

（3）血管痉挛伴周围组织缺血问题：血管痉挛后可以发生缺血，即使移除导管后，血管痉挛仍可持续存在或远端动脉存在小栓子都可导致肢体灌注不良。2% 硝酸甘油软膏（4 mm/kg）涂抹于缺血区域，可使缺血好转，除轻微的血压降低外没有明显的不良反应（存在争论）。

（4）血栓性栓塞：如果怀疑血栓形成而且受累肢体的脉搏消失，属于内科急症。症状性血栓形成可导致不可逆的器官损伤或四肢或手指坏死。最常见的治疗方法是观察、支持治疗、普通肝素或低分子肝素抗凝治疗、溶栓治疗（药物溶栓、链激酶和组织纤溶酶原激活剂）或者手术治疗。应用溶栓药治疗可能会导致严重的出血，且目前缺乏这些治疗方法的随机临床试验。血栓的管理仍存在争议。采用何种治疗方法取决于血栓的范围和严重程度。外周动脉血栓、静脉血栓和主动脉血栓治疗存在差异。

1）轻微或较小的血栓：可表现为肢体灌注减少、高血压、血尿。拔除导管，给予支持治疗，密切超声随访。多可自行缓解。

2）中度血栓：除上述轻微或较小血栓的临床表现外，可有少尿和充血性心力衰竭表现。可全身应用肝素治疗并治疗高血压。

3）大的血栓：除上述临床表现外，可出现主要脏器功能衰竭。应积极采用全身肝素治疗、抗血栓治疗和支持治疗。需要对病因进一步评估。

（5）血栓治疗指南：包括支持性治疗，仅给予观察、溶栓和/或抗凝治疗及手术治疗（请参阅第87章）。

1）支持治疗

A. 如果有指征应立即拔除导管，除非需要通过导管进行动脉造影或溶栓药物输注。

B. 积极治疗容量衰竭、电解质异常、败血症、血小板减少症及贫血。控制高血压、任何凝血功能异常或低纤维蛋白血症。

C. 请急诊血管外科及小儿血液科会诊。

D. 溶栓治疗前评估是否有脑室内出血（IVH），治疗过程中定期进行头颅超声检查。

E. 抗凝和溶栓治疗的绝对禁忌证：10天以内患儿进行过中枢神经系统手术、缺血或出生窒息；有严重的活动性出血（胃肠道、肺或颅内）；3天内进行过有创操作；48小时内惊厥发作。这些情况禁用抗凝和溶栓治疗。

F. 抗凝和溶栓治疗的相对禁忌证：高血压、严重的凝血功能异常、血小板计数 $< 50 \times 10^4 / \mu L$（患病新生儿 $< 100 \times 10^4 / \mu L$），纤维蛋白原浓度 < 100 mg/dL、INR > 2。

2）肝素：推荐对存在临床症状的患儿给予治疗以预防栓塞或血栓继续增大。低分子量肝素是首选，具有以下优点：较少需要实验室监测，皮下给药，半衰期长，发生骨质疏松和肝素诱导血小板减少的风险较低，出血风险较低。如果使用普通肝素，监测血小板计数。每天监测血常规（CBC）和aPTT。建议如下：

A. 低分子量肝素（LMWH）：使用依诺肝素（Lovenox）。在早产儿可作为治疗选择，足月儿应用较广泛。其他低分子肝素制剂包括达那肝素和瑞维肝素。年龄 < 2 个月，依诺肝素每次 1.5 mg/kg，每12小时一次，皮下注射，年龄 > 2 个月，皮下注射每次 1.0 mg/kg。应用后 4～6小时随访抗因子 Xa 水平（0.5～1 U/mL，并进行相应剂量调整）；皮下注射 2～6小时后留取的标本，维持抗因子 Xa 水平 0.5～0.8 U/mL），根据监测结果调整剂量。有研究表明早产儿需要更高维持剂量以达到目标水平（如早产儿，每12小时 2.0 mg/kg）。

B. 普通（标准）肝素：负荷量 75 U/kg，静脉输注 10分钟，随后 28 U/（kg·h）通过专用输液管持续滴注维持。早产儿：负荷量 25～50 U/kg，静脉输注 10分钟，随后 15～20 U/（kg·h）维持。首剂后或每次调整剂量后 4小时，监测 aPTT，根据 aPTT 结果（目标 aPTT 60～85秒）进行剂量调整。疗程一般为 5～14天。剂量增加或减少不要超过用量的10%,取决于aPTT监测结果。如果aPTT＞96秒,停用肝素30～60分钟,随后以较低的输注速度重新开始应用。

C. 如需要紧急对抗普通肝素的作用:应根据前2小时肝素应用的总量,静脉应用鱼精蛋白。应用LMWH的患儿,停止LMWH即可,鱼精蛋白只有部分有效。

3）华法林治疗(口服抗凝剂):新生儿不推荐,有出血风险,维持治疗的剂量较难掌握,药物相互作用包括饮食中维生素K含量也不清楚,制剂配方也不适合新生儿。

4）溶栓药物治疗:不推荐应用于轻度血栓,早产儿应用的研究资料有限。广泛的血栓形成、危及生命的血栓、右心房血栓形成,以及存在肢体或器官功能损坏的可能,可应用下述药物中的一种。

治疗仍存在有争议,最好遵循当地医院的指南应用。进行溶栓治疗时,保持血小板计数＞(50～100)×10^4 μL和纤维蛋白原＞100 mg/dL,可输注血小板和冷沉淀。每4小时监测PT/INR、部分凝血活酶时间(aPTT)和纤维蛋白原。如果导管仍然通畅,可以通过导管给药。如果导管阻塞需要拔除,则采用全身治疗。

A. 重组组织纤溶酶原激活剂(tPA)阿替普酶(Alteplase):是可选择的药物之一(过敏反应少,半衰期最短,容易获得)。剂量请参阅第148章。

B. 链激酶:部分婴儿注射链激酶获得成功。剂量:2 000 U/kg,静脉注射30～60分钟,1 000～2 000 U/(kg·h)连续输注6～12小时。低剂量[500 U/(kg·h)]也有效。一项研究结果表明,直接给予50 U/(kg·h)可有效治疗髂动脉血栓。由于全身副作用(过敏、中毒反应和出血),临床应用减少。

C. 尿激酶:美国已不再使用,但其他国家仍可使用。剂量:初始剂量4 400 U/kg,静脉注射10分钟以上,维持给药4 400 U/(kg·h),6～12小时。

D. 新的制剂:比伐卢定和阿加曲班(直接凝血酶抑制剂)已批准用于成人和婴儿。

5）导管直接溶栓(CDT):应用方法较为复杂。药物被直接注射到血栓中。有研究表明该方法优于全身用药,副作用小。新生儿如果肝素治疗效果不理想,也可以尝试使用。经临床评估后,建议封闭中心静脉装置,进行局部溶栓。适用于新生儿肢体或器官遭受严重威胁的股动脉血栓,首次采用UFH治疗失败,建议进行溶栓治疗。选择tPA,剂量为0.01～0.05 mg/(kg·h)。

6）手术治疗:新生儿已有成功的病例报道。外周动脉闭塞的血栓存在血管阻塞的临床表现,如果存在溶栓治疗的禁忌证,可进行手术治疗。目前没有较好的指南推荐。手术选择包括血栓清除术、微血管重建、筋膜切开术进行血管减压、机械破坏血栓(医学血栓切除术)和截肢。如果存在抗凝治疗的禁忌证,动脉切开术、栓子清除术及微血管重建也是替代的治疗方法。

7）特异性治疗

A. 外周动脉导管相关血栓栓塞：立即拔除导管。症状性外周动脉导管相关血栓栓塞：单独UFH抗凝治疗，或是否肝素联合溶栓治疗，或肝素治疗联合血栓切除术/微血管重建。

B. 中心静脉血栓：临床评估及局部溶栓治疗。

C. 急性股动脉血栓：治疗剂量的UFH，IV应用作为初始治疗，或低分子肝素抗凝治疗5～7天。新生儿肢体或器官遭受严重威胁的股动脉血栓，UFH治疗无效，如果没有禁忌证：溶栓。如果有溶栓禁忌证：手术治疗。

D. 肾静脉血栓

a. 单侧（无肾损害，未延伸到下腔静脉）：支持治疗，影像学密切随访，或抗凝治疗6周至3个月。**单侧（延伸入下腔静脉）：抗凝治疗6周至3个月。**

b. 双侧（伴有肾损害）：抗凝或初始采用tPA溶栓治疗，随后长期抗凝治疗。

E. 脑窦静脉血栓（颅内无明显血栓和出血）：抗凝治疗6周至3个月。有严重颅内出血者：抗凝或支持治疗，密切影像学监测，如果血栓扩大，进行抗凝。

F. 第一次动脉缺血性卒中，无持续的心源性栓塞栓子，给予支持治疗。如果证实有心源性栓塞栓子，建议抗凝治疗。复发性动脉缺血性卒中，抗凝治疗或阿司匹林治疗。

G. 体循环性空气栓塞：在应用复杂输液管道时要特别小心，使用静脉输液过滤器可以减少空气栓塞的风险。给予呼吸和循环支持治疗，吸入100%氧气。部分患儿可给予高压氧治疗。

H. 新生儿暴发性紫癜/血栓：请参阅第87章。

·参·考·文·献·

[1] Monagle P, Chan AK, Goldenberg NA, et al. Antithrombotic therapy in neonates and children: Antithrombotic Therapy and Prevention of Thrombosis, 9th ed: American College of Chest Physicians Evidence-Based Clinical Guidelines. *Chest.* 2012; 141(suppl 2): e737S–e801S.

第六部分

疾病与功能紊乱

Diseases and Disorders

80 ABO血型不合
ABO Incompatibility

【定义】 当母亲和新生儿存在ABO血型不合时可发生同种免疫溶血性贫血。该病最常见于由O型血型的母亲娩出的A或B型血型的新生儿，母亲的同种红细胞抗体通过胎盘主动转运入胎儿体内，宫内即可发生溶血。O型血型母亲产生的同种抗体主要为7S-IgG（免疫球蛋白G），能通过胎盘膜屏障；而大分子抗体主要是19S-IgM（免疫球蛋白M），多产生于母亲血型A型或B型者，不能通过胎盘。该病一般在生后出现临床症状，呈代偿性轻度溶血性贫血、网织红细胞和小球形红细胞增多以及早发性的间接胆红素升高。

【发病率】 发生ABO血型不合的风险率占所有妊娠的12%～15%，而胎儿致敏（即直接Coombs试验阳性）仅为3%～4%，症状性ABO溶血病的发病率在所有新生儿中不到1%，其总数约为所有新生儿溶血性疾病的2/3。

【病理生理学】 母体同种抗体经胎盘转运，与胎儿红细胞表面A或B抗原发生免疫反应，产生特征性的小球形红细胞，其结局为终末期球形红细胞在血管外溶血。与此同时网织红细胞代偿性增生、循环中红细胞生成周期缩短，以此方式代偿正在发生的进行性溶血，维持红细胞指数在生理性限度内。与成人红细胞相比，胎儿红细胞表面A和B抗原的抗原性较弱，同时其他组织中的类似抗原位点竞争性结合同种免疫性抗体，所以其溶血发生程度轻，不会随胎次增加发生病情进行性加重的情况。

【危险因素】

（1）婴儿的A_1抗原。A_1抗原是主要的血型抗原，其抗原性最强，引起症状性疾病的风险最高。但是，抗B抗体溶血活性显著高于抗A抗体，可以导致更严重的溶血，特别是非洲裔美国人。

（2）同种红细胞凝集素升高。产前肠道寄生虫、妊娠后期预防接种破伤风抗毒素或肺炎球菌疫苗均可刺激红细胞A或B抗原的同种抗体滴度。

（3）胎次。胎次为非危险因素，母亲体内同种抗体在接触胎儿红细胞血型抗原之前即已自然存在，第一胎发生症状性溶血病的风险率为40%～50%，随胎次症状进行性加重的现象很少见。

【临床表现】

（1）黄疸。黄疸常是ABO血型不合伴临床溶血的唯一的临床表现，常出现于生后24小时内。在新生儿早期，其黄疸进展较非溶血性生理性黄疸快。

（2）贫血。由于溶血程度轻，加之与此同时网织红细胞的有效代偿，红细胞指数处在同胎龄无症状婴儿的正常值范围之内，很少出现肝脾大、胎儿水肿等严重的临床症状,但该表现可见于进展比较快速的溶血过程(见Rh血型不合章节)。在生后8～12周部分患儿可能发生较严重的生理性贫血,多见于在新生儿期需要光疗和换血治疗者。

【诊断】 对于未结合胆红素增高者应常规进行以下检查进行筛查。

(1)母亲和新生儿的ABO和Rh血型检查。明确ABO血型不合溶血的发生风险。

(2)网织红细胞计数。根据新生儿的胎龄和贫血程度判断是否存在网织红细胞升高,若网织红细胞升高提示存在溶血。足月新生儿正常值为4%～5%,早产儿(胎龄30～36周)为6%～10%,新生儿ABO溶血病为10%～30%。

(3)直接Coombs试验(直接抗人球蛋白试验)。因为在红细胞表面抗体少,故直接Coombs试验在出生时常呈弱阳性,2～3天左右转为阴性。强阳性少见,而多见于其他同种或自身免疫性溶血性疾病。

(4)血涂片。典型表现为小球性红细胞、多染性网织红细胞以及幼红细胞在胎龄正常值以上。脐带血有核红细胞增加提示ABO溶血。

(5)胆红素水平(总胆红素和直接胆红素)。血液中未结合胆红素升高是主要表现,也是提示疾病严重程度的指标。若黄疸进行性加重,应每间隔4～8小时连续随访,直至胆红素值趋于稳定水平。

(6)其他实验室检查。根据具体情况而定,若对一些原因不明的溶血性疾病,酌情考虑其他检查。

1)抗体检测(间接Coombs试验)。在检测是否存在母体同种免疫性抗体和抗体的特异性方面较直接Coombs试验更敏感。将洗涤出的新生儿红细胞抗体与成人红细胞进行结合检测其抗体特异性。

2)母体IgG滴度。若母体中无抗新生儿红细胞血型抗体滴度的升高,通常可除外ABO血型不合性溶血。

【处理】

(1)出生前治疗。因为中重度ABO溶血病的发生率低,故通常在足月分娩之前无指征采取羊膜腔穿刺、提早分娩等有创性措施。

(2)出生后治疗

1)一般治疗。补充足够的水分(参考第9章),判断是否存在引起疾病加重的危险因素(如败血症、药物使用以及代谢异常等)。

2)光疗。ABO溶血病诊断一旦确定,在换血之前应给予光疗,因为轻、中度ABO溶血病通过光疗可无须换血治疗,并可减少输血次数。具体光疗指征见表100-1和图100-2。

3)换血。参阅表100-1和图100-3的换血指南和第30章的换血操作。

4)锡卟啉。可减少胆红素产生,减少换血需要和光疗时间。锡卟啉是血红素加氧酶抑制剂,该酶使得血红素变为胆红素的限速酶。锡泊芬6 μg/kg,肌内注射,严重溶血性疾病患儿出生后24小时以内给予单一剂量。

5)静脉输注免疫球蛋白(IVIG)。IVIG能有效封闭新生儿网状内皮系统Fc受体,以降低抗体吸附的红细胞被破坏。大剂量IVIG(1 g/kg,静脉注射4小时以上)可降低胆红素水平,减少ABO或Rh溶血病的换血需求。足月儿或晚期早产儿患有溶血性疾病或溶血性血小板减少的患儿,有报道使用IVIG后发生NEC。

6)人工合成的血型三糖。正处于研究阶段,早期研究显示,给予A或B血型人工合成的血型三糖s,可减少严重ABO溶血病的换血概率。

【预后】 ABO溶血病患儿多预后好,对于少数严重的ABO溶血病进行早期诊断、及时有效的处理,可以避免发生死亡、严重的溶血性贫血、继发的高胆红素血症等潜在问题,同时减少换血和血制品使用带来的副作用。

· 参 · 考 · 文 · 献 ·

[1] Figueras-Aloy J, Rodríguez-Miguélez JM, Iriondo-Sanz M, Salvia-Roiges MD, Botet-Mussons F, Carbonell-Estrany X. Intravenous immunoglobulin and necrotizing enterocolitis in newborns with hemolytic disease. *Pediatrics*. 2010; 125: 139 – 144.
[2] Miqdad AM, Abdelbasit OB, Shaheed MM, Seidahmed MZ, Abomelha AM, Arcala OP. Intravenous immunoglobulin G (IVIG) therapy for significant hyper-bilirubinemia in ABO hemolytic disease of the newborn. *J Matern Fetal Neonat Med*. 2004; 16: 163 – 166.
[3] Murray NA, Roberts IA. Haemolytic disease of the newborn. *Arch Dis Child*. 2007; 92: 83 – 88.
[4] Poole J, Daniels J. Blood group antibodies and their significance in transfusion medicine. *Transfus Med Rev*. 2007; 21: 58 – 71.
[5] Wagle S. Hemolytic disease of the newborn. http://emedicine.medscape.com/article/974349-overview. Accessed September 21, 2011.

81 气漏综合征
Air Leak Syndromes

【定义】 气漏综合征是包括纵隔气肿、气胸、肺间质气肿、肺气性囊肿、心包积气、气腹和腹膜后腔积气等在内的具有相同病理生理特点的疾病症候群。因肺泡或末端气道过度膨胀导致气道完整性受损,气体进入肺泡外腔隙引起。极少数情况下,气体可进入肺血管(肺静脉)并引起空气栓塞。此外气体也可能进入皮下,特别是胸部、颈部和面部的皮肤组织,导致皮下气肿。

【发病率】 气漏综合征的确切发病率尚不明确。气胸是最常见类型,据报道,1%～2%的新生儿会发生自发性气胸。早产儿气胸发病率约6%。在患有基础肺部疾病[例如呼吸窘迫综合征(RDS)、胎粪吸入、肺炎和肺发育不良]需要通气支持,以及出生时需要积极复苏的新生儿,发病率为9%~10%。

【病理生理学】 末端气道和肺泡过度膨胀可能是由于肺泡通气不均、气陷以及不恰当使用肺复张所致。由于肺容量超过生理上限,在肺泡或毛细支气管壁的所有界面均产生机械应力,最终导致破裂。气体可通过血管周围间隙移动,引起肺间质气肿(PIE),也可沿血管鞘向肺门移动,引起纵隔气肿。纵隔胸膜破裂使气体进入胸腔,导致气胸;当纵隔空气向下移动至腹腔及腹膜后腔隙,导致气腹和腹膜后积气。

(1)压力损伤。气漏综合征的共同特征是压力损伤。只要对肺施加正压,就会产生气压伤。在需要通气支持的新生儿,只能尽量减轻气压伤,但无法避免。峰压(PIP)、呼气末正压(PEEP)、吸气时间(Ti)、呼吸频率和吸气波形等与气压伤关系密切。气漏的危险因素包括高PIP、高潮气量和长Ti。很难确定哪些参数最具破坏性,哪些参数在气漏发生过程中起最大作用。

(2)肺过度膨胀的其他原因。气压伤不是导致肺过度膨胀的唯一原因。RDS患儿肺泡萎陷,通气不均匀,顺应性较好的肺泡扩张度高,易产生气道高压,导致肺泡破裂。胎粪吸入的患儿,因小黏液栓的活瓣效应,引起气陷、肺过度膨胀。其他,如气管插管进入右主支气管、表面活性物质替代治疗后未及时下调参数、复苏压力过高等都会导致肺过度膨胀,肺泡或小气道破裂引起气漏。

(3)肺损伤

1)潮气量过高。以往认为肺损伤主要是压力损伤所致。虽然既往研究显示气道压力与肺损伤之间存在某种关系,但最近的研究显示:与气道压相比,容量损伤以及高跨肺泡压更容易引起肺过度膨胀。

2)肺泡萎陷。RDS时肺泡容易发生扩张-塌陷-再扩张。通过预防肺泡塌陷损伤,优化肺泡通气,减轻肺损伤和肺部疾病严重程度,有利于降低气漏风险。

【危险因素】

(1)辅助通气。需要辅助通气的新生儿,如早产儿或患有基础肺部疾病的新生儿,气漏风险增加。研究显示,接受辅助通气的患儿,气漏发生率为9%~41%。与气漏相关的因素包括高吸气压力、高潮气量、长Ti和过高的PEEP。

(2)羊水胎粪污染。是发生气漏的另一危险因素。胎粪可能堵塞气道,导致气陷。在吸气相,呼吸道扩张,允许气体进入;然而,在呼气相,气道塌陷则导致气体滞留。

(3)表面活性物质治疗后未及时下调参数。研究表明,在RDS高危风险的新生儿预防性使用表面活性物质及在明确诊断为RDS的患儿治疗性使用表面活性物质都可降低气胸和PIE的发病率。在使用表面活性物质后,因为肺顺应性好转,临床医生要密切监测患儿动脉血气,需要及时下调呼吸支持的压力,呼吸管理更为谨慎。

【临床表现】 气漏综合征可能是致命的,因此需要保持警惕并重视。临床上,呼吸窘迫或临床表现急剧恶化提示气漏可能。不同气漏类型的临床表现,请参阅【气漏分类】。

【诊断】 通过胸部X线检查明确诊断。建议同时摄正位(AP)胸片和侧位片（参考第11章胸片示例）。

【治疗】 气漏综合征的最佳处理策略是预防和谨慎使用辅助通气,关注PIP、PEEP和Ti。气压伤仍然是辅助通气的主要弊处。在NICU,选择适当的通气压力尤为关键。在RDS患儿,使用肺表面活性物质治疗可显著降低气胸和PIE发生率;且早期使用比后期使用效果更好。基于6项随机临床试验的综述结果显示,在RDS患儿,早期使用肺表面活性物质+拔管后CPAP通气,与后期选择性使用肺表面活性物质+机械通气相比,前者更少需要机械通气且气漏综合征发生率更低。还有对照研究显示,高频通气可降低气胸发生率。此外,在已发生PIE的新生儿,高频喷射通气(HFJV)可以促进气漏吸收。

【预后】 气漏综合征的预后取决于基础疾病的严重程度。一般而言,如果能快速有效治疗,远期预后良好。但早发型PIE(<24小时)与高死亡率相关。严重气漏综合征还会增加发生新生儿慢性肺病或支气管肺发育不良的风险。此外,气胸可能增加发生脑室内出血、脑瘫和智力发育迟缓的风险。

【气漏分类】

（1）纵隔气肿

1）定义。纵隔气肿是因肺泡破裂,气体通过血管周围鞘到达肺门,然后经脏层胸膜进入纵隔的疏松结缔组织间隙。

2）发病率。由于纵隔气肿通常无症状,因此实际发病率尚不明确,且可能被低估。据报道,无症状新生儿自发性纵隔气肿发生率约为25/10 000例活产婴儿。除此之外,确切的发病率差异较大,与需要辅助通气的程度以及是否发生其他相关气漏（例如气胸或PIE）有关。

3）病理生理。几乎所有的纵隔气肿发生之前都存在PIE。肺泡破裂后,气体穿过筋膜平面、进入纵隔。

4）危险因素。见【危险因素】。

5）临床表现。如不伴有气胸,纵隔气肿可完全无症状。自发性纵隔气肿可发生在不需要辅助通气的轻度RDS足月儿。除呼吸窘迫外,还可伴有胸廓饱满、心音低钝等。

6）诊断。见图11-19。胸片上纵隔气肿表现多样。经典的描述是"风吹帆船"（部分或全部胸腺或胸腺的叶片自心脏抬起,形似船帆）,常见于左斜位。如果正位片提示心脏周围高透亮度环状影,需要和心包积气鉴别。心包积气可以完全包围心脏,包括下边界。水平侧位片有助于鉴别纵隔气肿和胸骨后气胸。

7）治疗。孤立的纵隔气肿可以进展为气胸,因此需要密切观察。鉴于纵隔引流弊大于利，可能导致更多的问题，不进行纵隔引流。如果纵隔气肿临床症状显著，足月儿可考虑吸入高氧以清除氮气。

8）预后。多数无须治疗，自行消退，因此预后良好。

（2）气胸。另参考第70章。

1）定义。气胸是指气体进入胸腔，即脏层和壁层胸膜之间。

2）发病率。不同医院气胸发病率不同。新生儿期发病率高于其他任何年龄段，为1%～2%。然而，随着新生儿呼吸机治疗的应用，气胸发病率急剧上升。虽然气胸确切发病率很难确定，但它与所提供的辅助通气强度直接相关；气胸发病率曾高达30%～40%，但近年来发病率有下降（9%～11%）。气胸和基础肺部疾病有关，尤其在需要机械通气的患者。有研究显示，在288例出生体重1 000～1 600 g（2004—2008年）的早产儿，给予肺泡表面活性物质和/或早期CPAP，气胸和PIE的总发病率为5.4%。

3）病理生理。

A. 无呼吸支持的足月新生儿。可发生自发性气胸。通常发生在出生时，因需要较大的初始开肺压。与肺泡不均匀膨胀，以及第一次呼吸时，胸腔内负压增高有关。

B. 需要呼吸支持的新生儿。不合理的呼吸支持，包括压力过高，或顺应性好转后，未及时下调压力，会导致肺泡过度膨胀破裂，气体穿过筋膜平面进入纵隔，然后突破纵隔胸膜，形成气胸。

4）危险因素。参考【危险因素】。

5）临床表现。临床表现和导致气胸的疾病有关。

A. 足月儿自发性气胸足月儿。可能无症状或仅有轻微症状。早期通常表现为呼吸急促，需要吸低浓度氧等。但也可进展为典型的呼吸窘迫，表现为呻吟、鼻翼扇动、吸凹、气促等。

B. 需要通气支持的新生儿。通常突然病情恶化，表现为发绀、血氧饱和度下降、低血压、心动过缓、低氧血症、高碳酸血症、呼吸性酸中毒等。气胸多发生在辅助通气治疗的初期，或者肺部顺应性好转期（如给予肺表面活性物质后）。其他症状和体征包括：患侧呼吸音减低、心音移位、低钝、膈肌下移导致腹胀。如膈肌向下移位，引起大静脉受压及心排血量下降，可导致明显的休克表现。

6）诊断。高度怀疑是诊断气胸的先决条件。

A. 胸部透光试验。参考第40章和第70章。在没有胸片的情况下，可借助冷光源照射，协助诊断气胸。放置在婴儿胸壁上的光源可透射照明发生气胸的一侧胸部。该技术在紧急情况下有价值，但不应取代胸片诊断。

B. 胸片。见图11-20。影像学特征包括：

a. 胸膜腔积气。脏层和壁层胸膜分离，区域透亮度增高，且无肺纹理。

b. 同侧肺叶塌陷。

c. 纵隔向对侧移位。

d. 横隔向下移位。RDS患儿,肺顺应性可能很差,肺部塌陷不明显,仅表现为轻度的纵隔移位。如大量气体位于胸骨后,胸部正位片无典型的气胸表现。此时,水平侧位片表现为胸骨后透亮影,侧卧位片(可疑患侧朝上)可见游离气体。

C. 经皮二氧化碳分压(tcPCO₂)。通过在一定间隔时间动态监测tcPCO₂水平及变化趋势,可协助早期诊断气胸。连续5次进行的5分钟曲线下面积变化趋势斜率>参考值的第90百分位数,对气胸有良好的诊断价值。可发生假阳性,见于气道阻塞和气管插管移位。如果经适当的气管内吸引后,上述tcPCO₂问题仍然存在,则需拍摄胸片明确诊断。

7) 治疗。取决于患儿的临床状况。如无呼吸窘迫及持续漏气,在无辅助通气的患儿,只需要密切监测和观察,气胸通常在1～2天内消退。如果气胸影响患者一侧肺<15%,气胸通常可自行吸收,否则需要引流。

A. 吸氧。轻症患者仅需吸氧。吸入高氧可促进血液和组织内氮气排出,形成胸腔和血液内气体压力差。这种压力差,有助于胸腔内气体重吸收及气胸好转。气胸通常在1～2小时内消退。因为高氧吸入可能增加发生早产儿视网膜病的风险,因此不适用于早产儿。

B. 气体引流。在有症状或机械通气的新生儿,必须立即穿刺引流(参考第70章),然后进行持续胸腔闭式引流(参考第27章)。

8) 预后。见【预后】。

(3) 肺间质气肿(PIE)。

1) 定义。肺泡和小气道过度扩张,气体进入肺血管周围组织,形成PIE。

2) 发病率。这种疾病几乎仅见于需要辅助通气(包括CPAP)的极低出生体重儿。尽管在未接受辅助通气支持的患儿,很少报道有局限的持续性PIE,但在有囊性肺病变的患儿要考虑。据报道,在需要机械通气、体重<1 000 g的RDS患儿,超过1/3发生PIE。PIE通常在生后48～72小时内发生。

3) 病理生理。PIE可能是所有其他类型气漏的前兆。肺泡和/或小气道过度扩张,导致破裂,气体进入血管周围组织,沿结缔组织和血管(尤其静脉)周围移动。气体一旦进入肺间质,即可沿细支气管、淋巴管和血管鞘移动,或直接通过肺间质移动到胸膜表面。肺外气体被潴留在间质(PIE)中,或者移动后,导致纵隔气肿、心包积气或气胸。PIE可以两种形式存在,局部型(涉及一个或多个肺叶)或弥漫型(双侧)。

4) 危险因素。见【危险因素】。

5) 临床表现。发生PIE的患儿病情可突然恶化,伴有心动过缓和低血压。更常见的临床表现为动脉血气缓慢进行性恶化(低氧血症、高碳酸血症、酸中毒),对呼吸支持的需求明显提高。由于气体弥散受阻,导致肺泡膜和毛细血管床分离。因动脉血气不佳,需要增加通气支持水平,可能导致 PIE 加重,使临床情况进一步恶化。

6)诊断。胸片上通常表现为线性或囊样的高透亮影。线性高透亮影长度不但不分支,可见于肺的外周以及内侧,可能被误认为是支气管充气征。囊样高透亮影,直径 1.0～4.0 mm 不等,可为分叶状(图 11-21)。

7)治疗

A. 减轻肺损伤。一旦诊断 PIE,应尽量降低机械通气参数,减轻肺损伤。降低PIP,降低 PEEP 或缩短 Ti。为下调参数,需要接受一定程度的高碳酸血症和低氧血症。

B. 患侧卧位。单侧 PIE,该方法可能有效。

C. 其他治疗。进行气管内吸引和手动正压通气时尽量轻柔。更激进的策略包括旷置患侧肺,健侧单肺通气,甚至在发生气胸前进行胸腔置管;严重 PIE,可考虑手术切除受累的肺叶。

D. 高频通气(HFV)。高频振荡通气(HFOV)和高频喷射通气(HFJV),均被有效地用于治疗 PIE 和其他类型的气漏综合征。尽管这些治疗方式可以改善 PIE 存活率,但远期预后仍不确定。

8)预后。见【预后】。

(4)心包积气

1)定义。心包积气是心包腔内积气,通常是气体沿肺血管鞘进入心包所致。通常是机械通气的并发症,可导致致命的心脏压塞。

2)发病率。新生儿期心包积气罕见,是气漏的最少见类型。一项在极低出生体重儿的研究结果显示,其发生率为 2%。

3)病理生理。心包积气发生前,常伴有纵隔气肿或其他气漏,如 PIE、气胸等。心包积气形成的机制可能是肺泡破裂,气体沿血管鞘移动所致。气体从纵隔沿颈部、胸壁和前腹壁的皮下组织筋膜平面移动,进入心包,从而引起心包积气。

4)危险因素。见【危险因素】。

5)临床表现。症状差异性大,轻者无症状,重者可导致心脏压塞。心包积气的首发症状包括血压下降,脉搏减弱。还可表现为心率增快,心音遥远、低钝。

6)诊断。在所有气漏综合征中,心包积气的胸片表现最典型(图 11-18)。可见心脏周围环形高透亮影,包括膈肌面。所有体位的胸片,均可见围绕心脏的环形影,是其区别于其他气漏综合征的典型表现。

7)治疗。心包积气的治疗是关键,包括放置心包引流管或反复穿刺。心包积气穿刺后再发比例高(可达 50%),因此建议在心包积气患者放置心包引流管。操作参考第 38 章。成功心包穿刺后,大多数情况下存活率可达 75%～80%。

8）预后。见【预后】。

（5）气腹。另参考第69章。

1）定义。气腹指气体进入腹膜腔内，通常由胃肠穿孔引起，但气体也可能由纵隔进入腹腔。

2）发病率。气体自胸腔进入腹腔导致的气腹罕见。据报道，在NICU接受机械通气的患儿，其发生率约1%。

3）病理生理。新生儿，气腹最常见于胃肠穿孔，或腹部手术后。也可能继发于辅助通气导致的肺部气漏。来自破裂肺泡的气体可以沿着大血管和食管，经横隔进入腹膜后腔隙，气体在腹膜后腔积聚，突破进入腹腔，形成气腹。

4）危险因素。见【危险因素】。

5）临床表现。取决于气腹的严重程度和导致气腹的原发疾病。由于气腹可能继发于气胸、纵隔气肿或PIE，因此患儿通常表现为进行性加重的呼吸窘迫。

6）诊断。腹部平片提示膈下游离气体（图11-22）。

7）治疗。如果气腹继发于胸部气漏，建议保守治疗。气腹引流操作请参阅第37章。

8）预后。见【预后】。

（6）腹膜后腔积气。指气体进入腹膜后间隙。在新生儿，孤立的腹膜后腔积气罕见。见于气胸或纵隔积气，巨大胸腔内压力导致气体从胸腔进入腹膜后间隙时。X线片可见肾脏周围、肾周区域游离气体。

（7）肺气性囊肿（肺大泡）。指胸膜下或肺实质间的肺囊性病变，为薄壁的充气囊肿，主要见于早产儿，继发于呼吸机相关肺损伤。也可为急性肺炎的后遗症，主要病原包括金黄色葡萄球菌、肺炎链球菌、流感嗜血杆菌和大肠埃希菌。大多数气囊肿临床无症状，极少需要外科干预。由正压通气引起的创伤性气囊肿通常自发消退；但机械通气时气道高压可能会导致其体积突然增大破裂，导致气胸，因此需要密切监测。

（8）皮下气肿。当气漏进入皮下组织，可形成皮下气肿（可见于面部、颈部和上胸部）。表现为局部光滑凸起，触诊有捻发感。通常皮下气肿不会导致临床恶化。但在超低出生体重儿，皮下气肿可能会压迫气道。皮下气肿的临床重要性在于，其提示可能存在其他严重的气漏类型。

·参·考·文·献·

[1] Agrons GA, Courtney SE, Stocker JT, Markowitz RI. Lung disease in premature neonates: radiopathologic correlation. *Radiographics*. 2005; 25: 1047–1073.

[2] Berk DR, Varch LJ. Localized persistent pulmonary interstitial emphysema in a preterm infant in the absence of mechanical ventilation. *Pediatr Radiol*. 2005; 35: 1243–1245.

[3] Corriea-Pinto J, Henriques-Coelho T. Neonatal pneumomediastinum and the spinnaker-sail sign. *N Engl J Med.* 2010; 363: 2145.

[4] Davis C, Stevens G. Value of routine radiographic examination of the newborn, based on study of 702 consecutive babies. *Am J Obstet Gynecol.* 1930; 20: 73.

[5] De Bie H, van Toledo-Eppinga L, Verbeke JI, van Elburg RM. Neonatal pneumatocele as a complication of nasal continuous positive airway pressure. *Arch Dis Child Fetal Neonatal Ed.* 2002; 86: F202–F203.

[6] Greenough A. Air leaks. In: Greenough A, Milner AD, eds. *Neonatal Respiratory Disorders.* London, UK: Oxford University Press; 2003: 311–319.

[7] Ibrahim H, Ganesam K, Mann G, Shaw NJ. Cause and management of pulmonary air leak in newborns. *Pediatr Child Health.* 2009; 19: 165–170.

[8] Joseph L, Bromiker R, Toker O, Schimmel MS, Goldberg S, Picard E. Unilateral lung intubation for pulmonary air leak syndrome in neonates: a case series and a review of the literature. *Am J Perinatol.* 2011; 28: 151–156.

[9] Joshi VH, Bhuta A. Rescue high-frequency jet ventilation versus conventional ventilation for severe pulmonary dysfunction in preterm infants. *Cochrane Database Syst Rev.* 2006; 1: CD000437.

[10] Korones S. Complications. In: Goldsmith J, Karotkin E, eds. *Assisted Ventilation of the Neonate.* 5th ed. Philadelphia, PA: Saunders Elsevier; 2011: 407–414.

[11] Lee C. Radiologic signs of pneumoperitoneum. *N Engl J Med.* 2010; 362: 2410.

[12] Rojas MA, Lozano JM, Rojas MX, et al. Very early surfactant without mandatory ventilation in premature infants treated with early continuous positive airway pressure: a randomized controlled trial. *Pediatrics.* 2009; 123: 137–142.

[13] Shaweesh J. Respiratory disorders in preterm and term infants. In: Martin RJ, Fanaroff AA, Walsh MC, eds. *Fanaroff & Martin's Neonatal-Perinatal Medicine Diseases of the Fetus and Infant.* 9th ed. Philadelphia, PA: Mosby Elsevier; 2011: 1164–1166.

[14] Stevens TP, Harrington EW, Blennow M, Soll RF. Early surfactant administration with brief ventilation vs. selective surfactant and continued mechanical ventilation for preterm infants with or at risk for respiratory distress syndrome. *Cochrane Database Syst Rev.* 2007; 4: CD003063.

[15] Yizhen JY, Arulkumaran S. Meconium aspiration syndrome. *Obstet Gynaecol Reproductive Med.* 2008; 18: 106–109.

82

贫 血
Anemia

【定义】 在新生儿期(0～28天)胎龄大于34周的新生儿,贫血指静脉血血红蛋白＜13 g/dL或末梢血血红蛋白＜14.5 g/dL。

【发病率】 贫血是新生儿期最常见的血液系统异常,发病率取决于病因。

【病理生理】

(1)正常值。出生时胎龄34周以上的新生儿静脉血红蛋白为14～20 g/dL,平均值为17 g/dL,脐血网织红细胞为3%～7%,平均红细胞体积为107 fL。早产儿血红蛋白较低,网织红细胞和平均红细胞体积较高。健康足月新生儿从生后第三周开始出现血红蛋白下降,在生后8～12周降至11 g/dL,即通常所说的"生理性贫血"。早产儿血红蛋白下降更为显著,在生后4～8周可降至7～9 g/dL。早产儿生理性贫血更为显著，与多种因素有关，如产时红细胞比容低、医源性失血较多、红细胞寿命短、促红细胞生成素生成减少以及生长较足月儿快等。在此期间若不合并其他早产儿相关疾病，患儿可无临床症状。

（2）贫血病因。新生儿贫血由以下三方面原因所致：① 最常见原因：红细胞丢失或失血性贫血；② 红细胞破坏增加或溶血性贫血；③ 红细胞生成减少或称生成不良性贫血。

1）失血性贫血

A. 出生前期。约1/1 000活产儿。

a. 经胎盘失血。见于胎盘早剥、前置胎盘或羊膜腔穿刺损伤（急性或慢性）等引起胎盘的完整性破坏。

b. 脐带或胎盘血管异常。脐带帆状插入见于10%的双胎，在三胎及三胎以上多胎中可达100%。交通血管（前置血管）和脐带血管瘤（1/5 500次分娩）或脐带缠绕均可导致失血性贫血。

c. 胎胎输血。见于单卵多胎，为单绒毛膜胎盘。在自然受孕的双胎妊娠中，单卵双胎占30%。体外受孕者，单卵双胎发生率为0.4%～0.45%。由于辅助生殖技术（ART）的应用，单绒毛膜双胎妊娠发生率增加。ART技术的应用使单卵双胎妊娠增加2～12倍。单绒毛膜胎盘中，13%～33%的双胎妊娠发生胎胎输血。双胎间血红蛋白差值大于5 g/dL。发生贫血的供血者可表现充血性心脏病，受血者可出现高黏滞综合征临床表现。在妊娠26周前诊断明确的胎胎输血综合征，宫内激光治疗可阻断双胎间绒毛膜板血管的交通，提高胎胎输血患儿存活率。

B. 出生时

a. 胎母失血。妊娠期胎母失血常见，见于30%～50%妊娠。产妇先兆子痫时风险增高，尤其是需器械助产和剖宫产者。约8%妊娠失血量大于10 mL。具有临床意义的出血量通常认为是30 mL。按这个界值，胎母失血的发病率约为3/1 000活产。如果出血量＞80 mL/kg，2/3的胎儿在产前死亡。胎母失血的严重程度与出血量占胎儿总血容量的比例及出血速度、急性或慢性出血等有关。

b. 剖宫产。选择性剖宫产的新生儿贫血发生率为3%，急诊剖宫产者发生率升高。

c. 脐带创伤性破裂。见于分娩时处理不当或疏忽。

d. 经胎盘的血供受阻。常见于阴道分娩过程中脐带血管闭塞（如脐带绕颈、打结或脐带脱垂），新生儿失血量可达25～30 mL。

e. 经产伤。阴道分娩难产时可导致隐匿的内脏和颅内出血，出生时贫血常不明显。难产常见于大于胎龄儿、臀位产及艰难娩出等。

C. 新生儿期

a. 内出血。引起新生儿贫血的出血通常见于产伤、严重的围生期窒迫和凝血功能缺陷。参阅图6-1。

－头皮水肿。较常见，可引起少量出血。

－头颅血肿。见于2.5%的新生儿，与负压吸引和初产（5%伴有线性颅骨骨折）有关。

－帽状腱膜下出血。少见，但可为致命的急症，因连接硬膜窦和头皮静脉的导静脉破裂出血所致。出血导静脉见于硬膜下、蛛网膜下腔和室管膜下出血等。出血积聚在帽状腱膜和骨膜之间，该空间可伸展到眶骨，向后可达项背脊，侧面可达颞筋膜。在足月儿帽状腱膜下空间可容纳260 mL血液。帽状腱膜下出血多与产钳和胎头吸引有关，但凝血功能异常的患儿也可自然发生。

－颅内出血。可发生硬膜下、蛛网膜下腔或室管膜下出血。

－内脏实质性出血。不常见，由产伤所致，多见于肝脏，也可见于脾脏、肾脏和肾上腺等。

b. 凝血功能缺陷。可为先天性，但最常见于继发性凝血因子消耗所致，原因如下。

－先天性凝血因子缺陷。

－消耗性凝血障碍。① 播散性先天性或病毒感染。② 败血症。③ 血管内栓塞：常为双胎中一胎死亡、母亲毒血症、NEC以及其他疾病所致。

－Vit K依赖凝血因子缺陷（Ⅱ、Ⅶ、Ⅸ、Ⅹ因子）。① 出生时未给予Vit K，在生后3～4天发生出血。② 使用抗生素影响正常肠道菌群合成Vit K。③ 孕妇应用抗惊厥药（苯二氮䓬类、苯妥英、苯巴比妥，但丙戊酸钠不引起维生素K依赖的凝血因子缺乏）、抗结核药（异烟肼、利福平）和维生素K拮抗剂。

－血小板减少。参考第139章。① 免疫性血小板减少可为自身或同种免疫性。② 先天性血小板减少症伴桡骨缺如，是一种与新生儿失血性贫血相关的综合征。③ 医源性失血：因频繁采血而未补充所致，48小时内失血量＞20%可出现症状。

2）溶血性贫血

A. 免疫性溶血

a. 同种免疫性溶血性贫血。最常见于Rh血型不合。

b. 自身免疫性溶血性贫血。

B. 非免疫性溶血。

a. 败血症所致原发性微血管溶血。

b. 先天性TORCH感染。参考第141章。

C. 先天性红细胞缺陷。

a. 代谢性酶缺陷。

－G-6-PD缺陷。

－丙酮酸激酶缺陷。

b. 地中海贫血。纯合子型α-地中海贫血常在出生时出现溶血性贫血,而β-地中海贫血常在生后2～3个月出现贫血。

c. 血红蛋白病。表现为血红蛋白不稳定或先天性亨氏小体贫血。

d. 膜缺陷。常为常染色体显性遗传。

－ 遗传性球形红细胞增多症(1/5 000新生儿)。常表现为黄疸,贫血少见。

－ 遗传性椭圆形红细胞增多症(1/2 500新生儿)。新生儿少见。

D. 全身疾病。

a. 半乳糖血症。

b. 石骨症。

E. 营养缺陷。Vit E缺陷常见于慢性吸收不良,常在新生儿期后出现。

3) 生成不良性贫血。

A. 先天性疾病。

a. Diamond-Blackfan 综合征(先天性再生不良性贫血)。

b. 无转铁蛋白血症。

c. 先天性白血病。

d. 铁粒幼红细胞性贫血。

B. 获得性疾病。

a. 感染。风疹和梅毒为最常见的原因。

b. 再生障碍性危象。

c. 再生障碍性贫血。

【危险因素】 早产、某些种族、遗传性血液系统疾病(参阅"第三部分 高级管理")。

【临床表现】

(1)症状和体征。四种主要的临床表现取决于下列因素: ① 出现贫血的年龄; ② 临床特征; ③ 相关的血流动力学状态; ④ 是否存在网织红细胞代偿。

1) 失血性贫血。通常急性失血临床表现显著,慢性失血表现比较隐匿,若认识不足,两者死亡率均高,通常无明显胆红素升高和肝脾大表现。

A. 急性失血性贫血。可见于出生产时,如为内出血,临床表现可见于出生24小时后。多表现为苍白,与黄疸无关,不伴发绀(还原血红蛋白＜5 g/dL),供氧后无缓解。伴气促、呻吟。血流动力学异常表现包括末梢循环不佳(10%左右失血量),也可发生低血容量性休克(失血量20%～25%),也可见中心静脉压降低和毛细血管充盈时间延长。为正细胞正色素性贫血,2～3天后网织红细胞升高。

B. 慢性失血性贫血。出生时出现不能解释的苍白、无发绀(还原血红蛋白＜5 g/dL)、供氧后无缓解。很少有呼吸窘迫表现。中心静脉压正常或增高,红细胞呈小细胞低色素性,伴代偿性网织红细胞增高,由于代偿性髓外造血,肝脏增大。

如果不能通过网织红细胞增生代偿或血容量不足均可导致胎儿水肿和死产。

C. 苍白窒息（重度新生儿窒息）。与出血性贫血无关，但由于其处理措施不同，故必须与急性失血性贫血相鉴别。苍白窒息表现为出生时苍白和发绀（供氧后能明显改善）、呼吸衰竭、心动过缓，但中心静脉压正常。

2）溶血性贫血。因存在不同程度的网织红细胞代偿，黄疸先于贫血出现。常在出生48小时后出现苍白，但严重的Rh溶血和纯合子α-地中海贫血在出生时可表现严重贫血，很多患儿可出现胎儿水肿。还可出现高未结合胆红素血症（未结合胆红素＞10～12 mg/dL）、心率增快和肝脾大等表现。

3）生成不良性贫血。少见，在出生48小时后出现，无黄疸、网织红细胞减少。

4）其他类型贫血。

A. 与胎胎输血相关的贫血。若存在慢性失血，两者的出生体重常相差20%以上，供血者体重较轻。

B. 隐匿性内出血。

a. 颅内出血。表现为前囟饱满和神经系统体征（如意识改变、呼吸暂停和惊厥等）。

b. 内脏出血。最常见于肝脏损伤，表现为腹部包块和腹胀等。

c. 肺出血。胸片见单侧肺部分或全部透亮度降低，气管内血性分泌物等。

（2）病史

1）出生时贫血。

A. 失血性贫血。有妊娠后期阴道出血或羊膜腔穿刺病史，失血性贫血与多胎、母亲产后寒战或发热和非选择性剖宫产等有关。

B. 溶血性贫血。与宫内发育迟缓和Rh阴性母亲有关。

2）生后24小时后贫血。常与产伤、急产、家中分娩、围生期胎儿窘迫和低Apgar评分有关。

3）黄疸伴贫血。提示溶血性贫血。可能存在妊娠后期孕妇药物摄入、IUGR、家族性球形红细胞增多症、贫血、黄疸、胆石症、母亲自身免疫性疾病、地中海或亚洲人种。

【诊断】

（1）必须检查的项目

1）血红蛋白。

2）红细胞指数。

A. 小细胞低色素贫血。提示胎母、胎胎输血或地中海贫血（平均红细胞体积＜90 fL）。

B. 正常细胞正常色素贫血。提示急性出血、全身疾病、红细胞自身缺陷或生成不良性贫血。

3) 网织红细胞计数(矫正)。网织红细胞升高与产前出血或溶血性贫血有关。降低见于生成不良性贫血。常用以下公式:

$$矫正的网织红细胞计数 = \frac{检测网织红细胞计数 \times 检测血细胞比容}{正常相应年龄的血细胞比容}$$

4) 血涂片

A. 球形红细胞。与ABO溶血病和遗传性球形红细胞增多症有关。

B. 椭圆形红细胞。见于遗传性椭圆形红细胞增多症。

C. 固缩红细胞。可见于G-6PD缺陷。

D. 裂隙红细胞和盔型红细胞。见于消耗性凝血疾病。

5) 直接抗人球蛋白试验(直接Coombs试验)。阳性提示自身免疫性或同种免疫性溶血病。

(2) 其他可选择的实验室检查

1) 同种免疫性溶血。ABO和Rh血型检测,新生儿红细胞洗脱液抗体检测。

2) 胎母输血。用酸洗脱方法,行Kleihauer-Betke试验,将母亲血涂片用酸洗脱然后行伊红染色,可见胎儿红细胞因含有胎儿血红蛋白,可抵抗酸洗脱而深染,成人红细胞不能染色,表现为"鬼影细胞"。胎母失血达50 mL时母亲血循环中胎儿红细胞占1%。ABO溶血病胎儿红细胞在母亲血循环中的清除率增高,假阴性率高。相反,由于各种母亲疾病如遗传性镰状红细胞性贫血和β-地中海贫血,胎儿血红蛋白产生过多,导致Kleihauer-Betke试验假阳性,过高估计了母胎失血。免疫荧光流式细胞术可用于该疾病的诊断,可克服Kleihauer-Betke试验筛查遇到的问题。

3) 先天性红细胞生成不良。骨髓穿刺检查。

4) TORCH感染。

A. 颅骨和长骨摄片。

B. IgM水平。

C. 急性期和随访期血清学检查。

D. 尿CMV检测。

5) 消耗性凝血性疾病

A. PT和PTT。

B. 血小板计数。

C. TT和纤维蛋白原水平。

D. 凝血因子V和VIII水平。

E. 纤维蛋白原降解产物。

6）内出血

A. 胎盘病理检查。

B. 头颅或腹部超声有助于确定出血部位。

7）红细胞自身缺陷

A. 红细胞酶检查。

B. 血红蛋白链的构成分析。

C. 红细胞膜检测。

【处理】 新生儿贫血的治疗包括下列一种或多种治疗：单纯输血、交换输血、补充营养物质和原发病治疗等。

（1）单纯输血

1）指征

A. 急性失血性贫血。

B. 进行性失血的补充。

C. 维持有效的带氧能力。无统一的输血标准，但通常采用的处理措施为：

a. 红细胞比容＜35%伴严重的心肺疾病。如机械通气IPPV模式，其平均气道压＞6 cmH$_2$O。

b. 红细胞比容＜30%。

– 轻–中度心肺疾病（FiO2＞35%，CPAP）。

– 明显的呼吸暂停（＞9～12小时，需要气囊或面罩给氧）。

– "症状性贫血"：供给足量热量，但体重增长＜10 g/(kg·d)，或心率＞180次/分，持续24小时。

– 外科手术时。

c. 红细胞比容＜21%。无临床症状，但网织红细胞计数低（＜2%）。

2）仅在出生时考虑急诊输血。使用O型、Rh阴性血型的浓缩红细胞。

A. 纠正红细胞比容至50%。

B. 急诊情况下。如果时间不允许，可不经过交叉配血，直接输注；如果时间允许，应进行交叉配血后输血。

C. 其他替代液体。包括生理盐水、新鲜冰冻血浆、5%白蛋白（用生理盐水稀释），其后可输注浓缩红细胞或部分换血治疗。

D. 脐静脉置管。插管深度为2～3 cm，或看到明显回血（参考第44章）。

E. 取起始血样进行诊断性检测。血红蛋白、血细胞计数和分类，以及血型、直接Coombs试验、血清总胆红素水平等。若情况紧急，可在检查结果出来前输血。

F. 如需急诊处理，给予10～15 mL/kg液体扩容，输注10～15分钟。一旦患儿病情稳定，重新评估诊断检测、查体和产科病史。

G. 计算输血量。如条件允许或仅仅需要输血,可计算要达到目标红细胞比容所需的输注浓缩红细胞的量(见第487页)。单次输血量不超过 10～20 mL/kg。

(2)交换换血

1)指征。

A. 慢性溶血性贫血和失血性贫血伴组织缺氧者(低灌注、代谢性酸中毒、少尿)。

B. 严重的同种免疫性溶血性贫血,血循环中存在致敏红细胞和同种抗体。

C. 消耗性凝血疾病。

2)技术。参考第30章新生儿换血相关内容。

(3)营养支持

1)铁剂。常在以下情况下使用。

A. 大量的胎母输血。

B. 慢性胎胎输血。见于供者。

C. 体外失血增加。若无替代。

D. 早产。胎龄＜36周。

2)叶酸。尤其在血清水平＜0.5 ng/mL时。

A. 早产儿。体重＜1 500 g 或胎龄＜34周。

B. 慢性溶血性贫血或"红细胞生成应激"时。

C. 接受苯妥英钠(大伦丁)治疗的婴儿。

3)VitE。早产胎龄＜34周,除非母乳喂养者。

(4)预防

1)重组人促红细胞生成素(r-HuEPO):有争论。大剂量r-HuEPO可促进新生儿红细胞生成,副作用少。可减少晚期输血的需求(2～3周后),但对医源性失血后贫血无法代偿。其在极低出生体重儿中的应用一直有争论,因通过限制采血和微量血检测等措施可有效减轻极低出生体重早产儿贫血的严重程度。此外,NICU采用一致性输血方案可减少对输血的需求。此外,有争议的问题不是输血本身,而是应避免患儿暴露于多个供血者,为达到这一目的,给每个高风险新生儿在生后42天内固定一个供血者是最有效的方法。r-HuEPO的应用可采取早期和晚期两种方案。

A. 早期。始于生后第1或2天,每周1 200～1 400 μg/kg,将 r-HuEPO加入肠外营养液中。同时补充铁剂,1 mg/(kg·d)。

B. 晚期。每周500～700 U/kg,分3～5次皮下注射。口服铁剂3 mg/(kg·d),分3次,当患儿耐受全肠内喂养时,铁剂加量至6 mg/(kg·d)。

2)营养补充

A. 元素铁。1～2 mg/(kg·d),始于生后2个月,连续治疗至1岁。

B. 叶酸。早产儿1～2 mg/(kg·d),足月儿50 μg/d。

C. 维生素E。25 U/d,直至矫正胎龄4个月。

（5）治疗原发疾病

1）消耗性凝血性疾病

A. 治疗潜在原因。见败血症。

B. 血制品替代治疗。换血或给予冻存血浆10 mL/kg,每12～14小时给药。血小板浓缩液1U可用于替代血浆输注。

C. 凝血检查:监测PTT、PT、纤维蛋白原和血小板计数。

2）免疫性血小板减少症

A. 同种免疫性血小板减少症

a. 考虑行剖宫产。如果明确诊断,年长同胞中有免疫性血小板减少症（75%再发风险）。

b. 输注母亲洗涤血小板。若患儿血小板<2万～3万/μL,并有出血倾向时,有指征。可考虑交换输血。

c. 皮质醇激素和IVIG治疗。有争议。

B. 自身免疫性血小板减少症

a. 剖宫产。母亲血小板<10万/μL,胎儿血小板<5万/μL。

b. 使用皮质类固醇治疗。有争议。在上述情况下,分娩前几周给予母亲皮质醇激素。有指征的情况下给予随机供者的血小板。

【预后】 与病因、严重程度、贫血发生速度等有关。

· 参 · 考 · 文 · 献 ·

［1］ Alpay F, Sarici SU, Okutan V, Erdem G, Ozcan O, G.k.ay E. High-dose intravenous immunoglobulin therapy in neonatal immune haemolytic jaundice. *Acta Paediatr.* 1999; 88: 216–219.

［2］ American Academy of Pediatrics. Commentary: neonatal jaundice and kernicterus. *Pediatrics.* 2001; 108: 763.

［3］ Bell E, Strauss RG, Widness JA, et al. Randomized trial of liberal versus restrictive guidelines for red blood cell transfusion in preterm infants. *Pediatrics.* 2005; 115: 1685–1691.

［4］ Bifano EM, Curran TR. Minimizing donor blood exposure in the neonatal intensive care unit: current trends and future prospects. *Clin Perinatol.* 1995; 22: 657.

［5］ Bishara N, Ohls RK. Current controversies in the management of the anemia of prematurity. *Semin Perinatol.* 2008; 33: 29–34.

［6］ Blanchette VS, Rand ML. Platelet disorders in newborn infants: diagnosis and management. *Semin Perinatol.* 1997; 21: 53.

［7］ Blau J, Calo JM, Dozor D, Sutton M, Alpan G, La Gamma EF. Transfusion-related acute gut injury: necrotizing enterocolitis in very low birth weight neonates after packed red blood cell transfusion. *J Pediatr.* 2011; 158: 403–409.

［8］ Brugnara C. The neonatal erythrocyte and its disorder. In: Nathan DG, Orkin S, eds. *Hematology of Infancy and Childhood.* 7th ed. Philadelphia, PA: Saunders; 2008.

［9］ Christensen RD. Association between red blood cell transfusions and necrotizing enterocolitis. *J Pediatr.* 2011; 158: 349–350.

［10］ Crowley M, Kirpalani H. A rational approach to red blood cell transfusion in the neonatal ICU. *Curr Opin Pediatr.* 2010; 22: 151–157.

[11] Kirpalani H, Whyte RK, Andersen C, et al. The Premature Infants in Need of Transfusions (PINT) study: a randomized, controlled trial of a restrictive (low) versus liberal (high) transfusion threshold for extremely low birth weight infants. *J Pediatr.* 2006; 149: 301–307.

[12] Liley HG. Immune hemolytic disease of the newborn. In: Nathan DG, Orkin S, eds. *Hematology of Infancy and Childhood.* 7th ed. Philadelphia, PA: Saunders; 2008.

[13] Nopoulos PC, Conrad AL, Bell EF, et al. Long-term outcome of brain structure in premature infants: effects of liberal vs restricted red blood cell transfusions. *Arch Pediatr Adolesc Med.* 2011; 165: 443–450.

[14] Valieva OA, Strandjord TP, Mayock DE, Juul SE. Effects of transfusions in extremely low birth weight infants: a retrospective study. *J Pediatr.* 2009; 155: 331–337.

[15] Wylie BJ, D'Alton ME. Fetomaternal hemorrhage. *Obstet Gynecol.* 2010; 115: 1039–1051.

83

呼吸暂停
Apnea

【定义】　呼吸暂停常见于早产儿，是重要的临床问题。表现为呼吸节律不稳定，反映早产儿呼吸控制系统不成熟。呼吸暂停也可以继发于其他病理因素，因此诊断早产儿呼吸暂停之前需要排除。相比之下，周期性呼吸是良性表现，不需要治疗。呼吸暂停的定义为呼吸停止持续至少20秒，伴有心率下降，氧饱和度降低和/或青紫。

（1）中枢性呼吸暂停。特点是完全停止吸气，但无气道阻塞表现。

（2）阻塞性呼吸暂停。婴儿试图呼吸以克服气道阻塞，有胸壁运动，但在呼吸暂停期间没有空气进入。

（3）混合性呼吸暂停。持续的阻塞性呼吸暂停通常会继发中枢性呼吸暂停。如果无体位问题，单纯阻塞性呼吸暂停不常见。

（4）周期性呼吸。周期性呼吸是正常的呼吸模式，呼吸暂停5～10秒，但不伴心率或皮肤颜色变化。周期性呼吸组成包括呼吸10～15秒，然后呼吸暂停5秒或10秒；不伴有心率或皮肤颜色变化，但最终可引起通气不足。是由于外周和中央化学感受器调节呼吸驱动的不平衡所致。早产儿的周期性呼吸通常是由于化学感受器受到过度刺激导致呼吸调节不平衡。在出生体重＜1 000 g的早产儿，周期性呼吸发生率接近100%，睡眠中更为频繁。周期性呼吸预后良好，但周期性呼吸是否增加早产儿呼吸暂停风险尚不明确。

【发病率】　足月儿呼吸暂停和周期性呼吸的发病率尚不明确。出生体重＜1 500 g的早产儿发病率约为50%，出生体重＜1 000 g的早产儿发病率约为90%。混合性呼吸暂停最常见（50%），其次是中枢性（40%），最后是阻塞性（10%）。

【病理生理学】　早产儿呼吸暂停是一种发育性障碍性疾病，反映了呼吸控制中枢的"生理"而不是"病理"性不成熟状态。

（1）胎儿-新生儿过渡。出生后PaO_2上升，可降低外周化学感受器的反应性，导致自主呼吸建立稍延迟。复苏期间新生儿暴露于100%氧气时，此作用更为明显。早产儿呼吸模式和化学感受器功能不成熟，使胎儿-新生儿过渡延迟，与脑干髓鞘化未成熟，以及突触连接数量少有关。

（2）对低氧的反应。呼吸频率和潮气量暂时增加，持续1～2分钟，随后自主呼吸持续减弱。这种早产儿对低氧的独特反应可能持续数周，以应对出生后的缺氧发作。自主呼吸的持续减弱可导致早产儿呼吸暂停，此外，过度通气继发低碳酸血症，降低对外周化学感受器刺激，也可导致呼吸暂停。

（3）对喉部化学反射刺激的反应。喉部化学反射通过喉上神经传入中枢，是一种保护性反射。喂奶期间如果喉部化学反射受到过度刺激，也可导致呼吸暂停。

（4）神经递质和呼吸暂停。对抑制性神经递质如GABA（γ-氨基丁酸）、腺苷、5-羟色胺和前列腺素的敏感性增加，可能与呼吸暂停有关。

（5）遗传变异性和呼吸暂停。遗传和环境因素可能导致呼吸暂停。早产儿呼吸暂停的遗传力在同性别双胎中为87%。先天性中枢性低通气综合征患者睡眠中缺乏对二氧化碳的反应性，与发育转录因子Phox2b突变有关。在实验动物中观察到，上述突变可导致呼吸肌群的神经元严重缺失。

（6）睡眠相关性呼吸暂停。大多数呼吸暂停发生在活动睡眠期。早产儿80%处于睡眠时间，50%为活动睡眠，这种行为持续到生后6个月。在活动睡眠期，脑电位为低电压状态，睡眠唤醒降低，肌肉紧张度下降，上呼吸道内收肌活动缺乏，呼吸驱动减少。呼吸不规则、吸气胸壁变形及通气驱动不足，使动脉PcO_2轻微升高。活动睡眠期，对二氧化碳及低氧的敏感性下降尤为明显。在慢波睡眠期，作为脑干觉醒系统组成部分的5-羟色胺神经元活化减少近一半，并且在REM、睡眠期，通过激活GABA，5-羟色胺神经元几乎处于静默状态。

（7）婴幼儿猝死综合征（SIDS）家族史。协作性家庭监测评估（CHIME）研究显示，SIDS患儿的兄弟姐妹和正常婴幼儿呼吸暂停发生率无显著差异。

（8）胃食管反流（GER）和呼吸暂停。研究表明GER与呼吸暂停之间没有时间关系。监测显示食管下端括约肌张力减低导致GER，随后可以发生呼吸暂停，但呼吸暂停也可以发生在GER事件之前。伴有血氧下降的呼吸暂停可导致食管下段括约肌松弛，这可以解释在呼吸暂停事件期间婴儿的咽部可以吸出奶汁。研究表明，抗反流药物不能减少呼吸暂停和心动过缓的发生。

【危险因素】

（1）呼吸中枢生理发育不成熟。呼吸暂停通常在出生1～2天后发生，通常被称为早产儿呼吸暂停（AOP）。

（2）继发因素

1）神经系统。产伤、脑膜炎、颅内出血、癫痫发作、围生期窒息、先天性肌病、脑病、麻醉药经胎盘进入胎儿体内、母亲使用硫酸镁（$MgSO_4$）或全身麻醉剂等。

2）肺。肺表面活性物质缺乏、肺炎、肺出血、阻塞性气道病变、气胸、低氧血症和高碳酸血症。

3）心脏。青紫型先天性心脏病、高血压或低血压、充血性心力衰竭、动脉导管未闭、迷走神经张力增加和前列腺素治疗等。

4）胃肠道。GER 和坏死性小肠结肠炎（NEC）。

5）血液系统。贫血。

6）低体温或发热。

7）代谢。酸中毒、低血糖、低钙血症、低钠血症或高钠血症。

8）遗传代谢性疾病。

9）败血症。

【临床表现】 呼吸暂停的临床表现与呼吸暂停导致的结局难以鉴别。呼吸暂停的症状和体征与缺氧有关，取决于呼吸暂停的持续时间和频率。其他临床表现取决于呼吸暂停的病因，包括喂养不耐受、嗜睡、体温不稳定、抖动、吃奶差、中枢神经系统（CNS）抑制、烦躁、低氧血症、呼吸急促、心动过速、心动过缓、肌张力低下、新生儿惊厥等。

【诊断】

（1）病史和体格检查。包括母亲的危险因素及药物使用、出生史、有无喂养不耐受等。体格检查应注意异常神经系统体征和脓毒症体征。

（2）实验室检查

1）脓毒症相关检查（例如血常规、病原检查等）。

2）代谢紊乱筛查。

（3）影像学及其他

1）影像学。评估肺不张、肺炎、气漏、NEC，以及颅脑超声检查颅内出血或先天性异常。

2）脑电图（EEG）。排除惊厥发作，呼吸暂停可能是惊厥发作的唯一表现。

3）多导睡眠监测。检查与婴儿睡眠周期相关的呼吸暂停类型。

【治疗】 早产儿呼吸暂停的治疗策略应基于将不稳定的呼吸节律调整为稳定呼吸节律（参考第47章）。

（1）药物治疗

1）甲基黄嘌呤。应用呼吸兴奋剂，如咖啡因、茶碱和氨茶碱是减少早产儿呼吸暂停的有效治疗方法。以往茶碱是标准治疗药物，但是需要密切监测血清浓度。自FDA批准咖啡因用于婴儿后，已经取代了茶碱，成为治疗AOP的首选药物。甲基黄嘌呤可增加每分通气量,提高感受器对二氧化碳的敏感性,减少低氧呼吸抑制,增强膈肌活动,减少周期性呼吸。其中提高感受器对二氧化碳的敏感性可能是其最重要的作用机制。

该药物的常见的副作用包括心动过速、喂养不耐受、呕吐、抖动、活动量增加和烦躁不安等。毒性作用可能会导致心律失常和惊厥发作。甲基黄嘌呤提高代谢率和氧气消耗,具有轻度的利尿作用。咖啡因与茶碱相比,耐受性更好,具有较高的治疗指数。咖啡因半衰期长,可以每天给药一次,在推荐剂量下,不必监测咖啡因血浓度。有关剂量方案,请参阅第148章。

2)多沙普仑。是一种有效的非特异性呼吸兴奋剂。小剂量刺激周围化学感受器,高剂量可刺激中枢化学感受器。小剂量用于治疗AOP。多沙普仑可增加潮气量和每分通气量。研究表明多沙普仑在甲基黄嘌呤耐药时,选择性使用可以有效减少呼吸暂停。该药物吸收差,因此需要持续静脉给药。副作用包括血压升高、腹胀、烦躁、抖动、胃潴留增加及呕吐等。有关剂量方案,请参阅第148章。

(2)非药物治疗

1)具有循证医学证据的措施

A. 俯卧-头高体位。可稳定胸壁,减少胸腹不同步、呼吸暂停和心动过缓等。已经接受其他呼吸暂停治疗的早产儿,头高体位对心动过缓和间歇性缺氧的治疗效果不明显。

B. 持续气道正压(CPAP)。CPAP(PEEP 4～6 cmH$_2$O),是治疗早产儿呼吸暂停的安全有效手段,用于治疗阻塞性呼吸暂停,但是对中枢性呼吸暂停效果不佳。CPAP通过扩张气道,维持气道通畅而发挥作用。CPAP经婴儿咽部向气道提供持续的膨胀压力,防止咽部塌陷和肺泡不张,从而增加功能残气量,减少呼吸做功,改善氧合并减少心动过缓。CPAP可减少早产儿发生呼吸暂停和周期性呼吸。

C. 鼻导管吸氧。在某些已经接受甲基黄嘌呤治疗的呼吸暂停患儿,经鼻导管高流量或者低流量吸氧可以辅助治疗AOP。高流量产生可变气道压力,特别在极低出生体重儿。气道压力难以准确监测,取决于流速、鼻部漏气量和口腔封闭程度等。

D. 经鼻同步机械通气。经鼻间歇性正压通气(N-IPPV)是CPAP的升级治疗。研究表明NIPPV较CPAP在预防拔管失败时更有效。

2)其他干预效果不明确的治疗手段

A. 鼻胃管与口胃管喂养。鼻胃管导致气道阻力增加50%;因此,首选口胃管喂养。

B. 袋鼠式护理(KMC)。研究表明,使用KMC可减少早产儿呼吸暂停和心动过缓的发作次数。KMC在改善呼吸暂停和心动过缓方面的作用与俯卧位相似。

C. 维持环境温度在中性温度低限范围。体温升高可增加呼吸模式的不稳定性,应避免过热,但尚无证据推荐可降低AOP发生率的特定环境温度范围。

D. 振荡水床和抚触刺激。可以在婴儿自身呼吸节律和外部节律发生器（如连接到呼吸器的充气床垫）之间实现呼吸同步，在胎龄大于35周的患儿效果明显，但该类患儿AOP发生率低，因此该方法已逐渐被摒弃。最近研究显示，使用专门设计的嵌入传感器的床垫，经皮下进行机械感应刺激，可减少氧饱和度降低的时间。

E. 嗅觉刺激。嗅觉刺激可调节婴儿的呼吸模式，特别在呼吸暂停较常见的活动睡眠期。在暖箱中放入令人愉快的气味可以减少呼吸暂停和心动过缓的发生。已经在一个小样本人群进行持续24小时的研究。

F. 红细胞输注。输注红细胞改善AOP的可能机制之一是增加组织氧合，增强呼吸驱动力。尚无足够的证据推荐使用输血治疗贫血患儿的AOP。有关输血治疗AOP的效果仍存在争议。虽然输血与呼吸暂停的频率无关，但却增加发生支气管肺发育不良/慢性肺部疾病（BPD/CLD）和NEC的风险。

G. 吸氧管理。低流量氧气可减少间歇性低氧和呼吸暂停。在使用时，应考虑氧气的毒性作用。

【出院计划和随访】

（1）停用咖啡因。在早产儿纠正胎龄34周。

（2）更积极的做法。无论年龄，在患儿呼吸暂停消失7天后停用咖啡因。

（3）如果停止甲基黄嘌呤后5天无呼吸暂停症状。则可以不再进一步治疗，予以出院随访。

（4）下列患儿建议家庭监测呼吸暂停。

1）纠正胎龄＞36周仍有症状性呼吸暂停。

2）具有严重的、危及生命的呼吸暂停事件发生和异常多导致睡眠监测异常病史。

3）技术依赖型患儿（如家用机械通气）。

4）家庭氧疗。

5）中枢性低通气综合征。

【预后】 早产儿呼吸暂停随着患儿呼吸中枢的成熟而缓解。脑干的髓鞘化是呼吸暂停缓解的生理基础。早产儿呼吸暂停伴髓鞘化延迟可能与神经发育不良有关。否则，在大多数患儿，呼吸暂停不会导致远期神经系统不良预后。

· 参 · 考 · 文 · 献 ·

[1] Carroll JL, Agarwal A. Development of ventilatory control in infants. *Paediatr Resp Rev.* 2010; 11: 199–207.

[2] Jalal M, Martin RJ. Neonatal apnea: what's new? *Pediatr Pulmonol.* 2008; 43: 937–944.

[3] Lorch SA, Srinivasan L, Escobar GJ. Epidemiology of apnea and bradycardia resolution in premature infants. *Pediatrics.* 2011; 128: e366–e373.

[4] Mathew OP. Apnea of prematurity: pathogenesis and management strategies *J Perinatal.* 2011; 31: 302–310.

[5] Schmidt B, Roberts RS, Davis P, et al. Long-term effects of caffeine therapy for apnea of prematurity. *N Engl J Med.* 2007; 357(19): 1893 – 1902.

[6] Slocum C, Arko M, Di Fiore J, Martin RJ, Hibbs AM. Apnea, bradycardia and desaturation in preterm infants before and after feeding. *J Perinatol.* 2009; 29(3): 209 – 212.

84 支气管肺发育不良/慢性肺病
Bronchopulmonary Dysplasia/Chronic Lung Disease

【定义】 经典支气管肺发育不良（BPD）是指新生儿在出生后前几天经历了引起呼吸衰竭的疾病［如呼吸窘迫综合征（RDS）、胎粪吸入综合征等］过程，而后发生的慢性肺疾病。有时被称为早产儿慢性肺疾病（CLD）。"新型" BPD发生于超低出生体重儿，该类患儿出生后早期并不需要或者仅需要不高的吸入氧浓度或呼吸支持。BPD定义为生后28天仍然需要吸氧。根据胎龄小于32周的早产儿纠正胎龄36周时，或者胎龄大于32周的新生儿生后56天时是否依赖氧供，可以更准确地预测儿童早期BPD相关的肺功能障碍。纠正胎龄36周或者56天（胎龄＞32周的新生儿）时，根据维持正常动脉血氧饱和度（＞89%）所需的呼吸支持类型，BPD分类如下：

（1）轻度BPD。原需要吸氧的患儿，脱离氧气。

（2）中度BPD。婴儿持续需要吸氧，吸氧浓度＜30%。

（3）重度BPD。需要吸氧，吸氧浓度＞30%和/或需要持续气道正压或机械通气呼吸支持。

【发病率】 BPD的发病率受许多危险因素影响，其中最重要的是肺成熟度。出生体重越小，BPD的发生率越高，出生体重＜1 000 g的早产儿发生率约30%。各中心之间发生率差异较大，与临床实践的差异有关，例如机械通气管理的原则等。

【病理生理学】 原发性肺损伤在出生时可不明显。肺部的二次损伤与肺组织的异常修复过程有关，导致结构变化，如肺泡发育停止和肺血管发育不良等。

（1）BPD发生的主要因素如下：

1）炎症。是BPD发生的关键因素。出生后前几天发生过度炎症反应（肺泡内涌入大量促炎细胞因子以及巨噬细胞、白细胞）导致随后BPD发生。

2）机械通气。容量/压力伤是BPD发展的主要危险因素之一。早期使用CPAP、NIPPV和咖啡因，可以有效避免使用机械通气或缩短机械通气时间，减少糖皮质激素的应用。

3）氧气暴露。在临床应用外源性肺表面活性物质之前，经典BPD与高氧（FIO_2＞60%）长时间暴露（＞150小时）相关。高氧可以对肺组织产生显著影响，如使肺泡Ⅱ

型细胞和成纤维细胞增殖、表面活性物质发生改变、炎性细胞和细胞因子浸润、胶原沉积增加，以及肺泡和微血管密度减少等。现今，临床广泛应用肺表面活性物质，使长时间高氧暴露减少，临床上常见"新型"BPD。与以往不同，这种"新型"BPD与患儿出生后两周内持续机械通气和氧气吸入的相关性较小。在14天内接受氧气或间歇性正压通气治疗的早产儿中，有1/3未发生BPD，而在出生14天内吸入空气的早产儿中却有17%发生BPD。然而，在表面活性物质后时代，早产儿目标血氧饱和度定为85%～93%而非＞92%，显著降低了纠正胎龄36周时需要吸氧的发生率。需要仔细审视较低目标血氧饱和度对BPD和ROP的预防作用，将SpO_2保持在85%～89%范围内可能增加患儿死亡率。

（2）病理变化。与未使用肺表面活性物质的时期相比，现今因BPD死亡的患儿的肺部病理表现为气道基本正常、纤维化病变变轻及肺泡膨胀更为均匀，然而，肺泡间隔缺如、肺泡融合、数量减少、肺血管化不全等可导致肺动脉高压。

【危险因素】 主要包括早产、白种人、男性、绒毛膜羊膜炎、气管插管、解脲脲原体感染，以及极低出生体重儿存活率提高等。其他危险因素有RDS、出生后早期给予液体量过多、症状性动脉导管未闭（PDA）、败血症、氧疗、维生素A缺乏症和特应性疾病家族史等。

【临床表现】 在出现肺功能进行性和不明原因恶化的患儿需要警惕BPD的发生。BPD患儿通常出生1周后仍然需要氧疗或机械通气。严重BPD病例通常与生长落后、肺水肿和气道高反应性有关。

【诊断】

（1）体格检查

1）一般情况。呼吸状态恶化表现为呼吸做功增加，需氧量增加，呼吸暂停，心动过缓或同时出现上述多个体征。

2）肺部检查。常见吸凹、肺部啰音等，也可表现为喘息或呼气延长。

3）心血管检查。右心室增大，单一S2或P2增强，可伴肺心病。

4）腹部检查。右心功能衰竭可导致肝脏增大，或者肺部过度扩张导致肝脏下移。

（2）实验室检查。旨在与败血症或PDA等进行鉴别诊断，或评价与BPD或其治疗相关的问题。

1）动脉血气分析。通常表现为二氧化碳潴留。然而，慢性呼吸困难的患儿，pH通常正常（pH≥7.25）。

2）电解质。可能与慢性二氧化碳潴留（血清碳酸氢盐升高）、利尿剂的使用（低钠血症、低钾血症或低血钾）或液体限制（BUN和肌酐升高）有关。

3）血常规及分类。中性粒细胞减少或白细胞升高可协助败血症诊断。

4）尿液分析。显微镜下可见红细胞，提示因长时间的利尿治疗可能导致肾钙化。

（3）影像学及其他检查。评价 BPD 或其治疗相关的问题。

1）胸片。表现多样化。出生时肺发育不成熟，需要吸氧的患儿，最常见的胸片表现为肺部弥漫性透亮度减低和肺泡通气不足。有的患儿可出现不同的表现，如最初由 Northway 描述的特点：条索样间质改变、肺不张与囊性改变交错，并伴有严重的肺扩张。这种改变可以持续很长时间，所以新的变化（例如继发性感染），如果不和既往的胸片进行比较，难以早期发现（有关 BPD 的示例，请参见图 11-17）。

2）肾超声检查。使用利尿剂治疗时，需要进行腹部超声，以发现肾钙质沉着症，应常规进行尿液红细胞检查。

3）心电图和超声心动图。如果 BPD 病情无改善或持续恶化，需要进行心电图和超声心动图检查，可以表现为右心室肥大、肺动脉高压伴心电轴右偏、右心室收缩期延长及右心室壁增厚等。

【治疗】

（1）BPD 的预防

1）预防早产，预防 RDS。旨在降低早产风险并降低 RDS 发病率的疗法包括规范产前检查和产前糖皮质激素的应用等。

2）降低风险暴露。设定目标血氧饱和度 90%～95%，最大限度地减少氧气暴露和高潮气量（4～6 mL/kg 以上）通气，谨慎液体管理，积极关闭 PDA（有争议）和充足的营养支持。早期表面活性物质替代治疗可能有益，但是在出生后早期开始持续气道正压（CPAP）通气避免气管插管和机械通气是有效的预防策略。

3）维生素 A。超低出生体重儿血液中维生素 A 水平低，增加发生 BPD 风险。补充维生素 A 每次 5 000 U 肌内注射，每周 3 次，持续 4 周，可降低 BPD 的发生率，但其效果不大。每 15 例超低出生体重儿应用 VitA 可预防 1 例 BPD；但是，没有发现对远期呼吸功能或神经发育有益。

4）咖啡因。甲基黄嘌呤可减少呼吸暂停的频率，并缩短机械通气时间，降低 BPD 发生率。

5）吸入一氧化氮（iNO）。其用于预防 BPD 仍然存在争议。虽然动物实验显示吸入一氧化氮可降低肺血管阻力及减轻肺部炎症，但其临床益处仍然不明确，而且成本较高。目前，不推荐对有潜在 BPD 风险的早产儿常规使用 iNO。

（2）BPD 治疗。一旦 BPD 发生，治疗的目标是通过最小化呼吸支持，改善肺功能，预防肺心病，并关注生长发育和营养支持。

1）呼吸支持

A. 吸氧。维持足够的氧合对于 BPD 患儿至关重要，以防止缺氧引起的肺动脉高压、支气管痉挛、肺心病和生长迟缓。然而，需注意提供最低需求的氧气以最大限度地减少氧气的毒性。在婴儿的各种状态（包括休息、睡眠和喂养等）应监测 SpO_2，并维持SpO_2在90%～95%。必要时进行血气分析动态评估pH、$PaCO_2$和血清碳酸氢盐变化,但是单个检查结果仅提供一个时间点的信息,在监测氧合中的作用往往有限。

B. 正压通气。只有在明确指征时使用。限制吸气压力,维持PCO_2 50～60 mmHg(有争议)。鼻塞CPAP可用于拔管后的辅助治疗。

2)改善肺功能

A. 液体限制。通常限制液体量120 mL/(kg·d)。可以将专用配方浓缩为24 cal/oz。如将热量进一步提高到27～30 cal/oz,需要添加脂肪(如中链甘油三酸酯油或玉米油)和碳水化合物(如多糖),以避免摄入过多的蛋白质。

B. 利尿剂。参考第148章。

a. 速尿。呋塞米(每12小时给予1～2 mg/kg,口服或静脉注射)是强效利尿剂,特别适用于快速利尿。副作用包括电解质紊乱、干扰胆红素-白蛋白结合力、骨质疏松、高钙尿症肾结石及耳毒性等。长期应用时,通常需要补充钠和钾。

b. 布美他尼。布美他尼0.015～0.1 mg/kg每日或隔日口服或静脉注射。口服给药时,1 mg布美他尼(Bumex)与40 mg呋塞米的利尿作用相似。呋塞米的生物利用度为30%～70%,而布美他尼的生物利用度>90%。除了耳毒性和对胆红素-白蛋白结合的干扰较少之外,该药与呋塞米具有类似的副作用。

c. 氯噻嗪和螺内酯。联合使用氯噻嗪20 mg/(kg·d)和螺内酯2 mg/(kg·d)可以获得较好的利尿效果。尽管比呋塞米的效力低,但由于副作用相对较少,通常更适合长期应用。当使用呋塞米导致肾钙化时,可以选择该药物联合。

C. 支气管扩张剂。剂量参见表8-3。

a. β_2受体激动剂。在发生气道高阻力的BPD患儿,吸入β_2受体激动剂(如沙丁胺醇)可以迅速改善肺力学和气体交换。但其作用时间较短,且有副作用(如心动过速、高血压、高血糖、心律不齐等),仅限于用于BPD急性加重期。Xopenex(levalbuterol)是最近在儿科和成年人应用的沙丁胺醇的非外消旋化合物。其在新生儿的应用经验有限。其具有更潜在的优势,有效时间更长,因此较低剂量即具有治疗效果,能够显著减少外消旋沙丁胺醇相关的不良反应。如果长期使用支气管扩张剂,需要密切评价其益处。

b. 抗胆碱。研究最多,效果最好的吸入性抗胆碱能药物是异丙托溴铵(雾化的Atrovent)。其支气管扩张作用比阿托品更强,类似于沙丁胺醇。联合沙丁胺醇和异丙托溴铵比单独使用任一药物具有更好的效果。与阿托品不同,由于其吸收少,全身副反应较少。

c. 甲基黄嘌呤。茶碱的有益作用包括扩张气道平滑肌,改善膈肌收缩力,并具有刺激中枢呼吸和轻度利尿作用。当血药浓度>10 μg/mL时可改善BPD患儿肺功能。副作用常见,包括中枢神经系统(CNS)易激惹、胃食管反流和胃肠道刺激等。

预防呼吸暂停而非扩张支气管是BPD患儿应用甲基黄嘌呤（主要是咖啡因）治疗的主要指征。

D. 糖皮质激素。虽然效果好，但其应用指征仅限于严重肺部疾病导致死亡风险增加，出生7天后无法脱离有创机械通气的患儿。应告知家长，应用产后糖皮质激素可能损害脑和体格生长，增加发生脑瘫的风险。地塞米松是研究最多的、生后用于治疗BPD的糖皮质激素，但目前的研究倾向于应用作用较温和的糖皮质激素治疗方案，以期减少糖皮质激素的不良反应。然而，这些温和型糖皮质激素对辅助拔管、缩短机械通气时间、降低BPD和死亡方面的益处尚未得到前瞻性研究证实。

a. 地塞米松。初始日龄大于7天方可使用，0.25 mg/kg，bid，共3天，然后逐渐减少剂量，每3天降低10%，总疗程42天，此为有效治疗BPD的方案之一。地塞米松可影响大脑生长，增加发生脑瘫的风险。其早期使用（<7天）可增加自发性胃肠穿孔风险，特别是与前列腺素抑制剂如吲哚美辛等联合使用时。其他副作用包括感染、高血压、胃溃疡、高血糖、肾上腺皮质功能抑制、肺发育抑制和肥厚型心肌病等。可降低药物剂量和缩短疗程以减少其不良影响。

b. 甲泼尼龙。其基因组活性较地塞米松弱，但具有几乎相似的非基因组活性，因此可能对中枢神经系统和体格生长的副作用较轻。在一项初步研究中，每6小时应用甲泼尼龙0.6 mg/kg、0.4 mg/kg、0.2 mg/kg，连续3天，然后每天口服倍他米松0.1 mg/kg，连续21天，与地塞米松相比较，具有相似的治疗效果和较少的副作用（例如脑室周围白质软化症、高血糖症）。但需要进一步开展大样本随机对照试验证实。

c. 氢化可的松。氢化可的松5 mg/（kg·d），q6h，应用1周，然后逐渐减量应用2～5周，与地塞米松不同，长期随访到5～8岁时，氢化可的松治疗与不良神经发育预后或MRI脑影像异常无关。

d. 泼尼松龙。泼尼松龙2 mg/（kg·d），BID使用5天，随后口服1 mg/kg，qd使用3天，最后每剂1 mg/kg，qod使用3次。该方案应用于出院前脱氧治疗。

e. 糖皮质激素雾化吸入。糖皮质激素（如倍氯米松100～200 μg，qid）吸入，较口服或静脉给药副作用少，但在治疗BPD方面的效果明显降低。

3）体格生长和营养支持。体格生长对BPD至关重要，充足的营养摄入是关键。由于代谢消耗增加，BPD婴儿常常需要更高热量摄入［120～150 kcal/（kg·d）或更高］，因此需要浓缩配方，以提供足够的能量并预防肺水肿。此外，某些微量营养素补充（如抗氧化剂），也可以改善肺部情况和营养状态。

（3）出院计划。在NICU出院前，通常已经停氧。然而，家庭氧疗是长期住院治疗的有效替代方案；家中呼吸、心率和用氧监测需要个体化。在RSV流行季节，每月肌内注射15 mg/kg帕利珠单抗（Synagis，RSV单克隆抗体）。此外，所有的家长都应接受必要的心肺复苏培训。

（4）一般治疗。年龄较大的BPD患儿的治疗应纳入家庭治疗，让家长参与其中。适时预防接种。定期进行佝偻病筛查，心脏超声评估肺动脉高压。发育学专家及职业治疗师或物理治疗师可进行预后评估和指导临床干预。

【预后】 BPD患儿的预后取决于肺功能和其他合并症。大多数死亡发生在1岁以内，死于心肺衰竭、败血症、呼吸道感染、突发无法解释的死亡。

（1）肺结局。BPD患儿，包括需要家庭氧疗的患儿，近期预后好，多在1岁以内脱氧，随后肺部状况逐渐好转，呈追赶性生长。然而，1岁以内，30%的患儿因为喘息、呼吸道感染等症状需要再住院治疗。虽然BPD患儿和正常婴儿相比，上呼吸道感染的发生率并无明显增高，但症状却更严重。中度至重度BPD患儿，大多数在青少年和青年期发生一定程度的肺功能障碍，包括气道阻塞、气道高反应性和肺气肿等。

（2）神经发育结局。中重度BPD增加发生神经发育不良结局的风险，常见神经运动和认知功能障碍。BPD患儿发生听力障碍和早产儿视网膜病变的风险较高。此外，患儿面临发生其他远期不良预后的风险，包括学习障碍、注意力缺陷和行为问题等。

·参·考·文·献·

［1］ Cerny L, Torday JS, Rehan VK. Prevention and treatment of bronchopulmonary dysplasia: contemporary status and future outlook. *Lung.* 2008; 186: 75–89.

［2］ Ehrenkranz RA, Walsh MC, Vohr BR, et al. Validation of the National Institute of Health consensus definition of bronchopulmonary dysplasia. *Pediatrics.* 2005; 116: 1353–1360.

［3］ Jobe A, Bancalari E. Bronchopulmonary dysplasia. *Am J Respir Crit Care Med.* 2001; 163: 1723–1729.

［4］ Jobe AH. The new bronchopulmonary dysplasia. *Curr Opin Pediatr.* 2011; 23: 167–172.

［5］ Kinsella JP, Greenough A, Abman SH. Bronchopulmonary dysplasia. *Lancet.* 2006; 367: 1421–1431.

［6］ Kugelman A, Durand M. A comprehensive approach to the prevention of bronchopulmonary dysplasia. *Pediatr Pulmonol.* 2011; 46: 1153–1165.

［7］ Rademaker KJ, de Vries LS, Uiterwaal CS, Groenendaal F, Grobbee DE, van Bel F. Postnatal hydrocortisone treatment for chronic lung disease in the preterm newborn and longterm neurodevelopmental follow-up. *Arch Dis Child Fetal Neonatal Ed.* 2008; 93: F58–F63.

85 代谢紊乱（低钙血症，高钙血症）
Calcium Disorders (Hypocalcemia, Hypercalcemia)

在NICU的患儿中，钙（Ca^{2+}）和镁（Mg^{2+}）代谢异常并不罕见。Ca^{2+}的异常可能先表现为低镁血症，或者低钙血症合并低镁血症。糖尿病母亲（IDM）和宫内生长受限（IUGR）婴儿的血清钙或镁降低或两者均低。婴儿血中Ca^{2+}和Mg^{2+}高于或低于正常值均需要引起关注，需要进一步检查（参考第107章）。

【低钙血症】

（1）定义。低钙血症可能是新生儿（无论早产儿或足月儿）最常见的异常，表现为Ca^{2+}和Mg^{2+}降低。低钙血症可以分为总血清钙（tCa^{2+}）或离子钙（iCa^{2+}）降低。临床检查血清值因使用单位（即mEq/L、mmol/L或mg/dL）、胎龄和新生儿出生后的日龄等不同而异。教科书的参考值可反映Ca^{2+}和Mg^{2+}血清值存在明显差异。对患者血清值的解释取决于对其所在机构的实验室检测值和正常值范围的认可。

低钙血症的普遍接受值是：足月儿低于2.0 mmol/L（<8.0 mg/dL），早产儿低于1.75 mmol/L（<7.0 mg/dL）。新生儿在出生后的第一周内，如体温正常，血钙为2.25～2.65 mmol/L（9.0～10.6 mg/dL）。早产儿总钙水平和足月儿总钙水平非常相似。离子钙更具临床意义，是具有活性的生理成分，依赖于血清总钙、正常酸碱状态和正常血清白蛋白的相互作用。新生儿出生后72小时的iCa^{2+}一般为1.22（1.08～1.36）mmol/L～1.24（1.13～1.35）mmol/L（4.88～4.96 mg/dL）。早产儿出生后24小时和72小时的平均值相似，为1.21～1.28 mmol/L（4.84～5.12 mg/dL）。有趣的是，早产儿的iCa^{2+}水平略有升高，而足月儿的iCa^{2+}水平略有下降。钙离子水平<4 mg/dL被认为是低钙血症。

（2）发病率。低钙血症可能是新生儿中钙或镁代谢中最常见的问题，可见于早产儿和足月儿。在出生体重低于1 500 g的早产儿中，有30%可发生低钙血症。晚发性低钙在发展中国家更为常见，主要因使用牛奶或含磷酸盐的配方奶。

（3）病理生理。游离钙是钙的重要生物学形式。总钙水平不能预测游离钙离子水平。因此，总钙用于真正的低钙血症标准是不可靠的。在早产儿，总钙水平低至≤6 mg/dL对应的游离钙为>3 mg/dL。

（4）危险因素

1）新生儿早发型低钙血症。在妊娠晚期，人类胎儿通过脐带接受至少120～150 mg/（kg·d）的元素钙。大部分的钙形成新骨。出生后大量的钙输送突然停止，需要通过肠内补充钙剂。

A. 足月儿。摄入100～120 mL正常配方奶可以获得50～60 mg/（kg·d）的钙。尽管供给下降，足月儿能很好地适应这种变化，不发生低钙血症。

B. 早产儿（尤其是孕周小于28周早产儿）或者疾病状态的新生儿。常在生后3天发生低钙血症。血清总钙水平可<7 mg/dL或偶尔可<6 mg/dL。

C. 钙的水平（离子钙和总钙）。无论是否补充钙剂，钙水平通常在48～72小时恢复正常。免疫活性甲状旁腺激素（iPTH）水平在出生时通常较低，但在出生后24～72小时升高。静脉补充钙剂抑制了iPTH的释放，因此一些新生儿中心不常规静脉补充钙剂。

2）围生期应激。窒息和酸中毒的足月或早产儿容易发生低钙血症。复苏和应用碱溶液纠正酸中毒（碳酸氢盐治疗）可能会产生多重影响，导致低钙血症（例如，iCa^{2+}水平降低，降低钙从骨质析出，继发于窒息肾损害后循环内源性磷增加导致的相对高磷血症）。其他因素包括胎粪吸入综合征、胎盘血流减少、败血症和休克。特别值得注意的是由过度通气和产后低碳酸血症引起的碱中毒。碳酸氢盐与低碳酸血症共同作用，可引起碱中毒并伴有严重的低钙血症。

3）妊娠糖尿病母亲婴儿。低钙血症的发病通常较早（1～3天），可能在第一周内复发。低钙血症的机制尚不清楚。相关因素包括降钙素水平升高、钙从骨质析出减少、低镁血症、骨质疏松症和高磷血症。妊娠糖尿病母亲婴儿低钙血症的发生和严重程度取决于孕妇糖尿病的严重程度和产前血糖的控制管理。

4）宫内生长迟缓（IUGR）。偶发，可能与宫内生长迟缓的某个或多个已知并发症（如低血糖、窒息、胎粪吸入、体温过低、红细胞增多和胎盘功能不足）有关。

5）营养剥夺。新生儿如果不能经肠内营养超过3天，需要常规补充钙。母乳或富含钙的配方奶可提供足够的钙摄入量。由于低钙血症与低镁血症有关，这两种元素都需要补充，以预防因为甲状旁腺功能抑制引起低钙血症复发。

6）低镁血症。继发于母体妊娠期镁流失或肠道镁吸收障碍。低镁常伴随低钙血症，必须在所有高危患儿中排除。

7）先天性异常。DiGeorge综合征患儿甲状旁腺缺如，常发生低钙血症，合并头面部和心脏畸形。

8）母亲高甲状旁腺功能异常。因为胎儿期抑制，出生后表现为暂时性甲状旁腺功能低下。

9）其他。包括呋塞米诱导的高钙尿，枸橼酸盐血输入，由于枸橼酸盐代谢产生的枸橼酸钙复合物和碱中毒而导致iCa^{2+}降低；母亲产前维生素D不足或婴儿在出生后6个月的维生素D补充不足。母亲使用苯巴比妥等抗惊厥药物可增加肝脏维生素D的分解代谢，引起母体缺乏维生素D，导致新生儿低钙血症。

（5）临床表现

1）早发型低钙血症。生后1周内。

A.呼吸暂停。

B.喘息。

C.易激惹、惊跳、震颤或反射亢进。

D.阵挛、痉挛或惊厥。

E.QT间期延长，导致心律失常。

2）晚发型低钙血症。出生1周后。

A.反应差，呼吸暂停。

B. 喂养不耐受。

C. 腹胀。

D. 骨骼脱钙，碱性磷酸酶升高。

E. 骨折。

3）新生儿无症状性低钙。基于高危因素怀疑患儿为低钙血症，可指导临床正确诊断。

（6）诊断

1）实验室检查

A. 血清总钙和离子钙。NICU应该可以检测两者水平。血清总钙＜1.75 mmol/L（7.0 mg/dL）通常可诊断低钙血症，游离钙＜1.10 mmol/L（4.4 mg/dL）可确诊。参照前述总钙和游离钙的范围定义。

B. 血清镁。＜1.5 mg/dL提示可发生低钙血症，低钙血症与低镁血症常先后发生。

C. 碱性磷酸酶升高。

D. 尿钙水平。24小时尿钙＞4 mg/dL提示高钙尿症。

E. 维生素D水平、甲状旁腺功能、降钙素和基因筛选（如22q缺失的微阵列）。也应作为低钙血症病因的检查内容。

2）影像学。骨骼脱钙、干骺端透亮、肋骨和长骨骨折等有助于晚期低钙血症诊断。如果胸片上胸腺影缺失提示DiGeorge序列。对于迟发性低钙血症和佝偻病，采用DEXA扫描、采用宽带超声测量进行定量超声、声速（SOS）或骨传导时间评估骨密度。

3）心电图。有助于发现因QT间期改变引发的心律失常。

（7）治疗

1）急性期治疗。用于治疗有症状的低钙血症，临床表现为呼吸暂停、惊厥、因心律失常导致心力衰竭。剂量为10%葡萄糖酸钙100～200 mg/kg，在持续的心脏监测下，通过外周静脉在15～20分钟内缓慢静推（详见第148章）。

2）维持治疗。对于肠内钙摄入量有限或依赖于肠外钙摄入的新生儿，静脉补充元素钙45 mg/（kg·d），钙-磷酸盐比例维持在1.3∶1.0～2∶1，足以促进钙和磷酸盐在骨组织沉积。肠外营养通常在出生后第2天或第3天开始。宫内钙输送为～140 mg/（kg·d）元素钙。如果不发生溶液沉淀，肠外营养液的钙可接近宫内钙摄入水平。因此，早期和持续的维持治疗至关重要，直到成功使用母乳或配方奶开始喂养。

3）维生素D。与肠外营养同时开始（400 U/d）。

4）静脉补钙。临床存在风险，包括钙溶液渗出、导致皮下钙沉积、关节活动受限、皮肤脱落、肾结石症、心律失常、QT间隙延长及给药太快诱发的心动过缓。不建议经脐动脉或静脉使用钙溶液。

5）交换输血后的低钙血症。需要补充葡萄糖酸钙。参考第148章，有关推荐和剂量指南参考第30章。

6）利尿剂应用后低钙血症。襻利尿剂应用可导致尿钙流失增加，可通过尿钙-肌酐比值（＞0.21～0.25）明确。如果存在高钙尿，应尝试用氯噻嗪代替速尿或布美他尼，或联合使用。噻嗪类利尿剂可引起钙潴留，并可抵消襻利尿剂引起的尿钙流失。在补偿利尿对钙的作用时，需要注意防止过量钾丢失。

（8）预后。未发现新生儿期需要治疗的低钙血症可引起已知的早产儿或患病足月儿远期不良神经行为或神经预后。钙代谢紊乱引起的远期不良结局包括骨矿化减少和肾结石。有关长期低钙血症预后的更多信息，请参阅第116章。如果获得及时诊断和适当治疗，低钙血症和低镁血症预后良好。但有症状的低钙血症，包括惊厥发作的低钙或低镁，研究表明神经系统异常的发生率可达20%或更高。

【高钙血症】

（1）定义。无论血清tCa^{2+}高于或低于2.75 mmol/L（11.0 mg/dL），高钙血症定义为血清iCa^{2+}＞1.35 mmol/L（5.4 mg/dL）。血清iCa^{2+}为钙的生理活性成分，是最重要的测定指标。虽然tCa^{2+}＞2.75 mmol/L提示高钙血症，但不是可靠的指标。

（2）发病率。不常见，发病率不详。在婴儿中的发病率远远低于成人。

（3）病理生理。高钙血症可能是由于甲状旁腺相关病因或与甲状旁腺无关的机制。最近有病例报道显示缺氧缺血性脑病亚低温治疗后出现皮下脂肪坏死合并高钙血症。某些高钙血症与过量补充维生素A或D、钙盐或噻嗪类利尿剂的应用有关。钙敏感受体多态性也可能导致高钙血症，但很少见。与钙受体有关的两种类型是家族性低尿钙高钙血症和新生儿甲状旁腺功能亢进。

（4）危险因素

1）先天性甲状旁腺功能亢进

A. 原发性。基因缺陷引发家族性低尿钙高血钙或者严重新生儿甲状旁腺功能亢进。

B. 继发性。继发于母亲甲状旁腺功能减退症。

2）母亲低钙血症。

3）皮下脂肪坏死。

4）亚低温治疗。

5）特发性高钙血症。

6）William综合征。

7）低磷血症。

8）皮下脂肪坏死。

9）甲状腺功能亢进或减退。

10）恶性疾病。新生儿罕见。

11）远端肾小管酸中毒,Jansen干骺端软骨发育异常。

12）医源性

A. 早产儿因为磷摄入或补充不足,引起低磷血症。

B. 维生素D过量。

C. 钙摄入过量。

D. 噻嗪类利尿剂。

E. 体外生命支持。

（5）临床表现。**大多数高钙血症无症状,严重病例可有如下表现。**

1）喂养不耐受,便秘,生长受限。

2）多尿,脱水。

3）血尿,肾脏钙化和结石。

4）反应差,肌张力低,惊厥(罕见,仅发生在最严重的高钙血症)。

5）心律缓慢,短QT间期,高血压。

（6）诊断

1）实验室检查

A. 血清钙水平。

B. 血清总蛋白和白蛋白/球蛋白。

C. 血气分析。

D. 血清磷、尿钙和尿磷。

E. 甲状旁腺功能、25-羟维生素D和1,25-羟维生素D。

F. 甲状腺功能。

G. 低磷血症时测定碱性磷酸酶。

H. 血清肌酐。

2）影像学检查

A. 肾脏B超排除肾脏钙化。

B. 长骨X线片评估甲状旁腺功能亢进引起的骨矿化异常,或者继发于维生素过多的骨质硬化病变。

（7）治疗。取决于高钙血症的病因和严重程度。高钙血症通常为轻度,保守治疗是明智的。计算钙和维生素D的摄入量,纠正过量或停止给药。在高钙血症得到控制后,饮食中的钙、磷和维生素D摄入量可以根据基本的日常需求重新计算和使用。建议咨询内分泌科医生。

1）急性期高钙血症治疗

A. 停止任何外源性钙摄入。

B. 增加液体摄入。如静脉给予用生理盐水。

C. 增加钙的排出。应用呋塞米,注意尿量和电解质平衡。

2）亚急性严重高钙血症

A. 降钙素。在新生儿的应用经验有限。

B. 糖皮质激素。短期应用有效,但不推荐使用。

C. 静脉注射磷酸盐。可能有效,但在新生儿应用经验有限。近年来有病例报道成功应用磷酸盐治疗因缺氧缺血性脑病（HIE）接受低体温治疗引起的高钙血症。

3）反复高钙血症。极端情况下行甲状旁腺切除可能是最后的治疗方法

（8）预后。低钙血症如果及时诊断并给予适当治疗,通常预后良好。但有临床表现如惊厥者,研究表明,神经系统异常的发生率可达20%或更高。如未诊断和治疗,可能导致肾脏和中枢神经系统损害。

·参·考·文·献·

[1] Barrett H, McElduff A. Vitamin D and pregnancy: an old problem revisited. *Best Pract Res Clin Endocrinol Metab.* 2010; 24(4): 527－539.

[2] Christensen SE, Nissen PH, Vestergaard P, Mosekilde L. Familial hypocalciuric hypercalcaemia: a review. *Curr Opin Endocrinol Diabetes Obes.* 2011; 18(6): 359－370.

[3] Dupuy O, Aubert P, Dumuis ML, Bordier L, Mayaudon H, Bauduceau B. Hyperparathyroidism during pregnancy: dangerous association for the mother and her infant. *Rev Med Interne.* 2010; 31(11): e9－e10.

[4] Forsythe RM, Wessel CB, Billiar TR, Angus DC, Rosengart MR. Parenteral calcium for intensive care unit patients. *Cochrane Database Syst Rev.* 2008; (4): CD006163.

[5] Hakan N, Aydin M, Zenciroglu A, et al. Alendronate for the treatment of hypercalcaemia due to neonatal subcutaneous fat necrosis. *Eur J Pediatr.* 2011; 170(8): 1085－1086; author reply, 1087 (Epub April 13, 2011).

[6] Jacques R, Mohamed M, Mario D. Disorders of calcium, phosphorus and magnesium metabolism. In: Martin RJ, Fanaroff AA, Walsh MC, eds. *Fanaroff & Martin's Neonatal-Perinatal Medicine: Diseases of the Fetus and Infant.* 9th ed. Philadelphia, PA: Elsevier Mosby; 2011: 1523－1555.

[7] Jatana V, Gillis J, Webster BH, Adès LC. Deletion 22q11.2 syndrome — implications for the intensive care physician. *Pediatr Crit Care Med.* 2007; 8: 459－463.

[8] Patra S, Singh V, Pemde HK, Chandra J. Case series of neonatal hypocalcemia due to pseudo-hypoparathyroidism. *J Pediatr Endocrinol Metab.* 2010; 23(10): 1073－1075.

[9] Strohm B, Hobson A, Brocklehurst P, Edwards AD, Azzopardi D; UK TOBY Cooling Register. Subcutaneous fat necrosis after moderate therapeutic hypothermia in neonates. *Pediatrics* 2011; 128(2): e450－e452.

86 衣原体感染
Chlamydial Infection

【定义】　沙眼衣原体为革兰染色阴性,有细胞壁,含DNA和RNA,在多种抗生素作用下容易失活。由于不能产生ATP,所以其必须寄生在活细胞内才能生存,是性

传播生殖器感染最常见的病原体。可引起母体尿道炎、宫颈炎和输卵管炎，也可引起婴儿结膜炎和肺炎。

【发病率】 妊娠妇女沙眼衣原体感染率为2%～15%。母亲感染沙眼衣原体传给新生儿的风险很高，其中25%～50%的新生儿患结膜炎，5%～20%的新生儿患肺炎。在没有进行产前衣原体感染常规筛查的荷兰，一项对新生儿结膜炎的病原学调查显示，由沙眼衣原体感染的病例占64%。

【病理生理学】 沙眼衣原体血清型B、D～K是引起性传播疾病和相关的新生儿感染的亚型。通常引起亚临床型感染，预后较好。新生儿在经阴道分娩时，由于母亲宫颈炎而导致感染。经剖宫产分娩的新生儿衣原体感染非常少见，常有羊膜早破的病史；但亦有胎膜完整时新生儿衣原体感染病例报道。

【危险因素】 胎龄越小，感染衣原体的风险越高。危险因素包括母亲感染衣原体而经阴道分娩的新生儿，母亲感染衣原体且有胎膜早破的剖宫产分娩儿。

【临床表现】

（1）结膜炎。参考第53章。

（2）肺炎。衣原体肺炎在婴儿出生3个月内是最常见的肺炎之一，婴儿在分娩的过程中呼吸道可直接感染。约半数婴儿在发生肺炎同时或之前伴有眼结膜炎。肺炎常出现在生后的3～11周，几周后婴儿病情逐渐加重。最初常有1～2周的黏液样流涕，继之咳嗽、呼吸急促。95%以上的病例无发热。咳嗽具有特征性，呈发作性咳嗽而非持续性，影响睡眠和哺乳。约1/3的患儿并发中耳炎。早产儿可表现为呼吸暂停。早产儿合并衣原体肺炎者在生后1周内，即可从气道分泌物中分离出衣原体。

【诊断】

（1）实验室检查

1）组织培养。由于衣原体是专性细胞内微生物，培养标本必须含有上皮细胞。组织培养出衣原体是诊断新生儿衣原体结膜炎和肺炎的金标准。如标本量足够并且及时进行培养，诊断的特异性和敏感性可接近100%。对结膜炎患儿，取下睑结膜刮片标本进行培养，对疑似衣原体肺炎的患儿取鼻咽部分泌物或深部气道吸取痰液进行培养。

2）核酸扩增试验（NAAT）。目前可采用聚合酶链反应（Amplicor）、转录介导扩增（Aptima Combo 2），链置换扩增（Probe Tec）的方法对沙眼衣原体的DNA或RNA序列进行扩增。美国FDA已经批准使用这些方法进行成人衣原体感染的诊断，但缺乏在婴儿中进行诊断的相关资料。

3）抗原检测试验。包括直接荧光抗体试验和酶联免疫试验。对结膜炎标本的敏感性和特异性高，但对鼻咽部标本的敏感性低。目前已很少采用抗原检测试验的方法诊断衣原体感染，已经被核酸扩增试验（NAAT）广泛取代。

4）血清衣原体IgM抗体浓度检测。很难进行血清衣原体IgM抗体浓度检测，临床很少使用。对肺炎的患儿，如衣原体抗体IgM抗体滴度＞1∶32可诊断衣原体感染。

5）其他试验。在衣原体肺炎病例，白细胞计数正常，70%病例有嗜伊红细胞增多，血气分析显示轻至中度低氧血症。

（2）影像学和其他检查。在衣原体肺炎病例，胸部X线表现为肺过度膨胀，双侧弥漫性肺间质阴影或肺泡浸润。

【治疗】 对感染性疾病的隔离预防，包括孕产妇和新生儿的预防措施，母乳喂养和探视问题详见附录F。

（1）预防。对于高危人群，及时诊断并且治疗衣原体感染的母亲，可以有效预防新生儿感染衣原体。美国CDC建议所有孕妇在第一次产前检查时进行衣原体筛查。25岁以下和衣原体感染高风险增加的妇女应在孕晚期重复检测。如母亲患有衣原体感染但未经治疗，其所分娩的婴儿应密切进行临床观察。因治疗效果尚不明确，已不再推荐预防性抗菌药物治疗。此外，新生儿阶段最常用的口服红霉素与发生婴儿肥厚性幽门狭窄（IHPS）的风险显著相关。

（2）结膜炎。口服红霉素或琥珀酸乙酯（每天50 mg/kg，分4次给药）治疗14天。局部治疗无效且不必要。

（3）肺炎。红霉素治疗（每天50 mg/kg，分4次给药）14天。不仅可缩短临床病程，而且可减少衣原体在鼻咽部定植的时间。由于红霉素治疗的疗效为80%左右，可能需要第二个疗程，并需对患儿进行随访。关于阿奇霉素治疗婴儿沙眼衣原体感染的有限数据表明，每日20 mg/（kg·d）、连续3天服用阿奇霉素可能有效。母亲及其性伴侣应该接受评估和治疗。患儿在生后2周内使用红霉素可能发生HPS。由于新生儿沙眼衣原体的替代疗法尚未得到很好的研究，AAP和CDC继续推荐红霉素治疗新生儿衣原体感染。家长应了解口服红霉素可导致IHPS的风险和IHPS症状。使用口服红霉素后出现IHPS的病例应向FDA安全信息和不良事件报告程序MedWatch进行报告。没有必要采取隔离措施。

【预后】 早期诊断并治疗的新生儿通常可康复。研究表明，新生儿尤其早产儿患衣原体肺炎，可导致气道高反应和呼吸功能不全，并持续到成人期。

·参·考·文·献·

[1] American Academy of Pediatrics. Chlamydial trachomatis. In: Pickering LK, Baker CJ, Kimberlin DW, Long SS, eds. *Red Book: 2012 Report of the Committee on Infectious Diseases.* 29th ed. Elk Grove Village, IL: American Academy of Pediatrics; 2012: 253–259.

[2] Darville T. Chlamydial infections. In: Remington JS, Klein JO, Wilson CB, Nizet V, Maldonado Y, eds. *Infectious Diseases of the Fetus and Newborn Infant.* Philadelphia, PA: Elsevier Saunders; 2011: 600–606.

[3] Jupelli M, Murthy AK, Chaganty BK, et al. Neonatal chlamydial pneumonia induces altered respiratory structure and function lasting into adult life. *Lab Invest.* 2011; 91: 1530–1539.

[4] Maheshwai N. Are young infants treated with erythromycin at risk for developing hypertrophic pyloric stenosis? *Arch Dis Child.* 2007; 92: 271–273.

[5] Rours IG, Hammerschlag MR, Ott A, et al. Chlamydia trachomatis as a cause of neonatal conjunctivitis in Dutch infants. *Pediatrics.* 2008; 121: e321–326.

[6] Workowski KA, Berman S; Centers for Disease Control and Prevention (CDC). Sexually transmitted diseases treatment guidelines, 2010. *MMWR Recomm Rep.* 2010; 59: 1–110.

87

凝血障碍
Coagulation Disorders

出血和血栓形成是凝血障碍的两种极端问题。尽管止血系统各种成分的水平有很大的不同,新生儿凝血与成人相似,或比成年人更快。提示新生儿已具有良好的止血系统,在健康足月儿,出血或血栓通常少见。然而,一些围生期或新生儿因素可破坏这种平衡,增加出血或血栓形成的风险。健康足月或晚期早产儿发生出血,特别是在血小板计数正常时,很有可能是因某种先天性出血性疾病。血友病A和血友病B及von Willebrand假性血友病占先天性出血性疾病的95%～98%。

止血原理

【正常止血生理学】

（1）第一时象。血小板栓子形成。包括血小板黏附(损伤的血管内皮下)及由血小板表面糖蛋白（Ⅰb、Ⅱb/Ⅱa）和von Willebrand因子（vWF）介导的活化。

（2）第二时象。交联纤维蛋白凝块形成。循环中的凝血蛋白(凝血因子Ⅻ～Ⅴ)为无活性的前体形式(酶原),通过限制性蛋白质水解转化为活性形式。这些活性蛋白进一步激活其他酶原因素连锁反应。最终,凝血因子Ⅴ和凝血因子Ⅹ激活导致凝血酶原(因子Ⅱ)裂解为凝血酶(凝血因子Ⅱa)。凝血酶将纤维蛋白原(因子Ⅰ)裂解为纤维蛋白(因子Ⅰa),形成血凝块。

（3）第三时象。调节和限制活化血小板和凝血级联(和Ca^{2+})的相互作用,从而产生血块。包括活性因子的去除(通过网状内皮系统)和天然抗凝途径控制激活促凝物质(抗凝血酶Ⅲ、蛋白C、蛋白S)。此外,由纤溶酶原产生纤溶酶的纤溶途径触发了血管通畅性的恢复。此途径由组织型纤溶酶原激活剂刺激,并受α_2抗纤维溶解蛋白溶酶及纤溶酶原激活物抑制剂(PAI)限制。纤溶酶是一种蛋白水解酶,降解纤维蛋白形成纤维蛋白裂解产物如D-二聚体。纤溶因子的缺陷导致血纤维蛋白溶解过多,从而引起出血。

【新生儿止血】

(1)新生儿血小板。呈低反应性。然而,该暂时性缺陷可通过vWF活性增强得到平衡,因此整体的血小板功能正常。

(2)出生时Ⅷ因子、Ⅴ因子、纤维蛋白原和ⅩⅢ因子水平正常。

(3)维生素K依赖性(因子Ⅱ、Ⅶ、Ⅸ、Ⅹ)和血凝启动因子(Ⅺ和Ⅻ)降低。为正常成人的50%左右,且在早产儿中更低。同样,天然存在的抗凝剂包括抗凝血酶、蛋白C和蛋白S的水平在出生时也很低。因此,在新生儿期,凝血酶生成和凝血酶抑制功能均低下。

(4)新生儿纤溶活性正常。尽管纤溶酶原浓度和功能活性降低,极低水平的富含组氨酸糖蛋白(纤溶酶原结合的生理抑制剂)和新生儿纤溶酶原的延迟失活部分代偿了血纤维蛋白溶酶能力的下降。另一方面,血浆PAI水平升高可以解释在新生儿血管内栓塞相关的栓塞高发的现象。除了蛋白C,大多数凝血因子在6个月后达到成人水平,蛋白C低水平可持续到儿童期。

【新生儿止血试验】 对新生儿凝血试验的正确解释存在很多困难。对新生儿凝血试验的解释需要注意以下问题。

(1)孕周和出生后年龄参考范围。对充分解释早产儿和足月新生儿的凝血结果很重要(表87-1)。

(2)抗凝血标本。需要从非损伤的静脉穿刺获得。通过血管内导管获得的血样,因紧贴黏附于导管壁,可能被肝素沾染。除非在血样中降解肝素,这种肝素微量沾染样品会导致活化部分凝血活酶时间(aPTT)、凝血酶原时间(PT)(有时)延长。此外,导管内或在导管顶端可有小血栓形成,导致凝固因子消耗和凝血试验结果改变。静脉穿刺困难可破坏血样的完整性,从而导致血小板聚集,导致虚假的低血小板计数。

(3)在红细胞比容>55%或<25%的婴儿中使用特殊试管采样进行凝血试验。这样可使用正确剂量的抗凝剂加入血样(柠檬酸血液比为1:9)。同样,未充分枸橼酸化的抗凝管(<80%)可导致错误的凝血时间延长。

(4)在怀疑凝血障碍的新生儿,逐步检测的方法是正确诊断的关键。

1)初步筛选。包括全血细胞计数(CBC)、PT/国际标准化比值(INR)、aPTT、纤维蛋白原水平。

2)PT延长。反映维生素K-依赖因子的血浆浓度降低。

3)aPTT延长。说明接触因子(Ⅴ和Ⅷ至Ⅺ)血浆水平下降。

4)无实验室检查异常的出血新生儿。应评估因子ⅩⅢ和α_2-抗纤溶酶活性。

5)D-二聚体。作为急性期反应,在所有感染或全身炎症反应综合征(SIRS)患者中升高。D-二聚体测定阴性对排除血栓形成相对准确。

表87-1 健康足月儿和早产儿出生30天内的凝血检查参考值

检查	健康足月儿（平均值±标准差）			健康早产儿（30~36周）：平均值（范围）		
	第1天	第5天	第30天	第1天	第5天	第30天
PT（秒）	13.0±1.43	12.4±1.46	11.8±1.25	13（10.6~16.2）	12.5（10.0~15.3）	11.8（10.0~13.6）
aPTT（秒）	42.9±5.80	42.6±8.62	40.4±7.42	53.6（27.5~79.4）	50.5（26.9~74.1）	44.7（26.9~62.5）
TCT（秒）	23.5±2.38	23.1±3.07	24.3±2.44	24.8（19.2~30.4）	24.1（18.8~24.4）	24.4（18.8~29.9）
纤维蛋白原（g/mL）	2.83±0.58	3.12±0.75	2.70±0.54	2.43（1.50~3.73）	2.8（1.60~4.18）	2.54（1.50~4.14）
II因子（U/mL）	0.48±0.11	0.63±0.15	0.68±0.17	0.45（0.20~0.77）	0.57（0.29~0.85）	0.57（0.36~0.95）
V因子（U/mL）	0.72±0.18	0.95±0.25	0.98±0.18	0.88（0.41~1.44）	1（0.46~1.54）	1.02（0.48~1.56）
VII因子（U/mL）	0.66±0.19	0.89±0.27	0.90±0.24	0.67（0.21~1.13）	0.84（0.30~1.38）	0.83（0.21~1.45）
VIII因子（U/mL）	1.00±0.39	0.88±0.33	0.91±0.33	1.11（0.50~2.13）	1.15（0.53~2.05）	1.11（0.50~1.99）
vWF（U/mL）	1.53±0.67	1.40±0.57	1.28±0.69	1.36（0.78~2.10）	1.33（0.72~2.19）	1.36（0.66~2.16）
IX因子（U/mL）	0.53±0.19	0.53±0.19	0.51±0.15	0.35（0.19~0.65）	0.42（0.14~0.74）	0.44（0.13~0.80）
X因子（U/mL）	0.40±0.14	0.49±0.15	0.59±0.14	0.41（0.11~0.71）	0.51（0.19~0.83）	0.56（0.20~0.92）
XI因子（U/mL）	0.38±0.14	0.55±0.16	0.63±0.13	0.3（0.08~0.52）	0.41（0.13~0.69）	0.43（0.15~0.71）
XII因子（U/mL）	0.53±0.29	0.47±0.18	0.49±0.16	0.38（0.10~0.66）	0.39（0.09~0.69）	0.43（0.11~0.75）
激肽释放酶原（U/mL）	0.37±0.16	0.48±0.14	0.57±0.17	0.33（0.09~0.57）	0.45（0.26~0.75）	0.59（0.31~0.87）
HMW-K（U/mL）	0.54±0.24	0.74±0.28	0.77±0.22	0.49（0.09~0.89）	0.62（0.24~1.00）	0.64（0.16~1.12）
XIIIa因子（U/mL）	0.79±0.26	0.94±0.25	0.93±0.27	0.7（0.32~1.08）	1.01（0.57~1.45）	0.99（0.51~1.47）
XIIIb因子（U/mL）	0.76±0.23	1.06±0.37	1.11±0.36	0.81（0.35~1.27）	1.1（0.68~1.58）	1.07（0.57~1.57）
纤溶酶原（U/mL）	1.95±0.35	2.17±0.38	1.98±0.36	1.7（1.12~2.48）	1.91（1.21~2.61）	1.81（1.09~2.53）

SD, standard deviation, 标准差。

（经允许，引自 Andrew M, Monagle PT, Brooker L. *Thromboembolic Complications During Infancy and Childhood*. Hamilton, Ontario: BC Decker; 2000.）。

【新生儿出血性疾病】

（1）临床表现。脐带残端的持续渗血，从外周静脉穿刺/足跟部位采血不易止血，无明显产伤史时发生巨大的先锋头和头颅血肿或帽状腱膜下出血，新生儿包皮环切术后不易止血是出血性疾病的常见症状。足月儿或晚期早产儿在无产伤史时发生颅内出血，应该进一步检查以明确有无凝血功能缺陷。消化道出血需要与母血吞咽鉴别（见第5章）。肺出血最常见的是与特定的凝血异常无关的出血性肺水肿。同样，腹部大脏器如肝脏或脾脏出血往往更多与外伤或局部病变（如畸胎瘤）有关，而非凝血障碍引起。

（2）母亲、家族和新生儿史。之前任何一次妊娠史和结局，可提供某些疾病如新生儿同种免疫性血小板减少症的线索。母亲用药也可能导致免疫介导的血小板减少症。父母的种族背景和是否有血缘关系也很重要。然而，无出血性疾病的家族史不能排除发生严重出血性疾病的可能。围生期并发症可导致凝血激活和弥散性血管内凝血（DIC）。虽然给新生儿注射维生素K是常规，但重要的需确定实给予了维生素K。

（3）体格检查。有血小板减少但其他方面均正常的新生儿提示同种免疫性血小板减少。骨骼畸形如拇指或桡骨缺失是血小板减少伴有桡骨缺失或范可尼贫血等疾病的重要线索。先天性心脏病可能与凝血因子V缺乏相关。脐带脱落延迟和持续的脐带残端渗血是纤维蛋白原产生或功能存在缺陷，以及凝血因子XIII缺乏的典型表现。获得性的消耗性凝血病通常是"危重"患儿的继发性表现，需要考虑细菌或病毒感染和代谢性疾病（如酪氨酸血症）等问题。

获得性出血性疾病：血友病A和B

【定义】　血友病A和B是X染色体性连锁隐性遗传病，为凝血因子VIII或IX缺乏所致。然而1/3的病例没有阳性家族史。VIII因子缺乏更常见，是IX因子缺乏的5倍。

【发病率】　男性中血友病A的发生率为1/5 000，血友病B的发生率为1/25 000；在女性中非常罕见。

【病理生理学】　凝血因子VIII或IX缺陷和凝血级联相互干扰。

【危险因素】　男性、血友病或出血性疾病的家族史。

【临床表现】　新生儿期血友病相关的出血表现不同于年龄较大的儿童。关节血肿罕见，许多出血为医源性（如渗血或静脉穿刺后或应用维生素K肌内注射后发生血肿，包皮环切术后不易止血）。偶尔发生大量出血，包括颅内出血（主要是硬膜下）和颅外出血。**严重VIII因子缺乏（VIII因子活性＜1%）是新生儿期最常见的先天性凝血障碍。1/3的患者在出生第一个月出现出血表现。**

【诊断】　凝血筛选试验显示aPTT延长，而PT和血小板计数均在正常范围。出生时Ⅷ因子水平通常接近成人，因此如降低可以诊断血友病A。另一方面，中度血友病B的诊断需要在新生儿后进行检测，因出生时Ⅸ因子水平低（15%），在2～6个月达成人水平。

【治疗】

（1）血友病A或B的治疗分别是使用重组凝血因子Ⅷ或Ⅸ因子浓缩制剂。尚不能确诊时，新鲜冰冻血浆仅用于急性出血的患者。

（2）去氨加压素（DDAVP）已用于轻度血友病和假性血管性血友病1或2型，以增加内皮储备的Ⅷ因子和vWF释放。抗纤溶药物ε-氨基己酸和氨甲环酸可用于皮肤黏膜出血，以稳定纤维蛋白凝块，抑制纤溶。这些药物在出现血尿时禁用，因血栓可引起尿路梗阻。

【预后】　在大多数西方国家，血友病患者与非血友病的男性寿命没有差异。对终身预防治疗的最佳方案仍然有争议，且疾病负担繁重，Ⅷ因子抑制物的产生仍然是未解决的主要问题。

获得性出血性疾病：血管性假血友病血管性血友病

血管性假血友病（vWD）很少在新生儿期出现临床表现，因与成人相比，健康新生儿血浆 von Willebrand 因子（vWF）活性较高，且高分子量VWF多聚体所占比例较高。vWD分3型，其中一种为常染色体隐性遗传性疾病，VWF几乎完全缺乏，是唯一出现严重新生儿出血的类型。

获得性出血性疾病：孤立性因子Ⅱ、Ⅶ、Ⅹ、Ⅷ或ⅩⅢ缺乏

新生儿期可见孤立性因子Ⅱ、Ⅶ、Ⅹ、Ⅷ或ⅩⅢ缺乏。这些罕见的凝血障碍为常染色体隐性遗传（除凝血因子ⅩⅢ），并且凝血筛选试验异常。

获得性出血性疾病：新生儿出血性疾病

【定义】　新生儿维生素K缺乏症。

【发病率】　在美国维生素K常规使用，该病罕见

【病理生理学】　维生素是一种脂溶性维生素，为维生素K依赖性凝血因子（因子Ⅱ、Ⅶ、Ⅸ、Ⅹ、C和S）前体上γ-羧化谷氨酸残基所需。维生素K以2种形式存在：维生素K$_1$或叶绿醌（维生素的植物形态）和维生素K$_2$，由细菌合成的一系

列化合物，称为甲萘醌。与母乳相比，婴儿配方奶粉含有大量维生素 K [10 mg/L $vs.$ (65 ～ 100) μg/L]。由于维生素 K 经胎盘转运差，在新生儿结肠细菌定植完成之前，肠道菌群产生内源性维生素 K 不足及纯母乳喂养的婴儿摄入不足等原因，新生儿有发生维生素 K 缺乏的风险。

【危险因素】　其他因素包括肝病、胆汁淤积和母亲短肠综合征。

【临床表现】

（1）轻度维生素 K 缺乏症。仅表现为 PT 延长，严重缺陷以 aPTT 延长为特征。可通过血清异常凝血酶原（PIVKA - Ⅱ）升高确诊。

（2）早期维生素 K 缺乏性出血（VKDB）。发生于口服抗凝药、抗惊厥药或抗结核药治疗的母亲所分娩的婴儿，在出生的 24 小时内起病，通常表现为严重出血如颅内出血（ICH）。

（3）经典型。在出生后 1 周内起病，表现为消化道出血、颅内出血、皮肤瘀斑和包皮环切术后出血，往往发生在出生时未注射维生素 K 且母乳喂养或总奶量摄入不足的婴儿。如未使用维生素 K 预防，经典型 VKDB 的发生率为 0.25% ～ 1.7%。

（4）迟发型 VKDB。在出生后 2 ～ 12 周起病。常为纯母乳喂养，没有使用维生素 K 预防，或只使用单剂维生素 K 口服，或者有相关疾病，维生素 K 的吸收或供给（小肠吸收不良缺陷、胆汁淤积性黄疸、囊性纤维病、胆道闭锁、$α_1$ 抗胰蛋白酶缺乏症）不足。晚发型 VKDB 发生率为（4 ～ 7）/100 000 活产儿，绝大部分表现为颅内出血。

【诊断】　没有常规检验可用于诊断。典型的表现是 PT 延长，但血小板和纤维蛋白原水平正常。

【治疗】

（1）婴儿仅表现非危及生命的出血。使用维生素 K_1，经静脉或皮下缓慢地给予（非肌内注射）治疗，剂量为 250 ～ 300 μg/kg，在 1 小时内将 PT 恢复至正常值的 30% ～ 50%。

（2）严重出血的治疗。包括给予新鲜冰冻血浆（FFP）（20 mL/kg）、凝血酶原复合物（50 U/kg）或重组凝血因子 Ⅶ a（100 μg/kg）。

（3）AAP 建议。所有婴儿在出生第一天接受 1 mg 的维生素 K 肌内注射（出生体重＜ 1 000 g 的婴儿 0.3 mg，出生体重＞ 1 000 g 但孕周＜ 32 周的婴儿 0.5 mg）。单剂经肠外给予上述剂量可预防经典与晚发型 VKDB。

（4）肌内注射维生素 K 的安全性受到质疑。因为有报道其可能与儿童发生肿瘤风险增加有关。但随后的研究不支持这个观点。另有一种方案在出生时给予 2 mg 口服，然后每周给予 1 mg，连续 3 个月，但其疗效尚未明确。

【预后】　取决于出血严重程度与部位。

获得性出血性疾病：播散性血管内凝血

【定义】 弥散性血管内凝血（DIC）是因血液暴露于组织因子，过度和不适当地激活止血系统所致。DIC是继发于某些基础疾病如细菌或病毒感染、窒息或组织坏死等的表现。

【发病率】 新生儿DIC最常见的原因是脓毒症、严重呼吸窘迫综合征、窒息、坏死性小肠结肠炎。

【病理生理学】 大量凝血酶生成、广泛的纤维蛋白沉积，以及凝血蛋白和血小板消耗，导致多器官功能障碍。

【危险因素】 同时发生细菌或病毒感染、窒息或组织坏死。

【临床表现】 新生儿在没有脓毒症或窒息史时出现DIC表现，应警惕毛细血管血管瘤。

【诊断】 在危重新生儿，如有血小板减少、PT和aPTT延长、纤维蛋白原降低，并有D-二聚体增加，应考虑DIC的可能。

【治疗】

（1）最重要的干预是治疗引起DIC的病因。

（2）急性血液系统管理重点是维持足够的止血以限制出血。常通过输注血小板、新鲜冰冻血浆或冷沉淀，以维持血小板 > （50 000～100 000）/μL、PT < 3秒并在正常上限，以及纤维蛋白原含量 > 100 mg/dL。

（3）一般不使用抗凝治疗。未证实其益处大于增加出血风险。

（4）活化蛋白C的使用有争议（颅内出血风险增加）。

（5）重组因子Ⅶa（rFⅦa，40～300 μg/kg）。已经被成功用于治疗新生儿DIC严重出血。在血管内皮损伤时，rFⅦa结合暴露的组织因子以活化因子X，随后生成凝血酶。因可能导致血栓并发症，仅限用于危及生命的出血。

【预后】 与潜在的DIC根本原因有关。

获得性出血性疾病：肝脏疾病

维生素K依赖因子（Ⅱ、Ⅶ、Ⅸ、Ⅹ）和Ⅴ因子由肝脏合成，肝损伤可导致其水平降低。急性肝病的诊断包括肝酶升高、高直接胆红素血症和血氨升高。Ⅶ因子降低伴Ⅴ因子降低可区分维生素K缺乏和肝功能不全。凝血因子Ⅷ正常可区分肝病和DIC，DIC时所有凝血因子都被耗尽。但另一方面，肝病可能引发DIC和腹水，可能导致所有凝血因子消耗。

获得性出血性疾病：体外膜肺氧合/体外生命支持

体外膜肺氧合/体外生命支持（ECMO/ECLS）期间为降低回路产生凝血的可能，需要应用肝素全身抗凝。需要监测预防出血并发症。进行活化凝血时间（ACT）检测，为快速全血床旁检测。通常维持在接近200秒的目标值。

新生儿血栓性疾病

血栓并发症在新生儿比任何其他年龄组的儿童更常见。根据血栓的类型和可使用的筛查方法，有报道发生率为0.5/10 000活产婴儿或2.4/1 000例新生儿重症监护室（NICU）住院患儿（除外卒中）。

动脉血栓：产前和围生期动脉缺血性脑卒中

【定义】 动脉缺血性卒中（AIS）为脑血管意外，可发生于妊娠28周至出生后28天之间，其影像学或病理学表现为脑局灶性动脉梗死。

【发病率】 大脑动脉闭塞的发生率为（0.5～1）/1 000名活产婴儿。大部分发生在左侧大脑中动脉。

【病理生理学】 来自胎儿期胎盘循环的异常栓子（经卵圆孔）被认为是最常见的病因。来自胎盘的凝血激活能释放凝血酶或小纤维蛋白凝块进入胎儿血液循环。

【危险因素】 双胎输血综合征、胎心率异常和低血糖是独立危险因素。

【临床表现】 约60%是围生期AIS，患儿在出生后最初几天出现症状，主要是惊厥和呼吸暂停。**AIS在足月新生儿惊厥病因排第二位**。产前卒中在出生时无症状，出生后的数月出现运动发育不对称、偏瘫或癫痫发作。

【诊断】 MRI弥散加权成像对早期诊断急性脑梗死最敏感。MRA可发现栓塞的脑血管。而头颅超声对AIS的敏感度差。

【治疗】 成人AIS在发作的3小时内给予重组组织型纤溶酶原激活物（rTPA）治疗可有效恢复脑血流。在新生儿AIS，很难确定发病时间，目前尚无证据显示任何抗凝治疗的有效性。

【预后】 许多有症状的AIS新生儿在急性发作后恢复正常。在随访中，1/3发生偏瘫，另外1/3发生认知功能异常，影响言语能力。

动脉血栓：医源性/自发性动脉血栓

【定义】 动脉血栓形成分为导管相关或非导管相关。

【发病率】 自发性动脉血栓形成极为罕见。根据不同的诊断方法（如超声、血管造影），已有报道导管相关血栓形成的发生率（主要是脐动脉导管）可高达30%。在置管患儿，有主要临床症状的UAC血栓的发生率为1%～5%。

【病理生理学】 动脉血栓通常累及主动脉，类似先天性心脏病（如缩窄）。医源性动脉血栓形成主要与留置导管并发症有关。

【危险因素】 留置UAC和外周动脉导管。

【临床表现】 提示急性血栓形成的表现包括导管异常、肢体发白和/或发绀、脉搏减弱和持续性血小板减少。

【诊断】 在患病早产儿常用超声多普勒，如可能行造影检查更准确。

【治疗】

（1）疑似或确诊动脉血栓。除非考虑在血栓局部注入TPA，否则需立即拔除导管。

（2）UAC相关血栓推荐使用肝素治疗。rTPA溶栓可以在危及生命、肢体或器官的情况下使用（参阅第87章）。

【预后】 大多数血栓症状可在及时拔除导管后得到缓解。

动脉血栓：暴发性紫癜

【定义】 暴发性紫癜（purpura fulminans, PF）是一种罕见的综合征，表现为弥散性血管内血栓形成和皮肤出血性梗死，均为暴发起病且致命。

【发病率】 严重蛋白C缺乏症的发生率为1/1 000 000活产儿。

【病理生理学】 因严重遗传（或获得）蛋白C和/或蛋白S缺乏。获得性PF可能是因某些病理因素如细菌感染诱导急性蛋白C活性降低引起。

【危险因素】 蛋白C缺陷。

【临床表现】 出生后很快发生以瘀斑为表现的广泛的静脉和动脉血栓，可导致皮肤坏死。

【诊断】 实验室检查结果符合DIC（血小板减少、低纤维蛋白原血症、PT和aPTT延长），不能检测到蛋白C或S。

【治疗】 早期治疗至关重要，包括使用新鲜冰冻血浆FFP、蛋白C浓缩剂，或活化蛋白C和终身抗凝。

【预后】 死亡率高。

静脉血栓：大脑静脉窦血栓形成

【定义】　典型的大脑静脉窦血栓（CSVT）通常累及大脑静脉或硬脑膜窦，伴有脑实质病变或中枢神经系统（CNS）功能障碍。

【发病率】　有报道CSVT的发生率为0.4/1 000名婴儿。

【病理生理学】　血栓形成因子（表87-2）可能在参与围生期卒中发生。上腔静脉和横窦是最常见的受累血管，30%以上的患者伴出血性静脉梗死。

表87-2　血栓形成的易栓状态标记物及健康人群患病率

	疾病/标记物	检测方法	发病率（%）
遗传	因子 V Leiden 突变	PCR	4～6
	凝血酶 G20210A 突变	PCR	1～2
	血浆脂蛋白（a）升高	ELISA	
获得性或遗传	抗凝血酶缺陷	染色体（功能）测定	0.019
	蛋白C缺陷	染色体（功能）测定	0.023
	蛋白S缺陷	游离蛋白S抗原的ELISA	0.037
	Ⅷ因子升高	一期凝固法（基于aPTT）	
	MTHR酶基因突变	高同型半胱氨酸血症	9
	母亲狼疮	抗磷脂抗体的ELISA	
	对抗激活蛋白	凝血测定（基于aPTT）	

aPTT，活化部分凝血活酶时间；ELISA，酶联免疫吸附测定；PCR，聚合酶链反应。
（经允许，引自Goldenberg NA, Bernard TJ. Venous thromboembolism in children. *Hematol Oncol Clin North Am.* 2010; 24: 151－166. ）。

【危险因素】　常和围生期窒息、凝血功能障碍、妊娠糖尿病和感染相关。

【临床表现】　大脑静脉窦血栓的症状与围生期卒中相同，包括惊厥、呼吸暂停和嗜睡。

【诊断】　最好的诊断CSVT的方法是磁共振弥散加权成像和静脉造影MR。

【治疗】　只有血栓扩散、多部位栓子或严重的高凝状态等是用肝素抗凝的指征，但脑出血是禁忌证。

【预后】　取决于脑受损的程度。

静脉血栓：上下肢深静脉血栓形成

【定义】 发生在上肢或下肢主要静脉的血栓，可有或无中心静脉置管。

【发病率】 新生儿深静脉血栓形成（DVT）的发生率很难确定，很多中心静脉置管（CVL）相关的静脉血栓形成无临床表现。曾有报道留置CVL的新生儿中，血栓和感染的发生率高达2%～22%，常规应用超声筛查的研究报道其发病率高。

【病理生理学】 新生儿血栓形成的风险高，置管进一步增加静脉血栓形成的风险。

【危险因素】 近1/3的病例与全身感染有关，而早产也与较高的DVT发病率相关。其他风险因素包括红细胞增多症、脱水、先天性心脏病手术、缺氧、肠外营养。

【临床表现】 新生儿的上下肢静脉血栓，可表现为受累肢体的肿胀和颜色改变、乳糜胸以及上腔静脉综合征。可能存在血小板减少。

【诊断】 尽管静脉造影可能是更敏感的诊断方法，但多普勒超声是确诊新生儿深静脉血栓DVT最常用的技术。

【治疗】

（1）怀疑和确诊静脉血栓。需要即刻拔除导管。然而，由于考虑到栓子的风险，有人认为应延缓CVL拔除直到抗凝治疗开始后3～5天（有争议）。

（2）抗凝和溶栓治疗同样是有争议。临床决策需要综合考虑威胁肢体或生命器官的程度。

（3）对发生新生儿DVT的患儿行易栓倾向筛查的作用。由于其阳性率低，DVT复发的风险低，对复发的预测性低，临床应用有争议。

【预后】 短期并发症包括肺栓塞和新生儿脑卒中或脑出血性梗死。

静脉血栓：右心房血栓

【定义】 上腔静脉的血栓（SVC）伴血栓延伸到右心房。

【发病率】 右心房血栓形成（RAT）占新生儿血栓的6%。

【病理生理学】 尽管早期服用阿司匹林，但这已成为婴儿复杂型先天性心脏病修复术后的常见并发症。导管尖端在右心房位置与RAT的发生密切相关。

【危险因素】 最重要的是留置中心静脉。其他相关危险因素包括早产、肠外营养（PN）、败血症和先天性心脏病。

【临床表现】 超过一半的病例无症状，在因其他原因如为检查持续性感染病灶进行的超声心动图检查时意外发现。其余病例可出现呼吸窘迫、新发心脏杂音、心脏衰竭症状，或快速型心律失常。

【诊断】 RAT的诊断方法是超声心动图。记录血栓的大小、流动性和形状,还需要检查心脏功能,有助于决定治疗和判断预后。

【治疗】

(1)只是小的、固定不动的RAT,没有症状和血流动力学稳定的婴儿。密切超声随访,可不需治疗。

(2)对有症状的患者。或大的、游动性的、有蒂的或蛇形的RAT,应进行全身抗凝治疗。

(3)溶栓或手术取栓。在有危及生命的情况可使用。

【预后】 感染性心内膜炎早产儿行溶栓治疗有引发颅内出血的高风险。

静脉血栓:肾静脉血栓

【定义】 是非导管相关性血栓形成最常见的原因,通常发生在出生后第一周。

【发病率】 肾静脉血栓(renal vein thrombosis, RVT)在新生儿静脉血栓中占10%。

【病理生理学】 左侧RVT最常见。

【危险因素】 为RVT的危险因素包括围生期窒息、脱水、妊娠糖尿病、男性。

【临床表现】 RVT的典型临床三联征包括血尿、可触及的腹部肿块和血小板减少,其他特征包括高血压、蛋白尿和肾损害。血栓延伸和下腔静脉闭塞的患者也可出现双侧下肢水肿。

【诊断】 通过多普勒超声可诊断RVT。RVT的超声图像特征包括肾脏增大,伴有肾皮髓质低回声或回声消失。彩色多普勒显示肾静脉主干或弓状静脉血流缺失。

【治疗】 RVT的治疗有争议。肾脏的预后支持治疗和抗凝治疗相似。接受支持治疗或接受抗凝治疗后,受影响肾脏在随访时发生萎缩的比例相似。可能例外的独有的支持治疗包括:

(1)低分子肝素(LMWH)治疗。伴下腔静脉扩张的单侧肾静脉血栓需6周~3个月(参阅第87章)。

(2)伴静脉扩张的双侧RVT。可接受溶栓治疗(参阅第87章)。

【预后】 RVT的急性并发症包括肾上腺出血,血块延伸进入下腔静脉(IVC)、肾衰竭、高血压和死亡。常见受影响肾脏慢性皮质或节段性梗死和/或高血压。

静脉血栓:门静脉血栓

【定义】 门静脉血栓通常与脐静脉置管有关。

【发病率】 门静脉血栓(PVT)的发病率为3.6/1 000 NICU收治病例。按不同的影像学诊断方法,与脐静脉置管(UVC)相关的新生儿PVT发病率为1%～43%。

【病理生理学】 新生儿血液高凝状态加之UVC进入血流较低的肝脏。

【危险因素】 危险因素包括脐带感染以及UVC末端位置异常。UVC末端应在门静脉系统中血流较低的部位,位于下腔静脉/右心房交界的水平,或低于脐带-门脉汇合水平。需要进行影像学检查定位。

【临床表现】 大部分的门静脉系统血栓无临床表现,且在短时间内拔除置管后可自发缓解。

【诊断】 大量研究表明,UVC插入第一周内,PVT即可通过超声检查发现。

【治疗】 使用抗凝治疗*有争议*(见【预后】)。给药剂量参考第87章。

【预后】 新生儿PVT的远期预后以及抗凝是否对预后有任何益处尚不清楚。肝脏左叶萎缩和门静脉高压是最严重的后遗症。PVT是儿童肝外门静脉高压的主要原因,这些患儿常有新生儿脐静脉置管术病史。

静脉血栓:易栓症

【定义】 易栓症指已知的遗传性或先天性凝血障碍,可预示血栓形成的倾向。

【发病率】 罕见。

【病理生理学】 诱发血栓形成的条件在表87-2中标注。尽管多个血栓形成倾向的基因突变高发,大多数有这些特征的新生儿并未发生血栓。

【危险因素】 除表87-2提及的因素外,中心静脉和动脉置管是新生儿期发生血栓栓塞事件(TE)最大的风险。

【临床表现】 任何新生儿在没有风险因素的情况下发生血栓事件或形成(血管内导管、新生儿败血症或休克)广泛血栓,则应考虑易栓症。

【诊断】 对发生明显血栓事件的新生儿进行血栓前病变的评估*有争议*。

【治疗】 见后文。

【预后】 有多个易栓症特点和血栓形成症状的新生儿,血栓复发的风险增加,通常发生在有其他疾病状态,如感染、手术或外伤的情况下。

血栓治疗:总原则

对新生儿血栓的最佳治疗方案仍*有争议*。对新生儿血栓治疗的资料仅限于病例报告和小样本病例分析。药物剂量通常是从儿童或成人数据外推获得。可用的选择包括观察、抗凝、溶栓和手术取栓。治疗仅限于临床上显著的血栓,而目标是预防血栓或栓塞的进展。

【普通肝素(UFH)】

(1)药理学

1)UFH是一种与带负电荷多糖的异构混合物,分子量范围从5 000~30 000。抗凝血性能是通过抗凝血酶(AT)的构象变化,转换为更有效的(1 000倍)的Ⅱa、Ⅸa、Ⅹa、Ⅺa和Ⅻa因子抑制剂。

2)肝素的抗凝血活性可不同,因不同大小的肝素部分清除有差异,且具有与其他带正电荷的非抗凝蛋白血小板和内皮细胞表面结合的特性。

3)肝素最重要的抗凝作用是增强AT凝血酶抑制剂(Ⅱa)和增强因子Ⅹa的作用。

(2)剂量。见表87-3。

表87-3　根据胎龄使用普通肝素的剂量

胎龄(周)	< 28	28~37	> 37
负荷剂量(U/kg),Ⅳ超过10分钟	25	50	10
静脉维持剂量(U/kg)	15	15	28

1)UFH的半衰期,由于清除增加,新生儿UFH的半衰期较短。在有明显血栓的患儿,清除率最高。

2)于新生儿期生理性血浆低抗凝,普通肝素的疗效在新生儿降低。有时推荐用FFP补充抗凝血酶。

3)新生儿需要连续静脉注射治疗。与年长儿童比较,新生儿需要更高剂量以达到治疗状态下成人aPTT的水平。建议抗凝治疗10~14天。

(3)监测

1)抗凝治疗的目标是维持aPTT在同年龄值的1.5~2倍上限。抗因子Ⅹa水平是较好的监测指标,维持其水平在0.3~0.7 U/mL。

2)使用初始剂量后,4~6小时后检测抗-Ⅹa因子或aPTT水平,之后每天一次。如果抗凝水平低于或超过目标值,在剂量调整后4~6小时复查。如需调整剂量,以10%的剂量进行调整。如果aPTT < 50秒,可以额外给一次药物,剂量为50 U/kg。

3)开始普通肝素治疗前应检查血常规、血小板计数、凝血筛查(包括aPTT、PT、纤维蛋白原)。一旦达到治疗水平,在随后的2~3天内,每天复查血小板计数和纤维蛋白原,之后每周2次。

(4)并发症

1)肝素治疗最主要的副作用是出血。在足月儿发生出血的风险是2%,而早产儿的风险更高。

2)UFH意外过量是主要的安全问题。主要发生在不适当的稀释,如在使用低剂量UFH冲洗血管通路装置时。

3）肝素诱导的血小板减少症（HIT）很少发生在新生儿。

4）出血的处理

A. 由于 UFH 的半衰期短，只需要暂停输注。

B. 如果用药输注停止后继续出血。应进行凝血的全面评估，根据结果纠正凝血异常。

C. 鱼精蛋白。1 mg 鱼精蛋白可中和普通肝素 100 U。根据最后一剂肝素注射后的时间，决定给药剂量。如果时间＜30 分钟，给予全量的中和量。剂量按最后一次肝素使用后每过去 1 小时递减 50%。15 分钟后需要复查 aPTT。

（5）与低分子肝素相比的优势

1）半衰期短。可作为抗凝治疗的一线药物，需要时可迅速停药。

2）有解毒剂（鱼精蛋白硫酸盐）可用。

3）剂量低于 100 U/kg。其不受肾功能不全的影响。

【低分子肝素（LMWH）】

（1）药理学

1）低分子肝素（low molecular weight heparin，LMWH）是一种比普通肝素分子量更小（2 000～8 000）的黏多糖。因此其缺乏凝血酶结合位点。

2）LMWH 的主要作用。是增强因子 X a 抗凝血酶抑制的作用，对凝血酶的抗凝血酶抑制作用的影响很小。因此，治疗剂量的 LMWH 不影响 aPTT。

（2）LMWH 的剂量（依诺肝素）

1）依诺肝素的推荐剂量。足月儿每 12 小时 1.7 mg/kg，早产儿每 12 小时 2.0 mg/kg。

2）LMWH 皮下注射给药可通过埋置死腔极小的皮下导管（Insuflon TM）以尽量减少频繁的针刺。10% 的新生儿会发生局部青紫、硬结、渗漏。

（3）监测。见表 87-4。

表 87-4　LMWH（依诺肝素）剂量调整[a]

抗-X a 因子水平（U/mL）	暂停下一次剂量	剂量改变
＞0.35	不停	增加 25%
0.35～0.49	不停	增加 10%
0.5～1.0	不停	不变
1.1～1.5	不停	减少 20%
1.6～2.0	3 小时	减少 30%
＞2.0	直到抗-X a 因子达 0.5/mL	减少 40%

[a]，每次调整后，需要重复抗因子 X a。

（经允许，引自 Modified and reproduced, with permission, from Andrew M, de Veber G. Pediatric Thromboembolism and Stroke Protocols. Hamilton, Ontario: BC Decker; 1997.）。

1）LMWH的作用主要是通过抑制 X a因子,因此剂量必须按抗 X a因子活性进行调整,而不是aPTT。

2）治疗的目的是维持抗凝血因子 X a水平在0.5 ～ 1 U/mL。

3）使用第4剂后4小时测定,然后每周一次。

（4）与普通肝素相比的优势。在成人的研究表明其疗效和安全性肯定,LMWH(特别是依诺肝素)已越来越多地用以替代UFH。

1）LMWH的药代动力学。可预测,不需要频繁进行监测。

2）出血并发症的风险较小。

3）LMWH可皮下注射给药。因此不需要建立静脉通路。

4）LMWH引起血小板减少的风险较小。此外,可明显降低使用普通肝素长期使用引起骨质疏松症风险。

【溶栓治疗】　溶栓治疗的目标是降解纤维蛋白和溶解纤维蛋白凝块。对于有发生栓塞和死亡高风险的血栓,应积极考虑全身溶栓治疗。在年龄较大的儿童抗凝治疗后血管再通畅率为50%;溶栓治疗为90%。

（1）药理学

1）重组tPA。有助于纤溶酶原转化为纤维蛋白溶酶,以增强纤维蛋白、纤维蛋白原和凝血因子 V 和Ⅶ的降解;是最常用的药物。

2）全身使用tPA有效。在症状性血块形成2周内给药有效,2周后仅部分有效。

3）通过输液导管直接注入强有效的溶栓药物到达凝块。已被证明可显著增加成人血管通畅率。且具有减少全身溶栓出血风险的潜在优势。

（2）剂量。基于有限的研究结果,推荐如下：

1）全身小剂量。从每小时0.06 mg/kg开始,在随后48 ～ 96小时内可以加量到每小时0.24 mg/kg。

2）或者使用下面的局部治疗

A. 初始剂量为0.5 mg/kg,15分钟后调整为每小时0.1 ～ 0.4 mg/kg,最长使用72小时。

B. 单次给药。0.7 mg/kg,在30 ～ 60分钟给药。

3）复查超声/多普勒。每6 ～ 8小时评估血栓凝块指导溶栓治疗升级或停止。

4）肝素。因为溶栓不会抑制血凝块蔓延或直接影响血液的高凝状态,推荐同时使用低剂量普通肝素(每小时5 ～ 10 U/kg)或低分子肝素(0.5 mg/kg,bid)治疗。

5）补充纤溶酶原。与成人相比,延长溶栓治疗可能更易耗尽新生儿纤溶酶原。溶栓治疗持续时间超过24小时,应考虑监测纤溶酶原浓度或经验性输注新鲜冰冻血浆(10 ～ 20 mL/kg)以达到最有效的溶栓治疗。

6）纤维蛋白原。全身溶栓治疗使纤维蛋白原水平降低25% ～ 50%。如果纤维蛋白原小于100 mg/mL,应考虑溶栓制剂减量使用和输注新鲜冰冻血浆或冷沉淀替代治疗。

7）血小板计数。需要维持在50 000以上。

8）D-二聚体和纤维蛋白原降解产物（FDP）的血浆浓度。作为对有效溶栓治疗的反应，其血浆水平应升高。

9）每天进行头颅超声检查。

10）避免肌内注射和留置导尿管。

（3）使用TAP溶栓治疗的排除标准

1）10天内需要接受大手术或发生中枢神经系统出血。

2）7天内发生过严重的窒息事件（通常为出生窒息）。

3）72小时内有侵入性操作。

4）48小时内癫痫发作。

（4）副作用

1）出血并发症。有报道发生于近2/3的儿科患者；一半患者需要血制品输注。

2）有创操作部位的出血（最常见）。有报道胃肠道、肺和脑室内出血可见于大约1%的足月儿和14%的早产儿。

3）出血的发生和严重程度。呈剂量和时间依赖性（小于6小时）。

4）同时给予小剂量肝素和新鲜冰冻血浆（10 mL/kg）。在每次TPA输注前半小时给予，可降低出血风险。

【手术取栓】 新生儿血管细小，新生儿血栓形成和血栓是罕见的，且多数有血栓的新生儿病情危重，因此绝大多数情况下，不需要手术取栓。然而，显微外科技术联合溶栓治疗已成功应用于新生儿单一病例。

·参·考·文·献·

[1] Andrew M. The relevance of developmental hemostasis to hemorrhagic disorders of newborns. *Semin Perinatol.* 1997; 21: 7.

[2] Bernard T, Goldenberg NA. Pediatric arterial ischemic stroke. *Hematol Oncol Clin North Am.* 2010; 24: 167.

[3] Goldenberg NA, Manco-Johnson MJ. Pediatric hemostasis and use of plasma components. *Clin Haematol.* 2006; 19: 143.

[4] Hartmann J, Hussein A, Trowitzsch E, Becker J, Hennecke KH. Treatment of neonatal thrombus formation with recombinant tissue plasminogen activator. *Arch Dis Child Fetal Neonatal Ed.* 2001; 85: F18.

[5] Jordan LC, Rafay MF, Smith SE, et al. Antithrombotic treatment in neonatal cerebral sinovenous thrombosis. *J Pediatrics.* 2010; 156: 704.

[6] Lau K, Stoffman JM, Williams S, et al. Neonatal renal vein thrombosis: review of the Englishlanguage literature between 1992 and 2006. *Pediatrics.* 2007; 120: e278.

[7] Malowany J, Knoppert DC, Chan AK, Pepelassis D, Lee DS. Enoxaparin use in the neonatal intensive care unit: experience over 8 years. *Pharmacotherapy.* 2007; 27: 1263.

[8] Monagle P, Chan A, Chalmers E, Michelson AD. Antithrombotic therapy in children. *Chest.* 2004; 126; 645S.

[9] Raffini L. Thrombolysis for intravascular thrombosis in neonates and children. *Curr Opin Pediatr.* 2009; 21: 14.

[10] Ramenghi L, Govaert P, Fumagalli M, Bassi L, Mosca F. Neonatal cerebral sinovenous thrombosis. *Semin Fetal Neonatal Med.* 2009; 14: 278.

[11] Torres-Valdivieso MJ, Cobas J, Barrio C, et al. Successful use of tissue plasminogen activator in catheter-related intracardiac thrombus of a premature infant. *Am J Perinatology.* 2003; 20: 91.

[12] Wang M, Hays T, Balasa V, et al. Low-dose tissue plasminogen activator thrombolysis in children. *J Pediatr Hematol Oncol.* 2003; 25: 379.

88 常见的多发先天畸形综合征
Common Multiple Congenital Anomaly Syndromes

【定义】 先天性畸形是指出生时不同于正常人的结构畸形。这些畸形可进一步被分为需要医学和手术治疗的主要畸形（如先天性心脏病、腭裂、脑脊膜膨出）和无须医学干预的轻微畸形（如通贯掌、内眦赘皮、第五指侧弯）。畸形本身可根据其形成的发育过程进行分类。比较明确的畸形类别包括畸形、变形、中断、发育不良、综合征、联合征、序列征（表88-1）。需要注意的是，这些类型并非完全独立。表88-1为与先天性心脏病相关的先天畸形，表88-2为与这些畸形相关的致畸因素。

表88-1　先天畸形的种类

- **畸形**：内在发育过程异常，导致器官或躯体大部分部位出现形态缺陷。为原发性缺陷。
- **变形**：生物力学因素导致的形状或结构出现变形，但结构发育正常。为继发性缺陷。
- **中断**：在发育过程中，外源性的损伤导致的结构缺陷。
- **发育不良**：特定的组织类型、细胞组织或分化过程异常导致临床显著的结构改变。
- **综合征**：可识别的畸形种类，有特异的病因。
- **联合征**：非随机的，无特定病因，有显著相关多个异常。
- **序列征**：继发性缺陷的级联改变导致单一的畸形变成多种畸形。

【发病率】 1%～3%的新生儿在出生时存在至少一种主要异常。这些患儿的住院时间较长、死亡率较高。畸形可引起20%的新生儿死亡。

【一般的诊断路径】 在管理多发先天畸形（MCA）综合征时，新生儿科医生需要具备综合的诊断技能，以处理复杂的临床问题。如不能正确诊断MCA综合征，则不能充分利用许多已有的治疗方法，而是去尝试其他可能无效方法；同时，会对预后给出不现实的咨询，导致再发的风险。只有少数常见的MCA综合征在新生儿期可危及生命。值得注意的是，畸形是在新生儿这个关键时期导致死亡的最常见原因。表88-2为需引起临床医生警惕的、可能为不明原因畸形或疾病的症状和体征。若存在明显的畸形，可立即认识到MCA综合征，并迅速启动诊断相关检查。然而，如果疾病的外观不典型或非特异性，新生儿已在NICU中接受常规治疗，可能会在早期漏诊。表88-2中的每个表现更常见于MCA综合征婴儿。MCA综合征的潜在病因诊断包括染色体畸形、单基因病、多因素遗传病和未知疾病。诊断新生儿MCA综合征的方法和年长儿相同。由于许多患儿已有气管插管和较多置管、留置针，难以详细地描述外观特征。有必要拍摄临床照片，尤其在当地无临床遗传科医生时。若无该领域的专家，联系大学医学中心的专家进行咨询是非常有帮助的。如果患儿非常危重且怀疑存在MCA综合征，寻找有无其他主要畸形也非常重要（如：心脏超声、肾/腹部B超、脑部影像）。诊断新生儿MCA综合征的基础需包括明确的体格特征和诊断性基因检测。因为即刻的处理更强调治疗，因此常常使诊断产生问题。然而，诊断可以更有效地辅助或指导治疗。

表88-2　提示新生儿多发先天畸形综合征的症状和体征

产前	羊水减少
	羊水过多
	胎动减少或异常
	胎儿姿势异常
产后	大小异常：小于或大于胎龄儿，小头或巨头畸形，腹部增大或不规则，小胸廓，肢体躯干比例不协调，不对称
	肌张力异常：肌张力减低或增高
	姿势异常：关节挛缩，关节固定，关节过伸
	中线畸变：血管瘤，毛发丛，凹或坑
	分泌物、排泄物或水肿问题：无尿，无胎便，慢性鼻腔或口腔分泌物，水肿（颈项部、足背、全身、腹水）
	症状：不明原因惊厥、顽固性或不明原因的呼吸窘迫
	代谢性疾病：顽固性低血糖、不明原因的低钙或高钙血症、红细胞增多症、低钠血症、血小板减少

【基因检测】

（1）比较基因组杂交技术（CGH）或染色体微阵列分析技术（CMA）。是一种全新的、广受欢迎的、可用于明确染色体缺失或重复的细胞遗传学技术。CHG/CMA采用荧光技术比较参考标准DNA和患者DNA。根据实验室和特异性的平台不同，可在全基因组数以千百计的区段中进行比较，评估有无拷贝数的差异。CGH/CMA可评估常见的微缺失和微重复区域、亚端粒区和着丝粒区。该试验不仅可以诊断已知的染色体畸形，也可发现新的突变。目前CGH/CMA检测已替代了高分辨染色体核型分析，作为MCA新生儿的首选检测方法。

（2）高分辨染色体核型分析。对外周血样中白细胞来源的染色体进行分析，不受输血影响。整个过程需要2周时间。可明确有无染色体数目异常、大的染色体片段缺失、重复和易位。其仍然是临床公认的确诊表型的标准试验（如唐氏综合征），但在MCA婴儿的诊断中已被CGH/CMA取代，不再作为首选方法。

（3）荧光原位杂交（FISH）。是利用探针发现特异性的DNA片段的一种细胞遗传学检测技术。FISH可在制备样品上进行,需要细胞培养和同步化以发现小的染色体或亚显微缺失。该试验过程快于高分辨率染色体核型分析,但仍需耗时数日至数周。FISH也可在细胞间期或非同步化样本上进行。典型的细胞间期FISH检测技术可分析非整倍体染色体类型。FISH探针可被用于分析被检测染色体的拷贝数。大部分商业实验室提供可以同时检测13、18、21、X和Y染色体拷贝数的组合。可在细胞间期的样本上进行且48小时内出报告。该检测方法对于快速诊断危重新生儿是否存在13三体综合征、18三体综合征、21三体综合征或Turner综合征是非常重要的。除了细胞间期FISH检测,需进行完整的高分辨率染色体核型分析以明确有无可能的异位。

【遗传咨询】 对于MCA综合征的会诊是复杂的,需高度的敏感性。首先,如果可以,明确诊断很重要。下一步需要让父母理解疾病的全部情况及其他专家提供的信息。在正式咨询前,了解家长可能存在的疑问。不要给出过于具体的细节,避免对关于未来某种情况可能出现或消失的具体时间进行推测。留有一些希望,但需忠于真实,尤其是当家属明确需要时。确保长期随访内容,列出患儿看护及评估需要的长期项目。需要涵盖再次妊娠出现复发的风险,并提供必要的产前诊断咨询。谨记:你对患儿问题的看法是完全不同于家长的。因此,需要站在父母的角度和他们一起努力。

【染色体综合征】 新生儿期诊断的最常见MCA综合征是染色体异常。

(1) 21三体综合征(唐氏综合征)

1) 发生率。唐氏综合征是目前最常见的MCA综合征,发生率为1∶650活产儿。

2) 新生儿死亡率。较低,主要是死于严重的心脏畸形或先天性白血病。

3) 查体发现。包括肌张力减低、拥抱反射减弱或消失、扁平的面部轮廓、外眦上斜、Brushfield斑点(眼睛虹膜周边白色、灰色或棕色的斑点)、耳廓异常、关节过展、颈背部皮肤增厚、第5指短/侧弯和通贯掌。

4) 合并的畸形。包括先天性心脏病(约50%),最常见的是房室间隔缺损或室间隔缺损。主要的胃肠道畸形包括巨结肠、十二指肠或食管闭锁、无肛,以及肾或泌尿道畸形。

(2) 18三体综合征(爱德华综合征)

1) 发生率。1∶(5 000～7 000)活产儿。女性和男性比率为4∶1。

2) 新生儿死亡率。平均寿命48天。90%以上的婴儿在生后6个月内死亡。罕有存活至1岁以上者。

3) 查体发现。包括宫内和出生后生长受限、皮下脂肪减少、生后肌张力低下之后肌张力增高、小头畸形、头前后径长伴枕骨突出、小颌畸形、耳廓畸形、乳距增宽伴胸骨柄短小、叠指伴指甲发育不良、马蹄内翻足或摇椅底样足。

4) 合并的畸形。常见先天性心脏病(95%发生率)且多为复杂型。少见的畸形包括隐睾、马蹄肾、脐疝或腹股沟疝。

（3）13三体综合征（Patau综合征）

1）发生率。约1∶12 000活产儿。

2）新生儿死亡率。平均寿命130天。45%的婴儿生后1个月内死亡。罕有存活至1岁以上者。

3）查体发现。低出生体重、小头畸形伴前额倾斜、头皮缺损、小眼畸形、唇裂和腭裂、耳发育不良、颈项赘皮、轴后性多指、手指重叠弯曲伴指甲凸起。

4）合并的畸形。常见先天性心脏病（95%发生率）且多为复杂型。肾脏畸形多见，包括多囊肾、肾积水、输尿管积水或马蹄肾。常见前脑无裂畸形、隐睾、单脐动脉、腹股沟或脐疝。

（4）X单体综合征（Turner综合征）

1）发生率。大约1∶2 500活产女婴。

2）新生儿死亡率。若足月娩出，则寿命与正常人相同。98%～99%的Turner综合征胎儿自然流产。

3）查体发现。包括内眦赘皮、耳朵突出、小颌畸形、后发际低、颈项赘皮、颈蹼、胸廓宽大伴乳距增宽、指甲发育不良、手足的周围性淋巴水肿、色素痣。

4）合并的畸形。包括先天性心脏病（多为二叶式主动脉瓣或主动脉缩窄）、马蹄肾、性腺发育不良。

（5）22q11.2缺失综合征（DiGeorge综合征，腭心面综合征）。目前已知DiGeorge综合征的表型（先天性心脏病、低钙血症和免疫缺陷）、腭心面综合征（腭咽关闭不全、先天性心脏病、特征性的面容）和圆锥动脉干异常面容综合征均由22q11.2染色体缺失导致。

1）发生率。约1∶5 000活产儿。

2）新生儿死亡率。＜10%于新生儿期死亡，且多死于心脏畸形。

3）查体发现。包括各种畸形。

A. 先天性心脏病（约75%）。典型的圆锥动脉干畸形包括法洛四联症、主动脉弓离断、室间隔缺损或动脉单干。

B. 腭畸形（约70%）。典型表现为腭咽关闭不全、黏膜下腭裂和腭裂。

C. 免疫功能（约75%）。典型的免疫缺陷主要是胸腺发育不良和继发性T细胞异常。

D. 颅面特征。主要包括小头畸形、颧骨平坦、下颌后缩、过度褶皱或方形耳轮、鼻根突出、球根状的鼻尖、双眼皮、眼距过宽。然而，部分新生儿尤其是非裔美国人，其临床面部特征不典型，难以直接诊断。

4）合并的畸形。包括低钙血症（约50%）、显著的喂养问题（约30%）、肾脏畸形（约33%）、听力损害（传导性和感音神经性）以及手和指的过伸。

（6）William综合征（7p11.23缺失）

1）发生率。约1∶7 500活产儿。

2）新生儿死亡率低。大部分死于严重的心脏畸形。

3）查体发现。包括面中部扁平、眉中部展开、睑裂短、内眦赘皮、鼻梁扁平、鼻孔外翻、长人中、厚唇、蓝色星状虹膜。

4）合并的畸形。包括先天性心脏病（约80%）、腹股沟疝或脐疝、高钙血症和喂养困难。

【常见序列征】

（1）羊水少序列征（Potter综合征）

1）发生率。1∶（3 000～9 000）活产儿。

2）新生儿死亡率。绝大多数婴儿死亡。

3）病理生理。该序列征的最初畸形是多变的，但都会导致羊水少。原发性畸形包括双肾发育不全，严重的多囊肾或泌尿道梗阻。导致的羊水减少可进一步引起变形和中断，包括面、肢体的压缩变形，肺发育不良伴气胸，皮肤褶皱和生长受限。也可出现腹肌结构缺如（梅干腹）和隐睾。

4）合并的畸形。包括先天性心脏病、食管和十二指导闭锁、无肛、并腿畸形、指甲发育不良、皮罗（Pierre Robin）序列征、囟门大、颅缝宽、屈曲挛缩和马蹄内翻足。

（2）羊膜破裂序列征（羊膜束带综合征）

1）发生率。1∶（8 000～11 000）活产儿。

2）新生儿死亡率。与受累的组织和器官相关。

3）病理生理。原发事件为早期羊膜破裂、羊膜带或羊膜束缠绕胎儿身体部分。导致的生物机械力可引起发育中断、变形和畸形。在早期胚胎发育阶段，内脏多在胎儿外，因此可阻碍脏器回纳体内，易发生脐膨出和其他畸形。

4）查体发现。通过检查胎盘和羊膜囊可确诊。可见异常束带，且羊膜的残余物可在脐带内卷起。

A. 肢体。肢体畸形包括先天性截肢、挛缩和远端肿胀。

B. 颅面部。颅面畸形包括小头畸形、脑膨出和面裂。

C. 脏器。脏器畸形包括脐膨出、心脏异位、脑裂和腹裂。

（3）关节挛缩（多发性关节挛缩）

1）发生率。约1∶8 000活产儿。

2）新生儿死亡率。与病因相关。

3）病理生理。关节挛缩多由胚胎发育过程中的多种异常所致。可引起运动减少的病因，如：原发性神经、肌肉或骨发育异常均可导致。关节挛缩也可继发于胚胎发育过程中的外界因素，如：胎儿拥挤或活动受限。神经系统异常包括脑脊膜膨出、胎儿期痉挛状态、无脑畸形和积水型无脑畸形。肌肉异常包括肌肉发育不全和胎儿肌病。骨发育异常包括骨性连接和关节松弛伴脱位、异常软组织固定。

4）临床表现。新生儿可表现为关节挛缩、关节外展和关节脱位。因中枢神经系统病变导致的关节挛缩使患儿易发生误吸，可累及呼吸肌。

（4）皮罗（Pierre Robin）序列征。可单独或作为多发先天畸形综合征的一部分。最常见的合并综合征为斯蒂克勒综合征。

1）发生率。约1∶8 500活产儿。

2）新生儿死亡率。低，主要是死于出生时的上呼吸道梗阻。

3）病理生理。该序列征源于下颌骨发育不良，继而导致舌后坠。舌后坠可引起上呼吸道梗阻及腭裂。

4）临床表现。小下颌、下巴后缩及腭裂。上气道梗阻时可出现呼吸窘迫。可有耳位低。

5）管理。少部分患儿可以采用俯卧位预防气道梗阻。大部分严重患儿需要采用鼻咽气道、鼻食管插管、唇舌粘连、下颌骨牵引、喉罩人工气道和气管切开以暂时缓解舌后坠引起的气道梗阻。由于经口喂养会引起呼吸窘迫，因此多采用胃管喂养。

【其他综合征】

（1）VATER/VACTERL联合征。是密切相关的多发先天畸形。VATER是以下几个英文单词首字母的缩写：脊椎缺陷（vertebral defects）、肛门闭锁（anal atresia）、食管气管瘘（tracheoesophageal fistula）、桡骨（radial）或肾（renal dysplasia）发育不良。VACTERL是以下几个英文单词首字母的缩写：脊柱缺陷（vertebral defects）、肛门闭锁（anal atresia）、心脏畸形（cardiac malformations）、食管气管瘘（tracheoesophageal fistula）、肾发育不良（renal dysplasia）和肢体畸形（limb abnormalities）。

1）发生率。约1∶5 000活产儿。

2）新生儿死亡率。低，主要死于严重的心脏和肾脏畸形。

3）临床表现。除了上述的各个表现外，也包括单脐动脉和胎儿生长受限。

（2）CHARGE综合征。是以下几个英文单词首字母的缩写。眼组织缺损（coloboma）、心脏畸形（heart defects）、后鼻孔闭锁（choanal atresia）、生长发育迟缓（retarded growth and development）、生殖器畸形（genital abnormalities）和耳畸形（ear anomalies）。CHARGE是长染色体显性遗传畸形，主要是由CDH7基因缺陷所致。

1）发生率。1∶（8 500～10 000）活产儿。

2）新生儿死亡率。与上呼吸道梗阻和先天性心脏病的严重程度有关。喂养困难是各年龄段的主要死亡原因。

3）查体发现。CHARGE综合征的主要表现包括单侧或双侧的虹膜、视网膜、脉络膜或视盘组织缺损，伴或不伴小眼畸形（80%～90%）；心血管畸形包括圆锥动脉干畸形（75%～85%）；单侧或双侧的后鼻孔闭锁或狭窄（50%～60%）；发育迟缓和肌张力低下（约100%）；生长受限多为生后表现，伴或不伴生长激素缺乏（70%～80%）。生殖器畸形包括男性隐睾和男女均会发生的低促性腺激素性性腺功能减退。耳畸形包括外侧的耳廓畸形和内侧的听骨畸形、耳蜗蒙迪尼畸形、半规管发育不良。

4）合并的畸形。包括颅神经功能障碍导致的嗅觉减退或嗅觉丧失，单侧或双侧面瘫（40%），伴或不伴吞咽障碍（70%～90%）和食管气管瘘（15%～20%）。

（3）贝克威思-威德曼综合征（BWS）

1）发生率。约1∶13 000活产儿。

2）新生儿死亡率。婴儿死亡率约20%，主要是由早产并发症所致。

3）查体发现。围生期表现包括羊水多、早产、巨舌、耳朵折痕线和巨大儿。出生时及生后继续进展的偏侧发育过度。临床出现新生儿低血糖且较为重要。前腹壁缺陷，包括常见的脐膨出、脐疝。

4）合并的畸形。包括肾脏畸形，易伴有Wilms肿瘤和肝母细胞瘤，使死亡率增高。BWS儿童的预计肿瘤发生率为7.5%，该类肿瘤易发生于＜8岁的患儿。而＞8岁的儿童肿瘤发生率罕见。

【致畸性畸形综合征】

（1）胎儿酒精综合征（FAS）。发生率为（1～2）/1 000活产儿。特征包括：宫内和出生后的生长受限，婴儿期易激惹，小头畸形、眼裂小、人中光滑、上唇薄且光滑、关节畸形和先天性心脏畸形。产前酒精暴露对脑的发育和功能影响最严重。

（2）胎儿苯妥英钠综合征。母亲孕期服药可导致先天畸形发生率增加2～3倍。暴露的胎儿中约5%～10%表现为胚胎病。特征包括：轻中度的宫内生长受限、小头畸形、前囟宽大、发际低、多毛症、眼距宽、斜视、鼻梁低平、唇腭裂、指趾和甲床发育不良、脐疝和腹股沟疝。类似的颅面特征也可见于宫内卡马西平、麦苏林和苯巴比妥暴露。

（3）胎儿丙戊酸盐综合征。指母亲服用丙戊酸盐、胎儿出现神经管缺陷。其他的畸形包括双额径小、内眦赘皮、内眦距过宽、面中部发育不良、鼻梁低平伴短鼻、长人中、小下颌、手指细长、先天性心脏病、泌尿生殖器畸形及马蹄内翻足。

（4）胎儿维甲酸综合征。母亲因严重的囊性痤疮摄入维生素A的活性代谢物异维甲酸所致。约25%异维甲酸暴露的胎儿会出现严重的畸形。胎儿畸形包括：先天性心脏病、脑积水、小头畸形、颅神经炎、小耳畸形和腭裂。再次妊娠需要在异维甲酸治疗后2年。大剂量摄入维生素A也会导致胎儿出现类似的表现。

（5）糖尿病胚胎病。胰岛素抵抗糖尿病母亲所生婴儿发生先天性畸形的风险增高2～3倍。心血管、泌尿生殖器、中枢神经系统是最常受累的系统。心血管畸形包括室间隔缺损、大动脉转位、单脐动脉和内脏反位。泌尿生殖系统畸形包括肾发育不良、尿道下裂。神经系统包括脊柱裂和无脑畸形。

（6）强直型肌营养不良母亲所生婴儿。临床表现多样，可表现为轻度的肌张力低下、喂养问题及严重的导致死亡的呼吸困难。其他异常，包括羊水增多和胎动减少的病史、多发关节挛缩、马蹄内翻足和面神经无力。引起强直型肌营养不良的突变是包含胞嘧啶、胸腺嘧啶和鸟嘌呤的三核苷酸，每次由患病女性传至子代女婴时行扩增。子代的症状严重程度逐渐加重，起病年龄逐渐变小。

（7）感染性（产前）疾病。感染性疾病如弓形体、风疹和巨细胞病毒感染可引起畸形，包括：小头畸形、巨头畸形、脑积水和先天性心脏病。其中弓形体感染是最常见的先天感染，发生率为0.5%～2.5%活产儿（参考第142章）。

·参·考·文·献·

[1] Aase JM. *Diagnostic Dysmorphology.* New York, NY: Plenum; 1990.

[2] Bishara N, Clericuzio C. Common dysmorphic syndromes in the NICU. *NeoReviews.* 2008; 9: e29 – e38.

[3] Gorlin RJ, Cohen MM Jr, Henneken RCM, eds. *Syndromes of the Head and Neck.* 4th ed. New York, NY: Oxford University Press; 2001.

[4] Jones KL. *Smith's Recognizable Patterns of Human Malformation.* Philadelphia, PA: Elsevier Saunders; 2006.

[5] Lalani SR, Hefner MA, Belmont JW, Davenport LHS. CHARGE syndrome. *GeneReviews.* 2009. www.genetests.org. Accessed September, 2011.

[6] McDonald-McGinn DM, Emanuel BS, Zacka EH. 22q11.2 deletion syndrome. *GeneReviews.* 2005. www.genetests.org. Accessed September, 2011.

[7] Morris CA. Williams syndrome. *GeneReviews.* 2006. www.genetests.org. Accessed September, 2011.

[8] Schinezel A. *Catalogue of Unbalanced Chromosome Aberrations in Man.* 2nd ed. New York, NY: Walter de Gruyter; 2001.

[9] Shuman C, Beckwith JC, Smith AC, Weksberg R. Beckwith-Wiedemann syndrome. *GeneReviews* 2010. www. genetests.org. Accessed September, 2011.

[10] Weijerman ME, de Winter JP. Clinical practice. The care of children with Down syndrome. *Eur J Pediatr.* 2010; 169: 1445 – 1452.

[11] Weiner J, Sharma J, Lantos J, Kilbride H. How infants die in the neonatal intensive care unit: trends from 1999 through 2008. *Arch Pediatr Adolesc Med.* 2011; 165: 630 – 634.

89 先天性心脏病
Congenital Heart Disease

新生儿先天性心脏病的早期诊断和治疗非常重要，可以挽救某些患儿的生命。先天性心脏病发生率为1/100活产儿。几乎一半的先天性心脏病可在出生后的第一周确诊。在复杂的先天性心脏病患者中，新生儿住院死亡率高达7%。这些患者多合并先天性畸形、综合征、低出生体重，住院时间延长。第一周最常见的先天性心脏病是动脉导管未闭（PDA）、大动脉转位、左心发育不全综合征（HLHS）、法洛四联症

（TOF）和肺动脉闭锁。

【分类】 新生儿心脏病根据患儿的症状和体征，高氧试验的动脉氧饱和度进行分类（见下文）。进一步的分类（基于其他的体格检查或实验室检查）有助于明确心脏缺陷。

（1）青紫型心脏病。高氧试验中100%氧气10～20分钟，PaO_2不能大于100 mmHg，考虑为青紫型心脏病。

（2）非青紫型心脏病。高氧试验中患儿 PaO_2 大于100 mmHg考虑为非青紫型心脏病。

【青紫型心脏病】 见图89-1（第51章）。

（1）高氧试验。因为心内分流，所以合并青紫型先天性心脏病的新生儿（和肺部疾病的患儿相反）脉氧饱和度无法提高，升高吸入氧浓度对患儿的氧饱和度无明显影响。

1）测定 PaO_2。患儿在吸入空气时。

2）100%氧气10～20分钟。常常用面罩、头罩、气管插管机械通气。

3）动脉血气检测。患儿在吸入纯氧下。

4）结果。参考【分类】。

（2）青紫。用皮肤颜色来评估青紫必须慎重，因为红细胞增多症、黄疸、种族色素沉着或贫血可能使临床难以识别。参阅第51章。

（3）心脏杂音。患有青紫型先天性心脏病的新生儿通常没有明显的杂音。这些异常中最严重的心脏畸形可能与杂音完全无关。

（4）其他检查。根据胸片和心电图，评价肺部血流情况，可进一步对青紫患儿进行分类。

（5）诊断和治疗。图89-1青紫型先天性心脏病的诊断和治疗。

（6）特殊的青紫型先天性心脏病

1）D型大动脉转位（D-TGA）。这是出生后第一年内最常见的青紫型先天性心脏病，男女比例为2:1。主动脉来自右心室，肺动脉来自左心室，形成了独立分离的体循环和肺循环。在目前的救治条件下，1年生存率在90%左右。

A. 体格检查。患儿通常体格生长正常，强壮且充满活力，有发绀，但很少或没有呼吸困难。可能没有杂音，也可能合并收缩期轻柔杂音。

B. 胸片检查。可能正常，典型的胸片是上纵隔狭窄（蛋形心脏）。

C. ECG。心电图异常无特殊发现。

D. 超声心动图。典型表现为前方的大血管向无名、锁骨下、颈动脉分支，后部的大血管向左右肺动脉分支。

E. 心导管检查。与超声心动图一样可用于诊断且可用于治疗，如下所述。

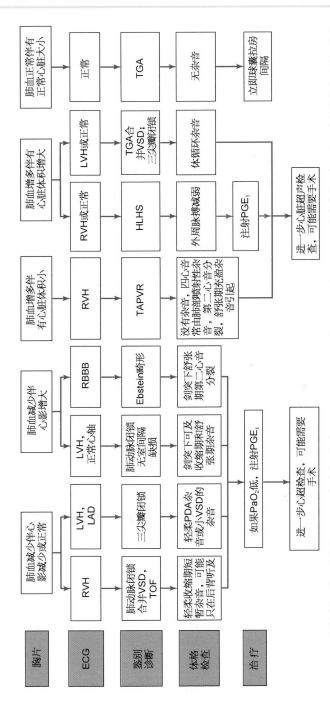

图89-1 青紫型先天性心脏病（100% 吸入氧浓度下氧分压 PaO$_2$ < 100 mmHg）。ECG：心电图；HLHS：左心发育不良；LAD：左心轴偏移；LVH：左心室肥厚；PDA：动脉导管未闭；PGE$_1$：前列腺素 E$_1$；RBBB：右束支传导阻滞；RVH：右心室肥厚；TAPVR：完全性肺静脉异位引流；TGA：完全性大动脉转位；TOF：法洛四联症；VSD：室间隔缺损

F. 治疗。如果出现严重的缺氧和酸中毒，需要在监护室心导管下行紧急球囊房间隔造口术。治疗方案包括心导管球囊房间隔造口术和动脉转位术。需要应用前列腺素 E1 增加分流。

2）TOF。TOF 合并四种先天性畸形：肺动脉狭窄、室间隔缺损、主动脉骑跨和右心室增大。男性患病率稍高。发绀通常表示右心室流出道完全或部分闭锁或伴有肺发育不全的肺动脉狭窄。右心室流出道梗阻程度与肺血流量成反比，与发绀程度成正比。无肺动脉瓣的 TOF 可表现为呼吸窘迫或喂养困难（因食管或支气管被大肺动脉压迫）。

A. 体格检查。患儿常常青紫，左胸骨可及收缩期喷射样杂音。明显的杂音与通过右心室流出道的流量大有关。较轻的杂音与右心室流出道流量小和缺氧严重有关。

B. 胸片检查。胸片通常显示"靴型"的小心脏，肺血管影减少。这些婴儿中约 20% 可见右主动脉弓。

C. ECG。心电图可能正常或是显示右心室肥厚。右心室肥厚主要在生后 72 小时出现，V4R 导联或者 V1 导联 T 波直立。

D. 超声心动图。可进行诊断，表现为主动脉骑跨，室间隔缺损和右心室流出道减小。

E. 治疗。如果存在严重的发绀，肺血流常常是动脉导管依赖的，需要使用前列腺素治疗。使用前列腺素应用治疗有助于进一步进行心导管检查和手术矫正。外科手术可以考虑分流或完全矫正。

【非青紫型先天性心脏病】见图 89-2。

（1）高氧试验。见【青紫型心脏病】。

（2）杂音。非青紫型先天性心脏病常常合并心脏杂音和充血性心力衰竭。

（3）诊断和治疗。见图 89-2。

（4）特殊的非青紫型先天性心脏病

1）室间隔缺损（VSD）。最常见的先天性心脏病，男女发生率相似。婴儿出生时可以闻及杂音，但通常出现在出生后 3 天到 3 周。充血性心力衰竭很少在出生后 4 周之前发生，但在早产儿可较早发生。症状和体征因患者年龄和缺损大小而异。有一半的患者可自发闭合。手术矫正只适用于有症状的大型 VSD。

2）房间隔缺损（ASD）。不是婴儿发病或死亡的重要原因。有时，充血性心力衰竭可发生在婴儿期但通常不发生在新生儿期。

3）心内膜垫缺损。包括原发孔型房间隔缺损伴或不伴二尖瓣分裂和房室共道。这些缺陷通常与多种先天性异常有关，尤其是唐氏综合征。如果存在明显的房室瓣膜功能不全，患者可能在出生时或新生儿期发生充血性心力衰竭。

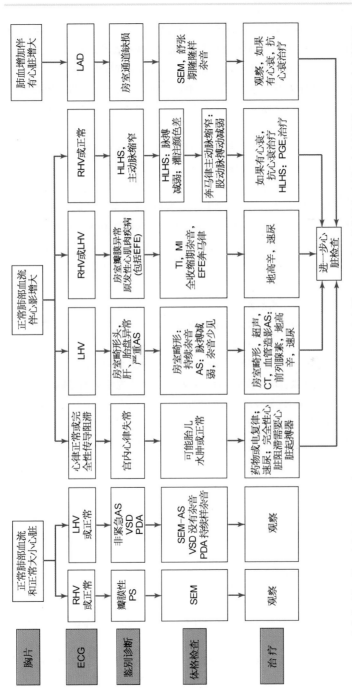

图89-2 非青紫型先天性心脏病（吸入100%氧下，PaO₂ > 100 mmHg）。ECG, 心电图；HLHS, 左心发育不良；LAD, 左心轴偏移；LVH, 左心室肥厚；PDA, 动脉导管未闭；PGE₁, 前列腺素 E₁；RVH, 右心室肥厚；PS, 肺动脉狭窄；AS, 主动脉狭窄；EFE, 心内膜弹力纤维增多症；SEM, 收缩期杂音；TI, 三尖瓣关闭不全；MI, 心肌梗死

A. 体格检查。房室瓣膜功能异常，可能产生收缩期心脏杂音。可有发绀，但通常并不严重。如果合并严重肺动脉高压的婴儿很少或不能闻及杂音。

B. 胸片检查。表现各异，肺动脉扩张或者是心房扩大而导致心脏增大。

C. ECG。心轴向左偏移（左侧占优势），PR间期延长，V_4R和V_1导联呈RSR′型。

D. 超声心动图。为诊断性，超声心动图显示房室瓣共道合并室间隔缺损或二尖瓣异常。

E. 治疗。心力衰竭的治疗包括强心和利尿（参考第148章查剂量），可以早期行心导管矫正手术预防肺血管发生梗阻性病变。

【左心发育不良综合征（HLHS）】 可表现为青紫型或非青紫型。在15%的病例中卵圆孔是完整的，因此在心房水平无分流，导致青紫。如果心房水平存在分流，则患儿可无症状。在出生后第一周因心脏疾病发生的死亡中，HLHS占25%。

（1）体格检查。患儿典型表现为苍白呼吸急促，周围组织灌注差，外周动脉不能触及。听诊可闻及响亮的单音S2，通常伴奔马律，没有杂音。在48小时出现肝大，代谢性酸中毒。

（2）ECG。左心室小或者缺如。

（3）胸片检查。中度心脏增大，肺血管影增多。

（4）超声心动图。可见小或裂隙状的左心室合并发育不全的升主动脉。

（5）治疗。体循环血流依赖于动脉导管，因此，PGE1具有治疗价值。不应给氧，因为肺血管的扩张会增加肺血流量。吸氧后，患儿出现呼吸急促肺血管扩张和右心室血流下降。HLHS和肺血增多的患儿可能需要氧浓度低于21%。术前需要密切监测血气和乳酸。手术矫正分三期进行。第一期是姑息手术（Norwood法），重新建立血液通道，使右心室作为"体循环心室"，外科手术进行分流以提供肺血流。目前对手术有改进，外科医生进行Sano改造，将Norwood手术改造为应用Gore-tex管道，从右心室置入肺动脉（MPA）。影响预后的因素包括胎龄（足月儿比早产儿更好）和是否合并其他重要的畸形。第二期手术通常包括hemi-Fontan或双向Glenn手术，将上腔静脉血液输送到肺，关闭体循环到肺动脉的分流。第三期手术（Fontan手术）将剩余的体循环静脉直接回流到肺内循环。新生儿心脏移植是第二种选择，但器官短缺是重要的障碍。在某些情况下，安乐死（让婴儿从舒适到死亡）可能是合适的选择。

【其他相关的畸形和综合征】 见表89-1。新生儿的心脏疾病可能合并其他畸形。如果发现患儿有多种畸形，需要排除心脏畸形。在新生儿期无表现的综合征未列入表中。参见第88章综合征和畸形。

【致畸物和心脏病】 已确认某些致畸物与先天性心脏病有关（表89-2），尽管致畸物和发生心脏缺陷没有100%的关系，致畸物暴露史可能有助于诊断。

表89-1 合并先天性心脏病的先天畸形

先天性畸形		先天性心脏病
染色体异常	21三体（唐氏综合征）	房室共道,室间隔缺损
	13,15,18三体	室间隔缺损,动脉导管未闭
	4P-相关综合征	房间隔缺损,室间隔缺损
	5P-相关综合征（Cri du Chat综合征）	多种
	XO（Turner综合征）	主动脉缩窄,主动脉瓣狭窄
以骨骼缺陷为主的综合征（并不是所有都合并心脏畸形）	Ellis-van Creveld综合征	房间隔缺损,单心房
	Laurence-Moon-Biedl综合征	TOF,室间隔缺损
	Carpenter综合征	动脉导管未闭,室间隔缺损
	Holt-Oram综合征	房间隔缺损,室间隔缺损
	Fanconi综合征	动脉导管未闭,室间隔缺损
	血小板减少-桡骨缺失综合征	房间隔缺损,TOF
特殊面容的综合征[a]	Noonan综合征（12染色体长臂）	肺动脉狭窄
	Digeorge综合征（22染色体缺失）	TOF,主动脉弓畸形
	Smith-Lemli-Opitz综合征	室间隔缺损,动脉导管未闭
	De lange综合征	TOF,室间隔缺损
	Goldenhar综合征	TOF,多种
	Williams综合征	主动脉瓣上狭窄,外周肺动脉狭窄
	歪嘴哭综合征	多种

[a]并非所有患有这些综合征的婴儿都有心脏缺陷。

表89-2 心脏畸形相关的致畸物

致畸因素		心脏畸形
药物	酒精	室间隔缺损,TOF,房间隔缺损
	抗惊厥	多种,室间隔缺损,TOF
	视黄酸	主动脉弓异常
	锂制剂	Ebstein畸形
	SSRI抗抑郁药	轻度增加发生间隔缺损的风险
环境因素	放射性	多种
	高海拔	PDA,其他

（续表）

致畸因素		心脏畸形
母亲因素	糖尿病	多种
	狼疮	完全（三度）房室传导阻滞
	PKU	室间隔缺损，主动脉弓部离断
感染	风疹	PDA，外周肺动脉狭窄
	细小病毒，柯萨奇病毒	心肌肥厚
	其他病毒	多种

PDA，动脉导管未闭；PKU，苯丙酮尿症。

【异常心脏位置】　异常心脏位置与先天性心脏病有关。例如，新生儿合并完全内脏反位和右位心，其先天性心脏病的发病率与一般人群相似。然而，如果胸腹位置存在差异，则先天性心脏病的发病率＞90%（检查胸片，看心尖和胃泡在同一侧，两者都应该在左边）。有些综合征累及双侧的左侧（双叶肺或多脾）和复杂青紫先天性心脏病，而另一些则累及双侧的右侧（双三叶肺或无脾）合并复杂青紫先天性心脏病。

【处理原则】

（1）胎儿超声心动图

1）一般原则。现在很多医院有胎儿超声心动图。胎儿超声心动图检查的最佳胎龄为18～24周，此时可以发现结构异常和心律失常。通过早期发现心脏异常，可以安排孕妇在有儿科心脏和外科条件的中心分娩。如果胎儿合并严重的畸形危及生命，一些家庭可能会选择终止妊娠。

2）指征：见表89-3。

A. 母亲因素。羊水过少或羊水过多，糖尿病，结缔组织疾病，致畸因素暴露，或前一胎有先天性心脏病。

B. 胎儿因素。胎儿超声怀疑有心脏畸形、胸腔积液、心包积液、心律异常、宫内生长迟缓或胎儿超声发现其他异常。

C. 遗传因素。染色体疾病或先天性心脏病。

（2）急诊治疗。一旦发现需要紧急处理的先天性心脏病，就必须做出治疗的决定。例如在青紫的婴儿没有杂音、胸片正常、心电图正常，并且高度怀疑大动脉D-转位，则需要做好进行球囊房间隔造口术的准备。

（3）前列腺素。如果新生儿出现青紫，并且肺血流量减少，需要应用前列腺素E_1以增加通过动脉导管的血流从而改善PO_2。维持动脉导管开放有助于婴儿稳定，随

表89-3　胎儿心超检查的指征

母亲因素	糖尿病
	结缔组织病
	母亲吸毒/致畸剂暴露
家庭因素	先天性心脏病史
	染色体或遗传性疾病病史
胎儿因素	胎儿心律异常
	超声怀疑心脏畸形
	超声怀疑其他畸形
	羊水过多或过少
	胎儿水肿
	宫内生长迟缓

后进行紧急心导管检查或手术。如果患儿周围脉搏弱,灌注不良引起酸中毒,输注同样剂量的前列腺素可开放动脉导管,使右心室血流进入体循环,以增加体循环血流。这对危重主动脉狭窄、主动脉缩窄和HLHS都是有益的(有关剂量和其他药理学资料,请参阅第148章)。

(4)抗心律失常药物。快速心律失常可能发生在宫内或是患儿出生后。心律失常是胎儿水肿和宫内死亡的原因。大多数情况下,心律失常是快速室上性心动过速,心室率为1∶1下传。偶尔,在出生前后可发生心房扑动伴2∶1房室传导阻滞。某些母亲服用的抗心律失常药物可以通过胎盘,用于治疗胎儿心律失常。洋地黄和普萘洛尔可用于新生儿抗心律失常治疗,但有时需要使用腺苷或心电复律治疗。在WPW综合征禁用洋地黄。

(5)心脏起搏器。胎儿水肿可由先天性房室传导阻滞引起。在即将发生心血管疾病导致死亡的患儿,终止妊娠并临时经静脉心室起搏可能挽救生命。在此之后,应紧急手术放置永久性的起搏器。母亲可能有抗Rho或抗LA抗体。

(6)其他影像检查。虽然MRI在鉴别儿童先天性心脏病方面的应用越来越广泛,但新生儿心脏MRI的应用有限。新生儿心率过快使得成像困难。CT和CTA可能有助于鉴别肺静脉回流异常。CTA已成为评价血管环的金标准,但通常不在新生儿期起病。

(7)其他。心脏手术前后对患儿的管理决定了患儿的整体预后。如果没有术后监护支持,难以成功地实现完美的手术矫正。常需要使用药物(NO、西地那非、氧)降低肺血管阻力以改善心脏输出及血流分布。米力农是常用的降低后负荷的药物,可逐渐过渡到口服依那普利。奈西立肽（Natrecor）是重组人B型钠尿肽,具有舒张血管和利尿作用,比米力农更安全。左西孟旦是钙致敏剂,具有正性肌力和血管舒张作用。但是至今在少数婴儿/新生儿的研究表明,左西孟旦在心内直视手术后低心排血量的情况下作用并不优于米力农。在血流动力学不稳定的PDA患儿接受动脉导管结扎手术后,使用米力农可增加中枢神经系统和肠道的血流灌注。

·参·考·文·献·

[1] Allan LD, Sharland GK, Milburn A, et al. Prospective diagnosis of 1,006 consecutive cases of congenital heart disease in the fetus. *J Am Coll Cardiol.* 1994; 23: 1452.

[2] Alwan S, Reefhuis J, Rasmussen S, et al. Use of selective serotonin-reuptake inhibitors in pregnancy and the risk of birth defects. *N Engl J Med.* 2007; 356; 2584–2692.

[3] Ballard RA, Wernosky G. Cardiovascular system. In: Taeusch HW, ed. *Avery's Diseases of the Newborn.* Philadelphia, PA: Elsevier Saunders; 2005: 779–901.

[4] Brooks PA, Penny DJ. Management of the sick neonate with suspected heart disease. *Early Hum Dev.* 2008; 84(3): 155–159.

[5] Dallopiccola B, Marino B, Digilio MC, Mingarelli R, Novelli G, Giannotti A. A Mendelian basis of congenital heart defects. *Cardiol Young.* 1996; 6: 264–271.

[6] Dorfman AT, Marino BS, Wernovsky G, et al. Critical heart disease in the neonate: presentation and outcome at a tertiary care center. *Pediatr Crit Care Med.* 2008; 9(2): 193–202.

[7] Hofer LE, Freynschlag R, Leitner-Penedr G, et al. *Levosimendan versus Milrinone after Corrective Open-Heart Surgery in Infants.* Clinical trial NCT00549107. Leitz, Germany.

[8] Jenkins PC, Flanagan MF, Sargent JD, et al. A comparison of treatment strategies for hypoplastic left heart syndrome using decision analysis. *J Am Coll Cardiol.* 2001; 38: 1181.

[9] Paradisis M, Jiang X, McLachlan J, et al. Population pharmacokinetics and dosing regimen design of milrinone in preterm infants. *Arch Dis Child Fetal Neonatal ED.* 2007; 92: F204–F209.

[10] Pendersen LH, Henriksen TB, Vestergaard M, et al. Selective serotonin reuptake inhibitors in pregnancy and congenital malformations: population based cohort study. *BMJ* 2009; 339: b3569.

[11] Perry LW, Neill CA, Ferencz C, Rubin JD, Loffredo CA. Infants with congenital heart disease: the cases. In: Ferencz C, Loffredo CA, Rubin JD, Magee CA, eds. *Epidemiology of Congenital Heart Disease: The Baltimore-Washington Infant Heart Study 1981–1989.* Mt.Kisco, NY: Futura; 1993: 63–62

[12] Rosenthal A. Hypoplastic left heart syndrome. In: Moller JH, Hoffman JIE, eds. *Pediatric Cardiovascular Medicine.* New York, NY: Churchill Livingston; 2000.

[13] Simsic JM, Reddy VS, Kanter KR, et al. Use of nesiritide (human B-type natriuretic peptide) in infants following cardiac surgery. *Pediatr Cardiol.* 2004; 25: 668–670.

[14] Soufia M, Aoun J, Gorsane M, et al. SSRIs and pregnancy: a review of the literature. *Encephale* 2010; 36(6): 513–516.

[15] Tobias JD. B-type natriuretic peptide: diagnostic and therapeutic applications in infants and children. *J Intensive Care Med.* 2011; 26: 183–195.

90 巨细胞病毒感染
Cytomegalovirus

【定义】　巨细胞病毒（CMV）是一种DNA病毒,属于疱疹病毒（人类疱疹病毒5）。

【发病率】　在美国CMV是引起先天性感染最常见的病原体,发病率为

（0.2～1.5）/100个活产儿，因此美国每年约有40 000个新发病例。

【病例生理学】 CMV感染较普遍，病毒可通过各种分泌物如唾液、泪液、精液、尿液、宫颈分泌物、血液（白细胞）和乳汁传播。人群的血清转换率随年龄增长而升高，且与多种因素有关，包括卫生状况、社会经济地位、母乳喂养、性传播。除了通过胎盘传播，还可以在分娩时通过接触宫颈分泌物、生后通过母乳喂养、输血等途径感染。足月儿经过产道或生后母乳喂养感染CMV不影响远期的神经系统发育。迄今尚无医院内人员中CMV传播感染的确切证据。

发达国家，CMV血清转换率与社会经济地位呈负相关，美国40～80%育龄妇女血清学结果显示既往曾感染CMV。血清转换和首次感染常发生于青春期，此后可长期持续排病毒。CMV感染后亦可表现为在白细胞内潜伏和再发的周期性交替。而且，即使曾经感染过CMV，血清学呈阳性，也可以再次发生不同病毒株的CMV感染。

目前认为，母孕期再次感染不同病毒株的CMV是人群CMV血清转换率极高的国家（如巴西）中新生儿患先天性CMV感染的主要原因。激活和再感染都是非"原发性"感染。CMV可通过胎盘屏障和血脑屏障。妊娠早期，CMV对胎儿有潜在的致畸作用。CMV感染可致胎儿脑内神经元迁移受阻。母孕期原发性感染和非原发性感染均可导致胎儿感染CMV。孕期原发感染时，胎儿感染率约为35%。妊娠早期感染CMV会导致严重的胎儿感染，并伴有明显的神经系统后遗症。孕期非原发性CMV感染，胎儿感染率仅为0.2%～1.8%。尽管孕期原发感染后发生先天性CMV感染的风险高，但孕期非原发性感染却占所有先天性CMV感染的75%。

先天性CMV感染中，85%以上为亚临床型感染。有症状的先天性CMV感染患儿，其母亲在孕期多数为原发性CMV感染。有症状的先天性CMV感染新生儿的死亡率为20%～30%。母亲原发感染后，胎盘感染CMV，使胎盘为发育中的胎儿提供氧和营养的功能受损。病毒感染引起胎盘炎症和血管再生，导致胎盘增大。CMV感染胎盘的机制尚未完全阐明，目前认为可能的机制包括：CMV持续复制直接损害胎盘组织，病毒感染血管内皮细胞造成血管炎，从而导致胎盘组织缺血性损害，免疫复合物沉积导致的胎盘组织损害。最终，胎儿病毒血症导致胎儿多脏器受累。主要的受累脏器为中枢神经系统、眼、肝脏、肺和肾脏。

先天性CMV感染的组织病理学特征为局灶性坏死、炎症反应、细胞增大伴有核内包涵体（形成巨细胞）、产生多核巨细胞。早产儿可呈脓毒症样表现。

【危险因素】 非白人种族、社会经济地位低下、滥用药物成瘾的母亲所生新生儿感染率高。NICU新生儿感染率高。早产儿感染较足月儿多见。输入未筛查的血制品也是新生儿CMV感染的高危因素。母孕期原发性CMV感染的高危因素为：长时间接触年幼儿童（托幼机构工作人员、多子女）、性乱者（母亲年龄小、多重性伴侣、宫颈细胞学检查异常、孕期感染性传播疾病）。

【临床表现】

(1)产前发现。25%的母孕期原发性CMV感染,表现为单核细胞增多症。不推荐孕期常规进行CMV感染的筛查。先天性CMV感染导致的胎儿畸形可通过产前胎儿超声检查发现,包括胎儿宫内发育迟缓、脑室周围回声增强或钙化、脑室扩大、小头畸形、多小脑回畸形、小脑发育不良、胎儿肠管回声增强、肝脾大、羊水异常、腹水和/或胸腔积液、胎盘增大。产前胎儿MRI检查,尤其用于评估脑发育,已经得到越来越广泛的应用。羊水穿刺进行CMV DNA的PCR检测,可用于确诊胎儿感染。孕21周后且母亲感染后6周进行羊水穿刺检查的阳性率较高。

(2)出生后的临床表现

1)亚临床型感染。占85%~90%。尽管这些患儿在出生时缺乏临床症状,但生后6年内发生感音神经性耳聋(SNHL)的风险依然存在。

2)低出生体重。孕妇CMV感染时即使胎儿未被感染,其所生新生儿也常为低出生体重儿和小于胎龄儿。

3)典型巨细胞病毒包涵体病。占10%~15%。临床表现为宫内发育迟缓、肝脾大伴有黄疸、肝功能异常、血小板减少伴有或无紫癜、严重的中枢神经系统疾病(50%~90%有临床症状的新生儿可见中枢神经系统和感觉器官的损伤)。神经系统合并症包括小头畸形、大脑内钙化(最典型者为脑室周围室管膜下区域)、脉络膜视网膜炎、进行性SNHL(10%~20%病例)。其他症状包括溶血性贫血和肺炎等。严重病例死亡率达30%。死亡原因多为肝功能损害、出血、弥散性血管内凝血或继发细菌感染。导致不良预后的因素包括小头畸形、头颅CT异常、高病毒载量。

4)后遗症。不管出生时是否有阳性症状和体征,10%~20%的先天性CMV感染病例在随访过程中出现神经系统损害。22%~65%的症状性先天性CMV感染和6%~23%无症状的先天性CMV感染病例发生SNHL。CMV感染相关SNHL可在出生时即存在,也可在较晚的儿童期出现。建议在5周岁内进行多次听力测评。有临床症状的先天性CMV感染常伴有视力损害和斜视,可能是继发于脉络膜视网膜炎、色素性视网膜炎、黄斑瘢痕形成、视神经萎缩和中央性皮质缺损等病变。

【诊断】

(1)实验室检查

1)病毒分离培养。生后3周内尿液和唾液的病毒分离培养是先天性CVM感染诊断的"金标准"。大多数先天性CMV感染的新生儿在感染后48~72小时内,尿液标本病毒分离培养为阳性,尤其采用shell vial组织培养技术阳性率更高。利用shell vial技术,利用特异性单克隆抗体检测CMV抗原,可在感染后48小时内得到结果,而用传统的方法进行病毒培养,需耗时2~4周。从唾液中快速检测CMV以筛查先天性CMV感染的敏感性与使用尿液标本筛查相同,由于唾液标本收集方便而且花费更少,因此今后唾液筛查有可能最终取代尿液筛查。

2)PCR方法检测尿液CMV。DNA与尿液CMV病毒培养同样敏感。已成功应用PCR方法检测干血斑标本CMV DNA,从而回顾性诊断3周龄以上婴儿先天性CMV感染。干血斑标本进行PCR方法检测CMV DNA的敏感性低,从而限制了这种标本在先天性CMV感染筛查中的使用。干血斑标本PCR方法检测阳性可确诊先天性CMV感染,但结果阴性不能除外感染。

3)血清鉴定。检测血清中CMV特异的IgM敏感性较低,而且较病毒分离或PCR更容易出现假阳性,因此不能作为先天性CMV感染的诊断方法。仅70%先天性CMV感染患儿在出生时IgM阳性。

4)其他实验室检查。包括全血细胞计数、肝酶、凝血功能、脑脊液细胞计数、蛋白和葡萄糖水平检测,脑脊液CMV病毒分离培养或CMV DNA检测等。

(2)影像学和其他检查。头颅超声或CT平扫可能发现特征性的脑室周围钙化灶和其他神经系统病变(见产前检查)。头颅MRI检查可发现先天性CMV感染相关的大部分颅内病变,因此相比其他影像学检查可优先考虑。

【治疗】

(1)预防和治疗孕期CMV感染的可能措施。包括对CMV缺乏免疫力的孕妇需改变卫生习惯,防止发生感染,如孕期发生原发性CMV感染时注射CMV高价免疫球蛋白(HIG)、孕期发生原发性CMV感染时采用抗病毒治疗、孕前或妊娠期进行疫苗接种等。其中孕期需采取的卫生措施包括勤洗手;戴手套处理孩子的排泄物;避免亲吻6岁以下儿童的嘴和面颊;不与年幼儿童共用食物、水或口腔用具(如刀、叉、牙刷、安抚奶嘴);清洁玩具、操作台和其他可能接触幼儿尿或唾液的物体从而避免先天性CMV感染。在意大利进行的一项多中心非随机对照研究,纳入妊娠21周前诊断原发性先天性CMV感染的孕妇,评估应用CMV高价HIG的有效性。结果显示,每月注射HIG(100 U/kg)直至分娩,与拒绝注射HIG的孕妇相比,可有效减少新生儿先天性CMV感染发生率(16% vs. 40%)。HIG是安全的制剂,因此在妊娠期的前半期诊断原发性CMV感染孕妇应考虑注射HIG治疗。尚无对已经感染的孕妇进行抗病毒治疗的相关临床研究。CMV疫苗的研制是最有效的预防措施。最近,一种针对CMV包膜糖蛋白B的疫苗正在进行Ⅱ期临床试验,CMV包膜糖蛋白B是产生血清抗体的主要的抗原,该疫苗的接种风险在可接受范围之内。其他疫苗相关的一些临床研究也在进行中。

(2)抗病毒药物治疗。迄今尚无已证实的有效治疗先天性CMV感染的药物。更昔洛韦一直用于治疗有临床症状的先天性CMV感染。一项随机、安慰剂对照的

Ⅲ期临床试验结果显示,对伴有神经系统病变的先天性CMV感染患儿采用静脉更昔洛韦治疗6周(每次6 mg/kg,每12小时一次),与安慰剂组相比,在随访6个月后发现治疗组听力损害有显著改善。并且,安慰剂组有68%的病例在1年的随访过程中出现听力损害,而治疗组仅21%。通过治疗,尿液CMV排泄减少,而停止治疗尿液病毒排泄量又接近治疗前水平。抗病毒治疗可暂时性抑制病毒复制,但不能避免发生远期并发症。尚无相关报道证实抗病毒治疗会对2年后的远期神经系统预后产生影响。更昔洛韦治疗时,60%的病例出现明显的不良反应,其中白细胞减少最常见。基于这项研究,一些专家建议,更昔洛韦治疗仅针对有神经系统症状的先天性CMV感染,用于预防听力损害。第二个适应证为累及黄斑、可能导致失明的脉络膜视网膜炎。第三个适应证为围生期感染CMV或后天感染CMV的危重早产儿。危重患儿可出现重症肺炎、肝炎或脑炎,危及生命,更昔洛韦治疗可减轻临床表现。缬更昔洛韦是更昔洛韦的前体,为口服制剂。小婴儿每次口服16 mg/kg缬更昔洛韦,bid,与每天静脉应用6 mg/kg更昔洛韦产生的疗效相同。欧洲国家有一些小样本量的临床研究发现,应用缬更昔洛韦治疗先天性CMV感染可以取得很好的效果。在美国,国家过敏和传染病研究所合作抗病毒治疗小组正在对口服的缬更昔洛韦进行临床试验,对其疗效进行评估。

【预后】 先天性CMV感染是导致SNHL的主要原因。出生时有症状的先天性CMV感染患儿死亡率达30%,高达90%的患儿发生晚期并发症(智力或发育落后、听力损害、肢体痉挛)。影响神经系统预后的因素包括:宫内发育迟缓、小头畸形、尿液和脑脊液CMV病毒载量、影像学(CT或MRI)发现的中枢神经系统病变。有临床症状的先天性CMV感染中,10%～20%伴有视力损害。无临床症状的隐性感染患儿,预后尚不明确,但为发生神经性耳聋的高危人群,到6岁时有20%的病例发生SNHL。

·参·考·文·献·

[1] American Academy of Pediatrics. Cytomegalovirus infection. In: Pickering LK, Baker CJ, Kimberlin DW, Long SS, eds. *Red Book: 2012 Report of the Committee on Infectious Diseases.* 29th ed. Elk Grove Village, IL: American Academy of Pediatrics; 2012: 275–280.

[2] Boppana SB, Ross SA, Shimamura M, et al. Saliva polymerase-chain-reaction assay for cytomegalovirus screening in newborns. *N Engl J Med.* 2011; 364: 2111–2118.

[3] Doneda C, Parazzini C, Righini A, et al. Early cerebral lesions in cytomegalovirus infection: prenatal MR imaging. *Radiology.* 2010; 255: 613–621.

[4] Enders G, Daiminger A, Bäder U, Exler S, Enders M. Intrauterine transmission and clinical outcome of 248 pregnancies with primary cytomegalovirus infection in relation to gestational age. *J Clin Virol.* 2011; 52: 244–246.

[5] Lazzarotto T, Guerra B, Gabrielli L, Lanari M, Landini MP. Update on the prevention, diagnosis, and management of cytomegalovirus infection during pregnancy. *Clin Microbiol Infect.* 2011; 17: 1285–1293.

[6] Leruez-Ville M, Vauloup-Fellous C, Couderc S, et al. Prospective identification of congenital

cytomegalovirus infection in newborns using real-time polymerase chain reaction assays in dried blood spots. *Clin Infect Dis.* 2011; 52: 575–581.

[7] Lombardi G, Garofoli F, Stronati M. Congenital cytomegalovirus infection: treatment, sequelae and follow-up. *J Matern Fetal Neonatal Med.* 2010; 23(suppl 3): 45–48.

[8] Lombardi G, Garofoli F, Villani P, et al. Oral valganciclovir treatment in newborns with symptomatic congenital cytomegalovirus infection. *Eur J Clin Microbiol Infect Dis.* 2009; 28: 1465–1470.

[9] Pass RF, Zhang C, Evans A, et al. Vaccine prevention of maternal cytomegalovirus infection. *N Engl J Med.* 2009; 360: 1191–1199.

[10] Ross SA, Arora N, Novak Z, Fowler KB, Britt WJ, Boppana SB. Cytomegalovirus reinfections in healthy seroimmune women. *J Infect Dis.* 2010; 201: 386–389.

[11] Sabbaj S, Pass RF, Goepfert PA, Pichon S. Glycoprotein B vaccine is capable of boosting both antibody and CD4 T-cell responses to cytomegalovirus in chronically infected women. *J Infect Dis.* 2011; 203: 1534–1541.

[12] Wang C, Zhang X, Bialek S, Cannon MJ. Attribution of congenital cytomegalovirus infection to primary versus non-primary maternal infection. *Clin Infect Dis.* 2011; 52: e11–e13.

[13] Yamamoto AY, Mussi-Pinhata MM, Boppana SB, et al. Human cytomegalovirus reinfection is associated with intrauterine transmission in a highly cytomegalovirus immune maternal population. *Am J Obstet Gynecol.* 2010; 202: 297.e1–e8.

91 性发育异常

Disorders of Sex Development

【定义】 两性畸形是指不能通过检查婴儿外生殖器外观来判定其性别,其外观既不像男性具备正常的阴茎和可触及的睾丸,也不像女性有正常的阴道开口和阴蒂等结构,生殖器表现呈两性,在进行性别认定之前应进行必要的检查。最近倾向于将该畸形称为性发育异常(DSD),因为既往应用的名称对一些人可能带有歧视或不尊重的意思。"不典型生殖器"这个名词也曾提出可代替"两性畸形"这一诊断。由于该领域分类复杂,也有新的分类和定义提出。根据本书的目的,本章节简述了与性发育有关的胚胎学、病理生理学以及新生儿期管理。

【发病率】 文献引用的发病率差别较大,可能与文献来源不同或者研究人群不同有关。发病率为 1/5 000。先天性肾上腺皮质增生症(CAH)是最常见原因,发病率为 1/28 000～1/14 000,其次是对雄性激素不敏感和混合型的性腺发育不良。尿道下裂发病率为 1/300 活产婴儿,但只有少数患儿存在性别分化异常(通常表现为尿道下裂和隐睾)。

【胚胎学】 在胎儿早期,无论其遗传性别为 XX 或 XY,其性别分化均为双向性,即存在男性和女性分化的可能,起始胚胎性别分化倾向女性化。

(1)性腺的发育。发生在胚胎期(从妊娠第3周至妊娠7～8周)。

1)睾丸的分化。性腺分化取决于是否存在Y染色体。若Y染色体(Y染色体性别决定区域或称SRY基因更具特异性)存在,性腺将向睾丸分化。睾丸生成和释放雄酮,在 5α-还原酶的作用下转换为二氢雄酮(DHT)作用于靶器官细胞。DHT诱导男性外生殖器分化。妊娠8～9个月睾丸由腹膜后下降至阴囊。

2)卵巢的分化。在女性胎儿,由于缺乏Y染色体/SRY基因,性腺发育成卵巢(即便是45,X特纳综合征,出生时亦存在组织学正常的卵巢)。卵巢不产生睾酮,胎儿向女性分化。原始卵泡的分化必须具备两条X染色体,如果缺少1条X染色体或部分缺失,卵巢发育失败,在1～2岁时发育不全,外观为一白色条纹状结构。

(2)外生殖器的发育。性别分化发生在胎儿期,始于妊娠第7周,直至14周(约在末次月经后16周)。

1)正常男性。在受精后9周,体内出现雄激素(尤其DHT),男性化开始,生殖器和肛门间距延长,尿生殖褶和阴唇阴囊褶在中线部位融合(始于尾部,向前方延伸),形成阴囊和阴茎。

2)正常女性。在女性胚胎,生殖器和肛门间距不增加,尿生殖褶和阴唇阴囊褶在中线部位不发生融合,形成大、小阴唇,尿生殖窦分化成尿道和阴道。

【病理生理学】

(1)女性男性化(女性假两性畸形)。绝大多数的两性畸形新生儿均为此类,核型为46,XX,无SRY,仅有卵巢组织。新生儿女性男性化程度取决于其暴露于雄激素刺激的程度、雄激素起始暴露时的发育阶段、暴露持续的时间。

1)引起胎儿雄激素过多最常见的原因。是常染色体隐性遗传的皮质醇合成酶缺陷,导致促肾上腺皮质激素(ACTH)增多,刺激产生先天性肾上腺皮质增生,生成过多的肾上腺雄激素(脱氢雄酮和雄烯二酮)和睾酮(图91-1)。**21-羟化酶缺陷**最常见,因皮质醇水平不足,引起ACTH过度刺激(经下丘脑和垂体负反馈),肾上腺皮质增生和肾上腺雄激素(脱氢雄酮和雄烯二酮)和睾酮生成过多,导致女性男性化。新生儿存在**单纯女性男性化和失盐两种不同类型**,这取决于**盐皮质激素是否为相对或完全缺乏**。前者失盐轻微,除非在应激情况下,常无肾上腺皮质功能不全表现;后者失盐型常在新生儿期或其后出现肾上腺皮质功能不全,发生肾上腺危象。女性男性化程度并非提示肾上腺皮质功能不全严重程度的可靠指标,对21-羟化酶缺陷者应监测其电解质。**11-羟化酶缺陷**少见,常伴水钠潴留和高血压等。

2)其他少见原因。母亲呈男性化表型、胎儿肿瘤、母亲雄激素摄入或局部使用等。

(2)男性女性化(男性假两性畸形)。因雄激素生成不足或终末靶器官对雄激素应答降低所致,该类患者核型为46,XY,仅有睾丸组织。该疾病少见,最后诊断确定之前需要完善各项实验室检查。

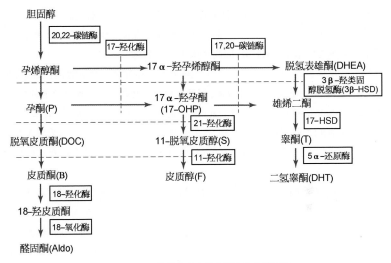

图91-1 正常性发育有关的肾上腺代谢通路

1）雄激素生成减少。由几种少见的酶缺陷所致，为常染色体隐性遗传，其中部分酶缺陷引起皮质醇减少和**女性化的肾上腺皮质增生症**，其他为睾酮生成途径中特异性酶缺乏。引起雄激素生成减少原因还包括：**苗勒管抑制物缺乏**（最常见表现为男性婴儿腹股沟疝，其中含子宫和输卵管）；**睾丸对促绒毛膜性腺激素（hCG）和黄体素（LH）不应答、无睾丸**（在胎儿期由于睾丸血供缺乏导致睾丸缺失）等。**小阴茎**和**低血糖**联合征提示**垂体缺陷**，缺乏促性腺激素、ACTH和生长激素。

2）终末器官对雄激素应答反应下降。也称睾丸女性化，常由雄激素受体缺陷或受体正常的未知缺陷所致，完全女性化呈正常的女性生殖器外观，阴唇中可扪及睾丸，或者为部分女性化（男性女性化）。

3）5α-还原酶缺陷。由于DTH缺乏（图91-1）导致男性外生殖器分化失败，新生儿核型为46,XY，但外生殖器呈女性或两性畸形，有正常发育的睾丸和男性生殖器。

（3）性腺分化异常

1）真两性畸形。是两性畸形的罕见原因，表现为同一个体中睾丸和卵巢共存（或卵巢睾丸）。大多数患儿核型为46,XX，但也有45,X、46,XX、46,XY，以及多条X或Y染色体嵌合体的报道。外生殖器畸形表现各异，生育率极低。

2）性腺发育不全

A. 单纯性腺发育不全。特征性表现为两侧卵巢条索状改变（完全性腺发育不全）或单侧卵巢异常（部分性腺发育不全）。最重要的是应明确患儿是否存在Y染色体，因为Y染色体物质阳性的患儿，其条索状性腺有发生肿瘤的高风险。

B. 混合性腺发育不全。特征性表现为一侧有功能的睾丸伴对侧条索状性腺。所有患儿均有Y染色体,外生殖器不同程度男性化。混合型性腺发育不全患儿在儿童及青少年期性腺恶变的风险高,因此,性腺应予以摘除。

(4)染色体异常、综合征及联合征。通常染色体异常不会导致两性畸形,但也有13-三体、18-三体、4p-综合征,以及其他染色体异常发生两性畸形的报道。诸如Smith-LemLl-Opiz综合征、Rieger综合征及CHARGE综合征(虹膜缺失、心脏畸形、后鼻孔闭锁、生长发育延迟、性发育异常和耳畸形)和屈肢骨发育不良等单基因病和综合征也和两性畸形有关(综合征库中超过90个综合征存在性别分化异常)。VATER/VACTERL联合征(脊柱、直肠、气管、食管、神发育不良/脊柱缺陷、肛门闭锁、心脏畸形、食管气管瘘、肾发育不良、肢体异常)等也可存在性腺发育异常。

【危险因素】　发育异常/遗传因素是性别分化异常的主要原因。因此,没有明确的行为方面的危险因素,但是存在与性别发育异常有关的病史、青春期发育异常、不孕不育、新生儿/婴儿期死亡等性别分化异常的风险增高。辅助生殖技术,特别是体外单精子卵泡浆内注射技术是否与性别发育异常或其他先天性缺陷有关仍存在争议,因为已经报道的畸形也可能与其他不孕的原因有关,而与人工辅助生殖技术本身无关。

【临床表现】　值得注意的是,2000年AAP发布了有关新生儿外生殖器发育异常评估的政策说明。2006年,性别分化异常国际会议召开后,发布了性别分化异常的专家共识(参阅相关的参考文献)。

(1)病史。应向双亲仔细询问病史,是否存在早期新生儿死亡家族史(如伴发呕吐、脱水至死者可由CAH所致)、双亲的血缘关系(常染色体隐性遗传病的风险增高)等。家族中存在闭经和不孕女性(男性假两性畸形)和男性化、CAH或妊娠期摄取或外用药物(尤其是雄激素或孕激素)等母亲病史。

(2)体格检查

1)全身检查。应注意以下问题,如畸形(综合征和染色体畸形)、高血压或低血压,乳晕色素沉着以及脱水表现(CAH表现之一)。

2)生殖器。性腺:应注意性腺的数目、大小以及是否对称。常规检查腹股沟管中有无性腺,通常在阴囊皱褶和腹股沟区不能发现卵巢,但睾丸可能存在于腹腔中。阴茎长度测量为耻骨支根部到阴茎顶端的长度,足月新生儿其长度应≥2 cm,早产儿正常值也已经建立。种族因素可能影响阴茎长度。尿道口:检查是否为尿道下裂(常伴痛性阴茎勃起)。阴唇阴囊皱褶:可存在未融合的大阴唇、不同程度的后融合、对裂的阴囊,乃至正常的阴囊外观。判断是否为阴道或泌尿生殖窦,常规进行直肠指检以确定是否存在子宫。

【诊断】

（1）实验室检查

1）初始评估。最重要的检查是染色体分析，大多数细胞遗传学实验室在2～3天可获得核型分析结果。FISH可更快速确定性别，已有X和Y的特异性探针。颊黏膜涂片可快速判断性别，但准确性欠佳。其余的诊断性评估取决于性染色体结果，准确性是最重要的。在核型检查的同时，进行**血清生化指标如**17-羟孕酮（17-OHP）、睾酮、二氢睾酮以及血清钠、钾等检测，其他检查根据核型结果酌情进行。有关生化检查在染色体相关内容中讨论。

2）正常46, XX核型。遗传核型为女性者，其男性化原因不外乎母体或胎儿雄激素的异常增多所致。如果母亲无明显男性化表现，胎儿的男性化多为**肾上腺皮质增生症**所致，可进行以下检查以证实。

A. 17-OHP。为21-羟化酶缺陷的前体产物，发生于11-羟化酶缺陷之前的一步。上述任何一种酶缺陷时，血清或血浆中17-OHP较正常值增高100～1 000倍。需要注意的是在一些正常新生儿中17-OHP在生后24小时内可略微升高，必要时在出生几天后重复检查并监测水电解质平衡。美国及许多国家都将17-OHP列为新生儿疾病常规筛查项目筛查CAH。

B. 每日监测血清钠和钾。21-羟化酶缺陷患儿通常存在绝对或相对的盐皮质激素缺乏，生后3～5天出现高钾血症，此后1～2天出现低钠血症。如果临床高钾血症显著，而17-OHP结果尚未出报道，可进行经验性静脉给予生理盐水、可的松和氟氢可的松治疗（剂量见【治疗】）。

C. 血清睾酮测定。大约3%的两性畸形婴儿为真两性畸形，其中绝大多数核型为46, XX。若17-OHP不高、母亲无男性化表现，睾酮升高提示两性畸形或胎儿体内存在导致睾酮生成的肿瘤。

3）正常46, XY核型。遗传学男性女性化的鉴别诊断异常复杂，其中包括宫内睾丸损伤、睾酮合成障碍、终末靶器官抵抗以及睾酮向二氢睾酮转换过程中酶的缺乏。实验室检查繁杂，应逐级进行。

A. 睾酮（T）和二氢睾酮（DHT）测定。应测定此类激素，新生儿期水平高于儿童。男性假两性畸形中，睾酮降低见于睾酮生成中各种缺乏，T-DHT比值介于5∶1到20∶1。高T-DHT比值提示5α-还原酶缺乏。**雄烯二酮水平测定用于诊断17-酮类固醇还原酶缺乏。**

B. 黄体素（LH）和促卵泡激素（FSH）。该类激素在婴儿期水平高于儿童期。若的确存在明显降低，同时存在其他垂体激素缺乏，则要考虑促性腺激素缺乏。切记GH和ACTH缺乏在新生儿期表现为低血糖，原发性腺缺陷和一些雄激素抵抗状态时LH和FSH升高。

C. hCG激发实验。当睾酮水平低下时，hCG用于刺激性腺激素生成（如促性腺激素缺陷和睾酮合成缺陷）。剂量推荐不一，应在专家指导下进行。最常用500～1 000 U，每天或隔天一次，共三剂。然后重复测定睾酮和DHT，以确定性腺应答状况。若睾酮水平显著上升，表明存在睾丸间质细胞，即睾丸组织存在。5α-还原酶缺乏的患儿，其基础T-DHT比值可能正常，但注射hCG激发后升高。若睾酮在激发后仍低，应在hCG注射后抽取足够的血标本用于其他激素测定。考虑到男性假两性畸形的复杂性、新生儿采血的局限性以及许多特殊检查只能在少数实验室才能进行，所以儿科内分泌专科医生参与制订检查计划和解释是十分必要的。无论在何种情况下，建议初始检查的实验室注意冻存患儿的血清或血浆标本。

D. 垂体功能评估。如果怀疑垂体功能缺陷导致的促性腺激素缺乏（如小阴茎、小阴茎合并低血糖等），应进行甲状腺功能和生长激素检测、ACTH刺激实验以及垂体影像学检查。

4）异常核型。在两性畸形合并染色体异常核型的婴儿中，混合性性腺发育不全伴性腺发育不良的风险极高，在该情况下测定激素水平的诊断价值可能不大。应注意，外周血白细胞染色体核型正常者，不能除外染色体异常嵌合体情况，常规染色体核型显带技术有一定的局限性。必要时可采用基因检测（FISH探针、基因芯片分析或者特异性DNA分析）技术，这些技术主要用于检查46，XX表型男性患儿是否存在SRY基因，对于45，X个体，性腺胚细胞瘤高发，故用该技术检测是否存在Y染色体物质十分有效。

（2）影像学研究

1）超声。以评估肾上腺和骨盆结构，尽管在生后不久，有时直肠指检可触及子宫（生后母体雌激素应答致使子宫增大），但相对而言超声更具无创性。此外，超声可确定是否存在性腺并进行定位。对于未进行治疗的肾上腺皮质增生症患儿，超声诊断肾上腺异常敏感性高。

2）造影。在进行外科整形之前，进行造影检查可清楚显示患儿的泌尿生殖系统内部的解剖结构（尿道造影、膀胱输尿管造影和肾盂静脉造影）。

3）MRI检查。已经用于性别分化异常婴儿的评估，但至少在新生儿期其敏感性与超声检查类似。

【处理】

（1）常规处理。性别分化异常可能导致家庭显著的情绪和社会应激反应以及焦虑。对于两性畸形患儿，在诊治过程中保护双亲和患儿的隐私是十分重要的。在整个疾病的诊断和治疗过程中应组建多学科的团队帮助患儿及其家属。一旦诊断确定，应确定其性别（参见【预后、性别认定、长期随访】），并由专家团队指导管理（激素替代、性腺切除、外科整形）。同时进行心理疏导。性别分化异常的婴儿包皮环切术应推迟到多学科评估明确性别后进行。

1）双亲的早期指导。一旦发现畸形，医生应负责进行证实并告知家属。在与父母亲首次接触时，最好使用无性别倾向的称谓如你的孩子等，尽量避免使用有性别指向的称谓，避免家属误解。建议使用他们婴儿生殖器"未发育完全"这样的词语告知病情。应告知父母亲需要更进一步的检查才能识别孩子的性别。尽可能与双亲谈论病情（在产房中进行更深入的讨论显然不合适）。在得知自己的孩子存在性别异常时，家属可能不能马上接受这一事实，可和他们一起检查患儿。尽管医生面对患儿双亲、亲属以及相关职业人士要承受很大压力，所有根据生殖器外表来确定患儿性别的想法都应制止。很重要的一点，应记住不要在任何有关母亲和患儿的永久医学记录上填写性别，不要完成出生证明。建议患儿和双亲隔离，不接受某些非重要的医务人员和社区的询问，但应避免提示"丢脸"或"隐藏"的行为。双亲可能希望推迟告知孩子出生的信息，直至性别确定以后。因为大多数患儿主要的生活环境还是在他们出生的社区，过早释放关于性别混淆的信息可能产生终生的影响。应告知家长在大多数情况下，检查结果出来后可以确定性别。一些专家不主张在新生儿早期使用具有性别特征的名字。

2）早期转诊。建议尽快寻求一位评估两性畸形患儿的专家进行咨询（第一位通常是儿童内分泌专家）。患儿在未接受详细的评估之前不应出院。大多数情况下，在出院前应有完整的诊断、养育性别分配、并制订好进一步治疗的计划。

（2）新生儿期和婴儿早期药物治疗

1）先天性肾上腺皮质增生症。一旦发现新生儿生殖器异常，应最先考虑是否存在CAH。近50%受累患儿在生后3～14天出现肾上腺皮质功能不全，所有类型的CAH均存在绝对的或相对的皮质醇缺乏，必须早期进行诊断和替代治疗，以避免循环衰竭等威胁生命的事件发生。

A. 糖皮质激素治疗。尽快开始糖皮质激素治疗，通常口服药物维持皮质激素的替代治疗。氢化可的松是可选择的口服制剂（参阅第148章），初始剂量10～20 mg/(m² · d)，分3次给药，需根据生长情况和是否发生应激调整剂量。小于6个月的婴儿可采用肌内注射醋酸可的松治疗，因为婴儿口服氢化可的松吸收不稳定。替代治疗期间建议由儿科内分泌专科医生进行随访和管理。

B. 盐皮质激素治疗。常用醋酸氟氢可的松，剂量0.05～0.1 mg/d 口服。与氢化可的松不同，醋酸氟氢可的松的剂量无须根据生长和应急状态进行调整。有的内分泌专科医生推荐补钠治疗［1～5 mEq/(kg · d)］。

2）不完全男性化。根据诊断性评估结果，儿科内分泌医生常用睾酮（Depo-Testosterone）治疗。常规剂量25 mg肌内注射，间隔3～4周一次，共3次。根据阴茎生长状况进行药物调整，对于一个从小按男性抚养的两性畸形患儿在性别认定结果出来之前，可考虑应用睾酮治疗。

【预后、性别认定、长期随访】 性别认定在此不做主要讨论，一般在专家团队诊断明确之后认定性别。传统观念认为在出生时个体的性心理是中性的，性心理的发育和外生殖器的表型密切相关。目前这一观念受到挑战。有依据显示产前和生后早期脑暴露于雄激素可能对性别特异性行为模式、性别确定以及外生殖器表型及其将来的功能有一定的影响。考虑到性别认定可能影响父母亲感情、机体和生殖健康，因此在性别认定过程中需要专业化的多学科的专家团队包括儿科医生、泌尿科医生、内分泌科医生、遗传学家、心理医生和其他专业医生参与。每个患儿都应该个体化对待。专科治疗中心应该提供长期随访才能改善预后。性别发育异常联盟运行的网站为家庭提供了资料和临床护理指南（www.dsdguidelines.org）。其他的治疗小组同样也有网站提供类似的资料如北美性别分化异常协会（www.isna.org）、先天性肾上腺皮质增生支持和教育基金会（www.caresfoundation.org）及其他。

·参·考·文·献·

[1] Achermann JC, Hughes IA. Disorders of sexual differentiation. In: Melmed S, Polonsky KS, Larsen PR, Kronenberg HM, eds. *Williams' Textbook of Endocrinology*. 12th ed. Philadelphia, PA: Saunders; 2011.

[2] Ahmed SF, Rodie M. Investigation and initial management of ambiguous genitalia. *Best Pract Res Clin Endocrinol Metab*. 2010; 24: 197.

[3] American Academy of Pediatrics Committee on Genetics. Evaluation of the newborn with developmental anomalies of the external genitalia. *Pediatrics*. 2000; 106(1): 138–141.

[4] Antal Z, Zhou P. Congenital adrenal hyperplasia: diagnosis, evaluation and management. *Pediatr Rev.* 2009; 30: e49.

[5] Barbaro M, Wedell A, Nordenström A. Disorders of sex development. *Semin Fetal Neonatal Med.* 2011; 16: 119.

[6] Chavhan GB, Parra DA, Oudjhane K, Miller SF, Babyn PS, Pippi Salle FL. Imaging ambiguous genitalia: classification and diagnostic approach. *RadioGraphics*. 2008; 28: 1891.

[7] Chi C, Chong LH, Kirk, NE. Ambiguous genitalia in the newborn. *NeoReviews* 2008; 9: e78.

[8] Diamond DA, Yu RN. Sexual differentiation: normal and abnormal. In: McDougall WS, Wein AJ, Kavoussi LR, et al., eds. *Campbell-Walsh Urology*. 10th ed. Philadelphia, PA: Saunders; 2011.

[9] Hewitt JK, Warne GL. Management of disorders of sex development. *Pediatric Health*. 2009; 3: 51.

[10] Houk CP, Hughes IA, Ahmed SF, Lee PA; Writing Committee for the International Intersex Consensus Conference Participants. Summary of consensus statement on intersex disorders and their management. International Intersex Consensus Conference. *Pediatrics*. 2006; 118(2): 753–757.

[11] Hughes IA. Congenital adrenal hyperplasia: 21-hydroxylase deficiency in the newborn and during infancy. *Semin Reprod Med.* 2002; 20(3): 229–242.

[12] Hughes IA. Disorders of sex development: a new definition and classification. *Best Pract Res Clin Endocrinol Metab.* 2008; 22(1): 119–134.

[13] Hyun G, Kolon TF. A practical approach to intersex in the newborn period. *Urol Clin North Am.* 2004; 31(3): 435–443.

[14] Lee PA, Houk CP, Ahmed SF, Hughes IA; International Consensus Conference on Intersex organized by the Lawson Wilkins Pediatric Endocrine Society and the European Society for Paediatric Endocrinology. Consensus statement on management of intersex disorders. *Pediatrics.* 2006; 118(2): e488–e500.

[15] Vidal I, Gorduza DB, Haraux E, et al. Surgical options in disorders of sex development (DSD) with ambiguous genitalia. *Best Pract Res Clin Endocrinol Metab.* 2010; 24: 311.

[16] Warne GL. Long-term outcome of disorders of sex development. *Sex Dev.* 2008; 2: 268.

92 肠道病毒和副肠孤病毒

Enteroviruses and Parechoviruses

【定义】　肠道病毒和副肠孤病毒是一大类病毒性病原体，由两个不同属组成。它们都是单链RNA，位于不同多肽的衣壳中。衣壳蛋白赋予其抗原性并促进RNA转移到新感染宿主的细胞中。

（1）肠道病毒。肠道病毒属传统上由5组组成，每组都具有众所周知的人类婴儿致病性：柯萨奇A病毒、柯萨奇B病毒、埃可病毒、已编号的肠道病毒和脊髓灰质炎病毒。肠道病毒属的新分类（基于病毒基因组结构）有4种：人类肠道病毒（HEV）A、B、C和D。虽然它们被重新分类，但病毒血清型仍继续使用其原始名称。

（2）副肠孤病毒。人副肠孤病毒（HPeV）属由16种已描述的类型组成，其中有8种已被测序。1型和2型以前被认为是人类肠道病毒22型和23型，但现在发现其与肠道病毒属有明显不同的衣壳蛋白，被归为一个新的属。迄今为止在新生儿脓毒症样病毒综合征中仅发现1～3型。在幼儿中，HPeV 4～6型与胃肠道和呼吸道症状相关。基因型的定义和鉴定仍在继续。

【发病率】

（1）肠道病毒。肠道病毒在世界范围内分布，并可导致不同严重程度的人类疾病，从轻微的感冒到危及生命的多系统疾病。发病可呈季节性变化，如温带地区的夏秋，但在世界上更热带的地区几乎没有变化。

新生儿领域更为关注的是目前研究已证实肠道病毒可经胎盘途径传播，在母乳中检测到肠道病毒，以及肠道病毒可在无症状的隐性感染的家庭成员间的垂直传播。肠道病毒通过粪–口途径传播，通过呼吸飞沫传播的可能性较小。潜伏期一般为3～6天。所有肠道病毒亚群都与婴儿和NICU肠道病毒感染暴发有关。

在过去的30年中，在新生儿室、NICU和产科报道了大量非脊髓灰质炎新生儿肠道病毒的暴发。新生儿的总发病率多变。美国CDC在2006—2008年国家肠道病毒监测系统报道，柯萨奇B1病毒（CVB1）占所有报道的肠道病毒分离株的17%。相比之下，1970—2005年，这些病例仅占2.3%。在此期间，美国新生儿发病率也有所增加，并有5例新生儿死亡。

（2）副肠孤病毒。在2006—2008年的监测中，HPeV 1型是该属最常见的分离株，但仅占已鉴定的肠道病毒可疑标本的2%。最近，来自苏格兰爱丁堡2006—2010年的肠道病毒监测报告显示，HPeV的发病率为2.8%，但对于小于3个月的婴儿，

HPeV 3型是主要的分离株（22%～25%）。

【病理生理学】

（1）肠道病毒。人类肠道病毒几乎可以累及全身器官系统。同一血清型感染的临床表现可以从极其轻微至不能察觉至危及生命。宿主易感性可能是导致不同疾病严重程度的原因。在绝大多数儿童和成人，肠道病毒感染为轻症，但新生儿，对肠道病毒更易，感染可导致严重的多器官功能障碍和死亡。肠道病毒更具致病性。某些非脊髓灰质炎肠道病毒血清型可引起严重感染如埃可病毒11、柯萨奇病毒B3、柯萨奇病毒A9、柯萨奇病毒B1和肠道病毒71。

1）ECHO病毒11。与新生儿发生致命伤感染特别相关。大多数病理表现为广泛的肝坏死伴肾上腺出血，其次可见急性肾小管坏死。

2）柯萨奇病毒B3（CVB3）。新生儿感染以肝炎、弥散性血管内感染、发热、血小板减少和颅内出血为特征。CVB3也与产前母亲感染，以及胎盘、脐带和死亡婴儿组织的病毒培养阳性密切相关。上述表现均提示病毒可经胎盘传播。

3）柯萨奇病毒A9（CVA9）。尽管其比CVB3少见，但新生儿感染的临床表现更多变，可表现为无菌性脑膜炎、非特异性脓毒症样疾病、心肌炎、肺炎或弥漫性血管内凝血。

4）柯萨奇病毒B1（CVB1）。此前一直是相当罕见的菌株。2006年，CVB1首次成为最常见的肠道病毒，并一直持续到2008年。2007年新生儿感染显著增加，包括发热性疾病、肝炎、凝血障碍、脑膜炎、呼吸窘迫和心肌炎。2007年，在5例新生儿死亡病例中，有4例患儿的在分娩时发生绒毛膜羊膜炎或发热性疾病。

5）肠道病毒71。发病率较低，但已在无菌性脑膜炎、脑炎、急性弛缓性麻痹、继发性肺出血和心肺衰竭的病例中检测到。2003年和2005年，在科罗拉多州丹佛市暴发的全社区性疫情显示，患病婴儿年龄在4周以上，且大多数发生中枢神经系统（CNS）疾病。

（2）副肠孤病毒。目前已认识到副肠孤病毒感染是新生儿病房婴儿腹泻和呼吸道疾病感染暴发的病原。已有更严重的疾病报道，包括脑膜炎、新生儿脓毒症、肝炎和凝血障碍。其他包括心肌炎和结膜炎。副肠孤病毒与其他疾病（出血性肝炎综合征、坏死性小肠结肠炎、心肌炎、疱疹和发热性疾病）有关，但还需要进一步研究。

1）HPeV1（以前为埃可病毒21）。已知最常见的HPeV。通常无症状或轻度胃肠道（胃肠道）或呼吸系统症状。偶尔可引起心肌炎、麻醉和中枢神经系统感染（脑炎和瘫痪）。

2）HPeV2（以前为埃可病毒22）。罕见胃肠道症状，但可引起呼吸道和胃肠道感染伴中耳炎。

3）HPEV3。引起无菌性脑膜炎、脓毒症样疾病以及较重疾病（新生儿脓毒症、脑膜炎、伴脑白质损伤性的脑炎、肝炎）。也与胃肠炎、呼吸系统疾病和暂时性麻痹有关。已有致命的感染病例报道。

4）HPeV 4、5、6型。HPeV 4型最初是从发热和有喂养问题的婴儿体内分离出来的。患儿有胃肠道和呼吸系统症状。HPeV 6型与弛缓性麻痹有关。

【危险因素】

（1）有肠道病毒/副肠孤病毒感染症状的母亲。其分娩的婴儿感染率较高。2010年，一项对242名台湾地区孕妇进行的研究显示，在孕期发生疱疹性咽峡炎的孕妇，其分娩低出生体重、小于胎龄或早产儿的风险明显增加。

（2）发生严重感染的风险。在出生后2周内受到感染。

【临床表现】 HPeV与HEV感染表现相似。在评估和观察患儿临床症状时，很难区分新生儿这两种病毒感染。

（1）肠道病毒。非脊髓灰质炎肠道病毒疾病的临床表现多种多样，并且许多亚型和血清型感染可重叠。在新生儿室中提示发生肠道病毒暴发的迹象是患儿聚集性发病的表现，如鼻炎、麻疹样皮疹、低热或咳嗽，后者在新生儿中最少见，需要密切观察和调查。脓毒症样疾病也常由肠道病毒引起。脓毒症评估通常为阴性，但嗜睡、少吃和发热等均提示脓毒症的特点。也可引起肝炎、凝血功能障碍、肺炎、脑膜脑炎和心肌炎。根据临床表现和脑脊液表现，很难区分噬血细胞性淋巴组织细胞增多症和严重的肠道病毒感染。

（2）副肠孤病毒。与肠道病毒感染的表现相似。大多数患有HPeV 1型和HPeV 2型的婴儿有轻度胃肠道和呼吸道表现。HPeV 3型与新生儿严重感染有关，包括中枢神经系统感染。最常见的临床表现是脓毒症样综合征。在一项研究中，发现在夏末或秋末季节，男婴的中枢神经系统感染更为常见。症状包括激惹、发热和非特异性皮疹。患有副肠孤病毒的婴儿可能出现急性腹胀，伴有红斑皮疹、C反应蛋白正常和淋巴细胞计数降低，并与坏死性小肠结肠炎小的聚集性发病有关。

【诊断】

（1）肠道病毒。PCR检测在商业实验室很容易进行，但对血清分型缺乏特异性。需要先进的PCR技术来进一步鉴定大多数肠道病毒亚种。PCR比细胞培养更快速和灵敏。有些血清型很难从脑脊液中分离出来，但很容易从咽喉或直肠拭子中分离到。细胞培养是分离和诊断的标准方法，但特定的血清型鉴定需要使用昂贵的中和试验或基因组测序。某些血清型在培养基中不能有效生长。细胞培养或PCR检测的样本应包括脑脊液、血液、尿液、鼻拭子、咽喉拭子和粪便样本。对肠道病毒RNA进行实时PCR检测可缩短检测时间。

（2）副肠孤病毒。由于两者的遗传差异，目前的肠道病毒特异性检测不能发现副肠孤病毒感染。最好的诊断测试是使用CDC开发的PCR引物，它可以检测所有已知的双埃柯病毒。颅脑超声和MRI结合弥散加权成像可发现HPeV 3型感染患儿的白质损伤。许多副肠孤病毒在细胞培养中生长不良。可以直接对粪便样本进行PCR检测。

【治疗】 没有针对人类肠道病毒或副肠孤病毒的特异治疗。一般治疗包括支持治疗、密切观察各系统并发症（如脑膜炎、心肌炎）和进行诊断性测试以确认感染。在严重新生儿感染的病例，建议使用高剂量的人免疫球蛋白，但疗效取决于免疫球蛋白抗体批次。预防性使用免疫球蛋白有助于控制医院肠道病毒感染暴发。注意监测有无细菌定植和继发细菌感染，尤其是葡萄球菌病。如果出现暴发性肝病，口服新霉素以减少肠道菌群可能有益。目前，抗病毒药物普勒康纳利在新生儿病毒血症中的安全性和有效性正在研究中。

【预后】 此病一般为轻症，可以痊愈。死亡率随着感染严重程度增加而上升。

·参·考·文·献·

[1] American Academy of Pediatrics. Enterovirus (nonpoliovirus) and parechovirus infections. In: Pickering LK, Baker CJ, Kimberlin DW, Long SS, eds. *Red Book: 2012 Report of the Committee on Infectious Diseases.* 28th ed. Elk Grove Village, IL: American Academy of Pediatrics; 2012: 315–318.

[2] Bangalore H, Ahmed J, Bible J, Menson EN, Durward A, Tong CY. Abdominal distention: an important feature in human parechovirus infection. *Pediatr Infect Dis J.* 2011; 30: 260–262.

[3] Centers for Disease Control and Prevention. Increased detections and severe neonatal disease associated with coxsackie virus B1 infection–United States, 2007. *MMWR Morb Mortal Wkly Rep.* 2010; 59: 1577–1580.

[4] Chen Y-H, Lin HC, Lin HC. Increased risk of adverse pregnancy outcomes among women affected by herpangina. *Am J Obstet Gynecol.* 2010; 203: 49.e1–e7.

[5] Cherry JD. Enteroviruses and parechoviruses. In: Remington JS, Klein JO, Wilson CB, Nizet V, Maldonado Y, eds. *Infectious Diseases of the Fetus and Newborn Infant.* 6th ed. Philadelphia, PA: Elsevier Saunders; 2006: 783–822.

[6] Harvala H, McLeish N, Kondracka J, et al. Comparison of human parechovirus and enterovirus detection frequencies in cerebrospinal fluid samples collected over a 5-year period in Edinburgh: HPev type 3 identified as the most common picornavirus type. *J Med Virol.* 2011; 83: 889–896.

[7] Levorson R. Human parechovirus-3 infection, emerging pathogen in neonatal sepsis. *Pediatr Infect Dis J.* 2009; 2: 545–547.

[8] Sedmak G, Nix WA, Jentzen J, et al. Infant deaths associated with human parechovirus infection in Wisconsin. *Clin Infect Dis.* 2010; 50: 357–361.

[9] Selvarangan R, Nzabi M, Selvaraju SB, Ketter P, Carpenter C, Harrison CJ. Human parechovirus 3 causing sepsislike illness in children from Midwestern United States. *Pediatr Infect Dis J.* 2011; 30: 238–242.

[10] Verboon-Maciolek MA, Krediet TG, Gerards LJ, de Vries LS, Groenendaal F, van Loon AM. Severe neonatal parechovirus infection and similarity with enterovirus infection. *Pediatr Infect Dis J.* 2008; 27: 241–245.

93 新生儿眼部疾病
Eye Disorders of the Newborn

【眼部检查】 新生儿出生后的第一次眼部检查应在出院前完成。眼部检查的内容需适合新生儿的情况。最初的选择性眼部检查用于评估眼部结构的发育情况,以及眼睛与整个面部的关系。瞳孔对光反射和红光反射也需要检查。眼部检查亦有助于评估婴儿的安静状态,以及其从某种状态转为另一状态的能力。眼部检查可以评估婴儿的一般健康状况,包括对周围环境的意识和正常的视觉反应,相反,如果对检查产生异常的惊跳反应或缺乏反应则提示异常。对于健康婴儿,可在儿童早期,可以配合检查时进行视力检查。可以自行消退的眼部正常表现包括水肿、外翻、瘀斑、出血和单纯痣(参考第6章)。

美国儿科学会推荐新生儿期进行的眼部评估包括:眼部疾病家族史、视觉评估(3月龄以上可注视和追踪物体)、眼球外部结构和眼睑检查(结膜、巩膜、角膜、虹膜和眼睑)、眼球活动度、瞳孔检查(等大、等圆、对光反射)、检查红光反射(正常时呈鲜红色,棕色眼婴儿呈淡灰色,双眼对称)。新生儿需检查是否存在白内障、眼睑下垂、角膜浑浊等异常眼部情况。如发现任何眼部异常情况,均将将其转诊至儿童眼科医师进行进一步检查。具有眼部疾病的高危(如早产儿、有明显的神经系统或发育问题、代谢性或遗传性疾病、先天性白内障或视网膜母细胞瘤阳性家族史、全身疾病伴有眼部异常)的婴儿,均需由儿童眼科医师进行仔细的眼部检查。

【基础的眼部知识】 眼球结构和功能的发育成熟始于胚胎早期,持续至整个儿童期,为动态发育的过程。足月儿在出生时,眼球和视力发育还不成熟,因此,大部分新生儿呈远视状态。到学龄期早期阶段,会变得越来越近视。生后3～4月龄双眼视觉开始建立。到了4～5月龄,婴儿能够双眼注视同一个物体,并能够稳定的追踪物体,到了5月龄开始辨别颜色。婴儿期的视力范围为20/400～20/50。2岁时,视神经完成全部的髓鞘化,视力达到20/40。

一直到5月龄,瞳孔都很小而且对光反射发育不成熟。6月龄以下儿童发生眼球震颤很常见。6月龄之前眼外肌的协调功能差,常导致间歇性内斜视。到了24月龄,应建立眼的调节和眼球辐辏运动能力。刚出生时,虹膜几乎无色素沉着,直至生后6～12个月才完成色素沉着。刚出生时,泪器也未完全发育成熟,直到生后4～6周以后才开始产生眼泪。双侧角膜瞬目反射在出生时即存在。到8岁时,眼球大小比例可达成人水平。

【弱视】

(1)定义。眼球无器质性疾病,而纠正视力达不到正常范围。是因在视觉发育的敏感期,双眼所受视觉刺激不均衡所致,是儿童单侧视力损害最常见的原因。

(2)发病率。据估计,美国弱视的发病率为2%～5%。每100个儿童中就有2～3个弱视儿童。

(3)病理生理学。弱视可由影响正常视觉发育或用眼的任何原因所致。新生儿期弱视的原因有以下三类:

1)斜视。当视轴错位时,偏好于用一只眼,从而导致弱视的发生,是弱视的最常见原因。可由内斜视、外斜视或上斜视所致。

2)屈光不正。由屈光不正导致的弱视可分为两类:屈光参差性弱视和屈光不正性弱视。屈光参差性弱视是由于两只眼的屈光度不一致,削弱了受累眼球的视觉通路发育。屈光不正在两眼相同时,导致屈光不正性弱视。

3)视觉剥夺。由于先天性因素或早期获得性角膜浑浊,导致视觉剥夺,是弱视发生最少见的原因。但其最严重、破坏性最大。白内障、角膜病变、上睑下垂可阻断或妨碍视觉图像形成。可影响单眼或双眼,在生后2～4月龄即导致弱视的发生。

(4)危险因素。低出生体重、早产、家族史、晶状体前部浑浊伴有显著的屈光参差。

(5)临床表现。斜视常由于新生儿期后的数月持续出现眼位偏斜而被发现。弱视可在新生儿期或婴儿早期通过眼部检查诊断,或出现不能用眼部疾病解释的视力下降而确诊。

(6)治疗。根据不同的病因采取个体化的治疗方案。治疗斜视采用遮盖优势眼或手术纠正。屈光性的弱视采用遮盖或佩戴眼镜的方法。废用性弱视需进行手术干预。

(7)预后。尽早确诊并治疗是改善预后的关键。根据病因进行个体化治疗后,可以避免或逆转绝大多数弱视患儿的视力损失。预后取决于视觉联系的成熟度、视觉剥夺持续时间和开始治疗的年龄。

【无眼球和小眼球】

(1)定义。无眼球指眼眶内的眼球组织缺如。小眼球指生后眼球的直径 < 15 mm。

(2)发病率。无眼球和小眼球的发病率分别为3/100 000和14/100 000。两者合计的发病率可高达30/100 000。

(3)病理生理。无眼球是由于眼泡发育障碍或发育受阻所致。可单独发生或为综合征的表现。

(4)危险因素。母亲高龄、多胎妊娠、早产、低出生体重。

(5)临床表现。缺少眼球组织或眼眶小。视诊、触诊及影像学检查可确诊。超声常用于测量小眼球的眼球长度。CT和MRI有助于诊断无眼球。小眼球患儿可能存在眼球功能。

（6）治疗。保守治疗包括屈光矫正并治疗潜在的弱视症状。对于单眼病变病例，必须保护"好"眼球，适当处理视觉缺失。眼球重建手术可以保证眼眶的发育，避免软组织和眼眶发育不良。

（7）预后。小眼球患者的视觉发育取决于视网膜和其他眼部结构发育的情况。治疗的目标是尽可能保存现有视力，增强外观的美容效果，而不是提高视力。

【眼球组织缺损】

（1）定义。缺损是指眼睑、虹膜、睫状体、视网膜、脉络膜或视神经上的裂缝状的开裂。常常局限于虹膜。

（2）发病率。眼球缺损的发病率为1/2 077例活产儿。

（3）病理生理。与胚眼的发育过程中胚裂的不完全闭合有关，可伴有透明血管和乳头状膜持续存在。

（4）危险因素。绝大多数为散发病例，但13三体综合征和CHARGE综合征（眼球组织缺损、先天性心脏病、后鼻孔闭锁、生长发育落后、生殖器畸形、耳畸形）或母亲使用麦角酸二乙基酰胺（LSD）或萨利多胺的新生儿眼球组织缺损的发病率升高。家族性眼球组织缺损为常染色体显性遗传。

（5）临床表现。各种眼部组织上的钥匙孔样的缺损。

（6）治疗。严重的眼球组织缺损或眼睑缺损影响眼睑闭合时需要治疗。

（7）预后。取决于发生组织缺损的部分。虹膜缺损通常不影响视力。视神经、黄斑、视网膜其他部位的缺损可致盲。

【先天性白内障】

（1）定义。对晶状体内的代谢变化发生非特异性反应，导致晶状体浑浊。

（2）发病率。据估计，在美国先天性白内障的发病率为(1.2～6.0)/10 000。

（3）病理生理。任何影响无血管的晶状体糖代谢通路或上皮细胞凋亡的因素，均可导致白内障的发生。

（4）危险因素。25%的先天性白内障由于遗传所致；最常见的遗传方式为常染色体显性遗传；大约1/3病例为散发病例。

1）代谢障碍。低血糖、甲状旁腺功能减退症、甘露糖苷贮积症、母亲糖尿病、半乳糖血症、低钙血症、维生素A或D缺乏。

2）宫内感染。宫内风疹病毒、单纯疱疹病毒、水痘病毒感染可导致先天性白内障。

3）其他原因。宫内接触辐射和特定的遗传综合征（唐氏综合征、Stickler综合征、Smith-LemLi-Opitz综合征）。

（5）临床表现。新生儿出生后瞳孔区有白色反射，或称为白瞳症。新生儿白内障可以是暂时性的，在生后数周自然消退。晶状体浑浊可能是孤立的症状，也可能伴有其他眼部疾病或全身疾病。先天性风疹病毒感染所致的白内障的特点为晶状体体积较小，且晶状体全部或近于完全浑浊。视网膜色素异常沉着以及"盐和胡椒粉"改变是典型的表现。

（6）治疗。首先寻找病因，检查是否有其他伴随症状，询问母亲和新生儿的病史，进行相关实验室检查。眼科裂隙灯检查可确诊白内障。如果白内障已经危及视力，需尽快手术摘除晶状体，以避免废用性弱视导致的失明。需要进行视觉康复训练。

1）晶状体摘除后使用光学装置进行视觉聚焦。早期使用角膜接触镜。

2）通过遮盖优势眼而逆转弱视眼。1岁以下婴儿的治疗时间为1～8周。

（7）预后。白内障可导致轻者视力模糊、重者失明的不同程度的视力障碍，其严重程度取决于晶状体浑浊的程度和部位。

【先天性青光眼】

（1）定义。是由于房水中的眼内压过高，最终导致视神经损害的一种眼部病变。

（2）发病率。据估计在所有儿童中发病率<1%。

（3）病理生理。先天性青光眼最主要的原因是由于房水排出通道的结构发育异常所致。其他的原因包括早产儿视网膜病、持续性胎儿血管化、先天性风疹病毒感染、高胱氨酸尿症。

（4）危险因素。男性发病率高，占65%。为常染色体隐性遗传。患有半乳糖血症、溶酶体贮积病、过氧化物酶病的患儿均可发生青光眼。

（5）临床表现。包括角膜浑浊、畏光、流泪、水眼、眼睑痉挛。

（6）治疗。通过测量眼压确诊。需要定期检查眼压和视力。对于婴儿，通常需要手术促进房水排出，从而降低眼压。

（7）预后。需早期干预，否则增加失明的风险。

【结膜炎】 参考第53章。

【鼻泪管阻塞】 参考第53章。

（1）定义。鼻泪管先天性阻塞。

（2）发病率。在新生儿中占2%～6%。

（3）病理生理。鼻泪管下端鼻腔开口处被膜组织封闭，导致阻塞。

（4）危险因素。在Down综合征、颅缝早闭、Goldenhar序列、唇腭裂综合征、半侧面部肢体发育不良或任何一种中线面部发育异常的患儿，鼻泪管阻塞的发病率升高。

（5）临床表现。鼻泪管阻塞通常表现为眼部黏液性或黏液脓性分泌物增多，以及溢泪。眼周皮肤有时会皲裂。按压泪囊后泪孔会涌出黏液性或黏液脓性液体。

（6）治疗。大部分鼻泪管阻塞可自行消失，因此不需要特殊治疗。如果持续阻塞，可采用探针进行泪道探通术。其他的保守治疗方法包括密切观察、泪囊按摩、局部抗菌药物治疗。

（7）预后。佳。

【先天性上睑下垂】

（1）定义。单侧或双侧上下眼睑之间的垂直距离缩短。

（2）发病率。先天性上睑下垂的发病率在美国没有报道。70%为单眼受累。

（3）病理生理。由于上睑提肌功能障碍所致。

（4）危险因素。通常为常染色体显性遗传或动眼神经麻痹所致。

（5）临床表现。可累及单眼或双眼。依据上睑下垂的程度分为不完全性上和完全性上睑下垂。对于上睑提肌完全没有功能的完全性上睑下垂患儿，向上注视时上眼睑完全无法抬起。对于单侧的轻度上睑下垂患儿，需和Horner综合征进行鉴别。

（6）治疗。上睑下垂患儿需每3～12个月检查是否出现弱视。根据上睑下垂的严重程度，可选择不同的时机进行手术治疗。如存在严重弱视或眼性斜颈，应尽早进行手术纠正。

（7）预后。先天性上睑下垂进行手术修复后通常可以完全恢复功能，改善外观。在进行手术矫正的患儿中，50%以上患儿在术后8～10年需进行二次手术。经过密切观察和治疗，可以成功治疗弱视。

【睑板腺囊肿】

（1）定义。是在眼睑边缘发生的睑板腺慢性炎症性肉芽肿性病变。

（2）发病率。不明。

（3）病理生理。由于单侧或双侧睑板腺排泄管道阻塞所致。

（4）临床表现。眼睑上可触及无痛性、坚硬的肿块，通常位于睫毛根部。新生儿期不常见。

（5）治疗。治疗包括按摩、湿热敷、局部类固醇类眼药水。睑板腺囊肿合并感染需使用抗生素治疗、热敷，必要时切开引流。小的、无症状的睑板腺囊肿无须治疗。

（6）预后。良好。

【视网膜母细胞瘤】

（1）定义。视网膜癌性肿瘤。

（2）发病率。美国活产婴儿中的发病率为1/（15 000～30 000），是眼部发生的最常见的肿瘤。

（3）病理生理。由调控视网膜细胞分裂的13号染色体异常所致。

（4）危险因素。大部分患儿无阳性家族史。所有种族均可发病。男女均可发病。

（5）临床表现。大部分患儿表现为白瞳症，其他症状包括斜视、视力减弱、瞳孔增大，或眼周组织炎症反应。大部分病例累及单眼（75%）。

（6）治疗。全麻下进行眼底检查可以确诊，治疗因人而异。眼球摘除曾是标准治疗方案，而目前在某些情况下可首先考虑眼动脉介入化疗。放疗、激光治疗、冷凝术也是常用的治疗方案。

（7）预后。远期预后良好。大部分视网膜母细胞瘤患儿可以长期存活。在美国，存活率达98%，但在欠发达国家50%的患儿死于肿瘤扩散。需在眼科和儿科进行长期随访。

· 参 · 考 · 文 · 献 ·

[1] American Academy of Ophthalmology. Amblyopia summary benchmarks for preferred practice pattern guidelines. http://one.aao.org/CE/PracticeGuidelines/PPP_Content.aspx?cid=930d01f2-740b-433e-a973-cf68565bd27b. Accessed November 2, 2011.

[2] Committee on Practice and Ambulatory Medicine, Section on Ophthalmology. American Association of Certified Orthoptists; American Association for Pediatric Ophthalmology and Strabismus; American Academy of Ophthalmology. Eye examination in infants, children, and young adults by pediatricians. *Pediatrics.* 2003; 111(4): 902–907.

[3] Donahue R. Pediatric strabismus. *N Engl J Med.* 2007; 356: 1040.

[4] Haddad MA. Causes of visual impairment in children: a study of 3,210 cases. *J Pediatr Ophthalmol Strabismus.* 2007; 44: 232.

[5] Nakamura KM, Diehl NN, Mohney BG. Incidence, ocular findings, and systemic associations of ocular coloboma: a population-based study. *Arch Ophthalmol.* 2011; 129: 67.

[6] Pai A, Mitchell P. Prevalence of amblyopia and strabismus. *Ophthalmology.* 2010; 117: 2042.

[7] Verma AS, Fitzpatrick DR. Anophthalmia and microphthalmia. *Orphanet J Rare Dis.* 2007; 2: 47.

94 淋球菌感染
Gonorrhea

【定义】 由淋病奈瑟菌（淋球菌）感染所致。淋球菌是一种革兰阴性氧化酶阳性双球菌，可引起生殖道感染。在妊娠期可由母亲传给胎儿导致胎儿或新生儿感染。

【发病率】 2010年，美国报道的淋病发病率为1/1 000，其中15～24岁的女性发病率最高。如果不采取常规的眼部预防措施，估计感染母亲分娩的新生儿中有1/3将受到感染。

【病理生理学】 淋球菌主要感染母亲的子宫颈管。婴儿可能在分娩时经过感染的宫颈管，或胎膜破裂时接触污染的羊水时感染。常常同时感染沙眼衣原体。在淋病存在的情况下，人免疫缺陷病毒（HIV）母婴传播率增加。

【临床表现】

（1）新生儿眼炎（新生儿结膜炎）。是新生儿淋球菌感染最常见的临床表现。尽管采取适当的眼部预防措施，淋球菌感染母亲分娩的新生儿中仍有1%～2%的新生儿感染淋球菌。详见第53章。

（2）淋球菌关节炎。可在出生后1～4周内的任何时间发病。继发于淋球菌血症。菌血症可来源于口腔、鼻孔和脐部的感染。淋球菌关节炎最常见的部位是膝关节和踝关节,但可累及任何关节。婴儿可出现轻、中度症状。受累关节必须引流并且应用抗生素治疗。

（3）羊膜腔感染综合征。发生于胎膜早破时,伴胎盘和脐带炎症反应。新生儿常表现为败血症。发生羊膜腔感染时,胎儿或新生儿死亡率高。

（4）败血症和脑膜炎。分别见第130章和第109章。

（5）头皮脓肿。通常继发于宫内胎儿监护。

（6）其他局部感染。其他黏膜部位感染,如口咽部、阴道、尿道和肛门感染,均有报道。

【诊断】

（1）母亲。取宫颈刮片进行培养。

（2）婴儿

1）细菌革兰染色。任何分泌物均可进行革兰染色。

2）培养。眼分泌物,鼻咽、口咽或肛周拭子均可进行细菌培养。亦可进行血培养。需同时进行沙眼衣原体培养。非无菌部位（如咽、直肠和阴道）淋球菌培养需选择特殊的培养基。

3）腰椎穿刺脑脊液检查。脑脊液进行细胞计数、蛋白质定量、培养、革兰染色等检查。

【治疗】　对所有感染性疾病的隔离预防,包括孕产妇和新生儿的预防措施,母乳喂养和探视问题详见附录F。

（1）住院治疗。由淋球菌导致的结膜炎、头皮脓肿或全身感染患儿需住院治疗。需进行包括腰椎穿刺脑脊液检查在内的全面的感染相关检查。需同时检查是否并发沙眼衣原体、先天性梅毒和HIV感染。需明确母亲乙肝表面抗原结果。

（2）抗生素治疗。使用剂量参考第148章。

1）母亲感染。大部分淋球菌感染母亲分娩的新生儿不发生淋球菌感染;然而,由于已有报道的感染病例,因此,建议新生儿注射一剂头孢曲松。尽管头孢菌素治疗失败在美国是罕见的,但对于头孢菌素的最低抑菌浓度正在升高。亚洲国家报道治疗失败的情况更加多见。母亲及其性伴侣应接受其他性传播疾病的评估和治疗,包括艾滋病毒感染。

2）非全身性感染。包括新生儿结膜炎,使用单剂头孢曲松治疗。头孢曲松的代替药物为单剂头孢噻肟。患结膜炎的新生儿应立即用生理盐水冲洗眼睛,并定期频繁冲洗,直到排出眼部分泌物。眼部局部抗生素治疗效果不佳,在全身用药时无须使用。患结膜炎的婴儿应住院,并评估是否伴有全身性感染,如败血症、关节炎和脑膜炎。

3）全身性感染。关节炎和败血症：头孢曲松或头孢噻肟治疗7天。脑膜炎：头孢曲松或头孢噻肟治疗10～14天。如果婴儿有高胆红素血症，使用头孢噻肟。

（3）隔离。应对所有淋球菌感染婴儿进行接触隔离，直到给予有效的静脉抗菌药物治疗24小时。

【预后】　如果及早开始治疗，效果极佳。

·参·考·文·献·

[1] American Academy of Pediatrics. Gonococcal infections. In: Pickering LK, Baker CJ, Kimberlin DW, Long SS, eds. *Red Book: 2012 Report of the Committee on Infectious Diseases.* 29th ed.Elk Grove Village, IL: American Academy of Pediatrics; 2012: 336–344.

[2] Babl FE, Ram S, Barnett ED, Rhein L, Carr E, Cooper ER. Neonatal gonococcal arthritis after negative prenatal screening and despite conjunctival prophylaxis. *Pediatr Infect Dis J.* 2000; 19: 346–349.

[3] Embree JE. Gonococcal infections. In: Remington JS, Klein JO, Wilson CB, Nizet V, Maldonado Y, eds. *Infectious Diseases of the Fetus and Newborn Infant.* 7th ed. Philadelphia, PA: Elsevier Saunders; 2011: 516–523.

95 新生儿肝炎
Hepatitis

新生儿肝炎可由许多传染性和非传染性病原体引起。典型的病毒性肝炎是指几种临床症状相似但病原和流行病学不同的疾病。常见的肝炎包括甲型肝炎、乙型肝炎、丙型肝炎、丁型肝炎、戊型肝炎和庚型肝炎。终身慢性感染只有乙型肝炎病毒（HBV）和丙型肝炎病毒（HCV）的记录。

新生儿肝脏疾病鉴别诊断包括：特异性新生儿肝炎（巨大细胞）、胆道闭锁、代谢性疾病、胰蛋白酶缺乏症、囊性纤维化、铁贮存病和其他引起肝细胞损伤的感染（如CMV、单纯疱疹、风疹、水痘、弓形体病、李斯特单核细胞增多症、梅毒和结核病，以及可引起非特异性肝功能障碍的细菌性败血症）。表95-1概述了各种肝炎的检测方法。所有传染病的隔离预防措施，包括孕产妇和新生儿预防措施、母乳喂养和新生儿出院后随访，请参见附录F。

甲型肝炎

【定义】　甲型肝炎（传染性肝炎）是由非包膜27-nM RNA病毒引起的，该病毒属小核糖核酸病毒科（HAV）。通过粪口途径传播。在感染者的粪便中可发现大量

表95-1 肝炎检测

特异性检测	意 义
HAV	"感染性"肝炎的病原体
HAV抗体	症状初期可检出,终生持续阳性
抗HAV-IgM抗体	说明最近感染了甲型肝炎;感染后4～6个月内呈阳性
抗HAV-IgG抗体	说明既往感染甲型肝炎;获得免疫力
HBV	"血清"肝炎的病原体
HBs表面抗原	血清中可检测;急性感染最早的标记物或提示慢性感染超过6个月
抗Hb表面抗原的抗体	表示过去曾受发生的乙型肝炎病毒感染和对乙型肝炎病毒产生免疫,使用HBIG获得的被动抗体,或对接种乙型肝炎疫苗的免疫反应
HBe抗原	HBV复制相关;血清中HBV高滴度表明高传染性;如持续6～8周提示为慢性携带状态
抗HBe抗原的抗体	存在HBsAg携带,提示较低的HBV滴度,乙肝病毒感染传播风险低
HBc抗原	尚无商业检测,仅在肝脏组织中发现
抗HBc抗原	可确认急性、已治愈或慢性HBV感染(免疫后不存在);高滴度提示活动性HBV感染;低滴度表示慢性感染
抗Hbc-IgM	说明近期感染乙型肝炎病毒,感染后4～6个月内呈阳性;在表面抗原消失后的"窗口期"可检测到
抗HBc-IgG	出现较晚,如果病毒持续复制,可能持续数年
HCV	丙型肝炎的病原体
抗HCV抗体	丙型肝炎感染的血清学标记

的病毒,特别是在潜伏期晚期和发病早期。儿童,特别是新生儿排病毒的时间比成人更长。在诊断为甲型肝炎感染的患儿中,23%的新生儿粪便可检测到甲型肝炎病毒RNA的时间可持续4～5个月。潜伏期为15～50天。没有慢性携带状态。

【发病率】 新生儿中甲型肝炎感染的真实发病率尚不清楚。使用甲型肝炎疫苗后,美国人群中甲型肝炎感染的总体发病率显著下降(从1980—1999年的26 150例/年至2004年的5 683例/年)。

【病理生理学】 除了粪-口传播外,还可以通过输血传播。母婴传播非常罕见;但是也有宫内和围生期感染的病例报道,但病毒传播的风险有限,因为病毒血症的时间很短,并且在分娩时不会发生粪便污染。NICU偶尔报道甲型肝炎感染暴发,可能经输血感染的患儿将甲型肝炎传播给其他新生儿和工作人员。健康婴儿罕见发生严重感染。

【危险因素】　母亲感染的症状出现在分娩前2周和分娩后1周之间,其分娩的新生儿存在感染风险。出生后获得甲型肝炎的危险因素包括卫生条件差,与受感染的个体接触(可能是院内感染),以及最近前往疾病流行的发展中国家。

【临床表现】　大多数婴儿(> 80%)无症状,肝功能轻度异常。

【诊断】

(1)抗甲型肝炎病毒免疫球蛋白M抗体(抗HAV-IgM)。在疾病急性期或恢复期早期出现。在大多数情况下,在暴露后5～10天可检测到,并且在感染后可持续长达6个月。抗HAV-IgG出现在恢复期,可持续检测到,并使患者获得免疫能力。实验室还可以通过逆转录聚合酶链反应(RT-PCR)检测血液或粪便中的病毒。

(2)肝功能检查(LFT)。特征性的表现包括血清谷丙转氨酶、谷草转氨酶、血清胆红素(总胆红素和直接胆红素)升高,而碱性磷酸酶正常。

【治疗】

(1)免疫血清球蛋白(ISG)。对于母亲在分娩前2周和分娩后1周之间开始出现症状的新生儿,应给予0.02 mL/kg免疫血清球蛋白肌内注射。如果新生儿病房发生甲型肝炎暴发,可能接触感染者分泌物的医务人员和暴露的新生儿是高危的易感人群,需要接种免疫球蛋白预防。对发生症状性感染的保护作用>85%。

(2)HAV疫苗。两种灭活的甲型肝炎疫苗Havrix和Vaqta可在美国使用。建议所有儿童(1～18年)接种。成人和2岁以上的儿童,在感染暴露后2周内接种,在预防发生症状性感染的效果方面,HAV疫苗与ISG相似。

(3)隔离。应对患儿按肠道传染病进行隔离。

(4)母乳喂养。没有禁忌。

【预后】　HAV感染患儿预后好。感染后出现临床症状者小于20%。慢性携带状态。

乙型肝炎

【定义】　乙型肝炎(血清肝炎)是由直径42 nm的DNA肝炎病毒感染所致。乙型肝炎病毒暴露后的潜伏期(45～160天)很长。

【发病率】　在美国,每年有大约20 000名HBV感染孕妇的新生儿出生,如果没有接受免疫预防,其中将有5 500名新生儿成为慢性感染者。由于普遍进行乙型肝炎疫苗的预防接种,美国儿童急性乙型肝炎感染的发病率在1990—2010年间下降了98%。

【病理生理学】　在胎儿和新生儿,通过以下机制传播。

(1)经胎盘传播。胎盘传播可发生在孕期或分娩时胎盘发生渗漏,经这个传途径感染不常见,在新生儿感染中不超过25%。

(2)出生时传播。因暴露于羊水、阴道分泌物或母体血液中的HBV引起感染;占新生儿感染的90%。分娩方式的HBV母婴传播中的作用尚未完全明确。

(3)出生后传播。经粪口、输血或其他方式传播。

【危险因素】

(1)与新生儿HBV传播率较高的因素

1)母亲血清HBeAg(+)而抗-HBe(-),感染率达70%~90%,其中高达90%的婴儿成为慢性携带者。如果母亲血清中HBeAg阴性和HBsAg阳性,传播率为5%~20%;但是,这些新生儿有发生急性肝炎和急性暴发性肝炎的风险。

2)亚裔人种,特别是中国人,患病率为40%~70%。

3)孕后期(妊娠最后3个月)或产后即刻母亲发生急性乙型肝炎感染(感染率70%)。

4)母体血清HBsAg滴度高(感染率和滴度成比例)。

5)兄弟姐妹存在抗原血症。

(2)与传播无关的因素

1)母亲血中有特定的HBV亚型。

2)在羊水中是否存在HBsAg。

3)脐带血抗-HBc或其滴度。

【临床表现】 母亲乙型肝炎感染与流产、死产或先天性畸形无关。妊娠期急性肝炎可能导致早产。暴露于HBV的胎儿或新生儿疾病表现多样。由于潜伏期较长,新生儿期常不发病。即使在新生儿期之后,也很少发病;不到3%出现黄疸。各种临床表现如下:① 轻度短暂的急性感染。② 伴有或不伴有肝硬化的慢性活动性肝炎。③ 慢性持续性肝炎。④ 慢性无症状HBsAg携带。⑤ 暴发性致命性乙型肝炎(罕见)。⑥ 大龄儿童和青年人的肝细胞癌。

【诊断】

(1)鉴别诊断。需要鉴别的主要疾病包括胆道闭锁和其他病毒(如甲型肝炎病毒、巨细胞病毒、风疹和单纯疱疹病毒)感染引起的肝炎。

(2)肝功能检查(LFT)。在胆红素水平升高之前,ALT和AST可显著升高。

(3)肝炎检测。见表95-1。

1)母亲。检测HBsAg、HBeAg、抗HBe和抗HBc。

2)新生儿。检测HBsAg和抗HBc-IgM。抗HBc-IgM对确诊急性感染具有高度特异性,并且是"窗口"期急性感染的唯一标记物。大多数婴儿在6月龄出现抗原血症,且在3~4月龄达到峰值。核酸扩增试验(NAAT)、基因-扩增技术(如聚合酶链反应测定、分支DNA方法)和杂交测定可用于检测和定量HBV DNA。脐带血不是诊断新生儿感染的可靠标本,因为可能被抗原阳性的母体血液或阴道分泌物污染,以及可能来自母亲的非感染性抗原血症。

【治疗】

(1)HBsAg阳性母亲。如果母亲HBsAg阳性,无论其HBe抗原或抗体的状态如何,应在出生后12小时内给予新生儿乙型肝炎免疫球蛋白(HBIG),0.5 mL肌内注射。另外在出生时、1月龄和6月龄接种乙肝疫苗。如果第一剂与乙肝免疫球蛋白同时给药,则应在不同部位接种,最好在对侧腿上。在出生体重<2 kg的早产儿,该初始剂量的疫苗不应计入所需的3次接种计划内。当婴儿30天时开始随后的3次计划接种。HBIG和乙肝疫苗接种不会干扰常规的儿童免疫接种。对于急性HBV或<1岁的婴儿,无特异性抗病毒治疗;然而,FDA批准对1岁或以上儿科患者如果存在慢性乙肝病毒感染,可以用干扰素治疗。建议咨询传染病专家,以便对HBV阳性婴儿进行临床监测和治疗。

(2)HBsAg状态未知的母亲所生的婴儿。尽可能检测母亲状态。在等待结果的同时,在出生后12小时内给予新生儿接种疫苗。如果检测结果显示母亲HBsAg阳性,新生儿应在出生后7天内接受HBIG(0.5 mL)。如果是早产并且在出生后最初12小时内无法确定母体HBsAg状态,则应给予HBIG以及接种乙肝疫苗。

(3)隔离:在接种新生儿血液及分泌物时需要采取预防措施。

(4)母乳喂养。已在HBsAg阳性母亲的乳汁中检测到HBsAg,但需要采用特殊浓缩技术检测。研究表明,通过适当的免疫预防(使用HBIG和接种乙肝疫苗),对慢性HBV携带者母亲的婴儿进行母乳喂养不会额外增加乙型肝炎病毒传播的风险。因此,应该鼓励母乳喂养。

(5)疫苗效力。HB疫苗和HBIG对新生儿的总体保护效率约为90%。WHO推荐所有国家在其常规儿童免疫计划中增加乙型肝炎疫苗。这一项目(在中国台湾地区)已被证明可降低慢性HBsAg携带状态,暴发性肝衰竭和肝细胞癌的发病率。HBsAg阳性妇女所生的婴儿应在9～18月龄完成免疫接种后接受抗-HBs和HBsAg检测。如抗-HBs浓度<10 mU/mL且HBsAg阴性,婴儿应另外接种3剂乙肝疫苗。

(6)HB疫苗预防失败。在HBsAg阳性母亲所生婴儿中联合免疫预防(HBIG和HB疫苗)失败的发生率约5%。这些婴儿出生时HBsAg通常是阳性,表明已发生宫内感染。他们的母亲可能在妊娠晚期获得感染和/或在分娩时具有高病毒载量。这些孕妇在妊娠后期使用拉米夫定或HBIG治疗可进一步降低传播率至1%～2%。

【预后】　大多数围生期感染的婴儿无临床表现。30%～50%的感染者肝功能持续异常。大约5%的感染者在肝脏活检可见中重度的组织病理学变化。包括肝硬化和肝细胞癌在内的晚期并发症很少见。

丙型肝炎

【定义】 HCV是小的单链包膜RNA病毒,属黄病毒科。在所有急性肝炎中占20%。

【发病率】 儿童丙型肝炎血清阳性率为0.2%～0.4%。新生儿丙型肝炎的发病率尚不清楚。

【病理生理学】 HCV主要通过胃肠外方式传播。暴露于血液和血液制品是最常见的感染来源。然而,因献血者已经过筛查并排除感染,经输血感染丙型肝炎的风险是每单位输血<0.01%。孕妇的血清阳性率估计为1%～2%。HCV的围生期垂直传播率约为5%。宫内感染占30%～50%;其余的可能是产时获得感染。在初乳中检测到HCV(抗-HCV)和HCV RNA的血清抗体,但在母乳喂养和人工喂养的婴儿中HCV传播的风险相似。

【危险因素】

(1)母体人类免疫缺陷病毒(HIV)-HCV合并感染。感染风险增加2～3倍。

(2)母体HCV血症:与胎盘传播相关。然而,病毒血症随时间波动很大,无法确定不会发生垂直传播的"安全"水平。

(3)性别。女性感染的概率是男性的两倍。

(4)长时间的胎膜早破和分娩并发症。在分娩前超过6小时的胎膜早破与HCV围生期传播的风险增加相关。然而,分娩方式如剖宫产没有保护作用,除非母亲合并HIV感染。

(5)孕妇静脉毒品滥用者。一些研究表明,静脉注射滥用药物的母亲会增加HCV围生期传播的风险。

【临床表现】 平均潜伏期为6～7周,范围为2～26周。感染急性丙型肝炎的婴儿通常无症状或有轻微的临床表现。65%～70%的感染者发生慢性肝炎(携带者),20%发生肝硬化,1%～5%发生肝细胞癌。

【诊断】 婴儿HCV感染可在12～18月龄通过检测血清中的抗HCV IgG进行诊断。早期检测抗HCV IgG可以发现母体经胎盘传播的抗体。对于早期诊断,可以在2月龄时使用NAAT检测HCV RNA进行早期诊断。出生时使用。NAAT灵敏度较低。所有HCV感染的孕妇分娩的婴儿需要在2～3月龄时再次进行NAAT检测,并在6月龄时再次检测。两次检测阳性高度考虑感染。无论是否进行NAAT检测,在12～18月龄需要检查HCV IgG。肝功能指标可能会升高并且随时间波动。暴露于HCV或发病与检测抗HCV IgG的间隔时间可为5～6周。HCV抗体阳性的母亲所生的婴儿被动获得的抗体可持续长达18个月。没有抗HCV IgM的检测方法。

【治疗】

（1）如果母亲在孕后期感染。传染给婴儿的风险最高。不推荐使用免疫球蛋白预防。尽管在该领域进行了大量研究，但在可预见的未来不会有丙型肝炎的疫苗。

（2）哺乳。告知母亲尚无通过母乳喂养传播HCV的报道。根据疾病控制和预防中心和AAP的指导原则，母亲HCV感染不是母乳喂养的禁忌证。HCV阳性且选择母乳喂养的母亲如果乳头破裂或出血，应考虑暂停哺乳。

（3）治疗。FDA已批准聚乙二醇化和非聚乙二醇化干扰素α2b与利巴韦林联合用于治疗3～17岁儿童丙型肝炎。目前没有针对HCV阳性婴儿的特殊治疗；应咨询儿科传染病专家，以便对可能的抗病毒治疗进行临床监测和评估不良事件。所有患有慢性HCV感染的婴儿都应接种甲肝和乙肝疫苗，因为如果甲型肝炎病毒或乙型肝炎病毒合并感染，重症肝炎发病率很高。

【预后】　一项来自意大利的研究显示，对未经治疗的患者进行HCV暴露（56.2%在围生期）后10年的随访显示，7.5%无法检测到病毒血症，92%发生持续性病毒血症，1.8%发生失代偿期肝硬化。极少数慢性HCV感染的儿童可自发清除病毒血症为基因型3型感染。在接受治疗的患儿中，27.9%产生持续的病毒学应答。发生终末期肝病的危险因素包括围生期暴露，母体滥用药物和HCV基因型1a感染。有这些危险因素的儿童应该考虑早期治疗。

丁型肝炎

丁型肝炎病毒（HDV），也称为三角洲肝炎，是一种缺陷型RNA病毒，不能独立存活，需要乙肝DNA病毒辅助其功能。因此，HDV可与乙肝病毒同时感染，或在乙肝病毒携带者身上发生重复感染。母婴传播并不常见。预防乙肝病毒感染可预防丁型肝炎。但是，HBsAg携带者在HDV暴露前后，并无很好的预防丁型肝炎措施。处理与乙型肝炎感染相似（见前面的讨论）。丁型肝炎的诊断可通过放射免疫测定或酶免疫测定检测丁型肝炎抗体（抗HDV）。应在已知的乙型肝炎携带者中进行HDV检测，因为合并感染可能导致急性或暴发性肝炎或慢性肝炎进展。

戊型肝炎

戊型肝炎病毒（HEV）是一种无包膜的正义单链RNA病毒。通过粪口途径传播。戊型肝炎不易在人与人之间传播，因此，与甲型肝炎不同，戊型肝炎少见家庭聚集性发病。与其他病毒性肝炎不同，戊型肝炎病毒存在于野生动物和家畜中，特别是猪。戊型肝炎感染在印度次大陆尤为常见,研究表明戊型肝炎病毒是当地急性病毒性肝炎最常见的病因。在美国,戊型肝炎感染并不常见,通常发生在从疫区返回的旅行者或养猪者中。然而,可能是因为暴露于受感染的动物,人群中血清阳性率高于基于临床疾病的预期。戊型肝炎通常引起急性疾病,伴有黄疸、全身乏力、发热和关节痛。临床上,戊型肝炎与甲型肝炎相似。在 < 15 岁的儿童,很少有症状。孕期感染戊型肝炎,尤其在孕后期3个月间,孕妇死亡率非常高。母婴传播率很高(50% ~ 100%)。流产或早期新生儿死亡率也很高。已有商业试剂盒可用于检测抗 HEV IgG 和 IgM。可以通过 RT-PCR 检测血清或粪便中病毒 RNA 以明确诊断。唯一的治疗方法是支持治疗。最近在成人重组 HEV 疫苗 Ⅲ 期临床试验,证实该疫苗安全且高效;但目前尚在研究阶段。

·参·考·文·献·

[1] American Academy of Pediatrics. Hepatitis A-E. In: Pickering LK, Baker CJ, Kimberlin DW, Long SS, eds. *Red Book: 2012 Report of the Committee on Infectious Diseases*. 29th ed. Elk Grove Village, IL: American Academy of Pediatrics; 2012: 361 – 398.

[2] Bortolotti F, Verucchi G, Cammà C, et al. Long-term course of chronic hepatitis C in children: from viral clearance to end-stage liver disease. *Gastroenterology*. 2008; 134: 1900 – 1907.

[3] Chang MH. Hepatitis B virus infection. *Semin Fetal Neonatal Med*. 2007; 12: 160 – 167.

[4] Davison SM, Mieli-Vergani G, Sira J, Kelly DA. Perinatal hepatitis C virus infection: diagnosis and management. *Arch Dis Child*. 2006; 91: 781 – 785.

[5] Emerson SU, Purcell RH. Hepatitis E. *Pediatr Infect Dis J*. 2007; 26: 1147 – 1148.

[6] Fischler B. Hepatitis C virus infection. *Semin Fetal Neonatal Med*. 2007; 12: 168 – 173.

[7] Hill JB, Sheffield JS, Kim MJ, Alexander JM, Sercely B, Wendel GD. Risk of hepatitis B transmission in breast-fed infants of chronic hepatitis B carriers. *Obstet Gynecol*. 2002; 99: 1049 – 1052.

[8] Indolfi G, Resti M. Perinatal transmission of hepatitis C virus infection. *J Med Virol*. 2009; 81: 836 – 843.

[9] Karnsakul W, Schwarz KB. Hepatitis. In: Remington JS, Klein JO, Wilson CB, Nizet V, Maldonado Y, eds. *Infectious Diseases of the Fetus and Newborn Infant*. Philadelphia, PA: Elsevier Saunders; 2011: 800 – 811.

[10] Patra S, Kumar A, Trivedi SS, Puri M, Sarin SK. Maternal and fetal outcomes in pregnant women with acute hepatitis E virus infection. *Ann Intern Med*. 2007; 147: 28 – 33.

[11] Resti M, Jara P, Hierro L, et al. Clinical features and progression of perinatally acquired hepatitis C virus infection. *J Med Virol*. 2003; 70(3): 373 – 377.

[12] Rosenblum LS, Villarino ME, Nainan OV, et al. Hepatitis A outbreak in a neonatal intensive care unit: risk factors for transmission and evidence of prolonged viral excretion among preterm infants. *J Infect Dis*. 1991; 164: 476 – 482.

[13] Shi Z, Yang Y, Ma L, Li X, Schreiber A. Lamivudine in late pregnancy to interrupt in utero transmission of hepatitis B virus: a systematic review and meta-analysis. *Obstet Gynecol*. 2010; 116: 147 – 159.

[14] Shrestha MP, Scott RM, Joshi DM, et al. Safety and efficacy of a recombinant hepatitis E vaccine. *N Engl J Med*. 2007; 356: 895 – 903.

[15] Stapleton JT. GB virus type C/hepatitis G virus. *Semin Liver Dis*. 2003; 23: 137 – 148.

[16] Towers CV, Asrat T, Rumney P. The presence of hepatitis B surface antigen and deoxyribonucleic acid in amniotic fluid and cord blood. *Am J Obstet Gynecol*. 2001; 184: 1514 – 1518.

[17] Wirth S, Pieper-Boustani H, Lang T, et al. Peginterferon alfa-2b plus ribavirin treatment in children and adolescents with chronic hepatitis C. *Hepatology*. 2005; 41: 1013 – 1018.

[18] Withers MR, Correa MT, Morrow M, et al. Antibody levels to hepatitis E virus in North Carolina

swine workers, nonswine workers, swine, and murids. *Am J Trop Med Hyg.* 2002; 66: 384–388.

[19] Zanetti AR, Tanzi E, Romanó L, et al. Multicenter trial on mother-to-infant transmission of GBV-C virus. The Lombardy Study Group on Vertical/Perinatal Hepatitis Viruses Transmission. *J Med Virol.* 1998; 54: 107–112.

96 单纯疱疹病毒

Herpes Simplex Viruses

【定义】 单纯疱疹病毒(HSV-1和HSV-2)是有包膜的双链DNA病毒。属于疱疹病毒属,该属还包括巨细胞病毒、Epstain-Barr病毒、水痘带状疱疹病毒和人类疱疹病毒(HHV-6和HHV-7)。HSV感染属于人类所有病毒感染中最常见的类型。

【发病率】 美国的一项研究显示,2006年的总发病率为9.6/100 000。2012年新生儿总发病率1/2 0000～1/3 000。其中HSV-1和HSV-2在美国的妊娠期女性中的血清阳性率分别为63%和22%。

【病理生理学】 抗原和血清学检测可以区分两种血清型:HSV-1(通常累及面部和腰部以上的皮肤)和HSV-2(通常累及生殖器和腰部以下的皮肤)。3/4的新生儿疱疹感染是HSV-2感染。然而,产妇生殖器疱疹感染中9%由HSV-1引起,且其发病率似乎有上升趋势。新生儿HSV感染可以发生在以下3个时间:宫内、分娩时或出生后。大多数感染(85%)发生在分娩时,胎膜破裂后的上行感染(4～6小时是发生感染的关键时间)或分娩时经过感染的子宫颈或阴道引起感染。另有10%的新生儿在出生后感染(例如亲吻新生儿时HSV从口腔脱落传播至新生儿)。5%的新生儿HSV感染发生在宫内。通常病毒通过皮肤、眼睛、口腔和呼吸道入侵机体。一旦发生定植,病毒可通过直接接触或血行传播。其潜伏期为2～20天。新生儿HSV感染有三种常见类型:皮肤、眼睛和口腔局部感染(SEM);中枢神经系统感染(伴或不伴有SEM);播散性感染(可能包括前两种感染的表现)。母亲的感染可分为首次感染及复发感染。首次感染又根据特异性血清型检测可以进一步分为原发感染和首次非原发感染。原发感染是指母亲新发HSV-1或HSV-2感染,同时之前没有感染过另一种血清型。首次非原发性感染是指母亲发生一种血清型的新发感染,通常是指HSV-2感染,但是体内已有其他血清型的抗体,通常为HSV-1。明确原发感染的母亲经阴道分娩的新生儿感染风险较高,其传播率达50%。首次非原发感染母亲新生儿感染风险略低,为30%。复发感染的母亲其分娩的新生儿感染风险最低(<2%)。母体抗体有时不能对胎儿提供保护。

【危险因素】 生殖器疱疹感染的风险与母亲年龄、社会经济状态和性伴侣数量相关。血清HSV-2阳性的孕妇中只有大约12%可提供相关的临床病史。首次感染可能以无症状的子宫颈病毒脱落形式保持活动状态，该过程可长达2个月。除了首次感染（原发或非原发）外，新生儿HSV感染的其他危险因素还包括使用胎头电极以及母亲的年龄<21岁。

【临床表现】 先天性宫内HSV感染较为罕见，并且胎儿死亡率较高；临床表现与其他先天性感染类似，如小头、脑积水及脉络膜视网膜炎等。另外，常常可以见到皮肤溃疡或瘢痕以及眼部损伤。新生儿感染通常在分娩时获得，可以表现为局限性或者播散性感染。体液和细胞免疫机制在预防HSV感染或限制其播散中具有重要作用。新生儿播散性或SEM病变通常在生后10～12天出现临床表现，中枢神经系统感染通常在生后16～19天出现表现。超过20%的播散性感染患儿和30%～40%的脑炎患儿无皮肤疱疹。

（1）SEM感染。在使用阿昔洛韦治疗后，皮肤、眼睛或口腔的局部HSV感染约占45%。皮肤病灶从单纯的小水疱到大疱性皮损和皮肤剥脱不等，常常累及先露部位（例如头顶）和皮肤损伤部位（例如头皮电极粘贴处）。80%～85%的SEM病例有皮肤受累。溃疡性口腔病变（约占10%的SEM病例）可伴或不伴有皮肤受累。眼部病变包括角膜结膜炎和脉络膜视网膜炎（见第53章）。如不治疗，进展为脑炎或播散性感染的风险很高。

（2）播散性感染。预后最差，死亡率和后遗症发生率高。患者通常表现为发热、嗜睡、呼吸暂停和感染性休克，后者包括呼吸窘迫、肝衰竭、中性粒细胞减少、血小板减少和弥散性血管内凝血（DIC）。约半数患者同时有上述的局部病变，60%～75%的患者有中枢神经系统感染。超过20%的播散性感染患儿在病程中没有皮肤小水疱。对播散性HSV感染的识别常常滞后。所有出现血小板减少、肝酶升高和脑脊液（脑脊液）细胞增多的感染性休克的患儿都应怀疑HSV感染。播散性HSV感染占所有新生儿疱疹感染的25%。

（3）中枢神经系统感染。约占新生儿HSV感染的30%。可伴或不伴随SEM表现。临床表现包括惊厥（局灶性或全身性）、昏睡、烦躁、震颤、喂养不耐受、体温不稳定和囟门隆起。这些婴儿通常在生后16～19天出现症状，30%～40%的患儿没有疱疹样皮损。脑脊液检测结果表现多样，通常表现为轻微的细胞增多、蛋白质增高和葡萄糖稍降低。

【诊断】 新生儿HSV感染的诊断较为困难，且常常延迟。早期临床表现轻微且非特异（特别是播散性的病变）。母亲的病史往往对于诊断没有帮助。

（1）实验室检查

1）病毒培养。通过培养分离HSV仍然是诊断HSV感染的金标准。皮肤或黏膜病灶或体表（口、鼻咽、结膜和肛门）擦拭获取标本，在适当的病毒转存介质中冷藏转运。口腔、鼻咽、结膜和肛门拭子样本可用一个采样器获得，最后进行肛拭子，并将其放置在病毒转运介质中。除中枢神经系统感染以外，从这些培养结果中获取的重要信息明确有无病毒复制，而非确定感染部位。可在24～72小时内得到初步结果。出生12～24小时后从任何这些部位获得的阳性培养结果表明存在病毒复制，提示存在新生儿感染，而非分娩暴露后的污染。

2）聚合酶链反应（PCR）。PCR对HSV感染的诊断具有重要意义。PCR已被用于检测脑脊液和血液样本中的HSV DNA。PCR对于HSV脑炎的诊断特别有价值。脑脊液 PCR 在诊断新生儿HSV感染的敏感性为75%～100%，特异性为71%～100%。脑脊液 PCR结果阴性并不能排除HSV中枢感染；病程早期或者数天抗病毒治疗之后，测试结果可能为阴性。PCR在监测中枢神经系统感染的治疗中尤其重要，只有当PCR阴性时才能停止治疗。

3）免疫学检测。酶联免疫吸附测定或者荧光显微镜检测单克隆抗HSV抗体的免疫学方法可用于检测病灶拭子样本的HSV抗原，其具有很高的特异性，敏感性为80%～90%。

4）肝功能检查。推荐使用全血标本进行肝功能，特别是检测丙氨酸氨基转移酶。HSV可特异性的侵犯肝脏并引起肝细胞损伤。

5）血清学检测。对新生儿没有价值，但有助于对母亲感染进行诊断和分型（原发性或是继发性）。

6）腰椎穿刺。所有疑似病例都应当进行。脑脊液在病程早期可能正常，但通常会表现出单核细胞增多、葡萄糖正常或略低和蛋白质轻度升高。在HSV引起中枢神经系统疾病时，脑脊液中红细胞无明显升高。脑脊液应当常规进行PCR检测。

（2）影像学以及其他检查

1）计算机断层扫描（CT）头颅成像或最好选择磁共振成像（MRI）。所有HSV中枢感染患儿均需进行。可见脑实质水肿或萎缩、出血和组织破坏，特别是在颞叶。

2）脑电图（EEG）。应对所有疑似中枢病变的患儿（惊厥、脑脊液异常、异常神经系统检查结果）进行脑电图检查。脑电图通常在中枢感染早期即表现异常，在CT或MRI表现出异常之前可见局灶性或多灶性癫痫样放电。

【治疗】

（1）产前。应当询问孕妇或其伴侣的生殖器疱疹病史并记录在产前病历中，如果有阳性的病史，那么需要采取以下步骤：

1）抗病毒药物。患原发性外生殖道HSV感染以及处于感染活跃期（原发性或继发性)的孕妇均需要使用阿昔洛韦或伐昔洛韦治疗。多项研究表明,妊娠36周起预防性使用阿昔洛韦可降低分娩时临床HSV复发、剖宫产以及分娩时HSV病毒脱落的风险。伐昔洛韦也有类似效果,且研究没有发现母亲治疗会对新生儿产生副作用。但这些新生儿仍然需要密切监护,因为新生儿HSV感染的风险并没有完全消除。给药剂量参考第148章。

2)如果在分娩发动时并没有可见的病变或前驱症状。可以进行阴道分娩。

3)HSV感染。临床明确的HSV感染孕妇建议进行剖宫产分娩。如果胎膜早破>4小时,是否需要剖宫产分娩仍存在争议。所有经剖宫产分娩的新生儿需要密切监测,因为偶尔情况下即使在胎膜破裂之前分娩,新生儿仍会发生HSV感染。

4)预防策略。最终的预防策略是研发预防孕妇和新生儿HSV感染的疫苗。灭活的糖蛋白-D-佐剂疫苗已经投入试验,研究结果显示在血清检测为阴性(HSV-1和HSV-2均阴性)的妇女中有效率为70%,但在男性或血清检测阳性妇女中无效。

(2)新生儿治疗

1)生殖道感染母亲分娩的新生儿。如果是已知的母亲复发性感染且新生儿无症状,那么感染率为1%～3%。需要对新生儿的父母进行疱疹感染早期症状和体征的宣教。新生儿出生后12～24小时应当进行体表病毒(筛查)培养。出现症状或培养阳性时需进行治疗。原发感染或首次非原发感染的母亲分娩的新生儿发生感染的风险显著增高(原发感染57%,首次非原发感染25%),大多数临床医生建议在采集标本进行培养后进行经验性阿昔洛韦治疗。母亲的血清学检测将有助于对母亲的感染进行分类(复发性,原发性或首次非原发性感染)。

2)药物治疗。HSV感染新生儿应当静脉使用阿昔洛韦60 mg/(kg·d)治疗,每次20 mg/kg,每8小时一次。根据肌酐清除率,静脉注射阿昔洛韦的给药间隔在早产儿中可能需要延长。播散性或中枢感染患者的疗程为21天,SEM感染为14天。所有中枢感染患者应在静脉使用阿昔洛韦结束时重复进行腰椎穿刺,以确定脑脊液PCR结果是否为阴性。如PCR结果仍为阳性,则应当继续静脉阿昔洛韦治疗直到PCR结果转阴。治疗过程中,应当每两周监测一次中性粒细胞计数。低剂量的阿昔洛韦与较高的死亡率和并发症发生率有关,因此应当予以避免。三氟尿苷是新生儿眼部HSV感染的首选治疗药物。

推荐在新生儿HSV感染急性期治疗后继续口服阿昔洛韦治疗6个月。特别在中枢感染患儿中观察到该治疗方案可改善神经发育结局。此外,还可以降低其他类型HSV感染后皮肤病变的复发。口服阿昔洛韦的剂量为每次300 mg/m^2,每天3次,共治疗6个月。

(3)母乳喂养。母亲没有乳房病灶的情况下可以进行母乳喂养,母亲应接受正确洗手的宣教。

（4）有口腔疱疹的父母。父母在照顾新生儿时需要戴口罩，并且不能亲吻或亲密接触婴儿。

【预后】　抗病毒治疗，特别是使用高剂量的阿昔洛韦［60 mg/（kg·d）］治疗大大降低了新生儿HSV感染的死亡率。在应用抗病毒治疗以前，85%的播散性HSV感染新生儿在1岁前死亡，50%的中枢感染患者死亡。抗病毒治疗应用以后，12个月死亡率在播散性感染患儿中降到29%，在中枢感染患儿中降到4%。死亡的预测因素包括疾病严重程度（肺炎、DIC、惊厥和肝炎），病毒类型（全身性病变中HSV-1，中枢感染中HSV-2）和早产儿。早产儿的全身感染死亡率接近100%。与死亡率不同，并发症发生率无显著降低。播散性HSV感染存活新生儿中，神经系统发育正常的比例从抗病毒治疗之前的50%增加到了现在的83%。在中枢HSV感染存活患儿中，并发症发生率没有变化，在12个月时只有约30%的患儿发育正常。应用阿昔洛韦治疗4周后脑脊液PCR结果持续阳性与神经发育不良结局相关。不同于播散性或中枢感染，SEM感染患儿的预后在抗病毒治疗后显著改善，仅有＜2%的接受阿昔洛韦治疗的SEM患者出现发育迟缓。新生儿HSV感染存活患儿应定期进行发育评估。皮肤病变的复发相对较常见（约50%），特别是SEM病变。口服阿昔洛韦治疗可能可以减少皮肤病变的复发并改善神经发育结局。

·参·考·文·献·

［1］ ACOG Committee on Practice Bulletins. ACOG Practice Bulletin. Clinical management guidelines for obstetrician-gynecologists. No. 82 June 2007. Management of herpes in pregnancy. *Obstet Gynecol.* 2007; 109: 1489–1498.

［2］ American Academy of Pediatrics. Herpes simplex. In: Pickering LK, Baker CJ, Kimberlin DW, Long SS, eds. *Red Book: 2012 Report of the Committee on Infectious Diseases.* 29th ed. Elk Grove Village, IL: American Academy of Pediatrics; 2012: 363–373.

［3］ Caviness AC, Demmler GJ, Selwyn BJ. Clinical and laboratory features of neonatal herpes simplex virus infection: a case-control study. *Pediatr Infect Dis J.* 2008; 27: 425–430.

［4］ Centers for Disease Control and Prevention. Seroprevalence of herpes simplex virus type 2 among persons aged 14-49 years: United States, 2005-2008. *MMWR Morb Mortal Wkly Rep.* 2010; 59: 456–459.

［5］ Corey L, Wald A. Maternal and neonatal herpes simplex virus infections. *N Engl J Med.* 2009; 361: 1376–1385.

［6］ Flagg EW, Weinstock H. Incidence of neonatal herpes simplex virus infections in the United States, 2006. *Pediatrics.* 2011; 127: e1–e8.

［7］ Malm G. Neonatal herpes simplex virus infection. *Semin Fetal Neonatal Med.* 2009; 14: 204–208.

［8］ Roberts S. Herpes simplex virus: incidence of neonatal herpes simplex virus, maternal screening, management during pregnancy, and HIV. *Curr Opin Obstet Gynecol.* 2009; 21: 124–130.

［9］ Thompson C, Whitley R. Neonatal herpes simplex virus infections: where are we now? *Adv Exp Med Bio.* 2011; 697: 221–230.

97 人免疫缺陷病毒感染
Human Immunodeficiency Virus

【定义】 人类可发生2种HIV感染：HIV-1和HIV-2。HIV是一种有包膜的RNA病毒，是逆转录病毒的慢病毒属亚族成员之一。HIV-1感染最常见，HIV-2感染在美国很少见，但在西非常见。HIV感染导致的疾病谱很广，其中艾滋病（AIDS）为人免疫缺陷病毒感染最严重的临床晚期表现。

【发病率】 据联合国HIV/AIDS合作项目估计，在2009年末全世界约有3 330万人感染了HIV-1。其中95%以上感染者生活在发展中国家。同年，约37万儿童在围生期或经母乳喂养感染HIV，与2001年相比下降了24%，2001年的感染人数为50万。儿童感染HIV人数下降反映了对母婴传播预防措施的加强。另一方面，由于抗逆转录病毒药物的使用，HIV感染导致的死亡率明显下降，2009年感染状态下存活的儿童人数增加到250万。美国CDC预测，在美国每年一出生即感染HIV的婴儿人数从1991年的1 650例，明显下降到目前的215～370例。

【病理生理学】 $CD4^+$ T细胞和单核细胞或巨噬细胞系是HIV感染的主要细胞。HIV感染细胞后，病毒RNA包膜打开，进行双链DNA转录。DNA进入细胞核并整合到宿主的基因DNA中，最终破坏机体的细胞免疫和体液免疫系统。而且由感染的细胞产生的HIV-1基因产物和细胞因子可能影响巨噬细胞、B-淋巴细胞和T-淋巴细胞功能。由HIV-1引起的B细胞多克隆激活所导致的高丙种球蛋白血症常常在婴儿早期发生。B细胞功能破坏导致抗体合成下降和对疫苗接种反应低下。少数患者（<10%）发生低丙种球蛋白血症。细胞免疫严重缺陷可增加感染机会，如真菌感染、卡氏肺囊虫性肺炎（PCP）和慢性腹泻。病毒也可能侵袭中枢神经系统，产生精神病和脑萎缩。

【危险因素】

（1）母亲的高危因素。高危母亲所生的婴儿均有感染危险。高危母亲包括静脉使用毒品者、血友病患者、血友病患者的配偶、双性恋男性的配偶、有因金钱或毒品而交换性伴侣史、HIV感染患者的性伴侣和孕期诊断性传播疾病/性传播感染（STD/STI）。病毒传播可能存在几种机制，包括母亲的疾病状况，胎儿接触到HIV感染母亲的体液，母亲免疫功能低下和哺乳。母亲血浆中HIV RNA水平是预测围生期传播的关键因素。其他的危险因素包括分娩方式、胎膜早破持续时间（每增加1小时，感染的风险随之增加）、早产和低出生体重、宫颈和阴道病毒量、低$CD4^+$细胞计数、母亲有临床症状的HIV疾病/AIDS，病毒亚型和宿主遗传因素。大部分母婴传播发生于围生期，只有很少一部分发生于宫内或出生以后经母乳传播。在刚出生婴儿的血标本中分离到病毒以及早期流产的胚胎组织存在HIV感染证据,证实了HIV可通过胎盘传播给胎儿。当母体和胎儿血发生混合以及当胎盘的完整性遭到破坏,如胎盘炎(感染梅毒)或绒毛膜羊膜炎时,HIV可感染胎儿。

(2) 血液传播。对献血者进行筛查已经降低了HIV血液传播的危险性,但是并没有根除这种危险性,因为一些刚感染HIV的人存在病毒血症但是2～4个月内血清呈阴性反应。另外,有5%～15%的感染者血清呈HIV阴性反应。目前,每200万例患者输注1个单位血制品,就有一例患者感染HIV(参考第17章)。

(3) 母乳喂养感染。是分娩后感染HIV的主要方式,在母乳喂养的婴儿中,1/3～1/2的传播可能发生在分娩后的哺乳期间。根据2007年WHO报道,全球每年有20万例婴儿通过母乳喂养的途径感染HIV。HIV-1 RNA和DNA的前体物质已经在乳汁的细胞成分内和非细胞部分检测到。初乳HIV病毒含量特别高。在分娩后的最初几个月母亲初次感染HIV时,母乳的危险性最高。因此,多年以来,一直建议HIV感染母亲,如能够获得婴儿配方奶,并在经济上能够承受,在安全性和卫生条件允许的地区,应该放弃母乳喂养,这是有效避免母婴传播的措施之一。这在发展中国家可能不一定适合。美国AAP和CDC的指南建议,对于HIV-1感染的母亲,应完全放弃母乳喂养,并且这是避免通过母乳发生母婴传播的唯一可靠的措施。对于卫生条件差,或无法获得婴儿配方奶等资源相对缺乏的地区,2010年的WHO指南推荐在母亲或婴儿接受抗病毒药物治疗的基础上,进行纯母乳喂养,在尽可能防止母婴传播的同时,最大化母乳喂养带给婴儿的益处。与母乳和配方奶混合喂养相比,纯母乳喂养发生母婴传播的风险低。如果抗逆转录病毒药物(ARD)可以获得,则建议母乳喂养的婴儿每天服用奈韦拉平,直至停止母乳喂养后一周。

(4) 咀嚼后喂食。在美国,有3例将咀嚼后的食物喂给婴儿导致其感染HIV的报道。应教育HIV感染者,在照顾婴儿的时候不要采取这样的方法喂食。

【临床表现】　在垂直感染HIV-1后病情的发展变化很大。

(1) 潜伏期。围生期感染HIV且未治疗,在生后12～18月龄出现临床症状;但15%～20%的患儿在出生后最初的几个月出现症状。

(2) 症状和体征。新生儿感染HIV时可不表现出任何症状,也可能表现为出生体重较轻、体重减轻或生长发育不良(如在宫内感染HIV)。自从广泛使用高效抗反转录病毒疗法(HAART),HIV感染儿童中不同的机会菌感染率显著降低。HAART疗法出现之前的时代,严重的细菌感染、单纯疱疹病毒感染、播散性鸟型结核分枝杆菌复合体(MAC)感染、卡氏肺囊虫性肺炎(PCP)和念珠菌感染非常常见。AIDS特异的机会菌感染病史可以预测发生新的感染。HAART治疗时代,HIV感染患儿发生机会菌感染的严重程度及死亡率均显著下降。HIV感染非特异性临床表现包括肝脾大、淋巴结病和发热。神经系统疾病呈静止状态(发育落后)或进行性发展,表现为脑发育异常,不能达到标志性阶段发育水平,并出现进行性运动功能障碍。普通CT扫描可发现基底神经节钙化和皮质萎缩。心血管异常包括心包疾病、心肌功能障碍和心律失常。

【诊断】 诊断依据:① 有流行病学发病危险而怀疑HIV感染或有临床表现。② 在小于18个月的婴儿,通过不同的病毒学检测证实HIV感染,在大于18个月的婴儿,通过血清学检测证实HIV感染。

(1)必须排除造成免疫缺陷的所有其他原因。包括原发性或继发性免疫缺陷病。原发性免疫缺陷病包括DiGeorge综合征、Wiskott-Aldrich综合征、毛细管扩张失调症、无丙种球蛋白血症、重症联合免疫缺陷病和中性粒细胞功能异常。继发性免疫缺陷包括免疫抑制治疗、饥饿和网状淋巴细胞癌引起的免疫缺陷。

(2)实验室检查

1)HIV血清学检测。IgG抗体可通过胎盘,故HIV感染母亲所生新生儿血清HIV抗体检测均呈阳性。18个月以下婴幼儿应避免使用酶联免疫吸附(ELISA)或免疫印迹(Western blot)的方法诊断HIV感染。

2)病毒学检测。使用聚合酶链反应(PCR)检测HIV-DNA和RNA,是18个月以下婴幼儿诊断HIV的金标准。应用这些病毒检验技术,部分婴儿在出生当天即可诊断出是否感染HIV,大多数婴儿HIV感染可在生后1个月内确诊。HIV-1 DNA PCR检测是首选的诊断方法。通过扩增HIV前病毒DNA,可以检测到潜伏在细胞内的静止期病毒以及处于活跃复制期的病毒。围生期感染HIV的婴儿,30%在生后48小时可通过PCR检测到HIV DNA。阳性结果提示婴儿为宫内感染,常规检测到的拷贝数为1~10。在生后2周和1个月采用PCR检测,HIV感染婴儿的阳性率分别为93%和99%。HIV-1 RNA的PCR检测采用PCR扩增的方法检测血浆中(细胞外)的病毒RNA。这些方法是诊断HIV感染的"标准"方法,超级灵敏,能检测到的较低的下限为每毫升血浆50~75拷贝数的病毒量。有报道,HIV-1 RNA的PCR检测的敏感性在生后最初几天为25%~50%,而出生6~12周时达100%。HIV-1 RNA的PCR检测用于病毒定量分析,常作为判断疾病进展的指标之一。HIV-1DNA和RNA的PCR检测均存在假阳性可能,因此对于阳性结果,需尽快复查。齐夫多定(VZV)预防性治疗不会影响PCR检测DNA和RNA的敏感性。即使在HIV感染后接受HAART治疗的患者中,PCR检测HIV DNA依然为阳性结果。

病毒学检测时间:生后48小时以内、14~21天、1~2个月和4~6个月,脐血可能污染母亲的血,故不能用于检测。如在2周时病毒学检测结果为阳性,必须对所推荐的单一ZDV预防性治疗进行调整。非母乳喂养的婴儿中,如两次或更多的病毒学检测结果为阴性时可以基本排除HIV病毒感染的诊断,包括:在婴儿出生≥14天和≥4周时2次病毒学检测结果阴性;或出生≥8周时满足一次病毒学检测结果阴性;

或出生≥6个月时满足一次病毒抗体检测阴性。卡氏肺囊虫性肺炎（PCP）患儿，当HIV感染状态尚不明确时，推荐从出生后4～6周开始抗HIV病毒预防性治疗，直到能够排除HIV感染或基本排除感染。在非母乳喂养的婴儿中，如两次或更多的病毒学检测结果为阴性时，可以肯定排除HIV病毒感染的诊断，包括：在婴儿出生≥1个月和≥4个月时2次病毒学检测结果阴性；或出生≥6个月，两次不同标本的HIV抗体检测结果为阴性，且除外低丙种球蛋白血症。只有当婴儿的其他实验室检查结果正常（如其他病毒学检测结果正常，CD4计数或比例正常），不伴有HIV感染的临床证据，且并非母乳喂养时，才能肯定除外或基本除外HIV感染的诊断。许多专家在婴儿出生后12～18个月时通过检测血清抗体显示HIV抗体转阴性，说明病毒检测阴性，以证实该婴儿没有感染HIV病毒。与PCR检测DNA或RNA的方法相比，检测P24抗原的敏感性低，因此不推荐作为诊断方法。HIV病毒培养费时，且易造成生物危害，已被PCR方法广泛取代。

3）快速检测方法。在美国，已批准上市许多快速检测血、尿或口腔分泌物等标本中HIV抗体的方法。这些方法的敏感性（99.3%～100%）和特异性（98.6%～100%）与酶联免疫分析方法（EIA）相似。正如EIA，阳性结果需进一步验证除外假阳性，而阴性结果则可以肯定。对于无产检或不正规产检的孕妇，或HIV状态未知的孕妇分娩的婴儿，采用快速检测方法进行HIV筛查，是非常有价值的。对于筛查阳性者，立刻开始抗反转录病毒治疗，并采用配方奶喂养，可在一定程度上减少HIV的母婴传播和出生后的感染风险。在美国，有分娩机构的医院均可提供HIV快速检测方法。2012年，一种家用的HIV检测试已获得FDA的批准上市。

4）其他指标。免疫系统的异常，包括高丙种球蛋白血症、低CD_4T细胞计数，或者CD_4细胞百分比下降。

（3）发生提示细胞免疫缺陷的"标志性"疾病。包括念珠菌病、隐球菌病、鸟分枝杆菌感染、EB病毒感染、卡氏肺囊虫性肺炎、类圆线虫病和Kaposi肉瘤。如果弓形体病在出生1个月后或巨细胞病毒感染在出生6个月后发生，则此2种感染也属于"标志性"疾病。

【处理】　对所有感染性疾病的隔离预防，包括孕产妇和新生儿的预防措施，母乳喂养和探视问题详见附录F。

（1）预防。HIV的母婴传播可发生在宫内、分娩过程或产后哺乳过程。在美国，HIV的传播率在未进行广泛干预的情况下估计为16%～30%。最近，母婴传播率下降至1%～2%以下。

1）筛查HIV感染孕妇和新生儿。筛查HIV阳性孕妇是成功实施HIV母婴传播干预措施的前提条件。CDC在2006年发表关于孕妇进行HIV检测的修订指南。指南推荐，将HIV筛查纳入所有孕妇的常规产前检查项目之中。在知情同意后，进行

HIV筛查,除非被拒绝(可选择退出)。无须针对HIV的书面知情同意书,普通的医学检查同意书即包括HIV筛查告知。对HIV发病率高的孕妇群体,推荐在妊娠晚期重复HIV筛查。与CDC的指南一致,APP和ACOG建议所有妊娠妇女均应常规筛查HIV,但也有权利拒绝。大多数指南均提出,医疗机构有责任对妊娠妇女建议并进行产前HIV筛查。产前HIV筛查不仅在于可能减少母婴垂直传播HIV的风险,还可对HIV感染妇女的身体状况进行评估,如有需要可采用HAART治疗方案,亦可减少HIV感染妇女将HIV传染给性伴侣的风险。如新生儿母亲的HIV状态未知,需在得到知情同意后,对母亲或新生儿进行HIV抗体快速检测。将检测结果尽快告知新生儿的医师,从而及时对新生儿进行抗逆转录病毒预防性治疗,最好在出生12小时内开始治疗。美国的一些州规定,如母亲拒绝孕期进行HIV筛查,则分娩后需对新生儿进行HIV快速检测。

2)抗逆转录病毒预防和治疗。抗逆转录病毒药物(ARD)用于治疗孕妇HIV感染,并可降低母婴垂直传播的风险。防止围生期HIV感染的有效措施包括产前预防、产时预防,以及对婴儿进行抗逆转录病毒预防治疗的联合预防措施。根据1994年儿科艾滋病临床试验联盟(ACTG)的076方案,与安慰剂组相比,在产前、产时和分娩后口服齐多夫定(ZDV)治疗的治疗组发生HIV围生期感染的风险降低2/3。在普遍执行076方案后,美国HIV围生期母婴传播率显著下降。此外,自20世纪90年代晚期,美国大多数HIV感染妇女开始联合用药,进一步降低了HIV母婴传播率。包括两大类、三种抗逆转录病毒药物的高效抗逆转录病毒治疗(HAART)的广泛应用,使HIV母婴垂直传染率显著下降到1%~2%以下。无论血浆HIV RNA的病毒拷贝数量或CD_4^+细胞计数,所有HIV感染的妊娠妇女均应进行抗逆转录病毒治疗或预防。2007年美国公共卫生署特别小组推荐,HAART应作为所有HIV感染孕妇的标准治疗方案,即使本身病情并不需要治疗的孕妇也需要HAART治疗。围生期母婴传播的预防方案包括两大类、三种抗逆转录病毒药物联合使用。单独应用齐多夫定有争议,除非在治疗前血浆HIV RNA水平<1 000拷贝/毫升。除非出现严重的毒副作用或产生耐药性,产前抗病毒预防方案中应包括齐多夫定。齐多夫定可迅速通过胎盘,在胎儿体内维持有效的药物浓度。齐多夫定在减少围生期母婴传播中的有效性和安全性已在临床试验中得到证实。优先考虑拉米夫定(3TC)与齐多夫定联合治疗。拉米夫定和齐多夫定通常同时服用,Combivir(可比伟)是两者的复方制剂,每次一片口服,bid。洛匹那韦/利托那韦(LPV/r)是首选的蛋白酶抑制剂,对母亲和胎儿都很安全。有关孕期联合用药的详细资料可参考美国卫生与人类资源服务部(DHHS)发布的指南。这些指南会定期更新,网址为http://aidsinfo.nih.gov/ContentFiles/PerinatalGL.pdf。

3)孕期抗逆转录病毒药物(ARD)治疗的安全性。产前ARD治疗的安全性数据尚不充分。依法韦仑是 D 类药物，因此在孕期禁忌使用。妇女使用奈韦拉平有发生肝毒性的风险。乳酸酸中毒是使用核苷类逆转录酶抑制剂（NRTI）相对少见的不良反应。妊娠期 HAART 治疗可能增加妊娠期糖尿病、子痫前期和早产的风险。尽管动物实验证实某些 ARD 的使用与胎儿畸形相关，但目前孕期 HAART 治疗的数据并没有发现这种相关性。婴儿应用齐多夫定治疗可导致暂时性贫血。宫内暴露于齐多夫定，可导致轻度但有统计学意义的血液系统变化，如中性粒细胞减少和血小板减小。

4）分娩方式。最近的荟萃分析和一项随机对照研究结果证实，在分娩发动或破膜前行剖宫产可使母婴垂直传播减少 50%～80%，而与使用抗逆转录病毒治疗或齐多夫定预防应用无关。ACOG 和 DHHS 在治疗 HIV 感染孕妇和预防围生期母婴传播的指南中推荐，对血浆病毒载量超过 1 000 拷贝 / 毫升的 HIV 感染孕妇提前进行剖宫产分娩。与阴道分娩相比，HIV 感染孕妇进行选择性剖宫产分娩可导致产后并发症增加。目前尚不明确对血浆 RNA 病毒载量低（< 1 000 拷贝 / 毫升）的孕妇采用选择性剖宫产是否可减少母婴传播率，多数专家建议这一类孕妇可采用阴道方式分娩。分娩时损伤性操作（如羊水穿刺、胎儿头皮电极、手术性阴道分娩和会阴切开术）可增加传播的潜在风险，故应尽量避免。

5）分娩后。彻底清理干净羊水和血。婴儿隔离措施与乙肝相同（预防经血和分泌物感染的措施）。使用齐多夫定治疗。治疗剂量见第 148 章。对于分娩前没有接受任何 ARD 治疗的孕妇所分娩的婴儿，目前的指南推荐，对暴露后的新生儿采用齐夫多定在内的 2 种药物联合治疗 6 周，在生后第一周应用奈韦拉平治疗 3 次（分别在出生时、出生 48 小时和出生 96 小时），而非齐夫多定单独治疗。如前所述，需定期进行 HIV 病毒学检测。HIV 感染母亲可同时感染其他病原，如巨细胞病毒、单纯疱疹病毒、乙肝病毒、丙肝病毒、梅毒、弓形体、结核，这些病原也会通过母婴传播的方式感染新生儿。如母亲同时感染这些病原体，新生儿也需进行相应的评估。不推荐进行母乳喂养。母亲和新生儿在出院前均需开具抗 HIV 病毒药物，且新生儿在生后 2～4 周需评估用药依从性、进行病毒学检测（HIV DNA PCR）、并评估有无发生齐夫多定相关贫血等不良反应。

6）HIV 感染患儿的治疗。抗 HIV-1 感染的药物选择正不断发生变化。目前可通过网络资源得到针对 HIV 感染儿童的治疗指南（http://aidsinfo.nih.gov），该指南持续更新。所有小于 12 月龄的婴儿一旦确诊 HIV-1 感染，不论临床症状，免疫状态或 HIV RNA 水平如何，均应尽早开始 ARD 治疗。抗病毒治疗的主要目的包括：最大化抑制病毒复制、保存或恢复免疫功能、减少 HIV 相关的合并症和死亡率、减少药物毒副作用、维持正常生长和发育、提高生活质量。年幼儿童具有疾病快速恶化进展的风险，因此需保证采用积极的治疗方案。通常采用至少 3 种药物联合治疗。包括 2 种核苷类逆转录酶抑制剂（NRTI）加上 1 种蛋白酶抑制剂或 1 种非核苷类反转录酶抑制剂

（NNRTI）类药物。治疗前，需进行ARD耐药性检测（病毒基因分型），因为从母亲处感染的病毒可能为耐药的HIV。治疗的目标是将病毒抑制到检测不到的水平。早期诊断和积极治疗机会菌感染可延长生存时间。

（2）支持治疗

1）IVIG。伴反复、严重细菌感染（如败血症、脑膜炎或肺炎）的HIV感染婴儿可常规使用IVIG进行预防性治疗。剂量为每次400 mg/kg，每28天1次。甲氧苄啶-磺胺甲基异噁唑（TMP-SMZ）预防性治疗可起到同样的保护性作用。

2）疫苗

A. 主动免疫。HIV-1暴露婴儿应该进行所有的常规免疫接种。如确诊HIV-1感染，需按照HIV-1感染儿童的指南进行疫苗接种。HIV-1感染儿童需在适当的年龄进行减毒疫苗的接种。每年需接种三价灭活流感疫苗（TIV）。此外，无症状的HIV-1感染儿童在CD4细胞百分比适当（如CD4$^+$T淋巴细胞计数 > 15%）的情况下，也需接种含有活病毒的麻疹-腮腺炎-风疹（MMR）疫苗和水痘疫苗。HIV-1暴露和感染的儿童也需接种轮状病毒疫苗。由于缺乏安全性数据，HIV感染的儿童不能接种麻疹-腮腺炎-风疹-水痘（MMRV）疫苗。与免疫力正常的儿童相比，HIV-1感染儿童接种疫苗后产生的免疫反应可能较弱，且持续时间较短。HIV-1感染儿童的家庭成员需接种MMR疫苗。6月龄以上的所有家庭成员需每年接种流感疫苗。亦鼓励HIV-1感染儿童的同胞和护理人员接种水痘疫苗。

B. 被动免疫。HIV感染儿童接触麻疹后，推荐的预防方案是，不管其麻疹免疫状态如何，均肌内注射免疫球蛋白。而且，HIV感染的儿童如果有容易引起破伤风的伤口时，无论其免疫状态应接受破伤风免疫球蛋白。同样，HIV感染儿童接触水痘或带状疱疹后，如无水痘疫苗接种史，需接受水痘带状疱疹免疫球蛋白（VariZIG），如果无法获得时，可在暴露后10天内接受IVIG治疗。

3）营养。应常规密切监测婴儿的营养状况。

4）预防耶氏肺孢子虫。按CDC的指南推荐，所有HIV感染母亲所分娩的婴儿，不管CD4淋巴细胞计数，均需在出生后4～6周开始为期1年的预防性治疗。如果除外HIV感染，则可停止预防性治疗。药物可选择甲氧苄啶-磺胺甲基异噁唑（TMP-SMZ）。1年以后根据CD4$^+$T淋巴细胞计数判断免疫抑制程度，进而评估是否需继续预防性治疗。

5）其他支持治疗。神经发育支持包括入学前早期干预项目以及学校的残疾儿童项目。药物和非药物性疼痛处理需严格管理。

【预后】 在发达国家已经认识到，有临床症状的HIV感染儿童如未经治疗可出现两种结局。一些儿童很快出现临床症状并在4岁以前死亡（占15%～20%，称为快速进展型），死亡的中位年龄为11月龄。而大多数（占85%）未治疗的儿童，会较晚出现一些轻微的临床症状，存活时间通常超过5年以上（称为缓慢进展型）。只有少数患儿在8岁时仍无临床症状。临床表现和检验结果有评估预后的价值。低CD4$^+$细胞计数、病毒载量高（如＞1 000拷贝/毫升）的母亲所分娩的儿童、脐血病毒拷贝数高、早期出现临床症状（机会性感染、脑病、严重消瘦）提示预后不良。HAART治疗显著降低HIV-1感染儿童的死亡率和并发症发生率，并显著改善生存质量。通过输血感染HIV，无症状期相对较长。在美国，HIV-1感染儿童的死亡率已从1993年的7.2%下降至2006年的0.8%。在ARD使用前，资源缺乏地区的HIV感染儿童的预后更差，一项研究显示，89%的HIV感染儿童在3岁前死亡，10%分类为HIV疾病B或C，只有不到1%的儿童无HIV相关症状。随着ARD在一些发展中国家的可及性提高，预后得到显著改善。最近，南非的一项研究显示，自从在全国范围内开展抗逆转录病毒治疗项目后，1年和3年的死亡率分别下降到4.6%和7.7%。

·参·考·文·献·

[1] American Academy of Pediatrics. Human immunodeficiency virus infection. In: Pickering LK, Baker CJ, Kimberlin DW, Long SS, eds. *Red Book: 2012 Report of the Committee on Infectious Diseases.* 29th ed. Elk Grove Village, IL: American Academy of Pediatrics; 2012: 418–439.

[2] Chasela CS, Hudgens MG, Jamieson DJ, et al. Maternal or infant antiretroviral drugs to reduce HIV-1 transmission. *N Engl J Med.* 2010; 362: 2271–2281.

[3] Davies MA, Keiser O, Technau K, et al. Outcomes of the South African National Antiretroviral Treatment Programme for children: the IeDEA Southern Africa collaboration. *S Afr Med J.* 2009; 99: 730–737.

[4] Joint United Nations Program on HIV/AIDS (UNAIDS). UNAIDS Report on Global AIDS Epidemic 2010. Geneva, Switzerland: UNAIDS, 2010. http://www.unaids.org/globalreport. Accessed July 2012.

[5] Panel on Antiretroviral Therapy and Medical Management of HIV-Infected Children. Guidelines for the Use of Antiretroviral Agents in Pediatric HIV Infection. August 11, 2011: 1–268. http://www.aidsinfo.nih.gov/contentfiles/lvguidelines/pediatricguidelines.pdf.Accessed July 2012.

[6] Panel on Treatment of HIV-Infected Pregnant Women and Prevention of Perinatal Transmission. Recommendations for Use of Antiretroviral Drugs in Pregnant HIV-1-Infected Women for Maternal Health and Interventions to Reduce Perinatal HIV Transmission in the United States. May 24, 2010: 1–117. http://aidsinfo.nih.gov/guidelines/html/3/perinatal-guidelines/0/. Accessed July 2012.

[7] Phadke MA, Gadgil B, Bharucha KE, et al. Replacement-fed infants born to HIV-infected mothers in India have a high early postpartum rate of hospitalization. *J Nutr.* 2003; 133: 3153–3157.

[8] Read JS; Committee on Pediatric AIDS, American Academy of Pediatrics. Diagnosis of HIV-1 infection in children younger than 18 months in the United States. *Pediatrics.* 2007; 120: e1547–e1562.

[9] Taha TE, Kumwenda J, Cole SR, et al. Postnatal HIV-1 transmission after cessation of infant extended antiretroviral prophylaxis and effect of maternal highly active antiretroviral therapy. *J Infect Dis.* 2009; 200: 1490–1497.

[10] The European Mode of Delivery Collaboration. Elective caesarean section versus vaginal delivery in preventing vertical HIV-1 transmission: a randomized clinical trial. *Lancet.* 1999; 353: 1035–1039.

[11] Thorne C, Newell ML. HIV. *Semin Fetal Neonatal Med.* 2007; 12: 174–181.

[12] World Health Organization. Antiretroviral drugs for treating pregnant women and preventing HIV infection in infants: recommendations for a public health approach, 2010 Version. Geneva, Switzerland: WHO Press; 2010. http://www.who.int/hiv/pub/mtct/antiretroviral2010/en/index.html. Accessed July 2012.

98 脑积水和脑室扩张
Hydrocephalus and Ventriculomegaly

【定义】　脑积水继发于脑脊液量过多导致脑室系统进行性增大。是由于脑脊液的分泌、吸收及循环障碍引起的脑脊液量增加所致。脑积水与颅内压增高和头围增大有关。

通常将头围超过正常范围2个标准差称为脑积水导致的巨颅。偶尔可见脑积水患儿脑室增大但头围正常。

脑脊液主要由侧脑室内脉络丛分泌产生。脑脊液大约80%来自脉络膜丛,其余部分来自大脑和脊髓。脑脊液是大脑和颅骨之间的缓冲物。正常情况下,脑脊液的分泌量为$0.3 \sim 0.4$ mL/min(500 mL/d)。早产儿脑脊液的总容量为$10 \sim 30$ mL,足月儿为40 mL。99%的脑脊液是水,钠离子是主要的阳离子,每$4 \sim 6$小时交换一次。

新生儿和早产儿脑脊液压力通常偏低(分别为100 mmH$_2$O和95 mmH$_2$O)。脑脊液中的细胞计数、蛋白质含量及葡萄糖浓度随胎龄及日龄变化而变化。脑脊液中的蛋白质浓度随着胎龄及日龄的增长而降低。与较大儿童相比,新生儿脑脊液中的白细胞计数较高。

脑脊液由侧脑室经室间孔流至第三脑室,经中脑水管流入第四脑室,再经第四脑室正中孔和两个外侧孔流入蛛网膜下腔,然后通过上矢状窦的吸收性蛛网膜颗粒进入静脉系统。破坏上述脑脊液循环可导致脑积水。发生脑积水两种机制如下:

(1)阻塞性脑积水。任何发生在脑脊液形成通路中的阻塞可阻止脑脊液到达蛛网膜下腔或破坏蛛网膜颗粒的正常吸收功能。阻塞可能是导水管狭窄、脑室炎或广泛的脑室内出血后血栓形成导致阻塞性脑积水。

(2)交通性脑积水。细菌性脑膜炎或广泛蛛网膜下腔出血后蛛网膜颗粒功能障碍,此时脑脊液可通过脑室孔隙,包括颅底孔隙(小脑延髓池),但是不能被脑静脉引流系统吸收,导致脑积水。

【发病率】　新生儿脑积水的发病率尚不清楚。如果包括脊柱裂诊断,发生率为$(2 \sim 5)/1\ 000$。

【病理生理学】

(1)先天性脑积水。先天性脑积水是指婴儿在出生之前即发生,在出生后第一天即有明显表现的进行性脑室扩张。先天性脑积水是一种阻塞性脑积水,因大脑发育畸形并干扰了正常的脑脊液通路导致。大多数畸形发生在妊娠$6 \sim 17$周。先天性脑积水通常伴有其他脑畸形,如前脑无裂畸形或脑膨出。50%宫内发生的先天性脑积水病例与脑脊膜膨出、扁颅底综合征或Dandy-Walker综合征有关。

（2）感染后脑积水。可为交通性或非交通性脑积水。细菌性脑膜炎（如 B 组链球菌、大肠埃希菌或李斯特菌）和继发性蛛网膜炎导致脑脊液吸收障碍,发生交通性脑积水。脑室炎（结核或弓形体感染）导致脑室系统（通常是第三脑室底或中脑导水管）梗阻。感染后硬膜外积液伴有颅内压升高和脑积水,可间接导致脑脊液循环障碍。

（3）出血后脑室扩张和出血后脑积水。区分出血后脑室扩张及出血后脑积水十分重要。脑室扩张的进展及颅内压增高的证据是主要因素。较严重的生发基质/脑室内出血的患儿会发生出血后脑室扩张,近 1/3 的患儿侧脑室不对称或对称性扩张。

1）出血后脑室扩张。急性出血后脑室扩张在出血后的第一周内出现,缓慢进展超过 2 周。诊断脑积水必须出现颅内压增高的体征。脑室扩张可无颅内压增高的体征。发现脑室扩张后密切随访,观察其是否静止或在未进行干预的情况下是否自行缓解。因为出血后脑脊液引流受阻,仅出现脑室扩大,血性脑脊液及血块可消失,随后脑脊液循环可自行恢复。

2）出血后脑积水。早产儿重度脑室内出血急性期可并发出血后脑积水,但典型病例是出血后缓慢进展出现交通性或梗阻性脑积水伴有颅内压升高。Goddard-Feingold 等对生发基质/脑室内出血后脑室扩大的结局综述如下：

A. 出血后脑室扩张缓解,脑室正常。

B. 出血后暂时性脑积水,可残留脑室扩大,但没有进行性的脑室扩大,也称为静止性脑积水。

C. 出血后脑积水进展,需要某些干预措施才可维持稳定的颅内压。

D. 脑室扩大伴有脑萎缩,无颅内压增高。

（4）脑室扩大（VM）。VM 是脑室容积增大,可能因脑室内压力增高（如脑积水）,也可能是由于脑萎缩引起的被动性 VM。早期诊断胎儿 VM 和脑积水仍有困难。先天性侧 VM 的发生率为（0.3～1.5）/1 000。胎儿 VM 可由脑脊液（阻塞性和非阻塞性）的异常循环、脉络体发育缺陷、神经细胞移行性疾病（无脑回畸形和脑裂畸形）、神经细胞增殖性疾病（巨脑和小头畸形）、前脑无裂畸形和脑血管异常等引起。VM 常与染色体异常导致的综合征相关。新生儿 VM 病因、畸形的类型及脑室扩张是否与脑脊液容量和压力增加有关决定了的新生儿 VM 的临床表现和处理。

因皮质萎缩导致 VM 称为脑外积水,目前已不再使用这一名词,因为这并不是真正意义上的脑积水。脑室周围白质丢失导致 VM 是脑室周围出血性梗死（PVHI）的并发症,可以表现为单侧,亦可以双侧均受累,为不对称性。如 PVHI 的脑室周围白质丢失可以表现为体积较大的脑穿通囊肿。VM 伴有皮质萎缩或脑室周围白质丢失不会导致颅内压升高。

不应将脑积水相关的 VM 与水脑畸形混淆,因为水脑畸形患儿无大脑组织,但中脑和脑干正常,可能由单纯疱疹病毒、先天性弓形体感染或缺血性脑坏死引起。然而,在许多情况下,原因尚未知。这些婴儿在出生时头围可能正常或增大,但可很快发生明显的进行性头围增大,可使用透光试验协助诊断。其他原因导致的VM见表98-1。

表98-1 脑积水/VM的病因

交通性脑积水	软骨发育不全	
	蛛网膜下腔基底增大	
	脉络丛乳头状瘤	
	脑膜恶性肿瘤	
	脑膜炎	
阻塞性脑积水	导水管狭窄	感染性因素
		X链遗传
	Chiari Ⅰ畸形	
	Dandy-Walker畸形	
	Klippel-feil综合征	
	肿块	脓肿
		血肿
		神经皮肤肿瘤性疾病
		Galen静脉畸形
		Walker-Marbure综合征
	水脑畸形	前脑无裂畸形
		大量脑积水
		脑穿通畸形

经允许引自Fenichel GM. Clinical Pediatric Neurology. 5th ed. Philadelphia, PA: Elsevier; 2005: 354.

【危险因素】 先天畸形(如中脑导水管狭窄)、中枢神经系统出血和感染是发生脑积水较常见的危险因素。

【临床表现】

(1)头围。由相对固定的医务人员每日测量头围可提高头围监测的可靠性。正常头围生长速度为每周0.5～1 cm。头围的异常增长是脑积水标志性的临床表现。另外,头皮静脉扩张、颅缝分离、前囟饱满或脑杂音均为颅内压显著增高和脑积水的表现。

(2)呼吸暂停。生发基质/脑室内出血后出现伴随着心率下降的呼吸暂停是颅内压增高的重要表现。

（3）心率下降、高血压、脉压增宽被称为库欣三联征：是颅内压增高的表现。

（4）胃肠道表现。喂养不耐受（伴或不伴呕吐）与脑积水有关。

（5）眼部表现。"落日征"表现为虹膜上方的巩膜显露增多，可提示颅内压增高，是早产儿和足月儿颅内压增高重要却易变的表现之一。

（6）行为状态改变。激惹或嗜睡，如伴随上述症状出现，也是值得注意的临床表现之一。

【诊断】

（1）产前诊断。胎儿脑积水可在孕15～18周时通过胎儿超声检测发现。建议通过羊水穿刺检测染色体异常（13三体和18三体）、胎儿性别（X连锁的中脑导水管狭窄）和甲胎蛋白水平。母亲血清学检测可用于初步诊断一些宫内感染性疾病（弓形体、梅毒或巨细胞病毒）。

（2）新生儿体格检查。头围增长2 cm/周是进行性脑室扩张的体征之一。

1）注意父母的头围，如果父母头围偏大，孩子往往头围也会偏大。成年女性正常的头围为54±3 cm，成年男性则为55±3 cm。若患儿没有脑积水和颅内压增高的危险因素和其他表现则不需进一步检查。

2）X连锁的中脑导水管狭窄的患儿可能合并特征性的拇指屈曲畸形。

3）合并Dandy-Walker畸形的患儿常伴有显著的枕部突出。

4）眼底镜检查发现脉络膜视网膜炎提示宫内感染可能。

（3）脑部杂音。可为Galen动静脉畸形或脑积水或硬膜下血肿导致颅内压增高的特征之一。

（4）头颅超声。为早产儿脑室扩张和脑积水的最重要的筛查工具（图11-4D～F）。脑室扩张可发生在脑积水的临床表现出现前几天甚至几周。头围异常增长的患儿需要进行头颅超声检查，同样，产程困难或需要复苏也是新生儿需要进行头颅超声检查的指征。脑室的大小、形状的改变，出血后发生脑室扩张的速度和临床表现对临床处理有指导性意义。

1）所有胎龄小于32周的患儿均会在生后10～14天进行头颅超声检查。

2）在某些情况下（如：并多种并发症），可在生后10天内进行头颅超声检查。

3）如果首次头颅超声正常，可在纠正胎龄36周时或出院前进行复查。

4）如果首次头颅超声结果异常，需考虑每周复查随访出血及出血后脑积水进展情况，待病变稳定、不再进展后，可每月复查一次。

（5）头颅CT扫描。在特定患者仍有一定价值，可提供以下信息：

1）明确脑室扩张。

2）了解大脑皮质情况。

3）发现相关的中枢神经系统异常。

4）发现脑实质损伤（钙化或囊性变）。

5）明确影响脑脊液循环的可疑部位。

（6）头颅MRI。已成为详细描述脑损伤、缺氧缺血性病变、出血、畸形和脑室扩张的最有效的方法。新的超速MRI有效地消除了胎儿脑影像学检查时因胎儿活动造成的伪影。超速MRI已发展成先天脑发育畸形和脑积水的宫内诊断的重要手段。对于生发基质、脑室内出血且易发生脑室周围出血性损伤的患儿，MRI可精确记录脑实质容积减少和脑穿通性囊肿。MRI的缺点在于对钙化的诊断的敏感性不高且检查前需要镇静和转运患儿。

【处理】

（1）胎儿脑积水

1）在确保胎肺成熟的情况下，可选择积极剖宫产终止妊娠。

2）如胎肺尚未成熟，可以以下三种选择。

A. 立即终止妊娠，增加早产的风险。

B. 延迟终止妊娠，但颅内压进行性升高的风险增加，同时给予产前激素治疗促进胎肺成熟，在确保胎肺成熟后尽早终止妊娠。

C. 可选择的胎儿宫内手术方式为：通过脑室-羊膜腔分流进行脑室引流或经腹的外引流。

3）产前咨询。由产科、新生儿科、神经外科、超声科、遗传科、伦理学科组成的多学科团队和患者家庭共同决策是最理想的处理方式。

（2）先天性中脑导水管狭窄或神经管缺陷。可通过尽早放置颅内或颅外分流装置进行减压处理。

（3）出血后脑积水

1）轻度脑积水。脑室进行性扩张通常会在四周内停止进展或在生后数月内恢复正常。

2）权宜措施

A. 连续腰椎穿刺（LP）。可用于交通性脑积水常每次引流10～15 mL/kg脑脊液。大约2/3的患儿经上述处理后脑积水会部分或完全缓解，还有1/3的患儿需要进行颅外引流。阻力指数（RI）是指收缩期血流速度-舒张期血流速速/收缩期血流速度，可应用超声多普勒测量收缩期和舒张期的血流速度后计算获得。由于RI是测量血流阻力，当脑缺血性损伤或颅高压时，RI值越高说明脑灌注越差。测量RI可用于指导出血后脑积水的治疗。RI严重升高（超过基线30%）可作为需要脑脊液引流的指征。

B. 引流、冲洗以及纤维溶解治疗。是减轻栓塞性梗阻且改善2岁时的神经预后的另一方法。

C. 减少脑脊液产生的药物。乙酰唑胺可以和呋塞米一起使用或单独使用，但是临床效果不明显。并发症包括代谢性酸中毒、高钙尿和肾钙质沉积症。

D. 脑室引流。可以通过直接穿刺引流或经皮放置脑室引流管将脑脊液引流至储液囊、帽状腱膜下或锁骨上区域。适用于腰椎穿刺效果欠佳，不适合进行脑外分流的患儿。这些引流装置感染的发生率约为5%。

E. 脑室成形术。三脑室成形术是最近的诊治进展。通过内镜操作在三脑室底部造瘘将脑脊液直接引流入小脑延髓池水平的蛛网膜下腔，使脑脊液分流入蛛网膜下腔并通过静脉通路被吸收，保存了蛛网膜下腔的完整性，其对梗阻性出血后脑积水中脑导水管阻塞效果明显。

3）手术治疗。可以选择放置脑室腹腔分流装置（VP分流）。早期进行分流预后较好。对于脑脊液中蛋白含量增加是否会增加分流手术并发症的发生率，以及是否应该对此类患者推迟进行分流手术仍存在争议。VP分流适用于所有病例。VP分流的功能有赖于分流瓣膜的完整性。Holter瓣膜是标准装置，已使用近50年，它的局限性包括脑脊液的过度引流、导致头痛和眩晕、脑室塌陷再次发生梗阻（狭缝脑室综合征）。新的分流管结合了可自行调节的磁性瓣膜和抗虹吸技术以预防患儿直立位时过度引流。在我们医院通常在患儿体重2 kg时放置VP分流管。

4）分流手术的远期并发症。包括头皮溃疡、感染（通常是葡萄球菌感染）、蛛网膜炎、分流管阻塞、腹股沟斜疝和睾丸鞘膜积液加重、脏器穿孔（因导管在腹腔内与中空脏器接触导致穿孔）、失明、心内膜炎、肾功能衰竭和心力衰竭。患儿年龄小于6个月是导管相关感染的重要危险因素。

【预后】

（1）随着治疗出血后脑积水的神经外科技术的进展，预后明显改善。如果分流管功能良好，长期存活率接近90%。

（2）预后不良的因素

1）手术之前大脑皮质<1 cm。

2）根据脑积水的不同原因，预后按顺序变差，交通性脑积水和脑脊膜膨出＞导水管狭窄＞Dandy-Walker畸形。

3）胼胝体变小与非语言性认知功能与运动功能下降有关。

4）与整体人群相比平均智商较低。

5）脑膜膨出患者或接受分流手术的脑积水患者因促性腺激素生成，可出现青春期发育加速。

6）视觉问题较常见，如斜视、视野缺损、视觉空间异常、颅内压升高引起的视神经萎缩导致视敏度下降。

7）发生出血后脑积水的早产儿，远期预后较差，与IVH的严重程度、是否存在脑室周围出血性梗死和囊性脑室周围白质软化、是否需要VP分流及分流管感染等有关。

·参·考·文·献·

[1] Cohen AR. Disorders in head shape and size. In: Martin RJ, Fanaroff AA, Walsh MC, eds. *Fanaroff's & Martin's Neonatal-Perinatal Medicine: Diseases of the Fetus and Newborn*. 9th ed. Philadelphia, PA: Elsevier Mosby; 2010.

[2] Foroughi M, Wong A, Steinbok P, Singhal A, Sargent MA, Cochrane DD. Third ventricular shape: a predictor of endoscopic third ventriculostomy success in pediatric patients. *J Neurosurg Pediatr.* 2011; 7: 389 – 396.

[3] Gaglioti P, Oberto M, Todros T. The significance of fetal ventriculomegaly: etiology, short- and long-term outcomes. *Prenat Diagn.* 2009; 29: 381 – 388.

[4] Hassanein SM, Moharram H, Monib AH, Ramy A, Ghany WA. Perinatal ventriculomegaly. *J Pediatr Neurol.* 2008; 6: 298 – 307.

[5] Khalid HK, Magram G. Siphon regulatory devises: their role in the treatment of the hydrocephalus. *Neurosurg Focus.* 2007; 22: E5 – E14.

[6] Kondageski C, Thompson D, Reynolds M, Hayward RD. Experience with the Strata valve in the management of shunt overdrainage. *J Neurosurg.* 2007; 106(suppl): 95 – 102.

[7] Lacy M, Pyykkonen BA, Hunter SJ, et al. Intellectual functioning in children with early shunted post-hemorrhagic hydrocephalus. *Pediatr Neurosurg.* 2008; 44: 376 – 368.

[8] Perlman J. *Neonatology: Questions and Controversies Series: Neurology*. 1st ed. Philadelphia, PA: Elsevier Saunders; 2008.

[9] Rizvi S, Wood M. Ventriculo-subgaleal shunting for post haemorrhagic hydrocephalus in premature Infants. *Pediatr Neurosurg.* 2010; 46: 335 – 339.

[10] Volpe JJ. *Neurology of the Newborn*. 5th ed. Philadelphia, PA: Elsevier Saunders; 2008.

[11] Whitelaw A, Jary S, Kmita G, et al. Randomized trial of drainage, irrigation and fibrinolytic therapy for premature infants with post-hemorrhagic ventricular dilatation: developmental outcome at 2 years. *Pediatrics.* 2010; 125: e852 – e858.

99 高直接胆红素血症（高结合胆红素血症）
Hyperbilirubinemia, Direct (Conjugated Hyperbilirubinemia)

黄疸是新生儿时期最常见的暂时性表现，在足月儿的发生率为60%～70%，早产儿中约80%。生后前几天的新生儿如果血清胆红素水平＞2 mg/dL则肉眼可见黄疸。当血清胆红素＞5 mg/dL时，临床上出现明显黄疸。

胆红素是源自红细胞中血红蛋白破坏分解后产生的血红素的终末代谢产物，形成该产物的限速步骤是血红素氧化代谢产生绿色的胆绿素，这个过程受血红素氧化酶控制。每分子血红素代谢产生等摩尔量的胆红素和一氧化碳。其他血红素来源包括包含血红素的蛋白质例如肌红蛋白、细胞色素和一氧化氮合酶。胆红素在血液里有几种存在形式,但主要与白蛋白连接。游离未结合的胆红素水平升高可以进入中枢神经系统(CNS),对神经元有毒性,确切的毒性机制不明。

在肝细胞内,未结合的胆红素立即与细胞内的蛋白结合,是最重要的配体蛋白。随后通过结合过程,即将尿苷二磷酸葡萄糖醛酸(UDPGA)的葡萄糖醛酸1或2残基转换,形成单葡萄糖醛酸或双葡萄糖醛酸的结合物,将胆红素转化可排泄和可溶性形式。尿苷二磷酸葡萄糖醛酸基转移酶(UDPGT)是这个过程主要的酶。因为新生儿UDPGT的活性较低,且尿苷二磷酸的水平相对低,因此上述结合能力降低。结合胆红素是水溶性的,可以排泄进入尿液,但大多数快速分泌入胆汁进入肠道。结合胆红素进一步被肠道内的细菌分解代谢进入排泄物中。

高胆红素血症表现为**高未结合胆红素血症或高结合胆红素血症**。这两种形式的病理生理机制和合并症不同。高未结合胆红素血症在新生儿期可以为短暂性、生理性,相反,高结核胆红素血症通常为病理性。参考第100章。

【定义】 高结合胆红素血症定义为如总胆红素 < 5.0 mg/dL,直接胆红素 > 1.0 mg/dL,或直接胆红素大于总胆红素的20%,是胆汁淤积的生化标志物及肝胆功能障碍的表现。与生理性高未结合胆红素血症,即通常所说的"新生儿生理性黄疸"不同,重要的是需要强调**没有生理性高结合胆红素血症**。第57章包括快速的"值班"评估以及管理内容。

【发病率】 约1/2 500,明显低于高未结合胆红素血症。

【病理生理学】 正常胆汁形成包括两个主要过程,即肝细胞从血液中摄取胆汁酸,胆汁分泌进入胆管。胆汁从血中的摄取是由两个基底膜上的主要受体参与的主动过程,而胆汁在胆道基底膜侧的分泌主要由胆酸盐输出泵介导。在健康新生儿,调节胆汁流的细胞内过程尚未成熟,其功能不能达成人水平,使得新生儿更容易发生胆汁淤积。

【危险因素】 熟知的危险因素包括先天性感染、败血症、新生儿肝炎、ABO血型不合溶血病、唐氏综合征及使用全肠外营养(TPN)。

【临床表现】 临床上黄疸时间延长是高结合胆红素血症的主要临床表现,伴随大便颜色偏白和尿色加深。胆汁淤积指南委员会推荐任何超过2周以上的黄疸患者都应该评估有无胆汁淤积。母乳喂养的婴儿,如病史和体格检查正常,且在可靠的监测下,如果生后3周仍有黄疸,应该评估是否存在胆汁淤积。没有单一的筛查方法可以预测婴儿是否会发生胆汁淤积。

胆汁淤积的鉴别诊断内容很多。可以基于病理解剖定位进行分类(肝外或肝内),或者依据病因进行分类,例如感染、家族性、代谢性、毒性、染色体异常、血管疾病以及胆道异常。最近,分子遗传学研究为临床诊断提供了新的方向,也有助于明确导致进行性肝功能异常的肝胆疾病分子机制。新生儿胆汁淤积最常见的鉴别诊断见表99-1。

表99-1 高结合胆红素血症的病因

肝外胆道疾病	胆道闭锁	
	胆总管囊肿	
	胆道狭窄	
	自发性胆道穿孔	
	胆石症	
	肿瘤	
肝内胆道疾病	肝内胆道缺乏(综合征或非综合征性)	
	进行性肝内胆汁淤积	
	胆汁浓缩	
肝细胞疾病	代谢或基因缺陷	α_1抗胰蛋白酶缺陷, 囊性纤维化, 线粒体肝病, Dubin-Johnson综合征, Rotor综合征, 半乳糖血症, 进行性家族性肝内胆汁淤积症(PEIC, Byler病), 遗传性果糖不耐受, 酪氨酸血症, 淋巴水肿导致的反复胆汁淤积, 脑肝肾综合征(Zellweger综合征), 先天性红细胞卟啉症, Niemann-Pick病, Menkes卷发综合征
	感染	病毒性: 乙肝病毒、非甲肝病毒、非乙肝病毒、巨细胞病毒、单纯疱疹病毒、柯萨奇病毒、Epstein-Barr病毒、腺病毒
		细菌性: 梅毒螺旋体、大肠埃希菌、B族溶血性链球菌、葡萄球菌、李斯特菌和其他革兰阴性杆菌引起的尿路感染
		其他: 弓形体
	全肠外营养	
	特发性新生儿肝炎	
	新生儿血色沉着病	
其他	休克	
	体外膜肺(ECMO/ECLS)	

（1）特殊疾病

1）胆道闭锁。是足月儿胆汁淤积的最常见病因，也是儿童肝移植最常见疾病。因进行性的特发性的炎症过程导致慢性肝内和肝外胆道的胆汁淤积和纤维化以及后续的肝硬化。在活产婴儿中，估测其发病率约1/15 000，中国台湾地区和法属波利尼西亚的发病率最高(1/3 000)。有两种独特的表型：**胚胎或胎儿型**较少见，表现为早发型胆汁淤积，伴多种先天畸形；**围生期或获得性**，占80%，不伴其他先天畸形。在围生期或获得性中，婴儿出生时胆道系统正常，因围生期损伤，随后发生进行性的炎症和纤维化-闭塞。关键是需要在生后45～60天证实或排除胆道闭锁引起高结合性胆红素血症的诊断。胆道闭锁早期外科手术干预的预后更好。

2）遗传性肝内胆汁淤积症。遗传性肝内胆汁淤积症有多种形式，各有不同的临床特点、临床表现以及预后。某些进行性的家族性类型［以往称为进行性家族性肝内胆汁淤积（progressive familial intrahepatic cholestasis, PFIC）］可能是致命的；肝内胆道缺乏的综合征（Alagille综合征）往往预后较好。这类疾病的发病机制仅部分明确，分子遗传学技术仅在近年开始应用于这类疾病的诊断。这些疾病虽然单病种少见，但总体病例数较多。

A. Alagille综合征。是与胚胎发育异常有关的综合征，也被认为是肝动脉发育不良。是常染色体显性遗传性疾病，具有不同的表型。为20号染色体短臂上JAG1（与Alagille综合征相关蛋白）的突变。主要的临床表现包括肝内胆道缺乏（慢性胆汁淤积）、心血管异常（围生期肺动脉狭窄）、骨骼异常（蝴蝶椎）、眼睛异常（角膜后胚胎环）以及"典型面部"（倒三角脸，前额宽，眼窝深，轻微眼距宽，鼻梁直但嘴唇平，下巴突出，耳朵小、低耳位且形状异常）。虽然20%～40%的患儿无胆道异常，但胆道异常是Alagille综合征最常见的表现，如果最初的组织病理未能证实临床诊断，则需要重复进行肝活检。远期预后取决于胆汁淤积的严重程度和持续时间、心血管缺陷的严重程度，以及肝脏功能（肝移植相关）。

B. PFIC。PFIC是常染色体隐性遗传性疾病，表现为进行性肝内胆汁淤积。肝内胆汁淤积的主要机制是微管运输异常。目前已知有以下3种类型：

a. PFIC-1。最初称为Byler病。表现为生后早期出现高结合胆红素血症，典型病例多在生后3个月内发病。可见腹泻、胰腺炎和脂溶性维生素缺乏。10岁前发生肝硬化，通常在随后的10年需要肝移植。

b. PFIC-2。由胆盐输出泵（BSEP）缺陷引起，导致胆酸运输异常。临床表现与PFIC-1类似，但无胰腺炎。尽管有胆汁淤积，但血清γ-谷氨酰转肽酶（γ-GTP）不升高。

c. PFIC-3。因为多重耐药蛋白（MDR3）缺陷，导致磷脂转运进入微管异常。临床上与PFIC-1和PFIC-2类似，但PFIC-3患儿的γ-GTP升高。

3）先天性代谢缺陷。见第101章。新生儿期，严重的先天代谢异常可以导致肝细胞损伤，引起新生儿肝炎综合征。最常见伴胆汁淤积的代谢病是α_1抗胰蛋白酶缺陷。表现为暴发性肝功能障碍的代谢性疾病包括半乳糖血症、酪氨酸血症和遗传性果糖不耐受。遗传性果糖不耐受在新生儿期不发病，除非婴儿暴露于含有果糖的饮食。

A. 半乳糖血症。是由于参与半乳糖代谢的3种酶缺陷引起的常染色体隐性遗传性疾病：半乳糖-1-磷酸尿苷酰转移酶（GALT）、半乳糖激酶（GALK）和尿苷二磷酸半乳糖-4-表异构酶（GALE）。

经典的半乳糖血症最常见且最严重，由GALT缺陷引起。发病率为1/（10 000～

30 000)活产儿。GALT酶的缺陷导致半乳糖-1-磷酸盐和其他代谢产物聚集,对肝脏和其他脏器产生毒性。诊断的金标准是检测红细胞内GALT活性。临床表现多变,在新生儿无特异性(发生于服用含半乳糖的配方奶之后),包括呕吐、大便稀、黄疸时间长、激惹和体重增长不良。持续进食半乳糖导致多脏器损害,包括肝脏肿大、肝功能不全、脾大、肾功能不全和中枢神经系统受累。患儿服用含乳糖的配方奶时,尿中有半乳糖,导致尿中还原性底物阳性,但是尿葡萄糖浸渍检查法阴性(葡萄糖氧化酶)。体检可见白内障。"油滴样"白内障在半乳糖血症非常典型,如果早期诊断可经治疗后缓解。半乳糖血症婴儿在新生儿期易患大肠埃希菌和其他革兰阴性杆菌感染的败血症,这种特殊易感性的原因仍不明确。半乳糖血症的治疗包括诊断明确后立即去除食物中的半乳糖。肝脏疾病通常能够改善,但是尽管严格控制饮食,仍可发生远期神经发育不良结局。

GALK缺乏引起半乳糖、半乳糖醇和人半乳糖在体内堆积,导致青少年时期发生双侧白内障。尽管不常见,但可发生假性脑瘤、精神发育迟滞、肝脾大、低血糖和惊厥。

三种类型中最少见和了解最少的是GALE。由于目前为止报道的表异构酶缺陷的半乳糖血症的病例有限,因此其自然病程不明。如果没有立即去除含有乳糖的饮食,婴儿会出现典型的全身肌张力低下、喂养困难、呕吐、体重下降、进行性胆汁淤积性黄疸、肝大、氨基酸尿和白内障。立即去除饮食中的乳糖有助于缓解或预防急性症状的发生。

B. 酪氨酸血症。其生化基础是由于缺乏延胡索酰乙酰乙酸水解酶导致的酪氨酸代谢缺陷。是常染色体隐性遗传,临床表现为肝细胞损害,肾小管功能不全和神经病变。酪氨酸血症的特点是甲胎蛋白明显增高。患儿即使存活过新生儿期,其发生肝细胞癌的风险较高。

C. Zellwegger或脑肝肾综合征。是因过氧化物酶异常导致的疾病,特点是缺乏过氧化物酶体和线粒体紊乱。为常染色体隐性遗传病,在新生儿期表现为胆汁淤积、肝大、明显的肌张力减低和特殊面容。可通过血清中极长链脂肪酸水平异常进行诊断。大多数婴儿于生后一年内死亡。一岁以上的存活者有严重的精神发育迟缓和惊厥。

D. α_1抗胰蛋白酶缺陷。是新生儿肝炎综合征最常见的遗传因素,在北美和欧洲活产婴儿中的发病率为1/2 000~1/1 600。α_1抗胰蛋白酶是含量最高的蛋白酶抑滞剂,其通过阻断有害的蛋白酶发挥作用。通过检测血清α_1抗胰蛋白酶水平低下,并基于等电点(Pi)差异识别表型变异(M正常而Z大多数缺陷)可进行诊断。有几种表型,然而纯合子Pi(蛋白酶阻滞剂)ZZ与新生儿肝病及成人肺气肿的关系最大。尽管携带同样的变异,仅有10%~15%的新生儿有临床表现。主要是支持治疗,如果肝硬化进展则需要肝移植。预后与新生儿肝病的严重程度有关;50%的儿童在10

岁时临床表现正常,5%～10%需要肝移植,20%～30%的患儿胆汁淤积可缓解,但伴残余的肝细胞硬化,最终需要肝移植。

E. 线粒体肝病。通常表现为代谢危象,伴多脏器功能不全。然而,线粒体异常可以是器官特异性的,临床表现隐匿,表现为明显的肝衰竭,伴或不伴其他脏器受累的表现。婴儿如有肝功能不全的表现,例如乳酸酸中毒、低血糖、胆汁淤积和凝血障碍,应考虑线粒体肝病可能。肌肉组织活检或者直接检测皮肤成纤维细胞的酶活性可能不能进行诊断,尤其在主要表现为肝功能不全的患者;80%～95%临床怀疑线粒体疾病的患者检测不到病理性的DNA变异。主要给予支持治疗,在某些病例,需要肝移植。

4) 特发性新生儿肝炎。是指肝活检表现为多核肝细胞的巨细胞样变,但没有已知的感染或代谢性异常的新生儿肝炎。诊断是排除性的。主要给予支持治疗。总体预后很难估测,但如肝病在第一年缓解,则预后好。

5) 感染

A. 先天性感染[TORCH(弓形体、其他感染、风疹、巨细胞和单纯疱疹)]。先天性感染,有多种临床表现,但通常无症状。这些感染具有类似的临床表现,如肝脾大、黄疸、瘀点样皮疹和宫内生长受限。这些病毒感染可表现为肝功能不全,最常见于单纯疱疹感染。肝炎病毒(乙型和丙型)的垂直传播感染一般无症状,但是随后可发生肝炎包括肝衰竭。

B. 细菌感染。尽管革兰阳性菌感染也可导致胆汁淤积,但炎症导致的胆汁淤积主要与革兰阴性杆菌感染有关(主要是大肠埃希菌)。最近研究显示,感染时脂多糖(LPS)或者内毒素以及细胞因子是引起感染相关性胆汁淤积的主要因素。血清胆红素升高与血清氨基转移酶不成比例,则应该考虑排除潜在的感染。婴儿新发黄疸或者黄疸加重,感染应作为鉴别诊断。尤其尿路感染与持续性高胆红素血症(包括结合和未结合胆红素)有关。

6) 全肠外营养(TPN)相关的胆汁淤积。胆汁淤积的发生(非严重程度)部分与早产儿功能不成熟程度有关。在长期使用肠外营养的出生体重＜1 000 g的婴儿中超过50%会发生胆汁淤积,但在足月儿发生率＜10%。在肠道功能衰竭、需要长期依赖全肠外营养的婴儿中,40%～60%发生TPN相关性肝脏疾病。病理机制不清楚,但为多因素导致,直接与早产、低体重、感染以及TPN的使用时间有关。其中最重要的因素是缺乏肠道喂养,导致肠道激素分泌减少、胆汁流减少和胆汁淤积。使用肠外营养期间,即使少量的经肠道喂养(持续或间断)也有助于预防TPN相关性肝脏疾病。恢复正常的肠道喂养,胆汁淤积在1～3个月内缓解,仅有少量或者没有纤维化,肝功能恢复正常。如果在发生明显的肝损之前停用TPN,则肝脏合并症是可逆性的。肠外营养(PN)液的单一成分不一定是导致胆汁淤积的病因;然而最近研究显示,大豆脂肪乳剂[主要是omega-6多不饱和脂肪酸(PUFA)]具有肝毒性。研究表明鱼油脂肪乳剂[主要是omega-3脂肪酸(FA)]在逆转肠道衰竭相关性肝病患者的胆汁淤积和肝损方面具有优势。

7)胆汁浓缩。"胆汁浓缩综合征"传统上指Rh或ABO血型不合溶血病导致的严重的高结合胆红素血症,虽然不排除其他多种原因。肝活检可见肝内胆汁淤积,胆汁淤积很可能与高未结合胆红素血症导致的直接的肝细胞损害有关。总体预后佳。

【诊断】 胆汁淤积的评估项目很多,因此应该进行个体化评估,以迅速有效地确定诊断。图57-1提供了对高结合胆红素患儿进行评估的简化流程。

(1)实验室检查

1)胆红素水平(总体和直接)。在持续性黄疸婴儿中,最重要的初步检查为确定血清胆红素水平。如果血清总胆红素≤5.0 mg/dL,直接胆红素>1.0 mg/dL,或者大于20%的血清总胆红素,则考虑高结合胆红素血症。

2)肝酶。血清氨基转移酶[丙氨酸氨基转移酶(ALT)和天冬氨酸氨基转移酶(AST)]是肝细胞炎症的敏感指标,但是并非特异性,且不具有预测预后的价值。其有助于监测疾病过程。碱性磷酸酶是非特异的,因为其可见于肝脏、肾脏和骨骼。

3)凝血酶原时间和部分凝血活酶时间。是反映肝脏合成功能的可靠指标。

4)ＹＧ-谷氨酰转肽酶(GGT)。为胆道上皮细胞的酶。其水平升高是提示胆道闭锁或炎症的敏感指标。正常水平不考虑诊断胆道闭锁。有胆汁淤积、GGT正常,则说明微管水平的胆汁分泌衰竭,可见于PEIC。

5)全血细胞计数(CBC)、C反应蛋白、血和尿培养。有临床感染的证据时,需要进行检查。

6)血清胆固醇、甘油三酯和白蛋白水平。甘油三酯和胆固醇有助于营养管理和评估肝衰竭程度。白蛋白是评价肝功能的长期指标。

7)血氨水平。如果怀疑肝衰竭则需要检测。

8)血糖水平。如果出现疾病表现,则需要检测。代谢异常可以表现为低血糖合并高结合胆红素血症。

9)尿液还原产物检测。常规进行简单的代谢疾病筛查,特别是半乳糖血症。尿中的半乳糖使尿糖试剂片检测显示尿中还原产物阳性,而尿糖(葡萄糖氧化酶)阴性。

10)TORCH滴度和尿巨细胞培养。一般不使用TORCH滴度,直接检测病毒或特异性IgM抗体可用于快速诊断。基于聚合酶链式反应(PCR)诊断方法尤其有效,特异性高。

11)其他检测。更特殊的检测用于高结合胆红素血症的特殊病因诊断。

A. 尿有机酸和血浆氨基酸。用于筛查先天性代谢异常，以了解新生儿肝功能异常的病因。在酪氨酸血症，可见尿中酪氨酸和蛋氨酸以及其他代谢产物升高。

B. 血清α_1抗胰蛋白酶水平。血清α_1抗胰蛋白酶水平降低，肝活检显示过碘酸-Schiff阳性细胞质颗粒反映肝细胞坏死和纤维化的程度。

C. 发汗试验。用于确诊囊性纤维化。

（2）影像检查

1）胸片。心血管异常或脏器位置异常提示胆道闭锁。骨骼异常例如蝴蝶椎，可能为Alagille综合征。

2）超声。是简单、无创的检查方法，应该用于所有胆汁淤积患儿，禁食4小时后检查。胆囊很小或没有胆囊提示胆道闭锁，但如胆囊形态正常，则考虑排除诊断。超声对诊断新生儿胆汁淤积的其他外科性疾病也是敏感的方法，例如胆总管囊肿和胆道系统的结构异常。

3）肝胆显像。造影剂被肝脏摄取，分泌进入胆道，使用锝标记，静脉注射后可显示胆道系统的清晰图像。在24小时内采集动态显像或者直到可见照影剂进入消化道。24小时后消化道仍未见造影剂提示胆道阻塞或肝细胞功能不全。该检查对诊断胆道闭锁的敏感性很高，但特异性较低，因为没有解剖阻塞的患者也可能不能排泌示踪剂。有报道在新生儿肝炎、静脉营养输注以及视神经发育不良等，消化道内可无示踪剂，因此需要进行鉴别诊断。检查前几天使用苯巴比妥可以提高此方法的准确性。

4）内镜逆行胰胆管造影。敏感性和特异性高。可用于胆石症引起的胆汁淤积的诊断和治疗。技术上有一定要求，目前在新生儿胆汁淤积的应用有局限性。

（3）其他检查

1）经皮肝穿刺活检。是评估新生儿胆汁淤积最准确的方法。然而活检的结果需要熟知儿科肝脏疾病的病理学专家进行解读。如果肝活检是在胆道闭锁早期进行，结果可能与肝炎很难区别。肝活检可以在小婴儿中实施；因此推荐肝活检用于小婴儿诊断不明的胆汁淤积症。

2）磁共振胆胰管造影术（MRCP）。目前少有在儿童成功进行MRCP检查的报道。此操作要求深度镇静或者全身麻醉。基于目前获得的数据，不常规推荐用于新生儿胆汁淤积的评价。

【处理】 快速"值班"评估和管理见第57章。

（1）医疗管理。某些引起新生儿胆汁淤积的病因是可以治疗的，这些疾病（例如胆道闭锁和胆总管囊肿）需要及时诊断和处理。医学治疗主要为支持治疗，应该直接针对促进生长和发育以及治疗其他慢性胆汁淤积的合并症，例如瘙痒、吸收不良、营养缺乏和门静脉高压。管理包括饮食控制和脂溶性维生素的补充。

1）特殊的配方奶。首选含中链甘油三酯的要素配方，因为其吸收好，不受胆酸浓度影响。

2）中链甘油三酯（MCT）。胆汁淤积的婴儿需要含中链甘油三酯的饮食，因为其可以在没有胆盐的情况下被吸收。可选择含MCT的配方奶如Enfaport和Pregestimil。胆汁淤积婴儿在母乳喂养时应补充MCT。

3）补充维生素。脂肪吸收不良可影响脂溶性维生素的充分吸收。需补充维生素A、D、E、K。如果有出血倾向时应增加补充维生素K剂量。

4）饮食控制。从饮食中去除半乳糖和果糖有助于预防发生肝硬化以及出现半乳糖血症和遗传性果糖不耐受的临床表现。控制饮食也可以用于治疗酪氨酸血症，但是通常效果不佳。多数其他胆汁淤积性黄疸的代谢性病因没有特效的治疗方法。

（2）药物治疗。参考第148章的药物剂量。

1）熊去氧胆酸（UDCA）。是自然产生的二羟基胆酸，以两种方式促进胆汁淤积恢复：以疏水胆酸替代胆酸池，刺激胆汁流。可以降低病毒性肝炎患者的氨基转移酶水平，降低生化标志物水平，减缓PFIC中肝纤维化的进程。推荐剂量是20 mg/（kg·d），分次给予。唯一常见的副作用是腹泻，通常在减少剂量后缓解。

2）苯巴妥。促进胆酸合成，增加胆汁流，诱导肝微粒体酶的合成。推荐剂量是$3 \sim 5$ mg/（kg·d）。但由于其对行为的影响及镇静的副作用，使用受限。

3）考来烯胺。可结合肠腔内的胆酸，因此减少胆汁酸的肠肝循环，使粪便排泄增多，增加肝细胞从胆固醇到胆汁酸的合成，从而降低血清胆固醇的水平。副作用包括与脂溶性维生素结合、代谢性酸中毒和便秘。

4）利福平。对胆汁淤积引起的瘙痒有效，但是在新生儿中的应用经验很少。需要监测肝毒性及特殊的过敏反应，例如肾衰竭、溶血性贫血和血小板减少。

（3）外科治疗

1）Kasai手术。在明确诊断胆道闭锁后，应该实施外科手术治疗，如Kasai肝门肠吻合术，以建立胆道引流。如果手术在生后8周以前实施可以获得理想的效果。对远期预后最重要的预测指标是黄疸缓解。该手术是肝移植的过渡。

2）肝移植。当终末期肝病不可避免时，肝移植是最后的选择。在美国胆道闭锁仍然是最常见的需要肝移植的疾病。总体而言，肝移植的成功率已经明显提高。一项单中心9年的研究报道，患者1年和5年的存活率分别是94%和92%。远期合并症包括免疫抑制、感染、肾衰竭和生长受限。

【预后】　取决于病因（见【临床表现】）。

・参・考・文・献・

［1］American Academy of Pediatrics. Subcommittee on hyperbilirubinemia. Management of hyperbilirubinemia in the newborn infant 35 or more weeks of gestation. *Pediatrics*. 2004; 114: 297–316.

[2] Balistreri WF, Bezerra JA. Intrahepatic cholestasis: summary of an American Association for the Study of Liver Diseases single-topic conference. *Hepatology.* 2005; 42: 222–235.

[3] Balistreri WF, Bezerra JA. Whatever happened to "neonatal hepatitis"? *Clin Liver Dis.* 2006; 10: 27–53.

[4] Bosch AM. Classical galactosemia revisited. *J Inherit Metab Dis.* 2006; 29: 516–525.

[5] Cies JJ, Giamalis JN. Treatment of cholestatic pruritus in children. *Am J Health Syst Pharm.* 2007; 64: 1157–1162.

[6] Darwish AA, Bourdeaux C, Kader HA, et al. Pediatric liver transplantation using left hepatic segments from living related donors: surgical experience in 100 recipients at Saint-Luc University Clinics. *Pediatr Transplant.* 2006; 10: 345–353.

[7] De Bruyne R, Van Biervliet S, Vande Velde S, Van Winckel M. Clinical practice: neonatal cholestasis. *Europ J Pediatr.* 2011; 170: 279–284.

[8] Fellman V, Kotarsky H. Mitochondrial hepatopathies in the newborn period. *Semin Fetal Neonatal Med.* 2011; 16(4): 222–228.

[9] Kaplan M, Wong RJ, Sibley E, Stevenson DK. Neonatal jaundice and liver disease. In: Martin RJ, Fanaroff AA, Walsh MC, eds. *Fanaroff & Martin's Neonatal-Perinatal Medicine: Diseases of the Fetus and Infant.* 9th ed. St. Louis, MO: Mosby; 2011: 1481–1490.

[10] Mack CL. The pathogenesis of biliary atresia: evidence of a virus-induced autoimmune disease. *Semin Liver Dis.* 2007; 27: 233–242.

[11] Madan A, MacMahon JFR, Stevenson DK. Neonatal hyperbilirubinemia. In: Tauesch HW, Ballard RA, Gleason CA, eds. *Avery's Diseases of the Newborn.* 8th ed. Philadelphia, PA: Elsevier Saunders; 2005: 1226–1256.

[12] Mayatepek E, Hoffmann B, Meissner T. Inborn error of carbohydrate metabolism. *Best Pract Res Clin Gastroenterol.* 2010; 24: 607–617.

[13] Moseley RH. Sepsis and cholestasis. *Clin Liver Dis.* 2004; 8: 83–94.

[14] Moyer V, Freese DK, Whitington PF, et al. Guideline for the evaluation of cholestatic jaundice in infants: recommendations of the North American Society for Pediatric Gastroenterology, Hepatology and Nutrition. *J Pediatr Gastroenterol Nutr.* 2004; 39: 115–128.

[15] Sokol RJ, Mack C. Etiopathogenesis of biliary atresia. *Semin Liver Dis.* 2001; 2: 517–524.

[16] Vanderhoof JA, Zach TI, Adrian TE. Gastrointestinal disease. In: MacDonald MG, Seshia MMK, Mullett MD, eds. *Avery's Neonatology: Pathophysiology and Management of the Newborn.* 6th ed. Philadelphia, PA: Lippincott Williams & Wilkins; 2005: 940–964.

[17] Venick RS, Calkins K. The impact of intravenous fish oil emulsions on pediatric intestinal failure-associated liver disease. *Curr Opin Organ Transplant.* 2011; 16: 306–311.

[18] Venigalla S, Gourley GR. Neonatal cholestasis. *Semin Perinatol.* 2004; 28: 348–355.

[19] Wong LJ, Scaglia F, Graham BH, Craigen WJ. Current molecular diagnostic algorithm for mitochondrial disorders. *Mol Genet Metab.* 2010; 100(2): 111–117.

[20] Zinn AB. Inborn errors of metabolism. In: Martin RJ, Fanaroff AA, Walsh MC, eds. *Fanaroff & Martin's Neonatal-Perinatal Medicine: Diseases of the Fetus and Infant.* 9th ed. St. Louis, MO: Mosby; 2011: 1621–1677.

100 高间接胆红素血症 （高未结合胆红素血症）

Hyperbilirubinemia, Indirect (Unconjugated Hyperbilirubinemia)

　　【定义】　当胆红素产生超过清除速度时，血清总胆红素升高，临床上称为高胆红素血症。胆红素聚集在皮肤和黏膜（黄色-橙色的着色），称为黄疸。

【发病率】　新生儿高胆红素血症是常见问题。60%~70%的足月儿和大约80%的早产儿在生后第一周会出现黄疸。在高海拔地区的人群中发病率增高。发病率因种族而异,非洲裔美国人较低,而东亚人、希腊人和美洲印第安人较高。

【病理生理学】

(1)生理性黄疸。新生儿生后第一周常见血清未结合胆红素进行性升高。尽管多数婴儿健康且不需要治疗,但还是需要密切监测,因为严重的高未结合性胆红素血症可能对神经产生毒性。血清总胆红素(TSB)的生理范围仍有**争议**,因为其水平受多种因素影响,例如胎龄、出生体重、疾病状态、脱水程度、营养状况和种族。最近研究表明不同人群中正常新生儿的血清胆红素的上限(第95百分位)可能高达17~18 mg/dL。在母乳喂养的足月儿进行的研究表明,TSB的峰值通常为8~9 mg/dL。尚无早产儿"生理性"黄疸的指南。

1)下列情况不应考虑病理性黄疸

A. 黄疸在生后24小时内出现。

B. TSB水平大于基于小时年龄的小时特异血清胆红素曲线图的第95百分位(图100-1)。

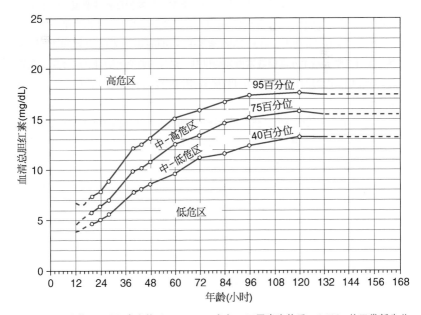

图100-1　胎龄≥36周、出生体重≥2 000 g,或者≥35周出生体重≥2 500 g的正常新生儿的基于小时-特异的血清总胆红素危险度列线图(经允许,引自Bhutani VK, Johnson L, Sivieri EM. Predictive ability of a pre-discharge hour-specific serum bilirubin for subsequent significant hyperbilirubinemia in healthy term and near-term newborns. Pediatrics. 1999; 103: 6–14.)

C. 胆红素水平上升速率超过每小时 0.2 mg/dL 或大于每天 5 mg/dL。

D. 直接胆红素水平 > 1.5 ～ 2.0 mg/dL 或者 > 20% 血清胆红素。

E. 足月儿黄疸持续时间 > 2 周。

2）新生儿易发生高胆红素血症的病理生理机制

A. 胆红素产生增加。大量红细胞破坏，红细胞的破坏速率是成人的 2 ～ 3 倍（因为新生儿红细胞的半衰期较短）、骨髓中红细胞在释放到循环池前降解的速率增加等因素都导致胆红素的产生增加。

B. 结合和运输减少。由于血清白蛋白和肝脏转运蛋白、连接蛋白的减少，导致肝脏从血浆摄取胆红素减少。

C. 转化和排泄减少。新生儿肝脏转移酶［尿苷葡萄糖醛酸转移酶（UDPGT）］活性低，使胆红素和单葡糖和二葡糖苷酸的结合及排泄入胆汁均减少。

D. 肝肠循环增加。结合胆红素不稳定，可被肠道内的 β- 葡萄糖醛酸酶水解为未结合的形式，未结合胆红素又可以被肠黏膜吸收，肠道无菌，阻碍其进一步生成排泄产物、尿胆素和粪胆素。

（2）母乳喂养和黄疸。多数研究表明母乳喂养是引起高胆红素血症的主要因素。基于起病年龄将母乳相关性黄疸分为两种类型。**早发型母乳性黄疸**开始于生后第一周，发病率为 12.9%，胆红素 > 12 mg/dL；晚发型母乳性黄疸于出生第一周后发生，有 2% ～ 4% 的婴儿在生后第 3 周胆红素水平 > 10 mg/dL。人种、环境和遗传因素都参与了母乳喂养新生儿高胆红素血症的机制。最近的研究表明母乳喂养新生儿如果伴 UGT1A1 基因的 211 变异、G-6-PD 缺陷、阴道分娩等都是发生高胆红素血症的高危因素。

1）母乳喂养相关性黄疸。热量供给减少（如饥饿和肠肝循环增加）被认为是母乳相关性黄疸的病因。确切的机制不清楚，但可能与胆红素池的运输、蛋白结合效率降低，以及胆红素的肠道吸收增加有关。

2）母乳性黄疸。高未结合胆红素血症时间延长，超过生后 2 ～ 3 周，可见于 10% ～ 30% 的母乳喂养婴儿，可能持续达 3 个月。没有单一的因素被证实是母乳性黄疸的病因。某些持续时间较长的母乳性黄疸的婴儿后来诊断是 Gilbert 综合征。虽然一些专家认为母乳性黄疸是生理性黄疸的延续，但还是有报道在明显健康的足月和晚期早产儿发生胆红素脑病，因此，其可能并非完全良性。在纯母乳喂养的新生儿，生后 4 ～ 7 天发生的黄疸中 50% 与母乳摄入量有关。

（3）病理性高未结合胆红素血症

1）胆红素产生异常

A. 溶血病。导致红细胞破坏，是新生儿期最常见的病理性高胆红素血症的病因。因病因不同，溶血过程可能始于胎儿期或者出生后立即发生。

B. 血型不合

a. Rh（抗D抗原）血型不合和其他Rh血型系统的抗原（c、C、e、E、cc和Ce）可以引起免疫介导的溶血病。当仅有0.1 mLRh（D）阳性的胎儿红细胞通过胎盘进入Rh（D）阴性的母亲的循环中时，就可以发生同种异体免疫反应。母亲循环的初次反应是产生免疫球蛋白IgM，但是不能通过胎盘，而在后续的妊娠则产生IgG，可以通过胎盘引起溶血反应，可以发生在宫内。严重溶血可导致胎儿水肿。

b. ABO血型不合。见于3%的新生儿。红细胞表面的抗原与血浆中相应的红细胞的抗体发生反应，导致红细胞致敏，发生ABO溶血。一般见于O型血母亲所生的A型或B型血婴儿。有报道在与前面发病的兄弟姐妹有相同血型的婴儿，再发ABO溶血病的风险高达88%。ABO血型不合某种程度上对Rh致敏的细胞有保护作用，因为胎儿的ABO血型不合致敏红细胞可以在母亲循环中被快速破坏，使Rh抗原引起免疫反应的机会也随之降低（见第80章）。

C. 红细胞酶缺陷

a. G-6-PD。是最常见的酶缺乏，可以影响数百万人。G-6-PD的主要功能是预防细胞的氧化损伤。G-6-PD基因定位于X染色体。在携带该缺陷基因的男性，高胆红素血症的发病率是纯合子女性的两倍。虽然在非洲、中东、南欧和亚洲人群中更常见，但是迁徙和通婚使G-6-PD缺陷成为全球性问题。有酶缺陷的婴儿，血清胆红素快速上升，可能不伴溶血表现。

b. 丙酮酸激酶缺陷。是常染色体隐性遗传，最常见于北欧的后裔。在新生儿期表现为黄疸、贫血和网织红细胞增多。在非球形红细胞溶血和直接抗原检测阴性的新生儿，应该考虑此病。

D. 血红蛋白病。因球蛋白链合成存在发育差异，围生期α-链和β-链缺陷导致的疾病临床表现不同。虽然一般新生儿期不发病，但是3α-球蛋白基因（血红蛋白H）缺陷的患儿常在出生时即可发生溶血性贫血，并有发生严重高胆红素血症的风险。

E. 感染。如脓毒症，可引起溶血，使血清胆红素升高，导致高胆红素血症。同时可破坏胆红素结合，导致胆红素排泄减少。早发和晚发型黄疸均是尿路感染的常见临床表现。

F. 红细胞增加

a. 血液扣押。血管外的血液因红细胞破坏，导致胆红素的产生增加。1 g血红蛋白分解代谢可以产生35 mg胆红素。潜在的出血，如青肿、头颅血肿和颅内出血可以引起明显的高胆红素血症。

b. 红细胞增多。已知红细胞增加是发生高胆红素血症的危险因素，因为其可导致胆红素负荷增加，肝脏结合和排泄异常。

c. 糖尿病母亲婴儿。红细胞生成素水平较高，使红细胞生成增多引起红细胞增多症,导致高胆红素血症。

2）胆红素清除异常

A. Crigler-Najjar综合征（CNS）Ⅰ型。为常染色体隐性遗传性疾病,其特点为肝脏尿苷二磷酸转移酶（UGT）的活性几乎完全缺乏。血清胆红素通常＞20 mg/dL。可以通过微量测定法检测UGT活性,或通过口服薄荷醇后测定尿中薄荷醇葡糖苷酸的含量进行诊断。治疗包括出生后尽早进行交换输血,随后每日给予12～24小时光疗,后期肝移植。使用锡原卟啉有助于暂时降低胆红素水平,缩短每日所需的光疗时间。口服补充钙剂可增加光疗效果。血清总胆红素对苯巴比妥治疗无反应。

B. Crigler-Najjar综合征（CNS）Ⅱ型。也称Arias病。较CNS-Ⅰ更为常见,通常为良性。CNS-Ⅱ可为常染色体隐性和显性遗传。由一对碱基突变引起,导致酶活性的降低但并非完全缺乏。血清胆红素很少超过20 mg/dL,给予苯巴比妥可降低胆红素水平。通过检测基因缺陷可明确诊断。

临床实践中,CNS-Ⅰ和CNS-Ⅱ可以通过对苯巴比妥治疗的反应以及胆汁的分析进行鉴别。在CNS-Ⅰ型,胆汁中结合胆红素完全缺乏,而在CNS-Ⅱ型,胆汁中存在胆红素结合物质,在苯巴比妥治疗后也可以检测到某些未结合的物质。

C. Gilbert综合征。特点为存在轻度、终生的高未结合胆红素血症,无溶血或肝病的证据。为常染色体显性或隐性遗传。肝脏葡萄糖醛酸酶的活性为正常的30%,导致单葡糖醛酸化物的比例增加。研究表明携带Gilbert综合征基因的新生儿的黄疸上升速度快、持续时间更长。重要的是需要注意Gilbert综合征对成人不产生后果,但在新生儿可显著增加发生高胆红素血症风险,并可引起胆红素脑病。

D. Lucey-Driscoll综合征。也被称为暂时性家族性新生儿高胆红素血症,血清总胆红素通常≥20 mg/dL。在体外可检测到受累新生儿及其母亲的血清含高水平未知的UGT阻滞剂。

3）代谢及内分泌异常

A. 半乳糖血症。黄疸是临床表现之一,半乳糖血症导致明显高胆红素血症的患儿一般都有其他临床症状,如进食差、呕吐和反应差。生后第一周几乎都是高未结合胆红素血症,在生后第二周多数转变为高结合胆红素血症,反映肝病的发生。

B. 甲状腺功能减低。在诊断为甲状腺功能减低的新生儿中,高达10%的患儿表现黄疸时间延长,因缺乏UGT活性。有报道早发型高胆红素血症是先天性甲状腺功能减低的唯一临床表现。用甲状腺激素治疗可减轻高胆红素血症。

4）胆红素肠肝循环增加

A. 引起胃肠道梗阻的疾病（如幽门狭窄、十二指肠闭锁、环状胰腺）或者胃肠道动力降低。可通过增加胆红素的肠肝循环导致明显的黄疸。分娩时咽下血液和出生后热量摄入不足也是促发因素。

B. 母乳喂养性黄疸

a. 母乳喂养相关性黄疸。主要因母乳喂养的方法不正确,以及肠道摄入不足导致相对饥饿状态,胎粪排出延迟,伴随胆红素肠肝循环增加。

b. 母乳性黄疸。因β-葡萄糖醛酸苷酶促进胆红素的肠道吸收,可解释母乳喂养新生儿的胆红素增高。

5)影响胆红素和白蛋白连接的物质。某些药物可占据白蛋白与胆红素的连接位点,使游离的未结合胆红素升高,这种胆红素可通过血脑屏障。这些药物包括阿司匹林和磺胺类药物。水合氯醛竞争肝脏的葡萄糖醛酸与胆红素的结合,使血清未结合胆红素升高。新生儿常用药物如青霉素和庆大霉素也可竞争胆红素与白蛋白的连接位点。

【危险因素】 包括脓毒症、酸中毒、窒息、体温不稳定、G-6-PD缺乏、溶血病(ABO或G-6-PD缺乏)、临界早产(35~38周)、纯母乳喂养、东亚人种、头颅血肿或明显的青肿、男性、美洲印第安人、母亲糖尿病、有新生儿黄疸家族史以及分娩过程中使用催产素。

【临床表现】

(1)临床评估

1)监测黄疸。所有新生儿都应常规监测黄疸变化。每个新生儿室都应该建立黄疸的评估常规。当血清胆红素水平达到5~7 mg/dL可出现肉眼可见的黄疸。与外周皮肤相比,黄色更容易见于"指端"。黄疸的发展是从头端至尾端的,因此在某一胆红素水平,面部黄疸比身体其他部位明显。

2)病史。黄疸家族史、贫血、脾大或者代谢异常等具有重要意义,可提示黄疸的潜在病因。母亲感染或糖尿病的家族史可增加新生儿发生黄疸的风险。母乳喂养以及影响新生儿期正常胃肠道功能的因素可增加患儿发生严重黄疸的风险。

3)体格检查。出血部位如头颅血肿、瘀点或者瘀斑等说明血液溢出到血管外。肝脾大提示溶血病、肝病或者感染。早产的体征、红细胞增多的多血貌、溶血病的苍白和母亲糖尿病的巨大婴儿等均与黄疸有关。脐炎、视网膜脉络膜眼、小头畸形、瘀点和瘀斑等提示感染可能是引起血清胆红素升高的原因。

4)神经系统检查。严重的高胆红素血症可能对听神经和中枢神经系统有毒性,可以导致听力损伤和脑病。隐匿的神经系统异常体征预示发生早期胆红素脑病的。临床症状包括反应差、喂养困难、呕吐、肌张力减低和惊厥。神经系统临床表现的变化与胆红素脑病从急性到慢性到不可逆的阶段相吻合。

【诊断】

(1)基本的实验室检查

1)血清总胆红素

A. 生后24小时内出现黄疸的婴儿均需要检测血清胆红素水平,黄疸几乎均为病理性。

B. 检测总胆红素和直接胆红素水平。间接胆红素（也称为未结合胆红素）为血清总胆红素减去直接胆红素的值。

C. 在所有黄疸进行性加重和/或黄疸持续时间延长的婴儿均需要检测。

D. 在生后前几天，所有胆红素都应基于婴儿生后的小时数进行分析。

2）母亲和婴儿的血型

A. ABO和Rh血型不合可通过比较母婴的血型进行诊断。

B. 可送检脐血进行新生儿的常规血型检测。

3）直接抗体检测。直接抗人球蛋白检测（DAT），也称为直接Coombs试验。

A. 检测结合在红细胞表面的抗体。

B. 在同种免疫反应性溶血病通常呈现阳性。

C. 与黄疸的严重程度无关。

D. 可使用脐带血检测。

4）全血细胞计数和分类

A. 贫血提示存在溶血过程，红细胞增多可增加发生严重黄疸的风险。

B. 评估红细胞形态，球形表明ABO血型不合或者遗传性球形红细胞增多症。

C. 评估感染的各项指征（例如白细胞减少、中性粒细胞减少和血小板减少）。

5）网织红细胞

A. 升高提示溶血病。

B. 升高可见于隐匿或明显的出血。

6）其他实验室检查

A. 检测尿还原物质（如果婴儿正在进食含半乳糖的配方奶则需要除外半乳糖血症）和感染指标。

B. 如果存在溶血，但没有ABO或Rh血型不合，则需要进一步检测血红蛋白电泳，G-6-PD筛查或者红细胞渗透脆性以明确是否存在红细胞缺陷。

C. 黄疸时间延长（＞生后2周）还可能需要评估甲状腺及肝脏功能，血和尿培养，代谢病筛查例如血浆氨基酸和尿有机酸测定。

7）检测血清白蛋白。胆红素在循环中大多数与白蛋白结合，胆红素神经毒性是由未与白蛋白结合的胆红素引起。因此，测定血清白蛋白有助于评估循环中游离红素水平，并确定是否需要输注白蛋白。有助于确定是否需要交换输血。

（2）经皮测胆红素（TcB）。是利用反射原理检测皮肤中黄色物质的含量的床旁快速检测方法。一项多中心的研究结果显示，TcB与实验室血清胆红素（TSB）的检测结果有很好的相关性。准确性取决于新生儿的种族、出生体重、胎龄及生后的日龄。如TcB＞13 mg/dL，需要与TSB的结果比较。任何生后24小时内出现的黄疸都需要检测血清胆红素水平进行证实。

（3）呼气一氧化碳呼吸分析仪。血红素分解形成一分子的胆红素时,生成等摩尔量的CO。检测呼出气中的CO可作为总胆红素生成的指标(根据环境中CO校正的终末呼出气CO)。这个方法可提示主治医生存在溶血,不受黄疸发生时间的影响。

【胎龄35周及以上婴儿的管理】 有三种治疗方法用于降低未结合胆红素水平:光疗、换血和药物治疗。AAP制定了胎龄35周婴儿的风险评估以及何时开始光疗的指南。该指南排除胎龄小于35周的早产儿,在另外章节进行讨论。建议每个单位及执业医师应建立基于胎龄、出生体重、生后日龄以及婴儿状态的光疗及换血标准,并与目前儿科实践一致。高结合胆红素的"值班"路径已在第58章讨论。

（1）实践指南。2004年,AAP汇总了基于循证的旨在降低胎龄35周及以上的婴儿严重高胆红素血症及胆红素脑病发病率的推荐。推荐包括以下内容:促进和支持成功的母乳喂养,严重高胆红素血症患儿出院前进行全身风险评估,对高危儿提供早期和重点的随访计划,如有指征立即启动干预治疗。

（2）光疗。通过光异构化及光氧化作用将胆红素转化成可排泄的异构体,以降低血清胆红素水平。

1）指征。当胆红素水平可能导致毒性时,大多数黄疸正在加深的婴儿都给予光照治疗(图100-2)。

2）影响光疗效果的因素

A. 光谱。研究发现与常规的光疗装置比较,蓝色高强度发光二极管(LED)降低胆红素的效果最好。

B. 能量。常规光疗的辐射度是$6 \sim 12 \, \mu W/(cm^2/nm)$。高强度光疗辐射度$> 25 \, \mu W/(cm^2/nm)$的辐射度。AAP对高强度光疗的定义为辐射度至少$30 \, \mu W/(cm^2/nm)$。光的强度与从光源发出的距离有关,因此光源应该尽可能接近婴儿($12 \sim 16 \, in$)。

C. 暴露的皮肤表面积。尽可能暴露皮肤在光源下。推荐在婴儿下方放置能提供光源的系统,标准的灯光也放置在婴儿上方。为了达到最大的暴露,婴儿应置于伺服控制的暖箱中保持全裸状态。

3）副作用。光疗是一种相对安全和易行的方法。轻微的副作用包括皮疹,脱水,紫外光辐射。对生长发育和婴儿行为无影响。

A. 婴儿青铜症(BBS)。在高结合胆红素血症,光疗引起铜卟啉类化合物的光裂解,使婴儿尿和皮肤变为青铜色。临床意义不明,通常认为无害;然而最近的报道指出,BBS可能增加发生核黄疸的风险。

B. 先天性红细胞卟啉病。为罕见病,光疗是禁忌证。如果暴露于中等或高强度的可见光,可导致暴露皮肤发生严重的大疱性损伤,可能会致命。

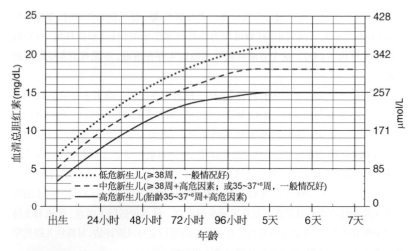

- 用血清总胆红素,不用减去直接胆红素或结合胆红素。
- 危险因素:同种免疫性溶血病、G-6-PD缺乏、窒息、明显的反应差、体温不稳定、败血症、酸中毒或者白蛋白<3.0 g/dL(如果检测)。
- 胎龄35~37 6/7周健康的新生儿,调节干预的血清胆红素水平到中危曲线水平。通常在胎龄接近35周的婴儿,采用TSB的低限,而接近37 6/7周的婴儿采用TSB高限。
- 血清胆红素较这曲线低2~3 mg/dL(35~50 mmol/L)时,可以选择在院常规光疗,或者在家光疗,但是家庭光疗不能用于任何有危险因素的婴儿。

图100-2 胎龄≥35周在院婴儿的光疗指南(经允许,引自American Academy of Pediatrics, Subcommittee on Hyperbilirubinemia. Management of hyperbilirubinemia in the newborn infant 35 or more weeks of gestation. Pediatrics. 2004;114: 297–316.)

C. 对视网膜的影响。尚不清楚光疗对于婴儿视网膜的影响。然而,动物实验发现,其可能引起视网膜病变。必须使用眼罩。置于上方的光疗必须用不透光的眼罩遮盖婴儿的眼睛。

(3)交换输血。见第30章。交换输血用于具有发生脑红素脑病高风险的患儿。双倍容量的换血能置换出85%的循环中的红细胞,同时将胆红素水平降到换血前的50%。没有特定的胆红素值被视为安全或有危险的,因为患者之间血脑屏障的通透性存在很大差异。AAP 2004年制定的胎龄≥35周的健康足月儿交换输血临床实践指南(图100-3)。

1)交换输血。下列情况应该考虑交换输血(注意:考虑换血时,不需从血清总胆红素中减去直接或结合胆红素)。

A. 有证据表明溶血在进展,血清总胆红素水平经过4~6小时强光疗后未能降低1~2 mg/dL。

B. 上升速率表明48小时内胆红素将上升至25 mg/dL。

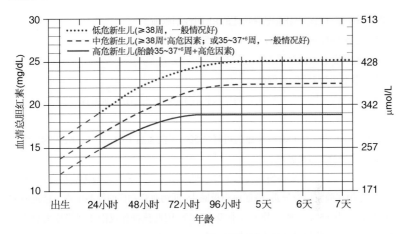

- 生后24小时内的虚线表示临床情况以及对光疗反应的不确定性。
- 如果婴儿有急性胆红素脑病的表现（肌张力增高、弓形、颈后仰、角弓反张、发热、高尖哭声）或者血清总胆红素高于表中曲线上5 mg/dL（85 μmol/L），推荐尽快交换输血。
- 危险因素：同族免疫性溶血病、G-6-PD缺陷、窒息、明显的反应低下、体温不稳定、败血症、酸中毒。
- 检测血清白蛋白，计算B/A比例（见图例）。
- 使用总胆红素。不要减去直接或结合性胆红素。

注意这些建议代表多数委员会专家的共识，但是也仅基于有限的证据，现实曲线上显示的水平是近似值。出生后住院期间，尽管进行了强光疗，血清总胆红素仍然上升者，推荐交换输血。

下列B/A可以和血清总胆红素同时使用，但不能代替后者用于决定是否需要输血。

危险因素	在换血时应该考虑的B/A	
	危险分类	TSB（mol/L）/白蛋白（mol/L）
胎龄38 0/7周	8.0	0.94
胎龄35 0/7～36 6/7周，或38 0/7周有高危因素或者同族免疫性溶血病或者G-6-PD缺乏	7.2	0.84
胎龄35 0/7～36 6/7有高危因素或者同族免疫性溶血病或者G-6-PD缺乏	6.8	0.80

如果血清总胆红素达到或接近换血线，立即送血进行血型鉴定和交叉配血。换血的血液制品是与母亲血交叉配型、与婴儿血相容的合成的全血（红细胞和血浆）。

图100-3 胎龄≥35周婴儿的换血指南（经允许，引自American Academy of Pediatrics, Subcommittee on Hyperbilirubinemia. Management of hyperbilirubinemia in the newborn infant 35 or more weeks of gestation. Pediatrics. 2004; 114: 297-316.）

　C. 血清总胆红素水平高，出现胆红素脑病的早期症状。

　D. 溶血引起贫血和胎儿水肿。

　2）交换输血指南

　A. 通常O型Rh阴性血适用于ABO或Rh溶血病。如果婴儿是A或B型，母亲也是相同血型,应该采用血型特异性的 Rh 阴性捐献血。

　　B. 必须用母亲血清与捐献血进行交叉配血。

　　C. 捐献血必须预热至 37℃。

　　D. 用不超过 4 天的新鲜血。

　　E. 在换血过程中考虑输注葡萄糖酸钙,因为枸橼酸(用于血液保存)可螯合钙。

　　F. 获得父母知情同意。

　　3)胆红素水平。TSB 较换血前可降低 50%。换血后 TSB 会再反弹,因为组织中的胆红素"迁移"回血循环。

　　4)不良事件。观察性研究显示不良事件发生率高。但大多数无症状,为暂时性且可治疗的实验室检查异常,例如血小板减少、低钙血症和代谢性酸中毒。最近研究报道死亡率为 0.5%～2%。换血并非没有风险,因此该操作仅限于强光疗失败或者胆红素脑病的风险超过换血本身的风险时。

　　(4)药物治疗

　　1)苯巴比妥

　　A. 作用。苯巴比妥[剂量:2.5 mg/(kg·d)]通过增加肝细胞连接蛋白的浓度、诱导产生葡萄糖醛酸基转移酶和增加胆红素的排泄来影响胆红素的代谢。

　　B. 指征。用于治疗 CNS-Ⅱ型和 Gilbert 综合征。也用作重度新生儿黄疸的辅助治疗,但是需要 3～7 天才起效。苯巴比妥对于新生儿期未结合高胆红素血症的短期即刻治疗无效。

　　2)金属卟啉。是合成的亚铁血红素类似物,金属卟啉,可阻断亚铁血红素加氧酶——亚铁血红素代谢的限速酶。通过竞争性抑制作用,金属卟啉可减少胆红素的生成。**锡-中卟啉(SnMP)**是潜在的血红素加氧酶抑制剂,被广泛研究。强烈的证据表明单剂的 SnMP 可降低光疗和换血的需求。溶血患者给予单剂肌内注射(6 mmol/kg)可使 TSB 浓度明显下降,因此可避免交换输血。与光疗联合使用时可发生快速的不良反应,表现为非剂量依赖的短暂的红斑。然而,SnMP 应用的远期安全性仍然需要研究,目前其使用仅限于胆红素脑损伤风险升高的患儿。仍然是未被批准的药物,只能用于观察性或者"同情性"使用。

　　3)白蛋白。静脉使用白蛋白可能有效。因为白蛋白的储备增加可提供更多的游离胆红素结合位点,从而降低未结合胆红素水平,具有防治胆红素毒性的作用。白蛋白水平 < 3.0 mg/dL 是危险因素,可降低光疗阈值(剂量:1 g/kg,静脉输注 2 小时)。

　　4)静脉丙种球蛋白。作用于新生儿网状内皮系统的 Fc 受体,与致敏的新生儿红细胞竞争,防止进一步的溶血反应。推荐用于经过加强光疗后 TSB 仍在持续上升者。研究表明使用静脉丙种球可减少新生儿溶血病换血。

【胎龄＜35周的婴儿的管理】 早产儿是严重高胆红素血症和胆红素脑损伤的高危人群，因为这些患儿可能病情更严重(常见呼吸窘迫、酸中毒、败血症和缺氧)，与近足月或足月儿相比血清白蛋白水平更低。在早产儿，尚无确定的需要治疗的胆红素水平，通常在实践中使用更低水平来指导光疗。最近出版的基于专家共识的推荐，提出根据胎龄对早产儿进行光疗和换血的方案(表100-1)。使用时，遵循推荐的指南：在所有婴儿中检测血清白蛋白水平。发生胆红素毒性风险较高的患儿使用较低的TSB水平，包括但不限于这些因素：① 低胎龄；② 血清白蛋白水平＜2.5 g/dL；③ TSB快速上升，表明是溶血病；④ 临床不稳定(见第58章)。

表100-1　胎龄小于35周早产儿的光疗和换血共识

胎龄(wk)[a]	开始光疗(血清总胆红素,mg/dL)	交换输血(血清总胆红素,mg/dL)
＜26	理想：生后开始	无
＜28 0/7	5～6	11～14
28 0/7～29 6/7	6～8	12～14
30 0/7～31 6/7	8～10	13～16
32 0/7～33 6/7	10～12	15～18
34 0/7～34 6/7	12～14	17～19

[a] 使用纠正日龄用于光疗。例如，胎龄29 0/7周的婴儿生后7天，使用30 0/7周的TSB水平(见"纠正年龄和胎龄"的相关说明)。

(数据源于Maisels MJ, Watchko JF, Bhutani VK, Stevenson DK. An approach to the management of hyperbilirubinemia in the preterm infant less than 35 weeks of gestation. J Perinatol. 2012; 32: 660-664.)。

对交换输血的建议用于经强光疗后TSB仍然持续上升的婴儿。在所有患儿，推荐换血用于有胆红素脑病表现时，例如肌张力增高、弓形、颈后仰、角弓反张、发热、尖叫(很少发生在极低出生体重儿)。

【预后】

(1)高浓度的未结合胆红素可通过血脑屏障、渗透进入脑细胞，导致神经功能异常和死亡。胆红素导致神经细胞损伤的确切机制还不完全清楚，然而高浓度的未结合胆红素对细胞膜和细胞内的钙平衡有神经毒性，导致神经细胞的兴奋性毒性和线粒体能量衰竭。决定胆红素对新生儿神经元毒性的因素不完全清楚。早产儿发生胆红素脑病的胆红素浓度也不明确。尚不清楚这些人群中胆红素脑病的发病率，极低出生体重儿血清胆红素和神经发育结局的关系也依旧不清楚。

(2)脑病

1)暂时性。早期胆红素引发的神经功能不全是暂时性和可逆的。严重高胆红素血症时，听觉神经系统可作为中枢神经系统的观测窗口，用于早期预测胆红素脑病。

听觉脑干反应表现为特殊波形,潜伏期延长。这些改变随着交换输血或者胆红素水平的自发下降而呈现可逆性改变。最近的数据表明TSB水平大于22 mg/dL,Rh血型不合和早期黄疸是新生儿黄疸导致异常发育结局的独立预测因素。

2) 急性胆红素脑病。是未治疗的严重高胆红素血症可预防的神经系统后遗症。是进展性脑病,可以在数天内进展为3个临床阶段。主要的临床特点涉及意识水平、肌张力和运动、脑干功能,特别是与进食和哭吵有关的功能。疾病的严重程度与高胆红素血症的严重性水平和持续时间均有关系。

A. 初期。表现为反应低下、肌张力减低、活动减少和吸吮不良。临床表现非特异。需要高度警惕,意识到这些症状是即将发生急性胆红素脑病的信号。需要快速的治疗干预以避免恶化和发生不良后果。

B. 中期。重要的表现包括中度昏迷、激惹和肌张力增高。患儿表现为颈部(颈后仰)或背部的后仰(角弓反张)成为弓形。研究显示,发热可出现在这个阶段。

C. 进展期。以深度意识障碍或昏迷、肌张力增高、不能进食和高尖的哭声为特点。可能发生惊厥。这是急性胆红素脑病的恶化阶段,表明中枢神经系统的损伤不可逆,大多数婴儿后期会发展为慢性的胆红素脑病。

3) 慢性胆红素脑病。是损伤极重的、致残的神经系统异常,也称作核黄疸。以下列四组临床表现为特点。

A. 手足徐动性脑瘫。

B. 高频感觉神经性听力损失。

C. 眼球运动障碍。

D. 牙釉质发育不良。

4) 认知障碍。不常见但是很严重。死亡率可高达10%。胆红素脑病是病理诊断,主要用于描述脑内深部核团的黄染。临床定义为胆红素脑病在儿童和成人的严重程度从轻度到重度。轻度的患者,大部分功能正常;中度患者表现为较明显的锥体外系异常,可有手足徐动症;重度患者表现为言语困难、更明显的锥体外系异常。此为静态的脑病,残疾的严重程度可以随时间发生轻微改变但不会有显著变化。胆红素脑病通常影响如下脑干区域:苍白球,丘脑基底核,海马代谢区,动眼神经核,蜗神经核和小脑皮质的浦肯野纤维。不同年龄的患者受累部位相似。在美国胆红素脑病不是必须上报的疾病,因此尚不清楚真实的发病率。

· 参 · 考 · 文 · 献 ·

[1] Ahmed M, Mostafa S, Fisher G, Reynolds TM. Comparison between transcutaneous bilirubinometry and total serum bilirubin measurements in preterm infants <35 weeks gestation. *Ann Clin Biochem*. 2010; 47: 72–77.

[2] American Academy of Pediatrics; the American College of Obstetricians and Gynecologists.

Neonatal complications. In: *Guidelines for Perinatal Care*. 6th ed. Atlanta GA: ACOG; 2007: 251–259.

[3] American Academy of Pediatrics. Clinical practice guideline: management of hyperbilirubinemia in the newborn infant 35 weeks or more weeks of gestation. *Pediatrics*. 2004; 114: 297–316.

[4] Arun Babu T, Bhat BV, Joseph NM. Association between peak serum bilirubin and neurodevelopmental outcomes in term babies with hyperbilirubinemia. *Indian J Pediatr*. 2012: 79: 202–206.

[5] Bertini G, Dani C, Fonda C, Zorzi C, Rubaltelli FF. Bronze baby syndrome and the risk of kernicterus. *Acta Paediatr*. 2005; 94: 968–971.

[6] Chang PF, Lin TC, Liu K, et al. Risk of hyperbilirubinemia in breastfed infants. *J Pediatr*. 2011; 159: 561–565.

[7] Elalfy MS, Elbarbary NS, Abaza HW. Intravenous immunoglobin (two-dose regimen) in the management of severe Rh hemolytic disease of newborn—a prospective randomized controlled trial. *Eur J Pediatr*. 2011; 170: 461–467.

[8] Ghaemi S, Fesharaki RJ, Kelishadi R. Late onset jaundice and urinary tract infection in neonates. *Indian J Pediatr*. 2007; 74: 139–141.

[9] Johnson L, Bhutani VK. The clinical syndrome of bilirubin-induced neurologic dysfunction. *Semin Perinatol*. 2011; 35: 101–113.

[10] Kaplan M, et al. Neonatal jaundice and liver disease. In: Martin RJ, Fanaroff AA, Walsh MC, eds. *Fanaroff & Martin's Neonatal Perinatal Medicine: Diseases of the Fetus and Infant*. 9th ed. Philadelphia, PA: Mosby Elsevier; 2011: 1443–1481.

[11] Kappas A, Drummond GS, Munson DP, Marshall JR. Sn-Mesoporphyrin interdiction of severe hyperbilirubinemia in Jehovah witness newborns as an alternative to exchange transfusion. *Pediatrics*. 2001; 108: 1374–1377.

[12] Keenan WJ, Novak KK, Sutherland JM, Bryla DA, Fetterly KL. Morbidity and mortality associated with exchange transfusion. *Pediatrics*. 1985; 75: 417–441.

[13] Maisels MJ. Jaundice. In: MacDonald MG, Seshia MMK, Mullett MD, eds. *Avery's Neonatology: Pathophysiology & Management of the Newborn*. 6th ed. Philadelphia, PA: Lippincott Williams & Wilkins; 2005: 768–846.

[14] Maisels MJ, Watchko JF, Bhutani VK, Stevenson DK. An approach to the management of hyperbilirubinemia in the preterm infant less than 35 weeks of gestation. *J Perinatol*. 2012; 32: 660–664.

[15] Murray NA, Roberts IA. Haemolytic disease of the newborn. *Arch Dis Child Fetal Neonatal Ed*. 2007; 92: F83–F88.

[16] Patra K, Storfer-Isser A, Siner B, Moore J, Hack M. Adverse events associated with neonatal exchange transfusion in the 1990s. *J Pediatr*. 2004; 144: 626–631.

[17] Rubaltelli FF, Gourley GR, Loskamp N, et al. Transcutaneous bilirubin measurement: a multicenter evaluation of a new device. *Pediatrics*. 2001; 107: 1264–1271.

[18] Shapiro SM, Bhutani VK, Johnson L. Hyperbilirubinemia and kernicterus. *Clin Perinatol*. 2006; 33: 387–410.

[19] Sharma P, Chhangani NP, Meena KR, Jora R, Sharma N, Gupta BD. Brainstem evoked response audiometry (BAER) in neonates with hyperbilirubinemia. *Indian J Pediatr*. 2006; 73: 413–416.

[20] Steiner LA, Gallagher PG. Erythrocyte disorder in the perinatal period. *Semin Perinatol*. 2007; 31: 254–261.

[21] Stevenson DK, Wong RJ. Metalloporphyrins in management of neonatal hyperbilirubinemia. *Semin Fetal Neonatal Med*. 2010; 15: 164–168.

[22] Volpe JJ. Bilirubin and brain injury. In: Volpe JJ, ed. *Neurology of the Newborn*. 5th ed. Philadelphia, PA: Saunders Elsevier; 2008: 619–651.

[23] Vreman HJ, Wong RJ, Stevenson DK, et al. Light emitting diodes: a novel light source for phototherapy. *Pediatr Res*. 1998; 44: 804–809.

[24] Watchko JF. Hyperbilirubinemia and bilirubin toxicity in the late preterm infant. *Clin Perinatol*. 2006; 33: 839–852.

[25] Watchko JF. Kernicterus and the molecular mechanisms of bilirubin-induced CNS injury in newborns. *Neuromolecular Med*. 2006; 8: 513–529.

[26] Weng YH, Chiu YW. Clinical characteristics of G6PD deficiency in infants with marked hyperbilirubinemia. *J Pediatr Hematol Oncol*. 2010; 32: 11–14.

101 新生儿期急性起病的遗传代谢性疾病

Inborn Errors of Metabolism with Acute Neonatal Onset

遗传代谢病(IEM)：对新生儿科医生是非常重要的一组疾病。针对该类疾病做出快速的诊断与适宜的治疗与预后息息相关，可以避免死亡甚至是不可逆的脑损伤。儿科医生可能因为此类疾病数量之多且复杂而倍感头疼(表101-1)，且需依赖实验室检查以明确诊断。因此本章重点关注症状类型、实验室检查及其如何解读并早期稳定患儿，而不详细讨论IEM的特殊生化、基因缺陷及治疗措施。通常患儿的后续治疗由受过生化、遗传学培训的遗传学家负责。

表101-1　新生儿期和婴儿期起病的遗传代谢性疾病

糖代谢紊乱	半乳糖血症
	葡萄糖-1,6-二磷酸酶缺陷
	肝糖原累积症(ⅠA、ⅠB、Ⅱ、Ⅲ、Ⅳ型)
	遗传性乳糖不耐受
氨基酸代谢紊乱	枫糖尿病
	非酮症性高血糖
	遗传性酪氨酸血症
	焦谷氨酸血症(5-羟脯氨酸尿)
	高鸟氨酸血症-高氨血症-同型高瓜氨酸血症综合征
	赖氨酸尿性蛋白不耐受症
	亚甲基四氢叶酸还原酶缺乏症
	亚硫酸盐氧化酶缺乏症
有机酸代谢紊乱	甲基丙二酸血症
	丙酸血症
	异戊酸血症
	多种羧化酶缺乏症
	戊二酸血症Ⅱ型(多种酰基辅酶A脱氢酶缺乏症)
	羟甲基戊二酰辅酶A裂解酶缺乏症
	3-甲基巴豆酰辅酶A羧化酶缺乏症
	3-羟基异丁酸尿症

（续表）

丙酮酸代谢和电子传递链紊乱	丙酮酸羧化酶缺乏症
	丙酮酸脱氢酶缺乏症
	电子传递链缺陷
尿素循环紊乱	鸟氨酸-氨甲酰基转移酶缺陷
	氨甲酰磷酸合成酶缺陷
	新生儿一过性高氨血症
	精氨酸琥珀酸合成酶缺陷（瓜氨酸血症）
	精氨酸琥珀酸裂解酶缺陷
	精氨酸缺陷
	N-乙酰谷氨酸合成酶缺陷
溶酶体贮积症	GM1神经节苷脂贮积症1型（β-半乳糖苷酶缺乏症）
	戈谢病（葡萄糖脑苷脂酶缺乏症）
	尼曼-匹克病，A型和B型（神经鞘磷脂酶缺乏症）
	沃尔曼病（酸性酯酶缺乏症）
	黏多糖贮积症Ⅶ型（β-葡萄糖醛酸酶缺乏症）
	黏脂贮积症Ⅱ型
	唾液酸贮积症Ⅱ型（神经氨酸苷酶缺乏症）
	岩藻糖苷贮积症
过氧化物酶体障碍	Zellweger综合征
	新生儿脑白质营养不良
	过氧化物酶体β-氧化的单一酶缺陷症
	斑点状软骨发育不良
	婴儿型雷夫叙姆病（植烷酸贮积症）
其他疾病	肾上腺生殖器综合征（21-羟化酶和其他缺陷）
	胆红素代谢障碍（Crigler-Najjar综合征等）
	维生素B$_6$依赖的惊厥
	脂肪酸氧化障碍（短链、中链和长链）
	胆固醇合成障碍（Smith-LemLi-Opitz综合征）
	先天性蛋白质糖基化紊乱（糖缺乏糖蛋白综合征）
	新生儿血色病

【分类】

（1）根据起病的时间分类。由于本书的特点，我们更关注的是新生儿期和婴儿早期起病的代谢性疾病。请注意，即使在婴儿晚期或甚至青少年、成人起病的也不能除外IEM诊断。同时需谨记，即使采用了全面的、优化的新生儿疾病筛查方法，尚存在一部分的IEM在筛查明确或者治疗医生获得检查结果之前已出现了临床表现。目前新生儿疾病筛查广泛使用串联质谱（TMS）。因为通过串联质谱分析可以获得大量的生化信息，新生儿疾病筛查阳性患儿的主管医生需要根据结果，针对患儿的情况进行随访评估和转诊安排。

（2）根据临床表现分类。根据IEM的临床表现进行分类是最有用的方法，可有助于建立正确的诊断。请注意，一些特殊面容的综合征已明确存在IEM（如Smith-LemLi-Opitz综合征或Zellweger综合征，详见【主要临床表现】）。因其在新生儿期临床症状不典型（如PKU），将对其他IEM的经典病例进行简单讨论。请注意，一些骨发育不良以及影响骨和软骨形成的疾病（并不在此进行讨论）也是IEM（如斑点状软骨发育不良和低磷酸酯酶软骨发育不良）。下面的分类系统是本章后面详细讨论的基础。IEM可表现为以下几种：

1）伴或不伴代谢性酸中毒的脑病。

2）肝功能异常。

3）心功能异常。

4）畸形综合征。

5）少见的有非免疫性胎儿水肿。

（3）根据疾病的生化基础进行分类。有助于理解该综合征的发病机制及不同治疗方式，但对于患者的管理并无太大作用。

【发病率】 出生时无危险因素的足月儿发生IEM的比例估计高达20%。因此，IEM发生率约＞1∶500活产儿。

【病理生理学】 代谢过程为由编码的蛋白酶进行催化。代谢疾病的经典机制是某种酶的缺陷或缺乏导致底物堆积，且无法将中间代谢产物进行转化。正常途径的终末产物缺乏及增多的正常底物可引起临床症状（如：尿素循环障碍中底物氨是有毒性的，可以导致脑水肿、中枢神经系统功能障碍、最后可致死）。此外，正常终末代谢产物的缺乏也可引起症状（如：21-羟化酶缺陷时缺乏皮质醇，参考第91章）。其他的产物可以干扰正常的代谢过程（如：丙酸血症中蓄积的丙酰辅酶A可以利用乙酰辅酶A参与反应）。最后，无法降解代谢通路中的终末产物也可引起症状（如：肝糖原累积症Ⅱ型的心肌功能障碍或肝糖原累积症Ⅰ型的肝大）。临床表现出现的时间可以明确以下问题，即症状是否为产前代谢物通过胎盘所引起。它们的分子质量大部分很小，因此可以在产前通过母体代谢从胎儿体内清除。

【危险因素】　IEM是遗传性疾病。因此,遗传代谢缺陷的发生没有明确的行为或环境危险因素(虽然环境尤其是营养会影响症状)。有如下家族史可能提示IEM:如精神发育迟缓、蛋白质回避、多种疾病、新生儿或儿童死亡或重症疾病(肝病、心功能异常、精神或运动落后、发作性疾病)。蛋白质回避、肝功能损害/肝衰竭或孕产期精神状态改变可见于X连锁遗传性尿素循环障碍的女性携带者。近亲结婚、多种缺陷、种族背景也是危险因素。

【临床表现】　虽然在许多特异的情况(下述)下需要考虑IEM,临床实践最安全的指南是:任何危重的新生儿需要考虑除外IEM。新生儿IEM患者临床表现有限,且多为非特异性。可根据喂养不耐受、反应差、肌张力低下、呕吐、低体温、惊厥和呼吸障碍等临床表现进行鉴别诊断。虽然败血症是首先需要鉴别诊断的疾病,仍需对其他疾病包括IEM进行鉴别和及时诊断,并同时首先完善实验室检查以除外败血症。目前大部分医院都可通过下述的几个试验进行确诊。

(1)存在以下情况时需高度怀疑IEM

1)不明原因婴儿死亡家族史。前一胎或女方家族男性患儿死亡。

2)近亲结婚所分娩的新生儿。由于常染色体隐性遗传性疾病发生率高,且IEM多为常染色体隐性遗传。

3)起初健康、后突然出现症状和体征:可短则数小时发病。

4)婴儿围生期和新生儿早期无特殊。IEM的婴儿围生期可以无特殊。

5)肠内喂养的建立及增加:可能与症状相关。

6)针对症状的治疗失败或无法确诊以下疾病:败血症、中枢神经系统出血或其他先天性或获得性疾病。

7)症状进展。

8)虽然IEM患者可为早产儿,但多数为足月分娩。其中,新生儿一过性的高氨血症常常见于早产儿。虽然该章节仅简要涉及该疾病,该类患儿的高氨血症的具体病因仍未明确,可能与早产有关,而非IEM。

(2)症状和体征。表101-2为不同IEM的临床表现。表101-3为可能被误诊为IEM的疾病。需要注意,许多IEM常常会和新生儿期疾病有相似临床表现,如:IEM患者可能存在新生儿湿肺或与疾病无关的败血症风险。偶尔会有两种表现存在因果关系,典型的例子是:半乳糖血症患儿发生大肠埃希菌败血症的风险显著升高,但原因不明。

(3)新生儿无症状IEM。未治疗的PKU不会在新生儿期引起任何症状。当患儿出现临床症状时,可引起不可逆的脑损伤。需确保已完善新生儿疾病筛查,尽快查询结果。新生儿早期明确PKU有助于很好地制订治疗计划,预防发生严重的精神运动发育迟缓(参考【苯丙酮尿症】)。

表101-2 代谢性疾病相关的症状和体征

神经(肌张力低下、反应差、喂养困难、惊厥、昏迷)	糖原累积症、半乳糖血症、有机酸血症、遗传性乳糖不耐受、枫糖尿病、尿素循环障碍、高甘氨酸血症、维生素B_6依赖惊厥、过氧化物酶体病、先天性糖基化紊乱、脂肪酸氧化障碍、呼吸链缺陷
肝大/肝功能异常	溶酶体贮积症、半乳糖血症、遗传性乳糖不耐受、糖原累积症、酪氨酸血症、α_1抗胰蛋白酶缺陷、戈谢病、尼曼-匹克病、沃尔曼病、脂肪酸氧化缺陷、呼吸链缺陷
高胆红素血症	半乳糖血症、遗传性乳糖不耐受、酪氨酸血症、α_1抗胰蛋白酶缺陷、Crigler-Najjar综合征、其他胆红素代谢异常的疾病
非免疫性水肿	戈谢病、尼曼-匹克病、GM_1神经节苷脂贮积症、先天性糖基化紊乱
心脏增大/心肌病	糖原累积症Ⅱ型、脂肪酸氧化缺陷、呼吸链缺陷
巨舌	GM_1神经节苷脂贮积症、糖原累积症Ⅱ型
体味异常	枫糖尿病(枫糖味或焦糖味)、异戊酸血症、戊二酸血症(汗脚味)、羟甲基戊二酰辅酶A裂解酶缺乏症(猫尿味)
毛发异常	精氨基琥珀酸血症、赖氨酸尿性蛋白不耐受症、Menkes卷发综合征
低血糖	半乳糖血症、遗传性乳糖不耐受、酪氨酸血症、枫糖尿病、糖原累积症、甲基丙二酸血症、丙酸血症、脂肪酸氧化缺陷、呼吸链缺陷
酮症	有机酸血症、酪氨酸血症、甲基丙二酸血症、枫糖尿病
代谢性酸中毒	半乳糖血症、遗传性乳糖不耐受、枫糖尿病、糖原累积症、有机酸血症
高氨血症	尿素循环缺陷、新生儿一过性高氨血症、有机酸尿症、羟甲基戊二酰辅酶A裂解酶缺乏症、脂肪酸氧化缺陷
中性粒细胞减少	有机酸血症、甲基丙二酸血症和丙酸血症、非酮症性高血糖、氨甲酰磷酸合成酶缺乏症
血小板减少症	有机酸血症、赖氨酸尿性蛋白不耐受症
特殊面容	戊二酸尿症Ⅱ型、3-羟基异丁酸尿症、Smith-LemLi-Opitz综合征、过氧化物酶体病、先天性糖基化紊乱
肾囊肿	戊二酸尿症Ⅱ型、过氧化物酶体病
眼异常(如青光眼、视网膜病)	半乳糖血症、溶酶体贮积症、过氧化物酶体病
脂肪分布异常/乳头内陷	先天性糖基化紊乱
影像学骺骨斑点影	过氧化物酶体病(Zellweger综合征、新生儿肾上腺白质发育不良、四肢近端斑点状软骨发育不良)

表101-3 新生儿期易误诊为IEM的疾病

- 细菌性败血症
- 急性病毒感染
- 窒息
- 胃肠道梗阻
- 肝衰竭,肝炎
- 中枢神经系统病变
- 持续性肺动脉高压
- 心肌病
- 神经肌肉疾病

（4）为了便于临床医生进行诊断,症状和体征进一步被细分为5类主要不同的临床表现。即IEM表现为脑病、肝病、心功能损害、特殊面容和非免疫性水肿。图101-1和图101-2的流程图有助于诊断。关于诊断试验将在【诊断】部分详述。

【主要临床表现：IEM表现为脑病】 临床上,脑病伴IEM与缺氧缺血损伤或其他中枢神经系统损伤(出血或感染性疾病)引起的脑病常常难以鉴别。肌张力异常(肌张力减退和肌张力增高多为中枢性),运动异常和惊厥多提示中枢神经系统受累。临床上,惊厥可表现为咂嘴、吐舌、远端肢体划船样运动、角弓反张、抖动及全身强直阵挛样运动。严重脑病患儿,传统的多导联脑电图(EEG)或床旁整合振幅脑电图(aEEG)可见暴发抑制表现。较轻者aEEG表现为背景电活动不连续。

（1）实验室评估

1）立即评估。所有脑病的患儿,无论严重程度,均需仔细地评估酸碱平衡状态。一些IEM可表现为严重的代谢性酸中毒。除动静脉血气分析外,以下均为脑病患儿需立即完善的评估项目(具体参考【诊断】)。

A. 动脉或静脉血气分析

a. 在分析新生儿的静脉或动脉血气分析时,需考虑该患儿当时的呼吸状态。单纯的呼吸性酸中毒为肺部疾病所致,代谢性或混合型酸中毒,尤其是出生后短时间内采样的标本,多与围生期事件相关。

b. 严重的或顽固性的代谢性酸中毒患儿,如无潜在病因(如败血症、低容量性休克或灌注异常),必须评估酸中毒代谢产物(如乳酸产生过多)是否为导致酸中毒的原因。若考虑为代偿性机制引起(如代谢性酸中毒时呼吸进行代偿),则该血气结果应该为混合型酸碱状态。

c. 单纯性的呼吸性碱中毒可能为呼吸中枢受累所致(喘息),此时需要除外高氨血症。氨可直接兴奋呼吸中枢,引起原发性过度通气,继而导致呼吸性碱中毒。

B. 血清电解质和阴离子间隙。

C. 血氨水平。

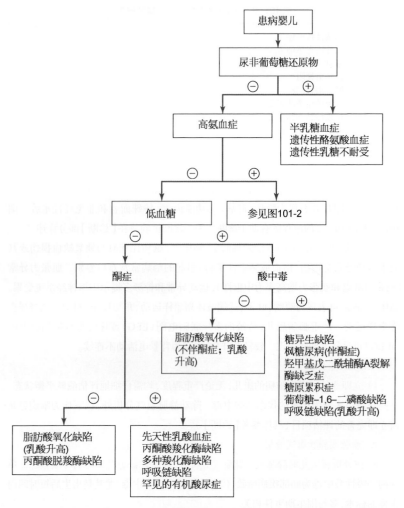

图101-1　急性起病的遗传代谢性疾病诊断流程图(仅为指南,细节请参照本章内容及参考文献)

　　D. 血乳酸和丙酮酸水平及比值。

　　E. 采集尿液:冷藏,最好冷冻。

　　2)完善其他检查。评估是否存在引起脑病的其他病因(如影像学检查、败血症相关的检查、腰椎穿刺术)。若采集到脑脊液(CSF),建议冷冻部分标本以备将来检查所用[如:1～2 mL CSF送检氨基酸分析以除外非酮症性高甘氨酸血症(NKH)]。若在最初评估后,仍考虑IEM诊断可能,需进一步完善血浆氨基酸和尿有机酸检查。

　　(2)鉴别诊断。虽然IEM伴脑病的鉴别诊断涵盖内容较多,由于下述疾病发病

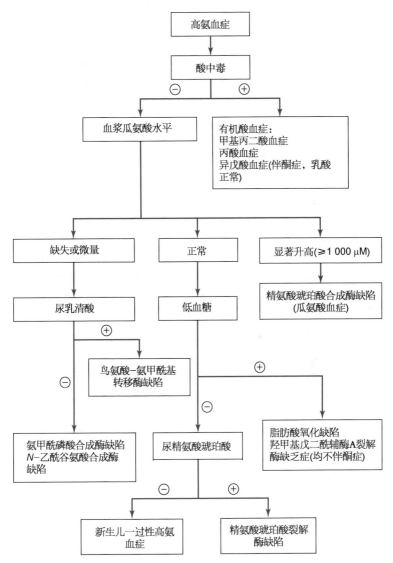

图101-2 高氨血症鉴别诊断流程(仅为指南,细节请参照本章内容及参考文献)

率较高,临床意义大,因此将重点描述(下述第1～4项多不伴有严重的代谢性酸中毒;第5～6项多伴有严重的代谢性酸中毒)。

1)尿素循环障碍(及新生儿一过性高氨血症)

A. 临床表现。出现高氨血症(非肝功能异常引起)伴3个主要的诊断性可能。

a. 尿素循环中某个酶(可降解氨基酸代谢中产生的氨)原发性缺陷。最常见的尿素循环障碍是X连锁隐性遗传模式的鸟氨酸氨甲酰转移酶(OCT)缺陷。新生儿患者多为男性。女性杂合子者可出现症状,取决于其肝脏X染色体失活模式,但多发病较晚。值得注意的是,携带OTC缺陷基因杂合子患儿的母亲可因分娩时的应激状态而在分娩时出现症状(高氨血症)。其他尿素循环紊乱为常染色体隐性遗传模式,第二常见的为氨甲酰磷酸合成酶缺陷。

b. 有机酸血症:可继发尿素循环紊乱。

c. 新生儿一过性高氨血症(THAN):多见于早产儿,目前发病率已下降。

B. 诊断。针对高氨血症患儿的诊断流程见图101-2。需定量检测血氨基酸和乳清酸水平以明确诊断。也需要检测尿有机酸水平。

C. 治疗。最初的治疗方法相似,与诊断无关。当明确存在高氨血症时,强烈建议将患儿立即转诊至具备血液净化治疗的中心。需在生化遗传学家的建议下使用苯乙酸钠和苯丁酸钠。有些疾病(如精氨酸琥珀酸裂解酶缺陷)使用精氨酸替代治疗(静脉应用盐酸精氨酸)可以缓解症状;发生尿素循环紊乱后,可出现继发性的精氨酸缺乏。需要长期限制蛋白摄入。THAN的急性期治疗同尿素循环紊乱,但代谢通路紊乱是暂时性的,后期可耐受正常蛋白质摄入。

D. 预后。与遗传性尿素循环障碍比较,THAN预后(主要指中枢神经系统损伤)较好。

2)枫糖尿病(MSUD)。氨基酸(亮氨酸、异亮氨酸和缬氨酸)代谢中的脱羧酶缺陷可引起体内支链氨基酸蓄积。3个氨基酸的2-酮代谢产物也会出现蓄积。亮氨酸是神经毒性最大的氨基酸。

A. 临床表现。多在生后第2周起病,也可在生后24小时内即发病,早于新生儿疾病筛查结果回报时间。典型的症状为喂养不耐受、反应差、脑病(如:肌张力低下、姿势异常、运动异常,后期可出现惊厥发作)。特殊体味(枫糖或"焦糖"味)可能不明显,未治疗的MSUD后期可出现代谢性酸中毒。

B. 诊断。通过定量氨基酸分析(亮氨酸、异亮氨酸、缬氨酸和甘氨酸升高)诊断,部分实验室的尿有机酸酸谱分析可检测到2-酮代谢产物。部分实验室可完善2,4-二硝基苯肼(DNPH)试验检测2-酮酸。

C. 治疗。立即限制氨基酸摄入,提供高糖和足够液体,随后给予亮氨酸、缬氨酸和异亮氨酸含量低的特殊奶粉。若发生严重脑病,急性期可给予透析治疗。在部分患者维生素B_1治疗有效。

3)非酮症性高甘氨酸血症(NKH)(甘氨酸脑病)

A. 临床表现。NKH的典型临床表现为迅速进展的严重脑病,引起呼吸停止,而常规的IEM评估和可引起该症状的其他病因检查均无明显异常(无酸中毒、低血糖或高氨血症及其他器官系统受累)。脑病患儿出现严重且持续的呃逆是NKH的典型表现。

B. 诊断。通常出现高甘氨酸血症，但因小婴儿肾脏对氨基酸重吸收功能下降，故可不明显。此外，其他IEM(如MSUD)，也可引起血甘氨酸水平升高(也称为酮症性高甘氨酸血症)。当出现该表现时，需检测尿氨基酸水平，明确有无肾脏对甘氨酸排泄水平的增高。因为NKH时，脑脊液甘氨酸水平升高，因此更特异的诊断实验是检测脑脊液和血浆的甘氨酸比值。当脑脊液与血的比值＞0.08时为异常(0.02～0.08为可疑，＜0.02为正常)。

C. 治疗。方法有限。通过脱水或苯甲酸钠可使血甘氨酸水平恢复正常(参考第XIII.A.5部分)，但不改变脑脊液中的甘氨酸水平。许多药物(氢溴酸右美沙芬、地西泮、士的宁)被用于治疗神经系统症状，但疗效甚微。

D. 预后。由于呼吸抑制可改善，因此患者可存活，但会发生严重脑损伤。有报道部分患者存在一过性NHK。

4) 过氧化物酶体病

A. 临床表现。过氧化物酶体的生物合成障碍(如：Zellweger综合征和新生儿肾上腺脑白质营养不良)和一些过氧化物酶体的单个酶缺陷(如：多功能性酶缺陷)可在新生儿期表现为脑病。由于严重的中枢性肌张力低下和惊厥，患儿可出现四肢松软(多在生后第一周内)。可出现肝大、肾和肝囊肿、骨骼或视网膜异常。

B. 诊断。大部分的过氧化物酶体缺陷可通过分析血浆超长链脂肪酸(VLCFA，≥24个碳链)进行诊断。为了完全排除过氧化物酶体缺陷，也可完善红细胞缩醛磷脂水平、植烷酸等检查。

5) 有机酸尿症/血症(OA)。该组IEM较复杂，常常让临床医生感到棘手。相关的临床问题如下：

A. 临床表现。许多OA在婴儿后期出现症状。有3个疾病主要在新生儿期起病，几乎不会漏诊，即甲基丙二酸血症、丙酸血症和异戊酸血症。诊断标准是脑病伴严重的酸中毒、高氨血症、惊厥、特殊体味(多为尿气味异常)(表101-2)，可出现中性粒细胞减少、血小板减少。表101-1为各种OA。

B. 诊断。OA的适宜诊断评估为血浆氨基酸和尿有机酸分析。强烈推荐由熟悉患者临床表现且经验丰富的生化遗传学家对检查结果进行分析。

C. 治疗。当怀疑该疾病时，需首先给予以下治疗：水化、输注葡萄糖(均为维持量的1.5倍)，治疗高氨血症，给予碳酸氢钠纠酸，确保足够的通气。强烈建议由遗传学家参与诊断和治疗。部分OA可能对维生素治疗部分有效。

6) 先天性乳酸酸中毒(LA)。新生儿LA的可能病因为丙酮酸脱氢酶(PDH)缺陷、丙酮酸羧化酶缺陷和线粒体呼吸链缺陷(最常见的是复合体I和/或复合体IV)。

A. 临床表现。临床上,乳酸酸中毒与缺氧缺血性脑病、败血症、其他疾病引起的代谢性酸中毒、低灌注、休克较难鉴别。临床上更倾向于先天性LA的酸中毒多表现为非常严重的LA(尤其是LA超出预期或比临床病史更严重)、生长发育迟缓致出生时为小于胎龄儿、一些轻度特殊面容、脑解剖异常。可发生不能用其他原因解释的多器官疾病(如:肥厚型心肌病或白内障)。低血糖伴LA可能是糖原累积症的表现之一。

B. 诊断。一旦发现乳酸升高,明确乳酸-丙酮酸比值可进一步指导诊断流程。导致LA的代谢性疾病的常见生化原理是有氧代谢中出现的供能缺陷,而其主要依赖三羧酸循环和完整的线粒体呼吸链,将丙酮酸转换为代谢底物。一些存在LA的患者,可行肌肉活检或线粒体DNA测序协助诊断。

C. 治疗。需注意,PDH缺陷是给患者高糖治疗的罕见例外之一,LA可能会恶化。

（3）其他伴脑病的罕见但严重的IEMS

1）脂肪酸氧化缺陷伴二羧酸尿症。虽然大部分常见的脂肪酸氧化缺陷[中链酰基辅酶A脱氢酶缺乏(MCAD)]很少在新生儿期起病,SCAD、LCAD(分别指短链或长链酰基辅酶A缺乏)或其他的脂肪酸氧化缺陷可在新生儿期出现症状。

2）多种羧化酶缺乏症。

3）全羧化酶合成酶缺乏症。

4）戊二酸血症Ⅱ型。电子传递黄素蛋白或其脱氢酶缺陷。

5）焦谷氨酸血症。5-羟脯氨酸尿,谷胱甘肽合成酶缺陷。

6）钼辅因子缺乏。黄嘌呤氧化酶缺乏或亚硫酸盐氧化酶缺乏症。黄嘌呤氧化酶缺乏的诊断依据之一是血浆尿酸水平显著降低。商业化的试验可以明确尿中亚硫酸盐的排泄量。

7）HMG-辅酶A裂解酶缺乏。

8）维生素B依赖的惊厥。可以治疗的罕见病。新生儿期或婴儿早期可表现为惊厥,常规的抗惊厥药物治疗无效,但给予维生素B_6后显著缓解(100 mg维生素B_6静脉给药)。

9）先天性糖基化障碍(CDG)。多在婴儿期出现症状,但也可在新生儿期表现为急性发作的脑病、惊厥和中风样发作。近几年已有许多类型的CDG被报道。在新生儿起病的较常见的CDG类型(Ⅰa型最常见),患儿多表现为肌张力低下。产前及出生影像学检查可见小脑萎缩改变。后期主要表现为精神运动发育迟缓、共济失调、运动障碍和肌无力。典型表现为严重的喂养问题和发育迟滞;已报道新生儿期可表现为难治性腹泻。臀部不寻常的脂肪垫和乳头内陷是非常特殊的临床表现。

这些常染色体隐性遗传病主要是由糖基化蛋白缺陷所致。除了神经系统受累外,也可表现为肝功能受损伴肝酶异常、心包积液、肾病综合征、非免疫性水肿和特殊面容(宽鼻梁、下巴和前额突出、大耳朵、斜视)。

【主要临床表现：IEM表现为肝脏疾病】 严重的IEM可引起肝脏疾病，新生儿期表现如下：肝脏肿大、黄疸、肝功能障碍和低血糖。此类患儿的初步检查包括常规检查（如胆红素、血糖监测、肝功能和影像学检查）。由于肝脏是氨基酸代谢的主要器官，分析血浆氨基酸谱有助于评估肝功能，但该检查复杂且昂贵。通过血糖、甘油三酯、总蛋白和白蛋白水平这些常规检查，也可评估肝脏的许多合成功能。下面的几种疾病发病率高，临床意义重大，因此将详细描述。

（1）半乳糖血症。患儿摄入半乳糖后方可出现症状。母乳和大部分的配方奶粉含有乳糖（葡萄糖和半乳糖中的双糖成分）；而豆奶粉中则不含。典型的症状是高胆红素血症（早期为未结合胆红素，后期为结合胆红素），继而出现肝功能异常（包括凝血功能障碍、低血糖、低蛋白血症和腹水）和肝大。白内障较早被诊断，因其在新生儿期即可出现。若未治疗，症状会加重，可进展为脑病伴脑水肿、代谢性酸中毒（高氯血症和低磷血症）和肾功能异常。半乳糖血症的患者易发生大肠埃希菌败血症（原因未明）。筛查试验为检测尿代谢底物。若停用半乳糖，代谢底物检测结果可出现假阴性，因此需要完善血检以确诊。半乳糖血症主要是由于1-磷酸半乳糖尿苷转移酶（GALT，经典型）或尿苷5'-二磷酸（UDP）半乳糖4-表异构酶（罕见变异）缺陷引起；红细胞可用于检测GALT活性或检测半乳糖1-磷酸的累积量。治疗包括饮食中限制半乳糖的摄入，饮食是相对严格的，但往往难以执行。即使严格控制饮食，许多患者可出现发育迟缓，女性患者后期可出现卵巢功能衰退。

（2）肝肾酪氨酸血症。酪氨酸血症Ⅰ型或肝肾酪氨酸血症，多在婴儿期起病，但已发现新生儿期即可出现严重肝功能受损，包括高胆红素血症、低血糖、高氨血症、凝血功能障碍、低蛋白血症伴腹水和全身性水肿。此类IEM也可引起肾脏疾病，主要表现为肾小管功能障碍（氨基酸尿或糖尿）、低磷血症和高氯性代谢性酸中毒。也可出现心肌病，因此临床表现可与脂肪酸代谢障碍或呼吸链缺陷相重叠。虽然其他疾病引起的肝功能异常也可出现酪氨酸水平改变，酪氨酸血症的特异性表现是尿中出现琥珀酰丙酮。血浆半胱氨酸水平可下降，血浆甲胎蛋白显著升高。肝移植是唯一的长期治疗方案。

（3）α_1抗胰蛋白酶缺陷（AATD）。该IEM可在新生儿和婴儿期以高胆红素血症起病，多较迁延且为结合胆红素升高为主（伴胆汁淤积），但生后6个月可自行缓解。此类儿童在发展为肝硬化、门静脉高压后可再次出现症状。成人AATD的临床表现为30～40岁左右出现肺气肿，多因吸烟加重。AATD的病因为弹性蛋白酶抑制剂的AATD基因突变（Z突变），纯合子携带者可引起AAT缺陷。该抑制酶的缺陷可破坏肺和肝组织。基因型分型检查可确诊。成人肺气肿多需行该检查，大部分医院均可完善此项检查。虽然生后早期症状可自行缓解，且并非所有患者均出现肝脏或肺脏受累表现，新生儿科医生或儿科医生仍需尽早明确诊断，通过早期行为干预以预防患者后期出现严重的疾病。

（4）先天性胆红素代谢障碍。遗传性胆红素代谢缺陷包括胆红素结合（Crigler-Najjar综合征）和胆红素摄取和排泄障碍（Dubin-Johnson和Rotor综合征）。这些疾病可导致间接和直接高胆红素血症。Dubin-Johnson和Rotor综合征很少在新生儿期诊断。

（5）脂肪酸氧化（FAO）障碍。可表现为脑病、心脏和肾脏功能异常。与其他IEM比较，肝功能损害可为轻度，伴中度的低蛋白血症和凝血障碍；若存在严重的肝功能损害，可出现高氨血症。临床症状主要表现为严重的全身性肌张力低下和心肌病。尿有机酸谱可出现酪氨酸代谢产物，但琥珀酸丙酮阴性。分析酰基肉碱谱有助于诊断。

（6）糖原累积症Ⅰ型（吉尔克病）。新生儿期的糖原累积症临床表现可仅为严重的低血糖、伴乳酸血症。低血糖对胰高血糖素治疗无效。可迅速进展为肝脏肿大和肝功能异常（生后1～2周即可进展）。可有高脂血症。糖原累积症主要依赖肝活检的酶学分析确诊。

（7）过氧化物酶体病。过氧化物生物合成障碍的患者（如Zellweger综合征和新生儿肾上腺脑白质营养不良）可在生后早期出现肝脏肿大，逐渐进展为肝纤维化和肝硬化。临床表现主要为中枢性肌张力低下和惊厥。可有特殊面容。特异性的诊断试验参考【诊断】。

（8）其他。其他可在新生儿期即出现肝功能异常的遗传性疾病如下：

1）新生儿血色病。

2）遗传性乳糖不耐受。

3）肉碱代谢缺陷。

4）其他糖原累积症。

5）溶酶体贮积症。尼曼-匹克病可在新生儿期出现肝炎。

6）先天性糖基化障碍。

【主要临床表现：IEM表现为心功能损害】

（1）脂肪酸氧化障碍（FAO）。任何出现心功能损害的新生儿均需怀疑该病；一些患儿可出现心律失常。其他症状如脑病或肝功能受累、横纹肌溶解和肌无力和/或视网膜病。FAO障碍影响β-氧化过程中的脱氢步骤，根据脂肪酸碳链的长度进一步细分为：短链酰基辅酶A脱氢酶（SCAD）、中链酰基辅酶A脱氢酶（MCAD）和长链酰基辅酶A脱氢酶（LCAD）缺陷。此外，也包括长链-3羟酰基辅酶A脱氢酶（LCHAD），其他三酶复合物中的酶，因血浆肉碱转运蛋白或肉碱棕榈酰转移酶Ⅰ或Ⅱ的缺陷导致脂肪酸代谢不完全。许多此类的IEM多伴有严重的心肌病，引起心功能衰竭。除了心肌病，患者也会发生脑病和肌病；可发生肝大，由于葡萄糖摄入低或并发的肌病,多可发生低酮性低血糖。母亲妊娠脂肪肝或HELLP综合征(溶血、肝酶升高、血小板减低)可伴有FAO缺陷,尤其是LCHAD和SCAD。

通过串联质谱进行酰基肉碱谱分析有助于建立诊断,进一步可通过培养的成纤维细胞进行酶学分析以确诊。利用串联质谱进行新生儿疾病筛查,目前已成为常规,可以发现FAO缺陷。需检测总的和游离肉碱水平。FAO缺陷的治疗包括避免长期限制摄入碳水化合物。需静脉或口服肉碱。虽然在MCAD中,中链甘油三酯是禁忌的,但在其他疾病中可以作为非常好的能量来源,可以买到中链甘油三酯(MCT)油或含有高MCT油的配方奶粉,作为提供脂肪的主要来源。

(2)庞贝病(糖原贮积症Ⅱ型)。庞贝病的心肌病症状(虽然并不典型)可在新生儿期即出现。一些特征性的心电图改变有诊断价值:PR间期缩短,显著的电轴左偏,T波倒置,QRS波增宽。确诊依赖于白细胞或培养的成纤维细胞中缺陷酶的活性检测(α-葡萄糖肝酶或酸性麦芽糖酶)。

(3)肝肾酪氨酸症。Ⅰ型酪氨酸血症除了表现为肝脏和肾小管功能障碍外,也会出现心肌病。

(4)先天性糖基化障碍。患儿可有心包积液。

【主要临床表现:IEM表现为特殊面容】　目前已知许多特殊面容与潜在的代谢缺陷相关。随着分子、细胞、发育生物学和人类遗传学的进展,之前被描述为综合征的疾病可能最终会被确诊为IEM或继发于其他分子机制的基因缺陷。以下为该类疾病的几个例子:

(1)Smith-LemLi-Opitz综合征。其代谢基础为7-脱氢胆固醇脱氢酶缺陷,引起7-脱氢胆固醇蓄积、血浆胆固醇水平下降。饮食补充胆固醇为常规治疗方法,其他治疗包括辛伐他汀正在研究中。该常见综合征(发生率约1/20 000)的主要临床症状如下:

1)生长受限:多为出生后,以及小头畸形。

2)特殊面容。包括前额高、上睑下垂、内眦赘皮、斜视、耳位低、旋转耳、鼻子尖宽和小下颌。

3)男性有尿道下裂。

4)并趾畸形。发生在第2和第3趾。

5)其他症状。包括白内障、肌张力低下及显著的精神运动发育迟缓。

(2)Zellweger综合征和其他过氧化物酶缺陷。虽然Zellweger综合征和新生儿肾上腺脑白质营养不良最初是根据临床特点进行描述,现已知其为过氧化物酶体生物发生障碍所致,即婴儿型Refsum病。这三种疾病临床特征均为过氧化物酶体生物发生和功能障碍所导致(因此称为Zellweger谱)。VLCFA和其他由过氧化物酶功能障碍引起的生化指标检测结果异常有助于诊断。典型发现如下:

1）特殊面容。前额高，鼻梁宽平，内眦赘皮，畸形耳，宽大未闭合的囟门。

2）严重的肌张力低下、惊厥、精神运动发育缺陷。

3）肝大伴纤维化。

4）眼异常。角膜浑浊、白内障和视网膜改变。

5）骨骼斑点状钙化影。

6）小的肾皮质囊肿。

（3）丙酮酸脱氢酶（PDH）缺陷。因 PDH 缺陷引起先天性乳酸酸中毒。多表现为特殊面容，包括高而突出的前额、宽鼻梁、小而前倾的鼻子、发育畸形且增大的耳朵。

（4）先天性糖基化障碍。特殊面容包括宽鼻梁，突出的下巴和前额，大耳朵和斜视。臀部异常的脂肪垫和乳头内陷是特征性的改变。

【主要临床表现：IEM 表现为非免疫性水肿】 虽然非免疫性水肿的鉴别诊断较多，该疾病在本书的其他部分有讨论，此处仅对表现为水肿的 2 种遗传性疾病进行简要描述。注意：先天性糖基化障碍很少表现为胎儿水肿（仅有少数病例报道）。

（1）遗传性血液系统疾病。如葡萄糖-6-磷酸脱氢酶缺陷和丙酮酸激酶缺陷，水肿由贫血和心力衰竭引起。

（2）溶酶体功能受累引起的基因缺陷。已报道的病例有 GM_1 神经节苷脂贮积病、戈谢病、尼曼-匹克病和其他伴有溶酶体功能异常的先天性疾病。虽然目前已明确溶酶体障碍可引起胎儿水肿，但其发病机制仍未明确。任何病因不明的胎儿水肿患儿需明确有无溶酶体贮积病可能，因此建议完善遗传学家会诊，进一步完善白细胞或成纤维细胞中特殊酶活性检测分析以明确。

【苯丙酮尿症】 PKU 在 IEM 中备受关注，因其发生率较高，早期治疗可预防运动发育迟缓，但此处将不详述，因未治疗的 PKU 在新生儿期无症状。虽然患儿临床无明显疾病特征，由于苯丙氨酸及其代谢底物蓄积可引起不可逆的脑损伤。因此，PKU 患儿可以从新生儿疾病筛查中最大获益。

（1）若新生儿疾病筛查提示 PKU 异常，需停止母乳，给予水化。可短期内给含电解质溶液的肠内喂养；多不需要静脉治疗。需立即（数小时内）完善遗传科医生会诊以进一步评估（包括经典型 PKU 和高苯丙氨酸血症的鉴别诊断），开始饮食治疗，家庭宣教和咨询。

（2）有时临床医生需要管理 PKU 母亲的婴儿。因为此类婴儿可能为 PKU 的杂合子携带者，在总人群（1∶20）中是发生 PKU 的高危人群，约 1∶80。喂养后需尽快检测苯丙氨酸水平。虽然各个中心的常规不尽相同，许多遗传学家建议针对此类患儿可早期完善氨基酸谱的定量分析，而非常规的新生儿疾病筛查。患病母亲的婴儿若未充分治疗，可出现小头畸形、先天性心脏病和智力缺陷（即使非 PKU 纯合子）。

【诊断】

（1）产前。目前针对IEM的产前诊断已取得进展，可采用生化检测（如羊水代谢产物检测、细胞培养方法进行酶学分析）以及DNA分析（突变位点的检测）方法。常规可采用的诊断操作方法为绒毛膜活检和羊水穿刺。一些中心通过分析母体循环中胎儿细胞，也可在体外受精胚胎植入前进行分子检测。某些病例也可进行宫内治疗（如PKU母亲饮食控制，或胎儿干细胞治疗等试验性疗法）。此外，分娩后需立即给予适宜的治疗。产前咨询是必要的，有助于父母了解病情，明确是否需要继续妊娠。

（2）出生后。出生后检查多为评估是否存在代谢性疾病的初步检查，可以快速获得结果，减少再次检测。但需注意其主要的局限是新生儿的采血量有限。虽然已讨论过这些试验室检查及其在辅助诊断中的价值，此处将简要描述这些试验的特异性及如何判读。可参考表101-4。

1）血常规（CBC）和分类、血红蛋白、血小板。需注意，中性粒细胞减少（尤其是伴有代谢性酸中毒）不仅仅是败血症和低灌注的典型改变，也可见于有机酸病（最常见的是丙酸血症、甲基丙二酸血症和异戊酸血症）。可出现血小板减少。这些IEM也可伴有高氨血症；存在酸中毒、白细胞减少或血小板减少、且未明确诊断的新生儿均需检测其血氨水平。

2）血气分析。酸碱状态的评估在鉴别诊断中非常重要，前面已有讨论。存在严重代谢性酸中毒或呼吸性碱中毒的患儿必须考虑是否存在IEM（注意：虽然过度通气可见于采血时的疼痛刺激，单纯的呼吸性碱中毒不能轻易地被视为伪差。氨可直接兴奋呼吸中枢致过度通气，引起呼吸性碱中毒，因此需检测血氨以明确是否存在有机酸尿伴继发性高氨血症或尿素循环障碍。需注意血气标本中肝素过多，结果可类似于代谢性酸中毒。此类标本若非及时检查，需储存在冰水中。

3）血清电解质。除了检测电解质外，需计算阴离子间隙。需比较阴极和阳极电子的浓度差；钠离子和钾离子相加（单位mEq/L）后减去氯离子和碳酸氢根浓度之和。若阴离子间隙 > 17 mEq/L（如：有机酸血症时出现乳酸或代谢底物）提示负电荷离子过量（具体界值需咨询你所在的实验室，因为试验方法不同、界值会有所不同）。需注意，溶血的标本会从细胞内释放钾离子，因此可影响阴离子间隙的计算结果（易引起误差）。其他遗传性疾病也可出现电解质紊乱（如肾上腺性征综合征）。

4）血氨水平。虽然血氨检测在诊断IEM中至关重要，但该检查易受干扰，引起判断失误。因此需严格按照下述要求以降低误差的发生率。

A. 标本需放置在床旁的冰块上。

B. 采集后立即送检实验室。若标本需储存，则需放置于冰箱中，且维持血浆在-20℃环境。若无法严格执行这些采集要求，结果可假性升高60 ~ 100 μg/dL。正

表101-4　提示代谢性疾病的实验室发现

变量	半乳糖血症	糖原累积症	枫糖尿病	非酮症性高血糖	戊二酸血症 II型	有机酸血症	丙酮酸代谢障碍	尿素循环障碍	新生儿一过性高氨血症
低血糖	+	+	±	-	±	±	±	-	-
代谢性酸中毒伴或不伴阴离子间隙升高	+	±	+	-	±	+	+	±	±
呼吸性碱中毒	-	-	-	-	-	-	-	+	±
高氨血症	-	-	-	-	-	+	-	+	+
尿酮体	-	±	+	-	-	+	±	-	-
尿特殊气味或颜色	-	-	+	-	+	+	-	-	-
中性粒细胞减少或血小板减少	-	-	-	-	-	+	-	-	-

仅供参考，具体参见正文内章节及参考文献。

常新生儿的参考范围最高为80 μg/dL。在IEM患儿可升高到数百至数千。若检查结果模棱两可，因IEM多进展迅速，因此需要立即复查。

5）肝功能检测。肝细胞受损后会释放氨基转移酶[天冬氨酸转氨酶（SGOT）和丙氨酸转氨酶（SGPT）]。γ-谷氨酰转肽酶（GGT）由肝细胞产生，也可存在于胆管中。其为肝功能损害和/或胆汁淤积时非常敏感的指标；即使只是药物/毒物的轻微暴露，也会出现升高。胆汁淤积时结合胆红素和碱性磷酸酶可升高。胆固醇、白蛋白和凝血因子水平可反映肝脏的合成功能。肝功能衰竭时血氨水平可升高。

6）尿酮体检测。新生儿尿液中出现酮体多为异常。最常见的IEM之一为MSUD。

7）尿代谢底物检测。主要适用于怀疑半乳糖血症的新生儿。需完善非酶学检测分析。结果阴性不能除外该诊断。即使仅限制摄入半乳糖数小时也可出现阴性结果。需考虑到患儿的肠内营养配方。如豆奶粉不含半乳糖，而母乳则含有（乳糖是葡萄糖和半乳糖中的双糖）。

8）血脂水平和分析。Smith-LemLi-Optiz综合征胆固醇水平低下。高脂血症可见于糖原累积症。

（3）IEM更特异性的检查。虽然下面的一些检查在大型医院的实验室可以完善，但这里还是将其作为更特异的二线检查。下述检查通常作为前次检查结果异常时的进一步确诊试验，或进一步明确是否存在代谢性疾病。

1）乳酸水平和乳酸-丙酮酸比值。存在严重代谢性酸中毒的患者，需检测乳酸和丙酮酸水平。当乳酸过多时，阴离子间隙升高。最好从中心静脉或动脉血中采集标本检测乳酸，因为即使采血时略微不畅也可引起乳酸检测结果显著升高。PDH缺陷和糖异生障碍（糖原累积症）时乳酸与丙酮酸比值正常（15～20），丙酮酸脱羧酶缺陷和呼吸链/电子传递链中的线粒体缺陷时，比值＞25。

2）氨基酸分析。需定量检测氨基酸以协助诊断IEM。除以下情况外，新生儿多不需要进行尿氨基酸谱分析，即胱氨酸尿症伴肾结石或怀疑存在非酮症性高甘氨酸血症（NKH）伴高的肾甘氨酸时。血浆氨基酸（禁食4小时后采集标本）结果分析更需关注是否存在某种异常模式，而非由营养或误差引起的单个异常值（如标本延迟分析则会导致牛磺酸假性升高）。关于特殊的具有诊断价值的氨基酸异常模式的分析，不在本书讨论范围之内。建议请熟悉患儿营养状态和临床表现的生化遗传学家对此类结果进行解读。

血浆氨基酸分析不仅适用于氨基酸代谢异常的经典型IEM（如MSUD或PKU），也适用于尿素循环缺陷，因尿素循环中的许多代谢底物的化学成分都是氨基酸（如：瓜氨酸、精氨酸和鸟氨酸，参见图101-2）。引起高氨血症的疾病多出现谷氨酰胺水平升高（谷氨酰胺的合成包括氨）。

至少需采集 $1 \sim 2$ mL血。实验室通常要求不含添加剂的肝素化的血或样本。标本需放置在冰块上进行转运。若需延期检测,需分离血清或血浆,并冷冻保存。

3）尿有机酸分析。该复杂的分析试验多由生化遗传学经验丰富的实验室进行。经验丰富者可以从检测数据中提供大量有效信息。尿有机酸分析有助于有机酸血症的诊断。该疾病谱中最常见的为甲基丙二酸血症、丙酸血症和异戊酸血症。许多实验室要求至少 $5 \sim 10$ mL的"新鲜"尿液。一旦采集到标本,需立即冰块保存或 $-20℃$ 冻存下送检至实验室。

4）尿中的琥珀酰丙酮。该实验适用于肝肾酪氨酸血症。样本采集后滴于滤纸片上(同常规的新生儿疾病筛查)。风干后,标本可以邮寄或快递至实验室送检。

5）酰基肉碱谱系分析。线粒体中代谢的脂肪酸与肉碱结合,有助于其转运至线粒体中。酰基肉碱谱分析可明确不同碳链长度的脂肪酸代谢产物的水平,有助于诊断不同类型的脂肪酸氧化缺陷性疾病(注意:24个及以上碳链的VLCFA是在过氧化物酶体中进行代谢)。目前,酰基肉碱的串联质谱分析常常作为新生儿疾病筛查的一部分;因此需要在生化遗传学方面经验丰富的实验室进行检测及分析。需将全血滴在滤纸片上并风干。此外,怀疑脂肪酸氧化代谢缺陷时,分析总的和游离肉碱水平有助于明确诊断。

6）串联质谱分析(MS/MS)。MS/MS可发现大量的氨基酸和有机酸代谢障碍及脂肪酸氧化缺陷性疾病。因此是新生儿疾病筛查中非常有价值的检查手段。目前,MS/MS已作为许多新生儿代谢性疾病筛查项目的常用方法;许多实验室也会接收怀疑代谢性疾病的非新生儿期婴儿的标本。检查非常便捷(可将血样邮寄至实验室),且效价比高。

7）半乳糖血症检测。由于代谢产物和酶多在红细胞中,因此实验室多要求采集全血测量半乳糖-1-磷酸水平和GALT活性。必须在输血前采集血样。已输过血的患儿可以分析杂合子的患儿父母,因为杂合子的检测和酶学分析是可行的。

8）过氧化物酶体功能检测。可通过气相色谱分析测量VLCFA。通常,仅可测量到24个碳链及以上脂肪酸的微量改变。因此,测量VLCFA可发现能影响这些复合物降解的所有过氧化物酶体病。需注意,少部分过氧化物酶缺陷的亚组患者VLCFA可正常(如点状软骨发育不全)。因此可分析过氧化物酶的其他功能(如:缩醛磷脂、植烷酸或哌啶酸测量)。大部分实验室要求提供乙二胺四乙酸(EDTA)制备的血浆标本。红细胞样本需单独送至实验室,因为红细胞中缩醛磷脂水平可升高。标本无须冷冻。

9）蛋白电泳分析。怀疑糖缺乏糖蛋白综合征时首先需要对糖蛋白进行电泳分析,通常为铁传递蛋白。单纯测量铁传递蛋白水平不适合作为此类疾病的诊断试验(测量值多为正常范围)。因并非所有患者的蛋白电泳结果均有异常,需要完善遗传科医生会诊，以进一步完善其他检查。若<2月龄患儿的电泳结果正常，建议在2月龄后复查电泳。

10）肌肉、肝脏和皮肤活检。乳酸酸中毒患儿需要完善肌肉活检以明确有无线粒体呼吸链缺陷。需要完善电镜检查，特殊染色和酶学分析。有些IEM需要在培养的皮肤成纤维细胞中检测酶的活性。糖原累积症需要完善肝活检以明确最终诊断。

11）DNA分析和测序。已知分子缺陷是许多基因病的病因，包括IEM。虽然诊断多通过生化试验可明确，有些情况下仍需完善基因组DNA或线粒体DNA分析。考虑到此类疾病的复杂性和费用，DNA检测应该在遗传学家的建议下送检。这方面的详细讨论不在本书范围内。随着微阵列技术的进步，现在可以发现杂合子缺失的基因片段；这些患儿易发生定位于此区域的隐性遗传性疾病。未来，全外显子和基因组测序可能对特殊的患者有价值。

（4）当怀疑IEM时的死后分析。若怀疑IEM是引起新生儿或小婴儿死亡的可能病因，建议死后按照如下流程进行：

1）血。需采集血标本。若无中心静脉通路，死后可行心脏穿刺采集到足够的血量。血清和血浆均需冷冻。同时，保存红细胞（不冷冻）。需保存EDTA血（非分离）和滴在滤纸片上的血滴以利于后期的DNA分离。

2）尿。采集尿，如果可能，在-20℃冷冻。若未采集到尿液，但有指征完善尿有机酸谱分析，验尸时可取膀胱表面拭子行尿有机酸分析。

3）皮肤。需获得全层无菌皮肤（用酒精而非碘消毒皮肤）。储存在无菌培养皿中（若无法获得，可用患者的血清）。不要冷冻标本，将标本立即送至组织培养实验室进行成纤维细胞培养和储存。

4）脑脊液。若死亡前未行腰椎穿刺术，死亡后需完善腰椎或脑室穿刺术。怀疑感染或IEM时需完善该操作。除了培养，推荐-20℃冷冻1～2 mL脑脊液标本。

5）经皮肝脏穿刺。可在死后迅速获得标本（冷冻后行酶学分析），或家属不同意行活检时可考虑。

6）全尸体解剖、遗传学家会诊（即使是死后）。怀疑IEM时有必要进行的。遗传学家可以针对死后的尸检标本给出针对性的建议（如冷冻或特殊制备的标本，而非标准的福尔马林流程）。需要完善遗传学科会诊。

【处理】 对大部分的IEM的治疗，目前多为限制饮食的治疗措施，一些特殊疾病需要特殊药物和维生素替代治疗。一些代谢性疾病，可采取肝、骨髓、干细胞移植的治疗手段。

（1）等待诊断试验结果时的急性期治疗

1）支持治疗。按照新生儿和监护室常规，包括固定气道、呼吸和循环支持，以及建立静脉通路。常规的治疗包括纠正酸碱平衡紊乱和电解质异常、脱水状态。严重受累的患儿需要辅助通气,由于这些疾病的症状和细菌感染类似,因此在诊断明确前,多需要积极使用抗生素治疗。

2)营养措施。所有危重的患儿不可经口喂养。针对大部分的IEM,强烈建议给予足够的葡萄糖以避免发生分解代谢。尽量确保热量摄入达80～100 kcal/kg。急性期限制蛋白质摄入(24～48小时),但不可长期限制,否则可发生内源性蛋白降解,加重患儿的临床症状。部分FAO缺陷的患儿需限制静脉脂肪的应用。

3)血液透析和腹膜透析。可清除毒性代谢产物,也适用于难以纠正的酸中毒。交换输血无效,因此需要尽早将患儿转运至可以进行血液透析的中心(如高氨血症)。

4)维生素。许多IEM使用维生素治疗有效。在尚未获得具体的检查结果,诊断未明确时,常常可给予维生素辅助因子治疗(维生素B_{12}、生物素、维生素B_2、维生素B_1、维生素B_6和叶酸)。维生素的治疗需要在已采集所有的代谢性疾病检查所需标本之后,在遗传学家建议下方可给予。一些患儿需要使用肉碱替代治疗(如脂肪酸氧化缺陷或尿素循环障碍)。可静脉使用肉碱(左旋肉碱)[30～50 mg/(kg·d),有些中心建议先给负荷量,然后再分次给药;一些患儿需要更高剂量]或口服药(比静脉给药剂量高)。

5)药物治疗高氨血症。许多药物可为氨的排泄提供旁路途径。包括苯乙酸钠、苯丁酸钠和苯甲酸钠。在美国,苯乙酸钠/苯甲酸钠10%/10%制剂可在市场获得。由于药物具有潜在的不良反应、使用指征不同、与营养干预有协同作用且常需要调整剂量,因此需在经验丰富的生化遗传学家的指导下用药。

6)其他药物。酪氨酸血症时,NTBC可防止酪氨酸降解和琥珀酰丙酮产生。

(2)长期治疗

1)饮食。IEM治疗的经典原则之一是限制可以引起毒性代谢产物蓄积的底物摄入(如PKU时的苯丙氨酸)。一些疾病(如尿素循环障碍)需限制总蛋白的摄入。需要仔细监测以避免必需氨基酸的缺乏。

2)缺陷底物的供给。当缺陷产物可以获得,并可到达适当的组织(如21-羟化酶缺陷时的皮质醇和盐皮质激素)时,该治疗有效。有机酸血症时可用肉碱替代治疗,因为与肉碱结合的代谢物经肾脏排泄可导致肉碱丢失。尿素循环障碍的患者由于合成下降(精氨酸酶缺陷除外),需要精氨酸(部分疾病下和/或瓜氨酸)替代治疗。

3)维生素、辅助因子和其他疾病特异性的治疗。大剂量的特异性辅助因子可以提高部分缺陷酶的活性,如维生素B_6(高胱氨酸尿症)、维生素B_{12}(甲基丙二酸血症)、生物素(多种羧化酶缺陷)、维生素B_1(MSUD)及维生素B_2(戊二酸血症II型)。PKU亚型的患者对于市场上可买到的二盐酸沙丙蝶呤药物治疗有效,可以降低苯丙氨酸水平。许多溶酶体贮积症患者,某些酶替代治疗的药物可从市场获得,有的还在临床研究中。

4）支持治疗。有助于降低部分IEM相关的发病率。夹板治疗可以减少黏多糖病的畸形发生。戈谢病伴血小板减少时可行脾切除术。

5）长期治疗。遗传病需要由该领域专家团队进行长期的营养和药物治疗，并进行实验室检查指标的监测。很多情况下，并发的疾病和压力可能导致症状的复发。

6）早期干预和特殊教育项目：对于引起智力受累的IEM是有帮助的。家长可以寻找到缓解他们担忧和压力的论坛、提供有价值信息的家庭支持团体组织，如遗传联盟（www.geneticalliance.org）、国家罕见病组织（NORD, www.raredisease.org）和许多其他疾病或症状特异的支持组织。

7）肝脏、骨髓和干细胞移植：也是一些IEM的治疗手段。

【预后】 由于遗传代谢性疾病种类繁多，预后可以是发育正常，也可以是严重的运动或智力受损，甚至死亡。总的来说，早期诊断且若有适宜的治疗，则预后较好。

【其他资源】 为了帮助临床医生治疗患遗传代谢性疾病的新生儿，表101-5提供了有帮助的资源。

表101-5 有助于临床医生评估、诊断和治疗患遗传代谢性疾病新生儿的资源

- **遗传学家参考（ghr.nlm.nih.gov）**：由美国国立医学图书馆维护
- **美国国家生物技术信息中心（NCBI）的多种数据库**（www.ncbi.nlm.org）：包括在线的孟德尔遗传（OMIM）、基因测试和基因综述
- **来自支持和家庭组织的信息：遗传联盟**（www.geneticalliance.org），国家罕见病组织（NORD，www.raredisease.org），以及其他许多疾病和症状特异性的支持组织
- **实验室资源：**
  - 基因测试（可通过www.ncbi.nlm.org网站的NCBI获得），可定位到能完善特殊基因检查的实验室
  - 美国临床化学组织（www.aacc.org）发表的DORA（罕见分析目录）
  - 已公布的测试目录或主要区域性实验室的网站也是有帮助的资源

·参·考·文·献·

[1] Blau N, Hoffman GF, Leonard J, Clarke JTR, eds. *Physician's Guide to the Treatment and Follow-Up of Metabolic Diseases.* Berlin: Springer; 2005.

[2] Bosch AM. Classical galactosemia revisited. *J Inherit Metabol Dis.* 2006: 29: 516–525.

[3] Christodoulou J, Wilcken B. Perimortem laboratory investigation of genetic metabolic disorders. *Semin Neonatol.* 2004; 9: 275–280.

[4] Clarke JTR. *A Clinical Guide to Inherited Metabolic Diseases.* 3rd ed. Cambridge, UK: Cambridge University Press; 2006.

[5] Dagli AI, Zori RT, Heese BA. Testing strategies for inborn errors of metabolism in the neonate. *NeoReviews.* 2008; 9: e291–e298.

[6] de Baulny HO, Benoist JF, Rigal O, Touati G, Rabier D, Saudubray JM. Methylmalonic and propionic acidemias: management and outcomes. *J Inherit Metal Dis.* 2005; 28: 415–423.

[7] DiMauro S, Garone C. Metabolic disorders of fetal life: glycogenoses and mitochondrial defects of

the mitochondrial respiratory chain. *Semin Fetal Neo Med.* 2011; 16: 181–189.

[8] Enns GM. Inborn errors of metabolism masquerading as hypoxic-ischemic encephalopathy. *NeoReviews.* 2005; 6: e549–e558.

[9] Garganta CL, Smith WE. Metabolic evaluation of the sick neonate. *Semin Perinatol.* 2005: 29: 164–172.

[10] Grünewald S. The clinical spectrum of phosphomannomutase 2 deficiency (CDG-Ia). *Biochim Biophys Acta.* 2009; 1792: 827–834.

[11] Hicks JM, Young DS. *DORA 2005–2007. The Directory of Rare Analysis.* Washington, DC: American Association for Clinical Chemists; 2005.

[12] Hoffmann GF, Zschocke J, Nyhan WL, eds. *Inherited Metabolic Diseases.* New York, NY: Springer; 2010.

[13] Jaeken J, Matthijs G. Congenital disorders of glycosylation: a rapidly expanding disease family. *Annu Rev Genomics Hum Genet.* 2007; 8: 261–287.

[14] Kahler SG. Metabolic disorders associated with neonatal hypoglycemia. *NeoReviews.* 2004; 5: e377–e381.

[15] Kambij M. Clinical approach to the diagnosis of inborn errors of metabolism. *Pediatr Clin N Am.* 2008; 55: 1113–1127.

[16] Lehotay DC, Hall P, Lepage J, Eichhorst JC, Etter ML, Greenberg CR. LC-MS/MS progress in newborn screening. *Clin Biochem.* 2011; 44: 21–31.

[17] Leonard JV, Morris AAM. Diagnosis and early management of inborn errors of metabolism presenting around the time of birth. *Acta Paediatr.* 2006; 95: 6–14.

[18] Levy PA. Inborn errors of metabolism: part 1: overview. *Pediatr Rev.* 2009; 30: 131–138.

[19] Levy PA. Inborn errors of metabolism: part 2: specific disorders. *Pediatr Rev.* 2009; 30: e22–e28.

[20] Liang JS, Lu JF. Peroxisomal disorders with infantile seizures. *Brain Develop.* 2011; 33: 777–782.

[21] Malklova E, Albahari ZA. Screening and diagnosis of congenital disorders of glycosylation. *Clin Chim Acta.* 2007; 385: 6–20.

[22] Marsden D, Larson C, Levy HL. Newborn screening for metabolic disorders. *J Pediatr.* 2006; 148: 577–584.

[23] Mayatepek E, Hoffmann B, Meissner T. Inborn errors of carbohydrate metabolism. *Best Pract Res Clin Gastroenterol.* 2010; 24: 607–618.

[24] National Organization for Rare Disorders (NORD). *NORD Resource Guide.* 5th ed. Danbury, CT: NORD; 2005.

[25] Newborn Screening Authorizing Committee. Newborn screening expands: recommendations for pediatricians and medical homes — implications for the system. *Pediatrics.* 2008; 121: 192–217.

[26] Noh GJ, Jane Tavyev Asher Y, Graham JM Jr. Clinical review of genetic epileptic encephalopathies. *Eur J Med Gen.* 2012; 55(5): 281–298. DOI: 10.1016/j.ejmg.2011.12.010.

[27] Nyhan WL, Barshop BA, Al-Aqeel AI. *Atlas of Inherited Metabolic Diseases.* 3rd ed. London: Hodder Arnold; 2012.

[28] Patay Z. MR imaging workup of inborn errors of metabolism of early postnatal onset. *Magn Reson Imaging Clin N Am.* 2011; 19: 733–759.

[29] Porter FD. Smith-Lemli-Opitz syndrome: pathogenesis, diagnosis and management. *Eur J Hum Genet.* 2008; 16(5): 535–451.

[30] Saudubray JM. Inborn errors of metabolism (multiple articles). *Semin Neonatol.* 2002; 7(1): 1–100.

[31] Saudubray JM, Sedel F, Walter JH. Clinical approach to treatable inborn metabolic diseases: an introduction. *J Inherit Metab Dis.* 2006; 29: 261–274.

[32] Saudubray JM, Walter JH, van den Berghe G, eds. *Inborn Metabolic Diseases: Diagnosis and Treatments.* 5th ed. Berlin: Springer; 2012.

[33] Seashore MR, Seashore CJ. Newborn screening and the pediatric practitioner. *Sem Perinatol.* 2005; 29: 182–188.

[34] Shimozawa N. Molecular and clinical aspects of peroxisomal diseases. *J Inherit Metab Dis.* 2007; 30: 193–197.

[35] Staretz-Chacham O, Lang TC, LaMarca ME, Krasnewich D, Sidransky E. Lysosomal storage disorders in the newborn. *Pediatrics.* 2008; 123: 1191–1207.

[36] Theda C. Use of amplitude integrated electroencephalography (aEEG) in patients with inborn errors of metabolism — a new tool for the metabolic geneticist. *Mol Genet Metabol.* 2010; 100: S42–S48.

[37] Valle D, Beaudet AL, Vogelstein B, et al. The online metabolic and molecular bases of inherited disease. New York, NY: McGraw-Hill. www.ommbid.com. Accessed February 2012.

[38] Yu H, Patel SB. Recent insights into the Smith-Lemli-Opitz syndrome. *Clin Genet.* 2005; 68: 383–391.

102 糖尿病母亲婴儿
Infant of a Diabetic Mother

对于糖尿病母亲所生婴儿,母亲糖尿病的控制情况是决定胎儿预后的关键因素。资料显示:饮食控制和胰岛素治疗可降低围生期糖尿病母亲婴儿的患病率和病死率。但是,这些婴儿的并发症,包括低血糖症、低钙血症、低镁血症、围生期窒息、呼吸窘迫综合征、其他呼吸系统疾病、肥厚性心肌病、高胆红素血症、红细胞增多症、肾静脉血栓、巨大儿、产伤和先天畸形等发生率仍然较高。随着对妊娠期糖尿病的病理生理机制的深入研究,这些并发症可被及时识别及诊治。

【分类】

(1)White 分类法。White 分类系统基于患者的发病年龄,发病持续时间和并发症。该分类法应用于妊娠期糖尿病妇女的分组,并对糖尿病母亲的婴儿进行比较。表 102-1 对原始表格进行了修订。

(2)糖尿病诊断和分类专家委员会命名方法。参考表 102-2。

表 102-1 修订的 White 分类法

White 分级	定 义
妊娠期糖尿病 A1	妊娠期糖尿病[a],饮食调节可有效控制血糖(空腹血糖 < 105 mg/dL,餐后 2 小时血糖 < 120 mg/dL)
妊娠期糖尿病 A2	妊娠期糖尿病[a],需胰岛素治疗(空腹血糖 > 105 mg/dL,餐后 2 小时血糖 > 120 mg/dL)
A	任何年龄或者任何病程的糖耐量异常,仅需要通过饮食控制
B	20 岁以后发病,病程小于 10 年
C	发病年龄 10～19 岁,或者病程 10～19 年
D	10 岁前发病,病程大于 20 年,良性视网膜病变或者非妊娠所致的高血压
D1	10 岁前发病
D2	病程大于 20 年
D3	腿部血管钙化(微血管病变),之前属于 E 类

（续表）

White 分级	定　义
D4	良性视网膜病变（微血管病变）
D5	非妊娠所致的高血压
R	增生性视网膜病变或者玻璃体积血
F	肾病（尿蛋白＞500 mg/d）
RF	同时具备 R 和 F 分级标准
G	多种妊娠衰竭
H	动脉硬化性心脏病
T	肾移植病史

GTT：糖耐量实验。

ª 妊娠期出现或首次发现的任何程度的血糖不耐受。

B～T需要胰岛素治疗。R、F、RF、H、T无发病时间或者病程标准，但通常见于病程长的糖尿病患者。

（经允许，引自 Brown FM, Hare JW. Diabetes Complicating Pregnancy: The Joslin Clinic Method. 2nd ed. New York: Wiley-Liss; 1995.）。

表102-2　糖尿病诊断和分类专家委员会分类法

分　级	定　义
Ⅰ. T1DM	胰岛 B 细胞被破坏,常导致胰岛素绝对缺乏
Ⅱ. T2DM	胰岛素抵抗伴随不同程度的胰岛素分泌不足
Ⅲ.其他特殊类型	有关B细胞功能的基因缺陷,有关胰岛素功能的基因缺陷,胰腺外分泌疾病,内分泌病变,药物或者化学物质诱发,感染,非常见的免疫介导的糖尿病,其他基因综合征有时可合并糖尿病
Ⅳ. 妊娠期糖尿病	妊娠期出现或首次发现的任何程度的血糖不耐受。一次空腹血糖＞126 mg/dL（7.0 mmol/L）或者随机血糖＞200 mg/dL（11.1 mmol/L）是诊断妊娠期糖尿病的最低标准。如果诊断不明确,可在隔天进行复查。确诊高血糖后,无须进一步检查。如果诊断不明确,可进行1或者2次口服糖耐量试验

（数据源于 Diagnosis and Classification of Diabetes Mellitus. Diabetes Care. 2002; 229: S43−S48.）。

【发病率】　据估计：目前所有孕妇中,有2%～3%合并糖尿病,其中90%属于妊娠期糖尿病。

【病理生理学】

（1）巨大儿。对于血糖控制不佳的糖尿病母亲,巨大儿是经典的临床表现。Pedersen将其描述为母体高血糖症－胎儿高胰岛素血症所致的生化反应结局。巨大儿在糖尿病孕妇中的发生率是25%,可导致产伤（包括肩难产、臂丛损伤、硬膜下出血、头颅血肿）和窒息发生率上升。

（2）小于胎龄儿（SGA）。合并肾脏、视网膜或者心脏疾病的糖尿病母亲分娩小于胎龄儿或者早产儿，胎儿发生不良预后结局、发生胎儿窘迫或者胎儿死亡等风险增加。

（3）与糖尿病母亲婴儿相关的常见异常

1）代谢异常

A. 低血糖症。对低血糖缺乏明确的诊断标准，因此低血糖的定义采用AAP治疗指南。依据不同日龄或者临床症状，晚期早产或者足月糖尿病母亲婴儿，小于胎龄儿或大于胎龄儿，如血糖＜40 mg/dL或＜45 mg/dL需要治疗。参考图62-1。40%的糖尿病母亲婴儿发生低血糖，多见于巨大儿。通常在生后1～2小时出现低血糖。根据Pedersen的研究，出生时胎盘对于糖的供应中断而血胰岛素水平升高，从而导致新生儿血糖降低。血糖控制良好的母亲所分娩的婴儿较少发生低血糖。合并糖尿病血管病变的母亲分娩的小于胎龄儿，发生低血糖的原因是糖原储备下降，生后6～12小时出现低血糖。

B. 低钙血症。低钙血症有很多不同的定义，足月儿血清钙＜8 mg/dL、早产儿血清钙＜7 mg/dL或者游离钙＜4 mg/dL被认为是**低钙血症**。糖尿病母亲婴儿**低钙血症**的发病率高达50%。低血钙的严重程度与母亲糖尿病的严重程度有关，与甲状旁腺的功能减退有关。血清钙水平在生后24～72小时最低。

C. 低镁血症。任何新生儿，血清镁＜1.52 mg/dL提示低镁血症。这与母亲低血镁及糖尿病的严重程度有关。

2）循环呼吸异常

A. 围生期窒息。在一项前瞻性研究中，属于White分级中的B-R-T的母亲分娩的新生儿27%发生窒息。妊娠期间出现肾病，母亲在产前患高血糖症及早产是发生窒息的显著危险因素。

B. 呼吸窘迫综合征

a. 发病率。由于孕期糖尿病母亲接受了更好的管理，糖尿病母亲婴儿呼吸窘迫综合征的发生率下降到3%。多是继发于早产，肺表面活性物质的产生延迟或者选择性剖宫产。

b. 胎儿肺发育。肺表面活性物质的生成缺乏或者延迟主要发生在糖尿病分级A、B、C的孕妇分娩的婴儿。胎儿高胰岛素血症可能通过干扰胆碱与卵磷脂的结合，从而抑制肺发育成熟。最近的研究提示胰岛素信号通路的改变导致了表面活性物质产生减少。

c. 剖宫产。选择性剖宫产是发生呼吸窘迫综合征的高危因素，原因包括表面活性物质生成不足、前列腺素的合成下降以及肺血管阻力上升。

C. 导致呼吸窘迫的其他因素

a. 新生儿暂时性呼吸增快。尤其好发于选择性剖宫产的新生儿。可能需要或者不需要氧疗,通常生后72小时缓解(参考第143章)。

b. 肥厚性心肌病和室间隔肥厚。发生于25%～75%的糖尿病母亲婴儿,但多数无症状。目前对于胰岛素、胰岛素样生长因子,以及高血糖是如何导致肥厚性心肌病和室间隔肥厚的机制尚不明确。

3)血液系统异常

A. 高胆红素血症。糖尿病母亲婴儿的胆红素产生显著增加,这可继发于早产、巨大儿、低血糖、红细胞增多症和清除延迟。

B. 红细胞增多症和高黏滞血症。红细胞增多症的原因不明确,可能的因素包括:糖尿病母亲婴儿体内促红素水平升高,合并血管病变的母亲宫内慢性缺氧导致红细胞生成增多,宫缩和分娩过程中急性缺氧导致子宫内经胎盘输血(参考第77章和第122章)。

C. 肾静脉血栓。一种罕见的并发症,多见于高黏滞血症、低血压或弥散性血管内凝血。通常通过超声诊断,临床表现包括血尿和腹部包块。

4)先天畸形。糖尿病母亲婴儿合并先天畸形的概率高于一般人群。据估计,孕期前3个月血糖控制不佳的母亲分娩的婴儿合并先天畸形的概率更高。合并先天畸形是围产儿死亡的重要原因,包括先天性心脏病(如大动脉换位、室间隔缺损,或者房间隔缺损)、肾脏畸形(如发育不良)、消化道畸形(如小左结肠综合征或内脏反位)、神经系统发育不良(如无脑畸形或脑脊膜膨出综合征)、骨骼畸形(如半椎体或者尾部退化综合征)、面畸形和小眼畸形。

【危险因素】 以下因素或状况可能导致糖尿病母亲婴儿患病的风险增加。

(1)母亲糖尿病分级

1)仅饮食调节即可控制的妊娠期糖尿病和分级属于A的糖尿病母亲分娩的婴儿。较少发生并发症。

2)分级A但需要胰岛素治疗,以及分级B、C、D的糖尿病母亲。如果糖尿病控制不理想,容易分娩巨大儿。

3)母亲合并肾脏、视网膜、心脏和血管病变。可导致最严重的胎儿问题。

(2)HbA$_{1C}$。为了减少围生期并发症和死亡率,糖尿病妇女应在妊娠前获得较好的代谢控制代谢控制。孕期前3个月HbA$_{1C}$水平的升高与较高的先天畸形发生率有关。

(3)糖尿病酮症酸中毒。胰岛素依赖的糖尿病妊娠妇女容易发生酮症酸中毒。一旦发生,对母亲和胎儿可能是致命的,也可能导致胎儿早产。

(4)早产。糖尿病孕妇早产发动是重要的问题,其可增加胎儿发生呼吸窘迫综合征的风险。而且,用于抑制早产发生的拟交感药物与母亲发生高血糖、高胰岛素血症和酸中毒有关。

（5）胎儿肺不成熟。糖尿病孕妇在妊娠36～39周时可通过羊水穿刺检查评估胎儿肺成熟度。对于糖尿病母亲婴儿，即使卵磷脂－鞘磷脂比值正常也不能确保正常的呼吸功能。但是，如果羊水中存在磷脂酰甘油，新生儿出生后通常呼吸功能正常（参考第1章）。

【临床表现】

（1）出生时。新生儿可能是大于胎龄儿，如果母亲合并血管疾病，则可为小于胎龄儿。多数新生儿是适于胎龄儿。如果是巨大儿，则可能发生产伤。

（2）出生后。生后最初6～12小时可发生低血糖，表现为昏睡、吃奶少、呼吸暂停、抖动（AAP指出：糖尿病母亲婴儿最早可在生后1小时出现低血糖，通常在生后12小时后出现低血糖）。抖动可在出生24小时后出现，可能是低血钙或者低血镁所致。由于肺不成熟，查体时可有呼吸窘迫的表现。如果合并心脏疾病，胸片可见心影增大，可有心脏衰竭的临床表现。查体可能发现显著的心脏异常。

【诊断】

（1）实验室检查。糖尿病母亲婴儿，需要密切检测以下指标。

1）血糖。应该在出生时、出生后（0.5、1、1.5、2、4、8、12、24、36、48小时）检测血糖。AAP建议对高危新生儿进行血糖筛查，血糖检测频率及检测持续时间与高危因素有关（对于糖尿病母亲婴儿，筛查0～12小时的血糖）。应该有床旁检测血糖的仪器。床旁检测值 < 45 mg/dL 应该送检血清血糖。

2）血钙。在出生后（6、24、48小时）应该检测血钙。如果血钙水平低，应送检血镁，因为可能同时存在低血镁。

3）红细胞比容。出生时、出生后（4、24小时）检测红细胞比容。

4）血清胆红素。根据体格检查情况送检。

5）其他检测。根据临床需要送检动脉血气、血常规、血培养、革兰染色。

（2）影像学检查。不是必需的，如果有心脏、肺脏和骨骼问题，应进行影像学检查。

（3）心电图和心脏超声。如果怀疑肥厚性心肌病或者心脏畸形，可进行心电图及心脏超声检查。

【临床管理】

（1）早期评估。在产房对新生儿进行常规评估。进入新生儿病房后，应进行血糖和红细胞比容的检测。观察新生儿有无抖动、震颤、惊厥、呼吸暂停、哭声弱和吸吮能力差的表现。体格检查重点检查心脏、肾脏、肺和四肢。

（2）后续评估。在生后最初数小时，应观察新生儿有无呼吸窘迫的表现。在生后48小时，观察黄疸情况，以及有无肾脏、心脏、神经和消化道畸形。

（3）代谢管理。

1）低血糖。参考第62章。

2）低血钙

A. 补钙。有低钙症状的新生儿应静脉使用10%的葡萄糖酸钙。输注速度缓慢，以防发生心律失常，而且应观察有无血管外渗。首剂使用后，应静脉维持治疗。低钙血症通常发生在出生3～4天后，此前应每12小时检测血钙（参考第85章）。

B. 补镁。通常加入静脉补液或者给予50%硫酸镁口服，0.2 mL/（kg·d）（4 mEq/mL）。参考第148章。

（4）循环呼吸问题管理

1）围生期窒息。分娩过程中应密切观察胎儿窘迫情况。

2）呼吸窘迫综合征。可选择检测羊水指标来评估胎儿肺成熟情况，这样能降低肺透明膜病的发生率。但是，有些新生儿即使肺发育不成熟仍必须终止妊娠。

3）心肌病。治疗上可选用普萘洛尔（剂量信息参考第148章）。忌用地高辛，因可能导致心室流出道梗阻。

（5）血液系统治疗

1）高胆红素血症。需要多次检测血清胆红素。高胆红素血症的光疗和换血治疗参考第100章。

2）红细胞增多症。参考第71章。

3）肾静脉血栓。治疗包括限液、密切监测血电解质和肾脏情况。为确保循环血容量，可进行支持治疗。肾切除是单侧肾静脉血栓的最后治疗手段。

（6）结构和功能治疗

1）巨大儿和产伤

A. 肢体骨折。应制动。

B. Erb麻痹。可通过逐渐增大运动幅度的锻炼进行治疗。

2）先天畸形。如果发现严重的先天畸形，应进行专科会诊。

【预后】 随着对糖尿病孕妇孕期进行合理管理，糖尿病母亲婴儿的患病率和病死率越来越低。孕前咨询有助于糖尿病患者的预防保健。目前对已知的妊娠糖尿病的健康管理水平较以往提高，但对于早期识别妊娠期糖尿病仍存在挑战。糖尿病母亲婴儿后期患糖尿病的风险至少比普通人群高10倍。

· 参 · 考 · 文 · 献 ·

[1] Committee on Fetus and Newborn. Postnatal glucose homeostasis in late-preterm and term infants. *Pediatrics*. 2011; 127: 575–579. DOI: 10.1542/peds.2010–3851.

[2] Expert Committee on the Diagnosis and Classification of Diabetes Mellitus. Report. *Diabetes Care*. 2002; 25(S5).

[3] Frantz ID, Epstein MF. Fetal lung development in pregnancies complicated by diabetes. *Semin Perinatol*. 1978; 2: 347–352.

[4] Hay WW. Care of the infant of the diabetic mother. *Curr Diab Rep*. 2012; 12: 4–15.

[5] Key TC, Giuffrida R, Moore TR. Predictive value of early pregnancy glycohemoglobin in the insulin-treated diabetic patient. *Am J Obstet Gynecol.* 1987; 156: 1096-1100.

[6] Landon MB, Catalano PM, Gabbe SG. Diabetes mellitus complicating pregnancy. In: Gabbe SG, Niebyl JR, Simpson JL, eds. *Obstetrics: Normal and Problem Pregnancies.* 5th ed. Philadelphia, PA: Churchill Livingstone; 2007: 976-1010.

[7] Mimouni F, Miodovnik M, Siddiqi TA, Khoury J, Tsang RC. Perinatal asphyxia in infants of insulin-dependent diabetic mothers. *J Pediatr.* 1988; 113: 345-353.

[8] Pedersen J. *The Pregnant Diabetic and her Newborn.* 2ed ed. Baltimore, MD: Williams and Wilkins; 1977.

[9] Rosenn B, Tsang RC. The effects of maternal diabetes on the fetus and neonate. *Ann Clin Lab Sci.* 1991; 21: 153-170.

[10] Schaefer UM, Songster G, Xiang A, Berkowitz K, Buchanan TA, Kjos SL. Congenital malformations in offspring of women with hyperglycemia first detected during pregnancy. *Am J Obstet Gynecol.* 1997; 177: 1165-1171.

[11] Smith BT, Giroud CJ, Robert M, Avery ME. Insulin antagonism of cortisol action on lecithin synthesis by cultured fetal lung cells. *J Pediatr.* 1975; 87(Pt 1): 953-955.

[12] Stephenson MJ. Screening for gestational diabetes mellitus: a critical review. *J Fam Pract.* 1993; 37: 277-283.

[13] Tsang RC, Brown DR, Steichen J. Diabetes and calcium disturbances in infants of diabetic mothers. In: Merkatz IR, Adam P, eds. *The Diabetic Pregnancy. A Perinatal Perspective.* New York, NY: Grune and Stratton; 1979: 207-225.

[14] White P. Diabetes mellitus in pregnancy. *Clin Perinatol.* 1974; 1: 331-347.

103 物质滥用母亲的婴儿
Infant of Substance-Abusing Mother

目前关于宫内药物暴露对新生儿影响的研究受许多混杂因素影响。研究依赖母亲处获得的病史,但母亲的病史极为不准确。除了记忆偏倚,母亲有相当大的动机隐瞒信息。尿液药物检测也不能反映整个孕期药物暴露的情况,更不能提供药物定量信息。滥用药物的母亲常常滥用多重药物,而且还有饮酒和吸烟病史。所以,很难区分其中某种药物的作用。药物滥用人群社会和经济条件匮乏,这两者不仅是围生期常见的混杂因素,而且在评价婴儿长期预后时,也有很重要的影响。

【定义】 药物滥用母亲婴儿(ISAM)是指患儿母亲滥用药物,导致新生儿出现戒断症状。戒断相关的症状体征统称新生儿戒断综合征。表103-1列出与新生儿戒断综合征相关的药物。

【发病率】 过去十年间母亲滥用药物增加。美国每年出生的新生儿中估计有5%～10%母亲在孕期有滥用药物的病史(不包括酒精)。在城市中的医院,发病率更高。

【病理生理】 滥用药物分子量低,通常为水溶性和亲脂性。这些特征促进药物通过胎盘在胎儿和羊水中集聚。药物在胎儿比成年人体内半衰期长。滥用药物常与各种

表103-1 引起新生儿戒断综合征药物

阿片类	巴比妥类	其他未分类
可待因 海洛因 哌替啶 美沙酮 吗啡 喷他佐辛 普洛帕吩	布他比妥 苯巴比妥类 司可巴比妥	酒精 安非他命 氯氮䓬 氯丙咪嗪 可卡因 去甲丙咪嗪 苯二氮䓬类 苯海拉明 乙氯维诺 氟奋乃静 苯乙哌啶酮 羟嗪 丙咪嗪 苯环己哌啶 选择性血清素再摄取抑制剂（SSRI）

中枢神经系统的受体结合，或者影响神经递质的释放和重吸收，对正在发育的树突结构的营养产生远期影响。滥用药物也可通过表观遗传或其他途径影响婴儿宫内或围生期基因编码。有些药物对胎儿细胞有直接的毒性作用。药物可对发育中的胎儿产生直接影响。可卡因对胎儿有很多影响，它有强有力的收缩血管的作用，可能导致胎儿畸形。

有部分药物可能有部分有益作用。母亲滥用海洛因和可卡因后新生儿呼吸窘迫综合征（RDS）发生率降低。可能是因为胎儿对宫内窒迫的反应，而不是药物促进成熟的作用。尤其是使用可卡因时，RDS发病率的下降被应用可卡因后早产儿发病率增加所抵消。对滥用药物母亲的婴儿，主要关注的是患儿的远期预后。药物对发育中的中枢神经系统可产生直接和间接影响，药物滥用的风险远远大于获益。具体药物的病理生理作用如下：

（1）阿片类。阿片类作用于中枢神经系统的阿片类受体；新生儿戒断临床症状主要来源于 $\alpha 2$-肾上腺素能敏感受体（主要分布在蓝斑内）。

（2）可卡因。可卡因阻滞神经末端神经递质的再摄取（肾上腺素，去甲肾上腺素，多巴胺和血清素）。导致神经递质在终末靶器官的高敏状态。可待因是中枢神经系统的兴奋剂，交感兴奋，引起强烈的血管收缩。可降低子宫和胎盘的血流，造成胎儿缺氧。还可引起母亲的高血压和胎儿脑血流的下降。

（3）酒精。乙醇是中枢神经系统的抑制剂拟似物。乙醇及其代谢产物具有毒性。酒精可通过胎盘，造成胎儿的功能损伤。酒精对胎儿的影响取决于酒精的剂量，但是目前尚不知道安全的范围。

【危险因素】 药物滥用的高危因素如下：

（1）母亲因素

1）匮乏的社会和经济条件。

2）缺乏产前检查。

3）母亲为青少年或母亲的精神状态差。

4）教育环境差。

5）感染疾病（乙肝、梅毒、性传播疾病）。HIV阳性血清，多重药物滥用，营养状态差，贫血。

（2）其他产科并发症

1）早产。

2）胎膜早破。

3）绒毛膜羊膜炎。

4）宫内窘迫。

5）宫内生长迟缓。

6）应用可卡因。除上述因素，其他可能并发症包括：

A. 高血压。

B. 胎盘早剥。

C. 心脏。心律失常、心肌缺血、心肌梗死。

D. 脑血管意外。

E. 呼吸暂停。

F. 胎儿死亡。

【临床表现】 新生儿戒断症状见表103-2。这些主要反映中枢神经系统的"易激惹"、神经行为改变以及异常的交感神经激活。虽然每种药物都可能有不同的作用，但所有药物滥用母亲的婴儿都必须注意这些症状和体征（因为可能同时合并多种药物滥用）；相反，如果新生儿表现出这些症状和体征，需要考虑母亲药物滥用。具体药物戒断症状和体征包括以下。

（1）阿片类。阿片类药物成瘾母亲所生的新生儿，表现为宫内生长迟缓和围生期窘迫。即使不是小于胎龄儿，但与无药物依赖新生儿比较，也常常表现为体重减轻和头围减小。

1）60%～90%药物暴露婴儿出现的戒断症状。症状可能在出生后几分钟出现，持续到生后1～2周时间。大多数患儿在生后2～3天出现症状。如果婴儿暴露于美沙酮，戒断症状可能持续到2周左右（需要充分告知家长）。

2）临床症状多样，表现为短期轻微的症状到严重的症状。临床病程可能较长，出院后症状加重或复发。不安、躁动、震颤、睡眠不好和喂养问题可能持续3～6周。RDS和高胆红素血症的发生率下降。

表103-2　新生儿戒断的症状和体征

过度激惹
　深腱反射和原始反射增强
　肌张力增高,听觉过敏
　震动
　高调啼哭
惊厥
觉醒
觅食反射增强
吸吮和吞咽不协调或无效
反流和呕吐
水样便和腹泻
呼吸增快和呼吸暂停
打哈欠,打嗝
鼻塞,流鼻涕
花纹
发热
体重增长差
流泪

（2）可卡因

1）宫内暴露可待因的新生儿。易激惹、震颤、肌张力增高、高调哭吵、反射亢进、不停吮吸拳头、进食问题、打喷嚏、呼吸急促和睡眠模式异常。特异性可卡因戒断症状未见报道。上述症状可能是可卡因中毒,而非戒断所致。当最初易激惹和过度活跃后,患儿表现为嗜睡和肌张力减低。

2）有争议的与可卡因相关的症状

A. 在新生儿。包括：坏死性小肠结肠炎、暂时性高血压、心排血量减低（出生后第一天）、颅内出血和梗死、惊厥、呼吸暂停、周期样呼吸、脑电图异常、异常脑干听觉诱发电位、对缺氧和二氧化碳异常反应、回肠穿孔。这些报道大多数是病例报告,或没有足够的对照病例的系列病例研究,且有很多混杂因素。大样本的病例对照研究发现可卡因暴露和颅内出血并无明确相关性。尽管早期但其暴露为增加,婴儿猝死的发病率并未明显提高。

B. 可卡因是致畸剂。可卡因的致畸性可能是其对血管的作用,虽然它可能对各类细胞有直接的细胞毒性作用。各种中枢神经系统异常合并心血管异常、肢体缺失、肠道闭锁和其他的畸形,均可能与可卡因有关。但是,多数资料来源于病例报告,病例系列或没有对照的研究,对数据进行详细核查,并不能证实这些致畸性的关联性。例外孕期可卡因的暴露可能增加胎儿发生泌尿生殖系统的缺陷。但是并没有可以被称为"可卡因"综合征的畸形。可卡因与自然流产、死胎、胎盘早剥、早产和宫内发育迟缓的发病率相关。

（3）酒精。可能是目前最重要的滥用物质。酗酒母亲分娩胎儿酒精综合征（FAS）患儿的概率为35%～40%。即使少量的酒精摄入，并不造成FAS，但是先天性畸形和智力受损的发病率仍会增高。当今先天性智力发育低下的主要原因即是母亲酒精摄入。胎儿酒精综合征症状如下：

1）宫内或宫外生长受限，中枢神经系统受累。婴儿期易激惹或活动过多，发育滞后，肌张力减低，智力受损。

2）面部畸形。小头、眼距小、短下颚、人中发育不良、上唇薄（边缘朱红色）、上颌骨发育不良。

无论是否满足FAS诊断标准，许多先天畸形与宫内暴露酒精相关。中枢神经系统症状常常在生后24小时出现，包括震颤、易怒、肌张力增高、过度通气、过度兴奋、角弓反张和惊厥发作。症状严重但持续时间短。与其他药物相比，腹胀和呕吐的发病率较低。在母亲有重度饮酒史（大于7杯/周）分娩的早产儿，颅内出血和脑白质损伤的发生率高。

（4）苯巴比妥类。症状和体征与使用麻醉药物的婴儿相似，但是症状出现较晚。大多数婴儿常常在出生后1周出现症状，甚至可能迟到2周。症状常常持续2～6周。

（5）苯二氮䓬类。症状和麻醉镇静药撤药的表现不容易鉴别，包括惊厥。症状常常在出生后很快出现。

（6）苯环己哌啶（PCP）。症状通常在出生后24小时内出现。患儿可表现出中枢神经系统的"过度激惹"症状，与麻醉镇静药相似。胃肠道症状并不常见。

（7）大麻。研究显示妊娠期略有缩短，出生体重略轻，但是否有临床意义，并不明确。大麻对新生儿各种神经行为特征有一定的轻微影响。

（8）选择性血清素再摄取抑制剂（SSRI）。高达30%的暴露患儿出现症状，包括易怒、惊厥、肌阵挛、反射亢进、易激惹、持续哭泣、颤抖、音调升高、进食困难、呼吸急促和体温不稳定。很难区分戒断症状和新生儿血清素综合征的变异症状。

（9）丁丙诺啡。部分μ阿片受体激动剂，这种药物作为美沙酮的替代治疗药物用于治疗孕期阿片成瘾者。它对新生儿的短期作用与美沙酮相似，尽管症状持续时间似乎有所缩短。戒断症状通常发生在出生后的前3天。

【诊断】

（1）病史。很多（如果不是大多数）药物滥用母亲隐瞒病史。滥用的何种药物，滥用的程度、数量和持续时间都不可靠。但是，病史还是最简单和最方便的诊断方法。

（2）实验室检查。药物滥用最常用的实验室检查方法是免疫测定法（酶标免疫测定和放射免疫测定法）。该检查方法存在一定的假阴性；而且因为交叉免疫，该检测方法还存在一定的假阳性。因此该检测方法应该用作筛查方法。如果涉及医学上或法律上的重要意义时,需要辅助以更加敏感和特异的方法,包括色谱检查或质谱检查。

1)尿液。标本容易获得,是最常用于药物检查的标本。它反映了分娩前后几天药物摄入水平。尿液标本可以来源于母亲和婴儿,在婴儿体内药物存留的时间更长。

A. 免疫酶联检测假阴性。因为稀释(比重低)或氯化钠含量高(比重高)。各种杂质可能影响结果。在新生儿尿液检测中不会发生。但是可发生在母亲的尿液检查中。

B. 免疫酶联检测假阳性。虽然取决于具体测定的内容,但是可发生以下情况。

a. 检测吗啡。可待因(用于止咳药物和止痛药物中)。约10%的可待因在肝脏中代谢产生吗啡。食用含有罂粟籽的烘焙食品(如百吉饼)会导致尿液中吗啡含量超标。这些都是"生理"假阳性结果,应用色谱或质谱可以通过对其他代谢物的定量分析来确定来源。

b. 检测安非他明。使用雷尼替丁、氯丙嗪、利托君、苯丙醇胺、麻黄碱、伪麻黄碱、去氧肾上腺素、芬特明和苯甲胺磷。其中一些(如伪麻黄碱)存在于许多非处方药物中。

2)胎粪。胎粪容易获得,在出生后3天内都可以检测出药物。可反映妊娠中晚期的药物使用情况,假阴性率较低。尿液检测药物的方法比较,其敏感性更高,且可以反映较长时间的药物使用情况。它的主要缺点是样品在测试前需要处理,因此给实验室增加了额外的负担。如果使用婴儿开始喂养后粪便进行检测,检测药物的效率降低。

3)毛发。这是目前为止检测药物滥用最敏感的检测方法。头发以每月1～2 cm的速度生长,因此,母亲的头发可以用于分析药物。可以获得孕期母亲药物滥用的详细情况。滥用药物量和头发生长过程中所含的药物量之间存在数量关系。头发可以从母亲或婴儿获得(在婴儿,头发只反映在妊娠最后3个月的药物使用情况)。如果在出生后很长一段时间再出现的症状,表明如果怀疑患儿在宫内药物暴露但早期未考虑,也可以从婴儿身上获得毛发进行检测。这种检测需要在检测前进行处理,成本更高,目前不像其他检测方法那样可及。

4)常规实验室检查。药物滥用母亲婴儿通常不需要常规的实验室检查(除了确认诊断的那些检查外)。实验室检查主要用于鉴别诊断出现的症状和体征(如:惊跳反应通常需要测定血糖和血钙的水平)。或者用于随访或管理药物滥用的合并症。

(3)其他检查。戒断症状需要用评分系统评估。Finnegan评分系统较为常用,以它的创始人的名字命名,该评分是为宫内暴露于吗啡的患儿设计的。对于评估其他药物和管理,效果并不确定。但是在临床还是会用它来作为参考。评分系统如表103-3所示。其他用于评估新生儿戒断的量表还包括:Lipsitz量表、新生儿戒断指数量表和新生儿戒断量表等。但是其他评分临床应用较少。

表103-3　新生儿戒断改良 Finnegan 评分

在两餐喂养之间评估的症状和体征		
啼哭	高调	2
	持续	3
吃奶后睡眠	1 小时	3
	2 小时	2
	3 小时	1
拥抱反射	高度活跃	2
	显著	3
刺激后震颤	轻度	2
	显著	3
未刺激后震颤	轻度	3
	显著	4
肌张力增高	轻度	3
	显著	6
惊厥		8
喂养时评估的症状和体征	频繁吸吮拳头	1
	喂养能力弱	1
	反流	1
	喷射性呕吐	1
大便	稀薄	2
	水样	3
发热	100 ～ 101F	2
	＞ 101F	2
呼吸频率	＞ 60 次 / 分	1
	费力	2
表皮脱落	鼻子	1
	膝盖	1
	脚趾	1
频繁打哈欠		1
打喷嚏		1
鼻塞		1
出汗		1
每天总分		
获得客观评分用于决定治疗药物的剂量		

（经允许，引自 Loretta Finnegan, MD, and modified by J. Yoon, MD. Initiated by Finnegan LP, Connaughton JF Jr, Kron RE, Emich JP. A scoring system for evaluation and treatment of neonatal abstinence syndrome: a new clinical and research tool. In: Morselli PL, Garattini S, Sereni F, eds. Basic and Therapeutic Aspects of Perinatal Pharmacology. New York, NY: Raven Press; 1975.）。

【治疗】 许多婴儿的药物戒断症状在几天内可消失，不需要药物治疗。大多数婴儿仅需要支持治疗。对母亲滥用药物的婴儿不宜进行预防性治疗。应评估婴儿的戒断评分，以监测症状的进展和指导治疗。

（1）支持治疗

1）减少刺激。将婴儿放置在安静黑暗的环境中。降低其他有害刺激。

2）包裹和保持体位。包裹和保持婴儿的体位，保证婴儿在弯曲体位而不是在伸展的体位。

3）安抚患儿以避免剧烈的哭吵。可以用安慰奶嘴、拥抱等方式。如果可能，尽量按需喂养，根据患者的情况，尽量提供个性化治疗方案。

（2）药物治疗。警告：纳洛酮可能导致麻醉剂暴露患儿产生急性戒断症状，因此不能用于怀疑滥用阿片类药物的母亲分娩的婴儿。

治疗的总体目标是让患儿睡眠和进食模式尽可能接近正常。当支持治疗不能达到该目标，或者患儿症状特别严重时，则需要应用药物。药物治疗的适应证是激惹进行性加重，持续喂养困难，体重明显减轻。Finnegan评分如果连续3次得分＞7分（出生后前两天每4小时评估一次）也可视为药物治疗的指征。然而，Finnegan评分也不能被盲目地遵循，也不应该被当作一个确定的实验室指标。许多中心仅每12小时使用一次Finnegan评分，如果婴儿的分数迅速上升，增加使用Finnegan评分的频率，随后再讨论药物治疗。有些症状（如脱水或抽搐）需要其他治疗。在这个领域的临床试验非常少，药物治疗主要基于经验治疗，所以有不同的治疗方法。有报道显示作用于相关受体的药物优于单纯应用镇静剂。在母亲使用阿片类药物的新生儿，与阿片类药物相比，使用苯巴比妥抑制戒断综合征症状可能会损害婴儿的吸吮功能，且可能需要较长的撤药时间。

1）吗啡。最近的一项随机对照试验比较吗啡和阿片酊的作用，研究发现应用吗啡需要较长的治疗时间，但患儿的体重增长较好。吗啡治疗的初始剂量为0.04 mg/kg，每4小时一次，可每4小时增加0.04 mg/kg，直到症状得到控制（无副作用）。一旦症状得到控制（Finnegan评分＜8分），治疗持续72小时，然后开始减量。只要症状不复发，吗啡剂量每天减少10%。如果新生儿在减药过程中出现症状，需要重新恢复到控制症状的剂量。目前没有关于吗啡应用于戒断综合征最大剂量的报道。但是需要密切观察患儿的副作用。有些中心建议，如果药物的剂量超过0.8 mg/(kg·d)，需要对患儿进行心电监护。因为目前这方面的随机对照研究较少，且不同机构之间治疗方案不一。以上建议的治疗是常见的临床实践，但是并不是一成不变的。

2）樟脑阿片酊。含0.4 mg/mL吗啡，被认为比非麻醉性药物更具"生理性"。但由于制剂中存在其他成分（如樟脑、酒精、苯甲酸），不再推荐使用。

3）阿片酊。与和樟脑阿片酊相似，但是添加剂较少。含 10 mg/mL 吗啡，应用时需要稀释到相同的吗啡当量。

4）苯巴比妥。是控制麻醉剂的戒断的适当药物，尤其是对易激惹和过度兴奋性。它在控制胃肠道症状方面不如吗啡有效。由于其半衰期长，不适合调整剂量。它主要用于治疗非麻醉性药物的戒断。负荷剂量为 $10 \sim 20$ mg/kg，维持量为 $2 \sim 4$ mg/(kg·d)。症状控制 1 周后，每周将每日剂量减少 25%。

5）氯丙嗪。对控制麻醉品和非麻醉品戒断症状非常有效。有多种副作用（降低惊厥发作阈值、引起小脑功能障碍和血液问题），如有替代药物，则不适合用于新生儿。剂量为 3 mg/(kg·d)，分为 $3 \sim 6$ 次。

6）可乐定。这已用于麻醉药品和非麻醉品戒断。剂量为 $3 \sim 4$ μg/(kg·d)，分 4 次。

7）地西泮。用于治疗麻醉品戒断。一项研究显示，在治疗美沙酮戒断时，与非阿片樟脑酊比较，使用地西泮治疗时婴儿惊厥的发生率更高。当用于治疗美沙酮戒断时，它对营养吸吮的损害也较美沙酮自身更明显。与苯巴比妥合用可引起呼吸暂停。它可用于治疗苯二氮䓬类药物戒断，也可用于可卡因暴露后的过度兴奋。剂量为每 $6 \sim 8$ 小时给药 $0.5 \sim 2$ mg。

8）丁丙诺啡。在一项随机对照试验中发现，舌下丁丙诺啡可以缩短新生儿戒断综合征和药物治疗的时间和住院时间。结果显示具有应用前景，但是在广泛应用之前还需要进一步的研究。

9）联合治疗（单药治疗失败）。在一项研究中，稀释后的阿片酊（阿片酊兑水 1:25 稀释）与苯巴比妥联合使用优于单独使用稀释后的阿片酊。接受联合治疗的患者严重戒断的时间更短，所需的稀释阿片酊也更少，住院时间减少了 48%。在另一项随机试验中，发现可乐定（1 μg/kg，q4h）与阿片酊联合使用可缩短新生儿戒断的药物治疗时间。

（3）长期治疗。如果婴儿在 4 天后出院，应尽早与儿科医生预约，并告知父母可能出现的延迟起病症状。出院后，轻度的戒断症状可能会持续几个月。这使困难的婴儿处于困难的家庭环境中。有报告显示，在这种情况下，虐待儿童的发生率增加。因此，可能需要经常进行后续访问和密切参与社会服务。

（4）母乳喂养。多种药物可能进入母乳，也有报道显示，母亲继续滥用药物可导致母乳喂养的婴儿药物中毒。服用低剂量美沙酮的母亲可以进行母乳喂养，但这需要密切的监督，而且通常会担心，在没有监督的情况下停母乳会导致婴儿撤药反应。最近的一项研究表明，即使在母体血浆浓度最高时，母乳中美沙酮的浓度在围生期很低。这些母亲使用美沙酮剂量为 76 ± 22 mg。这些证据支持在使用美沙酮维持的母亲进行母乳喂养的建议。然而，依赖美沙酮的妇女需要得到特殊关注和支持，而且还应获知母乳中长期含有少量美沙酮对婴儿所产生的未知中枢神经系统影。同样，没有证据表明接受 SSRI 类药物治疗的母亲不应母乳喂养。然而,在没有确凿证据的情况下,谨慎地建议,在使用氟西汀的特殊情况下,最好避免母乳喂养,因为药物有很长的消除半衰期和积累风险。

【预后】 在婴儿出生后前几年,在子宫内接触药物的婴儿可能会有各种神经行为问题。预后在很大程度上取决于母亲使用的药物。

(1)阿片类。婴儿猝死综合征(SIDS)和斜视的风险增加。相当一部分儿童在1～2岁时表现出良好的追赶增长,尽管可能仍然低于平均水平。长期随访的数据有限,但在5～6岁时,这些儿童的智力和运动发育在正常范围内。在不同的行为、适应和感知技能中存在一些差异。在9岁时,在阿片类药物暴露的儿童中,在某些语言处理方面的得分低于对照组。有些孩子需要特殊教育。积极和充实的环境可以显著改善婴儿结局。

(2)可卡因。孕期可卡因暴露对运动发育无明显影响。1～6岁时,可卡因暴露和无可卡因暴露的儿童在体重、身高和头围方面没有显著差异。然而,妊娠期可卡因暴露可能与行为的长期影响有关。在7岁的随访中,可卡因暴露儿童表现出更多的行为问题(包括内化和外化),这些问题与妊娠期间可卡因暴露程度有关。一项长期研究发现,在孕期可卡因暴露的儿童在4.5～7岁时智商下降4.4分。此外,与无可卡因暴露的儿童相比,可卡因暴露的儿童更有可能在学校需要特殊教育服务。

(3)苯环己哌啶。很少有研究,但是在2岁时,这些婴儿在精细运动、适应性和语言发展方面的得分似乎较低。虽然出生时体重、身长和头围有所下降,但大多数儿童可追赶增长。

(4)大麻。没有明确的证据表明可引起远期功能障碍。一些研究发现,孕期吸食大麻的孕期分娩的婴儿对视觉刺激的反应发生变化,抖动加剧,以及高调啼哭,这可能表明存在神经系统发育问题。据报道,在学龄前和学龄早期,大麻暴露的儿童比无暴露的儿童在持续注意力和记忆力方面有更多的行为问题和困难。

·参·考·文·献·

[1] Jansson LM, Velez M. Neonatal abstinence syndrome. *Curr Opin Pediatr.* 2012; 24(2): 252–258.

[2] Rayburn WF. Maternal and fetal effects from substance use. *Clin Perinatol.* 2007; 34: 559–571.

[3] Shankaran S, Lester BM, Das A, et al. Impact of maternal substance use during pregnancy on childhood outcome. *Semin Fetal Neonatal Med.* 2007; 12: 143–150.

[4] Sie SD, Wennink JM, van Driel JJ, et al. Maternal use of SSRIs, SNRIs and NaSSAs: practical recommendations during pregnancy and lactation. *Arch Dis Child Fetal Neonatal Ed.* 2011 (Epub ahead of print).

104

颅内出血
Intracranial Hemorrhage

足月儿和早产儿均可发生颅内出血。足月儿颅内出血多位于硬膜下、蛛网膜下腔或小脑幕下，主要见于产伤、缺氧缺血、凝血功能异常（如血友病或血小板减少症），以及其他病因不明的情况。早产儿最常见的颅内出血为室管膜下生发基质出血，并可能导致脑室内或脑室周围出血，其中任何一种情况都会导致脑白质出血后梗死。本章将讲述硬膜下出血（SDH）、硬膜外出血、蛛网膜下腔出血（SAH）、脑实质出血、小脑实质出血（ICPH）以及生发基质和脑室内出血（GM/IVH）。

硬膜下出血

【定义】 硬膜下出血（SDH）是指血液聚积在硬膜和蛛网膜之间，包括硬膜下腔的桥静脉撕裂。最常受累的血管为大脑浅静脉、幕下颅后窝静脉窦、下矢状窦、小脑幕窦及静脉（如 Galen 静脉）。血液聚积导致颅内压（ICP）增高的相关症状；或者以血肿形式残留，并进展为慢性硬膜下血肿，表现为硬膜下积液和 ICP 增高。

【发病率】 SDH 出生后很常见：将近 50% 的无症状足月新生儿有 SDH。常发生于有产伤的晚期早产儿或足月儿。仅在少数情况下会发生严重 SDH。

【病理生理学】 典型的 SDH 多与分娩和生产过程中的创伤有关。施加于颅骨上过度的压力或扭曲力产生剪切力，会导致浅表的大脑桥静脉破裂，或者硬膜撕裂（如大脑镰、小脑幕或者相关静脉窦）。这些损伤常见于大脑或颅后窝。偶尔伴发颅骨骨折。SDH 发生的时间和临床表现可能是急性的，抑或延迟发生。临床可能几乎无症状，且 SDH 可自行吸收，或者有很轻微的表现如稍激惹，或看似激惹状态，但可能伴有隐匿进展的 SDH，随后出现更严重的神经病理状态。隐匿的 SDH 可能导致硬膜下血肿、硬膜下积液，伴 ICP 增高。

【危险因素】 急产、产钳或胎吸助产，头盆不称的大于胎龄儿，凝血功能异常如家族性血友病或维生素 K 缺乏。

【临床表现】 精神萎顿与激惹交替，或 SDH 对侧上下肢不对称性的肌张力低下。SDH 更为特异的表现是同侧第三对脑神经受损。局灶性惊厥可发生于任何时间，更多见于低出生体重儿。ICP 增高的临床表现包括囟门紧张，眼球偏斜，以及枕-额头围增加。其他临床表现包括拒奶、间歇性的呕吐、生长停滞，多与 SDH 后的神经系统病理有关。

【诊断】

（1）实验室检查

1）红细胞比容。不能解释的贫血。

2）血清总胆红素。持续新生儿黄疸。

3）脑脊液（CSF）检测。有提示性，但无诊断意义。若CSF出现以下情况可考虑颅内出血：大量红细胞（尤其是皱缩红细胞），CSF变黄，蛋白质含量增加，低糖（即CSF中糖含量＜50%同时检测的血糖）。

（2）影像学检查

1）CT。可诊断绝大多数SDH。

2）MRI。是鉴别颅后窝病变、积血或积液的最佳手段。

3）超声。若无中线移位，超声对SDH诊断价值不大。

【治疗】　最重要的初步措施包括记录危险因素，并进行适当而可靠的观察。反复进行仔细的神经系统检查，可发现神经系统体征，随后进一步进行实验室和影像学检查。

【预后】　SDH的预后包括早期死亡，或轻微神经系统后遗症，甚或无任何残疾。SDH的大多数神经系统预后取决于出生后伴发情况（如早产、出生窒息、休克、缺氧缺血脑病或感染）。大面积的小脑幕撕裂和出血可能导致死亡或严重的残疾。严重SDH的新生儿死亡率可高达45%。然而，多数SDH是自限性的，仅导致轻微临床表现，预后良好。早期有轻微临床症状，且远期预后良好的新生儿中，超过50%是少量大脑半球面SDH。

硬膜外出血

硬膜外出血位于颅骨内面及硬膜之间，在新生儿期极少见。多由于脑膜中动脉损伤导致，但其可自由移动，故不易损伤。病因包括产伤，或患儿在娩出过程中摔落。CT或者MRI可以诊断。多伴有颅骨骨折、头颅血肿。治疗措施包括支持治疗、手术治疗或穿刺抽吸。

蛛网膜下腔出血

【定义】　蛛网膜下腔出血（SAH）是指血液积聚在蛛网膜和软脑膜之间。蛛网膜是硬脑膜和软脑膜之间的无血管膜状结构。不同于动脉来源的成人SAH，婴儿SAH是静脉来源的，即蛛网膜下腔的桥静脉；然而，少数情况下也会是动脉来源，即蛛网膜下腔的软脑膜动脉。SAH可以是原发的，来源于蛛网膜下腔的血管；亦可是继发于脑室内出血、大脑或小脑出血。

【发病率】 少量的SAH常见于早产儿和足月儿。若不伴发其他临床情况,如早产、凝血功能异常、出生创伤或窒息,SAH可很轻微。原发性出血常是自限性的,并且是新生儿的第二大常见颅内出血。

【病理生理学】 蛛网膜下腔小血管的破裂与足月儿产伤或早产儿窒息有关,常是特发、轻微的。

【危险因素】 见病理生理。

【临床表现】 足月儿SAH多无症状。轻度或间歇的激惹或抑制状态,可能预示生后2~3天发生惊厥。

【诊断】

(1)实验室检查。CSF检查结果类似SDH。

(2)影像学检查。CT和MRI可确诊原发性SAH或发现导致继发性SAH的其他病变。

【治疗】 对有危险因素但无临床表现的新生儿进行密切观察和反复神经系统检查。若患儿出现抑制状态或惊厥,需要抗惊厥药物及液体支持。若确诊严重SAH,需要监测血清电解质和尿量,警惕可能发生的抗利尿激素异常分泌综合征。定期监测头围能发现可能出现的出血后脑积水。脑积水是由于陈旧血液影响CSF重吸收的部位。需进行影像学随访。

【预后】 原发性孤立的SAH多无并发症。伴有惊厥的患儿,若出院前完全缓解,则90%无并发症。发生长期并发症的患儿,多合并产伤和围生期窒息相关的其他问题。

颅内脑实质出血

【定义】 颅内脑实质出血发生于深部脑组织,继发于静脉梗死,常被称为脑室周围出血后梗死(PVHI)。早产儿的脑室周围白质软化以及足月儿的脑穿通性囊肿,为PVHI的并发症,并不少见。

【发病率】 颅内出血的患儿发生PVHI的概率为10%~15%。

【病理生理学】 静脉血栓和/或静脉瘀滞导致PVHI的机制,可能是血管内压力升高,导致脑实质血管破裂;然而,确切的机制尚不明确。早产儿的出血性静脉梗死见于大脑皮质下和脑室周围白质,而足月儿可见大脑皮质下出血伴皮层梗死。

【危险因素】 PVHI多继发于围生期缺氧缺血。

【临床表现】 PVHI的临床表现继发于严重新生儿脑病,且与SDH、SAH和IVH相似。

【诊断】

（1）CT。是检测近期出血最好的方法。

（2）MRI。发现低信号，提示进展中的脑损伤。

（3）头颅B超。对检测PVHI特别敏感。脑室周围白质回声增强，伴有生发基质出血或脑室内出血，通常提示合并存在的PVHI。无论PVHI是单侧还是双侧的，通常都是不对称性的病变。

【治疗】 同硬膜下出血或蛛网膜下腔出血，给予监护和支持治疗。如果影像检查提示中线移位，应该请神经外科会诊进行随访。有的患儿后续会发生出血后脑积水，也需要请神经外科会诊。

【预后】 对发生脑室周围出血性梗死的早产儿进行神经发育随访的研究发现，近2/3存活的患儿出现明显的认知和/或运动发育落后。因此需要对每个PVHI患儿进行密切随访。

小脑出血

【定义】 小脑出血最常见于发生产科和分娩合并症，需要呼吸支持的早产儿。足月儿的小脑出血通常与产伤有关。

【发病率】 发生率随胎龄而不同。神经病理研究显示，出生体重小于1 500 g的早产儿发生率为15%～25%。头颅B超研究报道的VLBW早产儿中发生率约为2.8%，出生体重小于750 g的早产儿中发生率为8.7%。头颅MRI研究显示，胎龄小于34周的早产儿发生率约为10%。

【危险因素】 产伤。

【发病机制】 脑实质出血可能有以下四种机制。

（1）原发性小脑半球或蚓部出血。

（2）静脉梗死。

（3）幕上IVH和蛛网膜下腔出血，引起早产儿小脑生长异常，可能同时发生小脑损伤或出血直接影响小脑发育。

（4）作用于颅后窝的外伤直接导致小脑桥静脉或枕部静脉窦破裂。主要见于足月儿。大多数小脑为单侧局灶性，好发于右侧小脑半球。

【临床表现】 小脑出血的临床表现独特，可出现无法解释的运动激惹、呼吸功能障碍、呼吸暂停和呼吸不规则。此外，也可出现颅内出血的一般症状。

【诊断】 对于诊断小脑出血，CT和MRI优于头颅B超。然而，通过侧囟进行头颅B超检查可以提供更多有用的信息。

【治疗】 其他类型颅内出血的治疗方法均适用于小脑出血患儿。对有发生小脑出血风险的患儿，如果出现休克和酸中毒，需要进行相关诊断性检查排除小脑出血。

【预后】 小脑出血患儿通常需要较长时间机械通气治疗。与其他类型颅内出血相同，需要密切随访患儿神经发育结局。一般来说，仅MRI发现小脑出血的患儿预后较头颅B超发现的小脑出现出血患儿预后好。

生发基质和脑室内出血

【定义】 脑室内出血（IVH）是早产儿最常见的中枢神经系统并发症。IVH的发生与侧脑室生发基质血管发育不成熟有关。酸中毒、出生窒息、休克、血压波动和缺氧也是常见的诱因。

生发基质位于侧脑室室管膜层和尾状核之间的区域，正常情况下头颅B超不显影。当生发基质出血后，头颅B超可以检测到室管膜下出血起源于丘脑沟和尾状核头部之间。出血可以局限于生发基质，血管破裂后也可以延伸至侧脑室内，演变成单侧或双侧生发基质/脑室内出血。

大多数患儿生发基质在纠正胎龄36周左右消失，也有少数仍然残留。如果足月儿出现IVH，常起源于脉络丛。然而残留的室管膜下生发基质也可能发生出血。发生IVH后，可导致进一步静脉栓塞性损伤，引起丘脑梗死。

【发病率】 出生体重小于1 500 g的早产儿中IVH发生率约为13%～15%。不同胎龄早产儿发生率不同。出生体重小于750 g的早产儿GM/IVH发生风险最高。由于足月儿IVH较罕见，因此足月儿GM/IVH发生率极低，与产伤或窒息相关。奇怪的是，前瞻性研究显示，正常足月儿中约2%～3%发生无症状的IVH。

【病理生理学】 生发基质是高度血管化且缺乏组织支撑的区域，这一不成熟脑区域的血管（动脉、静脉或毛细血管）尤易受缺氧缺血损伤的影响。血管不规则、管腔较大容易破裂。矫正胎龄34周后生发基质开始消失，因此早产儿对GM/IVH的易感性降低，但是并非完全不会发生。晚期早产儿（胎龄34～37周）可能发生IVH。由于危重早产儿的脑循环为压力被动型，脑血流波动对GM/IVH的发生起重要作用。血压的剧烈波动可使脑血流量增加，导致生发基质血管破裂。脑血流量下降可导致生发基质血管和周围组织发生缺血性损伤，再灌注时血管易发生继发性破裂损伤。

Monroe孔处独特的深静脉解剖特点，以及它与GM血管和脑静脉回流系统相通，在脑静脉压突然或剧烈波动时，出血风险增加。由于这一解剖特点，近80%的GM/IVH患儿的生发基质室管膜下层破裂后出血进入侧脑室。

IVH的神经病理结局：

1）生发基质脑室-脑室下区域含有向皮层移行的神经祖细胞。它是向皮层和基底节提供神经元和胶质细胞的区域。生发基质破坏可导致髓鞘化、脑生长、后续皮层发育等受损。而且，早产儿GM/IVH在出血后2周内可使脑灌注下降，在出血后第5天最明显，与IVH的分度无明显关系。

2）PVHI是静脉出血性梗死，与重度及不对称性IVH相关，通常见于脑室内出血量较大一侧。它是静脉淤血后发生的病变，通常被误认为是IVH出血的进展，然而发病机制与IVH不同。而且，PVHI与脑室周围白质软化（PVL）的神经病理也不相同。见前述PVHI的讨论部分。

3）出血后脑积水（PHH）是重度出血患儿较常见的并发症。主要是由于阻塞性蛛网膜炎导致大脑半球表面蛛网膜颗粒阻塞或颅后窝第四脑室流出道梗阻。偶尔，反应性胶质细胞增生或血块急性阻塞可导致导水管狭窄。

4）PVL常伴随IVH而发生，但是并不是由IVH直接导致。PVL是侧脑室周围白质坏死性缺血性脑损伤。通常由低血压、呼吸暂停和其他缺氧缺血性病因如脑血流量减少导致的非出血性损伤。多数脑室周围白质软化病变呈对称性分布。

【危险因素】 早产和呼吸窘迫综合征仍然是与GM/IVH最密切相关的临床危险因素。如之前讨论的，早产儿不成熟的血管结构对血容量、血压以及缺氧和酸中毒改变及其易感。其次，呼吸窘迫和相伴的氧合功能受损，进一步减弱早产儿不成熟的脑血管结构。出生窒息、气胸、休克/低血压、酸中毒、低体温和容量过负荷和/或渗透压过负荷都可能是GM/IVH的危险因素。甚至常规医疗操作可能也是导致IVH的危险因素，如吸痰、腹部检查、变动体位或眼科检查前滴扩瞳剂等。

胎儿和新生儿的炎症反应在早产儿GM/IVH中的重要作用越来越引起关注。绒毛膜羊膜炎和脐带炎可能预示早产儿出生后发生脑血管异常导致GM/IVH发生。胎儿炎症反应和后续的新生儿低血压和败血症与IVH的发生密切相关。炎症反应介质如细胞因子，具有血管活性作用，可导致血压变化，使生发基质血管压力被动循环状态恶化。

【临床表现】 临床表现具有多样性，需要神经影像学检查进行诊断。体征与引起颅内出血的疾病或其他常见的新生儿疾病如代谢异常、窒息、败血症、脑膜炎等类似。IVH常常无症状，或有轻微症状，例如囟门膨隆、红细胞比容下降、呼吸暂停、心律缓慢、酸中毒、抽搐、肌张力改变、意识改变等。严重出血可突然出现危重的临床表现。表现为红细胞比容急剧下降、突然出现昏迷、呼吸衰竭、惊厥、去大脑强直，或明显的四肢松软迟缓性瘫痪、瞳孔固定。

【诊断】

（1）头颅B超。头颅B超（参考第11章影像学检查）是筛查诊断GM/IVH的方法。CT和MRI可作为选择诊断方法，但是费用较高且需要转运患儿至影像科检查，对于出院前为明确诊断或记录脑损伤程度更有价值。有两种临床用于GM/

IVH的诊断分级系统，第一种是已长期使用的Papile分级系统，它最初是根据CT影像结果制订的，后来被应用于头颅B超检查。第二种系统是Volpe教授提出的根据头颅B超结果进行分级。使用何种分级系统与临床医生交流出血严重程度的能力、使用信息资源比较不同病变的能力和随访原发IVH病变进展、转归或恢复的能力有关。2002年更新的Papile GM/IVH分级系统共分为4度。1度和2度是轻度出血。1度出血见于室管膜下，2度出血显示出血从生发基质扩展进入侧脑室内，不伴有脑室扩大。3度和4度是中重度出血。前者导致脑室急性扩张，后者表现为出血进展合并脑实质出血。

Volpe的IVH分级系统与Papile系统不同。1度生发基质出血，没有或很少脑室内出血；2度指旁矢状切面IVH出血占据超过50%侧脑室容积。3度指旁矢状切面IVH出血占据超过50%侧脑室容积伴有脑室扩张。最近，Volpe教授指出，头颅B超检测出异常脑室周围回声，提示明显的或更严重的颅内血管性损伤如脑室周围出血性梗死或脑室周围白质软化。

颅脑超声筛查危重早产儿IVH从第一天到出院期间，第一次应当在1～7天完成，依据临床表现和中心相关指南，大约50%的早产儿GM/IVH发生在第一天。第4天能够筛查出90%病例。生后第4天检测出的所有IVH病例，其中20%～40%出血进展。大多数临床医生都会在出院前，36周时完善末次头颅B超、CT或MRI检查。

（2）实验室检查。出血早期CSF红细胞和白细胞计数，蛋白浓度升高。CSF中蛋白升高的程度与出血严重程度呈正相关。损伤性腰椎穿刺和颅内出血难以鉴别。在出血后数天内，与其他类型颅内出血类似，CSF变成黄色的，糖浓度下降。此时，很难鉴别脑膜炎和出血，因为脑脊液改变类似，均显示白细胞计数、蛋白质浓度升高而糖浓度降低。

【治疗和预防】

（1）产前预防

1）避免早产。

2）宫内转运。

3）研究显示早产是生后早期发生IVH的危险因素，剖宫产可能是一个保护性措施。Anderson等研究发现宫缩发动前实施剖宫产分娩的早产儿重度IVH发生率较低，虽然对总体IVH的发生率并无显著影响；Durie等研究发现头位分娩的极低出生体重儿，分娩方式与IVH的发生率无明显联系。

4）产前激素的使用。多个大的多中心临床研究显示产前激素对降低IVH的发生率有明显的效果。一项研究显示，产前48小时接受完整疗程产前激素的母亲与接受不完全疗程或未接受产前激素治疗的母亲相比较，早产儿GM/IVH的发生率降低2～3倍。并且这一效应与呼吸功能改善效应相独立。激素对IVH的预防作用机制,可能与增强血管的完整性、减少呼吸窘迫发生、改变细胞因子生成等协同机制有关。Blickstein等报道接受完整疗程产前激素(分娩前48小时)治疗的早产儿(胎龄24～32周)GM/IVH发生率降低2.5倍(7.7% *vs.* 19.4%)。

（2）生后预防

1）避免出生窒息。

2）避免血压剧烈波动。

3）避免快速扩容或输注高渗液体。

4）适当使用血管活性药物预防低血压。

5）纠正酸碱平衡异常。

6）纠正凝血功能异常。

7）避免不同步通气。可以考虑镇静治疗,严重病例可使用肌松剂治疗。

8）生后用吲哚美辛治疗。Ment等1994年报道小剂量吲哚美辛预防性治疗可以显著降低IVH发生率和严重,但早期似乎作用有限。随后的一些文献报道也不能确定吲哚美辛对IVH的预防作用,这一治疗仍存有争议。有研究显示使用吲哚美辛治疗后与对照组比较脑血流量减少,远期神经系统预后没有明显的改善。近年来,Mental等对使用吲哚美辛治疗的早产儿学龄期预后进行随访,研究发现男性患儿语言功能较对照组相比有明显改善。同时期,Miller等也报道对胎龄小于28周的早产儿使用小剂量吲哚美辛3～6剂治疗以后,于对照组相比较白质损伤的发生率降低。目前使用小剂量吲哚美辛预防或改善IVH的争议主要是与吲哚美辛相关并发症有关,如坏死性小肠结肠炎、自发性肠穿孔、肾功能下降(尽管多数是暂时性的)以及持续性肺动脉高压的风险。2010年Johns等人发表Meta分析显示,使用布洛芬或吲哚美辛治疗PDA时,并发症IVH的发生率并无统计学差异。

（3）急性出血的处理

1）支持治疗。维持正常的血容量和稳定的酸碱平衡状态。

2）避免动脉和静脉血压的波动。

3）随访神经影像学检查。头颅B超或CT监测脑积水进展的情况(参考第98章)。

【预后】

（1）室管膜下/脑室内出血的近期预后与出生体重、胎龄和早产儿出血性脑损伤的严重程度相关。NICHD报道,1995—1996年、1997—2002年以及2003—2007年极低出生体重儿存活率稳定于84%～85%。同时重度IVH的发生率维持于12%左右。进一步分析显示1997—2002年,出生体重801～1 500 g的早产儿死亡率15%,存活的早产儿约25%发生近期并发症慢性肺病、重度IVH、坏死性小肠结肠炎。约60%的患儿无近期并发症发生。然而远期并发症情况仍是问题。

（2）室管膜下－脑室内出血远期严重的神经系统后遗症的发生情况主要与相关的脑实质损伤、单双侧和近期并发症情况有关。之前提到的NICHD的研究显示，在出院时看上去正常的极低出生体重儿远期预后令人担忧。研究发现这些早产儿在8～9岁时与足月儿对照组相比较，IQ评分明显较低、学习困难的发生率较高、运动能力较差、行为问题的发生率显著增加，失聪的发生率较高。并且2009年Maitre等人进行的多中心回顾性研究发现双侧IVH与单侧相比，12月龄以后严重的脑瘫和精神发育指数低于70发生率升高。

·参·考·文·献·

[1] Bassan H, Limperopoulos C, Visconti K, et al. Neurodevelopmental outcome in survivors of periventricular hemorrhagic infarction. *Pediatrics.* 2007; 120: 785–792.

[2] Brouwer AJ, Groenendaal F, Koopman C, Nievelstein RJ, Han SK, de Vries LS. Intracranial hemorrhage in full-term newborns: a hospital based cohort study. *Neuroradiology.* 2010; 52: 567–576.

[3] de Viers LS. Intracranial hemorrhage and vascular lesions. In: Martin RJ, Fanaroff AA, Walsh MC, eds. *Fanaroff & Martin's Neonatal-Perinatal Medicine: Diseases of the Fetus and Infant.* 9th ed. St. Louis, MO: Elsevier Mosby; 2011: 936–952.

[4] Durie DE, Sciscione AC, Hoffman MK, Mackley AB, Paul DA. Mode of delivery and outcomes in very low-birth weight infants in the vertex presentation. *Am J Perinatol.* 2011; 28: 195–200.

[5] Ecury-Goossen GM, Dudink J, Lequin M, Feijen-Roon M, Horsch S, Govaert P. The clinical presentation of preterm cerebellar haemorrhage. *Eur J Pediatr.* 2010; 169: 1249–1253.

[6] Kaukola T, Herva R, Perhomaa M, et al. Population cohort associating chorioamnionitis, cord, inflammatory cytokines and neurologic outcome in very preterm, extremely low birth weight infants. *Pediatr Res.* 2006; 59: 478–483.

[7] Laughon M, Bose C, Allred E, et al. Factors associated with treatment for hypotension in extremely low gestational age newborns during the first postnatal week. *Pediatrics.* 2007; 119: 273–280.

[8] Levene MI, de Vries LS. Hypoxia-ischemic encephalopathy: pathophysiology, assessment tools, and management. In: Martin RJ, Fanaroff AA, Walsh MC, eds. *Fanaroff & Martin's Neonatal-Perinatal Medicine: Diseases of the Fetus and Infant.* 9th ed. St. Louis, MO: Elsevier Mosby; 2011: 952–976.

[9] Maitre NL, Marshall DD, Price WA, et al. Neurodevelopmental outcome of infants with unilateral or bilateral periventricular hemorrhagic infarction. *Pediatrics.* 2009; 124: e1153–e1160.

[10] Ment LR, Peterson BS, Meltzer JA, et al. A functional magnetic resonance imaging study of the long term influences of early indomethacin exposure on language processing in the brains of prematurely born children. *Pediatrics.* 2009; 118: 961–970.

[11] Mohamed AM, Aly H. Transport of premature infants is associated with increased risk for intraventricular hemorrhage. *Arch Dis Child Fetal Neonatal Ed.* 2010; 95: F403–F407.

[12] Stoll BJ, Hansen NI, Bell EF, et al. Neonatal outcomes of extremely preterm infants from the NICHD neonatal research network. *Pediatrics.* 2010; 126: 443–456.

[13] Tam EW, Rosenbluth G, Rogers EE, et al. Cerebellar hemorrhage on magnetic resonance imaging in preterm newborns associated with abnormal neurologic outcome. *J Pediatr.* 2011; 158: 245–250.

[14] Verhagen EA, Ter Horst HJ, Keating P, Martijn A, Van Braeckel KN, Bos AF. Cerebral oxygenation in preterm infants with germinal matrix-intraventricular hemorrhages. *Stroke.* 2010; 41: 2901–2907.

[15] Volpe JJ. Intracranial hemorrhage. *Neurology of the Newborn.* 5th ed. Philadelphia, PA: Saunders; 2008: 481–588.

[16] Whitby EH, Griffiths PD, Rutter S, et al. Frequency and natural history of subdural haemorrhages in babies and relation to obstetric factors. *Lancet.* 2004; 363: 846–851.

[17] Yang JYK, Chan AK, Callen DJ, Paes BA. Neonatal cerebral sinovenous thrombosis: sifting the evidence for a diagnostic plan and treatment strategy. *Pediatrics.* 2010; 126: e693–e700.

105　宫内生长受限

Intrauterine Growth Restriction (Small for Gestational Age)

【定义】　宫内发育迟缓（IUGR）和小于胎龄（SGA）有时可以互换使用。虽然相关，但它们不是同义词。SGA描述婴儿的体重低于正常群体或低于预定的重量。最常见的SGA婴儿定义是出生体重低于第10百分位同孕龄或低于2平均标准差。相比之下，IUGR儿是没有达到最佳宫内发育。

下面的体重指数公式可以用来识别婴儿的软组织是否低于正常骨骼发育。体重指数小于第十百分位可用于识别胎儿宫内发育迟缓儿。因此，不是所有IUGR儿都是SGA，不是所有SGA婴儿都受到生长发育制约。

$$体重指数 = 出生体重 \times 100 / 身长^3$$

（1）匀称型IUGR。（头围＝身长＝体重，均＜10%）头围（HC），身长（HT）、体重（WT）都按比例减少。匀称型IUGR是由于胎儿生长潜能下降（先天性感染或遗传性疾病），或在怀孕早期受外在环境的影响。

（2）非匀称IUGR。（头围＝身长＜体重，均＜10%）·胎儿体重、身长和头围不成比例。头围长度接近预期胎龄百分比。在这些婴儿中，大脑的发育通常是足够的。通常的原因是胎盘功能不全、孕妇营养不良、妊娠后期或外在条件。

（3）最近，胎儿生长受限（FGR）被用来表示基于健康胎儿生长标准的受损胎儿生长。婴儿的生长潜力是由母体和胎儿因素决定的。最近已经尝试开发个性化的生长图表，同时考虑到产妇的生理特性，如种族、地位、平等、身高等，以及胎儿的性别特征。

足月最佳体重（TOW）的定义是基于胎儿的理想体重健康的足月出生的婴儿的体重曲线。对于一个妊娠个体，胎儿生长可以与理想体重结合来显示妊娠相关的最佳生长曲线。生长曲线根据产妇身高、体重、胎次和种族等调整（www.gestation.net）。

连续测量胎儿生长速度对识别FGR有用。例如，一个体重大于第十百分位胎儿也可能因生长速度下降而为生长受限胎儿。对于匀称和非匀称的IUGR，FGR的出现可能是迟早的问题。

FGR早期难以识别（通过测量头臀长），经常受孕时机还不清楚。然而，婴儿妊娠34周之前孕早期和中期增长速度缓慢被认为是围生期死亡的风险。34周前，FGR的发病与多普勒显示胎盘功能恶化相关。通常，脐动脉多普勒变化先于生物物理剖面参数。胎龄超过34周晚期FGR多普勒变化特征少，更难发现。

【发病率】　3%～10%（15%）的妊娠有胎儿宫内发育迟缓，20%的死产婴儿有生长迟缓。发育迟缓胎儿围生期死亡率增加5～20倍,存活婴儿半数受严重的短期或长期疾病影响。IUGR估计在发展中国家出生体重低的主要原因。据估计,有1/3的婴儿出生体重＜2 500 g实际上是生长迟缓和不成熟。出生体重小于第三百分位的足月儿比适于胎龄儿发病率和死亡率高10倍。在美国,胎盘功能不全是胎儿宫内发育迟缓的主要原因。据估计,有10%的患儿继发于先天性感染。染色体和其他遗传性疾病报道占IUGR的5%～15%。

【病理生理学】 胎儿生长受胎儿、母体和胎盘因素影响。

(1)胎儿因素

1)遗传。在一个特定人群的体重变化约20%是由胎儿的基因决定的。胎儿发育的遗传决定因素在妊娠早期对细胞快速发育的影响最大。种族和民族背景的影响在出生时的大小,与社会经济状况无关。男性要比女性出生时平均体重重150～200 g以上,这种体重增加发生在妊娠晚期。出生顺序也影响胎儿大小,初产妇的婴儿体重小于后续出生的兄弟姐妹。

2)染色体异常。染色体缺失或失衡可引起胎儿生长缓慢。近20%的胎儿生长受限是由于染色体畸变。

3)先天性畸形。无脑儿、消化道闭锁、Potter综合征与胰腺发育不全等先天性异常是胎儿宫内发育迟缓的常见病因。IUGR的发病率随先天缺陷数量的增加而增加。

4)心血管异常(除外大血管异位和法洛四联症)。血流动力学异常被认为是胎儿宫内发育迟缓的根本原因。

5)先天性感染。TORCH感染(弓形体病、其他、风疹、巨细胞病毒和单纯疱疹病毒)往往与胎儿宫内发育迟缓相关,可引起近5%的胎儿发生IUGR。孕早期感染在宫内发育迟缓中发生率最高。不同先天性感染的临床表现无特异性,且重叠程度较大。巨细胞病毒、风疹可导致严重的胎儿宫内发育迟缓。风疹病毒在器官形成过程中造成损伤,导致细胞数量减少,而巨细胞病毒感染导致细胞溶解和胎儿局部坏死。

6)先天性代谢缺陷。短暂性新生儿糖尿病、半乳糖血症与苯丙酮尿症及其他代谢疾病均与可引起胎儿宫内发育迟缓。与胰岛素分泌或功能受损有关的单基因缺陷与胎儿发育不良有关(参考第101章)。

(2)母亲因素。见表105-1。

1)子宫胎盘血流量减少。母体疾病如先兆子痫,慢性肾血管病,慢性高血压血管疾病往往导致子宫胎盘血流量减少和胎儿宫内发育迟缓相关。氧和其他必需营养素的传递受损被认为限制了器官生长和肌肉骨骼的成熟。遗传性血栓形成倾向增加胎盘血栓的风险。

表105-1 宫内生长受限母体因素

妊娠高血压综合征（＞140/90 mmHg）
增重（＜0.9 kg/4周）
子宫底增长迟缓（＜4 cm胎龄）
发绀性心脏病
大量吸烟
居住在高海拔地区
药物滥用和药物
身材矮小
低社会经济阶层
贫血（红细胞比容＜30%）
哮喘
孕前体重（＜50 kg）
IUGR病史
慢性高血压，糖尿病
胶原血管疾病如狼疮
肾脏疾病
孕妇严重营养不良
多胎妊娠
母亲年龄小
子痫前期
遗传性血栓形成倾向
既往生长受限婴儿

2）母体营养不良。对IUGR的主要危险因素包括母体大小（身高、孕前体重）体重增加少。低体重指数是IUGR的主要预测因子。孕妇营养不良导致供应胎儿的养分缺乏。总热量消耗而不是蛋白质或脂肪消耗似乎是对出生体重的主要营养影响。怀孕期间补充平衡的蛋白质能量可减少IUGR出生的风险。

3）多胎妊娠。生长障碍是由于不能为多胎的胎儿提供最佳营养。体重在单胎、双胎和三胎中递减。在双胞胎中，较小的双胞胎由于营养供给减少继发了胎盘血流异常引起动静脉交通导致绒毛膜板。

4）母体药物的使用。参见第103章。

A. 香烟和酒精。慢性滥用香烟或酒精已确定是与胎儿宫内发育迟缓有关。酒精和烟草的影响似乎是剂量依赖性的，越严重的滥用可预见导致IUGR越严重。

B. 海洛因。母亲吸毒成瘾常与胎儿宫内发育迟缓有关。

C. 可卡因。在怀孕期间使用可卡因增加胎儿宫内发育迟缓风险。胎盘功能不全或直接毒性作用于胎儿可能引起胎儿宫内发育迟缓。

D. 其他。其他药物和化学试剂引起IUGR包括已知致畸剂，抗代谢药物和三甲双酮、华法林、苯妥英等治疗剂。这些药物可引起特有的畸形综合征。频繁使用产前类固醇激素和锂也与低出生体重有关。

5）母体低氧血症。低氧血症见于母亲的血红蛋白病，尤其是镰状细胞病，他们常发生宫内发育迟缓儿。在高海拔地区出生的婴儿往往较同胎龄儿平均出生体重低。

6）其他母体因素。母亲身材矮小、低龄产妇、怀孕间隔短、子宫畸形、低社会阶层、初产、多产、孕前体重低均与低出生体重相关。母体高同型半胱氨酸血症也引起低出生体重儿。

7）DNA损伤。微核（MN）的形成可能发挥的作用。MNS是因滞后染色体片段在有丝分裂和减数分裂后期。妊娠20周母体锰和淋巴细胞计数增加与胎儿宫内发育迟缓和先兆子痫的风险增加有关。

（3）胎盘因素

1）胎盘功能不全。在孕期的早期和中期，胎儿生长取决于胚胎本身的增长潜力。到孕晚期，胎盘因素（即充足的营养供给）对胎儿生长起着至关重要的作用。当怀孕期间超过胎盘养分供给能力时，胎盘功能不全会导致胎儿发育不良。这种现象大多发生在妊娠中后期但也可能发生在妊娠任何时期。

2）子宫胎盘功能不全（UPI）。见于近70%的IUGR。氧气摄取和营养输送（葡萄糖和氨基酸）受损导致胎儿低血糖和缺氧。后者与细胞大小和数量减少、脑重量轻、DNA含量低有关。胎体积小和终端绒毛减少见于IUGR儿胎盘。

3）胎盘结构异常。在IUGR胎盘发现各种解剖因素，如多发性梗死、异常的血管置入、脐血管血栓形成、血管瘤。与3条脐血管妊娠相比两条脐血管IUGR的发生率要高两倍。胎盘早剥可减少表面交换面积导致胎儿生长受损。不良宫内环境容易影响胎盘和胎儿的发育，因此IUGR儿通常胎盘小。

4）宫内发育迟缓胎儿。这些胎儿降低了胎盘氨基酸和脂蛋白脂酶转运Na^+/K^+ ATP酶和Na^+/H^+交换，从而血浆氨基酸水平和脂肪酸转移降低。遗传因素可能也发挥了作用（如敲除小鼠胎盘的特异性基因IGF-2引起了IUGR胎儿）。

5）胎儿内分泌反应。包括下丘脑-垂体轴的改变，导致促肾上腺皮质激素释放激素、促肾上腺皮质激素、降低皮质醇的胰岛素样生长因子-1（IGF-1）升高。促甲状腺激素高，但T_3和T_4低，血清维生素D和钙也是如此。高皮质醇水平导致产后追赶生长减少和延迟神经发育的结果。

6）胎儿对胎盘功能不全的反应。FGR的早期和后期不同。在FGR早期，FGR脐静脉和胎儿心脏回到胎盘血流的减少（由于增加阻力）先于临床。胎儿事件包括心脏导管分流增加、肝血流减少、葡萄糖胰岛素IGF下调和肝糖原储备减少。随着绒毛的消失，大脑中动脉多普勒改变早于胎儿生理评估（BPP）中胎心率下降、呼吸、身体动作减少。BPP的变化也与胎儿酸中毒密切相关。20%～30%的FGR发生羊水减少而不依赖于多普勒改变与胎儿心脏失代偿。多普勒变化通常晚4～6周。

7）其他。胎盘嵌合体，其中胎盘细胞遗传不同于胎儿遗传可导致约15%的IUGR。纤维蛋白沉积在基蜕膜、绒毛间隙和间质发育不全均增加胎盘血栓形成与胎儿宫内发育迟缓的风险。

【危险因素】 与胎儿、母体或胎盘病理生理因素有关（见前页）（表105-2）。

表105-2　胎盘因素在宫内生长受限中的作用

双脐血管
胎盘早剥、前置胎盘、胎盘血肿、慢性分裂
血管瘤
单脐动脉
梗死
脐带异常
脐血管血栓形成
胎盘受限
胎盘嵌合体
大量的绒毛纤维蛋白沉积（免疫介导的）
病因未明的慢性绒毛炎
胎盘间充质发育不良

【临床表现】 母亲的病史会增加胎儿发育不全的可疑指数，婴儿生儿体重低。用生长曲线图和Ballard评分有助于评估胎龄和宫内、生后的生长发育。见图5-1、图5-3～图5-5。

【诊断】

（1）建立胎龄。确定正确的胎龄是很有必要的。最后一次月经、子宫大小、胎动时间（胎儿活动引起的腹部摆动，母亲发现的第一次时间），以及早期超声测量来确定孕龄（参考第5章）。

（2）胎儿评估

1）临床诊断。体重的人工估算、基底高度的连续测量和母体对胎儿活动的估计是简单的临床措施。

2）超声检查。为迄今为止超声检查为诊断妊娠的可靠性和检测拟人测量和胎儿畸形对胎儿发育的影响提供了最大的依据。下面与拟人测量结合起来，以较高的精确度预测生长障碍。

A. 双顶径（BPD）。当BPD连续测量小于理想值，50%～80%的婴儿会有出生体重低。

B. 腹围。肝脏是第一个受生长迟缓影响的器官，导致心脏静脉导管血流和肝糖原沉积减少。腹围增长减少（＜5 mm/w）是不匀称生长迟缓和糖原储存减少的早期迹象。腹围小于同周龄第十百分位数提示生长迟缓。

C. 头腹围比。这个比率通常随着怀孕的进展而变化。在孕中期，头围大于腹围。在妊娠32～36周时，比值为1∶1，36周后腹围值变大。在妊娠后期持续头腹比＜1预示不匀称的IUGR。

D. 股骨长。股骨长似乎与顶踵长度密切相关，提供了早期和可重复的长度测量。股骨长度的连续测量和头部测量对检测匀称性IUGR一样有效。

E. 胎盘形态与羊水评价。可能有助于区分胎儿本身小与生长迟缓胎儿。例如，胎盘老化和羊水过少提示胎儿宫内发育迟缓、胎儿的危险，而羊水正常胎盘形态学正常表明胎儿本身小。

F. 胎盘体积测量。对于预测胎儿随后的发育可能有帮助。胎盘重量和/或体积在胎儿生长减少之前下降。胎盘大小减少的IUGR更可能与胎儿酸中毒有关。胎盘体积与胎盘血流量相关。

3）多普勒测量。在母亲和各种胎儿血管床被越来越多地用于检测、监控和优化IUGR儿的分娩时间。多普勒研究在中到重度比轻度IUGR诊断更有帮助。在各种血管检查中的应用如下：

A. 子宫动脉血流异常（UTA）。用于早在12～14周IUGR胎儿的预测。在23～24周持续异常对预测早期FGR有接近75%的灵敏性。

B. 脐动脉血流异常。用于评估胎盘功能不全，尤其是高危妊娠。正常情况下，脐动脉阻力在妊娠期下降。增加搏动指数（PI），降低舒张末期流速（EDV）、缺乏或逆向EDV（AREDV）使得胎儿危害恶化。AREDV与20%～68%死亡率相关。EDV降低在胎儿血流量衰减30%时被发觉，胎盘血流受到60%～70%的影响时AREDV才被引起注意。EDV缺乏和AREDV相比于多普勒正常使死亡风险分别为增加4倍与10.6倍。

C. 胎儿脑动脉血流。通常研究大脑中动脉的搏动指数（MCA PI）和大脑中动脉的收缩期峰值速度（MCA PSV）。MCA PSV随着IUGR的日益严重而增加。异常（MCA PI）先于MCA PSV改变。MCA PI的变化与死亡率预测并不一致，尽管MCA阻力下降与围生期预后差有关。

D. 多普勒研究下腔静脉、脐静脉（UV）和静脉导管（DV）对于胎儿心血管和呼吸系统血流供应的信息。脐静脉血流量减少和静脉导管出现异常的深或逆向"a"波提示心室失代偿。静脉血流的变化通常较晚，且表示更严重的失代偿。缺乏或逆向DV与酸中毒有关，并与63%～100%的死亡率相关。

E. 主动脉峡部（AoI）。生长受限胎儿绝对流速下降，主动脉峡部逆行血流与围生期不良预后密切相关。

4）胎儿生理活动评估（BPP）。用于胎儿无创监测。

5）胎心监护（CTG）。在欧洲更常用于疑似胎儿重度酸中毒分娩时机的评估。

6）胎盘MRI。这可以评估在胎盘体积减小的基础上，胎盘厚度体积比的变化与

FGR严重程度。胎儿死亡也可以通过强烈的异常信号来预测。

7）代偿期与失代偿期胎儿。持续的UPI导致胎儿适应维持脑足够的氧代谢和生长。

A. UPI导致胎盘血管阻力增加，继而通过减少脐带血流引起胎儿缺氧。胎儿通过肠系膜血管收缩、卵圆孔分流、增加氧气摄取、红细胞增多和胎儿氧气消耗量相对减少、脑血管扩张，使血流再分配至大脑（脑保护）。胎儿的生长速度和体重下降，非应激试验（NST）、BPP和CTG正常。脐动脉舒张期血流减少或断流，MCA舒张期增加。胎儿在这个阶段缺氧但不会脑缺氧。

B. 随着胎儿损害的恶化。脑缺氧和酸血症与胎儿体重不增长有关，相关的有羊水过少、心率变异降低、异常NST、CTG和BPP。脐动脉舒张末期血流缺失或逆转（AREDV）。静脉导管深"a"波提示心功能不全。重度酸中毒、MCA PI和MCA PSV减少，提示胎儿即将崩溃。

C. 急性胎儿失代偿。在早发性FGR胎儿脐动脉（UA）AREDV会比急性失代偿期早至少1周。大约有40%伴有酸中毒的胎儿有AREDV。在50%～80%的婴儿MCA血管舒张伴有异常的PI比急性恶化出现可能至少要早2周。MCA血管扩张可能与晚发性FGR异常预后独立相关。20%～30%的胎儿宫内发育迟缓儿在出现急性恶化前约1周会有羊水过少（表105-3）。

表105-3 在胎儿生长受限代偿期多普勒变化顺序

初始改变	羊水指数减少 舒张末期子宫动脉阻力增加
早期改变 （有50%在FHR变化前2～3周）	MCA阻力降低（脑保护） 舒张末期子宫动脉断流
后期改变 （FHR前6天左右）	子宫动脉阻力增加，舒张末期动脉导管逆流
晚期改变 （有70%在BPP改变前24小时）	脐静脉与动脉导管逆流

BPP，生理评估；FHR，胎心率；MCA，大脑中动脉。

（3）新生儿的评估

1）降低出生体重小于胎龄儿。这是最简单的诊断IUGR的方法。然而，这种方法往往容易误诊本身的小婴儿。

2）外表。除外感染和先天性畸形综合征的婴儿，其余的IUGR儿有特征性的外貌。这些婴儿一般瘦而且皮肤松弛、因皮下组织丢失而脱皮、舟状腹和不成比例的大头。

3）适宜的生长图表应该使用。几种标准化的生长图可以用来评估胎儿和出生后的生长。见鲁布森和奥尔森图（参考第5章）。根据CDC的婴儿追赶生长图表和

WHO从出生到36个月的数据可以在CDC的网站上查找。

4）体重指数。小于第十百分位有助于识别新生儿宫内发育迟缓，尤其是出生体重小于2 500 g者。

5）巴拉德评分。胎龄也可以由巴拉德评分系统评估。这项检查在怀孕2周内准确，婴儿出生时体重小于999 g，最准确的评估时间为30～42小时（参考第5章）。

（4）并发症观察

1）缺氧

A. 围生期窒息。IUGR儿经常有出生窒息是因为他们承受力低。IUGR中占很大比例的死产婴儿有宫内缺氧。

B. 持续性肺动脉高压。许多IUGR儿因为慢性宫内缺氧，导致异常的肺小动脉平滑肌增厚。这又降低了肺血流量，导致不同程度的肺动脉高压。IUGR儿是持续性肺动脉高压的风险。

C. 呼吸窘迫综合征。几项报道提出IUGR儿慢性宫内压力可促进胎肺成熟度。肺透明膜病是不常见于IUGR婴儿可能是因为慢性宫内压力促进晚期肺成熟。

D. 胎粪吸入。晚期IUGR儿尤其有胎粪吸入风险。

E. 动脉导管未闭（PDA）。相互矛盾的数据显示IUGR儿有血流动力学改变的PDA比适于胎龄儿出现更早、更大，但自然闭合的PDA更多见于出生体重＜1 000 g的IUGR。合并有PDA的IUGR儿肺出血、脑室出血（IVH），坏死性小肠结肠炎（NEC）和肾衰竭的风险更高。

2）低体温。IUGR儿因为皮下脂肪减少不保温而体温调节能力差。IUGR儿在妊娠后期继发于皮下脂肪减少引起胎儿营养不良和瘦弱。

3）代谢

A. 低血糖。碳水化合物代谢被严重干扰，由于糖原储备减少、糖异生能力降低IUGR儿对低血糖高度敏感。IUGR儿游离脂肪酸和甘油三酯氧化降低，这限制了替代供能来源。高胰岛素血症、胰岛素过度敏感，在低血糖时儿茶酚胺的释放表明IUGR婴儿低血糖期激素拮抗机制异常。低温加重低血糖的问题。

B. 高血糖。极低出生体重儿胰岛素分泌量低，导致高血糖。

C. 低钙血症。窒息IUGR儿可能发生低钙血症。

D. 肝脏疾病。IUGR儿发生胆汁淤积和肠外营养相关的风险更大。也增加SGA儿童期非脂肪肝疾病风险。

E. 其他。高甘油三酯血症、交感神经兴奋与IGF-1浓度、主动脉内膜厚度增加均与IUGR儿相关。

4）血液系统疾病。高黏滞血症、红细胞增多症可增加促红细胞生成素水平而继发胎儿缺氧导致胎儿宫内发育迟缓。IUGR儿也常见于血小板减少症、中性粒细胞减少和凝血功能的改变。红细胞增多症也可能促进低血糖发生导致脑损伤。髓外造血增加有核红细胞数,持续升高的有核红细胞计数与预后差有关。

5)免疫功能的改变。IUGR儿有免疫球蛋白G(Ig G)水平降低。另外,胸腺体积缩小50%,外周血淋巴细胞减少。可发生白细胞总数、中性粒细胞、单核细胞和淋巴细胞亚群的减少以及血小板减少,择性地抑制辅助细胞,并可见毒性T细胞。

6)其他。IUGR儿患NEC的风险增加,特别是当多普勒显示脐动脉断流或者舒张末期血流逆转。早产胎儿宫内发育迟缓儿患肺出血、慢性肺疾病、严重的颅内出血、肾衰竭的风险增加。

【管理】 产前诊断是胎儿宫内发育迟缓管理的关键。

(1)既往危险因素。产科医生对存在高危因素的孕产妇可能发生胎儿生长迟缓提高警惕。超声可确诊。可能引起胎儿生长受损,需立即关注。

(2)分娩和复苏。宫内发育迟缓儿分娩的最佳时机仍有争议,但多普勒测量提供了一个重要的监测胎儿健康的工具。IUGR儿明确诊断后早产风险增加2~3倍。IUGR儿28~30周前分娩预后更差。剖宫产分娩结局更有利。分娩通常是在肺部发育成熟或通过监测获得的生物物理数据显示胎儿窘迫时进行的。助产士尤其紧张胎儿宫内发育迟缓的胎儿。由于围生期抑郁症较常见所以需要熟练的复苏技术。

(3)预防热量损失。应仔细注意保护身体的热量(参考第7章)。

(4)低血糖。胎儿宫内发育迟缓儿密切的血糖监测是必不可少的,低血糖应及时给予胃肠外葡萄糖治疗及早期喂养(参考第62章)。

(5)血液系统疾病。红细胞增多症监测应标明红细胞比容。

(6)先天性感染。IUGR儿应检查是否先天性畸形或先天性感染迹象。许多宫内感染临床上无症状,这些检查在IUGR儿应该常规检查。

(7)遗传异常。遗传异常筛查应在体检时检查。

【预后】 目前宫内发育迟缓死亡率随孕周降低而增加。在怀孕30周之前,胎儿在子宫内每增加一周死亡率降低48%。与AGA婴儿相比IUGR儿神经疾病的发病率增加5~10倍。神经发育的结果不仅取决于胎儿宫内发育迟缓的原因也有新的不良事件(如围生期抑郁症或低血糖)。许多研究揭示了轻微脑功能障碍的证据,包括多动症、注意力不集中和学习问题。早产宫内发育迟缓儿也显示出早期神经行为功能的专注互动能力、认知和记忆功能障碍持续存在。晚期脑瘫、学习障碍、智力低下、普遍发育障碍和神经精神疾病的风险增加。IUGR儿长期的并发症风险增加。产前多普勒正常比多普勒异常的IUGR儿预后要好。即使是轻微的FGR也增加死亡率和长远发展的风险。

(1)匀称与非匀称IUGR。匀称IUGR儿是增长潜力下降引起的,通常预后不好,而那些不匀称IUGR通常大脑发育多有一个更好的结果。较小的头围与持续到青春期的认知、精神运动和行为迟缓有关。神经影像学研究使用MRI和超声显示早产胎儿宫内发育迟缓儿白质损失和皮层的灰质体积降低,相关的内囊髓鞘减少达28%。大脑总体积与AGA婴儿相比也减少了10%,特别是在海马、顶叶和顶枕区。

(2)早产胎儿宫内发育迟缓。这些婴儿比一般人群有更高的异常发生,因为他们除了IUGR风险,还有早产的风险。对于26周前出现脑发育不良的儿童,结果明显较差。胎龄可能比FGR更有预测价值,尤其是在32~34周之前。

(3)染色体疾病。伴有主要的染色体疾病的IUGR儿有100%残疾发生率。

(4)先天性感染。先天性风疹、巨细胞病毒感染与小头畸形婴儿有较差的预后,残疾率>50%。

(5)学习能力。IUGR儿的学校成绩受社会阶层的显著影响;社会阶层越高的孩子考试成绩越好。

(6)成人疾病。流行病学的证据表明,IUGR儿成年后肥胖,胰岛素抵抗糖尿病、高血压和心血管疾病较为常见。

(7)下次妊娠的胎儿宫内发育迟缓发生风险。取决于基础条件。前次胎儿生长迟缓、出现先兆子痫、胎盘早剥、梗死、获得或继承血栓形成倾向均增加胎儿宫内发育迟缓在随后怀孕中发生的风险。胎盘病理检查应猜测在胎儿宫内发育迟缓的婴儿为FGR妊娠的风险是非常高的(如有纤维蛋白沉积的复发风险是50%~100%)。在某些情况下,叶酸、阿司匹林和补充L-精氨酸改善胎盘血流量可能改善预后。

(8)FGR、死胎。FGR是不明原因死胎的重要预测指标。大于50%的胎儿宫内发育迟缓儿没有先天性异常。母亲肥胖增加合并FGR、死胎的风险。

· 参·考·文·献 ·

[1] Barker DJP. Fetal and infant origin of adult disease. *Brit Med J*. 1993; 301: 1111.

[2] Baschat A. Fetal growth restriction — from observation to intervention. *J Perinatal Med*. 2010; 38: 239–246.

[3] Baschat A. Neurodevelopment following fetal growth restriction and its relationship with antepartum parameters of placental dysfunction. *Ultrasound Obstet Gynecol*. 2011; 37: 501–514.

[4] Battaglia FC, Lubchenco LO. A practical classification of newborn infants by weight and gestational age. *J Pediatr*. 1967; 17: 159.

[5] Del Rio M, Martínez JM, Figueras F, et al. Doppler assessment of the aortic isthmus and perinatal outcome in preterm fetuses with severe intrauterine growth restriction. *Ultrasound Obstet Gynecol*. 2008; 31: 41–47.

[6] Gardosi J. Intrauterine growth restriction: new standards for assessing adverse outcome. *Best Pract Res Clin Obstet Gynecol*. 2009; 23: 741–749.

[7] Gardosi J. Intrauterine growth restriction: new concepts in antenatal surveillance, diagnosis, and management. *Am J Obstet Gynecol*. 2011; 204(4): 288–300. DOI: 10.1016/j/ajog.2010.08.055.

[8] Kinzler W, Kaminsky L. Fetal growth restriction and subsequent pregnancy risks. *Semin Perinatol*. 2007; 31: 126–134.

[9] Kleigman RM. Intrauterine growth retardation. In: Martin RJ, Fanaroff AA, Walsh MC, eds. *Fanaroff & Martin's Neonatal-Perinatal Medicine: Diseases of the Fetus and Newborn*. 9th ed. St. Louis, MO: Elsevier Mosby; 2011.

[10] Mari G, Hanif F, Kruger M, Cosmi E, Santolaya-Forgas J, Treadwell MC. Middle cerebral artery peak systolic velocity: a new Doppler parameter in the assessment of growth restricted fetuses. *Ultrasound Obstet Gynecol.* 2007; 29: 310–316.

[11] Mari G, Hanif F, Treadwell MC, Kruger M. Gestational age at delivery and Doppler waveforms in the very preterm intrauterine growth-restricted fetuses as predictors of perinatal mortality. *J Ultrasound Med.* 2007; 26: 555–559.

[12] Odibo A, Zhong Y, Longtine M, et al. First-trimester serum analytes, biophysical tests and the association with pathological morphometry in the placenta of pregnancies with preeclampsia and fetal growth restriction. *Placenta.* 2011; 32: e333–e338.

[13] Sibley CP, Turner MA, Cetin I, et al. Placental phenotypes of intrauterine growth. *Pediatr Res.* 2005; 58: 827–832.

[14] Skilton MR, Evans N, Griffiths KA, Harmer JA, Celermajer DS. Aortic wall thickness in newborns with intrauterine growth restriction. *Lancet.* 2005; 365: 1484–1486.

[15] Urban G, Vergani P, Ghidini A, et al. State of the art: non-invasive ultrasound assessment of the utero-placental circulation. *Semin Perinatol.* 2007; 31: 232–239.

[16] Yigiter A, Kavak ZN, Durukan B, et al. Placental volume and vascularization flow indices by 3D power Doppler US using VOCAL technique and correlation with IGF-1, free betahCG, PAPP-A, and uterine artery Doppler at 11–14 weeks of pregnancy. *J Perinat Med.* 2011; 39: 137–141.

106　莱姆病
Lyme Disease

【定义】　1977年，莱姆病首次被报道，发现于康涅狄格州莱姆社区一群奇怪的有着关节炎的成人和儿童中。随后，一个多系统疾病被描述以及归因于伯氏疏螺旋体。莱姆病涉及皮肤、肌肉骨骼、心脏和神经系统多处损害。它是一种虫媒病，通过一种硬蜱—通常为黑脚蜱，常称为鹿蜱—叮咬来传染。这种硬蜱包括传统肩板硬蜱（如*I.pacificus*、*I.dammini*、*I.ricinus*），有助于全球传播，并在南北美洲、亚洲、欧洲、非洲以及澳大利亚成为流行。产前暴露于伯氏疏螺旋体和妊娠期疏螺旋体病的发展将导致孕产妇莱姆病伴胎盘炎和经胎盘感染胎儿及新生儿。

【发病率】　2009年，美国CDC收到超过38 000例莱姆病报告，44个州都报道了莱姆病，全国发生率在12.71/100 000。没有具体的数据表明孕妇相关莱姆病的数量。暴露于鹿蜱咬伤后的活动性感染估计仅为1%～3%。据推测，美国孕妇感染的数量是很小的。

【病理生理学】

（1）传播。硬蜱有2年的生命周期，包括3个生命阶段：幼虫、若虫和成虫。幼虫和若虫的首选宿主是白脚田鼠，成虫的首选宿主是白尾鹿。在初夏幼虫从卵中孵化出来，寄生于先前被感染的老鼠中，并从老鼠上获得伯氏疏螺旋体。感染的若虫阶段从来年春天开始，是人类感染最可能的来源，因为春夏时若虫的活动与人类的户外活动一致。成虫可以在产卵前感染并且很快死去。

（2）人螺旋体血症。在蜱虫叮咬后，螺旋体潜伏期在1～32天，平均11天，随之出现第一个临床表现。这个疾病病有早期和晚期临床表现。早期疾病有2个阶段。据推测螺旋体的传播是通过生物体表面结合人血纤维蛋白溶酶原以及随后与整合蛋白、矩阵黏多糖和细胞外基质蛋白结合而得到促进。这个复合物可以解释螺旋体倾向定植于心脏、神经系统和骨关节的细胞外基质中胶原纤维。晚期莱姆病发生于播散后数月至1年，甚至更长的时间里。

（3）胎盘和经胎盘传播疾病。在1990年之前，通过对胎盘组织、脐血管和胎儿大脑、心脏、脾、肾、骨髓、肝以及肾上腺中螺旋体的鉴定，许多病例报告已经证实了经胎盘通路的伯氏疏螺旋体。1989年，麦克唐纳报道了13例通过胎儿组织培养或者免疫血清学发现经胎盘传播的伯氏疏螺旋体。

（4）继发于伯氏疏螺旋体的新生儿疾病尚未证实。许多回顾记录了所有被认为与妊娠期莱姆疏螺旋体病相关的胎儿死亡、死产、早产、新生儿高胆红素血症、淤点、呼吸窘迫和各种出生缺陷。最常研究的新生儿状况是各种先天性心脏缺陷，但是没有一个被确认为是患有莱姆疏螺旋体病母亲孩子的独特的临床综合征。

【危险因素】 在美国或者其他国家一些已知流行区域，孕产妇莱姆病是由于暴露于鹿蜱所致。一旦孕妇有户外暴露史，或者在家里养狗或猫，一次已知的蜱嵌入，或者与早期疾病相一致的皮损，及时抗菌治疗可以减少经胎盘传播螺旋体的风险。与怀孕有关的莱姆病没有其他偏好。

【临床表现】

（1）孕产妇

1）早期局部。皮肤阶段开始于皮肤被蜱咬伤处出现丘疹，逐渐变为环形迁移性红斑（也称游走性红斑），中心清楚。皮疹维持3～4周，无疼痛瘙痒。早期阶段通常伴随低热，易消散的关节痛、肌痛、疲乏、头痛和颈部肌肉僵硬。

2）早期播散。这里最常以在被咬几个月后出现多个游走性红斑为特征。这个阶段伴随更重的疲乏、严重不适和迁移的肌肉骨骼疼痛。系统性疾病影响靶器官变得更明显，如单或少关节炎和心脏表现，如心脏传导阻滞。涉及神经系统表现为淋巴细胞性脑膜炎或脑神经麻痹。

3）晚期莱姆病。在暴露于该病几个月后，关节痛和少关节炎仍然存在并且复发。膝盖是最受影响的关节，表现为明显的肿胀，但是伴随疼痛少于类风湿关节炎。在罕见情况下，慢性脑病、周围神经病变、脱髓鞘或痴呆也有报道。

（2）新生儿

1）新生儿或者新生儿期莱姆病的临床表现没有确切地描述。重要的是孕产妇病史及是否得到适当地治疗。可疑病例的胎盘病理可以提供检测，及处于危险中的新生儿可能治疗的信息。

2）回顾作为临床实体的先天性莱姆病，发现没有实质性。特别地，在许多随之的研究中研究母亲带有阳性伯氏疏螺旋体血清学的报道中先天性心脏缺陷被回顾。威廉姆斯等在1999年报道了一批研究，这些研究在莱姆病高度流行区域调查了大于5 000例的脐带血螺旋体。他们没有发现与先天性心脏缺陷有相互关系，也没有发现因阳性孕产妇或脐带血血清学导致的或大或小的畸形。2001年，艾略特等报道了对全球关于妊娠期莱姆病致畸作用文献的检索。他们总结出没有发现该作用，以及当适当治疗妊娠期疏螺旋体病时，任何其他不良妊娠结局是处于低风险的。更近些时候，沃尔什等搜寻了世界范围内产科协会关于莱姆病的文献，有以下结果。

A. 在怀孕时血清学阳性的妇女：没有增加不良妊娠的发生率。

B. 妊娠期妇女确诊为莱姆病时：应接受合适的抗微生物治疗。

C. 妊娠期患莱姆病并得到恰当治疗的妇女：并没有表现出特定的不良妊娠结局。

【诊断】 莱姆病的实验室检查应在仔细的病史询问及体格检查强烈表明活动性疾病之后。

（1）早期局部疾病。诊断是建立在临床依据上（暴露病史、皮疹和症状）。血清学检测不推荐仅次于伯氏疏螺旋体抗体的后来发展。

（2）早期播散性疾病。疾病播散的临床诊断如前所述。如果皮疹不出现，应该获取血清学研究。

1）酶免疫分析法（EIA）。

2）免疫荧光抗体实验（IFA）。

3）如果上述两项检测阴性，不需要进一步检测，需显示临床重新评估的其他条件。众所周知，筛选实验有很高的假阳性率。

4）如其中一项是阳性，应进行以下实验：

A. 伯氏疏螺旋体抗体的西方标准化免疫印迹。随后，西方蛋白质印迹实验阳性应包含特定的IgG和IgM。如果印迹实验阴性，那么假阳性的EIA或者IFA提示其他螺旋体病，如梅毒、钩端螺旋体病、并发的病毒性疾病（如EB病毒），或者一种自身免疫疾病（如红斑狼疮）。

B. 晚期疾病。如果怀疑晚期莱姆病，只有阳性的IgG免疫印迹是需要的。

【治疗】

（1）孕产妇

1）早期局部疾病。注意：多西环素是莱姆病的首选药物，除外妊娠期及小于8岁的儿童。

A. 阿莫西林。

B. 头孢呋辛酯（备选）。

2）早期播散或晚期疾病

A. 口服抗生素治疗。给予足够剂量。

B. 4周最大剂量注射用抗生素。只有在患者出现颅内压增高和脑脊液细胞增多症状时使用。不推荐常规腰椎穿刺。

（2）新生儿

1）当新生儿被认为在出生时是有症状的，尤其是当母亲被确诊为莱姆病但没有足够的或合适的治疗时的治疗。考虑使用头孢曲松钠，头孢噻肟或者青霉素。在开始治疗前获取感染疾病专家会诊。

2）如果新生儿出生时无症状提示活动性疾病处于低风险，现在的建议是不提倡经验治疗，尤其是母亲在孕期已恰当地治疗。胎盘病理提供的信息帮助决定是否治疗；推荐咨询一个感染疾病专家。

3）莱姆病不是母乳喂养的禁忌。没有证据表明伯氏疏螺旋体通过母乳喂养感染婴幼儿。

【预后】 迅速诊断及抗生素治疗是必要的。研究显示：25%婴幼儿有不良结局，15%婴幼儿生病或有一个畸形，8%死胎，以及2%新生儿死亡。抗生素仅导致15%的不良结局。长期随访对防治疾病复发十分重要。

· 参 · 考 · 文 · 献 ·

[1] American Academy of Pediatrics. Lyme disease. In: Pickering LK, Baker CJ, Kimberlin DW, Long SS, eds. *Red Book: 2009 Report of the Committee on Infectious Diseases.* 29th ed. Elk Grove Village, IL: American Academy of Pediatrics; 2012: 474–479.

[2] Centers for Disease Control and Prevention. Lyme Disease — United States 2003–2005. *Morb Mortal Wkly Rep.* 2007; 56: 573–576.

[3] Centers for Disease Control and Prevention. Summary of Notifiable Diseases — United States, 2009. *Morb Mortal Wkly Rep.* 2011; 58: 1–100.

[4] Elliott DJ, Eppes SC, Klein JD. Teratogen update: Lyme disease. *Teratology.* 2001; 64: 276–281.

[5] Gibbs RS, et al. Maternal and fetal infectious disorders. In: Creasy RK, Resnik R, Iams JD, eds. *Maternal-Fetal Medicine: Principles and Practice.* 5th ed. Philadelphia, PA: Elsevier Saunders; 2004: 758–760.

[6] Mylonas I. Borreliosis during pregnancy: a risk for the unborn child? *Vector Borne Zooonotic Dis.* 2011; 11: 891–898.

[7] Shapiro ED, Gerber MA. Lyme disease. In: Remington JS, Klein JO, Wilson CB, Nizet V, Maldonado Y, eds. *Infectious Diseases of the Fetus and Newborn Infant.* 6th ed. Philadelphia, PA: Elsevier Saunders; 2006: 485–497.

[8] Walsh CA, Mayer EW, Baxi LV. Lyme disease in pregnancy: case report and review of the literature. *Obstet Gynecol Surv.* 2007; 62: 41–50.

107

镁代谢紊乱
（高镁血症、低镁血症）

Magnesium Disorders
(Hypomagnesemia, Hypermagnesemia)

如第85章所述，镁（Mg^{2+}）及钙（Ca^{2+}）代谢紊乱常见于NICU。钙紊乱可以由镁反映出来，如同低钙血症之于高镁血症或高钙血症之于低镁血症。糖尿病母亲（IDM）的婴儿及宫内生长受限（IUGR）的婴儿可以表现为低钙血症、低镁血症并存。任何婴儿血清钙或镁的异常都需要关注与进一步检查。

【低镁血症】

（1）定义。正常血清镁范围为0.6～1.0 mmol/L（1.6～2.4 mg/dL）。低镁血症通常定义为血清镁＜0.66 mmol/L（1.6 mg/dL）。然而，直到血清镁低于0.5 mmol/L（1.2 mg/dL）才会出现临床症状。

（2）发病率。新生儿的真实发病率目前尚未有完整的纪录，并仍有待统计。然而，新生儿较其他患病人群更具低镁倾向性，并且高发病率者常为伴随低钙血症的婴儿。

（3）病理生理学。镁是维持骨骼完整性的关键元素，并作为骨骼肌和心肌收缩时三磷酸腺苷（ATP）的细胞内酶催化剂。镁在细胞生理学、激素和代谢途径、神经传导和凝血等各个不同途径中都扮演重要角色。同时也是蛋白质合成、维生素D代谢、甲状旁线功能和钙体内平衡的组成部分。

（4）危险因素

1）低钙血症。

2）早产和晚期早产婴儿。

3）不恰当的镁摄取。

4）IDM的婴儿，反映继发于妊娠糖尿病的母体镁缺乏。

5）宫内生长受限，尤其母亲子痫前期者。

6）遗传性肾源性流失（如吉特曼综合征，$Na^+-K-ATP$酶突变或其他）。

7）甲状旁腺功能低下。

8）低钙血症和肾钙质沉着症。

9）继发于呋塞米或庆大霉素的镁尿症。

10）柠檬酸盐血液输注。

（5）临床表现

1）低钙血症相似症状，如抖动、呼吸暂停、喂养不耐受（参考第85章），也可表现为痉挛。

2）临床症状可被误认为低钙血症。如果症状在经过适当的葡萄糖酸钙治疗后仍然持续,需考虑低镁血症。

（6）诊断。实验室血清镁含量检测。

1）血清镁含量。正常值0.6～1.0 mmol/L（1.6～2.4 mg/dL）,尽管随胎龄不同而有些微差异。双胎、多胎或阴道分娩可导致较低的血镁浓度。需要注意的是多数评估镁浓度的方法为检测其总体镁浓度,然而仅游离镁具有生物活性,将近30%与白蛋白结合的镁不具活性。

2）总钙与游离钙含量。通常低镁血症与低钙血症具相关性,而高钙血症会抑制远曲小管镁的重吸收导致低镁血症。

（7）预防。确保肠内和肠外营养下适当的镁摄取量以预防低镁血症［建议8～15 mg/（kg·d）］。

（8）治疗。急性低镁血症应静脉注射硫酸镁治疗（具体用药指南参考第148章）。静脉输液时需密切监测以防心律失常和低血压。维持治疗可为肠外营养溶液或口服5倍稀释的镁盐。肾功能受损者静脉输液补镁时需谨防毒性累积。

（9）预后。低镁血症如早期诊断及经适当治疗一般预后较好。但有随访研究提示当低镁血症以继发癫痫为临床表现时,有大于20%的机会发生神经系统异常。

【高镁血症】

（1）定义。高镁血症的血清镁参考范围由＞1.15 mmol/L（2.3 mg/dL）至＞1.5 mmol/L（3.0 mg/dL）。

（2）发病率。很大程度上未知,但在母亲曾应用硫酸镁治疗的婴儿身上较常见。而在健康新生儿身上极少出现。过去10年间有5项研究硫酸镁作为神经保护剂的以减少新生儿脑瘫发生率的试验,总共包括6 145名患者。两篇发表的文章使用meta分析分析了这些试验,总结得出足够的证据支持硫酸镁在减少新生儿脑瘫发生率的应用。美国妇产科学会和澳大利亚国家指南已经推荐使用硫酸镁用以保护早产儿神经。此项使用硫酸镁的新趋势可能增加收入NICU的早产儿发生高镁血症的概率。

（3）病理生理学。血清镁浓度的上升会抑制中枢神经系统,损伤电传导,降低骨骼肌收缩力。早产前应用硫酸镁可能对新生儿具有神经保护作用及降低脑瘫发生率。镁亦可作为N-甲基-D-天冬氨酸（NMDA）受体拮抗剂、细胞膜稳定剂、血管扩张剂和抗惊厥药。镁同时也具有抗惊厥特性（借由阻断神经肌肉系统传递和减少运动神经冲动时终板游离乙酰胆碱的量）,可能可以减少大脑的继发损害。镁能减少血管不稳定性,预防缺氧损伤和减少细胞因子或激活氨基酸造成的损伤,以上这些都威胁着早产儿脆弱的大脑。

（4）危险因素

1）母体血清含量增加。与硫酸镁治疗应用于妊娠相关高血压、子痫前期、早产儿产前神经保护作用相关。

2）过量的硫酸镁应用于低镁血症新生儿（医源性药物失误）或使用含镁的纠酸药，尤其出现脱水时。全静脉营养（TPN）中含镁量高也是一个原因。

（5）临床表现。临床症状和体征可能与血清镁含量无相关性。症状可能与高钙血症相似。

1）肌张力减退、低血压、反射减弱、抽筋。

2）呼吸抑制、通气不足、呼吸暂停。

3）心动过缓、低血压、镁毒性所致心搏骤停（＞7.5 mmol/L）。

4）吸吮力弱、喂养不耐受、胃肠蠕动减弱、肠鸣音增多、胃肠扩张与胎粪排出延迟。

5）胎粪阻塞综合征、小肠穿孔。

6）尿潴留。

（6）诊断

1）实验室指标

A. 血清镁。正常值0.6～1.0 mmol/L（1.6～2.4 mg/dL）。

B. 血清钙。当血清镁异常时需同时检测总钙与游离钙含量。

2）心电图。可以出现PR间期延长，QRS增宽，QT间期延长，房室传导阻滞。

（7）治疗

1）发现并移除镁过量的来源。如TPN、纠酸剂。

2）泌尿系统排出：是唯一排出镁的机制。

3）静脉水化。当出现临床症状时维持静脉水化。

4）呋塞米：可以促进镁排出，但须仔细监测电解质，且其影响研究尚未完善。

5）监测：血清电解质、尿量及酸碱平衡。

6）如果有抽搐或心电图改变等急性变化时：静脉给葡萄糖酸钙，剂量同低钙血症（参阅第85章）。

7）避免使用氨基糖苷类药物。可能会加强因高镁血症而造成的神经肌肉表现。

8）严重受影响的婴儿：可能会需要呼吸支持。

9）换血：目前在新生儿被使用，而血液净化少见。

（8）预后。经过正规治疗通常较好，尤其当肾功能未受损时。一般来说，产前使用硫酸镁对于产后新生儿来说是非常安全的。现在已被成功运用于多项试验中，但在最近的一项试验中显示，应用硫酸镁于神经保护作用增加了新生儿死亡率。

·参·考·文·献·

[1] Basu SK, Chickajajur V, Lopez V, Bhutada A, Pagala M, Rastogi S. Immediate clinical outcome in preterm infants receiving antenatal magnesium for neuroprotection. *J Perinat Med.* 2011; 40(2): 185–189.

[2] Doyle LW, Crowther CA, Middleton P, Marret S, Rouse D. Magnesium sulphate for women at risk of preterm birth for neuroprotection of the fetus. *Cochrane Database Syst Rev.* 2009; (1): CD004661.

[3] Rigo J, Mohamed MW, De Curtis M. Disorders of calcium, phosphorus and magnesium metabolism. In: Martin RJ, Fanaroff AA, Walsh MC, eds. *Fanaroff & Martin's Neonatal-Perinatal Medicine: Diseases of the Fetus and Infant.* 9th ed. Philadelphia, PA: Elsevier Mosby; 2011: 1523–1555.

[4] Schulpis KH, Karakonstantakis T, Vlachos GD, et al. Maternal-neonatal magnesium and zinc serum concentrations after vaginal delivery. *Scand J Clin Lab Invest.* 2010; 70(7): 465–469.

108 胎粪吸入
Meconium Aspiration

【定义】 胎粪是新生儿肠道第一次排出的粪便。包含上皮细胞,胎儿毛发和胆汁,也含有一定数量的炎症介质。当胎粪进入母体子宫后造成羊水胎粪污染(meconium stained amniotic fluid, MSAF)而后可能被胎儿吸入。气道内出现胎粪能够导致气道阻塞和进入声带以下的气道导致进一步的机械梗阻,活瓣样效应和炎症反应,这些最终导致严重的呼吸窘迫。不是所有羊水粪染的新生儿都发展为**胎粪吸入综合征(MAS)**。羊水粪染胎儿生后发生呼吸窘迫的早期的特点包括肺顺应性差、缺氧和特征性的肺部X线改变。

【发病率】 在全部分娩中,MSAF的发生率为8%～20%。随着围生期监护水平的提高,发生率在逐渐下降。MSAF的发生率在胎龄34～37周为1.6%,≥42周上升至30%。在MSAF时出生的新生儿中约5%会进展为MAS。MAS多见于**足月儿和过期产儿**。胎龄＜34周的羊水粪染较少发生,其可能提示因肠梗阻而出现胆汁反流,而不是MAS。

【病理生理学】

(1)宫内胎粪排出。胎粪排出决定于激素和副交感神经的成熟。确切的宫内胎粪排出机制尚不明确,但胎儿窘迫和迷走神经刺激是其中2个可能的因素。

(2)胎粪吸入。胎粪排入宫内后,不规则的深呼吸或喘息与在子宫内或分娩时的胎儿缺氧相关,能够导致MSAF吸入。另一方面,分娩前,由于黏液填充于胎儿肺部及气道,可以阻止胎粪吸入进展。因此,随着肺内液体的重吸收,胎粪进入远端气道。胎粪吸入的早期表现包括气道阻塞,肺部顺应性减低和大气道呼气阻力增加。

1)气道阻塞。黏稠的MSAF可造成上气道的急性阻塞。由于胎粪进入远端气道造成气道部分或完全梗阻。部分性气道梗阻可能出现球阀现象导致肺部气体潴留造成肺气肿,20%～50%的患儿可发生气漏。完全性梗阻可能发生肺不张,导致缺氧和肺循环阻力（PVR）增加。

2）化学性炎症。由于胎粪进入末端气道，化学性炎症进展，导致支气管水肿与小气道狭窄，可加重高碳酸血症和低氧血症。

3）炎症介质。肺内胎粪触发大量的促炎症细胞因子释放，进一步导致水肿、凋亡、缺氧和PVR增加。近期发现MAS患儿肺部产生内源性磷脂酶A_2，其与促炎介质的上调，直接损伤肺泡上皮细胞膜，气道痉挛和表面活性物质分解代谢等相关。

4）表面活性物质失活。胎粪中的游离脂肪酸具有更高的表面张力，可使肺表面活性物质从肺泡表面剥离，导致肺表面活性物质功能障碍。胎粪还可影响卵磷脂的代谢从而减少肺泡表面活性物质的产生和清除。

5）肺动脉高压。约1/3的胎粪吸入患儿发生新生儿持续性肺动脉高压（PPHN）。胎粪吸入可以导致PVR的生理性减低的时间延迟。引起PVR病理性增加是多因素的。PVR增加的直接原因是肺泡缺氧，酸中毒和肺气肿。气道阻塞和肺泡缺氧的部位PVR增加。肺内胎粪吸入使促炎症细胞因子和血管活性物质释放，进一步增加PVR。肺循环阻力的增加使心房和动脉导管出现右向左分流而加重低氧血症。

【危险因素】　许多因素可以导致MAS发生。经大量研究且具有统计学意义的危险因素包括黏稠的MSAF，Apgar评分低于5分和明确存在胎儿窘迫。非裔美国人、非洲人、太平洋岛民和澳大利亚本土人的风险也较高。

【临床表现】　吸入MSAF的患儿临床表现多样，从轻度到明显的呼吸窘迫。

（1）一般特征

1）患儿。MAS患儿常有过期产的表现。出生时或从宫内到宫外的过渡期即出现呼吸窘迫。有明确的围生期窒息史，可出现呼吸抑制的表现，包括呼吸运动减弱和肌张力减低。皮肤粪染的程度与暴露的时间长短和胎粪黏稠度相关。暴露黏稠的MSAF 15分钟或轻度粪染的羊水中1小时可污染脐带。指甲沾染胎粪需要4～6小时，胎脂沾上胎粪约需要12小时。

2）羊水。胎粪在羊水中的表现和黏度也较多变，从稀薄的绿色液体到黏稠的"豌豆汤"均可见。虽然MAS可发生于稀薄的MSAF，大多数MAS还是发生于羊水有黏稠的粪染时。

（2）气道阻塞。大量黏稠的胎粪如不能及时清除将会导致急性大气道阻塞。这些患儿会出现窒息或喘气样呼吸，青紫或呼吸困难。此后随着胎粪进入气道远端，更小的气道受累，导致肺内气体潴留和局部肺不张。

（3）呼吸窘迫。胎粪吸入远端气道但没有发生气道完全梗阻的患儿因气道阻力增加，顺应性减弱和活瓣样效应，而出现呼吸窘迫的表现（如呼吸急促、鼻翼煽动、吸气三凹征、桶装胸和发绀）。部分患儿可能延迟出现，开始仅表现为轻度呼吸窘迫，出生数小时后加重表现为肺不张,表面活性物质失活和化学性肺炎。注:绝大多数MSAF胎儿出生时表现正常,且无呼吸窘迫症状。

(4)其他肺部异常表现。如果发生肺部气体潴留,胸廓前后径将显著增大。听诊可闻及呼吸音减低、湿啰音、干啰音或哮鸣音。肺部气体潴留可以导致气漏综合征。

【诊断】

(1)实验室检验。动脉血气分析显示低氧血症。在轻症病例中,过度换气可表现为呼吸性碱中毒。重症患儿因为气道阻塞、肺不张和肺炎表现为呼吸性酸中毒。围生期窒息患儿通常合并呼吸性和代谢性酸中毒。

(2)影像学检查。胸片能够直接显示过度通气和横膈压低。可见不规则的斑片状渗出影。可见气胸或纵隔气肿。胸片的严重程度有时不完全与临床严重程度成正比(图11-14)。

(3)心脏超声。在MAS患儿常见肺动脉高压,与随后因心房和动脉导管水平血流右向左分流引起低氧血症有关。

【治疗与管理】

(1)产前管理。胎粪吸入管理的关键在于产前预防胎儿窘迫。

1)鉴别高危孕妇。预防的途径起始于识别母体可能造成胎盘缺血和此后的胎儿分娩时发生缺氧的因素。如超过预产期,孕妇在41周引产可能可以减少胎粪吸入(胎龄>41周的新生儿患MAS的风险最大)。

2)监护。分娩期间应进行严密的观察和胎儿监护。通过详尽的胎心监护和胎儿头皮pH检测来监测胎儿有无窘迫征象(如羊水粪染、心率变异消失、胎儿心动过速或过缓)。如评估发现胎儿异常,应及时采取措施干预或尽早分娩。

3)羊膜腔灌注。在有中到重度黏稠MSAF者,羊膜腔灌注可以有效减少分娩时因脐带受压引起的胎心率减慢。除非在围生期监测条件有限时,否则这种干预不能降低MAS发生风险或减轻疾病严重程度。在围生期监测条件受限时,羊膜腔灌注可以明显地改善围生期预后。

(2)产房管理。第3章讨论了胎粪污染的新生儿出生时的产房管理。对羊水粪染的新生儿出生后合适的干预决定于该患儿是否"有活力",即有无自主呼吸,心率是否>100次/分,有无自主活动及四肢是否屈曲位。对于"有活力"新生儿,无论其胎粪黏稠度如何,仅需常规监护。对于"无活力"或有黏稠MSAF的气道阻塞表现的患儿则应尽快气管插管,并连接胎粪吸引管以100 mmHg的负压进行气管内吸引以清除气道内胎粪。在气管内吸引完成前应尽可能避免正压通气。

(3)胎粪吸入新生儿管理。胎粪吸入声带以下气道的患儿有发生肺动脉高压,气漏综合征和肺炎的风险,必须严密观察有无呼吸窘迫的表现。

1）一般管理。吸入胎粪且需要复苏的新生儿通常伴有代谢异常，如低氧血症、酸中毒、低血糖和低钙血症。因为这些患儿可能存在围生期窒息，必须监测各器官有无损害。

A. 置于中性温度环境中。

B. 操作方案最简化以减少刺激。

C. 维持良好的血压和灌注。如有指征可使用生理盐水或红细胞扩容。必要时使用血管活性药物如多巴胺。

D. 纠正所有代谢异常。如低血糖、低钙血症或代谢性酸中毒。

E. 镇静。机械通气的患儿可能需要。

2）呼吸管理与治疗

A. 肺部吸入物清除。如气管内吸引并未完全将分泌物清理干净，则建议对有症状的患儿留置气管内插管以进行肺部吸入物清除。如可耐受，每30分钟进行1次胸部物理治疗有助于清除气道分泌物（**存在争议**）。胸部物理治疗不能用于不稳定的患儿如怀疑PPHN者。

B. 动脉血气分析。有条件的NICU，应监测动脉血气以评估通气状态及对氧的需求。如患儿需要吸入氧浓度＞0.4或出现呻吟，则应动脉置管以便多次采样监测。

C. 血氧监护。脉氧仪能够在评估患儿呼吸状态的严重程度和预防低氧血症方面提供重要的信息。对比右上肢与其他肢体的血氧饱和度可以判断是否存在右向左分流，以鉴别有无MAS相关肺动脉高压。

D. 胸部平片。分娩后如患儿存在呼吸窘迫应完善胸片，可以帮助判断患儿是否会呼吸窘迫。但是，胸片常常与临床表现不相符。

E. 抗生素使用。尽管胎粪是无菌的，但其可抑制羊水的抑菌效力。单纯的MAS不需要使用抗生素治疗。但由于很难通过胸片区分开胎粪吸入与肺炎，胸片有渗出改变的患儿应在采集相应的细菌培养标本后使用广谱抗生素（氨苄西林和庆大霉素的剂量详见第148章）。

F. 氧疗。主要的目标是阻止肺泡缺氧从而造成缺氧性肺血管收缩和进展为PPHN。出于这一目的，常规给予氧疗，以维持动脉氧分压至少在80～90 mmHg。部分医师认为应维持PaO_2在更高的水平，因为视网膜病很少见于足月儿。同样出于预防肺泡缺氧的目的，停止氧疗时也需谨慎。许多患儿病情多变，应该缓慢停止氧疗，有时应该以每次降低1%的速度撤离氧疗。在高度怀疑存在气漏的患儿也应预防肺泡缺氧，同时应尽量减少对患儿的操作与刺激。

G. 持续正压通气（CPAP）。当FiO_2超过40%～50%时能够改善氧合。如有肺气肿则应谨慎使用CPAP，因它可能加剧肺气肿。

H. 机械通气。合并严重疾病的患儿出现高碳酸血症和低氧血症,即将发生急性呼吸衰竭者应进行机械通气。

a. 具体通气策略。应制订个体化机械通气方案。容量目标通气可以减少肺部过度通气。使用相对较短的吸气时间来限制潜在的气体潴留。通常选择运行患儿可调节呼吸频率与机械辅助程度(辅助/控制或压力辅助通气)的通气模式。MAS患儿较其他急性呼吸窘迫综合征患儿需要更高的压力和更快的频率。

b. 肺部合并症。随着肺不张进展,肺部气体潴留和肺顺应性降低,在已经有发生气漏风险的患儿需要高的平均气道压。对于任何难以解释的临床表现的恶化,应考虑到**气胸或纵隔气肿**并进行相应的检查。通气方式的选择应以预防低氧血症为目的并以最小的气道压力提供充分的通气以减少发生严重气漏的风险。

c. 高频通气(HFV)。目前缺乏随机对照研究证据来支持对MAS患儿使用HFV。其他前瞻性研究提示HFV是一种有效的方式。高频喷射通气和高频震荡通气均可有效维持通气,并可减少常频通气方式无法维持通气时,高的气道压力引起气漏的风险。HFV也可以最大化提高吸入一氧化氮的作用(参考第8章)。

d. 氦氧混合通气。有研究显示,使用氦氧混合通气与改善氧合有关,但不能显著改善其他预后,包括氧合指数,生存率,呼吸支持程度,除了降低FiO_2。

I. 表面活性物质。随机对照研究表明在需要机械通气的重症MAS,且放射学表现肺实质病变时,早期使用表面活性物质可改善预后,使用剂量超过早产儿呼吸窘迫综合征患儿所用剂量。由于可能出现肺动脉高压,应严密观察以防止气管内使用表面活性物质后出现短暂的气道阻塞。表面活性物质的使用可以减少总的氧疗需求。目前的临床研究证实其能改善生存率,但未证实可改善其他预后。表面活性物质的应用也被证实能够减少MAS患儿全身促炎性细胞因子的释放。

J. 吸入一氧化氮。重症MAS常伴肺动脉高压,而吸入一氧化氮可以有效缓解(参考第120章)。在对早期系统综述的更新中,有数据表明,在无条件应用一氧化氮或HFV时,西地那非可以有效减低PVR并提高氧合与降低死亡率。

K. 体外膜肺氧合/体外生命支持(ECMO/ECLS)。吸入一氧化氮和表面活性物质的应用减少了需要进行ECMO/ECLS的患儿数量。相对于其他需要进行ECMO/ECLS的患儿,胎粪吸入患儿ECMO/ECLS的生存率较高(93%～100%)。参考第18章。

L. 类固醇。虽然部分动物实验和少数临床试验证实可能存在裨益,但并无充分的数据证实其应用的有效性。有些临床试验发现类固醇治疗MAS可能是有害的。在获得充分数据证实之前,类固醇不用于MAS的治疗。

3)持续肺动脉高压。胎粪吸入是最常见的呼吸系统疾病相关的PPHN的原因。大约40%的病例会发生PPHN(参考第120章)。

【预后】 并发症非常常见且死亡率较高。新的治疗方法如表面活性物质的应用、HFV、吸入一氧化氮和ECMO/ECLS使死亡率降低至5%以下。在存活的重症MAS患儿中，BPD/CLD可能是与长时间应用机械通气有关。MAS与神经发育不良预后有关，包括生长发育落后、脑瘫和孤独症，因此需要长期随访。

·参·考·文·献·

[1] Beligere N, Rao R. Neurodevelopmental outcome of infants with meconium aspiration syndrome: report of a study and literature review. *J Perinatol.* 2008; 28: s93 – s101.

[2] Dargaville PA, Copnell B, Mills JF, et al. Randomized controlled trial of lung lavage with dilute surfactant for meconium aspiration syndrome. *J Pediatr.* 2011; 158: 383 – 389.

[3] De Luca D, Minucci A, Tripodi D, et al. Role of distinct phospholipases A2 and their modulators in meconium aspiration syndrome in human neonates. *Intensive Care Med.* 2011; 37: 1158 – 1165.

[4] Gardener H, Spiegelman D, Buka SL. Perinatal and neonatal risk factors for autism: a comprehensive meta-analysis. *Pediatrics.* 2011; 128: 344 – 355.

[5] Hernderson-Smart DJ, De Paoli AG, Clark RH, Bhuta T. High frequency oscillatory ventilation versus conventional ventilation for infants with severe pulmonary dysfunction born at or near term. *Cochrane Database Syst Rev.* 2009; CD002974.

[6] Hofmeyr GJ, Xu H. Amnioinfusion for meconium-stained liquor in labour. *Cochrane Database Syst Rev.* 2010; CD000014.

[7] Raghavendran K, Willson D, Notter RH. Surfactant therapy for acute lung injury and acute respiratory distress syndrome. *Crit Care Clin.* 2011; 27: 525 – 559.

[8] Shah PS, Ohlsson A. Sildenafil for pulmonary hypertension in neonates. *Cochrane Database Syst Rev.* 2011; CD005494.

[9] Szczapa T, Gadzinowski J. Use of heliox in the management of neonates with meconium aspiration syndrome. *Neonatology.* 2011; 100: 265 – 270.

109　脑 膜 炎

Meningitis

【定义】 新生儿脑膜炎是在出生后第一个月内脑膜和中枢神经系统（CNS）的感染。这是发生脑膜炎最常见的时期。

【发病率】 发达国家的发病率为0.16～0.45/1 000名活产儿。发展中国家的发病率可能更高。

【病理生理学】 大多数情况下感染由血源性播散导致。存在CNS或脊髓畸形时（例如脊髓脊膜膨出），可能发生皮肤或环境中的菌群直接播散。新生脑膜炎通常伴有脑室炎，使得感染治疗更加困难。同时有发生血管炎的倾向，造成出血、血栓形成和梗死。硬膜下积液和脑脓肿也可能使病程更加复杂化。

大多数导致新生儿败血症的病原也会引起新生儿脑膜炎，而其中有部分病原存在明确的导致CNS感染的倾向性。B族链球菌（GBS）（特别是Ⅲ型）和革兰阴性杆菌（特别是具有K1抗原的大肠埃希菌）是最常见的病原。在大肠埃希菌导致的晚发型脑膜炎患者中,需要考虑半乳糖血症。其他的病原包括单核细胞增多性李斯特菌(血清型为 IV_b),其他链球菌(肠球菌、肺炎链球菌),其他革兰阴性杆菌(克雷伯菌、肠杆菌和沙雷氏菌),罕见情况下也有脑膜炎奈瑟菌导致的脑膜炎。在超低出生体重儿中,凝固酶阴性葡萄球菌也可能导致细菌性脑膜炎。

在存在开放性伤口或植入性装置(例如脑室-腹腔分流)的 CNS 畸形患儿中,葡萄球菌(金黄色葡萄球菌和表皮葡萄球菌)感染更为常见,其他皮肤定植菌也可能致病,包括链球菌和类白喉菌。新生儿脑膜炎的病例报道描述了许多不常见的病原,包括解脲支原体、真菌和厌氧菌。

【危险因素】 存在败血症的早产儿 CNS 感染率高于足月儿(可高达3倍)。部分细菌的一些生物学特性使其毒力更强,尤其在新生儿中(例如Ⅲ型 GBS 的荚膜多糖,大肠埃希菌 K1 和血清型 IV_b 型单核细胞增生性李斯特菌都含有高浓度的唾液酸)。需要脑室腹腔分流术的 CNS 畸形患儿感染风险也会增加。

【临床表现】 临床表现通常是非特异的,且很难与败血症临床表现相鉴别。任何进行败血症或感染评估的患儿均必须排除脑膜炎。脑膜炎的体征和症状包括体温不稳定(最常见)、嗜睡、烦躁、肌张力低下、惊厥、喂养不耐受、呕吐、呼吸窘迫、呼吸暂停或发绀。惊厥常常为局灶性,可出现在高达50%的病例中。脑膜炎的晚期表现包括前囟隆起和昏迷。抗利尿激素异常分泌综合征可能会伴随脑膜炎出现。

【诊断】

(1)实验室检查。新生儿细菌性脑膜炎的临床表现非特异,因此疑似细菌性脑膜炎的新生儿应当进行全面的败血症评估,包括全血细胞计数、血培养、尿培养(如果超过3~5天)和腰椎穿刺来进行脑脊液的革兰染色、培养、蛋白质、葡萄糖和细胞计数。脑脊液检查对于脑膜炎的诊断至关重要,也是确诊的唯一方法。所有脑脊液细菌培养阳性的婴儿中15%~50%血培养为阴性。第35章讨论了腰椎穿刺术和脑脊液正常值。

1)培养。脑脊液培养是诊断细菌性脑膜炎的金标准。在脑脊液常规检查正常或轻微异常的情况下,脑脊液仍可能呈阳性。

2)脑脊液细胞增多差异很大。革兰阴性杆菌感染的细胞数通常较 GBS 病的更高。白细胞(WBC)的正常值范围为0~35,其中有些可能是多形核细胞。腰椎穿刺损伤(>500个红细胞/mm^3)的发生率高达40%,根据红细胞数来调整计算脑脊液白细胞数的方法不能提高诊断效率。CNS 出血可能会出现反应性的细胞数增高。

3)革兰染色法。有助于快速确诊并对致病菌进行初步分类。

4)脑脊液葡萄糖降低。脑脊液葡萄糖水平须与血清葡萄糖水平进行比较。正常脑脊液值为血清值的一半至2/3。典型新生儿脑膜炎患儿的脑脊液葡萄糖水平<20~30 mg/dL。

5)脑脊液蛋白水平:往往会升高(>100~150 mg/dL)。正常婴儿尤其是早产儿的蛋白水平较高，腰椎穿刺损伤也可影响脑脊液蛋白水平。

（2）影像学检查。推荐进行影像学检查以明确脑膜炎并发症，特别是在临床病程复杂的患儿中。某些特定微生物感染，例如柠檬酸杆菌和阪崎肠杆菌，更易发生脑脓肿。最有用且无创的影像学方法为超声检查，可以提供脑室大小、炎症（回声增强线）和是否出血等信息。CT或MRI可用于检测脑脓肿，在治疗后期检查是否存在脑软化，后者可能需要延长疗程。

【治疗】　包括通气/氧合、心血管支持、静脉输注葡萄糖和抗惊厥治疗等在内的综合支持治疗是新生儿细菌性脑膜炎治疗的重要组成部分。所有感染性疾病的隔离措施，包括母亲和新生儿的隔离、母乳喂养以及访视，可参见附录F。

（1）药物治疗。药物剂量和其他药理信息，请参阅第148章（注意：治疗脑膜炎时，氨苄青霉素、萘夫西林和青霉素G的用量需要加倍）。

1）经验性治疗。最佳的抗生素选择取决于病原培养和药敏结果。氨苄西林和庆大霉素通常作为疑似早发败血症的经验性治疗用药。如果怀疑脑膜炎，则应加用头孢噻肟。对于住院的晚发感染患儿，经验性治疗方案主要包括万古霉素（覆盖革兰阳性菌，特别是凝固酶阴性的葡萄球菌）和庆大霉素，当脑脊液检查证实脑膜炎时，则应当增用头孢噻肟（扩大革兰阴性杆菌覆盖范围）。对于社区获得性感染的＜60天的婴儿，经验治疗应当联合使用氨苄西林和头孢噻肟。

2）革兰阳性菌脑膜炎（GBS和李斯特菌）。青霉素或氨苄西林是首选药物，疗程一般为14天。

3）葡萄球菌感染。医院和社区中甲氧西林耐药葡萄球菌的流行在增加，因此万古霉素应当替代青霉素或氨苄青霉素作为初始覆盖的药物。

4）革兰阴性菌脑膜炎。大多数临床医师会使用氨苄西林联合头孢噻肟及氨基糖苷类药物作为初始治疗。进一步的治疗由药敏试验的结果决定。"双重"革兰阴性菌覆盖需要维持至脑脊液培养阴性的10天之后。随后，可以单独继续使用头孢噻肟以完成21天的治疗。多重耐药肠杆菌（特别是肺炎克雷伯菌）是目前日趋严重的问题。这种情况下需选择使用美罗培南（参考第148章）。研究显示，鞘内或脑室内注射庆大霉素并没有益处。

5）建议在抗菌治疗48小时之后重复腰椎穿刺来确定脑脊液培养是否转阴。持续感染可以提示局灶性病变，如阻塞性脑室炎，硬膜下积脓或者多发小血管血栓。恰当的抗生素治疗后复查脑脊液培养仍阳性的患儿，其发生并发症和不良结局的风险增加。一般革兰阴性菌脑膜炎患儿的脑脊液转阴需要3天，革兰阳性菌脑膜炎则通常在36～48小时内转阴性。建议进行脑脊液随访直至培养阴性。部分合并脑室炎的病例可能需要进行脑室外引流。治疗应当持续到培养阴性后14天或者总疗程21天，以更长的时间为准。

6）辅助治疗。与儿童脑膜炎不同，地塞米松似乎不能改善新生脑膜炎的结局。其他以增强新生儿免疫功能的方法也没有显示出益处，例如造血生长因子或静脉注射免疫球蛋白。

（2）支持治疗以及并发症监测。每日测量头围，进行神经系统检查。影像学检查（特别是MRI）有助于判断预后和指导疗程。应对所有脑膜炎患儿进行听力和视力的评估。所有这些患儿都应进行长期神经发育随访。

【预后】 死亡率在过去15年中下降到3%～13%，而在此之前的几十年内则为25%～30%。存活患儿神经发育后遗症的发病率（20%～50%）较高，这一数据并没有随时间发生改变。死亡或严重后遗症的预测因素包括早产、中性粒细胞减少、住院后72小时以上仍持续发作的惊厥、局灶性神经功能受损、需要血管活性药物治疗、脑脊液培养持续不能转阴及神经影像学检查提示脑实质病变（脓肿、血栓、梗死和脑炎）。

·参·考·文·献·

[1] Ansong AK, Smith PB, Benjamin DK, et al. Group B streptococcal meningitis: cerebrospinal fluid parameters in the era of intrapartum antibiotic prophylaxis. *Early Hum Dev.* 2009; 85: S5 – S7.
[2] Doctor BA, Newman N, Minich NM, Taylor HG, Fanaroff AA, Hack M. Clinical outcomes of neonatal meningitis in very-low birth-weight infants. *Clin Pediatr.* 2001; 40: 473 – 480.
[3] Gaschignard J, Levy C, Romain O, et al. Neonatal bacterial meningitis: 444 cases in 7 years. *Pediatr Infect Dis J.* 2011; 30(3): 212 – 217.
[4] Greenberg RG, Benjamin DK Jr, Cohen-Wolkowiez M, et al. Repeat lumbar punctures in infants with meningitis in the neonatal intensive care unit. *J Perinatol.* 2011; 31(6): 425 – 429.
[5] Greenberg RG, Smith PB, Cotten CM, Moody MA, Clark RH, Benjamin DK Jr. Traumatic lumbar punctures in neonates: test performance of the cerebrospinal fluid white blood cell count. *Pediatr Infect Dis J.* 2008; 27: 1047 – 1051.
[6] Heath PT, Nik Yusoff NK, Baker CJ. Neonatal meningitis. *Arch Dis Child Fetal Neonatal Ed.* 2003; 88: F173 – F178.
[7] Malbon K, Mohan R, Nicholl R. Should a neonate with possible late onset infection always have a lumbar puncture? *Arch Dis Child.* 2006; 91: 75 – 76.
[8] Philip AG. Neonatal meningitis in the new millennium. *NeoReviews.* 2003; 4: e73 – e80.
[9] Smith PB, Cotten CM, Garges HP, et al. Comparison of neonatal gram-negative rod and grampositive cocci meningitis. *J Perinatol.* 2006; 26: 111 – 114.

110 耐甲氧西林金黄色葡萄球菌感染

Methicillin-Resistant *Staphylococcus aureus* infections

【定义】 耐甲氧西林金黄色葡萄球菌（MRSA）感染引起各种局部和侵入性的化脓性感染以及毒素介导的综合征，如中毒休克综合征和烫伤皮肤综合征。MRSA

感染过去仅限于医疗保健机构(HC-MRSA),均在医院内发生。然而,在过去十年中,社区获得性MRSA(CA-MRSA)显著增加。HC-MRSA和CA-MRSA之间的界线变得越来越模糊,因为CA-MRSA致病力越来越强,导致的感染例数远远超过医院获得性感染。

【发病率】 对甲氧西林敏感的金黄色葡萄球菌通常在一周龄时定植于鼻、脐和腹股沟区域,定植率为20%~90%。母体肛门、生殖道MRSA的定植率为0.5%~10.4%,导致新生儿早发感染的风险很小。有数个研究报道了从正常新生儿室和NICU出院的健康新生儿中发生的侵袭性CA-MRSA感染暴发。NICU中大部分MRSA感染为晚发感染。根据1995—2004年美国国家医院感染监测系统报道的新生儿数据,MRSA占所有医院获得性金黄色葡萄球菌感染的23%。研究期间每100 000患者日MRSA感染的发生率增加了308%,从1995年的0.7增加到2004年的3.1。NICU中MRSA的定植率存在差异,一项研究显示定植率为10.4%,获得MRSA的平均时间为17天。

【病理生理学】 新生儿暴露于社区或医院的MRSA后将产生定植,而MRSA引起侵袭性感染的致病性更强。MRSA具有特异性致病因子,使其比甲氧西林敏感的金黄色葡萄球菌更具侵袭性,包括葡萄球菌染色体盒(SCC)*mecA*、杀白细胞素(PVL)和葡萄球菌肠毒素。SCC *mecA*具有编码抗生素耐药性的基因。PVL基因导致细胞毒素的产生,该毒素在细胞膜中形成孔洞,引起组织坏死和细胞裂解。

【危险因素】 包括过度拥挤、不遵守卫生规范、侵入性操作(如中心静脉导管、气管插管、鼻胃管)、低出生体重、袋鼠式护理、高MRSA定植率和住院时间延长。

【临床表现】 侵袭性MRSA感染通常由定植(皮肤、脐和鼻咽)发展而来。定植的细菌来源可能是医务人员、其他患者、设备或家庭成员。

(1)血流感染。通常与导管有关。临床症状非特异,包括呼吸暂停或低氧血症、发热、C反应蛋白升高和白细胞增多。需要反复仔细查体,以发现可能存在的局部感染的线索(如静脉炎、脓疱病等)。

(2)化脓性关节炎和骨髓炎。在新生儿中,金黄色葡萄球菌是化脓性关节炎和骨髓炎的主要病原。症状没有特异性,如吃奶差或激惹,体征包括软组织肿胀和红斑。

(3)心内膜炎。先天性心脏病病史和经皮中心静脉置管的新生儿具有发生患心内膜炎的高危风险。

(4)皮肤和软组织感染。葡萄球菌病是引起新生儿脓疱病和蜂窝织炎的最常见病原体。MRSA具有的致病因子可以进一步损害已受损的新生儿皮肤。

(5)结膜炎。参考第35章。

（6）肺炎。肺炎可以是原发性或与机械通气相关。病程常合并肺泡坏死、大疱形成和胸膜积脓。

（7）手术部位感染。

【诊断】 血培养是诊断血流感染的金标准。诊断关节炎和骨髓炎较为困难，除血培养外，还应进行关节腔液培养、骨髓培养（如果进行外科清创）、X线检查并可能需要MRI检查。对于血培养阳性大于1次的婴儿，强烈建议进行超声心动图检查（诊断心内膜炎）。对于皮肤和软组织感染，建议切开和引流，对引流液进行革兰染色和培养。PCR最近被用于NICU中MRSA的主动监测，然而研究表明PCR具有低重复性、低阳性预测值和高假阳性率。因此，PCR不应用于筛查NICU中的MRSA。

【治疗】

（1）清除定植。成人ICU研究表明，联合使用鼻内莫匹罗星5天和每天氯己定浴3天的可清除MRSA定植，可使MRSA感染减少。新生儿没有研究显示出相似的疗效，但莫匹罗星已被有效地用于控制NICU中MRSA感染暴发。

（2）抗生素治疗。美国感染病学会发布了成人和儿童侵入性MRSA感染管理指南，包括≤30天的婴儿。万古霉素是MRSA的一线治疗药物，MRSA感染较为常见的NICU使用万古霉素作为晚发性败血症在培养结果回报之前的经验治疗。在万古霉素中介的金黄色葡萄球菌（VISA）感染或万古霉素过敏的情况下，利奈唑胺和克林霉素可能有效。疗程取决于特定感染。皮肤软组织感染和败血症通常需要7～10天的疗程。心内膜炎和骨髓炎则需要6～8周的治疗。万古霉素治疗下持续血培养阳性的重症感染，利福平和庆大霉素均可用于协同治疗。莫匹罗星可能适用于状态良好的足月新生儿中的局部轻症新生儿脓疱病病例。

【预防】

（1）手卫生。CDC建议，在接触患者前、接触患者后、取下手套后以及接触患者环境和设备后，使用含有酒精的洗手液。含酒精洗手液可提高手卫生依从性，保持医护人员的皮肤完整性。

（2）控制暴发。疫情暴发期间需要同时采用多种措施。2006年，Gerber等人发布了芝加哥公共卫生部关于NICU MRSA暴发管理的共识。其建议包括用于手卫生的含酒精洗手液，MRSA定植婴儿的隔离和集中管理，以及定期新生儿细菌培养监测（表110-1）。他们还强调使用分子分型作为控制的组成部分来确定特定分型的持续传播。由于使用莫匹罗星去除定植这一策略的有效性尚不确定，因此未对此措施作出推荐，是否使用由临床团队权衡决定。使用与黏附蛋白聚集因子A结合的单克隆抗体tefibazumab对新生儿进行被动免疫的方法尚未证实其有效性。

表110-1 NICU耐甲氧西林金黄色球菌暴发防控指南

建议类型、等级、分类[a]		共识建议
手卫生	I A	应提供无水、含酒精的手部卫生用品，并且易于取用；如果双手有肉眼可见的污物，应使用肥皂和水洗手
	I A	监测手卫生是防止NICU中MRSA传播的关键措施。定期直接观察手卫生执行情况或持续强调正确的手卫生（例如使用监督员、提供反馈），有助于提高依从性
隔离和集中管理	I A	MRSA阳性婴儿应该集中管理（安排在指定的房间或区域内），并接受接触预防措施
	I A	在护理或探视已知或怀疑MRSA阳性的婴儿时，应穿戴手套和隔离衣
	I A	在可能产生飞沫的操作时，如吸痰，佩戴口罩。患者区域的环境应始终保持干净整洁
	NR/UI	MRSA阳性患儿使用后的用品处置需由医院的感染控制专家决定
	I A	在可能的情况下，由专门的护士负责MRSA阳性患儿的护理。其他医护人员也应该根据资源情况最大限度进行集中化管理
	II	如果没有专职护士，应尽可能先护理非定植患儿，后护理定植患儿
	II	进入MRSA阳性患儿房间或特定区域的人数（包括医护人员和来访者）应该限制到最少
	II	患儿的集中管理应持续至最后一个感染或定植的患儿出院
监测培养	I B	应定期对NICU中的患儿进行MRSA定植筛查。发现多名定植时，应增加筛查频率（如每周一次）。在有证据表明传播停止后，可以降低到较低的频率（如每月一次），直到调查结束
	I A	多个身体部位的拭子标本（包括鼻、咽部、直肠和脐）均可被用于检测MRSA定植，但仅用鼻腔或鼻咽部标本的培养对监测新生儿MRSA定植已经足够敏感
医护人员筛查	I B	MRSA出现集中定植或感染时，应对NICU工作人员进行筛查，仅用于印证或反驳传播与工作人员相关的流行病学数据分析
清除定植	I B	如果受影响的机构认为必要，莫匹罗星可用于新生儿和/或医护人员的定植清除（超说明书使用）
环境培养	I A	MRSA出现集中定植或感染时，应进行环境培养，以印证或反驳环境来源与传播相关的流行病学数据
分子生物学检测	I A	对暴发进行调查时，应使用脉冲场凝胶电泳或类似的分子流行病学工具进行分子检测，以评估NICU患者、医护人员和环境中发现的菌株的相关性
	I B	如果医院内无法进行基因分型，则应将分离株送至合适的实验室进行分子检测

（续表）

建议类型、等级、分类[a]		共识建议
沟通	II	不同NICU之间应进行开放的沟通以防机构间传播，尤其在患儿从一个NICU转运至另一个NICU时
	II	在接收转运患者时，接收医院应该确认患儿先前是否已经过MRSA筛查，如果是，确认培养的日期、标本来源和结果
	II	在接收转运患儿时，接收医院应确认转出NICU中目前是否有已知的MRSA阳性婴儿
	I B	接收医院应考虑隔离和筛查所有从其他NICU转诊的患儿，无论转出医院的MRSA状态如何
	II	发现MRSA阳性的NICU应向患儿或访客提供描述预防MRSA传播措施的标准化宣传资料
管理	I A	拥挤增加NICU中MRSA传播风险；机构应遵守相关执照许可要求
	I A	机构医护人员应定期接受感染控制和手卫生培训，同时对其依从性进行定期监测
	II	医护人员工作班次的日志应经常更新，以确保在需要进行流行病学调查时可以分析工作人员与传播的关联性
	I C	医院必须遵守所有关于NICU中MRSA上报的地方和州法规
医院和公共卫生的合作	II	医院应与州和地方公共卫生部门合作，对NICU的MRSA情况进行监测，促进机构间沟通、协调预防，并为检测NICU间共同的MRSA菌株提供实验室支持

[a]等级分类的定义如下：I A：强烈建议实施，有强有力的经过严格设计的实验室、临床或流行病学研究支持。I B：强烈推荐实施，得到一些实验室、临床或流行病学研究支持，同时有强有力的理论基础。I C：州或联邦的法规、规范或标准要求。II：建议实施，有提示性的临床或流行病学研究或理论基础支持。NR/UI：不建议或未解决问题，证据不足或对有效性无共识。定义来源于Boyce等人的研究。

（经Gerber SI, Jones RC, Scott MV, et al. Management of outbreaks of methicillin-resistant Staphylococcus aureus infection in the neonatal intensive care unit: a consensus statement. Infect Control Hosp Epidemiol. 2006;27: 139-145.）。

·参·考·文·献·

[1] American Academy of Pediatrics. Staphylococcal infections. In: Pickering LK, Baker CJ, Kimberlin DW, Long SS, eds. *Red Book: 2012 Report of the Committee on Infectious Diseases.* 29th ed. Elk Grove Village, IL: American Academy of Pediatrics; 2012: 656-657.

[2] Andrews WW, Schelonka R, Waites K, Stamm A, Cliver SP, Moser S. Genital tract methicillinresistant *Staphylococcus aureus*: risk of vertical transmission in pregnant women. *Obstet Gynecol.* 2008; 111: 113-118.

[3] Beigi RH. Clinical implications of methicillin-resistant *Staphylococcus aureus* in pregnancy. *Curr Opin Obstet Gynecol.* 2011; 23: 82-86.

[4] Carey AJ, Duchon J, Della-Latta P, Saiman L. The epidemiology of methicillin-susceptible and methicillin-resistant *Staphylococcus aureus* in a neonatal intensive care unit, 2000-2007. *J Perinatol.* 2010; 30: 135-139.

[5] Carey AJ, Long SS. *Staphylococcus aureus*: a continuously evolving and formidable pathogen in the neonatal intensive care unit. *Clin Perinatol.* 2010; 37: 535–546.

[6] Centers for Disease Control and Prevention (CDC). Community-associated methicillinresistant *Staphylococcus aureus* infection among healthy newborns — Chicago and Los Angeles County, 2004. *MMWR Morb Mortal Wkly Rep.* 2006; 55: 329–332.

[7] Fortunov RM, Hulten KG, Allen CH, et al. Nasal *Staphylococcus aureus* colonization among mothers of term and late preterm previously healthy neonates with community-acquired *Staphylococcus aureus* infections. *Pediatr Infect Dis J.* 2011; 30: 74–76.

[8] Gerber SI, Jones RC, Scott MV, et al. Management of outbreaks of methicillin-resistant *Staphylococcus aureus* infection in the neonatal intensive care unit: a consensus statement. *Infect Control Hosp Epidemiol.* 2006; 27: 139–145.

[9] Lessa FC, Edwards JR, Fridkin SK, Tenover FC, Horan TC, Gorwitz RJ. Trends in incidence of late-onset methicillin-resistant *Staphylococcus aureus* infection in neonatal intensive care units: data from the National Nosocomial Infections Surveillance System, 1995–2004. *Pediatr Infect Dis J.* 2009; 28: 577–581.

[10] Liu C, Bayer A, Cosgrove SE, et al. Clinical practice guidelines by the Infectious Diseases Society of America for the treatment of methicillin-resistant *Staphylococcus aureus* infections in adults and children. *Clin Infect Dis.* 2011; 52: e18–e55.

[11] Maraqa NF, Aigbivbalu L, Masnita-Iusan C, et al. Prevalence of and risk factors for methicillinresistant *Staphylococcus aureus* colonization and infection among infants at a level III neonatal intensive care unit. *Am J Infect Control.* 2011; 39: 35–41.

[12] Sarda V, Molloy A, Kadkol S, Janda WM, Hershow R, McGuinn M. Active surveillance for methicillin-resistant *Staphylococcus aureus* in the neonatal intensive care unit. *Infect Control Hosp Epidemiol.* 2009; 30: 854–860.

[13] Vergnano S, Menson E, Smith Z, et al. Characteristics of invasive *Staphylococcus aureus* in United Kingdom Neonatal Units. *Pediatr Infect Dis J.* 2011; 30: 850–854.

111 多胎妊娠
Multiple Gestation

【定义】 孕妇有一个以上的胎儿称为多胎妊娠。

【发生率】 2008年,双胎妊娠总的发生率为32.6/1 000活产儿。3胎发生率为147.6/100 000活产儿。多胎妊娠的发生率可能被低估。在孕早期,经过超声确诊怀有双胎的孕妇,分娩时娩出双胎的概率不到一半,这种现象称为自然消失的双胎(vanishing twin)。如为双胎,在孕6周末即可用超声识别两个羊膜囊。另外,孕早期对母亲常规筛查甲胎蛋白也可发现多胎妊娠。1980—2004年间,双胎发生率增加了70%[(18.9～32.2)/100活产儿];2004—2007年间相对稳定;2007—2008年间增加1%。三胎发生率增加更多,1980—1990年间增加了400%,1998年达到最高值。1998年后,三胎的妊娠率逐渐降低,但其他多胎妊娠的发生率增加。在美国,大约1/3的双胎为单卵,占妊娠的(3～5)/1 000,双卵双胎发生率差异较大,占妊娠的(4～50)/1 000。

【病理生理学】 双胎妊娠的病理生理中,双胎胎盘分型及合子型确定非常重要。

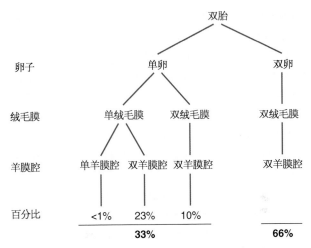

图111-1　根据胎盘类型分类不同的双胎妊娠所占百分比

（1）分类。出生时检查胎盘可确定2/3～3/4的单卵双胎。

1）根据胎盘：形状（单一、融合或分离）、绒膜数（单绒膜或双绒膜）及羊膜数（单羊膜或双羊膜）来进行双胎胎盘的分类（图111-1）。

2）不同性别的（肯定为双卵）双胎：常具有一个双绒毛膜胎盘。

3）单绒膜双胎通常是同性别：所有单绒膜双胎都是单卵双胎。在单卵双胎妊娠中，70%为单绒膜胎盘，存在胎儿血管交通。不到1%的双胎妊娠是单羊膜腔。

（2）胎盘并发症。双胎妊娠胎盘及其附属物异常的发生率增加：如单脐动脉、脐带帆状或边缘植入（双胎比单胎发生率高6～9倍）。这种脐带因扭转更易损伤。且植入附近的血管常无脐带胶质保护，因此受压或扭转时特别容易形成血栓。脐带帆状植入由于分娩期间脐带受压导致胎儿窒迫，或前置血管导致胎儿出血。

（3）确定合子型。最有效的方法如下：

1）性别检查。如双胎为男女各一个，则为双卵，此时双绒毛膜胎盘可能分离或融合。

2）胎盘检查。双胎的胎盘为单绒膜（单羊膜或双羊膜）则为单卵。须仔细检查，以免将并列融合的胎盘与单一绒毛膜腔混淆。如果肉眼检查尚不能确定胎膜数，则应进行胎膜的横切面检查。同性别的双绒毛膜胎儿的卵生性难以立即确定，还需进行遗传学检查［如血型、人类白细胞抗原（HIA）表型、DNA和染色体］。

【危险因素】　辅助生殖技术的应用是多胎妊娠的主要高危因素。双卵双胎的发生率随以下因素而上升：家族双胎史、母亲年龄（35～39岁为双胎妊娠的高峰年龄）前次妊娠双胎史、产次增多、母亲身高、多产、社会地位、性交频率以及接受外源性促性腺激素、克罗米芬和体外受精。双胎的发生率随营养不良而下降。种族背景（非洲裔美国人＞高加索人＞亚洲人）也是多胎妊娠的一个危险因素。

【临床表现】　双胎妊娠早产、IUGR、先天畸形以及胎胎输血的发生率增加。

（1）早产和胎盘功能不全。早产和子宫胎盘功能不全是多胎妊娠的围生期主要并发症。2008年，1%单胎、10%的双胎和36%的三胎出生体重小于1 500 g。

（2）宫内生长受限（IUGR）。低出生体重发生率为50%～60%，较单胎者高5～7倍。一般来说，胎数越多，相比同胎龄胎儿的体重越低（图111-2）。孕30～34周时双胎的生长速度趋于正常，此时胎儿总体重达4 kg。此后生长较缓慢。2/3的双胎出生时表现出生长受限的一些特征。

（3）子宫胎盘功能不全。多胎妊娠中急性或慢性子宫胎盘功能不全的发生率较高。据报道，5%～10%的双胎5分钟Apgar评分为0～3分。评分低的原因可能与分娩时急性宫内窘迫、脐带脱垂（1%～5%）或慢性子宫胎盘功能不全合并产伤有关。

（4）先天性畸形。单卵双胎出生缺陷的发生率是单胎或双卵双胎的2～3倍，胎儿出生时即发现有明显缺陷的占2%～3%。推测单卵双胎胎儿结构畸形发生率升

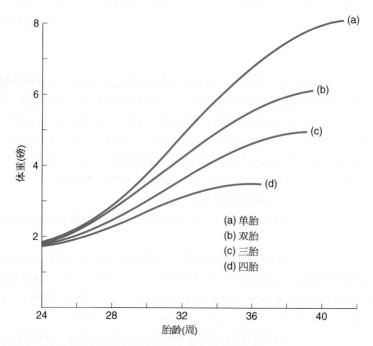

图111-2　胎龄相关的单胎到多胎妊娠婴儿平均体重的生长曲线（McKeown T, Record RG. Observations of foetal growth in multiple pregnancy in man. J Endocrinol. 1952; 8: 386. Reproduced, with permission, from the Society for Endocrinology.）

高的机制有3个：① 宫内空间狭小，胎儿生长受限所致胎儿变形；② 胎盘动静脉血管吻合使正常血流破坏；③ 先天性形态发生缺陷。这些缺陷在单卵双胎往往不一致，但在相同的遗传条件下（如染色体异常或单基因突变）应当具有一致性。体外受精双胎妊娠与自然受孕比较，主要先天性畸形的发生率增加2倍。

1）多胎妊娠特有的畸形。某些畸形如联体双胎和无心畸形是多胎妊娠特有的。

2）外形异常。双胎更易发生宫内拥挤或运动受限，导致骨性连接、斜颈、面瘫、姿势性足畸形及其他缺陷。

3）血管破裂。单卵双胎中与血管交通相关的血管破裂可导致出生缺陷。无心畸形发生于动脉—动脉间胎盘分流，分流的血液可导致尚未定型的受血胎儿的异常发育。双胎之一宫内死亡可发生血管栓塞，导致DIC、表皮发育不全、脑穿通畸形或脑积水、肢体缺如、肠闭锁或腹裂。

（5）胎胎输血综合征

1）血管吻合。几乎所有单绒毛膜胎盘均存在血管吻合，而双绒毛膜胎盘却极少见。相互吻合的血管可能位置很表浅，检查时容易发现，如动脉间（常见）或静脉间（不常见）的直接交通；也可能通过绒毛在动静脉间存在深部连接，或者两者兼有。

2）发生率。尽管单绒毛膜胎盘血管吻合较常见，但双胎输血综合征相对不常见（单绒毛膜妊娠中约占15%）。

3）临床表现。临床上，双胎间血红蛋白相差＞5 g/dL，并且由动静脉吻合所致者，即可诊断为双胎输血综合征。

A. 供血胎儿。常较苍白、出生体重低、羊水过少、贫血、低血糖、器官体积小、低血容量和结节性羊膜。供血胎儿常需要扩容、红细胞输注，或两者均需要。

B. 受血胎儿。常为多血质、出生体重较大、羊水过多、红细胞增多症或高黏滞血症、器官体积增大、血容量增多及高胆红素血症。受血胎儿常需部分换血。

C. 即使产前就开始治疗，胎胎输血综合征的婴儿产前发生脑损伤及存活后发生神经发育不良预后的风险增加。产前应用胎儿镜选择性激光凝固治疗可降低死亡或远期预后不良的发生。

D. 与单胎相比：多胎妊娠中VLBW的死亡率和IVH发生率增加。

【诊断】 妊娠5周时即可通过产前超声（观察妊娠囊）或AFP（双胎妊娠者为单胎的2倍）升高诊断多胎妊娠。

【管理】

（1）分娩地点。一旦确诊为存在并发症的双胎妊娠，孕妇应在高危围产儿中心分娩，并有两个有经验的儿科分娩小组协助分娩。

（2）体格检查。应检查婴儿有无宫内生长受限、先天畸形及双胎输血综合征的表现。两个胎儿均应检查静脉血红细胞比容，以了解有无贫血或红细胞增多症。双胎之一有先天畸形时，另一个发生妊娠并发症的风险相应增加。尤其是双胎之一死亡使得存活胎儿发生 DIC 的风险大大增加。

（3）新生儿期并发症。双胎中后出生的新生儿较第一产的新生儿发生 RDS、BPD 和死亡的风险增加。

（4）多胎同床（争议）。临床医师对多胎同床的兴趣随着多胎出生数的增加而增加。尽管已经成为很常见的一种管理方式，但安全性和益处尚待明确。

（5）经济评价。据估计，用于辅助生殖相关早产的健康支出在美国每年约为 10 亿美元。

（6）新生儿期后的风险

1）追赶生长。单卵双胎的出生体重相差达 20%，但出生体重较轻的婴儿具有显著的追赶生长能力来补偿宫内的生长不足。

2）社会问题。双胎父母亲应激水平增加，与单胎父母相比，对自己孩子的反应可能不同。向双胎的父母亲提供咨询是极有用的。

【预后】 尽管在过去的 10 年单胎妊娠的胎儿死亡率持续下降，但多胎妊娠的胎儿死亡率却变化不大。

（1）双胎。双胎妊娠的胎儿围生期死亡率高，第一个娩出的为单胎妊娠的 9 倍，第二娩出的胎儿为单胎的 11 倍。

1）单羊膜双胎。死亡率最高，大多是由于脐带打结。

2）单卵双胎。围生期死亡率和发病率是双卵双胎的 2～3 倍。双羊膜腔单绒毛膜双胎的死亡率为 25%，而双羊膜腔双绒毛膜双胎的死亡率为 8.9%。

3）胎儿死亡。如死胎的致死原因是其中一个胎儿自身因素，且对存活儿无威胁时，则存活儿的并发症较少。当宫内环境危急时，单绒毛膜或双绒毛膜双胎均会受到影响。对单绒毛膜胎盘而言，存活的双胎严重并发症或死亡的发生率可达 50%。

（2）三胞胎。三胞胎在新生儿期死亡率为 18.8%，围生期死亡率为 25.5%。3 胎或更多胎妊娠分娩的超低出生体重儿死亡和神经发育不良的风险较单胎显著增加（RR 1.7，95%CI 1.3～2.2）。

·参·考·文·献·

[1] Bromer JG, Ata B, Seli M, Lockwood CJ, Seli E. Preterm deliveries that result from multiple pregnancies associated with assisted reproductive technologies in the USA: a cost analysis. *Curr Opin Obstet Gynecol.* 2011; 23: 168–173.

[2] Hayes EJ, Paul D, Ness A, Mackley A, Berghella V. Very-low-birthweight neonates: do outcomes differ in multiple compared with singleton gestations? *Am J Perinatol.* 2007; 24: 373–376.

[3] Lopriore E, Middeldorp JM, Sueters M, Oepkes D, Vandenbussche FP, Walther FJ. Long-term neurodevelopmental outcome in twin-to-twin transfusion syndrome treated with fetoscopic laser surgery. *Am J Obstet Gynecol.* 2007; 196: 231.e1–231.e4.

[4] Lopriore E, van Wezel-Meijler G, Middeldorp JM, Sueters M, Vandenbussche FP, Walther FJ.

Incidence, origin, and character of cerebral injury in twin-to-twin transfusion syndrome treated with fetoscopic laser surgery. *Am J Obstet Gynecol.* 2006; 194: 1215 – 1220.

[5] Martin JA, Hamilton BE, Sutton PD, Ventura SJ, Mathews TJ, Osterman MJ. Births: final data for 2008. *Natl Vital Stat Rep.* 2010; 59: 1 – 72.

[6] Salomon LJ, Ortqvist L, Aegerter P, et al. Long-term developmental follow-up of infants who participated in a randomized clinical trial of amniocentesis vs laser photocoagulation for the treatment of twin-twin transfusion syndrome. *Am J Obstet Gynecol.* 2010; 203: e1 – e7.

[7] Shinwell ES, Blickstein I, Lusky A, Reichman B. Effect of birth order on neonatal morbidity and mortality among very low birthweight twins: a population based study. *Arch Dis Child Fetal Neonatal Ed.* 2004; 89: F145 – F148.

[8] Tomashek KM, Wallman C; Committee on Fetus and Newborn, American Academy of Pediatrics. Cobedding twins and higher-order multiples in a hospital setting. *Pediatrics.* 2007; 120: 1359 – 1366.

[9] Wadhawan R, Oh W, Vohr BR, et al. Neurodevelopmental outcomes of triplets or higher order extremely low birth weight infants. *Pediatrics.* 2011; 127: e654 – e660.

112 重症肌无力（新生儿暂时性）
Myasthenia Gravis (Transient Neonatal)

【定义】　重症肌无力为神经肌肉疾病，主要影响运动终板突触间递质的传递。其特征为肌肉容易疲劳，可以是先天性的也可以是继发性的。遗传性重症肌无力患儿将会终身残疾，其母亲多数健康。**暂时性新生儿重症肌无力（TNMG）**为继发性的，仅见于母亲患重症肌无力，且是新生儿重症肌无力的主要类型，本章节主要讨论该类型。

【发病率】　发病率为（9～21）/百万。重症肌无力母亲分娩的婴儿中10%～15%发生TNMG。相对来说较为少见。没有种族和性别差异。母亲疾病的严重度与婴儿临床结局之间没有相关性。同胞兄妹中，第一胎发病的风险更高。

【病理生理学】

（1）抗乙酰胆碱受体抗体。75%～80%的重症肌无力母亲有抗乙酰胆碱受体抗体（anti-AChR）。该抗体通过诱导补体系统，可加速烟碱乙酰胆碱受体降解，封闭乙酰胆碱结合，诱发突触后膜溶解，导致乙酰胆碱受体丢失。母亲抗体通过胎盘被动转运到胎儿体内，导致TNMG。抗体可直接作用于胎儿乙酰胆碱受体（直到妊娠33周才表达）或者成人受体。母亲针对胎儿乙酰胆碱受体的抗体滴度增高程度与TNMG发生和严重程度高度相关。

（2）抗骨骼肌特异性受体酪氨酸激酶抗体（anti-MuSK）。尽管大多数TNMG是由anti-AChR抗体介导的，由anti-MuSK抗体介导的TNMG也有病例报道。有报道认为该类型的TNMG抗胆碱酯酶药物疗效较差。

【危险因素】　参阅【发病率】和【病理生理学】。

【临床表现】

（1）产前。尽管少见，但胎儿期就可表现为松软，孕妇感觉胎动少，由于胎儿吞咽功能差，羊水多。由于胎儿运动减少，可发生多关节挛缩，但少见。

（2）生后。67%患儿生后数小时即可有临床表现，78%的患儿生后24小时内有临床表现。孕期服用抗胆碱酯酶治疗与未治疗者比较，新生儿症状出现较晚。目前还没有生后3天才出现临床表现的报道。大多数患儿表现为肌张力低下和吸吮弱。许多患儿表现为哭声弱、缺乏面部表情、喂养困难、轻微RDS。眼睑下垂和眼肌瘫痪也可发生但少见。深腱反射仍然存在。

【诊断】 诊断的关键是母亲有重症肌无力病史，婴儿有临床表现。药物激发试验可证实诊断。

（1）抗乙酰胆碱酯酶药物。患儿在给予抗胆碱酯酶药物后临床症状改善即可证实TNMG诊断。临床症状改善是指既往明确的神经功能障碍（通常是吸吮和吞咽困难）改善或通气支持降低。观察肌张力、自主运动不精确，特别是早产儿，存在HIE患儿或者IVH患儿。应用该药时，应准备好阿托品有助于处理毒蕈碱不良反应（腹泻、支气管分泌物增多）。

1）甲硫酸新斯的明。最常用的诊断性药物，单剂注射（0.15 mg/kg），肌内注射或皮下注射。注射后10～15分钟神经症状改善且持续1～3小时判定为阳性。毒蕈碱不良反应特别是气管分泌物增加是常见问题，有假阴性结果的报道。

2）依酚氯铵（腾喜龙）。0.15 mg/kg，肌内注射或皮下注射；或0.1 mg/kg，IV。静脉注射后3分钟肌内注射或皮下注射后3～5分钟有效且持续10～15分钟判定为阳性。毒蕈碱不良反应较轻。可导致呼吸停止（特别是大剂量时），但及少。可有假阴性结果，特别是早产儿。

（2）重复神经刺激。与药物激发试验结果一样，但很少用于诊断性实验。可用于对胆碱酯酶拮抗剂激发试验结果可疑的患儿如早产儿或存在窒息的新生儿，也可用于定量评估神经肌肉功能。该方法通过比较第五次刺激的与给予抗胆碱酯酶药物前后第一次刺激产生的动作电位振幅的变化。第5次刺激后动作电位振幅至少较第一次降低10%以上，且给予抗胆碱酯酶后恢复到正常判定为阳性。

【管理】

（1）支持治疗。TNMG患儿管理以支持治疗为主，20%的患儿症状轻微，可以给予少量多次经口喂养，并密切观察。这些患儿多在1周后出院。大多数患者临床表现为中到重度，需要管饲和呼吸支持。

（2）抗胆碱酯酶治疗。除了支持治疗外，受累患儿可给予抗胆碱酯酶治疗。喂奶前15～20分钟，给予新斯的明0.05 mg/kg肌注或皮下注射；或者喂养前30分钟经鼻胃管给予0.5 mg/kg。逐渐减少剂量，直到吸吮和吞咽功能恢复。如果要增加剂量,应密切监测不良反应(如腹泻、分泌物增加、肌肉颤动)。随着症状改善,可逐渐降低剂量。症状消失或者神经重复刺激正常,可逐渐停药。对于中/重度患儿,50%患儿需要抗胆碱酯酶治疗1～2周。30%需要治疗3～4周,20%需要治疗5周。

(3)静脉注射丙种球蛋白(IVIG)。IVIG对抗-MuSK介导的TNMG可能有效,这些患儿对抗胆碱酯酶药物治疗抵抗。

(4)血浆置换。对既往分娩过TNMG患儿的孕妇,孕期可进行血浆置换减少后续胎儿的症状。

【预后】　如果没有早期诊断和及时治疗,TNMG也是可以致命的,但大多数患儿只是暂时性的,症状会缓解,没有远期影响。症状持续时间平均为18天(5天到4周),90%的患儿在2个月内完全恢复。剩下10%的患儿约在4个月后恢复,也有症状持续时间更长的病例报道,但这些都是非典型的病例,伴发多关节挛缩。永久性的面部瘫痪也很少有报道。

·参·考·文·献·

[1] Ahlsten G, Lefvert AK, Osterman PO, Stalberg E, Safwenberg J. Follow-up study of muscle function in children of mothers with myasthenia gravis during pregnancy. *J Child Neurol.* 1992; 7: 264–269.
[2] Angelini C. Diagnosis and management of autoimmune myasthenia gravis. *Clin Drug Invest.* 2011; 31: 1–14.
[3] Eynard B. Antibodies in myasthenia gravis. *Rev Neurol (Paris).* 2009; 165: 137–143.
[4] O'Carroll P, Bertorini TE, Jacob G, Mitchell CW, Graff J. Transient neonatal myasthenia gravis in a baby born to a mother with new-onset anti-MuSK mediated myasthenia gravis. *J Clin Neuromuscul Dis.* 2009; 11: 69–71.
[5] Oskoui M, Jacobson L, Chung WK, et al. Fetal acetylcholine receptor inactivation syndrome and maternal myasthenia gravis. *Neurology.* 2008; 71: 2010–2012.
[6] Papzian O. Transient neonatal myasthenia gravis. *J Child Neurol.* 1992; 7: 135–141.

113　坏死性小肠结肠炎
Necrotizing Enterocolitis

【定义】　坏死性小肠结肠炎(NEC)是肠道的缺血性、炎症性坏死,主要发生于刚开始肠内喂养的早产儿。

【发病率】　NEC主要发生于早产儿,在出生体重<1 500 g的早产儿中发生率为6%～10%,胎龄越小,发生率越高。亦可见于足月儿,但多继发于其他基础疾病。

【病理生理学】　多因素理论认为多种危险因素通过共同的通路激活炎症级联反应,最终导致黏膜损伤,其中的危险因素包括早产、配方乳喂养、缺血和细菌定植。黏膜损伤导致肠道产气细菌侵入肠壁，细菌产生的气体在肠壁内积聚（肠壁积气）。这些损伤甚至可能导致肠壁透壁性坏死或坏疽，最终导致肠穿孔和腹膜炎。

【危险因素】

（1）早产。NEC的发生与胎龄呈负相关。早产儿发生NEC时多为纠正胎龄30～32周，早产儿肠道黏膜屏障、黏液酶以及多种胃肠道激素分泌不成熟，导致NEC发生风险增加。早产儿体内促炎和抗炎因子的不平衡，因此会引起一些炎症介质的活化增加或特殊因子（如血小板活化因子）的失活减少，与NEC的发生有关。早产儿肠道中Toll样受体-4（TLR4）信号异常以及核因子κB（NF-κB）活化增强也可能是NEC发病机制之一。而肠道微循环有效调节能力不足以及肠道定植菌种类不同也同样是早产儿易发生NEC的原因。

（2）细菌定植。NEC未见于无菌动物。细菌、病毒如大肠埃希菌、克雷伯菌属、梭菌属、表皮葡萄球菌、轮状病毒和肠道病毒均与NEC的发生可能有关，但并没有单一病原被证明与所有NEC相关。NEC患者中血培养阳性率仅为20%～30%。正常的肠道菌群通过Toll样受体支持肠道黏膜，而致病菌则是通过NF-κB等信号通路诱导肠道炎症及细胞凋亡的发生。这些非共生菌的生长可能会释放内毒素，引起肠道损伤。

（3）肠内喂养。NEC极少见于未接受肠内喂养的新生儿，NEC患儿中90%～95%至少接受过一次肠内喂养。肠内喂养为肠道致病菌的生长提供了必要的物质。高渗的配方乳或药物可能会改变肠道黏膜的通透性从而导致黏膜损伤。肠道发酵（源于早产儿乳糖酶活性缺失）产生的短链脂肪酸也可能加重损伤。

母乳可以显著降低NEC风险。母乳提供免疫保护因子和局部生长促进因子，而这些益处是配方乳所不具备的。研究证明早期开始母乳微量喂养并维持数天，后续缓慢增加喂养量［20 mL/（kg·d）］可以降低NEC发生率。

（4）循环不稳定。在循环应激时期，内脏循环血容量减少（潜水反射），造成肠道缺血以及后续的再灌注，可能会导致肠道损伤。新生儿体内血管扩张和收缩因子不平衡导致内脏血流自我调节能力缺失，这一缺陷也可能促进损伤的发生。多普勒血流显示发生NEC的新生儿在生后第一天其肠系膜上动脉的血流阻力升高。母亲使用可卡因的新生儿肠道血供不足，同样也会增加NEC的风险。

（5）母亲吸烟。一项最近的研究发现新生儿NEC的发生与母亲吸烟有关。潜在的机制可能是母亲吸烟或尼古丁对胎儿胃肠道血管发育产生影响。

（6）先天性心脏病。患有左心发育不全或单心室，伴或不伴有主动脉弓梗阻、腹腔干和主动脉肺动脉窗、充血性心力衰竭和存在左向右分流的新生儿发生NEC的风险增加。存在有临床症状的动脉导管未闭的新生儿患NEC的风险也同样增高。这些情况的共同特征是舒张期窃血造成的肠系膜动脉血流减少。心力衰竭或心脏手术造成的缺血也可能增加NEC的风险。

（7）红细胞增多症－高黏滞度综合征。可减少胃肠道血流灌注、造成胃肠道分水岭区域缺血，从而增加NEC的风险。

（8）输血。在最近的一些回顾性研究发现输血与NEC的发生有相关性，有25%～35%的NEC发生于输注浓集红细胞（PRBC）后48小时之内。

1）免疫学机制。输血相关性肠道损伤（TRAGI）可能与成人输血相关性肺损伤（TRALI）一样存在免疫介导的损伤机制。输血前T细胞成熟受损和中性粒细胞受到刺激可能参与发病机制。

2）贫血。症状性贫血需要输血。贫血可影响血液携氧能力，导致肠道氧供不足从而产生损伤。一项回顾性病例对照研究中显示，NEC患儿红细胞比容（Hct）较低，最低Hct每降低一个百分点NEC的发生率将会增加10%。目前仍未找到一个阈值，在此阈值之下贫血造成NEC的风险要高于输血造成NEC的风险。

3）存储效应。存储的红细胞一氧化氮水平降低，在微循环中产生一氧化氮吸收池作用，从而造成血管收缩和缺血。以上三种机制并非相互独立，可能对NEC的发病同时产生影响。在输注PRBC前、过程中、还是之后喂养尚存在争议。单中心研究显示，在输注PRBC前及过程中停止喂养可以显著降低NEC的发生率。许多中心都制定了不同的输血期间的喂养方案，在统一推荐方案出台之前仍然需要更多的前瞻性研究。

【临床表现】 足月儿NEC常继发于其他疾病，在生后第一周发生。而大多数早产儿在生后14～20天或者纠正胎龄30～32周时发病。早期临床表现包括喂养不耐受，胃潴留增加和血便。特异性的腹部体征有腹部膨隆、压痛、腹壁皮肤颜色异常、呕吐以及胆汁样潴留。非特异性的表现包括新生儿败血症样症状和体征，如呼吸暂停、体温不稳、低血压及休克。

NEC的临床进展差异很大。30%的患儿经内科治疗好转，而约7%的NEC患儿呈暴发性进展，很快进展为全肠道型NEC、脓毒症休克、严重的代谢性酸中毒以及死亡。根据临床和影像学的表现，常用改良Bell分期标准判断NEC。

（1）Ⅰ期。疑似NEC。

1）全身表现。非特异，包括呼吸暂停、心动过缓、反应差、体温不稳。

2）肠道表现。喂养不耐受、反复胃潴留以及腹胀。

3）影像学表现。正常或非特异。

（2）Ⅱ期。确诊NEC。

1）全身表现。在1期的基础上出现腹部压痛和血小板减少。

2）肠道表现。明显的腹胀、腹部压痛和肠壁水肿，肠鸣音消失以及血便。

3）影像学表现。肠壁积气，伴或不伴有门静脉积气。

（3）Ⅲ期。晚期NEC。

1）全身表现。呼吸性和代谢性酸中毒、呼吸衰竭、低血压、少尿、休克、中性粒细胞减少症以及弥散性血管内凝血（DIC）。

2）肠道表现。腹壁紧张、弥漫性腹壁水肿、包块。

3）影像学表现。气腹（图11-22）。

【诊断】 任何具有一种以上第四部分列举的危险因素的新生儿都要高度警惕NEC。

（1）临床诊断。对于表现为喂养不耐受、腹胀和血便三联征的新生儿，NEC是初步诊断之一。而更早期的表现可能与新生儿败血症类似。

（2）实验室检查。以下指标需要监测，必要时可重复测定。

1）全血细胞计数（CBC）包括分类和血小板。白细胞计数（WBC）可为正常，但通常升高伴有核左移或白细胞降低（白细胞减少症）。血小板减少症常见。

2）C反应蛋白（CRP）。与炎症反应有关。CRP水平开始检测时可为正常，每隔12～24小时连续检测CRP更有意义。

3）血培养。检测需氧菌、厌氧菌或真菌（念珠菌）等。

4）粪培养。检测轮状病毒和肠道病毒。

5）电解质测定。电解质紊乱，包括常见的低/高钠血症以及高钾血症。

6）血气分析。可以判断是否有代谢性或混合性酸中毒。

7）凝血功能检查。包括凝血酶原时间（PT）、部分凝血激活酶时间（PTT）、纤维蛋白原和D-二聚体。在严重NEC的患儿中，PT、PTT、D-二聚体升高常提示DIC。

（3）影像学及其他研究

1）腹部平片

A. 支持NEC诊断。肠道充气异常、肠梗阻、部分肠襻固定，以及局部可疑的肠壁积气。

B. 确诊NEC。肠壁积气和门静脉积气（无脐静脉置管时）（图11-23和图11-24）。

2）腹部侧位片。游离气体提示存在肠穿孔。当影像学表现为肠壁积气或门静脉积气时，每隔6～8小时连续随访腹片观察有无气腹，因为气腹高发于病程48～72小时。48～72小时后如临床症状改善，可停止随访。

3）腹部超声。临床表现和放射学表现非特异或者内科治疗无效时，可使用腹部超声协助诊断。超声可以识别肝脏组织中不连续的气泡和门静脉积气，而使用腹部平片则无法检出。超声也可检出游离气体和局部积液。彩色多普勒超声（US）在发现肠道坏死及血流灌注异常方面也很有价值。

4）肠系膜血氧饱和度。最近的研究表明使用近红外线光谱（NIRS）可以监测肠系膜血氧饱和度。这为早期、实时且无创性监测NEC患儿肠道血流灌注带来了希望。这一技术目前仍然在实验阶段。

【治疗】 对于确诊的NEC，主要的治疗原则是按照存在急性或感染性腹膜炎的急腹症来治疗，治疗目标则是预防病情进展、肠穿孔和休克。若NEC的发生呈聚集性流行，则需隔离。

（1）内科治疗

1）禁食（NPO）。使胃肠道休息7～14天（NEC Ⅰ期患儿禁食时间更短）。这期间依靠全肠外营养（TPN）提供所必需的营养物质。

2）胃肠减压。使用大口径的胃管持续或间断吸引。

3）密切监测生命体征和腹围。

4）注意胃肠道出血。检查所有的胃抽取物和粪便内是否有血。

5）呼吸支持。使用最优化的呼吸支持保持血气正常。进行性腹胀可导致肺容量下降，对正压通气的需求增加。

6）循环支持。第三间隙液体增多，需要足够的容量补充。可能需要血管活性药物维持正常血压。

7）严格监测出入液量。尽量保持尿量在每小时1～3 mL/kg。补充容量纠正第三间隙液丢失。在高钾血症或尿毒症时需要除去静脉补液中的钾。

8）实验室检查。每12～24小时监测一次全血细胞计数和电解质水平，直至稳定。在取得血、尿培养结果之前经验性使用抗生素。

9）抗生素治疗。使用静脉抗生素治疗10～14天，抗生素的抗菌谱需要覆盖能导致早产儿晚发型败血症的菌种，若怀疑肠道坏死或穿孔则需要覆盖厌氧菌。合理的抗生素使用原则包括：

A. 万古霉素、庆大霉素和克林霉素（或甲硝唑）。

B. 万古霉素和哌拉西林/他唑巴坦。

C. 万古霉素、庆大霉素和哌拉西林/他唑巴坦。

D. 足月儿需要使用氨苄霉素、庆大霉素和克林霉素。

10）监测DIC的发生。NEC Ⅱ期和Ⅲ期患儿可能会发生DIC，需要输注新鲜冰冻血浆和冷沉淀。必要时输注浓缩红细胞和血小板。

11）影像学检查。在NEC急性期（通常为第一个24～48小时）应每6～8小时拍摄腹部正侧位片，及时发现肠穿孔。

12）外科会诊。确诊Ⅱ期或Ⅲ期NEC需要外科会诊，尤其在病情进展迅速或有消化道穿孔征象时。

（2）外科治疗。气腹是外科干预的绝对指征。相对指征包括门静脉积气，腹壁水肿伴蜂窝织炎（提示可能存在腹膜炎），X线表现为部分肠襻固定（哨兵襻）、有压痛的腹部包块以及内科治疗无效、病情进展。

1）剖腹探查术。探查肠道并切除坏死的肠管。一部分健康肠管用于肠造瘘术。术后8~12周行再吻合术。若累及肠管短、手术只切除一小段肠管，部分外科医生会选择一期吻合，以避免发生回肠造口术相关并发症以及再吻合术。当存在肠道广泛坏死时，可能在放置引流管后即关腹，待后续再次探查。严重的短肠综合征与不良预后相关，需要考虑放弃进一步治疗。

2）腹腔引流（PD）。在麦氏点做一个小横切口，逐层切开腹壁放置引流管然后缝合。

两项多中心试验显示对发生肠穿孔的新生儿使用腹腔引流与剖腹手术具有相似的死亡率、住院天数以及对全肠外营养的需求。部分医生对于腹腔引流后后续可能需要再次剖腹探查存在顾虑。Moss等人的研究中这一发生率为38%，而Rees等人的研究中则为74%，生存率并未受影响。腹腔引流是一项简单的操作，可以在床旁使用局部麻醉进行。因此，它常被用作严重患儿的姑息性治疗。然而，这一方式也受到了Rees等人的质疑，他们的研究表明腹腔引流并没有缓解病情。目前，对于肠穿孔患儿最佳的手术方式仍然存在争议，需要进一步研究。

【预防】

（1）母乳。已被证明可以预防NEC。虽然亲母母乳最为理想，但一个纳入5项比较捐赠母乳和配方乳的RCT的meta分析同时也显示人乳可有效预防NEC，使用配方乳喂养的早产儿NEC的发生率是使用捐赠母乳喂养的早产儿的2.5倍。另外一项研究表明母乳摄入每增加10%，NEC风险会降低0.8。也有研究发现使用人乳基质的强化剂的早产儿NEC发生率较使用牛乳基质的强化剂的早产儿低。

（2）喂养初期使用微量喂养的喂养方案。早期微量喂养及后期逐渐增加喂养量已被证实可以降低NEC的发生率。在循环衰竭、先天性心脏病以及输血的高危患儿中需要使用更为谨慎的喂养策略。

（3）益生菌。近来很多研究都在推动使用益生菌降低早产儿NEC的发生率。益生菌可能通过促进肠道有益菌群的定植、防止病原定植、促进肠道黏膜屏障的成熟和功能以及免疫调节等预防NEC的发生。一项针对11个已发表的益生菌临床试验的meta分析显示使用益生菌可以将NEC发生率降低30%，且无明显副作用。然而在作为常规应用之前，在这一易感群体中应用益生菌的安全性、使用剂量、使用时间和管理实践仍需要进一步研究。

（4）益生元以及促进有益菌群生长的营养物质。有研究尝试用于预防NEC，包括低聚糖、菊粉、半乳糖、果糖、乳糖等。益生元能够促进内源性菌群的生长，但是能否预防NEC仍不清楚。

（5）避免长期使用经验性抗生素治疗。长期使用经验性抗生素会改变肠道菌群,促进病原菌的生长,因此在早产儿中应避免采用。一项回顾性研究表明极低出生体重儿使用抗生素治疗＞5天会增加NEC或死亡的风险。

【并发症】

（1）NEC复发。在大约5%的病例中会发生。

（2）结肠狭窄。可发生于10%～20%的病例中,表现为反复发生的腹胀和持续的喂养不耐受。消化道造影可以诊断。

（3）短肠综合征。可发生于肠道广泛切除的患儿。对于能够成功存活的肠道长度,传统的建议是在回盲瓣完整的条件下有至少20 cm可用的小肠,或回盲瓣缺失时有至少40 cm可用的小肠。

（4）肠外营养相关性肝病。在接受手术治疗的NEC患儿中发生率更高。

【预后】

（1）未手术治疗的NEC患儿。总体死亡率为12.5%,发生肠穿孔的NEC患儿死亡率可达20%～40%。

（2）手术治疗的NEC患儿。有发生生长明显落后以及神经发育不良预后的风险。

·参·考·文·献·

[1] Blau J, Calo JM, Dozor D, Sutton M, Alpan G, La Gamma EF. Transfusion-related acute gut injury: necrotizing enterocolitis in very low birth weight neonates after packed red blood cell transfusion. *J Pediatr.* 2011; 158: 403−409.

[2] Christensen RD, Gordon PV, Besner GE. Can we cut the incidence of necrotizing enterocolitis I half — today? *Fetal Pediatr Pathol.* 2010; 29: 185−198.

[3] Deshpande G, Rao S, Patole S, Bulsara M. Updated meta-analysis of probiotics for preventing necrotizing enterocolitis in preterm neonates. *Pediatrics.* 2010; 125: 921−930.

[4] Downard CD, Grant SN, Maki AC, et al. Maternal cigarette smoking and the development of necrotizing enterocolitis. *Pediatrics.* 2012; 130: 78−82.

[5] Duro D, Mitchell PD, Kalish LA, et al. Risk factors for parenteral nutrition-associated liver disease following surgical therapy for necrotizing enterocolitis. *J Pediatr Gastroenterol Nutr.* 2011; 52: 595−600.

[6] El-Dib M, Narang S, Lee E, Massaro AN, Aly H. Red blood cell transfusions, feeding and necrotizing enterocolitis. *J Perinatol.* 2011; 31: 183−187.

[7] Lambert DK, Christensen RD, Baer VL, et al. Fulminant necrotizing enterocolitis in a multihospital healthcare system. *J Perinatol.* 2011(Epub ahead of print).

[8] Martin CR, Dammann O, Allred EN, et al. Neurodevelopment of extremely preterm infants who had necrotizing enterocolitis with or without late bacteremia. *J Pediatr.* 2010; 157: 751−756.

[9] Moss LR, Dimmit RA, Henry MCW, et al. A meta-analysis of peritoneal drainage versus laparotomy for perforated necrotizing enterocolitis. *J Ped Surg.* 2001; 36: 1210−1213.

[10] Mukherjee D, Zhang Y, Chang DC, Vricella LA, Brenner JI, Abdullah F. Outcome analysis of necrotizing enterocolitis within 11,958 neonates undergoing cardiac surgical procedures. *Arch Surg.* 2010; 145: 389−392.

[11] Neu J, Walker WA. Necrotizing enterocolitis. *N Engl J Med.* 2011; 364: 255−264.

[12] Rees CM, Eaton S, Kiely EM, Wade AM, McHugh K, Pierro A. Peritoneal drainage or laparotomy for neonatal bowel perforation? A randomized controlled trial. *Ann Surg.* 2008; 248: 44−51.

[13] Singh R, Visintainer PF, Frantz ID 3rd, et al. Association of necrotizing enterocolitis with anemia and packed red blood cell transfusions in preterm infants. *J Perinatol.* 2011; 31: 176−182.

[14] Sullivan S, Schanler RJ, Kim JH, et al. An exclusively human milk-based diet is associated with a

lower rate of necrotizing enterocolitis than a diet of human milk and bovine milk-based products. *J Pediatr.* 2010; 156: 562–567.

[15] Zabaneh RN, Cleary JP, Lieber CA. Mesenteric oxygen saturations in premature twins with and without necrotizing enterocolitis. *Pediatr Crit Care Med.* 2010 (Epub ahead of print).

114 神经管畸形
Neural Tube Defects

【定义】　神经管畸形（NTD）是指脑、脊髓发育异常的一类疾病。在胚胎正常发育过程中，神经管一般从妊娠第29天左右开始，也就是在孕妇意识到自己怀孕开始前的这一阶段，经过4～6天神经管可完全闭合。目前认为神经管畸形可能是由于神经管未完全闭合所致而不是之前所认为的神经管闭合后再开放。而神经管的闭合极有可能是由多个区域同时开始，而不是从某一区域开始的连续过程。NTD这一命名并不准确，容易造成误解。常用的术语包括：

（1）无脑畸形。由于神经管前侧上部或头端闭合障碍所致。由于从终板至枕骨大孔之间的颅骨缺如，出血或萎缩退化改变的神经组织外露。无脑畸形患儿具有典型的突眼面容。颅脊柱全裂（神经管完全未闭合导致神经板样结构没有骨骼或皮肤的覆盖）与脊髓裂或脊柱裂（神经管后侧未能闭合导致脊髓向后侧外露，没有骨骼或皮肤的覆盖）则是其他少见的开放性病变。

（2）脑膨出。在神经管前侧闭合时或闭合后不久，中胚层发育障碍导致脑组织从颅腔内疝出。脑膨出通常为闭合性病变。约80%脑膨出发生在枕部区域。

（3）脊髓脊膜膨出。也称为脊柱裂（脊髓通过中轴骨上的缺损向后方突出并形成一个囊，表面有或无皮肤覆盖）。严格意义上讲，脊柱裂仅仅描述了骨质缺损。脊柱闭合不全一词则更为精确。超过80%的脊髓脊膜膨出发生在腰段。约80%病例无皮肤覆盖。与脊髓脊膜膨出相比，脊膜膨出（只有脊膜膨出的闭合性病变）常常不会引发神经发育异常。

（4）隐形脊柱裂及隐形脊柱闭合不全。为神经管尾部发育异常，表面有皮肤覆盖（表现为皮肤凹陷或非常小的皮肤病变）。异常表现包括中央管囊性扩张（脊髓囊肿状突出），脊髓裂伴有或不伴有骨质分离、软骨或纤维隔膜（脊髓纵裂），伴有皮肤窦道或其他诸如异常毛发、脂肪瘤或血管瘤等明显改变的脊髓拴系。隐形脊柱裂一词并不指脊柱后弓成骨不全。后者无论从临床还是遗传学角度都不属于NTD。

【发病率】　95%的NTD患儿无明确家族史。

（1）NTD在发病人群、地点与时间方面相关统计数据的解释需谨慎。因为NTD

发生与许多流行病学及医学因素相关（见后续章节）。

（2）全世界发病率大约为1 000活产婴儿中发生1例。近期报道为1 000活产婴儿中发生0.2例。

（3）隐形脊柱裂，脊髓脊膜膨出及无脑畸形是最常见的NTD。

（4）在胚胎发育早期，NTD发生率高达2.5%，多数出现自发性流产。

（5）CDC报道全美每年大约1 500例脊柱裂患儿出生。神经管畸形（脊柱裂及无脑畸形）的流行性在全美超过一半的州中都在下降：经过强制干预，流行性从1996年7.92/10 000下降至2006年的4.61/10 000。

（6）医疗花费大。2009年在美国一名脊柱裂患儿的医疗费用超过5万美元。并且后期的医疗费用是非神经管畸形患儿费用的3～6倍。

（7）实行强制干预措施的国家NTD发病率下降30%～50%。在美国，实行食物中添加叶酸的措施后，NTD发生率下降19%。

（8）人口学特征、性别、种族及社会阶层

1）女性发病率高于男性。

2）西班牙妇女出生的婴儿较白种人发病风险高出2倍。犹太人发病风险较欧洲白种后裔低。

3）频繁近亲婚配的人群发病风险明显上升。

4）非洲裔美国人与亚洲人发病风险最低。但是在中国北方发病率高，1 000个活婴中发病5～6例。

5）位于社会经济层次较低的年龄过小或大年龄妇女所产婴儿发病风险增加。但与营养因素和/或补充维生素和叶酸的医从性无明显相关性。

【病例生理学】 在多数无脑畸形、脑膨出、脊髓脊膜膨出及脑脊膜膨出的病例中，NTD的病因为多因素。遗传及环境因素的相互作用影响了正常发育。目前已知的病因或诱发因素包括：

（1）营养及维生素缺乏。主要包括叶酸缺乏，维生素B$_{12}$及锌等其他与NTD相关的缺乏。

（2）染色体异常。包括13三体、18三体、三倍体、非平衡移位及环状染色体。

（3）遗传综合征。NTD可作为许多综合征的一部分，部分病例为遵循孟德尔遗传类型。典型的例子为Meckel-Gruber综合征（常染色体隐性遗传），表现为脑膨出、小头畸形、多指、囊性肾发育不良及其他泌尿生殖系统异常，遗传学文献或数据库列举了超过50种与NTD相关的综合征。有关神经发育的最新研究强调初级纤毛及其与正常发育相关信号通路的重要性。

（4）致畸物质。硝酸盐（腌制肉类、枯萎土豆、水杨酸盐及硬水），叶酸拮抗（氨蝶呤、甲氨蝶呤、苯妥英、苯巴比妥、去氧苯巴比妥、卡马西平及丙戊酸），沙利度胺及糖尿病孕产妇存在异常糖代谢等都是神经管畸形的病因。其他的一些潜在因素目前仍有争议,与NTD发生有潜在相关性因素包括(但不局限于)铅、乙二醇、克罗米芬、有害垃圾及孕产妇高热。

(5)其他原因。年龄过小(小于20岁)与年龄在25～29岁的孕产妇相比,出生缺陷发生率明显升高。年龄过小孕产妇的婴儿发生神经系统缺陷风险高出25～29岁的孕产妇婴儿3.4倍。虽然低体质指数并不增加NTD发生风险,但肥胖则能增加NTD发生风险。本质上父母年龄大小与NTD发生并不相关;双胎的发生风险则明显升高(增加2～5倍)。

【危险因素】

(1)以下情况可导致NTD高风险

1)患有胰岛素依赖性糖尿病的母亲。风险与血糖控制水平相关。

2)有癫痫的母亲。因癫痫正在使用丙戊酸或卡马西平治疗。

3)有NTD家族史的母亲。

(2)以下情况可NTD再发高风险

1)有一个患病同胞的再发率为2%～3%。部分类型的NTD可能存在叶酸抵抗,即使使用叶酸治疗,剩余风险也在1%左右。

2)有两个患病同胞的再发率为4%～6%。如果合并其他综合征或可以进行孟德尔遗传的情况。

【临床表现】　多数严重NTD临床表现包括有明显颅骨缺陷的无脑畸形,开放型脊柱的NTD出现胸椎和/或腰椎开放性缺陷,两者均有神经组织外露。有完整皮肤覆盖的NTD可表现为明显肿块(例如枕部脑膨出)或不易被发觉。细微的变化包括覆盖枕部或脊柱缺陷处皮肤局部凸起,在最初查体时有些小的开口常常会遗漏,局部凹陷或有异常毛发生长。

【诊断】

(1)在14～16孕周时检测母体血清AFP水平进行产前筛查。水平升高(大于2.5倍依据胎龄矫正的均值)提示存在开放型NTD,其灵敏度为90%～100%,特异度在96%,阴性预期值为99%～100%,而阳性预期值低。

(2)产前诊断。如母体血清AFP水平升高,随后应进行:

1)遗传咨询。患者应接受NTD及其他可能引起AFP升高情况(腹裂或其他可导致胎儿皮肤缺损的情况)的风险评估。可能出现假阳性结果的原因(不确切日期或双胎妊娠)需要进一步评估。对于进一步评估的选择(见后续内容),应提供有关治疗方法的非指导式咨询。

2)详细胎儿超声检查进行畸形筛查。详细的超声检查(目前使用的3D图像可有助于提高)可以十分敏感和特异的检测NTD。超声明确病灶的能力在预测可能患有NTD的胎儿方面非常有用。超声还可用于排除其他主要先天畸形,同时结合胎儿MRI辅助判断。

3)羊水AFP与乙酰胆碱酯酶检测。羊水穿刺术一般在16～18孕周进行,虽然技术上可以最早在14孕周进行。如果提示存在异常,也需要检测核型。无脑畸形及开放型脊柱裂的检测阳性率为100%,当结合羊水乙酰胆碱酯酶及AFP的结果,其假阳性率仅为0.04%。

【治疗】

(1)NTD预防

1)英国医学研究会(MRC):在1991年提出补充高剂量叶酸(4 mg/d)可使NTD再发风险降低72%。

2)根据MRC结果,美国国家儿童健康与人类发育研究所(NICHD)、CDC、美国预防服务工作组及AAP:刊登了关于生育年龄妇女摄入叶酸建议。美国儿科遗传学委员会自1999年给予以下建议(2007修订):

A. 所有生育年龄妇女应该每日摄入0.4 mg叶酸。委员会鼓励食物配方。在无可选的配方时,建议直接补充。使用含有0.4 mg叶酸的复合维生素是最便利、便宜和直接的方法,可达到推荐的补充剂量。

B. 前次妊娠出现NTD胎儿的妇女应该每日口服4 mg叶酸。高水平叶酸摄入不能替代孕期多种维生素的摄入。高叶酸水平摄入也推荐存在其他高风险的人采用。

C. 最佳的叶酸摄入应该在孕前及妊娠的初期。进一步的详细建议可参照AAP政策。

3)叶酸的来源

A. 饮食。美国饮食通常包含0.2 mg叶酸盐,但比叶酸的生物活性低。通过选择富含叶酸食物(菠菜及其他绿叶蔬菜、干豆、豌豆及柑橘类水果)可达到0.4 mg/d叶酸摄入量。自1998年1月起根据FDA法令,全谷类食物(包括面粉、面包、面包卷、燕麦片、意大利面和大米)均添加叶酸。一些国家则未采用在食物中添加叶酸主要是由于考虑其副作用(掩饰维生素B_{12}缺乏,潜在促进肿瘤生长作用)及有关自由性选择的相关问题。

B. 补充。叶酸可以直接或通过处方购买。孕期维生素一般包含0.8 mg或1 mg叶酸。调查显示在2001年只有27%的18～45岁的非孕期女性口服含有叶酸的维生素。而对美国公共卫生服务推荐的叶酸摄入量的知晓度从1995—2002年间提高了2倍多(从15%到32%)。多个可供教学使用的资源来源于:美国出生缺陷基金会(www.marchofdimes.com)、疾控中心(www.cdc.gov)、AAP(www.aap.org)及美国妇产科学学会(www.acog.org)。

4)目前流行病学资料及生化实验结果提示NTD最初不是由于叶酸缺乏而是叶

酸和维生素B_{12}代谢异常所致。发病机制同时也包括同型半胱氨酸代谢异常。亚甲基四氢叶酸还原酶多态性和其他涉及叶酸代谢编码蛋白基因多态性与NTD发生频率的升高相关。由于叶酸具有降低同型半胱氨酸效应，因此补充叶酸也可降低心血管疾病发生风险。部分研究显示叶酸和维生素的补充也可降低其他出生缺陷发生风险（包括先天性心脏病、唇腭裂、尿道及肢体畸形甚至唐氏综合征的发生）。其他报道提示叶酸摄入与乳腺癌，儿童神经母细胞瘤及急性淋巴细胞性白血病的负性相关性。促进肿瘤生长与维生素B_{12}缺乏的复杂性也使补充叶酸存在潜在副作用。

（2）特殊治疗

1）无脑畸形

A. 大约75%无脑儿为死产。多数存活的无脑畸形患儿在生后2周内即死亡。

B. 考虑到无脑畸形的致死性，通常只给予支持治疗。具体包括保暖、抚慰及肠内营养支持。对于患儿家庭，给予包括社工、遗传及普通咨询等必备的支持服务。对于进一步护理及其他问题（如器官捐献）仍然存在一些伦理上的争议，建议引入其他支持系统（如果家庭要求，可选择伦理委员会、支持团队或宗教指导）。

2）脑膨出

A. 体格检查与初步处理。除了遵循新生儿复苏一般原则外，需要更加细致查体，明确有无合并畸形。如前所述，一些遗传学文献和数据库列举了超过50个伴发NTD的综合征。我们建议在神经外科等亚专科专家到来且制订出治疗方案前不要经口喂养患儿。安排各类影像学检查（超声、CT及MRI）。遗传评估及检测应该尽早实施，因为许多检测的周转时间长且需要预约（例如核型分析等）。

B. 神经外科手术干预。除了病灶巨大及存在明显小头畸形的病例外，均应外科手术治疗以预防破溃及感染。由于膨出的内容物常常梗死及畸变，因此脑膨出及其内容物一般需要切除。根据脑膨出的大小、皮肤覆盖及位置，可选择延期手术。由于约50%病例会继发脑积水，因此需要进一步行脑室腹腔分流手术。

C. 咨询与远期预后。对于家庭再发风险、长期预后及随访的咨询应采用多学科协作的方法。缺陷的程度主要由疝出的程度和位置决定，可累及一侧或双侧大脑半球，小脑甚至脑干。枕部脑膨出一般较明显。50%病例可存在运动与智力障碍。

3）脊髓脊膜膨出。以往产后外科手术及多学科管理是治疗脊髓脊膜膨出的方法。自从2011年脊髓脊膜膨出研究（MOMS）论文发表后，便开始考虑该治疗方案。研究发现，孕期手术治疗脊髓脊膜膨出可以降低30个月时行VP分流手术的概率并改善患儿运动功能预后，但是也存在孕产妇及胎儿风险。出生后，需要建立包括儿保医生、遗传学专家、遗传咨询师、新生儿医生、泌尿科医生、神经外科医生、骨科医生及社会工作者组成的多学科诊疗团队。

A. 体格检查。应包括对于其他合并畸形的详细评估。此外，还应包括运动、感觉及括约肌功能评估来反映病变水平的功能。在脊髓脊膜膨出新生儿中往往很难引出自发肌肉运动,在初始评估中的作用不大。而且,运动功能检查可能会被可逆的脊髓功能紊乱所干扰。

a. 神经功能紊乱:程度与脊髓病灶的水平有关。

b. 截瘫:在病变水平以下。

c. 肛门及肛门括约肌收缩显示骶髓功能,是判断预后的重要指标。在一项研究中,存在肛门反射的患儿中90%通过间歇性导尿治疗可以保持会阴部干洁,而在无提肛反射的患儿达到上述水平的比例只有50%。

B. 初步治疗。除了遵循新生儿复苏及护理一般原则外,脊髓病变的正确治疗也十分重要。

a. 对于具体如何覆盖病灶存在争议:使用无菌敷料覆盖的多种方法可获良好疗效。部分外科医生要求将患儿放置在无菌的塑料袋内。其他医生则喜欢用塑料薄膜覆盖病灶。但不建议使用纱布和其他易和组织发生粘连的敷料,因为在揭去敷料时可能导致机械性损伤。同时建议保持缺损区域潮湿避免细菌污染。在患儿能够耐受的前提下,应采用侧卧位。当仅仅覆盖局部病灶而不是将患儿整个下半身完全放入塑料袋内时,应避免粪便污染。

b. 值得注意的是有报道显示NTD患者中发生乳胶过敏的比率很高:所有脊髓发育不良患儿应该考虑其发生过敏反应和其他致敏并发症的风险。避免使用乳胶是一种预防手段。一项研究显示在6年无乳胶环境中,脊柱裂患儿乳胶敏感性由26.7%降至4.5%。有关乳胶过敏问题的相关资料可登录美国乳胶过敏协会网站查询(www.latexallergyresources.org)。

c. 在多数医疗中心,使用抗生素并且禁食治疗。

d. 影像学检查。评估脑积水及在查体时发现或怀疑的其他异常。

C. 外科手术治疗。通常在48小时内关闭背侧病灶,从而避免感染和进一步功能损伤。

D. 脑积水。多为枕骨大孔和上颈部椎管(多为Ⅱ型)水平的Aronld-Chiari畸形所继发的非交通性脑积水,可出现髓质、脑桥及小脑向下位移并导致脑脊液梗阻。

a. 胸腰段、腰段及骶尾部病变患儿发生脑积水的风险为95%。枕部、颈部、胸部及骶部病变的患儿发生风险为63%。

b. 在部分病例中,直至脊髓脊膜膨出修补后才出现明显的脑积水。需要进一步行VP分流手术。

c. 早期积极实施VP分流手术可改善患儿认知功能。

d. 系列超声检查对于监测脑积水变化十分必要。因为脑室扩张可能在没有出现快速头围增大或颅内压升高征象时即可出现。脑积水经常在生后3～4周出现明显临床症状。

e. 尽管脊髓脊膜膨出和脑积水得到治疗,一些婴儿仍可能死于并发症或伴发畸形。

E. 泌尿道功能紊乱。是生后1年内最主要的致病和病死原因之一。

a. 超过85%的脊髓脊膜膨出发生在S2水平以上,可出现神经源性膀胱、尿失禁及输尿管反流。NTD修复后随即出现的膀胱排空障碍可能是暂时性的(称为"脊髓休克")。膀胱功能的恢复可观察至修复术后6个月。

b. 如果处理不当,肾积水可进展。伴随肾脏进行性瘢痕形成和损伤。

c. 肾脏超声与排泄性尿路造影:可明确患者能否从抗胆碱药使用、间歇性清洁导尿、预防性使用抗生素或早期手术干预等治疗中获益。

d. 其他相关肾脏畸形。肾发育不良、马蹄肾及输尿管重复畸形亦可出现在NTD患儿中。

F. 骨科问题

a. 支配下肢的神经损伤:发生萎缩的风险高。

b. 足、膝关节、髋关节与脊柱畸形常见。由肌肉发育不均衡、宫内胎位异常或致畸因素所致。

c. 可发生髋关节脱位或半脱位。一般在生后第一年内明显可见。在中腰段脊髓脊膜膨出患儿中最常见。

d. 骨科畸形治疗。应该在背部伤口完全愈合后尽早开展。

e. 康复师辅助治疗保持肢体正确体位。可使肢体挛缩程度降到最小并最大限度保留肢体功能。

G. 积极治疗的预后

a. 死亡率。目前3～7岁患儿总体死亡率低于15%;1年生存率高达87.2%。多因素分析显示出生体重及高位病变是高死亡率的相关因素。

b. 骶部病变婴儿死亡率。几乎为0。

c. 与运动功能潜在相关的预后。主要取决于原发病灶的位置(表114-1),并受骨科治疗及可能出现的并发症的影响。

d. 相当大比例的腰段脊髓脊膜膨出患儿智力与运动评估水平位于正常范围。有报道显示缺陷可能进展,在操作智商、运算能力及视觉整合运动方面可能出现障碍。但拼读能力较少受累。

e. IQ。S1以下病变的患儿IQ全部在80以上,50%的存活的胸腰段病变患儿IQ在80以上。

f. 适宜的社会经济与环境因素可改善患儿的认知功能。

H. 家庭支持团队、教育资源及其他资源。目前已经存在的支持团队的教育资源和信息可登录以下网站上获得:美国出生缺陷基金会(www.marchofdimes.com);美

表114-1　脊髓脊膜膨出水平与皮肤感觉、括约肌功能、神经反射及行走潜能等水平的相关性

病变位置水平	神经支配	皮肤感觉（针刺）	括约肌功能	神经反射	行走潜能
胸腰段	T12～L2	腹股沟（L1）股前上侧（L2）	—	—	全依赖支具需要坐轮椅
腰　段	L3～L4	股前下侧及膝关节（L3）小腿内侧（L4）	—	膝反射	利用支具和拐杖可行走
腰骶部	L5～S1	小腿外侧及足内侧（L5）足底（L4）	—	踝反射	可使用或不使用短腿支具行走
骶　部	S2～S4	小腿后侧及股（S2）臀内侧（S4）臀中央（S3）	膀胱及直肠功能	肛门收缩	可不依赖支具行走

国脊柱裂协会（www.spinabifdaassociation.org）；脊柱裂与脑积水国际联合会（总部设在欧洲，www.ifglobal.org）；神经疾病与卒中国家研究院（www.ninds.nih.gov）。有关乳胶过敏及其预防信息可查询美国乳胶协会（www.latexallergyresources.org）。

4）隐形脊柱裂

A. 新生儿期特点。主要表现为异常毛发、血管瘤、色素沉着、先天性皮肤发育不全、皮坠、皮下肿块、皮肤凹陷或窦道，一般位于腰骶部。

B. 如果在新生儿期未发现，在婴儿期的临床表现可包括括约肌控制障碍，行走发育迟缓，足畸形和（或）反复发作的脑膜炎。突发症状是由于脊髓拴系牵拉，脊髓周围纤维或相关结构，或肿瘤或囊肿压迫脊髓所导致的血管功能不全。

C. 诊断

a. 超声检查可用于筛查。诊断脊髓拴系的时间窗在3～6个月。

b. MRI可以显示解剖细节。MRI的优点在于没有放射性辐射。往往不需要增强对比。

D. 早期的手术矫正可避免症状的出现。对于出现症状病例应及时手术松解脊髓拴系或脊髓减压，可以完全或部分缓解近期的获得性缺陷。

【预后】 详见上述各节治疗部分。

· 参 · 考 · 文 · 献 ·

[1] Adzick NS, Thom EA, Spong CY, et al. A randomized trial of prenatal versus postnatal repair of myelomeningocele. *N Engl J Med.* 2011; 364: 993–1004.

[2] American Academy of Pediatrics, Committee on Genetics. Folic acid for the prevention of neural tube defects. *Pediatrics.* 1999; 104: 325–327.

[3] Boulet SL, Yang Q, Mai C, et al. Trends in the postfortification prevalence of spina bifida and anencephaly in the United States. *Birth Defect Res A Clin Mol Teratol.* 2008: 82: 527–532.

[4] Brand MC. Examining the newborn with an open spinal dysraphism. *Adv Neonatal Care.* 2006; 6: 181−196.

[5] Burke R, Liptak GS; Council on Children with Disabilities. Providing a primary care medical home for children and youth with spina bifida. *Pediatrics.* 2011; 128: e1645−e1657.

[6] Dias MS. Neurosurgical management of myelomeningocele (spina bifida). *Pediatr Rev.* 2005; 26: 50.

[7] Fletcher JM, Brei TJ, eds. *Spina Bifida: A Multidisciplinary Perspective.* Developmental Disability Research Reviews, Vol 16, Issue 1. Hoboken, NJ: Wiley Periodicals; 2010.

[8] Lipak GS, Dosa NP. Myelomeningocele. *Pediatr Rev.* 2010; 31: 443.

[9] Logan CV, Abdel-Hamed Z, Johnson CA. Molecular genetics and pathogenic mechanisms for the severe ciliopathies: insights into neurodevelopment and pathogenesis of neural tube defects. *Mol Neurobiol.* 2011; 43: 12−26.

[10] Medical Research Council Vitamin Study Research Group. Prevention of neural tube defects: results of the Medical Research Council Vitamin Study. *Lancet.* 1991; 338: 131.

[11] Oppenheimer SG, ed. *Neural Tube Defects.* New York, NY: Informa Health Care; 2007.

[12] Swanson ME, Sandler A, eds. *Spina Bifida: Health and Development Across the Life Course (multiple articles).* Pediatric Clinics of North America, Vol 57, No 4. Philadelphia, PA: Elsevier Saunders; 2010.

[13] Thompson DNP. Postnatal management and outcomes for neural tube defects including spina bifida and encephaloceles. *Prenat Diagn.* 2009; 29: 412.

[14] Wyszynski DF, ed. *Neural Tube Defects: From Origin to Treatment.* New York, NY: Oxford University Press; 2005.

115　骨科与肌肉骨骼问题
Orthopedic and Musculoskeletal Problems

骨科问题在新生儿中十分常见。可表现为孤立性异常或全身性疾病的一部分。通常这些异常均十分明显，但是深入的肌肉骨骼检查是诊断相关全身性疾病的关键。本章对在NICU中遇到的常见问题进行概述。**这些新生儿骨科与骨骼肌肉问题的图片可访问www.neonatologybook.com并点击图片选项在线查询。**

【脊柱问题】

（1）脊柱侧弯

1）定义。脊柱侧弯指脊柱水平偏斜超过10°以上，包括旋转畸形与矢状面畸形。脊柱侧弯分为特发性、先天性和神经肌肉性等多种类型。

A. 婴儿型特发性脊柱侧弯。多见于男性患儿，欧洲地区发病率较北美地区高。该类型脊柱侧弯并不常见，可能与婴儿体位有关。多数患儿在生后6个月内可诊断，胸段脊柱向左侧弯，常伴发斜头畸形。病因不明，但可自行改善。Mehta提出的X线测量法可用于预测病情进展的可能性。由于超过20%患儿存在神经轴异常，因此侧弯超过20°及以上的患儿需行脊柱MRI检查。塑形及支架是有效的治疗方法。部分病例需要外科手术治疗，同时需要使用生长棒脊柱植入器械治疗。

B. 先天性脊柱侧弯。由于脊柱异常发育所致。病因不明，有研究显示一氧化碳暴露可能是致病因素之一,近期遗传学研究提示该病可能存在先天遗传背景。

由于神经轴、脊柱及器官系统都在宫内同一时期发育,因此,多达1/3患儿会伴发神经轴异常。20%患儿合并泌尿生殖系统畸形,20%患儿合并心脏畸形。先天性脊柱侧弯可分为两种类型:脊柱形成缺陷与脊柱节段分化异常。半椎体就是脊柱形成缺陷的例子。而脊柱节段分化异常则包括脊柱融合与一侧椎板融合(2个脊柱的一边相连,并导致生长障碍)。

畸形进展主要是由于生长不均衡,因此变异大。半椎体尾部脊柱可正常发育,头部脊柱可明显进展。一侧椎板融合是先天性脊柱侧弯最常见的原因,可导致严重畸形。如合并半椎体,所致畸形更为显著。

2)治疗。支架治疗常常无效。严重进展的脊柱侧弯患儿需要外科手术治疗。手术方法包括脊柱切除与融合,脊柱重建,防止病情进一步进展。

(2)脊柱裂

1)定义。这组疾病是指脊柱与脊髓的先天畸形。脊柱裂的病因尚不清楚。孕期叶酸摄入不足、妊娠糖尿病及有类似家族史可能与发病相关。脊柱裂分为两类:

A. 隐形脊柱裂。尾部发育异常,皮肤完整,脑膜与脊髓完整。

B. 囊性脊柱裂。皮肤缺损并伴有脑膜及脊髓异常。又分为以下三种:

a. 脑膜膨出。脑膜囊从脊柱后部的缺损中膨出,但不含脊髓或神经根。

b. 脊髓膨出。所有神经组织外露且表面无覆盖物。

c. 脊髓脊膜膨出。最常见(占90%)。脊髓及神经根通过脊髓腔后部缺损与脑膜(硬脊膜,蛛网膜)一起突出。常合并其他畸形,包括脊髓纵裂、脊柱成骨异常(如脊柱节段分化与锥体融合障碍),可导致先天性脊柱侧凸、脊柱后凸与脊柱后侧凸。

2)诊断。脊柱裂诊断包括孕期母体血清甲胎蛋白水平升高或超声检查,或生后发现新生儿背部病变。**新生儿腰骶部出现异常毛发或局部皮肤凹陷提示可能存在该类畸形**。伴发症状包括脑积水、查理(Arnold-Chiori)畸形、先天性脊柱畸形及脊髓拴系综合征。高位胸腰段病变可导致行走障碍,而低位腰骶部病变则对行走功能无影响。

3)治疗。外科手术需要在生后48小时内进行,如果存在脑积水,需要行分流手术。

(3)斜颈

1)定义。由于一侧胸锁乳突肌挛缩导致头颈歪斜。头颈向患侧歪斜,而下颌则转向对侧。常见病因包括:

A. 先天性肌性斜颈。局部骨筋膜室综合征或宫内体位问题导致的胸锁乳突肌纤维化。

B. 脊柱畸形。Klippel-Feil综合征(先天性颈椎畸形)或先天性枕颈椎畸形。

2)诊断。观察到典型的异常并可触及挛缩的胸锁乳突肌即可诊断。新生儿期肌肉组织内可触及肿块,后期可缓解。此外需要进一步查体排除其他畸形(发育性髋脱位、指内收)。对于伸展练习无效的患儿,需行颈椎X线片检查明确有无脊柱异常。并发症包括斜头畸形、面部不对称及颈部活动受限。

3)治疗。90%的病例通过拉伸运动治疗可治愈。在1岁以后仍有症状的患儿需进行外科手术治疗。

【上肢与手畸形】

(1)先天性桡骨缺如

1)定义。指桡骨纵向部分或完全发育缺失。主要表现为腕关节及手向桡侧倾斜,伴有或不伴拇指发育不良。尺骨常常短小畸形。常伴有血小板减少[TAR(伴有桡骨缺如的血小板减少)综合征]、范尼可贫血、Holt-Oram综合征、Nager综合征、VATER/VATERL综合征(脊柱畸形、肛门闭锁、食管气管瘘、桡侧或肾发育不良/脊柱畸形、肛门闭锁、心脏畸形、食管气管瘘、肾发育不良及肢体畸形)及其他骨骼和心脏畸形。

2)治疗。包括夹板固定、牵引、理疗及手术治疗。

(2)前臂切断症(先天性切断症)

1)定义。指肘部以下前臂横向完全性缺损,是最常见的先天性切断症(在新生儿中发病率约为1/20 000)。手或其残端与近端前臂相连。多为单侧,具体病因不明。

2)治疗。一般无须治疗,必要时可安装假肢。

(3)多指

1)定义。指一个或多个手指的重复畸形。好发于非洲裔美国人群中。可能与Ellis-van Creveld综合征或染色体异常有关。

A. 尺侧轴后多指。累及小指。属于常染色体显性遗传,可出现不同表型。

B. 中央多指。累及中间3个手指。属于常染色体显性遗传。

C. 拇轴前多指。拇指受累。

2)治疗。外科手术矫正。

(4)巨指

1)定义。由于骨质和(或)软组织增大而导致手指异常的增大。通常是由于复杂的血管畸形或神经纤维化所致。Klippel-Trenaunay-Weber综合征(皮肤葡萄酒斑、静脉曲张及骨与软组织过度肥大三联征)或Proteus综合征是伴发巨指的罕见综合征。巨指分为两类:一类是生后即表现手指巨大,而手指生长速度正常。另一类是生后手指大小正常,但因生长速度快而导致出现巨指。

2)治疗。手术矫正。

(5)并指

1)定义。是一种先天性的手指间蹼,累及指尖可导致完全性融合,而如果相邻指之间存在骨性成分则为复杂性并指。可为单发畸形或合并染色体异常(21、13、18

三体; Silver综合征, Prader-Willi综合征或局部皮肤缺损)。多见于男性患儿, 常为双侧。好发于环指和中指。

2) 治疗。生后1年内进行手术矫正有利于手功能恢复。

【髋部疾病】

发育性髋关节发育不良(DDH)。可参考第6章。指从不稳定髋关节到明显髋关节脱位的一系列髋关节病症。某些风俗下使用的婴儿摇篮可能是DDH的病因之一(例如美国印第安人使用的摇篮可使髋关节过伸内收)。髋关节检查常常提示髋关节不稳定性。新生儿可通过以下检查进行DDH的筛查:

1) Ortolani试验(脱位髋关节复位试验)。患儿仰卧位, 屈髋、屈膝90°, 一手固定骨盆, 另一手拇指放在髋内收肌上, 示指放在大转子上。髋关节缓慢外展时, 脱位的股骨头纳入髋臼, 出现弹响(可听到并触及)。Ortolani试验阳性提示髋关节脱位。

2) Barlow试验(髋关节脱位激发试验)。体位与Ortolani试验相同。髋关节轻微内收并向后施压。如果股骨头向后脱出髋臼, 并在停止施压后股骨头复入关节内, 即为Barlow试验阳性, 提示髋关节存在潜在的脱位。

3) 髋关节超声检查。可用于存在髋关节脱位高风险新生儿的筛查(表115-1), 有些临床中心也用超声筛查所有新生儿。髋脱位新生儿选择Pavlik吊带治疗。大多数Barlow试验阳性患儿, 新生儿期髋关节可为稳定。4周后需要反复进行临床查体与超声检查。如果髋关节出现不稳定, 需要使用Pavlik吊带。新生儿期无须外科手术治疗。

表115-1 发育性髋关节发育不良高危因素

臀先露
女性
第一胎产
有DDH家族史
双胞胎中一个婴儿患有DDH,另一个婴儿有发病风险(同卵双生为34%,异卵双生为3%)

DDH,发育性髋关节发育不良。

【下肢畸形】

(1) 近端股骨灶性缺损(PFFD)

1) 定义。PFFD是近端股骨和骨盆的一种先天畸形, 表现为短股骨与髋关节发育不良。无明确遗传病因。股骨局部短小、内收、屈曲并外旋。可出现膝外翻及前交叉韧带缺如。约15%病例双侧发病。可伴发腓侧半肢畸形。

2) 治疗。包括手术重建(肢体延长与矫正)或截肢。

(2) 腓骨半肢畸形

1) 定义。指腓骨先天性完全性或部分缺失。无明确遗传病因。腓骨短小, 伴有足外翻与弯曲畸形。畸形头端常常出现皮肤凹陷。腓侧半肢畸形常伴有足畸形,后者可伴有或不伴有外侧束韧带缺失。马蹄外翻足是最常见的伴发足畸形。

2)治疗。根据足畸形及肢体不等长(LLD)的程度决定。外科手术包括肢体重建(延长与矫形)或畸形足截肢与安装假肢。

(3)胫骨半肢畸形

1)定义。指胫骨先天性完全性或部分缺失畸形。患儿常表现为趾端短小,伴发马蹄内翻与足底上翻畸形。内侧多趾是相对常见的伴发畸形。其他伴发畸形包括先天性心脏畸形和(或)脊柱畸形。它是为数不多的几个具有遗传病因的先天性肢体畸形。常伴发缺趾相关综合征。

2)治疗。外科手术方法包括重建或膝关节切断术。

(4)胫骨后内侧弯曲

1)定义。是一种胫骨后内侧弯曲的良性病变。常伴有足外翻和肢体不等长。需与胫骨前外侧弯曲及胫骨半肢畸形相鉴别。

2)治疗。胫骨畸形可自行矫正,但仍存在明显的肢体不等长。

(5)膝关节过伸畸形(先天性膝关节脱位)

1)定义。是一种罕见的膝关节畸形。可有从简单的膝关节过伸胫骨股骨端出现明显前侧脱位的不同表现。可以孤立发病也可以合并其他异常(如Larsen综合征)。膝关节主动或被动屈曲功能丧失。X线片检查可明确诊断并有助于鉴别过伸畸形与先天性膝关节脱位。

2)治疗。轻症病例可通过推拿和管形石膏固定获得有效治疗。严重病例需要外科手术治疗。

【足畸形】　足畸形十分常见且需要仔细评估做出正确的诊断。常见足畸形见下文和表115-2。

(1)并趾

1)定义。足畸形是一种先天性的足趾间蹼。一般无功能异常。如果累及趾尖可导致完全融合,如果累及邻近骨质则相对复杂。可合并有多趾。

2)治疗。并趾几乎不需要外科手术矫正。

(2)足裂

1)定义。指足中央2个或3个足束缺失所导致的足部畸形。前足近端表现为锥形改变。双侧病例多为常染色体遗传性。双侧病例中病变亦可累及手部。

2)治疗。外科手术治疗,可改善足外形。

(3)巨趾

1)定义。由于脚趾软组织和骨质同时增大所导致的一种罕见畸形。可累及𧿹趾或小趾。亦可累及手部。

表 115-2　常见新生儿足畸形的鉴别诊断

足畸形	HF	FF	缺失束	弹性	治疗	备注
FH（腓骨半肢畸形）	马蹄外翻足	正常或内收	侧束	有弹性或僵硬	截肢或重建	胫骨短小畸变
CF（足裂）	马蹄内翻足后纹	• 内收、外翻、旋后 • 中足纵弓横纹	无	僵硬	系列管形石膏	可合并 DDH 或脊柱畸形 有遗传背景 妊娠 16～20 周可产前诊断
VT（垂直距骨）	马蹄外翻足	内收	无	明显僵硬	系列管形石膏或手术	50% 为特发畸形 脊柱裂 50% 双侧发病
MA（跖内收）	正常	内收	无	有弹性	无治疗或系列管形石膏	合并 DDH 或脊柱畸形 与胎内姿势相关
CV（仰趾外翻足）	马蹄外翻足	正常	无	有弹性	无治疗或牵引	可合并胫骨后内侧弯曲

登录 www.neonatologybook.com 可查看图片。

内收，跖内侧偏斜；高弓，足内侧纵弓升高；马蹄足，踝背屈；内翻，向内翻转畸形；内翻，向外翻转畸形；HF，后足；FF，前足；DDH，发育性髋关节发育不良；马蹄足，踝背屈。

2）治疗。减灭术（骨质与软组织切除）是常用的手术方法。

（4）束带（羊膜束带）综合征（ABS）

1）定义。该综合征是由于肢体远端存在环状狭窄带。可表现为不同形式：先天性切断症、远端并指、裂足及唇裂等颅面畸形。

2）治疗。手术松解狭窄带。狭窄环可能引起急性血管压迫，需要急诊手术松解才能挽救新生儿的肢体。

（5）多趾

1）定义。指一个或多个脚趾重复畸形。内侧多趾为姆趾重复畸形，外侧多趾为第5趾重复畸形（最常见类型，占80%）。中间趾发生率低。非洲裔美国儿童多见。50%为双侧，30%患儿有明确的家族史。属于常染色体显性遗传并伴有不同表型。多趾多为孤立发病，部分病例可合并13三体或Ellis-van Creveld等综合征。诊断较易，X线检查可判断多趾的类型（哪个骨性结构出现重复畸形）。内侧多趾常合并胫骨半肢畸形。

2）治疗。选择手术切除多余趾。

【先天性多发关节弯曲】

（1）定义。是一种在身体多个部位的多个关节（至少2个及以上）发生挛缩（专业术语称为"弯曲关节"）的综合征。具体病因不明。胎动减少是致病因素之一。典型的病例所有肢端均受累。典型关节挛缩表现为肩内旋、肘外展、前臂旋前、腕部及手指屈曲挛缩。下肢远端挛缩包括髋关节屈曲外展挛缩，或髋外展和脱位。膝关节可外展或屈曲，严重的足畸形也十分常见。

（2）治疗。早期选择延长与夹板固定，避免发生固定畸形。

【产伤】 出生分娩时出现的骨性损伤或骨折（表115-3）。

表115-3　骨科相关产伤的高危因素[a]

巨大儿＞4 kg
小于37周早产儿（脆性骨质，易骨折）
肩难产
头盆不称
产程延长

[a] 肘关节或膝关节远端的产伤性骨折较少发生。

（1）锁骨骨折

1）定义。锁骨骨折是最常见的产伤。在肩难产或臀先露手臂完全外展或巨大儿分娩时发生。新生儿症状或体征较轻，常在生后第二周触及结痂可作出回顾性诊断。新生儿锁骨处可有压痛，患侧手臂活动受限，拥抱反射不对称及假性麻痹。X线检查发现锁骨中外1/3间出现骨折可诊断。需要注意与肱骨骨折或臂丛损伤相鉴别。

预后良好。

2）治疗。用衣服的袖套套在胸部固定,防止骨折移位7～10天。

（2）肱骨与股骨骨折

1）定义。这类骨折较锁骨骨折少见。均与产程延长、臀位分娩时患侧肢体过伸、由于胎儿窘迫需要快速娩出婴儿及产钳助产等相关。骨折常发生在骨干（股骨；肱骨少见）或在生长板（肱骨近远端,股骨远端）。新生儿常表现为疼痛、活动受限、假性麻痹、触痛及骨折断端有捻发音。关节周围骨折容易漏诊。X线检查可确诊。

2）治疗。夹板固定患肢3周,疗效好,预后良好。对于出现的短缩或成角畸形需要外科手术干预。

（3）臂丛损伤

1）定义。指在分娩过程中颈神经根受到牵拉而导致的臂丛损伤。常与顶先露巨大儿及肩难产或臀先露相关。C5～C6神经根常受损而需要臂丛损伤的修复治疗。患侧手臂屈曲,肘内旋外展,前臂内旋,但手功能正常。患侧肢体感觉功能正常。患侧肢体的拥抱反射与肱二头肌反射消失。如果低位颈神经或第一胸神经根受累,则被称为臂丛下丛型。由于前臂麻痹而导致手握持反射消失。上述两种情况均提示预后不良。需对其他肢体进行查体排除新生儿四肢麻痹。特别是在臀先露分娩时可出现双侧臂丛损伤。所有肌力试验应该在生后48小时内进行。患侧还常出现Horner综合征。可在48小时内恢复,恢复时间最长需要6个月。影像学检查包括平片、脊髓CT及MRI。神经传导试验有助于鉴别根部撕脱与功能性麻痹。对于上丛损伤,肱二头肌反射是自愈的标志。保留有肱二头肌功能提示预后良好。预后取决于神经根损伤类型,受累神经范围及损伤后恢复的程度。

2）治疗。新生儿期一般无须手术。外科手术方式包括显微外科修复、肌腱转移或未治疗病例进行肱骨截骨术治疗残余畸形。

【骨科感染（骨髓炎）】 早产、皮肤感染及难产是已知的骨髓炎发生的高危因素。血源性传播是最常见的感染途径。病原微生物经过静脉或脐静脉置管、静脉内营养管或侵袭性监测等途径进入血液循环感染组织器官。感染通常开始于长骨干骺端。因为营养血管跨过生长板滋养骨骺,这些血管发生感染性血栓性静脉炎可导致生长板损伤并影响其后续生长。由于新生儿骨皮质和骨膜薄,对于感染传播的屏障功能差,使得感染较易播散到邻近组织。如果是囊内型的长管状骨干骺端发生感染,可导致化脓性关节炎（髋关节,肩关节）。发生在早产儿或患有严重疾病足月儿的骨髓炎常为多灶性,可伴有或不伴有化脓性关节炎（通常是2个或3个部位）。引起感染最常见的微生物为金黄色葡萄球菌。**最少见的致病菌为B族链球菌,亦可有其他致病菌。对于轻症病例,由于缺乏症状和体征,诊断往往十分困难。**但是运动受限或假性麻痹和/或局部受累现象应引起注意。而被动运动出现疼痛、肢体异常姿势等临床表现少见。一旦疑似感染,需行关节或骨穿刺来确诊。实验室检查包括血常规、血沉、C反应蛋白及血培养。其他诊断方法包括X线平片(结果通常正常或可能出现软组织受累现象)、超声、骨扫描或MRI。当脓肿形成时应行引流手术。常见的感染部位为髋关节、肩关节及膝关节。为避免感染引起远期不良预后,一般需要急诊手术。

·参·考·文·献·

[1] Bevan WP, Hall JG, Bamshad M, Staheli LT, Jaffe KM, Song K. Arthrogryposis multiplex congenita (amyoplasia): an orthopaedic perspective. *J Pediatr Orthop.* 2007; 27(5): 594−600.

[2] Bora FW. *The Pediatric Upper Extremity: Diagnosis and Management.* Philadelphia, PA: Saunders; 1986.

[3] Bowen JR, Neto AK. *Developmental Dysplasia of the Hip.* Towson, MD: Data Trace Publishing; 2006.

[4] Fegin RD, Cherry JD. *Textbook of Pediatrics: Infectious Diseases.* 5th ed. Philadelphia, PA: Saunders; 2004.

[5] Herring JA. *Tachdjian's Pediatric Orthopaedics.* Philadelphia, PA: Saunders; 2008.

[6] Knudsen CJ, Hoffman EB. Neonatal osteomyelitis. *J Bone Joint Surg Br.* 1990; 72(5): 846−851.

[7] Mehta MH. The rib-vertebra angle in the early diagnosis between resolving and progressive infantile scoliosis. *J Bone Joint Surg.* 1972; 54-B(2): 230−243.

[8] Mok PM, Reilly BJ, Ash JM. Osteomyelitis in the neonate. Clinical aspects and the role of radiography and scintigraphy in diagnosis and management. *Radiology.* 1982; 145(3): 677−682.

[9] Morrissy RT, Weinstein S. *Lovell and Winter's Pediatric Orthopaedics.* 6th ed. Philadelphia, PA: Lippincott Williams & Wilkins; 2005.

[10] Shenaq SM, Bullocks JM, Dhillon G, Lee RT, Laurent JP. Management of infant brachial plexus injuries. *Clin Plastic Surg.* 2005; 32: 79−98.

116 早产儿骨质减少症
Osteopenia of Prematurity

【定义】　早产影响骨骼生长和矿物化,导致众所周知的早产儿骨质减少症。一些学者称之为"早产儿佝偻病"。正常骨骼形成是矿物质(主要是钙、磷)沉积于由成骨细胞分泌的有机基质(类骨质)上。成骨细胞在骨重吸收和重塑中起着重要的作用。尽管骨质疏松和佝偻病都能造成骨矿物化减低,从而导致类似的临床表现,但他们也不是完全相同的,因此本文中不使用"早产儿佝偻病"这个名词。早产儿骨质减少症主要是由于钙摄入不足,不能满足骨骼生长所需而导致的结果。而传统意义上的佝偻病主要是继发于维生素D缺乏。单纯补充维生素D并不能解决骨质疏松或佝偻病,因为无论是骨质疏松还是佝偻病的发病都涉及钙、磷和维生素D的利用。

(1)骨质减少。骨小梁厚度或数量减少和/或骨皮质厚度减少所导致的有机骨基质(类骨质)减少。多由于有机骨基质沉积不足或重吸收增加。

(2)软骨病。有机骨基质缺乏矿物化导致非矿物化类骨质堆积和骨质软化。影响到骨骺时导致佝偻病。骨密度和骨矿含量（BMC）均降低。

（3）骨质疏松。指骨矿物密度降低，低于成人正常值 2.5 个标准差，婴儿中尚无统一的定义。

【**发病率**】　随着营养管理的改善，例如早期开奶、营养配方调整和其他临床实践（早期积极肠外营养），目前骨质减少症的发病率难以估计。多见于超低出生体重，罹患慢性疾病（例如支气管肺发育不良、慢性肺病和坏死性小肠结肠炎）的早产儿。先前有报道极低出生体重儿（VLBW）的骨质减少症发生率约为 23%，而超低出生体重儿则高达 55%～60%。母乳喂养（发生率 40%）婴儿的发生率高于配方乳喂养（16%）婴儿。曾有报道 VLBW 早产儿中骨折发生率达 10%，现今已逐渐减少。

【**病理生理学**】　宫内骨骼形成有 2 种方式，软骨内成骨（躯干骨和四肢骨）和膜内成骨（颅骨、上颌骨和下颌骨）。部分维生素（A、C、D）、细胞因子、矿物质（钙）和激素（甲状腺激素、生长激素、甲状旁腺激素相关肽）在胎儿骨骼发育中具有重要作用。胎盘对胎儿营养素和矿物质沉积具有重要作用。

（1）宫内骨骼容量和骨小梁厚度增加速度快于宫外。生后骨骼增长基于周期性的骨形成和再吸收。生后第一年骨骼长度和直径增加，但骨皮质厚度减少。尽管如此，整体来说骨骼强度还是较出生时增加 3 倍。这种变化在早产儿中出现的时间早于足月儿。对矿物质沉积的影响大于线性生长，因此导致早产儿的骨密度减低。早产儿纠正胎龄足月时 BMC 低于同龄的足月儿。

（2）足月儿分娩时身体内约 99% 的钙和 80% 的磷存于骨骼中，其中 80% 是妊娠 25 周后通过胎盘转运至胎儿体内。生后宫外的钙磷沉积率远不能达到胎儿水平。此外，出生后早产儿生长对钙磷的需求增加，但钙磷摄入不足从而导致缺乏。

（3）维生素 D 羟化。孕 24 周时羟化功能已成熟，早产儿可以合成 1, 25-二羟维生素 D。

（4）遗传因素和骨病。在成人和 VLBW 早产儿中，骨质疏松症与 *VDR*、*ER* 和 *COLIA1* 等基因多态性有关。ERα 基因型的纯合子等位基因突变和低数量胸腺嘧啶-腺嘌呤重复与高尿吡啶啉交联水平（提示骨重吸收增加）以及代谢性骨病发生有关。有研究显示 *VDR* 和 *COLIA1* 基因位点的相互作用对骨病的形成有保护性作用。

【**危险因素**】

（1）胎儿和新生儿

1）早产和出生体重。早产导致钙磷缺乏，骨质减少症的发生率与胎龄和出生体重呈负相关。早产儿和低出生体重儿更易发生由于增加的营养和生长需求而导致的矿物质缺乏。

2）喂养策略。延迟肠内营养、延长肠外营养时间、使用未强化母乳、限制肠内营养和吸收不良都会导致矿物质缺乏。

3）母乳中磷含量偏低。与早产儿亲母母乳相比,捐赠母乳中磷含量更低,持续使用会导致低血磷,减少其在骨有机基质中的沉积。未强化的母乳不能满足矿物质沉积所需。

4）药物。糖皮质激素、呋塞米和甲基黄嘌呤类药物是早产儿常用药物,会通过动员骨钙而减少BMC。

5）机械刺激缺乏。骨生长需要机械刺激,但早产相关的诸多因素(如疾病、镇静和肌松剂的使用)会减少此类刺激。例如罹患脊柱裂或关节挛缩症的神经系统受损婴儿会发生骨发育不良。

6）维生素D。早产儿能够吸收维生素D并转化为1,25-二羟维生素D。胎盘可以将维生素D转化为1,25-羟骨化醇,后者在胎儿磷转运中具有重要作用。母乳中维生素D含量低(25～50 U/L),因此纯母乳喂养的婴儿可能存在维生素D缺乏。其他可能引起早产儿维生素D缺乏的原因如下:

A. 肾脏疾病。骨营养不良。

B. 药物。例如苯妥英钠和苯巴比妥会增加维生素D代谢。

C. 假性维生素D缺乏症。Ⅰ型:1-α羟化酶缺乏导致25[OH]转化为1,25-二羟维生素D障碍;Ⅱ型:1,25-二羟维生素D组织抵抗。

7）肠外营养铝污染。

8）维生素D和钙吸收不良。见于罹患胆汁淤积和短肠综合征的婴儿。

(2)孕母因素

1）孕母维生素D缺乏。母孕期维生素D缺乏导致胎儿维生素D水平低下。欧洲孕母维生素D缺乏多见于冬季,伴有总BMC减低和胎儿宫内长骨增长减慢。孕母维生素D状态可影响婴儿3～6月龄时的头围和9岁时的BMC。

2）孕母吸烟和消瘦体质。钙摄入减少和孕后期体力活动增多可能导致胎儿骨矿含量减少。

3）高剂量镁暴露。先兆子痫、绒毛膜羊膜炎和胎盘感染增加胎儿宫内高剂量镁暴露,可能导致骨质减少症。

4）宫内发育迟缓(IUGR)的婴儿。佝偻病发病率增高(胎盘慢性损伤改变磷转运)。

5）胎次增加及男性的风险增高。

6）胎盘激素。雌激素、甲状旁腺激素(PTH)和PTH相关肽也有一定作用。

【临床表现】 骨质减少症临床表现多见于6～12周龄时,通常无症状,严重表现如下。

(1)严重表现

1）体重增长缓慢和生长滞后。

2）佝偻病样表现。包括生长迟缓、前额突出、颅骨软化、肋串珠和骨骺膨大。

3）骨折。有时可表现为操作时患儿疼痛。

4）胸壁顺应性下降。导致呼吸困难或撤机困难。

（2）结局。骨质减少症可通过影响颅骨形状导致早产儿近视。儿童期总BMC和骨密度下降，身材矮小消瘦。有研究提示尿钙排泄增加。

【诊断】

（1）放射学。临床往往通过放射影像学发现骨质减少症，但常常有主观性。骨矿物减少20%～40%以上才会有影像学改变，可表现为长骨末端骨质稀疏、干骺端杯口样或毛刺样改变。还可见骨膜下新骨形成和骨折。3～4周内连续随访X片有助于随访。

（2）骨转化生物标记

1）骨活性指标

A. 血钙。直至病变后期之前都可能维持正常水平。

B. 血磷。血磷降低（＜3 mg/dL）。诊断低血磷的敏感度较低，但特异度高。无机磷＜1.8 mmol/L结合血碱性磷酸酶增高，对诊断摄入不足特异度更高。

C. 碱性磷酸酶（ALP）。血ALP是三种同工酶（肝脏、肠道和骨骼）的总和，其中骨骼来源的占90%。婴儿ALP水平可升高至成人正常水平5倍以上，成骨和破骨活动都会导致ALP增高。尚未证实采用骨源性ALP指标可以增加预测骨质减少症的敏感度。

a. ALP增高。可见于正常骨骼生长、佝偻病恢复期、骨折或铜缺乏。

b. ALP降低。通常见于锌缺乏、严重的营养不良或先天性低磷酸酯酶症。

c. ALP与血磷水平呈负相关。高水平ALP（＞1 200 U/L）可能与儿童期矮小有关。

d. 不伴有血钙磷变化的单纯性ALP增高。可能见于婴儿暂时性高磷酸酯酶症。

D. C端胶原肽或 I 型胶原蛋白原。在早产儿中与胶原转化和骨形成相关。

E. 1,25-二羟维生素D水平。在骨质减少时增高。

F. 血维生素D和PTH。无须常规检测。

G. 骨钙素（成骨活动指标）。可能增高。

H. 骨保护素（破骨细胞生成抑制因子）。抑制破骨活动和分化，其过度表达可能导致严重的骨硬化症。然而骨保护素水平与代谢性骨病无关联。

2）骨吸收指标

A. 尿钙磷。超低出生体重儿肾脏存在低磷阈，即使血磷水平较低时尿磷排泄也会增加。肾小管磷重吸收率增高提示磷摄入不足。尿钙排泄＞1.2 mmol/L结合无机磷＞0.4 mmol/L提示高骨矿物沉积率。

B. 交联羧基末端肽1型胶原、尿吡啶交联产物、1型胶原交联氨基末端肽和胶原吡啶交联。是反映骨吸收的指标，但临床应用受限。

（3）超声。定量超声采用宽带超声测量超声传播速度（SOS）或骨传播时间。但SOS尚不能完全替代双能X线吸收法（DXA）。

1）优点。超声具有许多优势，包括易于操作和无辐射暴露。测量时采用外周部位，例如跟骨和胫骨。超声可检测骨属性的质和量，例如骨矿物化和骨皮质厚度、骨质（骨质减少症）、骨弹性以及骨微结构。

2）SOS。是最常用的指标。早产儿生后直至纠正胎龄足月期间SOS逐渐下降，提示BMC的减少。出生时胫骨SOS与血ALP水平呈负相关。早产儿生后高钙摄入可能与SOS降低呈负相关。

（4）双能X线吸收法（DEXA）。DEXA是评估骨尺寸和骨矿物状态的金指标，可以预测新生儿骨折风险。然而DEXA使用的局限性和数据解释均阻碍了其在新生儿临床中的广泛应用。

【治疗】

（1）喂养和营养支持策略。早期建立肠内营养、缩短肠外营养时间、强化母乳和使用早产儿特殊配方乳可以减少骨质减少症的发生。出院后使用特别设计的早产儿配方或过渡配方（参考第10章）以及母乳强化剂可促进骨矿物化。补充钙磷以满足骨矿物需求。需要注意的是应避免将钙磷直接加入奶中，以避免沉淀。足量的维生素D摄入也非常重要。

（2）维生素D。母亲足量的维生素D对预防胎儿维生素D缺乏非常重要。有报道需求量为150～1 000 U/d。

（3）刺激。关于通过被动运动给予机械刺激来改善骨矿物化的研究存在不同结论。一些研究提示可改善BMC、骨骼长度和骨面积。现有证据尚未证实可在早产儿中常规推荐使用物理运动项目。

（4）减少呋塞米和糖皮质激素的使用。噻嗪类利尿剂理论上有优势，但尚未能被证明可以预防骨质减少症。

（5）吸收不良。具有胆汁淤积和吸收不良风险的婴儿可能得益于额外的脂溶性维生素补充以及使用特殊配方乳促进脂肪吸收。

【预后】 采取积极预防和治疗策略可降低早产儿骨质减少症的发生率。超低出生体重儿纠正胎龄足月时体内BMC含量低于足月儿的25%～70%。骨矿物化追赶出现在6月龄时。长期随访显示这些婴儿的骨发育和成人期最终身高可能受到影响。

·参·考·文·献·

[1] Atkinson SA, Tsang RC. Calcium, magnesium, phosphorous, and vitamin D. In: Tsang RC, Uauy R, Koletzko B, Zlotkin SH, eds. *Nutrition of the Preterm Infant: Scientific Basis and Practical Guidelines.* 2nd ed. Cincinnati, OH: Digital Education Publishing; 2005: 245–275.

[2] Chen HL, Lee CL, Tseng HI, Yang SN, Yang RC, Jao HC. Assisted exercise improves bone strength

in very low birthweight infants by bone quantitative ultrasound. *J Pediatr Child Health.* 2010; 46: 653–659.

[3] Funke S, Morava E, Czako M, Vida G, Ertl T, Kosztolńyi G. Influence of genetic polymorphisms on bone disease of preterm infants. *Pediatr Res.* 2006; 60: 607–612.

[4] Harrison CM, Johnson K, McKechnie E. Osteopenia of prematurity: a national survey and review of practice. *Acta Pediatr.* 2008; 97: 407–413.

[5] McDevitt H, Ahmed SF. Quantitative ultrasound assessment of bone health in the neonate. *Neonatology.* 2007; 91: 2–11.

[6] Pereira-da-Silva L, Costa A, Pereira L, et al. Early calcium and phosphorous intake by parenteral nutrition prevents short-term bone strength decline in preterm infants. *J Pediatr Gastroenterol Nutr.* 2011; 52: 203–209.

[7] Rack B, Lochmüller EM, Janni W, et al. Ultrasound for the assessment of bone quality in preterm and term infants. *J Perinatol.* 2012; 32: 218–226.

[8] Rigo J, Pieltain C, Salle B, Senterre J. Enteral calcium, phosphate and vitamin D requirements and mineralization in preterm infants. *Acta Pediatr.* 2007; 96: 969–974.

[9] Schulzke SM, Trachsel D, Patole SK. Physical activity programs for promoting bone mineralization and growth in preterm infants. *Cochrane Database Syst Rev.* 2007; 2: CD005387.

[10] Tomlinson C, McDevitt H, Ahmed SF, White MP. Longitudinal changes in bone health as assessed by the speed of sound in very low birth weight preterm infants. *J Pediatr.* 2006; 148: 450–455.

117 微小病毒B19感染
Parvovirus B19 Infection

【定义】 人细小病毒B19（PB19）是单链、无包膜的小DNA病毒。

【发病率】 PB19感染在世界各地均有流行。多数感染学龄儿童，主要表现为传染性红斑（第五病）。6～19岁人群中，血清特异性B19免疫球蛋白G（IgG）的阳性率为15%～60%。35%～45%的育龄妇女无保护性IgG抗体，因而在妊娠时易出现PB19原发性感染。妊娠期PB19急性感染率为3.3%～3.8%。美国每年孕妇发生PB19的血清学转换率为1%～1.5%。

【病理生理学】 人类红细胞前体细胞是目前已知在自然界存在的唯一的PB19的宿主细胞。PB19是强大的造血抑制剂。红细胞上的糖苷酯，即红细胞P抗原为PB19的受体，存在于红细胞前体细胞、滑膜、胎盘组织、胎儿心肌细胞和内皮细胞中。PB19感染导致的红细胞生成障碍与荚膜-10介导的红细胞前体细胞凋亡有关。PB19主要经呼吸道飞沫传播，输入含有PB19的血液或血液制品亦可传染。也可通过胎盘由母亲传染给胎儿。在儿童和成人，接触传染源后48小时发生病毒血症，病程1周左右达高峰。患者通常在病毒复制和排毒阶段出现症状。当典型皮疹（面部"掌拍颊样"皮疹，躯干和四肢"花边状"红斑）或关节痛出现时，该患者就不再具备传染性。孕妇感染PB19后，常缺乏特异性症状，通常表现为低热、咽喉痛、全身乏力、头痛等流感样症状。孕期感染很少出现典型的"掌拍颊样"的特征性皮疹。胎儿可在母亲病毒血症阶段感染PB19。由于胎儿期造血活跃、红细胞寿命短，感染PB19后易出现严重的胎儿贫血、高输出量性心力衰竭和胎儿水肿。心肌炎和少见的胎儿肝脏感染可能导致胎儿心功能不全。已经有PB19导致胎儿畸形的相关报道；最近有报道指出，PB19感染后的流产胎儿中染色体三体畸形发病率较高。尽管如此，基于大样本的流行病学调查，目前认为PB19对胎儿没有致畸作用。

【危险因素】 妊娠期发生PB19感染的风险最高的人群包括学校老师、托幼机构工作者、家中有学龄儿童的妇女。

【临床表现】

（1）妊娠期。可有与患传染性红斑儿童接触的病史。但是常常无接触史，而由超声诊断发现。所幸，大部分孕妇感染PB19不会导致不良妊娠结局。孕期原发性感染PB19后，经胎盘感染胎儿的概率高达33%～50%，但导致不良妊娠结局的概率不到10%。妊娠不良结局表现为：

1）胎儿死亡。妊娠早期感染可导致流产。一项大样本前瞻性研究显示，孕妇感染PB19后，胎儿死亡率为6.3%；而一些小样本的研究显示胎儿死亡率高达10.2%。所有胎儿死亡病例均发生于妊娠前5个月感染，其中15%的病例发生于妊娠前3个月，9%的病例发生于妊娠第13～20周。孕晚期感染，导致胎儿死亡者极少（<1%），常不伴胎儿水肿。

2）非免疫性胎儿水肿。孕期PB19感染后，发生非免疫性胎儿水肿的概率为4%；如感染发生在第9～20周时，发生胎儿水肿的概率可达10%。从孕妇感染PB19到诊断胎儿水肿的平均间隔时间为3周。发生胎儿水肿后，可在几天或几周内迅速进展，发生胎儿死亡；也可能自行消退，分娩出正常新生儿。自然好转率为34%。当胎儿感染PB19发生非免疫性胎儿水肿时，出现严重血小板减少的概率为37%。如合并严重血小板减少，在取脐血标本或进行胎儿操作时容易出现大出血，因此需备有血小板，必要时进行输注。

（2）新生儿期。可表现为贫血和血小板减少，尤其多见于母亲感染发生于孕后期时。少数病例可发生脑病、脑膜炎，有报道继发于宫内PB19感染后的严重的中枢神经系统病变。

【诊断】

（1）实验室诊断

1）血清学诊断。怀疑PB19感染后需检测血液PB19特异性IgG和IgM抗体。母亲感染PB19后的7～10天可以检测到IgM抗体，10～14天达高峰，在2～3个月内抗体滴度迅速下降。IgG抗体上升较缓慢，感染后4周达平台期。检测孕妇PB19 IgM抗体的敏感性和特异性均很高。然而，当临床出现明显的胎儿水肿时，孕妇体内特异性IgM抗体滴度却仍可能很低，极少的情况下甚至检测不出。与母亲的血清学检测相比,胎儿和新生儿血清学检测更加可靠。

2)PCR方法检测PB19。DNA非常敏感。对不能产生足够抗体、免疫缺陷或免疫抑制人群采用PCR的方法进行诊断更加有效。检测胎儿特异性IgM抗体的敏感性为29%,而用PCR的方法检测阳性率几乎达到100%。由于PB19急性感染后,病毒DNA可在较低水平持续数年,因此检测到低水平的PB19 DNA无法证明是近期感染。

(2)超声多普勒血流检测。在孕期监测PB19感染非常有效,并且是一种无创的方法。超声可用于发现胎儿水肿和体腔积液。多普勒技术通过测定胎儿大脑中动脉(MCA)流速,判断胎儿血流情况。大脑中动脉峰流速(MCA-PSV)增加是胎儿贫血的敏感指标。

【治疗】 对于所有感染性疾病的隔离措施,包括母亲和新生儿的预防措施、母乳喂养、探视问题参见附件F。

(1)接触传染源后对孕妇的监测。孕妇在接触传染源或有症状时需评估PB19特异性的IgM和IgG水平。出现胎儿水肿时需采用PCR的方法对血液标本进行PB19 DNA检测。如果孕妇对PB19具有免疫力,即IgG阳性,而IgM阴性时,则不会对妊娠结局造成影响。如果孕妇对PB19没有免疫力,且抗体在2周后仍为阴性,则可除外感染,但仍对PB19易感。如果孕妇血清IgM抗体阳性,明确为PB19感染,需定期进行胎儿超声及多普勒MCA-PSV检测,评估胎儿是否发生胎儿水肿,每周一次,直到孕妇接触传染源后8～10周。

(2)宫内输血(IUT)。如果胎儿发生胎儿水肿和/或贫血(MCA-PSV增加),需考虑脐血管穿刺和宫内输血(PUBS-IUT)。脐血管穿刺和宫内输血(PUBS-IUT)可挽救胎儿生命,但为创伤性操作,并发症的发生率为2%～5%。只有当胎儿出现临床症状时,才会考虑宫内输血。大多数情况下,宫内输血即可改善症状。因部分患儿除了贫血的症状,还伴有严重的血小板减少,因此在进行宫内输血时,需备有浓缩红细胞(PRBC)和血小板。如因操作本身致严重出血,输注血小板可明显减轻出血症状。

(3)浓缩红细胞输注。对有临床症状的贫血新生儿可输注浓缩红细胞。

(4)免疫缺陷。成年人患急性B19感染以及HIV感染儿童出现再障危象时可输注人丙种球蛋白(IVIG)治疗。但仅一例孕期输注IVIG治疗急性PB19感染的报道。由于证据有限,尚不推荐在孕期输注IVIG治疗。

(5)抗病毒药物。尚无针对PB19的抗病毒药物。

【预后】 PB19感染所致胎儿水肿的死亡率比非免疫性胎儿水肿总体死亡率低,非免疫性胎儿水肿的总体死亡率为50%～98%。经过治疗,远期预后良好。发生宫内PB19感染的儿童并不增加远期发育落后的风险。

·参·考·文·献·

[1] American Academy of Pediatrics. Parvovirus B19. In: Pickering LK, Baker CJ, Kimberlin DW, Long SS, eds. *Red Book: 2012 Report of the Committee on Infectious Diseases.* 29th ed. Elk Grove Village, IL: American Academy of Pediatrics; 2012: 539–541.

[2] Bonvicini F, Puccetti C, Salfi NC, et al. Gestational and fetal outcomes in B19 maternal infection: a problem of diagnosis. *J Clin Microbiol.* 2011(Epub ahead of print).

[3] Brkic S, Bogavac MA, Simin N, Hrnjakovic-Cvetkovic I, Milosevic V, Maric D. Unusual high rate of asymptomatic maternal parvovirus B19 infection associated with severe fetal outcome. *J Maternal Fetal Neonatal Med.* 2011; 24: 647–649.

[4] Carlsen K, Beck BL, Bagger PV, Christensen LS, Donders GG. Pregnancy loss ascribable to parvovirus B19/erythrovirus is associated with a high prevalence of trisomy. *Gynecol Obstet Invest.* 2010; 70: 328–334.

[5] de Haan TR, van den Akker ES, Porcelijn L, Oepkes D, Kroes AC, Walther FJ. Thrombocytopenia in hydropic fetuses with parvovirus B19 infection: incidence, treatment and correlation with fetal B19 viral load. *BJOG.* 2008; 115: 76–81.

[6] Enders M, Klingel K, Weidner A, et al. Risk of fetal hydrops and non-hydropic late intrauterine fetal death after gestational parvovirus B19 infection. *J Clin Virol.* 2010; 49: 163–168.

[7] Riipinen A, Väisänen E, Nuutila M, et al. Parvovirus B19 infection in fetal deaths. *Clin Infect Dis.* 2008; 47: 1519–1525.

[8] Sarfraz AA, Samuelsen SO, Bruu AL, Jenum PA, Eskild A. Maternal human parvovirus B19 infection and the risk of fetal death and low birth weight: a case-control study within 35940 pregnant women. *BJOG.* 2009; 116: 1492–1498.

[9] Simms RA, Liebling RE, Patel RR, et al. Management and outcome of pregnancies with parvovirus B19 infection over seven years in a tertiary fetal medicine unit. *Fetal Diagn Ther.* 2009; 25: 373–378.

118　动脉导管未闭

Patent Ductus Arteriosus

【定义】　动脉导管是连接肺动脉主干（或左肺动脉近端）和降主动脉间的大血管，距离左锁骨下动脉起始部5～10 mm。胎儿期动脉导管开发是必要的，它的作用是分流肺部血流（宫内动脉导管关闭可导致胎儿死亡或肺动脉高压）。健康足月儿在出生后动脉导管迅速关闭，出生后24小时几乎一半足月儿关闭，生后48小时90%关闭，96小时几乎全部关闭。动脉导管如果没有关闭并持续开放即为动脉导管未闭（PDA）。

【发病率】　根据PDA的定义方法不同（临床症状或心脏超声），其发生率不同。

（1）PDA发病率增高的相关因素

1）早产。发病率和胎龄呈反比。出生体重＜1 750 g的早产儿中发病率为45%，＜1 000 g的早产儿发病率接近80%。

2）新生儿呼吸窘迫综合征和肺表面活性物质（PS）治疗。呼吸窘迫综合征患儿PDA发病率高，与疾病严重程度相关。给予肺表面活性物质后，容易并发临床有症状的PDA,并且使用PS可能使得症状更早出现。

3）液体治疗。出生后前几天静脉输液增加与PDA的发病率升高有关。

4）窒息。

5）先天性综合征。先天性风疹综合征60%～70%合并PDA。13三体综合征、18三体综合征和Rubinstein-Taybi综合征以及5X(Penta X)综合征患儿PDA发病率高。

6）高海拔。在高海拔地区出生的婴儿PDA发病率增加。

7）先天性心脏病。PDA常常作为先天性心脏病的一部分（如主动脉缩窄、肺动脉闭锁合并完整的室间隔、大动脉转位或完全性肺静脉引流）。

（2）PDA发病率降低的相关因素：① 产前激素。② 宫内生长迟缓。③ 胎膜早破。

【病理生理学】 胎儿循环中,动脉导管是将血液从高阻力的肺循环分流到降主动脉的重要通道。出生后,动脉导管功能关闭发生在数小时内(但最长3～4天)。动脉导管开放取决于各种收缩因子(如氧气)和各种舒张因子(最重要的是前列腺素E)之间的平衡。氧气和前列腺素的作用在不同的胎龄不同。氧气对动脉导管的作用随着胎龄的降低其收缩效应降低。但是在未成熟动物,动脉导管对前列腺素E_2舒张的敏感性最大(并且随着胎龄的增加而降低)。足月儿对前列腺素的反应能力在出生后不久消失,但是早产儿则不然。与近足月新生儿比较,在未成熟儿,吲哚美辛对动脉导管的收缩作用更强。

经动脉导管分流的大小血流量和血流方向与血管大小(直径和长度)、主动脉和肺动脉压差以及体血管阻力和肺血管阻力的比值有关。动脉导管水平血流左向右分流相关的临床表现取决于导管分流量的大小和新生儿承受额外液体负荷的能力。额外的液体负荷导致左心室输出量增加。肺静脉回流的增加引起左心室舒张容积(前负荷)的增加。左心室的扩张导致左心室舒张末期压升高,最终左心房压升高,从而引发左心衰竭和肺水肿。最终,这些改变可能导致右心室衰竭。体循环血流因为降主动脉的窃血也发生了重新分配(导管窃血或"流失")。因此肾和肠系膜的血流减少,脑血流也减少。

【危险因素】 见【发病率】。

【临床表现】 最初的表现可能是出生时,但通常是在生后第1～4天。心肺体征及症状如下。

（1）心脏杂音。通常是收缩期心脏杂音,最佳听诊区是胸骨左缘第二或第三肋间。杂音可为连续性,或是间断性。听诊杂音通常需要断开呼吸机。

（2）心尖抬举。左心室每搏输出量升高引起心尖抬举。

（3）外周血管搏动和脉压增加。是每搏输出量增加和舒张期动脉导管窃血引起的体征。

（4）低血压。PDA引起平均动脉压降低。低血压可能是PDA的最早临床表现（尤其在极低出生体重儿中）。心脏杂音有时并不明显（也就是"安静"的动脉导管）。

（5）呼吸系统疾病表现加重。如小早产儿合并呼吸窘迫综合征，在最初的呼吸症状好转后又出现再次的恶化，临床需要考虑存在PDA。呼吸的恶化可能是渐进的（几天）或是迅速的（几小时），但通常不会突然发生（如发生气胸）。PDA同样可使慢性肺病复杂化。

（6）其他体征。呼吸急促，肺部啰音，呼吸暂停。动脉导管如果没有治疗，左向右分流加剧，可能合并心力衰竭、肺水肿和肝大。

【诊断】

（1）心脏超声。二维超声心动图联合多普勒检查是目前诊断PDA最敏感的方法。心脏超声可以观察测量动脉导管和导管血流方向。此外，超声心动图可以评估动脉导管引发的级联效应（如左心房和左心室大小）和收缩力。超声心动图也可排除其他心脏疾病。

（2）影像学检查。动脉导管开放初期胸片表现不典型，尤其在存在呼吸窘迫综合征时。随着疾病进展胸片表现典型，常表现为肺血增多、肺间质积液以及肺水肿。后期可见心脏增大。

【治疗】

（1）机械通气。继发于PDA的呼吸窘迫可能需要插管和机械通气。如果患儿已经插管，动脉导管可能导致通气需求增加。血气检测可帮助调节参数，提高呼气末正压有助于控制肺水肿。

（2）限制液体。尽可能减少液体的摄入，可以有助于减少动脉导管的分流以及肺部液体集聚。出生后几周内液体摄入增加，可增加呼吸窘迫综合征早产儿的动脉导管开放的风险。

（3）提高血细胞压积（Hct）。当Hct大于40%～45%时，动脉导管左向右分流量减少。Hct升高可减轻PDA的体征（如杂音可能消失）。

（4）吲哚美辛。吲哚美辛是前列腺素合成酶抑制剂，可有效地促进导管闭合。其有效性仅限于早产儿，且随出生年龄的增加而降低。所以早产儿出生后超过3～4周，吲哚美辛的疗效有限。对于早产儿PDA使用吲哚美辛主要有3种情况：**预防性、PDA症状性早期和PDA症状性晚期**。**注意**：在剂量方案上有小的变化，遵循指南。关于吲哚美辛的药理学信息见第148章。

1）预防性应用吲哚美辛。预防性应用是指生后第一天开始每24小时静脉注射 0.1 mg/（kg·次）（输注时间超过20分钟），疗程为6天。再按这个方案，对于所有出生体重小于1 250 g的早产儿，如果接受过肺表面活性物质（在任何临床症状提示PDA之前），都要预防性应用吲哚美辛。也可以将这个方案用于合并呼吸窘迫综合征出生体重小于 1 000 g 的早产儿。临床试验表明,这种治疗是安全有效的,可以减少患儿症状性动脉导管开放的发病率。主要的缺点是多达 40% 的患儿可能永远不会出现症状,因此不需要治疗。

2)症状性 PDA 早期使用吲哚美辛。静脉注射吲哚美辛 0.2 mg/kg(20 分钟以上)。第一次给药后 12 小时和 36 小时给第二次和第三次。如果新生儿出生体重小于 1 250 g 且出生时间小于 7 天,第 2 次和第 3 次剂量为每剂 0.1 mg/kg。如果患儿超过生后 7 天或体重大于 1 250 g,第二和第三剂量也是每剂 0.2 mg/kg。在有任何 PDA 临床表现(如杂音)且发生明显的心力衰竭症状前,需要给予吲哚美辛。通常在生后的第 2～4 天。

3)症状性 PDA 晚期使用吲哚美辛。当出现充血性心力衰竭的体征时给药(通常在出生后 7～10 天),剂量如"症状性 PDA 早期使用吲哚美辛"中所述。这种方案的问题是,如果吲哚美辛未能起效,给予第二次治疗的机会减少,患儿需要手术治疗的概率增加。

4)动脉导管再次开放和吲哚美辛治疗失败。动脉导管再开放发病率为 20%～30%,通常发生在使用第一疗程吲哚美辛后,导管重新开放。在这种情况下,可以应用第二疗程吲哚美辛,因大多数 PDA 可以关闭。在胎龄很低的早产儿和之前接受了大量液体治疗的患儿中,导管更有可能重新开放。感染和坏死性小肠结肠炎(NEC)也是导管重新开放的危险因素(使用吲哚美辛的禁忌证)。

5)吲哚美辛的并发症

A. 肾脏作用。吲哚美辛会导致短暂的肾小球滤过率减少和尿量减少。在这种情况下,应减少液体摄入,上述问题随时间(通常在 24 小时内)可得到改善。

B. 胃肠道出血。吲哚美辛应用后大便可能隐血阳性。但为短暂性,通常没有临床意义。吲哚美辛是肠系膜血管收缩剂,但 PDA 本身使肠系膜血流减少。在大多数吲哚美辛的试验中,新生儿坏死性小肠结肠炎的发生率并没有增加。

C. 自发性肠穿孔。吲哚美辛应用与自发性肠穿孔相关,特别是在早期应用药物或与糖皮质激素联合使用时。尽管在比较吲哚美辛和安慰剂的随机试验没有显示出自发性肠穿孔增多,但是仍需要重视该并发症的发生。

D. 血小板功能。无论血小板数量,吲哚美辛都有抑制血小板功能的作用,可以持续 7～9 天。在吲哚美辛的各种试验中,没有发现与该药物相关的脑室内出血(IVH)的风险增加,也没有证据表明其可加重已有 IVH 的程度。然而,在有明显血小板减少的患儿中应用吲哚美辛会加重血小板功能障碍,应避免。

6)吲哚美辛禁忌证

A. 血肌酐 > 1.7 mg/dL。

B. 明显肾脏疾病或胃肠道出血或者严重凝血功能异常。

C. 坏死性小肠结肠炎（NEC）。

D. 败血症。在发生败血症时，需要停止所有抗炎药物。当感染控制后，可以给吲哚美辛。

（5）布洛芬。是另一种非选择性的环氧化酶抑制剂，动物实验中可以关闭动脉导管。临床研究表明布洛芬对早产儿动脉导管开放的治疗效果与吲哚美辛相似。它的优点在于不减少肠系膜和肾血流量，而且对肾脏的副作用较小。与用吲哚美辛治疗的新生儿相比，用布洛芬治疗的新生儿尿量更多，血清肌酐更低。然而，在比较吲哚美辛和布洛芬的试验中，没有副作用（如NEC、肾衰竭、IVH）的发生率有明显差异。选择不同药物主要是由于各个单位的偏好，常常基于生理而非临床考虑。使用的剂量是初始剂量为10 mg/kg，如果在生后1周内进行治疗，首次用药后24小时和48小时给药，每次剂量为5 mg/kg。由于药代动力学的变化，如果在生后第二周治疗，初始剂量给予18 mg/kg，随后每间隔24小时分别给予第2剂和第3剂，剂量均为每次9 mg/kg。

（6）手术治疗。有明显血流动力学改变的动脉导管，如果药物治疗失败或者有应用吲哚美辛的禁忌证应进行手术。手术死亡率低（< 1%）。然而，最近的观察研究表明，手术结扎动脉导管与极早产儿患慢性肺病和神经发育/神经感觉障碍的风险增加有关。目前尚不清楚这种关联是否有因果关系，或因为结扎组患儿本身疾病风险高。

（7）足月儿PDA治疗。足月儿PDA占所有先天性心脏病的10%左右。足月儿动脉导管在结构与早产儿不同，这可解释其对各种治疗药物无反应。吲哚美辛通常无效。应对患儿进行密切随访监护，在出现明显充血的早期症状时应考虑手术结扎。即使没有出现心脏衰竭的体征，PDA应该在1岁之前结扎，以预防心内膜炎和肺动脉高压。

（8）PDA是否需要治疗？有争议。在早产儿中何时以及是否治疗PDA的问题一直存在争议。毫无疑问，PDA与早产儿的各种并发症之间存在联系。然而，关于这种关系是否是因果关系，以及治疗是否有益等问题存在争议。许多对照试验都未能显示使用药物关闭有症状的PDA在机械通气时间、支气管肺发育不良/慢性肺病发生率、NEC、早产儿视网膜病变或住院时间方面的临床益处。早期使用药物关闭动脉导管与减少后期手术结扎的需要（以及由此引起的手术发病率）有关。荟萃分析证实了这些发现。早期预防性使用吲哚美辛唯一的益处是降低严重肺出血和严重IVH的发生率，即使这样也不一定能改善长期神经发育结果。此外，吲哚美辛减少严重IVH发生率的作用与它对PDA的影响无关，而布洛芬并没有观察到这种影响。然而，对目前的临床资料进行分析的结果显示，症状性PDA持续时间≥6天与长期需要氧气或机械通气相关。此外，在早产狒狒的研究显示，中度PDA持续时间超过14天，动物肺泡发育受阻，肺力学受损。肺泡和肺力学受损可通过药物关闭PDA（但不能通过手术结扎）而减轻。因此，PDA的不良影响可能主要发生在那些一定会出现大分流和/或长时间暴露于明显导管开放的早产儿。因此,只有部分新生儿需要治疗。已经在尝试通过使用各种临床和超声心动图标准或生物指标检查(如B型利钠肽),来确定可能从治疗中获益的高危新生儿。然而,尚无基于预后结局的对照试验证明,基于这些标准的选择性治疗可改善患儿预后。

(9)PDA患儿的(或治疗中)喂养。由于PDA本身的生理作用和药物治疗对肠道血流的影响,在动脉导管开放或PDA治疗过程中,是否停止或继续喂养,尚无共识。目前尚缺乏证据,临床实践也存在很大差异。

【预后】 仅合并PDA的患儿预后很好。研究表明胎龄小于30周的早产儿PDA自发关闭率为72%,保守治疗(药物治疗)的PDA关闭率达到94%。

·参·考·文·献·

[1] Benitz WE. Patent ductus arteriosus: to treat or not to treat. *Arch Dis Child Fetal Neonatal Ed.* 2012; 97: F80－F82.

[2] Benitz WE. Treatment of persistent patent ductus arteriosus in preterm infants: time to accept the null hypothesis? *J Perinatol.* 2010; 30: 241－252.

[3] Chorne N, Leonard C, Piecuch R, Clyman RI. Patent ductus arteriosus and its treatment as risk factors for neonatal and neurodevelopmental morbidity. *Pediatrics.* 2007; 119: 1165－1174.

[4] Hamrick SEG, Hansmann G. Patent ductus arteriosus of the preterm infant. *Pediatrics.* 2010; 125: 1020－1030.

[5] Johnston PG, Gillam-Krakauer M, Fuller MP, Reese J. Evidence-based use of indomethacin and ibuprofen in the neonatal intensive care unit. *Clin Perinatol.* 2012; 39: 111－136.

[6] Noori S. Patent ductus arteriosus in the preterm infant: to treat or not to treat? *J Perinatol.* 2010; 30: S31－S37.

119 围生期窒息
Perinatal Asphyxia

【定义】

(1)围生期窒息。是血液气体交换受到影响,如果持续发生,会逐渐导致低氧血症和高碳酸血症。缺氧缺血性脑病(HIE)属于新生儿脑病(NE),由围生期窒息引起。

(2)NE。在临床上被定义为神经功能障碍,表现为呼吸维持、肌张力、意识水平、原始反射减弱或消失、癫痫和喂养困难等方面出现障碍。NE并不意味着HIE。NE可能继发于代谢紊乱、感染、药物暴露或新生儿脑卒中,但它是描述新生儿在出生时因任何原因导致受到抑制的首选术语。

(3)产时急性缺氧事件。被认为是脑瘫(CP)的原因,AAP和ACOG定义诊断必须满足4项必要标准:

1）代谢性酸中毒的证据。分娩时胎儿脐动脉血（pH＜7和碱缺失≥12 mmol/L）。

2）早期出现的中重度新生儿脑病表现。在胎龄≥34周婴儿中。

3）痉挛性四肢瘫痪或运动障碍CP。

4）排除其他可识别的病因。如创伤、凝血障碍、感染或遗传疾病。

（4）提示发生产时急性缺氧事件的标准（在分娩和分娩后的48小时内），但是独立来看，对窒息损害并没有特异性。

1）前哨缺氧事件。发生在分娩前或分娩期间。

2）突发、持续的胎儿心动过缓或者胎心率变异消失。发生在持续晚期变异减速发生之后，通常发生在原本正常的胎心模式之后前哨缺氧事件。

3）Apgar评分在生后5分钟后仍为0～3分。

4）出现多个系统的变化。生后72小时内。

5）早期影像学检查。急性非局灶性脑损伤的证据。

【发病率】 2001年关于围生期窒息发生率的数据表明，每1 000名足月活产新生儿中有25例，每1 000名早产新生儿中有73例，其中中重度窒息分别有15%和50%。在没有孕前或产前异常的情况下，围生期窒息导致的NE在活产新生儿中的总体发病率为1.6/10 000。欧洲的数据显示，1980—1990年期间，在活产新生儿中CP总体发生率为2.08/1 000，而在出生体重低于1 500 g的婴儿中发生率有增加。虽然更早的研究显示在20世纪50～90年代间CP发生率稳定，但最近的数据表明，1980年后出生的早产儿CP发生率下降，可能反映了围生期护理水平的提高。只有8%～17%的足月CP婴儿与不良围生期事件（如窒息）有关，≥90%的病例病因尚不明确。

【病理生理学】

（1）缺氧缺血损伤。窒息事件导致脑缺血，导致细胞高能磷酸盐水平立即下降，称为**原发性能量衰竭**。谷氨酸，一种兴奋的氨基酸，由于细胞的去极化也会大量释放。N-甲基-D-天门冬氨酸（NMDA）受体被谷氨酸过度刺激，导致细胞内钙离子增加及细胞坏死。在损伤后的2～3小时内，脑血流在**再灌注期**恢复正常，细胞能量水平也恢复正常。此**潜伏期**持续约6～15小时，在此期间，氧化代谢回到基线水平，但是继发的炎症反应和细胞凋亡已经开始。如果不进行干预，潜伏期就会进展至**继发性能量衰竭**，其特征是细胞兴奋毒性、氧化损伤及在3天内发生的神经元死亡。这种损害的严重程度决定了脑损伤的程度。神经发育的结果与继发性能量衰竭的程度相关。因此，目前的神经保护措施旨在干预潜在的阶段，在继发能量衰竭发生之前进行干预。

（2）胎儿或新生儿对窒息的适应性反应。与成人相比，胎儿和新生儿对窒息的抵抗力更强。作为对窒息的反应，成熟的胎儿会重新分配流向心脏、大脑和肾上腺的血液，以确保重要器官的充足氧气和底物供应。

1）脑血管自我调节受到损害。长期的酸中毒和高碳酸血症导致的直接细胞损伤和坏死。

2）大量神经元分化。发生在窒息损伤之后，是由于持续的异常能量代谢和低ATP水平（原发性能量衰竭）。

3）窒息期间主要的循环改变（再灌注阶段）

A. 脑血管自动调节能力丧失。在高碳酸血症、低氧血症或酸中毒症的情况下，脑血流（CBF）变得"压力被动"，使婴儿在系统性低血压有脑缺血的风险，而在系统性高血压时有脑出血风险。

B. 脑血流增加。发生在继发性能量衰退阶段。继发于心输出血液的再分配，最初的系统性高血压，脑血管自动调节能力的丧失，以及局部血管舒张因子的积累（H^+、K^+、腺苷和前列腺素）。

C. 在长时间的窒息中：会发生心脏输出下降、低血压和反应性的CBF下降。一般来说，只有当窒息严重到损害CBF的时候，才会发生脑损伤。

D. 窒息后的新生儿。处于持续的血管神经麻痹和脑部充血的状态，其严重程度与窒息损伤的严重程度相关。脑血管出血可能发生在脑部缺氧区域的再灌注期。然而，当存在持续严重的窒息时，由于严重的细胞毒性水肿毛细血管塌陷，局部组织的血液再循环可能无法恢复。

（3）神经生理学

1）脑水肿。是广泛脑部坏死的结果，而不是缺血性脑损伤的原因。

2）局部的中枢神经系统（CNS）的脆弱性随胎龄（PCA）和婴儿的成熟而发生变化。

A. 脑室周围白质。在PCA＜34周的婴儿中，影响最严重。在足月儿中，前、中大脑动脉之间和中、后大脑动脉之间的分水岭区域是主要受损区域。

B. 严重窒息的脑损伤区域。脑损伤的区域与损伤时脑髓鞘的形成和脑内的代谢活动相关。因此，白质更容易受到低氧损伤的影响。

C. 脑损伤的分布。在体内观察到的脑损伤的分布与谷氨酸受体的分布密切相关。

D. 窒息后大脑的血流增加时：各个区域之间存在差异，脑干相对于更高的大脑结构会有相对较多的血流。

（4）神经病理学。实验的动物研究模型已被广泛应用于人类窒息的研究中，以建立CNS损伤的基本生理机制。有关人类的发现包括以下内容：

1）皮质水肿。伴随着脑回变平，接下来是皮质坏死，最后是愈合阶段，导致逐渐的皮质萎缩，并可能导致小头畸形。

2）选择性神经元坏死。是HIE患儿中观察到的最常见的损伤类型。其发病机制最可能包括与谷氨酸释放相关的低灌注和再灌注损伤。

3）其他发现。大理石样状态，一种由基底节和丘脑的过度髓鞘化引起的大理石样组织病理学改变，以及矢状旁区大脑损伤（双侧的通常是对称的），顶枕部损伤较前部更常见。

4）脑室周白质软化（PVL）。是由大脑低灌注和白质中的少突胶质细胞受到自由基、兴奋毒性神经递质和细胞因子的影响，而引起的缺氧缺血性坏死。尽管脑室周白质损伤也发生在患病的足月婴儿中，它仍是导致早产儿长期神经系统缺陷最主要的原因。随着存活时间的延长和出生后循环呼吸系统受到干扰的程度增加，PVL的发生率增加。PVL累及锥体束时通常会导致痉挛性双侧或四肢瘫痪，影响到视辐射时会导致视觉受损。

5）孔洞脑、脑积水、积水性无脑、多囊性脑软化。可能发生在局灶性和多灶性的缺血性坏死，PVL或脑实质出血之后。

6）脑干损伤。见于缺氧缺血性脑损伤最严重的病例中，并导致永久性的呼吸障碍。

【危险因素】 围生期窒息可能发生在产前、产时及产后。

（1）分娩前的风险因素。如母亲的创伤、低血压和子宫出血，占HIE病例的20%。

（2）产时大约70%的病例。由于前哨事件所致，如胎盘早剥、脐带脱垂、子宫破裂和胎盘血管供血不足（母亲糖尿病、宫内生长受限、子痫前期和多胎妊娠）。

（3）产后的危险因素。占HIE病例的10%，是由于循环呼吸衰竭和先天性心脏病引起的。

【临床表现】 围生期窒息导致CNS损伤（16%）、CNS和其他终末器官损伤（46%）、独立的非CNS器官损伤（16%）或无终末器官损伤（22%）。

（1）在严重的HIE病例中CNS损伤的临床表现随着时间的变化而变化

1）出生至生后12小时。深度昏迷或昏迷，呼吸衰竭或周期性呼吸，弥散性肌张力低下，完整的瞳孔和眼球运动反射，以及足月儿生后6～12小时内轻微或局灶的惊厥发作。早产儿可出现全面的强直发作。

2）生后12～24小时。在不那么严重的脑损伤病例中，警觉水平似乎有所提高。然而，严重的惊厥发作、显著的神经过敏和呼吸暂停也在此时出现。足月儿可表现为近端上肢的无力，而早产儿则表现为下肢的无力。

3）生后24～72小时。意识水平恶化导致了深度昏迷和昏迷，进而导致呼吸衰竭。由于脑干受到影响，会出现瞳孔和眼球运动反射障碍。HIE导致的死亡常常发生在该时期，平均时间为生后2天。在此期间死亡的早产儿通常有严重的脑室内出血（IVH）和脑室周出血梗死。

4）72小时以上。轻中度的昏迷可能会持续存在，但是总体意识水平改善。弥散性肌张力低下可能会持续存在，或者肌张力增高变得显著。由于吸吮、吞咽和舌的运动异常，会导致进食困难变得明显。

（2）非CNS多器官功能障碍如下所列

1）肾脏。急性肾小管坏死可表现为血尿或肾功能不全、肾衰竭。

2）肺。呼吸衰竭和胎粪吸入是由于胎儿窘迫和持续性肺动脉高压。

3）心脏。心肌功能障碍和充血性心力衰竭可能导致心律失常和低血压。

4）肝脏。继发于肝功能障碍的肝酶异常、血清胆红素升高、凝血因子减少。

5）血液。由于骨髓抑制导致血小板减少，而血小板减少增加了凝血障碍。

6）胃肠道。麻痹性肠梗阻或坏死性小肠结肠炎（NEC）是由于末端器官灌注减少引起的。

7）代谢。酸中毒（乳酸升高）、低血糖症（胰岛功能亢进）、低钙血症（磷酸盐负荷增加，代谢性酸毒症的纠正），以及抗利尿激素异常分泌综合征（SIADH）导致的低钠血症。

【诊断】

（1）母亲资料

1）病史。全面的孕产妇病史（先前的流产史、甲状腺疾病、发热、药物使用、感染）和家族史（血栓栓塞疾病、癫痫）可以帮助确定除HIE之外NE的其他病因。

2）胎心率（FHR）模式。FHR监测可作为子宫胎盘功能不全或胎儿异常的产前预测工具。反应性FHR和随后的长时间的FHR减速提示了突发灾难性事件（急性窒息的模式）。在分娩过程中反应性FHR会变得无反应性，与FHR基线上升和重复的晚期减速有关（产时窒息的模式）。从入院到分娩持续无反应的FHR伴基线固定，暗示了先前已发生神经损伤。这种FHR模式往往与胎动减少有关，陈旧的胎粪排出，羊水过少，胎儿肺血管异常（持续肺动脉高压）。FHR模式并不总是具有特异性的，有相当高的假阳性率。

3）脐带血气分析。脐带血气提供了产时胎儿体内代谢状态的客观证据。脐动脉pH < 7及碱缺失 ≥ 12 mmol/L与胎儿代谢性酸毒症相一致。随着脐动脉pH降至7.0以下，新生儿的发病率也会上升。代谢相关数据（碱缺失和碳酸氢盐）比呼吸相关数据（PCO_2）更重要。独立的呼吸性酸毒症通常并不与新生儿并发症相关。定义有害的代谢性酸中毒的具体数值未知。pH < 7.0实际代表了临床上显著的酸中毒。但仅仅是酸中毒并不意味着缺氧性损伤已发生。脐动脉的PO_2水平不能预测新生儿的不良结局。

4）胎盘病理。可以从母体侧或胎儿侧的胎盘异常得到关于NE病因的重要信息。病理性的脐带损伤，如帆状胎盘、脐带边缘附着、脐带血肿或撕裂，可能提示胎儿血管供应中断。绒毛膜羊膜炎和脐带炎提示NE的病因可能是感染，而胎儿血栓性血管病变则提示遗传性凝血障碍。

（2）新生儿资料

1）Apgar评分。尽管之前的AAP/ACOG关于围生期窒息的定义强调5分钟Apgar评分≤3分，但这并不是最新的标准。最新的AAP/ACOG观点表明，尽管5分钟Apgar低评分可能与新生儿死亡相关，1分钟及5分钟Apgar低评分不是发生窒息事件的确定指标。生后5分钟Apgar评分0～3分的婴儿，在10分钟时Apgar评分提升到≥4分，超过99%的儿童在7岁时不会患CP；而75%的CP儿童在出生时Apgar评分正常。

2）体格检查。根据Sarnat评分标准，体检发现决定了严重程度的分级。

A. 第一阶段（轻度）。警惕性高，肌张力正常，吮吸减弱，拥抱反射阈值降低，瞳孔放大，无惊厥发作。

B. 第二阶段（中度）。昏睡或迟钝，轻度肌张力低下，吮吸减弱或消失，拥抱反射减弱，瞳孔缩小，局灶性或多灶性的惊厥。

C. 第三阶段（重度）。昏迷，肌张力松弛，间歇的去大脑姿势，吸吮消失，拥抱反射消失，瞳孔对光反射迟钝。

3）实验室检查。入院时采集全血细胞计数及细胞分类、血培养、血清电解质、血BUN、肌酐、心肌酶、肝酶、凝血酶、血气等，并在需要时进行连续监测。

4）除颅脑以外的成像。超声心动图可用于评估心脏心室功能。肾脏和肝脏的超声可以提供更多关于终末器官受损的信息。

5）常规脑电图（cEEG）。不同新生儿的cEEG分类系统（有不同的标准）主要关注以下几点：

A. 振幅。描述为等电（最大限度地抑制或平坦）、低电压或轻微的电压抑制。

B. 对称性。分类为轻度、中度及重度的异常。

C. 连续性。分类为暴发性抑制模式，它的预后最差；持续的不持续性（中度或重度异常）；或者轻微的不持续性（轻度的不正常）。

D. 睡眠-觉醒状态。睡眠-觉醒周期（SWC）在正常脑电图中可见，但在HIE患儿中，从出生到出现可以预测正常结局的SWC出现时，其都是难以确定或缺失的。

E. 频率。背景频率或模式可描述为弥漫性δ波模式（中度或重度异常）、不良的背景节律（中度异常）、背景节律受到轻度干扰（轻度异常）和惊厥发作（中度或重度异常）。

6）振幅整合脑电图（aEEG）。这种监测方式使用了床旁脑功能监测，它记录并振幅整合了来自双顶电极的单通道脑电图。相较于cEEG，aEEG的优势在于不需要大量正式的读图训练。一项荟萃分析显示，aEEG可以帮助预测足月HIE患儿的长期神经发育结局。生后36小时内，aEEG上显示SWC预示着良好的预后。下面的分类方案是用来描述aEEG（图16-1）。

A. 持续正常电压。持续的活动，最小（5～7）～10 μV、最大10～5（25～50）μV的振幅。

B. 非持续正常电压。背景不连续，最小振幅多变但小于5 μV，最大振幅高于10 μV。

C. 暴发抑制。背景不连续，最小振幅在0～1（2）μV且无变异，暴发时振幅大于25 μV。

D. 持续的极低电压。持续的极低电压模式（5 μV左右或以下）。

E. 不活跃、平坦的波形。主要是不活跃的（等电波形）背景小于5 μV波形。

7）头颅MRI：需要注意的是，MRI正常的HIE患儿仍有发生神经发育障碍的风险。由于在生后48～72小时内脑水肿的存在，弥散张量MRI（对比T1、T2加权MRI）可以更准确地划分脑损伤区域。

除损伤的严重程度不同，MRI所示脑损伤的模式与HIE患儿的神经发育结局相关：

A. 分水岭主要模式。涉及白质的血管分水岭区域。在严重的HIE中可以看到皮质灰质的受损。这种模式是由于部分长时间的窒息导致的，并且与认知障碍相关。

B. 基底节/丘脑主要模式。影响深部灰质核团和中央沟周围的皮质。整个大脑皮质受损见于严重的HIE。这种模式是由于急性的严重窒息引起的，与严重的认知和运动障碍相关。

8）磁共振波谱分析（MRS）。用于评估大脑代谢产物的浓度，从而提供了大脑继发于HIE的生物化学改变的信息。特别是N-乙酰天冬氨酸和胆碱的比值升高，乳酸和胆碱的比值下降，预示着更好的神经发育结局。

9）扩散加权成像（DWI）和扩散张量成像（DTI）。提供关于大脑中水扩散方向和数值的重要信息。表观扩散系数（ADC）反映了扩散的速度，并在缺血性损伤后迅速减少。低ADC在弥散成像尚转变为一种高强度的信号。虽然扩散受限对早期检测有很高的敏感性，但生后24小时内的数据可能会低估损伤。弥散异常在3～5天内达到高峰，然后正常化。

【管理】 对于HIE患儿的管理，从识别有发生围生期窒息高危风险的患者及在产房进行最优的复苏开始。由于许多围生期窒息的病例都是意料之外的，无法阻止的，临床护理主要关注提供支持预防进一步恶化损害，以及在不可逆转的继发性能量衰竭前在治疗时间窗内进行特定的神经保护治疗。护理的伦理学和医学法律方面也需要考虑。

（1）支持治疗

1）复苏。2011年新生儿复苏项目指南（Kattwinkel等，2010年）建议在室内空气或混合氧气下开始复苏,目标是使所有足月儿或早产儿在出生1分钟时导管前SpO_2达到60%～65%,出生5分钟时达到80%～85%。目前还没有针对HIE患儿的指南。尽管在动物研究中,100% O_2环境会更快恢复CBF以及灌注,但仍应避免高氧,因为氧化自由基的氧化伤害会进一步加重缺氧缺血性脑损伤。

2)通气。需要辅助通气来维持PCO_2处于生理范围内。高碳酸血症会加剧大脑细胞内酸中毒,并且损害脑血流自身调节,低碳酸血症($PaCO_2 < 20～25\ mmHg$)会降低CBF,并且与早产儿的PVL、足月儿的迟发型感觉神经性耳聋相关。

3)灌注。动脉血压应该保持在对应胎龄及体重的正常血压范围内。由于脑血管自身调节能力的丧失,扩容和强心剂应谨慎使用,以避免系统性低血压和高血压之间的快速转换。

4)酸-碱状态。在生后30分钟内碱缺失会增加,这是由于继发于灌注改善的初始冲洗效应以及乳酸水平短暂的升高。然而,无论是否使用碳酸氢盐,大多数婴儿出生4小时内酸中毒都会被纠正。从酸重度恢复的速率而不是持续时间,反映了HIE的严重程度,并且不可预测结局。不推荐碳酸氢钠治疗,因为它会导致伴行的细胞内PCO_2水平升高,抵消pH的变化,并且和脑室内出血和死亡率增加相关。如果病史与酸中毒的表现程度不成比例,且即使有充分的治疗,代谢性酸毒症仍然存在,我们就必须考虑先天性代谢障碍。

5)体液状况。推荐初始时限制体液,因为HIE婴儿处于体液过剩状态,这是由于继发于急性肾小管坏死(ATN)以及SIADH的肾衰竭。避免容量过剩有助于避免脑水肿。可以考虑在生后1小时内单次应用茶碱(8 mg/kg),可以通过阻断腺苷介导的肾血管收缩来增加肾小球滤过率。

6)血糖。在HIE患儿中初始的低血糖症(< 40 mg/dL),会将脑病的风险由中度放大为重度。因此及时和频繁的监测血糖是必要的。

7)惊厥。惊厥发作既是脑损伤的结果,也是其影响因素。Cochrane的一项评估显示,预防使用抗痉挛的治疗,死亡、神经发育障碍或关联结局并没有减少。对临床长期或频繁的惊厥,苯巴比妥为一线治疗药物。联合使用预防性的苯巴比妥与亚低温减少了临床惊厥的发作,而并没有减少不良神经发育的结果。在窒息的婴儿中由于肝功能和肾功能障碍,以及亚低温治疗会增加药物的半衰期和血浆浓度,所有苯巴比妥的血药浓度应该密切监测。

(2)神经保护策略

1)亚低温治疗。参考第39章。治疗行亚低温通过降低大脑的代谢、炎症反应、兴奋性、氧化损伤和细胞凋亡来减弱了继发性能量衰竭。现在亚低温治疗成为围生期窒息的标准治疗。因此早期诊断围生期窒息的新生儿,并将它们及时转诊到三级治疗中心进行低温治疗是至关重要的。转诊的时候,入院前的降低体温规程以及温度调节(例如在运输时被动降温或主动降温)的制度是特定的,且必须告知接收机构。至今,有关HIE亚低温治疗的3个大型多中心临床试验已完成,生后6小时内开始并持续72小时。近期的一篇综述(Wu等,2011年)缺失对选择性头部降温和全身性降温的直接对比,但都显示出了相似的安全性与有效性。全身性降温由于操作简单且更方便于aEEG监测,在美国的大多数中心作为首选。

A. 冰帽试验。采用选择性头部降温和轻度的系统性低温(34~35℃),并用使用aEEG作为入选标准的一部分。在aEEG结果不太严重的患儿中,没有并发严重神经发育障碍的生存率提升了。

B. 国家儿童健康与人类发展研究所(NICHD)的试验。在没有aEEG入选标准的情况下,婴儿进行中度(33.5℃)系统性的全身降温,死亡或中重度残疾作为联合终点指标,数量有所减少。

C. 新生儿脑病全身性亚低温(TOBY)试验。也将婴儿体温降至33.5℃,同时使用了aEEG作为入选标准。降温并没有降低死亡或严重残疾的联合发生率,但在存活者中可以看到神经发育预后得到改善。

D. 选择性头部降温(SHC)。增加了大脑从中央到周边区域的温度梯度。这与全身降温形成了鲜明对比,全身降温在脑部保持了均匀的温度梯度。在一个包括了13项研究的系统性综述(Shah等,2010年)里,系统性低体温,而不是选择性头部降温,与降低认知延迟、精神运动延迟和脑瘫是相关的。死亡率和存活者中神经发育障碍的发生率在两种不同的降温模式里是一致的。治疗性亚低温没有显著的临床副作用,并且降温的模式对窒息婴儿的多器官系统功能障碍没有任何不同的影响。

2)药物疗法。虽然对具有潜在神经保护作用药物的研究正在进行中,但这些药物并没有在临床广泛应用。在脑损伤前,给动物抗氧化酶如超氧化物歧化酶和过氧化氢酶是有效的。在复苏后很快给予自由基抑制剂例如别嘌醇,对窒息婴儿是有效的。去铁胺,一种自由基抑制剂,在动物实验里损伤的再灌注时期使用是有好处的。基于回顾性的临床数据,镁(一种NMDA谷氨酸受体拮抗体)可能在预防脑瘫上有积极作用,但在新生儿动物研究中效果可疑。尽管预防性使用钙通道阻滞剂(如氟桂利嗪),在动物实验中是有益的,但由于心血管的副作用,它们目前在婴儿中是禁止使用的。促红细胞生成素通过调节神经元损伤以及促进神经再生,被证明可改善轻度到中度足月HIE患儿的预后。

(3)伦理学。大多数的围生期窒息都是意料之外的,而家庭往往没有准备好应对HIE的并发症。因此在需要做出艰难的医疗、情感决定时,比如停止生命支持的决定,医疗团队和新生儿家庭之间的直接和及时的沟通对于促进共同做出决定是至关重要的。多学科的团队是很重要的,因为严重的患儿可能有多种复杂的医疗需求(参考第21章)。神经科会诊基于婴儿的神经学评估,有助于给父母提供重要的预测信息。姑息治疗咨询在优化婴儿生活质量的同时,可以给家庭提供支持。

使用低温治疗也引起了一些重要的伦理问题。一项以死亡或无病生存作为主要综合结局指标的研究令人担忧,因为亚低温治疗只能增加严重残疾婴儿的存活率,而不能真正增加神经学结局。另一项担忧则是关于低温治疗是否会阻碍对重症病例是否终止治疗的讨论,这在三个重要的亚低温试验中均未见有效的证实。

(4)医学法律方面

1)产科治疗。胎儿宫内状况需要在母亲住院时用电子胎儿检测来评估,以确定和分类胎儿宫内窘迫的风险。反应性FHR模式是胎儿健康的可靠标志,而非反应性模式则预示着发生胎儿宫内窘迫以及不良结局的较高的可能性。胎儿心率模式与脑损伤和及时干预相关联,较早地识别出胎儿心率模式可能会减轻脑损伤。值得注意的是,FHR模式也许能反映出围生期之前的、已存在的潜在的神经损伤。并且围生期窒息只是痉挛性四肢瘫痪型的脑性瘫痪的病因。因此,在鉴定特定事件是不良结局的病因时,我们必须谨慎,因为胎儿大脑状态的基线水平通常是未知的。我们不能仅仅因为医生找不到其他解释,就用"合理确定性"认定一个孩子患脑瘫是由于宫内窒息所致。

2)新生儿护理。围生期窒息的许多病例都是意料之外的,有经验的复苏小组可能并不是总是时刻准备着的。在预计为高危险的分娩中,产科小组与新生儿小组需要在生产之前进行明确沟通。复苏小组必须彻底的为潜在的可能做好准备,做符合AAP新生儿复苏项目指南的有效复苏。在复苏后稳定期,需十分注意,避免出现低血糖、低血压和低碳酸血。及时转诊并评估是否需要亚低温治疗是必要的,因为到三级医疗中心的交通及入院理论上是可在出生后6小时内实现的。复苏和稳定过程的文件记录以及转院的知情同意书是医疗记录的重要组成部分。亚低温治疗的知情同意书是各机构特定的。

【预后】 新生儿脑病被认为是围生期事件和永久性脑损伤的重要病因学联系。轻度HIE病例有良好的结局,而严重的病例有很高的死亡率和神经发育障碍发生率。对结局的预测可以按时间点进行以下分类:

(1)生后0~6小时。一个模型使用了以下3个因素:胸外按压>1分钟;出生后20分钟出现呼吸;以及碱缺失>16 mmol/L来判断中度或重度HIE患儿的结局。3个因素均无时严重的不利结局发生率为46%;出现任何1个因素时,严重不利结局发生率为64%;出现任2个因素时,严重不良结局发生率为76%;而3个因素都包括时,严重不良结局的发生率为93%。aEEG异常对死亡或中度到重度残疾具有预测价值。

(2)生后6~72小时。Sarnat脑病分期的临床体格检查、惊厥发作、自发活动和脑干功能都对结局有预测作用。

以下MRI及MRS的发现是预示不良结局:内囊后肢区缺乏正常的高信号,分水岭区域或基底节/丘脑主要损伤模式,乳酸/胆碱比例升高或者N-乙酰天冬氨酸/胆碱比例降低。弥散张量成像异常与长期结局不想关。aEEG出现暴发抑制或是背景不连续预示死亡或严重残疾。

（3）出院前。1周时的正常神经系统体格检查结果与正常结局高度相关。口腔喂养的建立是一个预示好的预后。当脑水肿消退时，神经影像的损伤可能进展或变得更加明显。

（4）出院后随访。3个月时的小头症或12个月时的神经系统体格检查预示着5岁时的神经发育结局欠佳。在出生到四个月期间内，头围（HC）比例降低（实际HC/该年龄平均HC×100%）＞3.1%对18个月时会最终形成小头畸形具有高度预测性。与MRI上显示中度脑白质变化相关的脑部生长不理想率，可能是神经发育不良结局的更好预测指标。

·参·考·文·献·

[1] American Academy of Pediatrics Committee on Fetus and Newborn; American College of Obstetricians and Gynecologists Committee on Obstetric Practice. The Apgar score. *Pediatrics.* 2006; 117: 1444–1447.

[2] Chau V, Poskitt KJ, Miller SP. Advanced neuroimaging techniques for the term newborn with encephalopathy. *Pediatr Neurol.* 2009; 40: 181–188.

[3] Evans DJ, Levene MI, Tsakmakis M. Anticonvulsants for preventing mortality and morbidity in full term newborns with perinatal asphyxia. *Cochrane Database Syst Rev.* 2007; 3: CD001240. DOI: 10.1002/14651858.CD001240.pub2.

[4] Kattwinkel J, Perlman JM, Aziz K, et al. Neonatal resuscitation: 2010 American Heart Association guidelines for cardiopulmonary resuscitation and emergency cardiovascular care. *Pediatrics.* 2010; 126: e1400–e1413.

[5] Menkes JH, Sarnat HB. Perinatal asphyxia and trauma. In: Menkes JH, Sarnat HB, Maria, BL, eds. *Child Neurology.* 7th ed. Philadelphia, PA: Lippincott Williams & Wilkins; 2006: 367–432.

[6] Perlman JM. General supportive management of the term infant with neonatal encephalopathy following intrapartum hypoxia-ischemia. In: Perlman JM, ed. *Neurology: Neonatology Questions and Controversies.* Philadelphia, PA: Saunders Elsevier; 2008: 79–87.

[7] Perlman M, Shah PS. Hypoxic-ischemic encephalopathy: challenges in outcome and prediction. *J Pediatr.* 2011; 158(suppl 2): e51–e54.

[8] Sarkar S, Barks JD, Bhagat I, Donn SM. Effects of therapeutic hypothermia on multiorgan dysfunction in asphyxiated newborns: whole-body cooling versus selective head cooling. *J Perinatol.* 2009; 29: 558–563.

[9] Shah PS. Hypothermia: a systematic review and meta-analysis of clinical trials. *Semin Fetal Neonatal Med.* 2010; 15: 238–246.

[10] The American College of Obstetricians and Gynecologists Committee on Obstetric Practice. Umbilical cord blood gas and acid-base analysis. *Obstet Gynecol.* 2006; 108: 1319–1322.

[11] Volpe JJ. Hypoxic-ischemic encephalopathy. In: Volpe JJ, ed. *Neurology of the Newborn.* 5th ed. Philadelphia, PA: Saunders Elsevier; 2008: 245–480.

[12] Walsh BH, Murray DM, Boylan GB. The use of conventional EEG for the assessment of hypoxic ischaemic encephalopathy in the newborn: a review. *Clin Neurophysiol.* 2011; 122(7): 1284–1294. DOI: 10.1016/j.clinph.2011.03.032.

[13] Wintermark P, Boyd T, Gregas MC, Labrecque M, Hansen A. Placental pathology in asphyxiated newborns meeting the criteria for therapeutic hypothermia. *Am J Obstet Gynecol.* 2010; 203: 579. e1–e9.

[14] Wu Y. Clinical features, diagnosis, and treatment of neonatal encephalopathy. Up to Date 2011. http://www.uptodate.com. Accessed November, 2011.

[15] Wyatt JS. Ethics and hypothermia treatment. *Semin Fetal Neonatal Med.* 2010; 15: 299–304.

120 新生儿持续肺动脉高压
Persistent Pulmonary Hypertension of the Newborn

【定义】 新生儿持续肺动脉高压（PPHN）是以明显增高的肺动脉压力为特征的一类病。增高的肺动脉压力是由于肺血管阻力（PVR）增高及肺血管反应性收缩所致。增高的肺动脉压使血流从开放的卵圆孔或动脉导管形成右向左的肺外分流。一些心肺疾病也可能导致肺内分流。当导致肺动脉高压的原因不明时，通常称为"特发性新生儿持续肺动脉高压"或者"持续胎儿循环"。

【发生率】 （2～6）/1 000活产婴儿。

【病理生理学】 PPHN可能是肺实质及肺血管（如：先天性膈疝及肺发育不良）发育不良共同导致。各种因素（如：围生期应激、出血、羊水吸入、缺氧和低血糖）导致出生时肺血管床未及时过渡为生后状态，抑或各种已知或未知的因素导致患儿肺血管床在宫内即发育不良。因此从基础病理学的角度来对PPHN分类更为便捷。然而实际上，临床发生的PPHN往往由多个病理因素共同导致。通常，即使有围生期或出生后发生应激的证据（如胎粪吸入），导致PPHN的原因实际上在宫内已经发生一段时间。

妊娠16周时，肺部已存在腺泡前动脉；随着动脉的生长，呼吸单位也会增加。外周肺动脉的肌化，分化和生长受到多种营养因子（如成纤维细胞生长因子）的影响。PPHN患儿的肺组织中含有许多未扩张的毛细血管前动脉，肺动脉中层厚度增加，且在本来没有肌层的小动脉和外周动脉中形成肌化。已经有证据表明患儿出生数天后已经出现肺血管结缔组织沉积导致肺血管结构重塑。

胎儿的PVR很高，仅有5%～10%的心排血量进入肺部，大部分右心室泵出的血流通过动脉导管分流到主动脉。出生后，随着肺部扩张，PVR急剧下降同时肺血流量增加约10倍。维持胎儿期高的PVR及生后导致PVR骤降的因素目前还不得而知。但是胎儿和新生儿肺血管张力系通过血管收缩及舒张之间的调节达到平衡。刺激血管收缩的因素包括各种花生四烯酸的代谢产物（如血栓烷）和内皮素（ET）。内皮素的血流动力学效应至少通过两种受体介导，即ET-A和ET-B。同时胎肺产生一系列环氧化酶（COX）依赖的代谢产物，发挥肺血管扩张作用（如前列环素2、前列腺素1和前列腺素2）。同时血管内皮细胞（及其与血管平滑肌细胞的相互作用）在调节肺血管张力方面也发挥重要作用。一氧化氮（NO）是一种强效的血管扩张剂，是由内皮一氧化氮合酶（eNOS）催化左旋-精氨酸合成。NO刺激可溶性鸟苷酸环化酶（sGC）产生环鸟苷酸（cGMP）导致血管扩张。cGMP随后被环核苷酸磷酸二酯酶（PDE）水解。通过对此代谢通路的调控可调节cGMP作用的强度和持续时间。

PDE 的各种同工酶逐一被发现,通过抑制 PDE-5(例如西地那非)可扩张肺血管。

总之,生后成功的肺循环转换需要各种机械,生理和生化因素作用于肺血管,使得 PVR 下降。生后主要的变化是由胎儿期充满液体的肺转变为生后充满空气的肺,肺部氧分压增加、肺血流量增加。同时,各种调节血管张力的生化物质的合成和释放也发生了变化,出生时氧分压及血流变化的机械作用及相应的生化反应也存在交互作用。任何影响这一过程的因素均可能导致 PPHN。同时也意味着,通过对这一过程的调控可以治疗 PPHN。

【危险因素】 下列因素可能与 PPHN 有关。

(1)肺部疾病。胎粪吸入综合征,呼吸窘迫综合征(RDS),肺炎,肺发育不全,囊性肺病(包括先天性囊性肺气肿及先天性肺气肿),膈疝,先天性肺泡毛细血管发育不良。

(2)全身性疾病。红细胞增多症、低血糖、缺氧、酸中毒、低钙血症、低体温、败血症。

(3)先天性心脏病。特别是完全性静脉异位回流,左心发育不良综合征、暂时性三尖瓣关闭不全(暂时性冠状动脉病)、主动脉缩窄、主动脉瓣严重狭窄、心内膜垫缺损、三尖瓣下移畸形、大动脉转位、心内膜弹力纤维增生及脑静脉畸形。

(4)围生期因素。窒息、围生期缺氧及孕妇服用阿司匹林或者吲哚美辛。

(5)其他。包括中枢神经系统紊乱、神经肌肉疾病、上气道阻塞。虽然仍有争议,一些观察性研究表明,孕妇在妊娠中晚期服用选择性血清素再摄取抑制剂可能与新生儿 PPHN 有关。

【临床表现】 患儿在良好的通气情况下仍表现为呼吸窘迫及发绀(低氧血症)。其他临床表现不一,并取决于疾病严重程度、疾病阶段和其他相关疾病情况(特别是肺和心脏疾病)。

(1)呼吸道症状。最初的呼吸道症状可能仅限于出生时或者生后 4～8 小时内发生呼吸急促。此外,有肺部疾病的患儿出现明显缺氧的症状时,也应排除合并 PPHN 的可能。这些患儿在常规护理或轻度应激(如活动或噪声)情况下脉搏血氧饱和度即可明显下降。此外,吸入氧浓度的轻微下降可能导致动脉血氧饱和度大幅度下降(如 $AaDO_2$ 梯度比无并发症的 RDS 或其他肺部疾病变化更快、更不稳定)。

(2)心脏表现。体征可能包括明显的右心室搏动、第二心音亢进及三尖瓣关闭不全的杂音。在极端情况下,可能有肝大和心力衰竭的迹象。

(3)影像学特征。胸片可显示心影增大或正常。如果没有相关的肺部疾病,影像学可显示肺血管影正常或减少。若同时存在实质性肺疾病,临床中低氧血症的程度可能与肺部影像学的严重程度不成比例。

【诊断】　PPHN主要是排除性诊断。

（1）导管前后血氧分压差。血流通过PDA右向左分流，导管前血流（如右桡动脉）氧分压高于导管后血流（自左桡动脉、脐带血或胫动脉）。因此，同时进行导管前血流和导管后血流的氧饱和度监测可有效地检测导管水平的右向左分流。然而，需要注意若导管前后血氧分压差若没有差异，PPHN 仍不能被排除。因为右向左分流可能主要发生在心房水平。导管前与导管后经皮血氧饱和度相差5%，提示存在动脉导管水平的右向左分流。导管前和导管后 动脉血氧分压相差 $10\sim15$ mmHg 也提示存在导管水平的右向左分流。导管前及导管后血流的氧合监测应同时进行。

（2）高通气试验。若高通气情况下（降低血 $PaCO_2$，提高 pH）患儿的氧合有显著改善（PaO_2 增加 30 mmHg），应考虑 PPHN。当 pH 达到"临界值"时（通常为7.55或以上），PVR 降低，右向左分流减少，此时 PaO_2 增加。这个试验可以区分PPHN和发绀型先天性心脏病。发绀型先天性心脏病患儿对高通气试验几乎没有反应。目前建议持续高通气试验的时间不应超过10分钟，尤其早产儿（具体讨论见后）。

（3）影像学表现。若患儿临床提示严重缺氧，而胸片呈现双侧肺野透亮或者仅有轻微疾病，排除发绀型先天性心脏病后，应高度怀疑PPHN。然而当患儿本身有明显肺实质疾病时，胸片本身对诊断 PPHN 几乎没有任何帮助。在氧合急剧下跌的患儿，胸片的主要价值在于排除其他诊断（如气胸或心包积气）。

（4）超声心动图。通常是鉴别发绀型先天性心脏与PPHN的必要检查。因为后者通常是排除性诊断。此外，前面提到的所有的表现和试验均作为疾病诊断的提示，而超声心动图（连同多普勒研究）的结果通常是确诊依据。心超检查首先能确诊患儿心脏结构是否正常。其次，患儿肺动脉的压力可以通过测量三尖瓣反流的速度间接评估。室间隔扁平，或向左心室偏移也支持 PPHN 的诊断。类似的，心超检测到心房和导管水平的右向左分流也支持 PPHN 的诊断。通过超声心动图可评估心室输出量和收缩力（PPHN 患儿均下降）。

【治疗】

（1）预防。如果生前或出生时存在引起PPHN的危险因素，出生时积极复苏和支持可在一定程度上预防PPHN或减轻疾病严重程度。如对窒息患儿进行充分并且及时的通气，注意适当的环境温度控制对防治PPHN非常必要。

（2）一般管理。PPHN 患儿需要密切监测。液体管理很重要，因为血容量减少会加重右向左分流。然而，一旦血容量正常，重复给予胶体液及晶体液均无益处。应保持血糖和血清钙水平正常，因为低血糖和低血钙将加重 PPHN。体温控制也至关重要。应避免严重的酸中毒。同时双血氧监测导管前及导管后的氧饱和度。

（3）减少刺激。PPHN 患儿极不稳定，一些看似很微小的临床操作均有可能导致患儿临床情况恶化。尤其是气管内导管吸引，除非临床有必要进行该操作，否则应尽量避免。

（4）机械通气。需要确保患儿充足的氧合，应首先尝试使用常频机械通气。机械通气的目标是使用尽可能低的平均气道压（MAP）及呼气末正压（PEEP）来维持患儿充足及稳定的氧合。然而，应避免肺不张的发生，因为它可能加重肺高压同时也影响吸入一氧化氮的有效输送。应该避免过度通气，保持动脉 $PCO_2 >$ 30 mmHg；如果可能维持至 40 ～ 50 mmHg。在氧分压稳定的情况下甚至可以接受更高的动脉 CO_2 分压。最初，可以将吸入氧浓度设定为 100%，然后再缓慢下调。若患儿氧合不能通过常频机械通气改善，则应尽早考虑给予高频振荡通气（HFOV）。合并有实质性肺疾病的 PPHN 患儿，接受 HFOV 联合 iNO 治疗后，需要升级到体外膜肺氧合/体外生命支持（ECMO/ECLS）的治疗概率较只接受以上单一治疗的患儿明显降低。

（5）肺表面活性剂物质。对于 RDS 患儿，给予肺表面活性物质与 PVR 下降有关。肺表面活性物质也可能对其他各种肺部疾病有益（如胎粪吸入），虽然它的作用是否与降低 PVR 有关尚不明确。有证据表明，一些 PPHN 患儿存在肺表面活性物质的缺乏。

（6）血管加压药。部分 PPHN 患儿的心排血量减少。升高体循环血压可减少右向左分流。因此，至少应保持患儿的血压在正常水平，建议维持血压 ≥ 40 mmHg。**多巴胺是最常用于此目的的药物**。多巴酚丁胺有其缺点，虽然它可以提高心排血量，但在这种情况下它的升压作用较多巴胺弱。**米力农**，是一种 3 型磷酸二酯酶抑制剂，有时也用于提高心排血量。在动物试验中已证实米力农可降低肺动脉高压，此外 2 个小型的病例分析结果证实米力农对 PPHN 患儿有效。然而，米力农可能导致成年人出现偶发性的全身低血压，同时导致新生儿心率增快。因此，在广泛用于 PPHN 患儿之前需要更多的研究证实其有效性及安全性。

（7）镇静。前文已提及 PPHN 患儿易激惹，因此需要使用镇静剂。临床中常用苯巴比妥（1 ～ 5 mg/kg）或咪达唑仑（0.1 mg/kg）镇静，吗啡（0.05 ～ 0.2 mg/kg）镇痛。

（8）吸入 NO。另参见本书第 8 章和第 148 章。

1）背景。临床对照试验表明，足月和近足月 PPHN 患儿吸入 NO 可显著降低 PVR、改善患儿氧合和预后。PPHN 患儿吸入 NO 可减少需 ECMO/ECLS 的治疗，同时不增加患儿 2 岁时的发病率。另一个大的多中心试验证实，iNO 可以减少 ECMO/ECLS 的干预及支气管肺发育不良的发生率。患儿的氧合在治疗期间也可以通过减少右向左分流得到改善。同时，NO 的吸入还可以通过将血液从通气不良或发生疾病的肺部重新分配至通气良好的远端肺泡来改善氧合。

虽然已证实iNO对足月及近足月PPHN患儿的益处,但是iNO在PPHN早产儿中的应用仍存在很多争议。目前iNO是否能降低早产儿BPD/CLD的发生,并降低其他疾病的发生率仍存在争议。同时,存在呼吸衰竭的早产儿能否使用iNO也存在争议,尚需要更多的研究证实。

2)生理学。NO是无色的气体,半衰期仅为几秒。患儿吸入的外源性NO由肺泡扩散至肺血管平滑肌,产生血管扩张作用。多余的NO扩散到血液中,与血红蛋白结合后失活并代谢成为硝酸盐和亚硝酸盐。NO的快速失活限制了它对肺血管的作用。NO的用量是按百万分之(ppm)的气体量计算的。

3)毒性。NO与氧气反应生成氮的其他氧化物,特别是NO_2。后者可能产生毒性,因此必须从呼吸回路中清除(可使用吸附剂)。NO与血红蛋白结合形成高铁血红蛋白也是iNO潜在的问题。在几项已完成的大样本的试验中,当NO剂量 < 20 ppm时,并未发生明显的高铁血红蛋白症。高铁血红蛋白的积累速度同时取决于NO的剂量和持续时间。即使使用NO剂量 > 20 ppm时,临床上显著的高铁血红蛋白血症并不多见。NO抑制血小板与内皮细胞黏附。因此,当NO吸入剂量30～300 ppm时,另一种可能的并发症是出血时间延长。NO也可能影响肺表面活性物质的作用,但这种情况仅在NO的剂量较实际临床使用NO剂量高得多的情况下才发生。相反,低剂量NO具有抗氧化作用,该作用可能对患儿有益。由于这些潜在的并发症,临床使用NO时,应监测NO_2及血液中高铁血红蛋白的浓度。目前的随访研究表明,NO吸入治疗对婴儿没有任何副作用。

4)给药方式及剂量。现有证据支持NO吸入剂量从20 ppm开始。iNO治疗有效的婴儿,对iNO的反应时间非常快。然而,各中心对于iNO的持续时间及撤NO的标准目前尚不一致。一些中心建议当患儿动脉PO_2 > 50 mmHg就应该撤NO;同时另一些中心建议将氧合指数 < 10作为撤NO的指征。目前并没有证据表明这两种撤NO指征孰优孰劣,但无可争议的是:撤NO的每个步骤都应密切监测。尤其应注意,突然停止吸入NO可能导致肺高压"反跳"。

A. 初始剂量。以20 ppm的NO作为初始剂量。没有必要以更高的NO剂量作为初始剂量,因为仅有少数对20 ppm没有反应的PPHN患儿对更高剂量的NO起作用。且更高剂量的NO可显著增加高铁血红蛋白血症的风险。同时,若起始剂量低于20 ppm,也可能会降低患儿对NO的反应。iNO治疗有效的患儿,对iNO的反应时间非常快。

B. 撤离NO。下调患儿吸入氧浓度直至FiO_2 < 0.6。然后以5 ppm的下调速度撤iNO直至下调至5 ppm。撤NO可能从开始NO治疗4～6小时即开始,也可能更晚,但是至少应每天尝试一次,顺利的话每30分钟即可下调一次。每次下调后30～60分钟内均应密切监测患儿血流动力学及氧合情况。若患儿临床情况变差,

则应立即回到上一次吸入NO浓度。一旦 iNO 浓度撤至5 ppm，撤离速度应进一步放缓，以 1 ppm的速度下调直至1 ppm。当患者在iNO 1 ppm维持数小时后，临床情况仍稳定，才可考虑停止NO。停NO后，患儿的氧饱和度可能会下降，患儿吸入氧浓度可能需要提高10%～20%，但这是合理反应，并不是重新开始吸入NO的指征。然而，如果患儿吸入氧浓度需要提高至＞75%才可以维持足够的氧合，那么重新开始使用NO可能会使患者受益。

注意：尽管各个中心撤离NO的方案不一，但是证据表明应先将NO浓度撤到1 ppm后再停NO，而不是从更高的NO浓度即停止。从 1 ppm停NO较从 5 ppm或者更高的浓度停NO的成功率高。停止NO吸入后，仍应时刻警惕肺动脉高压"反跳"。突然停NO可能与肺动脉高压"反跳"有关，这种反跳可能很严重，甚至可能发生在最初NO治疗失败的患儿。需要强调上述方案仅仅是根据现有的临床试验数据及iNO使用经验制订，其他的NO治疗方案也可能同样合理。

5）iNO治疗失败或者需要较长时间iNO。对吸入NO没有反应或者吸入NO后5天仍不能停用的患者需要重新评估。有效的治疗需要足够的肺膨胀，对NO没有反应的患儿应拍胸片评估其气道阻塞和肺不张的情况。必要时可使用增加肺容量的机械通气策略，也可能需要使用肺表面活性物质。评估是否需要使用血管活性药物或者液体扩容管理，因为心排血量受损也可能使得iNO治疗无效。超声心动图检查评估心功能并排除可能漏诊的心脏异常。对NO吸入治疗反应差的患儿需要考虑是否存在特殊肺部疾病，如肺泡毛细血管发育不良或与肺发育不良有关的肺部疾病。在先天性膈疝的PPHN患儿中，不到35%的患儿对iNO治疗有效，往往需要进行ECMO/ECLS治疗后才能存活。

（9）西地那非。磷酸二酯酶PDE5在肺组织中大量表达并可降解环鸟苷酸（cGMP）。PDE5抑制剂西地那非可延长cGMP的半衰期并加强内源性和外源性NO的作用。一些小样本的随机试验及病例报道已经证实了西地那非治疗PPHN的有效性。西地那非已经成功用于治疗婴儿心脏术后的肺动脉高压，同时病例报道显示西地那非在减轻停NO后的肺动脉高压反弹方面有效。西地那非也可能与iNO一起产生叠加作用。一些中心停NO前，通常预防性使用西地那非。接受西地那非治疗的患者没有增加发生全身性低血压的倾向。也有发生早产儿视网膜病变风险的患儿使用iNO的不良影响已经引起关注，尽管这两者之间假定的关系还有待商榷。需要进行更大规模的试验以评估该药在新生儿使用的风险和益处。目前西地那非有静脉注射制剂，但主要仍通过口服给药。目前各中心报道的剂量各不相同（1～3 mg/kg，q6h）。

（10）前列环素。前列环素（PGI_2）是快速、强效的血管扩张剂，可同时作用于肺循环和体循环血管。目前使用最多的是持续静脉输注环氧前列烯醇。在肺动脉高压的成年人和较大儿童中进行的试验表明,使用后肺高压的症状和死亡率都有所改善。然而,环氧前列烯醇的使用受到各种限制。因为其半衰期很短,需要持续输注。需要特殊的储藏条件,同时存在包括体循环低血压等副作用。该药在新生儿使用的经验非常少,仅有少数案例报道该药成功在新生儿使用。该药已报道的静脉使用剂量为 $4 \sim 40$ ng/(kg·min),现有文献建议从低剂量开始给药,根据患儿的反应决定药物的上调速度。大剂量使用该药有引起体循环低血压的风险,因此使用时应监测患儿血压。

(11)吸入/雾化 PGI_2(伊洛前列素)。这是一个稳定的具有更长半衰期的 PGI_2 同型药物,它通过刺激腺苷酸环化酶和增加环腺苷酸环化酶(CAMP)的活性来发挥作用。它能够选择性的扩张肺血管而不影响体循环血压,从而得到广泛认可。成年人使用该药的随机试验已经证明其有效性和安全性,但在儿童和新生儿的文献非常少,仅有少量的个案报道,其中一个报道了4例对 iNO 无反应的 PPHN 新生儿吸入伊洛前列环素后症状迅速改善1例新生儿临床情况出现恶化,随后发现该患儿存在肺泡毛细血管发育不良,4例患儿均没有全身血管反应。各报道使用的药物剂量不同,但大部分给药剂量为 $0.25 \sim 2$ μg/kg,$5 \sim 10$ 分钟内吸入,每 $2 \sim 8$ 小时给药一次。

(12)波生坦。ET-1是一种强烈的血管收缩剂,在 PPHN 患儿中使用该效果更为明显升高。波森坦是一种内皮素/受体拮抗剂,可以改善血流动力学,从而改善肺动脉高压成年人的生活质量。在10%的患者受到该药物产生肝毒性。一项在肺高压儿童患者的研究也表明波生坦可改善肺动脉高压患儿的血流动力学。它的使用也减少了环氧前列烯醇剂量。然而,几乎没有关于波生坦在新生儿使用的相关文献,仅有少量的几个病例报道。波生坦有时用于先天性膈疝、严重 BPD/CLD、先天性心脏病患者合并的难治性肺高压治疗。目前还没有新生儿使用该药的有效性及安全性的系统评价。目前已报道的使用剂量为 $1 \sim 2$ mg/kg,bid。

(13)肌松药物。这类药物的使用仍有争议。通常监听在对镇静剂没有反应或者有呼吸机对抗的婴儿中使用。一个回顾性研究发现,肌松药品的使用与患儿死亡率增加有关,虽然因果关系尚无法准确推断。潘库溴铵是最常用的肌松药物,其可能一定程度上增加 PVR、加重通气-灌注失调。也有中心使用维库溴铵(0.1 mg/kg)。

(14)碱化作用。既往发现过度通气导致低碳酸血症,继而肺血管扩张从而改善氧合。随后,在动物实验中人们发现低碳酸血症的益处实际上是因为 pH 升高,而不是因为低 $PaCO_2$。此外,对 PPHN 患儿的随访表明低碳酸血症与神经发育不良(尤其是神经性听力下降)有关。众所周知,低碳酸血症会减少脑血流量。是否需要碱化血液仍有争议。目前还没有充分的对照试验证实碱化血液可缓解 PPHN。如果采用碱化治疗,可使用碳酸氢钠[0.5～1 mEP/(kg·h)]。应该监测血清钠水平以避免高钠血症。据报道,当动脉血pH 7.50～7.55(有时高达7.65)时,患儿氧合可改善。

(15)硫酸镁。镁通过拮抗钙离子进入平滑肌细胞而引起血管舒张。一些小样本的观察性研究表明硫酸镁可以有效治疗PPHN,但也有研究反对硫酸镁用于PPHN,因为该药有导致体循环低血压的风险。目前报道的使用方法是负荷剂量200 mg/kg,维持剂量20～150 mg/(kg·h)(静脉给药)。两项小型试验表明,西地那非和iNO用于PPHN新生儿的效果均优于静脉注射硫酸镁。

(16)腺苷。腺苷可通过刺激内皮细胞上的腺苷受体,释放内源性的NO从而引起血管舒张。一个小型的随机试验报道了25～50 μg/(kg·min)腺苷滴注治疗足月儿PPHN有效。随后又有一些成功的案例报道。但这种药物目前还没有引起临床的广泛关注,有待于进一步的临床试验探讨其应用价值。

(17)ECMO/ECLS。参考第18章。ECMO/ECLS可作为足月或近足月PPHN患儿对常规治疗无反应,同时又符合ECMO/ECLS准入条件的治疗方案。据报道,经ECMO/ECLS治疗后患儿的存活率为80%,尽管只有最严重的患儿才需要该治疗。

【BPD/CLD患儿的肺动脉高压】 相当数量的BPD/CLD病例表现为肺动脉高压。BPD/CLD患儿肺血管外周阻力升高、血管反应增强、血管重塑、血管生成减缓或中断。血管生成的中断也影响了肺泡化的进程,同时,还有支气管及体循环-肺循环侧支循环形成。BPD/CLD患儿合并肺动脉高压的死亡率和发病率显著增加。积极诊治BPD/CLD合并的肺动脉高压可有效降低死亡率。应对哪些BPD/CLD患者进行肺动脉高压的筛查?目前有一些指导方案,但没有数据表明最佳的方法。纠正胎龄36周的患儿若仍需要呼吸支持或者仍有明显的需依赖的患者可完善心超评估。此外,患有严重呼吸系统疾病的婴儿,呼吸系统疾病与预期的症状或者胸片检查结果不符,反复或持续发绀发作或呼吸病情恶化,以及那些反复需要利尿剂治疗的患者也建议完善心超评估。建议对BPD/CLD患者进行肺动脉高压的连续筛查评估。超声心动图对肺动脉高压的评估还远远不够完美,部分患者可能需要接受心导管介入检查,以诊断肺动脉高压、评估其严重程度及对治疗的反应。目前对肺动脉高压最常用的治疗药物有iNO、西地那非及波生坦。同时应谨记,治疗肺动脉高压之前,应充分优化通气支持及治疗合并症(如胃食管反流及吸入)。

【预后】 总的存活率超过70%～75%。然而,因为PPHN的原因不同,该病的生存率及远期预后存在显著差异。超过80%的足月或近足月新生儿PPHN神经发育结局基本正常。现有报道提示PPHN存活者的不良远期预后(感音神经性耳聋的高发病率)与过度通气的持续时间有关。然而,这两者可能并不是因果关系,因为过度通气可能仅仅是PPHN和缺氧损伤严重程度的一个标志。特发性PPHN患儿治疗存活后通常不会遗留肺或心脏疾病问题。伴严重RDS的极低出生体重儿发生PPHN后死亡率更高,经治疗存活后患儿的远期预后仍有待随访。

·参·考·文·献·

[1] Gao Y, Raj JU. Regulation of pulmonary circulation in the fetus and newborn. *Physiol Rev.* 2010; 90: 1291–1335.
[2] Kelly LK, Porta NF, Goodman DM, Carroll CL, Steinhorn RH. Inhaled prostacyclin for term infants with persistent pulmonary hypertension refractory to inhaled nitric oxide. *J Pediatr.* 2002; 141: 830–832.
[3] Mourani PM, Abman SH. Pulmonary hypertension in bronchopulmonary dysplasia. *Prog Pediatr Cardiol.* 2009; 27: 43–48.
[4] Mulligan C, Beghetti M. Inhaled Iloprost for the control of acute pulmonary hypertension in children. A systemic review. *Pediatr Crit Care Med.* 2012; 13: 472–480.
[5] Rao S, Bartle D, Patole S. Current and future therapeutic options for persistent pulmonary hypertension in the newborn. *Expert Rev Cardiovasc Ther.* 2010; 8: 845–862.
[6] Steinhorn RH. Neonatal pulmonary hypertension. *Pediatr Crit Care Med.* 2010; 11(suppl): S79–S84.

121

百 日 咳
Pertussis

【定义】 由革兰染色阴性的百日咳鲍特杆菌感染所致。儿童感染后常常表现为呼吸道症状,包括典型的痉挛性咳嗽,但新生儿常缺乏典型的百日咳症状,临床表现通常更严重。

【发病率】 近年百日咳的总体发病率增加,在美国,小于6个月的婴儿发病率最高。全世界每年因百日咳死亡的人数达30万例,其中绝大多数为小婴儿。百日咳在孕妇中的发病率与人群总体发病率相似。

【病理生理学】 百日咳杆菌主要通过密切接触感染患者的呼吸道分泌物或吸入飞沫传播。25%的患儿由其父母传染,80%由家庭成员传染。百日咳杆菌产生多种毒素,包括百日咳毒素和气管细胞毒素。其中百日咳毒素可抑制中性粒细胞向肺内迁移,而气管细胞毒素通过一氧化氮合成酶(NOS)依赖的途径损伤呼吸道纤毛上皮细胞。百日咳杆菌产生的促淋巴细胞增生因子,是一种强大的淋巴细胞分裂素,是导致淋巴细胞增多的主要原因。大量的白细胞在肺循环聚集,是导致难治性肺动脉高压的原因,常见于严重的新生儿百日咳病例。

【危险因素】 6月龄以下婴儿,尤其是未进行百日咳疫苗接种的人群,是发生严重的百日咳、出现合并症甚至死亡的最高危因素。其他危险因素包括早产(胎龄＜37周）和低出生体重。孕期发生的百日咳并不增加孕妇和胎儿出现并发症的风险。

【临床表现】 典型的百日咳症状分为三个阶段：卡他期（1～2周）、痉咳期（2～6周）和恢复期（2～6周），但在新生儿中无明显分期。新生儿病例主要表现为痉挛性咳嗽、恶心、心动过缓、喘息、呼吸暂停和青紫发作，而不出现发热和心动过速。由于新生儿在痉咳末缺乏持续的吸气动力，因此无特征性的"鸡鸣样"吸气吼声。6月龄以下婴儿感染百日咳后卡他期较短，恢复期较长。新生儿和小婴儿感染百日咳常出现的合并症为：

（1）继发性感染。如肺炎（占22%～25%）、脑膜脑炎和中耳炎。

（2）眼部合并症。百日咳特征性的痉挛性咳嗽常出现眼部合并症，包括结膜下出血和巩膜出血，少数情况下发生视网膜出血。

（3）中枢神经系统并发症。痉挛性咳嗽时伴随的Valsalva效应可使颅内压增高，从而出现脑室内出血和蛛网膜下腔出血。惊厥病例占2%～4%，可由呼吸暂停或剧烈咳嗽时出现的低氧血症导致，亦可由于肺炎诱导的抗利尿激素异常分泌综合征产生的低钠血症所致。脑病的发生率占0.5%～1%，常常发生于痉咳期。可表现为发热、惊厥、神经系统定位体征包括失明和耳聋、瘫痪和麻痹、精神意识改变甚至昏迷。百日咳脑病患者中，1/3病例死亡，1/3病例出现远期神经运动发育落后。

（4）呼吸系统并发症。反复发作、持续时间较长的呼吸暂停导致的低氧血症和酸中毒可致肺血管收缩，导致严重的肺动脉高压。白细胞栓塞导致的肺血流减少，亦可导致肺动脉高压的发生。新生儿感染百日咳，由于频繁的呼吸暂停、痉挛性咳嗽所致的呼吸衰竭、肺动脉高压等原因，常需要机械通气改善呼吸症状。

（5）其他症状。痉挛性咳嗽伴随的胸内压和腹内压增加常常导致其他症状，包括鼻出血、上部躯干瘀斑、气胸、脐疝和腹股沟疝。痉咳后的频繁呕吐可导致碱中毒、脱水和营养不良。

【诊断】 需和新生儿期的其他导致呼吸窘迫的疾病鉴别。腺病毒感染可导致呼吸暂停和顽固性咳嗽，但常伴有发热、嗜睡、皮肤斑丘疹、咽炎、结膜炎和凝血障碍。肺炎支原体感染可表现为迁延性咳嗽和肺炎。沙眼衣原体感染可表现为结膜炎、鼻塞、肺炎、间断性咳嗽，但不发热。呼吸道合胞病毒感染可表现为呼吸暂停和下呼吸道感染。百日咳杆菌和呼吸道合胞病毒共同感染的情况不常见。

（1）实验室检查

1）全血细胞计数和分类。白细胞增多（白细胞计数≥20 000/mm³），且以淋巴细胞为主（淋巴细胞比例≥50%），提示百日咳感染。

2）细菌培养。鼻咽拭子置于特殊的转运培养基（Regan-Lowe培养基）进行细菌培养是诊断的金标准。其特异性为100%。如在病程第三周或以后取标本，或已经接受治疗，或曾进行疫苗接种，细菌培养可出现假阴性。

3）PCR。与细菌培养相比，PCR方法敏感性高，尤其是对于病程较晚或已接受治疗的患者。PCR假阳性常与操作不标准有关。

（2）影像学检查

胸部X线。无合并症的百日咳患者常无阳性发现。肺炎常见于严重病例或伴有合并症的病例。

【治疗】

（1）抗生素治疗。在最初的卡他期即开始使用大环内酯类抗生素治疗可以减轻疾病的严重程度。在疾病的后期仍需要治疗，可减少感染蔓延的风险。口服红霉素有增加婴儿肥厚性幽门狭窄的风险，目前对于1月龄以下婴儿治疗或预防百日咳感染时，建议使用阿奇霉素治疗，每日10 mg/kg单次口服，连续治疗5天。

（2）支持治疗。3月龄以下婴儿感染百日咳时需住院治疗，密切观察呼吸道症状，脱水和营养状况。

（3）呼吸支持

1）机械通气。频繁呼吸暂停和呼吸衰竭时常需要气管插管，进行机械通气。

2）气道治疗。不推荐常规使用支气管扩张剂、吸入糖皮质激素、止咳药。

3）吸入一氧化氮（iNO）。血管扩张治疗并不能清除肺血管内的白细胞栓子，因此百日咳感染所致的肺动脉高压通常对iNO无反应。目前的证据显示需谨慎使用iNO治疗百日咳所致的肺动脉高压；百日咳杆菌产生的气管细胞毒素通过释放白细胞介素-1（IL-1）诱导NOS生成，从而增加内源性NO产生，并向纤毛细胞弥散，导致百日咳感染特有的纤毛细胞病理改变。

4）双倍容量交换输血。在低血压和休克出现之前采用交换输血可减轻高白细胞血症。高白细胞血症会导致严重的肺动脉高压、低氧血症和心功能衰竭。见第30章。

5）体外膜肺/体外生命支持（ECMO/ECLS）。用于难治性呼吸衰竭和肺动脉高压新生儿。需要使用ECMO/ECLS治疗的患者存活率为20%～30%，临床表现为高白细胞血症和多脏器功能衰竭者预后差。

（4）预防/控制措施

1）隔离。疾病全程需采取标准的预防措施。呼吸道飞沫隔离直至有效治疗后5天。

2）化学预防。所有的家庭成员和其他密切接触者均需早期采用化学方法进行预防。病程后期（＞21天）进行化学预防的效果有限，因此仅限于高危人群（孕妇和幼婴儿或其密切接触者）。

3）免疫接种。分别在生后2个月、4个月、6个月、15～18个月、4～6岁、11岁进行百日咳疫苗接种，共6剂，是目前广泛采取的接种措施。早产不是百日咳疫苗接种的禁忌证。见附录E。

4）新生儿暴露。因百日咳易暴发流行（如2011年在加利福尼亚流行），ACOG和CDC建议对孕妇在妊娠中期或晚期进行疫苗接种。该措施可预防母亲在分娩后早期感染百日咳，从而导致尚未常规接种百日咳疫苗的婴儿感染。其次，孕妇接种疫苗后可通过胎盘被动转运保护性抗体给胎儿，从而避免新生儿感染百日咳。另外，CDC、APP和ACOG提倡对新生儿采取"封闭"保护措施，即对密切护理新生儿的家庭成员或需接触1岁以下婴儿的家庭成员进行疫苗接种（1岁以下婴儿是最近发生的百日咳流行最主要的人群）。最后，基于近年对新生儿免疫功能的重新认识，发现其免疫功能比以往所认为的更加完善，因此有专家建议，可在出生后即进行百日咳疫苗接种；在美国，尚无相关推荐。2011年，CDC在一个社区性百日咳流行暴发事件后，认为需将百日咳疫苗接种的时间从2月龄提前到出生后6周。

【预后】 新生儿感染百日咳与患其他呼吸道疾病相比，住院时间更久。2月龄以下婴儿患百日咳，死亡率为1%。

·参·考·文·献·

[1] American Academy of Pediatrics. Pertussis (whooping cough). In: Pickering LK, Baker CJ, Kimberlin DW, Long SS, eds. *Red Book 2012 Report of the Committee on Infectious Diseases*. Elk Grove Village, IL: American Academy of Pediatrics; 2012: 553–566.

[2] Castagnini LA, Munoz FM. Clinical characteristics and outcomes of neonatal pertussis: a comparative study. *J Pediatr.* 2010; 156: 498–500.

[3] Centers for Disease Control and Prevention. Prevention of pertussis, tetanus, and diphtheria among pregnant and postpartum women and their infants: recommendations of the advisory committee on immunization practices. *MMWR.* 2011; 60: 1424–1426.

[4] Flak TA, Heiss LN, Engle JT, Goldman WE. Synergistic epithelial responses to endotoxin and a naturally occurring muramyl peptide. *Infect Immun.* 2000; 68: 1235–1242.

[5] Kirimanjeswara GS, Agosto LM, Kennett MJ, Bjornstad ON, Harvill ET. Pertussis toxin inhibits neutrophil recruitment to delay antibody-mediated clearance of *Bordetella pertussis. J Clin Invest.* 2005; 115: 3594–3601.

[6] Long SS. Pertussis. In: Behrman RE, Kliegman RM, Jenson HB, eds. *Nelson Textbook of Pediatrics.* 17th ed. Philadelphia, PA: Elsevier; 2004: 908–912.

[7] Murphy TV, Slade BA, Broder KR, et al. Prevention of pertussis, tetanus, and diphtheria among pregnant and postpartum women and their infants. Recommendations of the Advisory Committee on Immunization Practices (ACIP). *MMWR Recomm Rep.* 2008; 57: 1–47, 51.

[8] Paddock CD, Sanden GN, Cherry JD, et al. Pathology and pathogenesis of fatal *Bordetella pertussis*infection in infants. *Clin Infect Dis.* 2008; 47: 328–338.

[9] Pooboni S, Roberts N, Westrope C, et al. Extracorporeal life support in pertussis. *Pediatr Pulmonol.* 2003; 36: 310–315.

[10] Romano MJ, Weber MD, Weisse ME, Siu BL. Pertussis pneumonia, hypoxemia, hyperleukocytosis, and pulmonary hypertension: improvement in oxygenation after a double volume exchange transfusion. *Pediatrics.* 2004; 114: e264–e266.

[11] Wendelboe AM, Njamkepo E, Bourillon A, et al. Transmission of *Bordetella pertussis* to young infants. *Pediatr Infect Dis J.* 2007; 26: 293–299.

122　红细胞增多和高黏滞血症

Polycythemia and Hyperviscosity

【定义】　红细胞增多症指红细胞总数增多。红细胞增多性高黏滞血症是红细胞数量增多引起的指血液黏滞度增加。

（1）新生儿红细胞增多症。红细胞增多症定义为中心静脉血红细胞比容＞65%，该数值来源于红细胞比容与血黏滞度的相关曲线，红细胞比容＞65%以上时，体外血黏滞度测定值呈指数级上升。

（2）高黏滞血症。剪切速率为11.5/s时，通过血黏度计测定的血黏度＞14 cP，定义为高黏滞血症。血清黏度单位为厘泊（cP）。高黏滞血症是红细胞增多症患儿出现临床症状的主要原因。许多红细胞增多症患者存在高黏滞血症，但并非都是如此，红细胞增多症和高黏滞血症不能互换。

【发病率】

（1）红细胞增多症。新生儿红细胞增多症发病率为2%～4%，其中一半患者有临床症状，但不能确定这些症状均由红细胞增多症所致。

（2）高黏滞血症。正常（非红细胞增多）新生儿中，高黏滞血症不伴红细胞增多症者发病率为1%。在红细胞比容为60%～64%时，其中的新生儿有1/4存在高黏滞血症。

【病理生理学】　高黏滞血症引起的临床表现与其导致局灶性病变有关，如组织缺氧、酸中毒、低血糖、微循环微血栓形成。然而需要强调，无论是否存在高黏滞血症，围生期其他原因也可引起这些临床表现。高黏滞血症对中枢神经系统、肾脏、肾上腺、心肺系统以及消化道有潜在影响。血黏滞度取决于全血中几种摩擦力的相互作用，如剪切引力（液体内的摩擦力）和剪切速率（血流速率的一种度量方法）。主动脉剪切速率为230/s，小动脉和小静脉剪切速率仅为11.5/s。随着血黏度增加，血液中较高的红细胞比容可能导致某些部位如微循环的血流停止。全血中摩擦力及其与新生儿高黏滞血症的相关性如下：

（1）红细胞比容。新生儿高黏滞血症最主要的影响因素，红细胞比容升高的主要原因有红细胞增多或血浆容量减少。

（2）血浆黏滞度。血浆蛋白和血浆黏滞度之间呈线性相关，尤其是高分子蛋白如纤维蛋白原等。与成人相比，新生儿尤其是早产儿血浆纤维蛋白原水平较低，除非存在明显原发性高纤维蛋白原血症。血浆黏滞度通常不是引起新生儿全血黏度升高的主要原因。正常情况下，较低的血浆纤维蛋白原水平，使得血浆黏滞度较低，可以促进组织灌注和降低全血黏滞度，保护新生儿微循环。

（3）红细胞聚集。红细胞聚集仅见于低血流率区域，如静脉微循环区域。由于新生儿纤维蛋白原明显低于成年人，故新生儿红细胞聚集对新生儿全血黏度没有显著影响。使用成人新鲜冷冻血浆用于进行新生儿部分换血，可能改变纤维蛋白原的浓度，导致微循环内的全血黏度增加。

（4）红细胞膜的变形能力。早产儿、足月儿和成人之间无显著差别。与足月儿和成人相比，早产儿红细胞变形能力更强。变形能力增强可以降低血液黏度，并降低红细胞增多导致的高黏度。因为糖尿病母亲的婴儿红细胞变形能力降低，存在红细胞增多症的患儿较正常新生儿血黏度更高。

【危险因素】

（1）影响发病率的因素

1）海拔。作为生理反应，红细胞比容随海拔增高而增加，以适应高海拔生存。

2）新生儿日龄。正常情况下，出生后6小时内新生儿的体液会发生变化，血管内液体向血管外转移。出生后2～4小时，红细胞比容达最高。

3）产科因素。如果临床普遍采用延迟脐带结扎超过30秒或挤压脐带，红细胞增多症的发病率会增加。

4）高危分娩。高危分娩与红细胞增多症发病率增加有关，尤其是急产。

（2）围生期因素

1）胎儿红细胞生成增加。胎儿缺氧或其他导致促红细胞生成素增加的因素可导致促红细胞生成素增加，红细胞生成增多。

A. 胎盘功能不全

a. 母亲高血压（先兆子痫一子痫）和原发性肾血管疾病。

b. 胎盘早剥（慢性反复发作）。

c. 过期产。

d. 青紫型先天性心脏病。

e. IUGR。

f. 母亲吸烟。

B. 内分泌疾病。高胰岛素血症或高甲状腺素血症使得胎儿耗氧量增加，导致胎儿低氧血症刺激促红细胞生成素的产生。

a. 糖尿病母亲新生儿（红细胞增多症的发病率＞40%）。

b. 妊娠糖尿病母亲新生儿（红细胞增多症的发病率＞30%）。

c. 先天性甲状腺功能亢进症。

d. 先天性肾上腺皮质增生症。

e. Beckwith-Wiedemann综合征（继发性的高胰岛素血症）。

C. 染色体三体征。13三体综合征、18三体综合征、21三体综合征。

2）高输血容。出生时胎盘输血增多可导致红细胞正常的高血容量，当血管内液体外移后，演变成高容量的红细胞增多症。出生时胎盘输血量较大时，可导致高容量性红细胞增多症，新生儿可以有临床表现。与高容量有关的因素包括：

A. 延迟脐带结扎。胎盘含血量为胎儿血容量的1/3，生后1分钟内有1/2的血量回流到婴儿体内。在足月儿，与延迟脐带结扎的益处相比，延迟脐带结扎所带来的风险可以忽略不计。延迟脐带结扎的新生儿，2岁以内铁缺乏的发生率显著降低，减少早产儿输血次数、血管活性药物的应用和IVH发生率。足月儿延迟脐带结扎引起的血容量变化如下：

a. 延迟15秒。75～78 mL/kg。

b. 延迟60秒。80～87 mL/kg。

c. 延迟120秒。83～93 mL/kg。

B. 重力作用。婴儿的位置低于胎盘的位置（在胎盘以下＞10 cm）可增加胎盘血液经脐静脉进入婴儿体内。相反婴儿的位置高过胎盘50 cm以上可防止胎盘输血。

C. 母亲使用药物。增强子宫收缩力的药物，特别是催产素，在胎儿娩出的最初15秒不会明显促进胎盘向婴儿输血，但此后随脐带延迟结扎输血将明显增多，至1分钟时最大。

D. 剖宫产。在剖宫产时如果脐带结扎较早，且多数情况下无明显子宫活动性收缩和重力作用，故大多数不会导致红细胞增多症。

E. 胎胎输血。见于单卵双胎妊娠，其发病率为15%。受血者在动静脉吻合支的静脉侧，发生红细胞增多症；供血者位于动脉侧可发生贫血。生后两者的静脉血压积相差＞12%～15%。双胎在宫内和新生儿期死亡风险增加，神经系统疾病发病率高。

F. 母胎输血。10%～80%的正常新生儿在分娩时接受少量母血，可行"反向"Kleihauer-Betke酸洗脱试验，检测新生儿血涂片中的母亲"魅影"红细胞。大量输血时，该试验可在生后数天阳性。由于许多因素可能导致该试验假阴性，故可使用更为敏感的流式细胞仪分析技术进行检测。

G. 宫内窒息。持续胎儿宫内窘迫可增加脐血流向婴儿体内，直至脐带结扎。同时酸中毒可导致毛细血管渗漏、血容量降低、红细胞变形能力下降等。

【临床表现】 红细胞增多症的临床表现是非特异性的，反映了微循环高黏滞血症对局部区域的影响。下列情况可单独发生于红细胞增多症或高黏滞血症时，在鉴别诊断中必须考虑：

（1）中枢神经系统。可有意识改变，包括嗜睡、活动减少、激惹、近端肌张力减低、血管舒张和收缩功能不稳定、呕吐等。惊厥、血栓形成和脑梗死较少见。

（2）心肺系统。可表现为呼吸窘迫、心动过速等，也可发生充血性心力衰竭合并心脏增大，但较少见。可发生肺动脉高压，但通常不严重，除非存在其他诱发因素。

（3）消化系统。喂养不耐受偶见，NEC也有发生，但少见，除非合并其他风险因素（IUGR等）。

（4）泌尿系统。可见少尿、急性肾衰竭/急性肾损伤、肾静脉栓塞或阴茎异常勃起。

（5）代谢性异常。低血糖、低血钙和低血镁。

（6）血液系统。高胆红素血症、血小板减少症和网织红细胞增多症（仅在伴有红细胞生成增多时）。

【诊断】

（1）静脉血红细胞比容（非毛细血管）。中心静脉血血细胞比容＞65%可诊断红细胞增多症。

（2）应进行下列筛查试验：

1）脐带血压积＞56%，提示红细胞增多症。

2）加温后的毛细血管红细胞比容＞65%考虑红细胞增多症。

【管理】 可参阅第71章。与10年前相比，红细胞增多症的临床治疗更为保守，对于部分换血的长期益处不少文献提出了质疑。因此，仅对并发症发生率较高的患儿，才考虑给予部分换血。

（1）无症状者。对无症状患儿，只需要观察病情变化。如果中心静脉血红细胞比容＞75%，可考虑干预。但即使在中心静脉红细胞比容＞75%时，中心静脉插管带来的风险明显高于部分换血的益处。

（2）有症状者。中心静脉血红细胞压积＞65%时，采用生理盐水部分换血可改善红细胞增多和高黏滞血症的急性期临床症状。然而，该病呈自限性，是否应予治疗，如何权衡有关中心静脉置管和部分换血的风险尚有争论。部分换血具体操作见第30章。

【预后】 高黏滞血症和红细胞增多症的远期预后以及部分换血的远期预后如下：

（1）部分换血和胃肠道疾病、NEC的发生明显相关。

（2）既往的随机前瞻性研究显示，部分换血可减少但不能消除神经系统异常的风险，最近的研究显示部分换血无益处。

（3）无症状的红细胞增多症患儿发生神经系统疾病的风险增高，但具有相同围生期病史的红细胞比容正常的对照组新生儿也有类似的高风险。

· 参 · 考 · 文 · 献 ·

[1] Dempsey EM, Barrington K. Short and long term outcomes following partial exchange transfusion in the polycythaemic newborn: a systematic review. *Arch Dis Child Fetal Neonatal Ed.* 2006; 91: F2–F6.

[2] Dempsey EM, Barrington K. Crystalloid or colloid for partial exchange transfusion in neonatal polycythemia: a systematic review and meta-analysis. *Acta Paediatr.* 2005; 94: 1650–1655.

[3] Mercer JS, Vohr BR, McGrath MM, Padbury JF, Wallach M, Oh W. Delayed cord clamping in

very preterm infants reduces the incidence of intraventricular hemorrhage and late-onset sepsis: a randomized, controlled trial. *Pediatrics.* 2006; 117: 1235–1242.

[4] Morag I, Strauss T, Lubin D, Schushan-Eisen I, Kenet G, Kuint J. Restrictive management of neonatal polycythemia. *Am J Perinatol.* 2011; 28: 677–682.

[5] Oh W. Timing of umbilical cord clamping at birth in full-term infants. *JAMA.* 2007; 11: 1257– 1258.

[6] Rosenkrantz TS. Polycythemia and hyperviscosity in the newborn. *Semin Thromb Hemost.* 2003: 29: 515–527.

[7] Seng YC, Rajadurai VS. Twin-twin transfusion syndrome: a five year review. *Arch Dis Child Fetal Neonatal Ed.* 2000; 83: F168–F170.

123 急性肾功能衰竭(急性肾损伤)
Renal Failure, Acute (Acute Kidney Injury)

【定义】 急性肾衰竭(ARF)这个名称现在已经被急性肾损伤(AKI)代替,它包含了从轻度的肾功能不全到无尿性肾功能衰竭的范围。在新生儿中,ARF/AKI定义为,母体肾功能正常的新生儿,不管日龄或尿量如何,其血肌酐>1.5 mg/dL(132.6 μmol/L)。ARF/AKI可以分为无尿性(无尿持续超过24～48小时),少尿性(尿量<1.0 mL/kg),非少尿性(尿量>1.0 mL/kg)。ARF/AKI可以表现为尿量正常(多见于有窒息史的新生儿)。尿量正常是指尿量为1～3 mL/(kg·h),并且几乎所有新生儿在生后24小时内有尿排出(表68-1)。

【发生率】 在一些研究中,NICU入院的新生儿中有24%的患儿有一定程度的肾功能衰竭。其中肾前性肾功能衰竭是最常见的类型,所占比例高达85%。肾性和肾后性肾功能衰竭分别占6%～8%和3%～5%。

【病理生理学】 正常新生儿的肾脏浓缩功能较差(尿比重最高1.025),肾脏损伤会引起一系列问题,如容量负荷过重、高钾血症、酸中毒、高磷血症、低钙血症等。按照传统分类方法,新生儿生后出现的ARF/AKI分为三种类型。

(1) 肾前性肾衰竭。肾前性肾衰竭是由于肾脏血流/灌注量减少,导致正常肾脏的功能下降。任何导致肾脏灌注不足的原因都可能引起ARF/AKI。常见的原因包括,出血、脱水、感染性休克、充血性心力衰竭、动脉导管未闭(PDA)、坏死性小肠结肠炎(NEC),其他原因还包括,呼吸窘迫综合征(RDS)、缺氧、先天性心脏病、低白蛋白血症、围生期窒息、体外膜氧合(ECMO)/体外生命支持(ECLS)、低血压。引起新生儿肾血流减少的药物包括,吲哚美辛、布洛芬、血管紧张素转换酶抑制剂(ACEI)、苯肾上腺素滴眼液。孕妇使用非甾体抗炎药(NSAID)、ACEI、环氧化酶-2(COX-2)抑制剂也可以减少肾血流。

(2) 肾性肾功能衰竭。肾性肾功能衰竭是指肾脏结构损伤引起肾小管功能障碍。包括急性肾小管坏死、先天性结构畸形、血管损害、感染/毒素等原因。急性肾小管坏死(ATN)是最常见的原因,可以由长时间的肾灌注不良、局部缺血、缺氧、败血症、心脏手术(输注血制品)、肾毒性物质(氨基糖苷类药物、NSAID、类药物、两性霉素B、造影剂、阿昔洛韦)。其他原因还包括先天性结构畸形(如双侧肾缺如、多囊性肾病、芬兰型先天性肾病综合征、单侧肾发育不全/肾缺如)、血管损害(双侧肾静脉/动脉血栓形成、肾皮质坏死、弥散性血管内凝血)、感染(先天性:梅毒、弓形体;念珠菌病、肾盂肾炎)、外生毒素(尿酸性肾病、肌红蛋白尿、血红蛋白尿)。

(3)肾后性/梗阻性肾功能衰竭。肾后性肾衰竭是指尿液在肾脏形成后,引起尿液流出道梗阻的所有原因。男性患儿中最常见的原因是后尿道瓣膜。其他原因包括,尿道狭窄、尿道口狭窄、双侧肾盂输尿管/输尿管膀胱连接处梗阻、神经源性膀胱、大型输尿管疝、导尿管阻塞、巨输尿管、梅干腹综合征。其他少见的原因包括,外部肿瘤压迫膀胱或输尿管(骶尾部畸胎瘤综合征)、内部梗阻(肾结石、双侧真菌团块)。

【危险因素】 包括脱水、败血症、窒息、肾毒性药物使用、早产、极低出生体重、先天性心脏病心肺旁路手术、ECMO/ECLS,妊娠期糖尿病可能会增加肾静脉血栓形成的风险,从而增加肾功能不全的风险。

【临床表现】

(1)少尿或无尿。少尿或无尿通常是需要解决的问题。几乎所有新生儿在出生后24小时内有排尿(参考第68章)。

(2)家族史。家族其他成员的尿路疾病病史、羊水过少病史,这些通常伴随尿液流出道梗阻,或者是严重的肾发育不良或缺如。此外,还应该取得妊娠期糖尿病病史。

(3)体格检查。

1)腹部肿块。通常是由于膀胱膨胀、多囊肾、肾盂积水或肿瘤。

2)波特面容。与肾缺如相关。

3)脊膜脊髓膨出。与神经源性膀胱相关。

4)肺发育不良。由于胎儿期子宫内严重的羊水减少。

5)尿液性腹水。可能会见于后尿道瓣膜或严重的上尿路梗阻。

6)梅干腹综合征。腹壁肌肉结构发育不良、隐睾以及上尿路扩张。

【诊断】

(1)导尿术。使用5F或8F的鼻饲管监测尿量和测量残余尿量(参考第26章)。

(2)实验室检查。

1)血BUN(BUN)和血肌酐。

A. BUN。15~20 mg/dL提示脱水或肾功能不全。

B. 血肌酐。生后 1 天的正常血肌酐值为 0.8～1.0 mg/dL，生后 3 天为 0.7～0.8 mg/dL，生后 7 天＜0.6 mg/dL。血肌酐值升高提示肾脏疾病，但需要除外低出生体重儿，因为通常情况下在低出生体重儿中，血肌酐＜1.6 mg/dL 被认为是正常范围（经验法则：如果血肌酐升高 1 倍，已经有 50% 的肾功能丧失）。

2）尿诊断指标。斑点的尿渗透压、斑点的血浆和尿钠、血浆和尿肌酐可以用于计算钠排泄分数（FeNa）和肾衰竭指数（RFI）。使用利尿剂（如呋塞米）会限制这些指标的应用价值（表 123-1）。

$$FENa = \frac{Urine\ Na \times Flasma\ Cr}{Urine\ Cr \times Plasma\ Na} \times 100$$

$$RFI = \frac{Urine\ Na \times Serum\ Cr}{Urine\ Cr}$$

表 123-1　评估新生儿 ARF/AKI 的尿诊断指标

尿诊断指标	肾前性	肾　性
尿渗透压（mOsmol/kg water）	＞400	＜400
尿钠（mEq/L）	31±19	63±35
尿/血浆肌酐比	29±16	10±4
钠排泄分数（FeNa）(%)	＜2.5	＞2.5
肾衰竭指数（RFI）	＜3.0	＞3.0

3）血常规和血小板计数。可能会提示血小板减少，见于败血症或肾静脉血栓形成。

4）血钾。肾功能不全时可能会升高。

5）尿液分析。可能会提示血尿（与深静脉血栓形成、肿瘤或 DIC 有关）或脓尿，提示尿路感染。

6）生物标志物。

A. 血清和尿胱抑素 C 水平。用来计算肾小球滤过率。

B. 血浆和尿中性粒细胞明胶酶相关脂质运载蛋白（NGAL）水平。

C. 血清和尿 IL-18 水平。

D. 尿白蛋白-肌酐比（ACR）。

（3）诊断性补液试验。如果患儿没有容量负荷过多或者充血性心力衰竭的临床表现，可以给予诊断性补液试验。使用生理盐水或者胶体液，5～10 mL/kg 快速静脉输注，如果需要的话，再重复一次。如果没有反应，给予呋塞米 1 mg/kg 静推，如果尿量仍然不增加，需要超声检查以排除膀胱以上部位的梗阻。如果排除了梗阻,并且患儿对以上操作仍然没有反应,那么无尿或少尿的最可能的原因是肾性肾功能衰竭。

(4)影像学检查

1)腹部超声检查。可以明确有无肾积水、输尿管扩张、腹部肿块、膀胱膨胀或深静脉血栓。

2)腹部放射影像学检查。可能发现脊柱裂或骶骨缺失,与神经源性膀胱有关。肠襻移位提示存在占位性肿块。

3)放射性核素扫描。可以用于评估肾实质功能。但由于新生儿肾脏发育不成熟,该检查在新生儿中应用时准确性稍差。

【治疗】 参考第68章。

(1)综合治疗

1)补充不显性失水量。早产儿,$50 \sim 70$ mL/(kg·d);足月儿,30 mL/(kg·d)。加上丢失的液体量(尿和胃肠道丢失液量)。

2)严格评估摄入和排出的液体量,监测体重。

3)密切监测血钠、血钾水平。根据需要,谨慎补充丢失量。高钾血症可能会致命。

4)限制蛋白质摄入。蛋白质摄入 < 2 g/(kg·d),保证足够的非蛋白质热量摄入。母乳或雅培 Similac PM60/40 等配方奶常用于肾功能衰竭婴儿的食物。

5)高磷血症和低钙血症常同时存在。一些磷酸盐结合合剂,如氢氧化铝,$50 \sim 150$ mg/(kg·d)口服,可以用于降血磷。一旦血磷恢复正常,就需要补充钙剂(不管有没有补充维生素D)。

6)发生手足搐搦或抽搐时,需要紧急静脉应用。10% 葡萄糖酸钙或 10% 氯化钙(40 mg/kg),可以提高血钙 1 mg/dL。同时应监测离子钙。

7)代谢性酸中毒需要经口服缓慢补充碳酸氢盐。需要进行连续的血压监测,因为这些患儿常常是慢性高血压的高危人群。当血清 pH < 7.25 或碳酸氢盐(HCO_3)< 12 mEq,需要给予静脉的碳酸氢盐治疗。

$$HCO_3 缺失量 = (24 - 实际值)0.5 \times 体重(kg)$$

(2)标准治疗

1)肾前性肾衰竭。提供足够的容量以增加和恢复肾脏灌注,同时针对潜在病因进行治疗。

2)肾后性肾衰竭。急性的处理是指建立旁路绕过梗阻部位,根据梗阻部位的不同,通常有导尿术进行膀胱置管或者经皮肾穿刺引流。也可以通过外科手术修复的方式缓解梗阻。可能性需要预防尿路感染。咨询儿童泌尿外科医师的建议。

3)肾脏疾病相关性肾衰竭。尽可能停用或调整肾毒性药物的剂量。需要支持疗法(见前文)。利尿剂[呋塞米 1~2 mg/(kg·次)]可以增加尿量,利于液体管理,但是,有研究表明,这并不能改善肾损伤的进程。小剂量多巴胺可以增加肾脏灌注(注:成人中的研究表明,小剂量多巴胺不能提高生存率,但是新生儿中还缺乏相关的研究)。监测有无低钠血症、高钾血症、高磷血症、低钙血症以及代谢性酸中毒,因为这些问题在肾脏疾病相关性肾衰竭中经常发生。监测血压,因为高血压也常常发生(尤其在肾动脉/静脉血栓形成的情况下)。需要考虑低肾脏负荷、低磷的适合肾脏疾病的配方奶喂养。可以咨询儿童肾脏病学专家的建议。

4)肾脏替代治疗(腹膜透析、血液透析、伴或不伴透析的血液滤过)。如果其他治疗无效,可以考虑肾脏替代治疗。如果预期肾功能可以恢复,或者患儿长大后考虑进行肾移植,**新生儿最常用腹膜透析来进行肾脏替代治疗**。

【预后】 ARF/AKI的预后取决于原发疾病和肾脏损害程度。如果肾损伤是由肾脏毒素或急性肾小管坏死引起,随着时间推移,肾脏功能可能有一定程度的恢复。新生儿急性肾损伤后发展成为慢性肾衰竭的可能性也会更大。合并多器官功能衰竭的患儿,其发病率和死亡率也更高。增加死亡率的因素包括低血压、需要机械通气、透析、缩血管药物、血流动力学不稳定、多器官功能衰竭。需要随访监测尿量、肾功能和血压。

·参·考·文·献·

[1] Askenazi D, Koralkar R, Levitan EB, et al. Baseline values of candidate urine acute kidney injury (AKI) biomarkers vary by gestational age in premature infants. *Pediatr Res.* 2011; 70: 302–306.

[2] Askenazi DJ, Ambalavanan N, Goldstein SL. Acute kidney injury in critically ill newborns: what do we know? What do we need to learn? *Pediatr Nephrol.* 2009; 24: 265–274.

[3] Askenazi DJ, Ambalavanan N, Hamilton K, et al. Acute kidney injury and renal replacement therapy independently predict mortality in neonatal and pediatric noncardiac patients on extracorporeal membrane oxygenation. *Pediatr Crit Care Med.* 2011; 12: e1–e6.

[4] Askenazi DJ, Montesanti A, Hunley H, et al. Urine biomarkers predict acute kidney injury and mortality in very low birth weight infants. *J Pediatr.* 2011; 159: 907–912; e1.

[5] Blinder JJ, Goldstein SL, Lee VV, et al. Congenital heart surgery in infants: effects of acute kidney injury on outcomes. *J Thorac Cardiovasc Surg.* 2012; 143: 368–374.

[6] Chua AN, Sarwal MMl. Acute renal failure management in the neonate. *NeoReviews* 2005; 6; e369–e376.

[7] Gadepalli SK, Selewski DT, Drongowski RA, Mychaliska GB. Acute kidney injury in congenital diaphragmatic hernia requiring extracorporeal life support: an insidious problem. *J Pediatr Surg.* 2011; 46: 630–635.

[8] Goldstein SL. Advances in pediatric renal replacement therapy for acute kidney injury. *Semin Dial.* 2011; 24: 187–191.

[9] Jetton GJ, Askenazi DJ. Update on acute kidney injury in the neonate. *Curr Opin Pediatr.* 2012 (Epub ahead of print).

[10] Koralkar R, Ambalavanan N, Levitan EB, McGwin G, Goldstein S, Askenazi D. Acute kidney injury reduces survival in very low birth weight infants. *Pediatr Res.* 2011; 69: 354–358.

[11] Krawczeski CD, Woo JG, Wang Y, Bennett MR, Ma Q, Devarajan P. Neutrophil gelatinaseassociated lipocalin concentrations predict development of acute kidney injury in neonates and children after cardiopulmonary bypass. *J Pediatr.* 2011; 158: 1009–1015; e1.

124 呼吸窘迫综合征

Respiratory Distress Syndrome

【定义】 **呼吸窘迫综合征（RDS）以往称为肺透明膜病。**佛蒙特牛津协作网（The Vermont Oxford Network）对RDS的定义标准如下：

（1）未吸氧状态下，动脉氧分压（PaO_2）< 50 mmHg伴有中央性青紫。需要吸氧以维持PaO_2 > 50 mmHg，或维持脉搏血氧饱和度超过85%。

（2）在出生24小时内出现特征性胸部影像学表现。均匀细颗粒影，伴或不伴有低肺容积和支气管充气征。该疾病的临床过程与胎龄、疾病严重程度、是否使用肺泡表面活性物质、是否合并感染、动脉导管未闭（PDA）的分流程度，以及是否已经开始辅助通气等因素有关。

【发病率】 与出生胎龄有关，胎龄23～25周早产儿RDS发生率约为91%，26～27周为88%，28～29周为74%，30～31周为52%。近年来，随着产前糖皮质激素使用率增高，预期RDS的发生率和严重程度降低。此外，外源性表面活性物质的使用，使得RDS存活率超过90%，在表面活性物质时代，所有新生儿死亡病例中，RDS占比< 6%。

【病理生理学】 表面活性物质缺乏是RDS发生的根本原因，而新生儿胸廓顺应性高，进一步加重病情。这两个因素都会导致进行性加重的肺泡萎陷，因而无法形成有效的功能残气量（FRC）。肺表面活性物质是由一种被称为Ⅱ型肺泡细胞的肺泡上皮细胞产生。该细胞系在妊娠24～28周开始分化，Ⅱ型细胞对围生期缺氧损伤敏感，缺氧打击后数量减少。此外，胎儿在高胰岛素血症的情况下，该细胞系成熟延迟。而产前糖皮质激素和宫内慢性应激（如妊娠高血压、宫内发育迟缓和双胎妊娠）可以促进Ⅱ型细胞成熟。肺泡表面活性物质主要由磷脂（75%）和蛋白质（10%）组成，产生后首先储存在Ⅱ型肺泡细胞的特征性板状小体中，释放后发挥降低肺泡表面张力作用，在生理压力下维持肺泡膨胀。

（1）肺表面活性物质缺乏。肺表面活性物质缺乏导致肺泡塌陷；且随每次呼气进行性加重。细胞损伤会引起蛋白质渗出和上皮碎片积聚在气道中，进一步降低总肺容量。在病理标本中，这种混合物表现为嗜酸性透明膜，内衬在肺泡腔内并延伸到小气道中。

（2）胸壁顺应性过高。早产儿胸壁结构支撑功能差，在呼吸过程中，为打开塌陷气道会产生较高的胸腔内负压，正常情况下肺会膨胀，而早产儿则导致胸壁收缩和变形。

（3）胸腔内压下降。胎龄< 30周的RDS患儿，因肺泡表面活性物质缺乏，无法

产生肺部扩张所需的胸腔内负压,通常会立即导致呼吸衰竭。

（4）分流。PDA或卵圆孔,单独发生或同时存在,分流或不存在分流,可能改变疾病的表现或进程。生后早期,主要是卵圆孔右向左分流,可能导致静脉血混合和低氧血症恶化。18～24小时后,随着肺血管阻力下降,PDA发生左向右分流,导致肺水肿和肺泡气体交换受损。而且这通常发生在婴儿RDS恢复期,而此时给予肺泡表面活性物质会进一步加重PDA左向右分流,导致病情恶化。

【危险因素】 增加或降低RDS风险的因素见表124-1。

表124-1　增加或降低RDS风险的因素

危险因素	降低RDS风险的因素
早产	胎膜早破
男性	女性
遗传背景	阴道分娩
未发动产程的剖宫产	母亲使用麻醉药物/可卡因
围生期窒息	糖皮质激素
多胎	甲状腺素
母亲糖尿病	保胎药物

【临床表现】

（1）病史。通常为早产儿,或伴有围生期窒息史。表现为进行性加重的呼吸困难,氧需求增加,胸片提示肺泡塌陷的典型表现,通过给予外源性表面活性物质和有效机械通气支持后症状改善,胸片好转。

（2）体格检查。表现为呼吸急促、呻吟、鼻翼扇动和吸凹征。未吸氧下可能有发绀。婴儿呻吟是因为在呼气相声带半闭合,其目的是延长呼气,维持功能残气量。这种机制实际上改善了肺泡通气。婴儿为打开塌陷的肺泡用力呼吸,提高胸腔内负压,而胸廓因为顺应性高出现塌陷,形成吸凹征。

【诊断】

（1）胸片。呼吸窘迫的所有患儿均应摄正位胸片。RDS的典型表现为均匀颗粒影,又称磨玻璃表现,伴有外周支气管充气征(图11-13)。在疾病过程中,连续X线摄片可以发现机械通气所导致的气漏,以及支气管肺发育不良/慢性肺病等RDS并发症(图11-17)。

（2）实验室检查

1）血气分析。在RDS管理过程中十分必要。通常间歇性抽取动脉血进行血气检查。虽然尚未达成共识,但大多数新生儿医生认为动脉血氧分压应该维持在

50～70 mmHg，动脉二氧化碳分压45～60 mmHg，pH 7.25或以上，动脉血氧饱和度85%～93%。此外，连续经皮血氧和二氧化碳监测仪、氧饱和度监测仪在这些婴儿的持续监测过程中具有重要价值。

2）感染监测。早发型败血症（如B组链球菌感染）和RDS，仅从临床上有时候难以有效鉴别；因此诊断为RDS的每个婴儿，都应进行感染相关检查，包括血常规和血培养。

3）血糖。生后初期，患儿既可以发生高血糖，也可以发生低血糖，因此需要进行密切监测，以评估葡萄糖输注速度。单纯低血糖也可导致呼吸急促和呼吸窘迫。

4）电解质水平和血钙。每12～24小时监测一次，以调节肠外营养。低钙血症可导致更多的呼吸症状，多见于病情危重、禁食、早产或窒息婴儿。

（3）心脏超声。是评估低氧血症和呼吸窘迫婴儿的重要诊断工具。用于PDA诊断，评估PDA对治疗的反应。也可以通过心脏超声排除严重先天性心脏病。

【疾病管理】

（1）预防

1）产前糖皮质激素。产前使用糖皮质激素可以有效降低新生儿死亡、RDS、脑室内出血（IVH）、坏死性小肠结肠炎（NEC）、对呼吸支持的需求、收住NICU以及48小时内全身感染的发生率。建议在预期早产前7天内，对有早产风险的妊娠24～34周的孕妇使用单疗程的糖皮质激素。对于妊娠32周之前发生胎膜早破的孕妇，也推荐使用单疗程糖皮质激素以降低RDS、围生期死亡率和其他疾病风险。根据目前的证据，在妊娠32～33周发生胎膜早破的孕妇，使用糖皮质激素的效果尚不明确，但治疗可能使患儿受益，尤其是明确具有肺发育不成熟风险的婴儿。对于妊娠22～23周，有早产风险的母亲也推荐使用产前糖皮质激素。此外，产前糖皮质激素可改善极早早产儿的存活率。在妊娠34～36周时使用糖皮质激素，不能有效降低新生儿呼吸疾病风险。糖皮质激素的最佳使用时机是产前24小时至产前7天，如果药物使用已超过7天且RDS风险高，则应考虑第二个疗程。产前糖皮质激素推荐使用倍他米松（每次12 mg，q24h，肌内注射，连续两剂）。产前地塞米松可能增加极早早产儿囊性脑室周围白质软化风险，因此不推荐使用。

2）其他预防措施。一些产前监测可以提高有RDS风险婴儿的生存率，包括**产前超声检查**以更准确地评估孕龄和胎儿健康状况，**连续胎儿监测**记录分娩期间胎儿健康状况、早期发现宫内窒息、早期干预。**宫缩抑制剂**预防和治疗早产；分娩前**评估胎儿肺成熟度**（卵磷脂与鞘磷脂比例和磷脂酰甘油或羊水内板状小体，参考第1章）预防医源性早产等。

（2）肺泡表面活性剂替代治疗。参考第8章。是RDS插管婴儿的标准治疗方法。自20世纪80年代后期以来，已经进行了超过30次随机临床试验，纳入超过

6 000名婴儿。基于这些研究的系统评价表明：无论是天然还是合成的肺泡表面活性物质，无论是产房预防性使用还是用于疾病治疗，都会显著降低气胸和死亡风险。在胎龄＜31周的早产儿，常规预防性使用表面活性物质可有效降低死亡或BPD/CLD发生风险，但可能增加不必要的插管或治疗。最近的一项专家共识建议对几乎所有胎龄＜26周的早产儿在生后早期预防性使用表面活性物质（生后15分钟内）。对复苏过程中需要插管的RDS新生儿也建议预防性使用表面活性物质。对所有具有RDS证据的早产儿，都建议早期抢救式使用表面活性物质，使用越早，效果越显著。如果RDS仍未完全缓解（如持续需要机械通气和吸氧），建议可以使用第二剂，少数情况下使用第三剂。

天然（来自动物肺）表面活性物质在减少气漏方面优于合成（无蛋白质）的表面活性物质。因此天然表面活性剂是治疗的首选。天然牛肺表面活性物质预防性使用或作为抢救疗法，效果也已经被证实。比较牛和猪肺表面活性物质的试验结果显示：猪肺表面活性物质能够更快速地改善氧合。一项荟萃分析结果显示：用于中度至重度RDS的治疗，200 mg/kg剂量的猪肺表面活性物质与100 mg/kg的牛或猪肺表面活性物质相比较，具有更好的生存率。另外一项回顾性研究也显示，猪肺表面活性物质与其他牛肺表面活性物质相比，治疗RDS有较低的死亡率。

当给予表面活性物质时，使用INSURE［插管－给肺泡表面活性物质－拔管至CPAP（持续气道正压通气）］技术可以避免机械通气。随机对照研究提示INSURE技术降低机械通气和BPD/CLD的发生率。使用肺泡表面活性物质后，如果病情稳定应考虑早期拔管，改为无创呼吸支持（CPAP或经鼻间歇正压通气）。

目前，长期随访研究显示：表面活性物质治疗的患者和对照组相比，PDA、IVH、ROP、NEC和BPD/CLD的发生率无显著差异。有证据表明，即使在极低出生体重儿数量增加的情况下，使用表面活性物质，在所有胎龄段的新生儿均可有效降低机械通气和呼吸机使用天数。RDS的死亡人数在1991年（肺泡表面活性物质广泛使用）后急剧下降。长期随访研究，未发现可归因于表面活性物质的远期副作用。

（3）呼吸支持

1）气管插管和机械通气。在RDS患儿发生呼吸暂停或低氧血症伴呼吸性酸中毒时，此为重要的治疗手段。机械通气（MV）模式包括常频通气，如间歇正压通气（IPPV）和高频振荡通气（HFOV）。具有同步功能的呼吸机可以减少内源性气道压力，减轻气压伤。需要调整呼吸机参数设置，尽可能保持最低通气压力和吸氧浓度，以减少肺实质损害。HFOV可作为IPPV失败的挽救疗法。使用HFOV可减少气漏发生率，但有增加IVH的风险。目前，无研究证据表明，治疗早产儿肺部疾病，常规使用HFOV优于常频通气。低碳酸血症增加BPD/CLD和脑室周围白质软化风险，因此应尽量避免。为了缩短机械通气时间，一旦实现满意的气体交换，应该考虑尽快撤机。RDS 小早产患儿,推荐常规使用咖啡因以增加拔管成功率。

2)持续正压通气(CPAP)和经鼻同步间歇指令通气(SIMV)。早期经鼻 CPAP(NCPAP)或鼻咽 CPAP(NPCPAP)可延迟或预防气管内插管和机械通气。建议所有有 RDS 风险的婴儿(如胎龄 < 30 周的早产儿),从出生即开始 CPAP 治疗。通过这种方式,部分患有 RDS 的婴儿可以不需要肺表面活性物质治疗,从而避免了 PS 导致的气胸风险。机械通气拔管后给予 PEEP > 5 cmH$_2$O 的 CPAP,可降低再插管风险,经鼻 SIMV 是一种增强版本的 CPAP,具有潜在应用前景,目前一些技术可以实现和自主呼吸同步。已有三项研究显示:与 NCPAP 相比,经鼻 SIMV 可降低拔管失败率。此外,无创呼吸支持时使用的鼻塞建议双腔管,而非单腔。

3)加湿的高流量鼻导管系统。该项技术已被用于新生儿呼吸管理,在呼吸窘迫新生儿中,可提供和 NCPAP 相似的气道压力。高流量气体经过加温加湿后,提高患儿耐受性。高流量鼻导管和经鼻 SIMV 治疗 RDS 的对照性研究正在进行中。

4)并发症。可能发生气漏,如气胸、纵隔气肿、心包积气和肺间质气肿等(参考第 81 章)。慢性并发症包括呼吸系统问题,如 BPD/CLD(参考第 84 章)和气管狭窄等。

(4)液体管理和营养支持。病情严重的新生儿可以延长肠外营养时间,改善营养支持。可以在出生后第一天,开始全肠外营养和微量肠内营养,尽力维持液体平衡。已经明确早产儿和足月儿的特殊营养需求,一些特殊营养素制剂已开始使用(参考第 9 章和第 10 章)。

(5)抗生素治疗。选用能够覆盖新生儿常见感染病原菌的抗生素。

(6)镇静。用于控制患儿的通气。吗啡、芬太尼或劳拉西泮是常用的镇痛和镇静药物,但尚存争议。研究报道的治疗优势包括改善呼吸机同步性和肺功能,可能减少远期神经系统后遗症。阿片类药物可以减轻患儿对机械通气的神经内分泌反应,从长远来看这可能是有益的。然而,临床医生应该注意到药物,特别是阿片类药物的不良反应,包括吗啡导致的低血压和芬太尼导致的胸壁顺应性下降(胸壁僵硬),以及药物耐受、依赖和戒断症状等。此外,镇静镇痛药物不减少不良预后,至少不减少远期不良预后。目前尚不能对这一人群进行慢性疼痛的评估,对治疗产生的远期影响也不明确。减少操作是降低新生儿疼痛及降低疼痛管理需求的重要手段。**肌松药**如泮库溴铵的使用**仍存争议**。机械通气过程中,出现"对抗"(患儿在机械通气吸气相呼气)的新生儿,有发生气漏风险,可能需要镇静。镇静可以减少脑血流波动,因此从理论上讲,可能降低了 IVH 风险(另参考第 76 章)。

【结局】 尽管 RDS 婴儿存活率已经大大提高,但患儿是否发生呼吸和/或神经系统后遗症,大部分取决于出生体重和胎龄。对于在很小的早产儿,主要慢性疾病(如 BPD/CLD、NEC 和严重 IVH)、生后生长迟缓的发生率仍高。

·参·考·文·献·

[1] Committee on Obstetric Practice. Antenatal corticosteroid therapy for fetal maturation. *Obstet Gynecol.* 2011; 117: 422.

[2] Davis P, Lemyre B, de Paoli AG. Nasal intermittent positive pressure ventilation (NIPPV) versus nasal continuous positive airway pressure (NCPAP) for preterm neonates after extubation. *Cochrane Database Syst Rev.* 2001; CD002272.

[3] Davis PG, Henderson-Smart DJ. Nasal continuous airway pressure immediately after extubation for preventing morbidity in preterm infants. *Cochrane Database Syst Rev.* 2003; CD000143.

[4] EuroNeoStat Annual Report for Very Low Gestational Age Infants 2006. The ENS Project: Barakaldo, Spain.

[5] Greenough A, Milner AD, Dimitriou G. Synchronized mechanical ventilation for respiratory support in newborn infants. *Cochrane Database Syst Rev.* 2001; CD000456.

[6] Hall RW, Boyle E, Young T. Do ventilated neonates require pain management? *Semin Perinatol.* 2007; 31: 289–297.

[7] Henderson-Smart DJ, Cools F, Bhuta T, Offringa M. Elective high frequency oscillatory ventilation versus conventional ventilation for acute pulmonary dysfunction in preterm infants. *Cochrane Database Syst Rev.* 2007; CD000104.

[8] Lampland A, Plumm B, Meyers PA, Worwa CT, Mammel MC. Observational study of humidified high-flow nasal cannula compared with nasal continuous positive airway pressure. *J Pediatr.* 2009; 154: 177–182.

[9] Miller MJ, Fanaroff AA, Martin RJ. Respiratory disorders in preterm and term infants. In: Fanaroff AA, Martin RJ, eds. *Neonatal-Perinatal Medicine: Diseases of the Fetus and Infant.* 7th ed. St. Louis, MO: Mosby; 2002.

[10] Mori R, Kusuda S, Fujimura M; Neonatal Research Network Japan. Antenatal corticosteroids promote survival of extremely preterm infants born at 22 to 23 weeks of gestation. *J Pediatr.* 2011; 159: 110.e1–114.e1.

[11] Morley CJ, Davis PG, Doyle LW, et al. Nasal CPAP or intubation at birth for very preterm infants. *N Engl J Med.* 2008; 358: 700–708.

[12] Ramanathan R, Bhatia JJ, Sekar K, Ernst FR. Mortality in preterm infants with respiratory distress syndrome treated with poractant alfa, calfactant or beractant: a retrospective study. *J Perinatol*(Epub ahead of print on September 1, 2011).

[13] Roberts D. Antenatal corticosteroids in late preterm infants. *BMJ.* 2011; 342: d1614.

[14] Roberts D, Dalziel S. Antenatal corticosteroids for accelerating fetal lung maturation for women at risk of preterm birth. *Cochrane Database Syst Rev.* 2006; CD004454.

[15] Soll RF, Morley CJ. Prophylactic versus selective use of surfactant for preventing morbidity and mortality in preterm infants. *Cochrane Database Syst Rev.* 2001; 2: CD000510.

[16] Stevens TP, Harrington EW, Blennow M, Soll RF. Early surfactant administration with brief ventilation vs. selective surfactant and continued mechanical ventilation for preterm infants with or at risk for respiratory distress syndrome. *Cochrane Database Syst Rev.* 2007; CD003063.

[17] Sweet D, Carnielli V, Greisen G, et al. European consensus guidelines on the management of neonatal respiratory distress syndrome in preterm infants: 2010 update. *Neonatology.* 2010; 97: 402–417.

125 呼吸道合胞病毒

Respiratory Syncytial Virus

【定义】呼吸道合胞病毒（RSV）是一种大的包膜RNA副黏病毒。目前检测到的两种主要RSV类型包括A型和B型，常同时传播。

【发病率】　人类是RSV唯一的感染源,几乎所有儿童在2岁前,至少感染一次RSV。初次感染最常见于婴儿期。随后再次发生的情况十分普遍。在美国,RSV通常在冬季和早春(主要是11月至3月)流行。美国南部社区,特别是佛罗里达州的一些社区,RSV流行发生最早(可以提前至7月)。RSV是婴儿期急性下呼吸道感染(ALRI)的最常见病原。在美国,每年约12万儿童因为RSV感染而住院治疗(1%～3%的1岁以下儿童),其中大约400人死于RSV感染。在全球范围内,每年约有340万例小于5岁儿童感染RSV,其中大约20万死于RSV感染并发症。此外,RSV是医院感染的常见病原。它可以在环境中存活数小时,在手部皮肤表面存活半小时,甚至更长时间。医院人员接触污染的分泌物,可以通过手-眼或手-鼻腔黏膜等形式引起自身感染。

【病理生理学】　该病毒通常限于呼吸道。RSV通过上呼吸道进入人体内,在鼻咽中复制并扩散至小细支气管上皮,但不感染基底细胞。随后,病毒扩散至1型和2型肺泡细胞,扩散的形式可能是细胞间传递或分泌物吸入。婴儿,RSV感染表现为细支气管炎或肺炎。在非常罕见的情况下,可以从肺外组织例如肝,脊髓或心包液中检测到RSV。高达20%的RSV细支气管炎儿童可能同时感染另一种呼吸道病毒如人类偏肺病毒或鼻病毒等。

【危险因素】　危险因素包括年龄<6个月、胎龄<35周、患有肺部疾病、2岁以下患有心脏病、有学龄儿童兄弟姐妹、参加日托、有哮喘家族史、长期接触二手烟或污染空气、多胎、RSV流行季节(秋季到春季结束)、男性、免疫功能低下(例如严重联合免疫缺陷、白血病或进行器官移植的患儿)、<1个月或没有母乳喂养,以及与父母共用卧室等。高海拔增加RSV住院风险。重症或致命性RSV感染的危险因素包括早产儿,复杂先天性心脏病(CHD),特别是伴有青紫或肺动脉高压的先天性心脏病、支气管肺发育不良[慢性肺病(CLD)]、有淋巴细胞减少的免疫缺陷或接受免疫抑制治疗的婴儿。

【临床表现】　RSV通常起始于鼻咽,伴有鼻塞和充血。在病初2～5天,随咳嗽、呼吸困难和喘息,RSV病毒可能进入下呼吸道。RSV是2岁以下婴幼儿细支气管和肺炎的最常见原因。婴幼儿通常存在嗜睡、烦躁和喂养困难表现。需要住院治疗的RSV感染婴儿中,约20%发生呼吸暂停,可能是突发、意外死亡的原因。大多数既往健康的RSV感染患儿不需要住院治疗。在10岁前,RSV感染可能易引起高反应性气道疾病和复发性喘息;婴幼儿RSV细支气管炎和随后发生哮喘之间的关系仍然知之甚少。

【诊断】

(1) 酶联免疫吸附测定(ELISA)和直接荧光抗体(DFA)测试。可以在30分钟内对鼻洗或气管吸出物上的RSV抗原进行检测,敏感性和特异性均超过80%～90%(与培养相比)。RSV发生率较低的非流行季节,更可能发生假阳性检测结果。细培养是另一种检测方法,从鼻咽分泌物中培养病毒需要1～5天(壳小瓶技术,shell vial techniques可以在24～48小时内回报结果)。此外,逆转录酶-聚合酶链反应(RT-PCR)作为培养的替代方案,可以进行快速抗原检测,部分快速抗原检测的阳性结果可能需要培养或PCR进一步确诊,以预警RSV季节的开始。由于母体抗体可以通过胎盘被动转移,血清学检查对婴儿RSV感染缺乏诊断价值。

(2)胸片。通常显示肺部渗出或过度通气。

(3)血气分析。可表现为低氧血症,偶尔表现为高碳酸血症。高碳酸血症预示将发生呼吸衰竭可能。

【疾病管理】 传染病的预防隔离措施,包括孕产妇和新生儿预防措施、母乳喂养和探视问题等,见附录F。

(1)免疫治疗

1)被动免疫

A. 帕利珠单抗(Synagis)提供被动免疫。RSV季节期间每月肌内注射(15 mg/kg)人源化RSV单克隆抗体。它具有耐受性好,副反应发生率低等特点。根据AAP指南,帕立珠单抗的应用指征如下:

a. 年龄小于2岁的慢性肺病患儿。在RSV季节预计开始前6个月内,需要医学治疗(吸氧、应用支气管扩张剂,利尿剂或皮质类固醇治疗)的患儿,该抗体应用最高剂量为5剂。在持续需要药物治疗的重症CLD患者,在第二次RSV流行季节提供免疫保护。建议进一步咨询感染性疾病专家。

b. 胎龄＜32周出生的早产儿(31周+6天及以内)。胎龄≤28周出生的早产儿,在生后12个月内,无论RSV流行季节发生于何时,应用抗体均可以提供免疫保护。妊娠29～32周出生的早产儿,如果RSV季节开始时年龄小于6个月,应用抗体预防效果最好。在RSV季节开始时,如果婴儿具有药物应用的适应证,在整个RSV季节都应该进行预防,而不要在婴儿达到6个月或12个月时停止。对于该类婴儿,建议最多连用5个月。

c. 胎龄≥32周且＜35周出生的早产儿。RSV流行期间,月龄小于3个月且具备2个危险因素的该类早产儿,可以考虑药物预防。具体危险因素包括抚养环境中有接触其他婴儿或幼儿机会,或家庭中有长期生活在一起的5岁以下兄弟姐妹。但1岁以内的多胎不是危险因素。该类早产儿仅需在生后3个月内接受预防,每月给药一次,总剂量最多3剂。大多只需接种1或2剂量。

d. 胎龄≤24月龄,患有血流动力学不稳定的先天性心脏病的婴幼儿。是否预防视疾病严重程度而定。正在接受药物治疗的充血性心力衰竭患儿,中重度肺动脉高压或具有青紫型先天性心脏病的患儿最有可能获益。有研究发现,体外循环后帕利珠单抗血清浓度平均降低58%,对于仍然需要预防的儿童,术后病情稳定后,可以考虑重复给药,剂量为15 mg/kg。血流动力学稳定的心脏病(如二尖瓣房间隔缺损、小室间隔缺损、肺动脉狭窄、轻度主动脉瓣狭窄、轻度主动脉狭窄和动脉导管未闭)不会增加婴儿和儿童RSV风险,一般不应接受免疫预防。

　　e. 先天性气道或神经肌肉疾病婴儿。对于具有先天性气道异常和合并呼吸道分泌物排出异常的神经肌肉性疾病患儿,可以考虑免疫预防。此类患儿,在生后第一年,最多可以注射5剂帕利珠单抗。

　　B. 莫多珠单抗。是另一种更有效的RSV抗体,正在考虑用于预防RSV(尚未经FDA批准)。

　　2)主动免疫。目前几种有应用前景的候选RSV疫苗处于临床前或临床早期试验阶段。

　　(2)利巴韦林。具有针对RSV的体外抗病毒活性,但不推荐常规利巴韦林气溶胶治疗RSV感染。

　　(3)肺表面活性物质。两个小型随机研究表明,表面活性物质应用于RSV感染呼吸衰竭患儿,可以改善气体交换、缩短机械通气时间、缩短NICU住院时间。

　　(4)β-肾上腺素能药物。可以尝试(一次)用于RSV细支气管炎导致的喘息。只有少数婴儿在第一次用药后呼吸功能改善,可以考虑重复用药。

　　(5)抗生素、茶碱和皮质类固醇。未证实对RSV具有治疗效果。

　　(6)隔离。建议在疾病期间隔离。分泌物中的RSV可在台面上存活长达6小时。接触患儿前需要穿隔离衣,戴手套和严格洗手消毒。RSV感染患者应放在单个房间中治疗或和其他RSV感染患儿一同隔离。

　　【预后】 预后一般较好;但是,合并潜在心脏或肺部疾病的婴儿可能会增加并发症风险。早产儿慢性肺病患儿,两岁以内发生需要住院治疗的RSV感染,会导致学龄期气道直径减小(增加气道阻力)。即使正常婴儿,三岁以内发生RSV感染,也会增加复发性喘息风险,此类风险可以持续到11岁。早产儿,尤其是没有哮喘或特应性家族史的早产儿接种帕利珠单抗,可以有效预防2~5岁期间复发性喘息的发生。

·参·考·文·献·

[1] American Academy of Pediatrics. Respiratory syncytial virus. In: Pickering LK, Baker CJ, Kimberlin DW, Long SS, eds. *Red Book: 2012 Report of the Committee on Infectious Diseases.* 28th ed. Elk Grove Village, IL: American Academy of Pediatrics; 2012: 609–618.

[2] Barreira ER, Precioso AR, Bousso A. Pulmonary surfactant in respiratory syncytial virus bronchiolitis: the role in pathogenesis and clinical implications. *Pediatr Pulmonol.* 2011; 46: 415–420.

[3] Carbonell-Estrany X, Simoes EA, Dagan R, et al. Motavizumab for prophylaxis of respiratory syncytial virus in high-risk children: a noninferiority trial. *Pediatrics.* 2010; 125: e35–e51.

[4] García CG, Bhore R, Soriano-Fallas A, et al. Risk factors in children hospitalized with RSV bronchiolitis versus non-RSV bronchiolitis. *Pediatrics.* 2010; 126: e1453–e1460.

[5] Greenough A, Alexander J, Boit P, et al. School age outcome of respiratory syncytial virus hospitalization of prematurely born infants. *Thorax.* 2009; 64: 490–495.

[6] Hall CB, Weinberg GA, Iwane MK, et al. The burden of respiratory syncytial virus infection in young children. *N Engl J Med.* 2009; 360: 588–598.

[7] Nair H, Nokes DJ, Gessner BD, et al. Global burden of acute lower respiratory infections due to respiratory syncytial virus in young children: a systematic review and meta-analysis. *Lancet.* 2010; 375(9725): 1545–1555.

[8] Ralston S, Hill V. Incidence of apnea in infants hospitalized with respiratory syncytial virus bronchiolitis: a systematic review. *J Pediatr.* 2009; 155(5): 728–733.

[9] Schmidt AC. Progress in respiratory virus vaccine development. *Semin Respir Crit Care Med.* 2011; 32: 527–540.

[10] Simöes EA, Carbonell-Estrany X, Rieger CH, et al. The effect of respiratory syncytial virus on subsequent recurrent wheezing in atopic and nonatopic children. *J Allergy Clin Immunol.* 2010; 126: 256–262.

126 早产儿视网膜病变
Retinopathy of Prematurity

【定义】

（1）ROP。是视网膜新生血管生长异常导致视网膜发育的异常。毛细血管提前收缩甚至闭塞可导致新生血管长入玻璃体、视网膜水肿、视网膜出血、纤维化甚至牵拉而导致视网膜脱离。上述过程多数情况下在纤维化发生前是可逆的。病变的最终阶段可致盲。

（2）晶状体后纤维增生症（RLF）。如前所述，只有发展到晶状体后广泛的纤维化瘢痕的晚期阶段病变才可见。因此，也被称为晶状体后纤维增生症。如今在晚期纤维化发生前就已经能发现血管病变，这一病变称为明确的视网膜病变。而且由于主要是发生在早产儿，所以也被称作早产儿视网膜病变。

（3）瘢痕性早产儿视网膜病变。指的是纤维化改变。

【发病率】　美国学龄前儿童中，由ROP导致的失明占20%。值得关注的是随着出生体重<1 000 g的存活儿的增多，ROP的患儿会越来越多，因为这部分早产儿ROP的发病率最高。1986—1987年美国国家卫生研究院（NIH）发起的CRYO-ROP研究表明，出生体重<1 251 g的早产儿中，65.8%早产儿患不同程度的ROP。出生体重在1 000～1 250 g的早产儿中，有2%发展为需要干预的Ⅲ⁺阈值期病变；而出生体重<750 g的患儿中，这种情况占15.5%。**阈值期病变发生在平均受孕后第36～37周，而与出生时的孕周或实际年龄无关。** 2002年ETROP（ROP早期治疗）研究显示，ROP的总体发病率和发病时间与早期的CRYO-ROP研究几乎没有区别。然而，2005年国际NO-ROP组织发表的数据表明，较大的早产儿中严重ROP发病率增高，并已经成为一个世界性问题。对这些早产儿的救治技术和存活率不断提高，但针对ROP的特殊治疗还没有普及。

【病理生理学】

（1）历史回顾。晶状体后纤维增生症（RLF）于20世纪40年代首先由Terry报道。1984年Patz发现其与新生儿期用氧有关。第一次流行病学调查显示在20世纪40年代以前，发现30%的学龄前儿童失明与此有关，而这期间氧气应用的管理相对宽松。这一相关性被认识后，新生儿病房中氧气的应用就减少了。这样虽然降低了RLF发生率，但新生儿的死亡率上升。20世纪60年代，氧监控技术的提高使得氧气又一次被谨慎地在新生儿病房使用。20世纪70年代后期又一次流行病学调查表明，尽管有氧监控技术的提高，由于极低出生体重儿存活率的增加，ROP出现了第二次发病率的增加。

（2）眼的正常胚胎学。在正常的视网膜发育过程中，视网膜血管从大约妊娠16周开始出现。此时氧气由下层的脉络膜循环弥散而来。妊娠16周时，由于某种刺激（有报道认为血管生长因子的释放以及视网膜增厚与低氧刺激有关）细胞由间叶细胞分化从视神经乳头沿着神经纤维层延伸，这些细胞被称为梭形细胞，是视网膜血管系统的前提。完整的毛细血管网延伸到视网膜锯齿缘或视网膜边缘，更多成熟血管在这之后形成。大约胎龄8个月时锯齿缘鼻侧血管完全形成，而颞侧血管通常在足月时完全形成。不同的细胞因子共同作用，参与调节这一过程，包括血管内皮生长因子（VEGF）、胰岛素样生长因子1（IGF-1）。一旦视网膜血管完全形成，其对导致ROP的损伤因素则不再易感。

（3）病因

ROP的病变可以分为以下两个阶段：

A. 早期毛细血管网收缩和闭塞。实验发现，高浓度氧或其他血管损伤反应可导致这种结果。生后早期由于母亲来源的IGF-1中断，极低出生体重早产儿血中IGF-1浓度减低。小鼠动物实验结果显示，在ROP早期血清IGF-1浓度低可导致视网膜血管形成减少。

B. 血管增生。吸入高浓度氧或损伤后发生的改变，可能是对缺氧的视网膜释放的促进血管生长的细胞因子，如血管内皮生长因子（VEGF）发生的反应性血管增生。最近的研究显示，只有当组织中存在足够浓度的IGF-1时，VEGF才会导致血管增生。有ROP高危因素的早产儿，其视网膜血管处于不断发育成熟的过程中，如内源性的IGF-1的水平增高，在VEGF的存在下会导致血管异常增生。已有大量的研究数据证实这样的假设。Phelp和Rosenbaum建立猫的低氧模型然后让它们分别在室内（氧浓度21%）和氧浓度13%的环境里恢复。在低氧环境里恢复的动物视网膜病变要比在室内恢复的动物严重，提示视网膜缺氧在病变中起重要作用。已经知道，VEGF是缺氧的视网膜的产物。Smith等通过小鼠动物模型证实IGF-1是激活VEGF，从而发生ROP的重要因素。尚需进一步的研究证实这一过程的具体调节机制。

【危险因素】 ROP和氧气的关系现在还不是很清楚。暂时性的高氧血症并不能完全解释ROP的发生。还有很多其他可能的因素,如超早产儿、呼吸暂停、败血症、高或低碳酸血症、脑室内出血、贫血、交换输血、组织缺氧、高乳酸性酸中毒等。促红细胞生成素是一种促血管生长因子,可能与ROP的发生也有一定的关系。虽然**超早产是目前所知的最重要的危险因素**,合理管理用氧仍然是早产儿管理中重要的部分。Hellstrom等人最近的研究表明,生后体重增加的情况与ROP的发生密切相关。

【临床表现】 ROP有多种分类方法。随着ROP国际分类的完善,对疾病活动阶段的分类基本达成一致。

(1) Ⅰ期。视网膜有血管区和无血管区之间产生一条细的分界线。

(2) Ⅱ期。分界线发展成凸入玻璃体的嵴。

(3) Ⅲ期。嵴上视网膜外纤维血管增生。嵴的后面有新生血管丛形成(图126-1)。

(4) Ⅳ期。新生血管长入玻璃体并发生纤维化、形成瘢痕。视网膜发生牵拉可导致视网膜部分脱离。

(5) Ⅴ期。视网膜完全脱离。

(6) 附加病变(如Ⅲ$^+$期)。嵴后血管发生扩张迂曲时可发生。附加病变是影响治疗决策的主要因素。

(7) 附加前病变。1区后极部血管扩张和迂曲。严重程度比附加病变轻。

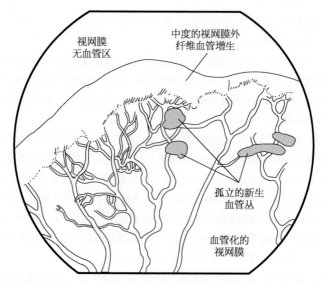

图126-1 早产儿视网膜病Ⅲ期中度病变示意图。底部为视盘,顶部为周边部视网膜(经允许,引自 Garner A. International classification of retinopathy of prematurity. Pediatrics. 1984; 74: 127.)

（8）急进型后极部ROP（AP-ROP）。病变位于1区，快速进展，需立刻治疗。

（9）根据病变部位距离视网膜后极部的距离，将视网膜分为Ⅰ、Ⅱ、Ⅲ区。靠近后极部，即Ⅰ区的任何病变伴附加病变是最严重的类型。位于视网膜周边，即Ⅲ区的病变是最轻微的病变类型。视网膜周边的Ⅲ区病变可自行消退，无须干预。

【诊断】由有经验的人员通过**眼底镜检查**可以确诊。通常使用**双目间接眼底镜（BIO）**进行检查。多中心Potho ROP研究中，使用数码照相技术使诊断需要治疗的ROP病变的敏感性提高到100%，但对视网膜周边部位的病变却无法得到足够的评估。必须使用双目间接眼底镜来明确是否可以终止筛查。2006年AAP、美国儿童眼科与斜视联合会以及美国眼科学会更新了早产儿ROP筛查指南。这些指南会随着对ROP的远期预后的认识加深而发生改变。AAP从2006年开始制定疼痛治疗指南，在2010年指出，ROP检查是个疼痛的过程，需采用镇痛措施。并且进一步指出使用局麻药滴眼液和口服蔗糖溶液是一个合理的止痛方法。

（1）出生体重 $\leqslant 1\,500\,g$ 或孕周 $\leqslant 30$ 周。与临床表现不稳定的出生体重 $> 1\,500\,g$ 的患儿需从生后 $4\sim 6$ 周或纠正胎龄 $31\sim 33$ 周开始眼底检查。如果正常，在视网膜正常发育成熟前，需继续每 $2\sim 3$ 周检查一次。

（2）患儿ROP或视网膜血管极度不成熟的患儿。需每 $1\sim 2$ 周进行1次检查，直到血管发育成熟或渡过疾病的病变极期。有高危因素的患儿需每周检查1次。

【处理】

（1）环状冷凝。已被证明是治疗进展期（Ⅲ$^+$）疾病的有效方法。该方法通过破坏可能释放血管生长因子的细胞来阻止疾病的进展。一项美国国立卫生研究院发起的大型合作试验显示，若对Ⅲ$^+$期能够在发现疾病极期的72小时内进行冷凝治疗可使严重视力损害的发生率减少50%。尽管近视是ROP常见的合并症，10年的随访显示治疗组比对照组的视敏感度明显提高。必须由熟练掌握冷凝技术的眼科专家进行此项手术。

（2）激光光凝。数据提示这一技术与冷凝同样有效且更安全，逐渐成为ROP治疗的首选方法。激光ROP研究组于1994年开展对4种激光治疗ROP试验的荟萃分析。采用与冷凝相同的治疗标准。考虑到荟萃分析的局限性，研究组认为激光光凝虽然有很小的发生白内障的风险，但其至少与冷凝同样有效。对部分患儿进行10年随访的发现，光凝预后更好。2002年ET-ROP小组研究显示，对于存在附加病变（plus病变）的不同分期的ROP，采用激光光凝治疗均可改善预后。2006年AAP在疼痛管理指南中提出，视网膜手术应被认为是大手术，需对患儿进行适当的疼痛评估，必要时给予阿片类止痛药，这一观点在2010年被再次重申。

（3）ROP的氧疗。氧疗被应用在一项防治ROP的大型合作试验（STOP-ROP）中，因为氧可以减少视网膜缺氧导致的血管生长因子的释放及ROP由阈值前病变进展到阈值病变（Ⅲ$^+$期）。诊断为阈值前ROP后，治疗组和对照组目标氧饱和度分别为96%～99%与89%～94%。两组进展为阈值病变的比率无明显差异，但高目标氧饱和度组的支气管肺发育不良/慢性肺部的发病率显著增加。目标氧饱和度的具体范围仍存在争议，一些新生儿监护病房将出生体重＜1250 g的早产儿吸氧时的目标氧饱和度设置为＜95%。目前，一项降低氧饱和度目标的多中心随机对照试验正在几个国家中开展。按照目标氧饱和度85%～89%或91%～95%进行随机分组，在试验结束后，采用meta分析的方法进行分析。

（4）ROP的其他治疗。包括应用血管内皮生长因子（VEGF）抗体或饮食补充Ω-3-多不饱和脂肪酸（PUFA），具有一定的治疗前景。视网膜Ω-3和Ω-6多不饱和脂肪酸的平衡影响细胞存活。小鼠动物模型显示补充Ω-3多不饱和脂肪酸可起到保护作用。VEGF抗体治疗已从动物实验进入人体临床试验。在一项BEAT-ROP合作试验中，Ⅲ$^+$期ROP患儿被随机分配到VEGF抗体治疗组（玻璃体内注射贝伐珠单抗）和激光治疗组，Mintz-Hittner最近发表了其研究结果。研究显示，VEGF抗体治疗组1区ROP病变（最难治的类型）的预后明显改善。由于随访时间尚短，样本量较少，尚无法评估其安全性。需要更多的研究证据。

（5）维生素E。治疗ROP的药理剂量尚有争议，并且没有明确的有效证据。对副作用的报道包括败血症、坏死性小肠结肠炎、脑室内出血，但还是应该保持血浆正常的维生素E水平（关于治疗剂量，参考第148章）。

（6）降低光线强度。一项针对409名胎龄31周、出生体重＜1 251 g早产儿的多中心前瞻性随机试验表明减少光暴露并没有改变ROP的发生率。

（7）视网膜复位。视网膜复位治疗Ⅳ期病变尚无显著效果，而治疗儿童迟发视网膜脱离成功率较高。

（8）玻璃体切割术。并未有效地改变瘢痕性病变的预后。

（9）眼部随访检查。自行缓解的患儿需每1～2年、瘢痕性ROP需每6～12个月检查1次。无ROP的早产儿也有近视的风险，因此6个月时也应该进行眼部检查。

【预后】　疾病Ⅰ～Ⅱ期90%可自行缓解。目前的资料提示Ⅲ$^+$期病例自行缓解率约为50%。如确实进展至Ⅲ$^+$，当接受了由专业眼科医师的环状冷凝治疗后，患儿眼部结构不良预后的发生率减少50%，严重视力损害的发生率减少近30%。光凝比冷凝同样或更有效。还需定期随访自行缓解病例的后遗症，如近视、斜视、弱视、青光眼以及迟发的视网膜脱离。

·参·考·文·献·

［1］American Academy of Pediatrics, Section on Ophthalmology; American Academy of Ophthalmology; American Association for Pediatric Ophthalmology and Strabismus. Screening examination of premature infants for retinopathy of prematurity [erratum appears in *Pediatrics.* 2006; 118: 1324]. *Pediatrics.* 2006; 117: 572–576.

[2] American Academy of Pediatrics and American College of Obstetrics and Gynecology.Neonatal complications. In: Lockwood C, Lemons J, eds. *Guidelines for Perinatal Care.* 6th ed. Atlanta, GA: ACOG; 2007: 262–264.

[3] American Academy of Pediatrics, Committee of Fetus and Newborn and Section on Surgery, Section on Anesthesiology and Pain Medicine, Canadian Paediatric Society and Fetus and Newborn Committee. Prevention and management of pain in the neonate: an update. *Pediatrics.* 2006; 118; 2231–2241. Reaffirmed. *Pediatrics.* 2010; 126; 404.

[4] Cryotherapy for Retinopathy of Prematurity Cooperative Group. Multicenter trial of cryotherapy for retinopathy of prematurity: ophthalmological outcomes at 10 years. *Arch Ophthalmol.* 2001; 119: 1110.

[5] Early Treatment for Retinopathy of Prematurity Cooperative Group. The incidence and course of retinopathy of prematurity: findings from the Early Treatment for Retinopathy of Prematurity study. *Pediatrics.* 2005; 116: 15–23.

[6] Fleck BW, McIntosh N. Retinopathy of prematurity: recent developments. *NeoReviews.* 2009; 10: 20–30.

[7] Heidary G, Löfqvist C, Mantagos IS, et al. Retinopathy of prematurity: clinical insights from molecular studies. *NeoReviews.* 2009; 10; 550–557.

[8] International Committee for the Classification of Retinopathy of Prematurity. The international classification of retinopathy of prematurity revisited. *Arch Ophthalmol.* 2005; 123: 991–999.

[9] Mintz-Hittner HA, Kennedy KA, Chuang AZ; BEAT-ROP Cooperative Group. Efficacy of intravitreal bevacizumab for stage 3+ retinopathy of prematurity. *N Eng J Med.* 2011; 364: 603–615.

[10] Phelps DL. Retinopathy of prematurity: history, classification and pathophysiology. *NeoReviews.* 2001; 2: 153.

[11] STOP-ROP Multicenter Study Group. Supplemental therapeutic oxygen for prethreshold retinopathy of prematurity (STOP-ROP), a randomized, controlled trial: I. Primary outcomes. *Pediatrics.* 2000; 105: 295.

127

Rh溶血病
Rh Incompatibility

【定义】 Rh阴性母亲既往被Rh(D)抗原致敏,本次妊娠胎儿为Rh阳性,由于孕母和胎儿之间Rh血型不合,可导致胎儿和新生儿发生不同程度的免疫性溶血性贫血。由于母体免疫球蛋白(Ig)G-Rh抗体可经胎盘主动转移到胎儿体内,可在宫内发病。有部分代偿现象,出生时临床上可表现为中度至重度溶血性贫血,新生儿早期发生高未结合胆红素血症。

【发病率】 既往有症状的新生儿Rh溶血病约占1/3,约15%的母婴Rh血型不合的母亲可检测到抗体。Rh免疫球蛋白(RhoGAM)预防性应用使得母婴Rh血型不合妊娠中Rh致敏率降低到1%。其他的同族免疫性抗体在同族免疫性溶血病的病因中逐渐增加。抗c、Kelly(K和k)、Duffy(Fya)、Kidd(Jka和Jkb)、MNS(M、N、S和s),以及较少见的抗C和抗E均可能导致严重的新生儿溶血病,但不能通过使用D抗原特异性Rh免疫球蛋白来预防。

【病理生理】 母亲初次接触Rh抗原多发生在分娩、流产、引产和异位妊娠期间。侵入性的检查如羊膜穿刺术，绒毛膜绒毛活检和胎儿采血也会增加胎儿经胎盘向母体输血和同族异体免疫的风险。首次暴露Rh抗原后被免疫系统识别，再次暴露于Rh抗原会引起母体的免疫记忆反应，Rh特异性的IgG抗体滴度显著升高。IgG抗体通过胎盘主动转运，与胎儿红细胞上的Rh抗原位点结合，导致血管外溶血，主要发生在胎儿肝脏和脾脏内。溶血程度在一定程度上与母体抗体滴度成比例，但羊水中胆红素水平以及生后新生儿未结合胆红素上升的速率能更准确地反映产前溶血程度。与ABO血型不合溶血病相反，胎儿红细胞上Rh抗原性较强，密度较大，促进胎儿红细胞从血液循环中快速清除。球形细胞增多不明显。代偿性网织红细胞增多，红细胞的生成时间缩短，如果不能与宫内高溶血率相匹配，可导致新生儿贫血，以及贫血导致的多器官并发症。

【危险因素】

（1）出生胎次。除非既往已经致敏，第一胎新生儿发生Rh溶血的风险较低（<1%）。一旦致敏，随后的妊娠都有罹患Rh溶血病的风险。

（2）胎母出血。胎儿红细胞进入母体血液循环的量与致敏风险相关。每次妊娠致敏的风险为0～8%，根据胎儿血进入母体的量不同，发生率为3%～65%，如进入0.1 mL发生率为3%，>0.1 mL为22%。

（3）ABO血型不相容。如A型或B型抗原与Rh抗原共存，可将母体Rh致敏的风险降低到1.5%～3.0%。这些胎儿红细胞进入母体循环后，可以被母体快速免疫清除，起到部分保护作用。一旦致敏则不能提供保护作用。

（4）产科因素。剖宫产或妊娠晚期或分娩过程中胎盘损伤显著增加了胎儿红细胞进入母体的风险，导致孕母致敏。

（5）性别。据报道，男孩更易发生严重溶血病，机制不清。

（6）种族。约15%的白种人Rh阴性，而黑种人只有7%，亚裔的中国人和日本人Rh阴性几乎为0。胎儿发生Rh溶血病的风险也相应不同。

（7）母体免疫反应。部分Rh阴性的母亲（10%～50%）反复暴露于Rh抗原后，仍未产生特异性IgG-Rh抗体。

【临床表现】

（1）症状和体征

1）黄疸。高未结合胆红素血症是Rh溶血病最常见的症状，通常在生后24小时内出现。

2）贫血。出生时脐带血血红蛋白较低，反映胎儿宫内溶血的严重程度，约占50%。

3）肝脾大。严重溶血时可见肝脾大，有时可发生腹水，增加脾脏破裂的风险。

4）胎儿水肿。严重Rh溶血病与胎儿水肿有关，曾经是胎儿水肿最常见的原因。

胎儿的临床特征包括进行性低白蛋白血症伴腹水、胸腔积液，或两者兼有；重度慢性贫血伴继发性低氧血症和心脏衰竭。晚期胎儿死亡、死产和难产的风险增加。新生儿常出现全身水肿，尤其是头皮水肿，可通过产前超声检查发现。肺水肿和严重的表面活性物质缺乏可导致呼吸窘迫。也可发生充血性心脏衰竭，低血压和周围循环灌注障碍、心律失常，严重贫血伴继发性低氧血症和代谢性酸中毒。目前，非免疫性疾病是胎儿水肿最常见的原因。也可累及其他器官导致低血糖或血小板减少性紫癜。

【诊断】　高未结合胆红素血症婴儿必须进行以下检查：

（1）新生儿和母亲血型和Rh血型（母亲和婴儿）。如果新生儿Rh阳性而母亲Rh阴性可证实Rh血型不合，如果新生儿Rh阴性可排除Rh溶血病，有一种情况例外（参考"直接抗人球蛋白试验"）。

（2）网织红细胞计数（Ret）。网织红细胞计数增加反映了骨髓增生的代偿程度，支持溶血的诊断，但早产儿应根据贫血程度和胎龄进行调整。足月儿正常值为4%～5%，早产儿为6%～10%（胎龄30～36周）。有症状的Rh溶血病，Ret可达10%～40%。

（3）直接抗人球蛋白试验（直接Coombs试验）。Coombs试验强阳性提示胎儿红细胞（RBC）被抗体包裹，根据临床表现及网织红细胞计数增加可诊断Rh溶血病。若在妊娠28周后给予Rh免疫球蛋白，抗体被动转移到胎儿体内，可导致直接Coombs试验假阳性，但无网织红细胞增多症和临床表现。如果胎儿所有的红细胞Rh抗原位点都被高滴度的母体抗体所覆盖，可导致婴儿Rh假阴性，直接Coombs试验强阳性，但很少见。

（4）血涂片。异染性红细胞增多与网织红细胞计数成比例。很少见到球型红细胞。有核红细胞计数增多，通常＞10个/100个白细胞。

（5）胆红素水平。定期随访可发现未结合胆红素水平逐渐升高，可提示溶血严重程度。出生后3天内直接胆红素升高，多是实验室检测误差所致的假性增高，在决定治疗方案时不应从总胆红素中减去。受累最严重的婴儿，特别是胎儿水肿者，骨外红细胞生成显著增加可引起肝细胞功能障碍和胆道梗阻，生后5～6天时，直接胆红素可显著增高。

（6）胆红素结合力检测。与白蛋白、游离胆红素、胆红素饱和指数、储备结合能力等有关，血清测定值差异较大。在高胆红素血症患儿管理中的价值尚不清楚。

（7）血糖和血气水平。应密切监测。

（8）其他实验室研究。如果溶血的病因尚不清楚，可能需要其他实验室检查。

1）孕母Coombs实验。新生儿Rh溶血病时应阴性。如果孕母存在自身免疫性溶血可呈阳性，特别是胶原血管疾病。

2）间接抗人球蛋白试验（间接Coombs试验）。此测试可检测孕母血清中是否存在抗体。Rh阳性红细胞与血清一起培养，检测是否存在抗D抗体。如果母亲血清存在抗D抗体，Rh阳性红细胞被抗D抗体覆盖，加入抗人球蛋白后，红细胞凝集，称为血清间接抗人球蛋白（Coombs）试验阳性。产生凝集作用的母体血清的最高稀释倍数的倒数是间接抗人球蛋白实验的效价。

3）一氧化碳（CO）。测定内生CO量可评估Rh病的严重程度。血红素被分解为胆红素，可产生等摩尔量的CO。血红蛋白与一氧化碳结合形成羧酸血红蛋白（CO Hb），通过呼吸排出体内。溶血病的新生儿CO Hb水平升高。CO Hb水平＞1.4%，需要换血治疗的风险增加。

【处理】

（1）产前管理。在第一次产前检查时就应该通过以下检查获得孕母Rh阴性情况的资料：

1）孕母抗体效价。一旦确认IgG-Rh抗体存在，测定抗体滴度非常重要。妊娠期间每隔1～4周（视孕周而定）应随访抗体滴度。如果抗体滴度超过临界水平，通常为1：8～1：16，就需要进行侵入性胎儿检测。抗体筛查阴性（间接Coombs试验）表示未被致敏。该项检查应在妊娠28～34周后复查。

2）RhoGAM。目前的产科指南建议对未致敏的孕妇在妊娠28周后给予免疫预防。

3）羊膜穿刺术。如果母体抗体滴度显示有胎儿死亡的风险（通常滴度为1：16～1：32），应进行羊膜穿刺术评估胎儿Rh基因型和疾病严重程度。还可以从母体血浆中检测胎儿细胞游离DNA对胎儿Rh基因型进行鉴定。为了合理的预测发生中到重度胎儿疾病的危险性，用波长450 nm光度计连续测定羊水中胆红素水平，其数值散点分布于相对胎龄的正常区域，若数值处于高值区域Ⅱ区和Ⅲ区，提示在此后7～10天可能出现胎儿水肿，如在Ⅰ区提示胎儿无明显溶血和贫血存在。

4）超声。作为一项筛查检查，在高危孕妇中定期进行胎儿超声检查，可检测是否存在头皮水肿、腹水或胎儿水肿的其他症状。测定大脑中动脉收缩期峰流速率，可较可靠地发现中度和重度胎儿贫血，从而减少侵入性诊断检查如羊膜和脐血管穿刺。

5）宫内输血。在上述检查的基础上，如果胎儿存在发生死亡或胎儿水肿的风险，应给予宫内输血。该治疗必须由有经验的团队来执行。目的是维持胎儿循环内有效的红细胞量，并维持妊娠直到胎儿能在宫外存活再分娩。

6）糖皮质激素。如果预期胎儿早产，应使用糖皮质激素用于加速胎儿肺成熟，降低脑室内出血风险。

7）降低母体抗体水平。有报道，母亲血浆置换和大剂量IVIG使用，可有效降低严重的同种免疫性溶血母亲血循环中的抗体＞50%以上。

（2）产后治疗

1）复苏。中重度贫血新生儿，无论是否存在胎儿水肿，都有发生高排量心力衰竭、继发于红细胞带氧减少或表面活性物质缺乏所致的低氧血症和低血糖的危险。因此在新生儿娩出后应即给予单倍血容量换血以改善携氧能力，给予机械通气，并延长血糖监测时间。

2）脐血检查。脐血胆红素水平 > 4 mg/dL，或脐血血红蛋白 < 12 g/dL，或两者兼有，通常提示疾病已达中重度。脐血常用于各项检查以及出生后筛查，包括血型，Rh血型和Coombs试验。

3）定期随访未结合胆红素。测定未结合胆红素升高速率可判断溶血严重程度和是否需要换血。常用的标准为：胆红素上升速率 > 0.5 mg/(dL·h) 或在生后前2天每24小时上升 > 5 mg/dL，或血清胆红素水平超过预期换血标准（足月儿常为20 mg/dL）。

4）光疗。严重的Rh溶血病，光疗仅作为换血的一种辅助治疗，光疗可降低胆红素水平，减少换血次数。详细光疗操作细节可参阅第58章和100章。

5）交换输血。操作流程参阅第30章。若未结合胆红素可能达到预计的换血标准时考虑换血治疗。理想情况下应在尚未到达该标准时进行换血，以尽可能减少未结合胆红素进入中枢神经系统的风险。换血前血液先给予放射照射，尤其在早产儿和需要多次换血的患儿，以减少发生移植物抗宿主反应的风险。换血治疗可清除70%～90%的胎儿红细胞，但只能清除总胆红素的25%，因为大部分胆红素分布在血管外。换血后，组织和血管内胆红素再分配，可导致血清胆红素快速反弹，可能需要再次换血。

6）血红素加氧酶抑制剂（锡泊芬，stannsoporfin）。血红素加氧酶为血红素转化为胆红素的限速酶，锡(Sn)卟啉作为血红素加氧酶的抑制剂，可降低胆红素产生，减少换血的需要和光疗时间。锡泊芬的剂量是6 μmol/kg，肌内注射。严重溶血病的新生儿生后24小时内可注射一次，但目前仍只用于同情治疗。

7）丙种球蛋白。通过阻断新生儿网状内皮细胞Fc受体，从而减少抗体包被的Rh阳性红细胞（致敏红细胞）破坏。大剂量IVIG（1 g/kg，输注4小时以上）可降低ABO或Rh溶血病患儿血清胆红素水平和换血的需要。请参阅第80章和第127章。应慎重考虑是否使用IVIG治疗，患有溶血病及同族免疫性新生儿血小板减少症的足月儿和晚期早产儿，给予IVIG治疗后，有报道NEC发病率增加。

（3）RhoGAM预防。大多数Rh溶血病都与D抗原有关。RhoGAM通常在妊娠28周或怀疑Rh抗原接触的72小时内给予，两者均能将致敏风险降低到 < 1%，推荐剂量（300 μg）应超过进入母体的Rh抗原剂量（孕母循环中每25 mL胎儿血液有300 μg Rh抗原）。出生后立即采用酸洗脱试验（Kleihauer-Betke试验）可判断母体循

环中胎儿的血量。目前还没有类似RhoGAM预防方法可用于非D抗原致敏的Rh溶血,如C、E抗原等,但这些抗原其抗原性弱于D抗原,临床表现轻,重症少见。

（4）胎儿水肿。熟练的复苏技术和全身并发症的预估及处理可预防新生儿早期死亡。

1）等容部分换血。输注等量的O型Rh阴性浓缩红细胞可提高红细胞比容,改善带氧能力(参阅第30章)。

2）中心动脉和静脉置管。下列情况需要:

A. 等容换血。

B. 监测动脉血气、中心静脉和全身血压。

C. 监测体液和电解质平衡,特别是肾脏和肝脏功能、钙/磷比、人血清白蛋白水平及血液学检查和血清胆红素水平。

3）正压机械通气。若肺水肿存在,可采用包括提高PEEP等措施以稳定肺泡通气。若肺成熟度不足,可使用肺表面活性物质。

4）治疗性胸腔或腹腔穿刺。可抽取胸腹腔液体改善呼吸,过量抽取腹水可导致体循环低血压(参阅第27和第37章)。

5）扩容。有时需要。除红细胞外,可能还需要扩容以改善末梢灌注,但应谨慎。因为多数胎儿水肿的低血压和低灌注主要是由低氧性心力衰竭而非低血容量所致,或两者均存在。

6）药物治疗。包括利尿剂,如呋塞米治疗肺水肿和升压药如多巴胺(剂量参考第148章)。存在心律失常时可以应用抗心律失常药物。

7）心电图或超声心动图。必要时可进行检查,确定是否存在心脏异常。

【预后】 抗D Rh同族免疫性溶血,出生前死亡率目前为1.5%,较20年前有明显下降,产前免疫预防和管理技术的提高如羊水光谱测定、宫内输血以及NICU技术发展等均是死亡率下降的因素。散发的严重病例仍有发生,主要见于免疫失败或非抗D抗体致敏者,可有该病的所有表现,发生死产和新生儿早期死亡和并发症的风险增加。

·参·考·文·献·

[1] Abrams ME, Meredith KS, Kinnard P, Clark RH. Hydrops fetalis: a retrospective review of cases reported to a large national database and identification of risk factors associated with death. *Pediatrics*. 2007; 120(1): 84–89.

[2] Figueras-Aloy J, Rodriguez-Miguelez JM, Iriondo-Sanz M, Salvia-Roiges MD, Botet-Mussons F, Carbonell-Estrany X. Intravenous immunoglobulin and necrotizing enterocolitis in newborns with hemolytic disease. *Pediatrics*. 2010; 125; 139–144.

[3] Moise KJ Jr. Management of rhesus alloimmunization in pregnancy. *Obstet Gynecol*. 2008; 112(1): 164–176.

[4] Wagle S, Deshpande PG. Hemolytic disease of the newborn. http://emedicine.medscape.com/article/974349-overview. Last updated May 18, 2011. Accessed September 21, 2011.

128

风 疹
Rubella

【定义】 风疹是一种由病毒感染引起的疾病,可造成慢性宫内感染并对发育中的婴儿产生损害。风疹病毒属于披膜病毒家族成员。

【发病率】 由于风疹疫苗的广泛使用,先天性风疹综合征(CRS)在发达国家已基本消除。美国2000—2005年只报道了4例CRS病例,其中只有1例患儿的母亲是在美国出生。但发展中国家或未接种疫苗的外来移民群体仍可有流行。

【病理生理学】 风疹病毒是一种RNA病毒,其感染具有季节性,一般在春节较易流行。在没有进行风疹疫苗常规免疫的发展中国家,每4～7年发生一次局域性流行,每10～30年发生一次大流行。人类是风疹病毒目前唯一已知的宿主,风疹的潜伏期为接触后的18天内,病毒可通过呼吸道分泌物、粪便、尿液和宫颈分泌物传播。风疹减毒活疫苗从1969年开始使用。未开展疫苗接种的地区,5%～20%育龄妇女对风疹易感。最近的血清学调查显示,美国出生的5岁以上人群中,对风疹病毒缺乏免疫力的人群占10%。亚临床感染的发病率较高。母亲病毒血症是胎盘感染的前提条件,但是病毒不一定经胎盘传播给胎儿。大部分胎儿感染继发于母亲原发性风疹病毒感染,但少数病例发生于母亲再次感染之后。

胎儿的感染率随母亲孕期发生感染时间的不同而改变,如果母体在孕期的第1～12周感染,胎儿感染的风险为81%;第13～16周为54%;第17～22周为36%;第23～30周为30%;而在第31～36周则有所上升,为60%;在孕期的最后1个月为100%。胎儿畸形的发生率与母亲风疹感染的严重程度无关,但是母亲孕期感染的时间越早,对胎儿产生损害的风险就越高,尤其在第1～12周时感染风疹,85%的受感染胎儿会出现先天缺陷;在第13～16周感染风疹,35%的胎儿发生先天缺陷;之后感染风疹,发生耳聋或先天畸形的可能性则非常小。病毒在胎盘和胎儿中形成慢性感染,导致胚胎吸收、自然流产、死胎、胎儿多系统感染、先天性畸形或隐性感染。孕8周内感染风疹,自然流产率达20%。

风疹感染可引起血管病变和溶细胞性损伤,还可导致染色体断裂,细胞增殖时间减少,程序性细胞死亡(凋亡),某些类型的细胞分裂停滞。但是很少出现炎症反应。

【危险因素】 对风疹无免疫力的育龄妇女。无法根据临床表现诊断风疹病毒感染,其确诊需依赖实验室检查。仅靠临床表现,风疹病毒感染很难和其他病原菌所致的出疹性疾病相鉴别,如细小病毒B19、麻疹、人类疱疹病毒(HHV-6和HHV-7)、肠道病毒、A族链球菌等。

【临床表现】 先天性风疹可有多种临床表现形式,包括无症状感染、急性全身感染和晚发性损害。

（1）全身暂时性表现。包括低出生体重、肝脾大、脑膜脑炎、伴/不伴紫癜的血小板减少、骨损害。这些临床表现通常继发于全身广泛的病毒感染，常在数天或数周内自行好转。婴儿期常有生长发育迟缓的表现。

（2）全身永久性损害。包括心脏畸形（如动脉导管未闭、肺动脉狭窄或肺动脉发育不良）、眼部疾病（如白内障、虹膜发育不全、小眼球、视网膜病）、中枢神经系统病变（如精神运动发育落后、语言发育落后）、小头畸形、感觉神经性或中枢性听神经性耳聋（单侧或双侧）。母亲在妊娠8周内感染的新生儿中，心脏畸形的发病率占50%以上，其中肺动脉分支狭窄（占78%）和动脉导管未闭（占62%）最常见。眼部病变中，"盐和胡椒粉"样视网膜病变最常见。在先天性风疹综合征患儿中，白内障占1/3，其中一半以上为双侧病变。耳聋是主要残疾，可单独发生。

（3）晚发性损害。由于风疹病毒呈持续感染状态，且机体对其缺乏免疫力，因此疾病呈不断进展状态。已经表现出来的症状，如耳聋和中枢神经系统损害可进一步加重，而有些症状可在生后第二年或更晚出现。晚发性损害包括听力损害、发育落后、眼部疾病、糖尿病、甲状腺疾病、行为和学习障碍、进展性全脑炎。胰岛素依赖的糖尿病是最常见的内分泌疾病，在所有病例中占20%。

【诊断】 及时诊断先天性风疹感染非常重要，一方面可及时治疗个体患者；另一方面可防止在人群中传播，因为感染状态可持续1年。对于疑似病例，需进行实验室检查确诊。美国CDC对于先天性风疹病毒感染有严格定义，并定期更新。根据临床表现和实验室检查，将先天性风疹病毒综合征分为以下几种类型：疑似病例、可能感染病例、确诊病例和无症状感染病例。

（1）美国CDC对先天性风疹综合征的定义

1）疑似病例。满足以下一个或多个条件，但不符合确诊和可能感染病例标准：白内障或先天性青光眼、先天性心脏畸形（最常见的类型为动脉导管未闭或周围性肺动脉狭窄）、听力损害、色素性视网膜病变、紫癜、肝脾大、黄疸、小头畸形、发育落后、脑膜脑炎或骨损害。

2）可能感染病例。**至少满足2个条件，但不满足实验室确诊依据：白内障或先天性青光眼或两者都有、先天性心脏畸形（最常见的类型为动脉导管未闭或周围性肺动脉狭窄）、听力损害、色素性视网膜病变。或**

至少满足1个以上的下列条件：白内障或先天性青光眼或两者都有、先天性心脏畸形（最常见的类型为动脉导管未闭或周围性肺动脉狭窄）、听力损害、色素性视网膜病变。和

满足1个及以上的下列条件：紫癜、肝脾大、黄疸、小头畸形、发育落后、脑膜脑炎或骨损害。

3）确诊病例。至少满足上述先天性风疹综合征的1个临床症状，且实验室检查明确诊断。分离出风疹病毒，或检测到风疹病毒特异性IgM抗体，或风疹病毒IgG抗体长期持续在较高水平（如每月随访抗体滴度没有呈2倍下降），或PCR检测到风疹病毒RNA。

4）无症状感染病例。实验室检查证实风疹病毒感染，但无临床症状和体征。实验室检查明确诊断风疹病毒感染，包括分离出风疹病毒，或检测到风疹病毒特异性IgM抗体，或风疹病毒IgG抗体长期持续在较高水平（如每月随访抗体滴度没有呈2倍下降），或PCR检测到风疹病毒RNA。如果在随访的过程中出现任何症状和体征，需重新分类为先天性风疹综合征确诊病例。

（2）实验室检查

1）病毒分离培养。抗体出现后长达1年时间均可分离到病毒，较易得到阳性结果的标本包括：鼻咽拭子、结膜刮片、尿液和脑脊液（按检出率排序）。

2）血清学检查是重要的检测手段。小于3月龄婴儿，血清或口腔分泌物风疹特异性IgM抗体检测阳性，可确诊先天性风疹综合征。由于3月龄以后风疹特异性IgM抗体滴度下降，因此诊断的敏感性降低。然而，如果使用更加敏感的试剂，对于有临床症状的患儿，3～6月龄时IgM抗体检出阳性率可达85%，6～12月龄时阳性率仍＞30%。生后3月龄以内IgM抗体捕获酶联免疫吸附试验阴性可直接除外先天性感染的可能性。如风疹病毒特异性IgG抗体持续存在，在生后6～12月龄仍可检测到，亦有助于诊断先天性感染。如已接种风疹疫苗，则无法再根据血清学结果进行诊断。口腔分泌物标本可替代血液标本，在发展中国家用于监测先天性风疹综合征，已经越来越体现出优越性。可精确地检测到口腔分泌物中的风疹特异性IgM抗体。

3）PCR方法检测风疹病毒。可采用巢式逆转录病毒扩增法（RT-PCR）检测风疹病毒RNA。标本可选择鼻咽拭子、尿液、口腔分泌物、脑脊液、晶状体穿刺液和EDTA保存的血液标本。

4）脑脊液检查。蛋白和细胞计数增加提示合并脑炎。

（3）影像学检查。长骨摄片可见干骺端透亮提示骨质疏松。

【治疗】 在美国，对确诊或疑似先天性风疹综合征病例，需经当地或所在州的卫生部门向CDC报告。对于所有听力筛查未通过的新生儿均需进行风疹病毒（检测风疹特异性IgM抗体）和其他宫内感染性疾病的评估。对风疹尚无特异性治疗。长期随访有利于发现晚发型病例。预防措施包括易感人群免疫接种（特别是年幼儿童），而孕期妇女则严禁接种风疹疫苗。接种后28天以内应避免受孕。孕期无意间接种风疹疫苗不会导致先天性风疹综合征的发生，但有3%的概率发生先天性风疹感染。孕期感染发生后，被动免疫不能有效预防胎儿感染。除非3月龄以后，鼻咽分泌物和尿液连续2次（至少间隔1个月）分离培养阴性，否则先天性风疹患儿在1岁内都应视为传染源。

虽然接受预防接种的妇女在乳汁中可以检测到作为疫苗的病毒体,但是迄今尚无证据表明疫苗病毒会对婴儿产生任何不良影响,因此哺乳并不是接种疫苗的禁忌证。

【预后】　妊娠前、中期感染风疹病毒可导致胎儿宫内生长受限和耳聋。先天性风疹的不良预后如腹股沟疝、精神运动发育迟缓、听力和语言发育障碍和小头畸形可在晚期出现。

·参·考·文·献·

[1] American Academy of Pediatrics. Rubella. In: Pickering LK, Baker CJ, Kimberlin DW, Long SS, eds. *Red Book: 2012 Report of the Committee on Infectious Diseases.* 29th ed. Elk Grove Village, IL: American Academy of Pediatrics; 2012: 629–634.

[2] Best JM. Rubella. *Semin Fetal Neonatal Med.* 2007; 12: 182–192.

[3] Centers for Disease Control and Prevention. Rubella. In: Atkinson W, ed. *Epidemiology and Prevention of Vaccine-Preventable Diseases. The Pink Book.* 12th ed. Washington DC: Public Health Foundation; 2011; 275–290.

[4] Harlor AD, Bower C; Committee on Practice and Ambulatory Medicine; Section on Otolaryngology-Head and Neck Surgery. Hearing assessment in infants and children: recommendations beyond neonatal screening. *Pediatrics.* 2009; 124: 1252–1263.

[5] Morice A, Ulloa-Gutierrez R, Avila-Aguero ML. Congenital rubella syndrome: progress and future challenges. *Expert Rev Vaccines.* 2009; 8: 323–331.

[6] Oster ME, Riehle-Colarusso T, Correa A. An update on cardiovascular malformations in congenital rubella syndrome. *Birth Defects Res A Clin Mol Teratol.* 2010; 88: 1–8.

[7] Plotkin SA, Reef SE, Cooper LZ, Alford CA, Jr. Rubella. In: Remington JS, Klein JO, Wilson CB, Nizet V, Maldonado Y, eds. *Infectious Diseases of the Fetus and Newborn Infant.* 7th ed. Philadelphia, PA: Elsevier Saunders; 2011: 861–898.

[8] Reef SE, Strebel P, Dabbagh A, Gacic-Dobo M, Cochi S. Progress toward control of rubella and prevention of congenital rubella syndrome: worldwide, 2009. *J Infect Dis.* 2011; 204(suppl 1): S24–S27.

129 新生儿惊厥
Seizures

【定义】　临床上将惊厥定义为神经功能发作性的改变(即行为、运动和自主功能)。

【发病率】　新生儿惊厥并不少见。发病率为活产婴儿的0.15%～1.5%。

【病理生理学】　中枢神经系统神经元钠离子内流时发生去极化,钾外流时复极。过度去极化时,因过度同步化放电即产生惊厥。2001年Vol提出了过度去极化的4个可能原因:① 因能量代谢障碍导致钠钾泵衰竭;② 相对抑制性递质,兴奋性神经递质过多;③ 抑制性神经递质相对兴奋性递质缺乏;④ 神经元细胞膜通透性改变导致钠转运障碍。然而,新生儿惊厥的发病机制尚未明确。

【病因】　新生儿惊厥有许多原因,但大多数患儿病因相对集中(表129-1)。所以,这里只讨论惊厥的常见原因。

表129-1 新生儿惊厥原因

围生期窒息	颅内出血	蛛网膜下腔出血
		脑室周围或脑室内出血
		硬脑膜下出血
	代谢异常	低血糖
		低血钙
		电解质紊乱、低钠血症及高钠血症
		氨基酸代谢异常
		维生素B_6依赖
先天畸形	感染	脑膜炎
		脑炎
		梅毒、巨细胞病毒感染、弓形体病
		脑脓肿
撤药综合征	毒性暴露（特别是局部麻醉药）	
	多因素疾病	脑-肝-肾综合征
		结节性硬化症
		良性家族性新生儿惊厥
		良性特发性新生儿惊厥（第五日病）
		早发性肌阵挛脑病（EME）
		早发性婴儿癫痫性脑病（大田园综合征）
		良性新生儿睡眠肌阵挛
		惊跳病

（1）围生期窒息是新生儿惊厥最常见的原因。多数病例发生在生后24小时内，并可能进展为癫痫持续状态。早产儿惊厥多表现为全身性强直发作，而足月儿惊厥表现为多灶阵挛性发作。两种形式的惊厥发作都可伴微小发作。

（2）颅内出血。蛛网膜下腔、脑室周围或脑室内出血，这些也可能为缺氧后脑损伤的表现并可导致新生儿惊厥。硬膜下出血一般由外伤所致，也可发生惊厥。

1）原发性蛛网膜下腔出血。原发性蛛网膜下腔出血患儿，惊厥常发生于生后第2天，发作间期表现良好。

2）脑室周围或脑室内出血。多来源于生发基质层出血，根据出血的严重程度，可表现为微小发作、去大脑强直或全身强直发作。

3）大脑凸面的硬膜下出血。导致惊厥部分性发作或局部大脑受损征象。

（3）代谢紊乱

1）低血糖。常见于IUGR和糖尿病母亲婴儿（IDM）。低血糖持续时间和初始治疗时间可影响惊厥的发生。IDM惊厥相对少见。可能是因为低血糖持续时间较短。

2）低钙血症。可见于低出生体重儿、IDM、窒息新生儿、DiGeorge综合征患儿和甲状旁腺功能亢进母亲的婴儿。常合并低镁血症。

3）低钠血症。可发生于液体管理不合适或抗利尿激素分泌异常综合征（SIADH）。

4）高钠血症。可见于纯母乳喂养儿液体摄入不足、过量使用碳酸氢钠或浓缩奶不正确稀释。

5）其他代谢性疾病

A. 维生素B_6依赖。常用抗惊厥药物治疗无效，患儿在宫内即可发生惊厥，出生时常伴有胎粪污染，临床表现类似于新生儿窒息。

B. 氨基酸疾病。氨基酸代谢障碍的患儿发生惊厥常伴有其他神经系统异常表现。高氨血症和酸中毒是氨基酸代谢障碍的共同临床表现。

（4）感染。继发于细菌或非细菌病原的新生儿颅内感染可发生于宫内、围生期或产程中的即刻感染。

1）细菌感染。B组链球菌、大肠埃希菌、李斯特菌等感染所致的脑膜炎在生后第1周常伴有惊厥。

2）非细菌感染。非细菌性病原如弓形体病、单纯疱疹病毒、巨细胞病毒、风疹和柯萨奇B病毒感染均可导致颅内感染和惊厥。

（5）撤药综合征。母亲应用三类药物可导致胎儿被动成瘾和撤药综合征（有时伴有惊厥）。这三类药物是止痛剂如海洛因、美沙酮、右丙氧芬（盐酸丙氧酚）；镇静催眠药如司可巴比妥以及乙醇。目前研究提示母亲应用抗抑郁药新生儿发生惊厥的风险增加，特别是选择性5-羟色胺再摄取抑制剂（SSRI）的暴露。

（6）毒物。分娩时不慎将局部麻醉药注入胎儿体内（子宫颈旁、阴部或鞍区阻滞麻醉）可引起新生儿全身强直阵挛发作，此时母亲在分娩时常未感觉到疼痛缓解。

【危险因素】 加利福尼亚大样本的研究（230万）识别出新生儿惊厥高危因素如下：早产、BW＜2 500 g、过期产儿、IDM、孕母年龄＞40岁。多次妊娠、产前发热/感染（绒毛膜羊膜炎）、急产（胎盘破裂、子宫破裂和脐带脱垂）。

【临床表现】 了解新生儿惊厥不同于年长儿是非常重要的，这种差别可归因于新生儿的神经解剖和神经生理发育状况不同。新生儿大脑神经胶质增生、神经元迁移、轴突和树突连接建立、髓鞘化不完善。临床惊厥发作可以不伴发脑电图异常放电，或相反脑电图有异常放电但无临床惊厥（电临床分离）。根据临床表现，惊厥分

为4种类型：微小发作、阵挛、强直和肌阵挛发作。

（1）微小发作。这种惊厥不能区分是阵挛、强直或肌阵挛发作，早产儿比足月儿更常见。早产儿微小惊厥发作更常见脑电图异常放电。惊厥动作包括伴或不伴惊跳的眼球强直性水平偏斜、眼睑眨动或扑动；吸吮、咋舌或流涎；游泳、划船或脚踏样动作和呼吸暂停。伴脑电图异常放电的呼吸暂停称为惊厥性呼吸暂停，它不同于非惊厥性呼吸暂停（败血症、肺部疾病或代谢异常所致），后者缺乏脑电图异常放电。惊厥发作的呼吸暂停常伴有或先于其他微小发作形式。早产儿呼吸暂停很少是早产儿惊厥的表现形式。

（2）阵挛性发作。足月儿较早产儿常见，一般有脑电图异常放电。阵挛发作有两种形式：

1）局灶性发作。明显局灶性、节律性、缓慢、抽动样动作累及一侧身体的面部、上肢、下肢或颈部、躯干。发作时或发作后患儿常无意识丧失。

2）多灶性发作。身体几个部位相继按照非杰克逊形式发作惊厥（如左臂惊跳，继而右腿惊跳）。

（3）强直发作。主要发生于早产儿。强直发作有两种形式：

1）局灶性发作。一侧肢体持续保持一种姿势，躯干、颈部或两者同时保持不对称体位。一般伴有脑电图异常放电。

2）全身性发作。更为常见。表现为上肢和下肢强直性伸直（同去大脑姿势），但也可表现为上肢屈曲强直、下肢伸直（同去皮质姿势）。脑电图异常放电不常见。

（4）肌阵挛发作。可见于足月儿和早产儿，特征表现为单次或多次惊跳样动作。肌阵挛发作有以下几种形式：

1）局灶性发作。典型者累及上肢屈肌，多不伴有脑电图异常放电。

2）多灶性发作。表现为身体几个部位的非同步阵挛，多不伴有脑电图异常放电。

3）全身性发作。表现为双侧上肢屈肌惊跳、有时伴有下肢双侧屈肌的惊跳样动作，多不伴有脑电图异常放电。

注意：区别抖动（jitterin）和惊厥很重要。抖动不伴有异常眼球运动，也没有自主神经变化；被动屈曲可终止发作，通常刺激可诱发，动作粗大。

【诊断】

（1）病史。尽管患儿从其他医院转运至三级保健机构时常难以获得完整的病史，但医师必须努力设法获得相关的病史资料：

1）家族史。代谢缺陷和良性家族性新生儿惊厥者常有新生儿惊厥家族史。

2）母亲用药史。对诊断患儿麻醉药物撤药综合征很重要。

3）分娩史。包括母亲分娩镇痛、分娩方式和过程、胎儿产时状况、窒息复苏措施的详细资料。母亲孕期感染史可作为惊厥患儿宫内感染的参考。

（2）体格检查

1）体格检查。神经系统体检之前应先进行全身体格检查（包括头围和是否有外观畸形）。下列检查项目应作为重点：**胎龄、血压、皮肤损伤、肝脾大**。

2）神经系统评估。项目应包括意识状态、脑神经、运动功能、新生儿原始反射和感觉功能。特别要注意前囟大小和质感、视网膜出血、脉络膜视网膜炎、瞳孔大小和对光反应、眼外肌运动、肌张力变化及原始反射情况。

3）描述惊厥的发作方式。观察到惊厥发生时，应予详细描述，包括起始部位、播散、性质、持续时间和意识状态等。要特别注意微小发作性惊厥。

（3）实验室检查。根据病史、体格检查，病因是否可以治疗以及常见病因等优先选择部分实验室检查项目：

1）血常规及其分类。除外感染和红细胞增多症。

2）血清生化检查。必须检查血糖、血钙、血钠、血BUN、血镁和血气分析，可提示惊厥的病因。

3）脑脊液检查。细菌性脑膜炎若治疗延迟或不治疗则后果严重，故必须进行CSF检查。如果怀疑单纯疱疹病毒感染，应送脑脊液进行PCR检测。脑脊液糖低和血糖正常提示脑膜炎或葡萄糖转运蛋白缺乏。相反，血氨基酸正常，但脑脊液甘氨酸低也提示非酮症高甘氨酸血症。脑脊液乳酸升高提示线粒体疾病。

4）代谢性疾病。参考第101章。有新生儿惊厥家族史、患儿有特殊气味、牛奶不耐受、酸中毒、碱中毒，或惊厥发作时抗惊厥治疗无效，此时应检查有无代谢异常。

A. 应检查血氨水平。

B. 应检查尿和血中氨基酸、尿还原物。

a. 尿素循环障碍。氨直接刺激呼吸中枢发生呼吸性碱中毒。

b. 枫糖尿病。检查尿中2,4-二硝基苯（2,4-DNPH）。枫糖尿病时可见黄色松软沉淀物。

（4）放射学检查

1）头颅超声检查。除外脑室内出血或脑室周围出血。

2）头颅CT扫描。提供颅内病变的详细资料。CT扫描带有助于诊断脑梗死、出血、钙化和脑发育畸形。经验提示，足月惊厥患儿尤其是不对称惊厥者行CT扫描可获得有价值的资料。注意CT检查会有大量射线暴露，除非需要，不建议重复检查。

3）MRI检查。MRI是常用检查方法，可以发现脑先天性畸形如无脑回畸形、巨脑回和小脑回畸形、出血后脑梗死和HIE。MRI对明确新生儿惊厥病因较敏感。不稳定的新生儿不适合MRI检查，且MRI检查耗时较长。

4）脑电图（EEG）。惊厥发作期EEG可异常，发作间期EEG可能正常。然而不能为了获得发作期EEG而延迟其他诊断方法和治疗操作。最初几天的EEG诊断价值较大,此后将失去对预后的评估价值。即使惊厥临床表现轻微或使用神经肌肉松弛剂,EEG亦能证实惊厥的存在和发作间期背景电活动。EEG对足月儿惊厥的预后评估价值较大。了解患儿的临床状况(包括睡眠状态)和用药情况对合理解释EFG较为重要。如果存在偶发惊厥发作,可进行视频脑电图监测。尽管aEEG连续监测提高了惊厥的诊断,且在预测足月儿HIE预后方面价值较大,全导联的视频脑电图仍然是金标准。

【治疗】 由于反复惊厥发作可能导致脑损伤,**故要求紧急处理。治疗方案依病因而定。**建议神经科会诊。新生儿惊厥最佳的治疗方案仍存在争议,且不同单位差别较大,特别是抗惊厥药物的应用方面。

(1)低血糖。低血糖惊厥患儿应给予10%葡萄糖2~4 mL/kg静脉推注,继以6~8 mg/(kg·min)持续静脉输注。参阅第62章。

(2)低钙血症。低血钙者给予葡萄糖酸钙缓慢静脉滴注(剂量和其他药物信息参考第85章)。如果血镁低于1.52 mEq/L,应补镁。参阅第107章。

(3)抗惊厥治疗。如未发现潜在代谢原因,即可给予传统的抗惊厥治疗。负荷剂量的苯巴比妥和苯妥英钠可控制70%的新生儿惊厥。

1)苯巴比妥。通常首次给予苯巴比妥(剂量和其他药物信息第148章)。最近回顾性分析了美国31家儿童医院中新生儿惊厥最常使用的药物仍然是苯巴比妥。世界范围内苯巴比妥也作为新生儿抗惊厥治疗的一线药物。胎龄和出生体重均不影响苯巴比妥的负荷量和维持量。当单用苯巴比妥不能控制惊厥时.可加用其他药物。1989年Gilman等发现,苯巴比妥连续给药可控制77%的早产和足月儿惊厥。如血清苯巴比妥浓度在40 μg/mL时仍不能控制惊厥,则需加用二线抗惊厥药物(如苯妥英钠)。

2)苯妥英钠(大仑丁)。许多临床医师把苯妥英钠作为二线抗惊厥药物首选。磷苯妥英较苯妥英钠不良反应少,可优先选择(剂量和其他药物信息参考第148章)。

3)如果惊厥仍持续存在,建议给予第三种抗惊厥药物治疗。常用药物为苯二氮䓬类药物。

A.地西泮。可给予单一剂量或重复应用。由于脑清除率快,0.3 mg/(kg·h)连续输注效果更好。由于脑清除率较快、与苯巴比妥合用循环功能衰竭的风险增高、治疗量和中毒量范围间接近,以及严重的呼吸抑制作用,目前应用较少。

B.劳拉西泮。静脉给药已被证实相当有效和安全。甚至可24小时内重复给药4~6次。与地西泮比较,其呼吸抑制作用弱、镇静作用弱、脑清除率相对较慢,因此较为安全,疗效确切。部分新生儿医学中心将劳拉西泮作为二线抗惊厥药物,替代苯妥英(剂量和其他药物信息第148章)。

4）如果惊厥仍然存在,在给予更多的抗惊厥药物时应除外以下三种疾病。

A. 维生素 B₆ 依赖性惊厥。建议维生素 B6 50～100 mg IV,同时进行 EEG 监测。如果是维生素 B₆ 依赖性惊厥,维生素 B₆ 应用后惊厥很快停止。应继续给予维持量,因为停止维生素 B₆ 应用惊厥将反复,需要再次治疗。部分医院等待3种抗惊厥药物失败后再用维生素 B₆ 治疗,部分医院2种药物治疗失败后即应用维生素 B₆。

B. 叶酸反应性惊厥。留取脑脊液进行神经递质检查。可给予叶酸2.5 mg,初始剂量可4 mg/(kg·d),bid。治疗24小时后,惊厥可能停止,可以给予叶酸48小时作为治疗性诊断。

C. DeVivo 综合征(葡萄糖转运体缺陷)。生酮饮食治疗。

5）如果惊厥仍然存在,根据自己医院指南应用以下药物。

A. 大剂量苯巴比妥。> 30 mg/kg,血药浓度可达60 μg/mL。

B. 咪达唑仑。IV,0.2 mg/kg,随后0.1～0.4 mg/(kg·h),也可以经鼻给药。

C. 戊巴比妥。IV,10 mg/kg,随后1 mg/(kg·h)。

D. 硫喷妥钠。IV,10 mg/kg,随后2～4 mg/(kg·h)。

E. 氯硝西泮。口服,0.1 mg/kg,bid或tid。IV,0.1 mg/kg,随后0.1～0.5 mg/(kg·d)。

F. 丙戊酸钠。口服,10～25 mg/kg,随后20 mg/(kg·d),tid。IV 应用剂量同口服。

G. 氯美噻唑(美国无药)。IV,初始速率0.08 mg/(kg·min).

H. 副醛。直肠给药(美国没有静脉制剂),快速起效。

I. 利多卡因。IV,2 mg/kg,随后维持6 mg/(kg·h)并监测心率。新的静脉制剂可减少心律失常发生。已经应用苯妥英或存在先天性心脏病患儿不推荐应用。

J. 左乙西拉坦。IV,10 mg/(kg·d),bid。每3天增加剂量10 mg/kg,直到30 mg/(kg·d)。口服,10～30 mg/(kg·d),bid。

K. 托吡酯。口服,3 mg/(kg·d)。

L. 拉莫三嗪。口服,12.5 mg,bid。

M. 酰胺咪嗪。口服,10 mg/kg,随后15～20 mg/(kg·d),bid。

N. 氨已烯酸。口服,50 mg/(kg·d),bid,最大200 mg/(kg·d)。

O. 左尼沙胺。口服,2.5 mg/(kg·d)。

6）抗惊厥药物治疗的时间:抗惊厥治疗的理想期限尚未确定。虽然一些临床医师推荐长时间应用苯巴比妥,但也有人建议惊厥消失2周后即可停用。如果惊厥是脑发育异常导致的,可能需要长期维持用药。

（4）亚低温治疗。接受低温治疗的HIE患儿惊厥发生率较高。回顾性研究发现,足月儿HIE进行全身低温治疗72小时(随后是24小时的正常体温),65%的患儿存在脑电图惊厥(17/26)。47%患儿完全无惊厥发作。癫痫持续状态的发生率为23%。早期对选择性头部低温的研究也发现惊厥非常普遍。HIE低温治疗时,惊厥

（临床和电惊厥）很常见。可给予苯巴比妥和磷苯妥英治疗。如果前面2个药物不能控制惊厥，可用咪达唑仑或左乙西拉坦治疗。不需要预防性抗惊厥治疗。

【预后】 惊厥的病因对预后起决定作用。最近的证据提示影响正常脑发育。新生儿存在一过性的或代谢性疾病，很容易被纠正，预后通常较好；如果存在CNS感染、HIE或者脑发育畸形，预后多不好。惊厥类型与预后有关。一项研究发现足月儿没有累及面部的阵挛发作预后较好，早产儿全身性的肌阵挛惊厥死亡率较高。足月儿惊厥较早产儿预后好。一项研究纳入了34 615例患儿，按照严格临床分类，90例患儿有惊厥。90例患儿中，27%存活者存在癫痫持续状态，25%发生脑瘫，20%有精神发育迟缓，27%存在学习障碍。严重脑病、复杂HIV、早产儿感染、发作间期脑电图异常、脑发育不良、联合多种药物治疗等患儿预后较差。自20世纪0年代开始就希望能够建立一个评分系统来预测预后。最近包含出生体重、1分钟Apgar评分、惊厥发作时神经系统查体、头颅超声、抗惊厥治疗效果、存在癫痫持续状态，根据这些项目计算总分。评分为0～12分。按照截断值≥4分，预测生后2岁时神经发育结局的敏感性和特异性较好。简单的评分系统应用数字化的分值和目测分度（独立性的）脑电图背景电活动。高的分值与死亡率增加、神经预后发育不良、脑瘫、视觉和听觉障碍以及癫痫有关。

· 参 · 考 · 文 · 献 ·

[1] Blume HK, Garrison MM, Christakis DA. Neonatal seizures: treatment and treatment variability in 31 United States pediatric hospitals. *J Child Neurol.* 2009; 24(2): 148–154.

[2] Gilman JT, Gal P, Duchowny MS, Weaver RL, Ransom JL. Rapid sequential phenobarbital treatment of neonatal seizures. *Pediatrics.* 1989; 83: 674.

[3] Glass HC, Pham TN, Danielsen B, Towner D, Glidden D, Wu YW. Antenatal and intrapartum risk factors for seizures in term newborns: a population-based study, California 1998–2002. *J Pediatr.* 2009; 154(1): 24–28.

[4] Nagarajan L, Palumbo L, Ghosh S. Neurodevelopmental outcomes in neonates with seizures: a numerical score of background encephalography to help prognosticate. *J Child Neurol.* 2010; 25(8): 961–968.

[5] Pisani F, Sisti L, Seri S. A scoring system for early prognostic assessment after neonatal seizures. *Pediatrics.* 2009; 124(4): e580–e587.

[6] Riviello JJ. Pharmacology review: drug therapy for neonatal seizures: part 2. *NeoReviews.* 2004; 5: e262–e268.

[7] Ronen GM, Buckley D, Penney S, Streiner DL. Long-term prognosis in children with neonatal seizures: a population-based study. *Neurology.* 2007; 69(19): 1812–1813.

[8] Seshia SS, Huntsman RJ, Lowry NJ, Seshia M, Yager JY, Sankaran K. Neonatal seizures: diagnosis and management. *Zhongguo Dang Dai Er Ke Za Zhi.* 2011; 13(2): 81–100 (*Chin J Contemp Pediatr*).

[9] Sutsko RP, Braziuniene I, Saslow JG, et al. Intractable neonatal seizures: an unusual presentation of congenital hypothyroidism. *J Pediatr Endocrinol Metab.* 2009; 22(10): 961–963.

[10] Volpe JJ. Neonatal seizures. *Neurology of the Newborn.* 4th ed. Philadelphia, PA: WB Saunders Co; 2001: 178–214.

[11] Volpe JJ. *Neurology of the Newborn.* 5th ed. Philadelphia, PA: Saunders Elsevier; 2008.

[12] Wusthoff CJ, Dlugos DJ, Gutierrez-Colina A, et al. Electrographic seizures during therapeutic hypothermia for neonatal hypoxic-ischemic encephalopathy. *J Child Neurol.* 2011; 26(6): 724–728.

130

脓 毒 症

Sepsis

【定义】 新生儿败血症是一种全身性的伴有菌血症的临床综合征,发生在出生后第一个月内。

【发病率】 原发性败血症的总体发病率为(1～5)/1 000例活产。极低出生体重儿(VLBW)(出生体重<1 500 g)败血症发生率高,根据美国国立儿童健康研究所新生儿研究网(NICHD-NRN)数据显示,其早发败血症的发生率为2%,晚发败血症的发生率为36%。败血症死亡率高(13%～25%),其中早产儿和早期暴发性起病的患儿死亡率更高。

【病理生理学】 新生儿败血症可以根据发病的时间分为两类:早发败血症和晚发败血症。

(1)早发败血症(EOS)。发生在出生后3～5天内,常常多系统暴发起病,以呼吸道症状最为突出。通常,婴儿在分娩前或分娩时从母体生殖道获得病原。一些病原,特别是密螺旋体、病毒、李斯特菌以及念珠菌,可以通过胎盘血行途径传播至新生儿。而其他病原的传播通常与分娩过程相关。胎膜破裂后,阴道菌群或各种细菌病原可上行到达羊水和胎儿。绒毛膜羊膜炎的发生可导致胎儿细菌定植和感染。胎儿或新生儿吸入感染的羊水可能导致后续的呼吸症状。新生儿在通过产道时也会暴露于阴道菌群中。细菌定植的主要部位往往是皮肤、鼻咽、口咽、结膜和脐带。这些黏膜表面的损伤可能导致感染。早发败血症的特征为突发性和暴发性起病,可以快速进展为感染性休克和死亡。

(2)晚发败血症(LOS)。最早可能在生后5天发生。LOS病程较为隐匿,但有时也可进展迅速。通常与产科并发症无关。除菌血症以外,患儿可能存在局灶感染,败血症合并脑膜炎最为常见。造成LOS和脑膜炎的细菌可能在分娩时从产道获得(垂直传播),也可能在分娩后通过接触人或污染的设备/环境中获得(医院获得性)。水平传播在晚发败血症中发挥更为重要的作用。造成临床表现延迟出现、更易累及中枢神经系统以及全身和呼吸循环症状相对较轻的原因尚不明确。通过胎盘获得的针对母体自身阴道菌群的抗体可能会在决定哪些暴露婴儿将发生感染时发挥作用,特别是在B型链球菌感染时。医院获得性感染发生与患儿基础疾病和免疫状态、NICU环境中的菌群以及NICU中使用的侵入性诊疗设备等有关。皮肤和肠道的天然屏障功能破坏使得条件致病菌进入患儿体内。新生儿尤其是早产儿多存在基础疾病,且免疫防御系统未成熟,不能有效局限和清除细菌,使感染的易感性增加。

(3)微生物学。EOS主要致病菌随时间变化而发生改变。1965年前,金黄色葡萄球菌和大肠埃希菌曾是最常见的病原菌。20世纪60年代末，B族链球菌（GBS）成为最常见的病原。在妊娠35～37周进行产前GBS筛查以及给定植母亲使用青霉素或氨苄西林产时预防的广泛应用，使新生儿早发GBS败血症发病率显著下降，但目前GBS仍是大部分中心最常见的分离细菌。GBS感染造成的EOS发病率从1993年的1.7/1 000例活产新生儿降至2008年的0.28/1 000例活产新生儿（下降＞80%）。第二常见的细菌是革兰阴性肠道细菌，特别是大肠埃希菌。极低出生体重儿EOS病例中大肠埃希菌的致病比例有增加趋势，目前在这一人群中大肠埃希菌已经成为最常见的病原。这种增加趋势在20世纪90年代末和21世纪初最为显著，目前似乎趋于稳定。来自NICHD-NRN的最新数据表明，无论在所有新生儿中还是在极低出生体重中，广泛采用分娩时预防性抗生素来减少GBS的垂直传播现阶段并没有进一步增加非GBS感染的EOS发生率。GBS和大肠埃希菌占所有EOS病例的2/3。引起EOS的其他病原菌包括单核细胞增多性李斯特菌、葡萄球菌、肠球菌、厌氧菌、流感嗜血杆菌和肺炎链球菌。引起LOS或者医院获得性败血症的病原在不同中心存在差异；但是，凝固酶阴性葡萄球菌（CoNS），特别是表皮葡萄球菌是最主要的病原。导致LOS的其他微生物包括革兰阴性杆菌（包括假单胞菌属、克雷伯菌属、沙雷氏菌属和变形杆菌属）、金黄色葡萄球菌、GBS和真菌。

【危险因素】

（1）早产和低出生体重。早产（妊娠＜37周）是败血症最为相关的独立危险因素。败血症风险与出生体重及孕周成反比。

（2）胎膜早破（ROM）≥18小时。确诊败血症的风险增加10倍。

（3）产妇围生期感染。绒毛膜羊膜炎、尿路感染（UTI）特别是GBS菌尿、GBS**直肠阴道定植**以及大肠埃希菌**会阴定植**等是EOS公认的危险因素。绒毛膜羊膜炎是新生儿败血症的主要危险因素之一。绒毛膜羊膜炎临床诊断的重要标准是**产妇发热**。其他的标准相对不敏感。临床研究中羊膜内感染（绒毛膜羊膜炎）的诊断通常基于产妇发热（体温＞38℃）和至少符合下列2项条件：**母亲白细胞增多**（＞15 000/mm³）、**母亲心动过速**（＞100次/分）、**胎儿心动过速**（＞160次/分）、**子宫压痛和/或羊水恶臭**。

（4）之前分娩的新生儿存在GBS感染。

（5）胎儿和分娩时窒迫。分娩时胎儿心动过速、羊水胎粪污染、产伤以及出生时重度窒息需要气管插管和复苏的新生儿或者存在宫内感染，或者存在很高的EOS发生风险。

（6）多胎妊娠。

（7）侵入性操作。侵入性的监测（胎儿头皮电极）、血管内导管置入（PICC和脐导管）以及呼吸支持（气管插管）或营养支持（全胃肠外营养）是LOS的重要危险因素。持续气道正压通气与VLBW早产儿革兰阴性菌感染风险的增加有关。

（8）代谢因素。缺氧、酸中毒、遗传性代谢紊乱（例如易感大肠埃希菌败血症的半乳糖血症）和免疫缺陷（例如无脾）是易感并增加败血症严重程度的因素。

（9）其他因素。男性的易感性是女性的4倍，可能存在和宿主敏感性相关的性别关联基因。配方奶喂养的新生儿（与母乳喂养相比）可能易于感染。研究发现非洲黑人后裔是GBS败血症（EOS和LOS）的独立危险因素。黑人人群中败血症疾病负担过重的原因不能单纯用早产或社会经济状况来解释。NICU工作人员和家庭成员通常是病原菌传播的载体，这主要是由于不洗手或洗手不当。

【临床表现】 败血症的最初诊断必然是临床诊断，因此在培养结果出来以前开始经验性治疗至关重要。败血症的临床体征和症状非特异性，需要与许多疾病相鉴别。一些临床表现隐匿，因此需要保持高度警惕来识别和评估感染患儿。最常见的临床症状和体征包括：

（1）体温不稳定。早产儿细菌性败血症中体温过低比发热常见。发热更多见于出生超过24小时的足月儿以及病毒感染（例如疱疹）患儿。

（2）行为变化。嗜睡、烦躁或哭声改变。

（3）皮肤。外周灌注不良、发绀、花纹、苍白、瘀点、皮疹、硬肿或病理性黄疸或这些症状的组合是败血症的常见表现。

（4）喂养问题。喂养不耐受、呕吐、腹泻、伴或不伴肠型的腹胀。

（5）呼吸循环。呼吸急促、呼吸窘迫（呻吟、鼻扇、吸凹）、出生24小时内或者新发（特别是出生1周后）的呼吸暂停、心动过速以及异常的低血压或这些症状的组合提示败血症。低血压往往是晚期征象。

在诊断LOS之前的几小时至几天内可能会出现心率变异性降低和心率短暂减速。这些感染和炎症反应造成的**异常心率特征（HRC）经过数学转换可生成HRC指数**，在床旁进行实时、连续监测。初步研究表明，监测高风险早产儿的HRC指数可能改善其预后并降低死亡率（通过早期诊断早期败血症并及时应用抗生素治疗）。

（6）代谢变化。包括低血糖、高血糖或代谢性酸中毒。

（7）局部感染。可以在LOS之前或伴随着LOS发生。有蜂窝织炎、脓疱疮、软组织脓肿、脐炎、结膜炎、中耳炎、脑膜炎或骨髓炎等。

【诊断】

（1）鉴别诊断。由于新生儿败血症的体征和症状是非特异性的，因此需要考虑非感染性的病因。如果患儿存在呼吸系统症状，需与呼吸窘迫综合征、湿肺、胎粪吸入综合征以及吸入性肺炎鉴别。如果患儿存在中枢神经系统症状，则需与颅内出血、撤药和先天性遗传代谢疾病鉴别。喂养不耐受和血便患儿可能会存在坏死性小肠结肠炎、胃肠穿孔或梗阻。一些非细菌性感染如播散性单纯疱疹病毒感染的临床症状与细菌性败血症无法区分，则应当在鉴别诊断中进行考虑，特别是伴有发热的患儿中。

（2）实验室检查

1）培养。收集血液以及其他无菌体液（尿液、脑脊液和气管吸引物）进行培养。不建议进行表面培养。

A. 血培养。计算机辅助自动化血培养系统在48小时孵育后可发现高达94%～96%的病原菌。结果受许多因素影响，包括母体产前使用抗生素、难以生长和分离的病原（如厌氧菌）以及采样过少（血培养需要1 mL的血液样本）。EOS一般采集1份血培养而LOS则采集2份血培养（1份来自PICC和1份外周血）。在许多临床情况下培养结果为阴性，但仍作为"疑似"败血症治疗（参考第73章）。细菌培养阳性可以确诊败血症。

B. 腰椎穿刺。目前关于是否需要在无症状但可能发生EOS的新生儿中进行腰椎穿刺检查尚存在争议。许多中心只在有临床症状的患儿，或存在呼吸暂停、惊厥等中枢神经系统症状的患儿，或血培养阳性患儿，或决定在48～72小时后继续使用抗生素的临床败血症患儿中进行腰椎穿刺检查。AAP胎儿和新生儿委员会最近的报告也推荐腰椎穿刺作为LOS常规评估的一部分。VLBW早产儿在无败血症情况下仍可能发生脑膜炎，因此强烈推荐在此群体中进行腰椎穿刺检查。

C. 尿培养。出生时间＜24小时的新生儿无须采集清洁尿液标本，因为尿路感染在这个年龄组极其罕见。如需要进行尿培养，则必须通过耻骨上膀胱穿刺（参考第25章）或无菌导尿管获得尿液标本（参考第26章）。集尿袋采集标本不应用于诊断尿路感染。

D. 气管分泌物培养。需要进行气管分泌物培养的情况包括：临床提示存在肺炎的气管插管患儿、母亲绒毛膜羊膜炎伴新生儿严重EOS、气管分泌物性状及量显著改变。气管插管数天后采集的气道吸引物标本价值有限。

2）革兰染色。革兰染色对脑脊液的检测特别有用。革兰染色和羊水培养有助于诊断绒毛膜羊膜炎。气管插管吸引物的革兰染色可以提示炎症过程。

3）其他实验室检查

A. 全血细胞计数。单一指标为非特异性。全白细胞计数（WBC）有参考值，中性粒细胞绝对计数随生后小时龄变化（参考第73章，特别是表73-1和表73-2）。败血症情况下中性粒细胞减少与预后不良显著相关。然而，中性粒细胞减少在健康生长的极低出生体重儿中也并不少见。出现未成熟细胞更具有特异性，但是不敏感。杆状核细胞与分叶核细胞比例＞0.3以及杆状核与总多形核细胞比例＞0.1，具有良好的预测价值。出生4小时后进行WBC计数可以提高诊断价值。败血症以外的多种情况可以改变中性粒细胞计数和比例，包括母亲高血压和发热、新生儿窒息、母亲产程中使用催产素、低血糖、分娩应激、胎粪吸入综合征、气胸甚至长时间哭泣。间隔几小时的连续重复监测有助于观察变化趋势。

B. 血小板减少。通常是一个晚期指标,具有非特异性。

C. 急性期反应物。一组复杂的多功能物质组,包括补体成分、凝血蛋白、蛋白酶抑制剂、C反应蛋白(CRP)和其他血清中在炎症条件下反应性升高的物质。炎症可能继发于感染、创伤或其他造成细胞破坏的过程。急性期反应物升高并不能鉴别感染性和非感染性炎症。除了CRP,大多数急性期反应物都不是常规进行检测的项目。

a. CRP。是一种急性期蛋白,在感染或组织损伤引起的炎症反应中升高最明显。CRP在细菌感染的患者增高最显著,中等水平的升高多代表慢性炎症。由肝细胞生成急性期蛋白的过程由细胞因子调节。白细胞介素−1β(IL−1β)、IL−6、IL−8和肿瘤坏死因子(TNF)是CRP合成过程中最重要的调节因子。CRP在炎症刺激后4～6小时内开始分泌,并在36～48小时达到峰值。CRP的生物半衰期为19小时,在急性期刺激消除后每天减少50%。连续的CRP检测具有高敏感性和阴性预测价值,但对于感染的特异性低。单一的正常值并不能排除感染,取样可能发生在CRP上升之前,因此建议进行连续监测。非感染新生儿在胎儿缺氧、呼吸窘迫综合征(RDS)、胎粪吸入、创伤/手术后以及免疫接种后都可以出现CRP升高。健康新生儿中有8%的假阳性率。尽管如此,CRP仍是败血症诊断(当连续的CRP监测低值时排除感染)、治疗效果监测和疗程确定中非常有价值的辅助检测指标。

b. 细胞因子IL−6、IL−8、TNF。主要由活化的单核细胞和巨噬细胞产生,并且是机体对感染产生全身反应的主要介质。研究表明,联合使用细胞因子与CRP可能比单独使用CRP更好。IL−6、IL−8和降钙素原在新生儿凝固酶阴性葡萄球菌(CoNS)败血症的诊断和随访中比CRP更优。

c. 降钙素原(PCT)。是降钙素的前肽,在败血症时显著上升。PCT可能并不适用于筛查EOS,因其在出生后前48小时内存在生理性增高。然而,PCT是LOS的敏感标志物并且可能优于CRP。

d. 中性粒细胞表面抗原CD11和CD64。是可能较有前景的早期感染标志物,与CRP有良好的相关性但升高更早。

(3)影像学及其他检查

1)胸部X线摄片。若出现呼吸道症状,应进行胸部X线摄片检查。GBS或李斯特菌肺炎与单纯RDS常常难以进行区分。肺炎一个突出的特征为胸腔积液,可发生在67%的肺炎病例。

2)泌尿道成像。当UTI伴随败血症时,应当考虑进行肾脏超声检查、肾脏扫描和排泄性膀胱尿道造影。

（4）其他检查。对胎盘和胎膜的检查可提示绒毛膜羊膜炎，并提示新生儿感染的可能性增加。

【治疗】 所有感染性疾病的隔离预防措施，包括孕产妇和新生儿预防措施、母乳喂养和探视等问题见附录F（参考第73章AAP关于疑似或确诊EOS的推荐）。

（1）预防

1）GBS预防。由于产时预防性抗生素的广泛应用，GBS导致的EOS已下降80%。10%～30%孕妇的阴道或直肠有GBS定植。美国CDC 1996年颁布了GBS治疗指南，于2002年和2010年进行修订。这些指南得到AAP和美国妇产科学会的支持。指南建议所有孕妇在妊娠35～37周筛查阴道及直肠的GBS定植。所有GBS携带的产妇在分娩时或胎膜破裂后均应接受抗生素预防。怀孕期间尿液中分离出GBS（>10 CFU/mL）的产妇应该接受产时预防性抗生素，因为这些妇女通常GBS定植严重，其新生儿发生EOS的风险增加。以前分娩过侵袭性GBS感染新生儿的产妇也应接受产时预防性抗生素。青霉素是首选药物，也可应用氨苄青霉素。头孢唑林以及少数情况下万古霉素可用于对青霉素过敏的产妇。目前不再使用基于风险的评估方法，除非在分娩时无GBS筛查结果的情况下。这种情况下，孕周<37周、胎膜早破≥18小时以及发热≥38℃的产妇需要使用预防性抗生素。最近的指南提出了可通过核酸扩增测试（NAAT）如RCP方法来快速检测GBS。GBS定植状态未知且妊娠期无产时GBS感染危险因素的产妇可进行直肠阴道标本NAAT检测。如NAAT检测结果阳性或存在产时危险因素，均给予产时预防性抗生素。此外该指南还详细讨论了先兆早产和早产胎膜早破（pPROM）的问题。简单来说，有先兆早产或pPROM的妇女在入院时应当进行GBS定植筛查，除非在前5周内已经进行GBS培养。这两种情况的产妇均应接受GBS预防（通常为48小时），除非筛查结果为阴性。更新指南还指出了GBS培养的最佳方法。最后指南还提供了新生儿治疗推荐，包括GBS定植母亲分娩新生儿、存在败血症高危因素新生儿和绒毛膜羊膜炎暴露史的新生儿（图130-1）。

2）NICU早产儿医院获得性败血症预防。医院获得性败血症中有一类为导管相关性血流感染（CLABSI）。CLABSI的初级预防有赖于尽量减少中心静脉导管使用，但PICC置管和维护中的新技术（例如抗菌药物浸润导管）联合精细护理也是预防CLABSI的关键因素。手卫生是避免NICU中污染传播的最重要措施。新鲜母乳中含有许多与固有免疫和体液免疫相关的物质，因此促进母乳喂养是预防NICU感染的关键措施之一。抗生素、类固醇和H_2阻滞剂的滥用与医院获得性败血症相关，需要对其使用进行监管。应用益生菌可丰富肠道菌群的组成从而增强肠道免疫功能，有助于预防坏死性小肠结肠炎和败血症。已知具有抗感染功能的生物活性物质如乳铁蛋白可能有益，近期意大利的一项多中心研究表明口服牛乳铁蛋白可在

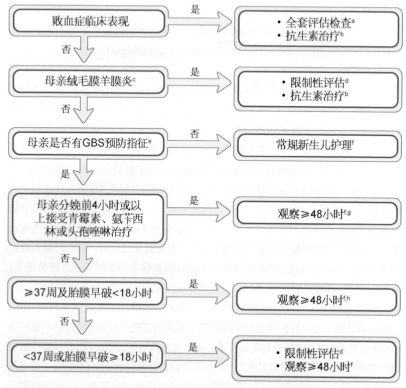

a 全套评估检查包括血培养、全血细胞计数（CBC，其中包括白细胞分类和血小板计数）、胸片（如果存在呼吸异常）和腰椎穿刺（疑似败血症同时足够稳定能耐受操作）。

b 抗菌治疗应当针对新生儿败血症的最常见病原，包括能覆盖GBS的氨苄西林以及覆盖其他致病菌（包括大肠埃希菌和其他革兰阴性致病菌）的抗生素，并且应考虑到当地的抗生素耐药性。

c 咨询产科医生对确定是否具有绒毛膜羊膜炎很重要。绒毛膜羊膜炎是临床诊断，一些临床表现是非特异性的。

d 限制性评估包括血培养（出生时）、CBC和血小板（出生时和/或在出生后的6～12小时）。

e 参见MMWR 表3（MMWR Nov 19, 2010, Vol. 59, No. RR-10.）。

f 如果有败血症临床表现，则应当进行全面的诊断性评估并进行抗菌治疗。

g 如孕周≥37周、符合其他出院标准、随时可以获得医疗帮助同时家庭成员完全了解家庭观察内容，那么出生24小时后可以在家中进行观察。如果不符合上述条件，那么婴儿应当在医院观察至少48小时，直到达到出院标准。

h 有些专家建议在生后6～12小时检测CBC分类以及血小板。

图130-1 美国CDC对暴露于绒毛膜羊膜炎以及存在其他危险因素新生儿的GBS二级预防流程（引自 Centers for Disease Control and Prevention. Prevention of perinatal group B streptococcal disease: revised guidelines from CDC, 2010. MMWR. 2010; 59: 22.）

NICU住院的极低出生体重儿中有效预防LOS。针对性的药物预防也可能发挥预防作用,例如氟康唑预防性应用可减少85%的侵袭性真菌感染。但使用帕吉昔单抗(针对葡萄球菌的重组单克隆抗体)并不能降低NICU中革兰阳性菌导致的CLABSI发生率。

(2)经验性抗生素治疗。经验性治疗往往在病原确认前开始。EOS经验性治疗通常包括氨苄西林和庆大霉素。这一方案涵盖了最常见的病原(GBS和大肠埃希菌),且多年来已被证明有效。在医院获得性败血症中必须考虑到NICU的菌群特点,通常使用万古霉素覆盖葡萄球菌加上一种氨基糖苷类药物如庆大霉素或阿米卡星。应避免使用第三代头孢菌素作为EOS或医院获得性败血症的经验性治疗,因使用与抗生素耐药性以及侵袭性真菌感染风险增加相关。社区获得性LOS的经验治疗方案为青霉素和庆大霉素;头孢噻肟只有在考虑脑膜炎时加用。用药剂量参考第148章。

(3)后续治疗。参考培养和药敏的结果、临床病程以及其他实验室检查(如CRP)结果。需要注意监测抗生素的毒性,注意监测氨基糖苷类和万古霉素水平。GBS感染时青霉素G是首选药物,但常常需要添加氨基糖苷类药物,因其在体外实验被证明与前者有协同作用。

(4)并发症和支持治疗

1)呼吸。监测血气以确保足够的氧合,必要时应用氧疗或呼吸机支持。

2)循环。维持血压和灌注以预防休克。使用生理盐水等扩容并密切监护出入量。可能需要使用多巴胺或多巴酚丁胺等血管活性药物(参考第65章)。

3)血液

A. 弥散性血管内凝血(DIC)。发生DIC时可以在穿刺部位、胃肠道或中枢神经系统观察到广泛性出血。皮肤上大血管血栓形成可能会引起坏疽。DIC时的实验参数包括血小板减少、凝血酶原时间增加和部分凝血活酶时间增加。同时纤维蛋白裂解产物或d-二聚体也有增加。治疗方案包括新鲜冰冻血浆(10 mL/kg)、维生素K(参考第148章)、输注血小板、可能情况下换血治疗(参考第30章)。

B. 中性粒细胞减少。多种因素会导致新生儿感染易感性增加,包括中性粒细胞发育过程中质和量的缺陷。集落刺激因子(CSF)由一组负责细胞造血、维持内环境平衡和整体免疫能力的细胞因子组成。已有粒细胞CSF(G-CSF)和粒细胞-巨噬细胞-GC(GM-CSF)在中性粒细胞减少的败血症新生儿和无败血症的中性粒细胞减少新生儿使用,也在有败血症风险的新生儿中预防性使用。据有限的数据提示全身感染伴严重中性粒细胞减少时,GSF可能可以降低死亡率。最近一项的随机对照试验纳入了280例小孕周的极早早产儿,早期预防性使用GM-CSF的治疗组患儿败血症发生率无下降、生存率无改善。静脉输注免疫球蛋白用于预防或严重感染的抗生素辅助治疗均未显示出显著作用。

4）中枢神经系统。使用苯巴比妥控制惊厥，并且严密监测抗利尿激素异常分泌综合征（尿量减少、低钠血症、血浆渗透压降低、尿比重和渗透压升高）。

5）代谢。监测并治疗低血糖或高血糖。代谢性酸中毒通过碳酸氢盐及补液治疗。

（5）未来发展。针对导致新生儿败血症的特定病原体的疫苗（特别是GBS）以及合成单克隆抗体（如抗金黄色葡萄球菌抗体）的研究还在持续中。针对抑制可能导致严重组织损伤的人体自身炎性介质的研究也仍在进行中，包括内毒素抑制剂、细胞因子抑制剂、一氧化氮合成酶抑制剂以及中性粒细胞黏附抑制剂。另外，近期的临床试验表明益生菌和乳铁蛋白可能在预防LOS和坏死性小肠结肠炎具有前景。

【预后】 通过早期诊断和治疗，大多数新生儿可痊愈并不伴有长期不良预后。但是败血症死亡率仍然很高。早发败血症死亡率为5%～10%，晚发败血症死亡率为2%～6%。极低出生体重儿早发败血症的死亡率更高（根据NICHD NRN最近的报告显示为16%）。与GBS相比，大肠埃希菌败血症的死亡率更高。

·参·考·文·献·

[1] Arnon S, Litmanovitz I. Diagnostic tests in neonatal sepsis. *Curr Opin Infect Dis.* 2008; 21: 223–227.

[2] Auriti C, Fiscarelli E, Ronchetti MP, et al. Procalcitonin in detecting neonatal nosocomial sepsis. *Arch Dis Child Fetal Neonatal Ed.* 2012; 97: F368–F370.

[3] Benitz WE. Adjunct laboratory tests in the diagnosis of early-onset neonatal sepsis. *Clin Perinatol.* 2010; 37: 421–438.

[4] Carr R, Brocklehurst P, Dore CJ, Modi N. Granulocyte-macrophage colony stimulating factor administered as prophylaxis for reduction of sepsis in extremely preterm, small for gestational age neonates (the PROGRAMS trial): a single-blind, multicentre, randomised controlled trial. *Lancet.* 2009; 373: 226–233.

[5] Centers for Disease Control and Prevention. Prevention of perinatal group B streptococcal disease: revised guidelines from CDC, 2010. *MMWR Recomm Rep.* 2010; 59: 1–36.

[6] Cohen-Wolkowiez M, Benjamin DK Jr, Capparelli E. Immunotherapy in neonatal sepsis: advances in treatment and prophylaxis. *Curr Opin Pediatr.* 2009; 21: 177–181.

[7] Cohen-Wolkowiez M, Moran C, Benjamin DK, et al. Early and late onset sepsis in late preterm infants. *Pediatr Infect Dis J.* 2009; 28: 1052–1056.

[8] Dilli D, Oğuz SS, Dilmen U, Köker MY, Kızılgün M. Predictive values of neutrophil CD64 expression compared with interleukin-6 and C-reactive protein in early diagnosis of neonatal sepsis. *J Clin Lab Anal.* 2010; 24: 363–370.

[9] Fairchild KD, O'Shea TM. Heart rate characteristics: physiomarkers for detection of late-onset neonatal sepsis. *Clin Perinatol.* 2010; 37: 581–598.

[10] Kuhn P, Dheu C, Bolender C, et al. Incidence and distribution of pathogens in early-onset neonatal sepsis in the era of antenatal antibiotics. *Paediatr Perinat Epidemiol.* 2010; 24: 479–487.

[11] Manzoni P, Mostert M, Stronati M. Lactoferrin for prevention of neonatal infections. *Curr Opin Infect Dis.* 2011; 24: 177–182.

[12] Manzoni P, Rizzollo S, Decembrino L, et al. Recent advances in prevention of sepsis in the premature neonates in NICU. *Early Hum Dev.* 2011; 87: S31–S33.

[13] Moorman JR, Carlo WA, Kattwinkel J, et al. Mortality reduction by heart rate characteristic monitoring in very low birth weight neonates: a randomized trial. *J Pediatr.* 2011; 159: 900–906.e1.

[14] Muller-Pebody B, Johnson AP, Heath PT, et al. Empirical treatment of neonatal sepsis: are the current guidelines adequate. *Arch Dis Child Fetal Neonatal Ed.* 2011; 96: F4–F8.

[15] Newman TB, Puopolo KM, Wi S, Draper D, Escobar GJ. Interpreting complete blood counts soon after birth in newborns at risk for sepsis. *Pediatrics.* 2010; 126: 903–909.

[16] Nizet V, Klein JO. Bacterial sepsis and meningitis. In: Remington JS, Klein JO, Wilson CB, Nizet V, Maldonado Y, eds. *Infectious Diseases of the Fetus and Newborn Infant.* 7th ed.Philadelphia, PA: Elsevier Saunders; 2011: 222–275.

[17] Polin RA; the Committee on Fetus and Newborn. Management of neonates with suspected or proven early-onset bacterial sepsis. *Pediatrics.* 2012; 129: 1006–1015.

[18] Stoll BJ, Hansen NI, Bell EF, et al. Neonatal outcomes of extremely preterm infants from the NICHD Neonatal Research Network. *Pediatrics.* 2010; 126: 443–456.

[19] Stoll BJ, Hansen NI, Sanchez PJ, et al. Early onset neonatal sepsis: the burden of group B streptococcal and E. coli disease continues. *Pediatrics.* 2011; 127: 817–826.

[20] van den Hoogen A, Gerards LJ, Verboon-Maciolek MA, Fleer A, Krediet TG. Long-term trends in the epidemiology of neonatal sepsis and antibiotic susceptibility of causative agents. *Neonatology.* 2010; 97: 22–28.

[21] Vouloumanou EK, Plessa E, Karageorgopoulos DE, Mantadakis E, Falagas ME. Serum procalcitonin as a diagnostic marker for neonatal sepsis: a systematic review and meta-analysis. *Intensive Care Med.* 2011; 37: 747–762.

[22] Weinberg GA, D'Angio CT. Laboratory aids for diagnosis of neonatal sepsis. In: Remington JS, Klein JO, Wilson CB, Nizet V, Maldonado Y, eds. *Infectious Diseases of the Fetus and Newborn Infant.* Philadelphia, PA: Elsevier Saunders; 2011: 1144–1160.

131 自发性肠穿孔
Spontaneous Intestinal Perforation

【定义】 自发性肠穿孔（SIP）是一种单纯性肠穿孔，多位于末端回肠的系膜侧，好发于极低出生体重儿生后1～2周内，且没有任何前驱症状。该类患儿发病前往往还未开始喂养或仅微量喂养。穿孔部位可见肠管局灶出血性坏死，病灶边界清晰，这与坏死性小肠结肠炎肠管的缺血性或含有凝集物的坏死不同。肠穿孔部位的近远端肠管均无异常。

【发病率】 在极低出生体重儿中的发病率为5%。

【危险因素】 早产、母亲孕期患有羊膜绒膜炎、患儿生后状况（需要转入NICU）及男性患儿等因素均与SIP的发生有关。早期糖皮质激素（地塞米松及氢化可的松）的应用与SIP发病密切相关。同样，早期使用吲哚美辛（生后3天）亦与SIP的发生有关。因此，在生后3天内使用吲哚美辛同时伴有内源性皮质激素水平的升高或外源性糖皮质激素的使用均会导致罹患SIP的概率大大增加。

【发病机制】 SIP组织病理学改变为黏膜增粗，伴有或不伴有黏膜下层出血及局灶性坏死或肌层缺失。上述改变提示SIP不属于缺血损伤性病变。由于在部分

SIP病例(特别是大年龄患儿)中发现存在先天性肠壁肌层缺失,因此,围生期应激,生后早期使用激素及吲哚美辛是SIP发病的特异性诱因。之后,激素促进黏膜过度生长导致黏膜下层变薄。吲哚美辛和激素共同作用下,由于一氧化氮合酶的消耗导致一过性的肠梗阻。在生后1周左右的时间,由于患儿吞咽空气及肠蠕动的恢复导致肠腔内压力升高最终导致肠穿孔。

【临床表现】　在生后0～15天内均可发病,多见于生后7～10天。通常患儿还未开始喂养或仅微量喂养。表现为突发的进行性加重的腹胀,全腹壁发紫,低血压及代谢性酸中毒。

【诊断】　低出生体重儿出现上述症状及体征应考虑SIP可能。

(1)临床诊断。突然出现腹胀及腹壁发紫,并伴有低血压和临床恶化征象。以下3个临床特点可与NEC穿孔相鉴别:

1)通常在生后1周即出现临床症状。

2)体格检查。发现腹胀及腹壁发紫,在男性患儿腹股沟及阴囊皮肤亦可受累变紫。

3)腹部X线片可见腹腔游离气体。无门静脉积气。

(2)实验室检查

1)全血细胞计数(CBC)及分类。白细胞计数升高或降低。血小板计数减少,白细胞分类中杆状核细胞百分比升高。

2)弥散性血管内凝血(DIC)检测。包括凝血酶原时间(PT)、部分凝血活酶时间(PTT)、纤维蛋白降解产物及纤维蛋白水平。如上述指标存在异常且患儿需要接受外科手术治疗应在术前予以纠正。

3)血培养。念珠菌属及表皮葡萄球菌与SIP发病有关。这些微生物定植在未开始喂养或微量喂养婴儿的胃肠道中,当肠穿孔发生后,这些微生物就会发生播散。

4)电解质水平。

5)血气。可出现呼吸性或代谢性酸中毒。

(3)影像学及其他检查

1)腹部X线平片。可表现为腹部未见肠管充气或肠梗阻,可见腹腔游离气体。

2)腹部侧位片。可表现为腹部游离气体,提示肠穿孔。

【治疗】

(1)药物治疗

1)禁食7～14天。通过全肠外营养提供基本营养需求。

2)胃肠减压。使用大口径胃管间断性或持续性低负压胃肠减压。

3)密切监测。主要生命体征及腹围变化。

4)呼吸支持。提供最佳的呼吸支持方案维持适宜的血气参数。

5）循环支持。通过有效的容量补充来保证第三间隙液量。通过补充晶体液维持正常血压。

6）严格限液与出液量监测。维持尿量在 $1 \sim 3 \ mL/(kg \cdot h)$。补充第三间液丢失的液体。

7）使用抗生素。使用静脉抗生素 $7 \sim 10$ 天。抗菌谱应覆盖包括表皮葡萄球菌和念珠菌在内的革兰阳性菌、阴性菌及厌氧菌。具体使用剂量详见第148章。建议首选氟康唑和下列抗生素之一：

A. 万古霉素，庆大霉素和克林霉素（或甲硝唑）。

B. 万古霉素和哌拉西林-三唑巴坦。

C. 万古霉素，庆大霉素和哌拉西林-三唑巴坦。

（2）外科治疗。最佳的手术方式目前仍有争议。由 Moss 及 Rees 等开展的有关 SIP 患儿的前瞻性随机对照研究提示两种手术方式的临床预后没有差异。但后续研究显示仍有较多患儿因为临床症状加重或肠梗阻需要再次行剖腹探查手术。床旁引流由于其可以通过局麻在床旁即可实施，因此它更适合于病情不稳定的低出生体重患儿。在一项回顾性研究显示，如果患儿存在中性粒细胞计数升高及需要升压药物干预的低血压，将存在再手术的高风险。因此，这些病例将在剖腹探查手术中得到益处。

1）剖腹探查手术。取腹部切口，肠管从切口处托出。将穿孔肠管切除并行肠管端端吻合术，或行肠造瘘术，并在 $8 \sim 12$ 周后再行吻合手术。

2）床旁引流术。在腹部取一小切口，将引流管通过切口置入。当没有引流液或粪便引流出后可考虑拔出引流管。在肠功能恢复后，可考虑开始喂养或者行造影检查明确远端回肠及结肠是否通畅。

3）腹腔镜探查手术。可在床旁行诊断性腹腔镜探查手术。此方法可明确诊断并确定穿孔的部位，同时可切除受累肠襻或一期修复。

【预后】 发病率、死亡率及神经发育损伤均较坏死性小肠结肠炎引起的肠穿孔低。随着 NICU 监护及外科治疗技术的提高，SIP 患儿的长期生存率可达 $64\% \sim 90\%$。但是 SIP 患儿与相似孕周的非 SIP 婴儿相比，发生脑室旁白质软化症（PVL）与早产儿视网膜病变（ROP）的风险明显升高。

【预防】 早期慎用吲哚美辛（在生后第一周），特别是对于可能出现应激状态并伴有内源性糖皮质激素水平升高的婴儿。避免在早产儿中联合使用吲哚美辛与氢化可的松。密切监测极低出生体重儿是否存在任何 SIP 征象。

· 参 · 考 · 文 · 献 ·

[1] Ahmad I, Davis KF, Emil S, Uy C, Sills J. Risk factors for spontaneous intestinal perforation in

extremely low birth weight infants. *Open Pediatr Med J.* 2008; 2: 11–15.

[2] Attridge JT, Clark R, Walker MW, Gordon PV. New insights into spontaneous intestinal perforation using a national data set: (1) SIP is associated with early indomethacin exposure. *J Perinatol.* 2006; 26: 93–99.

[3] Emil A, Davis K, Ahmad I, Strauss A. Factors associated with definitive peritoneal drainage for spontaneous intestinal perforation in extremely low birth weight neonates. *Eur J Pediatr Surg.* 2008; 18(2): 80–85.

[4] Gordon PV. Understanding intestinal vulnerability to perforation in the extremely low birth weight infant. *Pediatr Res.* 2009; 65: 138–144.

[5] Moss RL, Dimmitt RA, Barnhart DC, et al. Laparotomy versus peritoneal drainage for necrotizing enterocolitis and perforation. *N Engl J Med.* 2006; 354: 2225–2234.

[6] Nah SA, Tan HL, Tamba RP, Aziz DA, Azzam N. Laparoscopic localization and micro-laparotomy for focal isolated perforation in necrotizing enterocolitis: an alternative approach to a challenging problem. *J Pediatr Surg.* 2011; 46: 424–427.

[7] Rees CM, Eaton S, Khoo AK, Kiely EM; Members of NET Trial Group, Pierro A. Peritoneal drainage does not stabilize low birth weight infants with perforated bowel: data from NET Trial. *J Pediatr Surg.* 2010; 45: 324–329.

[8] Rees CM, Eaton S, Kiely EM, Wade AM, McHugh K, Pierro A. Peritoneal drainage or laparotomy for neonatal bowel perforation? A randomized controlled trial. *Ann Surg.* 2008; 248: 44–51.

132 新生儿外科疾病：腹部肿块
Surgical Disease of the Newborn: Abdominal Masses

胃肠肿块

　　来源于胃肠道，可触及的腹部肿块并不常见，往往表现为囊性，表面光滑，活动度大（依据肿块大小）。胃肠肿块的病因包括肠重复畸形和肠系膜囊肿，恶性十分罕见。

肝脏肿块

　　肝大原因众多。当体格检查及超声检查提示为一个孤立性肿块，则需要MRI或CT的进一步检查。上述检查有助于明确诊断并制订外科手术计划。病因包括：

　　【肝囊肿】　先天性单个非寄生虫性的肝囊肿在新生儿中十分罕见。

　　【良性实质肿瘤】

　　（1）肝错构瘤。错构瘤一般含有囊性成分。肿瘤内可见分隔但没有钙化成分。可通过手术切除囊肿或囊肿去顶引流。

　　（2）肝血管内皮瘤。血管内皮瘤是儿童最常见的良性实体肝肿瘤。常常无任何症状，有时可表现为心功能衰竭、贫血、血小板减少和凝血功能障碍（K-M综合征）。肝功能及血清甲胎蛋白水平一般正常。增强CT或MRI检查有助于诊断。最重要的特点是，肿瘤在1岁左右可以自行消退。仅在出现上述症状的患儿需要接受治疗，治疗方法包括干扰素，全身应用皮质激素或长春新碱。个别病例可以选择手术切除，血管栓塞及肝移植等方法。

【恶性肿瘤】 肝母细胞瘤是新生儿最常见的肝脏恶性肿瘤。血清甲胎蛋白水平往往升高。虽然手术切除仍然是获得治愈的关键技术，但是新的化疗方案（顺铂与阿霉素）已经明显改善以往认为是预后不良型患儿的预后。肝移植可改善无法手术切除病例的预后。

卵巢肿块

单纯卵巢囊肿是女性新生儿最常见的可触及的腹部肿块。肿块表面光滑并有一定的活动度。与恶性肿瘤发生无相关性。保留卵巢组织的囊肿切除手术疗效显著。肿块较小的病例（≤5 cm）可以在生后一年内多次随访B超，直至肿块消退。肿块较大的病例可以经皮穿刺引流以降低卵巢扭转发生风险。

肾脏肿块

可参考第136章和第137章。许多新生儿腹部肿块往往来源于肾脏。可发生于单侧，也可以双侧发病；肿块可以是囊性，也可以是实质性。体格检查后，通过超声检查进一步明确肿块是实质性还是囊性，正常肾脏有无及有无合并其他腹部畸形。部分病例需要通过肾脏扫描、CT、逆行性肾盂造影和动静脉造影等检查明确其病理类型并制订适宜的治疗方案。

（1）多囊性肾发育不良。是新生儿期最常见的肾囊性病变。单侧发病多见。超声检查可以明确诊断，CT及肾脏核素扫描有助于评估残余泌尿系统功能。必要时需行肾切除手术。

（2）肾积水。尿路梗阻根据其梗阻的不同部位可引发单侧或双侧的侧腹部及腹部肿块。治疗方法包括手术矫正狭窄处病变或行近端减压术。无功能肾脏建议手术切除。尿路梗阻适合于在胎儿期进行干预治疗。胎儿期解除泌尿系统梗阻有助于改善出生后病情，提高生存率。

（3）婴儿期多囊肾病。是一种常染色体隐形遗传性多囊肾病。该病往往累积双侧肾脏，预后不良。

（4）肾静脉血栓。典型表现为生后3天内出现血尿与多个侧腹部肿块。母亲有糖尿病及脱水病史是该病发生的高危因素。治疗上一般建议保守治疗。

（5）Wilms 瘤。详见第 136 章。

· 参 · 考 · 文 · 献 ·

[1] Albanese CT, ed. Abdominal masses in the newborn. *Semin Pediatr Surg.* 2000; 9: 107.

[2] Holcomb GW, Murphy JP, eds. *Ashcraft's Pediatric Surgery.* 5th ed. Philadelphia, PA: Saunders Elsevier; 2010.

[3] Leclair MD, El-Ghoneimi A, Audry G, et al; French Pediatric Urology Study Group: The outcome of prenatally diagnosed renal tumors. *J Urol.* 2005; 173: 186 – 189.

133 新生儿外科疾病：腹壁缺损
Surgical Disease of the Newborn: Abdominal Wall Defects

腹　裂

【定义】　腹裂是腹部中央腹壁全层缺损所导致的一种疾病，有以下两个解剖结构特点：

（1）脱出肠管无保护性囊膜覆盖。

（2）脐带完整，脐带位于缺损腹壁的左侧。典型表现为腹壁缺损（直径 2～4 cm），腹腔实质脏器（肝脏和脾脏）位于腹腔内。

【病理生理学】　由于受到羊水的浸泡刺激，肠管出现水肿，僵硬并且长度缩短。正常肠道蠕动及肠道吸收功能的发育被延迟数周。伴发畸形十分罕见。

【临床表现】　患儿出生时大量肠管外露于腹腔外。肠管表面常可以看到炎性成分。高达 10% 的腹裂患儿常伴有肠闭锁畸形。

【诊断】　虽然在大多数病例中极易诊断，但仍需注意与破裂的脐膨出相鉴别。更多的病例可以通过产前超声明确诊断。

【治疗】

（1）一般处理。腹裂患儿需转运到设有新生儿科的专科医院以保证可以提供有效的治疗。剖宫产及阴道分娩对于腹裂患儿均是安全的，应由产科医生具体判断选择。

（2）特殊治疗

1）液体复苏。应迅速建立静脉通路并进行大剂量的液体复苏以弥补外露肠管所导致的严重不显性失水。

2）保温。应立即密切关注并维持患儿正常体温。大量外露的肠管极易导致患儿出现低体温。

3）外露肠管覆盖及体位。外露肠管应用潮湿清洁的敷料覆盖以避免大量热量的蒸发丢失。腹部应该包裹在玻璃纸内，或腹部、外露肠管及下肢都放入一个塑料袋内。患儿在等待进一步外科手术治疗时，应侧卧位避免肠系膜血管扭转。

4）鼻胃或口胃管减压。这一措施是十分有益的。

5）广谱抗生素的使用。预防不可避免的感染。

6）全肠外营养。由于患儿肠道功能障碍，应给予适当的静脉营养支持。

7）外科手术。手术应在患儿病情稳定的前提下尽早进行。可以行一期肠管回纳及腹壁缺损修补手术。另有部分病例需要先将肠管置入silo袋内并进行分期手术。术中应进行中心静脉置管。

脐 膨 出

【定义】　脐膨出是指腹腔内容物通过脐带基底部的缺损处疝出的一种疾病。脐膨出与腹裂最主要的区别有以下两点：

（1）外露的腹腔内容物表面有一层保护性囊膜。部分病例囊膜前侧可出现破裂。

（2）脐蒂在囊膜表面可形成一个外表正常的脐带。

【伴发畸形】　50%脐膨出患儿会伴发其他畸形。常见伴发畸形包括染色体异常，先天性心脏病及先天性膈疝。

【临床表现】　脐膨出大小各异。小型脐膨出仅有小肠疝出。大型或巨型脐膨出（<5 cm）内容物可含有肝脏和脾脏。由于发育过程腹腔实质脏器脱出腹腔因而导致腹腔容量缩小。

【诊断】　脐膨出诊断并不困难。破溃的脐膨出容易和腹裂相混淆，脐膨出患儿一般没有正常脐带。需要全面评估患儿是否合并其他畸形。

【治疗】　即使等待很长时间，脐膨出也很难自行消退。脐膨出患儿可分为以下两种治疗方法：

（1）囊膜破裂。囊膜破裂的脐膨出类似于腹裂。应像前一章节腹裂中所描述的那样关注无任何保护的肠管。需要急诊手术治疗。

（2）囊膜完整。囊膜完整的脐膨出并不需要急诊进行手术干预。囊膜具有保温的作用，避免不显性失水及允许正常的肠蠕动等作用，故应注意保护囊膜。手术时机的选择取决于缺损的大小、出生孕周及伴发的其他畸形。小型脐膨出可以考虑一期修补。许多药物的使用可以促进囊膜表皮化生长。对于腹腔容量较小的病例可选择分期手术的方法。

腹股沟斜疝和鞘膜积液

【定义】　新生儿期睾丸下降路径上的鞘状突未闭合而产生的疾病称为腹股沟斜疝及鞘膜积液。

（1）腹股沟斜疝。由于腹股沟环口过大导致腹腔脏器在腹内压增大时通过该环口脱出。

（2）鞘膜积液。鞘状突较窄而肠管无法脱出，腹腔内的腹水可通过该通道流出并形成积液。如果鞘状突持续不闭合，称为交通性鞘膜积液。如果鞘状突在后期闭合，则称为非交通性鞘膜积液。

【诊断】

（1）腹股沟斜疝。在耻骨结节处并沿着腹股沟管可见一凸起，部分病例可见突出物可降入阴囊。

（2）鞘膜积液。典型表现为阴囊肿块，透光试验阳性，挤压后不缩小。

【治疗】

（1）发生嵌顿。腹股沟斜疝在生后1年内发生嵌顿的概率为5%～15%。因此，通常建议在患儿一般情况允许的情况下及时手术治疗。

（2）由于鞘状突在生后仍有可能自行闭合，因此鞘膜积液可自愈而不需要干预治疗。如果在半岁到1岁之间仍然存在则需要手术修复。

脐　疝

【定义】　脐疝是指脐部筋膜缺损而导致腹内容物疝出的一种疾病，其表面有正常皮肤覆盖。

【诊断】　查体即可发现并诊断。

【治疗】　婴儿期常常不需要外科手术治疗。发生嵌顿及皮肤破损等并发症十分罕见。脐环缺损可自行发育闭合。如果2岁后仍未闭合可考虑手术治疗。

·参·考·文·献·

[1] Holcomb III GW, Murphy JP, eds. *Ashcraft's Pediatric Surgery.* 5th ed. Philadelphia, PA: Elsevier Saunders; 2010.

[2] Ledbetter DJ. Gastroschisis and omphalocele. *Surg Clin North Am.* 2006; 86(2): 249–260.

[3] O'Neill JA, Grosfeld JL, Fonkalsrud EW, Coran AG, Caldamone AA, eds. *Principles of Pediatric Surgery.* 2nd ed. St. Louis, MO: Mosby; 2004.

[4] Snyder CL. Current management of umbilical abnormalities and related anomalies. *Semin Pediatr Surg.* 2007; 16(1): 41–49.

134 新生儿外科疾病：消化道梗阻
Surgical Diseases of the Newborn: Alimentary Tract Obstruction

食管闭锁与食管气管瘘

【定义】　食管闭锁最常见类型为C型(占85%)。食管近端盲端距离鼻孔约10～12 cm,远端食管与气管之间存在异常管道相连[远端食管气道瘘(TEF)]。**A型单纯性食管闭锁**没有食管气道瘘(占10%)。常常表现为远端胃肠道不充气。

【病理生理学】　由于食管梗阻,患儿无法吞咽口腔分泌物而导致误吸。由于远端瘘管与气管之间相通,在患儿哭闹时会使大量气体进入胃,使胃部极度扩张。进而出现横膈运动障碍,导致基底部肺不张及呼吸窘迫。此外,远端瘘管使胃内容物直接反流至气管,导致化学性肺炎。

【临床表现】　孕期可出现羊水过多。出生后患儿口腔内有大量唾液无法吞咽,需要频繁的吸引。尝试经口喂养可出现反流,呛咳及发绀。

【诊断】　插入鼻胃管至大约距离鼻孔10～12 cm处受阻。胸部X线片提示胃管位于咽部入口处。通过胃管注入20～30 mL气体可以在透视下清晰显示食管近端盲端。胃肠内存在气体证实远端瘘管的存在。X线片检查也需要明确有无骨骼畸形,肺部浸润,心脏大小和形态及腹部肠管充气情况。需要全面评估明确有无合并VATER/VATERL畸形。

【治疗】

(1)术前准备。通过置入Replogle管及频繁吸引清理近端食管盲端来保护肺组织。应将患儿置于半卧位(45°)以减少胃内容物反流至远端食管及气道。运用广谱抗生素。心脏超声检查排除有无心脏及主动脉弓病变。

(2)外科手术。外科治疗的时机及方案应根据患儿解剖学特点实施个体化治疗。部分外科医生会选择先做胃造瘘来减低胃部压力避免反流。如果患儿一般情况允许,应选择胸腔镜或经胸行一期瘘管结扎和食管吻合术。

(3)A型食管闭锁近远端食管间距往往较长。选择延期手术可以使食管自我生长后达到一期吻合,期间可通过胃造瘘进行肠内营养。

十二指肠梗阻

【定义】　内源性或外源性因素导致十二指肠肠腔在壶腹前后出现完全性或不完全性的梗阻。

【病理生理学】

（1）十二指肠闭锁。十二指肠闭锁为肠腔完全性梗阻，十二指肠狭窄则为不全性梗阻。常伴发21三体畸形（占33%）。

（2）环状胰腺。由于胰腺组织在十二指肠降部环状生长并压迫肠管所导致的一种先天性胰腺发育畸形。可表现为十二指肠完全性或不完全性梗阻。

（3）肠旋转不良。是由于小肠旋转、固定等异常所导致十二指肠完全性或不完全性梗阻。异常的后腹膜附着（Ladd瓣）压迫十二指肠。当整个中肠沿着血管蒂即肠系膜上动脉旋转时可发现肠扭转，导致十二指肠梗阻、中肠缺血及完全性坏死。

【临床表现】

（1）一般表现。十二指肠梗阻新生儿典型表现为胆汁性呕吐。腹胀并不常见。产前检查可提示羊水过多。

（2）十二指肠闭锁。常合并唐氏综合征，食管闭锁及肛门闭锁。当梗阻位于壶腹部开口近端可表现为非胆汁性呕吐。

（3）中肠扭转。可出现胆汁性呕吐及肠缺血表现（嗜睡、酸中毒、血便等）。多于生后1周内发生，之前可无或仅有轻度喂养困难。**这种情况需要外科急诊手术治疗。**

【诊断】　梗阻的具体原因在剖腹探查手术前往往无法完全明确。

（1）腹部X线片检查。十二指肠完全性梗阻可表现为"**双泡征**"。腹部仅能看到胃泡影及第一段十二指肠影。剩余的小肠均不充气显影。

（2）放射造影检查。

1）不完全性梗阻。需要上消化道造影（UGI）来明确梗阻的部位。

2）肠旋转不良。最适宜用上消化道造影来明确屈氏韧带的位置。有时，钡剂灌肠可有助于判断回盲部的位置。肠旋转不良伴中肠扭转需要急诊手术干预，不能因等待造影检查而延误治疗。

【治疗】

（1）十二指肠闭锁或环状胰腺。对于十二指肠闭锁或环状胰腺病例，使用胃肠减压避免发生呕吐并考虑择期手术。

（2）肠旋转不良。由于从十二指肠到横结肠的肠管异常，存在发生中肠扭转的风险，因此确诊后应急诊手术。

（3）不明原因的近端肠梗阻。当梗阻原因不明确时，正确的复苏与早期手术探查可避免梗阻可能造成的肠道缺血。

高位肠梗阻

【定义】　小肠高位梗阻是指空肠部位的梗阻。

【病理生理学】　空肠梗阻的原因往往是由于宫内发生的血管事件造成的局段型肠管闭锁。

【临床表现】　空肠闭锁患儿常表现为胆汁性呕吐,并且由于梗阻仅累及少数肠襻而只有轻度的腹胀。

【诊断】　腹部X线平片可见少量扩张肠襻,远端肠管不充气。仅凭腹部X线片往往很难区分空肠闭锁与中肠扭转。远端肠管可见少量气体提示可能发生肠扭转。

【治疗】　需要外科手术治疗。近端扩张肠管一般需要切除或折叠缝合。预后与剩余肠管长度及其他合并症相关。

低位肠梗阻

【定义】　小肠低位梗阻包括远端消化道完全性和不完全性梗阻。病变部位包括小肠(回肠)和结肠。梗阻可以分为机械性梗阻(胎粪性疾病或闭锁)和功能性梗阻(左半小结肠综合征或巨结肠)。鉴别诊断包括:

(1)空/回肠闭锁。单发或多发,往往表现为完全性梗阻。

(2)胎粪性肠梗阻。

1)单纯性末端回肠梗阻。由黏稠胎粪颗粒导致。胎粪性肠梗阻与囊性纤维化(CF)相关。

2)复杂性胎粪性肠梗阻。是指由于围生期肠管穿孔、扭转或闭锁导致的肠道功能损害。

(3)结肠闭锁。

(4)胎粪栓塞综合征。

(5)左半结肠发育不良综合征。母亲往往有糖尿病史。

(6)Hirschsprung病(先天性巨结肠)。

【临床表现】　低位肠梗阻新生儿的临床症状及体征相似。典型表现为腹胀,不排胎粪及胆汁性呕吐。

【诊断】

(1)腹部X线片检查。可见多个扩张肠襻。但梗阻部位(低位小肠或结肠)不易明确。

(2)放射造影检查。首选检查方法为钡剂灌肠。可以明确结肠闭锁,小结肠(提示完全性小肠低位梗阻)或移行段(提示巨结肠)。该检查还能明确和治疗胎粪栓塞综合征和左半结肠发育不良综合征。如果检查结果阴性,则提示可能为回肠闭锁,胎粪性肠梗阻和巨结肠。

（3）囊性纤维化（CF）评估。目前已在所有新生儿中检测免疫源性的胰蛋白酶（IRT）用以排查囊性纤维化。如果IRT水平升高，则需要进一步检查（重新做一次免疫源性胰蛋白酶检测或抽血检测CF基因突变）及汗液中氯离子检测。

（4）直肠黏膜活检检测组织中的神经节细胞。这是确诊巨结肠最佳方法。有时在钡剂灌肠结果阴性的情况下，需要剖腹探查来进一步明确病因。

【治疗】　详见第67章。

（1）非手术治疗。对于胎粪栓塞综合征及左半结肠发育不良病例，可通过温盐水灌肠或直肠刺激来达到治疗目的。

1）指检及灌肠。促进肠道蠕动。

2）肠功能正常的患儿。应采用直肠黏膜活检明确有无巨结肠。部分胎粪栓塞综合征患儿可伴有无神经节细胞症。

3）单纯性胎粪性肠梗阻常用非手术治疗的方法。反复用泛影葡胺或乙酰半胱氨酸溶液灌肠可以稀释末端回肠中的胎粪，缓解梗阻。

（2）外科手术治疗。肠闭锁、复杂型胎粪性肠梗阻及无法明确诊断的肠梗阻均需要急诊手术干预。巨结肠可以有3种手术方式，腹腔镜、开放手术及经肛门手术：

1）新生儿期将有神经节细胞的肠管拖出造瘘，分期手术。

2）对于收治在NICU的婴儿可考虑一期拖出手术。

3）当患儿体重增长满意时可考虑延期一期手术。治疗性的灌肠有助于远端结肠减压。

肛门闭锁

可参考第67章。

【定义】　是指正常肛门开口位置未见正常肛门及肛门大小异常。分为两种类型：高位和低位。

（1）高位肛门闭锁。直肠末端位于耻骨直肠肌上方，后者是控制排便的主要肌群。无会阴瘘。在男性患儿会存在与尿道相通的瘘管。高位肛门闭锁在男性患儿更多见。

（2）低位肛门闭锁。直肠末端在正常位置穿过耻骨直肠肌，变异包括肛门狭窄，肛门闭锁伴会阴瘘及无瘘管的肛门闭锁。

【诊断】　会阴部检查明确有任何可以排出胎粪的开口（如小指探查、直肠体温计或喂管）即可诊断。肛门闭锁患儿必须进行骶尾部脊柱和泌尿道的X线检查，因为这一区域发生畸形的概率较高。脊柱超声和MRI检查用于明确有无脊髓栓系。

【治疗】　新生儿期外科手术干预包括高位肛门闭锁行结肠造瘘，低位肛门闭锁行会阴部肛门成形或瘘管后切扩大术。如果闭锁位置不确定，倾向于结肠造瘘而不是盲目行会阴部手术。如果造瘘手术已经完成，可以通过远端造瘘口行肠道造影以确定末端直肠的位置及有无瘘管。

坏死性小肠结肠炎

可参考第113章。

【定义】　在许多医疗中心，坏死性小肠结肠炎（NEC）是新生儿期最常见的剖腹探查手术指征。NEC由黏膜损伤、缺氧及肠壁感染等共同作用导致。

【诊断】　影像学诊断依据包括肠壁积气和/或门静脉积气。腹胀、便血、既往耐受肠内喂养的新生儿出现喂养不耐受等均提示存在NEC可能。确诊需要依据影像学资料或感染肠道组织的病理检查。

【治疗】

（1）非手术治疗。包括留置鼻胃管或口胃管进行胃肠减压、积极的液体复苏、广谱抗生素的使用（覆盖厌氧菌）及补充电解质等。此外还应包括持续性的腹部查体、实验室检查及腹部X线检查。并建议尽早外科会诊。

（2）外科治疗。当患儿出现小肠全层坏死时需要剖腹探查术。气腹提示肠穿孔，左侧卧位腹部X线片更易发现。相对的手术指征包括腹壁出现红斑及腹部可触及固定包块。后期15%～25% NEC病例会出现肠狭窄并发症，表现为肠梗阻。

·参·考·文·献·

[1] Bianchi A. One stage neonatal reconstruction without stoma for Hirschsprung's disease. *Semin Pediatr Surg.* 1998; 7: 170.

[2] Chwals WJ, Blakely ML, Cheng A, et al. Surgery-associated complications in necrotizing enterocolitis: a multi-institutional study. *J Pediatr Surg.* 2001; 36: 1722.

[3] Grosfeld JL, O'Neill JA, Fonkalsrud EW, Coran AG, eds. *Pediatric Surgery.* 6th ed. St. Louis, MO: Mosby-Year Book; 2006.

[4] Levitt MA, Pena A. Outcomes from the correction of anorectal malformations. *Curr Opin Pediatr.* 2005; 17: 394–401.

[5] Moss RL, Dimmitt RA, Henry MC, Geraghty N, Efron B. A meta-analysis of peritoneal drainage versus laparotomy for perforated necrotizing enterocolitis. *J Pediatr Surg.* 2001; 36: 1210.

[6] O'Neill JA, Grosfeld JL, Fonkalsrud EW, Coran AG, Caldmone AA, eds. *Principles of Pediatric Surgery.* 2nd ed. St. Louis, MO: Mosby; 2004.

135 新生儿外科疾病：气道、支气管及肺部疾病

Surgical Diseases of the Newborn: Diseases of the Airway, Tracheobronchial Tree, and Lungs

先天性气道畸形

【定义】 指可引起气道部分梗阻的一类先天性气道畸形，包括喉软化、声带麻痹、声门下狭窄及血管瘤。

【病理生理学】 病变造成气道部分梗阻，导致严重的喘鸣与呼吸窘迫。

（1）喉软化。是由于声门上咽部发育迟缓所致。

（2）先天性声带麻痹。分为先天性或获得性（产伤、动脉导管结扎），可单侧也可双侧。

（3）声门下狭窄。是一种先天性短段型部分或完全性梗阻。

（4）血管瘤。可发生于声门下，刺激后可充血引起梗阻。

【临床表现】 根据不同的病因可表现为轻度的呼吸喘鸣或完全性气道梗阻。

【诊断】 通过气管镜检查可明确诊断。

【治疗】 应个体化治疗。喉软化可自愈仅需要支持治疗。但像声门下狭窄及血管瘤等病变则需要内镜下切除或激光治疗。

后鼻孔闭锁

【定义】 由于骨性鼻中隔残留（占90%）或软组织膜残留（占10%）所导致鼻后部先天性梗阻。

【病理生理学】 后鼻孔闭锁往往是完全性且双侧发病，是导致生后呼吸窘迫的病因之一。新生儿习惯于用鼻呼吸，而不会主动张嘴呼吸。单侧病变患儿往往耐受性好，不易被发现。

【临床表现】 由部分或完全性上气道梗阻所导致的呼吸窘迫是其典型表现。

【诊断】 经任意一个鼻孔均无法将导管插入鼻咽部即可诊断。

【治疗】 促使患儿哭闹以达到用嘴巴呼吸的目的，可以暂时性的改善呼吸状况。放置口咽通气道来维持呼吸，直至外科手术矫正闭锁畸形。最有效的治疗方法是手术切除鼻咽部的骨性鼻中隔或软组织。

皮埃尔-罗宾序贯综合征

【定义】 该畸形包括下颌发育不良（小下颌）和唇裂。

【病理生理学】 由于舌后坠和小下颌导致气道梗阻。

【临床表现】 症状严重程度各异，大多数患儿表现为高位的上气道部分梗阻。

【治疗】

（1）轻度症状患儿。可以采取俯卧位及特殊奶嘴喂养。经过数周至数月的下颌生长，气道梗阻症状可逐渐消失。

（2）严重病例。需要放置鼻咽管，下颌牵引或其他方法来维持舌位于前位。气管切开作为最后考虑的方法。

喉气管食管裂

【定义】 由于咽部（有时候是气管）没有与食管完全分离所引起的一种十分罕见的先天畸形。导致在食管与气道之间存在一共同通道。这种异常相连可以较短也可以累及整个气管。

【病理生理学】 咽部（有时是气管的一部分）与食管之间相连导致在喂养时出现反复误吸及呼吸窘迫症状。

【临床表现】 表现为喂养时出现呼吸窘迫。

【诊断】 食管吞钡可发现异常。内镜检查可明确诊断及病变范围。

【治疗】 需要外科手术治疗，治疗难度大，成功率低。

血 管 环

【定义】 是指一系列在气管及食管周围产生环状血管的主动脉弓及其分支畸形。

【病理生理学】 环状血管的压迫可导致气管，食管的部分梗阻。

【临床表现】 典型表现为吞咽困难或喘鸣（呼吸困难）。气道损伤十分罕见，常表现为喘鸣。

【诊断】 食管吞钡可以明确食管受压部位位于主动脉弓区域。CT与MRI有助于进一步明确局部的解剖结构。

【治疗】 可以手术分离部分环状血管，手术方案必须根据具体的畸形类型进行制订。

E型（或H型）食管气道瘘

【定义】 是一种十分罕见的食管气道瘘，约占5%。食管连续性存在，但是在前方食管与后方气管之间存在异常的交通支。

【病理生理学】 当瘘管很小时，在喂养过程中，无症状误吸可导致肺炎的发生。如果瘘管很粗大，每次喂养时会出现明显呛咳。

【临床表现】 根据瘘管的大小出现上述的不同临床症状。这种类型的食管气道瘘往往在新生儿期容易漏诊。

【诊断】 首选食管吞钡，但检出率并不高。如果采用后退式上消化道造影（UGI）方法，检查的灵敏度可以升高。方法是将鼻胃管放入远端食管，然后慢慢拉动胃管并注入水溶性造影剂。最精确的检查是气管镜（与食管镜联合使用）。可以发现瘘管，有时可在瘘管内置管。

【治疗】 需要手术治疗。手术入路（经颈或胸）取决于瘘管的位置。

先天性肺大叶气肿

【定义】 肺大叶气肿指一段或一叶肺泡过度膨胀。

【病理生理学】 吸入气体局限在一个密闭的空间。当气体逐渐膨胀，正常肺迅速受压。囊性病变常见于上叶肺。

【临床表现】 小囊肿一般无或仅有轻度症状，X线片上很容易发现。巨大的囊肿会引发明显的呼吸窘迫，导致纵隔摆动，并使对侧肺受累。

【诊断】 一般情况下胸部X线平片可见囊肿，但是很难与张力性气胸相鉴别。常需要通过胸部CT加以鉴别。

【治疗】 治疗方案包括：对于无症状的小囊肿可以随访观察，将气管插管选择性置入未受累的肺进行辅助通气6～12小时，纤支镜下支气管肺泡灌洗，及手术切除囊肿伴有或不伴有肺叶的切除。

先天性肺囊性变

【定义】 肺囊性变（CAM）指伴有不同程度囊性变的一系列肺部畸形。囊性部分与正常气管和支气管相通。根据囊肿的大小可分为3型（Ⅰ型、Ⅱ型和Ⅲ型）。

【病理生理学】 症状的严重程度取决于受累的肺组织量及同侧正常及对侧肺受压程度。

【临床表现】 常表现为呼吸急促及发绀等呼吸困难症状。

【诊断】 胸部X线片上特异性表现为多个分隔的气泡。当受累一段肺叶时可见气液平。X线上表现与先天性膈疝相似。

【治疗】 手术切除受累肺叶，促使正常受压肺组织复张。如果无症状或轻度症状，可等患儿数月时再行手术治疗。

肺隔离症

【定义】 是指由来源于体循环而不是肺循环血供的异常组织包块。分为肺叶内型和肺叶外形。肺叶内形与正常气管和支气管之间有异常连接相通。肺叶外形则有完整胸膜，与正常气管和支气管之间无异常连接相通。

【病理生理学】 新生儿期一般不易发现。肺叶内形由于反复肺部感染而被发现。肺叶外形往往不伴有感染。

【临床表现】 表现为肺部肿块伴有或无反复感染。

【诊断】 胸部X线片及胸部CT平扫可以明确诊断。

【治疗】 需要外科手术治疗，异常供血血管可能来源于膈下。

先天性膈疝

【定义】 在先天性膈疝中最常见的缺损部位位于胸膜腹膜间的Bochdalek孔（占95%）。中央前侧型膈肌缺损少见且一般不伴有肺发育不良。

【病理生理学】

（1）产前。在孕10～12周，外胚层分化出的消化道经过胸腹腔之间的异常通道疝入胸腔。根据疝入肠管对肺部的压迫程度，可出现支气管减少，肺泡数量增加受限及肺动脉肌层持续性肥大。这些肺部异常常在发生膈疝的同侧肺表现较明显（常见左侧）。在对侧肺也有不同程度的表现。

（2）产后。出生后，由于解剖异常可能会导致以下病理情况：

1）肺实质组织减少。先天性膈疝患儿正常肺组织减少。个别病例的正常肺组织和能够进行有效通气的肺泡极少，出现肺实质组织不足，几乎无法生存。

2）肺动脉高压。先天性膈疝的患儿往往存在持续性肺动脉高压，也称为持续性的胎儿循环。肺血通过卵圆孔及动脉导管分流。分流促进酸中毒及缺氧，后者会进一步刺激肺血管收缩。结果导致临床病情恶化。

【临床表现】 先天性膈疝患儿在生后数小时内即可出现明显的呼吸窘迫。

【诊断】 产前超声检查可确诊。患儿应在有新生儿中心，具备复苏能力包括体外生命支持或体外膜肺（ECLS/ECMO）的医院分娩。由于部分消化道并不位于腹腔内，因此患儿腹部呈舟状。患侧胸部听诊呼吸音减低。胸部X线片提示充气肠管疝入一侧胸腔，纵隔向对侧推移及对侧肺组织受压即可诊断。

【治疗】

（1）动脉置管。应通过动脉置管监测血气变化。

（2）支持治疗。需要立即给予正压通气。先天性膈疝的肺组织往往发育不良，因此替代治疗有效，目前有多个呼吸与代谢支持方案。包括常规通气下允许的高碳酸血症和/或NO吸入。这些方案的目的是最大限度地扩张肺血管降低气压伤所致肺损伤。

（3）动脉置管。需要留置鼻胃管来缓解胃肠胀气。应注意确保管道通畅避免堵塞。

（4）手术治疗。包括还纳疝入胸腔的肠管并修补膈肌缺损。外科干预治疗是必要的治疗手段，但不是存活的关键。目前主张延期手术，允许先稳定肺血管床高反应性并改善肺的顺应性。必要时，可先行ECLS或ECMO，并在患儿病情稳定，准备撤离ECLS或ECMO或成功拔除ECLS/ECMO插管后立即行膈肌修补术。

（5）体外生命支持或体外膜肺（ECLS/ECMO）。适用于存在严重呼吸衰竭新生儿的治疗。如同肺从正压通气相关损伤中恢复，静脉血通过ECLS/ECMO循环纠正氧分压和二氧化碳分压异常（可参考第18章）。

【预后】　先天性膈疝患儿的死亡率仍在50%左右。由于高死亡率，人们开始寻求除高额费用、费力的体外生命支持以外的其他治疗方法。

（1）胎儿外科。已经在病例研究中成功实施。原理是孕期干预可以降低肺发育不良的风险，后者可能在生后威胁生命。然而由于较高的死亡率，胎儿气管封堵及完全性胎儿矫正已经弃用。

（2）药物治疗。另一个主要的研究领域是发明一种药物可以选择性的降低肺血管阻力。目前，有关NO吸入的早期数据显示其并不能逆转肺动脉高压。西地那非（0.5～1 mg/kg，q6h）可以降低持续性肺动脉高压（PPHN）患儿的肺动脉压力。

·参·考·文·献·

[1] Dimmitt RA, Moss RL, Rhine WD, Benitz WE, Henry MC, Vanmeurs KP. Venoarterial versus venovenous extracorporeal membrane oxygenation in congenital diaphragmatic hernia: the extracorporeal life support organization registry, 1990–1999. *J Pediatr Surg.* 2001; 36: 1199.

[2] Greenholz SK. Congenital diaphragmatic hernia: an overview. *Semin Pediatr Surg.* 1996; 5: 216.

[3] Grosfeld JL, O'Neill JA, Coran AG, Fonkalsrud E, eds. *Pediatric Surgery.* 6th ed. St. Louis, MO: Mosby-Year Book; 2006.

[4] Harting MT, Lally KP. Surgical management of neonates with congenital diaphragmatic hernia. *Semin Pediatr Surg.* 2007; 16(2): 109–114.

[5] Logan JW, Rice HE, Goldberg RN, Cotten CM. Congenital diaphragmatic hernia: a systematic review and summary of best-evidence practice strategies. *J Perinatol.* 2007; 27(9): 535–549.

[6] Nuchtern JG, Harberg FJ. Congenital lung cysts. *Semin Pediatr Surg.* 1994; 3: 233.

[7] O'Neill JA, Grosfeld J, Fonkalsrud E, Coran AG, Caldamone AA, eds. *Principles of Pediatric Surgery.* 2nd ed. St. Louis, MO: Mosby; 2004.

[8] Skinner SC, Hirschl RB, Bartlett RH. Extracorporeal life support. *Semin Pediatr Surg.* 2006; 15(4): 242–250.

[9] Wung JT, Sahni R, Moffitt ST, Lipsitz E, Stolar CJ. Congenital diaphragmatic hernia: survival treated with very delayed surgery, spontaneous respiration and no chest tube. *J Pediatr Surg.* 1995; 30: 406.

136 新生儿外科疾病：腹膜后肿瘤

Surgical Diseases of the Newborn: Retroperitoneal Tumors

神经母细胞瘤

【定义】 神经母细胞瘤是一种来源于神经嵴组织的原发性恶性肿瘤。好发于肾上腺，也可以发生在神经嵴细胞迁移的任何部位。它是儿童最常见的颅外恶性实体肿瘤。在美国的发病率约十万分之一。

【临床表现】 通常表现为质地硬、固定、不规则的肿块。可从肋缘伸出进入下腹，有时肿块可越过中线。

【诊断】

（1）实验室检查。收集24小时尿液检测香草扁桃酸及其他儿茶酚胺代谢产物。乳酸脱氢酶升高往往提示预后不良。

（2）影像学及其他检查。腹部X线平片可以发现肿瘤内的钙化影。CT通常显示肾脏外的压迫及其向下外侧偏移。骨髓穿刺活检，骨扫描，胸部X线片及胸部CT用于判断有无转移。

【治疗】 根据肿瘤分期决定治疗方案，肿瘤完整切除是对于除4S期以外其他肿瘤分期达到治愈最有效的方法。而4S期可自我消退。治疗计划中应考虑上述公认但还知之甚少的治疗方案。进展期肿瘤需要手术、放疗及化疗等综合治疗。但是这种情况在新生儿中比较罕见。

中胚层肾瘤

【定义】 中胚层肾瘤是来源于胚胎期实体肾脏组织，往往是非恶性的。

【临床表现】 腹部触诊可及肿块，或产前超声提示肾脏实质肿块。

【诊断】

（1）体格检查。新生儿期查体可发现一肿块，或生后数月内逐渐增大。

（2）影像学及其他检查。新生儿期明确存在实体肿块需要进一步超声检查。

【治疗】

外科手术。肾脏切除术，并同时行淋巴结活检以排除罕见的恶性退变。

WILMS瘤（肾母细胞瘤）

【定义】　Wilms瘤是一种胚胎期肾脏恶性肿瘤，包含胚基、间质及上皮等细胞类型。多累及单侧肾脏，也可累及双侧肾脏（占5%）。

【临床表现】　常表现为肋缘下可触及的腹部肿块。

【危险因素】　虹膜缺如、肢体肥大、泌尿生殖系统畸形及肾母细胞瘤家族史。

【诊断】

（1）实验室检查。无特异性的肿瘤指标。

（2）影像学及其他检查。超声检查后需要进一步CT检查，可发现受累肾脏肾盏系统遭到破坏。

【治疗】　包括手术、放疗及化疗等综合治疗。

（1）单侧肾脏受累。需要积极行肾脏切除及淋巴结清扫术。肿瘤分期决定是否需要有效的放疗和化疗。

（2）双侧肾脏受累。需要高度的个体化。可以尝试保留肾单位切除术及新辅助治疗。

畸　胎　瘤

【定义】　畸胎瘤是包含来自3胚层（内胚层、中胚层及外胚层）成分的肿瘤。新生儿畸胎瘤多位于骶尾部。也是寄生胎的一种表现类型。

【临床表现】　常表现为在骶尾部可见一外生型巨大肿块。有时位于骶前和后腹膜，表现为腹部肿块。

【诊断】　详见第二部分。大多骶尾部畸胎瘤产前即可诊断。肛门指检判断骶前空间十分重要。甲胎蛋白水平也需要检测。

【治疗】　肿瘤恶性的发病率随着年龄而增加。因此需要手术治疗。

·参·考·文·献·

[1]　DeMarco RT, Casale AJ, Davis MM, Yerkes EB. Congenital neuroblastoma: a cystic retroperitoneal

mass in a 34-week fetus. *J Urol.* 2001; 166: 2375.

[2] Grosfeld JL, O'Neill JA, Fonkalsrud EW, Coran AG, eds. *Pediatric Surgery.* 6th ed. St. Louis, MO: Mosby-Year Book; 2006.

[3] Maris JM, Hogarty MD, Bagatell R, Cohn SL. Neuroblastoma. *Lancet.* 2007; 369: 2106−2120.

[4] O'Neill JA, Grosfeld JL, Fonkalsrud EW, Coran AG, Caldamone AA, eds. *Principles of Pediatric Surgery.* 2nd ed. St. Louis, MO: Mosby; 2004.

137　新生儿外科疾病：泌尿系统畸形
Surgical Diseases of the Newborn: Urologic Disorders

肾脏肿瘤已在第136章讨论。

睾丸下降不全（隐睾）

【定义】　睾丸下降发生在出生前或生后6个月内。超过此时间就称为睾丸下降不全或隐睾，在早产儿发病率最高可达10%，足月儿中约0.8%。

【临床表现】　睾丸触摸不到或位于腹股沟管，阴囊上方，阴囊后方及会阴部。患侧阴囊发育不良，并伴有斜疝或鞘膜积液。隐睾可合并其他畸形、如两性发育畸形（特别是有尿道下裂表现病例）、prune-belley综合征、膀胱外翻、垂体功能紊乱及其他多种畸形。

【诊断】　轻柔手法由外向内，从髂前上棘至同侧腹股沟区仔细查体是鉴别睾丸能否触及最有效的方法。

（1）可触及睾丸。可触及的睾丸，需与斜疝、鞘膜积液、输精管环部、附睾相鉴别。可触及未降睾丸的婴儿需随访以确保睾丸在6月龄内下降。

（2）不可触及睾丸。影像学检查无助于确定未触及的睾丸。如果3个月未触及睾丸，需要转诊至小儿泌尿外科医生。如果3个月时双侧睾丸均未触及，两性畸形包括女性患儿的先天遗传性肾上腺皮质增生症应当考虑。尿道下裂和双侧隐睾患者患两性畸形的概率明显升高，需要进行核型分析。

【治疗】　6月龄之前有自行下降可能，超过该年龄，自行下降的概率只有1%。6月龄后，对于异位可触及睾丸行睾丸固定术。对于触不及睾丸，行腹腔镜手术明确睾丸位置或进入内环口的精索动脉和输精管的盲端位置。

阴囊与睾丸肿块

【定义】 婴儿查体发现睾丸异常需鉴别：

（1）鞘膜积液。鞘膜腔和/或精索旁积液。鞘膜积液可能通过一个未闭鞘状突与盆腔相通（交通性鞘膜积液），或局限于鞘膜腔和鞘状突远端的精索（非交通性鞘膜积液）。

（2）疝（常为腹股沟疝）。腹腔内容物通过精索旁腹壁下血管外侧未闭鞘状突突出。

（3）睾丸扭转。精索扭转导致睾丸血流减少或中断。

（4）睾丸肿瘤。新生儿期罕见。

【临床表现】 非交通性鞘膜积液表现为无痛性睾丸增大，无法自行消退或大小改变。疝和交通性鞘膜积液均表现为腹股沟突起或睾丸增大，大小可以变化。随着腹腔压力的增大而明显。疝通常无疼痛感；然而，如果突出的腹腔内容物嵌顿时可出现疼痛。阴囊变色，睾丸硬结并伴有或不伴有肿胀是围生期睾丸扭转的典型表现。对于罕见的睾丸肿瘤，在睾丸或睾丸旁软组织中可触及无痛性实质肿块。

【诊断】 诊断依据病史和查体。超声检查可快速判断扭转和评估潜在的肿块。

【治疗】 疝与交通性鞘膜积液明确诊断后应手术修补。大多数不可消退的鞘膜积液1岁内可自愈，可观察随访。围生期睾丸扭转应急诊手术探查并行对侧睾丸固定术。阴囊肿块病例极少行腹股沟管睾丸固定术。

尿道下裂

【定义】 尿道下裂的定义由三部分组成：远端尿道发育异常，背侧包皮帽状堆积，阴茎腹侧弯曲。巨尿道口是一种特发性尿道畸形伴包皮完整，阴茎无弯曲。

【临床表现】 出现背侧包皮帽状堆积，阴茎腹侧弯曲，尿道开口于近端等典型表现，生后即可诊断。巨尿道口常在行包皮环切或之后发现。

【诊断】 诊断基于查体发现。分类依据尿道开口位置及弯曲程度。约10%患儿可患有隐睾，多达一半患儿可合并两性畸形（参考第91章）。对于出现尿道下裂合并睾丸不能触及的患儿，应行核型检查。

【治疗】 外科手术中需要使用包皮来治疗尿道下裂。因此，出生时明确存在尿道下裂的新生儿不行包皮环切术。外科手术方法需求根据畸形的严重程度及生殖器外观而定。手术修补是有效的治疗方法，最佳手术时间为6～18月龄。

尿道上裂

【定义】 特发性尿道上裂是严重程度最小的外翻性胚胎异常，表现为背侧尿道发育异常。

【临床表现】 特发性尿道上裂，尿道发育不全，尿道板背侧暴露。男性患儿导致阴茎背侧弯曲及龟头裂开。女性患儿则表现为阴蒂裂开及阴道前移。常累及膀胱颈，在两性中均可导致失禁。

【诊断】 诊断依据查体结果。排泄性尿路造影有助于明确尿道和膀胱解剖结构，但不是必需的检查。

【治疗】 在6～18个月时行阴茎下弯矫正和尿道重建手术。膀胱颈和控尿功能重建则要在4～5岁时进行。

典型膀胱外翻

【定义】 典型膀胱外翻是前腹壁，膀胱及背侧尿道发育异常。其可能是由于泄殖腔膜的异常发育所致。

【临床表现】 产前或出生时可诊断，男性多见[(3～6)∶1]。可出现尿道上裂，还可出现膀胱表面腹壁的巨大缺损。

【诊断】 产前超声可见膀胱充盈缺失、脐位置偏低、耻骨支宽及下腹部团块。查体可发现尿道上裂、髋骨外旋、耻骨联合分离、肛门前移、巨大腹壁缺损、膀胱外露。

【治疗】 膀胱内表面须用薄的塑料物或湿润的敷料覆盖保护。小儿泌尿外科医师领域内对治疗仍存在争议。目前，多数外翻患者在生后几天内接受膀胱闭合术，前腹壁缺损及骨盆解剖复位。尿道上裂可以同时修复或在生后第一年内进行手术，而膀胱颈重建与控尿机制修复则要推迟到4～5岁时进行。

泄殖腔外翻

【定义】 外翻型胚胎发育异常最严重的表现。泄殖腔外翻除了有膀胱外翻相同的特点外，还有后肠发育异常，出现脐膨出。

【临床表现】 超过50%的外翻患者产前超声可发现膀胱缺如、脐下前中线腹壁缺损、脐膨出和脊髓脊膜膨出。出生时，脐膨出向上延伸，当开放的膀胱内面被后肠结构分隔。常包括一段套叠的回肠。生殖器异常与膀胱外翻所见相似，严重病例出现阴茎或阴蒂完全分裂。

【诊断】 除之前所述查体发现外,泄殖腔外翻也常伴有肾脏畸形、苗勒异常、肠畸形、骨盆或肢体异常及神经管畸形。

【治疗】 与膀胱外翻患者类似,膀胱内面应该用塑料薄膜或湿润敷料覆盖保护。影像学检查应该包括肾脏与脊柱超声及骨骼摄片。重建手术包括多个分期手术,手术目的除了修复脐膨出及相关神经管畸形外,还要关闭膀胱内板。后续手术则需要处理后肠及生殖器畸形。

Prune-belley 综合征

【定义】 在男性患儿中包括腹壁肌肉组织缺损,双侧隐睾及尿道扩张三个要素。

【临床表现】 "Prune-belly"相关的典型表现包括腹壁褶皱,不同程度的腹壁缺损所引起的侧面突出。最严重病例(1型)表现为羊水过少,肾发育不良及肺发育不良。3型则表现为轻度的外部特征及稳定的肾功能。肾发育不良的程度是决定疾病严重程度的唯一最重要的因素。

【诊断】 根据腹壁典型表现和相关泌尿生殖系统畸形可做出临床诊断。

【治疗】 初步治疗包括预防性使用抗生素预防尿路感染及评估肾功能。多数患者可从外科修补腹壁缺损和隐睾中获益。外科手术重建泌尿道存在争议。对反复尿路感染或恶化的肾功能以保守治疗为主。

后尿道瓣膜

【定义】 后尿道瓣膜是指从精阜到外括约肌之间出现异常的组织褶皱,并造成尿路梗阻。

【临床表现】 后尿道瓣膜可出现一系列表现。从轻度膀胱流出道梗阻到严重的尿路梗阻伴肾功能不全、羊水过少及肺发育不良。多数后尿道瓣膜病例可表现为产前出现双侧输尿管扩张及巨膀胱,伴有或不伴有羊水过少。

【诊断】 排泄性尿路造影是诊断的金标准。典型表现为膀胱壁增厚、扩张的后尿道及精阜以远尿道口径缩小。

【治疗】 产前诊断病例可尝试宫内膀胱减压术,但疗效有限。一随机对照试验(PLUTO)比较了宫内分流与保守治疗对于胎儿膀胱流出道梗阻的治疗效果,初步结果显示接受宫内分流病例产后生存率明显升高。生后治疗包括留置尿管,预防性使用抗生素,及膀胱镜下切除瓣膜。母亲肌酐水平可用来判断胎儿肾功能。然而,对于已经存在明显的肾发育不良病例,尿道减压可能对改善肾功能无明显益处。生后第一年血清肌酐 < 0.8 mg/dL 预示良好的肾预后。

肾积水（产前和产后）

【定义】 肾积水是指肾盂与肾盏扩张。轻度的肾盂扩张定义为在18～23周前后径在5～10 mm；严重的扩张定义为前后径大于15 mm。产后，肾积水根据胎儿泌尿分级系统分为1～4级。

【临床表现】 2%～5%的胎儿在18～23周时产前超声可发现轻度肾盏扩张。然而，80%病例可自愈。重度扩张、双侧肾积水及羊水过少均是明显尿路梗阻的表现。膀胱输尿管反流（VUR）可引起肾积水。由于产前超声的广泛使用，大部分有明显膀胱输尿管反流的患儿可在出现明显的尿路感染之前即可诊断。

【诊断】 常规产前超声检查是诊断产前肾积水最常用的方法。生后评估如下：生后24～48小时立即行肾脏/膀胱超声，特别是疑似膀胱流出道梗阻病例。产后超声发现轻度单侧扩张持续存在的病例需要在3个月时复查超声。所有严重单侧或双侧肾积水应该预防性使用抗生素并应用排泄性尿路造影，根据目前的指南进一步评估。

【治疗】 系列超声检查用于记录轻到中度扩张的稳定状态或进展情况。生后超声检查正常则无须其他检查。鉴别诊断十分明确。根据病理特点决定特异性的外科治疗方案。

·参·考·文·献·

[1] Baker L, Grady R. Exstrophy and epispadias. In: Docimo SG, Canning DA, Khoury AE, eds. *The Kelalis-King-Belman Textbook of Clinical Pediatric Urology.* 5th ed. Andover, Hampshire: Thompson Publishing Services; 2007: 99 – 1045.

[2] Gearhart JP, Ben-Chaim J, Jeffs RD, Sanders RC. Criteria for the prenatal diagnosis of classic bladder exstrophy. *Obstet Gynecol.* 1995; 85: 961.

[3] Hrebinko RL, Bellinger MF. The limited role of imaging techniques in managing children with undescended testes. *J Urol.* 1993; 150(2 Pt 1): 458 – 460.

[4] Kaefer M, Diamond D, Hendren WH, et al. The incidence of intersexuality in children with cryptorchidism and hypospadias: stratification based on gonadal palpability and meatal position. *J Urol.* 1999; 162: 1003 – 1006; discussion 1006 – 1007.

[5] Kolon T. Cryptorchidism. In: Docimo SG, Canning DA, Khoury AE, eds. *The Kelalis-King-Belman Textbook of Clinical Pediatric Urology.* 5th ed. Andover, Hampshire: Thompson Publishing Services; 2007: 1295 – 1307.

[6] Noh PH, Cooper CS, Winkler AC, Zderic SA, Snyder HM 3rd, Canning DA. Prognostic factors for long-term renal function in boys with prune-belly syndrome. *J Urol.* 1999; 162(4): 1399 – 1401.

[7] Morris R, Kilby M. The PLUTO trial: percutaneous shunting in lower urinary tract obstruction. *Am J Obstet Gynecol.* 2012; 206(suppl): S14.

[8] Pathak E, Lees C. Ultrasound structural fetal anomaly screening: an update. *Arch Dis Child Fetal Neonatal Ed.* 2009: 94: F384 – F390.

[9] Sarhan OM, El-Ghoneimi AA, Helmy TE, Dawaba MS, Ghali AM, Ibrahiem el-HI. Posterior urethral valves: multivariate analysis of factors affecting the final renal outcome. *J Urol.* 2011; 185(suppl 6): 2491 – 2495.

[10] Wenzler DL, Bloom DA, Park JM. What is the rate of spontaneous testicular descent in infants with cryptorchidism? *J Urol.* 2004; 171(2): 849 – 851.

138

梅 毒
Syphilis

【定义】　梅毒是由梅毒螺旋体引起的一种性传播疾病。梅毒螺旋体是一种纤细的、活动的螺旋体，生活力极弱，在宿主体外迅速死亡。美国CDC关于先天性梅毒（CS）的定义为：从病变部位、胎盘、脐带或尸检标本，通过暗视野显微镜、荧光抗体或其他特殊染色检测到梅毒螺旋体；在分娩时患有梅毒，未经治疗或治疗不彻底（如非青霉素治疗、分娩前30天以内治疗）的产妇所生的婴儿；婴儿或儿童的梅毒螺旋体试验阳性，并伴有以下任何情况：体格检查符合先天性梅毒改变、长骨摄片符合先天性梅毒改变、脑脊液梅毒性病实验室（VDRL）检测阳性、脑脊液细胞计数或蛋白含量增高（除外其他原因）、梅毒特异性19S-IgM抗体阳性或酶联免疫试验法IgM抗体阳性。该定义包括未经治疗的梅毒母亲所生的死产婴儿。

【发病率】　先天性梅毒的发病率与人群中原发性和继发性梅毒的发病率呈一致的趋势。最近的资料显示，美国每100万例活产婴儿中就有10.1例先天性梅毒患儿，从2003年到2008年之间增加了23%。在大城市和美国的南部地区，梅毒的发病率尤其高。全球范围内，不管是发达国家还是发展中国家，梅毒的发病率均有所上升，仍然是危及公共健康的严重问题。据WHO估计，全世界有100万孕妇感染梅毒。其中，46万例感染梅毒的孕妇发生死产、胎儿水肿、流产或围生期死亡等不良妊娠结局，27万例孕妇分娩先天性梅毒新生儿。感染HIV的孕妇分娩先天性梅毒新生儿的风险增加。

【病理生理学】　在妊娠的任何阶段梅毒螺旋体都可能通过胎盘感染胎儿。**梅毒感染可导致早产、死产（30%～40%先天性梅毒胎儿为死产）、先天性感染或新生儿死亡**，与母亲感染的时期及分娩前胎儿感染持续的时间有关。在妊娠的早、中期母亲感染而未经治疗者，常导致胎儿发病率高，而妊娠晚期感染者多数胎儿无症状。胎盘感染后导致胎儿血流减少是胎儿死亡最常见的原因，而梅毒螺旋体直接感染胎儿也是胎儿死亡的可能原因。新生儿亦可能在出生经过产道过程中接触感染部位而发病。根据Kassowitz定律，随母亲梅毒病程的进展，发生母婴垂直传播的风险逐渐降低。母亲患原发性和继发性梅毒时母婴传播率为70%～90%，早期潜伏性梅毒时母婴传播率为40%，晚期潜伏性梅毒时母婴传播率为8%。先天性梅毒可导致胎盘水肿和胎儿水肿。梅毒螺旋体不通过乳汁排泄，但若乳房有梅毒病灶（如硬下疳）时，哺乳会导致新生儿感染梅毒。

【危险因素】　在分娩时患有梅毒，未经治疗或治疗不正规（剂量不详、疗程不够或治疗记录不详）、采用青霉素以外的药物治疗、分娩前28天以内进行治疗的产妇所分娩的新生儿。有高危因素(吸毒,尤其是可卡因、社会经济地位低、HIV 感染、青少年怀孕、性工作者、缺乏产前检查)的母亲所分娩的新生儿感染梅毒的风险增加。**缺乏孕早期的产前检查是先天性梅毒的最重要的预测因素。**

【临床表现】 先天性梅毒可累及多脏器,产生神经系统或骨骼病变,甚至导致胎儿及新生儿死亡。但如母亲在孕早期进行治疗,可完全避免先天性梅毒的发生。梅毒螺旋体在妊娠 14 周时可通过胎盘感染胎儿,并且随着孕期的进展感染胎儿的风险增加。约 2/3 先天性梅毒活产儿在出生时无症状,仅表现为低出生体重。先天性梅毒可分为早期**先天性梅毒**(临床症状在 2 岁以前出现)和晚期先天性梅毒(临床症状在 2 岁以后出现)。

(1)早期先天性梅毒的症状。包括流涕(闭塞)和出现于手掌和脚底的斑丘疹或大疱样皮疹。皮疹可伴有脱皮。其他的早期表现包括发热、骨骼 X 线异常、肝脾大、瘀斑、淋巴结病、黄疸、肺炎、骨软骨炎、假性瘫痪、溶血性贫血、白细胞增多症、血小板减少和中枢神经系统病变。皮肤病变和鼻腔分泌物具有高度传染性。但治疗 24 小时后,病变部分即很难找到梅毒螺旋体。

(2)晚期先天性梅毒。多见于未经治疗者,表现为慢性肉芽肿样炎症。病变部分常常累及骨骼和关节、牙齿、眼球和神经系统。Hutchinson 系列(上门齿变钝、间质性角膜炎、听神经性耳聋)和鞍鼻是常见的表现。其中的部分症状可在生后多年以后出现,如间质性角膜炎(生后 5～20 年出现)和听神经性耳聋(生后 10～40 年出现)。常常对抗生素治疗效果不佳。

【诊断】 依靠密切监测和实验室检查。对孕妇进行梅毒的监测,及时治疗,发现有患先天性梅毒的高危新生儿至关重要。大多数先天性梅毒的新生儿在出生时无临床症状。除了梅毒的检查外,高危新生儿还需要进行 HIV 的检测。

(1)实验室检查。先天性或继发性梅毒产生几种不同的抗体,可以分为非特异性非螺旋体抗体(NTA)实验和特异性抗螺旋体抗体(STA)实验。NTA 试验包括性病实验室(VDRL)实验、快速血浆反应素试验(RPR)实验和自动反应抗体检测,检测便宜、快速和方便,适用于筛查。NTA 阳性提示疾病处于活动期。NTA 试验检测针对梅毒螺旋体的脂质抗原的抗体,或抗体与宿主组织之间的反应,或两者都有。NTA 试验用于首次筛查,并可定量监测患儿对治疗的反应,也可以监测患儿再感染或复发。假阳性反应可能继发于自身免疫疾病、静脉吸毒、老年人、孕妇和其他感染如肝炎、单核细胞增多症、麻疹和心内膜炎等。由于母亲 IgG 抗体可通过胎盘进入到胎儿体内,对 NTA 和 STA 实验结果的解释更需谨慎。

1)非特异性非螺旋体抗体(NTA)检测。最常用的 NTA 检测包括 VDRL 和 RPR 试验。婴儿 VDRL 滴度至少要稀释 2 倍后比母亲高 4 倍才能提示可能存在活动性感染。治疗后的每 2～3 个月复查抗体滴度,以监测对治疗的反应。NTA 的抗体滴度持续4倍下降，如从1∶32降至1∶8，提示治疗有效；而治疗后的滴度持续4倍上升，如从1∶8上升至1∶32，提示再次感染或复发。通常，原发性或继发性梅毒在有效治疗后的6～12个月内NTA抗体滴度下降4倍，且常在1年内转阴。脑脊液标本可进行VDRL检测，而不能进行RPR检测。正常情况下，脑脊液VDRL阴性，任何阳性结果均需做特异性抗螺旋体抗体检测。当NTA用于监测治疗反应时，在整个随访过程中，需采用同样的方法，如VDRL或RPR，最好在同一个实验室进行检测，以确保结果的可比性。

2）特异性抗螺旋体抗体（STA）试验。能证实现在或曾经的感染。如果NTA试验结果呈阳性，需进行STA试验。特异性抗螺旋体抗体和疾病活动性无关，也不能定量。可用于早期梅毒诊断和鉴别NTA试验的假阳性结果。然而其对评估治疗效果和再发感染的作用有限。一旦STA试验阳性，可持续终生。然而，STA对梅毒诊断的特异性也非100%，假阳性可见于患其他螺旋体病，如雅司病、品他病、细螺旋体病、鼠咬热、回归热和莱姆病。非特异性非螺旋体抗体检测可鉴别莱姆病和梅毒，莱姆病的VDRL实验阴性。特异性抗螺旋体抗体（STA）试验包括荧光螺旋体抗体吸收试验（FTA-ABS），梅毒螺旋体微量血凝试验（MHA-TP），梅毒螺旋体酶联免疫试验（TP-EIA），梅毒螺旋体颗粒凝集试验（TP-PA）。梅毒螺旋体特异性IgM免疫印迹试验用于诊断新生儿先天性梅毒敏感性高；但尚未投入市场。最近，一些临床实验室和血库因费用和人员的关系开始使用TP-EIA的方法进行样本的筛查，而不再应用NTA试验。然而，这种"反向筛查"的方法导致假阳性率增加，因此美国CDC在2011年的指南中已不再推荐使用这种方法。

3）直接检测梅毒螺旋体。对特定样本进行暗视野显微镜检测和直接荧光抗体染色，可以直接检测梅毒螺旋体和其抗原。亦可采用PCR的方法检测梅毒螺旋体DNA，但尚未投入市场。

4）腰椎穿刺。脑脊液标本血清学反应呈阳性（VDRL或FTA-ABS），暗视野显微镜检测到梅毒螺旋体，PCR法检测梅毒螺旋体DNA，单核细胞计数增高或蛋白升高，均有助于中枢神经系统感染的诊断。脑脊液检测首选VDRL试验，亦有专家建议FTA-ABS试验。与VDRL试验相比较，FTA-ABS试验的敏感性更高，但特异性差。脑脊液VDRL结果的解释需谨慎，因阴性结果不能除外神经梅毒。同样，脑脊液VDRL阳性，也可能是非梅毒螺旋体IgG抗体通过血脑屏障所致。PCR的方法检测到脑脊液标本中的梅毒螺旋体DNA更加有助于神经梅毒的诊断。

（2）影像学诊断。X线异常的病例占65%，表现为长骨的骨膜炎、骨炎和干骺端硬化。婴儿可表现为假性瘫痪和病理性骨折。

【治疗】　对感染性疾病的隔离预防，包括孕产妇和新生儿的预防措施，母乳喂养和探视问题详见附录F。

（1）对母亲在孕期进行梅毒筛查。美国CDC规定，所有孕妇在第一次产检时需进行梅毒血清学试验。2003年，美国的法律规定43个州和哥伦比亚特区的所有孕妇在孕早期或第一次产检时必须进行梅毒血清学筛查试验。对于先天性梅毒高发地区和人群，在妊娠28周和分娩时需复查梅毒血清学试验并询问孕妇有无性病史。对于妊娠20周以上分娩过死产胎儿的妇女需进行梅毒血清学检测。在妊娠期间接受治疗的孕妇，孕期定期监测梅毒血清学试验，评估治疗效果。NTA试验阳性，需进行STA试验（如TP-PA试验）进行确诊。对于资源缺乏的地区可采用免疫层析试纸条即时检测的方法进行梅毒筛查。

（2）对婴儿进行评估和治疗。所有新生儿在出院前必须获得至少一次母孕期的梅毒血清学结果，对于先天性梅毒高危社区和人群，尚需母亲分娩时的梅毒血清学结果。不能完全依赖脐血或婴儿血标本进行先天性梅毒的筛查，因为如母亲梅毒抗体滴度低或在孕晚期感染梅毒时，新生儿的血清梅毒抗体反应可呈阴性。梅毒血清学阳性母亲分娩的新生儿均需进行仔细的体格检查和定量NTA试验。NTA试验的方法要与母亲检测的方法一致，才能与母亲的抗体滴度进行比较。先天性梅毒诊断和治疗方案见图138-1。

1）对于确诊的先天性梅毒或高度疑似病例（指体格检查符合先天性梅毒病变，血清定量NTA滴度比母亲高4倍以上，或体液的暗视野或荧光抗体试验法检测梅毒螺旋体阳性），根据美国CDC的指南，使用水剂青霉素G治疗，$10 \sim 150\,000$ U/（kg·d），出生7天内静脉注射10万 U/（kg·d），q12h，之后150 000 U/（kg·d），q8h，疗程10天；或使用普鲁卡因青霉素G，每次50 000 U/kg肌内注射，qd，疗程10天。如果治疗中断 > 1天，需重新开始整个疗程的治疗。应用其他药物（如氨苄青霉素）治疗先天性梅毒的疗效尚不明确。即使在疾病早期因可疑败血症使用氨苄青霉素治疗，青霉素治疗的总疗程也需要10天。新生儿期对于青霉素过敏的概率极低，但即使需要采用青霉素脱敏治疗，也要使用青霉素治疗。

2）对于体格检查正常，且血清学抗体滴度小于母亲4倍的无症状感染新生儿。需根据母亲治疗情况进行不同的治疗方案。

A. 母亲治疗不明确。包括以下情况：母亲未治疗或治疗不完全，或缺少治疗相关资料；或母亲使用红霉素或其他非青霉素类药物治疗；或母亲在分娩前 < 4周接受治疗。其分娩的新生儿需进行仔细的评估，并按照确诊或高度疑似病例的治疗方案进行治疗。如能保证随访，亦可采用苄星青霉素G 50 000 U/kg单次肌内注射。

B. 母亲在孕期进行有效的治疗。指母亲在分娩前4周以上接受青霉素治疗，并无再感染或复发的证据。对新生儿无须评估，但推荐使用苄星青霉素G 50 000 U/kg单次肌内注射。

C. 母亲在怀孕前进行有效治疗，且NTA滴度在整个妊娠期和分娩时持续、稳定

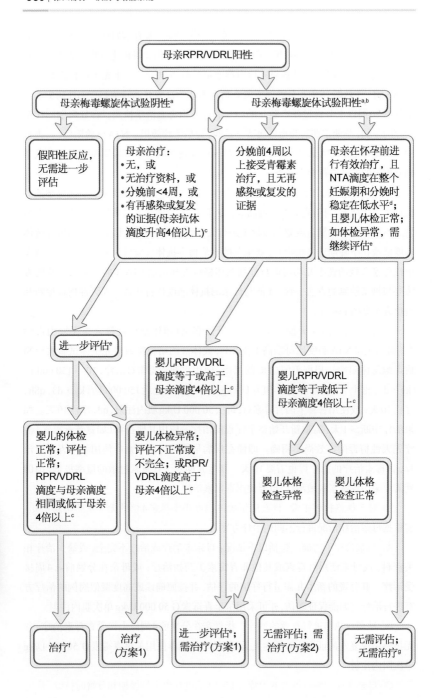

FTA-ABS，荧光螺旋体抗体吸收试验；MHA-TP，梅毒螺旋体微量血凝试验；RPR，快速血浆反应素试验；TP-EIA，梅毒螺旋体酶联免疫试验；TP-PA，梅毒螺旋体颗粒凝集试验；VDRL，性病实验室试验。

a TP-PA、FTA-ABS、TP-EIA或MHA-TP。

b HIV抗体检测试验。HIV感染的母亲所分娩的婴儿不需要不同的评估或治疗。

c 滴度呈4倍变化，等同于2个稀释倍数。例如，滴度1：64与1：16相比，等于4倍增高；而跌1：4与1：16相比，呈4倍减低。

d 经正规治疗，妇女血清VDRL的滴度持续≤1：2，或RPR的滴度≤1：4，并持续1年以上，称为血清固定。

e 全血细胞计数（CBC）和血小板计数；脑脊液检查包括细胞计数、蛋白质定量和定量VDRL试验；根据临床表现进行其他检查，包括胸片、长骨摄片、眼部检查、肝功能、神经影像、脑干听力诱发电位检查。

f 治疗（方案1或方案2），多数专家推荐采用方案1。如采用单剂苄星青霉素治疗，婴儿必须进行全面评估，其结果必须正常，且需确保患儿能够进行随访。如果任何评估结果异常，或评估不完全，或脑脊液结果无法解释，仍需采用10天青霉素治疗方案。

g 部分专家建议采用单剂苄星青霉素肌注的治疗方案（方案2），尤其是无法保证随访时。

治疗方案：

（1）水剂青霉素G，每次50 000 U/kg，静脉注射，q12h（出生7天内），q8h（出生1周后）；或普鲁卡因青霉素G，每次50 000 U/kg，肌内注射，qd，疗程10天。如果治疗中断＞24小时，需重新开始整个疗程的治疗。

（2）苄星青霉素50 000 U/kg，单次肌内注射。

图138-1 对梅毒血清学阳性母亲所生新生儿进行评估和治疗流程（经允许，引自American Academy of Pediatrics. Syphilis. In: Pickering LK, Baker CJ, Kimberlin DW, Long SS, eds. Red Book: 2012 Report of the Committee on Infectious Diseases. 29th ed. Elk Grove Village, IL: American Academy of Pediatrics; 2012: 695.）

◀---

的维持在低水平。其分娩的新生儿无须进行评估和治疗。

（3）隔离措施。怀疑或已经确诊的先天性梅毒患儿，对其引流物、分泌物、血和体液需注意隔离至开始治疗后24小时。

（4）随访。婴儿在3个月、6个月、12个月时应重复进行定量NTA试验。在足够的疗程后，大多数患儿试验结果呈阴性。如果滴度上升要检查原因，并重新开始治疗。

【预后】 如先天性感染发生于妊娠早期，常导致胎儿死亡。妊娠中、晚期感染常导致早产、低出生体重、新生儿死亡或分娩有症状的先天性梅毒新生儿。经过产道分娩感染梅毒，且早期治疗的新生儿通常预后良好。

·参·考·文·献·

[1] American Academy of Pediatrics. Syphilis. In: Pickering LK, Baker CJ, Kimberlin DW, Long SS, eds. *Red Book: 2012 Report of the Committee on Infectious Diseases.* 29th ed. Elk Grove Village, IL: American Academy of Pediatrics; 2012: 690-703.

[2] Caddy SC. Pregnancy and neonatal outcomes of women with reactive syphilis serology in Alberta, 2002 to 2006. *J Obstet Gynaecol Can.* 2011; 33: 453-459.

[3] Centers for Disease Control and Prevention; Workowski KA, Berman SM. Sexually transmitted diseases treatment guidelines, 2010. *MMWR Recomm Rep.* 2010; 59: 36 – 39.

[4] Centers for Disease Control and Prevention. Congenital syphilis: United States, 2003 – 2008. *MMWR Morb Mortal Wkly Rep.* 2010; 59: 413 – 417.

[5] Herremans T, Kortbeek L, Notermans DW. A review of diagnostic tests for congenital syphilis in newborns. *Eur J Clin Microbiol Infect Dis.* 2010; 29: 495 – 501.

[6] Kamb ML, Newman LM, Riley PL, et al. A road map for the global elimination of congenital syphilis. *Obstet Gynecol Int* (Epub head of print on July 14, 2010).

[7] Reyna-Figueroa J, Esparza-Aguilar M, Hernández-Hernández Ldel C, Fernández-Canton S, Richardson-Lopez Collada VL. Congenital syphilis, a reemergent disease in Mexico: its epidemiology during the last 2 decades. *Sex Transm Dis.* 2011; 38: 798 – 801.

[8] Tridapalli E, Capretti MG, Reggiani ML, et al. Congenital syphilis in Italy: a multicentre study. *Arch Dis Child Fetal Neonatal Ed.* 2012; 97: F211 – F213.

[9] Woods CR. Congenital syphilis-persisting pestilence. *Pediatr Infect Dis J.* 2009; 28: 536 – 537.

139 血小板减少及血小板功能障碍

Thrombocytopenia and Platelet Dysfunction

【定义】 血小板计数 < 150 000/μL 定义为血小板减少症，可分为轻度（100～149 000/μL）、中度（50～99 000/μL）和重度（< 50 000/μL）。1% 的正常新生儿可发生轻度的血小板减少。

【发病率】 血小板减少是患病新生儿中最常见的血液学异常，NICU 中发病率高达 35%。出生体重小于 1 000 g 的早产儿其发病率可高达 70%。

【病理生理学】

（1）正常的血小板。与年龄较大的儿童和成人相似，新生儿期血小板的寿命为 7～10 天，平均血小板计数 > 200 000/μL。

（2）血小板减少症的病因。参阅图 139 – 1。

1）引起婴儿血小板减少的母体疾病。

A. 慢性宫内缺氧。早产儿出生后 72 小时内，血小板减少症最常见的原因。多见于孕母存在胎盘功能不全如糖尿病和妊娠高血压。

B. 子痫前期。尤其是 HELLP 综合征（溶血、肝酶升高、血小板计数低）。出生时就可存在血小板减少症，常合并中性粒细胞减少，1 周后可自行恢复。

C. 药物。如肝素、奎宁、海德拉嗪、托布他胺和噻嗪类利尿剂。

D. 感染。TORCH（弓形体病、其他感染、风疹、巨细胞病毒、单纯疱疹病毒感染）和细菌或病毒感染。

E. 弥散性血管内凝血（DIC）。

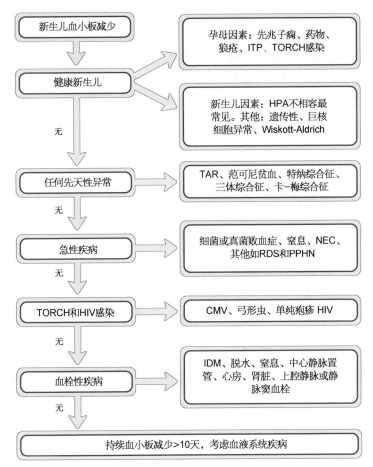

图 139-1 血小板减少症评估诊断流程图。CMV：巨细胞病毒；HIV：人免疫缺陷病毒；IDM：糖尿病母亲婴儿；ITP：特发性血小板减少性紫癜；NEC：坏死性小肠结肠炎；PPHN：新生儿持续肺动脉高压；RDS：呼吸窘迫综合征；TAR：血小板减少伴桡骨缺如；TORCH：弓形体、其他、风疹、巨细胞病毒、单纯疱疹病毒

F. 抗血小板抗体。

a. 针对母体和胎儿血小板的抗体（自身免疫性血小板减少症）。

– 特发性血小板减少性紫癜（ITP）。

– 药物引起的血小板减少症。

– 系统性红斑狼疮。

b. 针对胎儿血小板的抗体（同族免疫性血小板减少症）。

– 新生儿同种免疫血小板减少症是严重血小板减少症最常见的原因，多见于生后72小时以内的足月儿,是由于新生儿和HPA阴性的母亲之间人类血小板抗原(HPA)不相容所致。HPA-1a不相容多见于白种人,而HPA-4b不相容主要见于亚洲人。只有10%的HPA-1a阴性孕妇在接触HPA-1a后被致敏,因为这种免疫反应只发生于特定人群,即存在人类白细胞抗原(HLA),如HLA-B8、HLA-DR3和HLADR52a。HLA抗体虽然很常见,但不会引起严重的血小板减少症。

– 免疫性血小板减少也可见于部分溶血性疾病的患儿。

2)导致婴儿血小板减少的胎盘疾病(少见)。

A. 绒毛膜血管瘤。

B. 血管血栓。

C. 胎盘早剥。

3)引起血小板减少的新生儿疾病。

A. 血小板生成减少。

a. 孤立性血小板减少。

b. 血小板减少伴桡骨缺失综合征(TAR综合征)。中性粒细胞和红细胞计数正常,桡骨缺如拇指正常存在,通常为双侧。

c. Fanconi贫血。特点是全血细胞减少,存在拇指畸形(发育不良或缺如)。

d. 风疹综合征。

e. 先天性白血病。

f. 三体综合征:13三体综合征、18三体综合征、21三体综合征或特纳综合征。

g. 遗传代谢性疾病。如甲基丙二酸、丙二酸、异戊酸血症、非酮症高甘氨酸血症。

h. 先天性巨核细胞缺如血小板减少症。

B. 血小板破坏增加。

a. 许多"患病"新生儿发生血小板减少,很难归类于特定的病理状态。入住NICU的新生儿约20%存在血小板减少,其中20%的血小板计数<50 000/μL。在原发病(呼吸窘迫综合征、新生儿持续肺动脉高压)控制后,这类血小板减少通常改善。

b. 血小板减少相关的病理状态。

– 败血症。细菌和念珠菌。

– 先天性感染。TORCH感染,特别是巨细胞病毒(CMV)感染。新生儿感染人类免疫缺陷病毒(HIV)和肠道病毒也经常有血小板减少。

– 血栓性疾病。肾脏血栓、心脏血栓、血管血栓。

– DIC。

– 宫内生长受限。

– 出生窒息。

– 坏死性小肠结肠炎(NEC)或肠缺血。

- 巨大血管瘤。导致血小板破坏（卡-梅综合征）。

（3）血小板功能障碍。

1）药物引起的血小板功能障碍。

A. 母亲使用阿司匹林。

B. 吲哚美辛。

2）代谢紊乱。

A. 光疗引起的代谢异常。

B. 酸中毒。

C. 脂肪酸缺乏。

D. 母亲糖尿病。

3）遗传性血小板功能不全（Glanzmann病）。

【危险因素】　低出生体重儿、早产儿、小于胎龄儿、出生时缺氧（5分钟Apgar评分＜5分）、脐血管置管、辅助呼吸、高胆红素血症、光疗、呼吸窘迫综合征、脓毒症特别是念珠菌感染、胎粪吸入、NEC、孕母患有ITP、妊娠高血压综合征母亲分娩的早产儿。

【临床表现】

（1）症状和体征。仔细评估新生儿的一般情况非常重要。有疾病（如脓毒症）表现的新生儿血小板减少的病因不同，相关的检查和治疗也不同。而某些血小板减少的新生儿可能看起来是健康的，大多数为同种免疫学血小板减少。

1）广泛的皮肤黏膜出血点。常见，尤其是轻微创伤、受压或静脉压增加的情况下。血小板计数通常＜60 000/μL。注意：正常新生儿也可在头部和上胸部出现出血点，不复发，血小板计数正常，多与出生时一过性静脉压增加有关。

2）消化道出血、黏膜出血或自发性出血。血小板计数＜20 000/μL，多伴其他部位出血。

3）严重血小板减少可导致颅内出血。

4）大的瘀斑和肌肉出血更多是由凝血功能障碍导致，而非血小板问题。

（2）病史

1）可能有血小板减少的家族史或兄弟姐妹有颅内出血病史。

2）母亲服用药物可能是一个因素。

3）应注意感染史。

4）既往出血性疾病史，可导致出血复发。

（3）胎盘检查。应仔细检查胎盘以寻找绒毛膜血管瘤、血栓或胎盘早剥的证据。

（4）体格检查。

1）应注意瘀点和出血部位。

2）可能存在其他畸形。TAR综合征、风疹综合征、巨大血管瘤或三体综合征。

3）肝脾大。可由病毒或细菌感染或先天性白血病引起。

【诊断】

（1）实验室检查

1）所有的新生儿

A. 血小板计数。毛细血管血标本检查提示血小板减少，应进一步采集静脉血标本或血涂片检查证实。

B. 全血细胞计数（CBC）和分类。

C. 血型。

2）无先天性异常的健康新生儿

A. Coombs实验。

B. 孕妇血清和全血样本。快速进行HPV-1a（Pl^{A1}）表型分析，同时进行抗HPA异种抗体筛查。约10%的致敏母亲血中检测不到这些抗体。

C. 检测母亲、父亲和婴儿的HPA 1～5和15的基因分型。用于诊断和血小板供体配型。

D. TORCH评估和艾滋病毒快速检测。

E. 孕母血小板减少的检查。孕母血小板减少提示存在自身免疫性血小板减少症或遗传性血小板减少症（X连锁隐性或常染色体显性血小板减少）。

F. 原因不明和严重血小板减少，需要进行骨髓穿刺检查。由于新生儿骨髓穿刺较为困难，目前正在开发新的血液检查方法来评估血小板生成。部分检查方法较为有希望用于临床如血清血小板生成素（TPO）浓度、巨核细胞祖细胞、网状血小板百分比（RP%）、糖钙蛋白浓度等。未成熟血小板分数测定（IPF）类似于RP%，已经在一些医疗机构中使用。骨髓穿刺检查仍有选择性应用于部分患者，观察骨髓细胞或巨核细胞形态。

3）存在先天性异常的健康新生儿。

A. 染色体检查。三体综合征或特纳综合征。

B. DEB/MMC（二氧丁烷/丝裂霉素C）压力试验。使外周血淋巴细胞DNA断裂，可诊断范科尼贫血。

4）具有疾病表现的新生儿。

A. 白细胞计数、血清C反应蛋白、细菌和真菌培养。

B. 凝血功能检查。凝血酶原时间，活化部分凝血酶原时间、纤维蛋白原和D-二聚体水平。

C. TORCH抗体滴度。尿CMV检查。如果有指征应进行其他病毒如柯萨奇、埃可病毒等检查。

【管理】

（1）孕母自身免疫性血小板减少症的产科处理

1）同族免疫性血小板减少症胎儿在子宫内发生出血的风险为10%，孕母自身免疫性血小板减少症较为少见。

2）治疗的目的是预防阴道分娩期间发生新生儿颅内出血。

3）如果母体血浆存在抗体或胎儿头皮血标本血小板计数＜50 000/μL，新生儿发生严重血小板减少和颅内出血的风险增加。

4）可能需要剖宫产。

（2）母体同种免疫性血小板减少症的治疗

1）前次妊娠受到同种免疫性血小板减少症的影响，随后的妊娠发生同种免疫性血小板减少症的比例主要取决于父亲的基因型。如果父亲是杂合子（HPA-1a/HPA-1b），风险为50%；如果父亲是纯合子（HPA-1a/HPA-1a），风险接近100%。既往兄弟姐妹中发生过颅内出血可预测下一胎儿发生严重血小板减少症的风险较高。已有报道在随后的妊娠期间，妊娠晚期给予皮质类固醇激素和静脉注射免疫球蛋白（IVIG），结合超声引导下经脐静脉胎儿血小板输注，可预防胎儿发生严重血小板减少。

2）应避免阴道助产、应用胎儿头皮电极和经胎儿头皮留取血液标本。胎儿血小板计数＞50 000/μL，胎位正常，可经阴道分娩，否则建议剖宫产。

（3）血小板减少症患儿的治疗

1）治疗基础疾病如败血症。如果药物是导致血小板减少的原因，停用该药。

2）输注血小板。

A. 如果发生活动性出血，不管血小板减少的严重度，均应输注血小板。如果没有活动性出血，血小板计数＜20 000/μL，需要输注血小板。生后一周内，或者患病的早产儿，发生颅内出血的风险较高，如果血小板计数＜50 000/μL，给予血小板输注，使用去除白细胞的、经过照射的、随机供体的血小板，按10～20 mL/kg输注浓缩血小板。血型应与婴儿ABO血型和Rh血型相容。使血小板计数达到＞100 000/μL。输注1小时后复查血小板计数。输注血小板后血小板未上升或维持到上述数量提示血小板破坏增加。患有同族免疫性血小板减少症的婴儿，应输注洗涤或照射的母亲的血小板或来自HPA相匹配的供体血小板（一般为HPA-1a阴性血小板）。如果不能获得上述血小板，输注随机供体的血小板联合IVIG也可使血小板暂时上升。

B. 应注意与血小板输注有关的不良反应。如细菌感染风险增高、加重炎症损伤。此外血小板减少的NICU患儿，随着血小板输注次数和量的增加，死亡率显著升高。

3）丙种球蛋白。用于免疫性血小板减少，400 mg/（kg·d）连续使用3～5天，或单次使用1 000 mg/kg，连续2天。

4）泼尼松。用于免疫性血小板减少，2 mg/(kg·d)可能有效。

【预后】 与血小板减少症的病因有关。

·参·考·文·献·

[1] Baer VL, Lambert DK, Henry E, Snow GL, Sola-Visner MC, Christensen RD. Do platelet transfusions in the NICU adversely affect survival? *J Perinatol.* 2007; 27: 790–796.

[2] Chakravorty S, Murray N, Roberts I. Neonatal thrombocytopenia. *Early Hum Dev.* 2005; 81: 35.

[3] Roberts I, Stanworth S, Murray NA. Thrombocytopenia in the neonate. *Blood Rev.* 2008; 22(4): 173–186.

[4] Sola-Visner M, Sallmon H, Brown R. New insights into the mechanisms of nonimmune thrombocytopenia in neonates. *Semin Perinatol.* 2009; 33(1): 43–51.

[5] Sola-Visner M, Saxonhouse MA, Brown RE. Neonatal thrombocytopenia: what we do and we don't know. *Early Hum Dev.* 2008; 84: 499–506.

[6] van den Akker E, Oepkes D, Brand A, Kanhai HH. Vaginal delivery for fetuses at risk of alloimmune thrombocytopenia? *BJOG.* 2006; 113(7): 781–783.

140 甲状腺疾病
Thyroid Disorders

新生儿甲状腺功能异常的诊断具有难度。早期症状和体征不典型，易误诊。深入了解甲状腺生理功能及其评估方法，高度警惕新生儿甲状腺功能异常有助于早期诊断和治疗。

概 论

【胎儿和新生儿甲状腺功能】

（1）胚胎期甲状腺发育。始于妊娠第3周；孕4～6周时胎儿可合成甲状腺球蛋白；孕6～8周时胎儿可合成促甲状腺释放激素（TRH）；孕8～10周至12周时胎儿可摄取碘，此时，可检测到胎儿分泌甲状腺素（T_4）、三碘甲状腺原氨酸（T_3）和促甲状腺激素（TSH）。中期妊娠前胎儿甲状腺活性较低，随后缓慢增加，直至足月。

（2）甲状腺素在出生后即刻发生快速和显著的变化。

1）生后几分钟内TSH快速分泌。由于脐带结扎以及分娩应激，生后30～90分钟时TSH达到峰值，为60～80 mU/L。生后第一周末，TSH降至< 10 mU/L。

2）受TSH快速升高的刺激，T_4、游离T_4（FT_4）和T_3迅速增加，生后24小时达到峰值。生后1～2周内缓慢下降至婴儿水平。

3）早产儿的甲状腺功能。早产儿TSH、T₄和T₃的变化与足月儿类似，但绝对数值与胎龄和出生体重有关，较足月儿低。TSH水平在生后3～5天恢复到正常。

【甲状腺素的生理作用】 甲状腺素主要影响生长和神经发育，对氧耗量、产热和代谢率也有影响。母体T₄对胎儿中枢神经系统的正常发育成熟至关重要。

【甲状腺素合成的生化步骤】 甲状腺素的合成包括碘的转运、甲状腺球蛋白合成、碘化物合成、单碘酪氨酸和二碘酪氨酸耦联、甲状腺球蛋白内吞、蛋白质水解和脱碘。

【甲状腺功能评估】 检测甲状腺功能可评估甲状腺活性，明确甲状腺功能障碍的原因。

（1）T_4是评估甲状腺功能的重要指标。超过99%的T_4与甲状腺素结合球蛋白结合。因此，该蛋白质水平的变化可影响T_4水平。足月新生儿T_4血清水平为6.4～23.2 μg/dL。

（2）游离T_4反映了组织中可以利用的甲状腺素。血清水平受胎龄影响较大：足月新生儿为2.0～5.3 ng/dL，胎龄25～30周早产儿为0.6～3.3 ng/dL。

（3）TSH是评估甲状腺疾病较好的指标，特别是原发性甲状腺功能亢进症。胎龄25～42周的婴儿，血清水平为2.5～18.0 mU/L。

（4）T_3主要用于甲状腺功能亢进的诊断和治疗。胎儿和脐带血样本中血清T_3水平非常低（20～75 ng/dL）。出生后不久，其水平超过100 ng/dL，可达400 ng/dL。甲状腺功能亢进时T_3可超过400 ng/dL。患病的早产儿T_3值很低（位于甲状腺功能减退范围），可能提示正常甲状腺功能的病态综合征，也称非甲状腺疾病综合征。

（5）甲状腺结合球蛋白（TBG）可以通过放射免疫分析法直接检测。

（6）促甲状腺激素释放激素（TRH）刺激试验可以评估垂体和甲状腺反应性，用于区分继发性和三发性甲状腺功能减退症（下丘脑病变）。

（7）甲状腺影像

1）甲状腺核素显像：用 ¹²³I（首选同位素）进行甲状腺扫描，以识别功能性甲状腺组织。

2）彩色多普勒超声：最近的研究提示，彩色多普勒超声检查诊断异位甲状腺组织的敏感性较高。

先天性甲状腺功能减退症

【定义】 先天性甲状腺功能减退症（congenital hypothyroidism, CH）是指出生时甲状腺功能显著低下或缺失。出生后两周内如果不能诊断出CH并进行治疗，可导致智力落后。

【发病率】　新生儿发病率为$1/(3\,000\sim4\,000)$。散发病例占确诊病例的85%，遗传因素占15%。西班牙裔人群中CH的发病率较高，黑种人中发病率较低。女性与男性的发病率为2∶1，唐氏综合征患儿发生CH的风险较高。CH的发生率是苯丙酮尿症的$4\sim5$倍。

【病理生理】

（1）原发性甲状腺功能减退症。

1）发育缺陷：如异位甲状腺（最常见）、甲状腺发育不良或缺如。

2）先天性甲状腺激素合成缺陷：包括全部或部分碘有机化缺陷。

3）母亲暴露：母亲孕期暴露于放射性碘、丙基硫脲嘧啶或甲咪唑。

4）碘缺乏（地方性克汀病）。

（2）继发性甲状腺功能减退症。TSH缺乏。

（3）三发性甲状腺功能减退症。TRH缺乏。

（4）垂体后叶功能减退造成甲状腺功能减退。多合并其他激素异常。

【危险因素】　遗传或家族史，出生缺陷，女性，孕周＞40周。

【临床表现】　出生时多无症状，出生后1周可有不典型症状和体征。即使患儿新生儿疾病筛查正常，如果临床有任何怀疑，也需要检查血清甲状腺激素和TSH水平。新生儿疾病筛查正常的婴儿也可能存在甲状腺功能减退症。

（1）早期临床症状。出生时的症状包括过期产、大于胎龄儿、前囟大、呼吸窘迫综合征。出生后两周内的临床表现包括肌张力低下、脐疝、反应低下、便秘、低体温、黄疸消退延迟和喂养困难。

（2）晚期临床症状：生后6周可出现典型的临床症状，包括眼睑水肿、毛发粗、舌大、黏液水肿、声音嘶哑。新生儿疾病筛查时发现的边缘性甲状腺功能减退症，患儿后期可发生显著的听力障碍及伴发的言语延迟。

【诊断】

（1）筛查。新生儿早期筛查先天性甲状腺功能减退症临床意义重大且性价比高。

1）方法。筛查策略包括初筛TSH、T_4备用（可能遗漏TBG缺乏，下丘脑-垂体甲状腺功能减退，甲状腺素缺乏伴TSH延迟升高）。如果初筛为T_4，TSH备用（可能遗漏初始T_4正常，TSH延迟升高），初筛包括T_4和TSH（理想的筛查方法）。在荷兰，对T_4降低但TSH正常的婴儿检查T_4/TBG，使用TRH刺激试验检测中枢性先天性甲状腺功能减退症。

2）时间。理想的筛查时间是出生后48小时到4天。出生后48小时内出院的婴儿应在出院前进行筛查，但TSH升高的假阳性率升高。出生后$2\sim6$周复筛，可诊断约10%的患儿。

3）美国儿科学会（AAP）推荐筛查方案

A. 医院出生的足月儿。出生后 2～4 天或在出院前采用滤纸片进行新生儿疾病筛查。

B. 新生儿重症监护病房/早产儿/家庭出生的新生儿。出生后 7 天内进行新生儿疾病筛查。

C. 母亲服用甲状腺药物/CH 的家族史。筛查脐带血。

4）结果。血斑采样的质量决定了新生儿筛查结果的准确性。T_4 降低伴 TSH ＞40 mU/L 诊断 CH。2～12 周时 TSH 正常值上限为 9.1 mU/L。美国儿科学会、美国甲状腺协会和罗森·威尔金斯儿科内分泌学会于 2006 年 6 月发布并于 2011 年 12 月重申新生儿疾病筛查和甲状腺功能减退症的治疗,提供了更有价值的流程图。

A. T_4 低伴 TSH＞40 mU/L。即刻检查血清 T_4、FT_4 和 TSH。如果 T_4 低伴 TSH 升高,开始治疗。参照进一步的管理策略。

B. T_4 低,TSH 轻度升高但＜40 mU/L。即刻复筛,检查血清 T_4、FT_4 和 TSH 水平。

a. T_4 低和 TSH 升高。开始治疗,参照进一步的管理策略。

b. T_4 和 TSH 正常。暂时的甲状腺功能减低,少见,可继发于产前/产后碘暴露,宫内接触母体抗甲状腺药物,母体存在促甲状腺素受体抗体（TRAb）、TSH-R 突变、地方性碘缺乏症或甲状腺氧化酶 2 缺乏症杂合子。不需要治疗。

C. T_4 低,TSH 正常。 检测血清 T_4、FT_4 和 TSH 水平。排除暂时性甲状腺功能减低、TBG 缺乏和中枢性甲状腺功能减低。

a. 中枢性甲状腺功能减低。开始治疗,参照进一步的管理策略。

b. 仅有 T_4 异常。每月检查。

D. T_4 正常,TSH 升高。可以是暂时的、永久性的轻度先天性甲状腺功能减低。也可见于 TH 抵抗、下丘脑/垂体轴成熟延迟或唐氏综合征。

a. 2～4 周后复查 TSH 水平。

－TSH 正常。不需要治疗。

－TSH 持续升高（＞10mU/L）。开始治疗。3 岁时停止治疗,30 天后复查 FT_4 和 TSH 水平。参照进一步的管理策略。

E. TSH 持续升高（1 月龄时 6～10 mU/L）。2 周后检查血清 TSH、T_4 和游离 FT_4 的水平。

a. TSH 正常。不需要治疗。

b. TSH 持续升高（＞10 mU/L）。开始治疗。3 岁时停止治疗,30 天后复查血清 FT_4 和 TSH 水平。参照进一步的管理策略。

F. T_4 水平减低（＜3 μg/dL）,TSH 延迟升高。可见于患病新生儿、早产低出生体重或极低出生体重儿。生后 2 周检测血清 T_4、FT_4、TSH。

a. 持续的 T_4 降低和 TSH 升高。开始治疗,参照进一步的管理策略。

5）动态监测甲状腺功能。无论出生体重如何，长期重症监护的患病新生儿，采集血清样本动态监测甲状腺功能，有助于发现TSH延迟升高。

（2）诊断性检查

1）血清。测定 T_4 和TSH。如果怀疑TBG异常，需要检测 FT_4 和TBG的水平。

2）超声。可以区分正常或稍增大的腺体和甲状腺结构异常。

3）放射性碘或锝甲状腺扫描（闪烁）。仍然是明确先天性甲状腺功能减退症病因最准确的诊断方法。

【治疗】

（1）会诊。建议请儿童内分泌科医生会诊。

（2）治疗目标。治疗的目的是保证正常生长发育。TSH水平正常， T_4 或 FT_4 维持在参考范围的高限。

（3）治疗。使用左甲状腺素（$L-T_4$）进行治疗。口服平均起始剂量为 $10 \sim 15 \, \mu g/(kg \cdot d)$。根据潜在的原因和严重程度进行个体化剂量调整，可使TSH和 T_4 值更快恢复正常。常用制剂为左甲状腺素片，可粉碎后溶解于母乳、配方奶或水中。应注意避免与大豆、纤维或铁同时服用。在欧洲有液体制剂，5 μg/滴。治疗目的是维持 T_4 水平在正常高限（$10 \sim 16 \, \mu g/dL$）、FT_4（$1.4 \sim 2.3 \, ng/dL$），维持血清TSH在正常范围的低限（$0.5 \sim 2 \, mU/L$）。

（4）随访。出生后的前3年，每隔几个月进行一次评估。主要包括临床检查，尤其是生长发育的评估。患有CH的婴儿有发生其他先天性畸形的风险。最常见的心血管异常包括肺动脉狭窄、房间隔缺损和室间隔缺损。婴儿需要定期进行随访检查，包括甲状腺功能的实验室检查，临床评估生长和发育，以确保最佳的 T_4 剂量和治疗方案的依从性。血清 T_4 及 TSH 检测如下：

1）开始治疗后。第2周和第4周。

2）前6个月。每 $1 \sim 2$ 个月随访一次。

3）6个月到3岁。每 $3 \sim 4$ 个月随访一次。

4）3岁以后。每 $6 \sim 12$ 个月随访一次，直到生长完成。

5）需要增加随访次数。药物剂量改变，实验室数值异常，依从性较差。

6）加强随访。在青春发育期应加强随访，预防可能发生的心功能不全。

【评估CH是否持续存在】

（1）如果存在异位甲状腺或者甲状腺缺如，先天性甲状腺减退会持续存在。

（2）如果最初 TSH < 50 mU/L，新生儿期后TSH没有升高，在患儿3岁时，可以考虑停止治疗。

（3）如果TSH在治疗停止后仍有上升，应考虑甲状腺功能减低持续存在。

【预后】　先天性甲状腺功能减低可对生长、智力、心血管功能和生活质量产生远期不良影响。初次诊断时甲状腺功能障碍越严重,远期智商越低。出生后2周内早期开始治疗,使用L-T₄(左甲状腺素),剂量为 $10 \sim 15 \, \mu g/kg$,随后持续随访管理到青春期,有助于减轻远期不良影响,促进患儿的最佳的生长。

新生儿甲状腺功能亢进症

【定义】 新生儿甲状腺功能亢进症定义为新生儿甲状腺素增高导致的机体高代谢状态。

【发病率】 较少见,每70例妊娠期甲状腺功能亢进症(自身免疫性疾病),仅有一例发生新生儿甲状腺功能亢进症。妊娠期母体甲状腺功能亢进的发生率为 $(1 \sim 2)/1\,000$ 。

【病理生理】

(1)母亲通常患有Graves病或桥本甲状腺炎,产生甲状腺刺激免疫球蛋白,通过胎盘进入患儿体内。

(2)先天性非自身免疫性甲状腺功能亢进可能是TSH受体或兴奋性G蛋白激活突变所致,也见于McCune-Albright综合征患儿。

【高危因素】 母亲合并急性或非急性Graves病或桥本甲状腺炎。

【临床表现】 妊娠晚期胎儿心动过速可为首发症状。婴儿通常在出生后数小时或10天内出现明显症状。如果母体同时存在抑制和刺激抗体,也可延迟到出生后45天才发病。甲状腺功能亢进症临床表现包括易激惹、心动过速、高血压、面部潮红、震颤、体重不增加、血小板减少、肝大和心律失常。通常存在甲状腺肿大,可导致气管受压。眼部症状表现为眼睑挛缩和眼球突出,也可发生颅缝早闭。

【诊断】

(1)病史和体格检查。母亲既往有甲状腺功能亢进病史,以及妊娠晚期母体存在甲状腺刺激抗体,这些因素与新生儿发生甲状腺功能亢进症密切相关。出生时婴儿甲状腺功能可能正常,甚至实验室检查提示为甲状腺功能减退,但除存在上面提到的甲状腺功能亢进的临床表现外,甲状腺肿大可能是唯一的异常体检发现。

(2)实验室检查。 T_4 , FT_4 和 T_3 升高,TSH水平降低可明确诊断。

【治疗】 通常为自限性,是否治疗取决于症状的严重程度,最严重的类型可危及生命事件。应注意避免药物过量导致的甲状腺功能减退。

(1)轻度。密切观察,无须治疗。

(2)中度。服用下述一种抗甲状腺药物。

1)复方碘溶液(Lugol液):抑制甲状腺素释放和减少血管形成(8.3mg/滴),每8小时1滴。

2）丙基硫氧嘧啶（PTU）。抑制碘的有机化，阻断外周T_4至转化为活性T_3。剂量为$5 \sim 10$ mg/(kg·d)，分3次服用。

3）甲巯咪唑。作用与PTU相同。剂量为$0.5 \sim 1$ mg/(kg·d)，分3次服用，总剂量不超过40 mg/d。

（3）重度。除了使用上述药物外，可选择下述药物。

1）泼尼松。抑制甲状腺素分泌，抑制T_4向T_3转化，剂量为2 mg/(kg·d)。

2）普萘洛尔。控制心动过速，剂量为$1 \sim 2$ mg/(kg·d)，分$2 \sim 4$次给药。洋地黄（防止心血管系统失代偿）。

3）静脉注射免疫球蛋白。用于难治性新生儿甲状腺功能亢进症的治疗。

（4）非自身免疫性甲状腺功能亢进。甲状腺消融或甲状腺次全切除术。

【预后】　通常为自限性，多在$2 \sim 4$个月内自行缓解。如果没有得到及时的诊断和治疗，患儿的病死率达15%。远期并发症包括多动症、智力障碍、骨龄提前和颅缝早闭。

新生儿暂时性甲状腺功能障碍

【正常甲状腺功能病态综合征】

（1）定义。严重的非甲状腺疾病相关的甲状腺功能暂时性改变。

（2）发病率。早产儿并发症发病率高，因此该综合征多见于早产儿。早产儿呼吸窘迫综合征常合并正常甲状腺功能病态综合征。

（3）诊断。T_3低，T_4低或正常，TSH水平正常。甲状腺功能正常（TSH正常）。

（4）治疗。治疗未显示有益处。患儿其他系统疾病改善后，甲状腺功能恢复正常。但是高危早产儿需要密切随访，监测FT_4和TSH水平，如果进行性TSH增高和FT_4减低，需要给予治疗。如患儿非甲状腺疾病持续存在，且TSH升高超过1个月或更长时间，则需要治疗。

【早产儿暂时性甲状腺功能减低】

（1）定义。甲状腺素水平降低但TSH正常。甲状腺素水平降低程度低于先天性甲状腺功能减退症。

（2）发病率。所有的早产儿都有一定程度的甲状腺功能减低（>50%的早产儿T_4水平<6.5 μg/dL）。

（3）病理生理。与早产儿下丘脑-垂体轴发育不成熟有关，不能代偿出生后母体甲状腺素供给中断。

（4）诊断。早产儿（胎龄小于$30 \sim 32$周）合并暂时性甲状腺素功能减低表现为T_4和FT_4水平降低，TSH水平正常或降低。

（5）治疗。未证实治疗可改善患儿神经预后和降低伤残率。只有在T_4降低伴TSH增高时给予治疗。

·参·考·文·献·

[1] American Academy of Pediatrics, Rose SR; Section on Endocrinology and Committee on Genetics, American Thyroid Association, et al. Update of newborn screening and therapy for congenital hypothyroidism. *Pediatrics.* 2006; 117: 2290–2303. (Reaffirmed December 2011)

[2] Bollepalli S, Rose SR. Disorders of the thyroid gland. In: Gleason CA, Devaskar SU, eds. *Avery's Diseases of the Newborn.* 9th ed. Philadelphia, PA: Elsevier Saunders; 2012: 1307–1319.

[3] Djemli A, Van Vliet G, Delvin EE. Congenital hypothyroidism: from paracelsus to molecular diagnosis. *Clin Biochem.* 2006; 39: 511–518.

[4] Fisher DA. Thyroid function and dysfunction in premature infants. *Pediatr Endocrinol Rev.* 2007; 4: 317–328.

[5] Olney RS, Grosse SD, Vogt RF Jr. Prevalence of congenital hypothyroidism: current trends and future directions. *Pediatrics.* 2010; 125: S31–S36.

[6] Rose SR. Thyroid disorders. In: Martin RJ, Fanaroff AA, Walsh MC, eds. *Fanaroff and Martin's Neonatal-Perinatal Medicine.* 9th ed. St. Louis, MO: Mosby; 2011: 1556–1583.

141 TORCH感染
TORCH Infection

TORCH是缩写，代表一组慢性非细菌性围生期感染。TORCH分别是弓形体感染、其他感染、风疹病毒感染、巨细胞病毒（CMV）感染和单纯疱疹病毒（HSV）感染的首字母。"其他"感染包括梅毒螺旋体、乙型肝炎病毒、柯萨奇病毒、EB病毒、水痘-带状疱疹病毒（VZV）、肠道病毒、人类免疫缺陷病毒（HIV）、结核杆菌和人类细小病毒B19感染。虽然新生儿疱疹病毒感染与这类慢性宫内感染的方式并不相同，但是习惯上仍将它归为TORCH感染。TORCH感染具有相似临床表现及实验室检查结果，如小于胎龄、肝脾大、皮疹、中枢神经系统异常、早期黄疸和血小板减少等，因此使用这个概念具有一定的实用性。然而，由于导致"其他感染"的病原体不断增多且表现多样，继续使用"TORCH抗体滴度"对具有先天性感染症状的新生儿不加区别进行筛查，其有效性受到了质疑。况且，有些血清学检测可同时产生假阳性和假阴性结果。另一种方法是对疑似先天性感染的婴儿进行针对临床表现的特异性病原体检测（表141-1和每个病原体的单独章节）。高度怀疑先天性感染和对最常见的先天性感染的显著特征的认识有助于早期诊断和治疗。临床医生已开始不再使用首字母缩略词TORCH；因此，每一章都被单独列出。先天性弓形体感染参考第142章，先天性风疹病毒感染参考第128章，先天性巨细胞病毒感染参考第90章，先天性单纯疱疹病毒感染参考第96章，其他病原体感染见相关章节。所有感染性疾病的隔离预防措施见附录F,包括孕产妇和新生儿预防措施、母乳喂养和探视问题。

表141-1 新生儿先天性感染病原体特异性征象

弓形体	(广泛性)颅内钙化、脑积水、脉络膜视网膜炎
梅毒	鼻塞、斑丘疹(手掌和足底)、骨骼损害(骨软骨炎和骨膜炎)
风疹	蓝莓松饼样皮肤病变、眼部病变(白内障、先天性青光眼、色素性视网膜病变)、先天性心脏病(动脉导管未闭最常见)、透亮度异常性骨病
巨细胞病毒	脑室周围颅内钙化、小头畸形
单纯疱疹病毒	皮肤黏膜水疱疹或瘢痕、结膜炎或角结膜炎、肝氨基转移酶增高

142

弓形体病
Toxoplasmosis

【定义】 弓形体是一种细胞内寄生性原虫,可导致宫内感染。

【发病率】 先天性感染的发生率为活产婴儿的$(1\sim10)/10\ 000$。据估计,在美国每年有$400\sim4\ 000$例先天性弓形体病例。血清学结果显示全世界范围内弓形体感染率很高(美国血清学阳性率30%,欧洲地区的血清学阳性率为$50\%\sim80\%$)。

【病理生理学】 弓形体是一种存在于自然界中的球虫,终宿主是猫科动物。以三种形式存在:卵囊、速殖子及组织包囊(慢殖子)。猫通过食用鼠或未煮熟的肉感染弓形体,在猫的肠道进行有性繁殖,在感染后的$7\sim14$天从粪便排泄卵囊。每天排泄几百万个卵囊,持续2周。卵囊通过粪便排出肠道后,经过$24\sim48$小时的成熟期(孢子化)后即有传染性。中间宿主如羊、牛和猪的脏器和骨骼肌中可形成组织包囊。组织包囊可在中间宿主中终生存活。孕妇可通过食用含有包囊的生肉或未煮熟的肉,或意外食用被土壤中的出孢卵囊污染的食物而感染弓形体。卵囊(和组织包囊)经消化道吞入后,释放出孢子并穿过胃肠道黏膜进入血液循环成为速殖子,表现为卵性单细胞生物特征性急性感染。速殖子通过血流和淋巴途径向全身播散。通过胎盘的垂直传播就发生在这个阶段。在免疫力正常的宿主,速殖子以组织包囊的形式被分隔,成为慢殖子。慢殖子的形成提示感染进入慢性阶段,可在宿主的脑、肝脏和骨骼肌中终生存在。有报道,通过食用污染的城市用水、输血、器官移植、实验意外感染弓形体。

在成人中急性感染常**无临床症状**(占90%病例),即使出现症状亦为非特异性表现:如单核细胞增多症样疾病伴发热、无痛性淋巴结病、疲倦、不适、肌痛、皮疹和脾大。绝大多数先天性宫内感染是由母体妊娠期原发感染所致,但免疫抑制的孕妇可由弓形体感染复发而导致胎儿感染。在美国,84%的育龄妇女弓形体血清学抗体阴性,因此在妊娠期为弓形体的易感人群。胎盘感染可发生并持续于整个孕程,感染可传或不传至胎儿。妊娠期越晚所获得的感染越容易造成胎儿感染(**孕期开始的3个月17%传至胎儿,次3个月25%,后3个月65%**)。胎儿在妊娠早期感染可造成严重的后果如流产、死胎或严重畸形,而后期感染则趋于无临床表现。胎儿或新生儿感染弓形体通常有2种表现:中枢神经系统或眼部的局部感染,或中枢神经系统及眼部感染同时伴有全身性感染。有70%~90%宫内感染的婴儿出生时无症状,但在数月或几年后大部分可逐步出现视觉损害、学习障碍或智力发育落后等。

【危险因素】 流行病学研究显示,孕期感染弓形体的危险因素包括食用或接触生的或未煮熟的肉、清理猫舍、食用未洗净的生的蔬菜或水果、接触土壤、去美国、欧洲、加拿大以外的地区旅游。有趣的是,养猫并未发现有增加感染弓形体病的风险(除非猫的数量≥3只)。有一项研究发现生食牡蛎、蛤蜊或蚌类是感染弓形体的新的危险因素。早产儿比足月儿先天性弓形体感染的发生率更高(25%~50%)。

【临床表现】 先天性弓形体感染可表现为亚临床型感染(仅通过筛查发现)或表现为新生儿期起病、出生后几个月发病或出现后遗症、复发感染或者隐性感染等。大多数表现为亚临床型感染。

(1)产前发现。妊娠早期胎儿感染弓形体可通过胎儿超声检查发现病变。包括颅内高回声病灶或钙化灶和脑室扩张。其他病变包括贫血、胎儿水肿和腹水。

(2)亚临床型新生儿期感染。70%~90%的新生儿表现为亚临床型感染,即通过常规的体格检查无异常发现。常常通过母亲产前检查或新生儿筛查诊断。如进行特异性更强的检查,如脑脊液检查、中枢神经系统影像学检查、视网膜眼底检查等,多达40%的病例可发现黄斑视网膜瘢痕、局灶性颅内钙化、脑脊液蛋白和单核细胞计数增加等异常。

对同时感染HIV和弓形体的孕妇所生新生儿需筛查先天性弓形体感染。母亲慢性弓形体感染在孕期复发,可增加新生儿发生宫内再感染的风险。

(3)新生儿期起病的临床表现。典型的临床表现包括全身性感染、中枢神经系统或眼部病变。后遗症主要与中枢神经系统或眼部疾病有关。阻塞性脑积水、脉络膜视网膜炎及弥漫性颅内钙化是弓形体感染的典型三联征,占所有病例的比例小于10%。显著的症状和体征包括脉络膜视网膜炎、脑脊液异常(蛋白质含量高)、贫血、惊厥、颅内钙化、高直接胆红素血症、发热、肝脾大、淋巴结病、脑积水、嗜酸性粒细胞增多症、出血倾向、低体温、皮疹和肺炎。其中一部分症状可在出生后最初几个月出现。

（4）晚期表现。先天性弓形体感染的婴儿，尤其是未接受抗寄生虫治疗的婴儿，可在晚期出现临床表现。脉络膜视网膜炎最常见。未接受治疗的婴儿中，90%会出现脉络膜视网膜炎，甚至可晚至成人期出现。治疗后的病例也可出现反复发作的脉络膜视网膜炎。眼部的其他病变包括小眼球、斜视、白内障、青光眼和眼球震颤。这些病变可导致视力损伤和视网膜脱离。其他的晚发性的中枢神经系统病变包括小头畸形、惊厥、运动和小脑功能不全、精神发育落后和感觉神经性听力损失。而且，弓形体感染还会导致其他的全身性疾病包括先天性肾病、各种内分泌病变（继发于下丘脑或垂体病变）和心肌炎。

【诊断】　如母亲在孕期患原发性弓形体感染，或母亲患免疫缺陷病，或出现先天性弓形体感染的临床表现，或弓形体血清学检测阳性（弓形体IgM）的新生儿需警惕先天性弓形体感染。对疑似先天性弓形体感染的新生儿需进行详细的检查，包括眼科检查、中枢神经系统（CNS）影像学检查、脑脊液检查及详细的实验室评估。

（1）实验室检查。母亲在孕期诊断弓形体感染主要靠血清学检测。PCR方法对体液（如羊水）进行弓形体的检测可诊断孕期的弓形体感染。不能根据是否具备临床表现或流行病学接触史判断是否进行实验室检查。先天性弓形体感染的诊断较大程度上依靠临床表现和血清学检查。然而，绝大多数先天性弓形体感染新生儿无临床症状，除非进行筛查，很容易漏诊。许多医院或商业实验室经常出现对实验结果的解释错误或结果不准确，因而对诊断造成困难。采用间接免疫荧光法测定IgG和IgM抗体以及利用酶联免疫法（ELISA）定量测定特异性抗体IgM尤为如此。1977年，FDA曾就血清IgM水平的错误解释提出了警告，要求对所有疑似病例的确诊需经过有关权威实验室的核定（如美国的帕洛阿尔托医学基地的弓形体血清学实验室），（PAMF-TSL；http://www.pamf.org/serology）。

1）从体液或组织中直接分离病原体。需用血液、体液或胎盘组织标本接种小鼠或体外培养，目前未能广泛应用。如果胎盘组织中分离出弓形体则提示胎儿极有可能受到感染。

2）血清学检查。可检测弓形体特异性IgG和IgM抗体。IgG抗体在感染后1～2个月达高峰，并可终生存在。IgM抗体在感染后1～2周出现阳性反应，可持续数月到数年，尤其在用高敏感性的实验方法检测时。弓形体特异性IgG和IgM抗体均阴性时，提示患者未被感染。IgG阳性而IgM抗体阴性时，常提示既往感染，而非近期感染。

很少的情况下，如在妊娠极早期感染弓形体，在妊娠晚期才进行血清学检测，这时特异性IgG呈阳性，而IgM抗体滴度已降至正常。IgM抗体阳性，尤其滴度很高时，提示急性感染。弓形体血清学全套检查（TSP）通常包括染色试验、IgM ELISA、IgA ELISA、IgG ELISA和AC/HS（凝集试验）。帕洛阿尔托医学基地的弓形体血清学实验室(PAMF-TSL)曾成功利用弓形体血清分析(TSP)明确一例孕妇是否感染弓形体。PAMF-TSL的研究员发现,采用TSP的方法,对其他中心检测到的弓形体IgM阳性孕妇重新检测后,可除外50%的阳性病例,从而避免这些孕妇进行不必要的流产。当IgM结果模棱两可时,需进行特异性更高的检测方法,如IgG亲和力试验,从而区分既往感染还是近期感染。

3)围生期诊断。可通过聚合酶链反应(PCR)扩增羊水标本中的弓形体DNA来诊断。与PCR扩增羊水DNA的诊断方法相比,脐带穿刺术由于对胎儿的损伤大以及对先天性感染的诊断率低,已基本上不再使用。IgM和IgA抗体不能通过胎盘,如能在存活的新生儿体内检测到,则可诊断先天性感染。如前所述,弓形体特异性的IgM和IgA抗体检测需经过有关权威实验室的核定。根据临床需要,任何体液或组织均可采用PCR和弓形体特异性的免疫过氧化物酶染色的方法进行检测。适用于PCR检测的标本包括玻璃体液、房水、脑脊液、支气管肺泡灌洗液、腹腔液、胸腔液、外周血、羊水、骨髓和尿液。**任何部位的体液,PCR 弓形体DNA检测阳性均可确诊弓形体病。**

4)脑脊液检查。可在疑似病例中进行,其特点是颜色黄、单核细胞增多、蛋白含量极高(有时 > 1 g/L)。亦可用PCR的方法检测脑脊液中的弓形体DNA或检测弓形体特异性IgM抗体。

(2)影像学及其他检查。

1)头颅超声或头颅CT扫描。可以发现特征性的颅内钙化(弥漫性分布,包括脑膜)、脑积水和/或脑萎缩。CT对钙化最敏感,可以考虑。

2)长骨摄片。可有异常表现,包括特征性干骺端透亮,骨骺板有不规则的钙化线而无骨膜反应。

3)眼科检查。可见特征性的脉络膜视网膜炎。

【治疗】 先天性弓形体病是一种可以治疗的感染,虽然现在还不能完全治愈。药物可有效杀死寄生虫的速殖子阶段,但不能完全消除组织包囊。

(1)治疗。对于先天性弓形体病确诊病例或根据血清学抗体、PCR及临床表现高度疑似病例,需进行抗寄生虫药物治疗。通常采用磺胺嘧啶、乙胺嘧啶和亚叶酸联合治疗。磺胺嘧啶每次50 mg/kg,每日2次;乙胺嘧啶最初2 mg/kg·d,服用2天后改为2 mg/kg·d,2～6个月后改为1 mg/kg·d,每周三次;亚叶酸每次10 mg,每周三次;三种药物联合治疗,至少12个月。上述药物治疗后,需定期随访,以判断治疗反应。包括神经系统影像学检查、眼科检查以及必要时进行脑脊液检查。一项对120例严重的先天性弓形体病患儿进行的队列随访研究显示,与未经治疗的以往病例比较,经过1年磺胺嘧啶、乙胺嘧啶治疗后,治疗组的预后有所改善。多数专家建议,对于脑脊液中蛋白水平升高(> 1 g/dL)或者有严重的危及视力的脉络膜视网膜炎的患儿给予泼尼松 [1 mg/(kg·d)] 治疗，分2次口服。如脑脊液蛋白或脉络膜视网膜炎减轻，可停用泼尼松治疗。接受磺胺嘧啶和乙胺嘧啶治疗的患儿需每周进行一次血细胞计数、血小板计数和尿液镜检，以监测药物的不良反应。

（2）预防。通过教育孕妇避免感染，进行一级预防。教育孕妇，采取有效的措施，从而避免感染弓形体。这些措施包括彻底加热肉类食物至152华氏度（即66.7℃）；吃水果和蔬菜前需剥皮或将其彻底洗净；任何情况下避免饮用未经过滤的水源；接触生肉、家禽、海产品或未清洗的水果蔬菜后，需清洗厨房物品表面或工具；避免换猫砂，如必须更换需戴手套并且之后仔细洗手；不喂猫吃生肉或未煮熟的肉；不要让猫出门活动以接触感染弓形体的猎物。

（3）二级预防。在一些国家，通过对孕妇和新生儿进行弓形体血清学筛查进行二级预防，但在美国尚未广泛开展。目前推荐，对孕期发生的明确的原发性弓形体感染，包括合并HIV感染的孕妇进行治疗。向弓形体感染的专家进行治疗相关咨询。孕期应用螺旋霉素治疗，以减少弓形体感染胎儿的风险。螺旋霉素治疗可减少母婴传播，但对已经感染的胎儿则无治疗作用。对孕妇进行抗弓形体治疗可减轻胎儿发生先天性弓形体感染的严重程度。最近欧洲一项前瞻性队列研究发现，产前孕妇进行治疗，可使新生儿死亡率和严重的神经系统后遗症减少2/3。螺旋霉素在美国仅作为研究用药。可通过帕洛阿尔托医学基地弓形体血清学实验室（PAMF-TSL）推荐以及FDA授权，免费从生产厂家获得螺旋霉素。如果在孕18周或以后诊断胎儿感染，或孕妇在妊娠晚期感染弓形体，需联合应用乙胺嘧啶和磺胺嘧啶治疗。

【预后】　妊娠早、中期感染弓形体引起死产和围生期死亡的发生率分别为35%和7%。先天性弓形体感染婴儿的死亡率高达12%，并可发生其他严重后遗症，如惊厥、视觉损害、学习障碍、耳聋、智力发育落后和痉挛性瘫。如婴儿期接受抗弓形体治疗，成年后通常可获得较好的生活质量和视觉功能。

·参·考·文·献·

[1] American Academy of Pediatrics. *Toxoplasma gondii* infections. In: Pickering LK, Baker CJ, Kimberlin DW, Long SS, eds. *Red Book: 2012 Report of the Committee on Infectious Diseases.* 29th ed. Elk Grove Village, IL: American Academy of Pediatrics; 2012: 720–728.

[2] Berger F, Goulet V, Le Strat Y, Desenclos JC. Toxoplasmosis among pregnant women in France: risk factors and change of prevalence between 1995 and 2003. *Rev Epidemiol Sante Publique.* 2009; 57: 241–248.

[3] Berrébi A, Assouline C, Bessiéres MH, et al. Long-term outcome of children with congenital toxoplasmosis. *Am J Obstet Gynecol.* 2010; 203: 552.e1–6.

[4] Cortina-Borja, M, Tan HK, Wallon M, et al. Prenatal treatment for serious neurological sequelae of congenital toxoplasmosis: an observational prospective cohort study. *PLoS Med.* 2010; 7: pii: e1000351.

[5] Jones JL, Dargelas V, Roberts J, Press C, Remington JS, Montoya JG. Risk factors for *Toxoplasma gondii* infection in the United States. *Clin Infect Dis.* 2009; 49: 878–884.

[6] Remington J, McLeod R, Wilson CB, Desmonts G. Toxoplasmosis. In: Remington JS, Klein JO, Wilson CB, Nizet V, Maldonado Y, eds. *Infectious Diseases of the Fetus and Newborn Infant.* 7th

ed. Philadelphia, PA: Elsevier Saunders; 2011: 918–1041.

[7] Sterkers Y, Ribot J, Albaba S, Issert E, Bastien P, Pratlong F. Diagnosis of congenital toxoplasmosis by polymerase chain reaction on neonatal peripheral blood. *Diagn Microbiol Infect Dis.* 2011; 71: 174–176.

[8] Villena I, Ancelle T, Delmas C, et al. Congenital toxoplasmosis in France in 2007: first results from a national surveillance system. *Euro Surveill.* 2010; 15: pii: 19600.

143 新生儿暂时性呼吸增快
Transient Tachypnea of the Newborn

【定义】　新生儿暂时性呼吸增快(TTN)是晚期早产儿和足月儿的一种良性自限性疾病,与肺液清除延迟有关。呼吸窘迫在生后不久出现,通常在3～5天内缓解。也称湿肺、二型呼吸窘迫综合征、暂时性呼吸窘迫综合征、肺液清除延迟综合征和新生儿良性的原因不明的呼吸窘迫。

【发病率】　新生儿暂时性呼吸增快是最常见的围生期呼吸异常,占生后呼吸窘迫的40%。文献中报道:单胎中该病发病率为(4～11)/1 000活产婴儿。

【病理生理学】　肺液重吸收延迟被认为是TTN的关键发病机制。肺液抑制了气体交换,导致呼吸做功增加,从而出现代偿性的呼吸增快。由于肺通气不佳引起缺氧。以下因素与TTN有关:

(1)阿米洛利敏感钠通道不成熟或者未激活。孕期胎儿肺上皮细胞主动向气道分泌液体和氯化物。分娩时胎儿的儿茶酚胺(肾上腺素和糖皮质激素)激增,肺从主动分泌氯化物和液体转变为主动重吸收钠。但是,如果分娩中钠通道未被激活或者失活,会引起出生后新生儿肺内出现更多液体,从而导致生后呼吸功能下降。选择性剖宫产分娩的婴儿,发生TTN的风险更高,因为缺乏出生前应激(儿茶酚胺)。

无论是何种机制导致肺液增多,出生时吸气产生的跨肺压是肺泡扩张和肺液清除的关键因素。该压力促使液体从远端流向肺泡(数秒)。之后液体在间质被淋巴和血管缓慢吸收(数小时),导致暂时性间质内正压。出生后,肺泡到间质的主动钠离子转运的作用是防止因肺间质正压引起液体重新进入肺泡。当钠通道不成熟或失活时,液体会充满肺泡,导致肺顺应性下降和弥散障碍,从而发生呼吸窘迫。

(2)子宫收缩。选择性剖宫产娩出的婴儿缺乏子宫收缩时所产生的高的跨肺压,后者促使液体从气道排出。剖宫产和臀位娩出的婴儿缺乏胎儿躯干弯曲,而当头先通过产道娩出时,胎儿腹部压力升高,膈肌上升,跨肺压升高,从而促使液体通过口鼻排出。

(3)肺不成熟。一项研究显示,轻度肺发育不良是TTN发生的一个关键因素。

作者发现TTN患儿具有成熟的卵磷脂-鞘磷脂比值,但无磷脂酰甘油(存在磷脂酰甘油提示肺成熟),提示胎龄接近36周而不是38周的新生儿发生TTN的风险更高。一项研究提示表面活性物质相对缺乏可能与TTN的发生有关。表面活性物质缺乏导致肺表面张力增加,肺顺应性下降。表面呼吸物质在阻止液体进入肺泡中也具有作用。

(4)基因易感性。由于存在一些家族聚集病例,提示可能存在基因易感性。

1)可能存在β-肾上腺素低反应性的遗传易感性,与TTN发生有关。

2)研究也提示β-肾上腺能受体(ADRB)编码基因具有多态性,ADRB2基因的β1甘氨酸49纯和子和TACC单倍体,可能容易导致TTN。

3)母体和胎儿PROGINS黄体酮受体多态性等位基因的突变降低了TTN的风险。

【危险因素】

(1)剖宫产。宫缩发动或者未发动。剖宫产前宫缩发动不是TTN的保护因素。

(2)男性。

(3)早产、晚期早产。

(4)巨大儿。出生体重≥4 500 g。

(5)多胎。

(6)产程延长。间隔延长。

(7)羊水磷脂酰甘油阴性。

(8)围生期或者产时窒息。

(9)液体过多。母亲液体过多,尤其同时静脉使用催产素。

(10)哮喘家族史。尤其是母亲哮喘史。

(11)臀位产。

(12)糖尿病母亲婴儿。发病率高2~3倍,病因可能是该组患者剖宫产比例高,或者胎儿肺液清除下降。

(13)依赖药物的母亲。麻醉品。

(14)暴露肾上腺素能受体兴奋剂。

(15)急产(阴道急产)/未经历宫缩。

(16)城市居住。

(17)初产妇。

(18)辅助生殖史。

(19)辅助分娩/吸引/产钳分娩。

(20)1分钟和5分钟Apgar评分低于7分。1分钟Apgar评分低与TTN相关性最高。

(21)无胎膜早破(PROM)。

【导致TTN病程长及疾病加重的风险因素】

（1）生后6小时内。出现呻吟、最大呼吸频率＞90次/分及吸入氧浓度＞0.40与TTN病程延长有关。

（2）生后36小时内。最大呼吸频率＞90次/分使呼吸增快病程延长的风险升高7倍。呼吸增快持续时间越长的患者住院时间及使用抗生素时间更长，而白细胞计数和红细胞比容低于呼吸增快病程小于36小时的患者。

（3）无宫缩或宫缩时间短。足月儿更容易发生严重的TTN，需要更长时间的氧疗。

（4）长途的新生儿陆地转运。患儿需要在NICU接受更高的呼吸支持，且发生气漏综合征的风险更高。

【临床表现】 近足月儿、足月儿或者孕周较大的早产儿在生后不久或者生后6小时内即出现呼吸增快［＞60次/分，可达（100～120）次/分］。新生儿也可出现呻吟、鼻翼煽动、吸气性凹陷和不同程度的发绀（不常见，通常轻度发绀，对氧疗有反应）。新生儿常见典型的桶状胸，是由于胸廓前后径增加（过度通气）。听诊可闻及湿啰音。由于过度通气，可触及肝脾。通常无败血症的征象。一些新生儿体格检查可发现水肿和轻度肠梗阻。也可有心率增快，但血压正常。神经系统检查正常。有些临床医师对生后从宫内到宫外过渡延迟、暂时性呼吸增快和延长的呼吸增快进行鉴别。

（1）生后从宫内到宫外过渡延迟。呼吸增快通常在生后6小时内发生（但也可发生于生后2～12小时）。呻吟可在生后即刻发生，通常93%的患儿在2小时后缓解。生后过渡延迟通常在生后6小时缓解，而且患儿可经口喂养。

（2）暂时性呼吸增快。呼吸增快持续时间小于72小时。通常在12～24小时缓解。一项研究发现：74%的患儿在生后48小时缓解。

（3）延长的呼吸增快。一些新生儿呼吸增快病程长，持续超过72小时。也将此归为新生儿延长的呼吸增快。

【诊断】 TTN属于临床诊断，主要基于临床和影像学表现。

（1）实验室检查。

1）产前诊断。羊水检测提示成熟的卵磷脂-鞘磷脂比值及磷脂酰甘油阳性可帮助除外呼吸窘迫综合征。

2）分娩时羊水检测。羊水板层小体计数能帮助预测TTN。对照组该值较低，呼吸窘迫综合征患儿中该值较高。

3）产后诊断

A. 未氧疗下，动脉血气提示轻中度的低氧血症。由于呼吸增快，部分二氧化碳通常正常。常出现低碳酸血症。如果存在高碳酸血症，通常是轻度的（$PCO_2 > 55$ mmHg）。可见轻度的呼吸性酸中毒，这是呼吸疲劳的表现，提示即将出现呼吸衰竭或是出现了并发症，如气胸。

B. 血氧饱和度。应持续检测血氧饱和度。

C. 全血细胞计数及分类。TTN患儿通常全血细胞计数及分类正常,但如果考虑感染,应进行检测。同时检测红细胞比容以除外红细胞增多症。

D. 其他有前景的检测。**呼吸窘迫综合征患儿血浆内皮素-1的水平高于TTN患儿**,这项检测有利于鉴别呼吸窘迫综合征和TTN。**白介素-6可用于鉴别TTN患儿是否存在败血症**,这也可能减少这组患儿抗生素的应用。一项研究提示:TTN患儿**血清心房钠尿酞水平低于正常新生儿**。

(2)影像学及其他检查。

1)胸片。参考图11-16A和B。胸片是诊断标准。经典的胸片表现如下:

A. 肺过度膨胀(过度通气)是TTN的标志。

B. 肺门影显著。继发于动脉周围淋巴充血。淋巴系统充血及肺液潴留于肺间裂。

C. 轻中度心影增大。

D. 膈肌受压(变平)。侧位片显示最清楚。

E. 液体见于肺小裂隙或者胸膜腔(胸腔积液)、板层积液。

F. 肺血管影显著。"**血管模糊**",自肺门呈放射状向外周伸展,外周气体潴留导致肺容量增加。

G. 气漏比较少见。

H. 没有肺实变的表现。

2)肺部超声。超声显示双肺点可诊断TTN。肺部超声显示肺上部和肺下部回声存在差异。TTN患儿肺部超声也可见下部区域密集的彗星尾征,而上部区域无此征象(双肺点)。健康婴儿无此表现。

(3)其他检测。任何新生儿在未吸氧时有缺氧的表现,应进行高氧试验以除外心脏病。第89章有对该试验的描述。

(4)确诊。TTN是一个排除性诊断,首先应除外其他因素导致的呼吸增快。有许多原因可导致呼吸增快,通过病史、体格检查和初始的影像学检查可帮助缩小鉴别诊断的范围。如果仍然不能确诊,临床表现的进展可有助于诊断。**如果新生儿病情无改善、病情加重、影像学表现有改变,或者不是经典的临床表现,应该警惕可能诊断不是TTN。**

1)导致新生儿呼吸增快的原因非常多。通过TRACHEA可记住一些引起新生儿呼吸增快的原因:T,新生儿暂时性呼吸增快;R,呼吸系统感染(肺炎);A,吸入综合征(胎粪、血液或者羊水);C,先天畸形;H,肺透明膜病(现称为呼吸窘迫综合征);E,水肿;A,气漏和酸中毒。

A. 呼吸系统感染(肺炎)/败血症。如果患儿存在肺炎/败血症,产前病史通常会提示感染。可能存在母亲绒毛膜羊膜炎,胎膜早破及发热。血细胞计数可能提示感染(中性粒细胞减少或者白细胞增多合并不成熟细胞计数异常)。如果新生儿存在B组链球菌感染,尿液抗原检测可能阳性。记住:如果怀疑感染或者有感染的依据,最好使用广谱抗生素。如果48小时后培养结果阴性,通常可停用抗生素。

B. 败血症。

C. 青紫型先天性心脏病。新生儿合并右心和左心发育不良综合征,法洛四联症及大动脉转位等可在生后即出现临床表现。通常这些患儿表现为发绀,较少有呼吸症状。胸片可显示心影增大。应进行高氧试验以除外心脏病(参考第89章)。如果怀疑青紫型心脏病,应进行心脏超声检查。

D. 呼吸窘迫综合征。参考第124章。通常患儿是早产儿(小于34周)或者有一些原因导致肺成熟延迟,如母亲糖尿病。患儿生后出现呼吸窘迫并进行性加重。胸片对诊断很有帮助,可显示典型的呼吸窘迫综合征表现:毛细颗粒影、支气管充气征、肺充气不足(肺不张)。

E. 吸入综合征(胎粪、血液或者羊水)。胎粪吸入综合征患儿通常是足月或过期产儿。新生儿也可吸入血液或羊水。所有吸入综合征患儿在生后或者生后数小时出现临床表现。这些患儿呼吸窘迫的症状通常比TTN患儿重。胸片与TTN患儿类似,但通常肺门周围渗出或模糊。TTN胸片可有片状模糊影,这是因为液体积聚于肺泡。吸入综合征患儿通常需要更高的氧疗,表现为加重的呼吸增快及吸气性凹陷。血气分析通常显示更严重的低氧血症,高碳酸血症和酸中毒。这些患儿病情可进行性加重并发展为肺动脉高压。

F. 中枢过度通气。常见于中枢神经系统病变(如:蛛网膜下腔出血、脑膜炎、缺氧缺血性脑病),导致呼吸中枢被过度刺激,从而导致呼吸增快。动脉血气提示呼吸性碱中毒。胸片可显示心影增大,肺部正常。

G. 代谢异常。新生儿合并低体温、高体温或者低血糖可出现呼吸增快。

H. 红细胞增多和高黏滞血症。可表现为呼吸增快,合并或不合并发绀。

I. 先天畸形:先天性膈疝、肺囊性腺瘤样畸形可出现呼吸窘迫。胸片有助于诊断。

J. 肺动脉高压。

K. 肺水肿。继发于动脉导管未闭(左向右分流伴心功能不全,异常静脉引流)。

L. 气漏。气胸、纵隔气肿。胸片可进行诊断。

M. 原发性肺发育不良。可引起持续性呼吸增快。

N. 代谢性酸中毒。

【临床管理】

(1) 预防。

1) 选择性剖宫产应在孕39周或之后进行。可降低TTN的发生率。产程发动于剖宫产前并不能防止TTN的发生。阴道分娩对TTN的发生有保护作用(甚至在孕

37周后）。

2）选择性剖宫产前明确肺成熟度。

3）足月选择性剖宫产时，产前应用倍他米松可以降低新生儿呼吸疾病的发病率（选择性剖宫产后，TTN的发生率从4%下降至2.1%）：激素可促进内皮通道基因的表达，使肺从分泌液体转变为重吸收液体。甚至缺氧时，通过增加通道的活性和数量而降低了肺对钠离子的重吸收。产前糖皮质激素的应用也促进了表面活性物质系统的成熟。

4）预防低的Apgar评分。1分钟时Apgar评分低与TTN的发生有很强的相关性。产时监护的改善可减少低Apgar评分的发生。

（2）一般治疗。是支持治疗。

1）氧疗。初始治疗包括提供足够的氧合。通过鼻塞或者头罩供氧，以保证充足的氧气供应以维持正常的动脉血氧饱和度。如果呼吸困难加重且吸入氧浓度超过30%，则鼻塞持续气道正压通气是有效的治疗选择，持续气道正压通气给予气道持续的正压，阻止肺内液体重新进入肺泡，保持肺的功能残气量。气管插管的指征在各中心不同，但我们使用的指征是当持续气道正压通气压力大于$8\,cmH_2O$且吸入氧浓度大于40%时进行插管。虽然应该考虑其他疾病，但给予内源性表面活性物质可显著改善需要气管插管机械通气TTN患儿的临床表现，这提示严重TTN患儿的表面活性物质相对缺乏。

2）维持中性温度环境。

3）抗生素。多数患儿起始应用广谱抗生素治疗48小时（通常为氨苄西林和庆大霉素），直到败血症或者肺炎被排除（存在争议）。在一项针对TTN患儿限液的随机对照研究中，所有73例患儿均未用抗生素，无一例有肺炎或者菌血症的表现。

4）喂养。由于存在吸入的风险，如果患儿呼吸频率高于60次/分，不应该经口喂养。如果呼吸频率小于60次/分，允许进行经口喂养。如果呼吸频率60～80次/分，可通过鼻饲管喂养。如果呼吸频率大于80次/分，可给予静脉营养。

5）液体和电解质。应该进行监测和保证充足的液体供给。液体管理存在争议。一个小样本针对严重TTN患儿限液的随机研究显示：限液降低了患儿需要呼吸支持的时间，降低了患儿的住院费用。但是，该研究的对照组采用比目前推荐意见更随意的液体输入标准，而且虽然治疗组和对照组存在显著差异，但差异很小。

6）不建议使用利尿剂。一些中心在临床实践中应用利尿剂，基于利尿剂可迅速增加肺液重吸收，该作用不依赖利尿，尿量增加延迟。呋塞米也能引起肺血管扩张，从而改善肺通气/血流比值。但是，在TTN患儿中，针对口服或者雾化吸入呋塞米的研究并没有发现对该病病程的影响。

7）吸入肾上腺素。TTN患儿肾上腺素水平低，而肾上腺素有助于促进胎儿肺液的重吸收。但一项研究显示：吸入外消旋肾上腺素不能提高呼吸增快的缓解率。

8）β₂拮抗剂−沙丁胺醇。用沙丁胺醇刺激β−肾上腺素能受体可上调钠通道的活性。一项小的随机对照研究，对比吸入沙丁胺醇和生理盐水，沙丁胺醇显著改善了TTN患儿的临床表现和实验室检查结果。仍需要更大规模的研究来支持沙丁胺醇在TTN患儿中的应用。

【预后】

（1）TTN通常是自限性的。通常仅持续2～5天。

（2）哮喘/喘息综合征。哮喘是一种多因素疾病。最近的研究已经发现TTN与儿童早期喘息综合征的发生有关（毛细支气管炎、急性支气管炎、慢性支气管炎、哮喘或处方中含有哮喘药物），以及儿童期诊断哮喘有关。患有哮喘的母亲所分娩的婴儿TTN的发生率上升。一项研究发现：母亲居住在城市且无哮喘病史，所分娩的男性非白种婴儿，发生TTN的风险最高。一些人认为TTN是肺功能不足的一个标志，增加了哮喘的（遗传）易感性。Liem等人提出：环境和遗传的相互作用使这些婴儿易患哮喘。

（3）并发症（罕见）。如果出现并发症，应重新对患儿进行评估。

1）一些患儿会表现为长时间的呼吸急促（＞72小时），且可进展为呼吸衰竭（缺氧，呼吸疲劳伴酸中毒），需要气管插管机械通气。

2）非常罕见，但少数新生儿会发生气漏（通常为气胸或纵隔气肿）。如果患儿接受持续气道正压通气治疗，气漏发生风险更高。在2个家庭的兄弟姐妹中，家族性新生儿气胸与TTN有关。

3）一些患儿可能发生卵圆孔或者动脉导管水平右向左分流的肺动脉高压。这可能是由于肺血管阻力增加，后者与肺液潴留及肺过度通气有关。这些患儿可能需要体外膜肺/体外生命支持（ECMO/ECLS）治疗（参考第120章）。

·参·考·文·献·

[1] Armangil D, Yurdaköl M, Korkmaz A, Yiğit S, Tekinalp G. Inhaled beta-2 agonist salbutamol for the treatment of transient tachypnea of the newborn. *J Pediatr.* 2011; 159: 398–403.

[2] Copetti R, Cattarossi L. The 'double lung point': an ultrasound sign diagnostic of transient tachypnea of the newborn. *Neonatology.* 2007; 91(3): 203–209.

[3] Hooper SB, te Pas AB, Lewis RA, Morley CJ. Establishing functional residual capacity at birth. *NeoReviews.* 2010; 9: e1–e8.

[4] Kao B, Stewart de Ramirez SA, Belfort MB, Hansen A. Inhaled epinephrine for the treatment of transient tachypnea of the newborn. *J Perinatol.* 2008; 28(3): 205–210.

[5] Levine EM, Ghai V, Barton JJ, Strom CM. Mode of delivery and risk of respiratory diseases in newborns. *Obstet Gynecol.* 2001; 97: 439.

[6] Liem JJ, Huq SI, Ekuma O, Becker AB, Kozyrskyj AL. Transient tachypnea of the newborn may be an early clinical Manifestation of wheezing symptoms. *J Pediatr.* 2007; 151: 29–33.

[7] Machado LU, Fiori HH, Baldisserotto M, et al. Surfactant deficiency in transient tachypnea of the newborn. *J Pediatr.* 2011; 159(5): 750–754.

[8] Miller MJ, Fanaroff AA, Martin RJ. Respiratory disorders in preterm and term infants. In: Fanaroff AA, Martin RJ, eds. *Neonatal-Perinatal Medicine: Diseases of the Fetus and Infant.* 7th ed. St. Louis, MO: Mosby; 2002.

[9] Newman B. Neonatal imaging. *Radiol Clin North Am.* 1999; 37: 1049.

[10] Schatz M, Zeiger RS, Hoffman CP, Saunders BS, Harden KM, Forsythe AB. Increased transient tachypnea of the newborn in infants of asthmatic mothers. *Am J Dis Child.* 1991; 145: 156.

[11] Stroustrup A, Trasande L, Holzman IR. Randomized controlled trial of restrictive fluid management in transient tachypnea of the newborn. *J Pediatr.* 2012; 160(1): 38–43; e1.

144 结 核
Tuberculosis

【定义】 结核是由结核分枝杆菌导致的感染。结核是一种全球性的疾病,新生儿感染结核会对其造成严重的影响。新生儿通常在生后感染结核,但很少的情况下,也能在宫内由感染结核的母亲垂直传播感染。

【发病率】 据WHO估计,2009年,全球有940万例新发结核病例,共计1 400万例流行病例。其中,2009年的新发结核病例中33万例(占35%)发生在妇女当中。2009年绝大多数的散发病例发生在亚洲(占55%)和非洲(占30%)。据估计110万(占12%)结核病例发生于人免疫缺陷病毒(HIV)阳性人群。在2009年,约170万例结核患者死亡。2009年,美国CDC报道11 545例结核新发病例,其中59%发生于国外出生的人群中。新生儿结核的确切发病率尚不明确,目前英国文献中报道的先天性结核感染病例不超过200例。

【病理生理学】 结核分枝杆菌通过吸入飞沫传播。结核杆菌被肺泡巨噬细胞吞噬后,通过淋巴系统进入肺门淋巴结。感染被局限或进一步扩散形成原发性进展性结核感染。大多数人感染结核杆菌后2～8周,通过细胞介导的免疫反应形成含有结核杆菌的肉芽肿。感染的巨噬细胞与T淋巴细胞作用,释放细胞因子,进一步促进巨噬细胞吞噬结核杆菌,并形成肉芽肿。5岁以下儿童和免疫缺陷人群缺乏宿主免疫反应,感染难以局限,在肺实质和肺门淋巴结形成活动性、原发的进展性结核病变;特征性的肉芽肿纤维性外囊的形成受到干扰,而发生中央区干酪组织液化性坏死。坏死组织随即进入临近的小血管,通过血流全身播散,或进入临近的细支气管,通过呼吸道飞沫向外播散。免疫抑制和营养不良是潜伏感染再激活的高危因素。

孕妇感染结核后可通过血流或胎盘垂直传播给胎儿。血流传播,可导致肝脏、门静脉周围淋巴结或肺部感染。生后由于血氧分压增加,循环血流增加,导致结核杆菌激活,并进行复制,结核杆菌可进入羊水,新生儿可通过吸入感染的羊水而感染结核。

【危险因素】 母亲感染结核,未经过治疗,其分娩的新生儿在生后通过呼吸道飞沫感染结核的风险最大。母亲肺外结核病变,如粟粒样结核或结核性心内膜炎,是新生儿发生先天性结核感染的高危因素。母亲在分娩前接受2～3周的抗结核治疗,可减少新生儿在生后感染结核的风险。HIV感染是母亲感染结核的危险因素,且增加母婴传播HIV感染的风险。在结核感染的流行地区居住,或拥挤的居住环境也是增加结核感染的危险因素。

【临床表现】

(1)孕期。孕妇感染结核很少有结核相关的典型临床表现。活动性结核感染的症状和体征包括发热、咳嗽、夜间盗汗、厌食、体重减轻、全身乏力、虚弱。肺外结核感染可侵犯泌尿生殖道、骨骼关节、脑膜、淋巴结、胸膜和腹膜。如同时感染HIV,肺外结核感染更常见。结核感染的自然病程不受妊娠的影响。母亲结核感染,尤其是肺外结核感染,会增加妊娠期和围生期并发症,如子痫前期、阴道流血、早期流产、早产和低出生体重的发生率。

(2)新生儿期。先天性结核感染,可在生后直到4个月之间的任何时期出现临床症状,但常在生后第二周或第三周出现症状。新生儿结核感染时缺乏典型症状,其诊断必须除外其他先天性感染(如梅毒、巨细胞病毒感染、弓形体感染)或新生儿败血症。先天性结核感染常常表现为肝脾大、呼吸窘迫、发热、淋巴结肿大、腹胀、嗜睡或激惹、耳分泌物、皮肤丘疹样病变。少见的症状和体征包括呕吐、呼吸暂停、青紫、黄疸、惊厥和皮肤瘀斑。3月龄以下的先天性结核感染或后天获得性结核感染患者的呼吸道症状包括咳嗽、喘息、气促、喉喘鸣、捻发音,通常是由于肺门淋巴结肿大导致细支气管阻塞所致。其他的体征包括发育落后、肝脾大、黄疸延迟消退、脑膜炎和颈部淋巴结肿大。小婴儿由于免疫功能不成熟,常常出现结核感染扩散或粟粒性结核感染;发生脑膜受累包括脑膜脑炎、基底蛛网膜炎或颅内结核瘤的风险也同样增加。脊柱结核(Pott病)也是先天性结核感染的表现之一。由于新生儿和小婴儿免疫功能不成熟,先天性或后天获得性结核感染的临床表现通常非常隐匿,且起病时间较晚。只有结核分枝杆菌感染所致的脑膜炎可早至生后2周起病。

【诊断】

(1)临床表现。先天性结核感染的诊断需满足主要诊断标准和一个次要标准(Cantwell标准)。生后获得性结核感染,根据结核接触史和明确的结核感染病灶而诊断(Cantwell次要标准)。

1)主要标准。必须有明确的结核病灶。

2)次要标准

A. 生后第一周出现明确的结核病灶。

B. 肝脏原发性复合病变或肝脏干酪样肉芽肿。

C. 胎盘或母亲生殖道结核感染。

D. 通过仔细检查，除外生后通过接触感染结核的可能性。包括接触感染结核的医务人员，对接触结核的婴儿按照现有指南进行治疗。

（2）抗酸杆菌涂片和培养。结核分枝杆菌可通过以下标本进行培养：胃液、痰、支气管灌洗液、胸腔积液、脑脊液、尿液或其他体液。活检标本包括淋巴结、胸膜、肠系膜、肝脏、骨髓或其他组织。**不咳嗽或无痰咳嗽的新生儿或小婴儿，最好在晨起进餐前使用鼻胃管取胃液进行结核杆菌培养**。需抽取3天的胃液分别培养。胃液进行抗酸杆菌涂片检查通常阴性，总体诊断率 < 50%。荧光染色的方法可增加胃液诊断的阳性率。非结核分枝杆菌的检出通常提示假阳性。结核杆菌生长需耗时3～6周，液体培养基可促进其生长。

（3）多聚酶链反应（PCR）。目前可采用PCR对抗酸杆菌阳性的呼吸道标本进行检测。任何呼吸道标本均可进行检测，但胃液、脑脊液、组织标本的敏感性低。对这些标本进行检测，假阳性和假阴性均有报道。

（4）结核菌素皮肤试验（TST）。在3月龄以下儿童检测阴性不可靠。婴儿结核菌素皮内试验（Mantoux皮肤试验）阳性定义如下：

1）反应直径 ≥ 5 mm

A. 与确诊或疑似结核病例密切接触。

B. 临床表现或胸片结果怀疑结核感染。

C. 呈免疫抑制的婴儿，包括HIV感染或接受免疫抑制剂治疗。

2）反应直接 ≥ 10 mm

A. 年龄 < 4岁。

B. 具有高危因素，如慢性肾衰竭或营养不良。

C. 环境暴露的风险增加。

（5）胸片。疾病早期胸片可能正常，但大多数婴儿具有异常的影像学发现，包括粟粒性结核、多发性肺结节、大叶性肺炎、支气管肺炎、间质性肺炎、纵隔淋巴结肿大。婴儿结核感染最常受累的部位为上叶和后叶肺段。

（6）其他影像学改变。肝脏受累可进行腹部超声检查，淋巴结病变可进行胸部CT检查。中枢神经系统（CNS）影像学包括超声、CT和MRI。

（7）实验室检查。先天性结核感染由于炎症反应，可导致外周白细胞计数升高，以中性粒细胞为主，C反应蛋白升高，也可发生血小板减少，但为非特异性表现。

（8）脑脊液（CSF）。一旦怀疑先天性结核或后天获得性结核感染需进行腰椎穿刺脑脊液检查。脑脊液改变包括淋巴细胞增多、蛋白水平升高、脑脊液/血清糖比例下降。

（9）HIV检测。所有结核感染患儿均需进行HIV感染的检查评估。

（10）胎盘病理。胎盘可发现肉芽肿病变，对疑似先天性结核病例需送检胎盘标本进行抗酸杆菌涂片和培养。

【治疗】

（1）孕期抗结核治疗

1）潜伏感染。CDC指南推荐，除非在非常高危的情况下，孕期结核潜伏感染时，应推迟到分娩后进行抗结核治疗。孕期结核潜伏感染（结核菌素试验阳性，胸部X线阴性）状态下，如同时伴有HIV感染、近期接触结核患者、2年内皮肤结核菌素试验发生变化时，需口服异烟肼治疗9个月。孕期和哺乳期需补充维生素B_6。

2）活动性感染。CDC指南推荐先应用异烟肼、利福平、乙胺丁醇治疗2个月，然后联合异烟肼和利福平治疗，总疗程9个月。异烟肼、利福平、乙胺丁醇对胎儿相对安全。孕妇服用链霉素会对胎儿产生耳毒性，因此在孕期需避免服用。在一些抗结核的治疗方案中会使用吡嗪酰胺，但孕期使用对胎儿的安全性尚不明确。

（2）新生儿期抗结核治疗

1）母亲活动性结核感染，其分娩的新生儿先天性结核感染或生后获得性感染。母亲体格检查及胸部X线证实活动性结核感染，新生儿在生后需立刻开始异烟肼、利福平、吡嗪酰胺联合治疗，并同时应用一种氨基糖苷类抗生素如阿米卡星。接受异烟肼治疗并伴有以下情况时推荐使用维生素B_6：纯母乳喂养、营养不良、有症状的HIV感染。异烟肼治疗导致肝毒性不良反应罕见，但严重时可危及生命。

2）母亲活动性结核感染，其分娩的新生儿未发生先天性结核感染。如果母亲感染活动性结核病变，而新生儿未感染，则新生儿需应用异烟肼和利福平治疗3～4个月。如果治疗后期结核菌素试验呈阴性，且母亲对抗结核治疗有效，则婴儿停止治疗。如3～4月龄时结核菌素试验呈阳性反应，需再次评估结核感染，并继续异烟肼治疗，每月进行评估，达总疗程9个月。

3）母亲呈结核潜伏感染状态。如母亲无症状，诊断为结核潜伏感染，其新生儿无需进行结核感染的评估和治疗。

4）生后结核感染。生后患肺部疾病、肺部疾病伴肺门淋巴结肿大、肺门淋巴结肿大的婴儿，需应用4联药物治疗6个月。开始时应用异烟肼、利福平、乙胺丁醇、吡嗪酰胺治疗2个月，然后异烟肼、利福平治疗4个月。如果治疗中出现肺部结核空洞或治疗2个月后结核杆菌培养仍呈阳性，总疗程需延长至9个月。乙胺丁醇治疗时，存在给药剂量和持续时间依赖的视神经炎不良反应，因此在婴儿中应用时需权衡利弊。对同时感染HIV者，采用联合治疗时出现药物相互反应，以及毒性叠加作用时，特别是抗逆转录病毒治疗和利福平同时治疗时，需感染科专家会诊。

5）肺外结核感染。对于结核性脑膜炎，最初应用异烟肼、利福平、吡嗪酰胺、乙胺丁醇/氨基糖苷类联合治疗。吡嗪酰胺共治疗2个月，异烟肼和利福平共治疗

9～12个月。如能证实患者对药物治疗敏感，可停止乙胺丁醇或氨基糖苷类药物治疗。对于明确的结核性脑膜炎推荐应用糖皮质激素治疗，因为可减少死亡率和远期神经系统不良预后。对于骨骼结核感染和粟粒性结核，推荐首先应用异烟肼、利福平、吡嗪酰胺、氨基糖苷类治疗1～2个月，再应用异烟肼和利福平治疗，总疗程9～12个月。胸腔积液和心包积液、严重的粟粒性结核、支气管内膜结核和腹部结核感染，亦可考虑糖皮质激素治疗。淋巴结炎、骨关节脓肿、中枢神经系统感染合并脑积水时可考虑手术治疗。

（3）隔离防护/母乳喂养

1）母亲潜伏感染。无需隔离或中断母乳喂养。

2）母亲活动性感染。母亲疑似结核感染或确诊结核感染时，需隔离婴儿，直到评估结束并对母亲和婴儿进行适当的治疗。婴儿一旦开始异烟肼治疗，则无需再与母亲隔离；母亲需坚持抗结核治疗，戴口罩，遵守感染控制原则。对于多重耐药的结核感染或在母亲治疗的依从性差的情况下，需进行隔离，并在感染科专家会诊后进行卡介苗接种。母亲经过2周以上适当治疗，且无传染性时，则无母乳喂养的禁忌证。

3）医院感染控制措施。以下情况需采用单独的呼吸道隔离病房进行隔离：先天性结核感染、后天获得性结核感染需要口咽气道护理、肺部结核空洞性病变、痰抗酸杆菌涂片阳性、喉部结核或广泛的肺部感染。曾有婴儿传染给医院内工作人员或婴儿之间传染的院内感染情况的相关报道。

4）预防。卡介苗含活的减毒的分枝杆菌菌株。WHO推荐在结核感染高发国家，新生儿在生后就进行单剂的卡介苗接种。有症状的HIV阳性患者，或免疫缺陷婴儿，应避免接种卡介苗。如果新生儿在生后接触涂片阳性的肺结核患者，需延迟接种卡介苗直至结束异烟肼的治疗。美国不是结核感染高发地区，因此CDC不推荐在美国进行常规的卡介苗接种，因为全面接种会干扰对结核菌素试验的反应。

【预后】　没有太多关于婴儿先天性结核感染或后天获得性结核感染预后的资料。存活率不受以下因素影响：特异性症状或体征、出生体重、母亲疾病的严重程度、母亲确诊时间、早产、肝功能不全、血小板减少。以下情况存活率提高：出生3周后出现症状、不伴中枢神经系统结核感染、经适当抗结核治疗、较高的白细胞计数、胸部X线无粟粒性或多发结节样改变。

·参·考·文·献·

[1] American Academy of Pediatrics. Tuberculosis. In: Pickering LK, Baker CJ, Kimberlin DW, Long SS, eds. *Red Book: 2012 Report of the Committee on Infectious Diseases.* 29th ed.Elk Grove Village, IL: American Academy of Pediatrics; 2012: 736–759.

[2] Cantwell MF, Shehab ZM, Costello AM, et al. Brief report: congenital tuberculosis. *N Engl J Med.* 1994; 330: 1051–1054.

[3] Crockett M, King SM, Kitai I, et al. Nosocomial transmission of congenital tuberculosis in a

neonatal intensive care unit. *Clin Infect Dis.* 2004; 39: 1719–1723.

[4] Frieden TR, Sterling TR, Munsiff SS, Watt CJ, Dye C. Tuberculosis. *Lancet.* 2003; 362: 887–899.

[5] Gupta A, Bhosale R, Kinikar A, et al. Maternal tuberculosis: a risk factor for mother-to-child transmission of human immunodeficiency virus. *J Infect Dis.* 2011; 203: 358–363.

[6] Nhan Chang C, Jones TB. Tuberculosis in pregnancy. *Clin Obstet Gynecol.* 2010; 53: 311–321.

[7] Peng W, Yang J, Liu E. Analysis of 170 cases of congenital TB reported in the literature between 1946 and 2009. *Pediatr Pulmonol.* 2011; 46: 1215–1224.

[8] Skevaki CL, Kafetzis DA. Tuberculosis in neonates and infants: epidemiology, pathogenesis, clinical manifestations, diagnosis, and management issues. *Paediatr Drugs.* 2005; 7: 219–234.

[9] World Health Organization. Global tuberculosis control: WHO report 2010. Geneva, Switzerland: WHO; 2010. http://www.who.int/tb/publications/global_report/en.

145 解脲支原体感染
Ureaplasma Infection

【定义】 脲原体属于支原体科，是一类以缺少细胞壁为特征的多形性微小细菌。脲原体属包含2种能引起人类感染的细菌，即解脲支原体（U.urealyticum）和微小脲原体（U.parvum）。

【发病率】 脲原体常见于性活跃女性的下生殖道中，其定植率为40%～80%。脲原体在新生儿的垂直传播率很高，尤其在出生体重小于1 000 g的早产儿中可达90%。

【病理生理学】 解脲脲原体与**早产、胎膜早破、绒毛膜羊膜炎、产后发热、子宫内膜炎、先天性肺炎、菌血症、脑膜炎和支气管肺发育不良/慢性肺病**等多种产科及新生儿疾病有关。目前认为新生儿的感染途径包括以下几种：病原菌上行导致宫内感染、分娩时经产道感染、由胎盘向脐带血管的血行播散。接触病原可导致皮肤、黏膜、呼吸道等部位定植，有时甚至可播散至血流及中枢神经系统。炎症反应产生的磷脂酶和细胞因子可触发孕妇宫缩和早产。新生儿呼吸道脲原体感染可触发肿瘤坏死因子α、白细胞介素1β和白细胞介素8等促炎细胞因子的级联反应——这些细胞因子在肺组织中募集中性粒细胞，使炎症级联反应加剧，损伤未成熟的肺脏，并影响肺泡进一步发育。

【危险因素】 脲原体的定植与早产、绒毛膜羊膜炎、出生体重小于1 000 g、胎龄小于30周有关。

【临床表现】

（1）早产、胎膜早破、绒毛膜羊膜炎。脲原体可在妊娠早期即入侵羊水，并且是炎症胎盘中最常被分离的微生物。脲原体可在羊水中呈亚临床感染并持续数周。妊娠中期的羊水脲原体PCR检测结果与随后的早产相关（PCR呈阳性的孕妇早产发生率达58.6%，而PCR呈阴性的孕妇早产发生率为4.4%）。此外，（经培养确诊的）脲原体脐血感染更常见于自发早产（而非有医学指征的早产），与胎盘急性炎症标志物升高密切相关。脐血脲原体培养阳性也与新生儿全身炎症反应综合征有关。

（2）先天性肺炎。以下证据支持脲原体是导致先天性肺炎病因之一：从羊水与新生儿生后24小时内气管内吸引物中分离得到病原，发生急性炎症反应、相应的影像学改变并伴有特异性IgM升高。这些婴儿早期即有肺间质浸润，在10～14天日龄时就可伴有肺囊性与增生异常等变化。

（3）脑膜炎。多项研究表明，脲原体可在患有脑膜炎、脑室内出血或脑积水的早产儿脑脊液（CSF）中分离获得，但脲原体对这些新生儿结局的影响尚不明确。

（4）易患慢性肺病。多项队列研究表明气道解脲原体的定植与支气管肺发育不良/慢性肺病具有相关性。

【诊断】

（1）实验室检查

1）培养。标本培养需使用专门的培养基，并冷藏于4℃。取样应使用涤纶或藻酸钙拭子，而非棉拭子。

2）其他检测。目前已有数种敏感度较高的PCR检测方法，但皆非常规检查。血清学检测的使用价值有限。

【处理】 所有传染病的隔离预防措施，包括母婴预防措施、母乳喂养和探视相关问题，见附录F。

（1）脲原体定植孕妇的治疗方案。一项大型随机临床试验的结果表明，胎膜早破孕妇接受为期10天的红霉素治疗，可延长妊娠期、减少新生儿肺表面活性物质的使用、降低婴儿在生后28天及以上的氧依赖发生率及出院前超声检查显示的神经系统异常发生率。对于胎膜完整的早产孕妇，该治疗方案则没有达到同样的效果。

（2）脲原体定植的新生儿的治疗方案仍存在争议。有限的现有证据不能证明红霉素治疗可降低脲原体定植的气管插管的早产儿支气管肺发育不良/慢性肺病或其他新生儿远期疾患的发生率。对于患有先天性肺炎的婴儿，如果存在早期间质性肺炎的影像学证据，且脲原体是呼吸道分离获得的唯一微生物，一些专家建议使用红霉素进行治疗。当解脲原体从正常无菌部位（如血流或脑脊液）分离时，也应考虑进行抗生素治疗。大环内酯类抗生素中阿奇霉素同时具有抗炎和抗感染的作用，可考虑用于治疗存在发生支气管肺发育不良/慢性肺病风险的脲原体定植婴儿。

【预后】 早产儿宫内感染解脲原体与脑室内出血、支气管肺发育不良/慢性肺病的发生率升高有关，并与校正年龄1岁及2岁时的不良神经运动结局有关。

·参·考·文·献·

[1] American Academy of Pediatrics. *Ureaplasma urealyticum* infections. In: Pickering LK, Baker CJ, Kimberlin DW, Long SS, eds. *Red Book: 2012 Report of the Committee on Infectious Diseases.* 29th ed. Elk Grove Village, IL: American Academy of Pediatrics; 2012: 772–774.

[2] Berger A, Witt A, Haiden N, et al. Intrauterine infection with *Ureaplasma* species is associated with adverse neuromotor outcome at 1 and 2 years adjusted age in preterm infants. *J Perinat Med.* 2009; 37: 72–78.

[3] Clifford V, Tebruegge M, Everest N, Curtis N. *Ureaplasma*: pathogen or passenger in neonatal meningitis? *Pediatr Infect Dis J.* 2010; 29: 60–64.

[4] Goldenberg RL, Andrews WW, Goepfert AR, et al. The Alabama Preterm Birth Study: umbilical cord blood *Ureaplasma urealyticum* and *Mycoplasma hominis* cultures in very preterm newborn infants. *Am J Obstet Gynecol.* 2008; 198: 43.e1–e5.

[5] Kasper DC, Mechtler TP, Böhm J, et al. In utero exposure to *Ureaplasma* spp. is associated with increased rate of bronchopulmonary dysplasia and intraventricular hemorrhage in preterm infants. *J Perinat Med.* 2011; 39: 331–336.

[6] Turner MA, Jacqz-Aigrain E, Kotecha S. Azithromycin, *Ureaplasma* and chronic lung disease of prematurity: a case study for neonatal drug development. *Arch Dis Child.* 2012; 97: 573–577.

[7] Viscardi RM. *Ureaplasma*s pecies: role in diseases of prematurity. *Clin Perinatol.* 2010; 37: 393–409.

[8] Waites KB, Schelonka RL, Xiao L, Grigsby PL, Novy MJ. Congenital and opportunistic infections: *Ureaplasma* species and *Mycoplasma hominis*. *Semin Fetal Neonatal Med.* 2009; 14: 190–199.

146 尿路感染
Urinary Tract Infection

【定义】 尿路感染是指泌尿道有病原菌或真菌。

【发病率】 各种研究报道中,出生体重＞2 500 g的足月儿中尿路感染的发生率是0.5%～1.0%,早产儿或出生体重＜2 500 g的新生儿尿路感染的发生率更高(3%～5%)。大肠埃希菌仍然是最常见的病原菌,其次是其他革兰阴性杆菌。

【病理生理学】 正常情况下无菌的泌尿道有病原生长,通常认为是通过粪-会阴接触污染、医疗器械或者泌尿道以外的其他部位感染播散而发生的。

【危险因素】 任何解剖结构的改变(如后尿道瓣膜、膀胱输尿管反流、膀胱输尿管连接处梗阻)或正常膀胱功能紊乱都会使发生尿路感染的风险增加。对于院内获得性感染,留置导尿管或者近期有尿路置管是最常见的危险因素。此外,未行包皮环切术的男性患儿、全身性感染性疾病或免疫抑制的患儿尿路感染的风险更高。

【临床表现】 患儿可表现为急性中毒症状(呼吸窘迫、呼吸暂停、心动过缓、低血糖、灌注差)或者表现为非特异性症状,如:嗜睡、烦躁、吃奶差、呕吐、黄疸、生长迟缓(体重不增)。

【诊断】

(1)实验室检查。

1)尿培养。耻骨上膀胱穿刺或者清洁导尿法是仅有的两种获取新生儿尿培养标本的可靠方法(参考第25章和第26章)。通过耻骨上膀胱穿刺或清洁导尿法获取的尿标本,经培养,单种病原生长,菌落计数＞50 000 CFU,并且尿液分析提示脓尿,被认为是阳性。清洁中段尿或集尿袋方式采集的尿标本由于污染率高,常常不可靠,只有在培养阴性时有一定的临床参考价值。生后＜72小时的新生儿在进行早发败血症评估时,不建议进行尿培养检查,在进行晚发败血症评估时需要进行尿培养检查。

2) 尿液分析。尿沉渣白细胞是尿液分析中最敏感的(83%)发现,特异度为78%。亚硝酸盐特异度98%,但是敏感度只有53%。通过显微镜看到细菌在不同的检查者之间有很大的差异,但是在部分检查者的检查下,敏感度达到81%,特异度为83%。这些检查都没有诊断意义,然而,在尿沉渣白细胞或亚硝酸盐阳性的基础上出现镜下菌尿或脓尿,尿液分析的敏感度＞99%,特异度为70%。

【治疗】

(1) 开始经验性抗生素治疗。对于多数新生儿病例,可静脉用广谱抗生素进行经验性治疗(通常是氨苄西林和庆大霉素)。对于没有感染中毒表现且大于1月龄的婴儿,通常认为口服抗生素和静脉用药同样有效(药物剂量以及其他的药代动力学信息见第148章)。

(2) 进一步检查。有发热的尿路感染或者怀疑有解剖结构异常的新生儿都需要完善肾脏/膀胱超声和逆行尿路造影(VCUG)检查。AAP的指南中,对于首次发生伴有发热的尿路感染的＞2月龄的儿童,不再推荐进行逆行尿路造影检查。在前瞻性随机试验[RIVUR(膀胱输尿管反流儿童随机干预研究)];明确其有效性之前,或由此缺乏预防性抗生素应用时,对于婴儿期首次伴有发热的尿路感染者,有必要进行VCUG检查来评估有无尿路结构异常和VUR。在随后几年中,RIVUR将会得出研究结果,为尿路感染儿童预防性抗生素应用和VUCG提供更多参考。

· 参 · 考 · 文 · 献 ·

[1] Hoberman A, Wald ER, Hickey RW, et al. Oral versus initial intravenous therapy for urinary tract infections in young febrile children. *Pediatrics*. 1999; 104: 79 – 86.

[2] Hoberman A, Wald ER, Reynolds EA, Penchansky L, Charron M. Pyuria and bacteriuria in urine specimens obtained by catheter from young children with fever. *Pediatrics*. 1994; 124: 513 – 519.

[3] Ma JF, Shortliffe LM. Urinary tract infection in children: etiology and epidemiology. *Urol Clin North Am*. 2004; 31: 517 – 526.

[4] Subcommittee on Urinary tract infection, Steering Committee on Quality Improvement and Management. Urinary tract infection. Clinical practice guideline for the diagnosis and management of the initial UTI in febrile infants and children 2 to 24 months. *Pediatrics*. 2011; 128; 595.

[5] To T, Agha M, Dick PT, Feldman W. Cohort study on circumcision of newborn boys and subsequent risk of urinary-tract infection. *Lancet*. 1998; 352: 1813 – 1816.

147 水痘−带状疱疹病毒感染
Varicella-zoster infection

水痘−带状疱疹病毒(VZV) 属于疱疹病毒家族。母亲原发性VZV感染(水痘)可导致胎儿或新生儿感染。其他的合并症包括自然流产、胎儿死亡和早产。如果在孕期由于病毒再激活导致母亲感染(带状疱疹),则不会感染胎儿。母亲在孕后期发生原发性VZV感染,可导致胎儿/新生儿严重的肺炎,死亡率增加。由于水痘疫苗的广泛接种,在过去的10～15年间,孕妇和新生儿水痘的总体发病率已经开始下降。尽管成人的疫苗接种率仅为3%,监控数据显示在1995—2005年期间,成人水痘的发病率下降了74%。人群普遍免疫可能是其主要原因,可以解释这种现象。对无免疫力的妇女进行疫苗接种,已经成为产前和产后管理内容。目前尚无因孕期意外接种VZV疫苗而导致先天性水痘综合征或胎儿发育畸形的报道,但由于无法得知孕期接种是否会影响胎儿发育,故应避免在妊娠期进行疫苗接种。接种疫苗后至少1个月内应避免怀孕。孕期如意外接种VZV疫苗应鼓励上报。

新生儿感染VZV有三种形式:胎儿感染、先天性或新生儿早发性感染和生后感染。

胎儿水痘综合征

【定义】 孕妇在妊娠期的前20周初次接触VZV时可引起胎儿水痘综合征。文献中也称为**先天性水痘综合征**。

【发病率】 发病率极低;仅5%育龄妇女对VZV易感。孕妇水痘感染率为0.1‰～0.5‰。孕妇在妊娠期的前20周感染水痘后胚胎和胎儿感染率约为1%。最新的证据显示该发病率远比以前估计的低。

【病理生理学】 孕妇可通过呼吸道飞沫或直接接触水痘或带状疱疹患者的病变部位感染水痘−带状疱疹病毒。病毒在口咽部位复制,然后在出疹前发生病毒血症,病毒随血流经胎盘感染胎儿。几乎所有报道的病例其母亲都是在妊娠8～20周感染病毒。胎儿水痘综合征(FVS)的发病机制为宫内感染播散或病毒−宿主反应机制失败导致病毒潜伏,如生后VZV感染的发病机制。VZV为嗜淋巴细胞病毒,因此,可经过血流感染胎儿所有的脏器。VZV感染后流产胎儿的病理标本显示,胎儿所有组织均感染VZV。VZV脑炎及感染引起发育中的脑组织不可逆性损害,最终导致小脑畸形,值得注意的是,胎儿水痘综合征中,并未发现VZV导致胎儿肺损伤和肝损伤的报道,而这两种情况在围生期感染VZV或其他免疫缺陷宿主感染VZV中很常见。肝脏和肺部受累导致的暴发性感染常导致胎儿宫内死亡,而非发生胎儿水痘综合征后出生。VZV是一种嗜神经病毒；推测许多出生缺陷是由于脊髓和神经节受到病毒感染后的直接损伤导致，该损伤干扰胚胎形成过程中的丛状结构，引起肢芽去神经病变，导致发育不良。肌肉发育不良也会影响肢体骨骼发育。皮肤缺损感染VZV可引起。VZV感染发育中的视神经束，导致视神经萎缩和脉络膜视网膜炎。根据胎儿水痘综合征皮肤缺损分布的区域，尤其是皮肤瘢痕和肢体发育不良的情况，可以推测胎儿水痘综合征是宫内带状疱疹病毒感染的结果。孕周小于20周的胎儿缺乏细胞介导的免疫反应，因此如果在胎儿感染和病毒再活化之间存在潜伏期的话，该潜伏期也极短。宫内VZV暴露后，可发生隐性感染，在生后早期，无明确宫外水痘感染的前提下，发生带状疱疹。

【危险因素】 既往无水痘感染病史，且未接种水痘疫苗的孕妇，在孕8～20周接触水痘-带状疱疹患者。

【临床表现】 胎儿水痘综合征主要的临床表现为：

（1）皮肤病变（占60%～70%）。表现为瘢痕样皮肤瘢痕和皮肤缺损。

（2）中枢神经系统发育缺陷或疾病（占60%）。小头畸形、惊厥、脑炎、皮质和脊髓发育不良、智力发育落后和颅内钙化。

（3）眼部病变（占60%）。小眼球、脉络膜视网膜炎、白内障、视神经萎缩、眼球震颤和Horner综合征（上睑下垂、瞳孔缩小和眼球内陷）。

（4）肢体发育不良和其他骨骼发育缺陷（占50%）。

（5）早产和宫内生长受限（占35%）。

【诊断】 Alkalay等提议根据下列标准诊断新生儿的胎儿水痘综合征：

（1）母亲在孕期有水痘病史。

（2）沿神经分布的先天性皮肤病变或神经系统缺陷，眼部疾病或肢体发育不良。

（3）如通过聚合酶链反应（PCR）方法检测到病毒DNA，或检测到VZV特异性IgM抗体，或VZV IgG抗体阳性持续7个月以上，或在婴儿早期患带状疱疹，均可证实婴儿在宫内感染VZV。通过PCR方法检测胎儿血液标本或羊水中的VZV DNA，从而确诊宫内VZV感染的方法既敏感又准确；然而，大部分"感染"胎儿形态学正常（未受胎儿水痘综合征影响）。产前诊断常常通过仔细的超声检查、典型发育缺陷和羊水特异性的VZV PCR检测而明确。从母亲发生水痘样皮疹到进行胎儿超声检查，至少需间隔5周。推荐在妊娠17～21周时进行第一次胎儿超声检查，4～6周后复查。母亲感染水痘后，已经开始使用产前胎儿MRI检查评估胎儿的发育，目前处于起步阶段，但特异性增加，尤其是伴有中枢神经系统损害时。

【治疗】 对于所有感染性疾病的隔离措施，包括母亲和新生儿的预防措施、母乳喂养、探视问题参见附件F。

（1）母亲。如果母亲在既往无水痘感染病史、未接种疫苗或情况不详，在妊娠早、中期接触VZV患者,需使用水痘-带状疱疹免疫球蛋白(VZIG)治疗。治疗剂量参阅第148章。暴露后72～96 h内接受VZIG治疗,对孕妇和胎儿均能起到保护作用。2012年,FDA将VZIG治疗的时间从暴露后96小时延长至10天。在美国,唯一有许可证的VZIG在2004年起即停止生产。自从2006年2月起,根据试验性新药方案,可以使用一种称为VzriZIG的试验性(无许可证)VZIG,该药可通过24小时免费电话联系获得。如果VzriZIG无法获得,可使用静脉免疫球蛋白(IVIG)。如果孕期诊断水痘,强烈推荐使用阿昔洛韦抗病毒治疗。孕期母亲使用阿昔洛韦治疗对胎儿是相对安全的;与整体人群相比,并不增加发生先天畸形的风险。

(2)婴儿。 常常伴有神经系统损害,因而需支持治疗。阿昔洛韦治疗可阻止眼部病变进展,或可治疗反复发作的带状疱疹,后者在2岁以内常见。

(3)隔离。 不需要。

【预后】 30%的先天性水痘综合征患儿在生后第一个月内死亡,通常死于难治性胃食管反流、严重的反复发生的吸入性肺炎和呼吸衰竭。存活者常常有精神运动发育迟缓和严重的神经系统后遗症。这些婴儿在生后2岁以内发生带状疱疹的风险增加。

先天性(新生儿早期)水痘-带状疱疹病毒感染

【定义】 是指孕妇在妊娠最后3周或产后最初几天发生VZV所致的感染。新生儿在出生前或生后10～12天内发病。

【发病率】 尽管先天性VZV感染较导致畸形的FVS多见,但其发病率仍然很低,最新的数据显示每年的发病率为0.7例/10万活产婴儿。1995年开始进行水痘疫苗接种后,所有年龄段的人群VZV感染的发病率均显著下降(群体免疫)。

【病理生理学】 母亲在近分娩或产后很快患水痘,会导致严重的甚至致死性的新生儿水痘感染。母亲患水痘,病毒血症通过胎盘感染胎儿或通过产道上行性感染胎儿或在分娩后通过呼吸道飞沫感染新生儿。新生儿水痘在生后10～12天内出现症状者,通常是由于宫内感染VZV所致(潜伏期10～21天)。在生后10～12天以后出现症状者,常为生后感染VZV所致。如果母亲在分娩前5天内或分娩后2天出现症状,新生儿水痘发病率(高达50%)和死亡率均很高(达30%)。新生儿可出现典型的皮肤病变,并可伴发肺炎、肝炎、脑膜脑炎和严重的凝血功能障碍(由于肝衰竭和血小板减少导致弥散性血管内凝血)。如母亲在分娩前5天以前出现皮疹,可产生足量的抗VZV IgG,并通过胎盘传给胎儿,起到保护作用,使新生儿仅出现轻微的水痘症状。

【危险因素】 母亲在孕期最后3周或分娩后几天以内出现水痘症状。如母亲在分娩前5天内或分娩后2天出现症状,新生儿死亡率较高。早产儿,尤其是胎龄<28周的早产儿,对VZV非常易感。

【临床表现差别很大】 婴儿病情轻微者,皮肤有小疱疹,或可有下列表现:

(1)皮肤。向心性皮疹,从躯干开始,逐渐波及头面部,四肢散在皮疹。开始为红色斑疹,然后变成小疱疹,最后结痂。皮损在尿布覆盖处和皮肤皱褶部位更常见。可仅有2～3处皮肤损害,多者呈弥漫性广泛分布的皮疹。鉴别诊断包括单纯疱疹病毒感染和肠道病毒感染。主要的并发症包括继发性葡萄球菌和链球菌皮肤感染。

(2)肺。所有死亡病例均可见肺部病变。肺部病变通常在出疹后2～4天发生,但有时可在出疹后10天才出现。临床体征包括发热、青紫、肺部啰音和咯血。胸部X线片显示弥漫性的结节性阴影或粟粒性阴影,在肺门周围更明显。

(3)其他器官。在肝、肾上腺、小肠、肾脏和胸腺可见局灶性坏死。有时可合并肾小球肾炎、心肌炎、脑炎和小脑性共济失调。

【诊断】 常通过典型的皮疹明确诊断。

(1)PCR。是检测临床标本中VZV DNA最敏感和特异性最高的诊断方法。疱液、瘢痂组织、活组织标本和羊水等标本都可以用于PCR检测。该方法可以鉴别野生型和疫苗型VZV(进行基因分型)。病毒培养和直接荧光抗体(DFA)检测敏感性低于PCR方法,不推荐使用。

(2)检测血液中水痘-带状疱疹病毒抗体。血清IgM抗体可在皮疹出现后3天检测到,但结果并不可靠。

【治疗】

(1)水痘-带状疱疹免疫球蛋白(VariZIG)

1)围生期感染。在分娩前5天或分娩后2天感染水痘-带状疱疹病毒的母亲所生的婴儿,出生后应尽早注射125U VariZIG,不要超过生后10天。如无法获得VariZIG,则注射静脉丙种球蛋白(IVIG)(400 mg/kg)治疗。由于免疫球蛋白治疗可使潜伏期延长,故治疗后的婴儿应进行严格的呼吸道隔离达28天。VariZIG不能降低新生儿临床感染发病率,但治疗后患儿发病症状较未用免疫球蛋白者减轻。新生儿在接触水痘患者7天后,口服阿昔洛韦,亦可起到预防或减轻疾病严重程度的作用。

2)在母亲出疹7天后分娩。这些婴儿不必使用VariZIG,因此时婴儿已通过胎盘获得母亲抗体。

(2)生后接触VZV或出现水痘症状的新生儿采用阿昔洛韦治疗。剂量为每次15 mg/kg,q8h,疗程7天。

(3)抗生素。如果皮肤出现继发性细菌感染应使用抗生素。

【预后】 如果母亲水痘症状出现在分娩前5天以前,有足够的时间产生抗体,并通过胎盘传递抗体给新生儿,其新生儿通常预后良好。这种情况下,新生儿临床表现轻微,预后佳。如母亲在分娩前5天内或分娩后2天出现水痘症状,新生儿通常无法获得特异性抗体。这种情况下,新生儿的症状通常比较严重,且感染容易扩散。可发生严重脓毒症和多脏器功能衰竭,死亡率高达30%。死亡原因通常为肺炎、急性重型肝炎和DIC。使用VZIG后,死亡率下降到7%。在生后最初2年内发生带状疱疹的风险增加。

生后VZV感染

【定义】　生后12～28天发生的VZV感染,不包括母亲经胎盘传播所致的感染。

【发病率】　1995年起进行预防接种后,发病率显著下降(下降85%～90%)。新生儿水痘的发病率为0.7例/10万活产儿。

【病理生理学】　生后VZV感染经呼吸道飞沫传播。因有来自母亲抗体的保护,通常病情轻微。早产儿通过胎盘来源的抗体较少,因此与足月儿相比,更容易感染水痘。有报道,在NICU可发生医院内水痘感染。

【危险因素】　血清学抗体阴性的母亲、胎龄＜28周早产儿、出生体重＜1.5 kg、生后年龄＞2个月(母亲来源抗体衰减)、免疫抑制新生儿(败血症、应用糖皮质激素等)。

【临床表现】　典型的水痘疹呈向心性分布,从躯干开始,逐渐波及头面部,四肢散在。各阶段的皮疹可以同时存在,包括开始的红色斑疹,然后变成清亮水疱疹,结痂等。此型水痘并发症少见,但亦可发生继发细菌感染和水痘肺炎。值得注意的是,年长儿可因继发A族链球菌感染发生严重的坏死性筋膜炎,这种情况可能与使用布洛芬有关。

【诊断】　同先天性VZV感染诊断(见前节)。主要根据临床表现诊断。

【治疗】　足月儿在生后感染VZV,通常症状轻微。阿昔洛韦抗病毒治疗有争议。对于在新生儿监护室发生的医院内水痘感染(暴露):

(1)水痘－带状疱疹免疫球蛋白(VZIG)。对胎龄小于28周或出生体重≤1 000 g的婴儿,无论母亲有无感染病史,均推荐应用VZIG。对无水痘病史或未接种水痘疫苗的母亲(血清学阴性),其产出的早产儿亦推荐应用VZIG。

(2)如果母亲具有免疫力。胎龄＞28周的婴儿应有足够从母体来的抗体以预防并发症的发生。

(3)隔离。接触过出疹患儿的婴儿应在先证病例出疹后隔离10～21天。接受VZIG注射者应严格呼吸道隔离28天。

(4)阿昔洛韦。对全身皮疹广泛者应用阿昔洛韦治疗。预防感染时,需在接触VZV患者后7天开始应用。预防性应用疗程7天。治疗水痘时需应用至新发皮疹出疹后48小时。

【预后】 此型通常症状轻微, 死亡率极低。并发症与年长儿相同。早产儿发生院内VZV感染的风险较高。胎龄小于28周的早产儿在生后感染VZV后出现合并症的风险尚不明确。

·参·考·文·献·

[1] Alkalay AL, Pomerance JJ, Rimoin DL. Fetal varicella syndrome. *J Pediatr.* 1987; 111: 320–323.

[2] American Academy of Pediatrics. Varicella-zoster infections. In: Pickering LK, Baker CJ, Kimberlin DW, Long SS, eds. *Red Book: 2012 Report of the Committee on Infectious Diseases.* 29th ed. Elk Grove Village, IL: American Academy of Pediatrics; 2012: 774–789.

[3] Gardella C, Brown ZA. Managing varicella zoster infection in pregnancy. *Cleve Clin J Med.* 2007; 74: 290–296.

[4] Gershon AA. Chickenpox, measles, and mumps. In: Remington JS, Klein JO, Wilson CB, Nizet V, Maldonado YA, eds. *Infectious Diseases of the Fetus and Newborn Infant.* 7th ed. Philadelphia, PA: Elsevier Saunders; 2011: 661–705.

[5] Gibson CS, Goldwater PN, MacLennan AH, et al. Fetal exposure to herpesviruses may be associated with pregnancy-induced hypertensive disorders and preterm birth in a Caucasian population. *Br J Obstet Gynaecol.* 2008; 115: 492–500.

[6] Kellie SM, Makvandi M, Muller ML. Management and outcome of a varicella exposure in a neonatal intensive care unit: lessons for the vaccine era. *Am J Infect Control.* 2011 (Epub ahead of print).

[7] Khandaker G, Marshall H, Peadon E, et al. Congenital and neonatal varicella: impact of the national varicella vaccination programme in Australia. *Arch Dis Child.* 2011; 96: 453–456.

[8] Lamont RF, Sobel JD, Carrington D, et al. Varicella-zoster virus (chickenpox) infection in pregnancy. *BJOG* 2011; 118: 1155–1162.

[9] Marin M, Watson TL, Chaves SS, et al. Varicella among adults: data from an active surveillance project, 1995–2005. *J Infect Dis.* 2008; 197(suppl 2): S94–S100.

[10] Pasternak B, Hviid A. Use of acyclovir, valacyclovir, and famciclovir in the first trimester of pregnancy and the risk of birth defects. *JAMA* 2010; 304: 859–866.

[11] Rodríguez-Fanjul X, Noguera A, Vicente A, González-Enseñat MA, Jiménez R, Fortuny C. Herpes zoster in healthy infants and toddlers after perinatal exposure to varicella-zoster virus: a case series and review of the literature. *Pediatr Infect Dis J.* 2010; 29: 574–576.

[12] Sanchez MA, Bello-Munoz JC, Cebrecos I, et al. The prevalence of congenital varicella syndrome after a maternal infection, but before 20 weeks of pregnancy: a prospective cohort study. *J Matern Fetal Neonatal Med.* 2011; 24: 341–347.

[13] Smith CK, Arvin AM. Varicella in the fetus and newborn. *Semin Fetal Neonatal Med.* 2009; 14: 209–217.

[14] Wilson E, Goss MA, Marin M, et al. Varicella vaccine exposure during pregnancy: data from 10 years of the pregnancy registry. *J Infect Dis.* 2008; 197(suppl 2): S178–S84.

第七部分

新生儿药理学

Neonatal Pharmacology

148 新生儿重症监护室使用的药物
Medications Used in the Neonatal Intensive Care Unit

本章节介绍目前在新生儿使用的药物，但未涵盖所有新生儿用药，因此不能作为新生儿药物学的完整读本。读者若在临床实践中遇到诸如药代动力学、药物相互作用、药物代谢和清除及血药浓度监测等问题，建议咨询相关药师。妊娠期和哺乳期用药可参见第149章。

本文中所出现的"新生儿"和"婴儿"时间段分别特指为 $0 \sim 28$ 天和 > 28 天至1岁。

Acetaminophen 对乙酰氨基酚

适应证和用途：退热镇痛。

作用：镇痛作用主要是通过抑制中枢神经系统（CNS）和外周前列腺素合成，阻断疼痛冲动产生。退热作用是抑制下丘脑体温调节中枢。

给药方案：口服（PO），灌肠（PR）。

- 早产儿 $28 \sim 32$ 周：每次 $10 \sim 12$ mg/kg，$q6 \sim 8h$，PO；每次 20 mg/kg，q12h，PR。每天最大剂量：40 mg/kg。
- 早产儿 $33 \sim 37$ 周，足月儿 < 10 天：每次 $10 \sim 15$ mg/kg，q6h，PO；每次 30 mg/kg，首剂 PR，后续每次 15 mg/kg，q8h，PR。每天最大剂量：60 mg/kg。
- 足月儿 $\geqslant 10$ 天：每次 $10 \sim 15$ mg/kg，$q4 \sim 6h$，PO；每次 30 mg/kg 首剂 PR，后续每次 20 mg/kg，$q6 \sim 8h$，PR。每天最大剂量：90 mg/kg。

不良反应：皮疹、血细胞减少症（中性粒细胞减少症、白细胞减少症和血小板减少症），过量可能导致肝坏死，长期使用可能导致肾功能损害。

药理学：主要在肝内通过磺化和葡萄糖醛酸化作用代谢。肾脏排泄、半衰期：足月儿 ~ 3 h，GA > 32 周早产儿 > 5 h，GA < 32 周早产儿可长达 11 h。肝功能障碍者半衰期延长。

备注：直肠给药可能导致用药剂量不精准。接种疫苗后预防性使用可能会降低机体抗体反应。根据美国食品药品监督管理局（FDA）的建议，自2011年起，逐渐淘汰原有的 80 mg/0.8 mL 滴剂，都改为儿科 160 mg/5 mL 剂型。N-乙酰半胱氨酸是对乙酰氨基酚中毒的解毒剂。

Acetazolamide 乙酰唑胺

适应证和用途：降低青光眼的眼压；作为抗惊厥药物在难治性新生儿惊厥中使用；减少出血后脑积水的脑脊液（CSF）产生；肾小管酸中毒。

作用：竞争性、可逆性碳酸酐酶抑制剂，增加肾脏对钠、钾、碳酸氢盐和水的分泌排泄；减少眼睛房水产生和中枢神经系统神经异常放电。

给药方案：静脉（IV），口服（PO）。

剂量：

- 青光眼：8～30 mg/(kg·d)，q8h，PO；20～40 mg/(kg·d)，q6h，IV，最大剂量1 g/d。
- 抗惊厥：4～16 mg/(kg·d)，q6～8h，PO，最大剂量30 mg/(kg·d)或1 g/d。
- 碱化尿液：每次5 mg/kg，PO，每天2～3次。
- 减少脑脊液产生：每次5 mg/kg，q6h，IV/PO，逐日加量25 mg/(kg·d)，最大剂量100 mg/(kg·d)。可同时使用呋塞米。

不良反应：胃肠道刺激、暂时性低钾血症、高氯性代谢性酸中毒、生长迟缓、骨髓抑制、血小板减少症、溶血性贫血、全血细胞减少症、粒细胞缺乏症、白细胞减少症、困倦和感觉异常。

药理学：以原形从尿中排泄，半衰期为4～10小时。

备注：在新生儿中的临床经验有限，一项1998年的研究未证实其在减缓新生儿和婴儿出血后脑积水病程进展中的作用。同样，在新生儿青光眼治疗中使用受到限制。在难治性惊厥中作为其他药的辅助治疗药。长期应用可导致利尿效果下降。

Acyclovir 阿昔洛韦

作用和抗病毒谱：预防和治疗单纯疱疹病毒（HSV-1和HSV-2）感染、单纯疱疹病毒性脑炎、带状疱疹病毒感染、水痘-带状疱疹病毒感染。

给药方案：静脉（IV），口服（PO）。

- 单纯疱疹病毒（基于AAP Red Book 2012版）：
  - 新生儿：每次20 mg/kg，q8h，IV，疗程14～21天。中枢神经系统感染疗程21天，其他部位感染疗程14天。在GA＜30周的早产儿延长使用间隔时间至q12h。

肾功能损伤时剂量：

- 血肌酐0.8～1.1 mg/dL：20 mg/kg，IV，q12h。

- 血肌酐 $1.2 \sim 1.5$ mg/dL：20 mg/kg，IV，q24h。
- 血肌酐 > 1.5 mg/dL：10 mg/kg，IV，q24h。

- 带状疱疹病毒（皮肤）：
  - 婴儿和儿童：每次 10 mg/kg，q8h，IV，$7 \sim 10$ 天，在免疫功能低下人群中，AIDS 推荐疗程 $10 \sim 14$ 天。

- 免疫功能低下人群水痘－带状疱疹病毒（水痘）：
  - < 1 岁的婴儿：每次 10 mg/kg，q8h，IV，$7 \sim 10$ 天。

不良反应：通常耐受性较好。血栓性静脉炎和注射部位炎症反应。肾毒性，急性肾功能损害或衰竭，血尿素氮（BUN）和肌酐上升。中性粒细胞减少症、血小板减少症、贫血、血小板增多症、白细胞增多症和中性粒细胞增多症。发生中性粒细胞减少症时需要降低治疗剂量，若绝对中性粒细胞计数（ANC）< 500 mm^3 可使用集落刺激因子（G-CSF）。充分水化和静脉输注时间至少1小时可降低暂时性肾功能受损和尿结晶的风险。

药理学：抑制DNA的合成和病毒复制。口服吸收率15%$\sim$30%。脑脊液浓度约为血浓度的50%，主要从肾脏排泄。

备注：静脉输注至少1小时；药物溶液浓度< 7 mg/mL，建议 5 mg/mL；不宜冷藏；使用期间监测血常规和肝肾功能。

Adenosine 腺苷

适应证和用途：用于持续性阵发性室上性心动过速急性期治疗，转为窦性节律。

作用：通过减慢房室结传导速度和阻断房室结折返旁路来恢复正常窦性节律。其电生理作用：抑制钙的慢通道传导，增加钾电导，可能具有间接抗肾上腺素能作用。

给药方案：静脉（IV）。

剂量：$0.05 \sim 0.2$ mg/kg，IV，$1 \sim 2$ 秒内快速推注。可间隔2分钟重复推注，同时增加剂量 $0.05 \sim 0.1$ mg/kg，直至窦性心律恢复或达到最大剂量 0.3 mg/kg。推注后立即用生理盐水冲管以保证药物迅速进入循环。如果单次剂量 < 0.2 mL，事先用生理盐水稀释至 0.3 mcg/mL 浓度。

不良反应：房室传导阻滞时禁用。可能出现暂时性心律失常、面部潮红、呼吸困难、肌张力减低。还可能导致支气管痉挛，因此在有支气管痉挛病史的患儿中使用尤需谨慎。

药理学：起效快，作用时间持续 $20 \sim 30$ 秒，半衰期 < 10 秒。

备注：甲基黄嘌呤（咖啡因和茶碱）是腺苷的竞争性拮抗剂。有时候可能需要更大的腺苷剂量。

Albumin Human 人白蛋白

适应证和用途：治疗低血容量，休克中维持心输出量，血浆容量扩张剂，伴有全身水肿或低血容量的低蛋白血症，早产儿急性肾病综合征。不推荐用于起始扩容，宜使用等张晶体溶液－生理盐水或乳酸盐林格注射液（儿科高级生命支持PALS和新生儿急救复苏NRP指南）。

作用：增加血管内胶体渗透压，促使液体从组织间隙转回至血管内。

给药方案：静脉（IV）。

- 新生儿、婴儿和儿童：0.5～1 g/kg，IV（或5%白蛋白10～20 mL/kg），必要时可重复。最大量6 g/(kg·d)。低血容量或有效血容量不足的患儿应使用5%白蛋白，25%白蛋白仅限于容量或钠摄入受限的患儿。

- 新生儿低蛋白血症：可加入静脉高营养溶液中，但可能增加细菌或真菌生长风险。

不良反应：快速输注可能导致容量负荷过多，诱发充血性心力衰竭或肺水肿。早产儿慎用25%溶液，增加脑室内出血的风险。

备注：注意不同规格产品的特性，使用合适的静脉滤器。5%白蛋白是等渗的，25%白蛋白是高渗的。可使用生理盐水或5%葡萄糖将稀释25%白蛋白。不要使用灭菌注射用水稀释，可能导致低渗性溶血，后者可能为致命的。

Albuterol 沙丁胺醇

适应证和用途：预防和治疗支气管痉挛。作为新生儿呼吸窘迫综合征（RDS）和支气管肺发育不良/慢性肺病（BPD/CLD）治疗中的支气管扩张剂。治疗高钾血症。

作用：主要激动β_2受体（支气管扩张和血管扩张），较弱的β_1受体激动作用（增加心脏的收缩力和传导性）。

给药方案：吸入，雾化。

- 雾化：每次0.1～0.5 mg/kg（最小2.5 mg），q2～6h。

- 吸入：定量雾化吸入器（MDI）90 μg/喷：1～2喷，q2～6h。

不良反应：心动过速，震颤，中枢神经系统刺激，低钾血症，高血糖和高血压。

备注：作用持续时间2～5小时。根据呼吸症状改善和心率情况调节剂量。

Alprostadil 前列地尔（前列腺素E₁）

> **警惕**
>
> 在需要前列地尔治疗的先天性心脏病患儿中10%～12%发生呼吸暂停，最常见于出生体重<2 kg的新生儿。呼吸暂停多发生于前列地尔注射开始1小时内，因此治疗时需要注意评估呼吸状况，在使用时需要准备好辅助通气设备。

适应证和用途：任何需要通过维持动脉导管开放来维持肺循环和体循环的病例，直至根治性或姑息性手术完成，如肺动脉闭锁、肺动脉狭窄、三尖瓣闭锁、大动脉转位、主动脉弓离断、主动脉狭窄和严重的法洛四联症。

作用：舒张血管平滑肌。

给药方案：静脉（IV）。

- 起始：$0.05 \sim 0.1$ μg/（kg·min），静脉持续输注。根据可接受的血氧饱和度水平逐渐调节剂量，避免不良反应。尽量采用最低的剂量维持氧合。

- 维持：$0.01 \sim 0.4$ μg/（kg·min）。

不良反应：主要参见以上提示框警告。长期使用可能导致胃出口梗阻，可逆的长骨骨皮质增生。还可能发生以下不良反应：皮肤血管扩张、心动过缓、抑制血小板聚集、过度通气、惊厥样活动、抖动、体温升高，低钙血症和低血糖症。

备注：静脉持续输注96小时后效用降低。药物使用后青紫患儿30分钟内，非青紫患儿$1.5 \sim 3$小时氧合均能改善。有出血倾向的患儿谨慎使用。

Alteplase 阿替普酶（tPA 组织纤维蛋白溶酶原激活剂）

适应证和用途：重新开放已阻塞的中心静脉置管，溶解大血管血栓（全身用药）。参见第79章和87章。

作用：促进纤维蛋白溶解酶原转化为纤维蛋白溶解酶，继而裂解纤维蛋白、纤维蛋白原、凝血Ⅴ和Ⅷ因子，从而溶解凝块。

给药方案：静脉（IV）。

－ 中心静脉置管阻塞
- 制药商推荐（Cathflo, Actirase）：日龄≥14天，抽取约为导管管腔容量1.1倍的液体加入本品配制为1 mg/mL，不要超过2 mg和2 mL。配置好的液体灌注至导管内，留置2小时，然后自管内抽吸出。如果导管仍然阻塞，可重复该过程。导管内容量可参见导管制造商说明书。

- Chest 2008年推荐(Monagle等, 2008)：用等同于导管管腔容量的生理盐水稀释0.5 mg本品，1～2分钟缓慢灌注至导管内，留置1～2小时后将管内液体抽吸出，最后以生理盐水冲管。

  - 大血管血栓溶解(全身)

  - 剂量存在争议，最佳剂量未知。使用前可考虑使用新鲜冰冻血浆(FFP)。
  - Chest 2008年推荐(Monagle等, 2008)0.1～0.6 mg/(kg·h)静脉持续输注6小时，根据效果调节剂量，一些患者可能需要酌情调整用药持续时间。

不良反应：当输注速率＞0.4 mg/(kg·h)并发症风险增高。如果患儿已存在脑室内出血或脑缺血性改变，不建议全身使用该药物。可能导致静脉穿刺部位出血。在治疗导管阻塞时，如果过量的药物被无意中注入体循环中也可能导致出血。灌注导管时若给予过高的压力可能导致导管内凝块进入体循环。

备注：对于正在使用肝素、华法林或吲哚美辛的婴儿，使用阿替普酶可能增加出血风险。治疗开始前需要检测凝血酶原时间(PT)、APTT、纤维蛋白原和纤维蛋白裂解产物，治疗中也需要至少每天一次监测这些指标。纤维蛋白原水平宜维持＞100 mg/dL，血小板＞50 000/mm^3。

Amikacin sulfate 硫酸阿米卡星

作用和抗菌谱：主要针对革兰阴性杆菌，包括假单胞菌、克雷伯菌、肠杆菌、变形杆菌、大肠埃希菌和沙雷菌，对厌氧菌无效。通常被保留作为治疗耐庆大霉素和妥布霉素革兰阴性杆菌感染的抗生素。可用于治疗可疑分枝杆菌感染。

给药方案：肌内注射(IM)，静脉(IV)，静脉输注时间＞30分钟。

需要根据药代动力学监测药物浓度，调整药物剂量。起始经验性用药剂量须按体重计算：

- 0～4周新生儿且体重＜1.2 kg：每次7.5 mg/kg，q18～24h。
- 日龄＜7天

  - 1.2～2 kg：每次7.5 mg/kg，q12h。
  - ＞2 kg：每次7.5～10 mg/kg，q12h。

- 日龄≥7天

  - 1.2～2 kg：每次7.5～10 mg/kg，q8～12h。
  - ＞2 kg：每次10 mg/kg，q8h。

- 婴儿和儿童：15～22.5 mg/(kg·d)，q8h，一些患者可能需要30 mg/(kg·d)，q8h。
- 治疗非结核分枝杆菌感染：15～30 mg/(kg·d)，q12～24h，作为联合用药之一。

药理学：杀菌活性呈现浓度依赖性。经肾排泄(肾小球滤过)；半衰期为4～8小时；分布容积 0.6 L/kg。

不良反应：可能有肾毒性和耳毒性。同时应用呋塞米、万古霉素可能增加毒性；同时使用万可松或同时存在高镁血症可能增加神经肌肉阻滞。

备注：治疗 48 小时后监测血药浓度，根据峰浓度和谷浓度调整用药剂量和间隔时间。肾功能受损或改变，有肾毒性或耳毒性表现症状，同时应用其他肾毒性药物，或是需要更高治疗剂量的患者，均需要密切监测。治疗峰浓度为 15～40 μg/mL，目标浓度取决于感染类型。谷浓度为 < 5～8 μg/mL。肾毒性多与谷浓度 > 10 μg/mL 相关；耳毒性与峰浓度 > 35～40 μg/mL 有关（耳蜗损害多于前庭损害）。

Aminophylline–theophylline 氨茶碱–茶碱

适应证和用途：减少早产儿拔管后或前列地尔治疗期间的呼吸暂停发作频次和严重程度。BPD 和 CLD 治疗中作为支气管扩张剂。在治疗早产儿呼吸暂停中，咖啡因比茶碱更安全有效，且咖啡因半衰期长，每天使用 1 次即可。氨茶碱/茶碱扩张支气管效用更强。

作用：茶碱（氨茶碱的活性部分）可舒张支气管平滑肌；增加膈肌的收缩力度；扩张肺动脉、冠状动脉和肾动脉；轻度利尿；增加延髓呼吸中枢对 CO_2 的敏感度；刺激中枢呼吸驱动和外周化学感受器；增加儿茶酚胺敏感性，从而增加心输出量，改善氧合。氨茶碱含约 80% 茶碱。新生儿具有独特的能力，能将茶碱以 1∶0.3 的比例转化为咖啡因。咖啡因可占茶碱水平的 50%。

给药方案：口服（PO），静脉（IV）。

- 静脉：负荷剂量 5～8 mg/kg 缓慢输注 30 分钟。负荷剂量 8～12 h 后给予维持剂量：每次 1.5～3.0 mg/kg，q8～12h。
- 口服（快速释放剂型）：负荷剂量同静脉使用剂量。维持剂量：茶碱 4～22 mg/（kg·d），q6～8h。较大的婴儿药物清除速率增加，因此可能需要更高的剂量 25～30 mg/（kg·d）。

不良反应：高血糖、脱水、利尿和喂养不耐受。中枢神经症状包括抖动、反射亢进和惊厥。常见的副作用为心动过速（心率 ≥ 180 次 / 分）和心律失常。

备注：药物有效治疗水平：呼吸暂停 6～14 μg/mL，支气管痉挛 10～20 μg/mL。> 20 μg/mL 可能出现中毒。静脉给药后 1 小时，口服给药后 2 小时检测血药峰浓度，谷浓度在下次用药前半小时检测。怀疑中毒或呼吸暂停增加时随时检测血药浓度。

Amindarone 胺碘酮

适应证和用途：治疗其他抗心律失常药物无效的致命的室性心律失常。预防和抑制室上性心律失常(尤其是WPW综合征)和术后交界性异位心动过速(JET)。

作用:胺碘酮是碘化香豆醇,可延长动作电位和有效不应期,降低后负荷(舒张外周和冠状动脉),阻断α和β受体以及抑制钙通道。可减慢心率(降低房室结和窦房结传导,负性肌力作用)。

给药方案:静脉(IV)。

- 资料有限,因为不良反应的发生率高,通常不作为一线用药。使用前应咨询儿童心脏专科医师。
- 静脉:首剂负荷剂量 5 mg/kg,静脉输注 30～60 分钟,输注速度不超过 0.25 mg/(kg·min),除非临床有需求。需要时可重复该剂量,直至总负荷剂量 15 mg/kg。静脉通路推荐中心静脉。维持剂量 5 μg/(kg·min),根据临床情况可逐渐上调至 15 μg/(kg·min)。
- 口服:负荷剂量 10～20 mg/(kg·d),q12h,持续应用 7～10 天或完全控制心律失常或出现明显的副作用。下调剂量至 5～10 mg/(kg·d),qd,维持数周尽量尝试使用最低剂量来控制心律失常 2.5 mg/(kg·d)。

不良反应:心动过缓和低血压(可能与输注速度有关)、心律失常(尖端扭转型心动过速)、房室传导阻滞、充血性心力衰竭(CHF)和阵发性室性心动过速。胺碘酮还可导致甲状腺功能亢进/减退(部分抑制外周 T_4 转化为 T_3,血清 T_4 和 rT_3 浓度增加,血清 T_3 降低)。胺碘酮含碘,100 mg 胺碘酮可释放约 3 mg 无机碘进入血循环。肝酶和胆红素升高。静脉炎和局部注射部位皮肤损害,建议药物浓度不宜 > 2 mg/mL,尽量通过中心静脉输注。

药理学:成人资料显示,口服抗心律失常药物起效可能需要 3～6 周。停止治疗后持续 30～90 天或更长。蛋白质结合率为 96%。肝脏代谢。

备注:可能存在药物相互作用。胺碘酮抑制特定细胞色素 P450 酶系,可能增加地高辛、氟卡尼、利多卡因、茶碱、普鲁卡因、奎尼丁、华法林和苯妥英钠的血药浓度。为避免此类药物中毒,需要监测血药浓度并调整用药剂量,一般建议药物剂量减少 30%～50%。使用胺碘酮时同时使用β受体阻滞剂、地高辛或钙通道阻滞剂可能导致心动过缓、窦性停搏和房室传导阻滞。

Amphotericin B 两性霉素 B;
Amphotericin B, Liposomal 两性霉素 B 脂质体;
Amphotericin B lipid complex 两性霉素 B 脂质复合体

适应证和抗菌谱:通过与类固醇结合、破坏真菌细胞膜而发挥抗真菌作用。广谱抗真菌药物,包括念珠菌和其他真菌。

给药方案：静脉（IV），鞘内注射，脑室内注射。

- 常规的两性霉素 B
  - 起始剂量：0.5 mg/kg，静脉输注 2～6 小时。使用 5%GS 配制成 0.1 mg/mL 浓度，与 NaCl 不相容。
  - 维持剂量：1～1.5 mg/kg，IV，qd，治疗 2～6 周或更长。一般静脉输注时间 2～6 小时，如能耐受，也可输注 1～2 小时。
  - 鞘或脑室内注射：使用无菌注射用水配制成 0.25 mg/mL，注射时先回抽以脑脊液稍加稀释后再注入。剂量一般为 25～100 μg，q48～72h，若能耐受剂量可增加至 500 μg。
- 两性霉素 B 脂质体
  - 聚集于肝脏和脾脏，通过血脑屏障进入中枢神经系统量低于常规两性霉素 B。通常用于难治性真菌感染或不能耐受两性霉素 B 的患儿。
  - 每次 5～7 mg/kg，静脉输注 2 小时 q24h。可使用 5%GS、10%GS 或 20%GS 配制成最终浓度 1～2 mg/mL 的溶液。有时可能需要稀释到 0.2～0.5 mg/mL 以维持静脉泵输注容量。
- 两性霉素 B 脂质复合体
  - 用于难治性真菌感染或不能耐受两性霉素 B 的患儿，肾毒性低。
  - 每次 5 mg/kg，静脉输注 2 小时，qd。使用 5%GS 稀释成 1 mg/mL 浓度，最大浓度 2 mg/mL。制造商建议不要使用静脉滤过器。

药代动力学：经肾脏缓慢排泄。

不良反应：与成人相比，新生儿不良反应少见。可能导致发热、寒战、呕吐、注射部位血栓性静脉炎、肾小管酸中毒、肾衰竭、低镁血症、低钾血症、可逆性血细胞比容下降的骨髓抑制、低血压、高血压、喘息和低氧血症。

备注：需要避光。监测尿量，隔天检测血钾、镁、尿素氮和肌酐，直至剂量稳定，后续每周监测。除此之外每周还要监测血常规和肝功能。如果 BUN＞40 mg/dL，肌酐＞3 mg/dL 或肝功能异常即停止用药。

Ampicillin 氨苄西林

作用和抗菌谱：半合成青霉素酶敏感的青霉素，为杀菌剂，通过抑制后期细胞壁合成而发挥作用。可用于治疗链球菌、肺炎链球菌、肠球菌、非青霉素酶产酶葡萄球菌、李斯特菌、脑膜炎球菌感染，以及一些流感嗜血杆菌、奇异变形杆菌、志贺菌沙雷菌属、志贺菌、大肠杆菌、肠杆菌和克雷伯菌感染。在新生儿通常和氨基糖苷类或头孢噻肟联用以预防和治疗 B 族溶血性链球菌、李斯特菌和大肠杆菌感染。

给药方案：口服（PO，仅限于儿童），肌内注射（IM），静脉（IV）。

- 日龄≤7天
  - ≤2 kg：50 mg/（kg·d），IM/IV，q12h。脑膜炎100 mg/（kg·d），q12h。
  - ＞2 kg：75 mg/（kg·d），IM/IV，q8h。脑膜炎150 mg/（kg·d），q8h。
  - B族链球菌脑膜炎：200～300 mg/（kg·d），IM/IV，q8h。
- 日龄＞7天
  - ＜1.2 kg：50 mg/（kg·d），IM/IV，q12h。脑膜炎100 mg/（kg·d），q12h。
  - 1.2～2 kg：75 mg/（kg·d），IM/IV，q8h。脑膜炎150 mg/（kg·d），q8h。
  - ＞2 kg：100 mg/（kg·d），IM/IV，q6h。脑膜炎200 mg/（kg·d），q6h。
  - B族链球菌脑膜炎：300 mg/（kg·d），IM/IV，q6h。
- 婴儿和儿童
  - 100～200 mg/（kg·d），IM/IV，q6h。
  - 脑膜炎：200～400 mg/（kg·d），IM/IV，q6h。最大剂量：12 g/d。
  - 儿童口服剂量：50～100 mg/（kg·d），PO，q6h。最大剂量：2～3 g/d。

不良反应：变态反应、皮疹、腹部不适、恶心、呕吐、腹泻、溶血性贫血、血小板减少症、中性粒细胞减少症、出血时间延长、间质性肾炎和嗜酸性粒细胞增多。大剂量可能导致中枢神经系统兴奋或惊厥。

Ampincillin sodium/Sulbactam sodium
氨苄西林钠+舒巴坦钠

作用和抗菌谱：β-内酰胺酶抑制剂和β-内酰胺复合制剂，舒巴坦为β-内酰胺酶抑制剂，可增加氨苄西林的抗菌谱，包括用于治疗产β-内酰胺酶的细菌感染如金黄色葡萄球菌、流感嗜血杆菌、大肠杆菌、克雷伯菌、肠杆菌、肠球菌、不动杆菌和厌氧菌。

给药方案：静脉（IV），肌内注射（IM）。

剂量：

- 生后0～7天的早产儿和足月儿
  - 氨苄西林100 mg/（kg·d），IM/IV，q12h。
- ＞7天的新生儿
  - 氨苄西林100 mg/（kg·d），IM/IV，q6～8h。
- ≥1个月的婴儿
  - 氨苄西林100～150 mg/（kg·d），IM/IV，q6h。
- 脑膜炎
  - 氨苄西林200～300 mg/（kg·d），IM/IV，q6h。

不良反应:参见氨苄西林,血BUN和肌酐升高。

备注:肾功能损害患者调整用药剂量。

Arginine HCl 盐酸精氨酸

适应证和用途:治疗碱中毒,垂体功能试验(刺激生长激素释放),治疗某些新生儿期起病的尿素循环障碍。

作用:精氨酸所富含的高氯成分可以纠正严重的低氯性代谢性碱中毒;精氨酸可刺激垂体释放生长激素和催乳素,刺激胰腺释放胰岛素和胰高血糖素。

给药方案:静脉(IV)。

- 婴儿和儿童代谢性碱中毒
  - 盐酸精氨酸剂量(mEq)=0.5×体重(kg)×$[HCO_3^- - 24]$,HCO_3^-为患儿血清碳酸氢浓度(mEq/L);给予计算总量的1/2～2/3,再评估。
- 纠正婴儿和儿童低氯血症
  - 盐酸精氨酸剂量(mEq)=0.2×体重(kg)×$[103 - Cl^-]$=患儿血清氯浓度(mEq/L);给予计算总量的1/2～2/3,再评估。
  - 静脉注射:可采用原液(可能刺激组织)或使用GS/NS稀释,最好通过中心静脉输注。静脉输注至少30分钟或静脉24小时维持。最大量:1 g/(kg·h)[=10%精氨酸 10 mL/(kg·h)]。

口服:可使用静脉制剂,稀释后使用。

- 生长激素激发试验:500 mg/kg(=10%精氨酸 5 mL/kg)静脉输注30分钟。做激发试验仅用静脉。
- 尿素循环障碍:临床考虑尿素循环障碍时需请遗传代谢专科医师会诊。

不良反应:不作为治疗代谢性碱中毒的一线药物,也不能作为起始治疗,可先使用氯化钠、氯化钾或氯化铵。精氨酸酶缺乏的患儿可能有毒性。禁用于对盐酸精氨酸敏感及肝衰竭或肾衰竭的患儿。可能会引起:高氯性代谢性酸中毒、胃泌素、胰高血糖素或生长激素升高。静脉快速输注会引起潮红和胃肠道不适。还会出现高血糖症、低血糖症、高钾血症、注射液外渗引起组织坏死、过敏反应、尿素氮和肌酐升高。

备注:监测血糖、血氯和血压,注意观察静脉输注部位。

Atropine sulfate 硫酸阿托品

适应证和用途:窦性心动过缓、与新斯的明联合使用逆转非去极化神经肌肉阻滞。术前应用抑制唾液分泌及减少呼吸道过量的分泌物。

作用：在平滑肌、心肌和各种腺细胞中是乙酸胆碱的竞争性拮抗剂，可导致心率增快、心输出量增加、胃肠道动力和张力减低、尿潴留、睫状肌麻痹、唾液和汗液减少。

给药方案：静脉（IV），肌内注射（IM），口服（PO），气管内用药（ETT）。

– 婴儿和儿童心动过缓

- 每次 0.02 mg/kg，3～5 分钟可重复应用，留待对改善氧合和肾上腺素无反应的患儿使用。不再用于 AHA 新生儿复苏。

– 麻醉前

- 每次 0.02 mg/kg，术前 30～60 分钟应用，必要时 4～6 小时重复应用。

– 逆转神经肌肉阻滞

- 每次阿托品 0.02 mg/kg + 新斯的明每次 0.06 mg/kg。

– 选择性气管插管（减少迷走神经反射）

- 每次 0.02 mg/kg，IM/IV。

– 气管插管内（ETT）

- 每次 0.04～0.06 mg/kg，必要时重复应用。滴注后根据患者体重使用 1～5 mL 生理盐水冲管。
- 口服：起始每次 0.02 mg/kg，q4～6h，逐渐加量至每次 0.09 mg/kg。

不良反应：口干、视力模糊、瞳孔放大、心动过速、心悸、便秘、尿潴留、共济失调、震颤和发热。在应用低剂量的儿童中尤其可能出现毒性作用。

备注：禁用于甲状腺毒症、心功能不全所致心动过速及梗阻性胃肠道疾病。在低剂量时由于其对中枢作用可能反而导致心动过缓。

Azithromycin 阿奇霉素

作用和抗菌谱：治疗由流感嗜血杆菌、卡他莫拉菌、化脓性链球菌、肺炎衣原体、肺炎支原体、肺炎链球菌、沙眼衣原体、淋球菌、金黄色葡萄球菌、鸟型结核杆菌、鹦鹉热衣原体和解脲支原体所导致的上呼吸道感染。

给药方案：口服（PO）。

– ＜6 个月婴儿

- 百日咳，每次 10 mg/kg，PO，qd×5 天（AAP Red Book，2012）。阿奇霉素也可作为＜1 个月婴儿的药物选择，因为红霉素可能导致特发性肥厚性幽门狭窄。

– ≥6 个月婴儿和儿童

- 呼吸道感染：第 1 天 10 mg/kg（最大 500 mg），第 2～5 天 5 mg/(kg·d)（最大 250 mg）qd。

- 百日咳：第1天10 mg/kg（最大500 mg），第2～5天5 mg/(kg·d)（最大250 mg）qd（AAP Red Book，2012）。

不良反应：腹泻、呕吐、激惹或皮疹。

药理学：大环内酯类抗生素，半衰期约为80小时。

备注：新生儿资料有限。

Aztreonam 氨曲南

作用和抗菌谱：内酰胺类抗生素，对大部分肠杆菌、铜绿假单胞菌、大肠杆菌、肺炎克雷伯菌、变形杆菌、沙雷菌、流感嗜血杆菌和柠檬酸杆菌属有效，但对革兰阳性需氧菌或厌氧菌基本无作用。

给药方案：静脉(IV)，肌内注射(IM)。

- 日龄<7天新生儿

  - ≤2 kg：每次30 mg/kg，q12h。
  - >2 kg：每次30 mg/kg，q8h。

- 日龄≥7天新生儿

  - <1.2 kg：每次30 mg/kg，q12h。
  - 1.2～2 kg：每次30 mg/kg，q8h。
  - >2 kg：每次30 mg/kg，q6h。

- >1个月的婴儿和儿童：90～120 mg/(kg·d)，q6～8h。

不良反应：腹泻、恶心、呕吐、皮疹、低血糖症、注射部位刺激感。还可引起暂时性嗜酸性粒细胞增多、白细胞减少症、血小板减少症、低血糖症和肝酶增高。

药理学：以药物原形从肾脏排泄。新生儿中半衰期为3～9小时。广泛分布于身体组织、脑脊液、气道分泌物、腹腔液、胆汁和骨骼中。

备注：已被证实和氨基糖苷类抗生素联用有协同效应，可用于大多数铜绿假单胞菌属、肠杆菌属和其他革兰阴性需氧菌。

Beractant 肺表面活性物质

适应证和用途：治疗和预防早产儿呼吸窘迫综合征。

作用：为天然的牛肺提取物，内含磷脂、中性脂、脂肪酸和表面活性物质相关蛋白，并添加了二棕榈酰基(DPPC)、棕榈酸和三棕榈酸甘油酯以模拟天然肺表面活性物质降低肺泡表面张力的特性。表面活性物质降低呼吸时肺泡表面的张力从而防止肺泡萎陷。

给药方案：气管内给药（ETT）。

- 4 mL/kg（100 mg磷脂/kg），均分4份，将患儿放置于不同体位给药，轻柔地将药在2～3秒注射至导管内。每次给药后给患儿通气至少30秒或直到稳定。在生后48小时内总共可给予4次4 mL/kg的肺表面活性物质，间隔至少6小时，给药后迅速下调呼吸机参数。

不良反应：大多数不良反应与给药过程相关：暂时性心率减慢、氧饱和度下降、气管插管内反流、苍白、血管收缩、低血压、气管插管堵管、高血压、低碳酸血症、高碳酸血症和呼吸暂停。也有肺出血的报道，尤其是在极低出生体重儿中。

Bumetanide 布美他尼

 警惕

　　布美他尼是强效利尿剂，如果给予过多剂量，可能导致显著的水电解质丢失。因此需要谨慎用药，根据患儿情况进行个体化药物剂量和使用频率调节。

适应证和用途：髓襻利尿剂，治疗先天性心脏病、充血性心力衰竭和肝肾衰竭引起的水肿。

作用：抑制亨氏髓襻升支和近端肾小管的钠、氯重吸收。促进尿中钠、氯、钾、氢、钙、镁、铵、磷和碳酸氢根的排泄。由于肾小管扩张和前列腺素分泌增加，肾血流得以大幅度增加。

给药方案：口服（PO），静脉注射（IV），肌内注射（IM）。

- 新生儿：每次0.005～0.1 mg/kg，q12～24h。
- 婴儿和儿童：每次0.015～0.1 mg/kg，q6～24h［最大剂量10 mg/（kg·d）］。

不良反应：低钾血症、低氯血症、低钠血症、代谢性碱中毒和低血压。潜在耳毒性，较呋塞米轻。

备注：对呋塞米不敏感的患儿可能对该药有反应。虽然每个患儿反应各异，但相同剂量下的布美他尼利尿作用较呋塞米强约40倍，使用过程中需要监测血电解质。

Caffeine citrate 枸橼酸咖啡因

适应证和用途：早产儿呼吸暂停；拔管撤机或手术后呼吸暂停。

作用：同其他甲基黄嘌呤类药物（如氨茶碱和茶碱）。咖啡因对中枢神经系统和呼吸系统作用更强且毒性较小。推测其作用机制包括：增加腺苷-3′, 5′-环化一磷酸(cAMP)产生,改变细胞内钙离子浓度;刺激中枢神经系统,增加延髓呼吸中枢对二氧化碳的敏感度;刺激驱动中枢吸气,改善膈肌收缩力。咖啡因对心肌还有正性肌力作用,同时增加肾血流和肾小球滤过率、刺激糖原分解和脂肪分解。

给药方案:静脉(IV),口服(PO)。

- 负荷量:20～25 mg/kg 枸橼酸咖啡因,IV 或 PO(相当于10～12.5 mg咖啡因)。

- 维持量:5～10 mg/(kg·d)枸橼酸咖啡因,IV 或 PO,qd(相当于2.5～5 mg咖啡因),负荷量后24小时开始使用维持量。

不良反应:恶心、呕吐、胃激惹、兴奋、心动过速(若心率＞180次/分,应考虑暂停用药)和利尿。过量症状包括心律失常和强直-阵挛性惊厥。

药理学:治疗量血药谷浓度 5～25 μg/mL;血药浓度＞50 μg/mL可产生严重毒性。用药第5天查血药浓度。在新生儿中药物半衰期为40～230小时。咖啡因半衰期随日龄增加而缩短,＞9个月的婴儿体内半衰期约为5小时。胆汁淤积时半衰期延长。

Calcium chloride 氯化钙

适应证和用途:治疗症状性低钙血症、高镁血症、高钾血症所致心脏功能紊乱、低钙血症或钙通道阻滞剂中毒,预防低钙血症。

作用:钙是维持神经、肌肉、骨骼和心脏系统功能完整性和正常凝血功能的必需元素。

给药方案:静脉(IV)。

剂量(氯化钙mg):

- 症状性低钙血症:每次10～20 mg/kg 稀释后静脉输注10分钟。

- 合并高钾血症或低钙血症的心脏停搏,镁中毒,钙拮抗剂中毒:每次20 mg/kg,IV,需要时可每隔10分钟重复使用。如果有效,可20～50 mg/(kg·h),IV 维持。

- 手足搐搦:10 mg/kg,IV 5～10分钟,6小时后可重复使用或静脉维持[最大剂量200 mg/(kg·d)]。

不良反应:心律失常(尤其是心动过缓)和心血管功能受损,可引发地高辛相关心律失常;增加代谢性酸中毒风险。静脉外渗可能导致严重的组织损害(剥脱或坏死)。室颤和高钙血症禁用。

备注:制剂为10%溶液形式(10 mL,1.36 mEq/mL含元素钙27 mg)。在心脏停搏中氯化盐形式优于葡萄糖酸盐,因为氯化钙生物利用度更高。氯化钙和碳酸氢钠混合时会产生沉积。

警惕：钙有多种盐制剂形式，选择钙制剂时必须正确选择恰当的化合物和剂量，否则可能导致用量不足或超量。例如氯化钙［1 g=1.36 mEq（270 mg）元素钙］和葡萄糖酸钙［1 g=4.65 mEq（90 mg）元素钙］中元素钙含量相差3倍之多。

Calcium gluconate 葡萄糖酸钙

适应证和用途：治疗和预防低钙血症，预防换血过程中的低钙血症。

作用：参见氯化钙，葡萄糖酸钙需要代谢后释放钙离子。

给药方案：静脉（IV），口服（PO）。

剂量（葡萄糖酸钙mg）：

- 治疗症状性低钙血症：每次100～200 mg/kg，稀释后输注10～30分钟。
- 静脉维持：200～800 mg/（kg·d），q6h，IV。最大输注速率50～100 mg/min。持续输注比间隔输注更有效，前者肾脏丢失钙减少。
- 口服维持：200～800 mg/（kg·d），q6h，可与喂养的乳液混合。
- 换血：按照100 mg葡萄糖酸钙/100 mL枸橼酸化少浆血的比例，IV 10分钟。

不良反应：参见氯化钙，口服可能导致胃肠道激惹。婴儿口服需稀释，谨慎使用，可能增加NEC风险。

Calfactant肺表面活性物质

适应证和用途：预防和治疗新生儿呼吸窘迫综合征。

作用：天然不含防腐剂的牛肺提取物，内含磷脂、中性脂和肺表面活性物质相关蛋白B和C。每毫升Calfactant含磷脂35 mg、蛋白质0.65 mg（蛋白B 0.26 mg），可降低肺泡表面张力，稳定肺泡防止塌陷，从而改善通气、肺顺应性和气体交换。

给药方案：气管内给药（ETT）。

- 预防RDS首剂：生后立即给予3 mL/kg，均分2份，将患儿置于左侧和右侧体位给药，每次给药后给患儿通气至少20～30秒，两次给药之间要评估患儿的呼吸情况。
- 随后根据患儿情况，必要时重复给药，至多3次，每次3 mL/kg，间隔12小时以上。

不良反应：心动过缓、青紫、气道阻塞、气胸、肺出血和呼吸暂停。大部分不良反应都发生在给药过程中。

备注：给药后肺顺应性和氧合通常迅速改善，需要密切观察患儿呼吸情况，及时根据临床情况调整呼吸支持参数。

Captopril 卡托普利

适应证和用途：中重度充血性心力衰竭（降低后负荷）和高血压。

作用：血管紧张素转换酶竞争性抑制剂，降低血管紧张素 Ⅱ 和醛固酮水平，增加血浆和组织肾素活性，降低体循环血管阻力，但不导致心率增快和心输出量增加。

给药方案：口服（PO）。

- 早产儿，日龄（PNA）≤7天足月儿：起始 每次0.01 mg/kg，q8～12h，根据临床反应调整药物剂量和间隔时间。

- PNA＞7天足月儿：起始每次0.05～0.1 mg/kg，q8～24h，根据临床反应调整药物剂量和间隔时间，最大可至每次0.5 mg/kg，q6～24h。

- 婴儿：起始每次0.15～0.3 mg/kg，最大可达6 mg/(kg·d)，q6～12h。

不良反应：低血压、皮疹、发热、嗜酸性粒细胞增多、中性粒细胞减少症、血管神经性水肿、胃肠道功能紊乱和高钾血症。有慢性高血压且同时使用较高剂量（每次0.15～0.3 mg/kg）卡托普利的早产儿可能会出现脑血流和肾血流的显著下降，可能导致神经系统并发症，包括惊厥、呼吸暂停和嗜睡，以及少尿。

备注：尽量在喂养前1小时或喂养后2小时给药，食物会降低吸收率。罹患双侧肾血管疾病的患儿禁用。肾灌注减少的患儿慎用。肾损伤和水钠缺失（尤其是同时应用利尿剂）的患儿需减少用药剂量。

Carbamazepine 卡马西平

HLA-B*1502等位基因（多见于亚裔）与发生严重的皮肤反应有关。再生障碍性贫血和粒细胞缺乏症也有报道。

适应证和用途：抗惊厥。治疗部分性（尤其复杂部分性）、原发性全身性强直-阵挛性惊厥、混合性惊厥和全身发作性惊厥。

作用：减少突触传导，限制钠离子跨膜流动。

给药方案：口服（PO）。

- 口服悬液10～20 mg/(kg·d)，起始一天4次。每周增加剂量以达到满意的治疗效果，最大可至35 mg/(kg·d)，每天分3～4次，随餐服用。

不良反应：恶心、呕吐、白细胞减少症、血小板减少症、再生障碍性贫血、粒细胞缺乏症、充血性心力衰竭、心脏传导阻滞、肌张力异常、昏睡、行为改变、抗利尿激素分泌异常综合征、尿潴留、氮质血症、少尿和无尿。监测血常规、肝功能和尿常规,定期检查眼睛。癫痫患儿不要突然停药,因为可能导致惊厥。

药理学:在肝脏中由细胞色素P450 3A4代谢。能诱导肝酶增加其对药物本身的代谢。新生儿的半衰期为8～28小时,治疗血药浓度4～12 μg/mL。

备注:尽量避免不同制剂形式的卡马西平之间互换,可能改变血药浓度而导致惊厥发作。监测卡马西平血药浓度。药物相互作用众多。红霉素、异烟肼和西咪替丁可通过抑制肝酶对卡马西平的代谢,从而增加其血药浓度。同时使用苯巴比妥可降低卡马西平血药浓度。卡马西平可能诱导华法林、苯妥英钠、茶碱、苯二氮䓬和糖皮质激素的代谢。

Caspofungin 卡泊芬净

作用和抗菌谱:治疗难治性侵袭性曲霉菌感染或不能耐受其他抗真菌治疗的患儿。治疗疑似念珠菌感染。

给药方案:静脉(IV)。

- 早产儿,<3个月的婴儿:每次25 mg/m²(约等于每次2 mg/kg)qd,使用输液泵静脉输注至少1小时。
- ≥3个月的婴儿:起始每次70 mg/m²,静脉输注,第2天开始每次50 mg/m²,静脉输注,qd。如果临床改善不明显,可增加剂量至最大每次70 mg/m²,qd。
- 疗程:最后一次阳性血培养后至少14天。

不良反应:低钾血症、高钙血症、肝酶升高、血小板减少症、直接胆红素升高、血栓性静脉炎、低血压、发热和皮疹。

药理学:棘球白素类,抑制真菌细胞壁重要组成成分β-(1,3)-D-葡聚糖的合成。可抗念珠菌属和曲霉菌属。由肝脏代谢,因此与氮唑类抗真菌药相比,较少发生药物相互作用。如果同时应用地塞米松、苯妥英钠、卡马西平、奈韦拉平和利福平可降低血卡泊芬净浓度,可能需要较高剂量每次70 mg/m²。

备注:剂量信息仅基于非常有限的药代动力学数据(18例新生儿和婴儿,Saez-Liorens,2009)。不要使用葡萄糖溶液进行稀释配制。

Cefazolin sodium 头孢唑林钠

作用和抗菌谱:第一代头孢菌素,广谱的半合成β-内酰胺类杀菌剂,对革兰阳性球菌(除肠球菌)、产青霉素酶葡萄球菌、一些革兰阴性菌包括大肠埃希菌、克雷伯菌、变形杆菌等有抗菌活性。主要用于新生儿泌尿道感染、手术前预防和软组织感染。

给药方案：静脉（Ⅳ）。

－ 新生儿：

- 日龄≤7天：40 mg/（kg·d），q12h。
- 日龄＞7天：体重≤2 kg 40 mg/（kg·d），q12h；体重＞2 kg 60 mg/（kg·d），q8h。

－ 婴儿和儿童：50～100 mg/（kg·d），q8h，最大剂量6 g/d。

不良反应：少见，可见发热、皮疹和荨麻疹，也可导致嗜酸性粒细胞增多症、白细胞减少症、中性粒细胞减少症和血小板减少症。过量（尤其是肾功能受损时）可能导致中枢神经兴奋，引起惊厥。

药理学：80%～100%以原形从尿中排泄，新生儿半衰期为3～5小时。

备注：中重度肾衰竭的患儿需要减量使用。

Cefepime 头孢吡肟

作用和抗菌谱：第四代头孢菌素，用于治疗革兰阴性菌感染：大肠埃希菌、流感嗜血杆菌、肠杆菌、克雷伯菌、普罗维登斯菌、沙雷菌、变形杆菌、摩根菌、奈瑟菌、铜绿假单胞菌、不动杆菌和枸橼酸杆菌。还可治疗革兰阳性菌感染：金黄色葡萄球菌、肺炎链球菌和无乳链球菌。

给药方案：静脉（Ⅳ）。

- 新生儿：每次30 mg/kg，Ⅳ，q12h。
- ＞28天的婴儿：每次50 mg/kg，Ⅳ，q12h。
- 脑膜炎，假单胞菌或肠杆菌感染：每次50 mg/kg，Ⅳ，q12h。

不良反应：皮疹、肝转氨酶增高、凝血酶原时间（PT）和部分凝血酶原时间（PTT）延长、血小板减少症、白细胞减少症、中性粒细胞减少症、嗜酸性粒细胞增多症和低磷血症。

药理学：身体组织和体液中分布良好，蛋白结合率较低，主要以原形从尿液排泄。

备注：制造商不推荐用于治疗流感嗜血杆菌b型所致严重感染或脑膜炎。

Cefotaxime sodium 头孢噻肟钠

作用和抗菌谱：第三代头孢菌素，主要用于治疗革兰阴性菌（除假单胞菌）感染：大肠埃希菌、肠杆菌、克雷伯菌、流感嗜血杆菌属（包括耐氨苄西林菌株）、变形杆菌、沙雷菌、淋球菌和脑膜炎双球菌。对革兰阳性需氧菌效果差。

给药方案：静脉（IV），肌内注射（IM）。

- 新生儿
  - 0～4 周且体重＜1.2 kg：100 mg/(kg·d)，q12h。
- 日龄≤7天
  - 1.2～2 kg：100 mg/(kg·d)，q12h。
  - ＞2 kg：100～150 mg/(kg·d)，q8～12h。
- 日龄＞7天
  - 1.2～2 kg：150 mg/(kg·d)，q8h。
  - ＞2 kg：150～200 mg/(kg·d)，q6～8h。
- 婴儿和儿童
  - ＜50 kg：100～200 mg/(kg·d)，q6～8h。
  - 脑膜炎：200 mg/(kg·d)，q6h。有报道使用 225～300 mg/(kg·d)，q6～8h 治疗侵袭性肺炎球菌脑膜炎。
- 播散性淋球菌感染和头皮脓肿：疾病预防与控制中（CDC）建议将头孢噻肟作为头孢曲松备选药物用于治疗新生儿播散性淋球菌感染和淋球菌头皮脓肿。剂量为 25 mg/(kg·d)，IM 或 IV，qd×7天，脑膜炎疗程 10～14 天。
- 分娩时淋球菌感染母亲的新生儿淋球菌眼炎的预防：100 mg/kg 单次 IV 或 IM（单纯局部使用抗生素不够）。

不良反应：心律失常、暂时性中性粒细胞减少症、血小板减少症、嗜酸性细胞增多症、白细胞减少症、暂时性肝肾功能损害。

药理学：以原形从尿中排泄。新生儿半衰期为 1～4 小时。

备注：作为治疗疑似或明确的革兰阳性菌脑膜炎或败血症的保留用药。当作为经验性治疗时，与氨苄西林或青霉素联合用药，以覆盖革兰阳性菌（如B族溶血性链球菌、肺炎链球菌和单核细胞增多性李斯特菌）。无临床指征的滥用第三代头孢菌素类抗生素可诱导多重耐药细菌或真菌感染。

Cefoxitin 头孢西丁

作用和抗菌谱：第二代头孢菌素，治疗革兰阴性肠杆菌：大肠埃希菌、克雷伯菌和变形杆菌；一些淋球菌株、耐氨苄西林流感嗜血杆菌和厌氧菌，包括胃肠道的拟杆菌。

给药方案：静脉（IV）。

- 新生儿
  - 90～100 mg/(kg·d)，q8h。

- ≥3个月婴儿和儿童
  - 轻中度感染：80～100 mg/(kg·d)，q6～8h。
  - 严重感染：100～160 mg/(kg·d)，q4～6h。最大剂量：12 g/d。

药理学：蛋白结合率高，基本上以原形从肾脏排泄。

不良反应：通常耐受较好。可能导致皮疹、血栓性静脉炎、暂时性白细胞减少症、血小板减少症、中性粒细胞减少症、贫血和嗜酸性粒细胞增多症、暂时性血尿素氮、肌酐和肝酶增高。

备注：不被β-内酰胺酶灭活。中枢浓度低。<3个月婴儿使用的安全性和有效性未被明确。

Ceftazidime 头孢他啶

作用和抗菌谱：第三代头孢菌素，抗革兰阴性需氧菌，包括奈瑟菌、流感嗜血杆菌、大多数肠杆菌、假单胞菌。假单胞菌感染增加患儿发生氨基糖苷类诱发肾毒性和/或耳毒性的风险。对革兰阳性菌抗菌活性差。头孢他啶和氨基糖苷类抗生素有协同作用。

给药方案：静脉（IV）。

- 新生儿
  - 0～4周且体重<1.2 kg：100 mg/(kg·d)，q12h。
- 日龄≤7天
  - 1.2～2 kg：100 mg/(kg·d)，q12h。
  - >2 kg：100～150 mg/(kg·d)，q8～12h。
- 日龄>7天且体重≥1.2 kg
  - 150 mg/(kg·d)，q8h。
- 婴儿和儿童1个月～12岁
  - 100～150 mg/(kg·d)，q8h。最大剂量：6 g/d。
- 脑膜炎
  - 150 mg/(kg·d)，q8h。最大剂量：6 g/d。

不良反应：少见，除了发热、皮疹和荨麻疹。可能导致暂时性白细胞减少症、中性粒细胞减少症、血小板减少症和溶血性贫血。还可导致暂时性肝酶增高、高胆红素血症、暂时性血尿素氮和肌酐增高。

药理学：80%～90%以原形从肾脏排泄。半衰期为2.2～4.7小时。能进入脑脊液。

Ceftriaxone sodium 头孢曲松钠

作用和抗菌谱: 第三代头孢菌素, 对革兰阴性需氧菌(流感嗜血杆菌、肠杆菌、奈瑟菌)和革兰阳性球菌(甲氧西林敏感的葡萄球菌和链球菌)均有良好抗菌效果。对铜绿假单胞菌、沙眼衣原体、耐甲氧西林葡萄球菌和肠球菌无效。

给药方案: 肌内注射(IM), 静脉(IV)。

– 新生儿

- 日龄<7天: 50 mg/(kg·d), qd。
- 日龄≥7天
- ≤2 kg: 50 mg/(kg·d), qd。
- >2 kg: 50～75 mg/(kg·d), qd。

– 淋球菌预防

- 25～50 mg/kg 单次, 不要超过125 mg。

– 淋球菌治疗

- 25～50 mg/(kg·d)(最大剂量125 mg)qd×7 d; 脑膜炎疗程10～14天(注意: 新生儿高胆红素血症时应选用头孢噻肟代替头孢曲松)。

– 新生儿眼炎

- 25～50 mg/kg 单次(最大剂量125 mg)。

– 婴儿和儿童

- 50～75 mg/(kg·d), q12～24h。

– 脑膜炎

- 80～100 mg/(kg·d), q12～24h。治疗开始可先用75 mg/kg首剂负荷。最大剂量4 g/d。

不良反应: 腹泻、胆结石或胆囊泥样沉淀。也可能造成中性粒细胞减少症、嗜酸性粒细胞增多症、溶血性贫血、凝血酶原时间延长、皮疹、血栓性静脉炎、肝酶增高、黄疸、高胆红素血症。高胆红素血症患儿慎用。

药理学: 胆道和肾脏排泄。半衰期为5～19小时。

备注: **警惕头孢曲松与含钙溶液不相容。**使用头孢曲松后48小时内不能使用含钙溶液, 因为钙-头孢曲松析出物会沉淀在新生儿肺部和肾脏而导致致命反应。肝肾功能不全患儿需要减少剂量。

Cefuroxime sodium 头孢呋辛钠

作用和抗菌谱：第二代头孢菌素，对葡萄球菌、B族链球菌、肺炎球菌、流感嗜血杆菌（A型和B型）、大肠埃希菌、肠杆菌和克雷伯菌有抗菌活性。

给药方案：肌内注射（IM），静脉（IV）。

- 新生儿：50～100 mg/(kg·d)，q12h。

- 儿童：75～150 mg/(kg·d)，q8h。最大剂量6 g/d。

- 脑膜炎：不推荐使用，因为有报道治疗失败和抗菌反应时间较缓慢。

不良反应：发热、惊厥、皮疹、血栓性静脉炎、腹泻、溶血性贫血、暂时性白细胞和中性粒细胞减少症、嗜酸性粒细胞增多症、PT延长。还可导致暂时性肝酶增高、肝炎和胆汁淤积症、血尿素氮和肌酐增高。

药理学：主要以原形从尿中排泄。在<3天的新生儿中半衰期为5.1～5.8小时，在>8天婴儿为1～4.2小时。

备注：肾衰竭患儿减少药物用量。新生儿使用经验有限。<3个月婴儿使用的安全性和有效性尚未明确。

Chloral hydrate 水合氯醛

适应证和用途：镇静。

给药方案：口服（PO），灌肠（PR）。

使用最低的有效剂量：

- 常用剂量每次25～50 mg/kg，PO或PR，必要时q6～8h重复。

- 脑电图或其他检查前镇静：每次25～75 mg/kg，PO或PR。通常剂量：每次50 mg/kg，必要时每次25 mg/kg重复给药。

不良反应：胃肠道激惹而导致恶心、呕吐和腹泻。反常兴奋、呼吸道抑制（尤其与阿片类药和巴比妥类药同时使用时）。长期使用可导致直接高胆红素血症［激活2,2,2-三氯乙醇（TCE）代谢；在肝内与胆红素竞争与葡萄糖醛酸苷结合］。过量可能致命。

备注：有严重肝肾功能不全时禁用。糖浆中可能含有苯甲酸钠，苯甲酸是苯甲醇的代谢产物。

Chloramphenicol 氯霉素

警惕

有报道会发生骨髓抑制,导致再生障碍性贫血和死亡。当其他毒性较小的药物能够达到治疗效果时不应选用氯霉素。

作用和抗菌谱:广谱抗生素,仅作为耐其他毒性较小的抗菌药物的流感嗜血杆菌、脑膜炎奈瑟菌、大肠埃希菌、克雷伯菌、沙雷菌、肠杆菌、沙门菌、志贺菌、淋球菌、葡萄球菌、肺炎链球菌和拟杆菌菌株感染用药。也对一些耐万古霉素的肠球菌有效。

给药方案:静脉(IV)。

- 新生儿
  - 负荷量:20 mg/kg,IV。
  - 维持量:负荷量12小时后开始使用。
    - ≤7天:25 mg/(kg·d),IV,qd。
    - >7天,≤2 kg:25 mg/(kg·d),IV,qd。
    - >7天,>2 kg:50 mg/(kg·d),IV,q12h。
- 婴儿和儿童
  - 脑膜炎:75～100 mg/(kg·d),IV,q6h。
  - 其他感染:50～75 mg/(kg·d),IV,q6h。最大剂量:4 g/d。

不良反应:特异质反应导致再生障碍性贫血(不可逆,罕见)、可逆的骨髓抑制(剂量相关性)、过敏(发热和皮疹)、腹泻、呕吐、口腔炎、舌炎、真菌过度增长、"灰婴综合征"(早期表现为高氨血症和难以解释的代谢性酸中毒,其他可表现为腹胀、肌张力低下、皮肤发灰和心肺功能衰竭)、心脏毒性导致左心室功能不全。新生儿慎用。

药理学:由肝脏葡萄糖醛酸转移酶代谢。新生儿半衰期为10～24小时。

备注:必需监测血药浓度。期望峰浓度为10～25 μg/mL,浓度>50 μg/mL时发生"灰婴综合征"风险显著增加。每隔3天监测血常规、白细胞分类、血小板和网织红细胞。

Chlorothiazide 氯噻嗪

适应证和用途:轻中度水肿,高血压。

作用:噻嗪类利尿剂,抑制远端肾小管的钠重吸收。增加钠、钾、碳酸氢根、镁、磷和氯的排泄,减少钙排泄。

给药方案：口服（PO），静脉（IV）。

婴儿和儿童静脉剂量尚未明确，现有剂量基于非官方报道。IV剂量范围是从口服剂量范围推测得出，考虑到口服吸收率仅为10%～20%。

- 新生儿和<6个月婴儿
  - 口服：20～40 mg/(kg·d)，PO，q12h。最大剂量375 mg/d。
  - IV：2～8 mg/(kg·d)，IV，q12h，可加量至20 mg/(kg·d)。
- >6个月婴儿和儿童
  - 口服：20 mg/(kg·d)，PO，q12h。最大剂量1 g/d。
  - IV：4 mg/(kg·d)，IV，q12～24h，可加量至20 mg/(kg·d)。

不良反应：低钾血症、低氯性碱中毒、脱水和肾前性氮质血症、高尿酸血症、高血糖症、高镁血症和高脂血症。

药理学：使用后2小时内起效，作用持续6～12小时。

备注：无尿或严重肝功能不全患儿禁用。

Cholestyramine 考来烯胺

适应证和用途：一种树脂结合药物，用于减少慢性腹泻和短肠综合征患儿的粪便量。

作用：考来烯胺（消胆胺）在肠道与胆汁酸结合，形成不可吸收的复合物，从而预防胆盐的重吸收和肝肠循环，过程中释放氯离子。

给药方案：口服（PO）。

- 儿童240 mg/(kg·d)分3次口服。根据临床调整用药剂量。

不良反应：便秘。高剂量可导致高氯性酸中毒，增加尿钙排泄。

药理学：不可吸收的，从粪便中排出。

备注：可能与同时应用的口服药物结合，尤其是左旋甲状腺素。

Cimetidine 西咪替丁

适应证和用途：预防和治疗十二指肠溃疡和胃溃疡、胃食管反流、食管炎和高分泌状态。

作用：组胺（H_2）受体拮抗剂，竞争性抑制组胺对胃壁细胞的作用，进而减少胃酸分泌。

给药方案：口服（PO）。

- 新生儿：5～10 mg/(kg·d)，PO，q8～12h。

- 婴儿：10～20 mg/(kg·d)，PO，q6～12h。
- 儿童：20～40 mg/(kg·d)，PO，q6h。

不良反应：中枢神经系统毒性，如躁动、意识改变；粒细胞减少症、粒细胞缺乏症、血小板减少症、抗雄激素样活性；谷草转氨酶、谷丙转氨酶和肌酐增高。

药理学：减少通过细胞色素 P450 通过代谢药物的肝脏代谢，因此减少地西泮、茶碱、苯妥英钠、普萘洛尔和卡马西平的清除。这些药物均需要减少用量。

备注：新生儿应用受限。

Citrate 枸橼酸盐（柠檬酸）

适应证和用途：治疗代谢性酸中毒，或在特定情况下作为尿碱化药物保持碱性尿。

作用：枸橼酸钾或枸橼酸钠可缓冲胃酸度（pH > 2.5），可代谢成为碳酸氢盐用于全身碱化。

给药方案：口服（PO）。

- 碳酸氢盐 2～3 mEq/(kg·d)，分 3～4 次加水口服。

不良反应：代谢性碱中毒、高钠血症（使用钠盐）、高钾血症（使用钾盐）、低钙血症、腹泻、恶心和呕吐。

备注：口服溶液制剂。Bicitra 和 Oracit 每毫升含 1 mEq 钠和相当于 1 mEq 碳酸氢根；Olycitra 每毫升含 1 mEq 钠和钾，相当于 2 mEq 碳酸氢根；POlycitra－K 每毫升含 2 mEq 钾和相当于 2 mEq 碳酸氢根。肝衰竭的患儿将枸橼酸盐转化为碳酸氢根的能力受损。

Clindamycin 克林霉素

作用和抗菌谱：抑菌剂，对多数革兰阳性需氧菌有效，例如葡萄球菌和链球菌（除肠球菌之外）、梭杆菌、拟杆菌、放线菌和一些特定的革兰阳性厌氧菌。

给药方案：肌内注射（IM），静脉（IV）。

- 新生儿
  - 日龄 < 7 天：
    - ≤ 2 kg：10 mg/(kg·d)，IM/IV，q12h。
    - > 2 kg：15 mg/(kg·d)，IM/IV，q8h。
  - 日龄 ≥ 7 天：
    - < 1.2 kg：10 mg/(kg·d)，IM/IV，q12h。
    - 1.2～2 kg：15 mg/(kg·d)，IM/IV，q8h。

* > 2 kg：20～30 mg/(kg·d)，IM/IV，q6～8h。
- 婴儿和儿童：25～40 mg/(kg·d)，IM/IV，q6～8h。在生命受威胁情况下静脉剂量可给到4.8 g/d。10～30 mg/(kg·d)，PO，q6～8h，最大剂量1.8 g/d。

不良反应：腹泻、结肠炎、伪膜性肠炎、皮疹、皮肤瘙痒、中性粒细胞减少症、粒细胞减少症、血小板减少症、过敏反应、肝酶增高。肌内注射部位可能形成无菌脓肿。

药理学：主要在肝脏代谢，蛋白结合率高。

备注：不通过血脑屏障，因此不用于治疗脑膜炎。

Clonazepam 氯硝西泮

适应证和用途：治疗癫痫小发作、Lennox-Gastaut、婴儿痉挛症、运动不能发作和肌阵挛惊厥，单独使用或联合应用。

作用：全面抑制中枢神经系统，包括大脑边缘系统和网状结构，主要通过结合 γ-氨基丁酸(GABA)受体复合物的苯二氮位点起作用。抑制运动皮层的神经传导，从而抑制失神发作时棘慢波放电。

给药方案：口服(PO)。

- 癫痫，婴儿和儿童 < 10岁或 < 30 kg：
 * 起始剂量：0.01～0.03 mg/(kg·d)分2～3次，PO[最大剂量0.05 mg/(kg·d)]。
   每隔2天加量，不超过0.5 mg，直至癫痫控制或出现副作用。
 * 维持量：0.1～0.2 mg/(kg·d)分3次，PO，不超过0.2 mg/(kg·d)。

不良反应：低血压、困倦、肌张力减低、血小板减少症、贫血、白细胞减少症、嗜酸性细胞增多症、震颤、舞蹈病样运动、支气管分泌过多和呼吸抑制。

药理学：细胞色素P450同工酶CYP3A3/4底物。中枢抑制镇静剂。苯妥英钠、卡马西平、利福平和巴比妥增加氯硝西泮清除。抑制细胞色素P450同工酶CYP3A3/4的药物会增加氯硝西泮的血药浓度和作用(监控苯二氮䓬反应的改变)。同时应用丙戊酸钠可能导致失神状态。

备注：罹患慢性呼吸系统疾病、肝脏疾病或肾功能受损的患儿慎用氯硝西泮。突然中断用药可能导致撤药综合征、癫痫持续状态或惊厥。停药过程需缓慢减量，安全地减为每周 ≤ 0.04 mg/kg，直至用量 ≤ 0.04 mg/(kg·d)可考虑停药。给予同时有多种发作类型的患儿加用氯硝西泮可能导致惊厥恶化。

Clonidine 可乐定

适应证和用途：新生儿戒断综合征(NAS)和医源性麻醉药依赖的辅助治疗。

作用：刺激中枢神经系统 α₂ 受体，减少交感神经传出，降低外周血管阻力，降低收缩压和舒张压，减慢心率。可乐定可减少循环中血浆肾素水平。

给药方案：口服（PO）。

– 新生儿撤药综合征（阿片类药物）

- 早产儿：每次 0.5～1 μg/kg，PO，q6h，稳定后逐渐以每次 0.25 μg/kg 的速率减少剂量（Leikin 等，2009）。

- 足月儿：每次 1 μg/kg，PO，q4h，与稀释的阿片酊联用。一项纳入 80 例 NAS 新生儿（GA ≥ 35 周）的随机对照研究证实与单用可乐定或稀释阿片酊相比，联合应用（可乐定＋稀释阿片酊）可缩短疗程，降低阿片剂量（Agthe 等，2012）。

- 替代的剂量方案：起始每次 0.5～1 μg/kg，q3～6h，最大剂量每次 1 μg/kg，q3h（AAP 临床报道–新生儿撤药，2012）。

不良反应：用于治疗 NAS 副作用罕见。注意观察低血压和心动过缓，避免突然停药。

备注：常规使用可乐定治疗婴儿阿片类药物撤药综合征前仍需要更多的临床经验。

Cosyntropin 促皮质素

适应证和用途：用于诊断肾上腺皮质功能不全和先天性肾上腺皮质增生症。

作用：刺激肾上腺皮质释放皮质醇（氢化可的松和皮质酮）、雄激素底物和少量醛固酮。

给药方案：肌内注射（IM），静脉（IV）。

诊断试验剂量。

– 肾上腺皮质功能不全

- 早产儿：未明确，有报道使用 0.1 μg/kg、0.2 μg/kg、1 μg/kg 和 3.5 μg/kg。

- 新生儿：15 μg/kg（单次）。

- 儿童 ≤ 2 岁：0.125 mg。

– 先天性肾上腺皮质增生症评估：每次 1 mg/m² ，至最大量 1 mg。

备注：给予促皮质素之前以及之后 30 分钟需要检测血浆皮质醇浓度。晨起给药，0.25 mg 促皮质素＝25USP 单位促肾上腺皮质激素。

Cyclopentolate 环喷托酯

适应证和用途：眼科诊断和治疗需要扩瞳和麻痹睫状肌。

作用：通过抑制睫状体肌肉和虹膜括约肌的胆碱能反应达到扩瞳目的。

给用途径：滴眼。

- 操作前10～30分钟 1～2滴滴眼；通常和2.5%去氧肾上腺素滴眼液联用。新生儿推荐使用0.5%环喷托酯滴眼液。

不良反应：心动过速、血管舒张、坐立不安、胃排空减慢、尿潴留。

药理学：滴眼后30～60分钟内显效，药效持续6～24小时。

备注：操作后禁食4小时。

Dexamethasone 地塞米松

适应证：治疗拔管前气道水肿。在BPD/CLD患儿中应用帮助撤离有创通气。

作用：长效、强效糖皮质激素，无盐皮质激素效用。常规剂量预防和抑制炎症和免疫反应。抑制炎症部位的白细胞浸润。干扰炎症反应的介质功能，抑制人体免疫功能。可减轻水肿，减少瘢痕组织形成，降低毛细血管渗透性。

给药方案：静脉（IV），口服（PO）。

－新生儿

- 气道水肿或拔管：常用剂量每次 0.25 mg/kg，计划拔管前～4小时静脉给药，然后q8h，共3剂。剂量范围每次0.25～1 mg/kg。最大剂量：1 mg/(kg·d)。注意：严重病例可能需要较长的治疗时间。
- BPD/CLD（撤离有创通气）：
- 多次剂量方案：0.5～0.6 mg/(kg·d)，q12h，PO或IV 3～7天，然后1～6周内逐渐减量。
- DART方案（Doyle等，2006）：每次0.075 mg/kg，q12h×3天，每次0.05 mg/kg，q12h×3天，每次0.025 mg/kg，q12h×2天，每次0.01 mg/kg，q12h×2天。

不良反应：长期应用增加感染、骨质疏松、生长迟缓、高血糖症、水电解质紊乱、白内障、肌病、胃肠道穿孔及出血、高血压和急性肾上腺功能不全的风险。低出生体重儿应用地塞米松需谨慎，有报道提示神经发育不良预后增加（参见备注）。

备注：请参阅AAP胎儿和新生儿委员会，加拿大儿科学会胎儿和新生儿委员会（2002年）的相关重要申明。

Diazepam 地西泮

适应证：除氯羟去甲安定（劳拉西泮）外治疗癫痫持续状态的备选药物。治疗其他抗癫痫药物难治性惊厥。减少焦虑，用于术前或操作前镇静。

作用：确切机制未明。抑制中枢神经系统。类似苯二氮䓬，通过结合中枢苯二氮受体部位,增加中枢抑制性神经递质γ-氨基丁酸(GABA)的活性。

给药方案:静脉(IV)、口服(PO)。

- 癫痫持续状态
  - 新生儿:每次0.1～0.3 mg/kg,IV 3～5分钟,可每隔15～30分钟重复使用,总量不超过2 mg(不推荐作为一线用药。注射剂中含有苯甲酸、苯甲醇和苯甲酸钠)。
  - ＞30天婴儿和＜5岁儿童:每次0.1～0.3 mg/kg,静脉注射3～5分钟,每隔5～10分钟重复应用,总量不超过5 mg。或每次0.2～0.5 mg,可每隔2～5分钟重复使用,总量不超过5 mg;必要时2～4小时后重复。
- 操作前镇静
  - IV:起始0.05～0.1 mg/kg,静脉注射3～5分钟,逐渐加量至显效,最大剂量0.25 mg/kg(Krauss 和Green,2006)。
  - PO:0.2～0.3 mg/kg(最大剂量10 mg),操作前45～60分钟。
- 镇静、抗焦虑或肌松
  - PO:0.12～0.8 mg/(kg·d),q6～8h。
  - IV:每次0.04～0.3 mg/kg,q2～4h,直至最大剂量0.6 mg/kg。临床需要时8小时内给予。

不良反应:可能导致皮疹、血管扩张、心动过缓、呼吸停止和低血压。正在使用其他中枢抑制药物的患儿中慎用,可能增加中枢和呼吸抑制效用。

备注:注意观察呼吸暂停的发生,并时刻准备好急救治疗。静脉快速输注可能导致呼吸抑制、呼吸暂停或低血压。不推荐在＜6个月的婴儿中使用地西泮直肠凝胶剂。＜2岁以下儿童用药安全性和有效性尚未得到充分研究。地西泮溶剂中含有苯甲酸、苯乙醇、10%乙醇、丙二醇和苯甲酸钠。

Diazoxide 二氮嗪

适应证和用途:持续性高胰岛素血症所致新生儿低血糖症(口服)。

作用:非利尿性噻嗪类药物,具有抗高血压和升血糖效用。抑制胰腺胰岛素释放。通过舒张小动脉血管平滑肌降低外周血管阻力,从而降低血压并反射性增加心率和心输出量。

给药方案:口服(PO)。

- 高胰岛素血症所致低血糖:
  - 新生儿:起始10 mg/(kg·d),q8h。常用剂量5～15 mg/(kg·d),q8h。
  - 婴儿:起始10 mg/(kg·d),q8h。常用剂量5～20 mg/(kg·d),q8h(Hussain

等,2004; Kapoor等,2009)。

不良反应:水钠潴留常见。心动过速、充血性心力衰竭(CHF)、胆红素自白蛋白游离、低血压、高血糖症、高尿酸血症、皮疹、发热、白细胞减少症、血小板减少症和酮症。

备注:口服制剂含丙二醇和苯甲酸钠。

Digibind 地高辛解毒剂

适应证和用途:治疗致命的地高辛和洋地黄中毒。治疗继发于地高辛治疗的致命性室性心律失常、急性地高辛摄入过量(儿童>4 mg)、地高辛中毒时高钾血症(血钾>5 mEq/L)。

作用:结合地高辛(未结合)或洋地黄游离分子后通过肾脏排泄得以从身体内清除。

给药方案:静脉注射(IV)。

- 确定剂量
  • 使用方法1或方法2来确定体内总地高辛结合量(TBL),进而确定解毒剂剂量。
  • 方法1:约为地高辛摄入量。
  • 地高辛 TBL(mg)=C(ng/mL)×5.6×体重(kg)/1 000 或 TBL=地高辛摄入量(mg)×0.8。
  • IV Digibind 剂量(mg)=TB×76。
  • IV Digibind 剂量(药物支数)=TBL/0.5。
  • 方法2:血清地高辛浓度相关分布计算(表148-1)。
- 急性地高辛中毒
  • 已知摄入过量:每支 IV Digibind(38 mg)针剂结合0.5 mg地高辛。地高辛生物利用度为片剂(0.25 mg)0.8,胶囊(0.2)1。
  • 使用以下公式:剂量(药物支数)=摄入地高辛(mg)×生物利用度/0.5 mg(每支解毒剂结合地高辛的量)。
- 慢性地高辛中毒
  • 婴儿和小儿童:起始给予1支(38 mg)IV。
  • 使用以下公式:药物支数=血清地高辛浓度(ng/mL)×体重(kg)/100;剂量(mg)=药物支数×38 mg/支。

不良反应:肾功能或心功能不全患儿慎用。可能出现过敏反应,需要备用肾上腺素。由于地高辛骤然减少可能导致患儿病情变化,需要静脉血管活性药物(如多巴酚丁胺)或血管扩张剂治疗。地高辛中毒逆转后可能出现低钾血症,需要监测血钾。

药理学:Digibind 分布容积 0.3 L/kg;半衰期为15～20小时。肾功能受损延长半衰期。静脉注射后2～30分钟内起效。

表148-1 依据血清地高辛浓度的地高辛解毒剂预估剂量

体重1 kg患儿和 血清地高辛浓度	体重3 kg患儿和 血清地高辛浓度	体重5 kg患儿和 血清地高辛浓度
1 ng/mL：0.4 mg	1 ng/mL：1 mg	1 ng/mL：2 mg
2 ng/mL：1 mg	2 ng/mL：2～2.5 mg	2 ng/mL：4 mg
4 ng/mL：1.5 mg	4 ng/mL：5 mg	4 ng/mL：8 mg
8 ng/mL：3 mg	8 ng/mL：9～10 mg	8 ng/mL：15～16 mg
12 ng/mL：5 mg	12 ng/mL：14 mg	12 ng/mL：23～24 mg
16 ng/mL：6～6.5 mg	16 ng/mL：18～19 mg	16 ng/mL：30～32 mg
20 ng/mL：8 mg	20 ng/mL：23～24 mg	20 ng/mL：38～40 mg

Digoxin 地高辛

适应证和用途：治疗充血性心力衰竭、心房颤动和室上性心动过速。

作用：正性肌力作用（增加心肌收缩力）。其负性频率作用（抗心律失常作用/减慢心率）是通过刺激迷走神经从而减慢窦房结和房室结传导来实现的。

给药方案：静脉（IV），口服（PO）。将洋地黄化总量（TDD）分为1/2、1/4和1/4，每隔8小时应用。注意：口服剂量通常比静脉剂量高25%。

－早产儿
- TDD：15～25 μg/kg，IV；或20～30 μg/kg，PO。
- 每天维持量：每次4～6 μg/kg，IV，qd；或每次5～7.5 μg/kg，PO，qd。

－足月儿
- TDD：20～30 μg/kg，IV；或25～35 μg/kg，PO。
- 每天维持量：5～8 μg/(kg·d)，IV，q12h；或6～10 μg/(kg·d)，PO，q12h。

－1个月～2岁
- TDD：30～50 μg/kg，IV；或35～60 μg/kg，PO。
- 每天维持量：7.5～12 μg/(kg·d)，IV，q12h；或10～15 μg/(kg·d)，PO，q12h。

不良反应：地高辛中毒显著的临床表现是窦性心动过缓。正在使用地高辛治疗的儿童发生任何心脏节律异常（阵发性室性收缩、心动过缓或心动过速）都应考虑可能存在地高辛中毒。儿童中胃肠道和中枢神经系统症状不常见。地高辛中毒治疗详见地高辛解毒剂。

备注：治疗血药浓度 0.5～2.0 ng/mL。有效治疗浓度和中毒浓度存在重叠。洋地黄样免疫反应物质（DLIS）可能与地高辛免疫测定有交叉反应，因此可能会导致地高辛血药浓度假性增高。新生儿体内发现有 DLIS 存在。肾功能受损患儿慎用，需要减少剂量。罹患窦房结疾病的患儿慎用地高辛，可能加重病情。需要在治疗前和整个治疗过程中及时纠正电解质紊乱，尤其是低钾血症和低镁血症。高钙血症可能增加地高辛中毒风险。二度和三度房室传导阻滞、特发性肥厚性主动脉瓣狭窄、心室率减慢的心房扑动和心房颤动患者禁用。

Dobutamine HCl 盐酸多巴酚丁胺

适应证和用途：在心肌收缩力受到抑制时（如感染性休克、器质性心脏病或心脏手术）增加心输出量。治疗心功能不全相关的低血压和低灌注。

作用：β_1 受体激动剂，增加心肌收缩力、氧输送和氧消耗。对 β_2 和 α 受体作用低于多巴胺。和多巴胺不同，多巴酚丁胺不会促进释放内源性去甲肾上腺素，对多巴胺受体也无作用。

给药方案：静脉（IV）。

- 2～20 μg/(kg·min) 静脉持续输注，根据临床情况调节剂量。最大量 40 μg/(kg·min)。

不良反应：高剂量可导致心动过速或心律失常，低血容量患儿发生低血压，异位心搏和血压升高。

药理学：与多巴胺相比，主要影响心输出量，对血压作用较少。给药后 1～2 分钟起效，10 分钟达高峰，血清半衰期仅数分钟。在肝脏代谢，由肾脏排泄。

备注：使用前纠正低血容量。特发性主动脉瓣下狭窄和心房颤动患儿禁用。

Dopamine HCl 盐酸多巴胺

适应证和用途：增加心输出量、血压和肾灌注，低剂量增加肾小球滤过率（GFR）。

作用：作用呈现剂量依赖性。低剂量直接作用于多巴胺受体，扩张肾血管和肠系膜血管。中等剂量下 β_1 肾上腺素能效应占主导，对心肌有正性肌力作用。高剂量刺激 α 受体，增加外周血管阻力（血管收缩，升高血压）和收缩肾血管。

给药方案：静脉（IV）。

在新生儿的量效关系仅为推测。

－持续静脉输注

- 1～20 μg/(kg·min)，根据临床效果调节剂量。

- 低剂量：1～5 μg/(kg·min)可增加肾灌注和尿量。
- 中等剂量：5～15 μg/(kg·min)增加心输出量、肾血流、心率、心肌收缩力和血压。
- 高剂量：>15 μg/(kg·min)可导致体循环血管收缩，升高血压。

不良反应：可能导致异位心搏、心动过速、室性心律失常、高血压和氮质血症。长时间高剂量可能导致四肢末端坏疽。静脉外渗可能造成组织坏死或周围组织剥脱。把少量(1 mL)酚妥拉明加入不含防腐剂的生理盐水中制备成2.5～5 mg/10 mL稀释液，新生儿不要超过0.1 mg/kg或2.5 mg总量，婴儿不要超过0.1～0.2 mg/kg或5 mg总量(参见第31章)。将稀释液涂抹在外渗部位。

药理学：快速代谢，血清半衰期为2～5分钟，清除率各异。内源性去甲肾上腺素储存存在个体差异。α受体、β受体和多巴胺能受体功能以及新生儿心脏增加每搏输出量的能力影响对不同剂量多巴胺的反应。

备注：正在使用多巴胺的患儿同时应用苯妥英钠可能导致严重低血压和心动过缓，因此需谨慎应用。不要使用脐动脉或其他动脉置管输注多巴胺。

Dornase alpha 阿尔法链道酶

适应证和用途：减少囊性纤维化病患儿的肺部感染频次，改善肺功能。治疗其他方法无效的由于黏液栓导致的肺不张。

作用：选择性裂解DNA，降低肺部分泌物黏液的黏度。

给药方案：气管内给药(ETT)。

- 1.25～2.5 mL/次，每天1～2次，雾化，或通过气管插管滴入。

不良反应：继发于气道分泌物活化的气道梗阻、氧饱和度下降、发热、咳嗽、呼吸困难和喘息。

药理学：重组人DNA酶，可水解化脓性肺部病变分泌物中退化的白细胞释放的DNA，使得分泌物黏度下降。

备注：尚未批准用于≤5岁的婴儿和儿童。但有研究显示阿尔法链道酶在年龄低至3个月的少数儿童中的有效性。

Doxapram HCl 盐酸多沙普仑

适应证和用途：甲基黄嘌呤治疗无效的早产儿呼吸暂停。

作用：通过作用于中枢呼吸中心以及反射性刺激颈动脉、主动脉和其他外周化学感受器来刺激呼吸。降低PCO_2，增加每分通气量和潮气量，不改变呼吸频率、吸气和呼气时间。

给药方案：静脉（IV）。

- 负荷量：2.5～3 mg/kg，静脉输注30分钟，随后使用维持量。
- 静脉维持：0.5～1.5 mg/(kg·h)［最大2.5 mg/(kg·h)］，控制呼吸暂停后逐步下调剂量。

不良反应：高血压，QT间期延长伴心脏传导阻滞、心动过速、骨骼肌亢进、腹胀、胃潴留增加、血便、坏死性小肠结肠炎、呕吐、抖动、高血糖症和糖尿。

药理学：治疗血药浓度：1.5～3 μg/mL（＜5 μg/mL）。给药后20～40秒即可刺激呼吸，最大作用在1～2分钟，持续5～12分钟。

备注：早产儿中慎用。尽量避免在生后第1周内应用，因为血压增高可能增加脑室内出血风险。心血管功能障碍或惊厥患儿禁用。药品制剂中含有苯甲醇。

Enalapril 依那普利 口服 /Enalaprilat 依那普利拉注射液

 警惕

妊娠中期和后期使用ACE抑制剂可能导致胎儿损害或死亡。当发现母亲妊娠，依那普利拉注射液应立即停止使用。

适应证和用途：通过降低左室前、后负荷来治疗中重度高血压和心脏衰竭。

作用：是一种血管紧张素转化酶抑制剂，抑制血管紧张素Ⅰ转化为血管紧张素Ⅱ，从而降低血浆肾素活性，减少醛固酮分泌和缓激肽分解，进而扩张血管。依那普利增加钠、钾和液体丢失。

给药方案：静脉（IV），口服（PO）。

- IV：每次5～10 μg/kg，q8～24h。用药频次取决于血压的反应，密切观察患儿。
- PO：0.04～0.1 mg/(kg·d)，qd。起始使用低剂量，根据临床反应逐日调整用药剂量，可能需要q6h应用。最大剂量每次0.15 mg/kg，q6h。

不良反应：低血压、高钾血症、肾功能减退、少尿、咳嗽、贫血、中性粒细胞减少症和血管神经性水肿。

药理学：口服后1～2小时起效，效用持续时长各异（8～24小时）。

备注：肾功能不全患儿慎用，减少剂量。从低剂量开始以避免血压下降过快，尤其是那些应用利尿剂可能存在低钠血症或低血容量的患儿。用药初始12小时要密切监测血压（每小时）。静脉剂量远小于口服剂量，当给药途径改变时需要谨慎核对剂量。

Enoxaparin 低分子肝素

适应证和用途：预防和治疗血栓性疾病（参见第87章）。

作用：低分子肝素，增强抗凝血酶Ⅲ活性，灭活凝血因子Ⅹa和Ⅱa（凝血酶）。

给药途径：皮下注射。

－起始治疗剂量

- <2个月婴儿：1.5 mg/kg 皮下注射，q12h。

- >2个月婴儿和≤18岁儿童：1 mg/kg 皮下注射，q12h。

- 维持：调整剂量以维持抗Ⅹa水平0.5～1.0 U/mL。可能需要数天才能达到预期治疗目标。早产儿可能需要更高剂量：2 mg/kg（0.8～3 mg/kg）皮下注射，q12h。

－起始预防剂量

- <2个月婴儿：0.75 mg/kg 皮下注射，q12h。

- >2个月婴儿和≤18岁儿童：0.5 mg/kg 皮下注射，q12h。

- 维持：调整剂量以维持抗Ⅹa水平0.1～0.4 U/mL。

不良反应：出血、脑室内出血和血小板减少症（肝素诱发血小板减少症发生率低于肝素治疗所致血小板减少）。注射部位可能出现血肿、皮肤刺激、瘀斑或多形红斑。

药理学：给药后4小时检测抗Ⅹa水平。达到治疗水平后，每月调整药物剂量1～2次。肝功能或肾功能不全早产儿和婴儿可能需要更频繁地调整剂量。

备注：与肝素相比，低分子肝素抗凝血酶活性更低。低抗凝血酶浓度降低了新生儿中应用的有效性。低分子肝素更少引起血小板减少和骨质疏松。

Epinephrine 肾上腺素

适应证和用途：心动过缓、心跳骤停、心源性休克、过敏反应和支气管痉挛。

作用：直接作用于α受体和β受体。低剂量主要是β_2效用。发挥对心脏的正性心率和正性肌力效用，舒张支气管平滑肌。刺激α受体，提高收缩压，收缩肾脏血管。

给药方案：静脉（IV），气管内给药（ETT）。

- 静脉推注：1：10 000浓度 0.01～0.03 mg/kg（0.1～0.3 mL/kg），必要时3～5分钟重复使用。推注后以生理盐水0.5～1 mL冲管。

- 静脉维持：起始0.1 μg/(kg·min)，根据临床反应调整剂量，最大1 μg/(kg·min)。

- 气管内：1：10 000浓度 0.05～0.1 mg/kg（0.5～1 mL/kg），可每隔3～5分钟

重复使用,直至建立静脉通路或恢复自主循环。给药后予以1 mL生理盐水冲管。

- 雾化:2.25%消旋肾上腺素0.25～0.5 mL,加入3 mL生理盐水稀释。

不良反应:高血压、心动过速、恶心、苍白、震颤、心律失常、增加心肌耗氧,减少肾脏和脾脏血流。

Erythromycin 红霉素

适应证和抗菌谱:大环内酯类抗生素,杀菌还是抑菌取决于药物的组织浓度和病原体。抗菌谱较广,包括葡萄球菌、链球菌、支原体、军团菌、百日咳、衣原体,以及弯曲杆菌胃肠炎。

给药方案:静脉(IV),口服(PO),滴眼。

- 新生儿:
  - 口服琥乙红霉素
  - <7天:20 mg/(kg·d),PO,q12h。
  - >7天:
    - <1.2 kg:20 mg/(kg·d),PO,q12h。
    - 1.2～2 kg:30 mg/(kg·d),PO,q8h。
    - >2 kg:30～40 mg/(kg·d),PO,q6～8h。
  - 静脉乳糖酸形式:每次5～10 mg/kg,IV,q6h,用于严重感染或不能口服患儿。
  - 衣原体结膜炎或肺炎:琥乙红霉素50 mg/(kg·d),PO,q6h ×14天(APP Red Book, 2012)。
- 婴儿和儿童
  - 口服红霉素或琥乙红霉素:30～50 mg/(kg·d),PO,q6～8h,最大剂量2 g/d(红霉素)或3.2 g/d(琥乙红霉素)。注意:因为存在吸收差异,因此200 mg琥乙红霉素等同于125 mg红霉素。
  - 静脉乳糖酸形式:每天15～50 mg/kg,IV,q6h,最大剂量4 g/d。
  - 硬脂酸盐:30～50 mg/(kg·d),PO,q6h,最大剂量2 g/d。
  - 沙眼衣原体:<45 kg儿童50 mg/(kg·d),PO,q6h,最大剂量2 g/d。
  - 百日咳治疗或暴露后预防:琥乙红霉素40 mg/(kg·d),PO,q6h×14天。注意:<1个月的新生儿首选阿奇霉素。新生儿应用红霉素与婴儿肥厚性幽门狭窄有关(APP Red Book, 2012)。
- 眼部预防:每只眼0.5～1 cm眼膏。
- 眼部急性感染:每只眼0.5～1 cm眼膏,q6h。

- 胃肠动力障碍：每次 10 mg/kg，PO，q8h，喂养前30分钟给药。出生后2周内新生儿，使用高剂量［30～50 mg/(kg·d)］持续 ≥ 14天增加肥厚性幽门狭窄风险10倍以上。可给予1～3 mg/kg，静脉输注60分钟，但依旧首选口服。

不良反应：婴儿型肥厚性幽门狭窄、口腔炎、上腹部疼痛和暂时性胆汁淤积性肝炎，过敏反应罕见。静脉用红霉素可能引起需要心肺复苏的心脏毒性，减慢静脉输注速度(维持 > 1小时)可减少心律失常风险。

药理学：肝脏代谢，通过胆道和肾脏排泄。半衰期为1.5～3小时(肾功能不全时延长)。可能增加茶碱、地高辛和卡马西平血药浓度。

备注：外周静脉会有疼痛和刺激感，稀释至5 mg/mL，静脉输注 > 1小时。不能肌内注射。

Erythropoietin 促红细胞生成素

适应证和用途：刺激红细胞生成，减少早产儿输注红细胞需求；治疗早产儿贫血。

作用：重组人红细胞生成素(EPO)通过刺激红细胞祖细胞的分裂和分化诱导红细胞生成；诱导骨髓释放网织红细胞入血，成熟为红细胞(存在量效关系)。

给药方案：皮下注射。

- 每次200～400 U/kg，每周3～5次，疗程2～6周。每周总剂量600～1 400 U/kg。短疗程：每次300 U/kg，qd×10天。

不良反应：可能导致高血压、水肿、发热、皮疹、惊厥可能、暂时性早期血小板增多症和晚期中性粒细胞减少症、红细胞增多症和注射部位皮肤反应。

药理学：用药后2周内可见血细胞比容和网织红细胞改变。新生儿半衰期(皮下给药)：治疗第3天约为17.6小时；治疗第10天为11.2小时。

备注：同时给予口服铁剂治疗 3～8 mg/(kg·d)。铁储存足够可帮助达到最佳治疗效果。使用EPO期间应限制输血，减少医源性失血。EPO不能替代紧急输血。高血压控制不佳的患儿不要使用EPO。

Esmolol 艾司洛尔

适应证和用途：治疗室上性心动过速(SVT)，治疗急性术后心动过速和高血压。

作用：竞争性阻断 β_1 肾上腺素能反应。非高剂量时对 β_2 受体基本无作用。

给药方案：静脉(IV)。

- 新生儿(资料有限)

- SVT：100 μg/(kg·min)静脉持续输注，根据临床个体反应调整剂量。每5

分钟增加剂量 $50 \sim 100\ \mu g/(kg \cdot min)$ 直至控制心室率。

- 术后心动过速和高血压: $50\ \mu g/(kg \cdot min)$ 静脉持续输注,每5分钟增加剂量 $25 \sim 50\ \mu g/(kg \cdot min)$ 直至达到目标血压。
- 最大剂量: $200\ \mu g/(kg \cdot min)$。

- 婴儿和儿童(资料有限)

- SVT: $100 \sim 500\ \mu g/kg$ 静脉注射1分钟,每 $5 \sim 10$ 分钟增加剂量 $50 \sim 100\ \mu g/(kg \cdot min)$ 直至控制心室率。
- 术后心动过速和高血压:首剂 $500\ \mu g/(kg \cdot min)$ 静脉注射1分钟,后续 $50 \sim 250\ \mu g/(kg \cdot min)$ 静脉维持,每10分钟增加剂量 $50\ \mu g/(kg \cdot min)$ 直至达到目标血压。
- 最大剂量: $1\ 000\ \mu g/(kg \cdot min)$。

不良反应:高剂量导致低血压和心动过缓;外周缺血、躁动、局部硬结、炎症静脉炎,外渗导致皮肤坏死。

药理学:超短效 β_1 选择性阻滞剂,半衰期为 $2.8 \sim 4.5$ 分钟,作用持续 $10 \sim 30$ 分钟。$2 \sim 10$ 分钟起效,如果给予负荷剂量起效更快。

备注:观察注射部位的静脉外渗,尤其是溶液浓度 $> 10\ mg/mL$ 时。

Ethacrynic acid 依他尼酸

 警惕

依他尼酸是强效利尿剂,使用过量会导致持续利尿后水电解质紊乱。使用时应密切观察,根据患儿个体需求调整用药。

适应证和用途:其他利尿剂无效时的保留用药。

作用:髓襻利尿剂,抑制钠和氯在髓襻升支和远端肾小管的重吸收,进而增加水、钠、氯、镁和钙的排泄。抑制钠重吸收的作用强于其他利尿剂。没有类似呋塞米的对肺血管的作用。

给药方案:静脉(IV)、口服(PO)。

- IV:每次 $0.5 \sim 1\ mg/kg$。不推荐常规重复用药。临床需要时可每 $8 \sim 12\ h$ 重复用药。
- PO:每次 $1\ mg/kg$,qd,每隔 $2 \sim 3$ 天增加剂量,直至最大剂量 $3\ mg/(kg \cdot d)$。

不良反应:应缓慢静脉注射;可能导致低血压、脱水、电解质紊乱、腹泻、胃肠道出血、听力丧失、皮疹、局部注射部位刺激、疼痛和血尿,低血糖症和中性粒细胞减少症少见。

备注:临床密切观察,同时应用糖皮质激素时可能增加胃出血风险。

Famotidine 法莫替丁

适应证和用途：预防和短期治疗胃食管反流病（GERD）、应激、胃和十二指肠溃疡、胃肠道出血。

作用：通过可逆性竞争性拮抗组胺结合胃壁细胞 H_2 受体抑制胃酸分泌。

给药方案：静脉（IV），口服（PO）。

- 新生儿和 <3 个月婴儿：每次 $0.25 \sim 0.5$ mg/kg，q24h 缓慢静脉注射。
- GERD：<3 个月婴儿 0.5 mg/kg，PO，qd，可使用至 8 周。3 ～ 12 个月 0.5 mg/kg，PO，每天 2 次，可使用至 8 周。

不良反应：静脉快速输注可能导致低血压和心律失常。其他包括心动过缓、心动过速、高血压、血小板减少症、肝酶增高、胆汁淤积性黄疸、血尿素氮和肌酐增高、蛋白尿。

药理学：用药后 1 小时内胃肠效用体现，持续 10 ～ 12 小时。65% ～ 70% 以原形从尿中排泄。

备注：婴儿和儿童的经验有限。法莫替丁不能抑制细胞色素 P450。

Fentanyl 芬太尼

适应证和用途：镇痛、镇静和麻醉。

作用：合成阿片受体激动剂，在中枢神经系统与阿片 μ 受体结合，提高痛阈，改变疼痛感受，抑制提升疼痛通路。与吗啡和哌替啶作用类似，但没有心血管作用，对呼吸抑制也较弱。

给药方案：静脉（IV）。

－ 新生儿

- 镇痛：国际新生儿疼痛循证组推荐（Anand 等，2012）。
- 间断给药：每次 $0.5 \sim 3$ μg/kg 缓慢静脉注射。
- 持续输注：$0.5 \sim 2$ μg/(kg·h)。

－ 新生儿和小婴儿

- 镇痛/镇静：每次 1～4 μg/kg 缓慢静脉注射，必要时每隔 2～4 小时重复使用。

  持续镇痛/镇静：起始 1～2 μg/kg，IV 推注，后续 0.5～1 μg/(kg·h) 维持，逐步上调。

  ECMO/ECLS 期间持续镇静/镇痛：起始 5～10 μg/kg 缓慢静脉注射 10 分钟，后续 1～5 μg/(kg·h) 维持，逐步上调。可能产生耐受性，ECMO/ECLS

至第5天可能需要高剂量［至20 μg/(kg·h)］。

麻醉：每次5～50 μg/kg。

不良反应：中枢神经系统和呼吸抑制；心动过缓；骨骼肌和胸廓强直导致肺顺应性降低、呼吸暂停和喉痉挛，可使用纳洛酮拮抗逆转。持续静脉应用可发生耐受和撤药综合征。还可见尿潴留、胃肠道症状和胆道痉挛。

药理学：在肝脏由CYP3A4酶代谢，从肾脏排泄。肝功能衰竭延长血清半衰期。80%～85%蛋白质结合率，脂溶性。药物分布容积和半衰期个体差异大。

备注：合成阿片类麻醉性镇痛药物，基于体重计算后其效用是吗啡的50～100倍。机械通气同时建议使用芬太尼。用药数天后快速产生耐受。ECMO/ECLS时黏附于滤过膜上，因此需要调整剂量。

Ferrous sulfate 硫酸亚铁（铁元素含量20%）

适应证和用途：治疗和预防缺铁性贫血。使用EPO患儿的补充治疗。

作用：血红蛋白生成需要铁元素。铁从血浆中释放，补充骨髓的储存不足，并在骨髓中整合入血红蛋白。

给药方案：口服(PO)。

- 美国儿科学会关于治疗和预防铁缺乏的推荐，剂量为元素铁。
- 足月儿：1 mg/(kg·d)，q12～24h，4月龄开始补充。
- 早产儿：2～4 mg/(kg·d)，q12～24h，1月龄开始补充。
- 缺铁性贫血：6 mg/(kg·d)，每天3次。
- EPO治疗时补充：6 mg/(kg·d)，q12～24h。

不良反应：胃肠道激惹（呕吐、腹泻、便秘和黑便）。

备注：早产儿和足月儿生后第1年使用铁强化配方可以预防缺铁性贫血。早产儿使用铁强化配方是安全的。有不同形式的亚铁盐（硫酸盐、富马酸和葡萄糖酸盐），首选硫酸盐。**注意**：有不同浓度的硫酸亚铁口服液体制剂，提醒父母注意不要过量误服。解毒方法是使用去铁胺进行螯合，需要时应咨询相关专家和区域毒物控制中心。

Filgrastim 非格司亭（G-CSF 粒细胞集落刺激因子）

适应证和用途：新生儿败血症时中性粒细胞减少症。

作用：刺激中性粒细胞的生成、成熟和活化。激活中性粒细胞，增强其迁移和细胞毒性。

给药方案：静脉(IV)或皮下注射。

- 新生儿 5～10 μg/(kg·d)，IV/皮下，qd，3～5天。具体参考各中心常规。

不良反应：血小板减少症，白细胞增多症，暂时性血压下降。

药理学：静脉注射后5～15分钟或皮下注射后30～60分钟即可见暂时性白细胞减少，随之而来的就是24小时内持续的中性粒细胞增长，3～5天达平台期。停止G-CSF后，中性粒细胞绝对计数(ANC)在2天内下降50%，1周内回到治疗前水平，白细胞计数在4～7天内恢复到正常水平。

Flecainide 氟卡尼

 警惕

仅用于其他常规治疗无效的持续的、致命的心律失常。

适应证和用途：预防和治疗持续的、致命的室性心律失常。阵发性心房扑动和心房颤动、室上性心动过速的预防性治疗。心脏结构畸形的患儿禁用。

作用：1C类抗心律失常药物，减慢心肌传导，主要作用于希氏束。

给药方案：口服(PO)。

- 起始剂量 1～3 mg/(kg·d)，每天2～3次；维持剂量3～6 mg/(kg·d)至8 mg/(kg·d)，每天2～3次。根据临床反应调节剂量。高剂量可增加致心律失常风险。

不良反应：可能造成新的或加重室性心律失常，还可能出现心脏传导阻滞、心动过缓、尖端扭转型室性心动过速、眩晕、视力模糊、头痛、血液恶病质和肝功能障碍。

药理学：局麻作用和中度正性肌力作用。减慢心肌传导，从而延长PR、QRS和QT间期。婴儿配方乳或牛乳制品可抑制吸收。<1岁儿童半衰期为11～12小时，母亲摄入后新生儿半衰期～29小时。充血性心力衰竭和肾功能不全时半衰期延长。

备注：治疗浓度 0.2～1 μg/mL。

Fluconazole 氟康唑

适应证和用途：抗真菌药物，治疗真菌感染，包括口咽部和食管念珠菌感染；系统性念珠菌感染(泌尿道感染、腹膜炎、膀胱炎和肺炎)。目前分离出的耐氟康唑的念珠菌株日益增加。氟康唑对白色念珠菌抗菌能力优于其他念珠菌属，如近平滑假丝酵母菌、光滑念珠菌和热带假丝酵母菌。如果患儿存在肾功能损伤或需要联用其他具有潜在肾毒性药物时，可改用两性霉素B。

作用：干扰真菌细胞色素P450和甾醇C-14α-去甲基化，发挥其抑制真菌作用。

给药方案：静脉（IV），口服（PO）。

- 全身感染，包括脑膜炎

  - GA ≤ 29周：

    - 日龄0～14天：负荷量12～25 mg/kg，然后6～12 mg/kg，IV/PO，q48h。

    - 日龄＞14天：负荷量12～25 mg/kg，然后6～12 mg/kg，IV/PO，q24h。

  - GA ≥ 30周：

  - 日龄0～7天：负荷量12～25 mg/kg，然后6～12 mg/kg，IV/PO，q48h。

  - 日龄＞7天：负荷量12～25 mg/kg，然后6～12 mg/kg，IV/PO，q24h。

  - ＞14天的新生儿，婴儿和儿童：

    - 口咽部念珠菌感染：第1天6 mg/kg，IV/PO，然后3 mg/kg，IV/PO至少14天。

    - 食管念珠菌感染：剂量同上，疗程至少21天。

  - 念珠菌预防：有报道在侵袭性真菌感染高风险的超低出生体重儿（ELBW）中可预防性应用氟康唑，剂量为每次3～6 mg/kg，IV每周2次。如果针对特定念珠菌株，可以给予6 mg/kg以达到较高的最低抑菌浓度（MICs）4～8 µg/mL。

不良反应：一般耐受性较好。可出现呕吐、腹泻、皮疹、肝脏转氨酶增高、嗜酸细胞增多症、白细胞减少症、中性粒细胞减少症和血小板减少症。

药理学：口服生物利用度佳。药物吸收不受食物影响，用药后1小时达到血清浓度峰值。药物组织和体液（包括脑脊液）渗透性佳。低于12%的蛋白结合率，主要以原形从尿中排泄。

备注：肾功能不全时谨慎应用，需减少药物剂量。监测肝功能。西咪替丁和利福平会降低氟康唑水平；双氢克尿噻增加氟康唑曲线下面积（AUC）。氟康唑干扰巴比妥、茶碱、咪达唑仑、苯妥英钠和齐多夫定的代谢。正在使用西沙比利的患儿禁用。

Flucytosine 氟胞嘧啶

作用和抗菌谱：抗真菌药物，可穿透真菌细胞并转化为氟尿嘧啶，后者竞争性干扰尿嘧啶参与的真菌RNA和蛋白质合成。常与两性霉素B联用以治疗严重的念珠菌或隐球菌所致肺部感染、尿路感染、败血症、脑膜炎或心内膜炎（单用氟胞嘧啶极易产生耐药性）。治疗着色性真菌病和曲霉菌病时需要联用其他抗真菌药物。

给药方案：口服（PO）。

需要与两性霉素B联用以防止耐药。

- 新生儿：起始25～100 mg/(kg·d)，PO，q12～24h。

- 婴儿和儿童：50～150 mg/(kg·d)，PO，q6h。
- 肾功能损害：使用低起始剂量。
  - 肌酐清除率20～40 mL/min：常规剂量，q12h。
  - 肌酐清除率10～20 mL/min：常规剂量，q24h。
  - 肌酐清除率＜10 mL/min：常规剂量，q24～48h。

不良反应：呕吐、腹泻、皮疹、贫血、白细胞减少症、血小板减少症、肝酶和胆红素增高、血尿素氮和肌酐增高、中枢神经系统紊乱。

药理学：理想血清峰浓度：25～100 μg/mL。新生儿半衰期为4～34小时。肾脏排泄。

备注：血清浓度＞100 μg/mL毒性大，减量或停药后可逆。两性霉素B可通过减少肾脏排泄从而增加毒性。

Fludrocortisone 氟氢可的松

适应证和用途：肾上腺皮质功能不全时部分替代；治疗失盐型先天性肾上腺生殖综合征，通常联用氢化可的松。

作用：氟氢可的松是一种强效的盐皮质激素，具有糖皮质激素活性，作用于远端肾小管，增加钾和氢离子丢失，增加钠重吸收的同时导致水潴留。

给药方案：口服（PO）。
- 常用：单次每天剂量0.05～0.1 mg/d，随餐口服（注意：无论患儿体重和年龄，剂量相同。新生儿对药物不敏感，可能需要比成人更大的剂量）。
- 先天性肾上腺增生症（失盐）：维持量0.05～0.3 mg/d（AAP，2000）。

不良反应：高血压、充血性心力衰竭、胃肠道不适、低钾血症、生长抑制、高血糖症、水钠潴留、水肿、下丘脑-垂体-肾上腺抑制、骨质疏松和继发于过多钾丢失的肌无力。需要检测血电解质，尤其是钠和钾。

备注：0.1 mg氟氢可的松的钠潴留活性等同于1 mg醋酸脱氧皮质酮（DOCA）。

Flumazenil 氟马西尼

警惕

氟马西尼可能导致惊厥。常见于长期应用苯二氮䓬类镇静或严重的周期性抗抑郁药物过量的患者。静脉注射氟马西尼剂量必须个体化，同时准备应对惊厥。

适应证和用途：逆转苯二氮䓬类药物镇静效用,治疗苯二氮䓬类药物过量。

作用：竞争性抑制苯二氮䓬类药物对GABA和苯二氮䓬类受体复合物的作用。

给药方案：静脉注射(IV)。

- 每次5～10 μg/kg,IV 15秒以上,可每隔45秒重复直至患儿清醒。累计最大剂量 50 μg/kg或1 mg(取低值)。尽量从大静脉输注以减少注射部位的疼痛和静脉炎。密切观测注射部位以避免静脉外渗。

不良反应：新生儿数据极其有限。成人有报道发生低血压和心律失常。既往有惊厥病史的患儿慎用。可能促使长期使用苯二氮䓬类药物的患儿发生急性撤药综合征。

药理学：脂溶性。在儿童中,给药后3分钟即达到峰浓度,半衰期为20～75分钟。新生儿数据有限。

Folic acid 叶酸

适应证和用途：治疗营养缺乏所致贫血、巨幼细胞贫血或大细胞性贫血。

作用：许多代谢系统中辅酶的形成需要叶酸,尤其是嘌呤和嘧啶合成、核蛋白合成和红细胞生成的维持。在叶酸缺乏性贫血中刺激白细胞和血小板的产生。

给药方案：口服(PO),静脉注射(IV),肌内注射(IM)和皮下注射。

- 日常补充推荐
  - 早产儿：50 μg/d,PO[～15 μg/(kg·d)]。
  - 新生儿至6月龄：25～35 μg/d,PO。
  - 6个月～3岁：150 μg/d,PO。
- 叶酸缺乏(PO、IM、IV或皮下)
  - 婴儿：0.1 mg/d。
  - <4岁的儿童：至0.3 mg/d。

不良反应：耐受性好。

药理学：近端小肠吸收,肝脏代谢。

Folinic acid 亚叶酸

易与叶酸混淆。

适应证：磺胺嘧啶和乙胺嘧啶的辅助联合治疗以预防血液毒性。叶酸拮抗剂过量的解毒剂。

作用：亚叶酸是四氢叶酸的衍生物，利于嘌呤和胸腺嘧啶合成，也是正常红细胞生成所需。

给药方案：口服（PO），静脉（IV）。

– 叶酸拮抗剂过量（乙胺嘧啶，甲氧苄啶）

- 5～15 mg，PO/IV，qd×3天或直至血细胞计数正常或5 mg，PO/IV，每3天1次。血小板计数＜100 000/mm^{3}的患儿剂量需要6 mg/d。

– 磺胺嘧啶辅助治疗预防血液毒性（治疗弓形体感染）

- 婴儿和儿童5～10 mg，PO/IV，qd，每3天1次。

不良反应：血小板增多症。

药理学：口服后30分钟内起效，静脉注射后5分钟内起效。亚叶酸在肠道黏膜和肝脏内很快转化为活性代谢产物5-甲基四氢叶酸（5MTHF）。

Fosphenytoin 磷苯妥因

适应证和用途：治疗全身发作癫痫持续状态，短期苯妥英钠静脉应用，预防和治疗惊厥。

作用：磷苯妥因是苯妥英钠的前体药物，水溶性，在血液和组织中被磷酸酶迅速转为苯妥英钠。

给药方案：肌内注射（IM），静脉注射（IV）。

［磷苯妥因1 mg 苯妥英钠当量（PE ）=苯妥英钠1 mg］。

- 起始剂量：15～20 mg PE/kg，IM或IV 持续至少10分钟。
- 维持量：4～8 mg PE/kg，qd，IM或IV 缓慢推注。首剂负荷后24小时开始维持量。
- 日龄＞1周的足月儿：可能需要至每次8 mg PE/kg，q8～12h。

不良反应：低血压（静脉快速推注）、血管扩张、心动过速、心动过缓或困倦。

药理学：转化为苯妥英钠，半衰期约为7分钟。磷苯妥因蛋白结合率高（高胆红素血症新生儿慎用，磷苯妥因和胆红素都可自蛋白结合位点取代苯妥英钠，因此可增加血清游离苯妥英钠浓度）。

备注：使用5%GS或生理盐水稀释至1.5～25 mg PE/mL。最大输注速率1.5 mg PE/（kg·min）。输注前后均以生理盐水冲管，输注过程中监测血压。

Furosemide 呋塞米

适应证和用途：液体负荷过重、肺水肿、充血性心力衰竭和高血压。

作用：抑制钠和氯在亨氏襻升支和远端肾小管的重吸收。呋塞米诱导的利尿作用增加钠、氯、钾、钙、镁、碳酸氢盐、铵、氢和可能的磷酸盐的排泄。非利尿性作用包括减少肺部经血管的液体滤过，从而改善肺功能。

给药方案：口服（PO），静脉（IV），肌内注射（IM）。

－ 新生儿、早产儿
- PO：起始每次 1～4 mg/kg，每天 1～2 次，根据需要缓慢加量。口服生物利用度变化大。
- IV 或 IM：每次 1 mg/kg，q12～24h。

－ 婴儿和儿童
- PO：每次 2 mg/kg，qd，如果有效，逐渐增加剂量至每次 1～2 mg/kg，q6～8h，每次不超过 6 mg/kg。在大部分病例中剂量不需要超过 4 mg/kg 或频次多于每天 1～2 次。
- IV 或 IM：每次 1～2 mg/kg，q6～12h。
- 持续输注：0.05～0.2 mg/(kg·h)，根据情况每 12～24 小时增加 0.1 mg/(kg·h)，最大输注速率不超过 0.4 mg/(kg·h)。

不良反应：低钾血症、低钙血症和低钠血症。长期使用导致高钙尿症，肾钙质沉着症和低氯性代谢性碱中毒。耳毒性可能，尤其是同时使用氨基糖苷类抗生素。

药理学：口服后 30～60 分钟内起效，IV 后 5 分钟内起效。作用持续时间：口服 6～8 小时，IV 2 小时。

Ganciclovir 更昔洛韦

适应证和用途：治疗先天性巨细胞病毒感染，预防进行性听力丧失，减少发育迟缓。

作用和抗菌谱：结构与无环鸟苷（阿昔洛韦）有关的无环核苷，具有抗疱疹病毒的抗病毒活性。更昔洛韦是一种前体药物，被磷酸化成为底物后通过竞争性抑制病毒 DNA 聚合酶来抑制病毒 DNA 合成，还能并入病毒 DNA 进而终止病毒 DNA 的延长。更昔洛韦优先在被病毒感染的细胞中代谢。

给药方案：静脉（IV）。
- 新生儿每次 6 mg/kg，q12h，静脉输注 1 小时，疗程至少 6 周。若出现显著的中性粒细胞减少（＜500 个 /mm^3）剂量需要减半。

不良反应：水肿、心律失常、高血压、惊厥、镇静、呕吐、腹泻、中性粒细胞减少症、血小板减少症、白细胞减少症、贫血、嗜酸性粒细胞增多症、肝酶增高、静脉炎、CMV 视网膜炎患儿的视网膜剥离、血尿、血尿素氮和肌酐增高、呼吸困难。

药理学：口服生物利用度差。药物主要从肾脏排泄，多以原形通过肾小球滤过和肾小管主动分泌从尿中排泄。

备注：根据细胞毒性药物相关指南配制和处理药物。避免药物直接与皮肤或黏膜接触。中性粒细胞减少和/或血小板减少的患儿以及肾功能受损患儿需要调整或停止更昔洛韦用药。

Gentamicin sulfate 硫酸庆大霉素

作用和抗菌谱：氨基糖苷类抗生素，杀菌剂，主要针对革兰阴性需氧菌，包括大部分假单胞菌、变形杆菌和沙雷菌属。对凝固酶阳性葡萄球菌也有一些作用，但对厌氧微生物和链球菌无作用。

给药方案：肌内注射（IM），静脉（IV），鞘内注射，脑室内注射。

- 根据体重给予起始剂量，然后监测其血浓度再根据药物代谢动力学调整剂量和给药间隔时间。
  - 年龄
    - PMA ≤ 29周：
      - 0～7天：每次5 mg/kg，IV/IM，q48h。
      - 8～28天：每次4 mg/kg，IV/IM，q36h。
      - ≥29天：每次4 mg/kg，IV/IM，q24h。
    - PMA 30～34周：
      - 0～7天：每次4.5 mg/kg，IV/IM，q36h。
      - >7天：每次4 mg/kg，IV/IM，q24h。
    - ≥PMA 35周：每次4 mg/kg，IV/IM，q24h。
  - 鞘内注射或脑室内注射（使用不含防腐剂剂型）
    - 新生儿：1 mg/d。
    - >3个月婴儿和儿童：1～2 mg/d。
  - 眼药水：每只眼各1滴，q4h。
  - 眼药膏：每天2～3次。

不良反应：耳毒性（可能与长时间高血清氨基糖苷类浓度有关），耳鸣、听力丧失。早期耳毒性多影响高音听力。肾毒性（高谷浓度）包括蛋白尿、血肌酐增高、无尿和斑疹。

药理学：通过肾小管滤过从肾脏排泄。半衰期为3～11.5小时。新生儿和伴有发热、水肿、腹水或液体负荷过量的患儿，体内分布容积增加。

备注：期望的血清峰浓度为4～10 μg/mL（给药结束后30分钟采血送检），期望的血清谷浓度为0.5～2 μg/mL（下次给药前30分钟采血送检）。治疗48小时后检测血药浓度，同时监测血肌酐。氨基糖苷类抗生素不应单独用于治疗革兰阳性菌。

Glucagon 胰高血糖素

适应证和用途：其他常规治疗无效的低血糖。

作用：胰岛 α 细胞产生的一种激素，刺激环磷酸腺苷（cAMP）合成，促进肝糖原分解和糖异生，进而升高血糖。胰高血糖素还能抑制小肠动力和胃酸分泌；具有正性肌力和心率作用。

给药方案：皮下注射，肌内注射（IM），静脉（IV）。

– 持续性低血糖

- 每次 0.02～0.3 mg/kg，IV/IM/ 皮下，必要时 20 分钟后可重复使用。单次最大剂量 1 mg。
- 静脉持续输注：起始 10～20 μg/(kg·h)（总量 0.5～1 mg）维持 24 小时。

– 先天性高胰岛素血症：持续静脉维持 5～20 μg/(kg·h)。

不良反应：心动过速、肠梗阻、低钠血症、血小板减少症、恶心和呕吐。

备注：与含有电解质的溶液不相容；与含氯溶液混合后产生沉积；与葡萄糖液兼容。注意：在观察胰高血糖素效用时不要延迟葡萄糖液体的输注。

Heparin sodium 肝素钠

适应证和用途：预防性应用和治疗血栓性疾病，维持动脉或静脉置管通畅。

作用：活化抗凝血酶Ⅲ（肝素协同因子）；灭活凝血因子Ⅸ、Ⅹ、Ⅺ和Ⅻ，凝血酶；抑制凝血酶失活，抑制纤维蛋白原转化为纤维蛋白。肝素还可以促进脂蛋白脂酶的释放（脂蛋白脂酶可以将甘油三酯水解为甘油和游离脂肪酸）。

给药方案：静脉（IV）。

– 治疗血栓

- 负荷量：75 U/kg，静脉注射 10 分钟，后续 28 U/(kg·h) 静脉持续输注。调整剂量以维持活化部分凝血活酶时间（APTT）60～85 秒（推测该指标反映抗Ⅹa因子水平 0.3～0.7）。

– 维持置管开放

- 加入肝素后达到最终浓度 0.5～1 U/mL，也可降低浓度至 0.25 U/mL。

– 冲管

- 日常冲管以维持置管通畅。小婴儿（体重＜10 kg）通常用 10 U/mL；较大婴儿或儿童用 100 U/mL。一些置管可能需要 q6～8h 冲管。

不良反应：血小板减少症、出血倾向、出血、发热、皮疹、肝功能异常。每隔 2～3

天检测血小板。

药理学：新生儿中清除率远快于儿童和成人。半衰期呈剂量相关性，平均1～3小时。

备注：解毒剂：硫酸鱼精蛋白，剂量参见文献。

Hepatitis B immune globulin，HBIG 乙肝免疫球蛋白

适应证和用途：提供针对乙肝感染的预防性被动免疫。

作用：被动免疫剂。直接提供乙肝表面抗原特异性抗体，从而使机体形成对乙肝病毒的防护。保护时效3～6个月。

给药方案：肌内注射（IM）。

－HBsAg阳性母亲分娩新生儿：分娩后尽早给予0.5 mL IM（12小时内，如果延迟到＞48小时后，保护效用显著降低）。同时接种乙肝疫苗。如果3个月内未能接种乙肝疫苗，可能需要重复给予HBIG。

　－分娩时HBsAg结果未知母亲的新生儿

- 出生体重＜2 kg：如果生后12小时仍无法得知母亲HBsAg结果，HBIG 0.5 mL IM（生后12小时内），同时接种乙肝疫苗。

- 出生体重≥2 kg：生后7天内HBIG 0.5 mL，IM。

不良反应：注射部位肿胀、皮温增高、红斑和酸痛。偶尔有皮疹、发热和荨麻疹。

备注：IgA缺乏、血小板减少症或凝血障碍的患儿慎用。禁止静脉注射。

Hepatitis B vaccine 乙肝疫苗

适应证和用途：预防乙型病毒感染。

作用：诱导产生乙肝病毒特异性抗体。

给药方案：肌内注射（IV）。全程接种包括3剂，0.5 mL/次。

　－HBsAg阳性母亲的新生儿

- 无论早产或出生体重，第1剂需在生后12小时内肌内注射（同时在不同部位肌内注射HBIG）。第2剂在生后1～2个月接种，第3剂在生后6个月。9～15月龄时检测血HBsAb和HBsAg。如果HBsAb和HBsAg阴性，追加一次全程接种（2个月接种1次，共3次），接种后再评估。

　－HBsAg阴性母亲的新生儿

- 第1剂在出院前接种，或是1～2月龄时接种。第2剂在第1剂接种后1～2个月接种，第3剂仍然在6月龄时接种。如果出生时给予接种了乙肝疫苗，

那全程就是4剂。注意：体重<2 kg的早产儿第1剂接种可能需要相应推迟30天接种。

– 分娩时HBsAg结果未知母亲的新生儿
- 无论早产或出生体重，第1剂需在生后12小时内肌内注射。第2剂在1～2个月接种，第3剂在生后6个月。如果母亲HBsAg阳性，新生儿需要尽快接种HBIG（不要超过生后1周）。<2 kg生后12小时内完成第1剂乙肝疫苗的早产儿需要完成全程4剂接种（0、1个月、2～3个月、6～7个月）。

不良反应：接种部位肿胀、皮温增高、红斑或酸痛。呕吐、皮疹和低热罕见。
备注：不要给予静脉或皮内注射。

Hyaluronidase 透明质酸酶

适应证和用途：治疗外渗性损伤。

作用：暂时性水解透明质酸（组织黏合基质的主要成分）的酶，使得外渗的药物和容易通过更大的表面积被吸收。可加速吸收，减少组织和刺激性药物接触的时间。

给药方案：皮下注射。
- 使用25或26号针，环绕外渗部位周围皮下注射5次，每次0.2 mL，每次注射结束需要更换针头。抬高患肢，不要加热，必要时重复注射。一些中心注射浓度为15 U/mL。

不良反应：通常耐受性好。荨麻疹罕见。尽可能在外渗后1小时内给予透明质酸酶注射。

Hydralazine HCI 盐酸肼苯哒嗪

适应证和用途：治疗中重度高血压，通过减少后负荷治疗充血性心力衰竭。

作用：直接舒张小动脉阻力血管平滑肌，降低体循环阻力，增加心输出量，增加肾脏、冠状动脉、大脑和内脏血流。

给药方案：肌内注射（IM），静脉（IV），口服（PO）。
- IM或IV：每次0.1～0.5 mg/kg，q6～8h，最大剂量每次2 mg/kg。
- PO：每次0.25～1 mg/kg，q6～8h，在婴儿中可在3～4周逐渐加量至最大5 mg/(kg·d)。

不良反应：心动过速和低血压常见。其他可有胃肠道出血或腹泻。

Hydrochlorothiazide 氢氯噻嗪

适应证和用途：轻中度水肿和高血压。

作用：抑制远端肾小管的钠重吸收，增加水钠排泄，同时排出钾、氢、镁、磷酸盐、钙和碳酸氢根。

给药方案：口服（PO）。

- 新生儿：$1 \sim 4$ mg/(kg·d)，每天2次。

- 水肿：

  • < 6 个月婴儿：$2 \sim 3.3$ mg/(kg·d)，每天2次。最大剂量37.5 mg/d。

  • > 6 个月婴儿：2 mg/(kg·d)，每天2次。最大剂量200 mg/d。

- 高血压：婴儿和儿童起始1 mg/(kg·d)，每天1次。根据病情逐渐增加至3 mg/(kg·d)，最大剂量50 mg/d。

不良反应：低钾血症、高血糖症、高尿酸症、低氯性代谢性碱中毒。

Hydrocortison 氢化可的松

适应证和用途：治疗急性肾上腺功能不全、先天性肾上腺皮质增生症和对升压药无反应的低血压。

作用：短效肾上腺皮质激素，具有糖皮质激素活性、抗炎症反应活性和一些盐皮质激素活性。大部分作用可能是通过改变酶活性从而影响全身几乎所有系统。促进蛋白质分解代谢、糖异生和肾脏钙排泄，稳定毛细血管壁通透性，促进红细胞生成，抑制免疫和炎症反应。

给药方案：静脉（IV），肌内注射（IM），口服（PO）。

- 急性肾上腺功能不全：每次$1 \sim 2$ mg/kg，静脉注射，后续$25 \sim 150$ mg/d，$q6 \sim 8h$。

- 先天性肾上腺皮质增生症（AAP推荐）

  • 起始：$10 \sim 20$ mg/(m² · d)，每天3次，PO。

  • 日常剂量：

  • 婴儿：$2.5 \sim 5$ mg，每天3次。

  • 儿童：$5 \sim 10$ mg，每天3次。

- 生理性替代

  • PO：$20 \sim 25$ mg/(m² · d)或$0.5 \sim 0.75$ mg/(kg · d)，q8h。

  • IM：$0.25 \sim 0.35$ mg/(kg · d)或$12 \sim 15$ mg/(m² · d)，qd。

- 应激剂量（难治性低血压）：$20 \sim 30$ mg/m^2, IV, q8 $\sim$ 12h；或每次 1 mg/kg, q8h。
- 难治性低血糖［静脉输注葡萄糖速度 $> 12 \sim 15$ mg/(kg·min)仍不能有效维持血糖］
- IV/PO：5 mg/(kg·d), q8 $\sim$ 12h；或每次 $1 \sim 2$ mg/kg, q6h。儿科内分泌专科医师会诊指导进一步治疗。

不良反应和备注：高血压、下丘脑垂体肾上腺轴抑制、低钾血症、高血糖症、生长抑制、水钠潴留、骨密度减低和免疫抑制。注意：晨起剂量给药尽量早。口服片剂较溶剂所达血药浓度更为稳定。监测生长、激素水平和骨龄，个体化调整用药。失盐型可能需要同时补充盐皮质激素（氟氢可的松）。

Ibuprofen 布洛芬

适应证和用途：治疗轻中度疼痛、发热和炎症性疾病。研究显示口服布洛芬还是用于PDA治疗，需要更深入的研究。

作用：通过降低环氧化酶活性抑制前列腺素合成。

给药方案：口服（PO）。

- 镇痛：每次 $4 \sim 10$ mg/kg, PO, q6 $\sim$ 8h，最大剂量40 mg/(kg·d)。
- 退热：6个月 $\sim$ 12岁 最大剂量40 mg/(kg·d)。
- 体温 < 39℃：每次5 mg/kg, PO, q6 $\sim$ 8h。
- 体温 ≥ 39℃：每次10 mg/kg, PO, q6 $\sim$ 8h。
- 关闭PDA：连续3天, qd, PO：第1剂 10 mg/kg，第2和第3剂均为5 mg/kg。

不良反应：水肿、高血压、液体潴留、胃肠道出血、胃肠道穿孔、中性粒细胞减少、贫血、抑制血小板聚集、肝酶增高、急性肾衰竭/肾损伤。

药理学：肝脏代谢，肾脏排泄。

备注：为降低心血管和消化道发生不良反应的风险，尽量使用有效的低剂量并减少应用时间。可能增加胃肠道激惹、溃疡、出血和穿孔风险。可能影响肾功能。肝功能不全的患儿慎用。

Ibuprofen lysine 布洛芬赖氨酸

适应证和用途：PDA。不作为脑室内出血的预防性用药。

作用：非甾体类抗炎药（NSAIDs），具有镇痛和退热作用。抑制前列腺素合成，抑制环氧化酶。环氧化酶可以催化花生四烯酸生成前列腺素前体。

给药方案：静脉（IV）。

- 连续3天，qd，IV，起始第1剂10 mg/kg，第2剂和第3剂均为5 mg/kg。

不良反应：贫血、液体潴留、水肿、心动过速、肝功能异常、尿量减少、喂养不耐受、胃肠道激惹或肠梗阻。血尿素氮和肌酐增高（肾脏不良反应低于吲哚美辛）。抑制血小板聚集，需要观察有无出血征象。总胆红素增高患儿慎用（将胆红素自白蛋白结合位点游离）。

备注：禁用于感染、活动性出血、血小板减少或凝血功能缺陷、坏死性小肠结肠炎（NEC）、严重肾功能不全、导管依赖的先天性心脏病体循环血流减少的早产儿。

Imipenem 亚胺培南

作用和抗菌谱：治疗多重耐药革兰阴性菌所致的感染（除中枢感染外）。

给药方案：静脉（IV）。

－新生儿

- 0～4周，＜1.2 kg：每次20 mg/kg，q18～24h。
- 日龄≤7天，1.2～1.5 kg：每次20 mg/kg，q12h。
- 日龄≤7天，＞1.5 kg：每次25 mg/kg，q12h。
- 日龄＞7天，1.2～1.5 kg：每次20 mg/kg，q12h。
- 日龄＞7天，＞1.5 kg：每次25 mg/kg，q8h。

－4周至3个月的婴儿：每次25 mg/kg，q6h。

－≥3个月的婴儿、儿童：60～100 mg/（kg·d），q6h，最大剂量4 g/d。

不良反应：激惹、疼痛、静脉注射部位静脉炎和肝脏转氨酶增高。脑膜炎患儿可能出现腹泻或惊厥。

药理学：广谱碳青霉烯类联合西司他丁（肾二肽酶抑制剂，减少亚胺培南在肾脏的代谢）。抑制细胞壁合成。肾功能不全时半衰期延长。

Immune globulin Intravenous, IVIG 静脉用免疫球蛋白

适应证和用途：新生儿同种免疫性血小板减少症、溶血性黄疸、重症感染辅助治疗、免疫缺陷综合征。

作用：IVIG含异构的IgG，提供大量的抗体，从而调理和中和许多毒素和微生物并激活补体。尽管IVIG制剂中的IgG亚型与人类血浆类似，但不同厂商的制剂中针对特异性抗原的抗体滴度存在差异。IVIG所提供的被动免疫可帮助减弱或预防由毒素、支原体、寄生虫、细菌或病毒所导致的感染或有害反应。IVIG

还可以阻断巨噬细胞上的Fc抗体(预防循环中被自身抗体标记的血小板或细胞被吞噬)。

给药方案:静脉(IV)。

* 每次400 mg～1 g/kg,静脉输注2～6小时。

不良反应:低血压、暂时性心动过速和过敏。如果出现以上反应,减慢输注速率后停止输注,直至症状消失后再重新开始。IgA缺乏患儿禁用。

Indomethacin 吲哚美辛

适应证和用途:关闭PDA。低出生体重儿中可预防脑室内出血(IVH)。

作用:非甾体类抗炎药(NSAIDs),具有止痛和退热作用。主要是通过降低环氧化酶活性从而抑制前列腺素合成。环氧化酶催化花生四烯酸生成前列腺素前体。吲哚美辛减少脑血流。

给药方案:静脉(IV)。

－PDA关闭

* 新生儿:第1剂0.2 mg/kg,IV,后续2剂剂量取决于日龄(PNA)。
  * 第1剂时PNA<48小时:0.1 mg/kg,q12～24h。
  * 第1剂时PNA 2～7天:0.2 mg/kg,q12～24h。
  * 第1剂时PNA>7天:0.25 mg/kg,q12～24h。
* 用药间隔:
  * 间隔12h:如果首剂后尿量>1 mL/(kg·h)。
  * 间隔24h:如果首剂后尿量<1 mL/(kg·h)但>0.6 mL/(kg·h)。
  * 少尿[尿量<0.6 mL/(kg·h)]或无尿时暂停用药。

－预防IVH:每次0.1 mg/kg,IV,qd×3天,第1剂在生后6～12小时内给予。

不良反应:可能降低血小板聚集、暂时性少尿(肾小球滤过率下降)、血肌酐升高、经肾清除的药物如庆大霉素的血药浓度升高。还可能导致低钠血症、高钾血症和低血糖症。如果同时应用糖皮质激素,可能出现胃肠道穿孔。

备注:禁忌证:早产儿坏死性小肠结肠炎(NEC)、严重肾功能受损[尿量<0.6 mL/(kg·h)或肌酐≥1.8 mg/dL]、血小板减少、活动性出血或者在先前7天内有IVH(存在争议)。

Insulin, Regular 短效胰岛素

适应证和用途:高血糖、高血钾、肠外营养时增加葡萄糖不耐受患儿的热量摄入。

作用：胰腺β细胞分泌的激素，是机体利用葡萄糖的最主要的激素。在骨骼肌、心肌及脂肪组织，胰岛素促使葡萄糖转运入细胞内。胰岛素还可以促进脂肪和蛋白质合成，抑制脂肪分解和游离脂肪酸从脂肪组织的释放。促进细胞内钾和镁的转移。

给药方案：静脉（IV），皮下注射。

- 高血糖症
  - 持续静脉输注：0.01 ～ 0.1 U/(kg · h)（监测血糖qh并调整剂量，血糖稳定后改为q4h监测）。
  - 间隔皮下注射：每次 0.1 ～ 0.2 U/kg，q6 ～ 12h。
- 高钾血症
  - 持续静脉输注：0.1 ～ 0.2 U/(kg · h)，同时给予葡萄糖[0.5 g/(kg · h)]持续静脉输注。根据血糖和血钾调整剂量。

不良反应：低血糖（可能导致昏迷和严重的中枢神经系统损伤）、高血糖反跳（Somogyi现象）、荨麻疹和过敏反应。

备注：尽量减少输液袋和输液管道对胰岛素的吸附。如果不需要更新管道，配置好溶液至开始静脉输注之间至少相隔30分钟。如果需要更新管道，将输液装置连接在IV容器上，整个管道以胰岛素溶液冲管，静等30分钟后再次冲管。因为管道的吸附作用，进入体内的实际胰岛素量低于医嘱量，因此在用药过程中必须根据临床效果来调整剂量。

Ipratropium bromide 异丙托溴铵

适应证和用途：支气管扩张剂、急性支气管痉挛时的辅助用药。

作用：抗胆碱能药物，拮抗副交感神经受体位点的乙酰胆碱作用，扩张支气管。

给药方案：吸入。

- 新生儿：每次 25 µg/kg，雾化吸入，q8h。
- 婴儿：每次 125 ～ 250 µg，雾化吸入，q8h。加入 3 mL 生理盐水稀释或联用沙丁胺醇。
- 定量吸入气雾剂：每次 2 ～ 4 喷，必要时 q6 ～ 8h 重复应用。

不良反应：停用后气道高反应反跳。可出现紧张、眩晕、恶心、视觉模糊、口干、症状加重、气道激惹、咳嗽、心悸、皮疹和尿潴留。闭角型青光眼或膀胱颈梗阻患儿慎用。

备注：与沙丁胺醇兼容。同时给予 β_2 受体激动剂（如沙丁胺醇）可增强扩张支气管效用。

Iron dextran 右旋糖酐铁

适应证和用途：治疗缺铁性贫血；作为EPO治疗患儿的铁补充剂；长期应用肠外营养者。口服铁剂远较静脉用药安全。静脉用铁剂仅用于不能口服补铁者。

作用：铁是血红蛋白形成的组成部分。足量的铁是红细胞生成和血携氧能力所必需的。

给药方案：静脉（IV）。

有多种静脉制剂。

- 缺铁性贫血时右旋糖酐铁剂量
  - 剂量（mL）=0.044 2×LBW（kg）×（Hbn−Hbo）+[0.26×LBW（kg）]。
  - LBW=瘦体重。
  - Hbn=目标血红蛋白（g/dL），体重<15 kg：12，体重>15 kg：14.8。
  - Hbo=实际血红蛋白（g/dL）。
- 急性失血时右旋糖酐铁剂量（假设1 mL红细胞=1 mg铁元素）
  - 右旋糖酐铁（mL）=0.02×失血量（mL）×血细胞比容（小数形式表示）。
  - 早产儿贫血：0.2～1 mg/（kg·d），IV或与EPO治疗一起每周20 mg/kg。
- 肠外营养添加
  - 加入PN溶液中（PN溶液中必需含有至少2%氨基酸）。0.4～1 mg/（kg·d）或每周1次，每次3～5 mg/kg。

不良反应：严重肝功能障碍时铁易蓄积。可见过敏反应、发热、关节痛、注射部位疼痛和红肿、皮疹、颤抖。快速注射时可出现低血压和脸红。

Isoniazid 异烟肼

适应证和用途：治疗可疑分枝杆菌感染（如结核分枝杆菌、堪萨斯分枝杆菌和鸟分枝杆菌）。暴露于结核后的预防性用药。

作用和抗菌谱：抗分枝杆菌药物，对胞内菌和胞外菌都有杀菌作用。抑制分枝菌酸合成，进而破坏细菌细胞壁。

给药方案：口服（PO）。

- 围生期结核：10～15 mg/（kg·d），q12h，与利福平联合应用3～12个月。
  如果皮试转为阳性，10～15 mg/（kg·d），qd，口服9～12个月。

不良反应：末梢神经病变、惊厥、脑病、血常规改变、恶心、呕吐、腹泻（与摄入糖浆制剂有关）和过敏反应。可能有肝毒性，治疗期间定期随访肝功能。

Isoproterenol 异丙肾上腺素

适应证和用途：低心排或血管收缩性休克状态、心脏停搏、由房室传导阻滞引起的室性心律失常。

作用：刺激 β_1 和 β_2 受体，治疗量对 α 受体无作用。舒张支气管平滑肌，刺激心肌（正性肌力和正性心率）和扩张外周血管（减少心脏后负荷）。

给药方案：静脉（IV）。

- $0.05 \sim 0.5\,\mu g/(kg \cdot min)$，IV 维持，最大剂量 $2\,\mu g/(kg \cdot min)$。治疗前纠正酸中毒。

不良反应：震颤、呕吐、高血压、心动过速、心律不齐、低血压和低血糖。

备注：禁用于高血压、甲状腺功能亢进、地高辛中毒所致心动过速、既往有心律不齐。增加心肌氧耗，与心脏氧输出量的增加不成比例。不作为改变心脏收缩力的药物。

Kanamycin sulfate 硫酸卡那霉素

肾功能受损、高剂量或长时间应用时增加神经毒性、耳毒性、肾毒性风险。可能发生神经肌肉阻滞所致呼吸麻痹。

作用和抗菌谱：氨基糖苷类抗生素，治疗大肠埃希菌、变形杆菌、产气肠杆菌、肺炎克雷伯菌、黏质沙雷菌和不动杆菌导致的严重感染。结核分枝杆菌治疗的二线用药。通常不作为一线用药。

给药方案：静脉（IV），肌内注射（IM）。

起始剂量基于体重，然后监测血药浓度再根据药物代谢动力学调整剂量。

− $0 \sim 4$ 周且体重 $< 1.2\,kg$：每次 $7.5\,mg/kg$，$q18 \sim 24h$。

− $1.2 \sim 2\,kg$

- $0 \sim 7$ 天：每次 $7.5\,mg/kg$，$q12 \sim 18h$。
- >7 天：每次 $7.5\,mg/kg$，$q8 \sim 12h$。

− $>2\,kg$

- $0 \sim 7$ 天：每次 $10\,mg/kg$，$q12h$。
- >7 天：每次 $10\,mg/kg$，$q8h$。

不良反应：如果出现肾毒性立即停药，通常肾损害是可逆的。耳毒性（听觉和前庭功能）与药物剂量和用药时间成比例。耳鸣和眩晕提示前庭功能受损和即将发生的双侧不可逆损伤。一旦出现耳毒性立即停药。

药理学：主要通过肾小球滤过排出。半衰期是4.8 h。

备注：理想的血药峰浓度为15～30 μg/mL（给药结束后30分钟抽血），血药谷浓度为5～10 μg/mL（下次给药前30分钟抽血）。第4次维持剂量后抽血查血药浓度。每隔3～4天监测血肌酐浓度。过高的峰浓度与耳毒性相关；过高谷浓度与肾毒性相关。

Ketoconazole 酮康唑

 酮康唑可能导致肝毒性。禁忌同时应用西沙比利或阿司咪唑。有报道可能有严重的心血管不良反应。

作用和抗菌谱：广谱抗真菌药物，杀菌剂，破坏细胞壁。可治疗念珠菌病、芽生菌病、球孢子菌病、组织胞浆菌病、副球孢子菌病、慢性皮肤黏膜念珠菌病和一些顽固性皮肤癣菌病（美国FDA批准可用于≥2岁的儿童）。

给药方案：口服（PO）。

- 3.3～6.6 mg/(kg·d)，qd，PO 随餐口服以减少恶心和呕吐。在应用抗酸剂、质子泵抑制剂和H_2受体拮抗剂药物前2小时使用酮康唑，以避免影响酮康唑吸收。混悬剂使用前要摇匀。

不良反应：胃部不适是最常见的副作用。定期检测肝功能；肝功能受损患儿慎用；高剂量酮康唑可能抑制肾上腺皮质功能，降低血清睾酮浓度。

药理学：肝脏代谢。脑脊液渗透差。

备注：不建议用于真菌脑膜炎的治疗。念珠菌病治疗疗程至少1～2周，具体疗程取决于临床治疗反应。新生儿应用经验有限。

Ketamine hydrochloride 盐酸氯胺酮

适应证和用途：氯胺酮是一种速效的全身麻醉药，多用于不需要骨骼肌松弛的短时间诊断性检查或外科小手术。

作用：直接作用于大脑皮质和边缘系统，诱导分离性麻醉，一般不会影响咽部和喉部反射。可能导致昏迷、痛觉丧失或失忆。增加大脑血流和氧耗，改善肺顺应性，缓解支气管痉挛。

给药方案：静脉（IV），肌内注射（IM），口服（PO）。

- IV：每次0.5～2 mg/kg，小手术一般用小剂量（0.5～1 mg/kg）镇静。
- 常规诱导剂量：1～2 mg/kg，IV。肝功能不全时减少剂量。

不良反应：尽量避免在颅内压增高、脑血流增加、脑脊液压力增高、脑代谢增加或血压显著增高的患者中使用氯胺酮。可能出现血压增高（常见）、心动过速、心律失常、低血压、心动过缓、脑血流增加或心输出量减少。静脉快速给予高剂量氯胺酮可能抑制呼吸，出现呼吸暂停。喉痉挛、多涎、气道阻力增加、咳嗽反射抑制或支气管痉挛减少。眼球震颤、眼内压增加。紧急反应（精神紊乱，如幻觉和谵妄，可持续达24小时）。苏醒阶段减少视觉、触觉和言语刺激来尽量避免副作用。儿科患者出现概率低于成人。严重的反应可使用苯二氮䓬类药物治疗。婴儿使用高剂量或重复剂量，可能导致类惊厥样肌张力增高，伸肌痉挛伴角弓反张。肌肉注射部位可能出现皮疹、疼痛或红肿。

药理学：IV后30秒内起效，持续5～10分钟。失忆持续1～2小时。同时使用麻醉药和巴比妥类药物延长恢复时间。

备注：使用氯胺酮之前15分钟预防性使用苯二氮䓬类药物可减少一些副作用，例如精神紊乱、颅内压增高、脑血流增加、心动过速或抽搐痉挛样运动。监测心率、呼吸频率、血压和血氧饱和度。苏醒期间注意观察神经系统副作用。准备好急救复苏设备。

Labetalol 拉贝洛尔

适应证和用途：治疗中重度高血压。静脉制剂用于高血压急症。

作用：通过阻滞α、β_1和β_2受体降低血压，剂量依赖性，不导致显著的反射性心动过速或心率减慢。降低肾素水平。

给药方案：静脉（IV），口服（PO）。

新生儿使用经验有限。开始使用时要谨慎，密切监测血压、心率和心电图并调节剂量。尽量使用有效低剂量。

－IV间隔给药：每次0.2～0.5 mg/kg，IV 2～3分钟，q4～6h，剂量范围每次0.2～1 mg/kg，最大剂量20 mg/次。

－治疗儿科高血压急症

- IV持续滴注：0.4～1 mg/(kg·h)，最大剂量3 mg/(kg·h)。
- 替代剂量：0.2～1 mg/kg静脉推注后给予0.25～1.5 mg/(kg·h)静脉维持。

－口服：起始1～2 mg/(kg·d)，每天2次，最大剂量10～20 mg/(kg·d)。

不良反应：直立性低血压、支气管痉挛、鼻塞、水肿、充血性心力衰竭、心动过缓、肌病和皮疹。加重房室传导阻滞。可逆的肝功能障碍（罕见）。

药理学：口服后 1～4 小时达到高峰，静脉用药 5～15 分钟即达到高峰。在肝脏通过葡萄糖醛酸化代谢。口服拉贝洛尔生物利用度仅为 25%，因为存在首过效应。随餐服药改善口服吸收率。口服西咪替丁可增加拉贝洛尔口服生物利用度。

备注：长期应用拉贝洛尔的患儿不要骤然停药，1～2 周内逐渐减量。哮喘、心力衰竭、心脏传导阻滞、心源性休克和严重心动过缓患儿禁用。在嗜铬细胞瘤患儿中可能反而导致血压增高。肝功能障碍时慎用。与碳酸氢钠不相容。

Lamivudine 拉米夫定

作用和抗菌谱：抗病毒药物，通过病毒 DNA 链终止来抑制病毒反转录。预防母婴 HIV 垂直传播，治疗 HIV 感染。

给药方案：口服（PO）。

通常和其他抗病毒药物联用，强烈推荐三联治疗。

－ 预防母婴垂直传播：每次 2 mg/kg，q12h×7 天，自生后即开始应用。在母亲特定情况下给予联用奈韦拉平和齐夫多定（6 周），如母亲产前或分娩时未治疗，仅有产时治疗，分娩时病毒抑制不足或已知耐药病毒。

－ 治疗 HIV

- 新生儿＜30 天：每次 2 mg/kg，q12h。
- 1～3 个月婴儿：每次 4 mg/kg，q12h。
- ＞3 个月婴儿和＜16 岁儿童：每次 4 mg/kg，q12h。最大剂量每次 150 mg。

不良反应：新生儿数据有限。成人可见乳酸血症和肝大。

药理学：人工合成核苷类似物，可转化为活性代谢产物。口服吸收较好，生物利用度 66%。单药治疗迅速产生耐药性。

备注：更昔洛韦、缬更昔洛韦、利福平和甲氧苄啶可能增加拉米夫定的血药水平和效果。

Lansoprazole 兰索拉唑

适应证和用途：短期治疗胃食管反流疾病（GERD）、糜烂性食管炎。

作用：通过选择性抑制胃壁细胞膜酶（氢钾三磷酸腺苷酶［ATPase］）或质子泵从而抑制胃酸分泌。

给药方案：口服（PO）。

- 新生儿

- 每次 0.2～0.3 mg/kg, qd（Zhang 等，2008）。年龄＜10周的婴儿清除率降低。还可选择其他剂量每次 0.5～1 mg/kg, qd（Springer，2008）。

- ＞4周的婴儿：每次 1～1.5 mg/kg, qd（Springer，2008）。

- ≥10周的婴儿：每次 1～2 mg/kg, qd（Orenstein 等，2009；Springer，2008；Zhang 等，2008）。

不良反应：数据有限。蛋白尿、腹痛和血转氨酶轻度增高。

药理学：降低胃酸度 pH。在肝脏通过 CYP2C19 和 CYP3A4 代谢。弱酸性药物（如地高辛和呋塞米）的吸收增加，反之弱碱性药物吸收被抑制。

备注：近期的临床研究（Orenstein，2009）未证实在＜12个月的婴儿中应用兰索拉唑治疗 GERD 的有效性，因此在该人群中使用兰索拉唑存在争议。

Levetiracetam 左乙拉西坦

适应证和用途：1月龄以上婴儿和儿童部分性癫痫发作的辅助治疗。仅被批准与其他抗惊厥药物联合使用。

作用：具体机制未明。研究提示以下中枢药理作用可能包含其中：抑制电压依赖型 N-型钙通道；通过替代负性调节阻断 GABA 能抑制性传输；逆转甘氨酸电流的抑制；减少延迟整流钾电流和/或结合突触蛋白从而调节神经递质释放。

给药方案：静脉（IV），口服（PO）。

口服转为静脉注射时，每天总剂量应该相同。

- 新生儿

- 起始剂量：10 mg/(kg·d)，IV，每天2次，3天加量至 30 mg/(kg·d)，如果耐受，最大剂量 45～60 mg/(kg·d)。有报道使用 20～30 mg/kg 的负荷剂量（剂量信息来自小样本研究）。

- 口服：10 mg/(kg·d)，每天1～2次，每天增加 10 mg/kg 直至 30 mg/(kg·d)［最大剂量 60 mg/(kg·d)］。

- 婴儿（美国 FDA 批准）

- 1个月至＜6个月：7 mg/kg，每天2次，每2周增加剂量 7 mg/kg，每天2次，直至 21 mg/kg，每天2次。

不良反应：嗜睡和紧张。肾功能不全患儿慎用，减少剂量。

药理学：口服吸收快速完全，生物利用度 100%。

备注：不要骤然停药，逐渐减量以减少惊厥发生风险。

Levothyroxine sodium, T$_4$ 左甲状腺素钠

适应证和用途：先天性或获得性甲状腺功能减退症的替代治疗。

作用：确切的作用机制尚未阐明。甲状腺激素通过控制DNA转录和蛋白质合成发挥很多代谢功效：增加身体组织代谢率，增加氧耗、呼吸频率、体温、心输出量、心率和血容量，增加蛋白质、脂肪和碳水化合物（糖类）代谢，增强酶系统活性、生长和成熟。甲状腺素对中枢神经系统发育至关重要。婴儿甲状腺素缺乏可导致生长和神经发育迟缓。

给药方案：口服（PO），静脉（IV），肌内注射（IM，如果使用口服剂量的50%～75%）。

- 0～3个月：10～15 μg/kg,PO。如果婴儿有发生心力衰竭的风险，使用低起始剂量 ～25 μg/d；如果血清T$_4$很低（<5 μg/dL），使用高起始剂量 ～50 μg/d。
- >3～6个月：8～10 μg/kg或25～50 μg/d,PO。
- >6～12个月：6～8 μg/kg或50～75 μg/d,PO。
- 备选剂量：生后1年内，8～10 μg/(kg·d),PO。

不良反应：多见于药物过量。如果出现以下症状：心动过速、心律失常、震颤、腹泻、体重下降和发热，就需要停药，再从低剂量开始。

药理学：起效时间口服为3～5天，静脉为6～8小时。最大效用出现在用药后4～6周。蛋白结合率>99%。

Lidocaine 利多卡因

适应证和用途：静脉利多卡因主要用于短期控制和预防室性心律失常（期前收缩、心动过速和室颤）。也可作为局麻药，还可治疗一线药物无效的反复发作的惊厥。

作用：ⅠB类抗心律失常药：直接作用于组织来抑制舒张期心室自发去极化；降低神经元细胞膜对钠离子的通透性从而阻断神经冲动的起始和传导；抑制去极化从而阻断传导。

给药方案：静脉（IV），气管内给药（ETT）。

− 心律失常

- 起始：每次0.5～1 mg/kg,静脉推注5分钟。必要时可每隔10分钟重复使用直至控制心律失常。最大推注总剂量5 mg/kg。
- 静脉维持：10～50 μg/(kg·min)。早产儿尽量应用低剂量。
- ETT：2～3 mg/kg,给药后用5 mL生理盐水冲管并给予5次手动辅助通气。

－足月儿抗惊厥

- 负荷剂量：2 mg/kg，静脉输注10分钟，立即给予维持剂量。
- 静脉维持：6 mg/(kg·h)维持6小时，之后4 mg/(kg·h)×12小时，2 mg/(kg·h)×12小时。

不良反应：困倦、眩晕、震颤、感觉异常、肌肉抽搐、惊厥、昏迷、呼吸抑制或停止。低血压和心脏传导阻滞也可发生。

药理学：静脉推注后1～2分钟起效，新生儿半衰期为3小时，主要在肝脏中代谢。

备注：治疗血药浓度1.5～5 μg/mL，中毒浓度>6 μg/mL。肝功能衰竭时调整剂量。窦房、房室结阻滞和WPW预激综合征中禁用。尽量避免与肾上腺素同时使用。

Lidocaine/prilocaine cream EMLA 利丙双卡因软膏

适应证和用途：胎龄≥37周新生儿小操作（静脉穿刺和腰椎穿刺）前皮肤（完整皮肤）局麻药。

作用：EMLA内含2种局麻药，利多卡因和丙胺卡因，通过改变细胞膜对离子的通透性抑制感觉神经冲动传导。

给药方案：局部外用。

EMLA最大剂量，使用范围和时间。

- 0～3个月或体重<5 kg：1 g，10 cm²，1小时。
- 3～12个月且体重>5 kg：2 g，20 cm²，4小时。
- 1～6岁且体重>10 kg：10 g，100 cm²，4小时。

不良反应：不能用于黏膜或作为眼科用药。可能导致高铁血红蛋白血症。胎龄<37周的早产儿和<12个月正在使用高铁血红蛋白诱导药物（磺胺类、对乙酰氨基酚、硝普盐、一氧化氮、苯巴比妥和苯妥英钠）的婴儿禁用。肝肾功能不全时减少药物剂量。

备注：不要将药物按摩入皮肤，以密封敷料覆盖。

Linezolid 利奈唑胺

作用和抗菌谱：恶唑烷酮类药物。治疗肺炎、复杂或简单的皮肤和软组织感染。疑似以下细菌感染的败血症：万古霉素耐药的屎肠球菌（VREF）和粪肠球菌、多重耐药的肺炎链球菌、耐甲氧西林的金黄色葡萄球菌（MRSA）、化脓链球菌、无乳链球菌。

注意：有报道耐万古霉素的屎肠球菌和MRSA对利奈唑胺产生耐药。

给药方案：口服（PO），静脉（IV）。

- 0～4周新生儿且体重<1.2 kg
  - 每次10 mg/kg，q8～12h，PO/IV。注意：胎龄<34周且日龄<7天的早产儿使用间隔为q12h。

- <7天新生儿且体重≥1.2 kg：每次10 mg/kg，q8～12h，PO/IV。注意：胎龄<34周且日龄<7天的早产儿使用间隔为q12h。

- ≥7天且体重≥1.2 kg：每次10 mg/kg，q8h，PO/IV。

- 复杂的皮肤或皮肤软组织感染，院内或社区获得性肺炎、败血症：疗程10～14天。

- 耐万古霉素肠球菌：14～28天。

不良反应：血小板减少、贫血、白细胞减少和全血细胞减少见于报道，可能与治疗时间有关（通常>2周）。治疗期间每周监测血常规。如果患儿出现骨髓抑制，应停止用药。有报道发生艰难梭状芽孢杆菌肠炎，需要进行液体管理、补充蛋白质、感染和外科评估。合并视力下降的外周和视神经病变主要发生于利奈唑胺治疗>28天的患儿。有反复恶心、呕吐、酸中毒和低碳酸氢根水平的患儿可发生乳酸酸中毒。还可发生转氨酶增高、皮疹和腹泻。

药理学：口服吸收好，蛋白结合率低，肝脏代谢。

备注：脑室腹腔引流术后的儿童血利奈唑胺浓度和脑脊液中浓度不一致。不推荐用于儿童中枢感染经验性治疗。未被批准用于治疗导管相关血流感染、置管部位感染或革兰阴性菌感染。利奈唑胺是一种可逆性、非选择性的单胺氧化酶抑制剂，如果和交感神经作用剂（如多巴胺、肾上腺素）同时使用，可增强其血管收缩效用。利奈唑胺是一种骨髓抑制剂。

Lorazepam 劳拉西泮

适应证和用途：治疗常规抗惊厥治疗无效的癫痫持续状态；镇静。

作用：苯二氮䓬类，与GABA受体复合物结合，增强GABA对中枢神经系统的抑制作用。

给药方案：静脉（IV）。

- 癫痫持续状态
  - 新生儿：每次0.05 mg/kg，IV 2～5分钟。若10～15分钟后仍无效，重复使用。使用等量灭菌注射用水、生理盐水或5%GS稀释药物。
  - 婴儿和儿童：每次0.05～0.1 mg/kg，IV 2～5分钟，单次剂量不要超过4 mg。必要时可重复，在10～15分钟给予每次0.05 mg/kg，IV慢推。使用等量灭菌注射用水、生理盐水或5%GS稀释药物。

－镇静、抗焦虑：每次0.02～0.1 mg/kg, IV或PO根据需要q4～8h,单次剂量不要超过2 mg。

不良反应：可导致呼吸抑制、呼吸暂停、低血压、心动过缓、心脏停搏和惊厥样运动。可出现反常的神经系统刺激症状,多见于用药初始。一些早产儿可出现肌阵挛。出现神经系统症状时停药。可使用氟马西尼拮抗劳拉西泮过量,剂量每次5～10 μg/kg,IV,可能触发惊厥。

备注：静脉制剂含有苯甲醇、丙二醇和聚乙二醇。曾有中枢神经系统、肝肾疾病的婴儿禁用。

Lucinactant 肺表面活性物质

适应证和用途：预防早产儿呼吸窘迫综合征。

作用：合成肺表面活性物质,发挥类似内源性肺表面活性物质的作用,降低肺泡表面气液界面表面张力,稳定肺泡。该药内含磷脂、脂肪酸、西那普肽（KL4肽）和21-氨基酸疏水性合成肽。

给药方案：气管内给药（ETT）。

- 5.8 mL/kg,剂量均分4份后通过气管内滴入。生后48小时内最多可给予4次,间隔不能低于6小时。给药前,每瓶肺表面活性物质都应在预热的干燥的加热器（设置温度44℃）中放置15分钟。加热后将药物充分摇匀。药物加热后不能再冷藏保存,室温下放置不超过2小时。

不良反应：心动过缓、低氧血症、气道阻塞或药物反流至气管插管内。

备注：副作用出现时暂停给药。抽吸气管插管,必要时重新插管。给药后呼吸状况改变,密切监测氧合和通气参数,及时调整呼吸支持参数。

Magnesium sulfate 硫酸镁

适应证和用途：治疗和预防低镁血症和难治性低钙血症。

作用：镁是众多酶促反应中的重要辅助因子。在中枢神经系统中,镁通过阻断神经肌肉传递和降低乙酰胆碱释放来预防和控制惊厥。在心脏中,镁通过阻断钙通道作用于心肌,减慢窦房结冲动形成延长传导时间。镁作用于肾小管,是维持体内血清钾和钙水平所必需的重要环节。

给药方案：静脉（IV）,肌内注射（IM）。

1 g硫酸镁=98.6 mg元素镁=8.12 mEq镁。

- 低镁血症
  - 新生儿：每次 25～50 mg/kg（每次 0.2～0.4 mEq/kg），IV，q8～12h 使用 2～3 剂直至血镁正常或症状控制。
  - 维持：每次 0.25～0.5 mEq/kg，qd，IV。
  - 儿童：每次 25～50 mg/kg（每次 0.2～0.4 mEq/kg），IV/IM，q4～6h 使用 3～4 剂，单次最大剂量 2 000 mg（16 mEq）。

不良反应：主要与血清镁水平有关。可发生低血糖、心动过缓、脸红、反射抑制、心功能抑制和中枢神经系统抑制。

备注：肾衰竭时禁用。监测血镁、钙和磷水平。静脉注射硫酸镁时需要稀释到 0.5 mEq/mL（60 mg/mL），最高浓度 1.6 mEq/mL（200 mg/mL）。静脉输注 2～4 小时，速度不要超过 1 mEq/(kg·h)。

Meropenem 美罗培南

作用和抗菌谱：广谱碳青霉烯类药物，可较好的穿透入脑脊液和大部分体组织，特别针对肺炎链球菌和假单胞菌感染所致脑膜炎、产超广谱 β-内酰胺酶的肺炎克雷伯菌感染。治疗多重耐药革兰阴性菌、革兰阳性需氧菌和美罗培南敏感的厌氧菌所致严重感染。

给药方案：静脉（IV）。

- 新生儿败血症
  - GA＜32 周且日龄≤14 天：每次 20 mg/kg，IV，q12h。日龄＞14 天每次 20 mg/kg，IV，q8h。
  - GA≥32 周且日龄≤7 天：每次 20 mg/kg，IV，q12h。日龄＞7 天每次 20 mg/kg，IV，q8h。
- 假单胞菌所致新生儿脑膜炎：每次 40 mg/kg，IV，q8h。
- ≥3 个月的儿童
  - 有并发症的皮肤或皮肤软组织感染：每次 10 mg/kg，IV，q8h。最大剂量 500 mg。
  - 腹腔感染：每次 20 mg/kg，IV，q8h。最大剂量 1 g。
  - 脑膜炎：每次 40 mg/kg，IV，q8h。最大剂量 2 g。

不良反应：胃肠道反应，如腹泻、呕吐和少见的假膜性结肠炎。真菌感染风险增加。有报道血小板增多和嗜酸性粒细胞增多。建议监测肝功能。早产儿有惊厥样发作报道。

备注：婴儿美罗培南半衰期相对较短，＜3 小时。

Methadone HCl 盐酸美沙酮

警惕

　　曾有报道美沙酮治疗阿片依赖初期病患死亡个例。盐酸美沙酮摄入后最主要的危险是呼吸抑制。也有报道发生QT间期延长和严重心律失常（尖端扭转型室性心动过速）。

　　适应证和用途：长效麻醉镇痛药物,治疗新生儿戒断综合征和阿片依赖。

　　作用：中枢神经系统阿片受体激动剂,镇痛和镇静效用,导致中枢神经系统广泛抑制。

　　给药方案：静脉(IV),口服(PO)。

　　- 新生儿戒断综合征

　　　● 每次0.05～0.2 mg/kg,PO/IV,q12～24h或0.5 mg/(kg·d),q8h。剂量应个体化,根据戒断症状控制情况逐渐减量,通常每周减量10%～20%,减药过程持续1～1.5个月。**注意**：由于半衰期较长,减量较为困难,可考虑备选药物(如吗啡)。

　　不良反应：呼吸抑制、胃潴留、腹胀、便秘、低血压、心动过缓、QT间期延长、尖端扭转型室性心动过速、CNS抑制、镇静、颅内压增高、尿道痉挛、尿潴留和胆道痉挛。长时间使用可导致药物依赖。

　　备注：警惕,美沙酮可蓄积,用药后3～5天需要重新评估以下调剂量,避免过量。肝肾功能不全患儿中应减少剂量或减少药物使用频次。利福平和苯妥英钠增加美沙酮代谢,可能促进撤药症状发生。美沙酮10 mg IM=吗啡10 mg,IM。

Methicillin sodium 甲氧西林钠

　　作用和抗菌谱：主要针对青霉素酶阳性和青霉素酶阴性的葡萄球菌,对其他革兰阳性球菌抗菌活性低于青霉素,对肠球菌无效。在美国,更多使用萘夫西林和苯唑西林。

　　给药方案：静脉(IV)。

　　- 脑膜炎

　　　● <2 kg且日龄0～7天：100 mg/(kg·d),q12h。

　　　● <2 kg且日龄>7天：150 mg/(kg·d),q8h。

　　　● >2 kg且日龄0～7天：150 mg/(kg·d),q8h。

- > 2 kg 且日龄 > 7 天：200 mg/(kg·d)，q6h。
 - 其他感染
  - < 2 kg 且日龄 0～7 天：50 mg/(kg·d)，q12h。
  - < 2 kg 且日龄 > 7 天：75 mg/(kg·d)，q8h。
  - > 2 kg 且日龄 0～7 天：75 mg/(kg·d)，q8h。
  - > 2 kg 且日龄 > 7 天：100 mg/(kg·d)，q6h。

不良反应：与其他青霉素类药物相比，甲氧西林发生肾毒性(间质性肾炎)更多。还可发生过敏反应、贫血、白细胞减少、血小板减少、注射部位静脉炎和出血性膀胱炎(见于水化不足患儿)。

药理学：肾脏排泄。半衰期可变 60～120 分钟或更长。

备注：耐甲氧西林病例中，选用万古霉素作为抗葡萄球菌感染选择。肾功能受损时调整药物用量。监测血尿素和肌酐水平。

Metoclopramide HCl 盐酸甲氧氯普胺(Reglan)

适应证和用途：在新生儿和婴儿，促进胃排空和胃肠蠕动，改善喂养不耐受和胃食管反流。

作用：多巴胺拮抗剂，作用于中枢神经系统。该药可刺激肌间神经丛乙酰胆碱释放导致平滑肌收缩促进胃肠蠕动。对胃肠道影响包括如下方面：增加食管括约肌的静息张力；改善胃张力和蠕动，加强十二指肠蠕动；幽门括约肌松弛。促进胃排空、缩短食物胃肠道通过时间。

给药方案：肌内注射(IM)、静脉(IV)、口服(PO)。
 - 新生儿胃食管反流：每次 0.1～0.15 mg/kg，PO/IM/IV，每 6 小时 1 次，喂奶前 30 分钟给予。
 - 婴儿和儿童：每天 0.4～0.8 mg/kg，PO/IM/IV，分 4 次。

不良反应：中枢神经系统作用，包括不安、嗜睡和无力。可能发生锥体外反应，多发生在应用后 24～48 小时，一般表现为急性的肌张力障碍。也可导致迟缓性运动障碍，通常是不可逆的。治疗时间和累积剂量与不良反应的增加有关。

备注：用药时间尽量不超过 12 周(少数患儿益处可能超过危害)，禁用于肠梗阻和惊厥患儿。

Metronidazole 甲硝唑(Flagyl)

作用和抗菌谱：用于治疗脆弱类杆菌和耐青霉素的其他厌氧菌导致的脑膜炎、

脑室管膜炎和心内膜炎以及严重的腹腔内感染。也用于治疗艰难梭状芽孢杆菌结肠炎。

给药方案:口服(PO),静脉(IV)。

– 新生儿,厌氧菌感染
- 出生后:0~4周且<1.2 kg:7.5 mg/kg,PO/IV,每24~48小时1次。
- 生后<7天:① 1.2~2.0 kg:15 mg/(kg·d),PO/IV,24小时1次。② >2 kg:15 mg/(kg·d),PO/IV,分2次,q12h。
- 生后≥7天:① 1.2~2.0 kg:7.5 mg/(kg·d),PO/IV,q12h。② >2 kg:30 mg/(kg·d),PO/IV,分2次,q12h。

– 婴儿和儿童
- 厌氧菌感染:30 mg/(kg·d),PO/IV,每6小时1次。最大剂量4 g/d。
- 抗生素相关的假膜性结肠炎:30 mg/(kg·d),PO,q6h,疗程7~10天。

不良反应:有时呕吐、腹泻、失眠、激惹、惊厥、尿颜色异常(黑色或红褐色)、注射部位的静脉炎和偶尔发生的白细胞减少症。

药理学:肝脏代谢,通过尿和粪便排泄。分布容积大(可穿透进入机体所有组织和体液)。

备注:有学者推荐开始负荷剂量,15 mg/kg,48小时(出生体重<2 kg的早产儿)或24小时(出生体重>2 kg的患儿)后开始第1次的维持量。有效穿透血脑屏障入脑脊液,可用于脑膜炎的治疗。**注意:**一些中心经验性应用甲硝唑联合氨苄西林和庆大霉素治疗NEC,甲硝唑治疗NEC仍存在争议。

Micafungin 米卡芬净

作用和抗菌谱:治疗真菌导致的败血症、腹膜炎、念珠菌导致的播散性感染,包括白色念珠菌和非白色念珠菌(克柔念珠菌、光滑念珠菌、热带念珠菌、近平滑念珠菌)。

给药方案:**静脉(IV)。**

– 新生儿
- 出生体重<1 kg:每次10 mg/kg,24小时一次。在极低出生体重儿可用到每次15 mg/kg的高剂量。
- 出生体重≥1 kg:每次7 mg/kg,24小时一次。

– 婴儿和儿童:每次2~4 mg/kg,24小时一次。

不良反应:新生儿资料有限。成人:呕吐、腹泻、低钾血症、血小板减少。

药理学:棘白菌素类制剂,抗真菌谱广。超早产儿分布容积广,因此需要较大剂量,高蛋白结合率,但不会替代胆红素。肝脏代谢。

备注:至少输注1小时,FDA没有批准该药可用于儿童。

Midazolam HCl 咪达唑仑(盐酸咪唑二氮草,Versed)

> 静脉注射咪达唑仑可导致呼吸抑制和呼吸停止,特别是在非危重情况下用于镇静。部分患儿如果没有即刻识别并给以有效治疗,可导致死亡和HIE。

适应证和用途:抗焦虑和抗惊厥药。可用于操作前或机械通气患儿的镇静。

作用:短效的苯二氮草类。通过与γ-氨基丁酸(GABA)的受体复合体的苯二氮草位点结合,增强GABA活性,主要抑制脑神经递质,从而抑制中枢神经系统。

给药方案:静脉(IV),肌内注射(IM),口服(PO),舌下给药,经鼻。

- 间歇用药:每次0.05~0.15 mg/kg,IV/IM,至少5分钟。必要时每2~4小时1次。
- 静脉连续输注
  - 胎龄<32周:初始剂量0.03 mg/(kg·h)[0.5 µg/(kg·min)]。
  - 胎龄>32周:初始剂量0.06 mg/(kg·h)[1 µg/(kg·min)]。
  - 剂量范围:0.01~0.06 mg/(kg·h)。由于产生耐受或清除率增加,应用几天后应增加剂量。注意:新生儿不要静脉给负荷量。由于有快速镇静效果,初始几小时可以较快的速率连续输注。尽可能用较小的剂量。
- 抗惊厥治疗:**负荷量**0.06~0.15 mg/kg,IV,随后以0.06~0.4 mg/(kg·h)[1~7 µg/(kg·min)]的速度连续输注。从小剂量开始。
- 口服镇静:每次0.25~0.5 mg/kg,糖浆口服。
- 经鼻给药:每次0.2~0.3 mg/kg,剂型为5 mg/mL注射液配制。每5~15分钟重复一次。
- 舌下给药:每次0.2 mg/kg,剂型为5 mg/mL注射液加少量糖浆配制。

不良反应:剂量过大或快速静脉输注可导致呼吸抑制和心跳停止,可能导致低血压和心动过缓。有报道可导致早产儿肌阵挛发作及其他惊厥发作类型。

备注:缓慢静脉输注。长时间静脉连续输注患儿突然停药可能导致戒断综合征,长时间应用后应逐渐停药。如果既往存在中枢系统抑制禁用该药。

Milrinone 米力农(Primacor)

适应证和用途:短期应用治疗败血症休克或心脏手术导致的心输出量降低。

作用：磷酸二酯酶Ⅲ抑制剂（PDE Ⅲ），增加cAMP，增强钙进入心肌收缩系统，导致正性肌力效应。血管组织PDE Ⅲ抑制可导致血管平滑肌舒张。不增加心肌耗氧量

给药方案：静脉（IV）、骨髓内给药（IO）。

– 新生儿、婴儿和儿童：较少研究应用不同剂量的治疗方案。需要进一步对药代动力学进行研究以便制定儿童用药指南。不同中心应用的指南如下：

- 负荷量：50 μg/kg，IV至少15分钟，随后以0.5 μg/(kg·min)的速度连续输注；范围0.25～0.75 μg/(kg·min)，有效后逐渐减量。
- IV，IO（PALS指南，2010）：负荷量：50 μg/kg，IV 10～60分钟，随后以0.5 μg/(kg·min)的速度连续输注；范围0.25～0.75 μg/(kg·min)，有效后逐渐减量。

不良反应：低钾血症、血小板减少、肝功能异常、室性心律失常和低血压。

药理学：83%以原型分泌入尿液，12%被葡萄糖苷酸代谢，肾功能不全者，半衰期延长，清除率降低。

备注：肾功能不全患者应调整剂量，慎用。开始治疗前应保证足够循环血量。

Morphine sulfate 硫酸吗啡（Various）

适应证和用途：止痛、手术前镇静、麻醉剂的补充、治疗海洛因戒断综合征、缓解急性肺水肿导致的呼吸困难。

作用：纯阿片受体拮抗剂，选择性抑制中枢神经系统μ受体，与其他阿片样受体结合可导致类似脑啡肽、β–内皮素作用。

给药方案：静脉（IV），肌内注射（IM），口服（PO），皮下注射。

– 新生儿（使用不含防腐剂制剂）

- 初始剂量：0.05 mg/kg，IM/IV/皮下注射，q4～8h。根据疗效逐渐减量。最大剂量每次0.1 mg/kg。
- 连续输注：初始剂量为0.01 mg/(kg·h)［10 μg/(kg·h)］，由于清除率降低，中枢神经系统敏感性增加及不良反应，输注速度不超过0.015～0.02 mg/(kg·h)。如果发生耐受，可给予稍高的剂量，特别是新生儿。
- 国际疼痛管理的循证医学指南（Anand et al, 2001）：① 间断给药，每次0.05～0.1 mg/kg。② 连续给药，0.01～0.03 mg/(kg·h)。
- 新生儿海洛因成瘾治疗：每次0.03～0.1 mg/kg，口服，q3～4h。根据戒断评分每2～3天减量10%～20%。

– 婴儿和儿童：口服，每次0.2～0.5 mg/kg，必要时每4～6小时一次。

不良反应：剂量依赖性的不良反应包括瞳孔缩小、呼吸抑制、嗜睡、心动过缓和低血压。可能发生便秘、镇静、胃肠道不适、尿潴留、组胺释放和出汗。导致生理依赖；长期使用后缓慢减少剂量以免戒断。

药理学：在肝脏内由葡萄糖醛酸苷结合作用代谢为吗啡-6-葡萄糖醛酸苷（活性）和吗啡-3-葡萄糖醛酸苷（无活性）。口服生物利用度20%～40%，代谢产物经肾脏排出。

备注：慢性治疗的患者改变给药途径时，口服剂量是肠外途径给药的3～5倍。

Mupirocin 莫匹罗星

适应证和用途：局部治疗金黄色葡萄球菌（包括耐甲氧苯青霉素和产β-内酰胺酶的菌株）、乙型溶血性链球菌和化脓性链球菌的脓疱病，用于可疑微生物引起的较小的细菌性皮肤感染，或者根除鼻腔和会阴部的金黄色葡萄球菌。

作用：局部的抗菌软膏。通过结合到细菌的异亮氨酸-tRNA合成酶而抑制蛋白和RNA的合成。

给药方案：经鼻、局部用药。

－经鼻给药：每天2～3次涂抹，疗程5～14天，如果无效，5天后再评估。

－局部给药

　● 乳膏：每次涂抹少量，每天3次，疗程10天。

　● 油膏：每次涂抹少量，每天3～5次，疗程5～14天。

不良反应：灼热感、皮疹、红斑和瘙痒症。

备注：慎用于烧伤患儿和肾功能受损的患儿。避免接触到眼睛，不用于眼科。当用于大面积开放性伤口或烧伤伤口时，有可能吸收聚乙烯乙二醇，导致严重肾毒性，应慎重。

Nafcillin Sodium 奈夫西林

作用和抗菌谱：半合成耐青霉素酶的青霉素。可以治疗产β-内酰胺酶的金黄色葡萄球菌导致的骨髓炎、败血症、心内膜炎和中枢神经系统感染。

给药方案：静脉（IV），肌内注射（IM）。治疗中枢神经系统感染，需要加大剂量。

－新生儿

　● 生后0～4周且＜1.2 kg：50 mg/(kg·d)，IV/IM，q12h。

　● 生后小于7天：① 1.2～2.0 kg：50 mg/(kg·d)，IM/IV，q12h。② ＞2 kg：75 mg/(kg·d)，PO/IV，分3次，q8h。

- 生后≥7天:① 1.2～2.0 kg: 75 mg/(kg·d),IM/IV,q8h。② >2 kg: 100～140 mg/(kg·d),PO/IV,分4次,q6h。
  - 儿童
    - 轻到中度感染:50～100 mg/(kg·d),IM/IV,q6h,最大剂量4 g/d。
    - 严重感染:100～200 mg/(kg·d),PO/IV,q4～6h。最大剂量12 g/d。

不良反应:血栓性静脉炎、变态反应、白细胞减少症、粒细胞缺乏。静脉外渗后严重组织损伤。

药理学:肝脏代谢,胆道浓缩,比甲氧西林容易透过血脑屏障。

备注:尽可能避免肌内注射。

Naloxone HCl 盐酸纳洛酮(Nartan)

适应证和用途:麻醉药拮抗剂,怀疑麻醉剂过量以及新生儿海洛因抑制时应用可以使CNS苏醒,逆转呼吸抑制。也可用于治疗败血症休克辅助治疗。

作用:阿片受体拮抗剂,可以竞争阿片受体或使阿片从阿片受体部位脱离,竞争活性少或无。

给药方案:静脉(IV)。如果灌注良好也可肌内注射(IM)。

- 海洛因中毒
  - 常用剂量:0.1 mg/kg,IV,可3～5分钟重复一次。
  - 逆转阿片诱导的抑制:0.01～0.03 mg/kg,必要时每2～3分钟重复一次。

不良反应:高血压、低血压、心动过速、室性心律失常。

药理学:静脉注射后开始作用时间为1～2分钟,皮下注射或肌内注射为2～5分钟。作用持续时间为20～60分钟。

备注:避免用于麻醉药依赖的母亲和患儿,因为纳洛酮可能加剧急性戒断综合征。必须监测患儿呼吸抑制的重新出现及是否需要重复剂量。纳洛酮不推荐作为呼吸抑制患儿复苏的初始用药。

Neomycin Sulfate 硫酸新霉素

作用和抗菌谱:属于氨基糖苷类,可用大肠埃希菌引起的腹泻,以及作为肠道手术的术前预防。也可作为肝性脑病的辅助用药。新霉素对厌氧菌无活性。

给药方案:口服。50～100 mg/(kg·d),PO,q6～8h。

不良反应:腹泻、结肠炎、吸收不良、肾毒性和耳毒性。

药理学:如吸收入血经肾脏分泌,否则原型从粪便排出,胃肠道吸收很差。

Neostigmine Methylsulfate 甲硫新斯的明

适应证和用途：治疗重症肌无力，改善肌肉张力。逆转非去极化神经肌肉阻断剂。

作用：新斯的明竞争性抑制乙酰胆碱酯酶对乙酰胆碱的水解，促进神经肌肉连接处神经递质的传递，产生胆碱能效应。

给药方案：肌内注射(IM)，静脉(IV)，皮下注射。

- 重症肌无力
  - 诊断性试验：每次0.025～0.04 mg/kg，肌内注射，1次。应用前8小时停用所有胆碱酯酶药物，应用新斯的明前即可静脉应用阿托品，或用前30分钟肌内注射阿托品。
  - 治疗：每次0.01～0.04 mg/kg，肌内注射、静脉注射或皮下注射，必要时每2～4小时1次；或者喂奶前2小时口服1 mg。
- 逆转非去极化神经肌肉阻断剂：每次0.025～0.1 mg/kg(与阿托品同用：剂量，0.01～0.04 mg/kg，或者0.4 mg阿托品/1 mg新斯的明)。

不良反应：胆碱脂能危象。可能包括支气管痉挛、支气管分泌增加、流涎、呕吐、腹泻、心动过缓、呼吸抑制、惊厥。

备注：不能对抗和可能延长去极化肌松剂1相阻断。

Netilmicin Sulfatc 硫酸奈替米星(Netromycin)

作用和抗菌谱：氨基糖苷类抗生素。用来治疗需氧的革兰染色阴性菌如假单胞菌、克雷伯菌和大肠埃希菌等导致的感染。通常与β-内酰胺酶类抗生素联用。

给药方案：肌内注射(IM)，静脉(IV)。根据药代动力学监测并调整。经验性的初始剂量根据体重确定。

- 新生儿、早产儿以及正常胎龄(0～1周)：3 mg/kg，IV/IM，q12h。
- 超过1周的新生儿或婴儿：2.5～3 mg/kg，IV/IM，q8h。
- 儿童：2～2.5 mg/kg，IV/IM，q8h。

不良反应：一过性的可恢复的肾小管功能障碍，可导致钠、钙和镁从尿中丢失。血清峰浓度>12 μg/mL，可产生耳毒性；血清谷浓度>4 μg/mL，可导致肾毒性。与其他肾毒性或耳毒性的药物联合应用可增加该药的毒性反应。

药理学：经肾排泄。半衰期：4～8小时。

备注：治疗范围为5～12 μg/mL(给药结束后30分钟抽血)；血清谷浓度为

0.5～2 μg/mL（下次给药前30分钟抽血）。约在第4次维持剂量开始抽血监测峰和谷浓度。每3～4天监测血清肌酐。新生儿应用经验较少。

Nevirapine 奈韦拉平

警　惕

有报道尽管短期使用可有胎儿肝毒性，严重的威胁生命的皮肤反应（stevens-Johnson，毒性表皮坏死性过敏反应）。治疗的前8周应密切监测。

作用和抗菌谱：单核苷酸抗病毒药物，通过选择性干扰病毒反转毒，可抑制HIV-1复制，与齐多夫定具有协同作用。可用于阻断HIV的母婴传播及HIV治疗。

给药方案：口服。

－ 预防母胎HIV传播

- 生后3周给药3剂：生后48小时给第一剂，首剂后48小时给第二剂，第二剂后96小时给第三剂。与齐多夫定联合应用。可选择性用于下列情况：母亲HIV感染但分娩时或分娩前未用抗病毒药物治疗；仅在分娩期间给药治疗的母亲所分娩婴儿；分娩时母亲病毒抑制不理想的母亲所分娩的婴儿；抗病毒治疗耐药的母亲分娩的婴儿。
- 出生体重：1.5～2 kg：每次8 mg，PO。
- 出生体重＞2 kg：每次12 mg，PO。

－ 治疗HIV感染（与其他抗病毒药物联合应用）

- 新生儿≥15天，婴儿和儿童：初始剂量：每次200 mg/m²。每天1次，治疗14天，如果没有皮疹和不良反应，随后增加到每次200 mg/m²，q12h。最大剂量200 mg，q12h。

不良反应：新生儿资料有限，皮疹、肝酶升高、肝脏毒性、肝衰竭、胆汁性肝炎、肝坏死、黄疸。

药理学：通过细胞色素氧化酶P450同工酶3A4和2B6代谢，药物间可相互作用。儿童代谢更快。

备注：注意制造商的黑框内文字提醒：可能发生严重威胁生命事件、致命的皮肤反应和肝脏毒性。

Nicardipine 尼卡地平

适应证和用途：严重高血压的短期治疗。

作用：去极化期间选择性抑制血管平滑肌和心肌的电压敏感性通道，抑制钙离子内流。舒张冠状动脉血管平滑肌使得冠状动脉扩张。

给药方案：静脉（IV）。

－新生儿：初始剂量：0.5 μg/(kg·min)，连续输注。根据反应减量，开始输注的数分钟可有血压下降。维持量0.5～2 μg/(kg·min)。

－婴儿和儿童：初始剂量：0.5～1 μg/(kg·min)，连续输注。每15～30分钟逐渐增加剂量到最大剂量4～5 μg/(kg·min)。

不良反应：低血压、心动过速、外周水肿、低钾血症。

药理学：肝脏代谢，蛋白结合率高。新生儿应用经验较少，没有药动学资料。

备注：心脏、肾脏和肝脏疾病时慎用。

Nitric Oxide 一氧化氮（吸入气体一氧化氮，iNO）

适应证和用途：iNO用于治疗足月和晚期早产儿（GA＞34周）新生儿由临床或超声心动图证实的新生儿持续性肺动脉高压（PPHN）导致的低氧性呼吸衰竭。

作用：iNO是一种选择性的肺血管扩张剂，对体循环无明显作用，可以减少肺外右向左的分流。过量的iNO迅速被结合而失活，产生高铁血红蛋白。NO的半衰期＜5秒。外源性iNO与细胞质中鸟苷酸环化酶的血红素结合，通过作用于血管壁中的受体而产生血管扩张作用。激活鸟苷酸环化酶，增加细胞内CGMP水平，导致血管平滑肌松弛，肺血管舒张，动脉氧分压增加。

给药方案：作为一种气体吸入。

－GA＞34周的新生儿

- 初始剂量20 ppm，尽可能减少到最低剂量。由于发生高铁血红蛋白血症和NO_2水平增高的风险增加，一般不使用剂量＞20 ppm。维持治疗可至14天，或直至潜在的低氧问题得到解决并且患儿准备好撤离iNO。突然中断可导致低血压、氧合恶化及肺动脉压力增高。治疗4天仍不能减量的患儿应进行进一步的诊断检查。

不良反应：禁用于依赖于血液右向左分流的新生儿。过量NO_2可能引起肺的直接损伤和周围空气污染。可能导致高铁血红蛋白血症和NO_2升高。当iNO剂量＞20 ppm，发生不良反应的风险增加。是否抑制血小板聚集及延长出血时间的报道有争议。监测高铁血红蛋白、iNO、NO_2和O_2水平。iNO治疗须由经培训合格的、有iNO使用经验的医师进行，并且该治疗应仅在有多系统支持，包括有现场可应用的ECMO或者其他ECMO中心有合作的新生儿医学中心进行。参阅生产商的产品说明和专业资料以取得关于使用iNO的完整信息。

Nitroprusside Sodium 硝普钠（Nipride, Nitropress）

 提醒

硝普钠不适合直接注射，输注前必须用5%的葡萄糖液稀释。硝普钠能导致血压急剧下降，如果没有进行适当的监测，可能导致患者不可逆缺血损伤或死亡。硝普钠可升高氰化物，引起中毒，可能是致死性的。以最大速率输注10分钟后如果血压未能控制，停止输注。

适应证和用途：严重高血压和高血压危象，难治性充血性心力衰竭导致的后负荷急性降低。

作用：直接扩血管作用药（动脉和静脉），降低周围血管阻力（后负荷），减少静脉回流（前负荷）。通过降低后负荷增加心输出量。

给药方案：静脉（IV），通过大静脉输注。

- 初始剂量：0.25～0.5 μg(kg, min)，根据治疗反应每20分钟减量一次。
- 通常剂量：3 μg(kg, min)，很少需要>4 μg/(kg·min)。最大量8～10 μg/(kg·min)。

不良反应：通常与血压下降太快有关。硫氰酸盐会聚集，尤其是接受大剂量或者肾功能受损的患儿。如果迅速给予大剂量可造成突然氰化物中毒，氰化物导致早期持续性酸中毒。硫氰酸盐中毒发生于血浆水平在35～100 μg/mL，>200 μg/mL的水平时可致命。给予硝普钠>3 μg/(kg·min)或应用时间超过3天的所有患儿均须监测硫氰酸盐水平，尤其是肾功能受损的患儿。中毒可用硫代硫酸盐治疗。

药理学：在数秒钟内发挥作用，降低血压；停药后作用在数分钟内消失。迅速代谢成硫氰酸盐，通过肾脏清除。

备注：脑灌注压减少、继发于动静脉瘘的高血压或大动脉缩窄的患儿禁用。按照10:1的比例在输注液中加入硫代硫酸钠可减轻氰化物毒性，但目前仍没有研究资料。避光保存。

Norepinephrine Bitartrate 去甲肾上腺素酒石酸氢盐
（左旋去甲肾上腺素酒石酸氢盐，Leophed）

 警惕

警惕外渗缺血：防止脱皮和坏死，尽快用生理盐水和酚妥拉明（肾上腺阻滞剂）混合液渗透外渗区域。

适应证和用途：治疗休克，特别是液体复苏后仍存在持续休克。严重低血压和心源性休克。

作用：刺激 β_1 受体和 α 受体，导致心肌收缩力增加、心率增快和血管收缩，导致体循环血压升高，冠状动脉血流增加。临床上 α 肾上腺素能受体作用强于 β_1 受体作用。

给药方案：静脉输注。

- 初始剂量：$0.02 \sim 0.1\,\mu g(kg \cdot min)$，根据期望的灌注情况调节剂量。最大量 $2\,\mu g/(kg \cdot min)$。

不良反应：呼吸抑制、心律失常、心动过缓或心动过速、高血压、胸痛、头痛和呕吐。器官缺血（肾和肠系膜血管收缩）。

备注：血管外渗可导致组织坏死，如发生血管外渗，使用酚妥拉明，$0.1 \sim 0.2\,mg/kg$，皮下注射，在12小时内渗透到静脉外渗的区域可减轻损害（参阅第31章）。

Nystatin 制霉菌素（Mycostatin，Nilstat）

作用和抗菌谱：对真菌有抑制和杀伤作用。通过干扰细胞膜发挥作用。新生儿用于假丝酵母菌导致的皮肤、黏膜和口腔感染。

给药方案：口服，局部用药。

- 鹅口疮
  - 治疗：症状缓解后再用3天。① 新生儿：$0.5 \sim 1\,mL$，喂养后使用，涂于口腔的双侧，每天4次。② 婴儿：$1 \sim 2\,mL$，喂养后使用，涂于口腔的双侧，每天4次。
  - 预防：$1\,mL$ 分别涂于口腔双侧，或者 $1\,mL$ 口服或鼻胃管注入，每天 $3 \sim 4$ 次。
- 尿布疹：局部霜剂/油剂/粉剂，每天 $3 \sim 4$ 次，共 $7 \sim 10$ 天。

不良反应：较少，但可发生腹泻、局部刺激、接触性皮炎、皮疹、紫癜及 Stevens-Johnson 综合征。

药理学：吸收很少。大部分以原型通过大便排泄。

Octreotide 奥曲肽（Sandostatin）

适应证和用途：新生儿持续性高胰岛素性低血糖的短时处理。也可用于乳糜胸治疗。连续输注24小时后可减少乳糜产生。也用于治疗患儿的高分泌性腹泻和瘘管。使用该药能显著减少大便或回肠排出量。

作用：人工合成多肽，生长抑素的类似物，抑制5-羟色胺释放和胃泌素、血管活性肠肽、胰岛素、胰高血糖素、肠促胰液素、胃动素、促甲状腺胆囊收缩素的分泌，减少内脏血流和胃肠道动力，抑制胃肠道水和电解质分泌。

给药方案：静脉（IV），皮下注射。

- 婴儿持续性高胰岛素血症性低血糖
  - 开始剂量：2～10 μg（kg·d），q6～12h，直到40 μg（kg·d），q6～8h。调整剂量以控制症状。

- 腹泻
  - 每次1～10 μg/kg，IV或皮下注射，q12h，调整剂量以控制症状。

- 乳糜胸
  - 0.5～4 μg/（kg·h）。IV连续输注，有效后逐渐减量。已经报道的病例有效剂量范围为0.3～10 μg/（kg·h），治疗时间1～3周，但根据疗效可能差别较大。

不良反应：长期治疗期间可能致生长迟缓；在青少年中报道胆囊小结石；面红、高血压、失眠、发热、寒战、惊厥、贝尔瘫痪、脱发、瘀斑、皮疹、低血糖症、高血糖症、乳溢、甲状腺功能减低症、腹泻、腹胀、呕吐、便秘、肝炎、黄疸、局部注射部位疼痛、血栓性静脉炎、肌无力、肌酸激酶增加、肌肉痉挛、震颤、少尿、呼吸短促和鼻炎。

药理学：作用时间为6～12小时。尿液中原型排出。

备注：可能发生变态反应。

Omeprazole 奥美拉唑（Prilosec）

适应证和用途：用于反流性食管炎、传统治疗方法无效的十二指肠溃疡。

作用：通过灭活壁细胞膜上的酶（H^+/K^+）三磷酸腺苷酶（ATPase）或质子泵，抑制胃酸分泌。

给药方案：口服。

- 新生儿：0.5～1.5 mg/kg，一天1次，晨服。
- 1月龄～2岁：0.7 mg/kg，一天1次，必要时增加到3 mg/kg，每天1次（最大剂量20 mg）。

不良反应：肝酶轻度升高、腹泻。

药理学：细胞色素P450同工酶CYP1A2诱导。同工酶CYP2C8、CYP2C18、CYP2C19、CYP3A3/4亚型；同工酶CYP2C9、CYP2C18、CYP2C19、CYP3A3/4抑制剂。最大分泌抑制效应是4天。肝脏进行一级代谢。生物利用度：30%～40%，重复给药提高。

备注：缺乏儿童长期应用的安全性。

Opium Tincture 阿片酊

高危药物：容易与阿片的樟脑酊混淆。阿片酊是止痛剂疗效的25倍。避免缩写为DTO。

适应证和用途：用水稀释25倍（最终浓度为0.4 mg/mL）用来治疗新生儿戒断综合征（阿片戒断）。

作用：包含多种镇痛碱包括吗啡。由于吗啡成分可导致胃肠动力抑制，减少消化液分泌，增加胃肠肌肉张力。

给药方案：口服。

– 新生儿（足月）

- 新生儿戒断综合征（阿片阶段）：阿片酊用水稀释25倍（最终浓度0.4 mg/mL）。① **初始剂量**：每次0.04 mg/kg（0.4 mg/mL制剂），q3～4h，根据需要增加每次0.04 mg/kg（0.4 mg/mL制剂）q3～4h，直到戒断症状控制。② **常用剂量**：0.08～0.2 mg/次（0.4 mg/mL制剂），q3～4h。很少超过0.28 mg/次。症状稳定3～5天后，逐渐减量（保持同样剂量的间隔时间），疗程2～4周。

不良反应：心动过缓和低血压、外周血管扩张、CNS抑制、嗜睡、镇静、尿潴留、便秘、呼吸抑制和组胺释放。

药理学：肝脏代谢，肾脏和胆道排泄。

备注：观察过度镇静和呼吸抑制。不要突然停药。监测戒断症状缓解情况（激惹、哭声高亢、喷嚏、呕吐、喂养困难、腹泻、流涕、打哈欠等）、过度治疗的体征（心动过缓、嗜睡、肌张力低下、呼吸不规则、呼吸抑制等）。可应用戒断综合征评分（如Finnegan戒断综合征评分系统）进行客观评估新生儿戒断的症状以及剂量调整（参阅第103章）。治疗戒断综合征用水稀释25倍。

Oxacillin Sodium 苯唑西林钠盐（苯唑青霉素，Bactocill，Prostaphlin）

作用和抗菌谱：半合成耐青霉素酶的青霉素。杀菌剂。用于治疗产青霉素酶的金黄色葡萄球菌导致的骨髓炎、败血症、心内膜炎和CNS感染。

给药方案：肌内注射（IM），静脉（IV）。

– 新生儿

- 生后0～4周且<1.2 kg：50 mg/（kg · d），IM/IV，q12h。
- 体重1.2～2 kg且生后小于7天：50～100 mg/（kg · d），IM/IV，q12h。
- 体重1.2～2.0 kg且日龄≥7天：75～150 mg/（kg · d），IM/IV，q8h。
- 体重>2 kg且日龄<7天：75～150 mg/（kg · d），IM/IV，q8h。
- 体重>2 kg且日龄≥7天：100～200 mg/（kg · d），IM/IV，q6h。

－婴儿和儿童

- 轻到中度感染：100～150 mg/(kg·d)，IM/IV，q6h，最大剂量4 g/d。
- 严重感染：150～200 mg/(kg·d)，IM/IV，q4～6h。最大剂量12 g/d。

不良反应：变态反应（皮疹）、血栓性静脉炎、轻微的白细胞减少症、急性间质性肾炎、血尿、氮质血症、肝酶升高有报道可发生艰难梭状芽孢杆菌肠炎。

药理学：主要由肝脏代谢，在胆汁中排泄。肾功能不全的患儿需要调整剂量。

备注：避免肌内注射。

Palivizumab 帕利珠单抗（Synagis）

适应证和用途：可免疫性预防呼吸道合胞病毒（RSV）感染，降低高危婴儿和儿童的呼吸道感染。

美国儿科学会建议在RSV流行季节采用帕利珠单抗对下列高危儿进行预防：

- 胎龄32～34+6早产儿生后3月龄内且存在如下情况：① 日间照护；② 有一名以上的小于5岁的同胞兄妹生活在一起。
- 胎龄29～31+6周，且生后6月龄以内。
- 胎龄≤28周，且年龄在12个月以内。
- 存在气道畸形或神经肌肉疾病，气道分泌物较多，年龄＜12个月。
- 在RSV流行季节前，慢性肺疾病需要药物治疗6个月，婴儿＜24个月。
- 婴儿＜24个月，存在先天性心脏病以及以下一种情况：① 先天性心脏病需要药物治疗的；② 中到重度肺高压；③ 青紫型先天性心脏病。

作用：人类单克隆抗体，直接与RSV报道F蛋白的A抗原部位的抗原决定簇结合，对RSV产生中性化以及融合作用。

给药方案：肌内注射（IM）。每次15 mg/kg，IM，RSV流行季节每月一次，第一剂要在RSV流行季节之前给予。

不良反应：上呼吸道感染、中耳炎、发热、鼻炎、皮疹、注射部位反应、红肿、硬结。有报道少数患儿出现过敏反应（＜1/100 000）和严重的超敏反应（＜1/100 000）。

药理学：半衰期～20天，可维持足够的抗体滴度30天。达到足够的血气抗体滴度是48小时。

备注：帕利珠单抗不能用来治疗RSV感染。帕利珠单抗不会干扰儿童常规免疫接种，可以同时给予。

Pancuronium Bromide
泮库溴铵（万可松，巴夫龙，Pavulon）

适应证和用途：机械通气时增加肺的顺应性，有利于气管插管；外科手术时产生骨骼肌放松。

作用：非去极化神经肌肉阻断剂，通过封闭神经肌接头处乙酰胆碱受体，产生骨骼肌麻痹。泮库溴铵可能导致心率增加和血压变化。

给药方案：静脉（IV）。

－ 新生儿和婴儿

- 0.05～0.1 mg/kg，静脉注射；必要时每30～60分钟重复一次。维持量：0.04～0.15 mg/kg，静脉注射，必要时每1～4小时重复一次，以维持肌肉麻痹。或0.02～0.04 mg/(kg·h)或0.4～0.6 μg/(kg·min)连续输注。

不良反应：可能发生心动过速、高血压、低血压、唾液过多、支气管痉挛。氨基糖苷类抗生素、电解质异常、严重低钠血症、严重低钙血症、严重低钾血症、高镁血症、神经肌肉疾病、酸中毒、肾衰竭和肝功能衰竭可增强其神经肌肉阻断效应。碱中毒、高钙血症、高钾血症和肾上腺素可拮抗其神经肌肉阻断效应。

药理学：起作用时间通常为1～2分钟，作用维持时间为40～60分钟，但在新生儿中可能更长。

备注：新生儿对其作用特别敏感，可能观察到过长时间的麻痹。在神经肌肉阻断时必须有通气支持。用甲硫新斯的明和硫酸阿托品可逆转其作用。感觉功能不受影响，有创操作时仍需要镇痛剂。

Papaverine HCl 盐酸罂粟碱

适应证和用途：减轻末梢动脉痉挛，延长动脉置管时间。

作用：直接舒张血管平滑肌，导致血管舒张。

给药方案：静脉注射。

－ 足月儿外周动脉置管维持导管通畅

- 30 mg罂粟碱加入250 mL的动脉置管液中（无防腐剂），同时加入肝素1 U/mL。输注速率≤1 mL/h。日龄<3周的早产儿不建议应用，因为可能发生或加重IVH。

备注：因为注射过快可能导致心律不齐和致命的呼吸停止，必须在医师的监督下行静脉输注。美国FDA不同意用于儿童。新生儿用药的经验有限。

Penicillin G 青霉素（水溶性，肠外制剂）

作用和抗菌谱：用于治疗革兰染色阳性球菌（金黄色葡萄球菌除外）导致的感染，包括易感的链球菌（非肠球菌）。某些革兰染色阴性菌如脑膜炎双球菌、流感嗜血杆菌和淋球菌等对青霉素也敏感。但已经分离出耐青霉素的肺炎链球菌。革兰染色阳性杆菌（破伤风杆菌和白喉杆菌）通常对青霉素也较敏感，肠杆菌科一般对青霉素耐药，许多革兰染色阴性菌如大肠埃希菌等可产生 β-内酰胺酶，对青霉素耐药。也可用于治疗先天性梅毒。

给药方案：肌内注射（IM），静脉（IV）。

- 生后日龄小于7天的新生儿
  - < 2 kg：50 000 U/(kg·d)，IM/IV，q12h。脑膜炎：100 000 U/(kg·d)，IM/IV，每12小时1次。
  - > 2 kg：75 000 U/(kg·d)，IM/IV，q8h。脑膜炎：150 000 U/(kg·d)，IM/IV，每8小时1次。
  - 先天性梅毒：100 000 U/(kg·d)，IM/IV，q12h。
  - GBS脑膜炎：250 000～450 000 U/(kg·d)，IM/IV，q8h。

- 生后日龄≥7天
  - < 1.2 kg：50 000 U/(kg·d)，IM/IV，每12小时1次。脑膜炎：100 000 U/(kg·d)，IM/IV，q12h。
  - 1.2～2 kg：75 000 U/(kg·d)，IM/IV，每8小时1次。脑膜炎：150 000 U/(kg·d)，IM/IV，q8h。
  - > 2 kg：100 000 U/(kg·d)，IM/IV，每6小时1次。脑膜炎：200 000 U/(kg·d)，IM/IV，q6h。
  - 先天性梅毒：150 000 U/(kg·d)，IM/IV，q8h。
  - GBS脑膜炎：450 000 U/(kg·d)，IM/IV，q6h。

- 婴儿和儿童
  - 一般剂量：100 000～250 000 U/(kg·d)，IM/IV，q4～6h。
  - 严重感染：250 000～400 000 U/(kg·d)，IM/IV，q4～6h。每天最大剂量为24 000 000 U。

不良反应：变态反应、皮疹、发热、肠道菌群改变、假丝酵母菌感染、腹泻和溶血性贫血。急性间质性肾炎、骨髓抑制伴粒细胞减少、大剂量可导致惊厥。快速静脉注射含钾的青霉素制剂可导致心律不齐和心脏停搏。缓慢输注30分钟。

药理学：没有炎症情况下较难通过血脑屏障，通过肾小管分泌，主要有肾脏排泄。

备注：对厌氧菌有效，是新生儿破伤风的可选药物之一。

Penicillin G Benzathine 苄星青霉素（Bicillin L-A）

作用和抗菌谱：参见青霉素（水溶性）。治疗无症状性先天性梅毒。

给药方案：仅供肌内注射（IM）。

- 无症状的先天性梅毒：50 000 U/kg，一次注射，IM。

不良反应：参见青霉素（水溶性）。

药理学：由于从注射部位缓慢吸收，经肾排泄时间长。

备注：参阅青霉素。

Penicillin G Procaine 普鲁卡因青霉素（Wycillin）

作用和抗菌谱：参见青霉素（水溶性）。治疗有症状和无症状性先天性梅毒。

给药方案：**肌内注射（IM）。每次**50 000 U/kg，IM，每天1次，疗程10天。如果漏掉一天，整个疗程应重新开始。

不良反应：参见青霉素（水溶性），注射用。也可在注射部位形成无菌性脓肿。每300 000 U含120 mg普鲁卡因，可能导致变态反应、心肌抑制或体循环血管舒张。与年长的患儿相比对新生儿应更多关注这些不良反应。不建议新生儿使用。

备注：并不常用。

Pentobarbital Sodium 戊巴比妥钠（Nembutal）

适应证和用途：镇静/催眠。用于激惹、操作前镇静或作为抗惊厥药。

作用：短效巴比妥类药。

给药方案：静脉注射。

- 操作时镇静：每次1～2 mg/kg，IV缓慢注射，< 50 mg/min。根据期望的效果，可每3～5分钟重复一次。总剂量1～6 mg/kg。

- 催眠：每次2～6 mg/kg，IM，最大量100 mg/次。

不良反应：因为此药可造成外渗性损伤，在给药时密切观察静脉注射部位。连续用药可能发生耐受和机体依赖。可能引起嗜睡、心动过缓、皮疹、肌内注射部位疼痛（为高度碱性溶液）、血栓性静脉炎、长期使用后的骨软化（偶尔）和兴奋性。

备注：可能增加对疼痛刺激的反应。快速静脉注射可能导致低血压、呼吸暂停、呼吸抑制、喉痉挛和支气管痉挛。注射时间超过10～30分钟。

Phenobarbital 苯巴比妥

适应证和用途：治疗新生儿惊厥、新生儿戒断综合征；也可用来治疗和预防新生儿高胆红素血症，减少胆红素的慢性淤积。

作用：提高皮质运动区刺激电位的阈值，具有抗惊厥活性，通过与GABA受体复合物巴比妥位点结合，增强GABA活性，抑制CNS活性。

给药方案：静脉（IV），口服（PO）。

- 抗惊厥，癫痫持续状态（新生儿和婴儿）
  - 负荷量：15～20 mg/kg，单次或分次静脉注射。部分患者需要额外给予5 mg/kg，每15～30分钟1次，直到惊厥控制或总剂量达到40 mg/kg。应准备好呼吸支持。
  - 维持量：负荷量后12～24小时给予维持量。① 新生儿：3～4 mg/(kg·d)，PO/IV，每天1次。检测血清浓度，必要时增加到5 mg/(kg·d)。② 婴儿：5～6 mg/(kg·d)，每天1～2次。

- 高胆红素血症：剂量尚未很好建立，一般用3～8 mg/(kg·d)，PO，每天2～3次。最大剂量12 mg/(kg·d)。

- 新生儿戒断综合征：2～8 mg/(kg·d)，每天1～4次。监测血清苯巴比妥浓度和戒断评分。也可选择负荷量：16 mg/kg，IV，单次静脉注射或每天1～2次口服。

不良反应：镇静、昏睡、错位兴奋、低血压、胃肠道不适、共济失调、皮疹和静脉炎（静脉溶液的pH是10）。如果与苯妥英合用，药物可以累积。监测药物浓度，如果血清浓度超过60 μg/mL或快速静脉注射，可导致呼吸抑制。

药理学：新生儿生后不久该药的半衰期为40～200小时或更长，在生后3～4周时逐渐下降至20～100小时。由于葡萄糖醛酸转移酶的增加导致血清胆红素水平的下降；刺激胆汁流动和细胞内Y-结合蛋白水平的增加促进肝细胞对胆红素的吸收增加。一般在给药后2～3天才有可能检测到胆红素水平的下降。

备注：禁用于卟啉症患儿。监测血清水平，调整剂量维持于15～40 μg/mL。突然停药可能诱发癫痫持续状态。

Phentolamine 酚妥拉明（Regitine）

适应证和用途：治疗因静脉注射多巴胺或去甲肾上腺素酒石酸氢盐［左旋去甲肾上腺素酒石酸氢盐(酸式酒石酸去甲肾上腺素)］引起的血管外渗。有助于避免真皮坏死和脱皮（参阅第31章）。

作用：酚妥拉明为一种α受体阻滞剂，逆转α肾上腺素药物血管外渗导致的严重血管收缩。

给药方案：皮下注射。

－ 新生儿：2.5～5 mg酚妥拉明加10 mL的生理盐水（不加防腐剂）稀释。用少量液体（～1 mL）浸润渗出区域。在外渗12小时内应用。不要超过0.1 mg/kg或总量2.5 mg。

－ 婴儿和儿童：5～10 mg酚妥拉明加10 mL的生理盐水（不加防腐剂）稀释。用少量液体（～1 mL）浸润渗出区域。在外渗12小时内应用。不要超过0.1～0.2 mg/kg或总量5 mg。

不良反应：低血压、心动过快、心律不齐、脸红。

Phenylephrine 去氧肾上腺素（Ophthalmic）

适应证和用途：眼科操作时用于扩瞳。

作用：较强的α受体和较弱的β受体刺激，激活瞳孔舒张肌使瞳孔散大。导致鼻黏膜和结膜血管收缩，体循环动脉血管收缩。

给药方案：滴眼。

- 小于1岁婴儿：眼科操作前15～30分钟，2.5%溶液1滴滴眼。
- 儿童：眼科操作前15～30分钟，2.5%或10%的溶液1滴滴眼，必要时10～60分钟可重复一次。

不良反应：心律失常、高血压、呼吸窘迫、流泪。

药理学：滴眼15～30分钟后瞳孔扩大。瞳孔扩大维持时间1～2小时。

备注：滴眼期间和滴眼后2分钟按压泪囊减少全身吸收。

Phenytoin 苯妥英（Dilantin）

适应证和用途：用于治疗全身发作的癫痫持续状态，惊厥的预防和管理。

作用：在神经冲动产生期间，通过干扰运动皮层神经元钠离子跨膜运动，使得钠离子外流增加或内流减少，稳定神经元细胞膜降低惊厥活性。

给药方案：口服（PO），静脉（IV）。通过静脉置管或大号穿刺针进入大的静脉直接输注苯妥英钠。静脉注射后用同样的静脉置管或同一个针头采用生理盐水进行冲管，避免对局部血管刺激。在任何静脉溶液中都高度不稳定。由于可能沉淀，避免采用中心静脉置管输注。由于吸收不稳定，注射部位疼痛及药物在注射部位沉淀，避免肌内注射。pH：10.0～12.3。

- 负荷量：15～20 mg/kg，IV，速率不超过0.5 mg/(kg·min)。

- 维持量：负荷量12小时后给维持量，4～8 mg/(kg·d)，PO/IV，q12h。部分患者需要每8小时一次。

不良反应：外渗可导致局部组织损伤。血清浓度高可诱发惊厥。其他CNS并发症包括：嗜睡、乏力、共济失调和眩晕。心血管不良反应包括心律失常、低血压、输注过快可导致心血管功能衰竭；过敏反应包括超敏反应、皮疹和Stevens-Johnson综合征；其他并发症包括肝功能异常、胰腺功能异常伴高血糖和低胰岛素血症以及血液恶病质。

药理学：胆红素可将结合在白蛋白位点上的苯妥英置换出来，因此未结合的药物浓度增加，导致并发症的血清浓度可能会变化，对化验结果解读时应注意。新生儿胃肠道吸收苯妥英较差，管饲喂养和肠道给药间隔2小时。

备注：治疗浓度为10～20 μg/mL。早产儿应维持较低的水平。可以多种药物相互作用包括皮质激素、酰胺咪嗪、西咪替丁、地高辛、呋塞米、苯巴比妥和肝素（特别是中心静脉输注可导致沉淀）。

Phosphate 磷

适应证和用途：治疗低磷血症、提供肠外营养液中的维持量的磷及治疗早产儿营养性维生素D缺乏性佝偻病。

作用：磷是细胞内形成能量转换酶如ADP和ATP所需的离子，也是骨代谢和骨化所必需的。

给药方案：静脉（IV），口服（PO）。

- 治疗低磷血症

  • 每次0.15～0.33 mmol/kg，缓慢静脉输注6小时，可重复该剂量维持血清磷＞2 mg/dL。输注磷酸钠或磷酸钾时必须稀释，输注速率不超过2～3 mmol/(kg·h)。

  • 维持量：每24小时0.5～1.5 mmol/(kg·d)，如口服，每24小时给予2～3 mmol/kg。

- 肠外静脉营养维持：0.5～2 mmol/(kg·d)，也可用注射液口服，分次给予，用奶稀释。

不良反应：高磷血症、低钙血症和低血压。口服给药时可能发生胃肠道不适，静脉快速输注磷酸钾溶液可导致心律不齐。

备注：使用注射液补充磷，磷酸钠：3 mmol元素磷/mL，4 mEq钠/mL。磷酸钾：3 mmol元素磷/mL，4.4 mEq钾/mL。给予磷的时候必须考虑到同时给予钠或钾。最可靠的静脉补充磷的方法是按毫摩尔计算，然后指定用钠或钾盐。

Piperacillin Sodium 哌拉西林（Pipracil）

作用和抗菌谱：半合成广谱青霉素，对铜绿假单胞菌、克雷伯菌、沙门菌、大肠埃希菌、肠杆菌科、柠檬酸杆菌属和变形杆菌属的活性增强。对GBS也显示抗菌活性。

给药方案：静脉注射。

- 新生儿，GA＜36周
  - 0～7天：每次75 mg/kg，q12h。
  - 8～28天：每次75 mg/kg，q8h。
- 新生儿，GA≥36周
  - 0～7天：每次75 mg/kg，q8h。
  - 8～28天：每次75 mg/kg，q6h。
- 婴儿和儿童：200～300 mg/（kg·d），q4～6h，最大量24 g/d。

不良反应：溶血性贫血、嗜酸性粒细胞增多、中性粒细胞减少症、血小板减少、出血时间延长、肝酶升高、胆汁淤积性肝炎、急性间质性肾炎、血栓性静脉炎和低钾血症。

药理学：可被产β-内酰胺酶的细菌灭活。与氨基糖苷类药物具有系统作用。骨穿透性较好。以原型从尿中排泄。

Piperacillin-Tazobactam 哌拉西林-他唑巴坦（Zosyn）

作用和抗菌谱：用于治疗产β-内酰胺酶的细菌导致的败血症、腹腔内感染、皮肤感染、下呼吸道的感染和尿路感染。这些细菌包括：金黄色葡萄球菌、流感嗜血杆菌、脆弱类杆菌、克雷伯菌、假单胞菌、大肠埃希菌、奇异变形杆菌。

给药方案：静脉注射，根据哌拉西林成分。

- ＜6月龄婴儿：IV，150～300 mg（哌拉西林）/（kg·d），q6～8h。
- ≥6月龄婴儿：IV，240 mg（哌拉西林）/（kg·d），q8h。
- 假单胞菌感染可用大剂量：300～400 mg（哌拉西林）/（kg·d），q6h。最大量16 g（哌拉西林）/d。

不良反应：BUN增加、肌酐增加、间质性肾炎、肾衰竭、白细胞减少、血小板减少、中性粒细胞减少症、贫血、嗜酸性粒细胞增加、AST和ALT升高、高胆红素血症、胆汁淤积、低钾血症。

药理学：广泛分布于组织和体液中包括肺、肠道黏膜、间质液、胆囊、胆汁、脑膜没有炎症情况下不易穿透血脑屏障。

备注：用于治疗院内获得性假单胞菌感染时，考虑联合应用氨基糖苷类。

Pneumococcal 13-Valent Conjugate Vaccine
肺炎球菌13-价结合疫苗(Prevenar)

适应证和用途：主要用于婴幼儿的主动免疫，在2～23月龄所有儿童中，对疫苗中所含13种荚膜血清型肺炎链球菌所导致的侵入性疾病有预防作用。也推荐用于24～59月龄儿童由肺炎链球菌引起的侵入性感染，如败血症、脑膜炎、肺炎、中耳炎和鼻窦炎[参阅免疫接种咨询委员会(ACIP)的最新指南]。

作用：此疫苗是肺炎链球菌血清型1、3、4、6A、6B、7F、9V、14、18C、19A、19F和23F荚膜抗原多聚糖结合白喉CRM197蛋白。CRM197蛋白是白喉毒素的无毒性变异体。

给药方案：肌内注射。每次0.5 mL，在2、4、6和12～15月龄单剂肌内注射。使用前充分摇匀。参阅APP/ACIP的最新指南。通常在2月龄时开始该接种程序，但6周也可以接受，前3次为0.5 mL，每隔2个月给予，间隔4～8周一次也可以接受；接着第4次在12～15月龄，在第3剂后间隔2个月或更长时间给予第4次剂量。

不良反应：可能导致食欲下降、嗜睡、易怒、发热和注射部位压痛、发红和水肿。此疫苗不用于治疗活动性感染。如患儿对疫苗中任何一种成分过敏则禁用。在早产儿中的免疫反应还未作研究。对于患有镰状细胞疾病、慢性疾病、无脾、HIV或免疫受损的年龄大于24月龄患儿，使用此疫苗不能替代使用23～价肺炎球菌多糖疫苗。可与其他免疫剂同时给予，作为常规免疫程序的一部分。

Poractant Alfa 猪肺磷脂注射液(Curosurf)

适应证和用途：治疗新生儿呼吸窘迫综合征(NRDS)。

作用：提取的天然猪肺表面活性物质。包括磷脂、脂肪酸、神经脂质、表面活性相关蛋白B和C。可以替代RDS患儿内源性肺表面活性物质的缺乏或灭活。表面活性物质通过降低肺泡气液表面张力放置呼气时肺泡塌陷。

给药方案：支气管内注射。**初始剂量2.5 mL/kg，气管内给予**，分为2等份，婴儿如果仍然需要机械通气和给氧，间隔12小时可再给予2剂，每剂1.25 mL/kg。可通过带侧孔的气管插管或5F的胃管插入气管插管内给予。给药前应加温到室温。不需要摇动或振动。观察药物颜色，正常颜色是乳白色。未使用的药物应丢弃。

不良反应：暂时性心动过缓、低血压、气管插管阻塞、低氧血症。肺出血也有报道。

备注：给药后，肺顺应性和氧合快速改善，应密切监测患儿，根据临床及时调整呼吸机参数。

Potassium Acetate 醋酸钾

适应证和用途：临床上不希望增加氯的情况下，纠正低钾血症和作为钾的维持量给予。把醋酸转变成碳酸氢盐，因此也可用来纠正代谢性酸中毒。

作用：醋酸钾可代谢为摩尔数相等的碳酸氢盐，可以中和氢离子浓度，增加血和尿pH。钾是细胞内主要阳离子，对于维持神经冲动的传导和肌肉收缩是必需的。

给药方案：静脉注射。

- 正常每天需要量（根据钾的毫当量计算）：$2 \sim 6$ mEq/(kg·d)，加入维持液中输入。
- 严重低钾血症间断输注（根据钾的毫当量计算）：每次$0.5 \sim 1$ mEq/kg，输注速率为$0.3 \sim 0.5$ mEq/(kg·h)，不要超过1 mEq/(kg·h)。

不良反应：**高钾血症**、**代谢性酸中毒**、**心律失常**快速静脉输注导致心脏传导阻滞、低血压和心跳突然停止。

药理学：1 mEq醋酸相等于1 mEq碳酸氢盐。

备注：间断输注速率 > 0.5 mEq/(kg·h)，应连续监测。禁止未进行稀释输注或直接推注。钾在静脉注射前必须稀释外周静脉，最大推荐浓度为80 mEq/L，中心静脉为150 mEq/L。

Potassium chloride 氯化钾

适应证和用途：纠正低钾血症和作为钾的维持量给予。也可用来纠正低氯血症。

作用：钾是细胞内主要阳离子，对于维持细胞内张力、神经冲动的传导、心肌、骨骼肌和平滑肌的收缩及维持正常的肾功能是必需的。

给药方案：**静脉（IV），口服（PO）**。监测血清钾浓度，根据监测调整用量。

- 治疗急性低钾血症
  - $0.5 \sim 1$ mEq/(kg·次)，缓慢输注至少1小时。最大输注速率为1 mEq/(kg·h)。间断输注速率 > 0.5 mEq/(kg·h)，应连续监测血电解质。
- 维持治疗：$2 \sim 6$ mEq/(kg·d)，通常是$2 \sim 3$ mEq/(kg·d)，加入维持液中24小时均匀输入。接受利尿剂的患儿通常需更大剂量。
- 口服补充：$2 \sim 6$ mEq/(kg·d)，通常是$2 \sim 3$ mEq/(kg·d)，分次稀释后与奶同服。注射液可以稀释后与配方奶分次服用。

不良反应：避免快速静脉注射。剂量过大或速度过快可能导致心律不齐（T波高尖，QRS波群增宽，P波变平，心率过慢和心脏停搏）、呼吸麻痹及快速输注后的低血压。监测肾功能、尿量和血钾，肾功能不全可能导致高钾血症。

备注：会引起严重的静脉刺激，故禁止将未稀释的药经外周静脉使用。外周静脉输注时应稀释至 0.04 mEq/mL。最大 0.08 mEq/mL。如果是中心静脉输注，可稀释到 0.08 mEq/mL，最大浓度为 0.15 mEq/mL。

Prednisone 泼尼松

适应证和用途：主要作为抗炎或免疫抑制剂应用。泼尼松为中等强度效应的糖皮质激素，抗炎作用为氢化可的松的 4 倍，盐皮质激素的效应仅为其 1/2。

给药方案：口服。0.25 ～ 2 mg/(kg·d)，每天 1 次或每 6 ～ 12 小时 1 次。不同的治疗方案临床都有使用。

不良反应：白内障、白细胞增多、溃疡、肾钙质沉着症、肌病、骨质疏松症、糖尿病、生长停滞、高脂血症、低钙血症、低钾性碱中毒、钠潴留和高血压、感染的易感性增加。长期治疗后需缓慢减少剂量以免急性肾上腺功能减低。

Procainamide HCl 盐酸普鲁卡因酰胺

> **警惕**
>
> 长期应用普鲁卡因酰胺可能导致抗核抗体（ANA）阳性，伴或不伴红斑狼疮样症状。如果 ANA 滴度逐渐阳性，应该评估普鲁卡因酰胺治疗的益处和风险。

适应证和用途：用于治疗室性心动过速、室性期前收缩、阵发性室上性心动过速、心房颤动；预防室性心动过速、室性期前收缩、阵发性室上性心动过速、心房颤动和扑动等复发。注：由于可能导致药物性心律失常，应作为威胁生命的心律失常治疗的备选药物。

作用：Ⅰ类抗心律失常药，可以增加心房和心室的不应期。与硫酸奎尼丁相似。由肝脏部分代谢成活性代谢产物 N-乙酰普鲁卡因酰胺（NAPA）。

给药方案：静脉（IV），使用前请儿童心脏科医师会诊。

初始剂量（监测心电图、心率和血压）：7 ～ 10 mg/kg（稀释成 20 mg/mL），IV，10 ～ 30 分钟以上，随后给予 20 ～ 80 μg/(kg·min) 输注，最大剂量 2 g/d。早产儿给予最小剂量。

不良反应：快速静脉注射可产生严重毒性作用，包括：心脏停搏、心肌抑制、室颤、低血压和可逆性狼疮样综合征。可导致恶心、呕吐、腹泻、厌食、皮疹、心动过速、粒性白细胞缺乏症和肝毒性。有报道治疗剂量可能导致致命的恶病质。

药理学：治疗浓度－普鲁卡因酰胺：$4\sim10\,\mu g/mL$，中毒浓度$>10\,\mu g/(kg\cdot mL)$。NPNA：治疗浓度：$6\sim20\,\mu g/(kg\cdot mL)$，中毒浓度$>30\,\mu g/(kg\cdot mL)$。

备注：禁用于二度或三度心脏传导阻滞、纤维束传导阻滞、地高辛中毒及对普鲁卡因过敏者。禁用于心房颤动或心房扑动直到室性心率完全控制，以避免可能的矛盾性心室率增加。不要与胺碘酮联合使用，可能导致严重低血压或QT间期延长。

Propranolol 普萘洛尔（Inderal）

适应证和用途：高血压、室上性心动过速特别是与预激综合征（Wolff-parkinson White综合征）有关的；快速性心律失常和法洛四联症屏气发作。用于新生儿甲状腺功能亢进的辅助治疗，治疗婴儿血管瘤。

作用：非选择性的β受体阻滞剂，通过竞争性阻滞心肌、支气管和血管平滑肌的β受体抑制肾上腺素的作用。减慢心率，降低心肌收缩力、血压和心肌对氧的需求。

给药方案：口服（PO），静脉（IV）。

- 心律不齐
  - 静脉注射：每次$0.01\sim0.15\,mg/kg$，至最大量每次$1\,mg$，缓慢推注10分钟以上。必要时每$6\sim8$小时可以重复一次。缓慢增加到最大剂量（新生儿）每次$0.15\,mg/kg$，q6～8h。最大剂量$1\,mg$（婴儿）和$3\,mg$（儿童）。
  - 新生儿，口服：每次$0.25\,mg/kg$，q6～8h，必要时逐渐增加剂量到$5\,mg/(kg\cdot d)$。
  - 儿童，口服：初始剂量，$0.5\sim1\,mg/(kg\cdot d)$，q6～8h，每3～5天可增加一次。常用剂量，$2\sim4\,mg/(kg\cdot d)$。可能需要最大剂量，不超过$16\,mg/(kg\cdot d)$或$60\,mg/d$。

- 高血压
  - 新生儿：每次$0.25\,mg/kg$，q6～8h，必要时逐渐增加剂量到$5\,mg/(kg\cdot d)$。
  - 儿童：$0.5\sim1\,mg/(kg\cdot d)$，q6～12h，每5～7天可增加一次剂量。常用剂量，$1\sim5\,mg/(kg\cdot d)$。可能需要最大剂量，不超过$8\,mg/(kg\cdot d)$。

- 法洛四联症屏气发作
  - 静脉注射：每次$0.01\sim0.02\,mg/kg$，IV 10分钟以上，根据治疗反应，逐渐增加到每次$0.1\sim0.2\,mg/kg$。部分医学中心每次给予$0.15\sim0.25\,mg/kg$，静脉缓慢注射，必要时可每15分钟重复1次。最大初始剂量为$1\,mg$。
  - 口服：初始剂量每次$0.25\,mg/kg$，q6h。如果1周内无效，可每24小时增加每次$1\,mg/kg$，直到最大量$5\,mg/(kg\cdot d)$。如果患者治疗困难，可缓慢增加到最大剂量10～15 mg/（kg·d），但必须仔细检查心率、心脏大小和心脏收缩力。部分医学中心初始剂量为每次0.5～1 mg/kg。

– 甲状腺功能亢进

● 新生儿：2 mg/（kg·d），q6～12h，可能需要更大剂量。

不良反应：一般有剂量相关的低血压以及β受体阻滞的症状、恶心、呕吐、支气管痉挛、气道阻力增加、心脏传导阻滞、心肌收缩性下降、低血糖和抑制低血糖症状出现。

备注：禁用于阻塞性肺病、哮喘、心力衰竭、休克、二度或三度传导阻滞和低血糖。在肾衰竭或肝衰竭时小心使用。

Protamine Sulfate 硫酸鱼精蛋白

> 可能发生严重低血压、心血管功能障碍、肺水肿、肺血管收缩/高血压。危险因素：大剂量或超量、快速注射、既往使用鱼精蛋白、既往或母亲正在使用含有鱼精蛋白的制剂NPH或鱼精蛋白锌胰岛素或β受体阻断剂、严重左心功能不全、肺血流动力学异常。应准备好血管加压素以及复苏设备，以备万一出现反应。

适应证和用途：治疗肝素过量，外科手术时中和肝素。

作用：与肝素结合，形成一个稳定的盐类复合物。中和这2种药物的抗凝活性。对肝素的作用快（～5分钟）并持续约2小时。

给药方案：静脉（IV）。

– 肝素过量：停用肝素后血清肝素浓度快速下降。根据肝素应用的时间调整鱼精蛋白的剂量。

● 距离最后一次应用肝素的时间＜30分钟：1 mg中和100 U肝素。

● 距离最后一次应用肝素的时间30～60分钟：0.5～0.75 mg中和100 U肝素。

● 距离最后一次应用肝素的时间＞60～120分钟：0.375～0.5 mg中和100 U肝素。

● 距离最后一次应用肝素的时间＞120分钟：0.25～0.375 mg中和100 U肝素。

– 低分子肝素（LMWH）过量：最近4小时以内给予常用剂量的LMWH，给予1 mg鱼精蛋白/1 mg（100 U）LMWH。首剂后2～4小时如果aPTT仍延长，可再次给予0.5 mg鱼精蛋白/1 mg（100 U）LMWH。

不良反应：可能引起血压下降、心动过缓、呼吸暂停和变态反应。给予超过逆转肝素作用需要的剂量很有可能致出血。

Pyridoxine 维生素B$_6$

适应证和用途：治疗维生素B$_6$依赖性惊厥和预防或治疗维生素B$_6$缺乏症。

作用：维生素B$_6$对于中枢神经系统内抑制性神经传导递质GABA的合成是必需的；GABA提高惊厥阈值。维生素B$_6$对于血红蛋白的合成以及氨基酸、糖类和脂肪的代谢也是必需的。

给药方案：口服(PO)，静脉(IV)。

– 维生素B$_6$依赖性惊厥：给予50～100 mg，单次静脉注射，观察30分钟，如果有效，开始维持量5～100 mg，每天口服，剂量范围10～200 mg。

– 饮食缺乏：儿童：5～25 mg/d，口服3周，随后给予多种维生素制剂1.5～2.5 mg/d。

不良反应：感觉性神经病变(大剂量长期服用)、惊厥(大剂量静脉注射)、酸中毒、恶心、血清叶酸浓度降低、呼吸窘迫。

Pyrimethamine 乙胺嘧啶(Daraprim)

作用和抗菌谱：叶酸拮抗剂。选择性抑制寄生虫的二氢叶酸还原酶。

给药方案：口服(PO)。

– 新生儿和婴儿

- 弓形体病：2 mg/(kg·d)，q12h，2天。随后1 mg/(kg·d)，每天1次与磺胺嘧啶联合用药治疗6个月。随后1 mg/(kg·d)，每周3次与磺胺嘧啶和甲酰四氢叶酸(口服叶酸，5～10 mg，每周3次)合用，预防后6个月的血液毒性。

– ≥1岁的婴儿和儿童

- 预防弓形体病首次发作：1 mg/(kg·d)，每天1次，联合氨苯砜和口服叶酸(5 mg，每3天)；最大量25 mg/d。
- 预防弓形体病复发：1 mg/(kg·d)，每天1次，联合磺胺嘧啶或克林霉素加口服叶酸(5 mg，每3天)；最大量25 mg/d。

不良反应：厌食、呕吐、腹部绞痛、巨幼细胞贫血、白细胞减少症、血小板减少症、全血细胞减少症、萎缩性舌炎、皮疹、惊厥和休克。

备注：如果发生呕吐，与奶同服。停用磺胺嘧啶后，继续应用甲酰四氢叶酸1周(磺胺嘧啶半衰期较长)，肝功能障碍的患儿剂量减少。

Ranitidine 雷尼替丁 (Zantac)

适应证和用途：十二指肠和胃溃疡，胃食管反流和胃酸高分泌状态、上消化道出血的短期治疗。

作用：组胺（H_2）受体拮抗剂；竞争性抑制组胺对壁细胞的作用，减少胃酸分泌。

给药方案：口服（PO），静脉（IV）。

— 静脉注射

- 负荷量：每次1.5 mg/kg，IV，12小时后给予维持量，维持量1.5～2 mg/(kg·d)，q12h IV。
- 持续静脉输注：负荷量，每次1.5 mg/kg。随后0.04～0.08 mg/(kg·h)[1～2 mg/(kg·d)]维持。

— 口服

- 新生儿：2～4 mg/(kg·d)，q8～12h，最大量6 mg/(kg·d)。
- 大于1个月婴儿：GERD：4～10 mg/(kg·d)，每天2次。
- 胃/十二指肠溃疡：治疗，4～8 mg/(kg·d)，每天2次；维持：2～4 mg/(kg·d)，每天1次。

— 维持量：2～4 mg/(kg·d)每天1次。

不良反应：便秘、腹部不适、腹泻、镇静、白细胞减少、血小板减少、肌酐升高、心动过速、呼吸增快。

备注：早产儿应用H_2受体拮抗剂，可能增加院内感染和真菌感染的风险。新生儿应避免长期应用胃酸抑制剂，肾功能不全患儿需要调整剂量，可将每天剂量加入整个肠外营养液中输注24小时以避免间断输注。

Rifampin 利福平

作用和抗菌谱：广谱抗生素，具有抑菌活性。对分枝杆菌属、奈瑟菌属和革兰阳性球菌（如葡萄球菌）有效。也可用于无症状的带菌者清除细菌。用于流感嗜血杆菌B型接触者的预防，联合其他药物用于治疗活动性肺结核。与其他抗生素联合使用治疗葡萄球菌感染。

给药方案：口服（PO），静脉（IV）。

— 协同治疗葡萄球菌感染

- 新生儿：5～20 mg/(kg·d)，PO/IV，q12h。

- 流感嗜血杆菌预防
  - 新生儿：10 mg/(kg·d)，PO/IV，q24h，疗程4天。
  - 婴儿和儿童：20 mg/(kg·d)，PO/IV，q24h，疗程4天。不要超过600 mg/次。
- 鼻腔携带金黄色葡萄球菌
  - 儿童：15 mg/(kg·d)，PO/IV，q12h，疗程5～10天。至少联合应用一种对金黄色葡萄球菌具有协同作用的抗生素。不推荐作为一线治疗。
- 脑膜炎双球菌预防
  - <1月龄：10 mg/(kg·d)，PO/IV，q12h，疗程2天。
  - 婴儿和儿童：20 mg/(kg·d)，PO/IV，q12h，疗程2天。不要超过600 mg/次。
- 抗结核菌
  - 活动性感染：联合应用4种药物（异烟肼、利福平、吡嗪酰胺、乙胺丁醇）是初始治疗的优先选择，用于结核病的经验性治疗。获得药敏试验后可以选择另外的治疗方案。
  - 婴儿和儿童：10～20 mg/(kg·d)，PO/IV，q12～24h。

不良反应：胃肠道刺激（厌食、呕吐和腹泻）、变态反应（皮疹、瘙痒症和嗜酸性粒细胞增多症）、嗜睡、共济失调、血液恶病质（白细胞增减少、血小板减少和溶血性贫血）、肝炎（少见）、血清尿素氮和尿酸水平升高。体液颜色为橘黄色。

药理学：脂溶性高，可以穿透血脑屏障进入脑脊液，组织和体液分布广，肝脏代谢，经肠肝循环，半衰期是1～3小时。

备注：使用时通常与其他药物联合使用以取得协同作用，单用该药治疗很快产生耐药。输注时浓度为6 mg/mL，缓慢静脉注射，至少30分钟到3小时。渗出到血管外可刺激局部组织，导致炎症反应。注意：其是强有力的肝酶诱导剂。开始利福平治疗后，接受苯妥因、苯巴比妥或氨茶碱的患儿其血清浓度会有明显下降。有必要密切监测血清药物浓度。

Rocuronium 罗库溴铵

高危药物：只有有临床经验的医师或经过专业培训的医师在有经验且熟悉该药的作用、特点及神经肌肉阻断剂并发症的医师监督下才能开具该药。

适应证和用途：产生骨骼肌松弛和麻痹，便于气管插管或增加机械通气患儿肺的顺应性。

作用：非去极化的神经肌肉阻断剂，封闭神经肌肉接头处乙酰胆碱受体部位神经信息传递。

给药方案：静脉注射。每次0.3～0.6 mg/kg，IV，气管插管时使用。

不良反应：低血压、高血压、心律失常、心动过速、支气管痉挛。严重低钠血症、低钾血症、酸中毒、肾衰竭及肝功能衰竭，也可导致类似于神经肌肉阻断的症状。

药理学：起效时间2分钟，维持20分钟到2小时。

备注：应用罗库溴铵时应充分镇静或麻醉。

Sildenafil 西地那非（Viagra，Revatio）

适应证和用途：iNO治疗效果不佳的新生儿肺动脉高压（PPHN）；有助于iNO撤离（缓解NO中断后反弹效应）。心脏术后导致的继发性肺动脉高压。

作用：选择性磷酸二酯酶-5（PDE-5）抑制剂，主要作用于肺血管平滑肌、血管和脏器平滑肌、阴茎海绵体、血小板等，使得cGMP降解。正常情况下，NO激活鸟苷酸环化酶，增加cGMP的水平，cGMP可导致平滑肌松弛。西地那非可抑制PDE-5，增加细胞内cGMP，导致平滑肌松弛，特别是肺血管，PDE-5浓度高。西地那非可使肺血管扩张，而对体循环影响较少。

给药方案：口服（PO），静脉（IV）。儿童资料较少，大多数儿童的文献都是病例报告或小样本研究，使用的剂量范围较大。需要更多的研究。

- 口服
  - 足月新生儿：每次0.3～1 mg/kg，PO，q6～12h。常用范围为每次0.5～3 mg/kg，q6～12h。
  - 婴儿和儿童：初始剂量每次0.25～0.5 mg/kg，PO，q4～8h；如果需要或耐受，可每4～8小时增加每次1 mg/kg。有病例报道的剂量可高达每次2 mg/kg，q4h。

- 静脉注射
  - 新生儿GA＞34周，且日龄＜72 h：负荷量0.4 mg/kg，静脉输注3小时，随后连续输注1.6 mg/(kg·d)或0.067 mg/(kg·h)。

不良反应：应限制在新生儿和儿童的使用，作为临床研究应用较好。该药用于儿童患者的安全性和疗效仍不确定。应关注应用后短期内氧合降低和体循环低血压发生。ROP和血小板功能不全发生的风险增加。

药理学：在肝脏经细胞色素氧化酶P450同工酶CYP3A4（主要）和CYP2C9（次要）代谢。主要的代谢形式是去甲基化，50%为西地那非活性代谢产物。

备注：与CYP3A4抑制剂如吡咯类抗真菌药物、西咪替丁、红霉素等联合应用，可显著增加西地那非浓度。与肝素联合应用可能延长出血时间。

Sodium Acetate 醋酸钠

适应证和用途：使醋酸变为碳酸氢盐，纠正代谢性酸中毒。补充钠。

作用：醋酸钠以等量的碱代谢为碳酸氢盐，中和氢离子浓度，尿pH升高。钠是主要的细胞外阳离子。

给药方案：**静脉（IV）**。如果希望用醋酸钠而不是碳酸氢钠（剂量和碳酸氢钠一样）。

- 新生儿、婴儿和儿童：IV 3～4 mEq/(kg·d)，维持钠的需要。

不良反应：高钠血症、低钾性代谢性碱中毒、低钙血症、水肿。

备注：肝功能衰竭和充血性心力衰竭时谨慎应用。

Sodium Bicarbonate 碳酸氢钠

适应证和用途：治疗代谢性酸中毒、碱化尿液、心脏骤停时维持酸碱平衡状态、治疗威胁生命的高钾血症。

作用：碱性制剂，分解提供碳酸氢根离子，中和氢离子，使得血和尿液pH升高。

给药方案：静脉（IV）。

- 开始剂量：1～2 mEq/kg，缓慢静脉注射30分钟。

不良反应：用碳酸氢钠快速纠正代谢性酸中毒可导致脑室内出血、高渗透压血症、代谢性碱中毒、高钠血症和低钾血症、低钙血症。

备注：使用时严密监测动脉血pH。保证足够的通气条件下才能用。心脏骤停患儿不推荐常规应用。避免外渗。碳酸氢钠的高渗透性可导致组织坏死。如果直接静脉注射：新生儿和婴儿给予0.5 mEq/mL溶液，或者1 mEq/mL碳酸氢钠用无菌注射液1∶1稀释后应用。缓慢注射（新生儿和婴儿最大速率10 mEq/min）。如果是静脉输注，用葡萄糖稀释到最大浓度为0.5 mEq/mL，输注2小时［最大输注速率1 mEq/(kg·h)］。

Sodium Polystyrene Sulfonate 聚苯乙烯磺酸钠

适应证和用途：治疗高钾血症。

作用：阳离子交换树脂，树脂成肠道排泄时，在肠腔内通过钠离子和钾离子交换，排出更多的钾离子。

给药方案：口服或灌肠（每克树脂用1 mmol的钠交换移去1 mmol的钾）。

- 婴儿和儿童：每次1 g/kg，每6小时口服一次或2～6小时灌肠一次。

不良反应：大剂量可能导致便秘，也可发生低钾血症、低钙血症、低镁血症和钠潴留。

备注：由于可发生高钠血症和NEC，不推荐新生儿应用。由于结合作用，可能丢失少量的镁和钙。口服粉剂时，每克树脂用3～4 mL的液体稀释，可以用10%山梨醇、水或糖浆稀释。用粉剂进行灌肠时，用水或25%山梨醇稀释为0.3～0.5 g/mL；结肠保留灌肠至少30～60分钟，如果可能也可保留数小时。

Spirolactone 螺内酯（Aldactone）

 动物研究提示螺内酯有致瘤作用。非必须使用的时候尽量不用。

适应证和用途：主要与其他利尿剂联合用药治疗高血压、充血性心力衰竭和水肿。

作用：与醛固酮竞争远端肾小管受体。增加钠和水的排出，保留钾和氢离子。也可以封闭醛固酮对动脉平滑肌的作用。

给药方案：口服（PO）。

- 1～3 mg/（kg·d），q12～24h。

不良反应：高钾血症、脱水、低钠血症和高氯性代谢性酸中毒、皮疹、呕吐、腹泻、男性乳房发育。

备注：禁用于高钾血症、无尿和肾功能迅速恶化。如果同时补钾密切监测钾。

Sucrose 蔗糖

适应证和用途：新生儿进行小操作时轻度镇痛，小操作包括足跟采血、ROP筛查等眼科检查、包皮环切、预防接种、静脉穿刺、气管插管、吸引、放置胃管、肌内注射或皮下注射等（见第36章）。

作用：确切机制不清，蔗糖可以诱导内源性阿片释放。

给药方案：口服（PO）。

- 新生儿：操作前24%的溶液0.5～1 mL放在舌下或颊黏膜表面2分钟。已经有不同的给药方案报道（最大剂量2 mL）。足月儿：24%溶液2 mL。可直接放入婴儿口腔或经过奶嘴滴入。

不良反应：胃肠道畸形的患儿避免应用，仅用于胃肠道功能正常的患儿。未见NEC报道。有吸入风险的患儿避免使用，需要持续镇痛的患儿不能使用。

药理学：起效最长时间为2分钟，维持时间5～10分钟。

备注:24%蔗糖渗透压为1 000 mOsmol/L。

Sulfacetamide sodium 磺胺醋酰钠

作用和抗菌谱:通过抑制细菌叶酸的合成干扰细菌生长。用于敏感菌包括革兰阳性和阴性菌如金黄色葡萄球菌、肺炎链球菌、流感嗜血杆菌和莫拉菌属等导致的结膜炎的治疗和预防。

给药方案:滴眼液。

- 滴眼:每眼1～2滴,开始每1～3小时一次,根据情况延长时间间隔。每天1～4次眼膏,床旁应用。疗程7～10天。

不良反应:可导致灼伤、眼睛刺痛感,光敏感性增加,视觉模糊、皮肤瘙痒。

备注:对磺胺过敏或小于2月龄婴儿禁用。

Sulfadiazine 磺胺嘧啶

作用和抗菌谱:通过竞争性拮抗细菌叶酸合成中必需的因子β-氨基苯酸而发挥作用:一般与乙胺嘧啶联合应用作为弓形体感染的复杂治疗。

给药方案:口服。参阅 Pyrimethamine 剂量情况。

- 先天性弓形体感染
  - 新生儿:100 mg/(kg·d),q12h,疗程12个月,与乙胺嘧啶合用。
  - 婴儿:100 mg/(kg·d),q12h,疗程12个月,与乙胺嘧啶合用。
- 获得性弓形体感染
  - 婴儿≥2月和儿童:100～200 mg/(kg·d),q6h,疗程12个月,与乙胺嘧啶合用。最大剂量600 mg/d。

不良反应:变态反应(发热、皮疹、肝炎、血管炎和狼疮样综合征)、中性粒细胞减少症、粒细胞减少症、血小板减少症、再生不良性贫血、Stevens-Johnson综合征和结晶尿(保持尿液碱性维持足够尿量和水化)。可能发生胆红素脑病(核黄疸)。G-6-PD缺陷患儿应用要谨慎。

备注:除了治疗先天性弓形体病,应避免用在新生儿为防止叶酸缺乏,同时补充叶酸。

Ticarcillin Disodium 替卡西林二钠盐

作用和抗菌谱:半合成广谱青霉素。用于治疗敏感菌导致的感染如铜绿假单胞菌、变形杆菌、大肠埃希菌、肠杆菌和粪链球菌。

给药方案：静脉（IV）。

– 新生儿，生后日龄≤7天

- ≤2 kg：150 mg/(kg·d)，q12h。
- ＞2 kg：225 mg/(kg·d)，q8h。

– 新生儿，日龄＞7天

- ≤2 kg：225 mg/(kg·d)，q8h。
- ＞2 kg：300 mg/(kg·d)，q6～8h。

– 婴儿和儿童

- 50～100 mg/(kg·d)，q6～8h，IV。
- 200～300 mg/(kg·d)，q4～6h，IV。肺部囊性纤维化急性加重时最大用到 400 mg/(kg·d)也有报道。最大量24 g/d。

不良反应：超敏反应伴嗜酸性粒细胞增多。高钠血症、低钾血症、抑制血小板聚集、高胆红素血症、AST增高、ALT升高、血BUN升高、肌酐升高。血栓性静脉炎、注射部位疼痛。

药理学：主要是原型经肾脏排泄。

Ticarcillin Disodium and Clavulanate Potassium
替卡西林和克拉维酸钾

作用和抗菌谱：合成的β-内酰胺酶抑制剂抗生素。由替卡西林、羧基青霉素钠和克拉维酸钾合成。克拉维酸扩展了替卡西林抗菌活性，对产β-内酰胺酶的金黄色葡萄球菌、流感嗜血杆菌、卡他莫拉菌、脆弱类杆菌、克雷伯菌、普氏菌素、铜绿假单胞菌、大肠埃希菌、变形杆菌等有效。

给药方案：静脉（IV）。

– 新生儿，生后日龄0～28天，且体重＜1.2 kg：150 mg/(kg·d)，IV，q12h。

– 生后＜7天且体重1.2～2 kg：150 mg/(kg·d)，IV，q12h。

– 生后＜7天且体重＞2 kg：225 mg/(kg·d)，IV，q8h。

– 生后≥7天且体重1.2～2 kg：225 mg/(kg·d)，IV，q8h。

– 生后≥7天且体重＞2 kg：300 mg/(kg·d)，IV，q8h。

– 足月儿或小于3个月的婴儿：200～300 mg/(kg·d)，q6h，IV。

– 大于3个月的婴儿和儿童＜60 kg：

- 轻度到中度感染：200 mg/(kg·d)，q6h，IV。
- 中枢神经系统以外的中度感染：300 mg/(kg·d)，q4～6h，IV。

不良反应：嗜酸性粒细胞增加、白细胞减少症、抑制血小板聚集、出血时间延长、中性粒细胞减少症、溶血性贫血、低钾血症、肝酶升高、BUN升高、肌酐升高、血栓性结膜炎。

药理学：替卡西林，肾脏排泄（小管分泌）；克拉维酸：肝脏和肾脏代谢。

备注：肾功能障碍患者谨慎应用，并调整剂量。

Tobramycin Sulfate 硫酸妥布霉素

作用和抗菌谱：氨基糖苷类抗生素。用于证实或疑似的敏感性革兰阴性菌感染的治疗，包括铜绿假单胞菌、非假单胞菌的肠杆菌，根据药敏试验，妥布霉素较庆大霉素更敏感。常与β-内酰胺酶抗生素联合使用。

给药方案：肌内注射（IM），静脉（IV），滴眼、吸入。根据体重选择初始剂量。然后监测血浆浓度，根据药动学调整剂量。目前有多种给药方案，比如延长间隔、根据年龄、体重，以及传统用药方案。治疗2天后监测血浆浓度。

- 根据年龄
  - PMA（纠正胎龄）≤29周：① 0～7天：每次5 mg/kg。IV/IM，q48h。② 8～28天：每次4 mg/kg，IV/IM，q36h。③ ≥29天：每次4 mg/kg，IV/IM，q24h。
  - PMA 30～34周：① 0～7天：每次4.5 mg/kg，IV/IM，q36h。② >7天：每次4 mg/kg，IV/IM，q24h。
  - PMA ≥35周：每次4 mg/kg，IV/IM，q24h。
- 婴儿和儿童＜5岁：每次2.5 mg/kg，IV/IM，q8h。
- 滴眼：每眼滴入1～2滴，每4小时一次或需要时更频繁，或者每眼涂少量药膏，每天2～3次，严重感染，每3～4小时一次。
- 吸入：150 mg，每天2次，雾化吸入，用于NICU中较难治疗的患儿。

不良反应：参见硫酸庆大霉素。

备注：作为对硫酸庆大霉素抗药菌株保留用药。在第4次维持剂量时测血浆峰浓度和谷浓度。期望的峰浓度为4～12 μg/mL（在给药结束后30分钟抽血）；期望的谷浓度为＜0.5～2 μg/ mL（在给药前30分钟抽血）。

Tromethamine 氨丁三醇（Tham Acetate）

适应证和用途：纠正代谢性酸中毒，这些机械通气的患儿存在高钠血症或高碳酸血症。不用来纠正碳酸氢盐缺乏的代谢性酸中毒。

作用：碱化剂，作为质子（氢离子）受体发挥作用，与氢离子和其他酸性物质（乳酸、丙酮酸、碳酸和其他代谢酸)的有关的阴离子结合形成碳酸氢盐或缓冲物质,纠正酸中毒。既可以纠正代谢性酸中毒,也可纠正呼吸性酸中毒。形成的盐由肾脏排出。

给药方案:**静脉(IV)**。

- 方法1:3.3～6.6 mL/kg的未稀释的溶液通过大静脉输注,至少1小时。
- 方法2:剂量(mL)=体重(kg)×1.1×碱缺失(mEq/L)。
- 肾功能正常的新生儿最大剂量:5～7 mmol/(kg·24 h)。

不良反应:呼吸抑制、呼吸暂停、血栓性静脉炎、静脉痉挛、碱中毒、暂时性的低钙血症或低血糖症和高血钾症。避免从低位脐静脉输注,因为可能导致肝细胞坏死、严重的局部组织坏死,如果发生血管外渗可能导致皮肤脱皮。应通过中心静脉或大的静脉缓慢输注。

备注:禁用于无尿、尿毒症、水杨酸中毒和慢性呼吸性酸中毒。仅给予短期应用,给药不要超过24小时。监测血钾和pH,尤其是肾功能降低时。

Tropicainamide 托吡卡胺

适应证和用途:诊断治疗性眼科操作时散瞳和睫状肌麻痹。

作用:抗胆碱活性,导致瞳孔扩张。

给药方案:滴眼。

- 操作前10分钟以上,0.5%滴眼液1滴滴眼,滴眼期间及滴注后按压泪囊2分钟,减少全身吸收。

不良反应:发热、心动过速、血管扩张、激惹、胃肠道动力降低、尿潴留。

药理学:散瞳的起效时间是5分钟,睫状肌麻痹的起效时间是20～40分钟。

备注:操作后考虑禁食4小时。

Ursodiol 熊去氧胆酸

适应证和用途:促进胆道闭锁患儿胆汁分泌,治疗继发于肠外营养导致的胆汁淤积。改善囊性纤维化患者肝脏必需脂肪酸的代谢。

作用:胆汁酸水化,通过减少肝脏胆固醇的分泌以及肠道对胆固醇的再吸收,降低胆汁酸和胆结石中的胆汁酸成分。

给药方案:口服(PO)。

- 胆道闭锁:**婴儿**:10～15 mg/(kg·d),PO,每天1次。
- 治疗肠外营养导致的胆汁淤积:**婴儿和儿童**:30 mg/(kg·d),PO,分3次。
- 囊性纤维化患者改善肝脏必需脂肪酸代谢:**儿童**:30 mg/(kg·d),PO,每天2次。

不良反应:皮疹、腹泻、胆道疼痛、便秘、胃炎、腹胀、恶心、呕吐、腹痛、肝酶升高。

药理学:口服吸收好。代谢:经历肠肝循环能力,随后在肝脏发生结合反应和胆汁分泌。该药水化未结合胆红素,在结肠菌群的作用下再循环或转化为石胆酸。

备注:无胆囊患者以及慢性肝病患儿谨慎应用。

Valganciclovir 缬更昔洛韦

作用和抗菌谱:更昔洛韦的前体药物,在肝脏和肠道脂酶的作用下转化为更昔洛韦。用于治疗症状性的CMV感染。

给药方案:**口服(PO)**。

- 每次16 mg/kg,PO,q12h,最少服用6周。可能需要长期服药,仅使用市场可以销售的药物。

不良反应:常见中性粒细胞减少、如果中性粒细胞绝对计数(ANC)< 500个/mm^3,维持剂量,直到ANC > 750个/mm^3。如果ANC下降到750个/mm^{3}以下,剂量减半;如果ANC又降低到500个/mm^3,停用该药。也可发生粒细胞减少、贫血、血小板减少、急性肾衰竭/急性肾损伤、少尿、血肌酐增加、高血糖、高/低钾血症、低钙血症、低镁血症、低磷血症和水肿。

药理学:原型由肾脏排出。清除半衰期是3小时,肾功能障碍者要调整剂量。

Vancomycin HCl 盐酸万古霉素

作用和抗菌谱:对大多数革兰阳性球菌和杆菌有作用,包括链球菌、葡萄球菌(包括耐甲氧苯青霉素的葡萄球菌)、梭菌属(包括艰难梭菌)、棒状杆菌和单核细胞增多性李斯特菌具有杀菌作用。对肠球菌有抑菌作用。

给药方案:静脉(IV)、口服(PO)、导管内、脑室内。

- 新生儿
  - 生后日龄<7天:
    - **体重** < 1.2 kg:15 mg/(kg · d),IV,q24h。
    - **体重** 1.2~2 kg:每次10~15 mg/kg,IV,q12~18h。
    - **体重** > 2 kg:每次10~15 mg/kg,IV,q8~12h。
  - 生后≥7天:
    - **体重** < 1.2 kg:15 mg/(kg · d),IV,q24h。
    - **体重** 1.2~2 kg:每次10~15 mg/kg,IV,q8~12h。

- **体重 > 2 kg**：每次 15～20 mg/kg，IV，q8h。
- 大于 1 月龄婴儿和儿童：40 mg/(kg·d)，IV，q6～8h。
- 导管/脑室内注射：新生儿：5～10 mg/d。
- 严重感染或对微生物最小抑菌浓度（MIC）=1 μg/mL：
  - 初始剂量：每次 15～20 mg/kg，q6～8h。
  - 耐甲氧西林的金黄色葡萄球菌感染/败血症（MASR）：每次 15 mg/kg，q6h，根据严重度疗程 2～6 周。
  - 有并发症的皮肤及软组织感染：治疗 7～14 天。
  - 脑膜炎：治疗 2 周（联合或不联合利福平）。
  - 骨髓炎：最少疗程 4～6 周。
  - 肺炎：疗程 7～21 天。
- 抗生素相关的假膜性结肠炎（注：根据 2012 年 AAP Red Book 推荐甲硝唑是首选）。儿童：30 mg/(kg·d)，q6h，用 10 天。不要超过 2 g/d。

不良反应：过敏（皮疹和发热）、耳毒性（血清高峰水平 > 40 μg/mL）和肾毒性（血清谷浓度 > 10 μg/mL 发生率增加）、注射部位血栓性静脉炎。注射过快可能引起皮疹、寒战和发热（"红人"综合征），类似的变态反应。静脉快速注射可能引起呼吸暂停和心动过缓，无"红人"综合征的其他表现。静脉注射至少 60 分钟。

药理学：经肾脏排泄，半衰期是 6～10 小时。

备注：治疗范围：峰浓度 25～40 μg/mL，脑膜炎时 30～40 μg/mL（给药结束后 60 分钟抽血）及血清谷浓度为 5～15 μg/mL。专家建议如果治疗 MRSA 导致的肺炎、心内膜炎、骨髓/关节炎时，最小抑菌浓度（MIC）=1 μg/mL 时，谷浓度最好维持在 15～20 μg/mL（在下次给药前 30 分钟抽血）。一般在第 4 次维持剂量时测血浆峰浓度和谷浓度。监测血清肌酐和尿素氮水平、监测尿量。如果葡萄球菌表现耐药，与氨基糖苷类联合使用，加或不加利福平。口服剂量吸收少。

Varicella-Zoster Immune Globulin, VZIG
水痘-带状疱疹免疫球蛋白

适应证和用途：在出生前 5 天至生后 48 小时内保护水痘-带状疱疹感染母亲的患儿；不管母亲的病史如何，生后有接触史的体重 < 1 000 g 或 GA < 28 周的早产儿；其母亲虽未患过水痘，但生后有接触的胎龄超过 28 周的早产儿。

作用：通过注射 IgG 抗体被动免疫。保护作用持续 1 个月或更长时间。VZIG 不减少发病率，但能降低发生并发症的危险性。

给药方案：肌内注射（IM）。

- <10 kg：125 U=1×125 U/瓶；最小剂量125 U，不要给部分剂量。最大剂量625 U。

不良反应：注射部位疼痛、红斑、肿胀、皮疹，偶有变态反应。

备注：如果能在接触后96小时内给予效果最好。2005年后美国不再出售该药。目前在创新药物申请扩展接受流程下可获得VariZIG。预期需要用的患者可联系FFF企业，电话800-843-7477，获得存货。

Vecuronium Bromide 维库溴铵

高危药物：只有有临床经验的医师或进行详细培训的医师在有经验且熟悉该药的作用、特点以及神经肌肉阻断剂并发症的医师监督下才能开具该药。

适应证和用途：需要机械通气或手术的患儿松弛骨骼肌和麻痹，或便于气管插管。

作用：非去极化的肌松剂，竞争性拮抗自主胆碱能受体。

给药方案：**静脉(IV)**。

- 新生儿：每次0.1 mg/kg，维持量0.03～0.15 mg/kg，IV，必要时每1～2小时一次。

- 大于7天的新生儿到1岁每次：0.1 mg/kg，必要时每小时一次。也可连续输注1～1.5 μg/(kg·min)[0.06～0.09 mg/(kg·h)]。

不良反应：机械通气不足时可导致低氧血症；支气管痉挛、呼吸暂停、心律失常、心动过速、低血压、高血压(参阅泮库溴铵)。

药理学：起效时间为1～2分钟，作用时间随剂量和年龄而变化。

备注：心动过速发生率比泮库溴铵少。和麻醉药一起使用时，有心率和血压下降。

Vitamin A 维生素A

适应证和用途：治疗和预防维生素A缺乏。降低合并维生素A缺乏的高危早产儿慢性肺疾病的发生率。

作用：维生素A是体格、骨、视觉、生殖发育及维持上皮组织分化和完整所必需的。慢性肺疾病/支气管肺发育不良(CLD/ BPD)患儿肺部病例变化与维生素A缺乏类似。维生素A代谢产物对基因表达以及肺的生长和发育具有位点特异性的效应。

给药方案：**口服(PO)、肌内注射(IM)**。

- 早产儿BPD预防：5 000 U，IM，每周3次，共4周。生后4天内开始。

- 发育缺陷高危儿预防性治疗：婴儿≤1岁，100 000 U，PO，每4～6个月一次。
- 维持足够摄入量
  - 1～6个月：400 μg（1 330 U）。
  - 6～12个月：500 μg（1 670 U）。
- 每天需要量补充
  - 6个月以下婴儿：1 500 U，PO。
  - 6月龄到3岁儿童：1 500～2 000 U。

不良反应：避免与糖皮质激素合用，因为血浆维生素A浓度会显著增加，但仅在超过生理替代量的时候发生。监测中毒症状：前囟膨隆、激惹、肝脾大、水肿、黏膜损伤。

Vitamin D₃ 维生素D₃（胆骨化醇，Cholecalciferol）

适应证和用途：预防和治疗维生素D缺乏症/佝偻病，饮食补充。

作用：刺激钙磷肠道吸收，促进钙从骨释放入血，促进肾小管磷的重吸收，作用于成骨细胞刺激骨生长，作用于甲状旁腺抑制甲状旁腺的合成和分泌。

给药方案：口服。

- 预防维生素D缺乏
  - 早产儿：400～800 U/d 或者150～400 U/kg。
  - 母乳喂养新生儿（全母乳或部分母乳）：400 U/d，生后数天开始。连续给予直到婴儿喂养维生素D强化配方奶粉≥1 000 mL/d或1夸脱/日，或者全部奶粉喂养（12月龄后）。
  - 配方奶喂养婴儿如果维生素D强化奶＜1 000 mL/d，每天400 U，口服。
- 维生素D缺乏/佝偻病治疗：1 000 U/d，疗程2～3个月，与钙和磷一起补充。一旦影像学提示症状消失，减少到400 U/d。

不良反应：高钙血症、氮质血症、呕吐和肾脏钙化。

药理学：25（OH）-D水平＞250 nmol/L可能与发生维生素D中毒有关。

备注：详细资料请参阅2008年AAP指南。过量可能导致维生素D过多症，表现为高钙血症和相关的并发症（参阅第116章）。

Vitamin E 维生素E

适应证和用途：预防和治疗维生素E缺乏。

作用：抗氧化剂，可以防止维生素A和维生素C氧化。强有力的自由基清除剂。

预防细胞膜上的不饱和脂肪酸被自由基破坏。保护红细胞膜,避免被氧化药物破坏导致溶血。

给药方案:口服(PO)。

- 预防维生素E缺乏
  - 早产儿或低出生体重儿:5 U/d, PO, 每天1次,配方奶稀释。不要与铁剂同时服用可降低铁吸收。
- 维生素E缺乏:25~50 U/d。

备注:早产儿生理血清水平为0.8~3.5 mL/dL。当给予药理性的维生素E剂量后须监测其血清水平。液体制剂渗透压高(3 620 mOsmol/kg H_2O),必须稀释(1 mg生育酚=1 U)。

Vitamine K₁ 维生素K₁ (phytonadione, 植物甲萘醌)

适应证和用途:预防和治疗新生儿出血性疾病和维生素K缺乏症。

作用:为凝血因子Ⅱ、Ⅶ、Ⅸ、Ⅹ合成所必需。对活动性出血,维生素K可能需3小时或更长时间才能使其停止,出血严重时需要先给予输注新鲜冰冻血浆冷冻血浆。该药对肝素无拮抗作用。

剂量:口服(PO),肌内注射(IM),静脉(IV)。

- 新生儿出血病
  - 预防:1 mg, 出生时肌内注射。如果GA < 32周:① BW > 1 000 g: 0.5 mg, 出生时肌内注射;② BW < 1 000 g: 0.3 mg/kg, 出生时肌内注射。
  - 治疗:1~2 mg, 每天1次,肌内注射。
- 维生素K缺乏(药物、吸收不良、维生素K合成降低):婴儿和儿童:2.5~5 mg/d, PO, 每天1次,或单次皮下、肌内或静脉注射, 1~2 mg。
- 口服抗凝剂过量:每次0.5~2 mg, 静脉注射,必要时每12小时1次(定期监测凝血酶原时间和部分凝血活酶时间以观察疗效)。

不良反应:相对无毒性。有报道给予超过的推荐剂量,发生溶血性贫血和胆红素脑病。静脉注射维生素K相关的高敏反应和变态反应也有报道。肝脏疾病患者维生素K疗效较差。

Zidovudine 齐多夫定 (ZDV, AZT)

适应证和用途:化学合成的预防药物,降低围生期人类免疫缺陷病毒(HIV)的传播。预防性治疗HIV感染母亲的婴儿。联合其他抗病毒药物治疗HIV

感染。

作用：反转录，抑制HIV病毒聚合酶和DNA的复制。

给药方案：静脉（IV）、口服（PO）。

－预防HIV母婴传播：出生后尽快给药（分娩后6～12小时），连用6周。仅静脉给药，直到可以口服给药。

- GA≥35周：每次4 mg/kg，PO，每天2次。如果不能够耐受口服制剂，每次1.5 mg/kg，IV，q6h。

- GA＜35周，≥30周：每次2 mg/kg，PO，每天2次。如果不能够耐受口服制剂，每次1.5 mg/kg，IV，q12h。2周后增加到每8小时一次。

- GA＜30周：每次2 mg/kg，PO，每天2次。如果不能够耐受口服制剂，每次1.5 mg/kg，IV，q12h。4周后增加到每8小时一次。

－治疗HIV感染：与其他抗病毒药物联合应用。

- 婴儿＜6周：每次2 mg/kg，PO，q6h。

- 婴儿≥6周和儿童：每次160 mg/m^2，q8h，最大量200 mg，q8h。每次180～240 mg/m^2，q12h可提高依从性。该剂量的儿童资料较少。

- 静脉连续输注：20 mg/（m^2·h）。

- 静脉间断输注：每次120 mg/m^2，q6h。

不良反应：最常见的是粒细胞减少症和严重贫血。其他包括血小板减少症、白细胞减少症、腹泻、发热、惊厥、失眠和淤胆型肝炎、乳酸酸中毒。

备注：在肝功能障碍、骨髓功能受损、叶酸或维生素B$_2$缺乏的患儿中慎用。

相互作用：同时使用对乙酰氨基酚、丙磺舒、西咪替丁、吲哚美辛、吗啡和苯二氮䓬类药，由于葡萄糖醛酸结合反应或齐多夫定从肾脏排泄降低，可增加这些药物的毒性。同时使用无环鸟苷可能引起神经毒性；与更昔洛韦和氟胞嘧啶有协同骨髓抑制作用，联合应用可导致严重的血液恶病质。利巴韦林和齐多夫定有拮抗作用，不应同时使用。

·参·考·文·献·

[1] Agthe AG, Kim GR, Mathias KB, et al. Clonidine as an adjunct therapy to opioids for neonatal abstinence syndrome: a randomized, controlled trial. *Pediatrics.* 2009; 123(5): e849–e856.

[2] American Academy of Pediatrics. In: Pickering LK, Baker CJ, Kimberlin DW, Long SS, eds. *Red Book: 2012 Report of the Committee on Infectious Diseases.* 29th ed. Elk Grove Village, IL: American Academy of Pediatrics; 2012.

[3] American Academy of Pediatrics, Committee on Drugs, and Committee on Fetus and Newborn. Neonatal drug withdrawal. *Pediatrics.* 2012; 129: e540–e560.

[4] American Academy of Pediatrics, Committee on Fetus and Newborn, and Canadian Pediatric Society, Fetus and Newborn Committee. Postnatal corticosteroids to treat or prevent chronic lung disease in preterm infants. *Pediatrics.* 2002; 109: 330–338.

[5]　American Academy of Pediatrics, Committee on Substance Abuse. Tobacco, alcohol, and other drugs: the role of the pediatrician in prevention and management of substance abuse. *Pediatrics.* 1998; 101(1 Pt 1): 125–128.

[6]　American Academy of Pediatrics, Section on Endocrinology and Committee on Genetics. Technical report: congenital adrenal hyperplasia. *Pediatrics.* 2000; 106(6): 1511–1518. Reaffirmed May 1, 2005.

[7]　Anand KJ; International Evidence-Based Group for Neonatal Pain. Consensus statement for the prevention and management of pain in the newborn. *Arch Pediatr Adolesc Med.* 2001; 155(2): 173–180. Review: http://dailymed.nlm.nih.gov/dailymed/, http://www.accessdata.fda.gov. Accessed September, 2012.

[8]　Doyle LW, Davis PG, Morley CJ, McPhee A, Carlin JB; DART Study Investigators. Low-dose dexamethasone facilitates extubation among chronically ventilator-dependent infants: a multicenter, international, randomized, controlled trial. *Pediatrics.* 2006; 117: 75–83.

[9]　Hussain K, Aynsley-Green A, Stanley CA. Medications used in the treatment of hypoglycemia due to congenital hyperinsulinism of infancy (HI). *Pediatr Endocrinol Rev.* 2004; 2 (suppl): 163–167.

[10]　Kapoor RR, Flanagan SE, James C, Shield J, Ellard S, Hussain K. Hyperinsulinaemic hypoglycaemia. *Arch Dis Child.* 2009; 94(6): 450–457 (Epub 2009 Feb 4).

[11]　Kleinman ME, Chameides L, Schexnayder SM, et al. Part 14: pediatric advanced life support 2010 American Heart Association Guidelines for cardiopulmonary resuscitation and emergency cardiovascular care. *Circulation.* 2010; 122(18 suppl 3): S893.

[12]　Krauss B, Green MG. Procedural sedation and analgesia in children. *Lancet.* 2006; 367: 766–780.

[13]　Leikin JB, Mackendrick WP, Maloney GE, et al. Use of clonidine in the prevention and management of neonatal abstinence syndrome. *Clin Toxicol (Phila).* 2009; 47(6): 551–555.

[14]　MICROMEDEX® 2.0, Thomson Reuters Healthcare, 2012.

[15]　Monagle P, Chalmers E, Chan A, et al. Antithrombotic therapy in neonates and children: American College of Chest Physicians Evidence-Based Clinical Practice Guidelines (8th Edition). *Chest.* 2008; 133(suppl 6): S887–S968.

[16]　*NeoFax 2012, A Manual of Drugs Used in Neonatal Care.* 25th ed. AnnArbor, MI: Thomson Reuters; 2012.

[17]　Orenstein SR, Hassall E, Furmaga-Jablonska W, Atkinson S, Raanan M. Multicenter, double-blind, randomized, placebo-controlled trial assessing the efficacy and safety of proton pump inhibitor lansoprazole in infants with symptoms of gastroesophageal reflux disease. *J Pediatr.* 2009; 154(4): 514–520.e4.

[18]　Springer M. Safety and pharmacodynamics of lansoprazole in patients with gastroesophageal reflux disease aged < 1 year. *Paediatr Drugs.* 2008; 10(4): 255–263.

[19]　Sáez-Llorens X, Macias M, Maiya P, et al. Pharmacokinetics and safety of caspofungin in neonates and infants less than 3 months of age. *Antimicrob Agents Chemother.* 2009: 53(3): 869–875.

[20]　Taketomo CK, Hodding JH, Kraus DM. *Pediatric and Neonatal Dosage Handbook.* 18th ed. Hudson, OH: Lexicomp; 2011.

[21]　Wagner CL, Greer FR; American Academy of Pediatrics Section on Breastfeeding; American Academy of Pediatrics Committee on Nutrition. Prevention of rickets and vitamin D deficiency in infants, children and adolescents. *Pediatrics.* 2008; 122(5): 1142–1152.

[22]　Zhang W, Kukulka M, Witt G, Sutkowski-Markmann D, North J, Atkinson S. Age-dependent pharmacokinetics of lansoprazole in neonates and infants. *Paediatr Drugs.* 2008; 10(4): 265–274.

149

药物和物质对哺乳和婴儿的影响

Effects of Drugs and Substances on Lactation and Infants

　　该章节提供了妊娠期和哺乳期母亲对药物和物质吸收的资料。不管该药物属于何种危险类型或者认定是安全的，在妊娠期或哺乳期均不应使用任何药物，除非确实需要或益处超过危害。下表列出了药物名称，括号内为FDA认定的胎儿危险性分类，最后是母乳喂养的相溶性。目前仍没有FDA认定的正式的母乳喂养分类，这里使用的分类系统将在后面讨论。最后对任何已经报道的基于母乳使用对哺乳和婴儿的影响进行标注。编辑部已经根据从不同的机构获得的最详细的资料进行了简明的阐述。如果有新的资料可以获取，将实时更新。建议读者访问FDA网站（www.fda.org）或者制造商网站获得关于这类药物的最新资料。

美国FDA胎儿危险类型

- **A类**：对孕妇有足够的研究未证明在妊娠早期对胎儿有危险；在妊娠中、晚期也无危险。

- **B类**：动物实验未证明对胎儿有危险，但在孕妇中没有合适的研究。

　或者

　动物实验显示有不良反应，但在孕妇中的研究未证明在妊娠早期对胎儿有危险，在妊娠中、晚期也没有危险。

- **C类**：动物实验没有证明对胎儿有危险，但在人类中没有合适的研究。尽管其有潜在的的危险，在孕妇中使用该药的益处尚可接受。

　或者

　没有动物生殖的研究，在人类中也投有合适的研究。

- **D类**：有胎儿危险的证据，但尽管其有潜在的危险，在孕妇中使用该药的潜在益处尚可接受。

- **X类**：在动物或人类的研究有不良反应，或者两者均显示有胎儿的异常。在孕妇中使用的危险明显超过任何可能的益处。

母乳喂养的兼容性

　　目前仍然没有一个正式的药物和物质分类系统定义药物和物质对母乳喂养、乳汁和婴儿的影响。本书使用下述分类系统：

- 分类（+）：一般与母乳喂养兼容。
- 分类（−）：避免母乳喂养，可能有毒性。
- 分类（CI）：禁忌。

药物（FDA胎儿危险分类/母乳喂养兼容性）	对哺乳的影响和婴儿不良反应
阿巴卡韦 Abacavir（C/−）	CDC建议母亲HIV感染不进行母乳喂养
阿卡波糖 Acarbose（B/−）	没有人类哺乳相关的资料，不建议母乳喂养，直到能够获得母乳安全相关的资料
醋丁洛尔 Acebutolol（B/−）	对哺育的婴儿有相关的不良反应
对乙酸氨基酚 Acetaminophen（B/+）	APP分类为母乳兼容性
乙酰半胱氨酸 Acetylcysteine（B/+）	没有人类哺乳相关的资料，可能兼容
阿昔洛韦 Acyclovir（B/+）	APP分类具有母乳兼容性
腺苷 Adenosine（C/+）	静脉注射，用于急性期治疗，半衰期短
丙硫咪唑 Albendazole（C/+）	可能兼容。口服生物利用度低，乳汁分泌量少，避免与高脂肪食物服用
沙丁胺醇 Albutorol（C/+）	监测哺育的婴儿是否存在激惹和分泌物多。给予雾化剂降低母亲吸收
阿仑膦酸钠 Alendronate（C/+）	可能兼容，血浆浓度低，清除率快，仅有少量分泌到乳汁
阿芬太尼 Alfentanil（C/+）	人类哺乳相关的资料有限，可能兼容
别嘌醇 Allopurinol（C/+）	人类哺乳相关的资料有限，可能兼容。APP分类具有母乳兼容性
阿莫曲坦 Almotriptan（C/+）	人类哺乳相关的资料有限，可能兼容。分子量低提示可能分泌到乳汁，但缺乏对婴儿影响的资料
阿普唑仑 Alprazolam（D/−）	可分泌到乳汁，可能影响神经发育、戒断、嗜睡、体重丢失，哺乳期禁用
金刚烷胺 Amantadine（C/CI）	导致中枢神经系统左旋多巴释放
阿米卡星 Amikacin（D/+）	口服吸收率低，乳汁浓度低
阿米洛利 Amloride（B/+）	小鼠乳汁浓度较血浓度高。没有人类哺乳相关的资料，可能兼容
阿米替林 Amitriptyline（C/−）	乳汁/血浆为1.0，哺乳期应慎重使用
氨氯地平，Amlodipine（C/+）	人类哺乳相关的资料有限。分子量低提示可能分泌到乳汁，但缺乏对婴儿影响的资料。可能兼容

（续表）

药物（FDA胎儿危险分类/母乳喂养兼容性）	对哺乳的影响和婴儿不良反应
阿莫沙平，Amoxapine（C/−）	在乳汁中代谢活跃，哺乳期慎用
阿莫西林，Amoxicillin（B/+）	注意婴儿是否存在腹泻
苯丙胺，Amphetamine（C/CI）	APP分类为母乳喂养时禁用。监测婴儿是否激惹及睡眠障碍
两性霉素B，Amphotericin B（B/+）	人类哺乳相关的资料有限，可能兼容
两性霉素B脂质体 Amphotericin B lipid complex（B/+）	人类哺乳相关的资料有限，可能兼容
氨苄西林，Ampicillin（B/+）	监测是否存在腹泻
安普那韦 Amprenavir（C/CI）	CDC建议HIV感染母亲不进行母乳喂养
阿立哌唑，Aripiprazole（C/−）	人类哺乳相关的资料有限，可能有毒性。分子量低、半衰期长，代谢活跃，可能分泌到乳汁。但较高的蛋白结合率可能限制药物分泌到乳汁。如果哺乳期间服用该药，应观察可能的中枢神经系统反应、惊厥、吞咽困难、恶心、呕吐、低血压等。应进行长期评估
阿司匹林，Aspirin（C,D/−）	谨慎使用，监测婴儿是否分泌物多、出血。可能影响血小板功能。类风湿关节炎服用较大剂量时风险增加。可发生代谢性酸中毒
阿扎那韦，Atazanavir（B/CI）	CDC建议HIV感染母亲不进行母乳喂养
阿替洛尔，Atenolol（D/−）	谨慎使用。监测婴儿是否有β受体阻断的症状如心动过缓。对婴儿有显著影响（青紫和心动过缓）
阿托伐他汀，Atorvastatin（X/CI）	可分泌入乳汁，对婴儿造成不良反应，哺乳期不建议服用
阿托品，Atropine（C/+）	没有不良反应报道。APP分类与母乳兼容
咪唑硫嘌呤，Azathiopurine（D/−）	药物代谢活跃，可能有毒性
阿奇霉素，Azithromycin（B/+）	母乳中可累积。人类哺乳相关的资料有限，可能兼容
氨曲南，Aztreonam（B/+）	进入乳汁量少、酸性、低脂溶性、口服吸收少，不可能对婴儿造成全身不良反应
杆菌肽，Bacitracin（C/+）	人类哺乳相关的资料较少，可能与母乳兼容
巴氯芬，Baclofen（C/+）	人类哺乳相关的资料较少。APP分类与母乳兼容
倍氯米松，Beclomethasone（C/+）	人类哺乳相关的资料较少，可能与母乳兼容。可分泌入乳汁
颠茄，Belladona（C/+）	人类哺乳相关的资料较少，可能与母乳兼容
贝那普利，Benazepril（C 1st tri; D 2nd,3rd tri/+）	人类哺乳相关的资料较少，可能与母乳兼容。其他ACE抑制剂乳汁分泌量也较少，对婴儿无不良影响
苯托品，Benaztropine（C/−）	人类哺乳相关的资料较少，可能与母乳兼容

（续表）

药物（FDA胎儿危险分类/母乳喂养兼容性）	对哺乳的影响和婴儿不良反应
倍他米松，Betamethasone（C,D/+）	人类哺乳相关的资料较少，分子量小提示可进入乳汁，可能与母乳兼容
氨甲酰甲胆碱，Bethanechol（C/－）	人类哺乳相关的资料较少，分子量低提示可分泌入乳汁。有报道婴儿腹痛和腹泻
双醋苯啶，Bisacodyl（C/+）	人类哺乳相关的资料较少，分子量低提示可分泌入乳汁。但仅有少量被吸收进入母亲血液循环。对婴儿影响可以忽略
水杨酸亚铋，Bismuth subsalicylate（C/－）	谨慎使用，因为水杨酸可能对婴儿有不良影响。避免使用
比索洛尔，Bisoprolol（C/－）	人类哺乳相关的资料有限，可分泌入大鼠乳汁。哺乳期使用时，应观察婴儿是否发生低血压、心动过缓或其他β受体阻断的症状和体征
肉毒毒素，Botulinum toxin（C/+）	人类哺乳相关的资料较少，可能兼容。该毒素不进入血液循环，因此不进入乳汁中
溴苯那敏Brompheniramine（C/+）	监测婴儿是否有激惹、睡眠障碍和喂养问题，可能兼容
布地奈德Budesonide（B,inhaler;C,oral/+）	吸入该药到达体循环量较少，乳汁中的量也较少。口服该药糖皮质激素活性是氢化可的松的25倍。但临床意义不清楚。制造商建议必须使用该药时应暂停哺乳
布美他尼，Bumetanide（C/+）	人类哺乳相关的资料较少，可能兼容。利尿可能导致乳汁分泌减少
丁丙诺啡，Buprenorphine（C/－）	可分泌进入乳汁，可导致泌乳量减少，婴儿体重不增。服用该药应暂停哺乳
安非他酮，Bupropion（B/－）	可进入乳汁，对婴儿影响不明，但应关注
丁螺环酮，Buspirone（B/－）	人类哺乳相关的资料较少，可能存在毒性。该药及其代谢产物可分泌进入大鼠乳汁。可能引起婴儿中枢神经系统损害。由于对发育期脑的影响要到较晚时期才能发现，因此应慎重服用
布托啡诺，Butorphanol（C/+）	人类哺乳相关的资料较少，可能兼容。分泌入乳汁的药物可能没有临床意义
咖啡因，Caffeine（B/+）	监测婴儿是否有激惹和睡眠障碍。中等量（2～3杯/天）摄入没有影响
鲑鱼降钙素，Calcitonin salmon（C/+）	可能抑制乳汁分泌
骨化三醇，Calcitriol（C/+）	大剂量补充可能导致乳汁中维生素 D_2 浓度升高，母乳喂养的婴儿发生高钙血症，应慎重使用

（续表）

药物（FDA胎儿危险分类/母乳喂养兼容性）	对哺乳的影响和婴儿不良反应
坎地沙坦，Candesartan（C 1ST tri; D 2ND, 3RD tri/+）	人类哺乳相关的资料较少，分子量低提示可分泌入乳汁。对婴儿影响不清楚
卡托普利，Captopril（C 1ST tri; D 2ND, 3RD tri/+）	乳汁分泌量较少。目前资料显示对婴儿没有影响。APP分类为与母乳兼容
卡马西平，Carbamazepine（D/+）	如果缓慢吸收，有骨髓抑制风险
异丙基甲丁双脲，Carisoprodol（C/+）	人类哺乳相关的资料较少，可能兼容。观察婴儿的镇静和其他行为变化
卡维地洛，Carvedilol（C/−）	人类哺乳相关的资料有限，可分泌进入大鼠乳汁。哺乳期使用时应观察婴儿是否发生低血压、心动过缓或其他β受体阻滞的症状和体征
鼠李蒽酚，Casanthranol（C/+）	人类哺乳相关的资料较少，可能兼容。观察婴儿是否有腹泻
鼠李皮，Cascara sagrada（C/+）	人类哺乳相关的资料较少，可能兼容。观察婴儿是否有腹泻
头孢克洛，Cefaclor（B/+）	进入乳汁的量少，婴儿肠道菌群可能改变，可能干扰对感染指标的解读。观察婴儿有无过敏反应，母乳兼容
头孢羟氨苄，Cefadroxil（B/+）	进入乳汁的量少，婴儿肠道菌群可能改变，可能干扰对感染指标的解读。观察婴儿有无过敏反应，母乳兼容
头孢地尼，Cefdinir（B/+）	进入乳汁的量少，婴儿肠道菌群可能改变，可能干扰对感染指标的解读。观察婴儿有无过敏反应，母乳兼容
头孢唑林，Cefazolin（B/+）	进入乳汁的量少，婴儿肠道菌群可能改变，可能干扰对感染指标的解读。观察婴儿有无过敏反应，母乳兼容
头孢吡肟，Cefepime（B/+）	进入乳汁的量少，婴儿肠道菌群可能改变，可能干扰对感染指标的解读。观察婴儿有无过敏反应，母乳兼容
头孢克肟，Cefixime（B/+）	进入乳汁的量少，婴儿肠道菌群可能改变，可能干扰对感染指标的解读。观察婴儿有无过敏反应，母乳兼容
头孢噻肟，Cefotaxime（B/+）	进入乳汁的量少，婴儿肠道菌群可能改变，可能干扰对感染指标的解读。观察婴儿有无过敏反应，母乳兼容
头孢替坦，Cefotetan（B/+）	进入乳汁的量少，婴儿肠道菌群可能改变，可能干扰对感染指标的解读。观察婴儿有无过敏反应，母乳兼容
头孢西丁，Cefoxitin（B/+）	进入乳汁的量少，婴儿肠道菌群可能改变，可能干扰对感染指标的解读。观察婴儿有无过敏反应，母乳兼容
头孢他啶，Ceftazidime（B/+）	进入乳汁的量少，婴儿肠道菌群可能改变，可能干扰对感染指标的解读。观察婴儿有无过敏反应，母乳兼容
头孢曲松，Ceftriaxone（B/+）	进入乳汁的量少，婴儿肠道菌群可能改变，可能干扰对感染指标的解读。观察婴儿有无过敏反应，母乳兼容

（续表）

药物（FDA胎儿危险分类/母乳喂养兼容性）	对哺乳的影响和婴儿不良反应
头孢呋辛，Cefuroxime（B/+）	进入乳汁的量少，婴儿肠道菌群可能改变，可能干扰对感染指标的解读。观察婴儿有无过敏反应，母乳兼容
塞来昔布，Celecoxib（C/−）	可分泌进入乳汁，哺乳期禁止应用
头孢氨苄，Cephalexin（B/+）	进入乳汁的量少，婴儿肠道菌群可能改变，可能干扰对感染指标的解读。观察婴儿有无过敏反应，母乳兼容
西立伐他汀，Cerivastatin（X/CI）	可分泌进入乳汁，因有潜在的不良反应，哺乳期禁用
西替利嗪，Cetrizine（B/+）	制造商认为药物可以分泌进入乳汁。对婴儿影响未知，建议观察是否嗜睡
水合氯醛，Chloral hydrate（C/+）	监测婴儿是否嗜睡和皮疹
利眠宁，Chlordiazepoxide（D/−）	人类哺乳相关的资料较少，分子量低提示可分泌入乳汁。其他苯二氮䓬类药物可对婴儿产生不良反应。哺乳期应禁止使用
洗必泰，Chlorhexidine（B/+）	没有报道可分泌入乳汁。如果用洗必泰清洁乳头，应清洗。与母乳兼容
氯喹，Chioroquine（C/+）	分泌入乳汁的量较少，不能预防婴儿发生疟疾
氯噻嗪，Chlorothiazide（C/+）	可抑制乳汁分泌，特别是在哺乳期的第1个月。不良反应没有报道，但应监测婴儿电解质和血小板
氯丙嗪，Chlorpromazine（C/−）	分泌到乳汁的量较少。婴儿应观察是否嗜睡。APP将该药分类为慎用，因为考虑其引起对婴儿嗜睡及成人乳溢
扑尔敏，Chlorpheniramine（B/+）	监测婴儿是否嗜睡、喂养困难、激惹
胆骨化醇，Cholecalciferol（C,D/+）	与母乳兼容，分泌到母乳的量少。APP营养协会建议如果母亲摄入较少或暴露紫外光较少，婴儿应补充维生素D。如果母亲服用药理剂量的维生素D，监测婴儿血钙
考来烯胺，Cholestyramine（B/+）	是不吸收的树脂，没有人类乳汁哺乳相关的。该药可与脂溶性维生素结合，长期使用可能导致母亲和婴儿脂溶性维生素缺乏
西咪替丁，Cimetidine（B/+）	谨慎使用，可能抑制婴儿胃酸分泌，抑制药物代谢，影响中枢神经系统
环丙沙星，Ciprofloxacin（C/+）	哺乳相关的较少，乳汁中药物量较低，不会对婴儿有影响。APP分类为与母乳兼容。但是制造商建议服用最后一剂的48小时后再母乳喂养
西酞普兰，Citalopram（C/−）	剂量＞20mg/d或者与其他镇静剂合用，对婴儿发生不良反应的风险可能增加。对远期神经行为发育的影响不详。服药后4小时，母亲血药浓度高峰时不要哺乳

（续表）

药物（FDA胎儿危险分类/母乳喂养兼容性）	对哺乳的影响和婴儿不良反应
克拉霉素,Clarithromycin（C/+）	资料较少,可能会分泌到乳汁。根据经验及其他大环内酯类抗生素的资料,对婴儿影响较小
克拉维酸,Clavulanate（B/+）	人类哺乳相关的研究较少,分子量低可能分泌到乳汁,对婴儿β-内酰胺酶的抑制作用不详
克林霉素,Clindamycin（B/+）	较低浓度进入乳汁,婴儿肠道菌群可能改变,可能干扰对感染指标的解读。观察婴儿有无过敏反应,母乳兼容
氯硝西泮,Clonazepam（D/−）	监测婴儿呼吸和CNS抑制
可乐定,Clonidine（C/+）	可分泌到乳汁,尽管婴儿体内可监测到该药物,但无婴儿低血压报道。远期影响不清楚
氯吡格雷,Clopidogrel（B/+）	没有人类哺乳相关的研究资料。分子量低可进入乳汁。对婴儿的影响不详
克霉唑,Clotrimazole（B/+）	经皮肤和阴道吸收较少。该类抗真菌药物分泌到乳汁的可能性较小
氯氮平,Clozapine（B/−）	可在母乳聚集,应避免母乳喂养
可卡因,Cocaine（C/CI）	母亲经鼻使用,可导致婴儿中毒（高血压、心动过速、瞳孔散大、呼吸暂停）;局部乳头使用可导致婴儿呼吸暂停和惊厥
可待因,Codeine（C, D/−）	短期使用（1～2天）密切监测,与母乳兼容。长期使用与母乳不兼容,监测婴儿是否有镇静。可抑制泌乳反射
秋水仙碱,Colchicine（D/+）	可分泌到乳汁,没有观察到对婴儿有不良反应。服药后8～12小时哺乳可减少婴儿对该药的暴露
可的松,Cortisone（C,D/+）	外源性可的松不能分泌到乳汁,不会对婴儿有影响,母乳兼容
色甘酸钠,Cromolyn sodium（B/+）	无人类哺乳相关的研究资料
环苯扎林,Cyclobenzaprine（B/−）	没有该药分泌到乳汁的研究,分子量低,提示可能分泌到乳汁
放线菌素D,Dactinomycin（C/−）	没有该药分泌到乳汁的研究资料。尽管分子量大,但可能导致严重不良反应,哺乳期间禁止服用该药
达肝素钠,Dalteparin（B/+）	没有该药分泌到乳汁的研究资料。根据药物分子量以及可在消化道灭活,对婴儿的影响较小
达贝泊汀,Darbepoetinalfa（C/+）	人类哺乳相关的研究资料较少,不能分泌到乳汁,对婴儿影响较小
地拉罗斯,Deferasirox（B/−）	人类哺乳相关的研究少,根据分子量及长半衰期,可能分泌到乳汁。婴儿口服吸收的量不详。成人口服时生物利用度为70%,可能耗竭婴儿铁储存,哺乳期间禁止服用

（续表）

药物（FDA胎儿危险分类/母乳喂养兼容性）	对哺乳的影响和婴儿不良反应
去铁胺，Deferoxamine（C/+）	人类哺乳相关的研究资料少，根据分子量可分泌到乳汁，对婴儿的影响不详
地拉夫定，Delavirdine（C/C）	人类哺乳相关的研究资料少，根据分子量可分泌到乳汁，对婴儿的影响不详。CDC建议HIV感染母亲不要母乳喂养
地氯雷他定，Desloratadine（C/+）	人类哺乳相关的研究资料少，地氯雷他定和氯雷他定可以分泌到乳汁。可能兼容
地塞米松，Dexamethasone（C，D/+）	人类哺乳相关的研究资料少，可以分泌到乳汁。可能兼容
右旋安非他命 Dextroamphetamine（C/-）	可能刺激婴儿
右美沙芬，Dextromethorphan（C/+）	人类哺乳相关的研究资料少，根据分子量可以分泌到乳汁。可能兼容。使用无酒精制剂
泛影葡胺，Diatrizoate（C/+）	一项研究未检测到该药可分泌到乳汁。可能兼容
地西泮，Diazepam（D/-）	可在乳汁中蓄积，可导致婴儿镇静
双氯芬酸，Diclofenac（B/+）	人类哺乳相关的研究资料少，根据分子量可以分泌到乳汁。成人半衰期较短，可能兼容
双氯西林，Dicloxacillin（B/+）	无人类哺乳相关的研究资料。但是其他青霉素类药分泌到乳汁的量较少。不良反应为，婴儿肠道菌群可能改变，可能干扰对感染指标的解读。观察婴儿有无过敏反应
地达诺新，Didanosine（B/CI）	人类哺乳相关的研究资料少，根据分子量可分泌到乳汁，对婴儿的影响不详。CDC建议HIV感染母亲不要母乳喂养
己烯雌酚，Diethylstilbestrol（X/CI）	人类哺乳相关的研究少，可能降低泌乳量。降低乳汁氮及蛋白质浓度
地高辛，Digoxin（C/+）	分泌到乳汁量少，监测婴儿分泌物、心率、腹泻。可能与母乳兼容
双氢麦角胺，Dihydroergotamine（X/CI）	没有人类乳汁资料，分子量低，半衰期长，因此可能分泌到乳汁，但高蛋白结合率可限制其分泌。注意婴儿麦角中毒的全身表现：呕吐、腹泻和惊厥
地尔硫䓬，Diltiazem（C/+）	可分泌到乳汁，2项研究表明对婴儿没有影响，可能兼容
茶苯海明，Dimenhydrinate（B/+）	人类哺乳相关的研究资料少，根据分子量可分泌到乳汁，可能兼容。注意，可能增加新生儿和早产儿对抗组胺药的敏感性
苯海拉明，Diphenhydramine（B/+）	可分泌到乳汁，但量不足以影响婴儿。监测婴儿是否有镇静、睡眠和喂养问题，可能兼容
苯乙哌啶，Diphenoxylate（C/-）	活性代谢产物可分泌到乳汁。可能有毒性

（续表）

药物（FDA胎儿危险分类/母乳喂养兼容性）	对哺乳的影响和婴儿不良反应
潘生，Dipyridamole（B/+）	可分泌到乳汁。对婴儿影响未知，可能兼容
白喉和破伤风疫苗，Diphtheria and tetanus vaccine（C/+）	没有人类哺乳相关的资料，可能兼容
多库脂，Docusate（C/+）	可能兼容，监测婴儿腹泻
多拉司琼，Dolasetron（B/+）	人类哺乳相关的研究资料少，根据分子量可分泌到乳汁，对婴儿影响未知
阿法链道酶，Dornase alfa（B/+）	没有人类哺乳相关的研究资料。吸入药物并不增加外源性的血药浓度，可能不能分泌到乳汁，对婴儿影响较小
强力霉素，Doxycycline（D/+）	分泌到乳汁的浓度较低。理论上发生牙齿色素沉着和骨髓抑制概率较小。婴儿肠道菌群可能改变，可能干扰对感染指标的解读。观察婴儿有无过敏反应。APP分类与母乳兼容
松果菊，Echinacea（C/−）	哺乳期间禁止使用
依法韦仑，Efavirenz（C/CI）	人类哺乳相关的研究资料少，根据分子量可分泌到乳汁，对婴儿的影响不详。CDC建议HIV感染母亲不要母乳喂养
依立曲坦，Eletriptan（C/+）	可分泌到乳汁。尽管对婴儿影响不详，但乳汁浓度较低。与母乳兼容
恩曲他滨，Emtricitabine（B/CI）	人类哺乳相关的研究资料少，分子量低、蛋白结合率低、半衰期长，可分泌到乳汁，对婴儿的影响不详。CDC建议HIV感染母亲不要母乳喂养
依那普利，Enalapril（C 1st tri; D 2nd, 3rd tri/+）	依那普利和依那普利拉分泌到乳汁量较少，对婴儿影响较少。APP分类为与母乳兼容
恩夫韦地，Enfuvirtide（B/CI）	人类哺乳相关的研究资料少，分子量和高的蛋白结合率可抑制但并不能防止分泌到乳汁，对婴儿的影响不详。CDC建议HIV感染母亲不要母乳喂养
依诺肝素，Enoxaparin（B/+）	没有人类哺乳相关的研究资料，分子量高，可能被胃肠道灭活，药物进入乳汁和对婴儿的影响可以忽略
恩替卡韦，Entecavir（C/CI HIV; C/+ hepatitis B）	没有人类哺乳相关的研究资料。分子量和半衰期提示可以分泌到乳汁。对婴儿的影响未知。婴儿HBsAg阳性或母亲HBsAg阳性，出生后应给予HBIG和生后不久注射乙肝疫苗。允许母乳喂养。在美国母亲HIV-1阳性是母乳喂养禁忌证
麻黄素，Ephedrine（C/−）	人类哺乳相关的研究资料有限。应观察婴儿是否有激惹、过度哭闹、干扰睡眠。建议不要母乳喂养
阿法依泊汀，Epoetin alfa（C/+）	没有人类哺乳相关的研究资料。可能不分泌到乳汁，可被消化道破坏。对婴儿没有影响

（续表）

药物（FDA胎儿危险分类/母乳喂养兼容性）	对哺乳的影响和婴儿不良反应
依前列醇，Epoprostenol（B/+）	没有人类哺乳相关的研究资料，pH在消化道很快降解，婴儿暴露的量没有临床意义
依普沙坦，Eprosartan（C 1st tri; D 2nd, 3rd tri/+）	没有人类哺乳相关的研究资料，可分泌入乳汁。对婴儿的影响未知。APP归类为ACE抑制剂，母乳兼容
麦角胺，Ergotamine（X/CI）	可导致婴儿呕吐、腹泻和惊厥。抑制乳汁分泌，哺乳期禁用
厄他培南，Ertapenem（B/+）	较低浓度进入乳汁，对婴儿影响未知，但可能没有临床意义。婴儿肠道菌群可能改变，可能干扰对感染指标的解读。观察婴儿有无过敏反应，母乳兼容
红霉素，Erythromycin（B/+）	进入乳汁的量少，未见婴儿不良反应的报道。婴儿肠道菌群可能改变，可能干扰对感染指标的解读。观察婴儿有无过敏反应，母乳兼容
依他普仑，Escitalopram（C/−）	没有人类哺乳相关的研究资料。可分泌入乳汁，对婴儿的影响未知。有报道同类药物导致的不良反应，可能会对婴儿产生同样影响。密切监测婴儿。APP将该药物的其他制剂分类为对婴儿的影响未知，哺乳期应慎用
埃索美拉唑，Esomeprazole（B/−）	没有人类哺乳相关的研究资料。可分泌入乳汁，对婴儿的影响未知。可能有毒性：腹泻、腹痛和腹胀、头痛、胃酸分泌抑制、半衰期短，1～1.5小时。服药后5～7.5小时，97%的药物从血浆清除
结合雌激素，Estrogens conjugated（X/+）	未见对婴儿不良反应报道。可减少乳汁分泌及乳汁中氮和蛋白质的含量
乙胺丁醇片，Ethambutol（B/+）	可分泌入乳汁。APP分类为与母乳兼容
乙醇，Ethanol（D,X/−）	很容易进入乳汁，浓度可达与母亲血清水平。对婴儿有毒性作用。服用每盎司乙醇后应禁止哺乳1～2小时
己炔雌二醇，Ethinyl estradiol（X/+）	未见对婴儿不良反应报道。可减少乳汁分泌及乳汁中氮和蛋白质的含量。监测婴儿体重，给予较低剂量
泛昔洛韦，Famciclovir（B/−）	未见人类哺乳相关的研究报道，可能分泌入乳汁，哺乳期禁用
法莫替丁，Famotidine（B/+）	可进入乳汁，但较西咪替丁和雷尼替丁量少。对婴儿影响未知，可能产生不良反应，但APP将西咪替丁分类为母乳兼容。由于母乳中量更少，法莫替丁优于西咪替丁
氟卡尼，Flecainide（C/+）	可分泌入乳汁，但对婴儿的影响未知，可能无毒性。APP将其分类为母乳兼容
大扶康，Fluconazole（C/+）	可分泌入乳汁，未见婴儿不良反应报道。APP将其分类为母乳兼容

（续表）

药物（FDA胎儿危险分类/母乳喂养兼容性）	对哺乳的影响和婴儿不良反应
氟胞嘧啶，Flucytosine（C/−）	未见人类哺乳相关的研究报道，可能产生严重不良反应。哺乳期禁用
氟西汀，Fluoxetine（C/−）	在CNS快速发育期暴露于强效的5-羟色氨重吸收抑制剂对神经行为发育的远期影响的研究仍较少。制造商建议哺乳期禁用该药。APP将该药分类为对婴儿影响未知，但应慎重。如果用于治疗产后抑郁，对母亲产生的益处可能超过对婴儿产生的风险。可能发生腹痛、睡眠障碍、激惹和体重不增
磺达肝癸钠，Fondaparinux（B/+）	没有人类哺乳相关的研究资料。可分泌入乳汁，对婴儿的影响未知。但可能没有临床意义
福沙那韦，Fosamprenavir（C/CI）	人类哺乳相关的研究资料少，根据分子量可分泌到乳汁，对婴儿的影响不详。CDC建议HIV感染母亲不要母乳喂养
呋塞米，Furosemide（C/+）	可分泌入乳汁，没有不良反应报道
加巴喷丁，Gabapentin（C/+）	未见人类哺乳相关的研究资料，可能与母乳兼容。分子量低提示可分泌入乳汁，但对婴儿的影响未知
钆喷替酸葡甲胺，gadopentetate dimeglumine（MRI contrast）（C/+）	进入乳汁量少，全身吸收的量极少。APP分类为与母乳兼容
更昔洛韦，Ganciclovir（C/−）	人类哺乳相关的研究较少，可能有不良反应。哺乳期间禁用
庆大霉素，Gentamicin（C/+）	少量进入乳汁，被婴儿吸收。观察婴儿是否有腹泻和血便。APP分类为与母乳兼容
银杏，Ginkgo biloba（C/−）	没有人类哺乳相关的研究资料。中药制剂没有标准化，可能包含其他成分，安全起见哺乳期禁用
高丽参，Ginseng（B/−）	没有人类哺乳相关的研究资料。中药制剂没有标准化，可能包含其他成分，安全起见哺乳期禁用
格列美脲，Glimepiride（C/+）	没有人类哺乳相关的研究资料，分子量提示可进入乳汁。新生儿存在低血糖风险。母乳喂养的母亲可考虑使用胰岛素
格列吡嗪，Glipizide（C/+）	母乳中的量少或监测不到，新生儿血糖正常
氨基葡萄糖，Glucosamine（C/+）	没有人类哺乳相关的研究资料。分子量和较长的血浆蛋白清除率提示可分泌入乳汁。非结合药物血浆检测不到，如果分泌到乳汁，量也较少。可能与母乳兼容
格列本脲，Glyburide（C/+）	母乳中检测不到，新生儿血糖正常。与母乳兼容
愈创甘油醚，Guaifenesin（C/+）	没有人类哺乳相关的研究资料，可能兼容

（续表）

药物（FDA胎儿危险分类/母乳喂养兼容性）	对哺乳的影响和婴儿不良反应
流感嗜血杆菌B结合疫苗，Haemophilus B conjugate vaccine（C/+）	与母乳兼容
氟哌啶醇，Haloperidol（C/−）	可分泌到乳汁，谨慎使用。对婴儿影响未知。可能降低发育商
肝素，Heparin（C/+）	不能分泌到乳汁
甲型肝炎疫苗，Hepatitis A vaccine（C/+）	没有人类哺乳相关的研究资料，可能兼容
乙型肝炎疫苗，Hepatitis B vaccine（C/+）	没有人类哺乳相关的研究资料，可能兼容
海洛因，Heroin（B, D/CI）	可以分泌入乳汁，足以导致婴儿成瘾。哺乳期禁用
人乳头状病毒疫苗，Human papillomavirus vaccine（B/+）	可能与母乳兼容
肼苯哒嗪，Hydralazine（C/+）	可分泌到乳汁，对婴儿没有不良影响，APP分类为与母乳兼容
氢氯噻嗪，Hydrochlorothiazide（B/+）	可抑制泌乳，特别是在哺乳期的第一个月。未见不良反应报道。注意监测婴儿电解质
氢可酮，Hydrocodone（C,D/+）	没有人类哺乳相关的研究资料，分子量提示可分泌入乳汁。注意婴儿胃肠道反应、镇静、喂养改变
氢化可的松，Hydrocortisone（C, D/+）	没有人类哺乳相关的研究资料，但对婴儿可能不产生风险，与母乳兼容
氢化吗啡酮，Hydromorphone（B,D/+）	可分泌入乳汁，监测婴儿镇静。可抑制泌乳反射
羟化氯喹，Hydroxychloroquine（C/+）	可分泌入乳汁，清除慢。每天治疗期间母乳喂养应谨慎。每周1次使用可显著减少婴儿暴露量。APP分类为与母乳兼容。母乳中的量不足以预防疟疾，对婴儿无保护作用
羟嗪，Hydroxyzine（C/+）	没有人类哺乳相关的研究资料，分子量提示可分泌入乳汁。对婴儿影响未知
布洛芬，Ibuprofen（B/+）	可分泌入乳汁，进入婴儿的量很少。APP分类为与母乳兼容
亚胺培南−西司他丁，Impenem-cilastatin（C/+）	与其他β−内酰胺类抗生素一样，进入乳汁量较少。对婴儿的影响未知
茚地那韦，Indinavir（C/CI）	人类哺乳相关的研究资料少，根据分子量可分泌到乳汁，对婴儿的影响不详。CDC建议HIV感染母亲不要母乳喂养
吲哚美辛，Indomethacin（B, D/+）	可以进入乳汁，1例报道新生儿发生惊厥。APP分类与母乳兼容

（续表）

药物（FDA胎儿危险分类/母乳喂养兼容性）	对哺乳的影响和婴儿不良反应
流感疫苗，Influenza vaccine（C/+）	与母乳兼容
碘，Iodine（D/+）	可导致甲状腺肿
异烟肼，Isoniazid（C/+）	异烟肼及其代谢产物可进入乳汁。监测婴儿外周神经和肝炎症状和体征。APP分类为与母乳兼容
伊维菌素，Ivermectin（C/+）	可以进入乳汁，但没有人类哺乳相关的研究资料。乳汁浓度低，对婴儿可能无影响。APP分类为与母乳兼容
高岭土/果胶，Kaolin/pectin（C/+）	对婴儿没有影响
氯胺酮，Ketamine（B/+）	用药11小时后母亲血浆检测不到。此时喂养婴儿不会引起暴露
酮康唑，Ketoconazole（C/+）	可进入乳汁，对婴儿影响未知，但没有临床意义。APP分类为与母乳兼容
酮铬酸，Ketorolac（C；D if used in 3rd tri or near delivery/+）	进入母乳的药物量对婴儿没有临床意义。APP分类为与母乳兼容
拉贝洛尔，Labetalol（C/+）	监测婴儿低血压和心动过缓
乳果糖，Lactulose（B/+）	没有人类哺乳相关的研究资料，可能兼容
拉米夫定，Lamivudine（C/CI）	可分泌到乳汁，对婴儿的影响不详。CDC建议HIV感染母亲不要母乳喂养
拉莫三嗪，Lamotrigine（C/−）	谨慎使用，监测婴儿体内血药浓度
兰索拉唑，Lansoprazole（B/−）	没有人类哺乳相关的研究资料。可分泌入乳汁。对婴儿可能产生的影响：致癌性（动物资料）、抑制胃酸分泌。哺乳期禁用
左乙西拉坦，Levetiracetam（C/+）	没有人类哺乳相关的研究资料。低分子量和蛋白结合率提示可能分泌到乳汁。对婴儿影响未知。APP分类为与母乳兼容
左氧氟沙星，Levofloxacin（C/+）	没有人类哺乳相关的研究资料。可能分泌到乳汁。对婴儿影响未知。APP分类为与母乳兼容
左旋甲状腺素片，Levothyroxine（A/+）	可能不干扰婴儿甲状腺功能筛查结果
林丹，Lindane（B/+）	没有人类哺乳相关的研究资料。可能分泌到乳汁。婴儿吸收量较少，可能没有临床意义。中断4天就可以预防婴儿对该药的暴露
利奈唑胺，Linezolid（C/−）	没有人类哺乳相关的研究资料。可能分泌到乳汁。对婴儿影响未知。可能产生的影响：骨髓抑制和可逆性血小板减少。哺乳期禁用

（续表）

药物（FDA胎儿危险分类/母乳喂养兼容性）	对哺乳的影响和婴儿不良反应
赖诺普利，Lisinopril（C 1st tri; D 2nd, 3rd tri/+）	没有人类哺乳相关的研究资料。可能分泌到乳汁。APP分类为与母乳兼容
锂，Lithium（D/-）	乳汁浓度为母亲血浆浓度的40%。监测婴儿青紫、心动过缓、肌张力低下及其他锂中毒的反应
洛哌丁胺，Loperamide（B/+）	没有人类哺乳相关的研究资料。APP分类为与母乳兼容
罗平拉韦，Lopinavir（C/CI）	没有人类哺乳相关的研究资料，根据分子量和脂溶性，可分泌到乳汁，但较强的蛋白结合率可能限制其分泌。对婴儿的影响不详。CDC建议HIV感染母亲不要母乳喂养
氯雷他定，Loratadine（B/+）	氯雷他定及其代谢产物可分泌入乳汁。对婴儿临床风险较小。APP分类为与母乳兼容
劳拉西泮，Lorazepam（D/-）	监测婴儿镇静，特别是长期暴露
氯沙坦，Losartan（C 1ST tri; 2nd,3rd tri/+）	没有人类哺乳相关的研究资料。可能分泌到乳汁。对婴儿影响未知。APP分类为与母乳兼容
麻疹疫苗，Meclizine（X，C/+）	与母乳兼容
氯苯甲嗪，Meclizine（B/+）	没有人类哺乳相关的研究资料。根据分子量提示可进入乳汁。可能与母乳兼容。注意。新生儿和早产儿可能导致对抗组胺药的敏感性增加
甲羟孕酮，Medroxyprogesterone（D/+）	APP分类为与母乳兼容
脑膜炎球菌疫苗，Meningococcal vaccine（C/+）	没有人类哺乳相关的研究资料，可能兼容
哌替啶，Meperidine（B,D/+）	监测婴儿镇静，可抑制泌乳反射。APP分类为与母乳兼容
美罗培南，Meropenem（B/+）	没有人类哺乳相关的研究资料。可能分泌到乳汁。对婴儿影响未知
氨水杨酸，Mesalamine（B/-）	分泌到乳汁的量少。婴儿存在不良反应（腹泻）的风险。APP分类为哺乳期谨慎应用
二甲双胍，Metformin（B/+）	可分泌入乳汁，新生儿血糖正常
美沙酮，Methadone（B, D/+）	一般与母乳兼容。监测婴儿镇静、抑制和停药时是否发生戒断。APP分类为与母乳兼容
甲基苯丙胺，Methamphetamine（C/CI）	APP分类苯丙胺为哺乳期禁用。监测婴儿激惹和睡眠障碍
甲硫咪唑，Methimazole（D/+）	可能干扰甲状腺功能
美索巴莫，Methocarbamol（C/+）	分泌到乳汁中的任何药物量都没有临床意义

（续表）

药物（FDA胎儿危险分类/母乳喂养兼容性）	对哺乳的影响和婴儿不良反应
甲基多巴，Methyldopa（B/+）	存在溶血和肝酶升高风险
哌醋甲酯，Methylphenidate（C/-）	可分泌到乳汁，生后1个月可能有毒性。观察婴儿中枢神经系统症状和体征：食欲抑制、激惹、失眠
甲氧氯普胺，Metoclopramide（B/-）	增加泌乳量，对婴儿影响未知，但应谨慎，因为可能阻断多巴胺受体
美托拉宗，Metolazone（B/+）	可以抑制泌乳，特别是生后第一个月。未见不良反应报道，但应监测电解质和血小板
美托洛尔，Metoprolol（C/-）	监测婴儿心动过缓和低血压
甲硝唑，Metronidazole（B/-）	哺乳期间停用。停用后12～24小时开始喂养婴儿
米诺环素，Minocycline（D/+）	分泌到乳汁的浓度较低。理论上发生牙齿色素沉着和骨髓抑制概率较小。婴儿肠道菌群可能改变，可能干扰对感染指标的解读。观察婴儿有无过敏反应。APP分类与母乳兼容
米氮平，Mirtazapine（C/-）	可分泌入乳汁。对神经行为发育的远期影响未知。APP分类中抗忧郁药对婴儿的影响未知，但应谨慎
孟鲁斯特，Montelukast（B/+）	监测婴儿镇静，抑制泌乳反射
吗啡，Morphine（C/+）	可分泌入乳汁，APP分类为与母乳兼容，但对婴儿远期神经发育影响未知
腮腺炎疫苗，Mumps vaccine（C/+）	没有人类哺乳相关的研究报道，可能兼容
萘夫西林，Nafcillin（B/+）	没有人类哺乳相关的研究资料，参考青霉素
纳布啡，Nalbuphine（B/+）	没有人类哺乳相关的研究资料，可分泌到乳汁。量少，没有临床意义
丙烯吗啡，Nalorphine（D/+）	没有人类哺乳相关的研究资料
纳洛酮，Naloxone（B/+）	未见人类哺乳相关的研究资料
纳曲酮，Naltrexone（C/-）	没有人类哺乳相关的研究资料。可能分泌到乳汁。对婴儿影响未知。药物可能的不良反应包括：脑阿片受体发生改变，下丘脑、垂体、性腺和性腺来源的激素发生改变
萘普生 Naproxen（B/+）	进入乳汁少，对婴儿影响未知。APP分类与母乳兼容
那拉曲坦，Naratriptan（C/+）	没有人类哺乳相关的研究资料。可能分泌到乳汁。对婴儿影响未知
奈非那韦，Nelfinavir（B/CI）	未见人类哺乳相关的研究资料，根据分子量提示可分泌到乳汁，对婴儿的影响不详。CDC建议HIV感染母亲不要母乳喂养

（续表）

药物（FDA胎儿危险分类/母乳喂养兼容性）	对哺乳的影响和婴儿不良反应
奈韦拉平, Nevirapine（C/CI）	可分泌到乳汁。CDC建议HIV感染母亲不要母乳喂养
尼古丁,（transdermal, others）（D/−）	谨慎用药。过量可导致腹泻、呕吐、激惹、心动过速、泌乳量减少、体重降低
硝苯地平, Nifedipine（C/+）	制造商认为分泌到乳汁的量较大，但未见人类哺乳相关的研究资料
呋喃妥因, Nitrofurantoin（B/+）	分泌到乳汁量较少。监测G-6-PD缺陷的婴儿是否发生溶血
去甲替林, Nortriptyline（C/−）	分泌到乳汁量少。母乳喂养婴儿未见不良反应报道。慢性暴露于抗忧郁药的远期影响仍未知，应关注对婴儿神经发育的影响。APP将该类药物分类为对婴儿影响未知，但应谨慎
制霉菌素, Nystatin（C/+）	吸收差,不会进入乳汁
奥氮平, Olanzapine（C/−）	婴儿可能会出现镇静。减少剂量可能消除该影响，但影响母亲治疗效果。哺乳期禁用
奥沙拉嗪, Olsalazine（C/−）	活性代谢产物氨水杨酸可分泌入乳汁。已经报道母亲服用氨水杨酸，其婴儿发生腹泻
奥美拉唑, Omeprazole（C/−）	人类哺乳相关的研究资料有限，可分泌入乳汁。对婴儿影响未知。应避免哺乳期应用。可能抑制胃酸分泌，观察婴儿致癌性
昂丹司琼, Ondansetron（B/+）	未见人类哺乳相关的研究资料，可分泌入乳汁。对婴儿影响未知
口服避孕药, Oral contraceptives（X/+）	剂量依赖性的抑制乳汁分泌。降低泌乳量及乳汁中氮及蛋白质水平，影响体重增长。可能对营养不良的母亲影响更显著。尽可能用低剂量。APP将该药分类为与母乳兼容
奥利司他, Orlistat（B/+）	未见人类哺乳相关的研究资料。生物利用度较低，提示不能够进入乳汁
奥司他韦, Oseltamivir（C/+）	人类乳汁哺乳相关的资料有限，分子量低，提示可分泌入乳汁。对婴儿影响未知
苯唑西林, Oxacillin（B/+）	进入乳汁的量很少，婴儿不良反应少见。婴儿肠道菌群可能改变，可能干扰对感染指标的解读。观察婴儿有无过敏反应
奥卡西平, Oxcarbazepine（C/+）	有报道哺乳期使用该药未见不良反应。APP将卡马西平分类为母乳兼容。奥卡西平也与母乳兼容
氧可酮, Oxycodone（B/+）	监测婴儿是否嗜睡

（续表）

药物（FDA胎儿危险分类/母乳喂养兼容性）	对哺乳的影响和婴儿不良反应
帕米磷酸二钠，Pamidronate（D/+）	没有人类哺乳相关的研究资料。分子量低、半衰期长，代谢慢提示可分泌入乳汁。考虑到生物利用度，婴儿吸收量没有临床意义，可能兼容
泮托拉唑，Pantoprazole（B/+）	可分泌入乳汁，可抑制婴儿胃酸分泌。总的来说中毒风险较低
复方樟脑酊，Paregoric（B, D/+）	可分泌入乳汁，人类哺乳相关的研究资料有限。可能兼容
帕罗西汀，Paroxetine（D/−）	对婴儿影响未知，但应慎重
青霉素，Penicillin G（all forms）（B/+）	所有抗生素在乳汁的含量都较少。监测婴儿皮疹、腹泻和反流
喷他脒，Pentamidine（C/CI）	气雾剂进入循环的浓度较低，母乳浓度可以忽略
戊巴比妥，Pentobarbital（D/−）	可分泌入乳汁，对婴儿影响未知
扑灭司林，Permethrin（B/+）	没有人类哺乳相关的研究资料。如果能分泌到乳汁，量也较少。哺乳期间CDC建议用扑灭司林或除虫菊素加增效剂治疗阴虱
苯巴比妥，Phenobarbital（D/−）	监测婴儿吸吮、镇静、皮疹和戒断问题。APP将该药分类为对某些婴儿可引起严重不良反应。哺乳期使用应谨慎
苯妥英，Phenytoin（D/+）	监测婴儿甲基血红蛋白浓度（少见）。维持母亲苯妥英浓度在治疗范围内
吡罗昔康，Piroxicam（C/+）	可分泌到乳汁，但量不足以对婴儿造成危险。APP分类与母乳兼容
肺炎球菌疫苗，Pneumococcal vaccine（C/+）	没有人类哺乳相关的研究资料，可能兼容
灭活的脊髓灰质炎疫苗，Poliovirus inactivated vaccine（C/+）	没有人类哺乳相关的研究资料，可能兼容
减毒脊髓灰质炎疫苗，Poliovirus live vaccine（C/+）	可能兼容。为防止疫苗抑制，接种疫苗前后停用母乳各6小时
普伐他汀，Pravastatin（X/CI）	没有人类哺乳相关的研究资料，可分泌入乳汁。由于可能的不良反应，哺乳期禁用
泼尼松龙，Prednisolone（C, D/+）	母乳中可监测到微量，不足以对婴儿产生影响。APP分类与母乳兼容
泼尼松，Prednisone（C, D/+）	母乳中可监测到微量，不足以对婴儿产生影响。APP分类与母乳兼容
普瑞巴林，Pregabalin（C/−）	未见人类哺乳相关的研究资料，可分泌入乳汁。对婴儿影响未知。监测婴儿头晕、嗜睡、视力模糊、外周水肿、肌病和血小板减少。哺乳期禁止使用

（续表）

药物（FDA胎儿危险分类/母乳喂养兼容性）	对哺乳的影响和婴儿不良反应
丙磺舒，Probenecid（C/−）	可分泌到乳汁，与抗生素联合使用可有毒性反应。观察婴儿腹泻情况
普鲁卡因酰胺，Procainamide（C/+）	可分泌到乳汁并蓄积。APP分类与母乳兼容。婴儿暴露的远期影响未知
普鲁氯嗪，Prochlorperazine（C/−）	其他吩噻嗪类药物可分泌到乳汁。普鲁氯嗪也可分泌到乳汁。镇静是婴儿可能发生的不良反应
丙氧酚，Propoxyphene（C,D/+）	母亲长期大剂量使用时，监测婴儿是否存在戒断
普萘洛尔，Propranolol（C/−）	监测婴儿低血压和心动过缓
丙基硫氧嘧啶，Propylthiouracil（D/+）	定期监测婴儿甲状腺功能
盐酸伪麻黄碱，Pseudoephedrine（C/+）	监测婴儿是否激惹
吡嗪酰胺，Pyrazinamide（C/+）	分泌到乳汁的量较少，可能与母乳兼容
乙嘧啶，Pyrimethamine（C/+）	可分泌到乳汁。APP分类与母乳兼容
喹硫平，Quetiapine（C/−）	可分泌到乳汁。未见婴儿不良反应报道。暴露后的远期影响未知。制造商建议哺乳期禁用
奎尼丁，Quinidine（C/+）	监测婴儿皮疹、贫血和心律失常。长期使用存在视神经炎风险
奎宁，Quinine（X/+）	可分泌入乳汁。未见婴儿不良反应报道。需要排除婴儿G-6-PD。APP分类为与母乳兼容
奎奴普丁/达福普汀，Quinupristin/ dalfopristin（B/−）	未见人类哺乳相关的研究资料，可能分泌到乳汁。注意：可能改变婴儿肠道菌群，可能产生耐万古霉素的肠道球菌。不建议母乳喂养
雷尼替丁，Ranitidine（B/+）	可分泌入乳汁。对婴儿影响未知。可降低胃酸分泌，但对婴儿的影响未见报道。APP分类为与母乳兼容
瑞芬太尼，Remifentanil（C/+）	未见人类哺乳相关的研究资料。可分泌入乳汁。半衰期短。其他的镇痛类药物，APP分类为与母乳兼容
利福布汀，Rifabutin（B/CI）	未见人类哺乳相关的研究资料。可分泌入乳汁。乳汁可变为棕褐色。对婴儿影响未知，但可能导致严重不良反应（白细胞减少、中性粒细胞减少、皮疹）。哺乳期禁用
利福平，Rifampin（C/+）	可分泌到乳汁，但其量不足以对婴儿造成危险。未见不良反应报道。APP分类与母乳兼容
利福喷汀，Rifapentine（C/+）	未见人类哺乳相关的研究资料，可分泌入乳汁。可能导致乳汁橘红色。对婴儿影响未知。APP将该药与利福平分类为与母乳兼容

（续表）

药物（FDA胎儿危险分类/母乳喂养兼容性）	对哺乳的影响和婴儿不良反应
利福昔明，Rifaximin（C/+）	未见人类哺乳相关的研究资料，可分泌入乳汁，由于体循环吸收较少，分泌到乳汁的量少，对婴儿影响未知，但可能没有临床意义
利培酮，Risperidone（C/−）	可分泌入乳汁。与其他治疗精神病的药物一样，APP将其分类为对婴儿的影响未知但需谨慎，特别是长期使用。可能改变近期或远期神经功能
利托那韦，Ritonavir（B/CI）	未见人类哺乳相关的研究资料，根据分子量可分泌到乳汁，对婴儿的影响不详。CDC建议HIV感染母亲不要母乳喂养
利扎曲坦，Rizatriptan（C/+）	未见人类哺乳相关的研究资料，可分泌到乳汁，对婴儿的影响不详
风疹疫苗，Rubella vaccine（C/+）	与母乳兼容。ACOG和CDC建议疑诊者产后即可接种
沙美特罗，Salmeterol（C/+）	未见人类哺乳相关的研究资料，可分泌到乳汁，但吸入后母体血浆浓度低到检测不到。母乳喂养不会对婴儿造成影响
沙奎那韦，Saquinavir（B/CI）	未见人类哺乳相关的研究资料，根据分子量可分泌到乳汁，对婴儿的影响不详。CDC建议HIV感染母亲不要母乳喂养
莨菪碱，Scopolamine（C/+）	未见人类哺乳相关的研究资料，可分泌入乳汁。APP将其分类为与母乳兼容
司可巴比妥，Secobarbital（D/+）	可分泌到乳汁。量及其对婴儿影响未知。APP分类为与母乳兼容
番泻叶，Senna（C/+）	观察婴儿是否有腹泻。APP分类为与母乳兼容
舍曲林，Sertraline（C/−）	对婴儿影响未知，但需谨慎。可在母乳蓄积
辛伐他汀，Simvastatin（X/CI）	未见人类哺乳相关的研究资料，可分泌到乳汁。由于存在潜在不良反应，哺乳期禁用
天花疫苗，Smallpox vaccine（X/CI）	CDC建议母乳喂养的母亲不常规接种。但是如果母亲暴露于天花或猴痘，需要接种并停止母乳喂养
索他洛尔，Sotalol（B/−）	母乳浓度为血浆浓度的3～5倍。可导致心动过缓和低血压
螺内酯，Spironolactone（C/+）	尚不明确是否可分泌入乳汁，但在乳汁中发现了其代谢产物，没有临床意义。对婴儿影响未知。APP将其分类为与母乳兼容
饱和碘化钾溶液，SSKI（potassium iodide）（D/+）	大剂量碘慢性吸收对婴儿的影响未知。APP认为母亲哺乳期应用碘制剂导致母乳中碘升高，可影响婴儿的甲状腺功能。分类为与母乳兼容，但需要监测婴儿甲状腺功能

（续表）

药物（FDA胎儿危险分类／母乳喂养兼容性）	对哺乳的影响和婴儿不良反应
贯叶连翘提取物，St. John's wort（C/−）	其成分和污染物是否能够分泌入乳汁仍不清楚。暴露对婴儿是否有危险也不清楚
司他夫定，Stavudine（C/CI）	人类哺乳相关的研究资料少，根据分子量可分泌到乳汁，对婴儿的影响不详。CDC建议HIV感染母亲不要母乳喂养
硫糖铝，Sucralfate（B/+）	即使能够分泌入乳汁，量也较少。因为体循环吸收量较少
舒巴坦，Sulbactam（B/+）	可分泌入乳汁，对婴儿的影响未知。可改变婴儿肠道菌群，可能干扰对感染指标的解读。观察婴儿有无过敏反应，APP认为与母乳兼容
磺胺甲噁唑，Sulfamethoxazole（C/−）	如果婴儿患病、应激、早产、高胆红素血症、G-6-PD缺陷哺乳期应避免使用
柳氮磺胺吡啶，Sulfasalazine（B,D/−）	可导致腹泻。APP将其分类为在某些婴儿可导致严重不良反应，哺乳期母亲应谨慎使用
舒林酸，Sulindac（B,D/−）	未见人类哺乳相关的研究资料，由于半衰期长，哺乳期可以使用更安全的药物替代：双氯芬酸、非诺洛芬、氟比洛芬、布洛芬、酮洛芬、酮咯酸、甲苯酰吡啶乙酸
舒马曲坦，Sumatriptan（C/+）	可分泌入乳汁。胃肠道吸收被抑制，进入婴儿体内量少。APP分类为与母乳兼容
替米沙坦，Telmisartan（C 1ST tri; 2nd, 3rd tri/+）	未见人类哺乳相关的研究资料。根据分子量预测可分泌入乳汁。对婴儿影响未知。APP将其分类为与母乳兼容
替马西泮，Temazepam（X/−）	可分泌到乳汁。观察婴儿镇静和喂养困难
替诺福韦，Tenofovir（B/CI）	未见人类哺乳相关的研究资料，根据分子量可分泌到乳汁，对婴儿的影响不详。CDC建议HIV感染母亲不要母乳喂养
特布他林，Terbutaline（B/+）	监测婴儿激惹和反流。如果可能，使用气雾剂以减少母体吸收
破伤风／白喉类毒素和非细胞性百日咳疫苗，Tetanus/diphtheria toxoids and acellular pertussis vaccine（C/+）	与母乳兼容
四环素，Tetracycline（D/+）	分泌入乳汁浓度低。理论上的牙齿染色和骨髓抑制较少发生。可改变婴儿肠道菌群，可能干扰对感染指标的解读。观察婴儿有无过敏反应，母乳兼容
四氢大麻酚，THC（marijuana）（X/CI）	APP推荐哺乳期禁用
茶碱，Theophylline（C/+）	APP分类为与母乳兼容，监测婴儿激惹表现

（续表）

药物（FDA胎儿危险分类/母乳喂养兼容性）	对哺乳的影响和婴儿不良反应
妥布霉素，Tobramycin（C, D/+）	可分泌入乳汁，未见不良反应报道。口服吸收差，没有耳毒性。可改变婴儿肠道菌群，可能干扰对感染指标的解读。观察婴儿有无过敏反应，母乳兼容
托吡酯，Topiramate（C/−）	可分泌入乳汁。婴儿暴露于该药的量少，未见不良反应报道。但是可能的不良反应包括：疲倦、嗜睡、注意力集中困难、反应过度、错乱、记忆困难、共济失调、紫癜、鼻出血、感染（肺炎或病毒）、厌食、体重下降。观察婴儿的毒性症状
曲马多，Tramadol（C/+）	药物本身及其活性代谢产物可分泌入乳汁。对婴儿影响未知
曲唑酮，Trazodone（C/−）	可分泌入乳汁，对婴儿影响未知，但应谨慎
维A酸，Tretinoin（systemic）（D/+）	维生素A或维A酸是母乳的正常成分。给予早幼粒细胞白血病治疗量后，未见有关分泌到乳汁的量的研究资料，也未见有对婴儿影响的研究报告。可能与母乳兼容
甲氧苄啶/磺胺甲噁唑，Trimethoprim/sulfamethoxazole（C/+）	分泌到乳汁浓度低，对婴儿的影响可以忽略。APP认为与母乳兼容
伐昔洛韦 Valacyclovir（B/+）	其主要代谢产物为更昔洛韦，少见的不良反应参阅更昔洛韦。考虑与母乳兼容
缬更昔洛韦 Valganciclovir（C/CI）	活性代谢产物更昔洛韦可导致严重不良反应。在发达国家，HIV感染的母亲禁止母乳喂养。是母乳喂养的禁忌证
丙戊酸，Valproic acid（D/−）	根据APP建议，通常与母乳兼容。但对胎儿有肝毒性
缬沙坦，Valsartan（C 1st tri; D 2nd, 3rd tri/+）	未见人类哺乳相关的研究资料，分子量低提示可分泌入乳汁，对婴儿的影响不详。APP分类为与母乳兼容
万古霉素，Vancomycin（B/+）	分泌入乳汁，对婴儿影响未知。但胃肠道吸收差。可改变婴儿肠道菌群，可能干扰对感染指标的解读。观察婴儿有无过敏反应，母乳兼容
水痘疫苗，Varicella vaccine（C/+）	与母乳兼容
万拉法新，Venlafaxine（C/−）	可分泌入乳汁。在中枢神经系统快速发育期暴露于强效的5-羟色氨重吸收抑制剂对神经行为发育和认知功能的远期影响的研究仍较少。APP将该药分类为对婴儿的影响未知但需谨慎
异搏定，Verapamil（C/+）	可分泌入乳汁。人类哺乳相关的研究资料较少。可能兼容
伏立康唑，Voriconazole（D/−）	未见人类哺乳相关的研究资料。分子量低，提示可分泌入乳汁。新生儿期可能有毒性作用。哺乳期禁用
华法林，Warfarin（X/+）	母亲应用华法林对正常足月新生儿没有显著影响。哺乳期禁用其他抗凝药物

（续表）

药物（FDA胎儿危险分类/母乳喂养兼容性）	对哺乳的影响和婴儿不良反应
扎那米为, Zanamivir（C/+）	未见人类哺乳相关的研究资料。分子量低及其药动学提示可分泌入乳汁。对婴儿的影响未知, 但风险较低
齐多夫定, Zidovudine（C/CI）	建议HIV-1感染母亲不要母乳喂养
佐米曲坦, Zolmitriptan（C/+）	未见人类哺乳相关的研究报道。分子量及低蛋白结合率提示药物及其活性代谢产物可分泌入乳汁。对婴儿的影响未知
唑吡坦, Zolpidem（B/+）	分泌入乳汁的量少, 提示很少有不良反应。观察婴儿镇静、嗜睡及喂养习惯变化

·参·考·文·献·

[1] Briggs GG, Freeman RK, Yaffe SJ. *Drugs in Pregnancy and Lactation*. 9th ed. Philadelphia, PA: Lippincott Williams and Wilkins; 2011.

[2] Hale TW. *Medications and Mother's Milk*. 14th ed. Amarillo Texas: Hale Publishing; 2010.

[3] LactMed Online. U. S. National Library of Medicine: Bethesda, MD; 2011. http://toxnet.nlm.nih. gov/cgi-bin/sis/htmlgen?LACT. Accessed January, 2012.

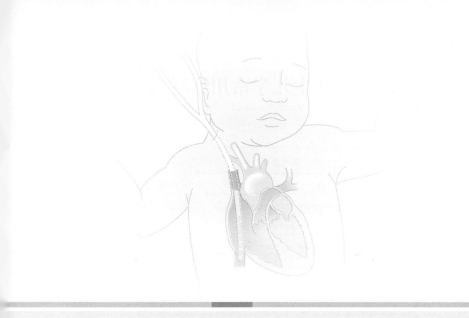

附　录

Appendices

附录A 新生儿学常用缩略词
Abbreviations Used in Neonatology

英文缩写	英文全称	中文全称
A1AT	α_1 antitrypsin	α_1 抗胰蛋白酶
AaDO$_2$	alveolar to arterial oxygen gradient	肺泡动脉氧分压差
AAP	American Academy of Pediatrics	美国儿科学会
a/A ratio	arterial to alveolar oxygen ratio	动脉肺泡氧分压比值
AATD	α_1-antitrypsin deficiency	α_1 抗胰蛋白酶缺乏症
ABR	auditory brainstem response	听性脑干反应
ABS	amniotic band syndrome	羊膜束带综合征
A/C	assist/control	辅助/控制通气
ACAAI	American College of Allergy, Asthma, and Immunology	美国免疫、哮喘和变态反应学会
ACMG	American College of Medical Genetics	美国遗传学会
ACOG	American College of Obstetricians and Gynecologists	美国妇产科学会
ACT	activated clotting time	活化凝血时间
ACT	activated coagulation time	活化凝血时间
ADH	antidiuretic hormone	抗利尿激素
ADHD	attention deficit hyperactivity disorder	注意缺陷多动障碍
AE	adverse effects	不良反应
AED	automatic external defibrillator	自动体外除颤仪
aEEG	amplitude integrated encephalography	振幅整合脑电图
AEP	auditory evoked potential	听觉诱发电位
AF	amniotic fluid	羊水
AFI	amniotic fluid index	羊水指数
AFP	α-Fetoprotein	甲胎蛋白
AGA	appropriate for gestational age	适于胎龄儿
AGS	adrenogenital syndrome	肾上腺生殖综合征
AHA	American Heart Association	美国心脏协会
AI	aortic insufficiency	主动脉瓣关闭不全

（续表）

英文缩写	英文全称	中文全称
AIDS	acquired immunodeficiency syndrome	获得性免疫缺陷综合征
AIS	amniotic infection syndrome	羊水感染综合征
	arterial ischemic stroke	动脉缺血性卒中
ALP	alkaline phosphatase	碱性磷酸酶
ALRI	acute lower respiratory tract infection	急性下呼吸道感染
ALT	alanine aminotransferase	丙氨酸氨基转移酶
ALTE	apparent life threatening event	威胁生命事件
AM	Morning	上午
Ao	aortic	主动脉
AoI	aortic isthmus	主动脉峡部
AOI	apnea of infancy	婴儿呼吸暂停
AOP	apnea of prematurity	早产儿呼吸暂停
AP	anteroposterior	前后位
APGAR	appearance, pulse, grimace, activity, respirations	外观,脉搏,眨眼,活动,呼吸
Apo-A	apolipoprotein A	载脂蛋白A
APR	acute phase reactants	急性相反应蛋白
AP-ROP	aggressive posterior retinopathy of Premature	急进性后极部早产儿视网膜病变
APTT	activated partial thromboplastin time	活化部分凝血活酶时间
AR	autosomal recessive	常染色体隐性遗传
ARA	arachidonic acid	花生四烯酸
ARC	AIDS related complex	AIDS相关综合征
ARD	antibiotic removal device,	抗生素去除装置
	antiretroviral drugs	抗反转录病毒药物
AREDFV	absent or reversed end diastolic velocities	舒张末期血流缺失或反向血流
ARF/AKI	acute renal failure/acute kidney injury	急性肾衰竭/急性肾损伤
ART	assisted reproductive technology	辅助生殖技术
ARV	antiretroviral	抗反转录病毒
AS	aortic stenosis	主动脉瓣狭窄
ASA	argininosuccinic aciduria	精氨酸琥珀酸尿症
ASAP	as soon as possible	尽快
ASD	atrial septal defect	房间隔缺损

（续表）

英文缩写	英文全称	中文全称
AST	aspartate aminotransferase	天冬氨酸转氨酶
ATN	acute tubular necrosis	急性肾小管坏死
ATP	adenosine triphosphate	三磷酸腺苷
A-V	arteriovenous	动静脉
AV	atrioventricular	房室
A-VO$_2$	arteriovenous oxygen	动静脉氧
BAEP	brainstem auditory evoked potential	脑干听觉诱发电位
BAER	brainstem audiometric evoked response	脑干听觉诱发反应
BAS	balloon atrial septostomy	球囊房间隔造口术
BASD	bile acid synthetic defect	胆汁酸合成缺陷
BBS	bronze baby syndrome	青铜症
BD	base deficit	碱缺失
BE	base excess	碱剩余
BF	breast feeding	母乳喂养
BG	babygram (radiograph that includes the chest and abdomen)	婴儿图（包括胸部和腹部X线片）
β-hCG	beta human chorionic gonadotropin	β人绒毛膜促性腺激素亚单位
bid	Twice daily	每日2次
BIND	bilirubin induced neurologic dysfunction	胆红素导致的神经功能障碍
BIOT	biotinidase deficiency	生物素酶缺乏
BLP	babyLance preemie	早产儿足跟穿刺针
BM	breast milk	母乳
BMC	bone mineral content	骨矿物质含量
BOLD	blood oxygen level dependent	血液氧饱和水平检测
BP	blood pressure	血压
BPD	biparietal diameter	双顶径
BPD/CLD	bronchopulmonary dysplasia/chronic lung disease	支气管肺发育不良/慢性肺疾病
bpm	breaths per minute	呼吸频率
BPP	biophysical profile	胎儿生物物理学评分
BSEP	bile salt export pump	胆汁酸盐输出泵
BUN	blood urea nitrogen	血尿素氮

（续表）

英文缩写	英文全称	中文全称
BW	birthweight	出生体重
	body weight	体重
BWS	Beckwithc-Wiedemann syndrome	Beckwithc-Wiedemann综合征
c−	With (Latin word cum)	伴发，附有
C	centigrade	摄氏
	cervical	子宫颈
CA	community acquired	社区获得性
CAH	congenital adrenal hyperplasia	先天性肾上腺皮质增生
CAM	complementary and alternative medicine	补充和替代医学
	cystic adenomatoid malformation	囊性腺瘤样畸形
CA−MRSA	community acquired MRSA	社区获得性MRSA
CANMWG	Chicago Area Neonatal MRSA Working Group	芝加哥地区新生儿MRSA工作组
CAVSD	complete atrioventricular septal defect	完全性房室间隔缺损
CBC	complete blood count	全血细胞计数
CBF	cerebral blood flow	脑血流
CBG	capillary blood gases	毛细血管血气
CBS	capillary blood sampling	毛细血管血液标本
CC	congenital chylothorax	先天性乳糜胸
CCAM	congenital cystic adenomatoid malformation	先天囊性腺瘤样畸形
CCHB	congenital complete heart block	先天性完全性心脏传导阻滞
CCHS	congenital central hypoventilation syndrome	先天性低通气综合征
CDC	Centers for Disease Control and Prevention	疾病预防和控制中心
CDH	congenital diaphragmatic hernia	先天性膈疝
CDG	congenital disorders of glycosylation	先天性糖基化病
cEEG	conventional EEG	常规EEG
CF	cystic fibrosis,	囊性纤维化
	clubfoot	马蹄内翻足
CFM	cerebral function monitor	脑功能监护
CGH	comparative genomic hybridization	比较基因组杂交
CGMS	continuous glucose monitoring system	连续血糖监测系统
CH	congenital hydrocephalus,	先天性脑积水
	congenital hypothyroidism	先天性甲状腺功能低下

（续表）

英文缩写	英文全称	中文全称
CHARGE	coloboma of the eye,heart defects, atresia of the nasal choanae, retardation of growth and development, genital and urinary abnormalities, and ear anomalies and deafness	CHARGE综合征 虹膜缺失（C）、心脏畸形（H）、后鼻孔闭锁（A）、生长发育迟缓（R）、泌尿生殖畸形（G）、耳畸形和耳聋（E）
CHD	congenital hip dislocation	先天性髋关节发育不良
	congenital heart disease	先天性心脏病
CHF	congestive heart failure	充血性心力衰竭
CHIME	collaborative home infant monitoring evaluation	协作式家庭婴儿监护评价
CI	cardiac index	心脏指数
CID	cytomegalovirus inclusion disease	巨细胞包涵体病
CIE	counterimmunoelectrophoresis	对流免疫电泳
CIT	citrullinemia	瓜氨酸血症
CLABSI	central line-associated bloodstream infections	中心导管相关血流感染
cm	centimeter	厘米
CMA	chromosomal microarray analysis	染色体微序列分析
CMTC	cutis marmorata telangiectatica congenita	毛细血管扩张性大理石样皮肤
CMV	cytomegalovirus	巨细胞病毒
CNS	central nervous system	中枢神经系统
	crigler-Najjar syndrome	克里格勒-纳贾尔综合征
CO	cardiac output	心输出量
	carbon monoxide	一氧化碳
CO_2	carbon dioxide	二氧化碳
CoA	coarctation of aorta	主动脉缩窄
CO Hb	carboxyhemoglobin	碳氧血红蛋白
CoNS	coagulase negative staphylococci	凝固酶阴性葡萄球菌
cP	centipoises	厘泊
CPAP	continuous positive airway pressure	持续气道正压
N(n)CPAP	nasal CPAP	经鼻持续气道正压
CPD	citrate phosphate dextrose	枸橼酸磷酸葡萄糖
CPIP	chronic pulmonary insufficiency of prematurity	早产儿慢性肺功能不全

英文缩写	英文全称	中文全称
CRIES	crying, requires oxygen, increased vital signs, expression, sleepless(Pain scale)	疼痛评估量表，包括哭声、氧浓度、生命体征、面部表情和睡眠
CRI	catheter related infection	导管相关的感染
CRL	crown rump length	顶臀长
CRP	C-reactive protein	C反应蛋白
CRT	capillary refill time	毛细血管充盈时间
CRS	congenital rubella syndrome	先天性风疹综合征
CRYO ROP	cryotherapy for retinopathy of prematurity	早产儿视网膜病冷凝治疗
CS	congenital syphilis	先天性梅毒
	cesarean section	剖宫产
CSE	combined spinal epidural	腰硬联合麻醉
CSF	cerebrospinal fluid	脑脊液
CSII	continuous subcutaneous insulin infusion	连续皮下胰岛素输注
CST	contraction stress test	宫缩应激试验
CSVT	cerebral sinovenous thrombosis	脑静脉窦血栓
CTA	CT angiography	CT血管造影术
CTG	cardiotocography	胎心宫缩监护
CUD	carnitine uptake deficiency/defect	肉碱吸收不良/缺陷
CVB	coxsackievirus B	柯萨奇病毒B型
CVB3	coxsackievirus B3	柯萨奇病毒B3型
CVC	central venous catheters	中心静脉置管
CVH	combined ventricular hypertrophy	双心室肥大
CVP	central venous pressure	中心静脉压
CVS	chorionic villus sampling	绒毛膜标本
	congenital varicella syndrome	先天性水痘综合征
CT	computed tomography	计算机断层扫描
cUS, CUS	cranial ultrasound	颅脑超声
CXR	chest X ray	胸部X线
d	Day	天
DAT	Direct antibody test (Coombs test)	直接抗人球蛋白试验
D25	25% Dextrose solution	25%葡萄糖
DBP	Diastolic blood pressure	舒张压

（续表）

英文缩写	英文全称	中文全称
DC	direct current	直流电
	differential cyanosis	差异性青紫
D/C	discharge or discontinue	出院/停止
DDAVP	desmopressin acetate	醋酸去氨加压素
DDH	developmental dysplasia of hip	髋关节发育不良
DDST	denver developmental screening test	丹佛智力发育筛查测试
DDx	differential diagnosis	鉴别诊断
DES	diethylstilbestrol	己烯雌酚
DEXA	dual energy x ray absorptiometry	双能X线骨密度仪
DFA	direct fluorescent antibody	直接荧光抗体
DHT	dihydrotestosterone	双氢睾酮
DI	drug interactions	药物相互作用
	diabetes insipidus	尿崩症
DIC	disseminated intravascular coagulation	弥散性血管内凝血
DISIDA	diisopropyl iminodiacetic acid	二异丙基二乙酸
dL	deciliter	分升
DM	diabetes mellitus	糖尿病
DMSA	dimercaptosuccinic acid	二巯基丁二酸
DNPH2,4	dinitrophenylhydrazine	二硝基苯肼
DNR	do not resuscitate	不需要复苏
DOA	dead on arrival	入院前死亡
DOCA	deoxycorticosterone acetate	醋酸脱氧皮质酮
DORA	directory of rare analyses	稀有临床检验目录
DP	dorsalis pedis	足背动脉
DPT	diphtheria pertussis tetanus	百白破
DRIFT	drainage, irrigation, and fibrinolytic therapy	引流、冲洗和纤溶治疗
DS	double strength	双倍强度
DSD	disorder of sex development	性别发育异常
DTI	diffusion tensor imaging	弥散张量成像
DTO	deodorized/diluted tincture of opium(do not use this abbreviation)	脱臭处理/稀释的阿片酊（不用该缩略语）
DTPA	diethylenetriamine pentaacetic acid	二乙三胺五乙酸

（续表）

英文缩写	英文全称	中文全称
DTR	deep tendon reflexes	深腱反射
DV	ductus venosus	静脉导管
DVSNI	distress scale for ventilated newborn infants	机械通气婴儿和新生儿应激评估量表
DVT	deep venous thrombosis	深静脉血栓
D%W	% dextrose in water	液体中葡萄糖所占百分比
DWI	diffusion weighted (magnetic resonance) imaging	弥散加权成像
Dx	diagnosis	诊断
DXA	dual energy x ray absorptiometry	双能X线吸收测定法
DXM	dexamethasone	地塞米松
DZ	disease	疾病
EA	Esophageal atresia	食管闭锁
EBL	Estimated blood loss	估计出血量
EBV	Epstein Barr virus	EB病毒
ECG	Electrocardiogram	心电图
ECHO	Echocardiography	超声心动图
ECM	External cardiac massage	胸外心脏按压
ECP	Eosinophil cationic protein	嗜酸性粒细胞阳离子蛋白
ECPR	Extracorporeal cardiopulmonary resuscitation	体外心肺复苏术
ECMO/ECLS	Extracorporeal membrane oxygenation/extracorporeal life support	体外膜肺/体外生命支持
ECS	Elective caesarean section	选择性剖宫产
ECW	Extracellular water	细胞外液
EDC	estimated date of confinement	预产期
EDV	end diastolic velocity	舒张末期血流速度
EEG	electroencephalogram	脑电图
EFA	essential fatty acid	必需脂肪酸
EFM	electronic fetal monitoring	电子胎心监护
EHEC	enterohemorrhagic *escherichia coli*	出血性大肠埃希菌
EHR	electronic health records	电子健康档案

英文缩写	英文全称	中文全称
EHMF	Enfamil human milk fortifier	Enfamil 母乳强化剂
EIA	enzyme immunoassay	酶联免疫分析
ELBW	extremely low birthweight	超低出生体重
ELISA	enzyme linked immunosorbent assay	酶联免疫吸附试验
ELSO	extracorporeal Life Support Organization	体外生命支持组织
EMEE	early myoclonic encephalopathy	早发性肌阵挛脑病
EMG	electromyogram	肌电图
EMLA	eutectic mixture of lidocaine and prilocaine	利多卡因和普鲁卡因的混合物
EMR	electronic medical records	电子医疗病历
EN	enteral nutrition	肠内营养
ENNS	early Neonatal Neurobehavioral Scale	早期新生儿神经行为评分量表
ENT	ear nose throat	耳鼻喉
EOS	early onset sepsis	早发性脓毒症
EPO	erythropoietin	促红细胞生成素
ERCP	endoscopic retrograde cholangiopancreatography	内镜逆行胰胆管造影
ESR	erythrocyte sedimentation rate	红细胞沉降率
ESRD	end stage renal disease	终末期肾病
ET	ejection time	射血时间
	expiratory time	呼气时间
	exchange transfusion	换血
ETCOc	end tidal carbon monoxide(concentration)	呼气末一氧化碳
ETCO$_2$	end tidal carbon dioxide(concentration)	呼气末二氧化碳
ETT	endotracheal tube	气管插管
F	french scale (1 F=1/3 mm)	华氏
FAO	fatty acid oxidation	脂肪酸氧化
FAS	fetal alcohol syndrome	胎儿酒精综合征
FBG	fetal blood gas	胎儿血气
FBS	fasting blood sugar	快速血糖检测
	fetal blood sample	胎儿血标本
FD	forceps delivery	产钳助产
FDA	Food and Drug Administration	食品和药品管理局

（续表）

英文缩写	英文全称	中文全称
FDP	fibrin degradation products	纤维蛋白降解产物
Fe	Iron	铁
FE	fractional excretion	排泄分数
FeNa	fractional excretion of sodium	尿钠排泄分数
FF	forefoot	前足
FFP	fresh frozen plasma	新鲜冰冻血浆
FFTS	feto-fetal (twin) transfusion syndrome	胎胎输血综合征
FGR	fetal growth restriction	胎儿生长受限
FH	fibular hemimelia	腓侧半肢畸形
FHR	fetal heart rate	胎儿心率
FHT	fetal heart tone	胎儿心音
Fio_2	fraction of inspired oxygen	吸入氧浓度
FISH	fluorescence in situ hybridization	荧光原位杂交
FIRS	fetal inflammatory response syndrome	胎儿炎症反应综合征
FLM	fetal lung maturity	胎肺成熟
FMH	fetomaternal hemorrhage	胎母输血
fMRI	functional magnetic resonance imaging	功能磁共振成像
FOBT	fecal occult blood testing	大便潜血试验
FRC	functional residual capacity	功能残气量
FSH	follicle stimulating hormone	卵泡刺激素
FSP	fibrin split products	纤维蛋白降解产物
FTA-Abs	fluorescent treponemal antibody absorption	梅毒螺旋体免疫荧光吸附试验
FTT	failure to thrive	生长迟缓
FU, F/U	follow up	随访
FUO	fever of unknown origin	不明原因发热
F-V	flow volume	流量-容积
FVC	forced vital capacity	最大肺活量
FVS	fetal varicella syndrome	胎儿水痘综合征
FVZS	fetal varicella zoster syndrome	胎儿水痘-带状疱疹综合征
Fx	fracture	骨折
Fxn	function	功能
g	gram	克

（续表）

英文缩写	英文全称	中文全称
G	gravida	怀孕次数
GAI	glutaric academia type 1	戊二酸血症1型
GA	gestational age	胎龄
	general anesthesia	全身麻醉
	glutaric acidemia	戊二酸血症
GABAγ	gaminobutyric acid	γ-氨基丁酸
GALE	galactose-4-epimerase	半乳糖4-差向异构酶
GALK	galactokinase	半乳糖激酶
GALT	galactose-1-phosphate uridyltransferase, galactosemia	1-磷酸半乳糖尿苷酸转移酶，半乳糖血症
GBS	group B Streptococcus	B族链球菌
GBV-C	hepatitis G virus	庚型肝炎病毒
G-CSF	Granulocyte colony stimulating factor	粒细胞集落刺激因子
GCK	Glucokinase	葡萄糖激酶
GE	Gastroesophageal	胃食管
GER	Gastroesophageal reflux (disease)	胃食管反流
GERD	Gastroesophageal reflux disease	胃食管反流病
GFR	Glomerular filtration rate	肾小球滤过率
GGT	γ-Glutamyl transferase	γ-谷氨酸转移酶
GGTP	γ-Glutamyl transpeptidase	γ-谷氨酰转肽酶
GI	Gastrointestinal	胃肠的
GIR	Glucose infusion rate	葡萄糖输注速率
GM-CSF	Granulocyte macrophage colonystimulating factor	粒细胞-巨噬细胞集落刺激因子
GM/IVH	germinal matrix/intraventricular hemorrhage	生发基质/脑室内出血
GxPxAbxLCx	shorthand for gravida/para/abortion/living children (subscript variables represent numbers of each)	孕/产/流产/活产婴儿的缩写（下标代表每个项目的数量）
GxPx0000	first zero, full term; second zero, premature;third zero, abortion; fourth zero, living children	第一个0是足月，第二个是早产、第三个是流产、第四个是活产
GROW	gestation related optimal growth	妊娠相关的理想生长
G-6-PD	glucose-6-phosphatedehydrogenase	葡萄糖6-磷酸脱氢酶

（续表）

英文缩写	英文全称	中文全称
gt, gtt	drop, drops (gutta, Latin)	静脉滴注
GT	gastrostomy tubes	胃造口术
GTT	glucose tolerance test	糖耐量试验
GU	genitourinary	泌尿生殖系统
GVHD	graft versus host disease	移植物抗宿主疾病
HAA	hepatitis associated antigen	肝炎相关抗原
HAART	highly active antiretroviral therapy	高效抗反转录病毒治疗
HAV	hepatitis A virus	甲型肝炎病毒
HBcAg	hepatitis B core antigen	乙肝核心抗原
HBeAg	hepatitis B e antigen	乙肝e抗原
HBIG	hepatitis B immune globulin	乙肝免疫球蛋白
HBP	high blood pressure	高血压
HBsAg	hepatitis B surface antigen	乙肝病毒表面抗原
HBV	hepatitis B virus	乙型肝炎病毒
HBW	high birthweight	高出生体重
HC	head circumference	头围
hCG	human chorionic gonadotropin	人绒毛膜促性腺激素
HCM	health care maintenance	健康管理
HC-MRSA	health care facilities MRSA	卫生保健设施耐甲氧西林金黄色葡萄球菌
HCO₃	bicarbonate	碳酸氢根
Hct	hematocrit	血细胞比容
HCTZ	hydrochlorothiazide	氢氯噻嗪
HCV	hepatitis C virus	丙型肝炎病毒
HCW	health care worker	卫生保健工作者
HCY	homocystinuria	高胱氨酸尿症
HD	hirschsprung disease	巨结肠
HDN	hemolytic disease of the newborn	新生儿溶血病
HDV	hepatitis D virus	丁型肝炎病毒
HEENT	head, eyes, ears, nose, and throat	眼耳鼻喉
HELLP	preeclampsia with hemolysis, elevated liver enzymes, and low platelet(count)	先兆子痫合并溶血, 肝酶升高, 血小板减少

（续表）

英文缩写	英文全称	中文全称
HFPPV	high frequency positive pressure ventilation	高频正压通气
HEV	hepatitis E virus,	戊型肝炎病毒
	human enterovirus	人类肠道病毒
HF	hind foot	足跟
HFJV	high frequency jet ventilation	高频喷射通气
HFNC	high flow nasal cannula	高流量鼻导管
HFO	high frequency oscillation	高频震荡
HFOV	high frequency oscillatory ventilation	高频震荡通气
HFV	high frequency ventilation	高频通气
Hgb	hemoglobin	血红蛋白
HGV	hepatitis G virus	庚型肝炎病毒
HHV	human herpes virus	人类疱疹病毒
Hib vaccine	haemophilus influenzae type b vaccine	B型流感嗜血杆菌疫苗
HIDA	hepatobiliary iminodiacetic acid	肝胆亚氨基二乙酸
HIE	hypoxic ischemic encephalopathy	缺氧缺血性脑病
HIG	hyperimmune globulin	高免疫球蛋白
HIV	human immunodeficiency virus	人类免疫缺陷病毒
HLA	human leukocyte antigen	人类白细胞抗原
HLHS	hypoplastic left heart syndrome	左心发育不良综合征
HMD	hyaline membrane disease	肺透明膜病
HMG	3-Hydroxy-3-methylglutaric aciduria	3羟基-3甲基-戊二酸尿症
HMO	human milk oligosaccharides	人乳低聚糖
H/O	history of	病史
H&P	history and physical examination	病史和体格检查
HPA	human platelet antigen	人类血小板抗原
HPeV	human parechovirus	人副肠孤病毒
HPF	high power field	高倍视野
HPI	history of present illness	现病史
HPLC	high performance liquid chromatography	高效液相色谱法
HPS	hypertrophic pyloric stenosis	肥厚性幽门狭窄
HR	heart rate	心率
HSM	hepatosplenomegaly	肝脾大

（续表）

英文缩写	英文全称	中文全称
HSV	herpes simplex virus	单纯疱疹病毒
H/t	head to trunk ratio	头躯干比
HT	healing touch	治疗抚触
HTLV	human T cell lymphotropic virus	人类嗜T淋巴细胞病毒
HTN	hypertension	高血压
HCY	homocystinuria	高胱氨酸尿症
Hx	history	病史
Hz	Hertz	赫兹
IAA	interrupted aortic arch	主动脉弓离断
IAP	intrapartum antibiotic prophylaxis	产时抗生素预防
IAT	indirect antiglobulin technique	间接抗人球蛋白试验
IC	incubator care	暖箱护理
ICH	intracranial hemorrhage	颅内出血
ICN	intensive care nursery	重症护理病房
ICP	intracranial pressure	颅内压
ICPH	intracerebellar parenchymal hemorrhage	小脑出血
ICS	intercostal space	肋间隙
ICU	intensive care unit	重症监护病房
ICW	intracellular water	细胞内液
I&D	incision and drainage	切开引流
ID	internal diameter	内径
IDAM	infant of abusing drug mother	滥用药物母亲的婴儿
IDDM	insulin dependent diabetes mellitus	胰岛素依赖糖尿病
IDM	infant of diabetic mother	糖尿病母亲婴儿
I : E	inspiratory to expiratory ratio	吸呼比
IEM	inborn errors of metabolism	先天性代谢异常
IFA	immunofluorescent antibody assay	免疫荧光抗体测定
Ig	immunoglobulin	免疫球蛋白
I/G	insulin to glucose ratio	胰岛素血糖比值
IGF	insulin growth factor	胰岛素样生长因子
IHPS	idiopathic hypertrophic pyloric stenosis	特发性肥厚性幽门狭窄
IL	interleukin	白细胞介素

（续表）

英文缩写	英文全称	中文全称
IM	intramuscular	肌内注射
IMV	intermittent mandatory ventilation	间歇指令通气
INF	intravenous nutritional feedings	静脉营养
IND	investigational new drug	研究型新药
iNO	inhaled nitric oxide	吸入一氧化氮
INR	international normalized ratio	国际标准化比值
INSURE	intubation surfactant extubation	插管、表面活性物质、拔管
I&O	intake and output	出入量
IO_2	oxygenation index	氧合指数
IOI	intraosseous infusion	骨内输液
IOR	intraosseous route	骨内路径
IPPB	intermittent positive pressure breathing	间歇正压呼吸
IPV	inactivated poliovirus vaccine	灭活脊髓灰质炎疫苗
IPPV	intermediate positive pressure ventilation	间歇正压通气
IQ	intelligence quotient	智商
IRT	immunoreactive serum trypsinogen	免疫反应性的血清胰蛋白酶原
ISAM	infant of substance abusing mother	滥用物质的母亲的婴儿
ISG	immune serum globulin	免疫血清球蛋白
IT	intrathecal	鞘内注射
	inspiratory time	吸气时间
I∶T	ratio of immature to total neutrophils	未成熟/总的中性粒细胞
ITP	idiopathic thrombocytopenic purpura	特发性血小板减少性紫癜
IU	international unit	国际单位
IUGR	intrauterine growth restriction	宫内生长迟缓
IUT	intrauterine transfusion	宫内输血
IV	intravenous	静脉内
IVA	isovaleric academia	异戊酸血症
IVC	inferior vena cava	下腔静脉
	intravenous cholangiogram	静脉胆管造影
IVH	intraventricular hemorrhage	颅内出血
IVIG	intravenous immunoglobulin	静脉用免疫球蛋白

（续表）

英文缩写	英文全称	中文全称
IVP	intravenous pyelogram	静脉肾盂造影
	IV push	静脉推注
IWL	insensible water loss	不显性失水
JEB	junctional epidermolysis bullosa	交界性大疱性表皮松解症
JODM	juvenile onset diabetes mellitus	青春期起病的糖尿病
K/K+	potassium	钾
KC	kangaroo care	袋鼠护理
KCAL/kcal	kilocalorie	卡路里
kg	kilogram	千克
KMC	kangaroo mother care	袋鼠式护理
KOH	potassium hydroxide	氢氧化钾
KSHV	kaposi sarcoma-associated herpes virus	卡波西肉瘤相关疱疹病毒
KU	klobusitzky unit	克氏单位
KUB	kidneys, ureter, bladder	肾、输尿管、膀胱
L	liter	升
LA	left atrium,	左心房
	lactic acidosis	乳酸酸中毒
LAD	left axis deviation,	电轴左偏
	left atrial diameter	左心房内径
	left anterior descending	左前降支
LAE	left atrial enlargement	左心房增大
LAH	left atrial hypertrophy	左心房肥厚
LANE	mnemonic for meds acceptable thru ETT(lidocaine, atropine, naloxone, epinephrine)	经气管给药速记法（利多卡因、阿托品、纳洛酮、肾上腺素）
LBBB	left bundle branch block	左束支传导阻滞
LBC	lamellar body count	板层小体计数
LBW	low birthweight	低出生体重儿
LBWL	low birthweight "lytes" (electrolytes)	低出生体重儿电解质
LC	living children	活产婴儿
LCAD	long-chain acyl-CoA dehydrogenase	长链酰基CoA脱氢酶

（续表）

英文缩写	英文全称	中文全称
LCHAD	long-chain-3-hydroxyacyl CoA dehydrogenase	长链-3-羟酰CoA脱氢酶
LCPUFAs	long-chain polyunsaturated fatty acids	长链多不饱和脂肪酸
LDH	lactate dehydrogenase	乳酸脱氢酶
LEDs	light-emitting diodes	发光二极管灯
LFT	liver function tests	肝功能检查
LGA	large for gestational age	大于胎龄儿
LH	luteinizing hormone	黄体生成素
LIDS	liverpool infant distress scale	利物浦婴儿应激量表
LLD	limb length discrepancy	肢体长度差异
LLL	left lower lobe	左肺下叶
LLQ	left lower quadrant	左下腹
LMWH	low molecular weight heparin	低分子肝素
LMA	laryngeal mask airway	喉罩气道
LMP	last menstrual period	末次月经
LMX4	4% liposomal lidocaine cream	4%脂质体利多卡因乳膏
LOS	late onset sepsis	晚发性脓毒症
LP	lumbar puncture	腰椎穿刺
LPM	liters per minute	升/分
LPS	lipopolysaccharide	脂多糖
LR	lactated Ringer's solution	乳酸林格液
LV	left ventricle	左心室
LVED	left ventricular end diastolic	左心室舒张末期压力
LVES	left ventricular end systolic	左心室收缩末期压力
LVH	left ventricular hypertrophy	左心室肥厚
LVO	left ventricular output	左心室输出量
LVOTO	left ventricular outflow tract obstruction	左心室流出道梗阻
L/S ratio	lecithin to sphingomyelin ratio	卵磷脂鞘磷脂比值
$L_3 \sim L_4$	third lumbar to fourth lumbar vertebra space	第3~4腰椎间隙
M, m	molar, meter	分子, 米
MA	metatarsus adductus	跖骨内收

（续表）

英文缩写	英文全称	中文全称
MAC	minimum alveolar concentration	最小肺泡浓度
	Mycobacterium avium complex	结核分枝杆菌复合物
MAP	mean arterial pressure	平均动脉压
	mean airway pressure	平均气道压
MAS	meconium aspiration syndrome	胎粪吸入综合征
Max	maximum	最大
MBC	minimum bactericidal concentration	最低杀菌浓度
MC	most common	最常见的
MCA	multiple congenital anomaly	多发先天畸形
	middle cerebral artery	大脑中动脉
MCAD	medium chain acyl-CoA dehydrogenase deficiency	中链酰CoA脱氢酶缺乏症
MCD	multiple carboxylase deficiency	多源性羧化酶缺乏
MCH	mean cell hemoglobin	平均血红蛋白含量
MCHC	mean cell hemoglobin concentration	平均血红蛋白浓度
MCA PSV	middle cerebral artery peak systolic velocity	大脑中动脉收缩期峰流速率
MCT	medium chain triglyceride	中链甘油三酯
MCV	mean cell volume	红细胞平均容积
MDCT	multidetector computer tomography	多层螺旋计算机断层扫描
MDT	metered dose inhaler	定量雾化吸入器
mEq, meq	milliequivalent	毫当量
Mg/Mg+2	magnesium	镁
MHTPA	micro hemagglutination assay for *Treponema pallidum*	微量血凝法测定梅毒螺旋体
MI	myocardial infarction	心肌梗死
	mitral insufficiency	二尖瓣关闭不全
	meconium ileus	胎粪性肠梗阻
MIC	mean inhibitory concentration	平均抑菌浓度
min	minute	分钟
mL	milliliter	毫升
mm	millimeter	毫米
MMA	methylmalonic acidemia	甲基丙二酸血症

（续表）

英文缩写	英文全称	中文全称
MMR	measles mumps rubella (vaccine)	麻疹腮腺炎风疹（疫苗）
MMWR	morbidity and mortality weekly report	发病率和死亡率周报
MN	micronucleus	微核
mOsm	milliosmole	毫渗量
MR	mitral regurgitation(insufficiency)	二尖瓣反流（关闭不全）
MRA	magnetic resonance arteriography	磁共振动脉血管造影
MRCP	magnetic resonance cholangiopancreatography	磁共振胰胆管造影
MRI	magnetic resonance imaging	磁共振成像
MRS	magnetic resonance spectroscopy	磁共振波谱
MRSA	methicillin resistant *Staphylococcus aureus*	耐甲氧西林金黄色葡萄球菌
MRV	magnetic resonance venography	磁共振静脉血管成像
MS	mitral stenosis,	二尖瓣狭窄
	morphine sulfate	吗啡
	mass spectrometry	质谱分析法
MS/MS	tandem mass spectrometry	串联质谱
MSAF	meconium stained amniotic fluid	羊水胎粪污染
MSAFP	maternal serum levels of fetoprotein	母亲血清胎儿蛋白水平
MSUD	maple syrup urine disease	枫糖尿病
MTCT	mother to child transmission	母婴传播
MV	minute volume	每分钟通气量
	multiple vitamins,	多种维生素
	mechanical ventilation	机械通气
MVI	multiple vitamin infusion	注射用多种维生素
MVP	maximum vertical pocket	最大羊水池深度
	mitral valve prolapse	二尖瓣脱垂
MZ	monozygotic	单卵
N/A	not applicable	不适用
Na/Na+2	sodium	钠
NAA	nucleic acid amplification	核酸扩增
NACS	neurologic and adaptive capacity score	神经和适应能力评分
NAIT	neonatal alloimmune thrombocytopenia	新生儿同族免疫性血小板减少

（续表）

英文缩写	英文全称	中文全称
NANN	National Association of Neonatal Nurses	美国新生儿护理协会
NAT	nucleic amplification testing	核酸扩增试验
NAVEL	mnemonic for groin anatomy(nerve, artery, vein, empty space, lymphatic)	腹股沟解剖简单记忆法（神经、动脉、静脉、空隙、淋巴）
NBAS	neonatal behavior assessment scale	新生儿行为评估量表
NBS	new Ballard score	新Ballard评分
	newborn screening	新生儿疾病筛查
NBW	normal birthweight	正常出生体重
NCBI	National Center for Biotechnology and Information	国家生物技术和信息中心
NCPAP	nasal CPAP	经鼻CPAP
NCV	nerve conduction velocity	神经传导速率
NE	norepinephrine	去甲肾上腺素
	neonatal encephalopathy	新生儿脑病
NEC	necrotizing enterocolitis	坏死性小肠结肠炎
NEAL	mnemonic for ETT administered medications(naloxone, epinephrine, atropine, and lidocaine)	气管插管给药简单记忆法（纳洛酮、肾上腺素、阿托品和利多卡因）
NETS	neonatal emergency transport services	新生儿急诊转运服务
NFCS	neonatal facial coding system	新生儿面部编码系统
NG	nasogastric	鼻胃
NGO	nitroglycerine ointment	硝酸甘油
NHLBL	National Heart Lung and Blood Institute	美国国家心肺血液研究所
NICHD	National Institute of Child Health and Human Development	国家儿童健康与人类发展研究所
NICU	neonatal intensive care unit	新生儿重症监护病房
NIDCAP	newborn Individualized Developmental Care and Assessment Program	新生儿个性化发育照护与评估项目
NIPPV	nasal intermittent positive pressure ventilation	经鼻间歇正压通气
NIPS	neonatal infant pain scale	新生儿疼痛量表
NIRS	near infrared spectroscopy	近红外光谱
NKA	no known allergies	没有已知的过敏

（续表）

英文缩写	英文全称	中文全称
NKDA	no known drug allergy	没有任何已知的药物过敏
NKH	nonketotic hyperglycinemia	非酮症高甘氨酸血症
Nl	normal	正常
NNS	nonnutritive sucking	非营养性吸吮
NORD	National Organization for Rare Disorders	美国罕见病组织
NP	nasopharyngeal	鼻咽
	neonatal pneumothorax	新生儿气胸
	nurse practitioner	职业护士
NNP	neonatal nurse practitioner	新生儿职业护士
NPASS	neonatal pain agitation and sedation scale	新生儿疼痛激惹和镇静量表
NPCPAP	nasopharyngeal continuous positive airway pressure	经鼻持续气道正压
NPO	nothing by mouth	禁食
NRN	neonatal Research Network	新生儿研究网
NRP	neonatal resuscitation program	新生儿复苏项目
NS	normal saline	生理盐水
NSAID	nonsteroidal anti inflammatory drug	非甾体抗炎药
NSR	normal sinus rhythm	正常窦性心律
NST	nonstress test	非应急试验
NSVD	normal spontaneous vaginal delivery	正常阴道分娩
NT	nasotracheal	鼻气管
	(fetal) nuchal translucency	（胎儿）颈项透明带
NTA	nonspecific nontreponemal antibody	非特异性非螺旋体抗体
NTA tests	nontreponemal antibody tests (VDRL, RPR, ART)	非特异性非螺旋体抗体试验
NTB	necrotizing tracheobronchitis	坏死性气管支气管炎
NTDs	neural tube defects	神经管缺陷
NTE	neutral thermal environment	中性环境温度
NVP	nevirapine	奈韦拉平
O_2	oxygen	氧气
OA	organic aciduria/acidemia	有机酸尿/有机酸血症
OAE	otoacoustic emissions	耳声发射
OB	obstetrics	产科学

（续表）

英文缩写	英文全称	中文全称
OBSN	observation	观察
OCP	oral contraceptive pill	口服避孕药
OCT	oxytocin challenge test	催产素激发试验
OD	outer diameter	外径
OFC	occipital frontal circumference	枕额头围
OG	orogastric	口胃管
17-OHP	17-Hydroxyprogesterone	17-羟孕酮
OI	oxygenation index	氧合指数
OM	otitis media	中耳炎
ON	ophthalmia neonatorum	新生儿眼炎
OPHTH	ophthalmic	眼科
OR	operating room	手术室
OSA	obstructive sleep apnea	阻塞性睡眠呼吸暂停
Osm	osmolality	摩尔渗透压
OTC	over the counter (nonprescription drug)	非处方药
	ornithine transcarbamylase	鸟氨酸转氨甲酰酶
OU	both eyes (Latin, *oculus unitas*)	双眼
OWB	oscillating waterbed	振荡水床
oz	ounce	盎司
P	para (the number of viable\[>20 weeks\] births)	妊娠次数（超过20周）
PA	pulmonary artery	肺动脉
	posteroanterior	前后位
	pulmonary atresia	肺动脉闭锁
	propionic acidemia	丙酸血症
PAC	premature atrial contraction	房性期前收缩
PaCO$_2$	partial pressure of carbon dioxide, arterial	动脉血二氧化碳分压
PAF	platelet activating factor	血小板活化因子
PAL	pacifier activated lullaby	奶嘴启动的摇篮曲
PAO$_2$	partial pressure of oxygen, arterial	动脉氧分压
PaO$_2$	partial pressure of oxygen, alveolar	肺泡氧分压
PAP	pulmonary artery pressure	肺动脉压
PAPP-A	ppregnancy associated plasma protein A	妊娠相关的血浆蛋白A

（续表）

英文缩写	英文全称	中文全称
PAPVR	partial anomalies pulmonary venous return	部分性肺静脉异位引流
PARAM	paramedic	急救人员
PAT	paroxysmal atrial tachycardia	阵发性房性心动过速
PAT	path assessment tool	路径评估工具
Paw	mean airway pressure	平均气道压
P&PD	percussion and postural drainage	叩诊和体位引流
PB	periodic breathing	周期性呼吸
	preterm baby	早产儿
PBF	pulmonary blood flow	肺血流
PBP	perinatal bereavement program	围生期丧亲计划
PBLC	premature birth living child	早产活产婴儿
PCA	postconceptional age	妊娠龄
	primary cutaneous aspergillosis	原发性皮肤曲霉菌病
PCE	pericardial effusion	心包积液
PCG	pneumocardiogram	呼吸心电描记器
PCN	penicillin	青霉素
PCP	*Pneumocystis jiroveci* pneumonia, phencyclidine	耶氏肺孢子菌肺炎、苯环己哌啶
PCR	polymerase chain reaction	聚合酶链反应
PCT	procalcitonin	降钙素原
PCVC	percutaneous central venous catheter	经皮中心静脉置管
PCWP	pulmonary capillary wedge pressure	肺毛细管楔压
PD	peritoneal drainage	腹腔引流
PDA	patent ductus arteriosus	动脉导管未闭
PDE	phosphodiesterase	磷酸二酯酶
	pyridoxine-dependent epilepsy	吡哆醇依赖性惊厥
PDH	pyruvate dehydrogenase	丙酮酸脱氢酶
PE	pleural effusion	胸腔积液
	physical examination	体格检查
	pulmonary embolus	肺栓塞
PEA	pulseless electrical activity	无脉性电活动
PEEP	positive end expiratory pressure	呼气末正压

（续表）

英文缩写	英文全称	中文全称
PET	partial exchange transfusion	部分换血
Petco$_2$	partial pressure of end tidal carbon dioxide	呼气末二氧化碳分压
PETS	pediatric emergency transport service	儿童急诊转运服务
PF	purpura fulminans	暴发性紫癜
PFC	persistent fetal circulation	持续胎儿循环
PFFD	proximal focal femoral deficiency	股骨近端局灶性缺损
PFIC	progressive familial intrahepatic cholestasis	激进性家族性肝内胆汁淤积
PFO	patent foramen ovale	卵圆孔未闭
PFT	pulmonary function test	肺功能检查
PG	phosphatidylglycerol	磷脂酰甘油
PGE$_1$	prostaglandin E$_1$	前列腺素 E$_1$
PGI$_2$	prostacyclin	前列环素
PH	pulmonary hemorrhage	肺出血
PHH	posthemorrhagic hydrocephalus	出血后脑积水
PHN	pulmonary hypertension	肺高压
PI	pulsatility index	搏动指数
PICC	percutaneous inserted central catheter	经皮中心静脉置管
PICU	pediatric intensive care unit	儿童重症监护病房
PID	pelvic inflammatory disease	盆腔炎症性疾病
PIE	pulmonary interstitial emphysema	肺间质气肿
PIH	postinfections hydrocephalus	感染后脑积水
PIP	peak inspiratory pressure	吸气峰压
PIPP	premature infant pain profile	早产儿疼痛量表
PIV	peripheral intravenous	外周静脉
PKU	phenylketonuria	苯丙酮尿症
PLAST	percussion, lavage, suction, turn	叩击、灌洗、吸引、翻身
PLV	partial liquid ventilation	部分液体通气
	pressure limited ventilation	压力限制通气
PM	at night	夜晚
	pneumomediastinum	纵隔气肿
PMA	postmenstrual age	妊娠龄
PMH	past medical history	过去疾病史

（续表）

英文缩写	英文全称	中文全称
PMN	polymorphonuclear neutrophil	多核中性粒细胞
PN	parenteral nutrition	肠外营养
PNA	postnatal age	生后年龄
PNAC	parenteral nutrition-associated conjugated hyperbilirubinemia	肠外营养相关的胆汁淤积
PNCV	peripheral nerve conduction velocity	外周神经传导速率
PNIDDM	permanent neonatal insulin dependent diabetes mellitus	永久性新生儿胰岛素依赖性糖尿病
PO	by mouth	口服
P&PD	percussion and postural drainage	叩诊和体位引流
PP	pneumoperitoneum	气腹
PPD	purified protein derivative	纯化蛋白提取物
PPH	persistent pulmonary hypertension	持续肺动脉高压
PPHN	persistent pulmonary hypertension of newborn	新生儿持续肺动脉高压
PPN	Peripheral parenteral nutrition	经外周肠外营养
PPROM	preterm premature rupture of membranes	早产胎膜早破
PPS	peripheral pulmonic stenosis	外周肺动脉狭窄
PPV	positive pressure ventilation	正压通气
PR	per rectum	经直肠
PRBC	packed red blood cells	浓缩红细胞
PRN	as needed	必要时
PROM	premature rupture of membranes	胎膜早破
PROP	propionic acidemia	丙酸血症
PS	pulmonary stenosis	肺动脉狭窄
	pressure support	压力支持
PSV	peak systolic velocity	收缩期峰流速率
PT	prothrombin time	凝血时间
PTB	preterm birth	早产
PTH	parathyroid hormone	甲状旁腺激素
PTL	preterm labor	早产
PTNB	preterm newborn	早产儿
PTT	partial thromboplastin time	部分凝血酶原时间

（续表）

英文缩写	英文全称	中文全称
PTTN	prolonged transient tachypnea of the newborn	延长的新生儿暂时性呼吸增快
PTX	pneumothorax	气胸
PUBS	percutaneous umbilical blood sampling	经皮脐血采样
PUFA	polyunsaturated fatty acids	多不饱和脂肪酸
PUV	posterior urethral valves	后尿道瓣膜
P V	pressure volume	压力容量
PVC	premature ventricular contraction	室性期前收缩
PVD	posthemorrhagic ventricular dilation	出血后脑室扩张
PVET	peripheral vessel exchange transfusion	经外周血管换血
PVH	periventricular hemorrhage	脑室周围出血
PVHI	periventricular hemorrhagic infarction	脑室周围出血性梗塞
PV-IVH	periventricular (hemorrhage)-intraventricular hemorrhage	脑室周围-脑室内出血
PVH-IVH	periventricular hemorrhage-intraventricular hemorrhage	脑室周围出血-脑室内出血
PVL	periventricular leukomalacia	脑室周围白质软化
PVR	pulmonary vascular resistance	肺血管阻力
PVS	percussion, vibration, and suctioning	叩诊、震荡、吸引
	pulmonary valve stenosis	肺动脉瓣狭窄
PVT	portal vein thrombosis	门静脉血栓
q	every (Latin, *quaque*)	每
qd	everyday (use not recommended)	每天（不推荐应用）
qXh	every X hours	每几小时
qid	four times daily	每天4次
qod	every other day (Latin, *quaque otram diem*)	隔天1次
Quad screen	quadruple screen test (maternal serum α-fetoprotein, total human chorionic gonadotropin, unconjugated estriol, inhibin A)	四项筛查试验（母亲血清甲胎球蛋白、总的绒毛膜促性腺激素、非结合雌三醇、抑制素A）
RA	right atrium	右心房
RAD	right axis deviation	电轴右偏
RAE	right atrial enlargement	右心房增大

（续表）

英文缩写	英文全称	中文全称
RAH	right atrial hypertrophy	右心房肥厚
RAST	radioallergosorbent test	放射过敏原吸附试验
RAT	right atrial thrombosis	右心房血栓形成
RBBB	right bundle branch block	右束支传导阻滞
RBC	red blood cell	红细胞
RCT	randomized controlled trial	随机对照研究
RDA	recommended dietary allowance	推荐膳食
RDC	reverse differential cyanosis	反向差异性青紫
RDS	respiratory distress syndrome	呼吸窘迫综合征
rFVIIa	recombinant factor VII, activated	重组活化因子Ⅶ
RFI	renal failure index	肾衰指数
Rh	Rhesus factor	Rh因子
rhAPC	recombinant human activated protein C	重组人活化蛋白C
rHuEPO	recombinant human erythropoietin	重组人红细胞生成素
RIA	radioimmunoassay	放射免疫
RIVUR	randomized intervention for children with vesicoureteral reflux	膀胱输尿管反流儿童随机干预试验
RL	Ringer's lactate	林格液
RLF	retrolental fibroplasia	晶状体后纤维增生
	retained lung fluid	肺液潴留
RLL	right lower lobe	右肺下叶
RLQ	right lower quadrant	右下腹
RML	right middle lobe	右中叶
RN	registered nurse	注册护士
R/O	rule out	除外
ROM	range of motion	活动范围
	rupture of membranes	胎膜早破
ROP	retinopathy of prematurity	早产儿视网膜病变
ROS	review of systems	系统回顾
RPR	rapid plasma reagin (test)	快速血浆反应试验
RSI	rapid sequence intubation	快速气管插管
RSV	respiratory syncytial virus	呼吸道合胞病毒

（续表）

英文缩写	英文全称	中文全称
RT	rubella titer	风疹抗体滴度
	respiratory therapy	呼吸治疗师
	radiation therapy	放射治疗
RTA	renal tubular acidosis	肾小管酸中毒
RTPCR	reverse transcriptase polymerase chain reaction	反转录聚合酶链反应
RUL	right upper lobe	右肺上叶
RUQ	right upper quadrant	右上腹
RV	right ventricle	右心室
	residual volume	残气量
RVH	right ventricular hypertrophy	右心室肥厚
RVT	renal vein thrombosis	肾静脉血栓
Rx	treatment	治疗
Rxn	reaction	反应
17-OHP	17-Hydroxyprogesterone	17-羟孕酮
s—	without (Latin, sine)	无
SA	sinoatrial	窦房结
SAE	serious adverse event	严重不良反应
SAH	subarachnoid hemorrhage	蛛网膜下腔出血
SaO_2	oxygen saturation of arterial blood	动脉氧饱和度
	arterial oxygen saturation by direct measurement	直接测定的动脉血氧饱和度
SBA	suprapubic bladder aspiration	耻骨上膀胱穿刺
SBP	systolic blood pressure	收缩压
SC	subcutaneous	皮下
SCAD	short chain acyl CoA deficiency dehydrogenase	短链乙酰辅酶A脱氢酶缺乏症
SCM	sternocleidomastoid muscle	胸锁乳突肌
SD	standard deviation	标准差
SDA	strand displacement amplification	链替代扩增反应
SDH	subdural hemorrhage	硬膜下出血
SEH	subependymal hemorrhage	帽状腱膜下出血

（续表）

英文缩写	英文全称	中文全称
SEM	systolic ejection murmur	收缩期喷射性杂音
	skin, eyes, and mouth	皮肤、眼和口腔
SEP	sensory evoked potential	感觉诱发电位
SIPI	idiopathic spontaneous intestinal perforation	特发性自发性肠穿孔
SGA	small for gestational age	小于胎龄儿
SGOT	serum glutamic oxaloacetic transaminase	血清谷草转氨酶
SGPT	serum glutamic pyruvic transaminase	血清谷丙转氨酶
SHC	selective head cooling	选择性头部低温治疗
SHMF	similac human milk fortifier	Similac 母乳强化剂
SIADH	syndrome of inappropriate antidiuretic hormone	抗利尿激素异常分泌综合征
SIDS	sudden infant death syndrome	婴儿猝死综合征
SIMV	synchronized intermittent mandatory ventilation	同步间歇正压通气
SIP	spontaneous intestinal perforation	自发性肠穿孔
SIRS	septic inflammatory response syndrome	感染性炎症反应综合征
SK	streptokinase	链激酶
SLE	systemic lupus erythematosus	系统性红斑狼疮
SHMF	similac human milk fortifier	Similac 母乳强化剂
SMX	sulfamethoxazole	磺胺甲噁唑（新诺明）
Sn	Tin	锡
SNC	selective neonatal chemoprophylaxis	选择性新生儿药物预防
SNHL	sensorineural hearing loss	感音性耳聋
SnMP	Sn (tin)-mesoporphyrin	锌（锡）卟啉
SOAP	mnemonic for S (Subjective), O (Objective), A (Assessment), P (Plan)	主观（S）、客观（O）、评估（A）、计划（P）的缩略语
SOB	shortness of breath	呼吸短促
SOS	speed of sound	声速
S/P	status post	病后状态
SpO_2	pulse oximetry measurement of blood oxygenation saturation	脉搏氧饱和度
SQ	subcutaneous	皮下
SSEP	somatosensory evoked potential	躯体感觉诱发电位

（续表）

英文缩写	英文全称	中文全称
SSRI	selective serotonin reuptake inhibitors	选择性5-羟色胺重吸收抑制剂
SSSS	staphylococcal scalded skin syndrome	烫伤样皮肤综合征
STAT	immediately	即刻
STD/STI	sexually transmitted disease/sexually transmitted infection	性传播疾病/性传播感染
SU	shoulder to umbilicus	肩到脐距离
Supp	supplement	补充
	suppository	栓剂
Susp	suspension	悬液
SVC	superior vena cava	上腔静脉
SVD	spontaneous vaginal delivery	阴道自然分娩
SvO$_2$	venous oxygen saturation	静脉氧饱和度
SVR	systemic vascular resistance	体循环血管阻力
SVT	supraventricular tachycardia	室上性心动过速
SWC	sleep wake cycle	睡眠觉醒周期
Sx	symptom	症状
Sz	seizure	惊厥
3MCC	3-Methylcrontonyl CoA carboxylase deficiency	3-甲基巴豆酰辅酶A羧化酶
T	testosterone	睾酮
TA	tricuspid atresia,	三尖瓣闭锁
	truncus arteriosus	永存动脉干
TAC	truncus arteriosus communis	总动脉干
TA GVHD	transfusion associated graft versus host disease	移植物抗宿主病
TAPVR	total anomalous pulmonary venous return	完全性肺静脉异位引流
TAR	thrombocytopenia and absent radius(syndrome)	血小板减少伴桡骨缺如(综合征)
TB	tuberculosis	结核病
TBG	thyroid-binding globulin	甲状腺结合球蛋白
TBLC	term birth, living child	足月活产
TBWr	total body wate	体液总量
TcB	transcutaneous bilirubin	经皮胆红素

（续表）

英文缩写	英文全称	中文全称
TcPco₂	transcutaneous carbon dioxide tension	经皮二氧化碳分压
TcPo₂	transcutaneous oxygen tension	经皮氧分压
TD	transdermal	经皮
TDxFLM II	commercial fetal lung maturity assay	商业化的胎儿肺成熟度分析
TE	tracheoesophageal	气管食管
	thromboembolism	血栓栓塞
TEG	thromboelastography	血栓弹力图
TEF	tracheoesophageal fistula	食管气管瘘
TENS	transcutaneous electric nerve stimulation	经皮神经电刺激
TEWL	transepidermal water loss	经皮不显性失水
TFT	thyroid function test	甲状腺功能测试
TGA	transposition of the great arteries	大动脉转位
TGV	transposition of the great vessels	大血管转位
T&H	type and hold	血型及判断
THAM	tris (hydroxymethyl) aminomethane(tromethamine)	三羟甲基氨基甲烷
THAN	transient hyperammonemia of the newborn	新生儿暂时性高氨血症
Ti	inspiratory time	吸气时间
TI	tricuspid incompetence regurgitation	三尖瓣关闭不全
tid	three times daily (Latin, ter in die)	每天3次
TIPP	trial of indomethacin prophylaxis in preterms	早产儿预防性应用吲哚美辛研究
TIV	trivalent inactivated influenza vaccine	三价灭活流感疫苗
TLC	total lung capacity	总肺容量
TLV	total liquid ventilation	完全的液体通气
TM	tympanic membrane	鼓膜
TMA	transcription-mediated amplification	转录介导的扩增技术
TNF	tumor necrosis factor	肿瘤坏死因子
TNMG	transient neonatal myasthenia gravis	暂时性新生儿重症肌无力
TNPM	transient neonatal pustular melanosis	新生儿一过性脓疱型黑皮病
TOF	tetralogy of Fallot	法洛四联症
TORCH	Toxoplasmosis, other, rubella, cytomegalovirus, herpes simplex virus	弓形体、其他、风疹、巨细胞病毒、单纯疱疹病毒

（续表）

英文缩写	英文全称	中文全称
TOW	term optimal weight	足月理想体重
tPA	tissue plasminogen activator	组织纤溶酶原激活物
TP PA	*Treponema pallidum* particle agglutination	梅毒螺旋体凝集试验
TPN	total parenteral nutrition	全肠外营养
TPR	total parenteral nutrition	全肠道外营养
	total peripheral resistance	总外周阻力
TPO/THPO	thrombopoietin	促血小板生成素
TRH	thyrotropin releasing hormone	促甲状腺激素释放激素
TRALI	transfusion related acute lung injury	输血相关的急性肺损伤
TR, TI	tricuspid regurgitation (incompetence, insufficiency)	三尖瓣反流
TRH	thyroid/thyrotropin releasing hormone	促甲状腺激素释放激素
TS	tricuspid stenosis	结节性硬化症
TSB	total serum bilirubin	血清总胆红素
TSH	thyroid stimulating hormone	促甲状腺激素
TSP	toxoplasma serologic profile	弓形体血清学
TT	thrombin time	凝血酶时间
TTN, TTNB	transient tachypnea of the newborn	湿肺
TTTS	twintwin (feto-fetal) transfusion syndrome	胎胎输血综合征
TTV	torque teno virus	细环病毒
	transfusion transmitted virus	经输血传播病毒
TV	tidal volume	潮气量
Type 2 DM	type 2 diabetes mellitus	2型糖尿病
TYR1	tyrosinemia type 1	酪氨酸血症1型
U	Unit(s) (do not use; dangerous abbreviation; write out "unit")	单位（不常用，危险缩略语，写全称"unit"）
UA	umbilical artery	脐动脉
U/A	urinalysis	尿液分析
UAC	umbilical artery catheter	脐动脉置管
UC	umbilical cord	脐带
UDCA	ursodeoxycholic acid	熊去氧胆酸
UDPGT	uridine diphosphate glucuronyl transferase	尿苷二磷酸葡糖醛酸基转移酶
UFH	unfractionated heparin	肝素

（续表）

英文缩写	英文全称	中文全称
UGI	upper gastrointestinal	上消化道
UK	urokinase	尿激酶
ULN	upper limits of normal	正常值上限
UPEP	urine protein electrophoresis	尿蛋白电泳
UPI	uteroplacental insufficiency	子宫胎盘功能不全
UPJ	ureteropelvic junction	肾盂输尿管连接
UPJO	ureteropelvic junction obstruction	输尿管肾盂连接处梗阻
URI	upper respiratory infection	上呼吸道感染
US	ultrasound	超声
USPSTF	U.S. Preventive Services Task Force	美国预防服务工作组
UTA	uterine artery	子宫动脉
UTI	urinary tract infection	尿路感染
UV	umbilical vein	脐静脉
UVC	umbilical vein catheter	脐静脉置管
VA	veno arterial	静脉－动脉
VATER/ VACTERL	vertebral defects, anal atresia,tracheoesophageal fistula, and radial orrenal dysplasia/vertebral defects, anal atresia,cardiac malformations, tracheoesophageal fistula,renal dysplasia, andlimb abnormalities	VACTERL 关联症 脊椎畸形、肛门闭锁、食管气管瘘、桡骨或肾脏畸形/脊椎畸形、肛门闭锁、心脏畸形、食管气管瘘、肾发育异常、肢体畸形
VZIG	varicella zoster immune globulin	水痘－带状疱疹免疫球蛋白
VBG	venous blood gas	静脉血气
VC	vital capacity	肺活量
VCUG	voiding cystourethrogram	排泄膀胱尿道造影
VDRL	venereal disease research laboratory	性病研究试验
VE	vacuum extraction	胎头吸引
VEGF	vascular endothelial growth factor	血管内皮生长因子
VEP	visual evoked potential	视觉诱发电位
VER	visual evoked response	视觉诱发反应
VF	ventricular fibrillation	心室颤动
VHBW	very high birth weight	非常高的出生体重
VISA	vancomycinintermediate *Staphylococcus aureus*	万古霉素中间体金黄色葡萄球菌

（续表）

英文缩写	英文全称	中文全称
VLBW	very low birth weight	极低出生体重
VLCAD	very long chain acyl CoA dehydrogenase deficiency	极长链酰基辅酶A脱氢酶缺陷症
VLCFA	very long chain fatty acids	极长链脂肪酸
VM	ventriculomegaly	脑室增大
VMA	vanillylmandelic acid	香草基扁桃酸
V/P	ventilation /perfusion	通气/灌注
VP	ventriculoperitoneal shunt	脑室腹腔分流
V/Q	ventilation/ perfusion	通气血流比值
VSD	ventricular septal defect	室间隔缺损
VSS	vital signs stable	生命体征稳定
VT	ventricular tachycardia,	室性心动过速
	vertical talus	垂直距骨
VTV	volume targeted ventilation	容量保证通气
VT	tidal volume (size of breath)	潮气量
VUE	villitis of unknown etiology	病因不明的绒毛膜炎
VUR	vesicoureteral reflux	膀胱输尿管反流
VV	veno－venous	静脉－静脉
vWD	von Willebrand Disease	假性血友病
vWF	von Willebrand Factor	血管假性血友病因子
VZV	varicella zoster virus	水痘－带状疱疹病毒
VZIG	varicella－zoster immune globulin	水痘－带状疱疹免疫球蛋白
WBC	white blood cell	白细胞
WF	white female	白色人种女性
WHO	world Health Organization	世界卫生组织
WM	white male	白色人种男性
WNL, wnl	within normal limits	正常范围内
WNV	West Nile virus	西尼罗河病毒
WPW	Wolff-Parkinson-White syndrome	预激综合征
XR	extended release	缓释
ZDV	zidovudine	齐多夫定
ZnMP	Zinc metalloporphyrin	锌卟啉

附录B 新生儿Apgar评分
Apgar Scoring

Apgar评分是对新生儿状态进行的数字化表达,范围为0～10分。该评分系统最初是1953年由麻醉科医师提出的。通常在生后1分钟和5分钟时进行评估,并成为永久健康记录的一部分。如果评分不正常,需要进行10分钟评分。7～10分是正常(10分非常常见),4～7分通常代表需要一些复苏措施,如果<3分都需要即刻复苏。其临床价值不仅体现在新生儿在育婴室期间管理,也体现在婴儿健康状况的随访。婴儿既往在产房的临床状态可能是目前诊断和管理的基础。

附表B-1　Apgar评分

表现	评分		
	0分	1分	2分
外观(颜色)	青紫或苍白	躯干红,四肢紫	全身红
心率	无	慢(<100次/分)	>100次/分
刺激反应	无	有皱眉动作	咳嗽或打喷嚏
肌张力	松弛	稍屈曲	活动好
呼吸	无	慢,不规则	好,哭

附录C 血压测量
Blood Pressure Determinations

附表C-1　早产儿和足月儿生后1～7天以及30天的血压值(mmHg)

生后日龄		≤28周	29～32周	33～36周	37周
1	收缩压	38～46	42～52	51～61	57～69
	舒张压	23～29	26～38	32～40	35～45
	平均压	29～35	33～43	39～47	44～52
2	收缩压	38～46	46～56	54～62	58～70
	舒张压	24～32	29～39	34～42	36～46
	平均压	29～37	35～45	42～48	46～54

（续表）

生后日龄		≤28周	29～32周	33～36周	37周
3	收缩压	40～48	47～59	54～64	58～71
	舒张压	25～33	30～35	35～43	37～47
	平均压	30～38	37～47	42～50	46～54
4	收缩压	41～49	50～62	56～66	61～73
	舒张压	26～36	32～42	36～44	38～48
	平均压	31～41	39～49	44～50	46～56
5	收缩压	42～50	51～65	57～67	62～74
	舒张压	27～37	33～43	37～45	39～49
	平均压	32～42	40～50	44～52	47～57
6	收缩压	44～52	52～66	59～69	64～76
	舒张压	30～38	35～45	37～45	40～50
	平均压	35～43	41～51	45～53	48～58
7	收缩压	47～53	53～67	60～70	66～76
	舒张压	31～39	36～44	37～45	40～50
	平均压	37～45	43～51	45～53	50～58
30	收缩压	59～65	67～75	68～76	72～82
	舒张压	35～49	43～53	45～55	46～54
	平均压	42～56	52～60	53～60	55～63

资料来源：Pejovic B, Peco-Antic A, Marinkovic-Eric J. Blood pressure in non-critically ill preterm and fullterm neonates. *Pediatr Nephrol*. 2007; 22: 249–257.

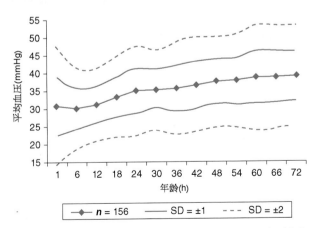

附图C-1 生后72小时内出生体重401～1 000 g早产儿平均动脉压（经过作者同意进行重新制作。资料来源：Fanaroff JM, Wilson-Costello DE, Newman NS, Montpetite MM, Fanaroff AA. Treated hypotension is associated with neonatal morbidity and hearing loss in extremely low birth weight infants. Pediatrics. 2006; 117; 1131–1135.）

附录 D

病历记录
Chartwork

许多医院现在使用电子病历（EMR）或电子健康档案（HER），通常采用格式化的电子模板完成。因为存在很多不同的格式，因此无法给出详尽的EMR的例子。以下内容概述了如何记录基本病史、入院记录、病程记录和出院小结。新生儿体格检查参阅第6章。

入院记录

（1）一般项目（ID）：记录婴儿的姓名、性别、年龄和体重。包括患儿或其母亲是否由其他医院转运而来或患儿是出生在家中或医院内。

新生儿James，生后3小时，体重1 800 g，白种人，出生于Baltimore, Maryland。

（2）主诉（CC）：患儿的主要问题，通常按疾病的严重程度或发生的顺序排列。

1）呼吸窘迫综合征。

2）疑诊新生儿败血症。

3）早产、活产婴儿（PBLC）。

（3）主管医师：包括主管医师的姓名、地址和电话。

Dr. Macaca Mulatta, Benjamin Franklin 医疗中心, Chadds Ford, PA; (946) 854-8881。

（4）现病史（history of present illness, HPI）：现病史最好分为4段。

1）初步描述。HPI的这一部分包括患者的姓名、胎龄、出生体重、母亲的年龄和妊娠次数以及活产数。

2）出生前的病史。询问母亲产前的情况并记录产前检查次数。包括母亲用药的情况、相关的产前检查及结果。

3）分娩情况。包括分娩的具体细节如分娩方式、麻醉种类、使用的药物和胎儿监测情况（包括结果）。

4）新生儿病史。描述新生儿出生时的情况以及是否需要复苏，详细记录所发生的情况，包括Apgar评分。记录什么时间出现临床表现及症状或什么时间注意到新生儿出现问题。

新生儿James，体重1 800 g，白种人，男，母亲19岁，白种人，已婚妇女，孕2产2，活产2个。

母亲进行了很好的产前检查。约在妊娠8周时行第1次产前检查，以后定期到产科医师那里随访。无服药、吸烟和酗酒史。

　　妊娠33周时出现胎膜破裂,伴有轻度的宫缩。当时经产科医师检查,确诊为胎膜早破。收入院开始给予抑制宫缩的药物静脉注射治疗以阻止分娩启动,并给予阴道直肠试纸检查GBS,同时应用青霉素治疗,因母亲GBS阳性,在保胎治疗的同时使用青霉素治疗。体外胎儿监测正常,直至应用催产素保胎治疗后4小时,出现晚期减速,此时行急诊剖宫产,给予全身麻醉后6分钟内娩出胎儿。

　　患儿出生时抑制,1分钟Apgarr评分4分,给予100%氧复苏,面罩通气。未使用药物。5分钟Apgar评分7分。患儿不吸氧时表现为低灌注和皮肤颜色差,在吸入100%氧气,转运至NICU。

　　(5)家族史(FH):家族史应包括以前分娩时的并发症和生产史、流产史、新生儿死亡或早产史。还包括主要的家族遗传病史(如血友病、镰状细胞贫血)。

　　Mrs. James 既往经阴道分娩一足月儿。母亲的第1个堂兄弟患有婴儿脊髓发育不良。

　　(6)社会史(SH):主要描述父母的年龄、婚姻状态、同胞兄弟或姐妹、职业和籍贯。

　　父母亲居住在Chadds Ford,母亲19岁,在蘑菇农场工作,并照顾他们2岁的女儿,父亲24岁,在当地的博物馆工作,保管员。

　　(7)体格检查:参阅第6章。

　　(8)实验室检查:列出入院时实验室和放射学检查。

　　(9)评估:描述对患儿疾病的判定。包括列出疑诊和可能的疾病以及鉴别诊断。

　　1)呼吸窘迫综合征。由于患儿是早产儿,必须考虑肺透明膜病。由于母亲疑诊绒毛膜羊膜炎,肺炎也是可能的原因。

　　2)疑诊新生儿败血症。由于GBS阳性和早产,患儿发生败血症的危险性增高。需要排除某些病原体感染。GBS是这个年龄人群的最常见的病原菌,但是还应该考虑李斯特单胞菌和革兰阴性菌。

　　3)早产,活产婴儿。经Ballard评估,患儿胎龄是33周。

　　(10)计划(Plan):包括患儿的治疗和诊断计划(见后面的入院处理章节)。

病程记录

　　每天病程记录最常用的格式是SOAP。SOAP是缩略词,S=subjective,O=objective,A=assessment,P=plan。每个问题均应按照这个格式进行讨论。首先,按照严重程度或发生顺序描述你将要讨论的问题,并为之编号。以SOAP格式讨论问题见下。

　　(1)主观印象Subjective(S):是医师对患儿情况的整体印象。

　　(2)客观情况Objective(O):客观收集的数据,通常包括3个方面:

　　1)生命体征(体温、呼吸频率、脉搏和血压)。

2）相关的体格检查。

3）实验室检查和其他检查结果。

（3）评估 Assessment（A）：对以上资料的评价。

（4）计划 plan（P）：记录用药的变化，拟行的实验室检查和其他检查，以及治疗计划。

（5）举例：以下是 SOAP 格式病程记录的例子。

1）问题1：呼吸窘迫综合征。

S：新生儿 James 目前是生后第4天，病情明显好转。将吸入氧浓度降至30%时能维持正常动脉血气。

O：生命体征：体温37℃，呼吸52次/分，脉搏140次/分，血压55/35 mmHg。

体格检查：外周循环好，无明显青紫。无呻吟或鼻扇，但是有轻度的胸骨下和肋间隙凹陷。肺部呼吸音稍粗。实验室检查和其他检查结果：吸入氧浓度为30%时的动脉血气：pH 7.32，$PaCO_2$ 48，PaO_2 67，氧饱和度97%。胸部 X 线检查示双侧肺野轻度模糊。

A：新生儿 James 患有轻度透明膜病，正在好转。

P：在保持 PaO_2 大于55的前提下，尽可能降低吸入氧浓度。

2）问题2：疑诊新生儿败血症，根据 SOAP 格式记录。

3）问题3：早产，活产（PBLc）。根据 SOAP 格式记录。

入院处理

以下是记录入院处理的格式。内容包括入院（admit）、诊断（diagnosis）、病情（condition）、生命体征（vital sign）、活动（activity）、护理操作（nursing procedures）、饮食（diet）、出量和入量（input and output）、特殊药物（specific drugs）、症状治疗药物（symptomatic drug）、特殊检查（extras）、实验室资料（laboratory data）。大多数医院目前有在线订购这些模板。

（1）入院：指定患儿住院的地方（新生儿重症监护病房、新生儿病房）和负责的主治医师以及住院医师和他们的编号。

（2）诊断：列出入院诊断

1）呼吸窘迫综合征。

2）疑诊新生儿败血症。

3）早产，活产婴儿。

（3）病情评估：患儿是平稳还是危重。

（4）生命体征：描述需要监测生命体征的频率。记录直肠或腋窝的温度。开始应测直肠温度以获得中心温度,同时排除肛门闭锁,以后监测腋窝温度。其他参数包括血压、脉搏、呼吸频率、体重、身长和头围等,均应在入院时测量。

(5)活动:所有的患儿均卧床,但是可特定提出"尽量减少刺激或操作"的医嘱,用于标记那些应激反应差,应激时氧饱和度下降的患儿,如持续性肺动脉高压的患儿。在绝大多数医疗中心,目的是尽量减少对患儿的操作,从监护仪上记录生命体征。

(6)护理操作:呼吸护理(呼吸机设置,胸部叩击和体位引流,气管内吸引频率)。每天必须记录体重和头围。血糖可床旁监测,需要记录血糖。

(7)饮食:所有进入NICU的新生儿通常至少要禁食(nothing by mouth, NPO)6~24小时,直至病情稳定。适当的时候,可以给予特定的饮食。

(8)出量和入量(I and O):护理人员应准确记录每个新生儿的出量和入量。对于静脉输液和刚开始经口喂养的患儿尤其重要。应注明需要进行尿比重和尿糖等尿液检查的频率。

(9)特殊药物:列出所用的药物,给予的剂量和给药途径。应以$mg/(kg \cdot d)$为单位记录药物的剂量,并互相检查和核对剂量是否准确。例如:氨苄西林150 mg,静脉推注,每12小时1次$[100 \ mg/(kg \cdot d), q12h]$。

对所有的新生儿,入院时应给予下列药物治疗。

1)给予维生素K(见第148章)预防新生儿出血性疾病。

2)给予红霉素滴眼液(见第148章)以预防淋球菌性眼炎。

(10)对症治疗药物:这些药物包括止痛药和镇静药,在新生儿重症监护病房并不是常规使用。

(11)特殊检查:上述未包括的必需的其他检查,如X线检查、心电图和超声检查。

(12)实验室检查:入院时进行的实验室检查及定期进行的常规检查(如动脉血气每12小时1次,钠和钾,每天2次)。

出院小结

以下信息需要在患儿出院描述,对患者的病情和住院经过进行小结。

(1)入院日期。

(2)出院日期。

(3)入院诊断。

(4)出院诊断:按发生顺序或严重程度排列。

(5)患儿的主治医师和护理人员。

(6)转诊医师和地址。

（7）操作：包括所有的侵入性操作。

（8）入院时简要的病史、体格检查和实验室检查：参考入院病史、体格检查和实验室检查。

（9）住院经过：对本部分描述最容易的方法是以段落为单位记录每一个问题。

（10）出院时情况：在出院时应进行全面的体格检查，并在此部分记录。应包括出院时体重、头围和身长，以便患儿首次随访时评估生长发育情况。还要记录患儿所用配方奶的种类和量以及其他相关的出院时实验室检查结果。

（11）出院带药：包括药名、剂量和疗程。如果患儿出院回家时带有呼吸暂停监测仪，还应注明仪器的设置和计划的疗程。

（12）出院安排：此处记录患儿出院后的去向（医院外、家庭、收养者的家庭）。

（13）出院指导和随诊：包括对患儿服药的指导和何时到门诊复查（并注明具体地点）。最好注明随访时应做的检查和需要复查的项目（如胆红素、苯丙酮尿症筛查复查）。

（14）存在的问题：按出院诊断列出。

附录E 预防接种表
Immunization Tables

有关预防接种的最新进展请参阅网站：http://www.cdc.gov/vaccines/schedules/以及 Pickering LK, Baker CJ, Kimberlin DW, Long SS, eds. *Red Book: 2012 Report of the Committee on Infectious Diseases*. 29th ed. Elk Grove Village, IL: American Academy of Pediatrics; 2012.

足月儿预防接种

足月儿按照0～6岁儿童预防接种计划按时进行预防接种。

早产儿预防接种

对早产儿预防接种的安全性和有效性存在误解，使得早产儿预防接种延迟。住院时间较长的早产儿，从NICU出院前进行必需的预防接种非常重要，可以预防社区常见病原菌的感染，特别是百日咳。美国儿科学会最新的指南摘要如下：

GA＜37周或BW＜2 500 g的早产儿,除少数情况外,均应根据纠正年龄按照儿童预防接种指南进行预防接种。对于临床稳定的早产儿,胎龄和出生体重不是决定是否进行预防接种的因素。另外,早产儿或低出生体重儿预防接种时接种剂量应按照足月儿剂量,不应减量或分次接种。

预防接种的效果

对大多数早产儿来说,预防接种产生的保护性抗体与足月儿类似。但是,研究显示体重小于2 000 g的早产儿出生时给予乙肝疫苗接种,可能没有反应,因此早产儿或低出生体重儿乙肝疫苗的接种计划进行了改变。

预防接种的并发症

接种疫苗后不良反应已经有报道,在历史上导致早产儿预防接种受限制。疫苗本身可能导致不良反应,或者疫苗接种后变化导致不良事件。较为严重或者没有预测到的任何事件或者可能与预防接种有关的事件都应该上报。严重的不良反应包括**超敏反应(参阅第65章)、脓肿形成、脑炎、急性迟缓性麻痹、发热(＞40.5℃)、持续尖叫、严重的局部反应和惊厥。**

与足月儿比较,早产儿发生上述严重不良事件的风险并没有增加。早产儿与足月儿一样,通常能够耐受预防接种,而且由于免疫系统发育更不成熟,较少发生发热和局部不良事件。所有婴儿的预防接种禁忌证相同,包括严重发热性疾病、活动性惊厥或脑病,或者对疫苗成分存在过敏(如鸡蛋)。

超低出生体重儿应用全细胞的DTP疫苗接种后,伴或不伴心动过缓的呼吸暂停发生率增加,但给予DTaP疫苗接种未见发生呼吸暂停的报道。早产儿同时给予DTaP、IPV、HepB和Hib多价疫苗,有发生心肺事件(呼吸暂停和心动过缓伴氧饱和度下降)的报道,但根据AAP Red Book报道,没有加重预防接种婴儿的临床疾病进程。

特别情况

患有BPD/CLD,正在进行激素治疗的超低出生体重儿,预防接种后免疫反应相关的资料研究较少。接受泼尼松治疗[2 mg/(kg·d),1周以上或1 mg/(kg·d),1个月以上]或等剂量的地塞米松治疗的婴儿不应接种活疫苗。婴儿NICU住院期间不应接种活疫苗。

发生BPD/CLD的早产儿,或者存在气道高反应性婴儿,如果年龄在6月龄以上但小于2岁,应进行流感疫苗接种。

在RSV流行季节,有选择性地对有指征的早产儿每月注射一次RSV特异性抗体预防RSV感染。适应证每年都有变化。建议在RSV开始流行的季节,按照当地的指南给予指导性剂量。

附表E-1 早产儿预防接种

年 龄	预防疾病	推荐的预防接种
出生	乙肝疫苗[a]	出生体重 > 2 000 g。临床稳定,母亲HBsAg阴性,出生或出生后不久进行疫苗接种[b] 出生体重 > 2 000 g。临床不稳定,母亲HBsAg阴性,延迟疫苗接种,直到临床稳定 出生体重 < 2 000 g。实足年龄 ≥ 30天:如果临床稳定,在实足年龄30天进行首次疫苗接种[b] 出生体重 < 2 000 g。出院时实足年龄 < 30天,出院时进行首次疫苗接种
1～2个月	乙肝疫苗[a]	1～2月龄进行第二剂疫苗接种[c]
2月龄[d]	白喉 百日咳 破伤风 流感嗜血杆菌B型 灭活脊髓灰质炎疫苗 肺炎球菌疫苗 轮状病毒疫苗	DTaP[e] Hib IPV PCV 下列情况下早产儿可给予轮状病毒疫苗接种:临床稳定、年龄6～15周,住院期间或者出院后给予首剂,15周后不建议接种[f]
4月龄	2月龄接种的所有疫苗	除乙肝疫苗外,2月龄所给予的疫苗均应接种。如果给予的是单价乙肝疫苗,4月龄时不需要接种;如果给予的是多价疫苗,婴儿可给予总共4次疫苗接种
6月龄	2月龄时接种的所有疫苗 流感疫苗	2月龄所给予的疫苗都要接种,以下疫苗除外:如果2月龄和4月龄给予了液体B型流感嗜血杆菌偶联疫苗或Comvax,6月龄时不需要接种Hib疫苗 灭活的流感疫苗,6月龄时开始接种,共2剂,1个月后接种第二剂
出院时	RSV	对早产儿进行适当筛选,给予帕利珠单抗可以预防RSV。出院时注射1次,随后在RSV流行季节每月注射1次。请参阅当地医院的最新指南

[a] 母亲HBsAg阳性,婴儿应在分娩当天接种乙肝疫苗。另外,应该在生后12小时内同时给予高效价的乙肝免疫球蛋白(HBIG 100U)。

[b] 出生到6月龄时,仅有单价的乙肝疫苗。

[c] 乙肝疫苗可以用单价疫苗或含有乙肝病毒的多价疫苗完成。

[d] 2月龄开始可以给予多价疫苗,减少预防接种次数。

[e] 尽可能在2、4、6月龄时接种同一商标的疫苗。

[f] 早产儿如果实足年龄6个月且临床稳定,可接种轮状病毒疫苗,可按照足月儿接种计划和预防隔离措施进行。在NICU或从NICU出院后给予第一剂。严重联合免疫缺陷病(SCID)和肠套叠病史的患儿为轮状病毒疫苗接种的禁忌证。

· 参 · 考 · 文 · 献 ·

[1]　Pickering LK, Baker CJ, Kimberlin DW, Long SS, eds. *Red Book: 2012 Report of the Committee on Infectious Diseases*. 29th ed. Elk Grove Village, IL: American Academy of Pediatrics; 2012.

附录F　隔离指导原则

Isolation Guidelines

　　根据流行病学、儿科学和围生期医学领域目前的知识和实践,基于围生期/新生儿患者传播隔离措施,联合标准隔离措施,制定了下面的表格。已经发表的参考资源附在表后。

围生期/新生儿患者预防隔离表使用指导

　　● 每一种疾病都应该个体化考虑,以便推荐能够阻断该疾病传播的唯一的预防措施。

　　● "母亲隔离"该行主要描述医护人员可以提供给母亲的预防措施。

　　● "新生儿隔离"该行主要描述了与新生儿接触的医护人员、患者或观察者的预防措施。

　　● 在确定适合的隔离房间时,医护人员应该评估母亲正确洗手的能力和对隔离措施的依从性。

　　疑似以及已经证实的传染性疾病应该马上进行隔离。

感染/疾病	母亲预防	婴儿预防	母婴同室	母亲探视婴儿	母乳喂养	其他注意事项
AIDS/HIV阳性	标准	稳定后尽快用ASAP给婴儿洗澡	是	是	否，HIV可通过母乳传播	建议母亲做结核检查。由于持续的抗反转录病毒治疗不断变化中，咨询新生儿专家且可访问http://aidsinfo.nih.gov.应用最新的抗反转录病毒治疗。向卫生部门报告AIDS
水痘（参阅水痘）						
沙眼衣原体	标准	标准	是	是	是	沙眼衣原体病局部预防无效；全身应用红霉素治疗 沙眼衣原体结膜炎和肺炎，疗程14天
巨细胞病毒（CMV）	标准	标准	是	是	是	对孕妇和医务人员没有特别的预防措施
胃肠炎	患病期间对尿布或者大便失禁者给予接触隔离，控制由病原体如梭状芽孢杆菌导致的胃肠炎的暴发	患病期间对尿布或者大便失禁者接触隔离，控制由病原体如梭状芽孢杆菌导致的胃肠炎的暴发	是	是	是	从污染的手清除梭状芽孢杆菌最有效的方法是应用肥皂和水仔细进行手卫生。酒精类洗手液不能有效的清除梭状芽孢杆菌。由于核状芽孢杆菌很难被杀死，多数表面清洁剂都无效。如果核状芽孢杆菌导致的腹泻暴发不能通过其他方法控制，建议使用能够灭活芽孢的消毒剂如次氯酸盐
新生儿淋球菌眼炎	标准	标准	是，母亲应用抗生素治疗24小时后	是，母亲应用抗生素治疗24小时后	是，母亲应用抗生素治疗24小时后	患儿出生后局部预防性应用0.5%红霉素眼膏或1%四环素眼膏预防新生儿淋球菌眼炎。预防性用药可以延迟到生后1小时便于母婴接触 母亲患活动性淋球菌出生的婴儿应给予单剂量的头孢曲松治疗，125mg，IM或IV。低出生体重儿剂量为25～50mg/kg。也可给予单剂量的头孢噻肟100mg/kg。参阅相关指南（AAP/ACOG），2012
GBS感染	标准	标准	是	是	是	按照CDC指南进行实验室检查和抗生素治疗

（续表）

感染/疾病	母亲预防	婴儿预防	母婴同室	母亲探视婴儿	母乳喂养	其他注意事项
肝炎A、B、C	标准	标准	是	是	是	不管母亲带毒状态，所有出生的新生儿，应尽可能早给予乙肝疫苗。APP建议HBSAg阳性母亲的新生儿，包括早产和低出生体重儿，生后12小时内应该给予首剂乙肝疫苗接种和向卫生部门报告
先天性单纯疱疹病毒新生儿感染或者无临床表现（但培养阳性）		接触隔离 穿隔离衣和戴手套	是 如果婴儿感染风险较低	是	是 如果疱疹区域没有疱疹并且所有皮肤疱疹都已覆盖	生后12小时可从以下部位如口腔、鼻咽喉、结膜、肛门和皮肤疱疹、CSF、全血等获取标本进行培养，更可能识别出感染的新生儿，即使无临床表现 要即刻抗病毒治疗。新生儿疱疹感染者应在正在III级的NICU进行治疗。HSV感染的母亲能够提供给新生儿亚专科管理和会诊。应教会他们如何洗手和清洁的隔离措施保证新生儿不接触病损部位。母亲患有口唇疱疹在接触新生儿时应戴一次性口罩。不能亲吻或用鼻爱抚新生儿，直到病损干硬或结痂。参阅围生期指南（APP/ACOG），2012, Red Book, 2012
虱（参阅虱病）						
麻疹（风疹）	易感者戴口罩预防空气传播。分娩后产后恢复应在单人房间，且有负压、关门，非循环空气。如果孕妇转移到产房急产，转运和分娩期应戴口罩	易感者戴口罩预防空气传播。单人房间，且有负压、非循环空气、关门	否	否	否 直到母亲非接触传染	前驱期至出疹后4天都有传染性。向卫生部门报告 前驱期至出疹期的患儿整个疾病期都应隔离 免疫抑制的患儿整个疾病期都应隔离

（续表）

感染/疾病	母亲预防	婴儿预防	母婴同室	母婴探视婴儿	母乳喂养	其他注意事项
耐甲氧西林的金黄色葡萄球菌感染（MRSA）	接触隔离 穿隔离衣和戴手套	接触隔离 穿隔离衣和戴手套	是	是 随后接触隔离	是	对感染者或定植者进行接触隔离
流行性腮腺炎	飞沫传播 3天内戴口罩，单人房间		否	否	否 直到母亲非接触传染	肿胀后5天内接触传染，向卫生部门报告
疥病（疥）	接触隔离 治疗后24小时，穿隔离衣和戴手套	接触隔离 治疗后24小时，穿隔离衣和戴手套	是	是	是	暴露的个体或接触的家庭成员应进行检查，如果感染应进行治疗。应指导亲喂哺乳前清洁乳房。强调良好的卫生习惯，特别是手指接触的区域
百日咳（哮咳）	飞沫传播 前3天戴口罩 单人房间	飞沫传播 前3天戴口罩 单人房间	否	否	否 直到母亲无咳传染性	接触隔离直到有效治疗后5天。如果考虑到发生严重百日咳或威胁生命事件的风险，对年龄小于1月龄和2月龄的感染患儿建议给予抗生素治疗。参阅Red Book，2012。按照本国指南，向卫生部门报告
呼吸道合胞病毒（RSV）		接触隔离，前3天 穿隔离衣，戴口罩 和手套	是	是 单人房间 可探视	是	父母亲宣教在控制病毒传播方面非常重要。所有的缓解都应强调手卫生。对可能发生严重疾病的新生儿应给予预防性治疗，特别是BPD/CLD患儿。参阅围生期指南（Perinatal Guideline AAP/ACOG），2012，以及Red Book，2012。整个疾病期间都应接触隔离
风疹（德国麻疹）生后	飞沫传播 前3天戴口罩单人房间 易感者戴口罩		是	否	否	皮疹后7天内有传染性。如果母亲可能，易感者不应进入人房间
母亲感染						向卫生部门报告

（续表）

感染/疾病	母亲预防	婴儿预防	母婴同室	母亲探视婴儿	母乳喂养	其他注意事项
先天性感染	接触隔离 治疗24小时后，穿隔离衣和戴口罩	接触隔离 穿隔离衣和戴手套	是	是	是	1年内都有传染性。除非3个月后间隔1个月获得临床标本或培养2次阴性。如果可能易感者不要进入房间向卫生部门报告
疥疮	接触隔离 治疗24小时后，穿隔离衣和戴口罩	接触隔离 治疗24小时后，穿隔离衣和戴口罩	是	是	是	建议对暴露的个体和接触的家属进行治疗。如果乳房局部用药，指导母亲哺乳前如何清洁乳房，强调良好的手卫生
金黄色葡萄球菌（非MRSA）	标准	标准	是	是	是	育婴房同时出现2例或更多的脓疱病，或出现1例哺乳的母亲患乳房脓肿，或怀疑婴儿出现流行，应立即报告主治医师和感染控制部门
梅毒	标准	标准	是	是	是	生后1月龄内应对先天性梅毒进行治疗。参阅Red Book，2012。医护人员和父母亲在接触患儿时应戴手套，直到抗生素治疗24小时后。向卫生部门汇报
结核 1. 母亲PPD阳性，没有活动性结核证据	标准	标准	是	是	是	如果母亲无症状，新生儿不需要和母亲分开。新生儿不需要特别的评估和治疗
2. 母亲患有未治疗的轻微疾病，或治疗2周以上且经肺和感染性疾病部门证实分娩时无传染性	标准	标准	是	是	是	根据母亲感染的类型，对疑似先天性结核的新生儿进行管理。参阅Red Book，2012版检查和治疗部门报告

（续表）

感染/疾病	母亲预防	婴儿预防	母婴同室	母亲探视婴儿	母乳喂养	其他注意事项
3. 母亲有肺部或咽喉活动性结核，在分娩时怀疑有传染性	飞沫传播。医护人员用N95口罩。分娩和产后恢复应在单人房间，且有负压，非循环空气，关门。如果孕妇转移到产房急产，转运期应戴口罩	标准（先天性肺结核新生儿气管插管预防飞沫传播）	否，直到母亲确定没有传染性	否，直到母亲确定没有传染性	否，直到母亲确定没有传染性	根据母亲感染的类型，对疑似先天性结核的新生儿进行管理。参阅Red Book, 2012版检查和治疗。向卫生部门报告
4. 母亲有肺外播散性结核（骨、脑膜炎）	标准	标准	否，直到母亲确定没有传染性	否，直到母亲确定没有传染性	否，直到母亲确定没有传染性	根据母亲感染的类型，对疑似先天性结核的新生儿进行管理。参阅Red Book, 2012版检查和治疗。向卫生部门报告
母亲免疫功能低下患水痘或带状疱疹或者播散性母亲感染	空气/接触传播。分娩和产后恢复应在单人房间，且有负压，非循环空气，关门。如果孕妇转移到产房急产，转运期应戴口罩		否，直到母亲疱疹结痂	否，直到母亲疱疹结痂	否，直到母亲疱疹结痂	连续飞沫/接触隔离至少出诊后5天或者所有病损结痂。免疫力低下患者需要隔离1周或更长时间出疹前2天可能具有传染性。如果可能，住院患者暴露的第10天出院较好。易感婴儿接触后应自接触后的第10天起隔离至最后一次接触后的第21天，给予VZIG治疗的应隔离至第28天。GA＜28周的新生儿应注意抗体滴度
水痘-新生儿或者暴露在母亲水痘下		飞沫传播易感者戴口罩。单人房间，且有负压，非循环空气，关门	是	是，单人房间可以探视	是，除非母亲有病损	如果可能，住院的患者应在暴露后的第10天出院。易感患儿接触后应自接触后的第10日起隔离至最后一次接触后的第21天，给予VZIG治疗的应隔离第28天

摘自：Guidelines issued by Kaiser Permanente Hospital, Fontana, CA.

附录G　体温换算表
Temperature Conversion Table

摄氏（℃）	华氏（℉）	摄氏（℃）	华氏（℉）
34.0	93.2	37.6	99.6
34.2	93.6	37.8	100.0
34.4	93.9	38.0	100.4
34.6	94.3	38.2	100.7
34.8	94.6	38.4	101.1
35.0	95.0	38.6	101.4
35.2	95.4	38.8	101.8
35.4	95.7	39.0	102.2
35.6	96.1	39.2	102.5
35.8	96.4	39.4	102.9
36.0	96.8	39.6	103.2
36.2	97.1	39.8	103.6
36.4	97.5	40.0	104.0
36.6	97.8	40.2	104.3
36.8	98.2	40.4	104.7
37.0	98.6	40.6	105.1
37.2	98.9	40.8	105.4
37.4	99.3	41.0	105.8

摄氏＝（华氏−32）×5/9。
华氏＝（摄氏 ×5/9）+32。

附录H 体重换算表
Weight Conversion Table

盎司	1磅	2磅	3磅	4磅	5磅	6磅	7磅	8磅
0	454	907	1 361	1 814	2 268	2 722	3 175	3 629
1	482	936	1 389	1 843	2 296	2 750	3 204	3 657
2	510	964	1 418	1 871	2 325	2 778	3 232	3 686
3	539	992	1 446	1 899	2 353	2 807	3 260	3 714
4	567	1 021	1 474	1 928	2 381	2 835	3 289	3 742
5	595	1 049	1 503	1 956	2 410	2 863	3 317	3 771
6	624	1 077	1 531	1 985	2 438	2 892	3 345	3 799
7	652	1 106	1 559	2 013	2 466	2 920	3 374	3 827
8	680	1 134	1 588	2 041	2 495	2 948	3 402	3 856
9	709	1 162	1 616	2 070	2 523	2 977	3 430	3 884
10	737	1 191	1 644	2 098	2 552	3 005	3 459	3 912
11	765	1 219	1 673	2 126	2 580	3 033	3 487	3 941
12	794	1 247	1 701	2 155	2 608	3 062	3 515	3 969
13	822	1 276	1 729	2 183	2 637	3 090	3 544	3 997
14	851	1 304	1 758	2 211	2 665	3 119	3 572	4 026
15	879	1 332	1 786	2 240	2 693	3 147	3 600	4 054

千克（kg）换成磅，千克乘以2.2。磅换算成克（g），磅乘以454。体重以克（g）为单位。

附录I 彩色插图

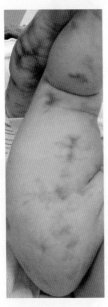

图1 先天性毛细血管扩张性大理石样皮肤（CMTC）（经允许，引自*Leslie Castelo-Soccio, MD, PhD, Children's Hospital of Philadelphia Division of Dermatology.*）

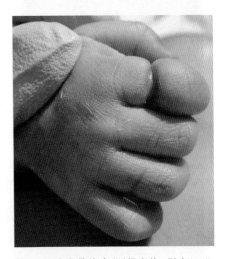

图2 羊膜束带综合征（经允许，引自*Leslie Castelo-Soccio, MD, PhD, Children's Hospital of Philadelphia Division of Dermatology.*）

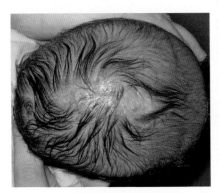

图3 头皮先天性皮肤缺失（经允许，引自*Leslie Castelo-Soccio, MD, PhD, Children's Hospital of Philadelphia Division of Dermatology.*）

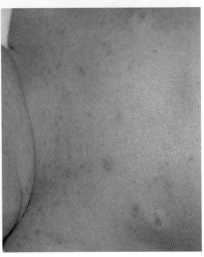

图4 毒性红斑（经允许，引自*Leslie Castelo-Soccio, MD, PhD, Children's Hospital of Philadelphia Division of Dermatology.*）

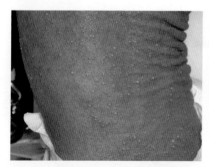

图5 新生儿暂时性脓疱性黑变病（经允许，引自 *Leslie Castelo-Soccio, MD, PhD, Children's Hospital of Philadelphia Division of Dermatology.*）

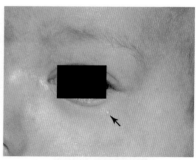

图6 粟粒疹（经允许，引自 *Leslie Castelo-Soccio, MD, PhD, Children's Hospital of Philadelphia Division of Dermatology.*）

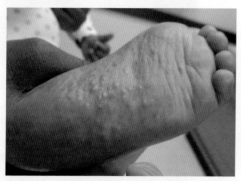

图7 婴儿肢端脓疱病（经允许，引自 *Leslie Castelo-Soccio, MD, PhD, Children's Hospital of Philadelphia Division of Dermatology.*）

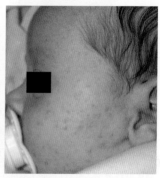

图8 新生儿痤疮（经允许，引自 *Leslie Castelo-Soccio, MD, PhD, Children's Hospital of Philadelphia Division of Dermatology.*）

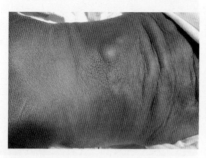

图9 皮下脂肪坏死（经允许，引自 *Leslie Castelo-Soccio, MD, PhD, Children's Hospital of Philadelphia Division of Dermatology.*）

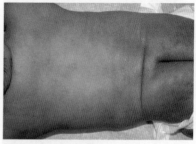

图10 蒙古斑（经允许，引自 *Leslie Castelo-Soccio, MD, PhD, Children's Hospital of Philadelphia Division of Dermatology.*）

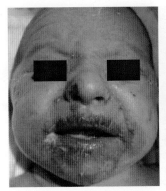

图11 葡萄球菌性烫伤样皮肤综合征（经允许，引自 *Leslie Castelo-Soccio, MD, PhD, Children's Hospital of Philadelphia Division of Dermatology.*）

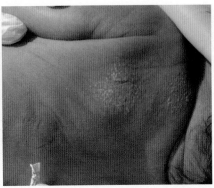

图12 单纯疱疹病毒感染（经允许，引自 *Leslie Castelo-Soccio, MD, PhD, Children's Hospital of Philadelphia Division of Dermatology.*）

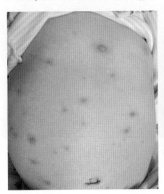

图13 腹部水痘带状疱疹（经允许，引自 *Leslie Castelo-Soccio, MD, PhD, Children's Hospital of Philadelphia Division of Dermatology.*）

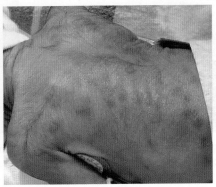

图14 先天性皮肤念珠菌病（经允许，引自 *Leslie Castelo-Soccio, MD, PhD, Children's Hospital of Philadelphia Division of Dermatology.*）

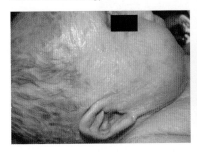

图15 层板状鱼鳞病（经允许，引自 *Leslie Castelo-Soccio, MD, PhD, Children's Hospital of Philadelphia Division of Dermatology.*）

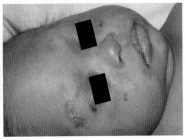

图16 新生儿狼疮（经允许，引自 *Leslie Castelo-Soccio, MD, PhD, Children's Hospital of Philadelphia Division of Dermatology.*）

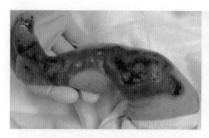

图17 大疱性表皮松解症先天性皮肤缺失（经允许，引自 *Leslie Castelo-Soccio, MD, PhD, Children's Hospital of Philadelphia Division of Dermatology.*）

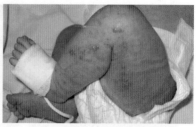

图18 色素失禁症（经允许，引自 *Jacek J. Pietrzyk, MD, PhD, Department of Pediatrics, Jagiellonian University Medical College, Krakow, Poland.*）

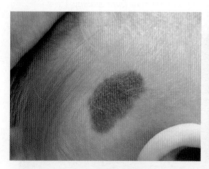

图19 头皮先天性色素痣（经允许，引自 *Leslie Castelo-Soccio, MD, PhD, Children's Hospital of Philadelphia Division of Dermatology.*）

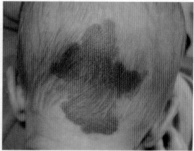

图20 鲜红斑痣（经允许，引自 *Leslie Castelo-Soccio, MD, PhD, Children's Hospital of Philadelphia Division of Dermatology.*）

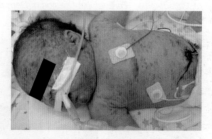

图21 先天性白血病"蓝莓松饼"样皮损（经允许，引自 *Leslie Castelo-Soccio, MD, PhD, Children's Hospital of Philadelphia Division of Dermatology.*）